U0645338

内外科护理学

（第2版）

主编　张　清

清華大學出版社
北　京

版权所有，侵权必究。举报：010-62782989，beiqinquan@tup.tsinghua.edu.cn。

图书在版编目(CIP)数据

内外科护理学/张清主编. —2 版. —北京：清华大学出版社，2020. 12 (2025. 7 重印)
ISBN 978-7-302-55116-4

Ⅰ. ①内…　Ⅱ. ①张…　Ⅲ. ①内科学－护理学 ②外科学－护理学　Ⅳ. ①R473. 5 ②R473. 6

中国版本图书馆 CIP 数据核字(2020)第 049480 号

责任编辑：肖　军
封面设计：吴　晋
责任校对：刘玉霞
责任印制：杨　艳

出版发行：清华大学出版社
网　　址：https://www.tup.com.cn，https://www.wqxuetang.com
地　　址：北京清华大学学研大厦 A 座　　**邮　　编**：100084
社 总 机：010-83470000　　**邮　　购**：010-62786544
投稿与读者服务：010-62776969，c-service@tup. tsinghua. edu. cn
质量反馈：010-62772015，zhiliang@tup. tsinghua. edu. cn
印 装 者：三河市龙大印装有限公司
经　　销：全国新华书店
开　　本：203mm×280mm　　**印　张**：61　　**字　　数**：1882 千字
版　　次：2010 年 9 月第 1 版　2020 年 12 月第 2 版　　**印　　次**：2025 年 7 月第 2 次印刷
定　　价：168. 00 元

产品编号：084326-01

编委会名单

主　　审　赵　岳

主　　编　张　清

执行主编　唐启群　臧小英

副 主 编　田建丽　李英丽　李红梅　张金华　高　丽　李壮苗
闫贵明　谢　虹　刘　宇

编者名单（按姓氏笔画排序）

王　佩　天津市第二人民医院
王月枫　哈尔滨医科大学大庆校区
王荣梅　天津医科大学护理学院
牛海刚　山西医科大学汾阳学院临床医学系
从继妍　天津医科大学护理学院
卢　颖　河南省人民医院
田建丽　承德医学院
刘　宇　北京中医药大学护理学院
刘　芳　福建中医药大学护理学院
刘　英　承德医学院附属医院
刘　玲　天津医科大学护理学院
刘丽娟　中国医科大学附属第一医院
闫贵明　天津医科大学护理学院
江　华　北京大学护理学院
许子华　内蒙古医科大学护理学院
李壮苗　福建中医药大学护理学院
李红梅　山西医科大学汾阳学院护理系
李英丽　哈尔滨医科大学大庆校区
李菲菲　郑州大学第一附属医院
吴　微　中国医科大学附属第一医院
吴黎明　华北理工大学护理与康复学院

沈悦好　天津医科大学总医院
张　清　天津医科大学护理学院
张　静　蚌埠医学院护理学院
张金华　新乡医学院护理学院
金三丽　北京大学护理学院
赵士宏　哈尔滨医科大学护理学院
赵雅宁　华北理工大学护理与康复学院
姜　贺　天津医科大学护理学院
秦殿菊　承德医学院护理学院
高　丽　首都医科大学护理学院
高立硕　天津医科大学护理学院
郭全荣　华北理工大学护理与康复学院
唐启群　华北理工大学护理与康复学院
陶　惠　哈尔滨医科大学护理学院
曹　虹　天津市天津医院
蒋　莉　广西医科大学护理学院
韩莹洁　内蒙古医科大学护理学院
曾　健　广西医科大学护理学院
谢　虹　蚌埠医学院护理学院
蔡春凤　武汉大学健康学院
臧小英　天津医科大学护理学院
裴　丽　天津中医药大学护理学院
裴先波　武汉大学健康学院

序言

由天津医科大学护理学院张清教授主持编著的护理学专业本科教材《内外科护理学》(第1版)自2010年正式出版以来,已成为多所院校护理专业的教学参考书之一,受到学生和教师的欢迎和认可。时光荏苒,转眼间《内外科护理学》(第1版)出版已近十年。随着临床医学与护理学的快速发展,内外科护理学在理论探索和临床实践上均取得了很大进步,原教材部分章节的内容已略显陈旧。鉴于此,张清教授再次组织有关教师对第1版教材的内容进行了更新与修订。在时间紧、任务重的情况下,所有参编教师克服了重重困难,顺利高效地完成了《内外科护理学》(第2版)的编写工作,编者们的辛勤付出值得敬佩。

《内外科护理学》(第2版)秉承科学性与专业性、系统性与整合性、传承性与创新性、理论性与实践性相结合的原则,围绕高等护理教育培养目标,以"精理论、强实践;精基础、强临床;精学科构架、强社会需要;培养应用型的实用人才"为核心指导思想,遵循内外科护理学的发展规律,突出内外科护理学的独立观、整体观、系统观、延伸观和循证观,是一本具有护理学科特色的规范化创新教材。新教材延续了第1版教材的编写思路,在原有的基础上根据本学科的进展与前沿,引入了本领域大量的最新指南与专家共识,同时结合内外科护理学的教学要求,对原教材中约30%的内容进行了更新,并进一步优化了章节结构,删除了皮肤性病内容,使教材内容更加完整、符合内外科护理学实际教学需求。

备感欣慰的是本次教材的修订编写得到了华北理工大学、新乡医学院、蚌埠医学院、山西医科大学汾阳学院、北京大学、北京中医药大学、首都医科大学、中国医科大学、福建中医药大学、哈尔滨医科大学、哈尔滨医科大学大庆校区、武汉大学、承德医学院、郑州大学、天津中医药大学、广西医科大学、内蒙古医科大学等全国20余所高校护理学院(系)专家同仁的热烈响应与积极参与,同时再次得到了清华大学出版社的鼎力支持,使教材顺利再版发行。

最后,对《内外科护理学》(第2版)的出版发行表示衷心祝贺!相信通过阅读和学习本教材,读者一定会受益匪浅。希望编写组专家在今后的工作中仍能对最新的发展进行不断更新,使本教材内容始终处于前沿,为内外科护理学的发展做出更多的贡献。

赵 岳

2020.9

前言

《内外科护理学》(第1版)自2010年正式出版以来，已成为多所院校护理专业的教学用书及参考用书，受到学生和教师的欢迎和认可，在培养高等护理专业人才中发挥了重要作用。为适应医学科学技术和护理学的快速发展，提高教材质量，根据教育部《国家中长期教育改革和发展规划纲要(2010—2020年)》和《教育部办公厅关于做好教育事业发展"十三五"规划编制工作的通知》中的要求，继续由清华大学出版社和天津医科大学护理学院共同牵头组织《内外科护理学》(第2版)的修订工作，同时邀请国内全国高等医学院校护理专业教学骨干教师共同参与本教材的编写，旨在使教材更好地为护理人才培养，为高等护理教育教材的正规化、精品化建设做出应有的贡献。

新教材延续了第1版教材的编写思路：①与国家教育目标相一致，以全面提高医学生素质为目的：遵循"三基五性"原则。"三基"：基本理论、基本知识、基本技能；"五性"：思想性、科学性、先进性、启发性、适用性。编写原则紧紧围绕着"内外科护理学"课程基本要求和从事临床内外科护理工作的护士培养目标，注意夯实基础理论和基本知识，强化临床思维和护理技能训练，促进医学理论与临床实践的相结合。②淡化学科意识，注重"精(练)、强(化)"的关系：本着以培养目标为中心，淡化内外科护理的学科界限，以"精理论、强实践；精基础、强临床；精学科构架、强社会需要；培养应用型的实用人才"为本教材编写的核心指导思想。③体现高等护理教育的特点：在新的"生理、心理、社会"医学模式下，根据护理专业的发展趋势，强调以"整体护理"为方向、"护理程序"为框架、以"人的健康为中心"，打破内科护理学和外科护理学的学科界限，按照器官系统详细阐述疾病的发生、发展和转归。合并后的内外科护理学以护理程序为框架，突出了以"人的健康为中心"的护理理念，在疾病的预防、治疗、护理和康复中强调整体护理的思想，具有科学性、先进性和实用性。④在强调内外科护理特色的同时注意与其他学科的联系：编写时注重突出内外科护理的特点，同时又要注意与相关学科(如老年护理学、精神心理护理学、急危重症护理学、社区护理学、康复护理学等)进行双向或多向交流，以便使相关教材之间减少不必要的内容重复，又避免重要内容的遗漏，从而使全套教材达到"整体优化"的目的。⑤在原有的基础上根据本学科的进展与前沿，引入了本领域大量的最新指南与专家共识。

本次教材修订结合内外科护理学的教学要求，对原教材中约30%的内容进行了更新，并进一步优化了章节结构，删除了皮肤性病内容，使教材内容更加完整，符合实际内外科护理学教学需求。本书主要内容：全书共分11篇，130章。第1篇为总论，包括绪论，内外科患者的水、电解质、酸碱平衡，营养、感染、创伤、休克、肿瘤、围术期的护理等。第2篇至第11篇系统论述了呼吸、循环、消化、泌尿、血液、内分泌、运动、神经、风湿、传染病等系统疾病患者的护理和常见诊疗技术及护理。每个系统疾病的学习中，简要介绍疾病的基本概念、病因、发病机制、病理生理改变，重点阐述疾病的临床表现、治疗和护理，同时每个系统中设置典型病例，在护理程序的理论框架下,展开各种疾病患者的护理评估、确定主要护理问题、制订护理计划、提供护理措施,并评价护理效果。

本书编写遵循护理专业本科培养目标,适合高等医学院校护理学院(系)本科教学应用,同时可以作为从事各层次护理教育的护理教育者、护理专业学生、临床护理人员学习内外科护理学的专业参考用书。

本书的编写得到了天津医科大学护理学院、华北理工大学、新乡医学院、蚌埠医学院、山西医科大学汾阳学院、北京大学、北京中医药大学、首都医科大学、中国医科大学、福建中医药大学、哈尔滨医科大学、哈尔滨医科大学大庆校区、武汉大学、承德医学院、郑州大学、天津中医药大学、广西医科大学、内蒙古医科大学以及清华大学出版社的支持,在此深表谢意!

由于将内外科护理学合并编写,同时加入典型病历分析,涉及内容复杂、繁多,编写时间有限,请广大读者对书中疏漏和不当之处予以斧正。

张　清

2020.9 于天津

目录

第1篇 总论

第2篇 呼吸系统疾病患者的护理

第 3 篇 循环系统疾病患者的护理

第 4 篇 消化系统疾病患者的护理

第5篇 泌尿系统疾病患者的护理

第6篇 血液系统疾病患者的护理

第7篇 内分泌系统疾病患者的护理

第8篇 运动系统疾病患者的护理

第9篇 风湿性疾病患者的护理

第10篇 神经系统疾病患者的护理

第11篇　传染性疾病患者的护理

第1篇 总论

第1章 绪论

内外科护理学(medical-surgical nursing care)是临床护理学中的一门重要学科,包含了传统意义上的内科护理学和外科护理学所涉及的内容,是以医学基础理论、内外科学基础理论、护理学基础理论及技术和人文社会科学相关学科为基础,按照器官系统进行整合的学科,是认识和预防疾病、治疗和护理患者、促进和增进健康的科学。内外科护理学是护理学专业的主干学科,所阐述的内容在临床护理实践中具有普遍意义,是临床各科护理学的基础。学习内外科护理学不仅可以培养护理专业学生基本的临床护理能力,还能为进一步从事专科领域护理工作打下基础。因此学好内外科护理学是对护理专业学生的基本要求。

内外科护理学的范畴

在我国护理专业学科的划分中,内科护理学和外科护理学是护理专业的两门主干课程,传统上都是采用独立课程设置和独立教材进行教学。但随着时代的进步、医学科学的发展、现代护理理论的建立和完善,人们对事物的认识越来越深刻,各学科之间出现了交叉和融合,这些都促进了护理专业的快速发展。然而人体作为一个统一的整体,在疾病发生、发展以及治疗、恢复的全过程中,需要对内科护理和外科护理所涉及的知识进行综合、理解与运用。现代护理理论要求将疾病和患者看作一个整体,从维护人的整体健康的概念出发,去发现患者存在的问题,并从整体的角度去分析问题、解决问题。在以北美为代表的发达国家中,一直将内外科护理学作为一门独立的学科,因此,将内科护理学和外科护理学进行有机地整合,既符合临床护理学的发展趋势,又可以与国际护理发展趋势接轨。

本套教材是在新的"生理-心理-社会"医学模式下,根据护理专业的发展趋势,强调以"整体护理"为方向、以"护理程序"为框架、以"人的健康"为中心,打破内科护理学和外科护理学的学科界限,按照器官系统详细阐述疾病的发生、发展和转归。合并后的内外科护理学内容安排上体现了内外科护理学知识体系的全面性、整体性、系统性、代表性等特点,涉及的临床领域广泛,基本涵盖了临床各系统的常见病和多发病。同时为了避免内容重复,对内外科护理学涉及的内容进行了整体优化。全书共分11篇,130章,第1篇为总论,包括绪论,内外科患者的水、电解质,酸碱平衡,营养、感染、创伤、休克、肿瘤、围术期的护理、器官移植等内容。第2篇至第11篇系统论述了呼吸、循环、消化、泌尿、血液、内分泌及代谢、运动、风湿、神经、传染病等系统或专科疾病患者的护理和各系统常见诊疗技术及护理。

本教材的编写结构为:每篇作为一个独立结构对各个系统疾病或专科疾病进行阐述,每个系统中的第1章均为概述,主要复习该系统的解剖结构、生理功能及与本系统疾病发生的关系,并详细阐述对该系统疾病患者进行护理评估的重点内容。最后一章均为典型病例分析,将该系统中的常见病和多发病作为重点,选择较典型病例,在护理程序的理论框架下,展开各种疾病患者的护理评估、确定主要护理问题、制订护理计划、提供护理措施,并评价护理效果。其他章节为具体的疾病,主要包括简要介绍疾病的基本概念、病因和发病机制、病理生理改变,重点阐述疾病的临床表现、实验室及其他检查、治疗要点和护理要点。护理要点以简明扼要的方式,主要阐述该疾病的护理重点,而在典型病例分析章节中,结合典型病例,详细阐述该疾病在发生发展过程中的整体护理过程,突出了护理的整体性、阶段性和连续性。

现代护理观和内外科护理学

1. **独立学科观** 现代护理观认为护理学已经成为一门独立的学科，具有专业本身的知识体系及理论框架，并具有其独特性及科学性。

(1) 护理学的知识体系：包括基础知识和专业知识。其中自然科学知识、医学基础知识、人文及社会科学知识、计算机应用、数理统计学等属于基础知识，而护理学的基础理论、临床专科护理知识、预防保健，及公共卫生、心理学、护理管理、教育及科研等方面的知识属于专业知识。由于内外科护理学涉及医学基础、临床、护理、预防、康复等多方面的知识和实践，因而成为护理专业的主干课程。

(2) 护理学的基本理论框架：包括了人、环境、健康、护理等四个方面。这四个概念密切相关，缺少其中任何一个概念都不可能使护理成为一个独立学科。对这四个概念的认识直接影响护理学的研究领域、护理工作的范围和内容。现代护理学认为：人是由生理、心理、社会等综合因素组成的整体的人；人有基本需求，并且在不同的发展阶段需求各不相同。人的一切活动离不开环境，并与环境相互作用、相互依存。环境包括自然环境、社会环境，也包括人体内部生理和心理变化的环境。护理服务的中心是人的健康，健康不仅是没有躯体疾病，还要有完整的生理、心理状态和良好的社会适应能力。护理是诊断和处理人类对现存和潜在的健康问题的反应，其目标是维持健康、促进健康、预防疾病、恢复健康及减轻痛苦或让患者安全有尊严地离开人世。《内外科护理学》在编写中始终贯穿护理学的基本理论框架，既注重了人的整体性和人赖以生存的环境，又强化了"以人的健康为中心"的护理观，同时更加强调了护理是诊断和处理人类对现存和潜在的健康问题的反应。

2. **整体护理观** 随着医学模式的转变、社会的发展、人们对健康要求的提高，护理工作从"以患者为中心"的护理，向"以人的健康为中心"的整体护理进一步转变。因此整体护理观是适应生理-心理-社会这一新的医学模式产生的护理行为的指导思想或护理观念。整体护理观强调人是由生理、身心、社会、文化各方面组成的，其健康也受到各种因素影响，整体护理要面向整体的人，根据人的生理、心理、社会、文化、精神等多方面的需要，提供适合整体人的最佳护理。整体护理观还要求护理工作者以整体观认识和理解人、环境、健康、护理及其相互之间的关系，用以指导护理实践。整体护理的内涵包括了护士要将服务对象视为一个功能整体，护理要体现在人的生命全过程和全过程的每一阶段，要体现在疾病与健康动态平衡的过程中，护理还应对整个人群提供服务。

因此，本教材在结构和内容上力求突出整体护理的思想。第一，教材大胆突破了内科护理学和外科护理学的学科界限，按照器官系统详细阐述疾病的发生、发展和转归，强调的是人在面临健康问题时，护理工作者应把护理对象视为一个整体，即把病与患者视为一个整体，把生物学的患者与社会及其生存的整个外环境视为一个整体，把患者从入院到出院视为一个连续的整体，而不是人为区分该患者所患的是内科溃疡病或是外科溃疡合并穿孔。第二，在编写中强调关注患者在生理、心理、社会等各方面对健康问题的反应和对护理的需求，护理重点不仅在患者某一生物学意义的疾病上，而应把人视为一个整体看待，根据患者身心、社会、文化需求，提供适合于个人的最佳的整体化护理。第三，现代护理观强调的是"以人的健康为中心"的整体护理，而人的健康是相对的，在不同阶段存在的健康问题重点不同，人的一切均需要护理，护士要关心人的生命过程的整体。因而护理工作者提供的护理应该是系统性的、连续的，护理工作者不仅在人生病时给予照顾，还要关心其康复、自理，达到个人健康最佳水平。第四，护理要体现在疾病与健康动态平衡的过程中。护理不仅仅要关注患者的恢复和健康，而且要关注所有人的潜在健康问题，重视健康教育、预防保健等。本教材在编写中加入典型病例分析章节，目的是以临床典型病例为基础，突出患者在疾病发生、发展、转归过程中的动态变化，以及护理的系统性、连续性和整体性。

3. **护理过程系统观** 整体护理作为护理行为的指导思想，强调的是以人的健康为中心，以现代护理观为指导，以护理程序为基本框架，并且把护理程序系统化地运用到临床护理和护理管理中去。因此护理程序在临床护理工作中的应用具有重要意义，它是以增进和恢复护理对象的健康为目标所进行的一系列护理活动，是现代护理的核心，是一种科学的确认问题和解决问题的方法，是综合的、动态的、具有决策和反馈功能的过程。体现了在整体护理下的临床思维和工作方法。

在临床工作中，要求护士从患者入院至出院及出院后，均要以护理程序这一科学工作方法为患者实施护理。护士要通过细心观察、密切监测病情变化、及时有效地沟通，充分搜集患者资料并进行分析，找出患者需要解决的护理问题；然后从生理、心理、社会、文化等方面有针对性地、全面完整地制订护理计划，本着患者感到舒适及安全为原则，遵循医嘱、护理常规及护理计划，正确、及时、有效地实施身心护理及健康教育，并评价效果。护理程序在临床护理中的应用对护理工作者提出了更高的要求，护士不仅应具备扎实的理论知识和临床技能，还应具有积极的、创新的、评判性思维；不仅要熟练应用护理程序，还要将护理程序的思想融入日常护理工作当中，使之成为临床思维习惯和工作方法。

本教材在编写中注意贯彻整体护理观和护理程序的应用，在每一系统的概述中详细阐述了该系统患者护理评估的重点，在最后一章中以典型病例分析的形式，依据护理程序进行编写，包括病历简介、不同阶段的护理评估、主要护理问题及护理措施，省略了护理目标和评价部分。学生可以通过对不同典型病例的分析，提高发现问题、分析问题和解决问题的能力，进而达到训练、建立和提高临床护理思维的能力。

4. 护理职能延伸观 随着社会的发展、科学技术的进步和人民生活水平的不断提高，人们对医疗保健的需求日益增长，疾病谱的变化以及人口的老龄化，带来了许多相应的社会保健需求。

(1) 健康观念的改变促进了内外科护理领域的延伸：医学科学的发展和医学模式的转变促进了护理学的发展，促使临床护理实践领域从器官到系统，从人所患疾病向患病的人、从个体向群体、从医院向社区扩展。同时由于医学模式的转变，人们对健康的内涵有了新的认识，健康不再是不得病，而是在身体上、精神上、道德上、社会适应上完全处于良好的状态，是使人们的心理、生理和生活方式都健康。人们健康保健观念的转变促使护理工作必须从医院走进社区、走进家庭，帮助人们提高自身对疾病的控制能力，提高自我保健的意识。

(2) 人口老龄化带来相应的社会保健需求：按照联合国公布的老龄化社会的年龄构成标准，国家统计局发布的《2018 年国民经济和社会发展统计公报》数据显示，2018 年我国 60 岁以上老年人口为 2.48 亿，占比 17.9%，已进入老龄化社会。老年人患病率高，且多数患有一种或多种慢性病，并伴有不同程度的功能障碍。因此，老年人对医疗保健的需求随年龄的增长而增多，急需来自社区方便快捷的医疗护理服务。

(3) 疾病谱发生变化促使护理工作延伸到家庭和社区：随着社会的发展和医学科学的进步，疾病谱也在发生变化。很多急性疾病可以治愈，使人的生命得以延长，高龄人口的增长带来慢性疾病的增多。而医院以处理急症为主，那些需要康复和长期护理服务的慢性患者将从医院回到社区，以降低因长期住院治疗而加重的经济负担及卫生资源的浪费。为适应社会需求的变化，很多护理服务由医院延伸到社区和家庭。

因此，为达到全民健康的目标，要求内外科护士不仅对服务对象个体给予帮助照顾，更重要的是应将服务对象扩展到家庭、社区的整个人群，从而提高人群的健康水平。

5. 循证护理观 循证护理是循证医学下建立和发展的一个分支，是以实证为本的护理，是以有价值的、可信的科学研究为证据，提出问题，寻找实证，运用实证，对患者实施最佳护理的工作方法。循证护理定义为护士在计划其护理活动中，慎重、准确、明智地应用当前所获得的研究证据，并根据护理人员的个人技能和临床经验，结合患者的价值观、愿望与实际情况，获取最佳证据作为临床决策依据，并制订出完整的护理方案。循证护理促进了以经验为基础的传统护理向以科学为依据的、有据可循的现代护理发展。循证护理促使护理人员不断开展护理科研，并将科研成果运用于临床实践，不仅丰富了内外科护理学的知识，还极大地促进了临床护理的科学发展。循证护理既注重患者的实际情况，尊重患者意愿，又兼顾医护人员的临床经验和技能，还需要结合实际情况开展护理工作，体现了整体护理观，是整体护理的延伸。因此本教材在第一版基础上，引入循证护理的理念，参照最新临床实践指南和专家共识，在循证基础上，更新教材内容。

内外科护士角色作用与素养要求

1. 内外科护士角色作用 随着社会的进步、科技的发展，人们对卫生保健需求日益增加，特别是在当今社会，卫生保健事业的发展和成就使人类期望的寿命普遍延长，老龄人口增多，社区各类老年机构及家庭所需的护理照顾增加，护理工作在人类生活中变得比以往任何时候都更加重要。传统上护士主要是在医院承担患者的护理工作，而当今护士职能将由医院向家庭、社区、社会扩展，并由照顾患者扩展到与其他人员合作，共同维护人类健康。因此，护士的角色不再是单纯的患者照顾者，其专业角色应是多方位的，主要包括：①护理者，是护士最基本、最重要的角色，是护士的基本职能，是将科学的理论知识和实践技能应用于临床实践的专业人员。②管理者和协调者，即包括对患者的管理，又包括对时间、资源、环境、人员的管理，同时还需要与其他学科专业人员共同协调、合作，为患者提供全面、协调、高质量的护理。③沟通者，护士在护理工作中利用所学知识和患者、医生和其他专业的人员进行有效的沟通，以保证医疗工作的顺利完成。④教育者和咨询顾问，包括对服务对象的健康知识的教育和指导和对实习护生和新护士的教育培养。⑤代言人和保护者，护士即是患者利益的维护者，又是全民健康利益的代言人。⑥促进康复者，护士的职能除了照顾患者，还延伸到预防疾病、促进健康，护士角色延伸到家庭和社区。⑦研究者，护士在做好患者护理工作时，要积极开展护理研究工作，并将研究结果推广应用，指导改进护理工作，提高护理质量，使护理的整体水平从理论和实践上不断进步。因此，现代护理工作者应具备适应多方位专业角色的基本素质，集多种角色于一体，才能担当起维护人类健康的重任。

2. **内外科护士的素养要求** 内外科护理工作所面临的疾病种类繁多、病情复杂、千变万化，以药物治疗为主的患者多为慢性患者，发病时间长，反复发作、老人居多；以外科手术治疗为主的患者具有急诊多、抢救急、病情复杂多变、麻醉与手术风险高、工作强度大等特点，这些都对内外科护士素养提出了更高的要求。良好的素质修养是护士从事护理工作的基本条件，是提高整体护理质量的重要保证。因此，内外科护士应具备：

(1) 良好的职业道德：护士的职责是治病救人、维护生命和促进健康。护理目标是为患者创造一个整齐、清洁、安静、舒适、安全的医疗环境，而良好的道德修养会使患者产生亲切感、信任感、安全感。具备良好的护理职业道德是基于对护理事业的热爱，作为护理工作者既然选择了护理专业，就应认识到护理工作的重要性，应该具备高度的责任心，肩负起救死扶伤的崇高使命，全心全意为患者服务。

(2) 坚实的理论知识和实践技能：作为专业素质中的一个重要方面，内外科护理工作者应具备扎实的基础理论、基本知识和高超、娴熟的护理实践技能、细致的观察能力、敏锐的判断能力和果断的决策能力。因此，在内外科护理学的学习阶段，要求学生掌握相关的基础理论、基本知识和基本操作技术，建立临床思维方式，应用护理程序为患者提供整体护理。在学习内外科护理学的同时，还应具有预防医学、营养学、妇幼保健、优生优育、老年医学、康复医学、护理科研的基本知识。应不断拓宽知识面，学习心理学、社会学、伦理学、美学、法学等相关学科知识。因此，作为内外科护士只有不断地更新知识，才能适应临床护理工作的需要。

(3) 较强的综合能力：包括个人所具有的科学文化知识、专业知识和技能、管理组织能力、指挥协调能力、决策能力、谋略能力、团队合作能力、表达能力、交往能力、自主学习能力、创新能力、信息利用能力和工作效率等。现代护理观对护士的素质、知识结构、能力提出了更高的要求，内外科护士综合能力的提高有助于护理人员在飞速变化的环境中获取新的知识和技能，增强护理人员的社会适应能力和竞争力以及自我成就感，既有利于促进护理人员的个人发展，又保证了其在同行业人员中的领先地位，最终促进护理事业的进步与发展。

(4) 较高的人文素养：护士的人文素养是指在人文方面所具有的综合品质或要达到的发展程度，主要包括要具备丰富的人文知识、理解人文思想(核心是“以人为本”)、掌握人文方法、遵循“以人为本”的人文精神。人文素养是从事护理工作的素养和认识“以人为本”中的核心问题。形成良好的人文素养，主要依赖于每位护理工作者在实践中的自我教育和培养。由于护理工作较为繁重，与患者接触的时间较长、压力大，有时还得不到人们的理解和尊重，在这样的情况下，往往会使工作热情降低，工作有压力、身心疲惫，还会影响工作情绪，继而影响护患、医患关系。充分认识“以人为本”，努力提高护士人文素养，有助于改善护士心理素质，提高护理工作者的综合素质和能力水平。

(5) 健康的身心状态：护士应心胸开阔，有坦诚豁达的气度，严于律己，奋发图强；有高度的责任感，坚定的正义感，保持愉快乐观的心情；具有高度的自觉性，较强的适应能力、良好的忍耐力及自我控制力，善于应变、灵活敏捷；有强烈的进取心，不断追求知识、专业和个人品质的完善；善于发现问题、提出问题、解决问题、不断自我完善、自我发展。护士必须具有健康的身体，仪表文雅大方，举止端庄稳重，衣着整洁美观、待人热情真诚、彬彬有礼，工作精力充沛、朝气蓬勃。护士工作必须紧张明快、秩序井然，有条不紊、有始有终，保证各项工作能按计划要求，一丝不苟地及时完成。

(张 清)

第2章 水、电解质、酸碱失衡患者的护理

第1节 概 述

体液是由水和溶解于其中的溶质(如电解质、低分子有机化合物、蛋白质等)组成的。人体的新陈代谢和生命活动正是在这种液态的环境中进行的,因此体液又可称之为人体的内环境。体液的容量、渗透压、离子浓度和酸碱度的相对恒定是维持细胞、组织、器官新陈代谢和生理功能正常进行的基本保证。疾病和外界环境的剧烈变化常会造成体液平衡的紊乱,引起严重后果,甚至危及生命,故水、电解质和酸碱平衡问题在临床上具有十分重要的意义。

一、体液的组成与分布

体液的总量因性别、年龄及胖瘦而异。一般来说肌肉组织含水量较多,而脂肪细胞不含水分,故成年男性的体液量约为体重的60%,而成年女性体液含量约占体重的55%,婴幼儿体液量可达体重的70%~80%,而老年人体液量只有体重的50%。

体液可以分为细胞内液和细胞外液。细胞内液量在成年男性占体重的40%,在成年女性约占体重的35%。细胞外液量占体重的20%,细胞外液又可以分为血浆和组织间液两部分,其中血浆量约占体重的5%,组织间液量约占体重的15%。相对于有细胞膜隔绝的细胞内液而言,细胞外液受外部环境影响较大,故体液紊乱主要发生在细胞外液。

细胞外液中最主要的阳离子为 Na^+,主要的阴离子为 Cl^-、HCO_3^- 和蛋白质。细胞内液中主要的阳离子为 K^+ 和 Mg^{2+},主要阴离子为 HPO_4^{2-} 和蛋白质。由于细胞膜是半透膜,上述这些"粒子"分布在细胞膜的内外,会对细胞内外的水分子产生吸引力,这种吸引力称之为渗透压,细胞内、外液的渗透压相等,正常为290~310mmol/L。渗透压的稳定是维持细胞内外液水分平衡的基本保证。

二、水、电解质的平衡与调节

1. **水平衡** 人体内环境的稳定有赖于体内水分的恒定,正常人体每日摄入一定量的水,同时也排出相应量的水,达到每天出入水量的相对恒定(表1-2-1)。人体每日需要水量2 000~2 500mL。

表1-2-1 正常成人每天水出入量的平衡

摄入量(mL)		排出量(mL)	
饮水	1 600	尿量	1 500
食物含水	700	粪便	200
代谢氧化内生水	200	皮肤蒸发	500
		呼吸道蒸发	300
总入量	2 500	总出量	2 500

2. **电解质平衡** 临床上最常见的电解质紊乱是 Na^+ 和 K^+。Na^+ 主要存在细胞外液中,血清正常值为135~145mmol/L,其主要通过饮食摄入并经尿液排出,正常成人每天需氯化钠量为100~200mmol。Na^+ 在维持细胞外液的渗透压和水分容量中起决定性作用,Na^+ 减少可引起细胞外液渗透压下降、细胞水肿;Na^+ 增多则造成细胞外液渗透压升高、细胞脱水。此外,Na^+ 还参与维持神经-肌肉的兴奋性。

绝大部分的 K^+ 存在细胞内液中,其血清正常值只有3.5~5.5mmol/L,主要通过饮食摄入并经尿液排出,正常成年人每天需氯化钾50~120mmol。K^+ 主要维持细胞内液的渗透压和水分容量;维持神经-肌肉的兴奋性,参与细胞的正常代谢,对心肌有抑制作用。

3. **水、电解质平衡的调节** 体液容量和渗透

压主要通过下丘脑-神经垂体-抗利尿激素系统维持与调节。当体内水分减少时,细胞外液中 Na^+ 浓度升高,渗透压增高,刺激下丘脑-神经垂体-抗利尿激素系统,产生口渴感而增加主动饮水;同时促使抗利尿激素(antidiuretic hormone, ADH)分泌增加,ADH 作用于肾远曲小管和集合管上皮细胞,加强对水分的重吸收、减少尿量的生成,使水分保留于体内而达到降低细胞外液渗透压的效果和补充水分的作用。反之体内水分过多时,细胞外液渗透压降低,抑制口渴反应,并使 ADH 分泌减少,肾远曲小管和集合管上皮细胞重吸收水分减少,尿量排出增加以维持渗透压平衡。ADH 对体内水分变化反应十分敏感,当血浆渗透压较正常值变化约±2%时就会出现分泌的变化,以维持人体水分和渗透压的动态平衡。

另外,肾素-血管紧张素-醛固酮系统亦参与体液容量的维持与调节。当细胞外液减少,尤其循环血容量减少时,血管内压力下降,肾脏入球小动脉压力也相应下降,位于管壁的压力感受器受到压力下降的刺激,使肾小球球旁细胞增加肾素的分泌;同时随着血容量减少和血压下降,肾小球滤过率也相应下降,致使流经肾远曲小管的 Na^+ 量明显减少,Na^+ 的减少能刺激位于肾远曲小管致密斑的钠感受器,引起肾小球球旁细胞增加肾素的分泌。此外,全身血压下降也可使交感神经兴奋,刺激肾小球球旁细胞分泌肾素。肾素能催化血浆中血管紧张素原转化为血管紧张素Ⅰ,再转变为血管紧张素Ⅱ,引起小动脉收缩和刺激肾上腺皮质球状带,增加醛固酮的分泌,促进远曲小管和集合管对 Na^+ 的重吸收和 K^+ 的排泌,使肾小管对水的重吸收增加、尿量减少,细胞外液增加。循环血量增加和血压上升后,又可反馈抑制肾素的释放,使醛固酮分泌减少,从而减少对 Na^+ 的重吸收并使细胞外液量不再增加,维持循环血量稳定。

三、酸碱平衡与调节

人体正常的生理功能和代谢活动还需要酸碱度适宜的体液环境,体液中正常 pH 为 7.35~7.45,平均为 7.4。机体主要通过血液缓冲系统、肺及组织细胞、肾三个途径来维持体液的酸碱平衡。

1. **血液缓冲系统** 具有作用快、持续时间短暂的特点。血浆中主要的缓冲对为 HCO_3^-/H_2CO_3、HPO_4^{2-}/$H_2PO_4^-$ 和 Pr^-/HPr,其中 HCO_3^-/H_2CO_3 是最重要的缓冲对,其比值决定了血浆 pH,当 HCO_3^-/H_2CO_3 比值保持于 20∶1 时,血浆 pH 维持在 7.4。

2. **肺和组织细胞** 主要通过调节二氧化碳(CO_2)的排出量调节酸碱平衡。当体内二氧化碳分压($PaCO_2$)降低时,呼吸中枢受到抑制,呼吸变浅变慢,减少 CO_2 排出,以保持体内 H_2CO_3;当体内 $PaCO_2$ 升高时,呼吸中枢兴奋,呼吸加深加快,CO_2 排出增加,以减少体内 H_2CO_3。机体大量的组织细胞内液也是酸碱平衡的缓冲池,细胞的缓冲作用主要通过离子交换进行的,如 Na^+-K^+、K^+-H^+、Na^+-H^+ 以调节细胞内外 H^+ 浓度。

3. **肾** 通过调节排出固定酸及保留碱性物质的量来维持正常的血浆 HCO_3^- 浓度,保持 pH 稳定。其调节作用最重要,在酸碱平衡调节中发挥根本性作用,但调节速度最缓慢。其主要通过肾小管上皮细胞排 H^+、Na^+-H^+ 交换、HCO_3^- 重吸收、生成 NH_4^+ 等来维持体内酸碱失衡。

第2节 水钠代谢紊乱

细胞外液中水和钠的关系非常密切,临床上进食困难、高热出汗、呕吐、腹泻、引流、创伤等常容易造成细胞外液中水、钠的丢失,引起缺水和缺钠。根据机体缺水和缺钠的比例不同,既可水和钠按比例丧失,也可缺水少于缺钠或多于缺钠。这些不同缺失的形式所引起的病理生理变化和临床表现各不相同。一般根据体液容量和渗透压分为:脱水(等渗性脱水、低渗性脱水、高渗性脱水)、水中毒和水肿。

一、等渗性脱水

等渗性脱水(isotonic dehydration)又称为急性脱水,是人体水和钠同时丢失,水和钠丢失成比例,血清钠在正常范围,细胞外液渗透压保持正常,是临床上最为常见的脱水类型。

1. **病因** 多见于由体液短时间内大量丢失引起的,临床上常见病因有:①消化液急性丧失,如大量呕吐、腹泻、肠外瘘等;②体液丧失在感染区或软组织内,如腹腔内或腹膜后感染、肠梗阻等。③大量抽放胸水、腹水,大面积烧伤、严重创伤创面组织液丢失等。

2. **病理生理机制** 等渗性脱水由于丧失的液体为等渗液,细胞内、外液的渗透压无明显变化,此时受到影响的主要是细胞外液,细胞外液量(包括循环血量)迅速减少,刺激肾脏入球小动脉壁的压力感受器，以及肾小球滤过率下降所致的肾远曲小管液内 Na^+ 的减少，引起肾素-血管紧张素-醛固酮系统的兴奋，促进醛固酮的分泌增加，促进远曲小管对钠和水的重吸收，从而代偿性地使细胞外液量得以恢复。但若此类体液丧失持续时间长久，水的丧失逐渐多于盐的丢失，可使血浆渗透压逐渐升高，细胞内液也将逐渐外移，从而出现细胞内缺水。

3. **临床表现**

(1) 轻度脱水：有脱水的病史，出现恶心、厌食、乏力、少尿，口渴不明显，脱水量一般为体重的2%～4%。

(2) 中度脱水：出现典型脱水征，如皮肤黏膜干燥、皮肤弹性差、舌纵沟增多、眼窝下限等；常伴有血容量不足的表现，如脉搏细速、肢端湿冷、血压不稳或下降；尿量减少、比重增高等，脱水量为体重的4%～6%。

(3) 重度脱水：出现典型休克表现，如意识不清、脸色苍白、四肢冰冷、血压下降、尿量减少，脱水量为体重的6%以上。此外，休克者因微循环障碍必然导致酸性代谢产物的大量产生和积聚，常伴代谢性酸中毒；若丧失的体液主要为胃液，因有 H^+ 的大量丧失，可并发代谢性碱中毒。

4. **实验室及其他检查**

(1) 血常规检查：可出现红细胞计数、血红蛋白和血细胞比容均明显增高的血液浓缩现象。

(2) 电解质检查：血清 Na^+、Cl^- 含量一般无明显降低。

(3) 尿常规检查：尿比重增高。

(4) 动脉血气分析：判别是否同时伴有酸碱失衡。

5. **诊断要点** 多数患者有消化液或其他体液大量丧失病史，失液量大，速度快，症状以血容量不足为主。依据病史和临床表现常可确诊。实验室检查可发现血液浓缩现象，血清 Na^+、Cl^- 含量一般无明显降低，尿比重增高。

6. **治疗要点**

(1) 原发病治疗十分重要。若能消除病因则脱水将很容易被纠正。

(2) 建立静脉通道补充体液。如脉搏细速和血压下降等症状常表示细胞外液的丧失量已达体重的5%，可先从静脉快速补液约3 000mL(按体重60kg计算)，以恢复血容量。如无明显血容量不足表现时，可给患者上述用量的1/2～2/3，即1 500～2 000mL，补充缺水量。或按血细胞比容来计算补液量，补液量=(血细胞比容测定值－正常值)/正常值×体重(kg)×0.2。同时注意监测心功能，包括心率、中心静脉压或肺动脉楔压等。

(3) 积极补充水和钠。一般可以选择等渗盐水或平衡盐溶液，但应该注意等渗盐水因其 Cl^- 含量高于血清 Cl^- 含量，大量补充有可能导致高氯性酸中毒的危险。平衡盐溶液内电解质含量与血浆相似，用于治疗将更为安全合理。目前常用的平衡盐溶液有乳酸钠和复方氯化钠的混合液(1.86%乳酸钠溶液和复方氯化钠溶液之比为1∶2)，以及碳酸氢钠与等渗盐水的混合液(1.25%碳酸氢钠溶液和等渗盐水之比1∶2)两种。

二、低渗性脱水

低渗性脱水(hypotonic dehydration)又称为慢性脱水，是水和钠同时丢失，但失钠多于失水，血清钠<135mmol/L，细胞外液渗透压降低。

1. **病因** 常由慢性体液丢失引起，常见的病因有：①胃肠道消化液持续丢失，如长期胃肠减压、反复呕吐或慢性肠瘘、肠梗阻。②大面积创面的慢性渗液。③治疗性原因，如使用排钠利尿剂时未补充钠盐；治疗等渗性缺水时过多补充水分而忽略钠的补充。

2. **病理生理机制** 低渗性脱水时由于体内失钠多于失水，细胞外液呈低渗状态，机体主要通过减少ADH的分泌，使水在肾小管的重吸收减少，尿量增加，以提高细胞外液的渗透压，但若细胞外液量进一步减少，可导致细胞间液进入血液循环，以补偿部分血容量。当血容量明显降低时，尽管细胞外液渗透压仍低，机体因“血容量优先”原则，此时肾素-血管紧张素-醛固酮系统兴奋，醛固酮分泌增加，促进肾远曲小管对钠和水的重吸收；同时ADH分泌也增加，使肾脏重吸收水增多，故出现明显少尿。如果血容量继续减少，上述代偿功能无法维持血容量时，将出现休克。

3. **临床表现**

(1) 轻度脱水：头晕、乏力、恶心、手足麻木、表情淡漠等；尿量正常或增多、比重降低。血清 Na^+ 在130～135mmol/L，每千克体重丢失 Na^+ 的量相当于NaCl为0.5g。

(2) 中度脱水：除上述症状进外，并有食欲缺乏、恶心、呕吐等；尚可出现脱水征和血容量不足的表现；尿量减少、比重降低。血清 Na^+ 在120～130mmol/L，每千克体重丢失 Na^+ 的量相当于NaCl

为0.50～0.75g。

(3) 重度脱水：上述症状进一步加重，并出现神经系统症状，如昏迷、肌肉抽搐、腱反射减弱或消失等；严重者可出现休克。血清 Na^+ 在<120mmol/L，每千克体重丢失 Na^+ 的量相当于 NaCl 为0.75～1.25g。

4. **实验室及其他检查**

(1) 血常规检查：红细胞计数、血红蛋白量、血细胞比容及血尿素氮值均有增高。

(2) 电解质检查：血清钠<135mmol/L。

(3) 尿常规检查：尿 Na^+、Cl^- 含量常明显减少，尿比重降低<1.010。轻度缺钠时，血清钠可无明显变化，但尿内氯化钠的含量常减少。

5. **诊断要点** 有体液丢失的病史和临床表现，可初步诊断低渗性脱水。进一步检查血钠值下降，尿比重降低等。

6. **治疗原则** 积极治疗原发病，静脉输注高渗盐水或含盐溶液，以纠正细胞外液的低渗状态和补充血容量。轻、中度缺钠患者，一般补充5%葡萄糖盐溶液；重度缺钠患者出现休克者，应先补足血容量，以改善微循环和组织器官的灌注。先输晶体溶液，如复方乳酸氯化钠溶液、等渗盐水；后输胶体溶液，如羟乙基淀粉、右旋糖酐溶液和血浆等以补足血容量。晶体液的用量一般要比胶体液大2～3倍；再静脉滴注高渗盐水(一般为5%氯化钠溶液)200～300mL，迅速纠正血钠过低，以进一步恢复细胞外液的渗透压，以后根据病情再决定是否需要继续输入高渗盐水或改用等渗盐水。低渗性缺水的补钠量可按下列公式计算：需补充的钠量(mmol)=[血钠的正常值(mmol/L)－血钠测得值(mmol/L)]×体重(kg)×0.6(女性为0.5)。此公式作为补钠安全剂量的估计，17mmol Na^+ 相当于1g钠盐。一般当日先补充1/2量，其余的1/2量于第2日补给。此外，注意补给每日氯化钠正常需要量4.5g。

三、高渗性脱水

高渗性脱水(hypertonic dehydration)又称原发性脱水，是水和钠同时丢失，但失水多于失钠，血清钠>150mmol/L，细胞外液渗透压增高。

1. **病因**

(1) 摄入水分不足：如饮水不足、水源缺乏，伴有吞咽困难的各种疾病(如破伤风、食管癌、咽炎等)；患者饮水功能丧失(如昏迷、头部损伤等)；过分控制患者入水量；经鼻胃管或空肠造口管给予高浓度肠内营养液或静脉注射大量高渗液体而水分补充不足。

(2) 水分丧失过多：如经肺失水，见于各种原因引起的过度通气；经皮肤或创面失水，见于高热大量出汗、甲状腺功能亢进、大面积烧伤暴露疗法或大面积开放性损伤经创面蒸发大量水分时；经肾失水，见于排尿过多(尿崩症、反复使用利尿剂、注射高渗糖溶液、糖尿病患者因血糖未控制致高渗性利尿)等。

2. **病理生理机制** 一方面，细胞外液的高渗状态刺激位于视丘下部的口渴中枢，患者感到口渴而饮水，以增加体内水分，降低渗透压。另一方面，细胞外液的高渗可引起ADH分泌增多，使肾小管重吸收水分增加，尿量减少而比重增高，降低细胞外液渗透压和恢复其容量。如继续缺水，则因循环血量显著减少而引起醛固酮分泌增加，加强对钠和水的再吸收，以维持血容量。由于细胞外液渗透压高于细胞内液，细胞内液向细胞外液转移，导致以细胞内液减少，出现细胞代谢紊乱，可以出现汗腺细胞脱水，可表现为汗液减少；在小儿易引起体温调节中枢功能紊乱，体温升高，导致出现脱水热；而脑细胞可因缺水发生功能紊乱而出现意识障碍。严重高渗性缺水使血容量明显降低可引起循环功能衰竭，可出现血压降低，发生休克症状。

3. **临床表现**

(1) 轻度脱水：口渴，少尿，脱水量为体重的2%～4%。

(2) 中度脱水：口渴明显，少尿、比重高，出现典型脱水征，如皮肤黏膜干燥、皮肤弹性差、舌纵沟增多、眼窝下陷等，脱水量为体重的4%～6%。

(3) 重度脱水：除上述症状进一步加重外，并出现脑功能障碍，如躁狂、幻觉、谵妄、高热、昏迷等，严重者血压下降，甚至休克，脱水量为体重的6%以上。

4. **实验室及其他检查**

(1) 电解质检查：血清钠>150mmol/L。

(2) 血常规检查：红细胞计数、血红蛋白量、血细胞比容轻度升高。

(3) 尿常规检查：尿比重升高。

5. **诊断要点** 病史和临床表现有助于高渗性脱水诊断。实验室检查异常包括血钠浓度增高，尿比重上升，血液浓缩等。

6. **治疗原则** 尽早去除病因，防止体液继续丢失。鼓励患者饮水，无法口服的患者，可经静脉补充，如予5%葡萄糖溶液或0.45%低渗氯化钠溶液静脉滴注。补液量的估算方法有2种：①根据临床表现的严重程度，估计丧失水量占体重的百分比，每丧失体重的1%，补液400～500mL。②根据血清钠浓度计算，补水量(mL)=[血钠测得值(mmol/L)－血钠正常值(mmol/L)]×体重(kg)×4。计算所得的补水量不宜在当日一次补给，以免发生水中毒，一般可分两日补给。虽然高渗性脱水因缺水导致血液浓缩，使血清钠有所升高，但体内实际总钠量减少，如果只补给水分，不补充适当的钠，将不能纠正缺钠，故应观察血清钠含量的动态变化，在补水的同时应适当补钠。

四、水中毒和水肿

水中毒(water intoxication)又称为稀释性低钠血症，是一种特殊类型的水钠代谢失衡，较少发生，系指机体摄入水的总量超过了排出水量，以致水分在体内潴留，引起细胞外液渗透压下降和循环血量增多。水肿(edema)是指过多的液体积聚于组织间隙或体腔内，可分为全身性水肿和局限性水肿。

1．**病因** 主要的原因有：

(1) 肾功能不全不能有效排出多余水分。

(2) 因休克、心功能不全等原因引起ADH分泌过多。

(3) 大量摄入不含电解质的液体或静脉补充水分过多。

(4) 精神性烦渴、多饮。全身性水肿常见于心源性、肾源性或者肝疾病所引起，也可见于营养不良和某些内分泌疾病。局限性水肿常见于局部炎症，静脉或淋巴管阻塞等情况。

2．**病理生理机制** 因为水分摄入过多或排出减少，细胞外液量骤增，血清钠因被稀释而浓度降低，渗透压下降，细胞外液向细胞内液转移，使得细胞内外液量都增加而渗透压均下降。循环血量增多抑制醛固酮分泌，使得远曲小管和集合管对Na^+重吸收减少，尿中排Na^+增加，血清钠浓度降低更明显，细胞外液渗透压进一步下降。正常人体液容量和组织液容量是相对恒定的，这种恒定依赖于机体对内外液体交换平衡和血管内外液体交换平衡的完善调节，当平衡失调时，就为水肿的发生奠定了基础。

3．**临床表现** 根据起病情况可分为急性水中毒和慢性水中毒两类。①急性水中毒：起病急，因脑细胞肿胀和脑组织水肿可造成颅内压增高，引起神经系统症状，如头痛、烦躁、谵妄、惊厥甚至昏迷，严重者可发生脑疝，并出现相应的症状和体征。②慢性水中毒：在原发病的基础上逐渐呈现体重增加、软弱无力、呕吐、嗜睡、泪液和涎液增多等。

水肿以皮下水肿为重要特征，因病因不同水肿的部位亦有所差别，表现为皮肤肿胀、弹性差、按压时出现凹陷或不明显。出现的部位，心源性水肿首先出现在低垂部位，如下肢胫骨表面与踝关节周围皮肤的凹陷性水肿；肾源性水肿以眼睑、面部水肿多见；肝源性水肿以腹水多见。

4．**实验室及其他检查** 血常规检查：红细胞计数、血红蛋白量、血细胞比容、血浆蛋白量均降低，红细胞平均容积增加和平均血红蛋白浓度降低。

5．**治疗原则** 预防重于治疗，对容易发生ADH分泌过多者，如疼痛、失血、休克、创伤和大手术等，急性肾功能不全的患者和慢性心功能不全的患者，应合理控制入水量。轻者只需限制水摄入量，在机体排出多余的水分后水中毒即可解除。对于重者应立即停止水分摄入，还需要静脉输注高渗盐水，以迅速缓解细胞肿胀和低渗状态。酌情使用渗透性利尿剂，如20%甘露醇或25%山梨醇200mL快速静脉滴注，可减轻脑细胞水肿和增加水分排出；也可静脉注射袢利尿剂，如呋塞米。

五、水钠代谢紊乱护理要点

1．**生活护理**

(1) 注意维持皮肤黏膜的完整性。保持皮肤清洁、干燥和床单位的整洁、干净。对于虚弱或意识障碍者，应协助其翻身和定时按摩骨隆突处，避免局部皮肤长期受压，以促进局部血液循环，防止压疮发生。

(2) 预防口腔炎。指导患者养成良好的卫生习惯，经常用漱口液清洁口腔；对有严重口腔黏膜炎症者，每2小时进行一次口腔护理，并遵医嘱给予药物治疗。

(3) 减少受伤的危险。患者因水、电解质代谢紊乱可致骨骼肌收缩乏力、活动无耐力而易发生受伤的危险。护士应与患者及家属共同制订活动的时间、量及形式，如患者除在床上主动活动外，也可由他人协助在床上做被动运动。移去环境中的危险物品，减少意外受伤的可能。对定向能力差及意识障碍者，建立安全保护措施，如加床栏保护、适当约束及加强监护等，以免发生意外。

2．**治疗配合**

(1) 采取有效预防措施或遵医嘱积极处理原发

疾病,以减少体液的丢失。

(2) 实施液体疗法:对已发生脱水和缺钠的患者最为基本和重要的治疗方法就是及时补充体液。补液时必须解决补多少、补什么、怎么补等方面的问题。

1) 补多少:补液的总量。一般包含三部分:生理需要量、累积损失量、继续损失量。

生理需要量,指正常每日需要量,一般成人每日需要水分约 2 000mL,氯化钠 100～200mmol,氯化钾 50～120mmol,葡萄糖 100～150g。

累积损失量指从发病到就诊时累计已损失的体液总量。对等渗性脱水、高渗性脱水患者可按照脱水程度计算,轻、中、重度脱水补充的液体量分别为体重的 2%～4%、4%～6%、6%以上;对低渗性脱水患者按照缺钠程度估计失盐量,再将其转换为等渗盐水量。

继续损失量指患者就诊后在治疗过程中体液继续有丢失。如患者发热,体温每升高 1℃,每日每千克体重皮肤蒸发水分增加 3～5mL;如果出汗湿透一身内衣,约丢失体液 1 000mL;气管切开每天呼吸道丢失水分 700～1 000mL。

补液总量的计算:第 1 日补液量＝生理需要量＋1/2 已经损失量;第 2 日补液量＝生理需要量＋1/2 已经损失量＋前 1 日继续损失量;第 3 日补液量＝生理需要量＋前 1 日继续损失量。补液纠正脱水关键是第 1 天。

2) 补什么:补液的种类。

生理需要量一般成人可予 0.9%氯化钠溶液或 5%葡萄糖氯化钠溶液 500～1 000mL,5%～10%葡萄糖溶液 1 500mL,10%氯化钾溶液 20～30mL。

累积损失量按脱水类型配置,等渗性脱水补充等渗盐水或平衡盐溶液;高渗性脱水补充 5%葡萄糖溶液为主,适当补充盐分;低渗性脱水补充等渗盐水,严重者可补充高渗盐水。

继续损失量根据实际丢失体液的成分配置。

3) 怎么补:补液的方法。体液补充以口服最安全,应尽量经口补液,不能口服或病情较重者则需要静脉补液。静脉补液需注意以下原则。

先盐后糖:一般应先输入无机盐等渗溶液,然后再补充葡萄糖溶液。因为葡萄糖进入体内迅速被细胞利用,对维持体液渗透压意义不大,先补充盐则有利于稳定细胞外液渗透压和恢复细胞外液容量。对酸中毒患者使用的碱性溶液,应提早补给。但高渗性缺水患者要先输入 5%葡萄糖溶液,以迅速降低细胞外液高渗状态。

先晶后胶:先输入一定量的晶体溶液进行扩容,改善血液浓缩状态,利于微循环,常首选平衡盐溶液。然后输入适量胶体溶液以维持血浆胶体渗透压,恢复和稳定血容量。一般情况下,每输入晶体液 3 000mL,需同时输胶体液 500mL(晶体液:胶体液＝6:1)。但大失血所致的低血容量性休克,在抢救时应尽早地补充胶体溶液。

先快后慢:明显缺水的患者,初期输液要快,以迅速改善缺水状态。对休克患者还须建立两条静脉通路,必要时升压输液或做静脉切开插管输液。待患者一般情况好转后,应减慢滴注速度,以免加重心、肺负担。一般生理需要量及继续损失量都宜慢滴维持。对心、肺等重要器官功能障碍者、静脉滴注高渗盐水或经静脉特殊用药(钾盐、普萘洛尔、血管活性药物等),都要控制滴注速度,不可过快。成人静脉滴注 10%葡萄糖溶液不宜超过 250mL/h,避免形成渗透性利尿。

液种交替:对盐类、糖类、胶体类及碱类、酸类等各种液体要交替输入,有利于机体发挥代偿调节作用。长时间内单纯输注一种液体,可造成医源性的体液失衡。

见尿补钾:缺水、缺钠常常伴有缺钾,缺水及酸中毒纠正后,钾随尿排出增多,会导致血清钾进一步下降,故应及时补钾。注意尿量必须≥40mL/h 才可补钾,否则可因肾衰竭而发生高钾血症的危险。

4) 水中毒的处理:严格限制进水量在 1 000mL/d 以下,严重者可静脉滴注 3%～5%氯化钠溶液 200mL,选用呋塞米、甘露醇等进行利尿、脱水治疗。

3. **病情观察**

(1) 准确记录出入量,包括饮食、大小便、呕吐腹泻的液体量以及输液量等,用于评估出入量是否平衡,及时调整补液方案。

(2) 保持输液通畅,根据病情调整输液速度;观察输液部位有无肿胀、疼痛、液体外漏等。

(3) 观察治疗反应:有无输液反应、变态反应和急性肺水肿等;生命体征及精神状态,如血压、脉搏、呼吸,以及萎靡、烦躁、嗜睡等症状有无好转;脱水征象,如口渴、眼窝内陷、皮肤弹性等的恢复情况;实验室及其他检查,如尿量、尿比重、血清电解质、肝和肾功能、心电图、中心静脉压等是否恢复正常。

4. **心理护理** 向患者及家属解释病情,消除患者及家属的紧张和焦虑,增强患者战胜疾病的信心。

5. **健康指导** 告知人们引起脱水和缺钠的常见原因,生产及生活中注意合理补充水分和盐分,积极防治体液失衡。

第3节 其他电解质代谢异常

一、钾代谢紊乱

钾是机体重要的矿物质之一，主要通过饮食摄入，肾脏排泄。正常人体内约90%的钾存在于细胞内，骨钾约占7.6%，跨细胞液钾约占1%，仅约1.4%的钾存在细胞外液中。钾的生理功能包括：参与细胞代谢；维持细胞内液渗透压和酸碱平衡；维持神经肌肉兴奋性，但对心肌具有抑制作用。正常的血清钾浓度为3.5～5.5mmol/L，细胞外液中血清钾的含量变动范围很小，保持相对恒定。钾代谢异常包括低钾血症和高钾血症，以前者为多见。

(一) 低钾血症 低钾血症(hypokalemia)是指血清钾浓度低于3.5mmol/L。

1. 病因

(1) 摄入不足：长期禁食、少食或静脉补充不足。

(2) 丢失过多：通过消化道丢失，如呕吐、腹泻、胃肠减压、肠瘘等；通过泌尿道丢失，如使用排钾利尿剂(呋塞米、依他尼酸)、糖皮质激素过多，急性肾功能衰竭多尿期等。

(3) 钾向细胞内转移：大量输注葡萄糖和胰岛素或碱中毒。

2. 临床表现

(1) 肌无力：一般先出现四肢软弱无力，以后可累及躯干和呼吸肌，一旦呼吸肌受累，可致呼吸困难或窒息。还可出现软瘫、腱反射减弱或消失。

(2) 消化道症状：因为胃肠道平滑肌受到抑制，表现为腹胀、便秘、恶心呕吐、肠鸣音减弱或消失等。

(3) 中枢神经系统症状：因脑细胞代谢功能障碍，患者淡漠、倦怠、嗜睡，甚至神志不清。

(4) 心功能异常：第一心音低钝、心动过速、心律不齐，甚至心室纤颤。

(5) 代谢性碱中毒：低钾血症可导致代谢性碱中毒。这是由于血钾降低时，细胞内的 K^+ 移出，而 H^+ 则进入细胞内，使细胞外的 H^+ 浓度降低；另外，肾脏远曲小管的 Na^+-H^+ 交换增加，使 H^+ 排出增多，此时尿液却呈酸性，又称为反常酸性尿。

3. 实验室及其他检查

(1) 血液生化检查：血钾低于3.5mmol/L。

(2) 心电图检查：T波低平或倒置，ST段下降，QT间期延长、U波出现(图1-2-1)。

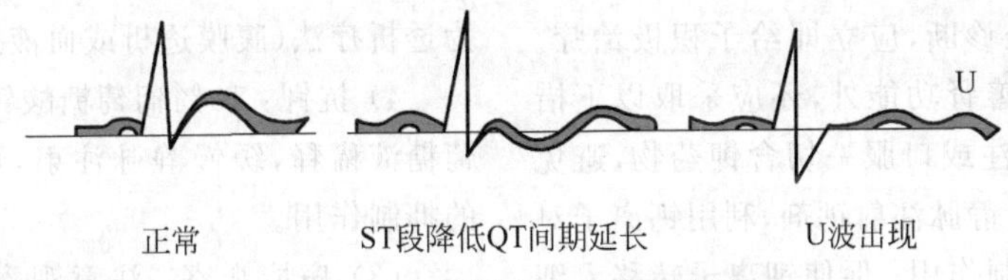

图1-2-1 低钾血症心电图表现

4. 治疗要点

(1) 病因治疗：寻找和去除引起低钾血症的原因。如鼓励患者进食，积极治疗造成呕吐、腹泻的原发疾病，食用含钾丰富的饮食等。

(2) 合理补钾：处理通常是采取分次补钾、边治疗边观察的方法。补钾最安全的方式是口服补钾，常用的口服药是10%氯化钾溶液，但口服钾会刺激胃黏膜引起恶心、呕吐等反应，服药时需大量饮水，或在饮水后服用为宜。严重低钾或出现明显并发症者可以选择静脉输入氯化钾溶液。

5. 护理要点

(1) 生活护理：鼓励患者多进食肉类、牛奶、香蕉、橘子汁、番茄汁等含钾丰富食物；采取舒适体位，注意协助乏力、软瘫患者翻身，防止压疮形成；病情允许者，循序渐进下床活动，加强陪护，避免意外伤害。

(2) 治疗配合：积极治疗原发病，如止吐、止泻，减少钾的继续丢失。及时补钾：补充血钾首选口服钾盐，常选用10%氯化钾溶液，10mL/次口服，一天3次，对不能口服或口服效果不佳者可选择静脉滴注。静脉补钾为防止高钾血症引起心搏骤停，必须遵循以下四个原则：①不宜过早：尿量达到40mL/h以上方可补钾；②不宜过浓：静脉滴注氯化钾的浓度不能超过0.3%，相当于500mL的溶液内最多溶解1.5g氯化钾，禁止将10%氯化钾溶液直接静脉注射；③不宜过快：静脉滴注氯化钾速度不能过快，一般不超过60滴/分，严禁直接静脉推注；④不宜过多：一般每天补充氯化钾3～6g，严重缺钾者不宜超过8g。

(3) 病情观察：严密观察患者的精神状态、生命体征、原发病情况、尿量，监测血钾水平以及心电图的变化。

(4) 健康指导：向患者及家属解释低钾血症发

生原因,防治低钾血症的发生;能进食者尽量口服补钾,并指导患者进食含钾丰富食物;静脉补钾时告知患者及家属不能自行调节滴速。

（二）高钾血症　高钾血症(hyperkalemia)是指血清钾浓度超过5.5mmol/L。

1．病因

(1) 摄入过多:静脉补钾过量,输入大量库存血液。

(2) 排出减少:肾功能衰竭,或应用保钾利尿剂,如螺内酯、氨苯蝶啶等。

(3) 钾向细胞外转移:溶血、大面积烧伤、严重挤压伤等大量红细胞、肌细胞等破坏,钾自细胞内逸出;严重酸中毒时也可以继发高钾血症。

2．临床表现　一般无特异性症状,轻度高钾血症,神经-肌肉兴奋性增高,患者早期表现为肌肉抽搐。重度高钾血症,可产生去极化阻滞,人体由兴奋转入抑制状态,出现神志模糊或淡漠,肌力减弱甚至出现迟缓性麻痹,累及部位由远端向近端发展。严重高钾血症可有微循环障碍的表现,如皮肤苍白、发冷、青紫、低血压等。高钾血症可改变神经肌肉的兴奋性,心肌最为敏感,心律失常较早出现,高钾抑制心肌,使心肌收缩力降低,常出现心率缓慢或心律不齐,严重者可发生心搏骤停,这是高钾血症最严重的并发症。

3．实验室及其他检查

(1) 血液生化检查:血钾高于5.5mmol/L。

(2) 心电图检查:T波高尖,QT间期延长,QRS波群增宽,PR间期延长(图1-2-2)。

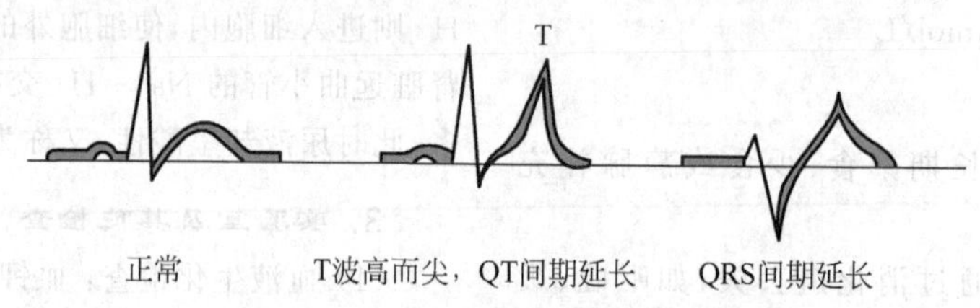

图1-2-2　高钾血症心电图表现

4．治疗要点　由于高钾血症有导致患者心搏骤停的危险,因此一经诊断,应立即给予积极治疗。除治疗原发疾病和改善肾功能外,还应采取以下措施:去除诱因,停止输注或口服一切含钾药物,避免进食含钾量高的食物;静脉注射钙剂,利用钙离子对抗钾离子对心脏的抑制作用;促使钾离子转移入细胞内,降低血清钾浓度;促进钾离子排泄;透析疗法一般用于经上述治疗后仍无法降低血清钾浓度时。

5．护理要点

(1) 生活护理:禁食含钾丰富食物,如柑橘类含钾高的水果、蔬菜、豆类等;一般采取半卧位,注意协助乏力、软瘫患者翻身,防止压疮形成;病情允许者,循序渐进下床活动,加强陪护,避免意外伤害。

(2) 治疗配合

1) 禁钾:停用一切含钾药物,如青霉素钾盐。

2) 转钾:将钾转入细胞内,常用方法有:①静脉输注5%碳酸氢钠溶液以碱化细胞外液,可使钾转入细胞内,增加肾小管排钾。②予10%葡萄糖溶液500mL或25%葡萄糖溶液200mL加胰岛素10U静脉滴注(5g糖加1U胰岛素),可促使钾随葡萄糖转入细胞内。

3) 排钾:①口服阳离子交换树脂聚磺苯乙烯,15g/次,4次/日,从消化道排出大量钾离子;如便秘,可口服山梨醇或甘露醇导泻。②最有效的方法为透析疗法(腹膜透析或血液透析)。

4) 抗钾:10%葡萄糖酸钙20mL加等量5%葡萄糖液稀释,缓慢静脉注射,可对抗钾离子对心脏的抑制作用。

(3) 病情观察:注意观察患者的意识、生命体征,定时检测血钾水平,复查心电图等。

(4) 健康指导:向患者及家属解释高钾血症的原因和危害;指导肾功能不全患者限制钾的摄入,定期复查。

二、钙代谢紊乱

体内的钙绝大部分以磷酸钙和碳酸钙的形式储存于骨骼中。血钙指的是血清中所含的总钙量,成人正常血钙浓度为2.25～2.75mmol/L。钙主要的生理功能是形成和维持骨骼、牙齿的结构,维持细胞的正常生理功能,调节细胞功能和酶的活性,维持神经-肌肉兴奋性,参与凝血过程。

（一）低钙血症　低钙血症(hypocalcemia)是指血钙浓度低于2.25mmol/L。

1．病因

(1) 维生素D缺乏:食物中维生素D摄入不足

或者光照不足；梗阻性黄疸、慢性腹泻、脂肪泻等影响肠道吸收，肝硬化或肾衰竭等导致维生素 D 羟化障碍。

(2) 甲状旁腺功能减退，临床上常见于甲状旁腺或甲状腺手术损伤甲状旁腺，导致甲状旁腺素缺乏，破骨减少，成骨增加，造成低血钙。

(3) 慢性肾衰竭时肠道钙吸收减少，同时血磷升高，血钙降低。

(4) 急性胰腺炎时机体对甲状旁腺素的反应下降，胰高血糖素分泌亢进，胰腺炎症或坏死释放出的脂肪酶与钙结合形成皂钙影响肠吸收。

2. **临床表现**　低血钙时神经肌肉兴奋性增高，可有口周麻刺感、手指麻刺感，严重者可导致喉喘鸣、肌肉痛性痉挛、反射亢进、手足搐搦、短暂的全身强直性及阵挛性发作，其他如易激动、情绪不稳、幻觉等精神症状。其中手足搐搦为低钙血症患者最为典型临床表现。严重低钙血症可引起窦性心动过速、房室传导阻滞，可使迷走神经兴奋性提高，发生心搏停搏，少数情况下可引起充血性心力衰竭。典型心电图表现是 QT 周期延长、ST 段延长、T 波低平或倒置。长期低钙血症伴有许多其他异常，如皮肤干燥、鳞状脱落、指甲脆等。低钙血症还可引起骨质钙化障碍，小儿可出现佝偻病、囟门迟闭、骨骼畸形，成人可表现为骨质软化、纤维性骨炎、骨质疏松等。血清钙＜2.25mmol/L 有诊断价值，血磷可以增高。

3. **治疗要点**　低钙血症出现手足抽搐、喉头痉挛等症状时应立即处理，可用 10％葡萄糖酸钙 10～20mL 或者 5％氯化钙 10mL 静脉注射。慢性低钙血症首先要治疗原发病，如维生素 D 缺乏、甲状旁腺功能减退，通常推荐联合应用钙剂和维生素 D 制剂。

4. **护理要点**

(1) 生活护理：饮食上增加含钙较高食物的摄入，如豆制品、乳制品等；注意防止意外受伤，特别是抽搐发生时易造成摔伤、压伤、咬伤，严重低钙血症可累及呼吸肌，应该加强呼吸频率、节律的观察，做好气管切开准备。

(2) 治疗配合：遵医嘱予以补充血钙，静脉输注钙剂时速度宜慢，以免引起心律失常，注意避免药液外溢，禁止肌内注射。

(3) 病情观察：加强血钙浓度动态变化的监测。

(4) 健康教育：避免低钙血症发生的因素，做自我防护，防止意外受伤。

(二) 高钙血症　高钙血症(hypercalcemia)是指血钙浓度大于 2.75mmol/L。

1. **病因**

(1) 甲状旁腺功能亢进：常见于甲状旁腺腺瘤或增生。

(2) 白血病、多发性骨髓瘤等恶性肿瘤或恶性肿瘤骨转移。

(3) 维生素 D 中毒：长期大量服用维生素 D 可造成维生素 D 中毒，导致高钙血症。

2. **临床表现**　早期症状无特异性，可表现为食欲减退、恶心呕吐、便秘和上腹部不适、腹痛等，血钙浓度升高可出现严重头痛、背及四肢疼痛等。因神经肌肉兴奋性降低，表现为乏力、表情淡漠、腱反射减弱，严重患者可出现精神障碍、木僵和昏迷。高血钙心肌兴奋性和传导性降低，心电图表现为 Q-T 间期缩短、T 波低平、房室传导阻滞。

3. **治疗要点**　积极处理原发疾病，同时降低血钙，包括：①补充血容量，增加尿量可促进尿钙排出。②降钙素可抑制骨吸收、增加尿钙排泄。③糖皮质激素可以通过抑制维生素 D 减少肠道对钙的吸收，增加肾脏排出钙；口服磷制剂可以降低肠道对钙的吸收。④透析可有效降低血钙浓度，对肾功能不全或心功能不全患者尤为适用。

4. **护理要点**　指导患者低钙饮食、多饮水，鼓励患者多食粗纤维食物，以利于排便。便秘严重者，给予导泻或灌肠。遵医嘱予以补液和用药以降低血钙。动态监测血清钙离子浓度水平。

第 4 节　酸碱平衡失调

体液适宜的酸碱度是细胞进行正常新陈代谢的重要保证。在物质代谢过程中或者某些病理状态下会产生酸性和碱性物质，机体主要依靠缓冲系统、肺和组织细胞、肾的调节来实现，但如果超过了机体调节的代偿能力，即可导致酸碱失调。临床上酸碱失衡可分为代谢性酸中毒、代谢性碱中毒、呼吸性酸中毒和呼吸性碱中毒四种，有时可同时存在两种或两种以上的酸碱失衡，称为混合型酸碱失衡。

评估患者有无酸碱失衡、酸碱失衡的程度、类型等主要依靠 pH、HCO_3^-、$PaCO_2$ 三大基本要素。pH 正常范围为 7.35～7.45，pH＜7.35 为酸中毒，pH＞7.45 为碱中毒。HCO_3^- 正常值 22～27mmol/L，HCO_3^- 原发性减少或增加，引起的是代谢性酸中毒或代谢性碱中毒。动脉血 $PaCO_2$ 正常值 35～

45mmHg,$PaCO_2$ 原发性增加或减少,引起的是呼吸性酸中毒或呼吸性碱中毒。

(一) 代谢性酸中毒 代谢性酸中毒(metabolic acidosis)是临床最常见的一种酸碱平衡失调。体内酸性物质积聚或产生过多,或碳酸氢盐丢失过多,引起血浆 HCO_3^- 浓度原发性减少。

1. 病因

(1) 酸性物质产生过多:任何原因引起的缺氧和组织低灌注时,细胞无氧酵解增强而产生乳酸中毒,如严重损伤、腹膜炎、高热或休克;糖尿病、严重饥饿或酒精中毒时,体内脂肪分解加速,产生大量酮体,引起酮症酸中毒休克。

(2) 碱性物质丢失过多:严重腹泻、肠梗阻、肠瘘等可引起 $NaHCO_3$ 大量丢失。

(3) 肾功能不全:肾功能不全导致酸性物质排泄障碍。

2. 病理生理机制 各种原因使体内的 HCO_3^- 减少,血浆中 H_2CO_3 相对增加,机体通过肺和肾进行代偿性调节。一方面,体内 H^+ 浓度升高刺激呼吸中枢产生代偿反应,表现为呼吸加深加快,加速排出 CO_2,使动脉血 $PaCO_2$ 降低,并使 HCO_3^- / H_2CO_3 的比值重新接近 20∶1,从而维持血浆 pH 在正常范围。另一方面,肾小管上皮细胞的碳酸酐酶和谷氨酰胺酶活性增加,促进 H^+ 的排出和 NH_3 的生成,H^+ 和 NH_3 形成 NH_4^+ 后排出,从而使得 H^+ 排出增多。此外,代偿性的 $NaHCO_3$ 重吸收也增加。但这些代偿是有限的。

3. 临床表现

(1) 呼吸代偿的表现:酸中毒时,肺脏代偿,加速排出 CO_2,降低 H_2CO_3 浓度,典型表现为呼吸加深加快(Kussmaul 呼吸),呼吸频率可以高达 40~50 次/分钟。如为饥饿、糖尿病等造成的体内酮体产生过多,呼吸可有烂苹果味。

(2) 心肌抑制、血管扩张:心率增快,血压下降,面色潮红,口唇呈樱桃红色。由于代谢性酸中毒可影响心肌收缩力和周围血管对儿茶酚胺的敏感性,患者易发生休克、心律不齐和急性肾功能不全。此外休克患者酸中毒时,因缺氧而发绀。

(3) 中枢神经系统抑制:中枢神经系统呈抑制状态,表现为头痛、头昏、嗜睡,甚至昏迷,可伴有肌张力减弱,腱反射减弱或消失。

4. 实验室及其他检查

(1) 代偿期时血气分析:血液 pH 可在正常范围,HCO_3^- 和 $PaCO_2$ 有一定程度降低。

(2) 失代偿期时血气分析:血液 pH 值下降,HCO_3^- 降低,BE 负值加大,$PaCO_2$ 正常。

(3) 电解质检查:可伴有血清钾的升高。

5. 治疗要点 积极处理原发病和消除诱因,是最重要的治疗措施。如糖尿病酮症酸中毒,治疗以纠正失水及给予小剂量胰岛素为主;乳酸堆积患者主要纠正组织缺氧或糖代谢障碍;急性肾衰竭患者在给予补碱的同时,应考虑做透析治疗。治疗时应边纠正酸中毒边观察,逐步纠正代谢性酸中毒,同时注意纠正水、电解质紊乱,恢复有效循环血量和肾功能。因为机体具有加速肺部通气以排出 CO_2 和通过肾排出 H^+、保留 Na^+ 和 HCO_3^- 等来调节酸碱平衡的能力。对轻度代谢性酸中毒患者血浆 HCO_3^- 为 16~18mmol/L 者,经消除病因和补液纠正缺水后常能自行纠正,基本无须碱剂治疗。重度代谢性酸中毒患者血浆 HCO_3^- 低于 10mmol/L 者,需立即输液和用碱剂治疗。常用碱剂为 5%碳酸氢钠溶液,临床根据酸中毒的严重程度,首次可补给 5%$NaHCO_3$ 溶液 100~250mL,在输入碱剂的 2~4 小时后复查动脉血气分析和血浆电解质浓度,依其结果再制订后续治疗方案。补给 5%碳酸氢钠溶液时,应从患者补液总量中扣除等量等渗盐水,以免补钠过多。

此外酸中毒时患者离子化的 Ca^{2+} 增多,故即使患者有低钙血症,也可不出现手足抽搐、惊厥和神志改变等症状,但酸中毒被纠正后,离子化的 Ca^{2+} 减少,便会出现症状,故纠正酸中毒应遵循逐步纠正的原则,不宜使血浆 HCO_3^- 快速升高。如原先已有低钙血症,可预先给予 10%葡萄糖酸钙 10~20mL。此外,在纠正酸中毒的同时因大量 K^+ 转移到细胞内,可导致低钾血症的发生,故应注意补充钾。酸中毒引起的代偿性换气过度,于患者纠正酸中毒后仍可持续存在,可引起呼吸性碱中毒,应予注意。

6. 护理要点

(1) 生活护理:酸中毒患者往往精神萎靡、乏力,需协助患者采取舒适体位,经常翻身,防止压疮形成;加强陪护,防止意外伤害的发生。做好口腔护理,避免口腔黏膜干燥、损伤。

(2) 治疗配合:积极治疗原发病,去除病因。适当补液以纠正脱水,轻度代谢性酸中毒往往可以随之纠正。一般对病情较重者需遵医嘱及时补充碱性液体,常用 5%碳酸氢钠溶液,该溶液宜单独使用,滴速应缓慢。注意防止药液渗漏,若局部出现疼痛、肿胀,应立即更换注射部位,以免引起局部组织坏死。此外定时复查血气分析以调整方案。

(3) 病情观察：注意观察患者呼吸、脉搏、心率、血压、面色和口唇颜色、头痛、嗜睡等症状和体征有无好转。定时检测血清电解质、血气分析等。

(4) 健康教育：向患者解释代谢性酸中毒原因，呕吐、腹泻、肠梗阻等患者应尽早治疗避免酸中毒的发生；糖尿病患者注意控制好血糖，均衡饮食，预防酮症酸中毒。定期检查，关注肺、肾等重要脏器功能，维持酸碱平衡的正常调节功能。

(二) 代谢性碱中毒 代谢性碱中毒(metabolic alkalosis)是指体内碱增多和(或)H^+丢失引起pH升高，以血浆中HCO_3^-原发性增多为特征。

1. 病因

(1) 酸性物质丢失过多：剧烈呕吐、长时间胃肠减压使得胃液中H^+、Cl^-及K^+丢失，肠液和胰液的HCO_3^-得不到H^+中和而被吸收入血，导致低氯低钾性碱中毒；使用髓袢或噻嗪类利尿剂可抑制髓袢对Cl^-的主动重吸收和Na^+的被动重吸收，促进远曲小管和集合管细胞分泌H^+及K^+增加，H^+经肾大量丢失使HCO_3^-重吸收增加；肾上腺皮质激素增多尤其是醛固酮可促进H^+经肾排出，也可通过保Na^+排K^+促进H^+排泄，造成低钾性碱中毒。

(2) 碱性物质摄入过多：消化性溃疡患者服用过多$NaHCO_3$，或静脉输注过量$NaHCO_3$；摄入乳酸钠、乙酸钠或大量输注柠檬酸盐抗凝的库存血，这些有机酸盐在体内被氧化可产生$NaHCO_3$，造成碱中毒。

(3) H^+向细胞内转移：低钾血症引起细胞内K^+向细胞外转移，同时细胞外H^+向细胞内移动，可发生代谢性碱中毒。此时，肾小管细胞内缺钾，K^+-Na^+交换减少，代之H^+-Na^+交换增加，H^+排出及HCO_3^-重吸收增加，尿液呈酸性，称为反常性酸性尿。

2. 病理生理机制 代谢性碱中毒时，血浆H^+浓度下降致呼吸中枢受抑制，呼吸变浅变慢，使CO_2排出减少、$PaCO_2$升高，使HCO_3^-/H_2CO_3的比值接近20：1，从而维持血液pH在正常范围。同时，肾小管上皮细胞中的碳酸酐酶和谷氨酰酶活性降低，使H^+分泌和NH_3生成减少，另一方面HCO_3^-重吸收亦减少，从而使血浆HCO_3^-减少。代谢性碱中毒时，由于氧合血红蛋白解离曲线左移，使氧不易从氧合血红蛋白中释放。因此，尽管患者的血氧含量和氧饱和度属正常，但组织仍处于缺氧状态。

3. 临床表现

(1) 患者呼吸浅慢，以减少CO_2排出，从而引起H_2CO_3浓度继发性升高。

(2) 碱中毒时，氧与血红蛋白的结合力增强不易分离，导致组织缺氧。脑组织因氧供不足，患者出现头晕、嗜睡、精神错乱或昏迷。

(3) 碱中毒时，血钙离子浓度下降，患者可出现低钙血症表现，如手足麻木、抽搐，肌肉痉挛，腱反射亢进等。

4. 实验室及其他检查

(1) 血气分析：代偿期血液pH在正常范围，HCO_3^-、BE有一定程度增高；失代偿期血液pH>7.35，HCO_3^-明显增高，$PaCO_2$正常或代偿性增高。

(2) 血清电解质：血清钾、氯降低。

5. 治疗要点 积极治疗原发病，解除病因。对胃液丢失造成的代谢性碱中毒，可以输注等渗盐水或葡萄糖盐水。代谢性碱中毒常常伴有低钾血症，故需要同时补充血钾，但是应该在患者尿量大于40mL/h后开始。对于严重代谢性碱中毒(pH>7.65，血浆HCO_3^-为45～50mmol/L)，可用稀盐酸或盐酸精氨酸溶液尽快排除过多的HCO_3^-。

6. 护理要点

(1) 生活护理：鼓励患者多进食含钾、钙丰富食物；对意识障碍、抽搐患者加强陪护，防止坠床等意外伤害。

(2) 治疗配合：积极治疗原发病，去除病因。病情较轻者，补充等渗盐水和适量氯化钾后可改善症状；重症患者可静脉滴注0.1～0.2mmol/L稀盐酸溶液，使用稀盐酸时应经中心静脉导管输注，严禁经周围静脉输入，以防渗漏导致皮下组织坏死，输注速度不宜过快，应缓慢滴入(20～50mL/h)。低钾血症、低钙血症等并发症应遵医嘱补充钾或钙。

(3) 病情观察：注意观察呼吸、手足抽搐、腱反射及头痛、嗜睡等症状和体征有无好转。定期监测患者的生命体征、意识状况、动脉血气分析及血清电解质等。

(三) 呼吸性酸中毒 呼吸性酸中毒(respiratory acidosis)是指CO_2排出障碍或吸入过多引起的pH下降，以血浆H_2CO_3浓度原发性升高为特征。

1. 病因

(1) 颅脑损伤、脑血管意外、呼吸中枢抑制剂或麻醉剂药物用量过大，呼吸机使用不当使CO_2排出障碍。

(2) 喉头痉挛或水肿、异物堵塞气管、异物堵塞气管、溺水等可以引起急性呼吸性酸中毒；慢性阻塞性肺部疾病、支气管哮喘、严重胸廓畸形、呼吸肌麻痹、气胸或胸腔积液等均可以引起慢性呼吸性酸中毒。

(3) 心源性急性肺水肿、重度肺气肿、严重肺炎、肺广泛纤维化等均可引起通气障碍。

(4) 环境中 CO_2 浓度过高，吸入 CO_2 过多。

2. 病理生理机制 急性呼吸性酸中毒时主要靠细胞内外离子交换及细胞内缓冲系统代偿，但是这种调节机制和代偿十分有限，常表现为失代偿状态。慢性呼吸性酸中毒时 $PaCO_2$ 和 H^+ 浓度持续升高，肾小管上皮细胞内碳酸酐酶和谷氨酰酶活性增高，肾小管上皮排泄 H^+ 和 $NH_3{}^+$ 增加，HCO_3^- 的重吸收增多。

3. 临床表现 患者常出现换气不足、气促、发绀、胸闷、头痛等呼吸困难表现，严重者可伴血压下降、谵妄、昏迷等。酸中毒加重，可出现嗜睡、神志不清、谵妄、昏迷等神志变化，可致水肿、脑疝，甚至呼吸骤停。CO_2 过量蓄积，除引起血压下降外，可出现突发性心室颤动，主要与严重酸中毒导致的高钾血症有关。

4. 实验室及其他检查

(1) 急性呼吸性酸中毒血气分析：常可见血液 pH 明显降低、$PaCO_2$ 增高，血浆 HCO_3^- 正常，常有高钾血症。

(2) 慢性呼吸性酸中毒时由于肾的代偿作用，血液 pH 下降不明显，$PaCO_2$ 增高，血浆 HCO_3^- 增加。

5. 治疗要点 积极治疗原发病，改善通气功能，解除呼吸道梗阻，必要时行气管插管或气管切开并使用呼吸机辅助呼吸。

6. 护理要点

(1) 改善通气：包括协助患者采取适当的体位，如半卧位以增加横膈活动度，有利于呼吸；训练患者深呼吸及有效咳嗽的方法及技巧；呼吸道分泌物多的患者可给予雾化吸入，以湿化痰液促进排出；解除气道梗阻，及时调整呼吸机参数。

(2) 氧疗：给予低流量持续性给氧，注意氧浓度不宜过高，以避免减弱呼吸中枢对缺氧的敏感性而导致呼吸抑制。

(3) 加强病情观察与监测：持续监测呼吸频率、深度和呼吸肌运动情况以评估呼吸困难的程度，定期监测生命体征、动脉血气分析、血清电解质情况等。

(四) 呼吸性碱中毒 呼吸性碱中毒(respiratory alkalosis)是指肺泡通气过度引起的 $PaCO_2$ 降低、pH 升高，以血浆 H_2CO_3 浓度原发性减少为特征。

1. 病因

(1) 中枢神经系统疾病如脑血管障碍、脑炎、脑外伤或脑肿瘤等刺激呼吸中枢引起通气过度；癔症发作时可引起精神性通气过度；某些药物如水杨酸、铵盐等可直接兴奋呼吸中枢使得通气增强；机械通气使用不当，潮气量设置过大可引起严重呼吸性碱中毒。

(2) 高热、甲状腺功能亢进、疼痛、创伤、革兰阴性杆菌败血症等机体代谢亢进可刺激引起呼吸中枢兴奋，导致通气过度。

(3) 环境氧分压低、各种原因引起的低氧血症均可因为缺氧刺激引起呼吸运动增强，CO_2 排出增多。

2. 病理生理机制 急性呼吸性碱中毒时主要靠细胞内外离子交换及细胞内缓冲系统代偿，由于血浆 H_2CO_3 浓度降低而 HCO_3^- 相对增高，H^+ 从细胞内移出至细胞外并与 HCO_3^- 结合，从而降低血浆 HCO_3^- 浓度。此外，细胞内其他缓冲系统也参与了代偿。慢性呼吸性碱中毒时会发生肾脏的代偿调节，持续低碳酸血症时，肾小管上皮排泄 H^+ 和 NH_3 减少，而随尿排出却增加，使血浆中 HCO_3^- 代偿性降低。

3. 临床表现 较重者有眩晕、手足和口周麻木及针刺感、肌肉震颤、手足抽搐、心率加快等。呼吸初期深快，随后浅慢或呼吸不规则。危重患者发生急性呼吸性碱中毒常提示预后不良，或将发生急性呼吸窘迫综合征。

4. 实验室及其他检查 动脉血气分析结果显示血液 pH 增高、$PaCO_2$ 降低、HCO_3^- 代偿性降低。

5. 治疗要点 积极治疗原发疾病的同时对症治疗，在治疗原发病的过程中能逐渐恢复。对过度通气的患者可给予吸入含浓度 5%CO_2 的氧气。对癔症及神经质患者或精神紧张易激动者，可用较大的纸袋罩住口鼻呼吸，以增加呼吸道无效腔，减少 CO_2 的呼出，增加 $PaCO_2$，如系呼吸机使用不当所造成的通气过度，应适当调整呼吸频率及潮气量。

6. **护理要点**

(1) 积极控制原发病，以消除导致呼吸性碱中毒的危险因素。

(2) 指导患者深呼吸，教会患者使用纸袋呼吸的方法。如因呼吸机使用不当造成，应立即调整呼吸机参数。

(3) 定期监测生命体征、意识状况、动脉血气分析、血清电解质等。若出现抽搐，应及时补充血钙。

（曾　健）

第3章 休克患者的护理

休克(shock)是各种原因造成的机体有效循环血容量锐减,组织灌注不足,导致组织细胞缺氧、代谢障碍,以及各重要脏器继发性损害的一种急性临床综合征。休克通常起病急,进展快,并发症严重,可导致多器官功能障碍,病死率较高。

一、病因与分类

休克的分类方法很多,但尚无一致意见。根据休克的原因、始动因素和血流动力学变化,对休克有不同的分类。

1. **按休克的原因分类** 可分为低血容量性、感染性、心源性、神经源性和过敏性休克。其中,低血容量性和感染性休克在外科最为常见。心源性休克常见于心血管疾病。

(1) 低血容量性休克(hypovolemic shock):常因大量出血或体液积聚在第三间隙或体液丢失,导致有效循环血量降低所致。如大血管破裂、脏器(肝、脾)破裂出血引起的休克称为失血性休克;各种损伤(骨折、挤压综合征)或大手术引起血液、血浆的同时丢失而发生的休克称为创伤性休克。

(2) 感染性休克(Infectious shock):是外科常见且治疗较为困难的一类休克,主要由于细菌及毒素作用所造成。常继发于以释放内毒素为主的革兰阴性杆菌感染,如急性化脓性腹膜炎、胆管感染、绞窄性肠梗阻、泌尿系统感染及败血症等,又称内毒素性休克。

(3) 心源性休克(cardiogenic shock):主要由心功能不全引起,常见于大面积急性心肌梗死、急性心肌炎、心脏压塞等。

(4) 神经源性休克(neurogenic shock):常由剧烈疼痛、脊髓损伤、麻醉平面过高或创伤等引起。

(5) 过敏性休克(anaphylactic shock):常由接触、进食或注射某些致敏物质,如油漆、花粉、药物(如青霉素)、血清制剂、疫苗或异体蛋白质等引起。

2. **按休克时血流动力学特点分类** 可分为低动力型和高动力型两种。

(1) 低动力型休克(hypodynamic shock):又称低排高阻型休克,其血流动力学特点是外周血管收缩,外周血管阻力增高,微循环淤滞,大量毛细血管渗出导致血容量和心排血量减少。由于皮肤血管收缩、血流量减少,表现为皮肤湿冷,又称冷休克(cold shock)。低血容量性、心源性、创伤性和大多数(革兰阴性菌)感染性休克均属此类,临床上最常见。

(2) 高动力型休克(hyperdynamic shock):又称高排低阻型休克,其血流动力学特点是外周血管扩张,外周血管阻力降低,心排血量正常或增加。由于皮肤血管扩张、血流量增多,表现为皮肤比较温暖干燥,故又称暖休克(warm shock)。部分(革兰阳性菌)感染性休克属于此类。

二、病理生理

有效循环血容量锐减、组织灌注不足和炎症介质产生是各类休克共同的病理生理基础。创伤、失血、感染等可直接引起组织灌注不足,而且产生细胞炎症反应,可引起一系列炎症应答,加重组织灌注的不足,从而促进休克的进展。

1. **微循环的变化** 在有效循环量不足引起休克的过程中,占总循环量20%的微循环也有相应的变化。

(1) 微循环收缩期:又称缺血缺氧期、休克代偿期。休克早期,由于有效循环血容量显著减少,引起循环容量降低、血压下降、组织灌注不足和细胞缺氧,刺激主动脉弓和颈动脉窦压力感受器,引起血管舒缩中枢升压反射和交感-肾上腺轴兴奋,导致大量儿茶酚胺释放及肾素-血管紧张素分泌增加等反应,使心率加快,心排血量增加以维持循环相对稳定并通过选择性地使外周(如皮肤、骨骼肌)小血管和内脏(如脾、肝、胃肠)的小血管、微血管平滑肌收缩,使循环血量重新分布,以保证心、脑等重要内脏器官的血液供应。由于毛细血管前括约肌强烈收缩,动静脉短路和直接通道开放,增加了回心血量。毛细血管前括约肌收缩和后括约肌相对开放有助于组织液回收使血容量得到部分补偿。微循环内因前括约肌收缩而导致"只出不进""少灌多流",血量减少,组织仍处于低灌注及缺氧的状态。此时若能去除病因,采取积极措施,休克常较容易得以纠正。

(2) 微循环扩张期:又称为瘀血缺氧期、休克抑制期。若休克继续发展,微循环将由于动静脉短路和直接通道的大量开放,进一步加重原有的组织灌注不足,细胞因严重缺氧处于无氧代谢状态,出现能量不足,大量酸性代谢产物积聚和舒血管的介质如组胺、缓激肽等释放。这些物质可直接引起毛细血管前括约肌舒张,而毛细血管后括约肌因对其敏感性低仍处于收缩状态,使微循环内"只进不出""多灌少流",大量的血液淤滞于毛细血管网内,引起毛细血管内静水压升高,毛细血管壁通透性增加,血浆外渗,血液浓缩,血黏稠度增加,回心血量进一步减少,心排血量继续下降,血压下降,心、脑等重要内脏器官灌注不足,休克加重进入抑制期。

(3) 微循环衰竭期:又称弥散性血管内凝血期、休克失代偿期。若病情继续发展,休克进入不可逆阶段。瘀滞在微循环内的浓缩、黏稠血液在酸性环境中呈高凝状态,红细胞与血小板容易发生凝集而在血管内形成微血栓,甚至发生弥散性血管内凝血(disse min ated intravascular coagulation,DIC)。随着各种凝血因子的大量消耗,纤维蛋白溶解系统被激活,可发生严重的出血倾向。此时,由于组织缺少血液灌注,细胞处于严重缺氧和能量缺乏的状态,加之酸性代谢产物和内毒素的作用,使细胞内溶酶体膜破裂,释放多种水解酶,造成组织细胞自溶并损害周围其他的细胞。最终引起广泛组织、整个器官乃至多个器官功能受损。

2. 代谢改变

(1) 无氧代谢引起代谢性酸中毒:当氧的释放不能满足细胞对氧的需求时,将发生无氧糖酵解,其产生的三磷腺苷(ATP)大大减少,缺氧时丙酮酸在胞质内转变成乳酸,导致乳酸的生成增多,丙酮酸浓度降低,即血乳酸浓度升高及乳酸/丙酮酸(L/P)比率增高。在排除其他原因造成高乳酸血症情况下,乳酸盐的含量及L/P比值,可反映患者细胞缺氧的情况。同时肝功能受损,使其处理乳酸的能力减弱,导致高乳酸血症和代谢性酸中毒。当重度酸中毒($pH<7.2$)时,心血管对儿茶酚胺的反应性降低,表现为心率缓慢、血管扩张、心排血量下降,可出现氧合血红蛋白离解曲线右移。

(2) 能量代谢障碍:休克引起的应激状态使机体儿茶酚胺和肾上腺皮质激素明显升高,抑制了蛋白合成、促进蛋白分解,为机体提供能量和合成急性期反应蛋白的原料。同时,由于蛋白质分解加强,引起血中尿素氮、肌酐及尿酸含量增加;上述激素水平的变化,还可促进糖异生,抑制糖降解,导致血糖水平升高;同时,脂肪分解代谢明显增强,成为机体获取能量的重要来源。

3. 炎症介质释放和缺血再灌注损伤　严重损伤、感染、出血等可刺激机体释放大量的炎性介质,包括白介素、肿瘤坏死因子、干扰素、集落刺激因子和一氧化氮(NO)等,形成"瀑布样"连锁放大反应。活性氧化产物可造成脂质过氧化和细胞膜破裂。休克时因代谢性酸中毒和能量不足还影响细胞各种膜的屏障功能。细胞膜受损后不仅其通透性增加,还出现膜上离子泵(如Na^+-K^+泵、钙泵)的功能障碍,表现为细胞内外离子及体液分布异常。如钠、钙离子进入细胞内不能排出,细胞外钾离子无法进入细胞内,出现血钠降低、血钾升高,细胞外液则随钠离子进入细胞内,造成细胞外液减少及细胞肿胀、死亡。此外,细胞膜、线粒体膜、溶酶体膜等质膜被破坏,溶酶体膜破裂后释放的水解酶引起细胞自溶和组织损伤,进一步加重休克。

4. 内脏器官继发性损害　由于持续的缺血、缺氧,细胞可发生变性、坏死,导致内脏功能障碍,甚至衰竭。两个以上重要器官、系统同时或短时间内相继出现衰竭,称为多器官功能障碍综合征(multiple organ dysfunction syndrome,MODS),是休克患者的主要死因。

(1) 肺:是休克引起MODS时最常累及的器官。低灌注和缺氧可损伤肺毛细血管和肺泡上皮细胞。内皮细胞损伤可导致毛细血管透性增加而引起肺间质水肿;肺泡上皮细胞损伤可使表面活性物质生成减少、肺泡表面张力升高,继发肺泡萎陷和不张,进而出现氧弥散障碍,通气/血流比例失调;严重时患者出现进行性呼吸困难和缺氧,称为急性呼吸窘迫综合征(acute respiratory distress syndrome,ARDS)。ARDS常发生于休克期,也可在稳定后48~72小时内发生。一旦发生ARDS,后果非常严重,死亡率高达40%左右。

(2) 肾:是休克时易受损害的重要器官。休克时儿茶酚胺、血管升压素和醛固酮分泌增加,引起肾血管收缩、肾血流量减少和肾滤过率降低,尿量减少。此时,肾内血流重新分布并主要转向髓质,肾皮质血流锐减,肾小管上皮细胞大量坏死,引起急性肾衰竭(acute renal failure,ARF)。

(3) 心:冠状动脉灌注量减少,心肌缺血、缺氧而受损。一旦心肌微循环内血栓形成,可引起局灶性心肌坏死和心力衰竭。此外,电解质异常也将导致心律失常和心肌的收缩功能下降。

(4) 脑:休克早期,由于血液重新分布及脑循环的自身调节,脑的血液供应基本能保证。休克晚期,因脑灌注压和血流量下降将导致脑缺氧。缺氧和酸中毒引起毛细血管周围胶质细胞肿胀、血管通透性升高,血浆外渗,可继发性脑水肿和颅内压增高。

(5) 肝:休克可引起肝缺血、缺氧性损伤,肝的合成与代谢功能受到破坏。由于肝细胞缺血、缺氧,肝血窦及中央静脉内有微血栓形成,肝小叶中央出血、肝细胞坏死而引起肝功能障碍。生化检测血转氨酶、胆红素升高等代谢异常,患者可出现转氨酶升高、黄疸等,严重时出现肝性脑病和肝衰竭。

(6) 胃肠道:休克时机体因代偿而进行血液重新分布,使胃肠道最早发生缺血和酸中毒,休克时肠系膜上动脉血流量可减少70%。缺血、缺氧可使胃肠道黏膜上皮细胞的屏障功能受损,并发急性胃黏膜糜烂、应激性溃疡(stress ulcer)或上消化道出血。由于肠的屏障结构和功能受损、导致肠道内的细菌或其毒素经淋巴或门静脉途径侵害机体,称为细菌移位和内毒素移位,可形成肠源性感染或毒血症。是导致休克后期死亡的重要原因。

三、临床表现

按照休克的发病过程可分为休克代偿期和失代偿期,也称休克早期和休克期。

1. **休克代偿期** 亦称休克早期。由于机体的代偿作用,患者表现为精神紧张、兴奋或烦躁不安;面色苍白,四肢湿冷;心率增快(<100次/分钟),呼吸增快,血压变化不大,但脉压缩小(<30mmHg);尿量正常或减少(25~30mL/h)。若处理及时、恰当,休克可很快得到纠正。否则,病情继续发展,很快进入休克失代偿期。

2. **休克失代偿期** 亦称休克期。患者表现为神情淡漠,反应迟钝,甚至出现意识模糊或昏迷。皮肤黏膜发绀、四肢冰冷、脉搏细速(>120次/分钟)、呼吸浅促,血压进行性下降。严重者脉速而细弱或摸不清、血压测不出、尿少或无尿。若皮肤、黏膜出现出血点、瘀斑,或出现鼻腔、牙龈、内脏出血等,则提示并发弥散性血管内凝血(DIC),若出现进行性呼吸困难、烦躁、发绀,给予吸氧仍不能改善时,应考虑并发急性呼吸窘迫综合征(ARDS),患者常因继发MODS而死亡。

四、实验室及其他检查

通过血常规、尿常规和粪常规、生化、出凝血机制和血气分析等检查,可了解患者全身和各脏器功能状况。中心静脉压(central venous pressure, CVP)测定有助于判断循环容量和心功能。

1. **实验室检查**

(1) 血、尿和粪常规检查:红细胞计数、血红蛋白值降低可提示失血,反之则提示失液;血细胞比容增高提示有血浆丢失;白细胞计数和中性粒细胞比值增高常提示感染的存在;尿比重增高常表明血液浓缩或血容量不足;消化系统出血时大便隐血试验阳性或黑粪。

(2) 血生化检查:行肝、肾功能、动脉血乳酸盐、血糖、血电解质等检查,可了解患者是否合并MODS、细胞缺氧及酸碱平衡失调的程度等。

(3) 凝血功能:包括血小板、凝血酶原时间及其他凝血因子。当血小板计数<80×10^9/L、血浆纤维蛋白原<15g/L或呈进行性下降、凝血酶原时间比对照组延长3秒以上、3P(血浆鱼精蛋白酶凝固)试验阳性、血涂片中破碎红细胞超过2%时,以上5项检查中出现3项以上异常,提示DIC。

(4) 动脉血气分析:有助于了解酸碱平衡状况。动脉血氧分压(PaO_2)反映血液的携氧状态,正常值为80~100mmHg。二氧化碳分压($PaCO_2$)则是反映通气功能的指标,可作为呼吸性酸中毒或碱中毒的判断依据,正常值为36~44mmHg。休克时,因缺氧和无氧代谢,可出现pH和PaO_2降低,而$PaCO_2$明显升高。若PaO_2<60mmHg,吸入纯氧后仍无改善,提示有急性呼吸窘迫综合征。若$PaCO_2$>45~50mmHg,而通气良好,提示严重肺功能不全。

2. **血流动力学监测**

(1) 中心静脉压(central venous press, CVP):代表右心房或者胸腔段静脉内的压力,其变化可反映全身血容量和右心功能,正常值为5~12cmH_2O。CVP<5cmH_2O,提示血容量不足;CVP>15cmH_2O,提示心功能不全;CVP>20cmH_2O时,提示存在充血性心力衰竭。

(2) 肺毛细血管楔压(pulmonary capillary wedge pressure, PCWP):应用Swan-Ganz漂浮导管测量,反映肺静脉、左心房和左心室压力,正常值为6~15mmHg。PCWP降低提示血容量不足(较CVP敏感),增高提示肺循环阻力增加。如出现PCWP增高,即使CVP正常,也应限制输液量,避免肺水肿发生。此外,通过Swan-Ganz漂浮导管还可取混合静脉血标本进行血气分析，以判断预后。

(3) 心排血量(cardiac output，CO)和心脏指数(cardiac index，CI)：通过 Swan-Ganz 漂浮导管由热稀释法测得 CO＝心率×每搏输出量。正常成人 CO 值为 4～6L/min。心脏指数是指单位体表面积的心排血量，其正常值为 2.5～3.5L/(min・m^2)。休克时 CO 及 CI 多降低，但某些感染性休克可增高。

3. **影像学检查**　X线、超声、CT、MRI 等检查有助于了解脏器损伤情况和感染情况等，及时发现原发病。

4. **诊断性穿刺**　怀疑有腹腔内脏损伤者，可行诊断性腹腔穿刺；疑有异位妊娠破裂出血者，可行后穹隆穿刺，抽得不凝血可以确诊。

五、诊断要点

休克诊断的关键是早期发现并准确分期。

1. **相关病史**　凡遇有严重损伤、大出血、重度感染以及过敏患者和有心脏病史者，应考虑并发休克的可能。

2. **临床表现**　对于有出汗、兴奋、心率加快、脉压小或尿少等症状者，应疑有休克。若患者出现神志淡漠、反应迟钝、皮肤苍白、呼吸浅快、收缩压降至 90mmHg 以下及尿少或无尿者，则提示患者已进入休克期。

六、治疗要点

尽早针对引起休克的原因及休克不同发展阶段采取相应的治疗措施，迅速恢复组织灌注及供氧，保证有效循环血量，纠正微循环障碍，防止多器官功能障碍综合征(multiple organ dysfunction syndrome，MODS)的发生。

1. **一般紧急治疗**

(1) 积极处理引起休克的原发伤病：包括创伤处包扎、固定、制动和控制大出血等。必要时可使用抗休克裤(military anti shock trousers，MAST)止血。抗休克裤(图 1-3-1)充气后对腹部与腿部升压，可促进静脉血液回流，改善重要脏器的供血，同时可通过局部压迫作用控制腹部和下肢出血。

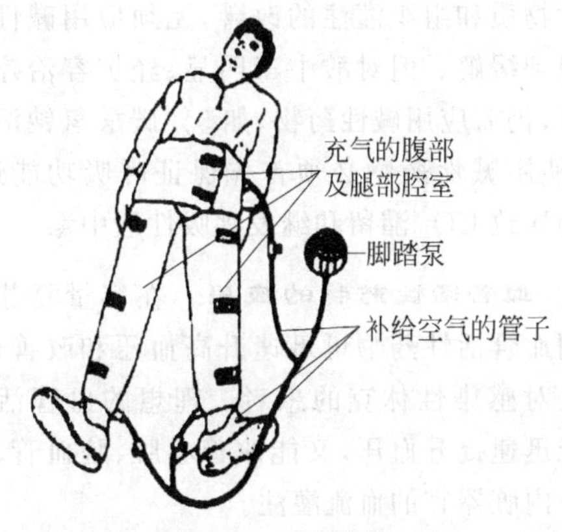

图 1-3-1　抗休克裤

(2) 保持呼吸道通畅：为患者松解领扣等，解除气道压迫；使头部仰伸，清除呼吸道异物或分泌物，保持气道通畅。早期予以鼻管或面罩吸氧，增加动脉血氧含量，改善组织缺氧状态。感染性休克呼吸困难者，可做气管插管或气管切开，予以呼吸机人工辅助呼吸。

(3) 取休克体位：头和躯干抬高 20°～30°，下肢抬高 15°～20°，以有利于呼吸和增加回心血量。

(4) 其他：注意保暖，必要时应用镇痛剂等。

2. **补充血容量**　是纠正休克引起的组织低灌注和缺氧的关键。原则是及时、快速、足量。应及早建立静脉通路，在连续监测动脉血压、CVP 和尿量的基础上，结合患者循环情况如皮肤温度、末梢循环、脉搏及毛细血管充盈时间等，判断补液量及效果。输液种类主要有两种：晶体液和胶体液。一般先输入迅速扩容的晶体液，再输入扩容作用持久的胶体液，必要时进行成分输血或输入新鲜全血。对休克患者，采取早期达标治疗(early goal directed therapy，ECDT)这一治疗休克的策略，即在休克诊断的最初 6 小时这一黄金时段内，进行积极的液体复苏，以尽快恢复最佳心输出量、稳定循环功能和组织氧供。

3. **积极处理原发病**　需手术处理的原发病变，如内脏大出血、消化道穿孔出血、肠绞窄、急性梗阻性化脓性胆管炎和腹腔脓肿等，应在尽快恢复有效循环血量后及时手术处理原发病变，才能有效纠正休克。有时，应在积极抗休克的同时进行手术，以免延误抢救时机。

4. **纠正酸碱平衡失调**　在休克早期，由于过度换气，患者可出现短暂的呼吸性碱中毒，使血红蛋白氧离曲线左移，氧不易从血红蛋白释出，导致组织缺氧加重，故不主张早期使用碱性药物。而酸性环境有利于氧与血红蛋白解离，从而增加组织氧供，有利于休克复苏。对酸碱平衡的处理多主张宁酸勿碱，其根本措施是快速补充血容量，改善组织灌注，适时、适量地给予碱性药物。轻度酸中毒患者，随扩容治疗时输入平衡盐溶液所带入的一定量的碱性物质和组织灌注的改善,无须应用碱性药物即可得到缓解。但对酸中毒明显、经扩容治疗不能纠正者,仍需应用碱性药物,如5%碳酸氢钠溶液纠正,但使用碱性药物必须首先保证呼吸功能通畅,否则会导致 CO_2 潴留和继发呼吸性酸中毒。

5. **血管活性药物的应用** 在容量复苏的同时应用血管活性药物可迅速升高血压和改善循环,尤其是对感染性休克的患者。理想的血管活性药物既能迅速提升血压,又能改善心脏、脑血管、肾和肠道等内脏器官的血流灌注。

血管活性药物主要包括血管收缩剂、扩张剂及强心药物三类。血管收缩剂使小动脉普遍处于收缩状态,虽可暂时升高血压,但可加重组织缺氧,应慎重选用。临床常用的血管收缩剂有多巴胺、去甲肾上腺素和间羟胺等。血管扩张剂可解除小动脉痉挛,关闭动静脉短路,改善微循环,但可使血管容量扩大、血容量相对不足而致血压下降,故只能在血容量已基本补足,而患者发绀、四肢厥冷、毛细血管充盈不良等循环障碍未见好转时才考虑使用。常用的血管扩张剂有酚妥拉明、阿托品、山莨菪碱等。对于有心功能不全的患者,可给予强心药物以增强心肌收缩力、减慢心率、增加心排血量。常用药物有多巴胺、多巴酚丁胺和毛花苷丙(西地兰)等,常在输液量已充足但动脉压仍低,而CVP检测提示前负荷已经够的情况下使用。

血管活性药物的选择应结合其主要病情,如休克早期主要病情与毛细血管前微血管痉挛有关;后期则与微静脉和小静脉痉挛有关。为兼顾重要脏器的灌注水平,临床常将血管收缩剂与扩张剂联合应用。

6. **治疗DIC** 改善微循环 休克发展到DIC阶段,需应用肝素抗凝治疗,用量为1.0mg/kg,每6小时1次。DIC晚期,纤维蛋白溶解系统功能亢进,可使用抗纤溶药,如氨甲苯酸、氨基己酸、抗血小板黏附和聚集的阿司匹林、双嘧达莫(潘生丁)和低分子右旋糖酐等。

7. **皮质类固醇和其他药物的应用** 皮质类固醇适用于严重休克及感染性休克的患者。其主要作用是:①阻断α受体兴奋作用,扩张血管,降低外周血管阻力,改善微循环。②保护细胞内溶酶体,防止溶酶体破裂。③增强心肌收缩力,增加心排血量。④增强线粒体功能,防止白细胞积聚。⑤促进糖异生,减轻酸中毒。一般主张短期内大剂量应用,如地塞米松1~3mg/kg,一般使用1~2次,以防过多使用引起机体抗感染能力下降、切口愈合不良和加重应激性溃疡等不良反应。严重休克者,可考虑适当延长使用时间。其他药物也有助于休克的治疗,如钙通道阻滞剂维拉帕米、吗啡类拮抗剂纳洛酮、氧自由基清除剂超氧化物歧化酶(SOD)等。

七、护理要点

1. **迅速补充血容量**

(1) 建立静脉通路:迅速建立2条以上静脉输液通道,大量快速补液(除心源性休克外)。若外周血管萎陷或肥胖患者静脉穿刺困难时,应立即行中心静脉穿刺置管,并同时监测CVP。

(2) 合理补液:根据心肺功能、失血、失液量、血压及CVP调整输液量和速度(表1-3-1)。若血压及CVP均低时,提示血容量严重不足,应予以快速大量补液;若血压降低而CVP升高,提示患者有心功能不全或血容量超负荷,应减慢速度,限制补液,以防发生急性肺水肿或心功能衰竭。

表 1-3-1 中心静脉压与补液的关系

中心静脉压	血压	原因	处理原则
低	低	血容量严重不足	充分补液
低	正常	血容量不足	适当补液
高	低	心功能不全或血容量相对过多	给强心药物,纠正酸中毒,舒张血管
高	正常	容量血管过度收缩	舒张血管
正常	低	心功能不全或血容量不足	补液实验*

*补液试验:取等渗盐水250mL,于5~10分钟内经静脉注入,如血压升高而中心静脉压不变,提示血容量不足;如血压不变而中心静脉压升高0.29~0.49kPa(3~5cmH_2O),则提示心功能不全。

(3) 严密观察病情变化:定时监测体温、脉搏、呼吸、血压及CVP变化,并观察患者的意识、面唇色泽、肢端皮肤颜色、温度、尿量以及尿比重等指标的变化,以判断补液的效果。患者意识变化可反映脑组织灌注情况,若患者从烦躁转为平静,淡漠迟钝转为对答自如,提示休克好转;皮肤色泽、温度则反映体表灌注情况，若口唇红润、肢体转暖，也提示休克好转；尿量可以反映肾灌注情况，是反映组织灌注情况最佳的定量指标，若患者尿量>30mL/h，提示休克好转，尿比重还可帮助鉴别少尿的原因是血容量不足还是肾衰竭，对指导临床治疗具有重要意义。

(4) 准确记录出入量：输液时，尤其在抢救过程中，应由专人准确记录输入液体的种类、数量、时间、速度等，并详细记录24小时出入量作为后续治疗的依据。

2. 改善组织灌注

(1) 取休克体位：将患者置于仰卧中凹位，即头和躯干抬高20°～30°，下肢抬高15°～20°，使膈肌下移，促进肺扩张，有利于呼吸。同时，增加回心血量，改善重要脏器血液供应。

(2) 使用抗休克裤：控制腹部或下肢的出血，同时促进静脉血液回流，改善重要脏器供血。休克纠正后，应从腹部开始缓慢放气，每15分钟需测量血压1次，以免放气过快引起低血压。若发现血压下降超过5mmHg，应停止放气并重新注气。

(3) 应用血管活性药物的护理：①用药种类：临床常将血管收缩剂和扩张剂联合应用，以兼顾各重要脏器的血液灌注水平。②浓度和速度：使用血管活性药物时应从低浓度、慢速度开始，最好用输液泵来控制滴速并用心电监护仪每5～10分钟监测血压1次，血压平稳后改为每15～30分钟监测1次，根据血压调整药物浓度和滴速，以防血压骤升或骤降引起不良后果。③用药观察：对于有心功能不全的患者，遵医嘱给予强心剂，用药过程中应注意观察心率和心律变化以及药物的不良反应。④严防药液外渗：若发现注射部位红肿、疼痛，应立即更换滴注部位，并用0.25%普鲁卡因封闭穿刺处，以免发生皮下组织坏死。⑤药物的停止使用：血压平稳后，应逐渐降低药物浓度、减慢速度后撤除，以防骤然停药导致不良反应。

3. 保持呼吸道通畅，维持有效的气体交换

(1) 保持呼吸道通畅：①防止发生窒息：昏迷患者，头偏向一侧或置入通气管，以防舌后坠或呕吐物误吸导致窒息，有气道分泌物时及时清除。②保持气道通畅：在病情允许的情况下，鼓励患者定时做深呼吸训练，协助叩背并鼓励患者有效咳嗽、排痰；对气管插管或气管切开者应及时吸痰；定时观察患者的呼吸音变化，若双肺部有湿性啰音或痰鸣音时，应及时清除呼吸道分泌物，保持呼吸道通畅。协助患者定时做双上肢和胸廓运动，促进肺扩张，改善缺氧状况。

(2) 维持有效的气体交换：①监测呼吸功能：密切观察患者的呼吸频率、节律、深浅度及面、唇色泽变化，动态监测动脉血气分析，了解缺氧程度和呼吸功能，若发现病情严重、出现呼吸衰竭或ARDS，立即报告医师并协助抢救。②改善缺氧状况：遵医嘱给予吸氧，鼻导管给氧时，氧浓度为40%～50%，氧流量为6～8L/min，以提高肺静脉血氧浓度。严重呼吸困难者，可行气管插管或气管切开，并尽早使用呼吸机辅助呼吸。

4. 防治感染　休克时机体处于应激状态，患者免疫功能下降易继发感染，应注意预防。严重感染患者应及时予以控制感染。主要措施有：①严格按照无菌技术原则执行各项护理操作。②按医嘱合理应用有效抗生素。③及时、有效地清理呼吸道分泌物，避免因误吸导致肺部感染。④按常规加强留置尿管的护理，避免泌尿道感染。⑤有创面或伤口者，注意观察，及时清洁和更换敷料，保持伤口的清洁干燥。

5. 维持正常体温

(1) 监测体温：每4小时测体温1次，密切观察其变化。

(2) 保暖：休克患者体表温度多有降低，应予以保暖。可采用加盖棉被、毛毯、调节室内温度等措施进行保暖。切忌用热水袋、电热毯等方法提升患者体表温度，以防因局部皮肤血管扩张、增加组织耗氧量，从而加重组织缺氧，使重要内脏器官血流灌注进一步减少。

(3) 降温：感染性休克患者出现高热时应予以物理降温，必要时按医嘱使用药物降温。此外，应注意病室内定时通风以调节室内温度及湿度，及时更换被汗液浸湿的衣、被等，保持床单位清洁、干燥。

(4) 库存血的复温：失血性休克患者常需快速大量输血，但若输入低温保存的库存血易使患者体温降低，故输血前(尤其冬季)应注意将库血置于常温下复温后再输入。

6. 皮肤护理

(1) 预防压疮：病情许可时，为患者每2小时翻身、拍背1次，按摩受压部位的皮肤，防止皮肤压疮的发生。

(2) 适当约束：对于烦躁或神志不清的患者，应加床旁护栏以防坠床，必要时四肢以约束带固定于床旁，避免患者自行将输液管道或引流管等拔出。

(田建丽)

第4章 手术患者的护理

第1节　概　述

手术是外科疾病的重要治疗手段。但是手术和麻醉难以回避的创伤以及疾病本身的刺激也会加重患者的生理负担，继而通过神经内分泌反应，引起人体一系列生理功能紊乱，形成不同程度的心理压力，导致机体防御能力和手术耐受力下降，从而影响手术预后，甚至导致并发症、后遗症等不良后果的发生。因此高度重视围术期患者的护理，对保证患者安全、提高预后效果至关重要，可避免出现手术成功而治疗失败的结局。

一、手术相关概念

1. **手术**(operation)　是用来诊断、治疗疾病和矫正畸形的有创治疗方法。整个手术的完成需要患者、外科医师及护理人员的共同配合。

2. **围术期**(perioperative period)　即手术全期，是指从确定患者手术治疗时起，至本次手术的有关治疗基本结束为止的一段时间，包括手术前、手术中、手术后三个阶段。

(1) 手术前期：从患者决定接受手术到患者被送至手术台。

(2) 手术期：从患者被送至手术台到其接受手术结束后被送往恢复室或外科病房。

(3) 手术后期：从患者被送往恢复室或外科病房到患者出院或继续追踪。

3. **围术期护理**(perioperative nursing care)　是指护理人员对患者进行手术前、手术中和手术后连续的护理，包括术前对患者身心的评估和准备、术中的配合以及手术后对患者的相关护理及健康指导等。

护理人员通过向患者提供身心全方位的围术期护理，全面评估患者生理、心理及社会状况等相关因素，充分做好术前准备，将手术的危险性以及患者的恐惧、焦虑等不良情绪反应降低到最低限度，改善其对手术的耐受能力，以提高手术的安全性，减少术后并发症的发生，从而促进患者最大限度的康复。

二、手术的分类

1. **按照手术专科分类**　分为普外科手术、骨科手术、泌尿外科手术、妇产科手术、脑外科手术、胸外科手术等。

2. **按照手术目的分类**

(1) 诊断性手术：目的是帮助医师明确诊断，如乳腺活组织检查及剖腹探查等。

(2) 治疗性手术：是对患病、受损伤或先天畸形的组织、器官和肢体进行修补或切除，以达到治疗疾病、改善外形及功能的目的，如乳癌根治术、阑尾切除术、疝修补术、骨折复位与内固定术、腭裂修补术、全膝关节置换术、烧伤后植皮等。

(3) 姑息性手术：只是为了减轻症状而无任何治疗意义的手术。如为减轻晚期癌症患者的疼痛而施行的交感神经切除术、解决晚期胃癌患者的进食问题而施行的胃空肠吻合术等。

(4) 移植手术：目的是替换已失去功能的组织或器官以恢复其功能，如心、肺、肾移植术等。

(5) 整形手术：目的是改善外形，如隆胸手术、瘢痕修补术、祛皱手术等。

3. **按照手术风险分类**

(1) 小风险手术：此类手术可造成患者最小的机体创伤，引发最小的手术风险，如切开引流术、器官活组织检查等。

(2) 大风险手术：此类手术可造成患者机体广泛损伤，引发较严重的手术风险，如移植手术、心脏大手术等。

4. **按照手术紧急程度分类**

(1) 急症手术：患者病情危急，需在最短时间内进行术前准备并紧急施行的手术，如为治疗外伤性脾脏破裂、肠破裂、动脉瘤破裂、急性阑尾炎合并穿孔等威胁生命的状况而进行的手术。

(2) 限期手术：手术时间虽然可以选择，但有一定限度，不宜过久延迟手术时机，应在限定的时间内做好术前准备，必须在一定时限内完成的手术，如各种恶性肿瘤切除术、甲状腺功能亢进、肠梗阻等。

(3) 择期手术：大多数需要外科治疗的患者，病情发展均较缓慢，短时间内不会发生很大变化，手术的时间可选择在患者的最佳状态下进行，如白内障手术、一般的无并发症的良性肿瘤切除术等。

5. 按照手术是否分期完成分类

(1) 一期手术：指经过一次即可完成全部治疗目的的手术，大部分手术属于这一类，如包皮环切术。

(2) 二期手术：手术不能一次完成，需分两次进行。

(3) 多期手术：手术不能一次完成，需分三次或多次进行。

当病情复杂、患者耐受性差或发生某些特殊情况，手术难以一次完成，需分两次或多次进行的手术，称二期手术或多期手术。例如，左侧结肠癌患者并发急性肠梗阻时，通常在梗阻部位的近侧做横结肠造口术(第一期手术)；在肠道充分准备的条件下，再行根治切除术(第二期手术)；最后做横结肠造口的关闭术(第三期手术)。

6. 按照手术的无菌程度分类

(1) 无菌手术(清洁手术)：指手术的全过程均在无菌条件下进行，手术部位的病变组织没有感染或污染，伤口可得到一期愈合，如甲状腺次全切除术等。

(2) 污染手术：指手术过程的某一阶段，手术区有被污染的可能，如胃肠道、胆管等空腔脏器的手术。

(3) 感染手术：指手术部位已有感染或化脓，如脓肿切开引流术等。

虽然手术在外科治疗中发挥着不可替代的作用，但是手术也有可能产生并发症和后遗症，使得患者不仅要忍受疾病的折磨，还得承担手术、麻醉等对其身心的刺激和创伤。所以，作为医护人员，必须重视手术的整个过程，包括手术前的准备、手术中的监测和手术后的处理等，作为护理人员应将整体护理理念贯穿于整个围术期患者的护理工作中。

三、手术患者的护理评估

1. 健康史

(1) 一般资料：性别、年龄、职业、生活习惯、烟酒嗜好等。

(2) 既往史：如各系统伴随疾病、过敏史、外伤手术史等。

(3) 过敏史：食物和药物过敏情况。

(4) 遗传史和家族史：家庭成员有无同类疾病、遗传病史等。

(5) 生活史：个人史、生活方式和习惯、不良嗜好，是否到过疫区、职业暴露情况。

(6) 用药史：如抗凝药、抗生素、镇静药、降压药、利尿药、皮质激素、非甾体类化合物(类固醇)等的使用情况及不良反应。

(7) 社会支持状况：家庭经济状况、家庭成员支持、医疗保障等。

(8) 月经、婚育史：如女性患者的月经情况，包括初潮年龄、月经周期、绝经年龄；婚育史主要包括初婚年龄、婚次，女性患者还包括妊娠次数、流产次数和生产次数等情况。

2. 病史

(1) 自患病以来健康问题发生、发展及应对过程。

(2) 症状。

(3) 身体评估

1) 循环系统：脉搏速率、节律和强度；血压；皮肤色泽、温度及有无水肿；体表血管有无异常，有无颈静脉怒张和四肢浅静脉曲张；有无心肌炎、心脏疾病、心绞痛、心肌梗死、心力衰竭。

2) 呼吸系统：胸廓形状；呼吸频率、深度、节律和形态；呼吸运动是否对称；有无呼吸困难、发绀、咳嗽、咳痰、哮鸣音、胸痛；有无肺炎、肺结核、支气管扩张、慢性阻塞性肺疾病或长期吸烟史。

3) 泌尿系统：有无排尿困难、尿频、尿急；尿液的量、颜色、透明度及比重；有无肾功能不全、前列腺增生或急性肾炎。

4) 神经系统：有无头晕、头痛、眩晕、耳鸣、瞳孔不对等或步态不稳；有无意识障碍或颅内高压。

5) 血液系统：有无牙龈出血、皮下紫癜或外伤后出血不止。

6) 消化系统：有无黄疸、腹水、呕血、黑粪、肝掌、蜘蛛痣等症状或体征，并通过实验室检查评估肝功能，了解有无增加手术危险性的因素，如肝功能不全和肝硬化。

7) 内分泌系统：有无甲状腺功能亢进、糖尿病及肾上腺皮质功能不全。

(4) 心理社会状况：疾病知识、心理反应、社会支持系统。

3. 实验室及其他检查

(1) 实验室检查：包括血液检查、尿液检查、粪便检查，及其他该系统特殊检查。

(2) 影像学检查：X线检查、CT检查、磁共振检查等。

(3) 其他诊断性检查：内镜检查、活组织检查、胸膜腔(腹腔)穿刺、系统的功能检查。

第2节 术前护理

术前准备(preoperative preparation)是指针对患者的术前全面检查结果及预期施行的手术方式，采取相应的措施，尽可能使患者具有良好的心理准备和机体条件，以便更安全地耐受手术。按照手术的急缓程度，手术前期的准备时间可短至几分钟，也可长至几周。一般的非紧急的手术均需在术前做充分的准备，作为护理人员，应该在术前对患者的全部情况有充分的了解，以便于完善患者的体格检查和各种实验室检查，纠正患者存在的及潜在的生理、心理问题，使患者做好充分的思想和身体准备，提高患者对手术和麻醉的耐受能力，使手术顺利进行。

一、手术前患者的心理准备

手术对于患者而言，既能解除病痛，又是创伤的经历。因此要结合患者的具体情况对手术利弊作慎重的衡量，一般能用非手术治疗治愈的就用非手术治疗；能小手术解决问题的就不必做大手术；必须做手术者应做好各项准备工作，尽量减少手术的不利影响，减少相关并发症的发生。

一般来说，大多数患者及家属是没有手术经历的，所以对手术相关知识的不了解以及对疾病本身预后的担心，使得绝大多数患者在术前普遍存在焦虑、恐惧的心理，对即将进行的手术治疗，怀着各种各样的顾虑：如害怕麻醉不满意而术中疼痛，担心手术后不能坚持工作和丧失劳动力，对肿瘤根治性手术的效果悲观失望等。而这些不良的情绪反应则可导致患者出现烦躁或失眠等症状，削弱患者对手术、麻醉的耐受力，从而影响创伤的愈合和手术的实际效果。因此，术前对患者进行心理护理至关重要。

患者术前良好的心理准备，不仅有利于减轻患者的焦虑和恐惧情绪，还可以促进患者术后的康复。目前，各医院的此项护理工作主要围绕以下方面展开：

1. **健康宣教** 针对不同的手术以及患者的具体情况，制订具体的健康教育计划。在实施时应注意以下问题：

(1) 确定宣教内容：宣教的内容可与麻醉师及手术室护理人员的术前访视患者相结合。应根据疾病的诊断、手术的必要性和手术方式、术前准备的程序及意义、术中和术后可能出现的不良反应及应对方法、并发症及危险性、术后治疗效果及预后估计等方面，以恰当的语言和安慰的口吻向患者、家属和(或)单位负责人作详细介绍和解释，取得他们的信任和同意，协助做好患者的心理准备工作，配合整个治疗过程顺利进行。同时应告知患者及家属麻醉的相关知识，包括麻醉师情况、麻醉方式、麻醉中可能出现的意外、急救准备情况，麻醉中可能出现的不适感，以及麻醉后常见并发症的原因、表现及预防、护理和配合方法等；回答患者有关手术的所有问题，并针对其顾虑的问题耐心解释，提供患者要求的宣教资料等。

(2) 提供正确的信息 护理人员应充分了解患者从自己或别人以往的手术经历或其他途径得到的手术相关知识，纠正一些存在理解偏差的相关信息，从而加强患者对手术过程的正确理解。

(3) 有效沟通以避免焦虑：在与患者沟通的过程中，护理人员应注意观察患者的反应及焦虑水平，避免提及有可能增加患者焦虑的问题。

(4) 提供丰富多彩的宣教：术前宣教应根据患者的年龄和文化程度等特点，结合病情的严重程度，利用多种形式而展开，如利用图片资料、宣传手册、录音、录像或小讲课等形式。

2. **鼓励患者交流** 鼓励患者自由表达其真实感受，护理人员应该表示同情和理解患者的各种感受，而不应该嘲笑或不予理睬等；介绍患者结识同类手术康复期的患者，通过病友之间的互相交流，使患者体会同类疾病治疗成功的经验，减轻手术的焦虑与恐惧程度。

3. **促进休息和放松** 了解患者平时促进睡眠和放松的方法，帮助其安排住院后的生活、休息和娱乐，分散其注意力，减轻孤独、恐惧等情绪。为患者提供整洁、安静、舒适且安全的环境，促进患者的休息和睡眠。指导患者运用合适的放松方法，如深呼吸、散步、听音乐及放松疗法等。对于睡眠形态明显紊乱者，可遵医嘱给予镇静药物。

4. **对家属的指导** 护理人员应意识到家属对于患者手术成败起着重要作用，因此术前对于患者家属的正确引导也有利于手术的顺利进行。包括让家属了解手术的基本过程以减轻其对手术的担心，指导家属给予患者精神上的鼓励和支持，安排患者家属在适宜的地点等候手术患者等。

二、手术前患者的生理准备

完善手术前患者的生理准备，有利于提高患者对手术的耐受性，对于手术及其预后有着重要的意义。首先详细了解患者主要脏器的功能状态及其代偿能力，评估其手术的耐受性，可分成二类四级(表1-4-1)。

表1-4-1　患者手术耐受性的分类、分级

患者情况	一类		二类	
	Ⅰ级	Ⅱ级	Ⅲ级	Ⅳ级
外科疾病对机体的影响	局限，无或极小	较少，易被纠正	较明显	严重
主要脏器的功能变化	基本正常	早期，代偿期	轻度，失代偿期	严重，失代偿期
全身健康状况	良好	较好	差	极差
术前准备要求	无须准备	一般准备	准备，纠正失代偿脏器的功能	

对于第一类患者，经过一段时间一般准备后即可进行手术。对于第二类患者，耐受性差，需要对主要脏器功能进行认真检查，有针对性地做好细致特殊准备后，才能考虑手术。如有必要，可分期手术，先采取简单的紧急措施(如止血、气管切开、胆管引流、结肠造瘘等)，暂时改善全身情况后，再彻底地手术。

一般情况下，除急症手术外，患者从术前3日进行相关的生理准备，至术日晨完成。对于手术前患者的生理准备主要围绕以下方面展开。

1. **完善各项检查**　护理人员协助患者做好术前各项检查，包括血、尿、粪常规化验，心、肺、肝、肾功能测定，乙肝、梅毒、艾滋病等传染性疾病检测等，必要时检查电解质、血气分析及血糖、凝血时间等。护理人员应向患者及家属介绍各项检查的意义、要求、过程及配合方法等，督促其完成，了解患者全面的身体状况，若有异常应及时向主管医师反映，及时纠正。

2. **配血及备血**　对拟进行大、中手术的患者，术前应遵医嘱做好血型和交叉配血试验，备好一定数量的全血、血细胞或血浆供术中之用。

3. **药物过敏试验**　对于术中及术后需用抗炎药物的患者，术前应常规进行药物过敏试验。

4. **呼吸系统的准备**　目的是改善通气功能，预防并发症的发生，主要措施包括：

(1) 术前戒烟：对于有吸烟习惯的患者，应指导其在术前2周停止吸烟，防止烟草刺激引起呼吸道分泌物过多，影响呼吸道通畅。

(2) 术前治疗呼吸系统原发疾病：对术前已患有呼吸系统疾病的患者，应及早进行雾化吸入、体位引流、抗感染等治疗。

(3) 术前进行呼吸功能训练

深呼吸的正确方法是腹式呼吸，主要是通过鼻子吸气、嘴呼气来实现的。指导患者进行腹式呼吸的方法是：①首先应向患者解释腹式呼吸的重要意义，即为了促进肺的扩张和通气，从而提高血氧含量。②指导患者取平卧位或半坐卧位，并将双手轻轻放在两侧肋缘下感觉胸腹部的呼吸运动。③指导患者用鼻子深吸气，可见胸部及腹部慢慢鼓起，并嘱患者屏气3～5秒钟。④指导患者用缩唇法充分呼气，此时可见胸部及腹部慢慢凹陷。指导患者每天间隔1～2小时进行一次训练，每次坚持连续重复5组上述训练。对腹部手术者，指导其进行胸式呼吸训练，具体做法是先用鼻深吸气，使胸部隆起，略微停顿，然后由口呼气。

咳嗽(咳痰)训练的具体方法是：嘱患者采取坐位或半坐卧位，上半身稍前倾，用手或枕头按压住拟做手术切口部位，做数次深呼吸后，先轻轻咳几次，使痰液松动，再深吸一口气，从肺部深处向外咳嗽或咳痰。

5. **循环系统的准备**　心血管疾病不仅直接影响患者对手术的耐受力，还可增加手术的死亡率，所以术前应加强对下述患者的监测：①高血压患者，术前若血压控制在160/100mmHg以下时可不必做特殊准备。对于血压过高的患者，麻醉和手术的应激可引起脑血管意外或充血性心力衰竭的发生，故在术前须选用合适的降压药物(如钙通道阻滞剂等)使血压维持平稳，但是并没有必要降至正常水平再施行手术。对于原有高血压病史，进入手术室血压急骤升高的患者，应与麻醉师共同抉择，必要时延期手术。②偶发的室性期前收缩患者，一

般不给予特殊处理。③急性心肌梗死患者,发病6个月内不宜施行择期手术,若需手术可于6个月后无心绞痛发作时,在严格监护下施行手术。④心力衰竭的患者,最好在心力衰竭控制3~4周后再考虑施行手术。⑤大量呕吐或失血致水、电解质和酸碱平衡失调或休克的患者,可在术前根据病情,通过口服或静脉途径合理补液以及补充电解质后再考虑手术。

6. **消化系统的准备** 即胃肠道的准备,其目的在于防止麻醉时由于呕吐而引起的窒息或吸入性肺炎;预防麻醉后肛门括约肌松弛而粪便排出,增加污染的机会;减少肠道细菌数量,降低肠道手术的感染率。胃肠道准备具体包括如下。

(1) 术前饮食准备:一般意义上,非胃肠道手术者饮食不需严格限制,成人常规应于术前8~12小时禁食、4小时禁饮水;而胃肠道手术则应在术前3天即进食少渣食物,术前2天进食流质,术前1天禁食补液。但是也有研究表明,术前长时间禁食水会导致患者出现头晕、焦虑、低血糖等反应,降低了患者对手术的耐受力,因此,早在1999年美国麻醉协会对择期手术患者的术前胃肠道准备做了以下规定:术前8小时正常饮食,术前6小时进食少量清淡饮食,术前2小时可饮用一些清淡液体,但是在国内,这种方法并没有得到广泛应用。

(2) 肠道准备:急诊手术一般不作要求。局麻下的一般手术,肠道无须准备,督促患者在术前晚排便即可。需要全身麻醉和硬膜外麻醉者,手术前一日晚和手术当日清晨各灌肠一次,排出积存的粪块,可减轻术后的腹胀,并防止麻醉后肛门松弛粪便污染手术台。肛门和直肠常规手术如痔切除等,应进行清洁灌肠;结肠、直肠的大手术(如直肠癌根治术),术前3~5天即开始每晚灌肠一次,手术前一日及手术当天清晨行清洁灌肠,并口服肠道抗生素2~3天,使术中肠腔处于空虚状态并减少并发感染的机会。

7. **营养方面的准备** 营养不良会影响组织的愈合和机体的免疫功能,对手术的耐受力大大削弱。因此术前应根据患者的手术种类、方式、部位和范围,加强其饮食指导,鼓励其多摄入营养素丰富、易消化的食物。术前存在营养不良的患者常伴有低蛋白血症,且往往与贫血、血容量减少同时存在,因而耐受失血、休克的能力下降,创伤修复和愈合的能力以及抵抗力均会降低,有可能导致感染等并发症的发生,所以应尽可能地予以纠正:①对于血浆白蛋白在30~35g/L的患者,应尽可能通过饮食补充能量和蛋白质。②若低于30g/L,则可在短期内通过适当地输入血浆或人血白蛋白制剂等纠正低蛋白血症。③对于不能进食或经口摄入不足的营养不良患者,可给予肠内、外营养支持以便于有效改善患者的营养状况,提高其对手术的耐受能力。

8. **皮肤准备** 也称备皮,其目的是清除皮肤上的微生物,减少因感染而导致伤口不愈合或愈合延迟,是预防切口感染中的重要环节。一般的做法是术前一天督促患者剪短指(趾)甲、理发、沐浴及更衣,重点在于做好手术区皮肤的准备,包括剃除或剪去手术区的毛发、清除皮肤的污垢,对腹部手术及腹腔镜手术的患者,尤应注意脐部的清洁,可用75%酒精、硅油球或者碘伏等清洁脐部污垢。研究表明备皮时间距手术时间越近,术后感染的发生率越低,因此备皮时间以术前2小时为宜,若备皮时间超过24小时,应重新准备。

(1) 备皮区域:原则上手术消毒的范围要包括手术切口周围至少15cm的区域,因此各类手术备皮范围均不同(图1-4-1)。①颅脑手术:剃去全部头发和颈项部毛发,除前额手术外,其他手术均可保留眉毛。②颈部手术:由下唇至乳头连线(胸骨角),两侧至斜方肌前缘。③乳房手术:上缘为下颌缘,下至脐平,前至健侧锁骨中线,后过腋中线,包括患侧上臂上1/3及腋窝部。④胸部手术:上至锁骨上及肩上,下至脐平,前后胸都超过正中线5cm。⑤上腹部手术:上至乳头连线,下至耻骨联合,两侧至腋后线,并注意脐部清洁。⑥肾手术:上至乳头连线,下至耻骨联合,前后均过正中线。⑦下腹部及腹股沟处手术:上至脐平(腹股沟部),下至大腿上1/3,两侧至腋后线,包括会阴部并剃除阴毛。⑧会阴及肛门部手术:自髂前上棘至大腿上1/3前、内、后侧,包括会阴部、臀部、腹股沟部、耻骨联合。⑨四肢手术:以切口为中心上下超过20cm的整段肢体,修剪指(趾)甲,超过两个关节一般多为整个肢体备皮。

(2) 备皮用物:备皮包内含有剃毛刀、弯盘、纱布、一次性垫巾、毛巾、棉签、硅油球或碘伏、手电筒、治疗碗内盛有适量肥皂水、软毛刷,并备适量热水。骨科手术患者的备皮还须备75%乙醇溶液、绷带、治疗巾、手刷等。

(3) 具体操作方法:①向患者做好解释工作,包括讲解备皮的目的、范围等,随即将患者接至备皮室(若在病房时可用屏风遮挡)。②铺一次性垫巾以保护床单位,并暴露备皮部位。③用软毛刷蘸肥皂水涂于局部,一手绷紧皮肤,另一手持剃毛刀分区剃净长毛及汗毛,并用手电筒检查毛发是否剃净

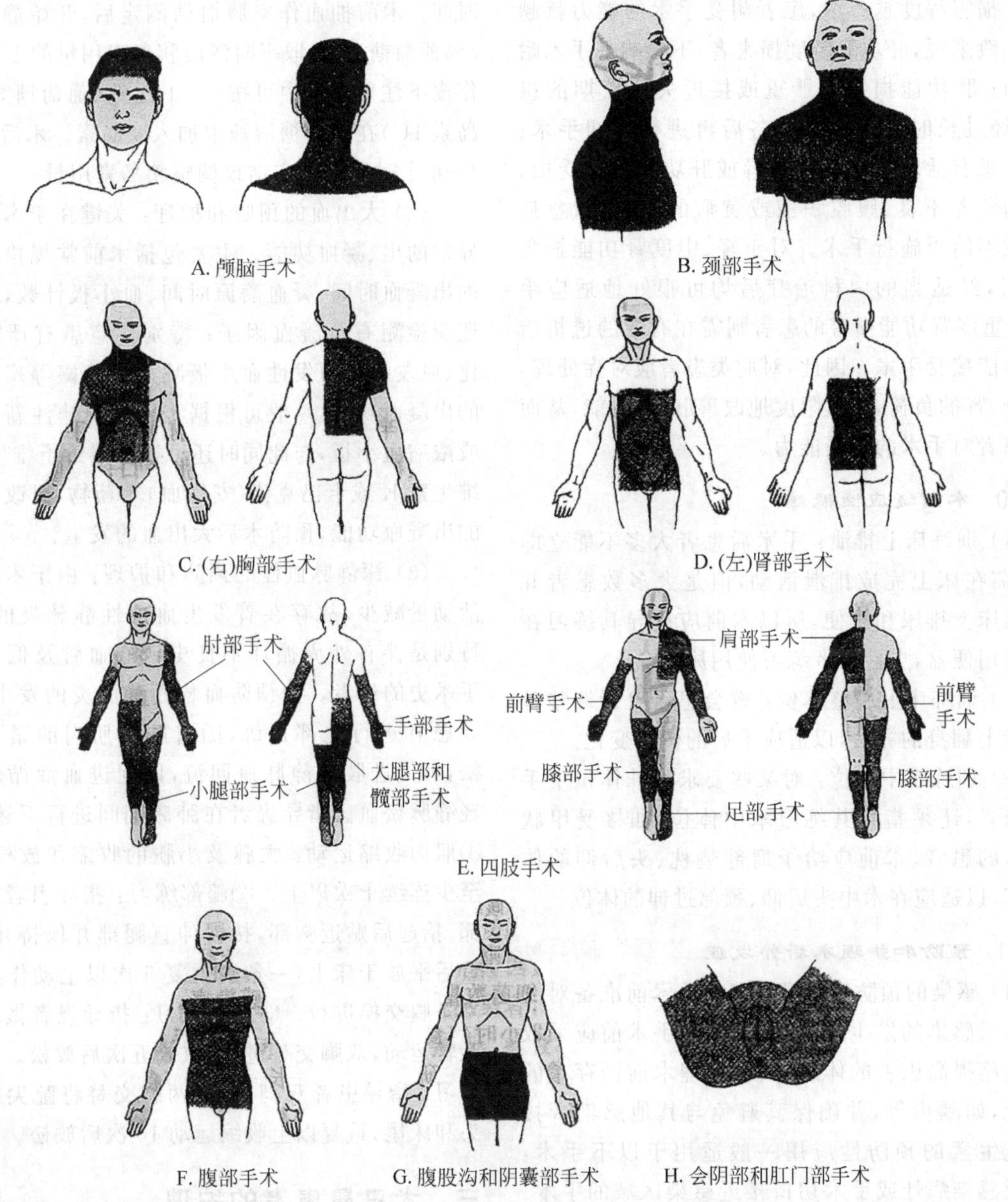

图 1-4-1　各种手术的备皮范围

以及是否有皮肤损伤。④用肥皂液及热水洗净局部的皮肤，若为腹部手术的患者，则用棉签蘸 75%乙醇溶液、硅油球或碘伏清洁脐窝部的污垢。⑤备皮完毕后整理用物，物归原处，安排患者妥当，防止其受凉感冒。

(4) 备皮注意事项：①备皮时，注意遮挡和保暖，尽量少暴露患者。②剃毛时应选择锋利的剃毛刀，顺着体毛的生长方向进行剃除，避免损伤毛囊，并注意使剃毛刀与皮肤表面呈 45°角，切忌划破皮肤。因剃毛极易造成皮肤损伤，而损伤的部位会成为细菌生长繁殖的良好培养基，所以目前越来越多地倾向于采用不剃毛的方法。③对左右侧的手术，做好术侧明显标记。④备皮时应该动作轻巧，防止表皮损伤而增加感染的可能性。若切口周围毛发不影响手术操作，可不用剃除，反之应全部剃除。⑤对于骨、关节及肌腱手术的患者，备皮应在术前 3 天即开始，方法为用肥皂水洗净备皮区域后，再使用 75%乙醇溶液消毒，随即用无菌治疗巾包扎，术日晨再次消毒包扎。因为骨与关节(包括肌腱)手术是无菌程度要求高的手术，一旦发生感染，可导致运动功能障碍，因此手术前皮肤准备较严格。目前也可用术前 1 日备皮法，只要保证备皮质量即可。⑥颅脑手术要求术前 3 日剪短头发，接下来几天清洗头发，至术前几小时剃净头发，并用肥皂水洗净，戴上手术帽。

9. **改善和维持肝、肾功能**　麻醉和手术创伤均会加重肝、肾的负担。因此术前做好各项肝、肾功能检查，了解肝、肾功能损害程度具有非常重要的意义。损害程度越严重,患者耐受手术的能力就越差。一般来说,肝功能轻度损害者,不影响其手术耐受能力;肝功能损害较严重或接近失代偿期的患者,需经过长时间的充分准备后再进行择期手术;而对于患有活动性肝炎的患者或肝功能严重受损,表现为营养不良、腹腔积液或黄疸的患者,除急症外一般不给予施行手术。对于轻、中度肾功能损害的患者,经适当的内科治疗后均可很好地适应手术;而重度肾功能损害的患者则需在有效的透析治疗后方能接受手术。因此,对此类患者应对症处理,减少肝、肾的负荷,最大限度地改善肝、肾功能,从而提高患者对手术的耐受能力。

10. 术前适应性锻炼

(1) 训练床上排泄:手术后患者大多不能立即下地,需在床上完成排泄活动,但是大多数患者并不习惯床上排尿和排便,所以术前应指导其练习在床上使用便盆,男性患者练习使用尿壶。

(2) 训练床上调整体位:教会患者自行调整卧位和床上翻身的方法,以适应术后的体位变化。

(3) 训练术中体位:对某些要求特殊体位下手术的患者,还须指导其练习术中体位,如接受甲状腺手术的患者,术前应给予肩部垫枕、头后仰的体位训练,以适应在术中头后仰、颈部过伸的体位。

11. 预防和护理术后并发症

(1) 感染的预防和护理:充分的术前准备对于预防术后感染的发生具有重要意义,手术前应采取多种措施提高患者的体质,及时处理术前已存在的感染灶,如龋齿等,并确保其避免与其他感染者接触。抗生素的预防性应用一般适用于以下手术:①涉及感染病灶或手术切口接近感染区域的手术。②预计操作时间长、创面大的手术。③开放性的损伤,创面已被污染,清创时间长或清创不彻底者。④肠道手术。⑤涉及大血管的手术。⑥癌肿手术。⑦需要植入人工制品的手术以及器官移植手术。

糖尿病或血糖水平较高的患者,在整个围术期都处于应激状态,因其免疫力低下易发生感染性并发症,术前应积极控制血糖水平及其相关并发症(如心血管及肾脏病变),并在施行有感染危险的手术时使用抗生素。若患者应用长效胰岛素或口服降糖药物控制血糖,术前均应改为应用胰岛素皮下注射,每4~6小时1次,使患者血糖水平控制在正常或轻度升高状态(5.6~11.2mmol/L)。此时尿糖为(+~++),这样既不至因胰岛素过多而发生低血糖,也不至因胰岛素过少而发生酮症酸中毒。另外,为了避免发生酮症酸中毒,应尽可能缩短术前禁食时间。术前抽血作空腹血糖测定后,开始静脉滴注5%葡萄糖溶液,取平时清晨胰岛素用量的1/3~2/3作皮下注射。术中可按5∶1比例(葡萄糖5g加胰岛素1U)在葡萄糖溶液中加入胰岛素。术后根据每4~6小时尿糖测定结果调整胰岛素用量。

(2) 大出血的预防和护理:关键在于术前纠正异常的出、凝血功能。主要包括术前常规检查患者的出凝血时间、凝血酶原时间、血小板计数,必要时还应检测有关凝血因子;特别注意患有严重肝硬化、血友病和原发性血小板减少性紫癜等疾病患者的出凝血功能,一般可根据实际情况输注新鲜血液或浓缩血小板,与此同时还可遵医嘱给予维生素C、维生素K或卡巴克洛(安络血)等药物,以改善患者的出凝血功能,预防术后大出血的发生。

(3) 深静脉血栓的预防和护理:由于术后患者活动量减少,故存在着发生血栓性静脉炎的危险,特别是伴有外周循环不良史或心血管及低位肢端手术史的患者。为预防血栓性静脉炎的发生,可指导患者进行腿部训练,随着腿部肌肉的紧张和放松,可促进肢端静脉血回流,以促进血液循环及减轻静脉瘀血。指导患者在卧床期间进行下述训练:①肌肉收缩运动:大腿及小腿的收缩和放松练习,至少连续十次以上。②腿部练习:指导患者弯曲膝部,抬起后贴近胸部,接着伸直腿部并保持几秒钟,然后平放于床上,一条腿重复5次以上动作后换另一条腿交换进行。③踝部练习:指导患者做踝关节旋转运动,双脚交替进行,重复五次后放松。④足部练习:指导患者双脚并拢,两脚交替将趾尖指向床头和床尾,重复以上收缩运动10次后放松。

三、术日晨患者的护理

1. 患者准备

(1) 确认术前各项准备:仔细检查、确认患者各项准备工作的落实情况,如确认其12小时内未经口进食任何食物。

(2) 监测生命体征:测量生命体征,询问患者状况,如果发现患者有不明原因的体温升高或女性患者月经来潮等情况,应适当延迟手术日期。

(3) 术前排尿:进入手术室前,指导患者排空膀胱(除非已留置导尿管)。对于估计手术时间持续4小时以上及接受下腹部或盆腔内手术的患者应给予留置导尿管并妥善固定。

(4) 术前留置胃管:胃肠道及上腹部手术的患者应放置胃管。

(5) 术前去除化妆:指导患者拭去指甲油、口红和其他化妆品，以便于术中和术后观察患者的血液循环状况。帮助患者取下义齿、发夹、隐形眼镜、手表、首饰以及其他贵重物品等存放在安全的地方。嘱患者更换干净手术衣，长发可扎起，勿化妆。

(6) 准备术前用药：遵医嘱给予患者术前药物，常用药物为地西泮及阿托品等。

(7) 备好手术相关文件：准备好手术需要的病历、X线检查片及药品等，并将其随同患者带入手术室。

(8) 接诊时"三查八对"：与手术室接诊人员仔细核对患者的身份、手术部位及名称、血型、过敏史等，做好交接，确保无误。

2. **准备麻醉床**　术日晨护理人员可根据手术类型准备麻醉床，并备好床旁用物，如胃肠减压装置、输液架、吸氧装置、引流瓶及心电监护仪等，以便于接收手术后回病房的患者。少数患者尚需要准备气管切开包和吸痰器，以及专科所需的急救药品和器材。

四、急诊手术前的准备

除特别紧急的情况，如呼吸道梗阻、心搏骤停、脑疝及大出血等，大多数急诊患者仍应争取时间完成必要的准备。首先在不延误病情发展的前提下，进行必要的评估检查，尽量作出正确的估计，拟定较为切合实际的手术方案。其次要立即建立通畅的静脉通道，补充适量的液体和血液，如为不能控制的大出血，应在快速输血的同时进行手术止血。伴有中毒性休克的患者，术前即应开始抗感染治疗，同时要纠正水、电解质紊乱，迅速扩容改善微循环灌注，必要时给予升压药及利尿药，待休克情况有所改善时，再行手术治疗。

第3节　术中护理

从患者被送至手术台到其接受手术结束后被送往恢复室(观察室)或外科病房的时期称为手术期，包括麻醉及手术的全过程。手术期的主要工作由手术室护士完成，其主要职责是通过与麻醉医生、手术医生及其他人员的密切配合，共同保障手术过程中患者安全及手术的顺利完成。手术室护士的具体工作内容主要包括手术环境的准备，麻醉患者的护理及术中患者的护理。

一、手术室管理及工作

手术室是为患者施行手术治疗、诊断及抢救危重患者的重要场所，是独立于医院其他病房的一个特殊环境，在地理位置、环境、感染及人员流动等方面都需进行严格的控制，要求其建筑位置、结构和布局合理，仪器设备先进且齐全，更要建立严格的无菌管理制度，以确保外科手术高效率和高质量地进行。作为外科治疗的重要环节，手术室已经成为医院最重要的部门之一。

(一) 手术室环境、布局及设施要求

1. **手术室的环境设计**

(1) 手术室的位置设计：手术室应设在医院环境安静、清洁、自然环境较好、大气含尘浓度较低的位置。低层建筑一般选择在中上层或顶层；而以高层建筑为主体的医院，应选择主楼的中间部位，避免设在首层或顶层。手术室的位置应便于和相关科室(如手术科室、检验科、病理科、消毒供应中心、复苏室、监护室等)联络，有直接的通道和通信联系设备更佳。应注意避免靠近锅炉房、污水污物处理站等部门，以减少噪声及污染。手术室的周围道路还应设置安静标志。手术室的朝向应注意避免风口，以减少空气污染。另外，手术间应注意避免阳光直射。

(2) 手术室的进出线路设计：手术室应设计不同进出线路，分别供工作人员、患者进出及器械敷料的循环供应。尽量做好隔离工作，减少交叉感染。另外，手术室须设有专用电梯，以供运送器械、敷料、接送患者及手术室人员等使用。

(3) 手术室房间数目的确定与设施：手术间数与手术床位数应与外科的实际床位数成比例，一般为1∶(20～25)，并根据手术房间数确定手术辅助用房、消毒供应用房及其他房间数目。

(4) 手术室应设有的房间：一个完整的手术室应包括以下几个部分。

1) 卫生通过用房：包括换鞋室、更衣室及淋浴室等。

2) 手术用房：包括普通手术间、层流净化手术间、无菌手术间等。

3) 手术辅助用房：包括麻醉准备间及麻醉复苏室。

4) 供应间：包括器械间、敷料间等。

5) 教学用房：包括闭路电视示教室、手术观察台等。

6) 办公用房：包括医护办公室及值班室等。

2. **手术室分区**　手术室应按洁净程度严格分为三个区域：限制区(洁净区)、半限制区(准洁净

区)和非限制区(非洁净区)。这种分区的目的主要是控制无菌手术的区域及无菌程度,减少各个区之间的相互干扰,使各区手术间的空气质量达到国家卫生部颁布的手术室空气净化标准,从而达到防治医院内感染的目的。目前,各大医院手术室三区的设置为在同一楼层的不同地段设限制区和非限制区,然后中间地段由半限制区过渡,设备共用,这种设计使管理更为方便。

(1) 限制区(洁净区):要求最严格,一般设在手术室最内侧的位置,包括无菌手术间、洗手间、无菌物品间、药品室、麻醉准备室及手术间内走廊等。此区内的一切人员及其活动都需严格遵守无菌技术原则,非手术人员及非在岗的工作人员禁止入内。

(2) 半限制区(准洁净区):该区设在限制区及非限制区的中间,是由限制区进入非限制区的过渡性区域,包括急诊或污染手术间、洗涤室、消毒室、器械敷料准备室、手术间外走廊等。进入者不可大声谈笑和高声叫喊,凡已经做好手臂消毒及已穿好无菌手术衣参加手术者,不可进入此区,以免遭受污染。

(3) 非限制区(非洁净区):一般设在最外侧,包括标本室、污物室、医护办公室、会议室、休息室、餐厅、更衣室、更鞋室、麻醉复苏室、闭路电视示教室及手术患者家属等候室等。交接患者处应保持安静,手术室护理人员在核对患者及病历无误后,让患者换乘手术室平车并推入手术间,以防外来车轮带入细菌。

3. 手术室基本配备和设置要求

(1) 手术间的基本配备:是指手术间内最基本、必需的设施及设备。一般手术间内只放置必需的器具和物品,且各种物品应有其固定的放置地点,所有手术间内准备的术中用物应统一放置于壁柜内。基本设施及设备包括多功能手术床、器械桌、无影灯、读片灯、升降台、麻醉机、药品和敷料柜、吸引器、输液轨道、脚踏凳、时钟、温度计及各种支撑和固定患者的用物。目前,各大医院手术室还配有中心供氧、中心负压吸引和中心压缩空气等设施,此外,还配有监护仪、高频电刀、显微外科装置及电视录像装置或参观台供教学参观用。

(2) 手术室内设置要求:总原则是不产尘、不积尘、耐腐蚀、防潮防霉、容易清洁和符合防火要求。

1) 墙面及天花板:应选用光滑、少缝、无空隙、易清洁、易消毒、耐腐蚀、隔声、防火及耐用的材料。Ⅰ、Ⅱ级手术间最好用整体或装配式壁板,Ⅲ、Ⅳ级手术间墙面也可用大块瓷砖或涂料,缝隙均匀抹平,所有拼接缝必须平整严密。墙角应设计成$R \geq 40$mm的圆角,这样不易蓄积灰尘。各种管道、挂钩、电源及电源线应以隐蔽的方式安装在墙内或天花板上,以便最大限度地减少地面物品。室内颜色应选用浅绿色或淡蓝色,从而消除术者的视觉疲劳。

2) 地面:应采用抗静电塑胶地板,具有防滑、步感舒适(可减轻长时间手术人员的脚步疲劳)、抗菌、抗酸碱腐蚀、防火、抗静电、易刷洗的特点,坚硬、光滑、无隙,并有微小的倾斜度。洁净手术室内不应设地漏。

3) 门窗:手术室的门窗结构均应考虑其密闭性,一般为封闭式无窗手术间,外走廊一般也不做开窗设计;门应选用宽大且能感应的自动开启门,具有移动轻、隔声、坚固、耐用的特点。门净宽不小于1.4m,无门槛,以便于平车进出。门上宜开玻璃小窗,有利于观察和采光。手术室设前、后门,前门通向内走廊,后门通向外走廊,一般不设边门。

4) 光源:手术室内光线要求均匀且柔和,包括手术无影灯和普通照明灯。手术灯光要求无影、低温、聚光和可调。对于无影灯的选择,全密封外壳较开放式外壳的设计更具先进性,前者灰尘不易进入灯内及在灯盘内角聚集而影响亮度。

5) 电源:手术室内应有双向供电设施,便于保证安全运转;各手术间墙上应有足够的电源插座,便于各种仪器设备的供电;插座须离地面1m以上,并有双电源、防火花和防水装置;电插座应加盖密封,防止进水,避免因电路发生故障而影响手术。

6) 走廊:手术室内走廊宽度不少于2.5m,而手术间、洗手间及相关无菌物品间等均布置在内走廊的两侧,便于工作人员、无菌器械和敷料的进出及平车运送患者。手术室外走廊应设置在手术室外围,以供污染器械及敷料的进出。

7) 手术间大小:手术间的净高宜为2.8~3.0m。手术间应根据不同的用途设计为不同大小。普通手术间一般以放置一张手术床为标准,面积为30~40m^2;用作心血管直视手术等的手术间因其辅助仪器较多,则需60m^{2}左右。

8) 空气净化装置:空气洁净的程度以其含尘浓度来衡量,含尘浓度越低则洁净度越高,反之则越低。为防止手术患者的伤口感染,手术室内应该建立完善的通风过滤除菌装置,使空气净化洁净。目前手术室所采用的净化系统是在空调技术上采用超净化装置自动调节而完成空气净化的,包括空气处理器,升压风机,初、中、高效三级过滤器,空气加温器,回风口及送风口等,通过初、中、高效三级过滤控制室内尘埃含量。主要采用的气流方式有:

①乱流式气流：指气流方向不单一、不平行以及流速不均匀，且有交叉回旋的气流；②垂直层流：指将高效过滤器装在手术室天花板顶棚内，垂直向下送风，两侧墙下部的回风口回风；③水平层流：指在一个送风面上布满了过滤器，空气经高效过滤平行进入室内。乱流式气流方式除尘率较差，适用于万级以下手术室；垂直和水平层流能使手术室内的气流均匀分布，不产生涡流，并能将浮动在空气中的微粒及尘埃通过风口排出手术室，基本上避免了手术室内的细菌传播。此外，手术间应与辅助用房的净化空调系统分开设置，各无菌手术间还宜采用独立设置的净化空调机组。

9）环境设置：手术室的温度调节相当重要，故应有冷暖气调节设备。一般情况下，手术室内温度恒定在21～25℃，相对湿度以30%～60%为宜。

4．其他工作间的设置及要求　手术辅助用房的布局应作整体设计，以将细菌减少至最低限度和防止交叉污染等为目标。

（1）麻醉准备室：用于患者进入手术间前的麻醉诱导，以缩短连台手术的等待时间。

（2）麻醉恢复室：用于手术结束后未完全清醒患者的观察和护理，故应备有必要的监测、急救设备和药物以供急用。

（3）物品准备用房：包括器械清洗和准备间、敷料间等，这些用房均应设计在合理的作业线上，从而防止物品被污染。

（4）灭菌间：手术室应有单独的快速灭菌装置，以便进行紧急物品的灭菌。

（5）无菌物品储藏室：存放无菌敷料和器械等。

（6）准备间：包括无菌器械、敷料准备间，以及存放必要的药品、器材和仪器的准备间。

（7）洗手间：应备有感应或脚踏式水池、无菌刷子、外科洗手消毒液、无菌擦手巾等。

（8）其他附属工作间，如更衣室、接待患者处、护士站、值班室、卫生间、沐浴间和污物间等，均应设置齐全、布局合理。

（二）手术间分类　根据空气的清洁度和细菌浓度可将手术间分为4个级别（表1-4-2）。

表1-4-2　洁净手术室分级

等级	手术室名称	空气洁净度级别（级）		表面最大染菌（个/cm^2）	适用手术提示
		手术区	周边区		
Ⅰ	特别洁净手术室	100	1 000	5	关节置换手术、器官移植手术及心脏外科、脑外科、眼科等无菌手术
Ⅱ	标准洁净手术室	1 000	10 000	5	胸外科、整形外科、泌尿外科、肝胆胰外科、骨科和普外科（Ⅰ类切口手术）
Ⅲ	一般洁净手术室	10 000	100 000	5	普外科（非Ⅰ类切口手术）、妇产科等手术
Ⅳ	准洁净手术室	300 000		5	肛肠外科、污染类手术

（三）手术室环境管理　手术室是外科诊断、治疗及抢救患者的重要场所，也是控制院内感染的重要部门。在我国，空气传播仍是切口感染的重要途径之一，因此，清洁、明净、宽敞、无害化的手术间可为手术室环境净化提供有利条件。目前，对于手术室空气和物品消毒的观念正在更新，更趋向于对手术间内物体表面、地面和墙面等的彻底清洁、干燥以及环境、空气的净化，而不强调采用单纯消毒的方法。

1．手术室的清洁和消毒　保持清洁、无害是保证手术室内洁净的最基本、最重要的常规措施，具体要求如下。

（1）净化系统的使用：每日手术前1小时开启净化空调系统持续净化运行，当日手术结束后净化空调系统继续运行直至恢复该手术间的洁净级别。各手术间回风口禁止遮挡，以免影响空气回流。每日清洁处理回风口，每周清洗一次过滤网。定期对净化系统的设备和设施进行维护保养。

（2）清洁时间：手术室的清洁工作应在每天结束后、净化空调系统运行过程中进行，包括手术间内及各走廊通道等。

（3）清洁方式和用物：应采用湿式打扫，所使用的清洁工具一般应选用不掉纤维织物的材料制成，用消毒液擦拭地面、墙面的血液及药液，手术间的设备及物品应先用消毒液消毒后再清洁。不同级别手术间的清扫工具不得混用。

（4）清洁效果监测：每周至少进行一次彻底的湿式打扫，对吊顶和墙壁等进行擦拭清洁。每月进行细菌培养、空气清洁度和生物微粒监测，以监测卫生效果。

(5) 手术室空气消毒：手术室应每天进行空气消毒，一般用紫外线消毒30～60分钟。对于特殊感染手术，术后可用1 000mg/L有效氯消毒液进行地面及手术间内物品的擦拭。对于HBsAg阳性，尤其是HBeAg阳性的患者，手术时一般使用一次性用物，术后手术间空气可用1g/m^{3}过氧乙酸熏蒸消毒，密闭30分钟后开排风机将药味排除，与此同时净化空调系统应连续运行。气性坏疽、铜绿假单胞菌感染者术后，每100m^{3}用40%甲醛200mL与高锰酸钾100g配制溶液熏蒸。

2. 手术室环境的制度化 为维持手术室环境，手术室应建立并健全各项规章制度，所有人员均应认真贯彻和执行各项制度。

(1) 服装要求：所有进入手术室半限制区、限制区的人员应穿手术室专用服装，包括更换手术室的清洁鞋帽、衣裤和口罩，中途离开须穿外出服、换外出鞋；应遮掩住所有头面部的毛发；除去首饰；不得使用指甲油及假指甲。

(2) 人员限制：除手术室人员和参加当日手术者外，与手术无关的人员一律不得入内；患有急性感染性疾病，尤其是上呼吸道感染者亦不得进入手术室。手术间内的人数应根据手术间的大小决定。手术开始后，所有人员应尽量减少开门次数、减少走动和不必要的活动，不可在无菌区中间穿行或大声叫喊。

(3) 手术间安排：必须将无菌手术与有菌手术严格分开。若在同一手术间内接台，则先安排无菌手术，后做污染或感染手术。梅毒、乙型肝炎、艾滋病等特殊传染病患者的手术应安排在无传染病患者之后。

(4) 参观手术的要求：安排参观手术时，一般每个手术间不超过2人。

(5) 手术室内设施物品准备：手术室内应备齐急救药品和物品，无菌物品注意有效期。择期手术时，应在术前一天准备好手术所用器械及物品。

(四) 手术室安全管理

1. 手术标本管理制度 规范标本保存登记送检流程，防止标本差错。

2. 手术安全核查制度 由手术医师、麻醉医师和手术室护士共同完成，确保手术患者、部位、术式正确。

3. 手术患者体位安全管理 为手术患者安置合理的手术体位，防止因体位不当造成患者皮肤、神经、肢体等损伤。

4. 手术中安全用药制度 术中用药、输血应由手术医师和麻醉医师下达医嘱并做好核查和记录；加强特殊药品管理；防止用药差错。

5. 手术物品清点制度 由器械护士和巡回护士共同完成，防止手术用物遗留在患者体内。

6. 易燃易爆物品管理制度 妥善保管并安全使用易燃易爆设备与气体，注意加强对消防器材和安全设施的使用及管理，消除安全隐患。

7. 手术分级管理制度 根据手术难度、复杂程度及风险水平对手术进行分级，并以此安排能力相当的手术人员及辅助人员，保证手术安全。

8. 突发事件应对制度 制定并完善突发事件应急预案和处理流程，以提高防范风险能力及应急处置能力。

(五) 手术室人员配备及职责 手术是集体智慧和劳动的集中体现，明确各类人员的职责是提高手术效率和质量、防止差错事故和加强患者安全的重要保证。只有各类人员明确自身职责并相互协同配合，才能安全顺利地完成手术。每台手术所配备的人员包括手术医师、麻醉医师、护士及其他工勤人员等。

1. 手术医师 包括手术者及助手。

(1) 手术者：负责并主持整个手术进行全过程，包括切开、分离、止血、结扎及缝合等。一般情况下，手术者应站在手术操作最方便的位置，如腹部手术时站在患者的右侧。在按术前计划执行手术操作步骤的同时，还应根据术中的紧急情况作出及时且正确的决策，一般由年资高且经验丰富的医师承担。

(2) 助手：包括第一和第二助手，如果遇到大手术或疑难手术时还可设立第三助手。第一助手一般站在手术者的对面，主要完成手术野皮肤的消毒和铺巾，并协助术者进行止血、拭血、结扎和充分暴露手术野等操作。手术者若因故不能完成手术时，第一助手需代为负责完成或依据情况更换手术者。此外第一助手还负责书写术后医嘱。第二助手一般站在术者的左侧，主要职责是协助暴露手术野、拉钩及剪线等，以便于维持手术区域的整洁。术后第二助手还负责处理标本，填写病理申请单，护送患者回病房等。第三助手负责拉钩，以便充分暴露手术野，并协助第二助手维持手术野的整洁。一般来说，各助手的位置可根据手术中的实际情况灵活调整。

2. **麻醉医师** 一台手术的顺利进行离不开成功的麻醉，故麻醉医师的作用十分重要，其主要职责如下。

(1) 负责对手术患者的麻醉、给药、监测及相应处理，从而保证手术顺利进行。

(2) 协助巡回护士做好输血、输液等工作。随时观察并及时发现患者病情变化，及时报告手术者，并配合抢救处理。

(3) 认真记录整个手术过程中患者生命体征的变化。

(4) 手术结束后，协同手术室人员将患者送回病房。

3. **手术护理人员** 按其在手术中的配合方式，可分为器械护士和巡回护士。

(1) 器械护士：又称洗手护士。在手术过程中，直接参与手术并配合医师完成手术的全过程，其工作范围只在无菌区内。一般情况下，站在手术者右侧的器械桌旁。

(2) 巡回护士：又称辅助护士。不直接参与手术操作的配合，而被指定在固定的手术间内，与器械护士、手术医师、麻醉师配合完成手术。其工作范围是在无菌区以外，在患者、手术医师、麻醉师及其他人员之间巡回。

器械护士与巡回护士的具体工作内容详见“手术护理工作要点”部分。

(六) 手术室物品管理 手术过程中主要使用的物品包括布单类、敷料类、器械类、缝针缝线及引流物等。这些器械和物品必须经过严格灭菌方可在手术过程中使用，以防止感染。常用的方法为高压蒸汽灭菌法(适用于耐高温、耐湿物品)，此外还有环氧乙烷灭菌法、过氧化氢等离子体低温灭菌、干热灭菌法等。

1. **布单类** 布料应选用质地细柔且厚实的棉布，颜色以深绿色或深蓝色为宜。另有一次性无纺布的手术衣帽及布单类，使用较为方便，但不能完全替代棉质布单。

(1) 手术衣：用于遮盖手术人员未经消毒的衣着和手臂。手术衣分大、中、小三号，应制成松紧袖口，便于手套腕部盖于袖口上；手术衣前襟至腰部应为双层，以防手术时被血水浸透；折叠时衣面向里，领子在最外侧，以免取用时污染无菌面。

(2) 手术单：包括大单、中单、手术巾、各部位手术单以及各种包布，每种均有各自的尺寸和折叠方法，其中剖腹单多为双层，其余多为单层。根据不同的手术需求，可将各种布类物品包成手术包，如胸部手术包、开腹手术包等，以提高工作效率。

(3) 消毒灭菌方法：布单类物品均采用高压蒸汽灭菌，灭菌有效期为夏季7天，冬季10～14天，过期后必须重新灭菌方可使用。用过的布类物品若污染严重，尤其是经HBeAg阳性患者使用后，应先放入专用污物池，用消毒剂如1 000mg/L有效氯溶液浸泡30分钟后再洗涤。一次性无纺布的手术衣帽及布单出厂时已经过消毒灭菌，注意在有效期内使用。

2. **敷料类** 包括吸水性强的脱脂纱布及脱脂棉花。

(1) 纱布类：包括不同尺寸、大小的纱布垫、纱布块、纱布球及纱布条。①干纱布垫用于遮盖伤口两侧的皮肤；②盐水纱布垫用于保护显露的内脏，防止损伤和干燥；③纱布块用于拭血；④纱布球用于拭血和分离组织；⑤纱布条多用于耳、鼻腔手术，长纱布条用于阴道、子宫出血及深部伤口的堵塞。

(2) 棉花类：包括棉垫、带线棉片、棉球及棉签。①棉垫用于胸腹部及其他大手术后伤口的外层敷料，便于吸收渗出物及分泌物，保护伤口；②带线棉片用于颅脑或脊椎手术；③棉球用于消毒皮肤、洗涤伤口及涂拭药物；④棉签用于标本采集或涂拭药物。

(3) 消毒灭菌方法：①各种敷料经加工制作后经高压蒸汽灭菌后存放在敷料罐内使用，或根据临床需要用纸塑双层包装，采用射线灭菌；②某些特殊敷料，如用于消毒止血的碘仿纱条，因碘仿加热后可升华而致失效，故不可使用高压蒸汽灭菌法灭菌，应严格按照无菌操作要求制成后保存于密闭容器内；③使用过的敷料应按医疗垃圾处理。感染性手术后的敷料，特别是特异性感染手术后的敷料用塑料袋集中包起，并注明“特异感染”再及时送往指定处焚烧处理。

3. **器械类** 手术器械是外科手术操作的基本工具，不同的器械应用于不同的手术部位及手术方式，包括基本器械及特殊器械。根据各种基本手术器械的主要功能，可将手术器械分为切割及解剖器械、夹持及钳制器械、牵拉用器械、探查和扩张器、取拿异物钳等5类。特殊器械包括内镜类(如膀胱镜、腹腔镜、纤维支气管镜和关节镜等)、吻合器类以及高频电刀、激光刀、电锯、电钻、取皮机、手术显微镜等。常用基本器械介绍如下。

(1) 切割及解剖器械：主要包括手术刀和手术剪。

1) 手术刀：由刀柄和刀片组成。常用刀柄有3号、4号、7号刀柄，常用刀片有10号中圆刀片、11号尖刀片、12号镰状刀片、15号小圆刀片、20～24号大圆刀片等(图1-4-2)。正确执刀方式包括执弓式、执笔式、抓持式和反挑式4种。现多提倡手术过程中将手术刀放在弯盘内传递(图1-4-3)，以防锐器伤的发生。

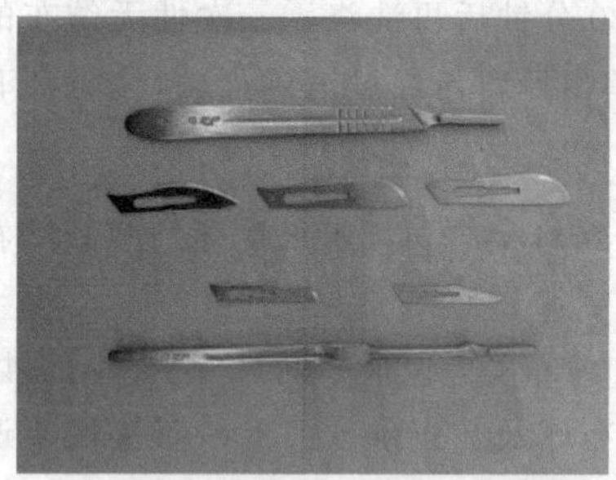

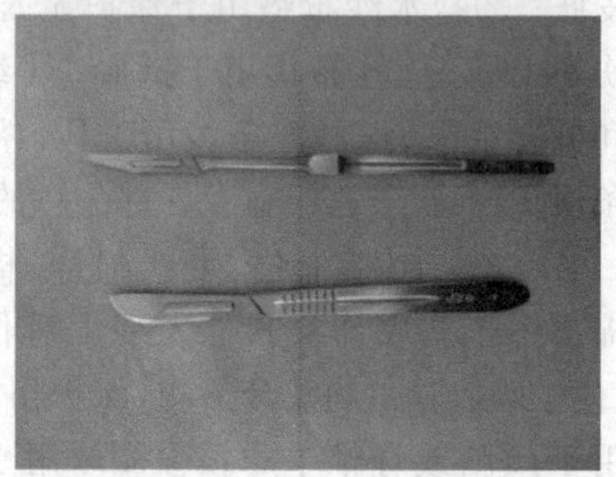

图1-4-2 常见手术刀柄及刀片

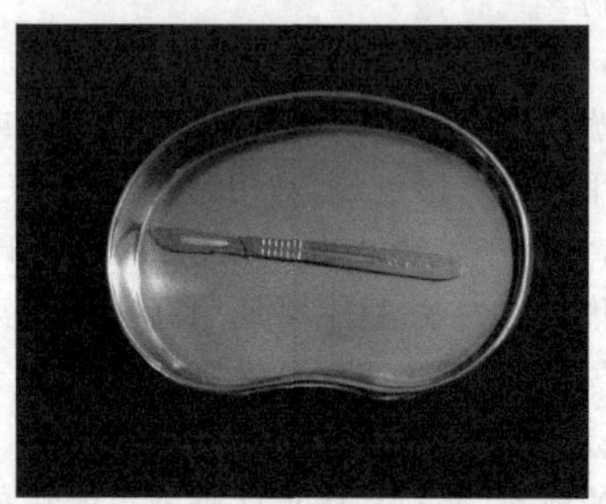

图1-4-3 手术刀的传递

2) 手术剪：根据结构特点有尖钝、直弯、长短各型，根据用途可分为线剪、组织剪等(图1-4-4)。正确执剪方式为拇指和无名指分别插入剪刀柄的两环，中指放在第四指环的剪刀柄上，示指压在轴节处起稳定和向导作用。传递时应闭合剪刀，用拇指和示指拿着剪刀的轴节部位，其余三指自然并拢，将剪刀柄传递给术者。

(2) 夹持及钳制类器械

1) 止血钳：又称血管钳，有大小、弯直之分。主要用于钳夹血管或出血点，以达到术中止血的目的(图1-4-5)。

2) 组织钳：又称鼠齿钳，有长短、粗细齿之分，

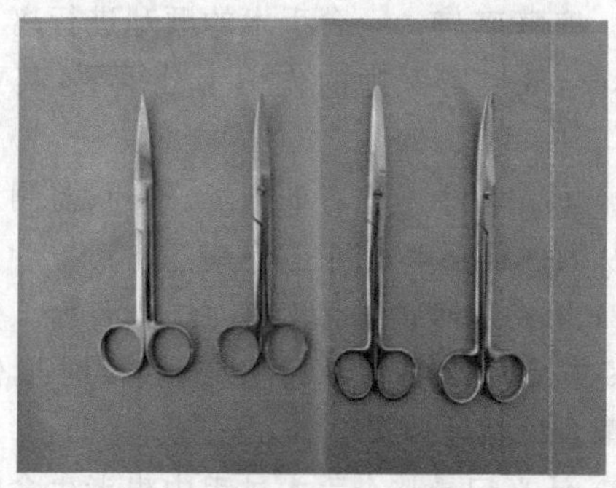

图1-4-4 手术剪

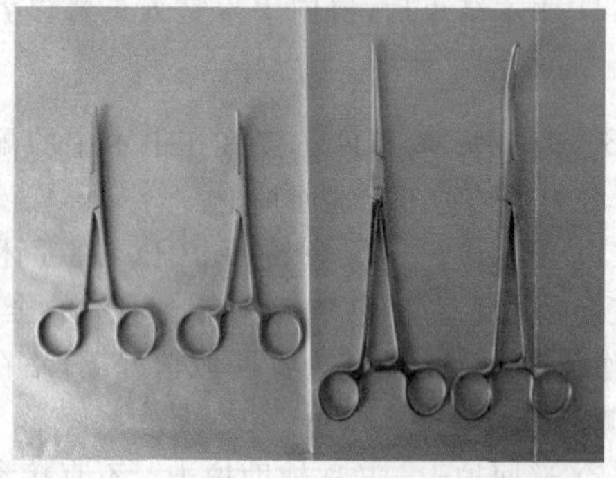

图1-4-5 止血钳

用于夹持软组织和皮瓣(图1-4-6)。

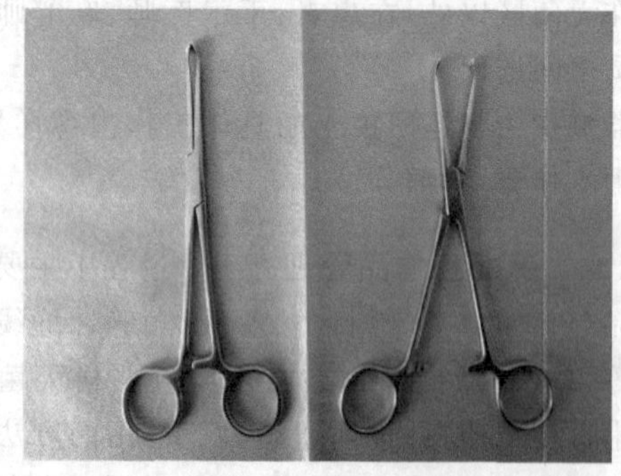

图1-4-6 组织钳

3) 卵圆钳：又称海绵钳、持物钳，有直弯，有、无齿之分(图1-4-7)。

4) 布巾钳：有大、中、小之分，用于固定无菌巾单，保护切口(图1-4-8)。

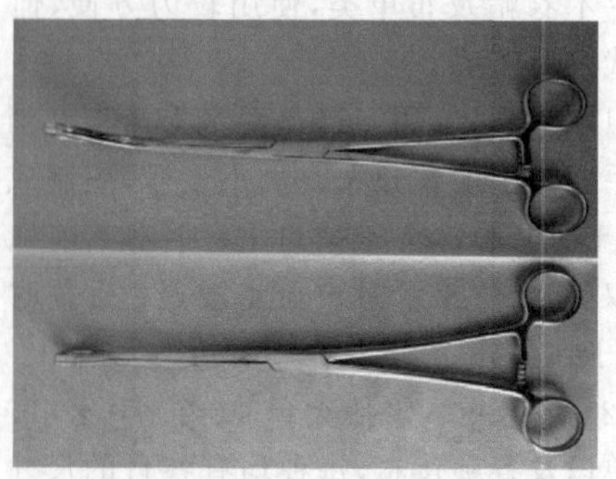

图1-4-7 卵圆钳

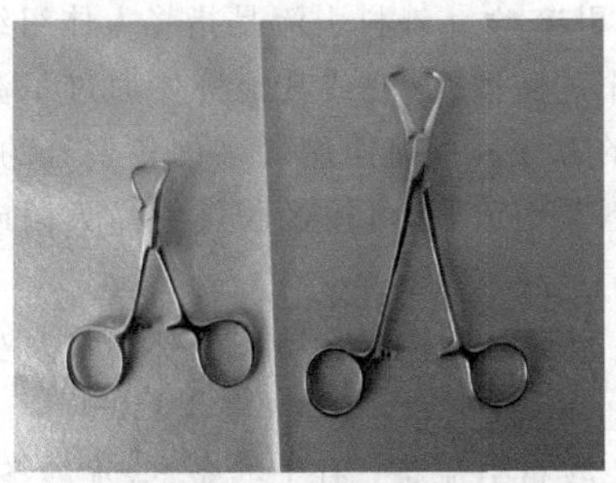
图 1-4-8　布巾钳

5）手术镊：有长短、粗细、尖钝等各型，主要用于夹持或提起组织，以利于提拉、暴露局部组织，协助分离及缝合，夹持敷料等（图 1-4-9）。正确执镊方法为用拇指对示指与中指，执镊脚中上部。传递时则执镊脚中下部，将柄端递给术者。

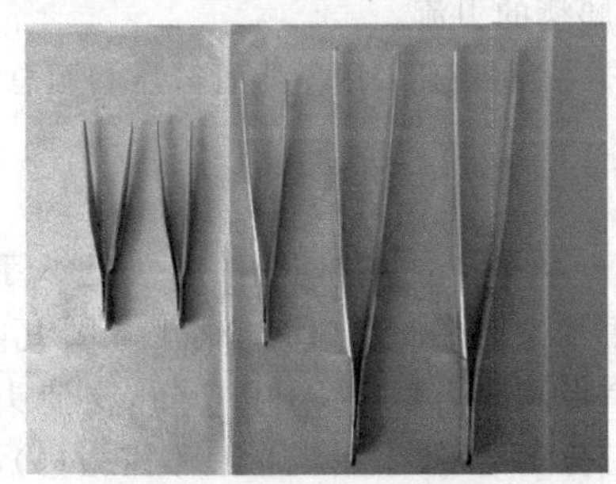
图 1-4-9　手术镊

6）持针器：又称针持，其形状、长度、粗细有所不同，有直粗头持针器、弯头持针器两类。用于夹持缝针缝合皮肤或组织，或协助缝线打结（图 1-4-10）。用持针器夹持缝针时，一般针尖向左，用其尖夹住缝针的中后 1/3 交界处，以防缝针折断。

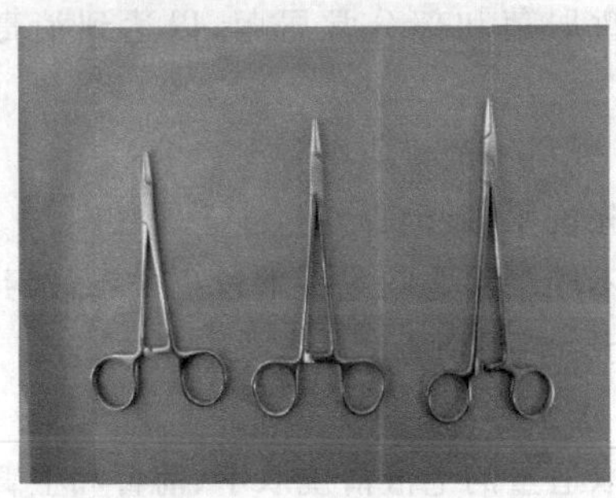
图 1-4-10　持针器

（3）牵拉类器械：又称拉钩，有自动拉钩和手持拉钩两类，主要作用是显露手术野。拉钩种类繁多，大小、形状各异，应根据手术部位、深浅选择（图 1-4-11）。

（4）探查和扩张类器械：有胆管探条、尿道探条（图 1-4-12）、宫颈探条和各种探针，用于空腔、窦道探查及扩大腔隙等。使用探条时注意应从小号开始逐号扩张。

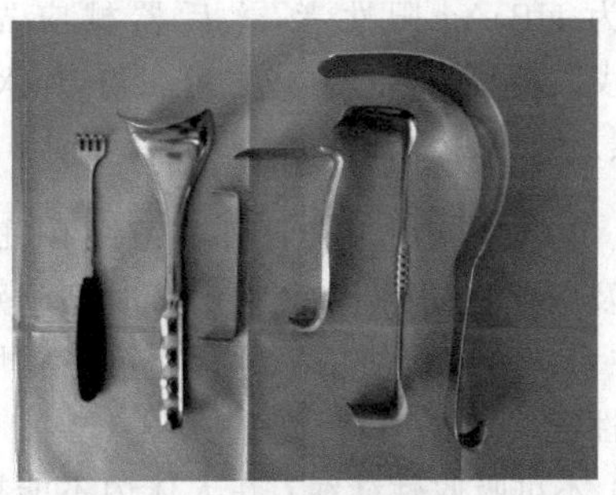
图 1-4-11　手术拉钩

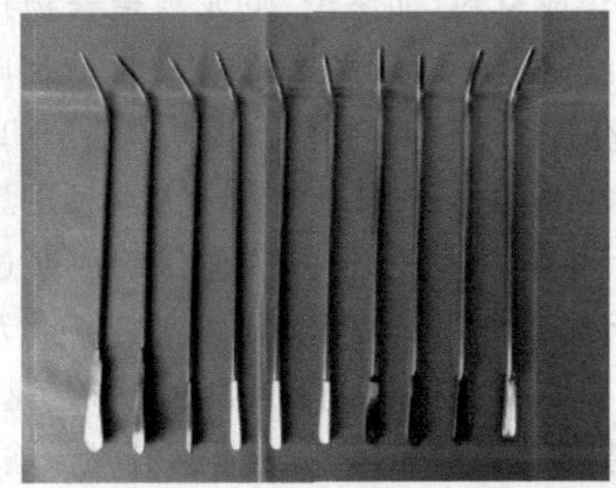
图 1-4-12　尿道探条

（5）取拿异物钳：包括胆石钳、膀胱和气管等专用异物钳，以及活体组织钳。用于取拿各部位异物及组织。

（6）消毒灭菌方法

1）一般手术器械处理：一般手术器械指非感染的手术器械。①流动水冲洗，并用多酶溶液浸泡刷洗，去除血迹、油垢，对有关节、齿槽的器械，应尽量张开或拆卸后彻底洗刷，有条件可使用超声清洗法等清洗；②再次用流动水彻底冲洗；③洗净后放医用干燥箱内烘干并用润滑剂保护；④按照各手术包要求进行分类打包；⑤使用高压蒸汽灭菌法灭菌并存放于无菌柜待用。

2）污染手术器械的处理：需先用高效含氯消毒剂浸泡 30～60 分钟后，再按照普通器械处理流程处理。应注意：含氯消毒剂对金属有很强的腐蚀性，未加防锈剂的含氯消毒剂不能用于金属器械消毒；金属器械用加防锈剂的含氯消毒剂消毒后应冲洗干净。

3）内镜手术器械的处理：①卸下可移动的内镜部件、光学导线的连接配件、通道阀等；②张开钳夹部位，以流动水冲洗表面血迹，用小刷轻轻刷洗；③用高压水枪冲洗关节部位、内腔通道，去除隐藏血迹或有机物；④在腔镜专用清洗剂稀释液中浸泡 2 分钟；⑤流动水再次冲洗；⑥擦干表面水分，并用高压氧气或压缩空气吹干各部件水分；⑦用专用润滑剂保养器械表面、轴节、内腔、弹簧部位，用镜头纸擦去表面油迹，并妥善保存。

若为 HBsAg 阳性者,术后器械应先浸泡于 0.33%戊二醛稀释液(2%戊二醛 1 份,加水 5 份)15 分钟,然后再按上法清洗。

4. **缝线类** 用于缝合各类组织和脏器、血管的结扎及引流物的固定,多在出厂时已分别包装并灭菌,在术中可直接使用。分为不可吸收性缝线和可吸收性缝线。

(1) 不可吸收性缝线:在人体内不能被组织酶消化或水解的缝线,由天然材料(如棉、亚麻、丝)制成,或由合成材料(如涤纶、尼龙等聚合物)制成,分 1~10 号线,线号越大代表线越粗。目前临床上最常用的是丝线,用于体腔内缝合,皮肤缝合(伤口愈合后即可拆除),瘢痕体质、组织肥大、过敏体质的患者。

(2) 可吸收性缝线:在人体组织内通过组织酶消化而溶解或被组织液水解而吸收,包括天然缝线(肠线和胶原线)和合成缝线(如聚乳酸羟基乙酸线、聚二氧杂环己酮线等)。用于子宫、膀胱、输尿管、胆管、尿道等的黏膜及肌层的吻合。

5. **缝针类** 用于缝合组织和贯穿结扎组织(图 1-4-13)。按针体弧度可分为 1/4 弧针、1/2 弧针、3/8 弧针、5/8 弧针以及直针等。据针尖形状分为圆针和三角针(图 1-4-14)。三角针前半部为三棱形,较锋利,用于缝合皮肤、肌腱、韧带等坚韧组织,损伤性较大,除上述几种组织外一般均应用圆针。无论用圆针或三角针,原则上应选用直径较细者以减少损伤,但有时组织韧性较大,径过细,易于折断,故应合理选用。

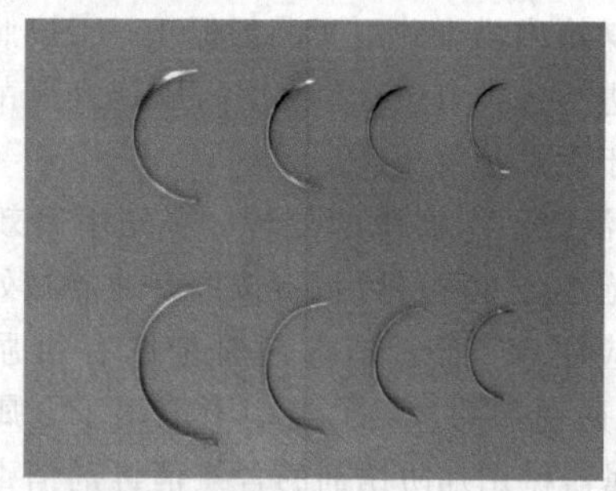

图 1-4-13 缝针

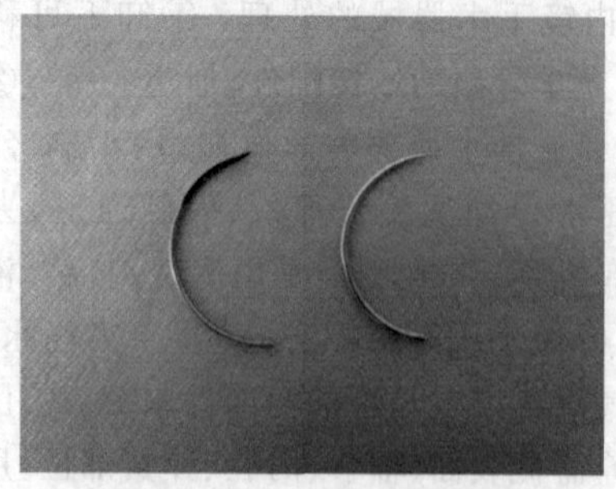

图 1-4-14 三角针和圆针

6. **引流物** 外科引流是指将人体组织间或体腔中积聚的脓液、血液或其他液体通过引流物导流至体外的方法。目前使用最多的各型号的硅胶、橡胶和塑料类引流管,可按橡胶类物品灭菌或高压蒸汽灭菌。

(1) 乳胶片引流条:用于浅部切口及少量渗液的引流。

(2) 纱布引流条:有干纱条、盐水纱条、凡士林纱条及浸有抗生素的纱条。用于浅表部位或感染伤口的引流。

(3) 烟卷引流:将乳胶片卷曲黏合呈圆筒状,用于腹腔内较短时间的引流。

(4) 普通的单腔引流管:用于创腔引流。

(5) 双腔(三腔)引流套管:用于腹腔脓肿、胃、肠、胆或胰瘘的引流。

(6) T 形引流管:用于胆管减压和胆总管引流。

(七) 手术人员的准备

1. **一般准备** 参加手术的人员进入手术室前应换穿手术室准备的洗手衣裤,上衣要扎入裤中。穿手术室专用鞋,戴好帽子和口罩,勿使头发和鼻孔外露。剪短指甲(水平观指腹不露指甲),去除饰物,剔除污物(特别应注意甲缘下的积垢)。患有上呼吸道感染或手臂皮肤破损、有化脓性感染者,不得参加手术。戴眼镜者可用少量肥皂涂擦镜片内面,以防镜片雾化模糊。

2. **外科手消毒** 简称外科洗手,指手术人员通过机械刷洗和化学消毒方法清除并杀灭双手和前臂的暂居菌和部分常居菌,以达到消毒皮肤的目的。

(1) 外科手消毒原则

① 先洗手,后消毒。

② 不同手术之间或手术过程中手被污染时,应重新进行外科手消毒。

(2) 洗手方法

① 取适量的皂液清洗双手、前臂和上臂下 1/3,认真揉搓。清洁双手时,应注意清洁指甲下的污垢和手部皮肤的皱褶处。②流动水冲洗双手、前臂和上臂下 1/3。从手指到肘部,沿一个方向用流动水冲洗手和手臂,不要在水中来回移动手臂。③使用干手物品擦干双手、前臂和上臂下 1/3。

(3) 手消毒常用方法包括:免刷手消毒方法和刷手消毒方法。

① 免刷手消毒方法

A. 冲洗手消毒方法:取适量的手消毒剂揉搓至

双手的每个部位、前臂和上臂下 1/3，并认真揉搓 2-6min，用流动水冲净双手、前臂和上臂下 1/3，用无菌巾彻底擦干。流动水应达到 GB5749 的规定。特殊情况水质达不到要求时，手术医生在戴手套前，应用醇类消毒剂再消毒双手后戴手套。手消毒剂的取液量、揉搓时间及使用方法应遵循产品的使用说明。

B. 免冲洗手消毒方法：取适量的手消毒剂涂抹至双手的每个部位、前臂和上臂下 1/3，并认真揉搓直至消毒剂干燥。手消毒剂的取液量、揉搓时间及使用方法应遵循产品的使用说明。

C. 涂抹外科手消毒液

a. 取免冲洗手消毒剂于一侧手心，揉搓一侧指尖、手背、手腕，将剩余手消毒液环转揉搓至前臂、上臂下 1/3。

b. 取免冲洗手消毒剂于另一侧手心，步骤同上。

c. 最后取手消毒剂，按照六部洗手法揉搓双手至手腕部，揉搓至干燥。

② 刷手消毒方法(不建议常规使用)

A. 清洁洗手：具体方法参照 2. 外科手消毒中的内容。

B. 刷手：取无菌手刷，取适量洗手液或外科手消毒液，刷洗双手、前臂，至上臂下 1/3，时间约 3min(根据洗手液说明)。刷时稍用力，先刷甲缘、甲沟、指蹼，再由拇指桡侧开始，渐次到指背、尺侧、掌侧，依次刷完双手手指。然后再分段交替刷左右手掌、手背、前臂至肘上。刷手时要注意勿漏刷指间、腕部尺侧和肘窝部。用流动水自指尖至肘部冲洗，不要在水中来回移动手臂。用无菌巾从手至肘上依次擦干，不可再向手部回擦。拿无菌巾的手不要触碰已擦过皮肤的巾面。同时还要注意无菌巾不要擦拭未经刷过的皮肤。同法擦干另一手臂。手消毒剂的取液量、揉搓时间及使用方法应遵循产品的使用说明。

(4) 外科手消毒原则的注意事项

① 在整个过程中双手应保持位于胸前并高于肘部，保持指尖朝上，使水由指尖流向肘部，避免倒流。②手部皮肤应无破损。③冲洗双手时应避免溅湿衣裤。④戴无菌手套前，避免污染双手。⑤摘除外科手套后应清洁双手。⑥外科手消毒剂开启后应标明日期、时间，易挥发的醇类产品开瓶后的使用期不得超过 30 天，不易挥发的产品开瓶后使用期不得超过 60 天。

3. 穿无菌手术衣

(1) 对开式手术衣穿法(图 1-4-15)：①用消毒好的双手打开手术衣包或从器械台上拿取折叠好的手术衣，选择较宽敞处手提衣领抖开，注意勿使其碰到其他物品或地面；②两手提住衣领的两角，衣袖向前，展开手术衣，使衣面内侧面向自己；③将手术衣向上轻轻抛起，双手顺势插入两袖中，两臂平行前伸，不可高举过肩，亦不可向左右侧散开，以免污染；④巡回护士在穿衣者身后抓住衣领内面，协助其将袖口后拉，并系住衣领后带；⑤穿衣者双手交叉，用手指夹起腰带递向后方，由巡回护士接住并系好；⑥穿好手术衣后，双手须保持在腰以上、胸前及视线范围内，并注意双手不能触摸衣服外面及其他物品。

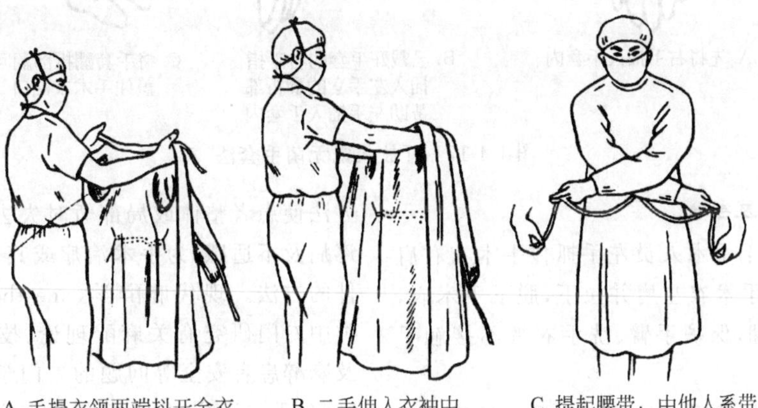

A. 手提衣领两端抖开全衣　B. 二手伸入衣袖中　C. 提起腰带，由他人系带

图 1-4-15　穿对开式无菌手术衣

(2) 全遮盖式手术衣穿法：①②③④同对开式手术衣；⑤穿衣者戴无菌手套；⑥解开腰间活结，将腰带递给已戴好手套的手术人员或由巡回护士用无菌持物钳夹持腰带绕穿衣者一周后交穿衣者自行系于腰间。

4. 戴无菌手套 分为干无菌手套和湿无菌手套，临床多采用前者。干无菌手套戴时应先穿手术衣再戴手套，而湿无菌手套戴法正好相反。戴干无菌手套方法如下。

(1) 闭合式(图 1-4-16)：①穿上手术衣后双手

不伸出袖口,在袖筒内将无菌手套包装打开平放于无菌台面上;②用右手隔着手术衣抓取左手套,将左手手套大拇指与袖筒内左手大拇指对正,右手将手套边反折向左手背,左手五指张开伸进手套;③用同样的方法戴右手手套。

(2) 开放式(图 1-4-17):①从手套包里取出滑石粉袋,将滑石粉擦于手背、手掌及各指间(一次性无菌手套已涂有滑石粉,可省略此步骤);②捏住手套口向外反折的部分取出手套,分清左右手;③左手捏住并显露右侧手套口,将右手插入手套内戴好手套,并注意未戴手套的手(左手)不可触及手套的外面;④用已戴上手套的手(右手)插入未戴手套的反折部分的内面(手套的外面),协助戴好;⑤分别将两只手套的反折部翻回,并盖住手术衣的袖口,注意已戴手套的手只能接触手套的外面;⑥用无菌生理盐水冲洗手套上的滑石粉。

(3) 协助他人戴无菌手套:器械护士双手撑开一手套,拇指对准被戴者自然下垂的双手,协助其将手伸入手套并包裹于袖口上。

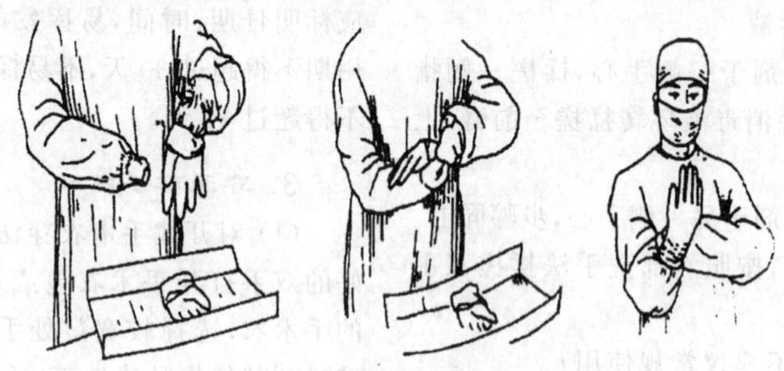

图 1-4-16 闭合式戴无菌手套法

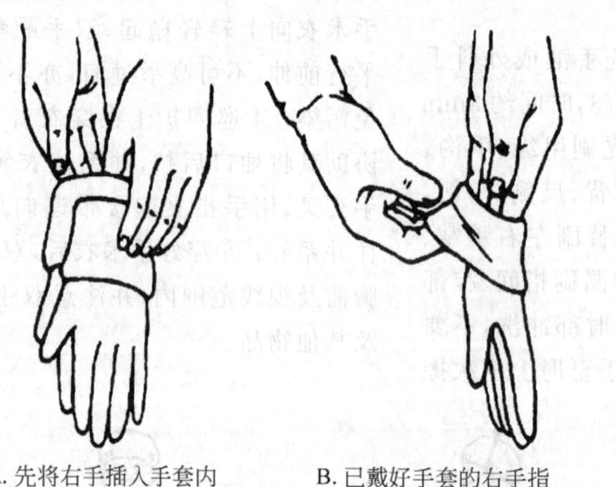

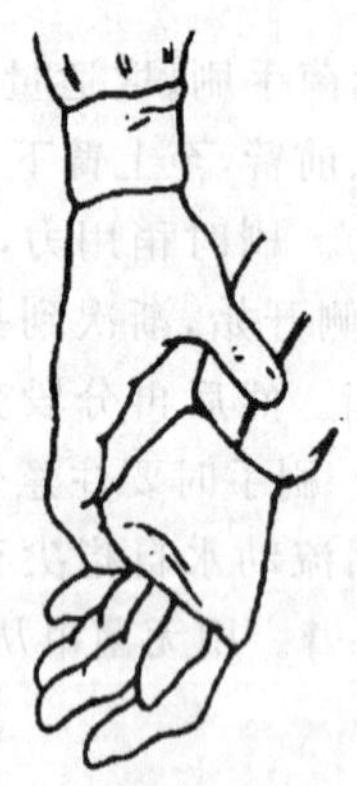

A. 先将右手插入手套内　B. 已戴好手套的右手指插入左手套的翻折部,帮助左手插入手套内　C. 将手套翻折部翻回盖住手术衣袖口

图 1-4-17 开放式戴无菌手套法

5. **脱手术衣及手套**

(1) 脱手术衣:手术人员左手抓住手术衣右肩并拉下,右手抓住手术衣左肩并拉下,脱下手术衣,使手术衣内面外翻,保护手臂、洗手衣裤不接触手术衣外面。

(2) 脱手套:用戴手套的手抓取另一只手的手套外面,翻转脱下,用已脱手套的拇指伸入另一手套的里面,翻转脱下。脱手套过程中注意保护清洁的手不要碰到手套外面。

二、麻醉及相关知识

麻醉(anesthesia)是指通过应用药物或者其他方法使患者整体或局部暂时失去感觉,以减轻患者疼痛及不适感,为手术治疗或其他检查治疗提供条件的方法。现代麻醉学(anesthesiology)是医学门类中专门研究有关麻醉理论、技术与麻醉药物,以及麻醉患者安全等问题的一门学科,主要包括临床麻醉、重症治疗、急救复苏和疼痛治疗 4 个部分,其中临床麻醉是现代麻醉学的主要部分。临床麻醉的根本任务是应用麻醉药物与相关方法解除手术疼痛及诊断性治疗的刺激、不适,降低或避免不良反应,为手术或相关治疗创造良好的操作条件,并保障患者的安全。麻醉工作虽属麻醉医师的工作范围,但所有参与手术的医护人员均须了解有关麻醉的知识，以保障整个手术的顺利进行。

由于麻醉药物对机体的生理功能会产生不同程度的干扰，因此在麻醉前应全面评估患者，明确患者麻醉耐受性，认真做好麻醉前准备。在麻醉过程中，应严密监测生命体征及重要脏器功能，维持患者生理功能，及时发现并处理并发症。麻醉后应注意关注患者的复苏情况，确保患者安全度过麻醉恢复期。

麻醉作用的产生主要是利用麻醉药物使神经系统中的某些部位受到抑制。根据麻醉药物给药的途径不同以及麻醉药物作用部位的差异，将临床麻醉分为两大类，即全身麻醉(general anesthesia)和局部麻醉(local anesthesia)。

(一) 全身麻醉 全身麻醉简称全身麻醉，是麻醉药经呼吸道吸入或静脉、肌内注射进入人体内，作用于中枢神经系统的某些部位，使患者意识消失，全身痛觉丧失，反射抑制的麻醉方式。理想的麻醉能使患者达到安全、无痛、精神安定和适当肌肉松弛的状态。由于全身麻醉时麻醉药物对中枢神经系统的抑制可控、无时间限制，能满足不同患者、不同部位的手术需要，因此是临床上最常使用的麻醉方法。

1. 全身麻醉的类型 全身麻醉按麻醉药进入体内的途径不同分为吸入麻醉(inhalation anesthesia)和静脉麻醉(intravenous anesthesia)。

(1) 吸入麻醉：是使挥发性麻醉药物或气体通过呼吸道经肺泡毛细血管吸收进入血液循环，作用于中枢神经系统，产生全身麻醉作用的方法。由于麻醉药经肺通气进入体内和排出，故麻醉深度与其他方法相比易于调节，操作简单，可控性好。但吸入麻醉起效慢，诱导过程有兴奋期，需要一定复杂的麻醉设备，有环境污染，且术后恶心、呕吐多见。

(2) 静脉麻醉：是麻醉药物经静脉注射进入人体内，通过血液循环作用于中枢神经系统而产生全身麻醉的方法。优点是诱导迅速，无诱导期兴奋，对呼吸道无刺激，患者舒适，不污染手术室，不燃烧、不爆炸，麻醉苏醒期较平稳，使用时无须特殊设备等。其中不需经呼吸道给药、不污染周围环境，是相较于吸入麻醉最为突出的两个优点。但静脉麻醉的麻醉深度不宜调节，一旦出现循环与呼吸系统负性效应，常不能迅速减浅麻醉，以消除不良反应。此外，静脉麻醉容易产生快速耐药，无肌松作用，长时间用药后可产生体内药物积蓄和苏醒延迟。

2. 常用药物

(1) 吸入全身麻醉药：指经呼吸道吸入进入人体内并产生全身麻醉作用的药物，可用于全身麻醉的诱导和维持。吸入麻醉药的强度以“最低肺泡有效浓度”(minimum alveolar concentration，MAC)来衡量，是指某种吸入麻醉药在一个大气压和纯氧同时吸入时，能使50%的患者对手术刺激不发生摇头、四肢运动等反应的最低肺泡浓度。MAC越小，麻醉效能越强。常用的吸入全身麻醉药如下。

1) 氧化亚氮(N_2O)：又称笑气，是一种无色、无刺激性、不燃烧、不爆炸的气体。其MAC约为105%，麻醉效能较差，常与其他全身麻醉药物复合应用于麻醉的维持，常用吸入浓度为50%～70%。单独使用易发生低氧血症，必须与氧同用，且氧浓度至少在30%以上。氧化亚氮的副作用较其他吸入麻醉药小，对循环系统基本无抑制作用，对呼吸道无刺激性，对肝肾等实质器官也无明显影响，因此是全身情况欠佳患者的常用麻醉药。在终止氧化亚氮麻醉时，如让患者立即吸入空气，体内大量氧化亚氮将迅速从血液进入肺泡，使肺泡内氧分压急剧下降，导致严重的低氧血症，称为弥散性缺氧。因此，停止吸氧化亚氮后应吸纯氧5～10分钟。

2) 恩氟烷：又称安氟醚，是一种无色透明的挥发性液体，无明显刺激性，化学性能稳定。MAC为1.7%，麻醉效能较强，有一定的镇痛作用，常用于麻醉诱导和维持，麻醉诱导比较迅速，苏醒较快且平稳，有明显的肌肉松弛作用。恩氟烷对中枢神经系统有抑制作用，吸入过高可产生惊厥；对呼吸和心肌收缩力有较强抑制作用，麻醉过深可抑制呼吸、循环。

3) 异氟烷：又称异氟醚，是一种无色透明液体，理化性质与恩氟烷相近，化学性质平稳。MAC为1.15%，麻醉效能强，有中等的镇痛作用。低浓度时，对脑血流无影响，高浓度时可使脑血管扩张、脑血流量增加和颅内压增高。对心肌的抑制作用较轻，但可明显降低外周血管阻力，故临床上可用于患者控制性降压。异氟烷对呼吸道有刺激性，诱导期可出现咳嗽、屏气，故一般不用于麻醉诱导，多用于麻醉维持。

4) 七氟烷：又称七氟醚，无色透明，有特殊芳香气味，无呼吸道刺激性。麻醉效能较强，MAC值1.71%(成人)，2.49%(儿童)，用于麻醉诱导和维持。具有麻醉诱导迅速、过程平稳，术后苏醒快且平稳的特点。对循环系统和呼吸功能均有剂量依赖性抑制作用。对肝肾功能影响小，但有高热倾向者应慎用。对中枢神经系统有抑制作用，对脑血管有舒张作用，可导致颅内压升高。

5) 地氟烷：又称地氟醚，无色透明，具有刺激性气味,化学性质非常稳定。麻醉效果较弱,MAC值6.0%。可用于麻醉诱导和维持,具有麻醉诱导快,苏醒迅速,对循环功能影响小,以及代谢后毒性产物极少等特点,也适用于门诊手术患者的麻醉。对心血管功能与心肌收缩力的抑制作用呈剂量依赖性,对呼吸道有轻微刺激作用,可单独以面罩吸入诱导,低浓度时很少引起呼吸道刺激症状,高浓度可引起呛咳、屏气和呼吸道分泌物增多,甚至导致喉痉挛。对呼吸功能的抑制作用也呈剂量依赖性。地氟烷在体内几乎无分解代谢,是已知体内生物转化最小的吸入全身麻醉药,因而对肝、肾功能无毒性或极低,但恶性高热易感患者应慎用。

(2) 静脉麻醉药

1) 硫喷妥钠:是目前临床麻醉较为常用的超短效的巴比妥类静脉全身麻醉药,常用浓度2.5%。临床主要用于全身麻醉诱导、短小手术麻醉、控制惊厥和小儿基础麻醉。由于其有抑制呼吸、增加咽喉及支气管的敏感性、直接抑制心肌及扩张血管等不良反应,故禁用于哮喘、心肺功能障碍及严重低血压患者。临床常规剂量应用对肝肾功能无明显影响。可透过胎盘屏障,胎儿娩出后可发生呼吸抑制、四肢无力、反应迟钝,故剖宫产术不宜用此药。

2) 氯胺酮:为强镇痛静脉全身麻醉药,以神志抑制较浅、镇痛作用显著为特点,临床主要用于全身麻醉诱导和小儿基础麻醉。氯胺酮有兴奋交感神经作用,可使心率增快、血压及肺动脉压升高。与其他麻醉性镇痛药配伍使用时,可引起显著呼吸抑制,甚至呼吸暂停。主要不良反应有一过性呼吸暂停、幻觉、噩梦及精神症状,可使眼压和颅内压增高。

3) 丙泊酚:又称异丙酚、普鲁泊福。为超短效静脉麻醉药,具有镇静催眠及轻微镇痛作用。特点是起效快、作用时间短、易于调控,持续输注后无蓄积,且苏醒迅速,但对心血管系统及呼吸有明显的抑制作用。主要用于全身麻醉静脉诱导与维持、门诊小手术和检查、阻滞麻醉辅助用药等。

4) 依托咪酯:为快速催眠性静脉全身麻醉药,无镇痛作用,通常静脉注射1分钟内起效。可减少脑血流量,降低颅内压及脑代谢率,对肝肾功能无明显影响。主要用于麻醉诱导,适合危重患者及年老体弱患者。

(3) 肌肉松弛药:简称肌松药,能阻断神经-肌肉传导功能,而使骨骼肌松弛,是全身麻醉用药的重要组成部分,分为2类。

1) 去极化肌松药:目前临床上应用的去极化肌松药只有琥珀胆碱(司可林),起效快,肌肉松弛完全且短暂,常用于麻醉时气管插管。可引起眼压升高,高血钾,术后肌痛;过量使用可导致呼吸肌麻痹。

2) 非去极化肌松药:包括维库溴铵,罗库溴铵,阿曲库铵等。常用于全身麻醉诱导插管和术中维持肌肉松弛。

(4) 麻醉性镇痛药:常用麻醉性镇痛药为阿片类药物。

1) 吗啡(morphine):作用于大脑边缘系统可消除紧张和焦虑,并引起欣快感,能提高痛阈,解除疼痛,常作为麻醉前用药并可与催眠药和肌松药配伍,施行全身麻醉。镇痛特点为高选择性、高效、范围广、作用较持久。对呼吸中枢有明显抑制作用,可使小动脉和静脉扩张,外周血管阻力下降,引起回心血量减少。不良反应有眩晕、恶心、呕吐、便秘及排尿困难等,连用3～5天即可引起耐受性。

2) 哌替啶(pethidine):又称杜冷丁。具有镇痛安眠、解除平滑肌痉挛等作用,常作为麻醉前用药和麻醉辅助用药,或用于术后镇痛。对呼吸抑制的作用明显,程度与剂量相关。对心肌有抑制作用,尤其在机体代偿机制受到削弱的情况下更为明显。反复使用有药物依赖性。

3) 芬太尼(fentanyl):是人工合成的强镇痛药,镇痛强度为吗啡的75～125倍,作用时间约为30分钟。对呼吸有抑制作用,但对心血管系统的影响较轻,可用作术中或术后镇痛、区域麻醉的辅助用药、缓解插管时的心血管反应及心血管手术的麻醉。

3. 全身麻醉的实施

(1) 全身麻醉的诱导:是指患者接受全身麻醉药后,神志由清醒状态到消失,并进入全身麻醉状态后进行气管内插管的过程。麻醉诱导是麻醉过程中的最初、最危险的阶段,患者机体各器官功能可由于麻醉药物作用,表现出亢进或抑制,从而引起一系列并发症,甚至危及患者生命。因此应尽快缩短诱导期,使患者平稳地转入麻醉状态。麻醉诱导前需做好相应准备,如准备好麻醉机、气管插管用具、吸引器,开放静脉通路和胃肠减压管,测定血压、心率的基础值,监测心电图和血氧饱和度等。全身麻醉诱导的方法有面罩吸入诱导法及静脉诱导法两种。

1) 吸入诱导法:包括开放点滴诱导法和面罩吸入诱导法两种,目前常用的是面罩吸入诱导法。方法:将麻醉面罩扣于患者口鼻部,开启麻醉药蒸发器使患者吸入麻醉药物,并逐渐增加吸入浓度,待患者意识消失并进入麻醉状态时,静脉注射肌松药后行气管内插管。

2）静脉诱导法：静脉诱导比吸入诱导更迅速，患者也较舒适，且无环境污染，但麻醉深度分期不明显，且对循环的干扰较大。方法：先以面罩吸入纯氧2～3分钟，再根据病情选择合适的静脉麻醉药，自静脉缓慢注入并严密观察患者的意识循环和呼吸变化。待患者意识丧失后注入肌松药，直至其全身骨骼肌及下颌逐渐松弛，呼吸由浅到完全停止后，采用麻醉面罩进行人工呼吸，然后进行气管插管，成功后迅速与麻醉机连接并行人工呼吸或机械通气。

(2) 全身麻醉的维持：此期的主要任务是维持适当的麻醉深度以满足手术的需求，保证循环和呼吸等生理功能的稳定。

1）吸入麻醉药维持：指经呼吸道吸入一定浓度的麻醉药，以维持适当的麻醉深度的方法。可经面罩或气管插管吸入维持麻醉。临床上常将氧化亚氮、氧气与挥发性麻醉药合用来维持麻醉，必要时可加用镇痛和肌松药。

2）静脉麻醉药维持：在完成全身麻醉诱导后，通过静脉给药途径维持适当麻醉深度的方法，包括单次、分次或连续输入法三种，可根据手术需要和不同静脉全身麻醉药的药理特性选择给药方法。目前所用的静脉麻醉药中，除氯胺酮外多数都缺乏良好的镇痛作用，因此使用全静脉麻醉过程中，也需要按需给予镇痛和肌松药物。

3）复合全身麻醉：是指两种或两种以上的麻醉药物和(或)麻醉方法复合应用，以达到最佳临床麻醉效果的方法。根据给药途径不同，复合麻醉可大致分为全静脉麻醉和静-吸复合麻醉。①全静脉麻醉：指在静脉麻醉诱导后，采用多种短效静脉麻醉药复合应用，以间断或连续静脉注射法维持麻醉的方法。由于目前所常用的静脉麻醉药镇痛作用很弱，故在麻醉过程中需加用麻醉性镇痛药。此外为达到肌肉松弛的目的，需给予肌松药。这样既可以发挥各种药物的优点，又可减少不良作用，具有诱导快、操作简便且可避免吸入麻醉药引起的环境污染等优势。②静-吸复合麻醉：指对同一患者同时或先后应用吸入麻醉和静脉麻醉的方法。全静脉麻醉的深度缺乏明显标志，给药时机较难掌握，有时麻醉可突然减浅，一般在静脉麻醉的基础上于麻醉减浅时间断吸入挥发性麻醉药，这样既可维持麻醉深度的相对稳定，又可减少吸入麻醉药的用量，并有利于麻醉后迅速苏醒。

(3) 全身麻醉深度的判断：乙醚麻醉深度的分期标准是以对意识、痛觉、反射活动、肌肉松弛、呼吸及循环抑制的程度为标准，描述了典型的全身麻醉药对中枢神经系统的抑制过程。尽管有新型麻醉药的开发和复合麻醉技术的临床应用，乙醚麻醉时判断麻醉深度的各种体征或标志并未因此而改变。因此乙醚麻醉分期的基本点，仍作为临床麻醉中判断和掌握麻醉深度的参考(表1-4-3)。

表1-4-3 通用临床麻醉深度的判断标准

麻醉分期	呼吸	循环	眼征	其他
浅麻醉期	不规则，呛咳，气道阻力↑，喉痉挛	血压↑，心率↑	睫毛反射(－)，眼睑反射(＋)，眼球运动(＋)，流泪	吞咽反射(＋)，出汗，分泌物↑，刺激时体动
手术麻醉期	规律，气道阻力↓	血压稍低但稳定，手术刺激无改变	眼睑反射(－)，眼球固定中央	刺激时无体动，黏膜分泌物消失
深麻醉期	膈肌呼吸，呼吸↑	血压↓	对光反射(－)，瞳孔散大	

(二) 局部麻醉 局部麻醉(local anesthesia)简称局麻，是指患者神志清醒，用麻醉药暂时阻断身体某一部位的感觉神经传导功能，运动神经功能保持完好或同时有不同程度地被阻滞状态的麻醉方法。广义的局部麻醉包括椎管内麻醉，但由于椎管内麻醉有其特殊性，故通常将椎管内麻醉单独列出。局麻是一种简便易行、安全有效、可保持患者意识清醒且并发症较少的麻醉方法，适用于部位较表浅、局限的手术。

1. 局部麻醉药物

(1) 局麻药物分类：按其分子结构中间链的不同，可分为酯类和酰胺类局麻药。酯类局麻药包括普鲁卡因、丁卡因等；酰胺类局麻药包括利多卡因、丁哌卡因、罗哌卡因等。

(2) 局麻药理化性质与麻醉特性：重要指标包括解离常数(pK_a)、脂溶性、血浆蛋白结合率(表1-4-4)。

1）解离常数(pK_a)：pK_a越大，起效时间越长，弥散性能越差。

2) 脂溶性：脂溶性越高，麻醉效能越强。

3) 血浆蛋白结合率：结合率越高，持续作用时间越强。

表 1-4-4 常用局麻药比较

	普鲁卡因	丁卡因	利多卡因	丁哌卡因	罗哌卡因
解离常数	8.9	8.4	7.8	8.1	8.1
脂溶性	低	高	中等	低	高
血浆蛋白结合率(%)	5.8	76	64	95	94
麻醉效能	弱	强	中等	强	强
作用时间(h)	0.75～1	2～3	1～2	5～6	4～6

2. 局部麻醉方法

(1) 表面麻醉：指将穿透力强的局麻药用于局部黏膜表面，使其透过黏膜而阻滞黏膜下的神经末梢，从而使黏膜感觉消失的麻醉方法。常用于眼、鼻、咽喉、气管或尿道等部位的浅表手术或内镜检查。通常根据手术部位不同，选择不同的药物及给药方法，如眼手术用0.5%～1%丁卡因滴入法；鼻手术用涂敷法；咽喉、气管手术用喷雾法；尿道手术用灌入法。临床常用药物为1%～2%丁卡因或2%～4%利多卡因。

(2) 局部浸润麻醉：指沿手术切口线分层注射局部麻醉药，阻滞局部组织神经末梢的麻醉方法。先在手术切口线一端进针进行皮内注射，形成橘皮样皮丘；将针拔出后在第1个皮丘的边缘再进针形成第2个皮丘；依次按此方法在切口线上形成皮丘带，再经皮丘向皮下组织注射局麻药。常用药物为0.5%普鲁卡因或0.25%～0.5%利多卡因。麻醉过程中应注意：①注入组织内的药液须有一定容积，使药液与神经末梢广泛接触；②每次注药前应回抽，以防药液注入血管；③药液内加用肾上腺素(2.5～5μg/mL)，可减缓药液吸收，延长作用时间；④注射完毕后等待4～5分钟使其作用完全；⑤感染及癌肿部位不宜使用局部麻醉浸润，防止扩散。

(3) 区域阻滞麻醉：指在手术区底部和四周注射局麻药物，以阻滞通入手术区的神经干和神经末梢的麻醉方法。适用于囊肿切除术、肿块组织检查等，优点在于可以避免穿刺病理组织，手术区局部解剖清楚。用药同局部浸润麻醉。

(4) 神经阻滞麻醉：指在神经干、丛、节周围注射局麻药，使其所支配区域失去痛觉的麻醉方法。包括臂丛阻滞、颈丛阻滞、肋间神经阻滞以及指(趾)神经阻滞。特点是注射范围小但可获得较大区域的阻滞麻醉。

(三) 椎管内麻醉 椎管内麻醉(intrathecal anesthesia)是指将穿刺针选择性透过椎管内不同腔隙(蛛网膜下腔和硬脊膜外隙)，注入局部麻醉药物，使部分脊神经传导功能发生可逆性阻滞或暂时麻痹，从而使所支配区域的组织、器官产生麻醉作用的一种麻醉方法。包括蛛网膜下腔阻滞(简称腰麻)、硬脊膜外隙阻滞(简称硬膜外麻醉)及腰麻-硬膜外间隙联合阻滞。

1. 蛛网膜下腔阻滞麻醉 是将局麻药注入蛛网膜下腔，阻断部分脊神经的传导功能而引起相应支配区域麻醉作用的方法。

(1) 适应证：适用于持续2～3小时以内的下腹部、盆腔、下肢和肛门会阴部手术，如阑尾切除术、疝修补术、痔切除术、肛瘘切除术及半月板摘除术等。

(2) 禁忌证：①中枢神经系统疾病，如脑脊膜炎、疑有颅内压增高的患者等；②败血症、穿刺部位皮肤感染或全身脓毒症；③休克、脊柱外伤或结核、严重腰背痛史者；④凝血功能障碍者；⑤有精神障碍者或小儿等不合作患者。

(3) 分类

1) 按给药方式：可分为单次法和连续法。

2) 按麻醉平面：①低平面蛛网膜下腔阻滞：脊神经阻滞平面达到或低于T_{10}。对呼吸循环无影响，适用于盆腔及下肢手术。②中平面蛛网膜下腔阻滞：脊神经阻滞平面高于T_{10}但低于T_4，适用于脐区(中腹)和下腹部手术，对呼吸循环影响轻，且易于纠正。③高平面蛛网膜下腔阻滞：脊神经阻滞平面达到或高于T_4。适用于腹部手术，但可对呼吸和循环产生抑制作用，目前已罕见。

3) 按麻醉药比重分类：药液比重高于、等于或低于脑脊液比重者分别称为重比重、等比重或轻比重腰麻。

(4) 常用麻醉药：包括普鲁卡因、丁卡因和丁哌卡因等；加入10%葡萄糖溶液可配制成重比重液，加入注射用水可配制成轻比重液。临床常用的1∶1∶1重比重溶液是用1%丁卡因溶液1mL(10mg)加10%葡萄糖溶液和3%麻黄碱溶液各

1mL配制而成。

(5) 麻醉方法：腰椎穿刺术。取侧卧位，低头、弓腰、抱膝，腰背部应尽量向后弓曲，使棘突间隙张开，便于穿刺。一般选腰椎3～4或腰椎4～5棘突间隙为穿刺点。消毒、铺无孔洞巾、确定穿刺点后，在局麻下用腰椎穿刺针垂直依次刺入皮肤、皮下组织、棘上韧带、棘间韧带、黄韧带、硬脊膜和蛛网膜。当针穿过黄韧带时，常有明显落空感，再进针穿过硬脊膜会出现第2次落空感，拔出针芯可见有脑脊液从穿刺针内滴出，表示穿刺成功。穿刺成功后，将装有局麻药的注射器与穿刺针衔接，注药后将穿刺针连同注射器一起拔出。

(6) 麻醉平面的调节：腰麻的麻醉平面是指皮肤感觉消失的分界线，是麻醉操作中的最重要环节。麻醉平面的调节不仅关系到麻醉的成败，而且与患者的安危密切相关，应设法在短时间内调节和控制麻醉平面。麻醉平面过低会导致麻醉失败，过高则对患者生理功能影响较大，甚至危及患者生命安全。对老年人、心脏病、高血压等患者应严格控制用药量和麻醉平面。影响腰麻麻醉平面的因素很多，药物剂量是影响腰麻平面的主要因素，此外穿刺间隙高低，患者体位，身高，腹内压，脊柱生理弯曲，局麻药性质、比重、剂量、浓度、容积、注药速度以及针尖斜面方向等，均是影响麻醉平面的重要因素。

2. **硬脊膜外隙阻滞**　是将局麻药注入硬脊膜外间隙，阻滞脊神经根，使其所支配区域的感觉和(或)运动功能暂时丧失的麻醉方式。

(1) 适应证：①腹部、腰部、盆腔及下肢的手术，不受时间的限制；②可用于颈部、上肢及胸壁的手术，但操作技术要求较高，麻醉管理复杂，应慎用；③各种手术后镇痛。

(2) 禁忌证：①患者有精神疾病及不能合作者；②穿刺部位存在感染病灶，或有严重脊柱病变及畸形者；③凝血功能障碍或进行抗凝治疗期间者；④严重休克者与呼吸困难患者；⑤中枢神经系统疾病者；⑥老年、妊娠、严重贫血、高血压、心功能代偿功能不良者谨慎使用。

(3) 分类

1) 按给药方式：可分为连续硬膜外阻滞与单次硬膜外阻滞。前者是将硬膜外穿刺针尖端先刺入硬膜外腔，然后选择适宜的塑料软管置入硬膜外腔暂时留置，再通过该软管将局麻药分次、间断注入硬膜外腔，以阻滞脊神经根，致使所支配的相关区域组织、器官产生暂时性麻醉。后者穿刺成功后则将局麻药一次性注入硬膜外腔，以产生麻醉作用，因该法可控性差，易发生严重并发症，故临床已几乎不用。

2) 根据神经阻滞部位不同分：①高位硬膜外阻滞：穿刺部位在C_5～T_6，适用于甲状腺、上肢或胸壁手术；②中位硬膜外阻滞：穿刺部位在T_6～T_{12}，适用于腹壁手术；③低位硬膜外阻滞：穿刺部位在腰部各棘突间隙，适用于下肢及盆腔手术；④骶管阻滞：经骶裂孔进行穿刺，适用于肛门及会阴部手术。

(4) 常用麻醉药物

1) 利多卡因：常用浓度为1.5%～2%，起效时间5～8分钟，作用维持时间约1小时。反复用药后易出现快速耐药性。

2) 丁卡因：常用浓度为0.25%～0.33%，起效时间10～20分钟，作用维持时间为1.5～2小时。不单独使用，常与利多卡因搭配应用。

3) 丁哌卡因：常用浓度为0.5%～0.75%，起效时间7～10分钟，作用维持时间2～3小时。

(5) 麻醉方法：硬膜外穿刺术。患者体位和腰麻相同，针头穿过黄韧带时有落空感，停止穿刺。回抽无脑脊液流出，测试有负压现象，证明穿刺针在硬脊膜外隙内即可注入麻醉药物。一般先给试验剂量，观察5～10分钟后，若无腰麻现象，可按手术需要正式给药。若手术时间较长，需持续给药时，可留置导管于硬脊膜外腔，并在外面用胶布妥善固定。

(6) 影响麻醉平面的因素：硬膜外麻醉的麻醉平面呈节段性。穿刺间隙(主要因素)、药物容量、注药速度、导管位置和方向、患者体位等均会对麻醉平面的高低产生影响。此外患者情况，如老年、动脉硬化、妊娠、脱水、恶病质等患者，注药后麻醉范围较普通人广，故应减少药量。

三、手术室护理工作要点

手术室的护理工作主要包括器械护士(又称洗手护士)及巡回护士(又称辅助护士)的相关护理工作。

(一) 器械护士职责

1. **术前访视**　器械护士在术前1天访视患者，以了解患者的病情和需求，并根据手术的种类和范围准备所需手术器械及敷料等物品。

2. **手术前准备**　器械护士须在术前15～20分钟进行外科洗手、穿好无菌手术衣及戴好无菌手套，与巡回护士共同做好无菌器械台(器械车)的整理和准备，并检查器械等物品是否齐全完好，根据手术使用先后和手术的步骤，将各种物品分开放置以利于取拿方便，并协助医师助手做好皮肤消毒及铺手术单。

（1）无菌器械台（器械车）的整理和准备：无菌器械台要求简单、坚固、可推动和易于清洁，桌面四周有围栏，栏高3～4cm。分为大小两种，一般应依据手术的性质、范围选择器械桌的大小。无菌器械台的准备由器械护士和巡回护士共同完成。①术日晨准备清洁、干燥、平整的器械车，并将手术器械包和敷料包放置于器械车中央，检查无菌包名称、灭菌日期和包外化学指示物，包装是否完整、干燥，有无破损。②打开无菌包及无菌物品。

方法一：打开无菌包外层包布后，器械护士进行外科手消毒，由巡回护士用无菌持物钳打开内层无菌单，顺序为先打开近侧，检查包内灭菌化学指示物合格后再走到对侧打开对侧，无菌器械台的铺巾保证4～6层，四周无菌单垂于车缘下30cm以上，并保证无菌单下缘在回风口以上。协助器械护士穿无菌手术衣、戴无菌手套。再由巡回护士与器械护士一对一打开无菌敷料、无菌物品，按照器械使用的先后顺序进行分类，依次摆放于器械台上（图1-4-18）。

方法二：打开无菌包外层包布后，器械护士用无菌持物钳打开内层无菌单（同方法一巡回护士打开方法），并自行使用无菌持物钳将无菌物品打至无菌器械台内，再将无菌器械台置于无人走动的位置后进行外科手消毒，巡回护士协助器械护士穿无菌手术衣，无接触式戴无菌手套。

③ 铺置无菌器械台注意事项：

A. 器械护士穿无菌手术衣、戴无菌手套后，方可进行器械台整理。未穿手术衣及未戴无菌手套者，手不得跨越无菌区及接触无菌台内的一切物品。

B. 铺置好的无菌器械台原则上不应进行覆盖。

C. 无菌器械台的台面为无菌区，无菌单应下垂台缘下30cm以上，手术器械、物品不可超出台缘。

D. 保持无菌器械台及手术区整洁、干燥。无菌巾如果浸湿，应及时更换或重新加盖无菌单。

E. 移动无菌器械台时，器械护士不能接触台缘平面以下区域。巡回护士不可触及下垂的手术布单。

F. 洁净手术室建议使用一次性无菌敷料，防止污染洁净系统。

G. 无菌包的规格、尺寸应遵循《医疗机构消毒技术规范》（WS/T 367—2012）C.1.4.5的规定。

（2）手术区铺单法：手术区皮肤消毒后，由器械护士和第一助手铺无菌手术布单，除显露手术切

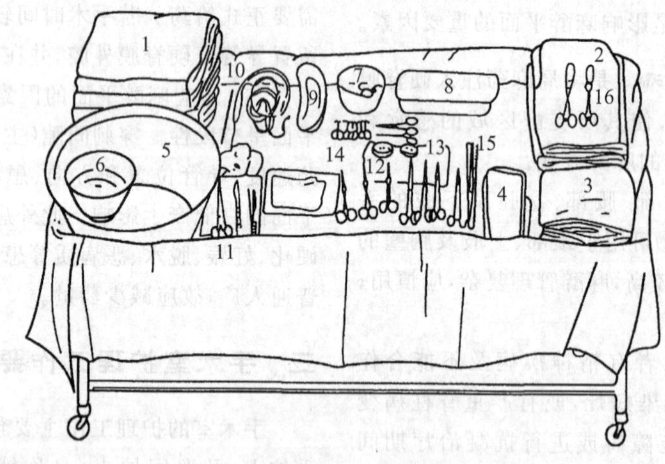

图1-4-18 无菌桌无菌物品的摆放

1—手术衣；2—手术单；3—手术巾；4—纱垫纱布；5—大盆；6—生理盐水碗；7—酒精碗；8—标本盘；9—弯盘；10—吸引管及橡皮管；11—手术刀、剪、镊子；12—针盒（内置各式缝针、盒盖内置线轴）；13—针持及线剪；14—布巾钳；15—平镊及大号血管钳；16—皮肤灭菌拭子

口所必需的最小皮肤区域外，其余部位均需予以遮盖，以避免和减少术中污染。铺单的原则是除手术区外，手术区周围要求有4～6层无菌布单遮盖，外周最少2层。以腹部手术为例，一般铺三重巾/单。

1）铺无菌巾：又称切口巾，即用4块无菌巾遮盖切口周围。①器械护士立于无菌桌边，把无菌巾折边1/3，第一、二、三块无菌巾的折边朝向第一助手，第四块巾的折边朝向器械护士自己，按顺序传递给第一助手。②第一助手接过折边的无菌巾，分别铺于切口下方、上方及对侧，最后铺自身侧。每块巾的内侧缘距切口线3cm以内，已铺好的无菌巾若需少许调适，只允许自内向外移动。③手术巾的四个交角处分别用布巾钳夹住。现临床多用无菌塑

料薄膜粘贴，皮肤切开后薄膜仍黏附在伤口边缘，可防止皮肤上残存的细菌进入伤口。铺完无菌巾后，第一助手应再次消毒手臂并穿无菌手术衣，戴无菌手套后再铺其他无菌单。

2) 铺手术中单：将两块无菌中单分别铺于切口的上、下方，铺巾者需注意避免自己的手或手指触及未消毒的物品。

3) 铺手术洞单：将有孔洞的剖腹大单正对切口，短端向头部、长端向下肢，先向上方再向下方分别展开，展开时手卷在剖腹单里面，以免污染。要求短端盖住麻醉架，长端盖住器械托盘，两侧和足端应垂下超过手术台边 30cm。已铺下的无菌单只能由手术区向外拉，不可向内移动。

3. **清点、核对手术用物** 与巡回护士一起分别于术前、术中关闭体腔前后和缝合切口前后清点各种器械、敷料、缝针、拉钩等的数目，并做好记录。若术中需用添加的器械等用物，或有纱布剪开等情况，亦需反复核对记录清晰。手术完毕后二人还应清点一次，以防止将敷料等遗留在手术区内从而导致严重后果。

4. **正确传递用物** 在手术进行过程中，器械护士应按照手术常规及手术中的具体情况，主动、迅速、准确地向手术医师传递器械、纱布、缝针等手术用品。传递时应注意：①以器械柄端轻击术者伸出的手掌，并注意手术刀的刀锋朝上(放于弯盘中传递)；②不可在手术人员背面或头顶上传递手术用品；③传递弯止血钳及剪刀之类的器械，应将弯曲部朝上；④传递弯针时，应以持针器夹住弯针的中后 1/3 交界处；⑤传递缝线时，应事先将其穿好，并将线头拉出 6～9cm，防止线脱出。

5. **保持器械及用物的整洁** 在手术过程中，器械护士应保持器械托盘及器械桌的整洁干燥和无菌物品的无菌状态。器械用毕后应及时取回擦净；随时整理器械及用物，将其摆放整齐；及时清理缝线残端，防止带入创腔；吸引器头每次使用后需用生理盐水清洗，以免血液凝固导致管腔堵塞；暂时不用的器械可放在器械桌的一角上；用于不洁部位(如肠道)的器械，要与其他用物分开放置，以防止污染扩散。

6. **留取标本组织** 保留好手术中所采集的各种标本，妥善放于器械桌一角上，按要求及时送检。

7. **包扎和固定** 手术完毕后，协助手术医师处理并包扎伤口，固定好安放的各种引流管等。

8. **配合抢救** 器械护士在手术过程中应密切注意手术的进展，如发现患者出现大出血、心搏骤停等意外情况时，应沉着、冷静，及时与巡回护士联系，备好抢救物品，并积极配合手术医师对患者进行抢救。

9. **整理用物** 术后按分类要求处理手术器械及其他用物，并协助巡回护士整理手术间。

(二) 巡回护士职责

1. **术前准备** 检查并确保手术间内各种药品及物品是否齐全，电源、吸引及供氧装置是否安全有效，并调试好手术中所需的特殊仪器如电钻、电凝器等，调整好适宜的温度、湿度及手术光线，创造最好的手术环境。

2. **接待患者** 按手术通知单仔细核对患者的床号、姓名、年龄、性别、住院号、手术名称及部位、术前用药以及患者从病区所带的病历、X 线片和药品等。检查患者术前皮肤准备以及个人卫生情况，其饰品、义齿及其他贵重物品是否取下。建立静脉通路并输液，确认患者的血型及交叉配血情况，做好输血准备。

3. **安置体位** 按照麻醉及手术要求，利用体位垫、固定带等物品协助麻醉医师安置患者体位并注意看护，必要时可用约束带，防止其发生坠床意外。安置体位以最大限度保证患者的舒适及安全，充分暴露手术野、避免不必要的裸露，不影响呼吸循环，不过分牵拉肌肉骨骼和神经、避免压疮等为原则。如果须使用高频电刀时，宜将电极板放平整，且与患者肌肉丰富部位全面接触防止灼伤。主要的手术体位包括以下几种。

(1) 仰卧位：是最常见的手术体位。

1) 水平仰卧位：患者仰卧于手术床上，头部垫软枕，使用中单将两臂固定于体侧，使其掌面向下，膝下放一软枕并在膝部上方或下方 5cm 处用较宽的固定带固定，足跟部用软垫保护。适用于胸、腹部及下肢等部位的手术。

2) 颈过伸仰卧位：将手术床上部抬高 10°～20°，双肩下垫一肩垫，抬高肩部 20°，且将头板放下 60°～70°，从而使颈部处于过伸位。颈后垫一软枕，并将头部两侧用沙袋进行固定，其余同“水平仰卧位”。适用于颈部手术。

3) 上肢外展仰卧位：患侧上肢外展，至于托手架上，不超过 90°，其余同“水平仰卧位”。适用于上肢乳房手术。

(2) 侧卧位

1) 一般侧卧位：使患者90°侧卧，头、侧胸部垫软枕；分别在胸背部两侧垫一长沙袋，置于中单下固定；双手伸直并固定于托手架上，束臂带固定双上肢；位于上面的腿弯曲90°，下面的腿伸直，两腿间垫一软枕并用固定带固定髋部及膝部。适用于肺、食管、侧胸壁等部位手术。

2) 肾手术侧卧位：患侧肾区对准手术台腰桥，使腰部平直舒展，用约束带固定大腿上1/3，铺无菌巾后，升高腰桥，使腰部尽可能抬高，以充分暴露肾区手术野。适用于肾及输尿管中上段手术。

3) 脑科侧卧位：患者侧卧90°，头下垫头圈或置于头架上，下耳郭置于圈中防止受压，上耳孔塞棉花球，以防进水。侧胸部垫软垫，束臂带固定双上肢于托手架上；背部、髋部、耻骨联合部用宽约束带固定肩部、髋部或用挡板固定身体；下腿屈曲、上腿伸直，以放松腹部；两腿间垫软枕。适用于颞部、颅后窝、枕大孔区等手术。

(3) 俯卧位：患者俯卧于手术床上，头偏向一侧或使用头架；双手臂稍屈曲置于头旁；将软枕垫于胸部、髋部，使患者腹肌放松；膝部用约束带固定；足背下垫小枕以防足背过伸。一般适用于脊柱、颅后窝、背部及骶尾部手术等。

(4) 膀胱截石位：患者仰卧，臀部齐手术床缘，下垫方枕；两腿套上袜套并将其放置于两侧腿架上，双腿高度以患者腘窝自然屈曲下垂为准；腘窝部垫一软枕并用约束带固定。主要适用于会阴部、尿道以及肛门部手术。

(5) 半坐卧位：将患者手术床头端摇高75°，尾端摇低45°，两腿半屈，整个手术床后仰15°，将头及躯干靠在摇高的手术床头，双臂固定于身体两侧。适用于鼻咽部的手术。

4. 协助进行手术准备 帮助手术人员穿手术衣，安排各类人员及时就位，安置好体位后，应暴露手术区并协助第一助手进行手术区域皮肤的消毒。调整好无影灯的位置并接好电刀、电凝及吸引器等。手术区皮肤消毒需注意以下几点。

(1) 皮肤消毒一般由第一助手完成，所以其手臂消毒后可暂不穿上手术衣，应等消毒、铺巾后，再次洗手后再穿无菌手术衣及戴无菌手套。

(2) 手术区域皮肤消毒规范：①涂擦消毒剂时应由手术区中心部向四周涂擦，如腹部手术时应以切口为中心，向四周涂擦。若为肛门及会阴部手术或感染伤口的消毒，则应从手术区的外周擦起，逐渐涂向肛门、会阴部及污染伤口处。②已接触污染部位的纱球不可再擦清洁处。③手术区域皮肤消毒的范围要包括手术切口周围15～20cm的范围。④若手术有扩大切口的可能则要适当扩大消毒的范围。

5. 清点、核对物品 见器械护士职责。

6. 手术中配合 ①手术进行时，注意密切观察手术的进展，及时供给、补充所需的器械及物品等，并做好记录；②协助麻醉师进行患者的病情观察；③保持输液、输血通畅；④负责与外界联络；⑤充分做好紧急情况等的抢救准备；⑥术中用过的输血袋、各种药物、安瓿应保留在指定的位置，手术结束后予以处理；⑦认真填写手术护理记录单。

7. 监督手术人员的无菌操作并及时纠正 在手术过程中，虽然器械和物品都已灭菌、消毒，手术人员已洗手、消毒、穿戴无菌手术衣和手套，手术区已消毒和铺盖无菌布单，为手术提供了一个无菌操作环境，但是在手术中，如果没有一定的规章来保持这种无菌环境，则已经灭菌和消毒的物品或手术区域仍会受到污染，引起伤口感染从而导致手术失败，甚至影响患者的生命。这条需要由所有参加手术的人员必须认真执行的规章，即称无菌操作原则。手术中的无菌操作是预防切口感染及保证患者人身安全的最重要保障，故在手术时，所有参加手术的人员都应该充分认识到其重要性，并严格执行无菌操作。巡回护士发现未遵守无菌操作者，应给予指出并指导其纠正。手术中所应遵守的无菌操作原则为：

(1) 明确无菌观念及无菌区域：①所有手术人员均应树立起无菌观念，洗手后手臂不准再接触未消毒的物品；②手术人员穿好无菌手术衣及戴好无菌手套后，肩部以下、腰部以上的身体前区(至腋前线)、双手、双臂为个人无菌空间；③手术台及器械车铺设无菌单后，台面范围为无菌区；④所有手术人员的手肘应内收，并靠近身体；⑤手术台边缘以下的布单均为有菌，凡下坠超过床缘的手术器械等一概不可取回再次使用，所有参加手术人员均不得扶持无菌桌的边缘或接触桌缘以下的布单，不能接触背部、腰部以下和肩部以上部位；⑥如发生污染需立即更换或重新消毒。

(2) 保持无菌物品的无菌状态：①手术中的所有物品均应严格灭菌，若发现灭菌包潮湿、破损等应视其为有菌，不可再用；②手术时手术人员的手套、前臂或肘部若破损或接触到污染的物品，应及时更换无菌手套、手术衣或加套无菌袖套；③若手术用物(如无菌巾、布单等)疑有污染、破损、潮湿应立即更换；④巡回护士取用无菌敷料等物品时，应使用无菌持物钳，保持身体与无菌区域存在一定的距离；⑤一份无菌物品只能用于一位患者，即使打开后未用也不能留给其他患者使用，需重新包装灭菌后才能使用。

(3) 保护手术切口：①做皮肤切口以及缝合皮肤之前，需用70%乙醇或0.1%苯扎溴铵再涂擦消毒皮肤一次；②切开皮肤前可先粘贴无菌塑料薄膜，再经薄膜切开皮肤，以保护切口；③手术时切开皮肤及皮下脂肪层后，切口边缘应以无菌纱布垫或手术巾遮盖，并使用巾钳或缝线固定，仅显露手术切口；④凡已与皮肤接触的手术刀片及器械不可再次使用；⑤若手术中途因故暂停时，应用无菌巾遮盖手术切口。

(4) 正确传递器械以及调换位置：①手术医师需用器械及敷料时，器械护士应从器械台正面方向传递，不可从手术人员的头顶或背后传递器械及手术用品；②手术时，若同侧手术人员需调换位置时，应先退后一步，随即转过身来背对背地移至另一位置，以防止污染。

(5) 沾染手术的隔离技术：进行胃肠道、呼吸道、宫颈等可能被污染的手术时，在切开空腔脏器之前应先用纱布垫保护周围组织，一旦有内容物外流，应及时吸除。被污染的器械物品应放在一个专放污染器械的盘内，避免与其他器械接触。已被污染的缝针及持针器应在等渗盐水中刷洗。完成沾染步骤后，凡接触污染物的手术人员均应更换无菌手套或使用灭菌水冲洗。

(6) 减少空气污染：①手术进行过程中应关闭门窗，尽量减少人员走动。②手术过程中不应使用风扇，空调风口避免吹向手术台。③人员应保持安静，忌高声说话、谈笑，避免咳嗽、打喷嚏，不得已时应将头转向非无菌区；在请他人擦汗时，头应转向一侧。④参观手术者不宜超过2人，不能过于靠近手术人员及站得过高，更不可在室内乱走动。

8. **术后整理**　协助手术医师包扎伤口及妥善固定各种引流管，并注意患者保暖；向护送人员交齐患者随身携带的各种物品，护送患者回病房，与病区护士进行交接。整理手术间，进行常规的清扫及消毒，补充手术间的各种备用药品及物品等。

第4节　术后护理

患者自手术结束后，进入复苏室或监护室，再由复苏室或监护室回到病房直到出院或随访的阶段称为手术后期。手术后期是连接手术以及术后患者康复之间的桥梁，手术后期的护理对于帮助患者尽快恢复正常的生理功能、减少术后不适及并发症具有十分重要的意义。

手术后期的护理要点包括了术后的心理护理、常规护理、并发症的护理以及患者的健康教育。另外，需强调的是各科手术还有其特殊的护理要点。

一、手术后患者的心理护理

对于患者来说，手术无论大小，在术后患者均有一定程度的解脱感，但随着术后出现如恶心、呕吐、腹胀、呃逆等不适及目睹各种引流管时，患者均会再次产生紧张、恐惧及焦虑等心理；另外，对于手术使患者失去某一器官从而使其身体意象发生变化的状况，如截肢、乳房切除手术及结肠造瘘等手术，患者可能会出现情绪失落、失望、沉默寡言等悲观的情绪，有的患者甚至会出现轻生的念头。因此，手术后患者的心理护理至关重要。

手术对于不同的患者有着不同的意义，所以护理人员应能认识到这些差异并为患者及家属提供相关的心理支持。一般来说，患者所需的心理支持与其年龄、受教育水平和职业等社会背景以及手术的种类有关，所以应具体情况具体解决。相比正常恢复的患者，术后有并发症者需要更多的心理支持，故护理人员应给予其更多的关注，注意耐心倾听患者所关心的各种问题，并给予相应的阐述。

二、一般常规护理

(一) 护送并接收患者

1. **复苏室内的监护**　手术结束后，麻醉终止，但是患者受麻醉的生理影响并没有消除，在此期间，患者的呼吸及循环功能仍然处于不稳定的状态，故麻醉恢复室的监测工作十分重要。一般手术后，除有意识障碍的患者需带气管插管回病房外，一般应等患者意识恢复、拔除导管后送回病房。此期的监护及管理工作可在麻醉复苏室完成。某些术后情况危急者则直接送入ICU监护。

手术结束后患者的常规监护包括：①了解患者的一般情况、年龄、麻醉方法、手术方式、术中是否平稳、出血量、尿量等，并检查和记录患者的生命体征，观察伤口敷料及引流管，做好急救准备。②评判患者苏醒进程，可采用Steward苏醒评分法(表1-4-5)评定患者苏醒进展。

表 1-4-5　Steward 苏醒评分法

指　　标	2分	1分	0分
清醒程度	完全苏醒	对刺激有反应	对刺激无反应
呼吸道通畅程度	可按医师吩咐咳嗽	不用支持可以维持呼吸道通畅	呼吸道需要予以支持
肢体活动度	肢体能有意识活动	肢体无意识活动	肢体无活动

以上评分若>4 分,则可拔除气管内插管,离开麻醉恢复室。

未用评分时,若达到以下标准,即可拔除气管内导管并送回病房:①意识及肌力恢复:神志清醒,回答问题正确,可根据指令完成睁眼、握手、张口等动作,上肢可持续抬高 10 秒以上。②自主呼吸平稳,能深呼吸及咳嗽,每分钟呼吸频率维持在 15 次左右,血氧饱和度达到 95%以上。③吞咽、呛咳反射恢复。④血压及脉搏稳定半小时以上,心电图无严重的心律失常和心肌缺血改变。⑤血气分析正常、无血容量不足等表现。

2. **患者的转送**　体位对麻醉后患者的循环影响很大,尤其是在血容量不足时。所以在转运前应补足外周血容量;轻柔、缓慢地搬动患者;注意保护静脉、动脉、气管内各种管道的妥善固定,防止脱出;有呕吐可能的患者将其头侧倾;对全身麻醉未清醒状态的患者,应在人工呼吸状态下转送;一般患者可在自主呼吸空气状态下转送;心脏手术、大手术、危重患者,则应在吸氧状态,并严密循环、呼吸监测下进行转送。

3. **接收患者**　病房护理人员在患者返回病房之前,须铺好麻醉床,并在麻醉床边常规准备温度计、心电监护仪、手电筒、粘膏、固定引流管的别针以及用来盛患者术后呕吐物的弯盘等,专科手术患者还需做特殊准备。另外,还需做好急救设备及药品的准备。

患者返回病房时,病房护理人员应与麻醉师及手术室护理人员做好患者的交接,协助搬运患者。搬运时必须注意动作轻柔、平稳,切忌压迫患者的手术部位,并注意保护好患者输液的肢体以及各引流管、尿管等,随即遵医嘱为患者安置心电监护、吸氧、做好各种引流管的妥善固定等,并正确连接各引流装置,调节负压。

(二) 体位　交接好患者后,根据患者的全身情况、手术部位和方式、麻醉方法以及疾病的性质等选择卧位,使患者感到舒适或便于活动:①全身麻醉未清醒时患者应平卧,头偏向一侧,使口腔内的呕吐物及分泌物易于流出,避免吸入气管导致窒息等并发症,清醒后再调整体位。②蛛网膜下腔阻滞的患者,术后应去枕平卧 6~8 小时,以防脑脊液外漏导致头痛的发生,其后再根据需要调整体位。③硬脊膜外腔阻滞的患者,术后一般应平卧 6 小时后再根据具体情况安置体位。④颅脑手术后,无休克及昏迷的患者可采取 15°~30°头高脚低位,以减轻脑水肿的发生。⑤休克患者可取下肢抬高 15°~20°,头部和躯干抬高 20°~30°的中凹卧位。⑥颈、胸部手术后患者多采用高半坐卧位,有利于呼吸和有效的引流。⑦腹部手术后,患者多采取低半坐卧位,可减少腹壁的张力,以防伤口裂开。⑧脊柱、臀部手术后,患者多采用俯卧位。⑨腹腔内有感染的患者,在病情允许的情况下,应尽早改为半坐位或头高脚低位,有利于炎性渗出物聚集于盆腔,减少感染的扩散,预防膈下脓肿的发生,一旦在盆腔形成残余脓肿,手术引流也较为方便。

(三) 病情监测　对接受较大手术、病情危重的患者,应每 15~30 分钟测量一次体温、呼吸、脉搏、血压、瞳孔大小以及患者神志等,病情稳定后改为每 1~2 小时测定一次,并做好观察和记录。对于一般的中小型手术的患者,手术当日应每小时测量其生命体征并做好记录,监测 6~8 小时或至生命体征稳定后,可改为每 4 小时观察一次,并做好记录。对患者的监测主要包括以下方面:

1. **呼吸系统**　观察患者呼吸的频率、深度和节律,并注意是否有呼吸道梗阻、呼吸功能不全的表现。

2. **循环系统**　观察并监测患者的血压、脉压、脉搏以及皮肤黏膜的颜色和温度等;注意观察患者肢体有无肿胀,测量肢体远端的脉搏,并与健侧进行强弱度对比;必要时监测患者 24 小时出入量。

3. **泌尿系统**　应监测患者尿量、性状及颜色等,并注意有无尿潴留的发生。一般情况下,大部分患者术后 6 小时均能自行排尿,若发现没有自行排尿者,则应询问患者是否有尿意,同时应检查膀胱是否处于充盈状态。

术后排尿困难多发生于肛门直肠和盆腔手术后的患者,主要是由于切口疼痛反射性引起膀胱括约肌痉挛;全身麻醉或脊髓内麻醉后也可引起排尿困难，是排尿反射受到抑制的结果。少数患者由于不习惯于卧床排尿，下腹膨胀有排尿感，但无法排出。病情允许时，可协助患者改变姿势(侧卧或立位)后排尿，也可于膀胱区进行理疗、热敷和按摩，以促进排尿。还可使用卡巴胆碱，每次肌内注射0.25mg。一般措施无效时，应在无菌操作下予以导尿，并留置尿管2～3天后拔除。

4. **消化系统** 术后应评估患者胃肠蠕动的恢复情况，听诊有无肠鸣音，且询问患者是否有肛门排气；并注意监测患者有无胃肠功能紊乱的现象，如恶心、呕吐、呃逆、腹胀、便秘及腹泻等。

(1) 腹胀的护理：术后早期的腹胀常是由于胃肠道蠕动受限制，肠腔内有大量积气无法排出所致。严重的胃肠胀气可压迫膈肌，使肺的膨胀受到影响，压迫下腔静脉使下肢血液回流受阻，增加了深静脉血栓形成的机会。同时，胃肠胀气也使胃肠道本身的吻合口局部张力增大，对愈合有一定的影响。但随着患者胃肠功能的恢复及肛门排气，腹胀可明显缓解。若术后数日患者仍无肛门排气，且腹胀明显，应给予及时处理，包括采取持续胃肠减压、肛管排气或高渗溶液灌肠等，并应注意患者是否存在腹膜炎或其他原因所致的肠麻痹等，经非手术治疗无法改善时，须做好再次手术的准备。

(2) 呃逆的护理：术后患者发生呃逆可能是由于神经中枢或膈肌直接受刺激所致。若其发生在术后的早期，可给予压迫眶上缘，并抽吸胃内的积气、积液等；若术后患者发生顽固性的呃逆，应予以重视，以警惕是否存在膈下积液、感染的可能，并做超声检查以明确病因。

5. **体温的变化** 一般手术后患者均会有发热。由于机体对手术创伤的反应，术后患者的体温可略升高，变化幅度在0.5～1℃，一般不会超过38℃，此称为外科手术热，一般于术后1～2日内逐渐恢复正常。若患者术后24小时内的体温过高(>39℃)，常为低血压及输血反应等导致，对于术后3～6天发生的发热或体温降至正常后发生的再度发热，则要警惕感染发生的可能。

一般术后24小时内，应每4小时测量一次体温，以后可根据患者病情而改变测量的间隔时间。对于发热的患者，除应用药物及物理降温等方法以外，还应结合病史进行血、尿常规，胸透、血培养等检查，以明确原因并采取针对性治疗措施。

(四) 疼痛护理 手术后因麻醉作用的消失，切口即开始疼痛，24小时内达到高峰，2～3天后可逐渐减轻。疼痛的程度与手术的大小、部位、损伤程度、切口类型和患者的耐受程度等因素有关。凡增加切口张力的动作，如咳嗽、翻身等均可加剧疼痛。剧烈的疼痛不仅影响患者正常的休息，而且影响各器官的正常生理功能，不利于疾病的恢复，甚至可能诱发一些并发症的发生。例如，为了减少切口的疼痛，腹部手术后的患者常不敢深呼吸及咳嗽，使肺的膨胀受到影响，增加了肺部并发症的机会；会阴和肛门部的手术后疼痛较为剧烈，可导致患者排尿困难。所以术后尽可能减轻患者的疼痛非常重要，其护理要点包括：

1. **评估疼痛程度** ①口述疼痛分级法：根据此方法可将疼痛分为无疼痛、轻微疼痛、中等度疼痛和剧烈疼痛，每级1分。②数字疼痛等级评分法：此种方法是利用0～10这11个数字描述疼痛的强度。0表示无痛，10代表无法忍受的最剧烈的疼痛，从0～10表示疼痛的加剧。③视觉模拟疼痛评分法：此种方法采用一条10cm长的直线或标尺，两端分别为0和10，0与10的意义同上，让患者根据自己的感受，在直线上标出自己的疼痛程度，再量出其到起点的距离，距离越远，表示疼痛程度越严重。

2. **提供缓解疼痛的方法** 对于术后疼痛的控制，通常包括药物治疗和其他方法，如适宜的体位、按摩、放松和转移注意力等方法，一般情况下，几种方法联合使用效果更好。

(1) 药物治疗：手术后，可遵医嘱给予患者口服镇静及镇痛类药物，如阿片类药物，必要时肌内注射哌替啶等药物，可有效缓解切口疼痛。一般情况下，阿片类镇痛药常规用于控制术后24～48小时内的剧烈疼痛，采用定时给药的方式通常要比按照患者需求给药更为有效，因为前者可保持较为恒定的血药浓度。护理人员应在给药前后分别对患者疼痛的类型、部位及强度进行评估。另外，还需密切监测患者的生命体征，尤其是对使用阿片类止痛药而出现的低血压或通气不足的患者。

(2) 患者自控镇痛(patient controlled analgesia, PCA)：一般在大、中手术后1～2天内，可持续使用患者自控镇痛泵进行止痛，尤其是对于经静脉或硬膜外置管的患者，患者自控镇痛泵止痛已成为最常用的且较好的止痛方法。PCA是指患者感觉疼痛时，可自主地通过计算机控制的微量泵按压按钮向体内注射由医师事先设定的药物剂量进行止痛。这种方法可以给患者带来更为持久的镇痛效果，同时也便于患者自己控制。由于每小时使用药物的最大剂量已事先在镇痛泵上做了设定，因此不必担心患者会出现用药过量的现象。一般情况下,PCA药物包括吗啡、哌替啶、芬太尼等。

(3) 减少可导致疼痛加剧的因素:安置患者于舒适的体位,指导患者在咳嗽及翻身时用手扶住切口部位,以防对伤口的张力性刺激。

(4) 指导患者使用适宜的非药物镇痛方法,如按摩、放松及听音乐等。

(5) 镇痛的同时配以心理护理。

(五) 切口护理 手术切口长期不愈合可导致术后许多并发症的发生,因此在术后需做好手术切口的护理工作,其护理要点包括:

1. 了解切口做好记录 了解手术切口愈合过程的相关知识,做好切口的观察和记录。

切口根据初期完全缝合的情况,可分为以下三类:①清洁切口(Ⅰ类切口):指Ⅰ期缝合的无菌切口,如开颅术、甲状腺大部切除术、骨科等手术的手术切口。②可能污染的切口(Ⅱ类切口):指手术时可能带有污染的Ⅰ期缝合切口,如胃大部切除术、结直肠手术等,还包括了不容易彻底灭菌部位的皮肤切口,伤后6小时内经过清创术缝合的伤口,新缝合的切口又再度切开者。③污染切口(Ⅲ类切口):指邻近感染区或组织直接暴露于感染物的切口,如阑尾穿孔并发阑尾脓肿的切口、肠梗阻坏死的手术切口等。

根据伤口愈合情况的不同,其愈合的等级也分为三种:①甲级:用"甲"表示,指愈合优良,无不良反应的初期愈合。②乙级:用"乙"表示,指愈合处有炎症反应,如红肿、硬结、血肿、积液、皮肤坏死及切口破裂等,但未化脓。③丙级:用"丙"表示,指切口已化脓,需要敞开或切开引流者。

临床医生应于术后严密观察切口愈合情况,并按上述的分类分级方法,记录切口类型和愈合级别,如甲状腺大部分切除术后切口愈合优良,记为"Ⅰ/甲";甲状腺次全切除术切口化脓,则为"Ⅰ/丙";胃大部切除术后切口有血肿、硬结等,记为"Ⅱ/乙";胃穿孔并发腹膜炎腹部切口愈合优良,则为"Ⅲ/甲"。

2. 观察切口 应及时观察切口有无渗血和渗液、周围有无发红等,注意及早发现切口感染及切口裂开等异常状况。

3. 保持切口清洁、干燥、无菌 在更换敷料时,应注意使用无菌生理盐水冲洗并包扎伤口,且在此过程中须严格遵守无菌操作原则。

4. 切口包扎适宜 观察包扎是否限制胸、腹部呼吸运动或肢端的血液循环,对烦躁及不合作患者,可适当地使用约束带,防止敷料脱落。

5. 切口拆线 切口愈合以及缝线拆除时间,可因患者的切口部位、局部血液的供应状况、患者的年龄以及全身营养状况而不同。一般情况下:①头、面及颈部手术切口可在术后4~5日拆线。②下腹部和会阴部的手术切口可在术后6~7日拆线。③胸部、上腹部、背部及臀部手术切口可在术后7~9日进行拆线。④四肢手术切口可在术后10~12日拆线。⑤对于腹腔压力大,且营养不良而导致伤口不易愈合者采用减张缝线时,可于术后14日拆除。对于青少年患者,可适当缩短拆线时间;而对于近关节的手术切口,以及年老体弱、营养不良及糖尿病患者的手术切口则可适当地延长拆线时间,必要时可采用间隔拆线法。

6. 感染切口的处理 切口一旦发生感染,应及时拆除缝线,敞开伤口充分引流。更换敷料时,要仔细清除异物和坏死组织,脓性分泌物应作需氧菌和厌氧菌的培养及药敏试验,以便能准确地选用有效抗生素。若感染逐渐控制,肉芽组织迅速生长,可争取二期缝合,以缩短病程。

(六) 引流管的护理 手术后因治疗的不同需求,术中可能在患者切口、体腔以及空腔脏器内放置各种类型的引流物,如胃管、T形管、胸腹腔的引流管以及尿管等。无论何种引流管,其护理要点包括以下方面:

1. 标记并固定引流管 对于留置多根引流管者,应区分各个引流管的部位及作用,做好标记并妥善固定,防止滑入体腔及脱出。

2. 保持引流通畅 经常检查引流管道,以防扭曲、压迫或阻塞引流管,如有阻塞可用挤压或冲洗的方法解除,冲洗时应特别注意无菌以及压力的大小。

3. 严密观察 每天观察并记录引流液的量、色及性状的变化,判断有无出血、感染或其他并发症的发生。

4. 应维持引流装置的无菌状态 根据引流物的性状,2~3天更换一次引流袋,且引流管和引流袋的位置须低于引流口,以防止逆流。

5. 拔管 掌握各种引流管的拔管指征和拔管方法。一般情况下,各引流管的拔管时机为:①切口胶片引流可在术后1~2天拔除。②烟卷引流可在术后3天拔除。③对于预防性引流渗血的腹腔引流物，如果引流量甚少，可于术后1～2天拔除。④胃肠减压管可在胃肠功能恢复、肛门排气后拔除。其他引流物则应视具体情况选择拔除时间。

(七) 饮食护理 手术后，患者饮食的恢复需根据具体情况而定。

1. 非腹腔手术 局麻手术以及小手术后，无特殊不适者在术后即可按需进食。蛛网膜下腔及硬膜外腔麻醉的患者，若无恶心、呕吐发生，6小时后即可饮水或进少量流质饮食，以后酌情可给予半流质或普食。全身麻醉术后患者宜在次日进食。

2. 腹腔手术 腹腔较大的手术，特别是食管和胃肠道手术后，进食的时间和饮食的种类取决于病变性质和手术方式。由于手术创伤的影响、麻醉和镇痛药物的作用，术后短时间内患者食欲有所减退。另外，腹部手术后胃肠道蠕动功能的恢复需要24～48小时。一般情况下，须在术后禁食禁饮2～3天，待胃肠蠕动功能恢复、肛门排气及腹胀消失后，开始进少量流质饮食，以后逐渐改为半流质至全量普食，一般是术后5～6天进食半流质，7～9天过渡到软食，直到术后10～12天开始进食普食。应尽量选择高蛋白和富含维生素C的食物，避免选用牛奶、薯类等产气食物。

术后禁食或饮食摄入不足期间，需静脉补充水、电解质、维生素等；对失血、失液较多者应加强监测，并记录其出入量；对禁食时间较长以及不能进食者，可考虑应用胃肠外营养；对贫血、营养不良者可适当给予输血或血浆输入。

(八) 活动及休息的护理 手术后，一方面应注意保持病室的安静，减少对患者的干扰，以保证患者良好的休息。另一方面应在患者病情稳定后鼓励其早期活动，以促进机体各部位功能的早期恢复，有助于增加肺活量，从而减少肺不张及肺炎的发生；还可改善全身血液循环，从而促进伤口及早愈合，同时可减少静脉血栓的形成和减少尿潴留的发生。一般情况下，患者术后的活动包括术后早期的卧床活动及下床活动：

1. 术后早期卧床活动 术后在麻醉解除后，患者即可在床上进行适当的活动，包括在床上进行深呼吸、翻身、有效咳嗽以及四肢的主动和被动屈伸活动等。例如，术后当天即应指导患者进行深呼吸，每小时至少10次，以促进肺扩张和换气。

2. 术后早期下床活动 术后应协助患者争取在短期内起床活动，大部分患者可在术后24～48小时试行下床活动。在此之前，应向患者解释清楚早期下床活动的重要性，并督促其逐渐增加离床活动的次数、时间和范围等。每次活动时应注意安置好患者身上的各种管道，并密切监测患者活动时的反应，以免出现意外。

另外，如患者身体十分虚弱或者病情非常危重，如休克、开胸、开颅术后，以及一些要求限制活动的状况下，如下肢植皮术后以及门静脉高压分流术后的患者，早期应限制活动。

三、术后并发症的护理

(一) 术后出血

1. 发生原因 术中止血不彻底或创面渗血未完全控制，术后结扎线脱落、原先痉挛的小动脉断端舒张、凝血功能障碍等，都是造成术后出血的原因。常见于术后24～48小时内。

2. 临床表现 术后出血可发生在手术切口、空腔脏器及体腔内。覆盖切口的敷料被血渗湿时，提示手术切口出血。体腔手术后的出血位置隐蔽，如腹部手术后腹腔内出血，早期的临床表现往往不明显，只有通过密切的临床观察，必要时进行腹腔穿刺，才能明确诊断。胸腔手术后，若胸腔引流量持续超过每小时100mL，就提示有内出血。严重出血者可导致低血容量性休克，患者表现为烦躁不安、脉率持续增快、面色苍白、四肢湿冷、血压下降、尿量减少等，甚至出现意识障碍、昏迷等。

3. 护理要点 ①严密观察病情变化，护理人员须通过观察患者的生命体征、中心静脉压、每小时尿量、伤口敷料以及引流液等状况，进行综合分析和判断，一旦发现异常，应及时与医生联系。②若出血量少时，一般经过更换敷料、升压包扎伤口以及全身使用止血药物即可止血。③若出现大量出血时，应立即给予患者平卧位、吸氧，并遵医嘱增大输液速度、应用止血药物，做好输血和再次手术的准备，必要时手术止血。

(二) 切口感染及裂开

1. 切口感染

(1) 发生原因：导致切口感染的原因除细菌入侵外，还受切口内积血、积液、无效腔以及异物残留的影响。另外，引流物放置不当、组织损伤严重或局部组织血供差、全身抵抗力低下、合并有贫血、糖尿病等均可导致术后切口的感染。常发生于术后3～

5天。

(2) 临床表现：切口感染患者常自述切口疼痛加剧或减轻后又有所加剧，切口局部红、肿、发热，脓肿形成后可有波动感。另外，还伴有体温升高、寒战、脉率加速以及白细胞计数增高等全身的表现。

(3) 护理要点：①手术时，督促手术医师严格执行无菌操作原则并细致谨慎地做好器械、敷料等的核对工作，防止残留无效腔、血肿或异物。②术后应给予患者营养支持，遵医嘱适当使用抗生素，以增加患者抗感染的能力。③若已发生感染，早期可采用局部理疗或热敷的方法，并同时使用有效抗生素，以促进炎症的吸收和消散。④一旦发现脓肿形成，应立即拆除部分缝线，用血管钳撑开并敞开伤口，清理切口后可放置凡士林纱条进行引流，并加强换药，从而促进伤口二期愈合。

2. **切口裂开**

(1) 发生原因：切口裂开是指手术切口处的组织分离，多见于腹部及肢体邻近关节部位。多发生于术后7天。与下列因素有关：①全身因素，营养不良使组织愈合能力差。在糖尿病、尿毒症、黄疸、脓毒症、低蛋白血症、癌症、肥胖、接受糖皮质激素或应用免疫抑制剂治疗的患者以及老年患者中常见。②局部因素，切口缝合技术有缺点，如缝线打结过松、组织对合不全等；腹腔内压力突然增高，如剧烈咳嗽及打喷嚏，或严重腹胀；伤口感染、积血、积液及经伤口放置引流管使伤口愈合不良等。

(2) 临床表现：切口裂开分为两种状况：①完全裂开，表现为患者感觉切口突然裂开，有浅红色液体从切口中流出或可听到切口缝线的崩裂声，随之肠管脱出。②部分裂开，表现为只有皮肤及皮下组织的裂开，可见伤口敷料渗血。

(3) 护理要点：①对于年老体弱、营养不良等预计术后可能出现伤口愈合不良的患者，须在术前加强营养支持。②腹部手术患者，在缝合伤口时，应加用全层腹壁减张缝合，且术后采用腹带升压包扎伤口并延长拆线时间。③术后应避免和及时处理引起腹内压增高的因素。④若手术切口位于肢体或关节活动处，拆线后应避免动作幅度过大。⑤切口裂开时，须立即用生理盐水浸湿的无菌敷料覆盖伤口，并立即通知医师，积极准备手术修补用物，需根据切口裂开的程度进行治疗，如果裂开面积较广泛时，则需进行手术再次缝合伤口。⑥若发生内脏脱出，须立即进行手术治疗。⑦心理支持：向患者解释发生这种状况的原因，并告知患者会给予及时的处理，以减轻患者的恐惧心理。

(三) 呼吸系统并发症 术后常见的呼吸系统并发症有肺炎和肺不张。

1. **发生原因** 老年人、胸腹部的大手术、长期吸烟史，已存在的急、慢性呼吸道感染者均是导致术后出现肺部并发症的危险因素。另外，术后患者切口疼痛、呼吸运动受限、咳嗽反射减弱、呼吸道分泌物积聚以及排出不畅等均可造成术后肺部并发症的发生。

2. **临床表现** 肺炎患者表现为：体温明显升高、脉搏和呼吸加快、寒战、咳嗽咳痰、呼吸困难、胸痛、呼吸啰音或喘鸣、白细胞计数以及中性粒细胞比例增加等。肺不张是指由于肺通气不足以及肺部分泌物的滞留而导致肺组织不完全扩张或塌陷，患者表现为呼吸困难、患侧呼吸音减弱、焦虑、烦躁不安、发绀、颈部气管可能向患侧偏移等，胸部X线检查可示典型的肺不张征象。

3. **护理要点**

(1) 术前应指导患者锻炼深呼吸，吸烟者于术前2周停止吸烟，另外，对于术前已存在急慢性呼吸道感染者，应合理应用抗生素有效控制感染。

(2) 术后应避免限制呼吸运动的固定，并注意评估患者生命体征、呼吸运动的状况。

(3) 术后抬高床头，协助患者每隔1～2小时更换体位一次，以保证胸腔能够充分扩张，增加双肺通气量。

(4) 术后卧床时，应鼓励并指导患者做深呼吸运动，即进行腹式呼吸练习，帮助患者多翻身、拍背，以促进气道内分泌物的及时排出，从而预防气道阻塞的发生。

(5) 指导患者进行有效咳嗽及咳痰训练：用双手扶托住伤口，或使用枕头或毯子支撑伤口，在深吸气后用力咳痰，并作间断深呼吸，嘱患者咳嗽时用纸巾遮挡口部，并注意洗手。

(6) 对于痰液黏稠不易咳出者，应经口或进行肠外补液以保持患者摄入足够的水分，可将抗生素或糜蛋白酶等经超声雾化吸入，从而有助于稀释气道分泌物，以利于痰液咳出。

(7) 一旦发生肺炎，应遵医嘱给予抗生素、祛痰药、退热及止痛药物控制炎症。

(8) 持续的伤口疼痛经常是患者进行有效通气和尽早下床活动的最大障碍，因而应给予患者合适剂量的止痛药物，有效控制疼痛，减少其负面刺激。

(四) 泌尿系统感染

1. **发生原因** 术后发生泌尿系统感染最基本

的原因是尿潴留，另外，长期留置导尿管及反复多次导尿亦可引起尿路感染的发生。泌尿系统感染常从膀胱的炎症开始，上行可引起肾炎和肾盂肾炎。导尿本身的刺激，也可引起尿道和尿道球腺的感染。

2. 临床表现　①急性膀胱炎：患者表现为尿频、尿急和尿痛，或伴有排尿困难，一般情况下不伴有全身表现，尿液检查时可发现红细胞及炎症细胞。②急性肾盂肾炎：多见于女性，可表现为畏寒、发热以及肾区疼痛。实验室检查可见血中白细胞计数增加，中段尿检时可发现大量白细胞和细菌。尿液培养大多数是革兰阴性的肠源性细菌。

3. 护理要点　①术后应指导患者自主排尿，以防止尿潴留的发生。②一旦发生尿潴留，应及早给予处理，如尿潴留量超过500mL时，应留置导尿管做持续引流，并严格执行无菌技术操作。③嘱患者多饮水或遵医嘱经静脉补充液体，从而维持充分的尿量(每日大于1 500mL)，以促进排尿的通畅。④根据尿培养和药物敏感试验的结果选择有效的抗生素进行治疗。

（五）深静脉血栓(DVT)形成

1. 发生原因　血流淤滞、血液高凝状态及静脉壁的损伤是血栓形成的三大因素，深静脉血栓是由于深静脉炎症而导致血凝块形成，常见于术后患者的下肢。发生率与种族相关，是西方国家常见的手术后并发症，发病率高达30%～50%，我国发病率仅为2.6%。下肢深静脉血栓形成后，早期可引起急性肺栓塞，后期可并发下肢深静脉功能不全，后果均十分严重，应该多加重视。深静脉血栓形成通常是由多种因素共同作用的结果，如术后腹胀、长时间制动、卧床等引起下腔及髂静脉回流受阻、血流缓慢；手术、外伤、反复穿刺置管或输注高渗性液体、刺激性药物等致血管壁和血管内膜损伤；手术导致组织破坏、癌细胞的分解及体液大量丢失致血液凝集性增加等都可引发深静脉血栓。

2. 临床表现　开始时多为小腿深静脉血栓形成，患者自感小腿腓肠肌部位轻度疼痛和压痛，随后可出现凹陷性水肿，沿静脉走向有触痛，并可扪及条索状变硬的静脉，腓肠肌挤压试验及足背屈曲试验呈阳性。部分患者可向上蔓延累及髂股静脉，表现为下肢肿胀、皮肤发白，伴有浅静脉曲张、腘窝或股管部位有压痛。严重者下肢深、浅静脉广泛受累，表现为股青肿。如并发感染，可出现畏寒、发热、心率加快和白细胞计数增高。

3. 护理要点　DVT患者的护理关键在于防止血栓脱落形成栓子，并随着血液循环进入心脏、脑、肺等重要组织器官，同时还要防止其他血栓的形成，并支持患者自身的生理性溶栓机制。护理措施主要包括如下：

(1) 术后补充足够的水分以减轻血液浓缩、降低血液黏度。

(2) 术后卧床患者应抬高下肢，穿弹力袜，同时鼓励患者早期下床活动，多做双下肢屈曲的活动，以促进下肢静脉回流。

(3) 避免膝下垫枕，防止压迫静脉，阻碍血液循环或造成血液淤滞。

(4) 对于血液处于高凝状态的患者，应在术前预防性地给予小剂量阿司匹林或复方丹参片口服，或在术后给予抗凝剂，如遵医嘱给予肝素皮下注射以减少血栓形成，并监测患者的凝血时间。

(5) 对于发生血栓性静脉炎者，应立即停止患肢的静脉输液，抬高患肢并制动，局部用50%的硫酸镁湿敷。

(6) 若患者已有深静脉血栓形成，注意不要揉搓或按摩有深静脉血栓的区域，以防血栓脱落而引起栓塞，并遵医嘱静脉输入低分子右旋糖酐和复方丹参溶液等，从而降低血液黏滞度。

(7) 注意评估患者是否出现血栓栓塞的体征，如红、肿、疼痛、静脉走向处皮温升高、肢端水肿或疼痛，一旦发生应及时向医师汇报并配合处理。一般血栓形成3日内，遵医嘱使用溶栓剂(首选尿激酶)及抗凝剂(肝素、华法林)进行治疗。

（六）各种麻醉导致的并发症

1. 全身麻醉的并发症

(1) 恶心、呕吐及误吸：麻醉前准备不充分、胃扩张、上消化道出血等都可能发生呕吐和误吸，此时患者意识消失、吞咽和咳嗽反射丧失、贲门松弛，严重者可导致窒息。

护理要点：①术前须完善术前准备：成人择期手术前常规禁食12小时、禁饮4小时以保证胃部排空，避免术中发生胃内容物反流、呕吐或误吸。②麻醉后，麻醉未清醒者取平卧位，头偏向一侧，麻醉清醒后，无禁忌者可取斜坡卧位。③一旦患者发生呕吐，立即清理口腔等处的呕吐物，以免因口腔内残留物造成误吸。④向患者及家属解释出现这种现象的原因，嘱患者放松情绪，以减轻紧张感。⑤对呕吐频繁者，除保持胃肠减压通畅外，必要时按医嘱给予甲氧氯普胺10mg经静脉或肌内注射，多数能缓解。

(2) 呼吸道梗阻：上呼吸道梗阻的原因常为机械性梗阻，如麻醉后患者的下颌肌肉松弛引起的舌后坠、口腔分泌物或异物、手术牵拉或刺激引起喉头水肿等。不全梗阻表现为呼吸困难并有鼾声，完全梗阻者有鼻翼翕动和三凹征，虽有强烈的呼吸动作而无气体交换；下呼吸道梗阻的原因包括气管导管折断、导管斜面过长使其贴于气管壁、分泌物或呕吐物误吸后阻塞气管及支气管等。梗阻不严重者除肺部闻及啰音外，可无明显症状；梗阻严重者可呈现呼吸困难、潮气量降低、气道阻力高、缺氧发绀、心率增快和血压降低，如处理不及时可危及患者生命。

护理要点：① 密切观察患者有无舌后坠(图 1-4-19)、口腔内分泌物、发绀或呼吸困难征象，一旦发生呼吸道梗阻症状，立即向医师报告并配合处理。②对舌后坠者应将头后仰、托起下颌(图 1-4-20)，并置入口咽或鼻咽通气道(图 1-4-21，图 1-4-22)，同时清除咽喉部的分泌物及异物，即可解除梗阻。③及时清除呼吸道分泌物和异物，解除梗阻。④对轻度喉头水肿者，可遵医嘱经静脉注射糖皮质激素或雾化吸入肾上腺素；对重症者，应配合医师立即行气管内插管或气管切开并给予护理。⑤避免患者因变换体位而引起气管导管扭折。

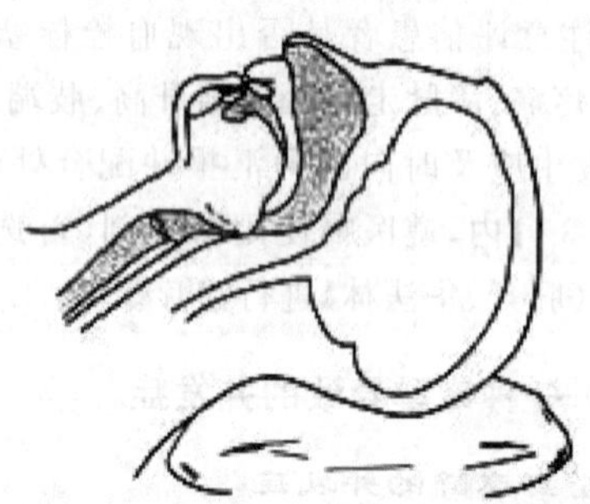
图 1-4-19 舌后坠引起呼吸道梗阻

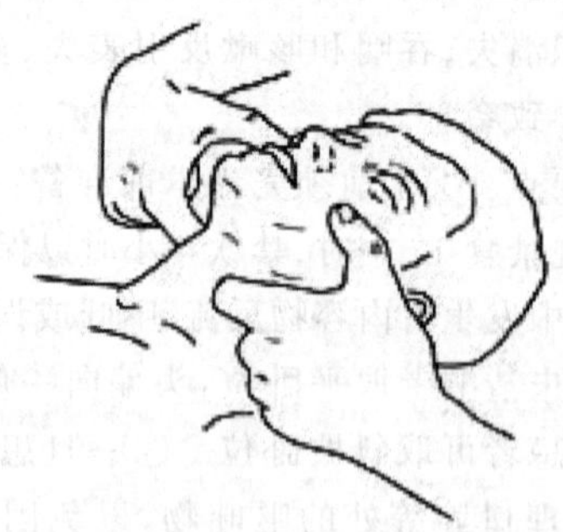
图 1-4-20 托下颌方法

(3) 坠积性肺炎：全身麻醉术后，因呕吐物反流及误吸导致肺损伤、肺水肿及肺不张等，呼吸道梗阻使分泌物聚集，以及术后患者因伤口疼痛惧怕

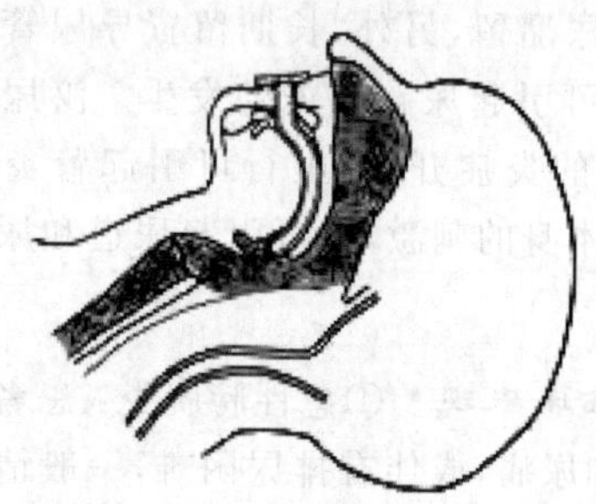
图 1-4-21 放置口咽通气道

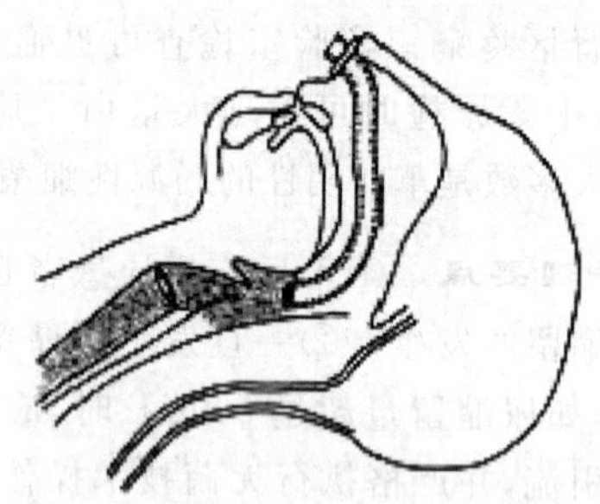
图 1-4-22 放置鼻咽通气道

咳嗽等致气道分泌物积聚均是坠积性肺炎发生的主要原因。患者主要表现为发热、呼吸和脉搏增快，甚至出现气急、呼吸困难，肺部听诊可闻及湿性啰音，血常规检查可见白细胞计数增加、中性粒细胞比例增高等。

护理要点：①保持呼吸道通畅：预防窒息和呼吸道梗阻的发生。②稀释痰液和促进排痰：可采用雾化吸入疗法等以稀释痰液，并协助其翻身拍背、指导正确咳嗽咳痰以及应用吸痰等方法促进患者排痰。③一旦发生坠积性肺炎，应遵医嘱及时给予抗生素控制感染，同时给予吸氧、全身支持治疗并加强胸部理疗等。

(4) 低氧血症：其诊断标准为吸空气时，$SpO_2 < 90\%$、$PaO_2 < 60mmHg$ 或吸纯氧时 $PaO_2 < 90mmHg$。患者在麻醉期间或麻醉后，由于气道不畅、麻醉药物对中枢的抑制或呼吸器官本身的病变等，可引起通气不足导致低氧血症。患者可出现呼吸急促、发绀、躁动不安、心动过速、心律失常、血压升高等临床表现。

护理要点：①密切观察患者呼吸状况，包括呼吸频率、节律、深度等，以及呼吸急促、发绀、心律不齐等低氧血症的征象。②若患者出现低氧血症，应给予有效吸氧，必要时配合医师行机械通气治疗和护理。

(5) 麻醉药过敏：某些麻醉药物可引起过敏反应，所以在术前应对部分麻醉药品常规做皮肤过敏试验。患者一旦发生麻醉药过敏，应配合医师做相应的处理。

(6) 低血压：当麻醉患者的收缩压下降超过基础值的30%或绝对值＜80mmHg时，即为低血压，应及时处理。麻醉过深导致血管扩张、术中脏器牵拉引起迷走神经反射、大出血以及术中长时间血容量补充不足或不及时等均可造成血压降低。长时间低血压可致心、脑等其他重要脏器的低灌注，患者表现为少尿或代谢性酸中毒，严重者可出现器官灌注不足体征，如心肌缺血、中枢神经功能障碍等。

护理要点：①密切观察患者血压、意识、尿量等，注意有无血容量不足的表现。②保证有效的输液通路，调整输液、输血速度，快速补充血容量。③若患者血压骤降，经快速输血、输液仍不能纠正时，应及时按医嘱应用血管收缩药和其他升压药，以维持血压。

(7) 高血压：是全身麻醉中最常见的并发症。除原发性高血压患者外，多与麻醉浅、镇痛药用量不足以及手术刺激引起的强烈应激反应有关。

护理要点：①对麻醉前已存在高血压的患者，完善其麻醉前准备并有效控制血压。②加强对患者血压的监测，舒张压高于100mmHg或收缩压高于基础值的30%，都应根据原因进行适当处理，注意避免发生高血压危象。③对由麻醉过浅、镇痛药用量不足导致的高血压，可根据手术刺激程度调整麻醉深度和镇痛剂的剂量。④对于顽固性高血压者，应遵医嘱给予相应降压药物。

(8) 心律失常和心搏骤停：窦性心动过速与高血压同时出现时，常为浅麻醉的表现，应适当加深麻醉；低血容量、贫血及缺氧可引起心率增快；手术内脏牵拉或心眼反射可刺激迷走神经反射引起心动过缓，严重者还可出现心搏骤停，此为全身麻醉中最严重的意外情况。

护理要点：①监测心律变化：注意患者有无窦性心动过速、心率加快、心动过缓、心搏骤停等心律失常表现，一旦发现异常，应立即报告医师并配合救治。②针对原因预防：因麻醉过浅引起的窦性心动过速可通过适当调整麻醉深度得以缓解；由低血容量、贫血及缺氧引起的心率增快，应遵医嘱补充血容量、输血和吸氧等。③对发生心搏骤停者，应给予心脏按压、气管插管、人工呼吸和氧气吸入、强心药与升压药、头部降温以及应用降低颅内压药物等措施。

2. 椎管内麻醉的并发症　包括麻醉期间的并发症和麻醉后的并发症。

(1) 麻醉期间的并发症

1) 血压下降或心率减慢：腰麻可使交感神经部分阻滞，周围血管扩张，回心血量减少导致血压下降，其发生率和严重程度与麻醉平面密切相关；因交感神经阻滞平面高，使迷走神经相对亢进，心率可减慢。

护理要点：①对麻醉前已有高血压病史者，应完善其术前准备，并尽可能有效控制血压。②术中注意密切观察患者的血压和心率变化，注意有无低血压和心动过缓出现。③一旦发生低血压，应给予快速静脉输液以补充血容量并调整麻醉深度。④必要时遵医嘱给予麻黄碱静脉注射以提升血压，对心动过缓者可应用阿托品。

2) 呼吸抑制：常见于胸段脊神经阻滞者，主要为腰麻平面过高使呼吸肌麻痹所致，患者常感到胸闷气促、吸气无力、胸式呼吸减弱、发绀等。

护理要点：①密切观察患者的呼吸等生命体征的变化，注意有无呼吸抑制的表现。②尽早吸氧或行面罩辅助呼吸，保证通气量足够。③若麻醉平面过高导致全脊髓麻醉时，患者则出现呼吸停止，须立即行气管内插管和人工呼吸，同时进行循环系统支持，以避免出现心搏骤停。

3) 恶心、呕吐：可能为麻醉平面过高引起低血压致中枢性呕吐、迷走神经功能亢进或手术中牵拉内脏而引起。

护理要点：①麻醉全过程中密切观察患者有无呕吐现象。②麻醉前应用阿托品以降低迷走神经兴奋性。③若为麻醉平面过高引起，可给予吸氧或升高血压。④若为牵拉内脏引起，则应减轻操作，必要时加以内脏神经阻滞。⑤一旦发生呕吐，应积极寻找原因，并消除其原因，必要时遵医嘱给予止吐药物。

4) 全脊髓麻醉：是硬膜外腔阻滞最危险的并发症。发生原因为穿刺或插管时刺破了硬脊膜和蛛网膜，局麻药直接注入蛛网膜下腔而导致全脊髓神经麻醉。表现为注药后短时间内即出现进行性呼吸困难，继而出现呼吸停止、血压下降等威胁生命的情况。

护理要点：①严格按照操作规程进行硬膜外腔麻醉，穿刺时仔细谨慎，穿刺导管置入硬膜外时抽不出脑脊液为正常，此时应按实验剂量给药，确定未注入蛛网膜下腔后再继续给药。②注意加强监测：一旦出现全脊髓麻醉征象，应立即停止穿刺或插管，并积极配合医师进行处理，包括行面罩升压给氧、加快输液速度、遵医嘱给予升压药物等。

5) 局麻药毒性反应：是在进行硬膜外腔阻滞时，因局麻药用量过大或误注入血管内，丰富的静脉丛很快吸收局麻药物而发生的一系列局麻药毒性反应。表现为：嗜睡、眩晕、定向障碍等，严重时可出现意识不清、血压下降、心率减慢，甚至发生心搏骤停和呼吸停止而死亡。

护理要点：①注药之前必须回抽，确定无血液时方可注药。②限制麻醉药物用量或小剂量分次注射。③密切监测生命体征变化，一旦出现毒性反应征象者，立即报告医师并配合处理，包括：立即停止注药，给予吸氧；躁动不安者可给予地西泮0.1mg/kg静脉注射；抽搐或惊厥者，可给予硫喷妥钠1～2mg/kg静脉注射；如惊厥反复发作者，可在行气管插管及机械辅助呼吸的条件下，给予短效肌松药琥珀胆碱1mg/kg静脉注射；对出现低血压者，可遵医嘱给予升压药物及输血、输液等措施维持患者血压；对心率缓慢者，给予阿托品缓慢静脉注射；一旦出现呼吸、心搏骤停，立即行心肺脑复苏术。

(2) 麻醉后的并发症

1) 麻醉后头痛：以腰麻后疼痛明显，常见于麻醉后2～7天，年轻女性患者常见。因硬脊膜和蛛网膜的血供较差，穿刺孔不能及时愈合，脑脊液漏出导致颅内压下降、脑血管扩张而引起。特点为：抬头或坐立时加剧，平卧后减轻；以枕、额部疼痛为明显，并伴有恶心呕吐等，头痛的发生与穿刺针的粗细和穿刺次数有关，穿刺针较粗或反复穿刺者头痛的发生率较高。

护理要点：①穿刺时选择细针并减少反复穿刺的机会。②腰麻术后常规去枕平卧6～8小时，可以预防腰麻后头痛的发生。③对于已发生头痛者，轻者平卧休息即可缓解，重者遵医嘱可于硬膜外腔注射生理盐水或5%葡萄糖液。

2) 尿潴留：多见于老年男性患者。发生原因为支配膀胱的 S_2、S_3、S_4 副交感神经纤维细且对局麻药较敏感，被阻滞后恢复较晚，导致膀胱逼尿肌松弛而不能排尿；以及下腹部、肛门会阴部手术后切口疼痛或患者不习惯卧床排尿等所致。

护理要点：①向患者及家属解释出现尿潴留的原因，教会患者床上排尿。②促进患者排尿：嘱患者一有尿意应立即排尿；也可给予热敷、针灸或肌内注射副交感神经兴奋剂卡巴胆碱治疗。③必要时给予留置导尿。

3) 脊神经根或脊髓损伤：主要因穿刺针直接或因导管质硬而损伤神经根或脊髓。

护理要点：①应选择质地较软的导管，且在穿刺时细致谨慎。②加强观察，一旦出现神经损伤征象，立即配合医师及时处理，一般为对症治疗。

4) 硬膜外血肿：因硬膜外阻滞时，穿刺针或导管损伤血管导致，严重者血肿压迫脊髓可导致截瘫。凝血机制障碍或应用抗凝药物的患者易发生硬膜外血肿。

护理要点：①完善术前准备，对有禁忌证的患者不行硬膜外阻滞。②注意观察患者有无肌无力、截瘫等表现，一旦发现，应及时报告医师并配合处理，一般争取在血肿形成后8小时内施行椎板切开减压术，如果超过24小时，则难以恢复。

5) 硬膜外脓肿：主要因操作过程中无菌操作不严格或穿刺针经过被感染的组织，导致硬膜外腔受到感染而发生。主要表现为脊髓及其神经受压迫的症状，如放射性疼痛等，并伴有感染征象。

护理要点：①严格执行无菌操作，并避免从感染部位穿刺。②注意观察患者有无硬膜外脓肿征象，一旦发生应立即配合医师进行处理，一般应用大剂量抗生素，及早行椎板切开引流。

3. 局部麻醉的并发症

(1) 局麻药毒性反应：多由一次注入超量的局麻药或直接注入血管，使血内浓度明显增高引起；也可能由于患者耐受性差或局麻药液内未加用肾上腺素，麻醉药物吸收过快而导致。

护理要点：①限制局麻药物用量，并防止局麻药误注入血管内。②注意观察毒性反应征象，一旦发生，积极处理。

(2) 变态反应：多见于酯类局麻药过敏，表现为在使用少量的局麻药后即出现皮肤瘙痒、荨麻疹、血管神经性水肿、喉头水肿、支气管痉挛、低血压、呼吸困难和休克等。

护理要点：①了解患者过敏史，选用不过敏的局麻药物。②注意观察并积极处理过敏反应。

健康指导

针对患者及家属的术后健康教育包括预防感染、手术切口的评估和护理、饮食治疗、药物治疗及活动等方面的知识宣教。

1. 手术切口护理 指导患者及家属在切口局部拆线后，可用无菌纱布覆盖1～2天，以便保护局部皮肤。若带有开放性伤口出院的患者，应向患者及家属详细讲解并演示如何进行伤口护理，而后患者或家属再进行回示，并向患者及家属重点介绍正确的洗手对于预防伤口感染的重要性。

2. 饮食护理 告知患者进食高蛋白、高热量及富含维生素C的饮食将有助于伤口尽早愈合。遵医嘱服用维生素C、铁剂以及多种维生素的药物，促进伤口愈合和红细胞生成。还应鼓励年老或体质虚弱的患者在两餐间补充饮食，直到伤口完全愈合。

3. **用药护理** 应指导患者遵医嘱按时按量服用药物，对使用止痛药物的患者，应指导其特别注意药物剂量和用药频率，并告知若此药不能控制疼痛或疼痛加剧时，应立即报告医师。

4. **活动护理** 护理人员须指导患者逐渐增加活动量，保证术后适量的运动和休息，并避免增加手术切口处及其周围组织的张力。指导患者根据手术的类型、患者的职业及其日常活动量来决定能否爬楼梯、恢复工作、开车以及进行其他日常活动等。

5. **随访** 应指导患者遵医嘱进行随访，一般手术的患者应于术后1～3个月门诊随访一次，使医师对其伤口愈合和康复状况进行评估。另外，嘱患者有紧急情况时应随时就诊。

（臧小英　韩莹洁）

第5章 营养支持患者的护理

第1节 概 述

机体良好的营养状态，是维护生命活动的重要保证。任何营养不良，都可影响组织、器官功能，进一步恶化可致器官衰竭。机体的营养状态与患病率及死亡率是密切相关的。临床上大型手术后、各种肿瘤及不少危重病症患者都存在不同程度的营养不良，如果不采取积极措施予以纠正，往往很难救治成功。营养支持治疗是20世纪临床医学中的重大发展之一，已经成为危重患者治疗中不可缺少的重要组成部分。中国医学会肠外肠内营养学分会(Chinese Society for Parenteral and Enteral Nutrition，CSPEN)指南认为对患者进行营养风险筛查、营养评估及干预是营养支持管理的流程。

一、营养风险筛查

CSPEN指南认为“营养风险(nutritional risk)”指现有的或潜在的与营养有关的因素导致患者不利临床结局的风险。营养风险筛查是对患者判断是否存在营养不良，从而进行必要的营养评估。CSPEN推荐NRS 2002作为住院患者营养风险筛查的工具(表1-5-1)。

表1-5-1 NRS 2002营养风险筛查表

疾病评分	评1分：□ 髋骨骨折 □ 一般肿瘤 □ 肝硬化 □ COPD □ 糖尿病 □ 慢性疾病急性发作或有并发症者 □ 血液透析 评2分：□ 腹部大手术 □ 血液恶性肿瘤 □ 脑卒中 □ 重度肺炎 评3分：□ 颅脑损伤 □ 骨髓移植 □ ICU患者(APACHE评分＞10分)
营养状态评分	BMI ______ (kg/m^2) 评1分：3个月内体重下降＞5%，或一周内进食量减少25%～50% 评2分：2个月内体重下降＞5%，或一周内进食量减少50%～75%，或BMI 18.5～20.5 评3分：1个月内体重下降＞5%，或一周内进食量减少75%以上，或BMI小于18.5 评3分：严重胸腹水、水肿得不到准确BMI时，用白蛋白代替(＜30g/L)
年龄评分	□ 年龄≥70岁(1分) □ 年龄≤70岁(0分)
营养风险总评分	疾病评分( )＋营养状态评分( )＋年龄评分( )＝( )分

NRS 2002评分≥3分者，为具有营养风险，应根据患者的临床情况，制订基于个体化的营养计划；对NRS 2002评分＜3分者，在其住院期间每周筛查1次。

二、营养评估

经过营养风险筛查后，对于有营养风险≥3分患者，还要进行营养评估(nutritional assessment)，即结合病史、体格检查、实验室检查、人体测量、人体组成分析等多项指标来综合判断。目前，国际上推荐使用的综合营养评估工具主要包括主观综合评定法(Subjective Global Assessment，SGA)和微型营养评定法(Mini Nutritional Assessment，MNA)。SGA主要用于住院患者的营养评估；MNA主要用于社区老人的营养评估(表1-5-2)。

表 1-5-2　SGA 营养评定表

指　　标	A 营养良好	B 可疑或中度营养不良	C 重度营养不良
近期体重变化	无/升高	减少了 5%以下	减少了 5%以上
饮食改变	无	减少	不进食/低热量流食
胃肠道症状	无/食欲减退	轻微恶心、呕吐	严重恶心、呕吐
活动能力改变	无/减退	能下床活动	卧床
应激反应	无/低度	中度	高度
肌肉消耗	无	轻度	重度
三头肌皮折厚度(mm)	正常(>8)	轻度减少(6.5～8)	重度减少(<6.5)
踝部水肿	无	轻度	重度

三、营养不良

(一) 营养不良概念　营养不良是指蛋白质和能量的供给不足以满足或维持机体正常生理功能的需要,使人体免疫力和创伤愈合能力下降。能量与蛋白质缺乏常同时存在,但有时以一种缺乏为主,严重时在临床上呈现两种综合征,而轻度时则难以区分。

恶性营养不良(低蛋白血症型或急性内脏蛋白消耗型,kwashiorkor):常见于创伤和感染或蛋白摄入明显不足等急性情况时。如患有不能进食的急性疾病或遭受了严重创伤或大手术,此时人体的测量指标仍正常,但血浆白蛋白值明显下降和淋巴计数下降,患者会出现水肿及伤口愈合延迟。若不采用有效的营养支持,即使使用抗生素,由于免疫力低下,也易死于革兰阴性菌败血症或真菌感染。

干瘦或单纯饥饿(marasmus):主要是指能量缺乏,常见于慢性疾病或饥饿。表现为脂肪和肌肉消耗。患者瘦骨伶仃,但免疫力、伤口愈合能力较好。

混合型(marasmic and kwashiorkor):是指慢性能量缺乏与慢性或急性蛋白质缺乏的混合表现。见于慢性饥饿的患者发生急性疾病或严重创伤或手术。极易发生感染和伤口不愈合,死亡率高。

(二) 营养不良的判断

1. **病史**　患者处于慢性疾病的消耗期以及手术创伤、感染的应激状态或因各种原因致较长时间不能正常进食。

2. **体检**　包括人体测量、症状检查和实验室检查。

(1) 人体测量

1) 身高或身长:主要用于判断儿童生长发育情况,看是否明显低于同龄人。

2) 体重:是营养评价中最简单、直接又极为重要的指标。测定时间是早晨空腹排便后穿短裤背心测量。理想体重(kg)=身高(cm)－105 或[身高(cm)－100]×0.9(男性)或 0.85(女性)。目前世界卫生组织(WHO)推荐用体重指数(body mass index,BMI)评定消瘦或肥胖,计算公式为 BMI=体重(kg)/身高的平方(m^2),WHO 推荐正常范围是 18.5～24.9,中国参考标准为 18.5～23.9。BMI 理想值是 22,统计显示 BMI 数值为 22 的人,死亡率最低,平均寿命最高,并且和性别无关。

3) 三头肌皮折厚度[triceps skin fold(thickness),TSF]:可间接判断体内脂肪量,是最常用的评价脂肪储备及消耗的良好指标。测量方法为在左上臂背侧中点上约 2cm 处,用手捏起皮折,用皮折厚度计的两接点距离捏指端 1cm 钳住皮肤,测量距离拇指 1cm 处的皮折根部厚度。测量的是皮下脂肪。正常参考值:正常男性为 11.3～13.7mm,女性为 14.9～18.1mm。临床意义:实测值占正常值 90%以上为正常,80%～90%为轻度营养不良,60%～80%为中度营养不良,低于 60%为重度营养不良。而超过标准值 120%以上则为肥胖。

(2) 症状检查:营养缺乏的临床症状分特异性和非特异性。根据患者的脸色、体重、精神状态可以对其营养状态有一个初步估计。然后详细检查头发、眼、唇、口腔和皮肤,可进一步确定何种营养素缺乏。例如,蛋白质营养不良时头发颜色灰暗,变细、干、脆。严重的蛋白质缺乏可引起四肢凹陷性水肿。

(3) 实验室检查

1) 内脏蛋白测定:对内脏蛋白血清浓度水平的测定是蛋白质营养状况评定中重要的方法之一。最常用的测定指标包括:血浆白蛋白、转铁蛋白、前白蛋白和转铁蛋白。①血浆白蛋白(ALB):正常值 35～45g/L,占血浆蛋白总浓度的 50%～65%。在营养不良时,低浓度的白蛋白水平并非由于肝合成蛋白质能力下降,而是体内提供合成白蛋白的基质缺乏,故白蛋白水平是判断营养不良的可靠指标。白蛋白更能反映慢性而非急性的蛋白缺乏。

②前白蛋白：具有结合甲状腺素的作用，正常值为0.18～0.45g/L。在肝合成后释放入血，为血浆蛋白的成分之一，在反映急性蛋白质缺乏时较白蛋白敏感。③转铁蛋白(TFN)：在肝合成，正常值为2.0～2.5g/L，是判断治疗效果的良好指标。

2）肌酐身高指数(creatinine height index，CHI)：是衡量肌蛋白质消耗的指标，计算方法：肌酐身高指数(%)＝24小时尿肌酐排出量/身高相应的中等体型的理想肌酐排出量，即为实际排出量占理想排出量的百分比。临床评价：肌酐身高指数＞90%为正常，80%～90%为轻度营养不良，60%～80%为中度营养不良，＜60%为重度营养不良。

3）氮平衡：是指通过测定摄入氮与排出氮来评价体内蛋白质合成和分解代谢状况。计算方法：氮平衡＝24小时摄入氮(g/d)－24小时排出氮(尿氮＋粪氮＋体表排出氮)(g/d)。当摄入氮大于排出氮时，称为正氮平衡，反之为负氮平衡。

4）免疫功能评定：蛋白质能量营养不良常伴有免疫功能下降，从而导致患者感染率及死亡率升高。常采用总淋巴细胞计数及迟发性超敏皮肤试验来测定。①淋巴细胞总数：可以反映机体免疫状态，计算方法：总淋巴细胞计数＝周围血白细胞计数×淋巴细胞%。总淋巴细胞计数大于2×10^9/L为正常，(1.2～2)$\times10^9$/L为轻度营养不良，(0.8～1.2)$\times10^9$/L为中度营养不良，小于0.8×10^9/L为重度营养不良。②迟发型皮肤超敏试验(DHST)：反映人体细胞免疫功能。方法：选择5种不同抗原，于前臂屈侧表面不同部位作皮内注射，24～48小时后测量接种处硬结直径，大于5mm为阳性，否则为阴性。营养不良者迟发型皮肤超敏反应低下。

第2节 肠内营养

肠内营养(enteral nutrition，EN)是指经胃肠道(经口、喂养管)提供维持人体代谢所需各种营养物质的营养支持方法。通过肠内营养可供应从自然食物中精化的各种要素氨基酸、单糖、电解质混合物，以达到无须消化液的消化而能直接或接近直接吸收的程度，供应较高能量和氨基酸入量，使患者达到正氮平衡，同时还可给予胃肠道适当的刺激避免因胃肠道长期废用而导致萎缩。

一、适应证与禁忌证

(一) 适应证

1. **肿瘤** 肿瘤患者在放疗、化疗后，消化道黏膜受损，腺体分泌抑制，出现吞咽困难，机体得不到足够的能量和氮源，且常伴有恶心、不能进食。

2. **进食障碍** 精神创伤、骨骼肌发生障碍者或昏迷者，正常进食受影响。

3. **消化吸收障碍** 慢性消耗性疾病患者出现消化吸收功能障碍时，一般的营养维持有困难，须给予肠内营养。

4. **肠道炎性疾病** 如克罗恩病，在治疗时，需使肠道处于休息状态，以减少对肠道的刺激。此时进行肠内营养，既不会刺激肠道，又避免出现各种营养不良。

5. **高分解代谢状态** 如严重创伤、感染、大手术、大面积烧伤患者。

(二) 禁忌证 麻痹性或机械性肠梗阻、消化道活动性出血、休克。慎用：腹腔或肠道感染、严重腹泻或吸收不良。

二、肠内营养常用制剂

肠内营养制剂，一般按其组成可分为四大类型：要素型、非要素型、组件式型、特殊配方型。

1. **要素制剂** 是单体物质(要素形式)，氨基酸(或蛋白质水解物)、葡萄糖、脂肪、矿物质和维生素的混合物，经胃肠道供给。要素制剂既能为人体提供必需的热能及营养素，又无需消化即可直接或接近直接吸收和利用。

2. **非要素制剂** 本类肠内制剂以整蛋白或蛋白质游离物为氮源，渗透压接近等渗(300～450mmol/L)，口感较好，适于口服，亦可管饲。具有使用方便，耐受性强的优点。适用于胃肠道功能较好的患者。

3. **组件式制剂** 亦称不完全制剂，是仅以某种或某类营养素为主的肠内营养制剂。它可对完全制剂进行补充或强化，以弥补完全制剂在适应个体差异方面欠缺灵活的不足。亦可采用两种或两种以上的组件制剂构成组件配方(modular formula)，以适合患者的特殊需要。组件制剂主要包括蛋白质组件、脂肪组件、糖类组件、维生素组件和矿物质组件。

4. **特殊配方制剂**

(1) 婴儿应用制剂：母乳是婴儿最佳的天然食物，婴儿应用的肠内营养制剂应仿照人乳设计，以确保婴儿正常的生长发育。

(2) 肝衰竭用制剂：使用此制剂目的在于减轻肝性脑病的症状，同时又可提供营养支持。

(3) 肾衰竭用制剂：使用肾功衰竭用制剂的目的在于重新利用体内分解的尿素氮以合成非必需氨基酸，这样既可减轻氮质血症又有助于合成体蛋白。

(4) 肺疾患专用制剂：肺疾患专用制剂的设计原则是脂肪含量较高，产热比例达41%～55%；糖类含量很低，产热比例降至27%～39%，以降低CO_2产生；蛋白质含量应足以维持机体组织并满足合成代谢需要；热量密度达到6.27kJ/mL(1.5kcal/mL)，用以限制液体摄入。

(5) 创伤用制剂：适用于大手术、烧伤、多发性创伤及脓毒症等高代谢患者。创伤与脓毒症患者，凡在术后无肠梗阻、无发生吸入性肺炎的危险以及胃蠕动可使喂养管进入十二指肠时，都可采用含高支链氨基酸的创伤用肠内营养。开始时宜以稀浓度与缓速输注，以后二者逐渐增加以期满足热量及蛋白质的需要。当可维持正氮平衡及创伤与脓毒症消退后，可开始喂养适当的完全肠内营养。

三、肠内营养的应用方法

(一) 肠内营养的给予途径 按照患者的情况和需要，一般分为口服、管喂入胃、直接注入小肠等三种方式。口服法从小剂量缓慢开始，以防高渗性腹泻、恶心，以及快速进食后发生腹胀，口服途径一般进食量不多，常作为补充营养用。为提供全部营养，可由胃管持续滴入，可以解决入量不足、味道不好、高渗性腹泻的问题。管喂入胃可有间歇推注、间歇滴入、连续点滴灌注、周期性连续灌注，选择何种方法要根据患者胃肠道的情况、耐受性以及患者的要求。对不能耐受管饲的患者应考虑行胃造瘘术，首选X线下或胃镜做胃造瘘(PEG)。患者行大手术治疗、术后需营养支持者可在手术中做空肠造瘘术。

(二) 肠内营养的输注方式 胃肠功能尚好的患者，可用口服方式补充肠内营养制剂。口服方法：每小时1次，每次50～100mL，每日12～16小时。不能经口摄入的可通过喂养管输入，一般可分次给予或连续输注。分次给予：适用于胃功能良好、胃内置管的患者。分次给予包括分次推注和分次输注，每次给予100～300mL。分次推注，每次10～20分钟完成；输注每次2～3小时完成，每次间隔2～3小时。连续输注：适用于胃肠功能较差或肠内置管的患者。

四、肠内营养的并发症

(一) 胃肠道并发症最常见

1. **恶心、呕吐** 可能的原因有营养液气味难闻、渗透压高、速度快、不能耐受乳糖、脂肪含量高等。

2. **腹泻** 常见的原因有：①全身情况的改变或乳糖酶的缺乏，影响人体肠道吸收能力。②细菌毒素、泻药、肠腔内胆酸和脂肪酸的改变。③肠道吸收和分泌功能的异常。处理：为避免腹泻的发生，应及时调整营养液的浓度、渗透压、温度，选用无乳糖的营养液，口服胰酶。

(二) 代谢性并发症 主要包括水、电解质、糖、维生素和蛋白质代谢的异常。如水分输入过多、脱水、高渗性非酮症糖尿病昏迷、肝功能异常。

(三) 感染

1. **吸入性肺炎** 营养支持时发生误吸，表现为突然出现呼吸急促、心率加快、泡沫样非脓性痰，X线示肺有浸润影。防止发生的措施：①营养支持时，患者处于半卧位。②定时检查胃潴留情况，必要时停止营养支持或减慢速度。③呼吸道有原发病时，可行空肠造瘘。吸入性肺炎的治疗方法：①发生时立即停止营养支持，并将胃内容物吸尽。②立即从气管内吸出营养液。③鼓励患者咳嗽，咳出营养液。④静脉输液和糖皮质激素消除肺水肿。⑤抗生素治疗肺感染。

2. **营养液及喂养管污染引起感染** 临床上常用鼻胃管行肠道内营养，插管时可能将咽部细菌带入胃内导致肠炎、腹泻。营养液和输送管道器械在配液时和更换管道时可能被污染，主要是操作不符合标准所致。另外，管道不及时清洗，配成的营养液暴露时间过长导致营养液被污染。有时，管道接头处可因营养液留存导致细菌污染，引起肠炎、腹泻。

(四) 机械方面并发症 与胃肠营养管的大小、质量和位置有关，具体并发症有：鼻咽喉部不适；鼻部糜烂和坏死；鼻中隔小脓肿；急性鼻窦炎、中耳炎、腮腺炎；喉部水肿引起声音嘶哑；颅脑外伤时插胃管引起颅内感染；由于管道的压迫、创伤和胃食管反流而形成食管炎、食管溃疡和气管食管瘘；长时间留置鼻胃管后，管道在胃内扭转，不易拔出；胃空肠造瘘时，引起腹膜、管道周围溢出胃肠液。

五、肠内营养护理要点

(一)正确留置鼻肠管 选用的营养管宜柔软,易弯曲,对胃酸不敏感,不易刺激鼻腔、咽喉,管道末端圆滑,可防止损伤胃肠道黏膜,并有多个侧孔,避免发生管道阻塞,能够满足肠内营养的需要。管长最好能置于幽门远端,若能插至小肠起始部最好,可避免肠内营养常见并发症胃潴留的发生,也不易发生因液体反流引起的呕吐和误吸,患者耐受性较好。

(二)妥善固定鼻肠管 经鼻置喂养管时,应将喂养管妥善固定于面颊部,防止滑脱移动,盘绕扭曲。输注肠内营养液期间每天应定时评估胃内残留量,每4小时回抽胃液,并估计胃内残留量,当残留量超过100～150mL时应暂停输注。每日输注前后,均以温开水或生理盐水冲洗管道,防止营养液残留堵塞管腔。保证营养液合适温度,一般调至38℃。夏季室温下直接输入,冬季用热水袋置于管周,以提高液体的温度,勤观察、巡视,调节合适滴速。随时观察患者变化,太快容易发生腹胀、腹泻、恶心、呕吐,太慢则不能按计划完成输液量。

(三)肠内营养的体位 根据患者病情、喂养管位置及营养液配方等,指导患者取合适的体位。伴有意识障碍、胃排空迟缓、经鼻胃管或胃造瘘管输注营养液的患者应取半卧位或床头抬高,以防营养液反流和误吸。有研究显示在不影响患者的情况下,床头抬高40°～60°可减少食物反流的情况,从而减少误吸并发症的发生。经鼻肠管或空肠造瘘管滴注者可取随意卧位。

(四)熟练掌握营养液输液方法

1. **营养液浓度** 目前临床常用的能全力具有浓度高、渗透压高的特点,因此在输注时应从低浓度开始,根据患者胃肠道适应情况逐步递增,以免因高浓度和高渗透压引起胃肠道不适、肠痉挛和腹胀、腹泻。

2. **输注量和速度** 一般从少量开始,每天250～500mL(8小时内不超500mL),速度一般为25～50mL/h,以后每1～24小时增加25mL,最大速度为100～125mL/h。一般用输液泵控制速度,均衡的输入可减少患者的不良反应。如出现腹痛、腹胀、恶心、呕吐,应及时减慢速度或停止输注。每次输注结束应用温开水或0.9%生理盐水冲洗管道以免造成堵塞。

3. **保持适宜温度** 输入营养液的温度应适中,过热容易造成胃肠道黏膜灼伤,过凉可刺激胃肠道,引起肠道痉挛、腹痛、腹泻。营养液温度以接近人体正常体温为宜,可用热水袋维持输液管温度在37℃左右。

4. **避免营养液污染变质** 营养液要现用现配,配制时要注意器具灭菌,操作人员清洗双手,执行无菌操作原则,避免营养液污染,减少相关并发症的发生。配制后的营养液在较凉快的室温下可保存6～8小时,每天应更换输液器、输液袋。

5. **病情观察** 加强巡视及时识别并排除输液故障,保证肠内营养计划按时完成。正确记录24小时进出量,观察患者有无口渴、皮肤黏膜弹性以及尿量的变化。注意观察和预防并发症的发生。

(五)定期复查 定期检查肝、肾功能及白蛋白的变化,准确留24小时尿测定氮平衡,以评价肠内营养效果,观察患者的血糖、血脂的变化。

(六)知识指导 对于健康知识缺乏患者,实施肠内营养之前,应详细解释肠内营养的意义、重要性及实施方法,说明置鼻肠管是实施早期肠内营养的重要保证,告知患者配合要点。胃、结肠、直肠手术后,小肠的运动和吸收功能最早恢复,提供肠内营养支持能增加热能和蛋白质的摄入,减少体重丢失量,纠正负氮平衡,减少围术期并发症发生,保护胃肠道黏膜,改善全身营养状况,促进胃肠功能恢复。应经常与患者沟通,了解肠内营养情况及心理生理反应,并给予心理支持。

(七)健康指导

1. 向患者说明营养不良对机体可能产生的危害,使患者了解胃肠内营养与普通饮食的区别,以及进行胃肠内营养支持的临床意义。

2. 鼓励患者尽早过渡到经口进食。使患者了解胃肠内营养支持对维持肠道结构与功能的意义,避免肠源性感染的发生。

3. 告知患者恢复至正常进食要逐步进行,避免营养失衡。

第3节 肠外营养

肠外营养(parenteral nutrition,PN)又称静脉营养,是通过周围静脉或中心静脉输入能量及各种营养素的一种营养支持方法,它与一般临床上常用的静脉补液有根本区别,静脉输液除供给液体外,只能供给一小部分热能和部分电解质，而胃肠外营养可以按照患者的需要输入患者所需的全部营养物质，包括热能、氨基酸、脂肪、各种维生素、电解质和微量元素。胃肠外营养不受患者食欲和消化功能的影响，在患者不能进食，没有消化酶的参与下，仍能使患者得到其所需的全部营养物质，是抢救重危患者的有效措施之一。

一、肠外营养应用

（一）支持方式　临床上胃肠外营养支持的方式分为两种，经中心静脉导管输入和经周围静脉输入。

（二）肠外营养的应用方法　可分为部分肠外营养(PPN)和全胃肠外营养(TPN)两种。

1．部分肠外营养(PPN)　又称低热量肠外营养，根据患者经肠营养不足的具体需要，经周围静脉补充水解蛋白、氨基酸、葡萄糖及电解质，需要时还可再经另一个周围静脉补充脂肪乳剂及维生素。由于此种方法只能提供部分营养素需要，一般常用于无严重低蛋白血症、基础营养状况尚可的患者。常用的营养液有复方氨基酸、5%～10%葡萄糖电解质和10%～20%的脂肪乳剂或单输等渗氨基酸。

2．全胃肠外营养(TPN)　可分葡萄糖系统和脂肪系统。葡萄糖系统属于标准中心静脉营养，是由中心静脉输入含一定浓度的氨基酸(4.75%)、葡萄糖(25%)、电解质、微量元素；脂肪系统是经周围静脉输入氨基酸、葡萄糖、电解质、微量元素和维生素，而由另一条静脉输入乳化脂肪。全营养混合液PN所供的营养素种类较多，从生理角度，将各种营养素在体外预先混合在3L塑料袋内(称全营养混合液，total nutrient admixture，TNA)，再经静脉滴注的方法最合理。

3．肠外营养的输入途径　现在由于全营养混合液(TNA)的渗透压不高，故经周围静脉(PVPN)输注并无困难。在代谢率中等度增加的患者，所需的能量及氮量不高、PN支持不超过2周者，可选择经周围静脉输注途径。对于需长期PN支持者，则以经中心静脉(CVPN)导管输入为宜。该导管常经颈内静脉或锁骨下静脉穿刺置入至上腔静脉。近年来，经周围静脉的中心静脉置管术(peripherally inserted central catheters，PICC)也得到了较为广泛的应用。

二、肠外营养的并发症

肠外营养并发症可分为技术性、代谢性及感染性三类。

（一）技术性并发症　这类并发症与中心静脉导管的放置或留置有关。包括穿刺致肺损伤，产生气胸；穿刺致血管损伤，产生血胸、纵隔血肿或皮下血肿；神经或胸导管损伤等。空气栓塞是最严重的并发症，一旦发生，后果严重，甚至导致死亡。

（二）代谢性并发症　从其发生原因可归纳为两方面：补充不足、糖代谢异常。

1．补充不足所致的并发症

(1)血电解质紊乱：在没有额外丢失的情况下，PN时每日约需补充K^+ 50mmol，Na^+ 40mmol，Ca^{2+}及Mg^{2+} 20～30mmol，磷10mmol。从合成代谢角度，机体特别需要K^+、Mg^{2+}及磷。由于病情而丢失电解质(如胃肠减压、肠瘘)，则应增加电解质的补充量。低钾血症及低磷血症在临床上很常见。此外，低钾、低氯血症可导致代谢性碱中毒，应予纠正。

(2)微量元素缺乏：较多见的是Zn^{2+}缺乏，易发生于高分解状态并伴明显腹泻者。临床表现有口周及肢体皮疹、皮肤皱痕及神经炎等。血Zn^{2+}浓度下降有诊断价值。长期PN还可能因Cu^{2+}缺乏而产生小细胞性贫血；铬缺乏可致难控制的高血糖发生。对病程长者，在PN液中常规加入微量元素注射液，可预防缺乏症的发生。

(3)必需脂肪酸缺乏(essential fatty acid deficiency，EFAD)：长期PN时若不补充脂肪乳剂，可发生必需脂肪酸缺乏症。临床表现有皮肤干燥、鳞状脱屑、脱发及伤口愈合迟缓等。只需每周补充脂肪乳剂一次，就可预防必需脂肪酸的缺乏。

2．糖代谢紊乱所致的并发症

(1)低血糖及高血糖：低血糖是由于外源性胰岛素用量过大或突然停止输注高浓度葡萄糖溶液(内含胰岛素)所致。因很少单独输注高浓度葡萄糖溶液，这种并发症已少见。高血糖则仍很常见，主要是由于葡萄糖溶液输注速度太快或机体的糖利用率下降所致。后者包括糖尿病患者及严重损伤、感染者。严重的高血糖(血糖浓度＞40mmol/L)可导致高渗性非酮性昏迷，有生命危险。

(2)肝功能损害：PN引起肝功能改变的因素很多，其中最主要的原因是葡萄糖超负荷引起的肝脂肪变性。临床表现为血胆红素浓度升高及转氨酶升高。为减少这种并发症，应采用双能源，以脂肪乳剂替代部分能源，减少葡萄糖用量。

（三）感染性并发症　主要是导管性脓毒症。

其发病与置管技术、导管使用及导管护理有密切关系。临床表现为突发的寒战、高热,重者可致感染性休克。在找不到其他感染灶来解释其寒战、高热时,应考虑导管性脓毒症的存在。发生上述症状后,先做输液袋内液体的细菌培养及血培养,丢弃输液袋及输液管,更换新的输液导管系统。观察8小时,若发热仍不退,则需拔除中心静脉导管,并作导管头培养。一般拔管后不必用药,发热可自退;若24小时后发热仍不退,则用抗生素。导管性脓毒症的预防措施有:放置导管应严格遵守无菌技术原则。避免中心静脉导管的多用途使用,不应用于输注血制品、抽血及测压。应用全营养混合液的全封闭输液系统。置管后的定期导管护理等。

三、肠外营养护理要点

1. **有效沟通** 进行肠外营养支持无论是通过外周静脉还是中心静脉,对于患者及家属都是一种陌生、复杂的治疗方式,患者及家属都有忧虑或恐惧心理。护士应耐心解释这种治疗的重要性、操作方法以及可能出现的一些不适、意外情况及采取的处理措施,以减轻患者的焦虑和不安情绪。

2. **病情观察** 每日观察生命体征、24小时液体出入量,是否出现水、电解质紊乱的表现,有无发热、黄疸等。

3. **实验室指标的监测** 包括血糖、电解质、肝肾功能、血常规、血气分析等,开始时每日测定,3天后若情况稳定每周测1~2次。

4. **营养评价** 每周1次对患者进行营养状况各项指标的测量,包括体重、淋巴细胞计数、血白蛋白、转铁蛋白、前白蛋白测定,有条件时测氮平衡。

5. **导管的护理** 用3M透明胶布贴封者,要标注置管的时间,需要时马上更换。观察导管穿刺部位皮肤有无红肿、压痛、渗出、感染,导管是否扭曲或脱出,发现异常,应立即将导管拔出,送细菌、真菌培养及药敏试验。隔日更换局部敷料。

6. **营养液的使用及保存** 两腔或三腔袋装的营养液,可在4℃冰箱保存,使用时撕开隔膜,使各种成分混合,并且同时使用。临时配制的营养液成分较多且混在一起,不能长时间放置,否则会发生某些成分的变化,因此要求尽快输入。无论何种配制的营养液在输入过程中均不要中断,以防污染。

7. **健康指导** 向患者及家属说明,肠外营养对疾病治疗、健康恢复的重要作用。营养不良对机体的影响,不利于疾病的治愈,可引起抵抗力下降。

(牛海刚)

第6章 外科感染患者的护理

第1节 概 述

感染是由病原体侵入机体生长繁殖所导致的局部或全身性炎症反应。其病原体包括病毒、细菌、真菌和寄生虫等。外科感染(surgical infection)是指需要外科处理的感染,包括和创伤、烧伤、手术相关的感染。在外科领域中很常见,占所有外科疾病的1/3～1/2。

外科感染的特点包括：

(1) 多为几种细菌引起的混合感染,少数在感染早期为单种细菌感染,但在病程中,常发展为几种细菌的混合感染。

(2) 多数有明显突出的局部症状。

(3) 病变常比较集中在某个局部,发展后常引起化脓、坏死等,使局部组织遭到破坏,愈合后形成瘢痕组织而影响局部功能。

(4) 感染多与手术、创伤有关。

一、分类

外科感染的致病菌种类较多,可侵入人体不同部位的组织器官而引起多种病变。临床可按照致病菌种类、病变性质、病程及发生情况进行分类。

1. 按致病菌种类和病变性质分类

(1) 非特异性感染：又称化脓性感染或一般感染,如疖、痈、丹毒、急性乳腺炎、急性阑尾炎等。常见致病菌有葡萄球菌、链球菌、大肠埃希菌、铜绿假单胞菌等。外科感染大多数属于此类。其特点是：①同一种致病菌可以引起几种不同的化脓性感染,如金黄色葡萄球菌能引起疖、痈、脓肿、伤口感染等。②不同的致病菌可引起同一种疾病,如金黄色葡萄球菌、链球菌和大肠埃希菌都能引起急性蜂窝织炎、软组织脓肿、伤口感染等。③有化脓性炎症的共同特征,即红、肿、热、痛和功能障碍。

(2) 特异性感染：如结核病、破伤风、气性坏疽等,是由结核杆菌、破伤风杆菌、产气荚膜杆菌等特异性致病菌引起的感染。特点是一种致病菌仅引起一种特定的感染,因致病菌不同,可有独特的表现,其病程演变和防治措施也各有特点。

2. 按感染病程分类

(1) 急性感染：病变以急性炎症为主,进展快、明确,病程一般在3周内的外科感染。非特异性感染多属此类。

(2) 慢性感染：病程持续2个月以上的外科感染。部分急性感染迁延不愈可转为慢性感染。

(3) 亚急性感染：病程介于急性和慢性感染之间,由急性感染迁延而来,亦可由于致病菌毒力弱但耐药或机体抵抗力弱所致。

3. 其他分类

(1) 按感染发生的条件分类：可分为条件性(机会性)感染、二重感染(菌群交替)和医院内感染等。

1) 条件性感染(opportunistic infection)：又称机会感染,指通常条件下为非致病或致病力低的病原菌,由于数量多、毒性增大或机体抵抗力下降而引起的感染。

2) 二重感染(superinfection)：又称菌群交替,指在一种感染的过程中又发生另一种微生物感染,通常由于使用抗菌药物所诱发。

3) 医院内感染(nosocomial infection)：又称医院获得性感染,指在医院内因致病微生物侵入人体所引起的感染,通常是指在医院内发生的创伤和烧伤感染,以及呼吸系统和泌尿系统的感染等。医院内感染的主要病菌是条件性病原菌。

(2) 按病原菌的入侵时间分类：分为原发性感染和继发性感染。

1) 原发性感染(primary infection)：由伤口直接污染造成的感染为原发性感染。

2) 继发性感染(secondary infection)：在伤口愈合过程中发生的感染为继发性感染。

(3) 按病原菌的来源分类：分为外源性感染和内源性感染。

1) 外源性感染(exogenous infection)：是指病原菌由体表或外环境侵入体内造成的感染。

2) 内源性感染(endogenous infection)：又称自身感染。由原存体内(如肠道、胆管、肺或阑尾等)的病原菌造成的感染称内源性感染。

二、病因

外科感染发生的原因包括病原菌的致病因素和机体的易感因素两大方面。

(一)病原菌的致病因素 外科感染的发生与病原菌的数量和毒力有关。致病菌入侵及其致病因素有：

(1) 黏附因子：致病菌入侵人体后，产生的黏附因子黏附于人体组织细胞。很多病菌具有荚膜和微荚膜，能抗拒吞噬细胞的吞噬或杀菌作用而在组织内生存繁殖，并导致组织细胞损伤。

(2) 病菌毒素：致病菌释放多种毒素，如胞外酶、外毒素和内毒素。①胞外酶：蛋白酶、磷脂酶及胶原酶等，可侵蚀组织细胞，透明质酸酶能分解组织而促进感染扩散；溶血性链球菌释放透明质酸酶、链激酶等，能溶解细胞间质的透明质酸、纤维蛋白和其他蛋白质，破坏纤维所形成的脓肿壁，使感染容易扩散。②外毒素：具有很强的毒性，如溶血性链球菌能产生溶血素破坏红细胞，破伤风杆菌产生破伤风毒素能作用于神经致肌痉挛。③内毒素：可激活补体、凝血系统及释放细胞因子等，导致发热、代谢改变、白细胞增多或减少以及休克等全身反应。具有侵蚀组织细胞、引起感染并使之扩散的作用。

(3) 致病菌的数量与增殖速率：侵入人体的病菌数量越多，增殖速度越快，则导致感染的概率越高。

(二)机体的易感性

正常情况下，机体具有先天性和获得性的防御机制，当一些局部或全身性因素导致这些防御机制受损伤时，就可能引起感染。

(1) 局部因素：①皮肤黏膜破损：如开放性损伤、烧伤、胃肠穿孔、手术、穿刺、器械检查和插管等可破坏局部防御屏障，使病菌容易入侵，如手足癣、口腔溃疡可继发淋巴结炎。②血管或体腔内的留置导管处理不当：如留置导尿管、深静脉留置针的处理不当可为病菌入侵开放通路。③体内管腔阻塞：可导致管腔内容物淤积，细菌大量繁殖侵袭组织，如乳腺导管阻塞，乳汁淤积后发生急性乳腺炎，肠梗阻、尿路梗阻等。④异物与坏死组织的存在：可抑制吞噬细胞功能，如内固定器材、假体植入等。⑤局部组织血供障碍或水肿、积液：降低组织防御和修复能力，局部组织缺氧不仅抑制吞噬细胞功能，还有助于致病菌的生长，如闭塞性脉管炎、大隐静脉曲张、切口积液、压疮等，可继发感染。

(2) 全身因素：凡能引起的全身抗感染能力下降的因素均可能促使感染发生，常见于严重损伤或休克、糖尿病、尿毒症、肝功能不良、严重营养不良、艾滋病、白血病或白细胞过少者，以及大量使用肾上腺糖皮质激素、抗癌化疗药和放射化疗的患者。高龄老人与婴幼儿抵抗力差，属于易感人群。

三、病理生理

1. 感染后的炎症反应

(1) 局限性炎症反应：局部组织损伤后，致病菌入侵引起局部急性炎症反应。致病菌侵入组织并增殖，产生多种酶与毒素，可以激活凝血、补体、激肽系统以及血小板和巨噬细胞等，产生大量炎症介质如补体活化成分、缓激肽、肿瘤坏死因子(TNF)、血小板活化因子(PAF)等使血管通透性增加及血管扩张。趋化因子吸引吞噬细胞进入感染部位。白细胞和吞噬细胞进入感染部位发挥吞噬作用，单核-巨噬细胞通过释放促炎细胞因子协助炎症及吞噬过程。局部炎症反应的作用是使入侵的病原微生物局限化并最终被清除，并引发相应的效应症状，出现炎症的特征性表现红、肿、热、痛等。

(2) 全身性炎症反应：侵袭性感染引起的全身性炎症反应与局部感染的路径一样，只是炎症反应的激活更为普遍，而且缺乏局部反应中明确的定向病灶。部分炎症介质、细胞因子及病菌毒素等可进入血流，引起全身炎症反应，导致全身血管扩张，血流增加(高血流动力学状态)以及全身水肿。全身炎症反应介导的组织特异性破坏是多器官功能障碍发生发展的直接机制。

2. 感染的结局 感染的病程演变与结局取决于致病菌的毒力、机体抵抗力，治疗以及护理措施是否恰当。

(1) 炎症消退：当机体抵抗力较强、抗生素治疗及时、有效时，吞噬细胞及免疫成分能较快地抑制病原菌，清除组织细胞分解产物与死菌，使炎症消退，感染痊愈。

(2) 炎症局限：在人体抵抗力占优势时，炎症被局限化或形成局部脓肿。小脓肿可被机体自行吸收，较大的脓肿破溃或经手术引流排脓后，转为修复过程，病变区逐渐长出肉芽组织，形成瘢痕而愈合。

(3) 炎症扩散：在致病菌的毒力超过人体抵抗

力的情况下，感染难以控制并向四周扩散或进入淋巴系统、血液循环，引起严重的全身性感染，如菌血症，严重者可危及生命。

(4) 转为慢性感染：当人体抵抗力与致病菌毒力处于相持状态，致病菌大部分被消灭，但病灶内仍有少量致病菌。感染病灶被局限，形成溃疡、瘘窦或硬结，由瘢痕纤维组织包围，不易愈合形成慢性感染。在人体抵抗力降低时，致病菌可再次繁殖，感染可重新急性发作。

四、临床表现

1. **局部表现**　急性化脓性感染局部有红、肿、热、痛和功能障碍的典型表现。但这些症状随病程迟早、病变范围和位置深浅而异。病变范围小或位置较深的，局部症状可不明显。体表或较表浅的病变，一般有局部疼痛和触(压)痛，皮肤出现肿胀、发红、温度升高，还可出现肿块或硬结，体表脓肿形成后，触之有波动感。深部脓肿穿刺可抽出脓液。慢性感染可有局部肿胀或硬结，但疼痛多不明显。

2. **全身症状**　随感染程度不同而表现各异。感染轻的可无全身症状，较重的常有发热、头痛、全身不适、乏力、食欲减退等。一般均有白细胞计数增加和核左移。严重感染导致脓毒症时，患者可出现神志不清、尿少、乳酸血症等器官灌注不足的表现，严重者可发生感染性休克和多器官功能障碍等。

3. **特异性表现**　特异性感染的患者可出现特殊的临床表现，如破伤风患者表现为强直性肌痉挛；气性坏疽和其他产气菌感染时，局部可出现皮下捻发音等。

五、实验室及其他检查

1. **实验室检查**　血常规检查示白细胞计数及中性粒细胞比例增加，若白细胞计数大于 $12\times10^9/L$ 或低于 $4\times10^9/L$，或发现未成熟白细胞，常提示感染严重。血生化检查有助于明确患者营养状况和各脏器功能状况。血、尿、痰、分泌物、渗出液、脓液或穿刺液做涂片、细菌培养及药物敏感试验，可明确致病菌。

2. **影像学检查**　超声波检查可用于探测肝、胆、胰、肾等部位的化脓性病灶及胸腔、腹腔和关节腔内有无积液。X线检查适用于检测胸腹部或骨关节病变，CT、MRI有助于诊断实质性器官的病变。

六、治疗要点

消除导致感染的病因和毒性物质(脓液和坏死物质)等，控制致病菌生长，增强机体防御能力，促进组织修复。注意局部与全身性治疗应并重。

1. **非手术治疗**　祛除病因、对症处理和治疗原发病，如糖尿病或高糖血症等。

(1) 局部治疗：①保护感染部位：局部制动，避免感染部位受压，适当抬高患处，必要时加以固定，避免感染扩散。②局部用药：浅表的急性感染在未形成脓肿阶段可选用鱼石脂软膏、金黄膏等作局部外敷。③物理治疗：组织肿胀明显者用50%硫酸镁湿热敷、超短波或红外线治疗，改善局部血液循环，促进炎症吸收、消退或局限。

(2) 全身治疗：①应用抗生素：较轻或局限性的感染可不用或仅口服抗生素，较重或有扩散趋势的感染则需全身用药。应根据细菌培养和药物敏感试验结果选用有效抗生素。在未获得细菌培养和药物敏感实验结果时，可根据感染部位、临床表现及脓液性状等估计病原菌种类，选用适当的抗生素。②支持治疗：局部感染严重或已发展为全身性感染时，应在积极处理感染病灶的基础上，加强全身支持治疗，增强机体抗感染能力。

2. **手术治疗**

(1) 脓肿引流：脓肿形成后应及时切开引流，深部脓肿可在B超、CT引导下穿刺引流。

(2) 手术治疗：切除引起感染的病因或处理严重感染病灶。

七、护理要点

1. **一般护理**

(1) 保护皮肤：防止皮肤破损，保持皮肤清洁干燥。

(2) 热敷与抬高患肢：一般感染初期热敷可使炎症消散或局限，促其成熟。湿热敷温度50～60℃，干热敷用热水袋，温度60～70℃；防止烫伤。感染肢体要抬高，上肢以绷带悬吊高于或平心脏位，下肢用枕头或海绵块垫高30°，以利血液和淋巴液回流，减轻肿胀。

(3) 伤口引流护理：每日以生理盐水清洗伤口及时更换敷料，必要时每日2次，严格执行无菌操作。

(4) 支持疗法的护理：①保证患者有充分的休息和睡眠时间，必要时用镇静、镇痛药物。②给予高热量和易消化的饮食，补充多种维生素，尤其是维生素B、维生素C。③高热护理：首选物理降温法(冷敷、冰袋、酒精擦浴)，或遵医嘱应用降温药，鼓励患者多饮水。

(5) 病情观察：注意局部伤口的转归，以及生命体征的变化。危重患者呼吸困难者，要及时供氧，保持呼吸道通畅。

2. **特殊护理**

(1) 隔离消毒措施：①丹毒及铜绿假单胞菌感染者，应做好床边隔离；伤口敷料应焚毁。②破伤风及气性坏疽患者，应严格隔离；患者住单人病室，专人护理；用过的敷料应一律焚毁。

(2) 厌氧菌感染的伤口护理：要彻底清除创口内坏死组织，暴露死腔，用3%过氧化氢或0.1%～0.5%高锰酸钾溶液冲洗伤口，亦可湿敷创面，以对抗厌氧菌的生长，污染敷料要焚烧。工作人员应严格消毒双手，防止交叉感染。

(3) 破伤风特殊护理：详见本章“第5节 特异性感染”。

第2节 浅部软组织化脓性感染

浅部软组织化脓性感染是指发生于皮肤、皮下组织、淋巴管、淋巴结、肌间隙及其周围疏松结缔组织等处，由化脓性致病菌引起的各种感染。

一、疖

疖(furuncle)俗称疔疮，是指单个毛囊及其周围组织的急性化脓性感染。不同部位同时发生几处疖，或者在一段时间内反复发生疖，称为疖病。好发于毛囊与皮脂腺丰富的部位，如头面部、颈项、背部、腋窝及腹股沟等处。致病菌大多为金黄色葡萄球菌感染，偶见表皮葡萄球菌或其他病菌。

(一) 病因和病理 疖常与皮肤不洁、局部擦伤或摩擦、环境温度较高或机体抵抗能力降低有关。

正常皮肤的毛囊和皮脂腺常有细菌存在，但只有当全身或局部抵抗力降低时，细菌才迅速繁殖并产生毒素，引起疖肿。因金黄葡萄球菌大多能产生血浆凝固酶，可使感染部位的纤维蛋白原转变为纤维蛋白，故而限制了细菌的扩散，炎症多呈局限性，有脓栓形成。

(二) 临床表现

1. **局部表现** 疖初起时，局部皮肤出现红、肿、热、痛的小硬结，以后逐渐肿大，呈锥形隆起。化脓后小硬结中央因组织坏死而变软，出现黄白色的小脓栓，触之稍有波动感，继而脓栓脱落、破溃、排出脓液，炎症便逐渐消退而愈。部分疖无脓栓，称为无头疖，其炎症则需经抗炎处理后消退(图1-6-1)。

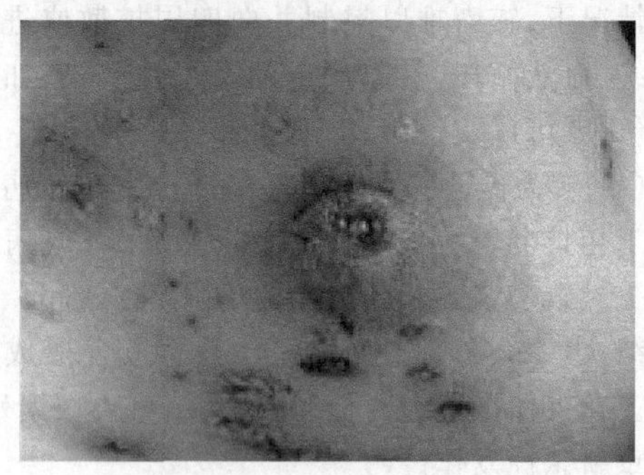

图1-6-1 疖

2. **全身表现** 疖一般无明显的全身症状。但若发生在血液丰富的部位或全身抵抗力减弱时，可出现全身不适、畏寒、发热、头痛和厌食等毒血症状。面部，尤其是鼻、上唇及其周围(危险三角区)的疖受到挤压或处理不当，致病菌可经内眦静脉和眼静脉进入颅内的海绵状静脉窦，引起化脓性海绵状静脉窦炎，出现颜面部、眼部及其周围组织的进行性红肿和硬结，有疼痛和压痛，并伴寒战、高热、头痛、呕吐甚至昏迷等，病情十分严重，可能危及生命。

(三) 实验室及其他检查

1. **血常规检查** 发热患者的血常规检查示白细胞计数和中性粒细胞比例增高。

2. **细菌学检查** 将疖的脓液进行涂片检查或做细菌培养及药物敏感试验可明确致病菌种类。

(四) 治疗要点 促使炎症消退，局部尽早排脓，加强全身治疗，积极治疗相关疾病。

1. **局部治疗** 对炎症结节早期可用热敷、超短波红外线等理疗，也可外敷贴中药金黄散、鱼石脂软膏、红膏药等。见有脓头时可用碘酊点涂局部。脓肿有波动时，应及早切开引流。对未成熟的疖，禁忌挤压，以免引起感染扩散。出脓后可敷碘伏湿纱条或化腐生肌中药膏直至病变消退。

2. **全身治疗** 面部疖、有全身症状的疖和疖病或并发急性淋巴管炎和淋巴结炎者，应给予抗生素治疗，注意休息，补充维生素，适当增加营养。积极治疗糖尿病等相关疾病。

二、痈

痈(carbuncle)是指相邻近的多个毛囊及其周围组织的急性化脓性感染，也可由多个疖融合而成。好发于皮肤较厚的项部和背部，俗称“对口疔”和“搭背”，也可见于上唇、腹壁的软组织。痈发病以中、老年居多，大部分患者合并有糖尿病。

(一) 病因和病理 致病菌主要为金黄葡萄球菌,其次为链球菌、厌氧菌和铜绿假单胞菌等。皮肤不洁、局部擦伤、机体抵抗力降低是导致感染的重要诱因,其中以糖尿病患者多见。

痈大多是由毛囊炎发展而来,病原菌先侵入单个毛囊底部形成感染,由于所在部位的皮肤厚韧,感染继而沿深部阻力较小的皮下组织蔓延到皮下深筋膜组织,再沿深筋膜浅层向外周扩散,从而累及毛囊群而形成多个脓头。痈的炎症范围较疖大,病变累及深层皮下结缔组织,表面皮肤出现血运障碍甚至坏死;自行破溃常较慢,全身反应较重,甚至可发展为脓毒症。

(二) 临床表现

1. **局部表现** 早期为局部皮肤有一个红、肿、热、痛的炎性浸润的扁平硬块,表面可见多个"脓头",颜色暗红,边界不清。有畏寒、发热、食欲减退和全身不适,但一般疼痛较轻。随着病情进展,皮肤硬肿范围扩大,逐渐向四周和深部组织发展,周围紫红色肿胀,引流区域淋巴结肿大,局部疼痛加剧,脓点增大增多,在1～2周内,中心处破溃流脓、组织坏死脱落,疮口呈蜂窝状如"火山口"。病灶周围可出现浸润性水肿,区域淋巴结肿大,局部皮肤因组织坏死可为紫褐色。但疮口肉芽增生比较少见,难以自行愈合。如治疗不及时,病变将继续扩大加重,出现严重的全身反应(图1-6-2)。

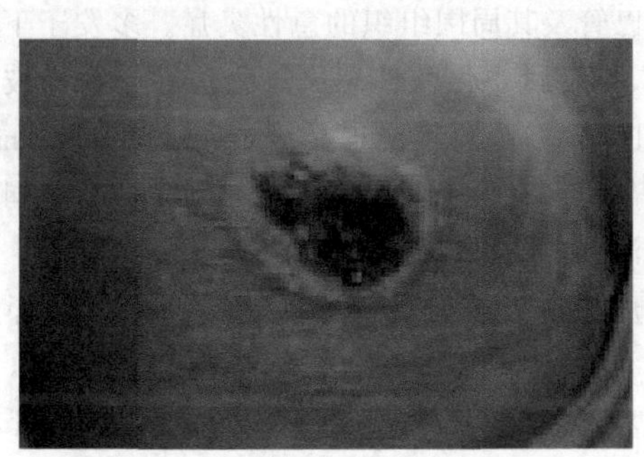

图1-6-2 痈

2. **全身表现** 患者多伴有寒战、发热、乏力、食欲减退和全身不适等全身症状。严重者可因脓毒血症或全身化脓性感染等处于危险状态,唇痈处理不当易引起颅内化脓性海绵状静脉窦炎,出现昏迷甚至死亡。

(三) 实验室及其他检查

1. **血常规检查** 发热者白细胞总数升高时常伴有中性粒细胞升高。

2. **糖尿病有关检查** 血糖、糖化血红蛋白测定。

3. **细菌学检查** 脓液细菌培养和药物敏感试验,明确致病菌和敏感抗生素。

4. **心电图检查** 了解心肌受损的情况。

(四) 治疗要点

1. **局部治疗** 初期仅有红肿时,可用50%硫酸镁湿敷;有少数脓点时可用鱼石脂软膏、金黄散等敷贴,促进炎症局限,脓肿成熟;当脓肿成熟,表面呈紫褐色或有破溃流脓时,应及时做切开引流。切开应做"+"形或"++"形切口(图1-6-3),清除坏死组织,在脓腔内填塞生理盐水、碘伏或凡士林纱条,外加干纱布绷带包扎。术后应每天更换敷料一次,注意创面抗感染。待炎症控制后可以使用生肌散促使肉芽组织生长,促进创面收缩愈合。较大的创面,可在肉芽组织长好后植皮以加快修复。

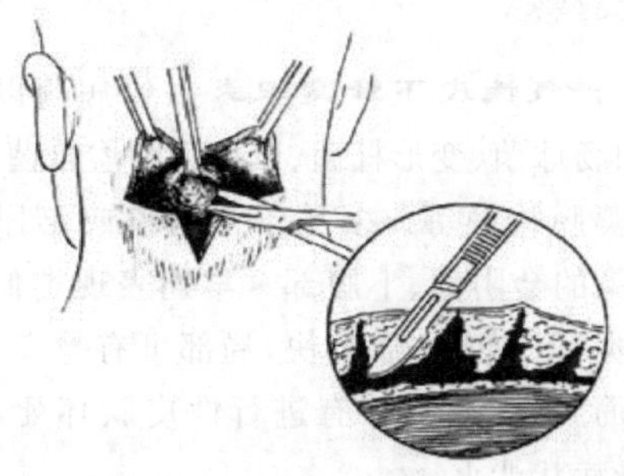

图1-6-3 痈的切开引流

2. **全身治疗** 早期、及时、足量应用抗生素,有利于防止脓毒血症的发生。应用原则:根据药敏试验结果选择有效抗生素、联合用药、剂量充足、疗程充分。在药敏试验结果未出之前,可根据脓液涂片和革兰染色结果选用抗生素,通常可选青霉素、红霉素等。糖尿病者,根据病情控制饮食的同时给予胰岛素治疗。

三、急性蜂窝织炎

急性蜂窝织炎(acute cellulitis)是发生在皮下、筋膜下、肌间隙或深部疏松结缔组织的一种急性非化脓性感染。其特点是病变不易局限,扩散迅速,与正常组织无明显界限。好发于下肢、足、臀部、外阴及肛周等处。

(一) 病因 致病菌多为溶血性链球菌、金黄葡萄球菌及大肠埃希菌或其他类型链球菌等。常因皮肤、黏膜损伤或皮下疏松结缔组织受感染引起,也可由局部化脓性感染灶直接扩散,经淋巴、血流传播而发生。

（二）病理生理 由于溶血性链球菌感染后可释放溶血素、链激酶和透明质酸酶等，病变不易局限，与正常组织分界不清、扩散迅速，常累及附近淋巴结，可致明显的毒血症。若为金黄色葡萄球菌引起的，则因细菌产生的凝固酶作用而病变较为局限。

（三）临床表现 常分表浅和深部。表浅者初起时患处红、肿、热、痛，继之炎症迅速沿着皮下向四周扩散，肿胀明显，可出现大小的水疱，疼痛更剧烈。局部皮肤发红、指压后可稍褪色，病变区与正常皮肤无明显分界，病变中央部位常因缺血发生坏死呈暗红色。深部组织的急性蜂窝织炎，局部红肿常不明显，可有局部水肿和深部压痛，但病情严重，常有高热、寒战、头痛、乏力等全身症状；严重时体温极高或过低，甚至有意识改变等严重中毒表现。

由于致病菌的种类、毒性和感染的部位、深浅及患者全身情况不同而临床表现各异。有以下几种特殊类型：

1. **产气性皮下蜂窝织炎** 致病菌以厌氧菌为主，如肠球菌、变形杆菌、兼性大肠埃希菌、拟杆菌或产气荚膜梭菌等。多见于被肠道或泌尿道内容物所污染的会阴部、下腹部。早期表现类似一般性蜂窝织炎，但病变进展较快，局部可有捻发音，蜂窝组织和筋膜坏死，且伴有进行性皮肤坏死，脓液恶臭，全身症状严重。

2. **新生儿皮下坏疽** 又称新生儿蜂窝织炎，致病菌主要为金黄色葡萄球菌，具有起病急、发展快，病变不易局限，极易引发皮下组织广泛坏死的特点。好发于背部、臀部等经常受压的部位。冬季易发，与皮肤不洁、受压、受潮、擦伤及粪便浸渍有关。初起时皮肤发红，触之稍硬，随后病变范围扩大，中心部分变暗变软，皮肤与皮下组织分离，可有皮肤漂浮感或波动感，皮肤坏死时肤色呈灰褐色或黑色，并可破溃。严重时患儿出现发热、拒奶、哭闹不安或昏睡、昏迷等全身感染症状。

3. **口底、颌下蜂窝织炎** 小儿多见，感染多见于口腔或面部。来自口腔感染时，炎症肿胀可迅速波及咽喉，出现喉头水肿并压迫气管，病情危急。源于面部者，红、肿、热、痛，全身反应较重。感染常向颌下或颈深部蔓延，累及到颌下或颈阔肌后的结缔组织，甚至纵隔，可引起吞咽和呼吸困难，甚至窒息。

（四）实验室及其他检查

1. **血常规检查** 白细胞总数升高时常伴有中性粒细胞升高。

2. **细菌学检查** 脓液做涂片检查及细菌培养和药物敏感试验，明确致病菌和敏感抗生素。

3. **影像学检查** B超了解深部组织的感染情况。

（五）治疗要点

1. **局部治疗** 早期急性蜂窝织炎，可用50%硫酸镁湿敷或敷贴金黄散、鱼石脂膏等。若形成脓肿者，应及时切开引流；口底及颌下急性蜂窝织炎应尽早切开减压，以防喉头水肿，压迫气管；对于其他皮下蜂窝织炎，可在病变处做多个小的切口减压，减少皮肤坏死；如为产气性皮下蜂窝织炎必须及时隔离，伤口用3%过氧化氢液冲洗、碘伏湿敷等处理。

2. **全身治疗** ①抗感染：及时应用有效抗生素，可用青霉素或头孢菌素类抗生素，合并厌氧菌感染者加用甲硝唑。根据临床细菌培养与药物敏感试验结果调整用药。②必要时可以使用镇痛剂和退热剂。③加强营养支持。

四、急性淋巴管炎和淋巴结炎

急性淋巴管炎(acute lymphangitis)指致病菌经破损的皮肤、黏膜或感染灶蔓延至邻近淋巴管内，引起淋巴管及其周围组织的急性炎症。多发于下肢和面部，一般属非化脓性感染。急性淋巴管炎波及所属淋巴结时，为急性淋巴结炎(acute lymphadenitis)。好发部位多在颌下、颈部、腋窝、和腹股沟或腘窝等处。浅部急性淋巴结炎可化脓形成脓肿。

皮下淋巴管分为深浅两层，急性淋巴管炎在浅层可在皮下结缔组织层内沿淋巴管蔓延，表现为网状淋巴管炎(erysipelas，又称丹毒)与管状淋巴管炎，而深层淋巴管炎病变深、隐匿、体表无变化。

（一）病因和病理 急性淋巴管炎和淋巴结炎病因相同。致病菌主要为乙型溶血性链球菌、金黄色葡萄球菌。可来源于口咽炎症、足部真菌感染、皮肤损伤以及各种皮肤、皮下化脓性感染。淋巴管壁和周围组织充血、水肿、增厚，淋巴管腔内的细菌，凝固的淋巴液及脱落的内皮细胞，引起管内淋巴回流障碍，并使炎症向周围组织扩散，其毒性代谢产物引起全身性炎症反应。淋巴结大量组织细胞坏死液化，可聚集形成脓肿。

（二）临床表现

1. **急性淋巴管炎分为管状淋巴管炎和网状淋巴管炎。**

(1) 管状淋巴管炎：多见于四肢，下肢更为常见。浅部病变表皮下沿淋巴管走行可见一条或数条红线，并向近心端延伸，局部较硬，有触痛，中医称“红丝疔”。皮下深层的淋巴管炎不出现红线，可有条形触痛带。严重者伴发冷、发热症状。

(2) 网状淋巴管炎：又称丹毒，起病急，发病前有畏寒、发热、头痛、全身不适等症状。局部皮肤出现边界明显的鲜红色片状红疹，略隆起，中间颜色较周围稍淡，迅速向四周扩大，皮损表面可出现水疱，灼热疼痛，可伴有附近淋巴结肿大、有触痛，感染加重可导致全身性脓毒症。丹毒可复发，下肢丹毒反复发作可引起淋巴水肿，甚至发展为“象皮肿”(图 1-6-4)。

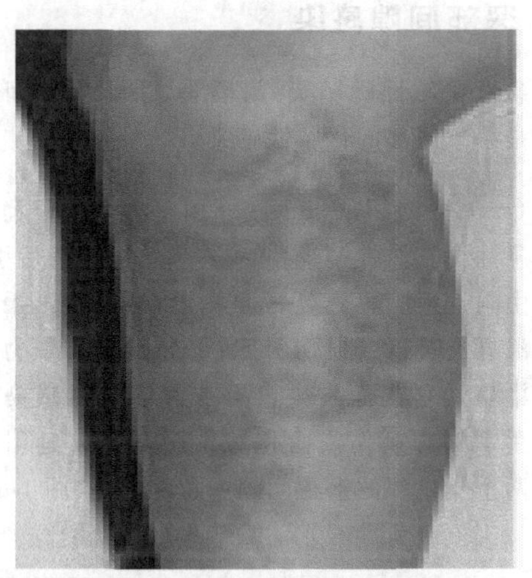

图 1-6-4　网状淋巴管炎

2. **急性淋巴结炎**　早期淋巴结肿大、疼痛和压痛，与周围软组织分界清楚，可活动，表面皮肤正常；轻者多能自愈。感染加重者多个淋巴结粘连成硬块，不易推动。表面皮肤红、肿、压痛明显，并有畏寒、发热、头痛、乏力等全身症状。如不及时控制可形成脓肿。

（三）实验室及其他检查

1. **血常规检查**　白细胞总数升高时常伴有中性粒细胞升高。

2. **细菌学检查**　脓液做涂片检查及细菌培养和药物敏感性试验，明确致病菌和敏感抗生素。

（四）治疗要点　积极处理原发病灶。管状淋巴管炎发现皮肤有红线条时，可用黄金散或用呋喃西林局部湿敷。网状淋巴管炎还可辅以中医穴位治疗和中药治疗。急性淋巴结炎形成脓肿时，及时切开引流。使用抗生素、休息和抬高患肢，利于早期愈合。

五、浅部软组织化脓性感染患者的护理要点

1. **评估患者**　及时、动态、全面评估患者的全身和局部情况。

2. **休息和营养**　注意休息，加强营养，进食富含蛋白质、热量及维生素的易消化饮食。

3. **局部护理**　①保持疖、痈等感染灶周围皮肤清洁。②给予药物外敷、热敷或理疗，促进局部血液循环。对于厌氧菌感染伤口用3%过氧化氢溶液冲洗和湿敷。③排脓或切开引流者，保持引流通畅，敷料干燥、清洁。④急性蜂窝织炎患者应抬高肢体并制动。

4. **病情观察**　监测生命体征和神志变化，观察患者有无寒战、发热、头痛、呕吐及意识障碍等颅内感染症状。观察痈的范围、局部皮肤颜色、温度及脓液性状改变等。白细胞计数增加，血液细菌培养阳性等脓毒血症症状。丹毒患者肢体感染者，抬高肢体，定时翻身，适当被动活动关节，预防血栓性静脉炎。

5. **疼痛护理**　分散患者注意力，缓解疼痛。疼痛剧烈、情绪烦躁不安者遵医嘱给予止痛药和镇静药物。

6. **防治窒息**　口底、颌下和颈部急性蜂窝织炎的患者，注意观察有无呼吸困难、面色发绀，甚至窒息等症状，床旁备气管切开和气管插管等急救物品。

7. **加强健康指导**　注意个人卫生；及早治疗毛囊炎、疖肿、湿疹等；糖尿病患者应有效控制血糖。

第3节　手部急性化脓性感染

手部急性化脓性感染主要由手部外伤引起。致病菌以金黄色葡萄球菌为主。临床常见的手部感染包括甲沟炎(paronychia)、脓性指头炎(felon)、腱鞘炎(tenosynovitis)、滑囊炎(bursitis)和掌深间隙感染。

一、甲沟炎和脓性指头炎

甲沟炎是指甲沟及其周围组织的感染。脓性指头炎是手指末节掌面皮下组织的化脓性感染。

(一)病因和病理　致病菌主要为金黄色葡萄球菌。甲沟炎常发生在手指的微小刺伤、挫伤、逆剥或剪指甲过深等损伤后。脓性指头炎常发生于指尖或指末节皮肤受伤后,亦可由甲沟炎加重或指尖、手指末节皮肤受伤所致。

(二)临床表现

1. **甲沟炎**　常先发生在一侧甲沟皮下,表现为患侧红、肿、疼痛,一般无全身感染症状。部分可自愈或经治疗后消退,若发生化脓后,甲沟皮下出现白色脓点,有波动感但不易破溃出脓,炎症可蔓延至甲根处或扩展到另一侧甲沟,形成半环形脓肿;感染加重时可有疼痛加剧和发热等全身症状。如脓性物排出不畅,感染可向深层蔓延而形成脓性指头炎或甲下脓肿。

2. **脓性指头炎**　早期指头皮肤轻度肿胀、针刺样疼痛,随之肿胀加重,当压迫指动脉时,疼痛转为搏动性跳痛,尤以患指下垂时更甚,剧痛常使患者彻夜不眠。常伴有寒战、高热、乏力、全身不适等症状。感染进一步加重时,局部组织缺血坏死,神经末梢因受压和营养障碍而麻痹,表现为指头皮肤苍白、疼痛减轻,如不及时治疗,则发生指骨缺血性坏死,形成慢性骨髓炎,伤口经久不愈。

(三)实验室及其他检查

1. **血常规检查**　出现全身中毒症状时,白细胞总数升高时常伴有中性粒细胞升高。

2. **细菌学检查**　脓液做涂片检查及细菌培养和药物敏感性试验,明确致病菌和敏感抗生素。

3. **影像学检查**　X线检查明确感染手指有无指骨坏死。

(四)治疗要点

1. **局部治疗**　早期局部外敷鱼石脂软膏、金黄散或超短波红外线等理疗并口服敏感抗菌药。形成脓肿的可在甲沟旁纵向切开引流(图1-6-5);如甲根脓肿,需拔出部分甚至全部指甲,以利于脓液充分引流,术中需注意避免损伤甲床,以利于指甲再生。脓性指头炎初发时应悬吊前臂、平放患手,口服敏感抗菌药、患指外敷金黄散。如患指出现明显肿胀、跳痛,及时切开减压和引流,以免发生指骨坏死和骨髓炎。

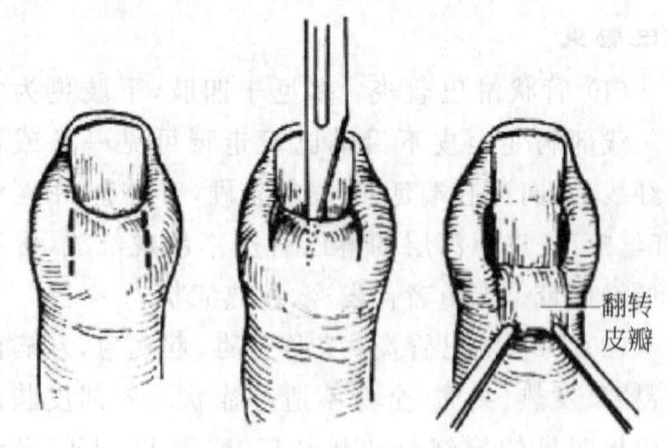

图1-6-5　甲沟炎切开引流

2. **全身治疗**　感染加重或伴有全身症状者,给予青霉素、磺胺等抗生素,注意休息,对症处理。

二、急性化脓性腱鞘炎、滑囊炎、手掌深部间隙感染

急性化脓性腱鞘炎、滑囊炎、手掌深部间隙感染均是手掌深部的化脓性感染。

(一)病因和病理　致病菌多为金黄色葡萄球菌。急性化脓性腱鞘炎多因深部刺伤感染后引起,亦可由附近组织感染蔓延而发生,多发生于手的掌面。滑囊炎可以由损伤引起,部分是直接暴力损伤或感染病灶蔓延而发生。手掌深部间隙感染常发生于手掌深部刺伤或由化脓性腱鞘炎蔓延引起掌深面两个相毗邻的潜在间隙的急性感染(图1-6-6)。

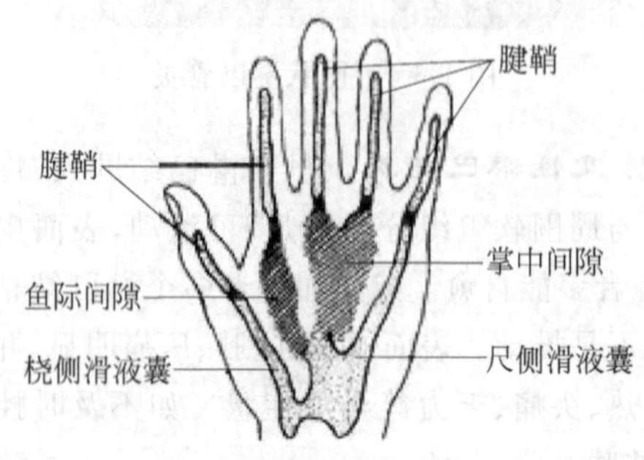

图1-6-6　手屈指肌腱鞘、滑液囊和手掌深部间隙的解剖位置示意图

(二)临床表现

1. **急性化脓性腱鞘炎**　患指呈明显的均匀性肿胀,剧烈疼痛,沿腱鞘明显压痛。呈半屈曲状,伸指活动时疼痛加剧。如腱鞘感染不及时切开行引流减压,可导致肌腱缺血坏死;感染可蔓延至手掌深部间隙,甚至经滑囊到腕部和前臂,可伴发热、头痛、不适等全身症状。

2. 化脓性滑囊炎 分别由拇指和小指的腱鞘炎引起桡侧和尺侧滑囊感染。桡侧滑囊感染表现为拇指肿胀微屈、不能外展和伸直，拇指及大鱼际处压痛。尺侧滑囊感染时，多伴有小指腱鞘炎，表现为小指肿胀，小指及环指半屈、被动伸直剧痛，小指及小鱼际处压痛。可伴发热、头痛、不适等全身症状。

3. 掌深部间隙感染 包括掌中间感染和鱼际间隙感染。

(1) 掌中间隙感染：掌心凹消失或稍隆起，皮肤发白，疼痛及压痛明显；手背部水肿严重；尺侧三指呈半屈曲状，被动伸指时疼痛加剧；手背部皮肤发红，肿胀明显，伴有全身症状。

(2) 鱼际间隙感染：掌心凹存在，大鱼际、第一指蹼处明显肿胀，且有压痛；示指半屈，拇指呈外展状，对掌及内收动作受限；被动伸指时可致剧痛，伴有全身症状。

(三) 实验室及其他检查

1. 血常规检查 发热患者的白细胞计数和中性粒细胞比例增高。

2. 细菌学检查 脓液涂片检查或做细菌培养及药物敏感试验可明确致病菌种类。

(四) 治疗要点 避免手部损伤，及时处理手外伤，防止继发细菌感染。

1. 早期治疗 局部用鱼石脂软膏、金黄散等外敷；还可用短波紫外线、超短波、红外线等理疗。

2. 切开引流 感染严重时，应及早切开减压、引流；根据病情合理应用抗生素。

三、手部急性化脓性感染患者的护理要点

1. 评估患者 及时、动态、全面评估患者的全身和局部情况。

2. 心理护理 主动与患者沟通，了解其心理反应，使其积极配合治疗。

3. 局部护理 脓肿切开者，保持有效引流。观察伤口引流情况，引流物的性状、色及量等。保持敷料干燥、清洁。

4. 病情观察

(1) 观察手部局部症状，注意腱鞘组织坏死或感染扩散、骨髓炎的发生。

(2) 严密监测体温、脉搏、血压的变化，及时发现和处理全身性感染。

5. 疼痛护理

(1) 甲沟炎和脓性指头炎患者手与前臂保持平置位，患肢向上；分散患者注意力，缓解疼痛；疼痛剧烈、情绪烦躁不安者按医嘱给予止痛药和镇静药物。

(2) 腱鞘炎等患者应制动并抬高患肢在功能位置，有利于改善局部血液循环，促进静脉和淋巴回流，减轻炎性充血、水肿，缓解疼痛。

(3) 指导患者自我缓解疼痛的方法，分散其注意力。

(4) 必要时按医嘱及时、准确使用镇静止痛剂，保证患者的睡眠。

6. 加强健康指导

(1) 重视手部卫生，手部微小损伤后应用碘伏消毒。

(2) 功能锻炼：炎症开始消退时，指导患者活动患处附近的关节；感染愈合后，进行手部锻炼，以尽早恢复手的功能。

第4节 全身性感染

全身性感染(systemic infection)是指致病菌侵入人体血液循环，在体内生长繁殖或产生毒素对机体损害，而引起的严重的全身性感染或中毒症状。通常指脓毒症(sepsis)和菌血症(bacteremia)。

脓毒症是由严重感染造成体内炎症介质大量释放而引起的全身炎症反应综合征。包括体温、呼吸、心率及白细胞计数、神志有明显改变者。临床表现：体温>38℃或<36℃，心率>90次/分，呼吸>20次/分，白细胞计数>12×10^9/L或<4×10^9/L，或未成熟粒细胞>10%。细菌侵入血液循环，血培养检出病原菌者，称菌血症。

(一) 病因 导致全身性外科感染的原因是致病菌数量多、毒力强和(或)机体抗感染能力低下。常继发于严重创伤后的感染和各种化脓性感染，如大面积烧伤创面感染、开放性骨折合并感染、急性弥漫性腹膜炎、急性梗阻性化脓性胆管炎等。

1. 常见病因

(1) 局部病灶处理不当：如脓肿未及时引流或引流不畅或伤口存有异物等。

(2) 静脉导管感染：静脉留置导管尤其是中心

静脉置管,留置时间过长易成为病原菌直接侵入血液的途径。

(3) 长期或大量应用糖皮质激素或免疫抑制剂、广谱抗生素、抗癌药等患者,各种感染后易导致全身性感染或真菌感染。

(4) 机体抵抗力低下:如年老、体弱、幼儿、营养不良、合并糖尿病、尿毒症者。

2. **常见致病菌**

(1) 革兰染色阴性杆菌:最常见,主要是大肠埃希菌、拟杆菌、铜绿假单胞菌、变形杆菌,其次为克雷伯菌、肠杆菌等。

(2) 革兰染色阳性球菌:较常见的有金黄色葡萄球菌、表皮葡萄球菌和肠球菌。

(3) 无芽孢厌氧菌:常见的有拟杆菌、梭状杆菌、厌氧葡萄球菌和厌氧链球菌。

(4) 真菌:常见的有白色念珠菌、曲霉菌、毛霉菌、新型隐球菌等,属于条件性感染。

(二) 病理生理 全身性感染可由病原菌、其产生的内毒素、外毒素等以及其介导的多种炎症介质引起的对机体的损害。在感染过程中,细菌繁殖、裂解、游离、释放毒素,毒素除其本身的毒性外,还能刺激机体产生多种炎症介质,包括如肿瘤坏死因子、白介素以及一氧化氮等,这些炎症介质适量时可起防御作用,过量时就可造成组织损害。感染如得不到控制,可因炎症介质失控,导致全身性炎症反应综合征,脏器受损、功能障碍,严重者出现感染性休克、多器官功能障碍综合征。

(三) 临床表现

1. **主要表现** 有原发感染病灶、全身炎症反应和器官灌注不足。共性表现是:

(1) 起病急,病情重,发展迅速,骤起寒战,继以高热可达40～41℃或体温不升(低于36℃)。

(2) 头痛、头晕、恶心、呕吐、腹胀,面色苍白或潮红、出冷汗。神志淡漠或烦躁、谵妄和昏迷。

(3) 心率加快、脉搏细数,呼吸急促或困难。

(4) 肝脾可肿大,严重者出现黄疸或皮下出血、瘀斑等。

(5) 代谢紊乱和不同程度的代谢性酸中毒。

(6) 感染严重者出现感染性休克、多器官功能障碍。

(7) 原发感染病灶的表现。

2. **临床分类** 不同病原菌引发的脓毒症有不同的临床特点。

(1) 革兰染色阴性杆菌所致的脓毒症:常继发于腹膜炎、腹腔感染、大面积烧伤感染等,一般比较严重,可出现低温、低白细胞数、低血压三低现象。临床特点:一般以突然寒战开始,发热呈间歇热,严重时体温不升或低于正常。患者四肢厥冷、发绀、少尿或无尿。有时白细胞计数增加不明显或反见减少。休克发生早,持续时间长。

(2) 革兰染色阳性菌所致的脓毒症:多继发于严重的痈、急性蜂窝织炎、骨与关节化脓性感染等。临床特点:可有或无寒战,发热呈稽留热或弛张热。常有皮疹、腹泻、呕吐,可出现转移性脓肿,易并发心肌炎。发生休克的时间较晚,血压下降也较缓慢。

(3) 真菌所致的脓毒症:继发于长期使用广谱抗生素或免疫抑制剂,或长期留置静脉导管,常见致病菌是白色念珠菌。多发生在原有细菌感染经广谱抗生素治疗的基础上。患者突然发生寒战、高热。一般情况迅速恶化,出现神志淡漠、嗜睡、血压下降和休克。少数患者尚有消化道出血。周围血常规常可呈白血病样反应,出现晚幼粒细胞和中幼粒细胞,白细胞计数可达$25\times10^9/L$。

(四) 实验室及其他检查

1. **实验室检查**

(1) 血常规检查:白细胞计数明显增高,一般常可达$(20\sim30)\times10^9/L$以上,或降低,中性粒细胞核左移、幼稚型粒细胞增多,出现毒性颗粒。

(2) 血生化检查:可有不同程度的酸中毒,血脂、血糖水平改变等代谢失衡和肝、肾功能受损。

(3) 尿常规检查:尿中出现蛋白、血细胞、酮体和管型等。

(4) 细菌学检查:患者寒战、发热时采血进行细菌培养,较易发现致病菌。

2. **影像学检查** X线、超声、CT等检查有助于对原发感染灶的情况做出判断。

(五) 治疗要点 治疗原则:综合性治疗,主要是处理原发感染灶、抑制和杀灭致病菌和全身支持疗法。

1. **原发感染灶的处理** 及时、彻底地处理原发灶,包括清除坏死组织和异物、消灭死腔、脓肿引流等。消除与感染相关的病因,如血流障碍、梗阻等因素。如暂时不明确原发灶者,应进行全面检查。

2. **抗菌药物的应用** 细菌培养结果出来之前,先根据原发感染灶的性质尽早、足量、联合应用抗生素。后续再根据细菌培养及药物敏感试验结果予以调整。对真菌性脓毒症,改用对原来感染有效的窄谱抗生素,并全身应用抗真菌药物。

3. **支持疗法** 补充血容量、纠正低蛋白血症等。

4. **对症治疗** 如控制高热、纠正电解质紊乱和维持酸碱平衡等。还应对心、肺、肝、肾等重要脏器受累,以及可能原有的糖尿病、肝硬化时给予相应的处理。

(六) 护理要点

1. **评估患者** 及时、动态、全面评估患者的全身和局部情况。

2. **休息** 提供安静、舒适的休息环境,保证患者充分的休息和睡眠,必要时用镇静、止痛药物。

3. **营养支持** 给予高热量、丰富蛋白质及维生素易消化的饮食。鼓励患者多饮水。必要时按医嘱给予肠外营养支持,以增强机体抵抗力。

4. **发热护理**

(1) 病情观察:注意患者的体温、脉搏变化。

(2) 根据医嘱及时、准确应用抗生素。观察药物疗效及不良反应。

(3) 给予物理降温(冷敷、冰袋、酒精擦浴)或按医嘱应用降温药,鼓励患者多饮水。

5. **感染性休克的护理**

(1) 密切观察病情变化,监测生命体征:①监测脉搏、血压、呼吸和体温:脉搏快而弱,血压不稳定,脉压小为休克早期。若血压下降,甚至测不到,脉搏细弱均为病情恶化的表现。根据病情每10~20分钟测1次脉搏和血压。体温低于正常者保温,高热者降温。②意识状态:若患者原来烦躁,突然嗜睡,或已经清醒又突然嗜睡,表示病情恶化;反之,由昏睡转为清醒,烦躁转为安稳,表示病情好转。应密切观察,及早发现变化。③皮肤色泽及肢端温度:面色苍白、甲床青紫、肢端发凉、出冷汗都是微循环障碍、休克严重的表现。若全身皮肤出现花纹、瘀斑则提示弥散性血管内凝血。④详细记录液体出入量,特别注意尿量。

(2) 保持静脉通道畅通,以便迅速扩容、纠酸。

(3) 积极控制感染:按医嘱及时应用抗生素,观察疗效及副作用。

(4) 做好皮肤、口腔护理。有创面的部位按时换药,促进愈合。

6. **水、电解质代谢紊乱的护理**

(1) 注意观察有无口渴、皮肤弹性降低、尿量减少及血细胞比容增高等脱水表现。

(2) 高热和大量出汗患者,若病情许可,鼓励其多饮水。

(3) 遵医嘱及时补充液体和电解质。

(4) 监测电解质的变化,发现异常及时报告医生处理。

7. **健康指导** 注意劳动保护,避免损伤;注意个人卫生;积极预防和治疗原发病灶;加强营养、锻炼身体,提高机体抵抗力。

第5节 特异性感染

一、破伤风

破伤风(tetanus)是破伤风梭菌侵入人体伤口并生长繁殖、产生毒素引起的一种急性特异性感染。

(一) 病因 破伤风是常和创伤相关联的一种特异性感染。可发生在各种创伤后及在不洁条件下分娩的产妇和新生儿。致病菌为破伤风梭菌,是一种革兰染色阳性的有芽孢厌氧菌。以芽孢状态存在于人畜的肠道,随粪便排出体外,广泛分布于自然界,尤以土壤中常见。常发生于某些开放性损伤,如烧伤、开放性骨折,甚至细小的木刺或锈钉刺伤等造成的皮肤黏膜完整性损伤。若伤口深且外口较小、局部缺血、缺氧,伤口内又有坏死组织,就形成了适合细菌生长繁殖的缺氧环境,当机体抵抗力低下时,更易发生破伤风。

(二) 病理生理 缺氧环境中,破伤风梭菌的芽孢发育为繁殖体,迅速繁殖并产生大量毒素,主要有痉挛毒素和溶血毒素。痉挛毒素,毒力强,对神经组织有特殊亲和力,经吸收入血液循环和淋巴系统作用于脊髓前角灰质或脑干的运动神经核,与联络神经细胞的突触相结合,抑制突触释放抑制性传递介质。运动神经元由于失去中枢抑制而兴奋性增强,致使随意肌紧张与痉挛;同时,破伤风毒素还可以阻断脊髓对交感神经的抑制,导致交感神经过度兴奋,引起大汗、血压升高、体温升高、心率增快等症状。其产生的溶血毒素可引起局部组织坏死和心肌损害。

(三) 临床表现 破伤风的主要临床表现分为三期:潜伏期、前驱期和发作期。

1. **潜伏期** 破伤风潜伏期一般为7～8天，可短至24小时或长达数月、数年。潜伏期越短，其预后越差。大约90%的患者在受伤后2周内发病。新生儿破伤风一般在断脐后7日左右发病。俗称"七日风"。

2. **前驱期** 患者以乏力、头晕、头痛、全身不适、烦躁不安，咀嚼无力，局部肌肉发紧、扯痛，反射亢进，张口不便为其主要表现。

3. **发作期** 典型发作症状是在肌紧张性收缩基础上，阵发性强烈痉挛。最先累及的肌群是咀嚼肌，随后顺序为面部表情肌、颈、背、腹、四肢肌，最后为膈肌和肋间肌。患者出现张口困难(牙关紧闭)、苦笑面容、角弓反张、屈膝、弯肘、半握拳等痉挛状态。膈肌和肋间肌受影响后，发作时面唇青紫，可出现呼吸暂停。膀胱括约肌痉挛可引起尿潴留。任何轻微刺激，如光线、声音、风吹、饮水、触动等都可诱发痉挛，每次发作时间由数秒至数分钟不等，间歇期时间长短不一。发作时，患者神志清楚，表情痛苦，面色苍白、大汗淋漓、流涎、呼吸气促。强烈的肌痉挛，可使肌断裂，甚至发生骨折。该病死因主要为窒息、心力衰竭或肺部并发症。

病程一般为3～4周，自第2周起症状缓解，肌紧张和反射亢进可持续一段时间。新生儿患破伤风时，表现为不能啼哭和吸乳，少活动，呼吸弱或呼吸困难。

(四) 实验室及其他检查 实验室检查很难诊断破伤风。有化脓菌感染者可有白细胞计数和中性粒细胞比值增高。

(五) 治疗要点 采取积极的综合治疗措施，包括清除毒素来源、中和游离毒素、控制和解除肌痉挛和防治并发症等。

1. **清除毒素来源** 有伤口者，及时注射破伤风抗毒素，并进行彻底清创。清除伤口内的异物和坏死组织，并用3%过氧化氢或1∶5 000的高锰酸钾冲洗和湿敷，伤口敞开。伤口已愈合者应仔细检查痂下有无窦道和死腔。

2. **中和游离毒素**

(1) 破伤风抗毒素：破伤风抗毒素(TAT)不能中和与神经组织已结合的毒素，故早期用有效。用前先做过敏试验，一般用量是1万～6万U肌内注射或加入5%葡萄糖液500～1 000mL，缓慢静脉滴注。

(2) 破伤风免疫球蛋白(TIG)：早期应用有效，剂量为3 000～6 000U肌内注射，一般只需注射1次。

3. **控制和解除痉挛** 是治疗中的基本措施和重要环节，目的是使患者镇静、降低患者对外界刺激的敏感性，控制或减轻痉挛。可根据病情交替使用镇静、解痉药物。

(1) 病情较轻者：用地西泮5mg口服或10mg静脉注射，每日3～4次，也可用苯巴比妥钠0.1～0.2g肌内注射，或10%水合氯醛20～40mg口服或灌肠，每日3次。

(2) 病情较重者：用氯丙嗪50～100mg，加入5%葡萄糖溶液250mg，静脉缓慢滴注，每日4次；抽搐严重者，可用2.5%硫喷妥钠0.25～0.5g缓慢静脉注射，但要警惕发生喉头痉挛和呼吸抑制，用于已做气管切开的患者比较安全。

4. **防治并发症** 主要并发症在呼吸道，如窒息、肺不张、肺部感染等。抽搐频繁而又不易用药物控制的患者，应早期做气管切开术，避免呼吸道并发症发生；应用合适的抗生素防治感染；及时补充水和电解质，防止水、电解质、酸碱平衡紊乱；加强营养支持，必要时输注血浆、人血白蛋白或新鲜全血。

(六) 护理要点

1. **评估患者** 及时、动态、全面评估患者的全身和局部伤口情况，了解发病情况、破伤风免疫注射史。

2. **保持呼吸道通畅**

(1) 床旁配备抢救车、气管切开包、吸痰器、氧气等物品。

(2) 抽搐频繁发作时，可发生喉肌、呼吸肌痉挛，痰液堵塞气道，窒息发生。应尽早气管切开，改善通气，清除呼吸道分泌物，必要时可进行人工辅助呼吸，也可利用高压氧舱辅助治疗。气管切开患者应做好呼吸道管理，包括气道雾化、湿化、冲洗等。定时协助患者翻身、叩背，以利于排痰。

3. **维持体液平衡** 遵医嘱补液，保持静脉输液通路通畅，在每次抽搐发作后应检查静脉通路，避免因抽搐导致静脉通路堵塞、脱落而影响治疗。严格无菌技术，防止交叉感染。已并发肺部感染者，选用合适的抗生素。

4. **病情观察** 设专人护理，密切观察生命体征、意识、尿量的变化。患者抽搐发作时，观察、记录抽搐的次数、时间及伴随症状。加强心肺功能的监护，密切观察有无并发症发生。

5. **人工冬眠护理**

(1) 密切观察呼吸、脉搏、瞳孔、神志、血压、血氧饱和度等。

(2) 注意观察患者抽搐情况，详细记录抽搐持续时间、抽搐程度、间歇时间，并及时调整镇静药物，使患者处于浅睡状态。

6. **饮食护理**

(1) 在抽搐间歇应给予高热量、高蛋白、高维生素、易消化吸收的流食，少量多餐，以免发生呛咳、误吸。

(2) 对症状严重不能进食者，可在镇静药物控制痉挛下或气管切开术后，置胃管进行鼻饲。

(3) 必要时予以全肠外营养支持。

7. **一般护理**

(1) 患者应住单人隔离室。室内保持安静，光线均匀、柔和，避免强光、噪音等不良因素刺激。

(2) 医护人员要做到"四轻"，使用器具无噪声。各项护理操作尽量集中在使用镇静药物 30 分钟之内，避免不必要的操作。

(3) 严格执行消毒隔离措施：所有器械患者专用，使用后灭菌处理；用后的敷料须焚烧；患者用品和排泄物均须严格消毒。医护人员接触患者时须穿隔离衣，戴帽子、口罩和手套等，有伤口者不接触患者。

(4) 加强基础护理：做好留置导尿管的护理；预防压疮发生。

二、气性坏疽

气性坏疽(gas gangrene)是由梭状芽孢杆菌引起的一种以肌坏死或肌炎为特征的急性特异性感染。因其发展急剧，预后差。根据病变范围的不同，芽孢杆菌感染分为芽孢菌性肌坏死和芽孢菌性蜂窝织炎两类，通常所说的气性坏疽即芽孢菌性肌坏死，主要发生在肌组织广泛损伤的患者，少数发生在腹部或会阴部手术后的伤口处。

(一) 病因 致病菌梭状芽孢杆菌为革兰阳性厌氧杆菌，主要是产气荚膜杆菌、水肿杆菌和腐败杆菌和和溶组织杆菌等，临床上见到的气性坏疽，常是两种以上致病菌的混合感染。

梭状芽孢杆菌广泛存在于人畜粪便和泥土中，伤后感染此菌的机会很多，但发生感染者却不多。气性坏疽的发生决定于人体抵抗力和伤口的缺氧环境。因此，失水、大量失血或休克，而又有伤口大片组织坏死、深层肌肉损毁，尤其是大腿和臀部损伤，弹片存留、开放性骨折或伴有主要血管损伤，使用止血带时间过长等情况下，容易发生气性坏疽。

(二) 病理生理 梭状芽孢杆菌的致病因素主要是外毒素和酶。有的酶是通过脱氮、脱氨、发酵的作用而产生大量不溶性气体，如硫化氢、氮等，积聚在组织间；有的则能溶解组织蛋白，造成组织细胞坏死、渗出，产生严重水肿。因水、气夹杂，组织急剧膨胀，局部张力迅速增高，压迫微血管，继续加重组织的缺血、缺氧和失活，更有利于细菌生长繁殖，形成恶性循环。此外，这类细菌还可产生卵磷脂酶、透明质酸酶等使细菌易于穿透组织间隙而加速扩散。一旦开始，可沿肌束或肌群向上下扩展，肌肉转为砖红色，外观如熟肉，失去弹性。如侵及皮下组织，气肿、水肿与组织坏死可迅速沿筋膜扩散。活体组织检查可发现肌纤维间有大量气泡和大量革兰阳性粗短杆菌。

(三) 临床表现

1. **潜伏期** 气性坏疽病情发展迅速，患者全身情况可在 12～24 小时内全面、迅速恶化。潜伏期一般为伤后 1～4 日发病，最快者可在伤后 6～8 小时，最迟为 5～6 日。临床特点是病情急剧恶化，烦躁不安，夹有恐惧或欣快感；皮肤、口唇变白，大量出汗、脉搏快速，体温逐步上升。随着病情的发展，可发生溶血性贫血、黄疸、血红蛋白尿、酸中毒，全身情况可在 12～24 小时内迅速恶化。

2. **局部表现** 早期患者自觉患肢沉重，有包扎过紧感。之后，突然出现患部"胀裂样"剧痛，一般镇痛药不能缓解。患部肿胀明显，进行性加重，压痛剧烈。伤口周围皮肤水肿、苍白、发亮，很快变为紫红色，进而呈紫黑色，并出现大小不等的水疱。伤口内肌肉由于坏死，呈暗红色或土灰色，失去弹性，刀割时不收缩，也不出血，犹如煮熟的肉。伤口周围常触及捻发音，轻轻挤压患部，常有气泡从伤口逸出，并有稀薄、恶臭的浆液样血性分泌物流出。

3. **全身表现** 早期患者神志清醒，表情淡漠，有头晕、头痛、恶心、呕吐、出冷汗、烦躁不安、高热、脉速、呼吸急促、大汗并有进行性贫血。晚期有感染性休克、外周循环障碍、多器官功能衰竭等。

(四) 实验室及其他检查

1. **细菌学检查** 伤口内的分泌物涂片检查有大量革兰阳性染色粗大杆菌。

2. **血常规检查** 红细胞计数减少,血红蛋白降低,白细胞计数增加。

3. **血生化检查** 有肝、肾等脏器功能受损。

4. **影像学检查** X线、CT检查常显示伤处软组织间有气体。

(五) 治疗要点 一经诊断,立即开始积极治疗,以挽救患者的生命,减少组织的坏死,降低截肢率。

1. **彻底清创** 在积极抗休克和防治严重并发症的同时施行彻底清创术。在病变区做广泛、多处切开(包括伤口及其周围水肿或皮下气肿区),清创范围可达正常组织,切口敞开、不予缝合。若整个肢体已广泛感染、病变不能控制时,应果断行截肢术以挽救生命,残端不予缝合。术中、术后用大量3%过氧化氢溶液或1∶4 000高锰酸钾溶液反复冲洗伤口和湿敷伤口,每日更换敷料数次,必要时再次清创。

2. **高压氧疗法** 提高组织的氧含量,抑制气性坏疽杆菌的生长繁殖。

3. **应用抗生素** 首选青霉素,需大剂量青霉素静脉滴注,每日1 000万U以上。大环内酯类(如麦迪霉素、琥乙红霉素等)和硝唑类(如甲硝唑、替硝唑)也有一定疗效。

4. **全身支持疗法** 输血,纠正水、电解质紊乱,给予高蛋白、高热量饮食和止痛、镇静、退热等对症处理。

(六) 护理要点

1. **评估患者** 及时、全面评估患者的全身和局部伤口情况,了解发病情况。

2. **严格隔离** 严格执行消毒隔离措施。所有器械患者专用,使用后灭菌处理;用后敷料须焚烧;患者用品和排泄物均须严格消毒。医护人员接触患者时须穿隔离衣,戴帽子、口罩和手套等,有伤口者不接触患者。

3. **控制感染** 维持正常体温,动态观察和记录体温、脉搏等变化。遵医嘱及时、准确、合理应用抗生素。高热者予以物理降温或药物降温。给予营养支持,提高患者抗感染能力。

4. **局部伤口护理** 观察伤口周围皮肤的色泽、局部水肿、气肿程度和伤口分泌物性质;对切开或截肢后的敞开伤口,应用3%过氧化氢溶液冲洗、湿敷。及时更换口敷料。对接受高压氧治疗者,注意观察氧疗后的伤口变化,做好记录。

5. **病情观察** 对高热、烦躁患者应密切观察其病情变化,若患者出现意识障碍、体温升高或降低、脉搏加快、呼吸急促、血压下降、尿量减少等感染性休克的表现时,应及时报告医生,积极处理。

6. **疼痛护理**

(1) 一旦确诊为气性坏疽后,积极配合医师做好紧急局部手术清创,减轻疼痛。

(2) 保护敞开的伤口免受刺激,可用支被架撑起被褥。

(3) 用氧化剂冲洗、湿敷伤口,以减轻疼痛。

(4) 分散患者注意力,缓解疼痛;遵医嘱给予镇痛剂或采用自控镇痛泵。

(5) 密切观察受伤肢体情况,注意病情进展。若出现疼痛进行性加重,应积极采取措施。对截肢后出现幻觉疼痛者,给予耐心解释,解除其忧虑和恐惧心理。

7. **饮食护理** 给予高热量、高蛋白、丰富维生素的易消化饮食;不能进食者,给予鼻饲。必要时给予肠外营养支持。

8. **高压氧治疗的护理**

(1) 向患者及家属说明高压氧对气性坏疽的治疗作用,简述高压氧治疗的三个步骤:升压、稳压和减压。

(2) 进氧舱前伤口换药;穿全棉病服。

(3) 出舱后,注意观察有无皮肤瘙痒、关节疼痛、伤口渗血过多等,有则及时报告医生作相应处理。

9. **健康教育** 加强预防气性坏疽的知识普及和宣教,加强劳动保护,避免损伤;伤后及时到医院正确处理伤口;对安装和使用假肢患者进行截肢后的适应性训练,使患者掌握自我护理的技巧,逐渐达到能生活自理。

(田建丽)

第7章 器官移植患者的护理

第1节 概 述

器官移植(organ transplantation)是现代临床医学科学中发展最快的学科之一,它着力于治疗各种严重器官功能障碍的患者,成功地挽救了许多其他方法无法治疗的致命性疾病的患者。器官移植被认为是“21世纪医学之巅”。如今已涉及除脑和脊髓外的所有器官。

很久以前人类就开始探索器官移植。最早见于公元前2世纪印度外科医师Sushruta对自体皮肤移植的描述。1835年爱尔兰医师Bigger完成角膜移植。20世纪初Carrel、Jaboulay、Guthrie等对血管吻合技术的完善和发展,使得现代器官移植的研究和应用逐步开始。1954年美国医师Murray成功完成了第一例人类肾移植。1956年美国的Thomas完成了骨髓移植。1963年美国医师Starzl完成肝移植。1963年Hardy施行第一例肺移植,1964年又完成了心脏移植。1966年美国Lillebei完成了胰腺移植。1981年美国的Reitz完成心肺联合移植。1987年小肠移植成功。20世纪70年代,免疫抑制剂环孢素A的应用显著提高了器官移植的成功率。80年代初,器官保存液的改进延长了供体器官的保存时间,提高了手术安全性。

移植(transplantation)是指将一个个体的细胞、组织或器官通过手术植入自己或其他个体某一部位的方法。供体(donor)是指提供细胞、组织或器官的个体。受体(recipient)是指接受细胞、组织或器官的个体。移植物是指从供体移植到受体内的东西,如细胞、组织、器官。排斥(rejection)是指由受体与供体之间组织相容性抗原不同引起,是体内免疫系统识别“自我”和“非我”的过程。

1. 按遗传学特点分类

(1) 自体移植(autograft):指受体与供体为同一个体,不发生排斥反应。

(2) 同质移植(isograft):指相同基因的不同个体之间的移植。多指同卵双生子之间的移植,基本不发生排斥反应。

(3) 同种异体移植(allograft):指供、受双方为同一种族不同个体间的移植。会发生排斥反应。

(4) 异种移植(xenograft):指供、受双方为不同种族间的移植,会发生强烈的排斥反应。

2. 按移植解剖位置分类

(1) 原位移植(orthotopic):将供体的器官移植于受体相应的位置。

(2) 异位移植(heterotopic):将供体的器官移植于受体的其他位置。

3. 其他分类

(1) 活体移植:是指不影响供体生命安全和损害其健康的前提下,切取其部分器官移植给受者。

(2) 细胞移植:将具有活力的细胞植入受者体内的方法,如输浓缩红细胞、骨髓移植。

(3) 组织移植:指移植物为一种或几种组织,如皮肤、血管等。

(4) 器官移植:是指移植物为全部或部分器官,如肝、肾、肺。

第2节 移植免疫

移植免疫(transplantation immunity)是指接受来自另一个体的器官或组织的动物体对移植物引起的免疫反应。梅达沃(P. B. Medawar)等在20世纪50年代的研究,明确了此种排斥(rejection)具有特异记忆,此种特异记忆可通过将淋巴细胞输到另一个体而传递,证实了移植排斥是一种免疫反应。在各个个体,其细胞膜表面都存在着个体特异的组织相容性抗原,自身的淋巴细胞(T细胞)只对自身抗原不发生免疫反应(免疫耐受性),淋巴系细胞对非自身抗原则行免疫性进攻,因此来自其他个体的移植物就发生脱落。移植的成功率以同基因的(syngeneic,isogenic)两个体间为最高,在人为单卵双生之间,在实验动物的近交纯系内并无免疫排斥现象,在同一个体内移植(如皮肤、植毛),成功率非常高。在同种内即使是异基因的(allogeneic),若其主要的组织相容性抗原是共同的,移植的成功率亦高。

（一）同种移植排斥的类型及机制

1. **超急性排斥** 是受者体内现存的抗供体抗体可使血管性器官移植即刻出现排斥，这种排斥发生非常迅速而且强烈，多发生在移植器官恢复血流后数分钟至移植后24小时内。这种抗体有ABO血型抗体、抗MHC抗体、抗异种内皮抗原抗体。产生的病理改变为血管内凝血，导致移植物水肿、出血和坏死。目前尚无有效的治疗方法制止超急性排斥反应的发生。

2. **急性排斥** 是临床上常见的典型的移植免疫反应。多发生在移植后4～14天，也可出现在术后1个月内或数月内。以急性血管病变为特征，表现为免疫球蛋白、补体、纤维蛋白沉积，血管内壁淋巴细胞和中性粒细胞浸润，患者出现寒战、高热、全身不适、移植物肿大致局部胀痛、功能减退等。

(1) 急性体液性排斥：抗MHC抗体和抗EM抗体激发补体系统导致血管损害为主，兼有炎症性$CD4^+$T细胞的作用，最终导致急性血管炎。

(2) 急性细胞性排斥：以$CD8^+$T细胞毒介导的溶细胞作用为主，兼有炎症性$CD8^+$T细胞、巨噬细胞及自然杀伤细胞介导的溶细胞作用。病理改变是实质性细胞坏死伴有淋巴细胞和巨噬细胞浸润为主。

3. **慢性排斥** 可发生在手术后数周、数月至数年。目前发生机制尚不完全清楚，可能为抗体介导的排斥反应和T细胞介导的排斥反应反复发作，加上多种非免疫因素(如免疫抑制剂药物毒性和脂质代谢异常)等，导致慢性移植物失去功能。主要表现为移植器官功能缓慢减退，其病理特征主要是移植物动脉血管内膜因反复的免疫损伤以及修复增生而增厚，继而导致移植物广泛缺血、纤维化直至功能丧失。慢性排斥反应对免疫抑制剂不敏感，是影响移植物长期存活的主要原因。

（二）**移植耐受** 耐受(tolerance)是指不使用免疫抑制剂的情况下机体免疫系统对某一整套特异性抗原的长期无反应状态。对自身抗原耐受是免疫系统的最基本特点。

诱导移植耐受的目标是：

1. 对供体抗原长期免疫抑制。
2. 对其他抗原可发生正常的免疫反应。
3. 不要免疫抑制剂。

目前已发展了许多诱导耐受的方案，但尚无一种能在临床应用效果达到足以不再使用免疫抑制剂的程度。

移植耐受诱导的基本原则是：在使用免疫抑制剂改变受体免疫功能的情况下，控制同种抗原递呈的途径和形式，驱使T细胞走向耐受。

（三）**免疫抑制药物** 目前器官移植的成功与免疫抑制药物的作用密不可分。移植排斥反应本质上是移植受体针对移植抗原的免疫反应，其中T细胞起着关键作用。免疫抑制剂的作用机制主要是针对T细胞的活化、增殖及细胞因子产生等几个环节。

1. **环孢霉素A和FK506** 环孢霉素A(cyclosporine A,CsA)是从土壤真菌属中提取的抗真菌药物，是含11个氨基酸的小环状肽。FK506是从土壤中“筑波链霉菌”的肉汤发酵物中提取的大环内酯类抗生素。两者的作用机制类似，通过与细胞内药物受体形成二聚体，抑制IL-2基因的启动而抑制T细胞的活化、增殖，但FK506的免疫抑制特性比环孢霉素A更强。

2. **西罗莫司(rapamycin，rapa)** 西罗莫司是从土壤放线菌培养液中分离出的具有抗真菌作用的大环内酯类抗生素。其作用为：①抑制B淋巴细胞的增殖，又可抑制T淋巴细胞的增殖。②抑制IL-1、IL-6和IL-2诱导的淋巴细胞的增殖作用。③强烈地抑制IgG和供体特异性抗体的产生。④抑制IL-2的产生和IL-2R的表达方面的作用小。⑤抑制平滑肌细胞增殖、移动的作用。

3. **类固醇激素** 主要抑制T细胞介导的免疫反应，通过抑制多种细胞因子基因的表达抑制T细胞的增殖。

4. **其他的免疫抑制剂** 如硫唑嘌呤抑制嘌呤合成，阻止克隆扩增，Rs61443抑制淋巴细胞特异性鸟苷合成途径。

第3节 移植器官的获得

一、供体的选择

1. **同种器官** 尸体器官和亲属捐赠的器官是目前器官移植的主要来源。由于“脑死亡”在世界各国存在不同的认识，只有少数国家通过法律规定，又因为伦理学、道德等方面的因素，使尸体器官的来源受到限制。所以，亲属的活体供体是目前及将来一定时期内移植器官的主要来源。

2. **异种器官** 由于同种器官移植的局限性，以及器官来源的短缺，人们的目光转向了异种器官，如用猪的胰岛细胞移植于人治疗1型糖尿病获得成功。但由于其存在特殊的难度，异种器官的移植还有待进一步发展。

3. **供体器官的条件**

(1) ABO血型：同种异体间的移植必须血型相同或符合输血原则。

(2) 淋巴细胞毒交叉配合试验：受体的血清与供体淋巴细胞之间的配合试验，结果<10%或阴性才能移植。

(3) HLA配型：要求检测供体与受体Ⅰ类抗原HLA A、B位点，Ⅱ类抗原HLA DR位点，这些位点配型与移植器官的存活率有密切关系。

二、器官的灌注和保存

安全有效的器官保存是移植成功的先决条件。器官保存的目的是使离体缺血的器官保持最大的活力，并于血液供应恢复后迅速恢复功能。对器官的保存基于以下两个条件：一是尽可能降低细胞对维持代谢必需物质的要求或增加其对缺血、缺氧的耐受能力。二是供给必需的营养物质。前者是靠低温，后者是靠灌注。

1. **器官保存的方法**

(1) 持续低温机器灌注法：将离体器官保存于一个特制的、有脉冲式或非脉冲式泵的机器内，以冷灌注液作持续循环灌注，既能供应器官在低温下代谢所需的基本营养，又可以清除其所产生的废物。最常用的灌注温度为6～10℃，此温度下代谢可减少90%～95%，极大地减少了对底物的需求，在灌注期间有较多的监测指标，可有效维持移植器官活性，使之能耐受较长时间的热缺血和冷缺血，是目前最好的保存方法，广泛应用于临床。

(2) 单纯低温保存法：用一种特制的冷溶液快速灌入中断血液供应器官的动脉系统内，使器官迅速、均匀降温到10℃以下，同时洗去血管中的有害物质，然后灌注冷保存液，最后将其保存于1～4℃的灌洗保存液中，直至移植。该保存法设备简易、花费少、技术操作简单，但不耐受热缺血时间。最适宜保存取自脑死亡供者的器官。肾、肝移植都应用单纯低温保存。

(3) 其他保存方法：①冷冻：指0℃以下的保存。适合保存离体细胞群和细胞悬液。常用冷冻剂有甘油、乙醇甘油、二甲亚砜及液氮。②组织培养：用于保存细胞，如用组织培养基培养保存胰岛和甲状腺细胞。

2. **器官保存液**

(1) 仿细胞外液型液：组成成分接近于细胞外液。分两种，一种配制简单，如加白蛋白的Hartmann液（乳酸盐林格白蛋白液），其成分有Na^+、K^+、Ca^{2+}、Cl^-、乳酸、肝素、2%利多卡因、20%白蛋白液及氨苄西林。另一种是将仿细胞内液型加以改良，如改良UW液、改良Collins液等。

(2) 仿细胞内液型液：是目前临床应用最广泛的保存液。UW液是一种改良的仿细胞内液型液，以羟乙基淀粉为基础的灌注保存液。其特点：①减轻低温引起的细胞水肿。②防止细胞内酸中毒。③防止细胞间质的肿胀。④防止氧自由基的损伤。⑤提供再灌注期间合成ATP的底物。

(3) 与血浆成分类似的溶液：常用于持续低温机器灌注液，与血浆成分相似，含有相当的离子浓度及营养物质，但去除了全血中的细胞成分。

(4) 含氟化合物液：即载氧保存液，如FC43，无论在单纯冷冻保存或持续低温机器灌注中应用，都有一定效果。由于高压氧本身对许多器官及细胞有毒性作用，目前在器官保存中极少应用。

(5) 非体液型保存液：是不仿制细胞内、外液的离子浓度，而以大的渗透性物质如甘露醇、蔗糖为基础的等渗性液体，如HTK液（histidine-tryptophane ketoglutarate组氨酸-色氨酸-酮戊二酸盐）和PBS(phosphate-buffered sucrose，即蔗糖磷酸缓冲液)液。HTK液是一种以低钠离子浓度、稍高钾离子浓度、组氨酸为缓冲剂的等渗性液体，临床上可作为心脏保存液。

第4节 器官移植

一、肾移植

肾移植(kindey transplantation)在临床各类器官移植中技术最为成熟、短期和长期预后最好，移植数量居各种器官移植首位。移植肾的来源有尸体肾、活体亲属供肾和活体非亲属供肾。由于活体供肾具备组织配型适合程度高、质量好、排斥率低、术后肾功能恢复快、手术时间可选、长期存活率高等优势，所以活体器官移植数量超过尸体器官移植。肾移植是治疗慢性肾衰竭晚期尿毒症患者的有效措施,但不是所有的慢性肾衰竭患者都能够进行肾移植,要同时考虑到患者的全身各方面的因素。

(一) 受体选择

1. 适应证

(1) 病情状况:终末期肾衰竭患者,血肌酐值高于 800μmol/L,肌酐清除率<10mL/min。

(2) 原发疾病:肾小球肾炎、慢性肾盂肾炎、间质性肾炎、囊性肾病、肾血管硬化症等疾病,可导致不可逆的肾衰竭。

(3) 适宜年龄:以 12~65 岁为最佳,但高龄患者如果心、肺和主要脏器功能正常,血压平稳,精神状态好,也可以考虑移植。

(4) 手术耐受性:患者基本状况良好,能够耐受手术和手术后近期抗排斥治疗。

(5) 泌尿排泄系统:膀胱、下尿路解剖和功能正常。

2. 禁忌证

(1) 绝对禁忌证:①当肾脏疾病是由全身疾病引起的局部表现则不适合移植,移植后供肾会发生同样的病变,如结节性动脉周围炎、弥漫性血管炎等。②全身严重感染和活动性肺结核患者不能行肾移植,因免疫抑制药物、类固醇药物的应用可使病灶发展和结核病灶扩散而造成严重后果。③散在恶性肿瘤、顽固性心力衰竭、慢性呼吸衰竭、凝血机制紊乱、肝功能恢复前,禁忌行肾移植。

(2) 相对禁忌证:①活动性肾炎不能做受体。②移植后应用大量激素,可引起上消化道溃疡出血,故应先治愈溃疡,再行肾移植。③患者血液中 HBsAg 阳性者是病毒性肝炎的证据,不是肾移植的绝对禁忌证。

(二) 供体选择

非免疫学选择活体供肾的禁忌证:

(1) 供者年龄 60 岁以上或18 岁以下者。

(2) 有严重心脏病、肿瘤及高血压未被控制者。

(3) 有脓毒血症和严重的外源性肥胖及肾衰竭者。

(4) 巨细胞病毒阳性供者不宜给阴性受者。

(5) 有两根肾动脉者不宜供肾。

(三) 免疫学选择 移植术后的排斥反应仍是目前肾移植的主要问题,免疫学选择的目的是为避免和尽量减少排斥反应发生的次数和强度,以提高肾移植的存活率和延长存活时间。

1. 红细胞 ABO 血型系统相同 供受者的 ABO 血型必须相同或相容才可移植,否则会引发超急性排斥反应。

2. 淋巴细胞毒交叉配合试验 本试验是检查受者血清中有无预先形成的抗供者淋巴细胞的抗体存在,已作为肾移植的术前常规检查。

3. 混合淋巴细胞培养 是组织配型试验中最可靠的方法。是将供、受者的淋巴细胞在体外共同孵育,由于组织抗原性不同而相互刺激,并发生转化为母细胞的现象。供、受体组织相容性愈差,相互刺激愈强,转化率愈高。转化率在 15%以下者可施行肾脏移植手术。

4. 群体反应性抗体(PRA) PRA 的检测对提高肾移植成功率和存活率更具有实际意义。通过检测 PRA 的水平,了解患者体内各种抗体的情况,为预测移植术后发生超急性排斥和加速排斥反应的概率提供客观依据。

5. 人类白细胞抗原的血清学测定(HLA 配型) 是选择供肾的一项重要免疫学检查。是用一组已知的标准血清将供者和受者的淋巴细胞分别做细胞毒试验,观察哪一组血清对淋巴细胞有破坏作用,可推测供者和受者淋巴细胞的抗原型,从而选择 HLA 相近的供者进行移植。

二、肝移植

(一) 适应证

1. 肝实质性疾病 肝炎后肝硬化、酒精性肝硬化、急性肝衰竭、慢性活动性肝炎、先天性肝纤维性疾病、囊性纤维性肝疾病、多发性肝囊肿、巨大肝囊肿、新生儿肝炎、Budi-Chiari syndrome、外伤。

2. 先天性代谢障碍性疾病 抗胰蛋白酶缺乏病、铜蓄积症、酪氨酸血症、血色素沉积症、乳蛋白酶血症、家族性非溶血性黄疸、糖原累积综合征、肝豆状核变性、海蓝色组织细胞综合征等。

3. 胆汁淤滞性疾病 先天性胆总管闭锁、原发性胆汁性肝硬化、硬化性胆管炎、继发性胆汁性肝硬化、家族性胆汁淤滞病、肝内胆管闭锁等。

4. 肝肿瘤 良性肿瘤超出肝三叶切除范围、恶性肿瘤如肝细胞癌、胆管细胞癌等病变范围广泛或并有肝硬化,尚未侵犯肝外组织者。

(二) 禁忌证 绝对禁忌证是指患者在一定情况下,肝移植的疗效或预后极差。相对禁忌证是指患者在一定情况下,肝移植可能会导致高的并发症和死亡率，但有时可获得较好的长期存活。

1. **绝对禁忌证**　①存在难以控制的全身性感染；②难以戒除的酗酒或药物依赖者；③患有不可逆脑组织损害；④肝外存在难以根治的恶性肿瘤；⑤难以控制的心理障碍或精神病；⑥肝以外的生命重要器官如心、肺存在功能不全、衰竭。

2. **相对禁忌证**　①受体年龄大于65岁；②e抗原阳性或DNA阳性或有活动性病毒复制的慢性乙型肝炎患者；③门静脉栓塞；④肝细胞性肝癌和胆管细胞癌；⑤曾行复杂的肝、胆管手术或上腹部复杂手术者；⑥既往精神病患者。

（三）移植的方式

1. **减体积性肝移植**（reduced size liver transplantation）　通常按照Couinaud的肝分段法取其中部分肝进行移植，适合于儿童患者的肝移植。

2. **活体部分肝移植**（related living liver transplantation）　供肝来自受体的亲属的部分肝。

3. **劈离式肝移植**（splitting liver transplantation）　是将一个供肝一分为二，同时分给两个不同的受体。

4. **背驮式原位肝移植**（piggy back liver transplantation）　是保留受体下腔静脉全长以及肝左右静脉的全肝移植。

5. **肝联合其他脏器移植**　如肝肾联合移植、肝胰联合移植。

三、器官移植患者的护理要点

（一）术前护理

1. **术前教育**

能够使患者正确地认知器官移植，减轻焦躁不安情绪，在术前建立起良好的精神心理状态。向患者讲解器官移植的过程、作用、术后的效果及可能出现的并发症。

2. **术前准备**

（1）受者准备：①心理护理：在准备器官移植手术之前，护理人员应向受者解释有关移植的基本知识，减少受者对器官移植的恐惧和不安，鼓励患者，增加对治疗的信心。让受者保持良好的心态。②术前检查：除外科手术的常规检查外，还要检查呼吸功能、尿、咽拭子培养、血型及HLA配型。③了解受者有无感染病灶：积极预防和治疗咽喉部及尿道处的潜伏病灶。④加强营养：为增强受者抵抗力，供给足够热量，促使受者进高蛋白、高碳水化合物、高维生素食物。肾移植术前应低盐饮食。⑤术前常规准备：皮肤准备、术前8～12小时禁食、4小时禁饮、配血、术前晚灌肠及保证受者良好休息和睡眠。⑥免疫抑制药物的使用：应根据植入器官和受者的需要而定。

（2）病房准备：①病房设施：一般由术前准备病房、术后消毒隔离病房、康复病房组成。②消毒隔离病房：术前一日用0.5%过氧乙酸擦拭病房内的所有物件、地面和窗、墙，然后按每立方米用40%甲醛12mL加水60mL、高锰酸钾6g，熏蒸12～24小时，术日再用0.5%过氧乙酸擦拭。医护人员和家属进出病房要换隔离衣、鞋，戴帽、口罩等。③专用药柜：备齐所需免疫抑制剂、抗生素、白蛋白、呋塞米及抢救药品。

（3）护理人员准备：①拟定相应的护理计划和措施。②准备和检查各种抢救药品和设备。③准备术后各种免疫抑制剂和特殊用药。④按消毒隔离原则准备衣、帽、鞋、口罩等。

（二）术后护理

1. **术后入ICU实施重症监护**　移植术后患者病情危重、变化快，因此术后3天内应进行重点监护，至病情平稳。

（1）术后24小时内监测生命体征，每小时1次，患者状况平稳后每4小时1次。

（2）术后24小时内每小时记录出入量1次，状况平稳后每4小时1次，每日统计总出入量，每天监测体重。

（3）术后每日清晨测血常规、电解质、肌酐及血尿素氮水平。

（4）每周至少2次测生化全项、尿培养及药敏试验。

（5）服用环孢霉素A或FK506后第3天测血药浓度。

（6）有条件晨起做胸部X线及心电图检查。

（7）检查各种导管是否通畅、脱出，观察、记录引流液的性质和量。

（8）口腔护理：术后易发生口腔溃疡和真菌感染，每日2次，用消毒漱口液漱口，患者的餐具每次使用前要消毒。

（9）尿道口护理：对患者术后留置导尿管进行观察，每日2次用消毒液清理擦拭尿道口。

2. **术后一般护理**

(1) 观察切口有无渗液、出血及渗液的性质,及时更换辅料,保持切口干燥,预防感染。

(2) 引流管的护理:保持引流管通畅,记录引流液的量和性质,及时更换引流袋,定期进行细胞培养。

(3) 记录24小时的出入量:注意保持出入量的平衡。

(4) 基础护理:注意床铺的干净、平整,预防压疮,定时口腔护理,消毒液漱口,观察口腔内有无白斑、溃疡。

(5) 严格执行消毒隔离制度:患者行移植术后,由于使用大量的免疫抑制剂和激素,抵抗力低下,尽管使用了抗生素,还是容易发生感染。一般术后患者均被安置入ICU内给予重症监护。要求实行严格的消毒隔离制度,紫外线照射每日3次,每次30分钟。室内的物品及地面每日用消毒液擦拭。所有接触患者的东西均应消毒、灭菌。工作人员入室时应更换鞋、穿隔离衣,戴口罩、帽子,接触患者前应消毒液洗手。

3. **饮食护理** 移植后由于长期使用激素和免疫抑制剂,影响了机体的代谢,引起血糖、胆固醇的升高及电解质紊乱。因此,必须重视营养代谢的变化,给予积极地调整。

(1) 糖尿病饮食:长期大剂量使用糖皮质激素可引起血糖升高,免疫抑制剂环孢霉素能引起糖代谢紊乱。所以患者术后容易出现高血糖,可增加感染率、降低肾的存活率,应给予糖尿病饮食,服用降糖药物。

(2) 低盐饮食:90%的患者术前由于肾衰竭,都有高血压,还可能伴有心力衰竭。所以术后早期及恢复期应积极鼓励患者进低盐饮食。一方面有利于高血压的控制;另一方面可以缓解患者由于低蛋白性营养不良引发的水肿。

(3) 低脂饮食:糖皮质激素和环孢霉素的使用、术后的肾功能不全、利尿剂都可导致术后高脂血症的发生,发生率达60%,是心血管系统疾病的危险因素。通过低脂饮食(清淡食物、高纤维素食物,限制动物内脏、蛋黄的摄入)、服用维生素E或鱼肝油都可降低血脂,预防心血管系统疾病发生。

(4) 防治电解质紊乱:术后容易出现血钾升高(与环孢霉素及血管紧张素转换酶抑制剂的使用有关,依据血钾值及尿量来控制钾的摄入)、低钙及高磷(糖皮质激素和免疫抑制剂可加重骨病,抑制小肠对钙的转换)。

(5) 注意饮食卫生:移植术后患者的免疫功能低下,食物要新鲜、熟透,使用的餐具要消毒,否则易引起胃肠道感染,出现腹泻、呕吐。

4. **移植器官功能评价**

(1) 术后肾功能恢复正常的指标:①尿量恢复正常,夜尿次数减少。②尿比重、酸碱度正常、尿中无红细胞及蛋白。③肌酐、尿素氮降至正常范围。④各种电解质水平正常。⑤B超示移植肾无肿胀、血流灌注好、阻力指数低于0.7。⑥患者全身情况好,移植肾区无肿胀、无压痛。

(2) 术后肝功能恢复正常的指标:①患者意识恢复正常。②凝血功能障碍被纠正。③肝功能各项生化指标平行下降,如胆红素、血浆蛋白、酶学指标等,在术后30天恢复正常。④肝细胞分泌金黄色黏性胆汁。

5. **排斥反应的观察和护理** 移植后出现排斥反应,是体液免疫和细胞免疫综合作用的结果,不同类型的排斥反应,两者所起的作用不一。超急性排斥反应是体液免疫反应;急性排斥反应早期以细胞免疫为主,晚期则是以体液免疫反应为主;慢性排斥反应是持久的细胞和体液免疫共同作用,以体液免疫为主。

如果是同种异体的肾移植,组织相容性差异大,术后发生排斥反应是必然的,组织配型的程度及免疫抑制治疗方案的不同,最后的结果差别大,如果是最佳的组织配型,辅以合理有效的免疫抑制治疗方案,绝大多数的排斥反应是可以预防和避免的,对排斥反应有效的预防和治疗直接影响到移植肾的功能和患者的生活质量乃至生命安全。

6. **术后并发症的观察及护理** 移植患者除术后排斥反应外,还有可能出现一系列的其他并发症影响肾移植患者的康复,术后需要密切观察。

(1) 感染:是肾移植患者的重要并发症及死亡原因。①引发感染的因素:术前患者尿毒症期长期血液透析、手术的打击、术中的无菌技术不严格、术后免疫抑制剂的应用、大量广谱抗生素的使用。②常见的致病菌:细菌、真菌、原虫及病毒。③好发的感染部位:尿路、肺部、伤口及全身,其中以肺部感染和败血症的死亡率最高。④护理措施:加强消毒隔离措施及制度、预防肺部感染(鼓励患者咳嗽、咳痰、协助拍背、翻身、每周1~2次痰培养)、口腔护理(观察口腔内有无白膜形成、消毒液漱口)、预防尿路感染(尿道口护理、尿管的更换、膀胱的冲洗、尿液常规检查)。

(2) 胃肠道并发症:肾移植术后容易发生胃肠

道并发症，包括胃、小肠的炎症、溃疡、出血和穿孔，出血的发生率最高，出血及穿孔的致死率较高。①原因：手术刺激、类固醇、免疫抑制剂及大剂量糖皮质激素的使用。②临床表现：消化不良、上腹部疼痛不适、呕血、黑粪、突发剧烈的腹痛、全腹反跳痛、板状腹、腹部立位平片可见膈下游离气体。③应积极预防胃肠道并发症的发生，一般术后2周应常规使用抗酸药物，出现呕血时可加用凝血酶、胃黏膜保护剂、输入生长抑素，病情严重时可手术治疗。

(3) 泌尿系统并发症：肾移植术后泌尿系统并发症的发生率较高，不但影响移植肾的存活率，还可导致一定的死亡率。常见并发症有：①泌尿系统梗阻：可发生于膀胱以下位置，如由于膀胱颈水肿、挛缩和慢性前列腺炎及术后免疫抑制剂的使用可引起排尿障碍、尿潴留。可放置导尿管引流尿液。最多见的是发生在输尿管的梗阻，主要是因为：输尿管吻合口的水肿、狭窄，输尿管的纤维化，肾盂输尿管的扭曲。临床表现为患者尿量减少、肾功能降低。通常需通过手术治疗。②尿瘘：是肾移植术的严重并发症之一。多由于手术技术因素造成。常见原因为：供肾输尿管血供差、吻合处技术因素、输尿管狭窄处因排尿阻力增大破裂。患者突然出现耻骨上区疼痛，尿量减少，耻骨上区有局限性压痛，B超发现膀胱周围有积液，穿刺有尿液。

(4) 出血：①肾门小血管的出血多发生于术后早期，术中血管痉挛，出血不明显，术后血流恢复，肾门血管开始出血。患者术前长期尿毒症、血小板减少、凝血功能差，术后可发生创面的渗血。护理：术后早期要严密监测生命体征及血细胞比容，观察切口敷料有无渗血、引流管内引流液的性质和量，必要时行超声检查。②晚期出血多是由继发感染或吻合口漏出、真菌性动脉瘤破裂引起。患者出现移植肾区的憋胀、疼痛，随即出现腹膜刺激征、四肢湿冷、脉搏细速、血压下降等失血性休克表现。

(5) 淋巴管囊肿：多为术中淋巴管及淋巴结被切断导致淋巴液漏出积聚形成。小的淋巴管囊肿多无症状。大的常引起压迫症状，如压迫输尿管引起排尿困难；压迫髂静脉导致下肢深静脉血栓及下肢水肿，有时表现为腹腔内肿块，游走性疼痛。小的囊肿可自行吸收，大的常需手术切除。肾移植手术时应结扎所有淋巴管，预防淋巴管漏的发生。

(6) 心血管疾病：①冠心病：肾移植患者在手术前常存在尿毒症，尿毒症会引起高胰岛素血症、葡萄糖耐量下降、高血压、高脂血症等代谢异常，这些代谢异常会导致动脉硬化。而在移植术后，长期应用糖皮质激素也会导致血管损害。心绞痛并发心肌梗死是移植术后死亡的主要原因之一。在处理上，应用小剂量的类固醇及预防性应用β受体阻滞剂降低心脏耗氧量并有效控制血压、应用营养心肌药物可降低或控制心肌梗死的发生。②高血压：肾移植术后发生高血压有以下原因：应用皮质醇类免疫抑制剂、排斥反应、肾动脉狭窄。术后发生高血压，首先给予钙离子拮抗药，如果效果不佳，可加用血管扩张药物。

(三) 健康指导　移植患者术后需要长期服用免疫抑制剂，药物的种类多、剂量大，出院前要详细向患者说明药物的服用剂量、时间、可能出现的反应、复查的时间和内容、联系电话。

(牛海刚)

第8章 肿瘤患者的护理

第1节 概述

肿瘤(tumor)是机体正常细胞在不同的始动与促进因素长期作用下,引起细胞遗传物质基因表达失常,导致细胞过度增殖与异常分化而形成的新生物。肿瘤细胞失去正常的生理功能,由于其生长不受生理调节,具有自主或相对生长能力,当致病因子停止作用后仍能继续生长,因此对正常组织与器官具有极大的破坏性。随着疾病谱的改变,恶性肿瘤对人类的威胁日益突出,已成为目前最常见的死亡原因之一。我国最常见的恶性肿瘤,男性为肺癌、胃癌、肝癌、结直肠癌,女性为乳腺癌、肺癌、结直肠癌、胃癌。

根据肿瘤的生长特征及对身体的危害程度可将肿瘤分为良性肿瘤、恶性肿瘤,以及介于良性恶性肿瘤之间的交界性肿瘤。良性肿瘤(benign tumor)一般称为"瘤",无浸润和转移能力,通常有包膜,跟周围组织边界清楚,呈膨胀性生长、速度缓慢,色泽和质地接近相应的正常组织,如脂肪瘤、纤维瘤、血管瘤、神经纤维瘤等。良性肿瘤细胞分化成熟,组织和细胞形态变化较小,很少有核分裂象,手术彻底切除后少有复发,对机体危害小。良性肿瘤可发生于全身不同器官和组织,因肿瘤的来源和发生部位不同,其病理生理变化和临床表现也不同,临床常分为各脏器良性肿瘤和常见体表良性肿瘤。恶性肿瘤(malignant tumor)来自上皮组织者称为"癌";来源于间叶组织者称为"肉瘤";胚胎性肿瘤常称为母细胞瘤;另有少部分恶性肿瘤如恶性淋巴瘤、精原细胞瘤、霍奇金病、白血病等,仍沿用传统的"瘤"或"病"的名称。恶性肿瘤具有向周围组织乃至全身浸润和转移的特征,其生长变化快慢与机体免疫功能强弱有关。通常无包膜,边界不清,向周围组织浸润生长,生长速度快。肿瘤细胞分化不成熟,有不同程度的异型性,对机体危害大;患者常因肿瘤复发、转移而死亡。交界性肿瘤(borderline tumor)是组织形态和生物学行为介于良性与恶性之间的肿瘤,如腮腺混合瘤形态上属良性,但常呈浸润性生长,且切除后易复发,甚至可发生转移;也有些肿瘤虽为良性,却显示出恶性生物学行为,如颅内良性肿瘤因其生长部位特殊可导致严重后果。

第2节 恶性肿瘤

一、病因及发病机制

(一)病因 肿瘤的病因迄今尚未完全明了。多年来通过大量流行病学调查、临床观察以及实验研究,均提示肿瘤的发病因素存在多样性和复杂性,目前认为肿瘤的发生是由环境因素和基因相互作用引起的,是多种因素协同作用的结果。据估计,约80%以上的恶性肿瘤与环境因素有关,但环境因素的单一作用并不足以产生肿瘤。环境因素必须通过与基因的相互作用才能最终导致肿瘤,否则就无法解释暴露于相同的特定环境的人群,为何有些人发生肿瘤,而另外一些人则不发生肿瘤。基因改变则是肿瘤在分子水平上最直接的病因,即机体的内在因素在肿瘤的发生、发展中也起着重要作用,如遗传、内分泌与免疫功能等。致癌过程是机体多种外源性致癌因素及内源性促癌因素长期共同作用导致机体细胞中基因改变并累积的多阶段过程的结果。

1. 环境因素包括物理、化学及生物学等因素

(1) 物理因素:如电离辐射防护不当可致皮肤癌、白血病;紫外线可引起皮肤癌;吸入放射性污染粉尘可致骨肉瘤和甲状腺肿瘤;矿物纤维如石棉可导致肺癌,使恶性间皮瘤的发病率增加。

(2) 化学因素:许多恶性肿瘤都有与某些化学物质的长期密切接触史。例如,烷化剂(有机农药、硫芥等)可致突变、癌变和畸形,与肺癌及造血器官肿瘤有关;亚硝胺类和真菌毒素(黄曲霉素等)常引起食管癌、胃癌及肝癌;氨基偶氮类化合物(染料类)易诱发膀胱癌、肝癌;多环芳香烃类化合物可致皮肤癌和肺癌。化学致癌物种类繁多,但多数化学致癌物都具有一个共同特征,即通过代谢活化形成亲电子的衍生物，与DNA结合从而造成DNA的损伤。根据化学致癌物与人类肿瘤发生的关系强度，可将致癌物分为三种类型。肯定致癌物：主要有氮芥、联苯胺、多环芳香烃类化合物、氯乙烯、石棉、砷和镍等。可能致癌物：如亚硝胺类与食管癌、胃癌和肝癌的发生有关，黄曲霉素易污染粮食而致肝癌、胃癌等。潜在致癌物：烷化剂（如有机农药、硫芥）、氨基偶氮类染料等。

（3）生物因素：病毒是生物致癌因素中最主要的因素，如EB病毒与鼻咽癌、伯基特淋巴瘤有关，反复感染单纯疱疹病毒、人乳头状病毒与宫颈癌有关，乙型肝炎病毒与肝癌有关。少数寄生虫和细菌也可引起肿瘤，埃及血吸虫可诱发膀胱癌，日本血吸虫与大肠癌的发生有关；细菌方面，幽门螺杆菌与胃癌的发病有关，研究表明幽门螺杆菌感染者发生胃癌的危险性为非感染者的2～4倍。

2. **机体因素**

（1）遗传因素：遗传因素与人类肿瘤的关系虽无直接证据，但肿瘤有遗传倾向性，即遗传易感性。越来越多的证据表明肿瘤与遗传有密切关系，如癌的家族聚集现象（相当数量的食管癌、肝癌、胃癌、乳腺癌或鼻咽癌患者有家族史）、具有某些遗传缺陷疾病患者易发生肿瘤、带有突变APC基因者易患肠道腺瘤病、肿瘤的种族分布差异等，故遗传易感性不可忽视。目前发现的遗传性肿瘤综合征有近20种，某些遗传性综合征与肿瘤关系密切，患有这些疾病的患者往往更具有易发生恶性肿瘤的倾向，可将其称为遗传性癌前期病变。常见有：家族性结肠腺瘤病，患者几乎全部会发展成结直肠癌；Fanconi贫血，大约有10%的患者可能发生白血病；着色性干皮病，患者可发展为皮肤癌；毛细血管扩张共济失调，患者易患淋巴系统恶性肿瘤。

（2）内分泌因素：某些激素与肿瘤发生有关。目前较明确的是雌激素和催乳素，与乳腺癌的发生有关。长期服用雌激素可能引起子宫内膜癌、乳腺癌；生长激素可以刺激癌肿的发展，如青少年恶性肿瘤生长迅速、早期发生转移，均与生长激素有关。

（3）免疫机制：具有先天或获得性免疫缺陷者易发生恶性肿瘤。如获得性免疫缺陷综合征（艾滋病）患者易患恶性肿瘤；丙种球蛋白缺乏症患者易患白血病和淋巴造血系统肿瘤；器官移植后长期使用免疫抑制剂者，肿瘤的发生率显著增高，比正常人群高50～100倍。

（4）癌前疾病：经久不愈的窦道和慢性溃疡可因长期局部刺激而发生癌变。如皮肤慢性溃疡可发生癌变，慢性胃溃疡约5%可发展为胃癌，溃疡性结肠炎患者出现大肠癌的风险较正常人高5～10倍。

（5）不良生活方式：不良的饮食和生活习惯也可引发恶性肿瘤，如吸烟可致肺癌，还与膀胱癌有关；经常进食烟熏、腌制、煎炸以及霉变食物与消化系统肿瘤有关，如咽癌及食管癌与大量饮酒、长期食用烟熏食品、霉变食物等有关；长期高蛋白、高脂肪饮食而纤维素摄入不足者大肠癌的发病率显著增高；营养不足、微量元素缺乏、蛋白质及膳食纤维、维生素C等摄入不足，癌症发生率可较高。

（6）心理、社会因素：流行病学调查发现，性格内向、近期经历重大精神刺激、剧烈情绪波动或抑郁者较之其他人群易患恶性肿瘤。人的性格、情绪、婚姻、家庭、工作压力及生活环境变化等，可通过影响人体内分泌、免疫功能等而诱发肿瘤。

（二）发病机制　恶性肿瘤的发生和发展可分为三个阶段，即癌前期、原位癌及浸润癌。癌前期表现为上皮增生明显，伴有不典型增生，具有明显的癌变危险，如乳腺囊性增生症伴上皮增生等。原位癌通常指癌变细胞限于上皮层内、尚未突破基膜的早期癌，常发生于宫颈、皮肤和乳腺等处。浸润癌是指原位癌突破基膜向周围组织浸润、发展，破坏及侵蚀周围组织的正常结构，如乳腺癌浸润肺组织引起肺转移癌等。

二、病理变化和分期

1. **异型性**　肿瘤组织具有异型性，即与发源的正常组织在形态和结构上均有不同程度的差异。细胞的分化依据肿瘤细胞的分化程度不同，其恶性程度和预后亦有差异。恶性肿瘤成熟度低、异型性突出，其分化程度与恶性程度及预后密切相关。恶性肿瘤细胞可分为高分化、中分化和未分化（或低分化）三类，或称Ⅰ级、Ⅱ级、Ⅲ级。高分化（Ⅰ级）细胞形态接近正常分化程度，恶性程度低，预后较好；未分化（Ⅲ级）细胞核分裂象较多，高度恶性，预后差；中分化（Ⅱ级）的恶性程度介于两者之间。良性肿瘤异型性不明显，因而易于辨别其来源。

2. **生长方式**　肿瘤细胞具有无限制增殖的基本特点，恶性肿瘤主要呈浸润性生长，肿瘤沿组织间隙、神经纤维间隙或毛细血管扩展，边界不清，实际扩展范围远较肉眼所见为大，局部切除后极易复发。良性肿瘤多为外生性或膨胀性生长，挤压周围纤维组织，形成纤维包绕，呈包膜样，彻底切除后不复发。

3. **生长速度** 恶性肿瘤生长快，发展迅速，病程较短，常伴有组织坏死、溃疡及出血等异常情况。良性肿瘤一般生长慢，恶变时亦可逐渐增大，若合并出血、感染，肿块可于短期内明显增大。

4. **转移方式** 恶性肿瘤易发生转移，对机体危害极大，转移方式有四种：

(1) 直接蔓延：指肿瘤细胞由原发灶向毗邻脏器或组织扩散生长，破坏其正常形态及功能，并且由近及远广泛蔓延，如直肠癌、子宫颈癌侵及骨盆底。

(2) 淋巴转移：多数先转移至邻近区域淋巴结，也可呈现"跳跃式"越级转移；此外，还可发生皮肤淋巴管转移。临床可有多种表现，如乳腺癌可呈"橘皮样"变、卫星结节、腋下淋巴结转移等。

(3) 血运转移：肿瘤细胞侵入血管，癌栓进入血液循环后，随血流转移至远隔部位，特别是血液丰富的脏器，较常见的转移部位有肺、肝、骨骼及脑等，如腹内肿瘤可经门脉系统转移到肝。

(4) 种植性转移：肿瘤细胞脱落后在体腔或空腔内脏器官内发生的转移。最多见的是胃癌癌细胞种植转移至盆腔。

5. **临床分期** 对恶性肿瘤进行临床分期有助于制订合理的治疗方案、正确评价治疗效果及判断预后。分期方法很多，现多数采用国际抗癌联盟和美国癌症联合会合作制定的第7版肿瘤TNM分期(2010年)。建议的T(原发癌瘤)、N(区域淋巴结)、M(远处转移)分期法；再根据具体情况，即肿块大小、浸润深度在字母后标以数字0～4，表示肿瘤的大小或发展程度。0代表无，1代表小，4代表大；有远处转移为M_1，无远处转移为M_0；临床无法判断肿瘤体积时则以T_x表示。根据TNM的不同组合，临床将之分为Ⅰ期、Ⅱ期、Ⅲ期、Ⅳ期。各种肿瘤TNM分期的具体标准由相应各专业会议协定。

三、临床表现

取决于肿瘤的性质、发生组织、所在部位以及发展程度。一般肿瘤早期多无明显症状。不同类型肿瘤临床表现不一，总的来说分为局部表现和全身表现两方面。

1. **局部表现**

(1) 肿块：常是体表或浅在肿瘤的首要症状，并可见相应局部静脉扩张或增粗现象。随肿瘤的性质不同，肿块具有不同的硬度、活动度及有无包膜。良性肿瘤一般生长缓慢、有包膜，触诊质地较软、表面光滑、形状规则、边缘清晰、活动度好，无浸润和转移情况。恶性肿瘤往往在生长速度、质地、边界及活动度等方面表现出不同的特性，易发生区域淋巴结，甚至远处血行转移。位于深部或内脏的肿块常不易触及，但可出现周围组织受压或空腔内脏器官梗阻等症状。

(2) 疼痛：肿瘤早期常无明显疼痛，但随着肿块的膨胀性生长、破溃或感染等使末梢神经或神经干受到压迫而出现胀痛、闷痛或隐痛不适。当癌肿破溃或感染等使末梢神经或神经干受到刺激或压迫，出现局部刺痛、跳痛、隐痛、烧灼痛或放射痛，甚至难以忍受，尤其是夜间疼痛更明显。空腔内脏器官肿瘤可致痉挛而产生绞痛，如肿瘤致肠梗阻后发生肠绞痛等。

(3) 溃疡：体表或空腔内脏器官的恶性肿瘤生长迅速，可因血供不足而出现继发性坏死，或因继发感染而发生溃烂，恶性肿块常呈菜花状，肿块表面出现溃疡，可有恶臭及血性分泌物。

(4) 出血：恶性肿瘤生长过程中发生破溃或侵及血管，可有出血症状。肿瘤发生于上消化道者可表现为呕血或黑粪；发生于下消化道者可有血便或黏液血便；泌尿道肿瘤除出现血尿外，常伴局部绞痛；子宫颈癌出现血性白带或阴道出血；肺癌可发生咯血或血痰；肝癌破裂可致腹腔内出血。

(5) 梗阻：深部或内脏的肿块不易触及，但可出现周围组织受压或空腔器官梗阻症状。空腔内脏器官或邻近器官的肿瘤，随之生长可致空腔内脏器官梗阻而出现不同的临床症状，如胰头癌和胆管癌可合并堵塞性黄疸，胃癌伴幽门梗阻可致肠梗阻，支气管癌可引起肺不张。梗阻的程度有不完全梗阻和完全梗阻之分。

(6) 浸润与转移症状：主要呈浸润性生长，除直接侵犯邻近组织以外，肿瘤可沿组织间隙、神经纤维间隙或毛细淋巴管、血管扩展，可出现区域淋巴结肿大、质硬、活动度小，可伴相应静脉回流受阻而发生局部静脉曲张或肢体水肿；若发生骨转移可有疼痛、硬结或病理性骨折等表现；肝癌、肺癌、胃癌可致癌性胸、腹水。

2. **全身表现** 良性肿瘤及恶性肿瘤早期多无明显的全身症状。恶性肿瘤常可出现乏力、低热、食欲缺乏、消瘦、贫血等非特异性表现；至肿瘤晚期，患者出现全身衰竭症状，呈现恶病质(cachexia)。不同部位肿瘤，恶病质出现时间早晚不一，消化道肿瘤患者出现较早。某些部位的肿瘤还可呈现相应器官的功能改变和全身表现，如颅内肿瘤引起颅内压增高和神经系统定位症状，甲状旁腺腺瘤引起骨质改变，肾上腺嗜铬细胞瘤由于儿茶酚胺异常分泌引起高血压和代谢紊乱等。有的患者是以全身症状为主诉就医的，因此对原因一时不明的全身症状患者，必须重视和深入检查。

3. 病史和体检

(1) 年龄：一般认为，儿童肿瘤多为胚胎性肿瘤或白血病；青少年肿瘤多为肉瘤，如骨、软组织及淋巴造血系统肉瘤。癌多发生在中年以上，青年癌症患者则往往发展迅速，常以转移灶或继发症状为主诉，应加以注意，以免误诊。

(2) 病程：良性者病程较长，恶性者较短。但良性肿瘤伴出血或感染时可伴有体积突然增大，如有恶变也可增长迅速。低度恶性肿瘤发展较慢，如皮肤基底细胞癌、甲状腺乳头状癌。老年患者的恶性肿瘤发展速度相对较慢。

(3) 其他病史：有些肿瘤有家族多发或倾向遗传。如可疑为胃癌、大肠癌、食管癌、乳腺癌、鼻咽癌者，需注意家族史。有的癌有明显的癌前期病变或相关疾患的病史。如胃癌与萎缩性胃炎、慢性胃溃疡、胃息肉有关，乳头状瘤或癌与黏膜白斑有关，大肠癌与肠道腺瘤性息肉有关，肝癌与乙型肝炎相关，鼻咽癌与EB病毒感染相关。在个人史中，行为与环境相关的情况，如吸烟、长期饮酒、饮食习惯、职业因素相关的接触与暴露史等，均应引起注意。

(4) 局部检查：①肿块的部位：明确肿块所在解剖部位，有助于分析肿块的组织来源和性质，较大肿块需结合病史判断其始发位置。如颈部包括各类组织，肿瘤增大后其始发部位常难确定。②肿瘤的性状：肿瘤大小、外形、硬度、表面温度、血管分布、有无包膜及活动度常有利于判断。良性者大多有包膜，质地接近相应的组织，如骨瘤质硬、脂肪瘤软可呈囊性感。恶性者多无包膜，质硬，表面血管丰富或表面温度较相应位置高，生长迅速，扩展快，浸润生长者边界不清楚且肿块固定。恶性肿瘤可有坏死、液化、溃疡、出血等继发症状，少数巨大良性肿瘤，亦可出现浅表溃疡与出血。③区域淋巴结或转移灶的检查：如乳腺癌需检查腋下与锁骨淋巴结；咽部肿瘤需检查颈部淋巴结；肛管或阴道癌应检查腹股沟淋巴结；腹内肿瘤者需行肝触诊及直肠指诊等。

四、实验室及其他检查

1. 实验室检查

(1) 常规检验：血、尿、便等常规化验的阳性检查结果并非恶性肿瘤的特异标志，但常可提供诊断线索，如胃癌患者可有贫血及大便隐血，泌尿系统肿瘤常见血尿，白血病患者的血常规明显异常，恶性肿瘤患者还常伴红细胞沉降率加快等。

(2) 血清学检查：人体中由肿瘤细胞产生的分布于血液、分泌物及排泄物中的肿瘤标志物质，如酶、激素、糖蛋白或代谢产物等，可用生化方法测定，但因其特异性较差，多作为辅助诊断。常用的血清酶学检查有碱性磷酸酶(AKP)、酸性磷酸酶(ALP)、乳酸脱氢酶(LDH)。

(3) 肿瘤相关抗原：常用的肿瘤免疫学标志物的检测和动态观察有助于肿瘤的筛查、诊断、预后判断等。常用的肿瘤免疫学标志物癌胚抗原(CEA)在结肠癌、胃癌、肺癌、乳腺癌均可增高，对预测大肠癌复发有较好的作用；甲胎蛋白(AFP)对肝癌、前列腺特异抗原(PSA)对前列腺癌、抗EB病毒抗原的IgA抗体(VCA-IgA抗体)对鼻咽癌、人绒毛膜促性腺激素(hCG)对滋养层肿瘤的诊断均有较高的特异性及敏感性，但仍存在一定的假阳性。

(4) 流式细胞分析术(FCM)：是用以了解细胞分化的一种方法，分析染色体、DNA倍体类型、DNA指数等，结合肿瘤病理类型用以判断肿瘤恶性程度及推测其预后。

(5) 基因或基因产物检查：核酸中碱基排列具有严格的特异序列，基因诊断即利用此特征，根据有无特定序列以确定是否存在肿瘤或癌变的特定基因，从而作出判断。

2. 影像学检查　超声波、X线、各种造影、放射性核素、电子计算机断层扫描(CT)、磁共振成像(MRI)等各种检查方法可明确判断有无肿块、肿块部位、形态、大小等性状，有助于肿瘤的诊断及其性质的判断。

(1) 超声显像：具有安全、简便、无损伤等特点，有助于了解肿瘤所在部位、范围及判断性质，目前广泛应用于肝、胆、胰、脾、子宫及卵巢等检查。

(2) X线检查：透视与平片检查肺肿瘤、骨肿瘤等可见特定阴影，胸部断层摄影有助于鉴别阴影性质。炎症所致为片状阴影，肿瘤团块为实体阴影。各种造影检查技术如钡餐或钡剂灌肠、气钡双重造影、碘剂器官造影与血管造影等，可获得清晰图像以提高诊断阳性率。

(3) 放射性核素显像：一般可显示直径＞2cm的病灶，常用于甲状腺肿瘤、骨肿瘤、肝肿瘤、脑肿瘤及大肠癌等检查。

(4) 电子计算机断层扫描(CT)：多用于颅内肿瘤、实质性脏器肿瘤、实质性肿块及淋巴结肿大等的诊断及鉴别诊断。能清楚显示肿块的位置、大小及外型等。螺旋CT经电脑工作站处理,还可以完成全胸或全腹三维图像、CT血管造影、仿真内镜检查等。

(5) MRI:分辨率高,主要适用于中枢神经系统肿瘤的诊断及软组织的显像。

(6) 正电子发射断层显像(PET):是一种无创、动态、定量分子水平的三维活体生化显像技术,对脑肿瘤、结肠癌、肺癌、黑色素瘤、乳腺癌、卵巢癌等诊断率可高达90%左右。

3. **内镜检查** 应用金属(硬管)或纤维光导(软管)的内镜可直接观察空腔内脏器官、胸、腹腔及纵隔等部位的病变,同时可取细胞或组织行病理学检查,对于肿瘤的定位和定性双重诊断具有重要价值,并能对小的病变如息肉做摘除治疗。常用的有支气管镜、食管镜、胃镜、结肠镜、直肠镜、腹腔镜、膀胱镜、阴道镜及子宫镜等。

4. **病理学检查** 是目前确定肿瘤的直接而可靠的依据。

(1) 临床细胞学检查:取材方便、易被接受而应用广泛。细胞学检查包括体液内自然脱落细胞、黏膜细胞、细针穿刺涂片或超声导向穿刺涂片检查,取胸水、腹水、尿液沉渣、痰液及阴道分泌物涂片,检查体液自然脱落细胞,或经食管拉网、胃黏膜洗脱液、宫颈刮片及内镜下肿瘤表面刷脱等方法采集。

(2) 病理组织学检查:是根据肿瘤所在部位、大小及性质等,通过钳取活体组织、经手术完整切除肿瘤送检或于术中切取病变组织作快速切片等方式进行病理检查。活体组织检查理论上有可能促使恶性肿瘤扩散,故常在治疗前短期内或术中施行。

(3) 免疫组织化学检查:其原理是利用特异性抗体与组织切片中相关抗原结合,经过荧光素等处理,使抗原-抗体复合物显现出来。具有特异性强、敏感性高、定位准确、形态与功能相结合等优点,对提高肿瘤诊断准确率、判断组织来源、发现微小癌灶、正确分期及恶性程度判断等有重要意义。

5. **手术探查** 适用于高度怀疑而又难以确诊的恶性肿瘤,诊断和治疗可同时进行。

五、诊断要点

根据病史、局部表现、全身表现,结合实验室、影像学检查及其他检查来诊断。诊断的目的在于判断有无肿瘤及明确其性质。恶性者应进一步了解其范围、恶性程度及转移情况,以便拟订治疗方案及估计预后。

六、治疗要点

肿瘤治疗关键在早诊断、早治疗。肿瘤的治疗方法很多,临床常根据肿瘤性质、发展程度和患者全身状况等选择具体治疗方案。多采取局部与整体相结合的综合治疗方法,包括手术切除、放射线、化学药物、中医药及生物治疗等,在切除或控制原发病灶后进行转移灶的治疗。原则上良性肿瘤应完整手术切除,临界性肿瘤必须彻底手术切除,防止复发或恶变。恶性肿瘤常伴浸润与转移,从整体考虑采用综合疗法,通常Ⅰ期以手术治疗为主;Ⅱ期以局部治疗为主,原发性肿瘤做完全切除或放疗,包括转移灶的治疗,辅以有效的全身化疗;Ⅲ期采取手术前、术中及术后放疗或化疗等综合治疗;Ⅳ期以全身治疗为主,辅以局部对症治疗。

1. **手术治疗** 目前手术切除实体肿瘤仍然是一种最有效的治疗方法,为肿瘤患者首选的局部治疗方法。肿瘤外科按其应用目的不同而分为不同种类。恶性肿瘤的主要手术方式如下。

(1) 预防性手术:指切除癌前期病变的方式,如大肠肿瘤性息肉、黏膜白斑等。

(2) 诊断性手术:指经不同方式,如活检或探查术获取肿瘤组织标本并通过病理学检查明确诊断后再进行相应的治疗。

(3) 根治性手术:以求达到彻底治愈的目的。包括原发肿瘤所在器官的部分或全部,连同周围正常组织和区域淋巴结整块切除,以期达到彻底治愈的目的。在根治范围基础上进一步扩大手术范围,适当切除附近器官及区域淋巴结,称为扩大根治术。适用于早、中期患者,其切除范围较广,术后可有不同程度的功能障碍或缺失,如失语、乳房缺失、人工肛门、尿流改道等。手术中应采取有效措施防止可能的肿瘤播散,如"无瘤技术"、切口保护、有创面的癌表面的封闭隔离,以及术中、术后蒸馏水腹腔内灌洗等。

(4) 姑息性手术:属解除或减轻症状而非根治性的手术,适用于晚期有远处转移、全身状况差不能耐受手术或癌肿无法切除的患者,通过手术达到缓解症状、减轻痛苦、延长生命及改善生存质量的目的。例如,晚期大肠癌伴肠梗阻时行肠造口术以减轻患者痛苦、延长生命。

(5) 减瘤手术:当肿瘤体积较大,单靠手术无法根治的恶性肿瘤，宜行大部切除，术后继以非手术治疗，如化疗、放疗、生物治疗等以控制残留的细胞。

(6) 复发或转移灶的手术治疗：复发肿瘤应根据具体情况及手术、化疗、放疗及其疗效而定，凡能手术者应考虑再行手术。

(7) 重建和康复手术：对癌症患者而言，生活质量是极其重要的问题，而外科手术在患者术后的重建和康复方面起着独特而重要的作用。

2. **化学药物治疗**(chemotherapy) 简称化疗，是一种应用特殊化学药物杀灭恶性肿瘤细胞或组织的治疗方法。化疗对于中晚期肿瘤患者往往是综合治疗中的重要手段，某些肿瘤可因此获长期缓解，如霍奇金病、颗粒细胞白血病、肾母细胞瘤、乳腺癌等。目前肿瘤化疗有了迅速发展，能单独通过化疗治愈的有绒毛膜上皮癌、睾丸精原细胞瘤、Burkitt淋巴瘤和急性淋巴细胞白血病等。化疗药物种类繁多，治疗时应根据肿瘤特性、病理类型选用敏感的药物并制订联合化疗方案。多类抗癌药物的合理应用是临床控制肿瘤复发和转移的可靠途径。化疗必须坚持联合、多疗程用药，两疗程之间至少间隔4～6周，以提高疗效、减轻不良反应。具体给药方法有大剂量冲击疗法、中剂量间断疗法及小剂量长程疗法。

(1) 药物分类：传统的抗癌药物根据药物的化学结构、来源及作用机制不同分为六类：细胞毒素类药物，如烷化剂类(卡莫司汀、环磷酰胺、白消安等)。抗代谢类药物，对核酸代谢物与酶结合反应有相互竞争作用，从而影响并阻断核酸的合成，如甲氨蝶呤、氟尿嘧啶、阿糖胞苷等。抗生素类，如丝裂霉素、放线菌素D等。生物碱类，能干扰细胞内纺锤体的形成，使细胞停留在有丝分裂中期。常用的有长春新碱、喜树碱、高三尖杉酯碱等。激素和抗激素类，能改变内环境，进而影响肿瘤生长，有的能增强机体对肿瘤侵害的抵抗力，常用的有他莫昔芬、甲状腺素等；其他，如羟基脲、顺铂等。分子靶向药物：除上述6类根据化学特性来分类的化疗药物外，近年出现一些以肿瘤相关的特异分子作为靶点而尚未明确归类的药物，其作用靶点可以是细胞受体、信号传导和抗血管生成等。单抗类包括曲妥单抗、美罗华等；小分子化合物常用的有格列卫、吉非替尼等。

另外从细胞动力学角度可分为：细胞周期非特异药物，该类药物对增殖或非增殖细胞均有作用，如氮芥类和抗生素类。细胞周期特异性药物，作用于细胞增殖的整个或大部分周期时相，如氟尿嘧啶等抗代谢类药物。细胞周期时相特异药物，选择性作用于某一时相，如阿糖胞苷、羟基脲抑制S期，长春新碱对M期有抑制作用。

(2) 根据化疗在治疗中的地位和治疗对象不同，其临床应用主要有以下四种。

诱导化疗(induction chemotherapy)：常为静脉或口服给药，用于可治愈肿瘤或晚期播散性肿瘤，此时化疗是首选的治疗或唯一可选的治疗。

辅助化疗(adjuvant chemotherapy)：常为静脉给药。一般在癌根治术后或治愈性放疗后，针对可能残留的微小病灶进行治疗，以达到进一步提高局部治疗效果的目的。

新辅助化疗(neoadjuvant chemotherapy)：特指对一些尚可选用手术或放疗的局限性肿瘤，在手术、放疗等局部治疗前进行的化疗。新辅助化疗后常可使肿瘤缩小，进而缩小手术范围、减少放疗剂量或提高局部治疗的效果。

特殊途径化疗：介入治疗是治疗恶性肿瘤的有效方法之一，可通过动脉定位插管行局部动脉化疗灌注栓塞，也可经皮动脉插管配合皮下切口植入导管药盒系统的方法进行长期灌注、栓塞化疗，提高肿瘤局部的药物浓度，减少全身毒性反应，在肝癌和肺癌治疗中应用较多。可采用同时给药或序贯给药的方式，以提高疗效，减少毒副反应。经介入治疗肿瘤缩小后可采取手术切除，或多次治疗使肿瘤得以控制或缓解。

(3) 化疗毒副反应：由于化疗药物对正常细胞也有一定的影响，尤其是处于增殖状态的正常细胞，可能出现各种不良反应。常见的有：骨髓抑制：白细胞、血小板减少，后期尚可出现贫血；消化道反应：恶心、呕吐、腹泻及口腔溃疡等；毛发脱落；肝、肾功能损害；免疫功能降低，容易并发细菌或真菌感染。

(4) 禁忌证：年老、体衰、营养状况差及恶病质者。出现骨髓抑制：白细胞低于$3\times10^9/L$，血小板低于$80\times10^9/L$或有出血倾向者。肝功能障碍或严重心血管疾病者。癌细胞发生骨髓转移者。贫血及血浆蛋白低下者。

3. **放射治疗**(radio therapy) 简称放疗，系利用放射线的电离辐射作用，如X射线、γ射线以及粒子类的电子束、中子束和质子束等抑制或杀灭肿瘤细胞，从而达到治疗目的的一种方法。是治疗恶性肿瘤的主要手段之一，目前约70%的恶性肿瘤患者需要使用放射治疗，放疗方法有外照射与内照射两种。放疗是一种无选择性的损伤性治疗,即治疗过程对肿瘤和正常组织细胞产生同样破坏作用。放疗的不良反应为骨髓抑制(白细胞减少、血小板减少)、皮肤黏膜损伤及胃肠道反应等,治疗期间必须常规检测白细胞和血小板,若白细胞低于 $4\times10^9/L$ 和血小板低于 $80\times10^9/L$ 时,需暂停放疗。

(1) 肿瘤细胞对放射线的敏感性:癌细胞分化程度越低、代谢越旺盛对放射线越敏感,反之则欠敏感。高度敏感:分化程度低、代谢旺盛的癌细胞对放射线高度敏感,宜选用放疗,如淋巴造血系统肿瘤、性腺肿瘤、多发性骨髓瘤等。中度敏感:放疗可作为此类肿瘤综合治疗的一部分,如基底细胞癌、鼻咽癌、乳癌、食管癌、肺癌等。低度敏感:如胃肠道腺癌、软组织及骨肉瘤等对放疗效果不佳。

(2) 放疗禁忌证:患者一般情况差,呈恶病质者;血常规过低:白细胞计数低于 $<3\times10^9/L$,血小板 $<50\times10^9/L$,血红蛋白 $<90g/L$ 者;合并各种传染病,如活动性肝炎、活动性肺结核者;伴有严重心、肺、肾疾病;接受过放疗的组织器官已有放射性损伤者;对放射线中度敏感的肿瘤已有广泛远处转移或足量放疗后近期内复发者。

4. **生物治疗** 应用生物学技术改善宿主个体对肿瘤的应答反应及直接效应的治疗。免疫治疗按照使用方法不同,可分为:单克隆抗体治疗、肿瘤疫苗治疗及免疫细胞过继回输疗法等;按照是否会激起宿主自身免疫记忆效应来分:主动免疫疗法和被动免疫疗法。其他免疫治疗方法仍处于临床及实验研究阶段。

5. **中医中药治疗** 中药对治疗恶性肿瘤有一定效果。应用中医扶正、祛邪、化瘀、散结、清热解毒、通经活络等原理,以中药补益气血、调理脏腑,配合手术及放疗、化疗,以减轻放疗、化疗的毒副作用及患者痛苦,提高生存质量,促进肿瘤患者的康复。中医中药治疗的方法有膏药、贴敷、针灸等外治的方法,也有中药、食疗等内治方法。

七、护理要点

1. **心理护理** 消除患者的不安情绪,避免不必要的精神压力,增强抗病的信心和决心,以较正常的心理状态配合诊治。肿瘤患者在治疗过程中,承受着强大的心理压力,心理反应复杂而强烈,既渴望手术,同时又惧怕手术,顾虑重重,情绪多变。肿瘤手术范围较大,易影响某些部位的正常功能,导致生活不便、功能障碍,甚至形体残障等。积极的心理反应不仅能增进患者对治疗和护理的配合,利于病情的控制,而且可调动机体免疫功能,提高机体对肿瘤细胞的免疫监视和对感染等的防御能力。相反,消极的心理反应如悲观、失望、自暴自弃等,常使病情每况愈下,严重影响患者身心健康与生活质量。护理人员应有的放矢地进行心理护理,了解患者心理和情感的变化,深入浅出地解释、耐心细致地介绍手术的重要性、必要性和手术方式等。对需进行化疗或放疗的患者,向患者耐心解释所需实施的化疗、放疗方案,化疗放疗常见的毒副反应及应对措施,使患者能有效配合手术、化疗或放疗的进行,取得更佳的治疗效果。首次放疗应认真进行卫生宣教,使患者及家属了解放疗目的、注意事项、反应及处理方法,并介绍治疗成功的事例。同时告知放射量少,对机体损害不大,以解除他们的顾虑,增强治疗信心。

"谈癌色变"是不少人的反应。患者因各自的文化背景、心理特征、病情及对疾病的认知程度不同,会产生不同的心理反应。护士应具有高度的同情心和责任感,多关心、陪伴患者,理解患者各种心理和行为表现,并动员社会支持系统的力量,根据患者不同时期心理反应的特点,给予具体的有针对性的心理干预。提供细致的心理支持、鼓励和疏导,消除负性情绪的影响,增强患者战胜疾病的信心。

肿瘤患者的心理分期主要包括:

(1) 震惊否认期:不宜直接揭穿患者的心理防御机制,允许其有一定时间去接受现实。医护人员的态度要保持一致,尽量肯定回答患者的提问,减少患者怀疑及逃避现实的机会。多给予患者情感上的支持和生活照顾,通过耐心细致的服务和温和的语言促进良好护患关系的建立,增加患者的安全感。应鼓励患者家属给予其情感上的支持、生活上的关心,使之有安全感。

(2) 愤怒期:癌症早期治疗虽然已有较佳的预后,但死亡仍是癌症患者的主要心理负担。因此,患者从诊断开始就有预期性的悲伤和恐惧。从症状出现到确诊这段时间患者无法预知结果,因害怕、焦虑,表现出否认、愤怒及过分要求的行为反应。这时应给患者较多的心理支持、正确引导对疾病的认识,积极配合诊断,尽快治疗。向家属解释此期患者的心理改变,取得家属的理解和配合。鼓励患者倾诉,纠正其错误感知,不阻止其适度的情绪发泄,但应小心预防意外事件发生。应通过交谈和沟通,尽量诱导患者表达自身的感受和想法,纠正其感知错误,请其他病友介绍成功治疗的经验,教育和引导患者正视现实。

(3) 磋商期：患者易接受他人的劝慰，有良好的遵医行为。因此，应维护患者的自尊，尊重患者的隐私，兼顾其身、心的需要，提供心理护理。重视对患者及其家属的健康教育，主动与患者商讨，发挥其主观能动性，共同制订个体化的整体护理计划。对抑郁期患者，医护人员应给予更多关爱和抚慰，诱导其发泄不满，鼓励家人陪伴于身旁，满足其各种需求。如患者进入接受期，应加强与患者交流，尊重其意愿，满足其需求，尽可能提高其生活质量。介绍医院的医疗水平和护理质量，增强患者对治疗的信心，减少病急乱投医行为。

(4) 抑郁期：治疗开始后，患者因病程的发展与治疗的结果不同，会产生忧郁、悲伤等不同的心理反应。有的患者因治疗癌症，导致相应组织器官及功能的丧失，以及形体和容貌的改变，如骨癌者做截肢术、化疗后脱发等，患者会考虑个人的前途、命运和对家庭的影响，害怕残疾、依赖他人及被遗弃，产生极大的心理压力。意志薄弱、情绪低沉者，以及晚期癌症患者，如果缺乏家庭及社会的关怀，易产生绝望心理，甚至有自杀倾向。为此家庭及医护人员要富有同情心，从语言、行为特点去观察和评估其内心的活动，给予患者更多的关爱和抚慰，加强沟通交流，诱导其说出内心的感受和想法，鼓励发泄情绪，减轻心理压力，树立战胜疾病的信心。同时要耐心解释手术、放疗、化疗的安全性和对挽救生命、防止肿瘤转移的必要性，使患者情绪稳定，主动配合各项治疗。帮助患者维持身体的清洁与舒适，指导家人陪伴患者，防止出现自杀行为。

(5) 接受期：尊重患者意愿，尽量满足其生理、心理和社会等方面的需求，提高生活质量。制订护理计划时，应考虑患者的生理状况，尽可能减少痛苦和打扰，增进舒适。

2. 饮食护理

(1) 术前护理：对患者的体质、全身营养状况和进食情况应有全面评估了解。肿瘤患者因疾病消耗、营养不良或慢性失血可引起贫血或消化道梗阻、水电解质紊乱，应补充其不足，纠正营养不良，提高其对手术的耐受性，保证手术的安全。鼓励患者增加蛋白质、糖类和维生素的摄入，伴疼痛或恶心不适者餐前可适当用药物控制症状；对口服摄入不足者，通过肠内、肠外营养支持改善营养状况。

(2) 术后护理：鼓励术后能经口进食者尽早进食。给予易消化且富有营养的饮食；消化功能差者以少食多餐为宜；术后患者在消化道功能尚未恢复之前，可经肠外途径供给所需能量和营养素，以利于创伤修复；也可经管饲方法提供肠内营养，支持和促进胃肠功能恢复。康复期患者应少量多餐、循序渐进恢复饮食。

(3) 化疗和放疗护理：对化疗、放疗患者应给予正确的饮食指导，提高饮食的营养价值，保证营养供给。鼓励患者摄入高热量、高蛋白、低脂肪、富含维生素、清淡易消化的清淡食物，多饮水，多吃水果。少量多餐，注意调整食物的色香味及温度，忌辛辣、粗糙、油腻等刺激性食物，少量多餐，保证充足的水分摄入，忌烟酒。保持口腔清洁，增进食欲。制订科学合理的饮食计划，创造舒适愉快的进餐环境，咀嚼、吞咽困难者进流质饮食，口腔黏膜溃疡严重时给予微冷、无刺激的流质或半流质。如有严重呕吐、腹泻，需静脉补液以维持水、电解质及酸碱平衡，防止缺水，必要时遵医嘱采取肠内或肠外营养支持措施。

3. 疼痛护理　疼痛是困扰肿瘤患者的常见问题，尤其是持续难以控制的疼痛对患者威胁很大，止痛成为晚期肿瘤患者必须解决的人道主义措施。引起疼痛的原因不同，处理也不同。而患者的不同性格、精神状态和社会背景对疼痛的反应也有差异。

(1) 术前护理：术前疼痛多系肿瘤浸润神经或压迫邻近内脏器官所致。护理人员除观察疼痛的部位、性质、持续时间外，还应为患者创造安静舒适的环境，保持病室安静、减少环境压力因素，鼓励其适当参与娱乐活动以分散注意力，并与患者共同探索控制疼痛的不同途径，如松弛疗法、音乐疗法等，鼓励家属也关心、参与止痛计划。加强基础护理、增进身心舒适。保持患者体位舒适，要经常改换体位，支持疼痛部位，并适当用镇静剂、针灸、按摩、中药等方法缓解疼痛。给予患者真诚的同情和安慰。

(2) 术后护理：手术后麻醉作用消失后，切口疼痛会影响患者的身心康复，应遵医嘱及时予以镇痛治疗。当患者恐惧镇痛药物会成瘾时，应向其解释正确用药的可靠效果。晚期肿瘤疼痛难以控制者，可按世界卫生组织(WHO)提出的三级阶梯镇痛方案遵医嘱用药，有效改善患者的生存质量。一级镇痛法：疼痛较轻或初始痛者，可用阿司匹林等非阿片类解热消炎镇痛药；二级镇痛法：适用当上述药物无效或是中度持续性疼痛者，用可待因等弱阿片类药物；三级镇痛法：疼痛进一步加剧，二级止痛无效时，改用强阿片类药物，如吗啡、哌替啶等。癌性疼痛的给药要点：口服、按时(非按需)、按阶梯、个体化给药。即从小剂量开始，视止痛效果逐渐增量，直至患者疼痛消失为止，不应对药物限制过严,导致用药不足。以口服为主,无效时直肠给药,最后才考虑注射给药;强调按时给药而不是等待患者提出用药要求。

此外,近年来临床使用患者自控止痛法(PCA),通过硬膜外腔置管持续微量给药,不仅符合药代动力学原理、易于维持最低有效镇痛药浓度,而且可解决止痛药需求的个体差异,有利于患者在任何时刻和不同疼痛强度下获得最佳止痛效果。

4. **手术治疗的护理** 手术是一种创伤性的治疗手段,手术切除范围广,常影响机体或肿瘤所在器官的功能,如喉切除或舌切除时发生说话方式的改变;结肠或膀胱切除时造成排泄通道的改变;乳房切除或肢体切除引起体形改变或残疾等。这些改变对患者及家属会造成极大的精神压力,护士应深切理解患者及家属的心理变化。

(1) 术前一般护理:拟行手术治疗的患者,应向患者及其家属解释手术对挽救生命,防止肿瘤复发的重要性、必要性及其效果如何,使患者在心理上有所准备。重视术前的心理支持,增强患者对治疗的信心。指导患者按计划完成各项术前检查,遵医嘱补液、输血及营养支持,全面改善机体状况,提高对麻醉和手术的耐受力。根据手术需要认真备皮,按常规做好术前呼吸道准备、消化道准备及药物过敏试验等工作,积极预防麻醉和手术并发症。

(2) 术后一般护理:根治性手术范围广、损伤大、术后并发症多,术后应密切监测生命体征,严密观察切口和引流状况,及时发现病情的异常变化并正确处理。加强术后饮食、补液、用药、引流、切口及活动等各方面的护理。术后患者的疼痛和各种不适,特别是正常生理功能的改变,更需要护士的关心。例如,对人工肛管、膀胱造瘘等患者要及时更换污染的被服及伤口的敷料,以减轻患者的焦虑及不安的情绪。

(3) 术后感染的预防:根治性手术范围广、创伤大,且多数肿瘤患者年龄较大,全身营养状况较差,故手术耐受性差、风险大,患者术后易并发呼吸系统、泌尿系统、切口或腹腔内感染等。为促进患者的康复及减少并发症的发生,应采取的措施包括:对患者进行有效的术前指导,如患者在术前应练习床上排便;胸、腹部手术者,术前应指导其进行深呼吸、咳痰练习及肢体活动。术后严密观察生命体征的变化。加强引流管护理。观察伤口的渗血、渗液情况,保持伤口敷料的干燥;观察切口的颜色、温度,尤其是皮瓣移植术后,如发现颜色苍白或青紫、局部变冷应及时处理。保持病室环境清洁。鼓励患者多翻身、深呼吸、有效咳嗽、咳痰。加强皮肤和口腔护理。早期下床活动可促进肠蠕动、减轻腹胀、预防肠粘连,并可增进食欲、促进血液循环及切口愈合,早期活动时应注意保暖和安全。

(4) 术后进行功能锻炼:为防止及减少手术所致器官、肢体残缺造成的自理能力低下,指导患者积极进行功能锻炼,介绍功能重建的可能及所需条件,训练患者的自理能力,达到减少并发症、促进康复、提高生存质量等护理目的。术前应使患者及家属理解功能锻炼及训练的意义,并教会患者锻炼的方法,以利术后及早开始。锻炼时要循序渐进,防止过度活动造成损伤。例如,乳癌根治术后,进行握拳、屈腕、屈肘、上举及肩关节活动;开胸术后患侧手臂上举及肩关节活动,并纠正肩下垂;截肢术患者术前学会拐杖的使用及手臂拉力锻炼,以便术后尽早持拐杖下地活动,以防失用性萎缩,并做好装义肢的准备。

(5) 重建器官的自理训练:包括训练患者的自理能力,增强生活信心,提高生命质量是肿瘤外科护理的重要工作。例如,全喉切除术后,患者永久须依赖气管造口呼吸,失去发音能力。术后训练患者自行吸痰、清洗气管导管、更换喉垫的方法,并指导患者练习食管发音或人工喉的使用。在结肠造瘘及膀胱造瘘术,指导患者选择适合用具,教会自行处理的方法,保护皮肤及用具的清洗与消毒,消除不良气味以免影响患者参加社会活动。

5. **化学疗法的护理** 化疗是肿瘤治疗的重要手段之一,由于各类抗肿瘤药物往往具有局部刺激性强、全身毒性反应大、毒副作用多等特点,护士必须了解化疗方案,熟悉化疗药物剂量、作用途径、给药方法及毒副作用,做到按时、准确用药。化疗药物要现配现用,不可久置。注射过程中注意控制速度,并严密观察患者的反应。目前常用抗癌药物大多数无理想的选择性,在杀伤和抑制恶性肿瘤细胞的同时,对正常组织也起不同程度的损害。尤其对一些生长旺盛的细胞,如骨髓细胞、胃肠黏膜上皮细胞、生殖细胞和毛发等,损害更为严重,在临床应用时,常伴有不同程度的毒性反应。除掌握正确的给药方法、按计划执行化疗方案、注意保护静脉及自我防护等措施以外,重点加强常见毒副作用的预防和护理。

(1) 栓塞性静脉炎与组织坏死:许多抗肿瘤药物如氮芥、长春新碱等均有较强的局部刺激,应根据药物性质选择合适的给药途径和方法,最常见为静脉给药。静脉给药时根据药性使用适当的溶媒稀释至规定浓度，合理安排给药顺序，掌握正确的给药方法，减少对血管壁的刺激；有计划地左右交替、由远及近合理使用静脉血管并注意保护，提高静脉穿刺成功率，妥善固定针头以防滑脱、药液外漏，尽量避免进针与拔针过程中的局部刺激。治疗时要重视患者对疼痛的主诉，鉴别疼痛的原因。强刺激性药物如氮芥、长春新碱，不慎注入皮下可引起组织坏死。若一旦发现或怀疑药物外渗应立即停止注药或输液，并针对外渗药液的性质给予相应的处理，如用生理盐水或0.5%普鲁卡因5mL及相应的解毒剂或拮抗剂，局部注射于外溢血管周围的皮下组织，可涂以氢化可的松，剧痛者局部可用冰敷24小时。注射强刺激性抗癌药物时，穿刺点应避开关节部位，选用前臂静脉，以防药物溢出损伤手背、腕部肌肉和韧带而致残。对血管内膜刺激性较大的药物如放线菌素D等，可引起栓塞性静脉炎，皮肤颜色变黑，静脉变硬呈条索状。因此，注射前必须将药物稀释到规定浓度，注完抗癌药后，再注入生理盐水5～10mL，可减轻药物对血管的刺激，并采取左右肢体静脉交替注药，如发生栓塞性静脉炎，须停止使用相关静脉，采取如意金黄散或用50%硫酸镁湿敷、理疗等措施，不可挤压或按摩，以免血栓脱落引起栓塞。对刺激性强、作用时间长的药物，若患者的外周血管条件差，可行深静脉置管化疗。

(2) 胃肠道反应：大部分抗肿瘤药物对消化道黏膜有损害作用，引起食欲减退、恶心、呕吐、腹泻等表现。抗代谢药大剂量应用时可出现腹痛、腹泻，甚至黏膜坏死脱落、穿孔，口腔炎及口腔溃疡，严重的呕吐可导致脱水、电解质失调，甚至使患者拒绝有效的化疗。护理人员应关心患者，耐心解释，并指导患者作放松疗法。要关心患者的进食情况，保持口腔清洁，进食前用温盐水漱口，反应较重者安排在睡前或晚饭后用药，给服镇静止吐剂，针灸也有一定帮助。密切观察腹部情况，腹痛性质及排便情况。口腔炎或溃疡剧痛者，可用2%利多卡因喷雾止痛，改用吸管吸取流质饮食，必要时行肠外营养；合并真菌感染时，用3%碳酸氢钠液和制霉菌素液含漱；溃疡创面涂布0.5%金霉素甘油。

(3) 肝肾毒性反应：多数抗癌药在肝代谢，经肾排出体外，所以肝、肾功能容易受损。化疗过程中密切观察病情变化、监测肝肾功能、了解患者的不适主诉、准确记录24小时出入量，注意尿量和尿比重变化，鼓励患者大量饮水，以减少或减轻化疗所致的毒副作用。定期监测肝肾功能，及时发现脏器功能异常并报告医生处理。肝损害常表现黄疸、肝大、转氨酶增高；肾损害临床上可表现为无症状性血清肌酐升高或轻度蛋白尿，甚至无尿和急性肾衰竭。此时需暂停化疗，进行保肝治疗，给予高蛋白、高糖、高维生素和低脂饮食。

(4) 骨髓抑制与免疫功能低下：为化疗最严重的毒性反应，常引起白细胞、血小板显著减少甚至再生障碍性贫血，多数药物对机体免疫功能也有影响，患者免疫功能低下，易于继发感染。应严格执行无菌操作技术，保持病室空气新鲜，加强病室空气消毒，限制探视，注意安全、避免受伤，尽量避免肌内注射及用硬毛牙刷刷牙。观察患者血常规变化，常规检查血常规每周1～2次。骨髓抑制者，观察有无皮肤黏膜瘀斑、牙龈出血、鼻出血、血尿、便血及感染征象。白细胞低于3.5×10^9/L者应遵医嘱停药或减量。血小板计数低于50×10^9/L时应避免外出；低于20×10^9/L时要绝对卧床休息，限制活动。血小板低于80×10^9/L、白细胞低于1.0×10^9/L时，应做好保护性隔离，预防交叉感染；给予必要的支持治疗，如中药调理、成分输血，必要时遵医嘱用升血细胞类药。预防医源性感染，对大剂量强化化疗者实施严密的保护性隔离或置于层流室。

(5) 其他：多柔比星、环磷酰胺等常引起脱发，影响患者容貌。通常在用药后1～2周发生，在2个月内最显著，但化疗引起的脱发是可逆性的，停药后1～2个月头发开始再长。脱发给患者的心理和外在形象带来不良影响，注意关怀体贴患者，可用头皮止血带或冰帽局部降温法，防止药物损伤毛囊对预防脱发有一定作用。若脱发严重，可协助患者选购合适的发套，避免因外观改变所致的负面情绪。化疗可引起程度不同的皮肤反应，如皮肤干燥、色素沉着、全身瘙痒甚至剥脱性皮炎等，可用炉甘石洗剂等药物止痒，防止破损感染。全身剥脱性皮炎用无菌布单保护隔离。指导患者保持皮肤清洁、干燥、注意个人卫生，睡前及三餐后漱口；妇科肿瘤者，必要时作阴道冲洗；保持肛周皮肤清洁；不用刺激性物质如肥皂等。注意休息，协助患者逐渐增加日常活动。保持病室整洁，创造舒适的休养环境，减少不良刺激。

6. **放射疗法的护理**　耐心解释放疗的作用和必要性，鼓励患者坚持按疗程接受放疗。观察放疗后局部和全身反应，加强放疗期间的护理，尽量减轻或消除放疗给患者造成的不适和不良影响。做好各项检查，放疗前须详细检查患者的病理诊断、血常规、重要脏器功能是否适合放疗，以保证放疗的顺利进行。放射反应的程度与放射剂量、照射野大小、部位(如脑、肝、脾、胃肠等反应更为明显)、患者全身情况及个体耐受性有关。放射反应分为全身反应和局部反应,前者主要为全身不适、胃肠道反应及骨髓抑制等,后者主要是皮肤、黏膜及照射器官受损。

(1)注意休息、加强营养:放疗使正常组织也受到一定的损害,照射破坏癌细胞后,细胞分解产物在血中积聚,毒素被吸收,常使患者产生一系列全身反应。放射线照射后数小时或1～2天开始,患者常出现虚弱、乏力、头晕、头痛、厌食,甚至恶心呕吐等全身反应,其轻重与照射部位、范围及剂量有关。放疗前后让患者静卧30分钟,对预防全身反应有一定帮助,鼓励患者多饮水,每日3 000～4 000mL,必要时补液,以促进毒素排泄。保证充足的休息与睡眠,并加强营养、设法增进患者食欲,放疗期间补充大量维生素B,有助于预防和减轻全身反应。

(2)预防感染:放疗也常引起骨髓抑制,导致白细胞、血小板等减少及免疫功能低下。监测患者有无感染症状和体征,应每周检查血常规一次,如过低则需暂停放疗,可使用利血生、维生素B等药物,及少量多次输入新鲜血制品以改善机体状况,并应注意消毒隔离,加强个人防护,预防继发感染。严格执行无菌操作,防止交叉感染。指导并督促患者注意个人卫生,如口腔清洁等。外出时应注意保暖,防止感冒诱发肺部感染。鼓励患者多进食,增加营养,提高免疫力。

(3)防止皮肤、黏膜损伤:皮肤损害是因射线侵袭组织细胞造成。大剂量照射或照射易受损伤部位的皮肤时皮肤损害容易发生,如腹股沟、腋窝、会阴等皮肤皱褶潮湿处。皮肤反应分为三度,即Ⅰ度:皮肤出现红斑、有烧灼感,继续照射由鲜红渐变为暗红,以后脱屑,称为干性皮炎(干反应);Ⅱ度:皮肤高度充血、水肿、水疱形成、有渗出液、糜烂,称湿反应;Ⅲ度:溃疡形成或坏死,侵犯到真皮造成放射性损伤,难以愈合。有的皮肤反应出现在放疗后数月或更长时间,照射区域出现皮肤萎缩、变强、毛细血管扩张、淋巴回流障碍、水肿及深棕色斑点色素沉着等后期反应。为保证放疗效果,减少对正常组织器官的伤害及并发症的发生,放疗前照射野要定位及标记,注意保护照射野皮肤,忌摩擦、理化刺激,忌搔抓;保持局部清洁干燥,尤其是腋下、腹股沟、会阴部等皮肤皱褶处。洗澡禁用肥皂、粗毛巾搓擦,局部用软毛巾吸干。穿柔软、棉质、宽松、吸湿性强内衣并勤更换。局部皮肤出现红斑疹瘙痒时禁搔抓,禁用刺激性药物(酒精、碘酒等)涂擦,防止发生蜂窝织炎。干性反应可用冰片或薄荷淀粉止痒。湿反应可涂2%甲紫、冰片蛋清等,水疱可涂硼酸软膏,重者可湿敷或暴露疗法等。避免热刺激及使用粘贴胶布,照射野皮肤有脱皮现象时,禁用手撕脱,应让其自然脱落,一旦撕破难以愈合。外出时戴帽,避免阳光直接曝晒,减少阳光对照射野皮肤的刺激。黏膜损伤首先是充血、水肿、黏膜表面出现白点或散在白斑,白斑连成一片称为白膜(为白细胞、渗出物、脱落的上皮和细菌形成)。放疗期间加强局部黏膜清洁,如口腔含漱、鼻腔、鼻咽用抗生素润滑剂滴鼻、阴道冲洗等。黏膜远期反应为黏膜干燥、萎缩。如软组织硬化收缩、食管狭窄、阴道黏膜粘连闭锁等,根据情况对症处理。

(4)防止脏器功能损伤:对照射野内的组织器官进行必要辅助治疗及护理,如头颈部放疗者,要做口腔护理、洁齿、治疗龋齿,难以治愈的龋齿要拔除,待伤口愈合后方可开始放疗。若放疗后拔牙,因抵抗力降低可能引起骨髓炎或骨坏死。肿瘤所在器官或照射野内的正常组织受射线影响可发生一系列反应,如膀胱照射后可出现血尿,胸部照射后形成放射性肺纤维变,食管照射后梗阻加重,胃肠道受损后出血、溃疡和形成放射性肠炎等;放疗期间加强对照射器官功能状态的观察,对症护理,有严重不良反应时报告医生,暂停放疗。

八、预防

肿瘤是由环境、营养和饮食、遗传、病毒感染以及生活方式等多种因素相互作用而引起的疾病。国际抗癌联盟认为1/3癌症可以得到预防,1/3癌症若能早期诊断可以治愈,1/3癌症可以改善症状,延长生命。因此,应在人群中广泛开展健康教育,加强卫生知识宣传,预防肿瘤发生和改善预后。癌症预防可分为三级。

一级预防:为病因预防,消除或减少可能致癌的因素,降低发病率。实现一级预防的措施在于保护环境,控制大气、水源、土壤等污染;改变不良的饮食习惯、生活方式,如戒烟、酒,多食新鲜蔬菜水果,忌食高盐、霉变食物;减少职业性暴露于致癌物,如石棉、苯、甲醛等。

二级预防:是指早期发现、早期诊断、早期治疗,积极处理癌前病变,以提高生存率,降低死亡率。二级预防的主要手段是对无症状的自然人群进行以早期发现癌症为目的的普查工作。一般以某种肿瘤的高发区及高危人群为对象进行选择性筛查,可改善检出肿瘤患者的预后。

三级预防:是诊断和治疗后的康复,包括提高生存质量、减轻痛苦、延长生命。三级预防重在对症性治疗,不仅着眼于减少恶性肿瘤的发生,而且着眼于降低恶性肿瘤的死亡率。世界卫生组织(WHO)提出了癌症三级止痛阶梯治疗方案,将有效改善晚期肿瘤患者的生存质量。近年来开展的化学预防和免疫预防为癌症预防开拓了新领域。

九、健康指导

1. **保持心情舒畅**　各种精神刺激、情绪波动,可促进肿瘤的发生和发展。肿瘤患者应保持良好的心态,避免情绪刺激和波动。

2. **注意营养**　术后、放疗、化疗以及康复期患者应均衡饮食,摄入高热量、高蛋白、多膳食纤维的各类营养素,多食新鲜水果,饮食宜清淡,易消化。

3. **运动适量**　适时的运动可改善机体的精神面貌,有利于调整机体内在功能,增强抗病能力,减少各类并发症的发生。

4. **功能锻炼**　对于因术后器官、肢体残缺而引起生活不便的患者,应早期协助和鼓励其进行功能锻炼,如截肢术后的义肢锻炼、全喉切除术后的食管发音训练等,使其具备基本的自理能力和必要的劳动能力,减少对他人的依赖。

5. **继续治疗**　肿瘤治疗以手术为主,辅以放射、化学药物等综合手段。鼓励患者积极配合治疗,勇敢面对现实,克服化疗带来的身体不适,坚持接受化疗。根据患者和家属的理解能力,有针对性地提供化疗、放疗等方面的信息资料,提高其对各种治疗反应的识别和自我照顾能力。督促患者按时用药和接受各项后续治疗,以利缓解临床症状、减少并发症、降低复发率。

6. **加强随访**　肿瘤患者应终身随访,在恶性肿瘤治疗后的最初2年内至少每3个月随访一次,继之每半年复查一次,5年后每年复查一次直至终生。随访可早期发现复发或转移征象。各类肿瘤的恶性程度不一,通常用3年、5年、10年的生存率表示某病种的治疗效果。研究、评价、比较各种恶性肿瘤治疗方法的疗效,提供改进综合治疗的依据,以进一步提高疗效。

7. **动员社会支持系统的力量**　家庭支持是社会支持系统中最基本的形式。患者亲属应提供更多的关心和照顾,增强患者自尊感和被爱感,提高其生活质量。

（李菲菲）

第9章 乳腺外科疾病患者的护理

第1节 概 述

一、解剖生理概要

成年妇女乳房是两个半球形的性征器官，位于胸大肌浅表，约在第2和第6肋骨水平的浅筋膜的浅、深层之间。外上方形成乳腺腋尾部伸向腋窝。乳头位于乳房的中心，周围的色素沉着区称为乳晕。

乳腺有15～20个腺叶，每一腺叶分成很多腺小叶，腺小叶由小乳管和腺泡组成，是乳腺的基本单位。每一腺叶有其单独的导管(乳管)，腺叶和乳管均以乳头为中心呈放射状排列。小乳管汇集至乳管，乳管开口于乳头，乳管靠近开口的1/3段略为膨大，是乳管内乳头状瘤的好发部位。腺叶、小叶和腺泡间有结缔组织间隔，腺叶间还有与皮肤垂直的纤维束，上连浅筋膜浅层，下连浅筋膜深层，称Cooper韧带(乳房悬韧带)，具有支撑、固定作用。

乳腺是许多内分泌腺的靶器官，其生理活动受垂体前叶、卵巢及肾上腺皮质等激素影响。妊娠及哺乳时乳腺明显增生，腺管延长，腺泡分泌乳汁。哺乳期后，乳腺又处于相对静止状态。平时，育龄期妇女在月经周期的不同阶段，乳腺的生理状态在各激素影响下，呈周期性变化。绝经后腺体逐渐萎缩，为脂肪组织所代替。

乳房的淋巴网甚为丰富，其淋巴液输出有四条途径(图1-9-1)：乳房大部分淋巴液经胸大肌外侧缘淋巴管流至腋窝淋巴结，再流向锁骨下淋巴结。部分乳房上部淋巴液可流向胸大、小肌间淋巴结，直接到达锁骨下淋巴结。通过锁骨下淋巴结后，淋巴液继续流向锁骨上淋巴结。部分乳房内侧的淋巴液通过肋间淋巴管流向胸骨旁淋巴结(在第1、2、3肋间比较恒定存在，沿胸廓内血管分布)。两侧乳房间皮下有交通淋巴管，一侧乳房的淋巴液可流向另一侧。乳房深部淋巴网可沿腹直肌鞘和肝镰状韧带通向肝。目前，通常以胸小肌为标志，将腋区淋巴结分为三组：

Ⅰ组，腋下(胸小肌外侧)组，在胸小肌外侧，包括乳腺外侧组、中央组、肩胛下组及腋静脉淋巴结，胸大、小肌间淋巴结也归本组。

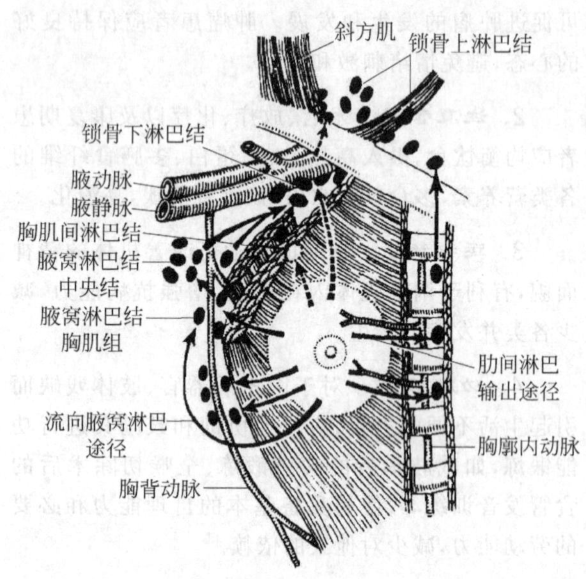

图1-9-1 乳房淋巴液输出途径

Ⅱ组，腋中(胸小肌后)组，胸小肌深面的腋静脉淋巴结。

Ⅲ组，腋上(锁骨下)组，胸小肌内侧锁骨下静脉淋巴结。

二、乳房检查

检查室应光线明亮。患者端坐，两侧乳房充分暴露，以利对比。

1. **视诊** 观察两侧乳房的形状、大小是否对称，有无局限性隆起或凹陷，乳房皮肤有无发红、水肿及“橘皮样”改变，乳房浅表静脉是否扩张。两侧乳头是否在同一水平，如乳头上方有癌肿，可将乳头牵向上方，使两侧乳头高低不同。乳头内陷可为发育不良所致，若是一侧乳头近期出现内陷，则有临床意义。还应注意乳头、乳晕有无糜烂。

2. **扪诊** 患者端坐，两臂自然下垂，乳房肥大下垂明显者，可取平卧位，肩下垫小枕，使胸部隆起。检查者以手指掌面遵循乳房外上(包括腋尾部)、外下、内下、内上各象限及中央区顺序作全面检查。先查健侧，后查患侧。扪诊时注意：不要用指尖作扪诊，也不要用手指挤捏乳房组织，否则会将捏到的腺组织误认为肿块。

发现乳房肿块后，应注意肿块大小、硬度、表面是否光滑、边界是否清楚，以及活动度。轻轻捻起肿块表面皮肤明确肿块是否与皮肤粘连。如有粘连而无炎症表现，应警惕乳腺癌的可能。一般来说，良性肿瘤的边界清楚，活动度大。恶性肿瘤的边界不清，质地硬，表面不光滑，活动度小。肿块较大者，还应检查肿块与深部组织的关系。可让患者两手叉腰，使胸肌保持紧张状态，若肿块活动度受限，表示肿瘤侵及深部组织。最后轻挤乳头，若有溢液，依次挤压乳晕四周，并记录溢液来自哪一乳管。

腋窝淋巴结有四组，应依次检查。检查者面对患者，以右手扪其左腋窝，左手扪其右腋窝。先让患者上肢外展，以手伸入其腋顶部，手指掌面压向患者胸壁，然后嘱患者放松上肢，搁置在检查者的前臂上，用轻柔的动作自腋顶部从上而下扪查中央组淋巴结，然后将手指掌面转向腋窝前壁，在胸大肌深面扪查胸肌组淋巴结。检查肩胛下组淋巴结时宜站在患者背后，扪摸背阔肌前内侧。最后检查锁骨下及锁骨上淋巴结。

3. **特殊检查**

(1) X线检查：常用方法是钼靶X线摄片(radiography with molybdenum target tube)及干板照相(xeroradiography)。钼靶X线摄片的射线剂量小于0.01Gy，其致癌危险性接近自然发病率。干板照相的优点是对钙化点的分辨率较高，但X线剂量较大。

(2) 其他影像学检查：超声显像：属无损伤性，可反复使用，主要用途是鉴别肿块系囊性还是实质性。B型超声结合彩色多普勒检查进行血供情况观察，可提高其判断的敏感性，且对肿瘤的定性诊断提供有价值的指标。近红外线扫描：利用红外线透照乳房，根据不同密度组织显示的灰度影不同而显示乳房肿块。红外热图像：根据恶性肿瘤代谢旺盛，产热较周围组织高的原理，可显示异常热区而进行诊断。

(3) 活组织病理检查：目前常用细针穿刺细胞学检查，多数病例可获得较肯定的细胞学诊断，但应注意其有一定的局限性。对疑为乳腺癌者，可将肿块连同周围乳腺组织一并切除，作快速病理检查，而不宜作切取活检。

(4) 乳腺导管内视镜检查：乳头溢液未扪及肿块者，可作乳腺导管内视镜检查，乳头溢液涂片细胞学检查。乳头糜烂疑为湿疹样乳腺癌时，可作乳头糜烂部刮片或印片细胞学检查。

此外，还有结合X线摄片、电脑计算进行立体定位空芯针穿刺活组织检查。此法定位准，取材多，阳性率高，但设备昂贵。

第2节　急性乳腺炎

急性乳腺炎(acute mastitis)是乳腺的急性化脓性感染，患者多是产后哺乳期的妇女，尤以初产妇更为多见，往往发生在产后3～4周。

一、病因

急性乳腺炎有两方面的发展原因。

1. **乳汁淤积**　淤积后乳汁的分解产物是理想的培养基，有利于入侵细菌的生长繁殖。

2. **细菌入侵**　乳头破损或皲裂，使细菌沿淋巴管入侵是感染的主要途径。细菌也可直接侵入乳管，上行至腺小叶而致感染。多数发生于初产妇，缺乏哺乳经验，也可发生于断奶时，6个月以后的婴儿已长牙，易致乳头损伤。金黄色葡萄球菌是其主要致病菌。

二、临床表现

1. **局部表现**　患侧乳房肿胀、疼痛，局部红、肿、热，并有压痛性肿块；常伴患侧腋窝淋巴结肿大和触痛。局部表现可有个体差异，应用抗生素治疗的患者，局部症状可被掩盖。一般初起呈蜂窝织炎样表现，数天后可形成脓肿，脓肿可以是单房或多房性。脓肿可向外破溃，也可向深部穿至乳房与胸肌间的疏松组织中，形成乳房后脓肿(retromammary abscess，图1-9-2)，感染严重者，可并发脓毒症。

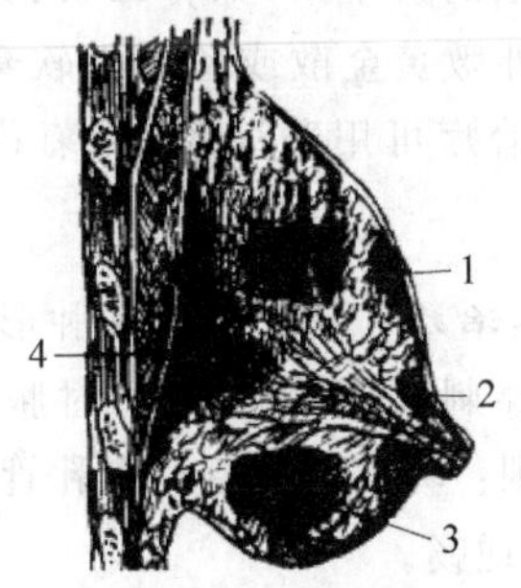

图1-9-2　乳房脓肿的不同部位

1—表浅脓肿；2—乳晕下脓肿；3—深部脓肿；4—乳房后脓肿

2. **全身表现** 随着炎症发展,患者可有寒战、高热、脉搏加快,白细胞计数明显增高。

三、实验室及其他检查

1. **实验室检查** 血常规示白细胞计数和中性粒细胞比值明显增高。

2. **诊断性穿刺** 在乳房肿块压痛最明显处或超声定位下穿刺,抽到脓液应做细菌培养。

3. **影像学检查** X线摄片、B超检查。

四、诊疗要点

结合病史、症状、各种实验室及其他检查结果,急性乳腺炎的诊断一般不困难。首先应确定脓肿是否形成,而后查明脓肿形成的病因、病变部位、程度。应在压痛最明显的炎症区进行穿刺,抽到脓液表示脓肿已形成,脓液应作细菌培养及药物敏感试验。

五、治疗要点

治疗原则主要有控制感染、排空乳汁。脓肿形成前主要以抗生素治疗为主,脓肿形成后则需及时行脓肿切开引流。

1. **非手术治疗** 脓肿形成前应用抗生素可获得良好的结果。首选青霉素治疗,或耐青霉素酶的苯唑西林钠(新青霉素Ⅱ),或者坚持服用头孢一代抗生素(头孢拉定),坚持服用一个疗程(10～14日)。若患者对青霉素过敏,则应用红霉素。如治疗后数日至一周内皮肤发红或乳房硬块未有消退,则应重复穿刺以证明有无脓肿形成,以后可根据细菌培养结果选用抗生素。抗生素可被分泌至乳汁,因此如四环素、氨基糖苷类、磺胺药和甲硝唑等药物应避免使用,避免通过乳汁分泌影响婴儿健康。可选用较为安全的抗生素,如青霉素、头孢菌素和红霉素。局部外敷黄金散或鱼石脂软膏可促进炎症消退。中药治疗可用蒲公英、野菊花等清热解毒药物。

2. **手术治疗** 切开引流脓肿形成后,及时在超声引导下穿刺抽吸脓液,必要时脓肿切开引流。脓肿切开原则:切口应避免损伤乳管,应保证充分引流,且引流通畅。

(1) 切口部位选择:为避免切口损伤乳管,乳房脓肿切口应呈放射状,乳晕下脓肿应沿乳晕边缘做弧形切口,深部脓肿或乳房后脓肿可沿乳房下缘做弧形切口,经乳房后间隙引流。脓腔较大时,可在脓腔的最低部位另加切口做对口引流。

(2) 多房脓肿分离房间隔膜:多房脓肿时,脓肿切开后以手指轻轻分离脓肿的多房间隔,以利充分引流。

(3) 保证引流通畅:引流条应放在脓腔最低位置,必要时另加切口作对口引流。

六、护理要点

1. **疼痛护理**

(1) 防止乳汁淤积:患乳暂停哺乳,定时用吸乳器吸净或挤净乳汁。

(2) 局部托起:用宽松的胸罩托起乳房,以减轻疼痛和减轻肿胀。

(3) 局部热敷、药物外敷或理疗:以促进局部血液循环和炎症的消散。局部皮肤水肿明显者,可用25%硫酸镁溶液湿热敷。

2. **观察病情** 定时测量体温、脉搏、呼吸,监测血白细胞计数及分类变化,必要时做血培养及药物敏感试验。观察乳房局部变化,如患乳红、肿、热的变化,有无压痛性肿块,腋窝淋巴结有无肿大和触痛,扪诊乳房肿块有无波动,皮肤有无水肿等。

3. **发热护理** 遵医嘱早期应用抗生素。高热者给予物理降温,必要时遵医嘱应用解热镇痛药物。

4. **脓肿切开引流的护理** 观察引流液的性状、量,是否通畅,红、肿、热、痛等乳房炎症的消散情况,定时更换切口敷料。

5. **健康指导**

(1) 保持乳头和乳晕清洁:在孕期经常用肥皂及温水清洗两侧乳头,妊娠后期每日清洗一次;产后每次哺乳前、后均需清洗乳头,保持局部清洁干燥。

(2) 纠正乳头内陷:乳头内陷者于妊娠期经常挤捏、提拉乳头。

(3) 养成良好的哺乳习惯:定时哺乳,每次哺乳时应将乳汁吸净,如有乳汁淤积,应及时用吸乳器或手法按摩排空乳汁,养成婴儿不含乳头睡眠的好习惯。

(4) 保持婴儿口腔卫生,及时治疗婴儿口腔炎。

(5) 及时处理乳头破损:乳头、乳晕破损或皲裂时暂停哺乳,用吸乳器吸出乳汁来哺乳婴儿。局部用温水清洗后涂以抗生素软膏,待愈合后再行哺乳。症状严重时应及时就诊。

第3节　乳房良性肿瘤

女性乳房良性肿瘤的发病率甚高，良性肿瘤中以乳房纤维腺瘤(fibroadenoma)为最多，约占良性肿瘤的3/4；其次为乳管内乳头状瘤(intraductal papilloma)，约占良性肿瘤的1/5。亦有乳腺囊性增生病。

一、乳房纤维腺瘤

乳房纤维腺瘤是女性常见的乳房良性肿瘤，高发年龄是20～25岁。

(一) 病因　主要是小叶内纤维细胞对雌激素的敏感性异常增高，可能与纤维细胞所含雌激素受体的量或质的异常有关。雌激素是本病发生的刺激因子，所以纤维腺瘤好发生于卵巢功能期。

(二) 临床表现　临床特点主要是乳房肿块，好发于乳房外上象限，单发占75%，少数为多发。肿块增大缓慢，质似硬橡皮球的弹性感，表面光滑，易于推动。月经周期对肿块的大小并无影响。除乳房肿块外，临床上患者常无明显自觉症状。

(三) 治疗要点　因有肉瘤变可能性，因此手术切除是治疗纤维腺瘤唯一有效的方法。由于妊娠可使纤维腺瘤增大，所以在妊娠前或妊娠后发现的纤维腺瘤一般都应手术切除。切除时应将肿瘤连同其包膜整块切除，以周围包裹少量正常乳腺组织为宜，肿块必须常规做病理检查。

二、乳管内乳头状瘤

乳管内乳头状瘤多见于经产妇，以40～50岁为多。属良性肿瘤，但有恶变的可能，恶变率为6%～8%，尤其对起源于小乳管的乳头状瘤应警惕其恶变的可能。

(一) 临床表现　一般无自觉症状，常因乳头溢液污染内衣而引起注意，溢液可为血性、暗棕色或黄色液体。75%病例发生在乳管靠近乳头的1/3处，可在乳晕区扪及直径为数毫米的小结节，多呈圆形、质软、可推动，轻压此肿块，常可从乳头溢出血性液体，因瘤体带蒂而有绒毛，且有很多壁薄的血管，故易出血。发生于中小乳管的乳头状瘤常位于乳房周围区域，肿瘤小，常不能触及，偶有较大的肿块。

(二) 治疗要点　以手术为主，对单发的乳管内乳头状瘤应切除病变的乳管系统。术前需正确定位，用指压确定溢液的乳管口，插入钝头细针，也可注射亚甲蓝，沿针头或亚甲蓝显色部位放放射状切口，切除该乳管及周围的乳腺组织。常规进行病理检查，如有恶变应施行乳腺癌根治术。对年龄较大、乳管上皮增生活跃或间变者，可行单纯乳房切除术。

三、乳腺囊性增生病

乳腺囊性增生病(mastopathy)是女性多发病，好发于中年妇女，属于乳腺组织的良性增生。

(一) 病因　本病的发生与内分泌失调有关：一是体内雌、孕激素比例失调，黄体素分泌减少、雌激素量增多导致乳腺实质增生过度和复原不全；二是部分乳腺实质中女性雌激素受体的质与量的异常，致乳腺各部分发生不同程度的增生。

(二) 临床表现

1. 乳房周期性胀痛

表现为月经来潮前疼痛加剧，月经结束后疼痛减轻或消失，有时整个月经周期都有疼痛。

2. 乳房肿块

(1) 特点：一侧或双侧乳腺有弥漫性增厚，多位于乳房外上象限呈局限性改变，也可分散于整个乳腺，轻度触痛。

(2) 发生部位：可发生于腺管周围并伴有大小不等的囊肿形成；也可发生于腺管内，表现为不同程度的乳头状增生伴乳管囊性扩张；也有发生在小叶实质，主要表现为乳管及腺泡上皮增生。

(3) 肿块特征：呈结节状或片状，大小不一，质韧而不硬。增厚区与周围乳腺组织分界不明显。

3. 乳头溢液　少数患者可有乳头溢液，呈黄绿色或血性，偶为无色浆液。

(三) 实验室及其他检查　通过钼靶X线摄片、B超或活组织病理学检查进行诊断。

(四) 治疗要点　治疗原则：观察、随访和药物治疗。

1. 非手术治疗　以观察和药物治疗为主。由于本病有恶变的可能，应嘱患者每2～3个月到医院复查，有对侧乳腺癌或乳腺癌家族史者密切随访。药物治疗包括：中医中药调理，或口服乳康宁、逍遥丸等；抗激素治疗仅在症状严重时使用。

2. **手术治疗** 若肿块周围乳腺组织局限性增生比较明显,形成孤立肿块,或钼靶 X 线摄片、B 超发现局部有沙粒样钙化灶者,应尽早切除肿块并做活组织病理检查。

四、乳房良性肿瘤患者的护理要点

1. **疼痛护理**

(1) 解释疼痛发生的原因,消除患者的思想顾虑,保持心情舒畅。

(2) 用宽松胸罩托起乳房。

(3) 遵医嘱服用中药调理或应用对症药物。

2. **手术患者护理** 行肿瘤切除术者,术后应嘱患者保持切口敷料清洁干净,并按时换药。

3. **病情观察** 暂不手术者应密切观察肿块的变化,定期进行乳腺自查,以便及时发现恶变。应嘱患者定期到医院进行复查,肿块明显增大者应及时到医院诊治。

4. **知识指导** 向患者说明各种乳房良性肿瘤的病因及治疗方法,指导乳房自查的方法。

第4节 乳腺癌

乳房恶性肿瘤绝大多数是乳腺癌,男性患乳房肿瘤者极少。本节主要阐述乳腺癌患者的护理。乳腺癌是女性发病率最高的恶性肿瘤,在我国,每年有近20万女性被诊断出乳腺癌,且呈逐年上升趋势,尤其是在东部沿海地区和经济发达的大城市。

一、病因

乳腺癌的病因尚不清楚。激素作用:乳腺是多种内分泌激素的靶器官,如雌激素、孕激素及泌乳素等,其中雌酮及雌二醇与乳腺癌的发病有直接关系。20岁前本病少见,20岁以后发病率迅速上升,45~50岁较高;绝经后发病率继续上升,可能与年老者雌酮含量提高相关。月经婚育史:月经初潮年龄早、绝经年龄晚、不孕及初次足月产的年龄与乳腺癌发病均有关。家族史:一级亲属中有乳腺癌病史者,发病危险性是普通人群的2~3倍。乳腺良性疾病:乳腺良性疾病与乳腺癌的关系尚有争论,多数认为乳房小叶有上皮高度增生或不典型增生者可能与乳腺癌发病有关。饮食与营养:营养过剩、肥胖、高脂饮食,可加强或延长雌激素对乳房上皮细胞的刺激,从而增加发病机会。环境和生活方式:北美、北欧地区乳腺癌发病率约为亚、非、拉美地区的4倍,而低发地区居民移居至高发地区后,第二、第三代移民的乳腺癌发病率逐渐升高,提示环境因素及生活方式与乳腺癌的发病有一定关系。

二、病理分型

乳腺癌有多种分型方法,目前国内多采用以下病理分型:

1. **非浸润性癌** 此型属早期,预后较好。主要包括:导管内癌:癌细胞未突破导管壁基底膜;小叶原位癌:癌细胞未突破末梢乳管或腺泡基底膜;乳头湿疹样乳腺癌,伴发浸润性癌者,不在此列。

2. **浸润性特殊癌** 此型分化一般较高,预后尚好。主要包括:乳头状癌;髓样癌(伴大量淋巴细胞浸润);小管癌(高分化癌);腺样囊性癌;黏液腺癌;大汗腺样癌;鳞状细胞癌等。

3. **浸润性非特殊癌** 此型一般分化低,预后较差,是乳腺癌中最常见类型,约占80%,但判断预后尚需结合疾病分期等因素。主要包括:浸润性小叶癌;浸润性导管癌;硬癌;髓样癌(无大量淋巴细胞浸润);单纯癌;腺癌等。

4. **其他罕见癌** 如炎性乳腺癌等。

三、转移途径

1. **局部浸润** 癌细胞沿导管或筋膜间隙蔓延,继而侵及 Cooper 韧带和皮肤。

2. **淋巴转移** 淋巴液输出有四个途径:乳房大部分淋巴液流至腋窝淋巴结,部分乳房上部淋巴液可直接流向锁骨淋巴结。部分乳房内侧的淋巴液通过肋间淋巴管流向胸骨旁淋巴结。两侧乳房间皮下有交通淋巴管。乳房深部淋巴网可沿腹直肌鞘和肝镰状韧带通向肝。其中第一条途径最多见,也是乳腺癌患者淋巴结转移最常见于腋窝的原因。

3. **血运转** 癌细胞可经淋巴途径进入静脉,也可直接侵入血循环而致远处转移。最常见的远处转移依次为肺、骨、肝。有些早期乳腺癌已有血性转移。

四、临床表现

1. **常见乳腺癌**

(1) 乳房肿块。早期表现:患侧乳房出现无痛、单发的小肿块,常是患者无意中发现而就医的主要症状。肿块质硬，表面不光滑，与周围组织分界不清，在乳房内不易被推动。晚期表现：乳腺癌发展至晚期，可侵入胸筋膜、胸肌，以至癌块固定于胸壁而不易被推动。如癌细胞侵入大片皮肤，可出现多数小结节，甚至彼此融合。有时皮肤可溃破而形成溃疡，这种溃疡常有恶臭，容易出血。

(2) 乳房外形改变。随着肿瘤增大，可引起乳房局部隆起。酒窝征：若累及 Cooper 韧带，可使其缩短而致肿瘤表面皮肤凹陷，呈"酒窝征"。乳头内陷：邻近乳头或乳晕的癌肿因侵入乳管使之缩短，可把乳头牵向癌肿一侧，进而可使乳头扁平、回缩、凹陷。橘皮征：癌块继续增大，如皮下淋巴管被癌细胞堵塞，引起淋巴回流障碍，出现真皮水肿，皮肤呈"橘皮样"改变。

(3) 转移表现。淋巴转移：最初多见于腋窝，肿大淋巴结质硬、无痛、可被推动；以后数目增多，并融合成团，甚至与皮肤或深部组织粘连。血行转移：乳腺癌转移至肺、骨、肝时，可出现相应脏器的症状和体征。例如，肺转移可出现胸痛、气急，骨转移可出现局部疼痛，肝转移可出现肝大、黄疸等。

2. **特殊类型乳腺癌**

(1) 炎性乳腺癌(inflammatory breast carcinoma)：发病率低，年轻女性多见。特点是发展迅速、预后差。局部皮肤可呈炎症样表现，开始时比较局限，短期即扩展到乳房大部分皮肤，皮肤发红、水肿、增厚、粗糙、表面温度升高，常可累及对侧乳房。本病恶性程度高，发展迅速，早期即转移，预后极差，患者常在发病数月内死亡。

(2) 乳头湿疹样乳腺癌(paget carcinoma of the breast)：少见，恶性程度低，发展慢，乳头有瘙痒、烧灼感，以后出现乳头和乳晕的皮肤变粗糙、糜烂，如湿疹样，进而形成溃疡，有时覆盖黄褐色鳞屑样痂皮。部分病例于乳晕区可扪及肿块。本病恶性程度低，发展慢，较晚发生腋淋巴结转移。

五、实验室及其他检查

1. **影像学检查**

(1) 钼靶 X 线检查：可作为普查方法，表现为密度增高的肿块，边界不规则，或呈毛刺状，或见细小钙化灶。

(2) 超声检查：能清晰显示出乳房各层次软组织结构及肿块的形态和质地，主要用来鉴别囊性或实性病灶。结合彩色多普勒检查观察血液供应情况，可提高判断的敏感性，为肿瘤的定性判断提供依据。

(3) MRI：对软组织分辨率高，敏感性高于钼靶 X 线检查。可三维立体观察病变，不仅能够提供病灶形态学特征，而且运用动态增强还能提供病灶的血流动力学情况。

2. **活组织病理检查** 目前常用空芯针穿刺活检术、麦默通旋切术、细针针吸细胞学检查，前两者的病理诊断准确率可达 90%～97%，细针针吸细胞学检查准确率为 70%～90%。

六、临床分型

分期方法很多，现多数采用国际抗癌联盟和美国癌症联合会合作制定的第 7 版肿瘤 TNM 分期(2010 年)。建议的 T(原发癌瘤)、N(区域淋巴结)、M(远处转移)分期法内容如下。

原发肿瘤(T)：

T_x：原发肿瘤无法评估。

T_0：无原发癌瘤证据。

T_{is}：原位癌(导管原位癌、小叶原位癌及不伴肿瘤的乳头湿疹样乳腺癌)。

T_1：肿瘤最大直径≤20mm。

T_2：肿瘤最大直径＞20mm，≤50mm。

T_3：肿瘤最大直径＞50mm。

T_4：不论肿瘤大小，直接侵犯胸壁或皮肤。

区域淋巴结分类(N)：

N_x：区域淋巴结无法评估(已切除)。

N_0：无区域淋巴结转移。

N_1：同侧Ⅰ、Ⅱ级腋窝淋巴结转移，可推动。

N_2：同侧Ⅰ、Ⅱ级腋窝淋巴结转移、固定或融合；或有同侧内乳淋巴结转移临床征象，而没有Ⅰ、Ⅱ级腋窝淋巴结转移临床征象。

N_3：同侧锁骨下淋巴结(Ⅲ级腋窝淋巴结)转移，伴或不伴Ⅰ、Ⅱ级腋窝淋巴结转移；或有同侧内乳淋巴结转移临床征象，并有Ⅰ、Ⅱ级腋窝淋巴结转移；或同侧锁骨上淋巴结转移，伴或不伴腋窝或内乳淋巴结转移。

远处转移(M)：

M_0：临床及影像学检查未见远处转移。

M_1：临床及影像学检查发现远处转移，或组织学发现＞0.2mm 的转移灶。

根据以上情况进行组合，可把乳腺癌分为 5 个分期：

0 期：$T_{is}N_0M_0$；

Ⅰ期：$T_1N_0M_0$，$T_0N_{1mi}M_0$，$T_1N_{1mi}M_0$；

Ⅱ期：$T_{0\sim1}N_1M_0$，$T_2N_{0\sim1}M_0$，$T_3N_0M_0$；

Ⅲ期：$T_{0\sim2}N_2M_0$，$T_3N_{1\sim2}M_0$，$T_4N_{0\sim2}M_0$，任何 $T\ N_3M_0$；

Ⅳ期：包括 M_1 的任何 TN。

以上分期以临床检查为依据，实际并不精确，还应结合术后病理检查结果进行校正。

七、治疗原则

手术治疗是乳腺癌的主要治疗方法之一，同时还需辅助化学药物、内分泌、放射治疗，以及生物治疗等综合治疗措施。

对病灶仍局限于局部及区域淋巴结的患者，手术治疗是首选。手术适应证为 TNM 分期的 0 期、Ⅰ期、Ⅱ期及部分Ⅲ期的患者。已有远处转移、全身情况差、主要脏器有严重疾病、年老体弱不能耐受手术者为手术禁忌。

1. **手术治疗** 自 1894 年 Halsted 提出乳腺癌根治术以来，一直是治疗乳腺癌的标准术式。该术式的根据是乳腺癌转移乃按照解剖学模式，即由原发灶转移至区域淋巴结，以后再发生血运转移。但随着手术范围的扩大，发现术后生存率并无明显改善，这一事实促使不少学者采取缩小手术范围以治疗乳腺癌。近 30 余年 Fisher 对乳腺癌的生物学行为做了大量研究，提出乳腺癌自发病开始即是一个全身性疾病。因而力主缩小手术范围，而加强术后综合辅助治疗。目前应用的五种手术方式均属治疗性手术，而不是姑息性手术。

(1) 保留乳房的乳腺癌切除术(breast-conserving surgery)：手术包括完整切除肿块及其周围 1～2cm 的组织。适合于Ⅰ期、Ⅱ期的患者，且乳房有适当体积，术后能保持外观效果者。术后必须辅以放疗、化疗等。

(2) 乳腺癌改良根治术(modified radical mastectomy)：有两种术式。保留胸大肌，切除胸小肌；保留胸大肌、胸小肌。根据大量病例观察，认为Ⅰ期、Ⅱ期乳腺癌根治术及改良根治术的生存率无明显差异，且该术式保留了胸肌，术后外观效果较好，目前已成为常用的手术方式。

(3) 乳腺癌根治术(radical mastectomy)和乳腺癌扩大根治术(extensive radical mastectomy)：前者切除整个乳房，以及胸大肌、胸小肌、腋窝及锁骨下淋巴结。后者在此基础上切除胸廓内动脉、静脉及周围淋巴结。此两种术式已少见。

(4) 全乳房切除术(total mastectomy)：手术范围必须切除整个乳房，包括腋尾部及胸大肌筋膜。该术式适宜于原位癌、微小癌及年迈体弱不宜做根治术者。

(5) 前哨淋巴结活检(sentinel lymph node biopsy)和腋淋巴结清扫术(axillary lymph node dissection)：对临床腋淋巴结阳性的乳腺癌患者常规行腋窝淋巴结清扫术，阴性者应先行前哨淋巴结活检术。前哨淋巴结指接受乳腺癌引流的第一枚淋巴结，可采用示踪剂显示后切除活检。根据前哨淋巴结的病理结果预测腋淋巴结是否有肿瘤转移，对腋淋巴结阴性的乳腺癌患者可不作腋淋巴结清扫。

关于手术方式的选择目前尚有分歧，但没有一个手术方式能适合各种情况的乳腺癌。手术方式的选择应结合患者的意愿，根据病理分型、疾病分期及辅助治疗的条件而定。对病灶可切除的乳腺癌患者，手术应达到局部及区域淋巴结能最大限度地被清除，以提高生存率，然后再考虑外观及功能。

2. **化学药物治疗**

(1) 化学疗法对乳腺癌的作用：化疗在整个治疗中占有重要地位。由于手术尽量去除了肿瘤负荷，残存的肿瘤细胞易被化学抗癌药物杀灭。一般认为辅助化疗应于术后早期应用，联合化疗的效果优于单药化疗，辅助化疗应达到一定剂量，治疗期不宜过长，以 6 个月左右为宜，能达到杀灭亚临床型转移灶的目的。

(2) 化学疗法的指征：浸润性乳腺癌伴腋淋巴结转移者是应用辅助化疗的指征，可以改善生存率。对腋淋巴结阴性者是否应用辅助化疗尚有不同意见。一般认为腋淋巴结阴性而有高危复发因素者，诸如原发肿瘤直径$>$2cm，组织学分类差，雌、孕激素受体阴性，癌基因 HER2 有过度表达者，适宜应用术后辅助化疗。

(3) 化学疗法方案：常用的有 CMF 方案(环磷酰胺、甲氨蝶呤、氟尿嘧啶)。根据病情可在术后尽早(1 周内)开始用药。CMF 方案：环磷酰胺(C)400mg/m^2，甲氨蝶呤(M)20mg/m^2，氟尿嘧啶(F)400mg/m^2，均为静脉注射，在第 1 及第 8 天各用 1 次，为 1 个疗程；每 4 周重复，6 个疗程结束。CAF 方案：因单药应用多柔比星的效果优于其他抗癌药，所以对肿瘤分化差、分期晚的病例可应用 CAF 方案(环磷酰胺、多柔比星、氟尿嘧啶)。CAF 方案：环磷酰胺(C)400mg/m^2，静脉注射，第 1 天、第 8 天；多柔比星(A)40mg/m^2，静脉注射，第 1 天；氟尿嘧啶(F)400mg/m^2，静脉注射第 1 天、第 8 天，每 28 天重复给药，共 8 个疗程。化疗前患者应无明显骨髓抑制，白细胞$>4\times10^9$/L，血红蛋白$>$80g/L，血小板$>50\times10^9$/L。化疗期间应定期检查肝、肾功能，每次化疗前要查白细胞计数，如白细胞$<3\times10^9$/L，应延长用

药间隔时间。应用多柔比星者要注意心脏毒性。

(4) 术前化疗：术前化学治疗又称新辅助化疗，目前多用于局部晚期病例，可探测肿瘤对药物的敏感性，并使肿瘤缩小。

3. 内分泌治疗(endocrinotherapy)　20世纪70年代发现了雌激素受体(ER)，肿瘤细胞中ER含量高者，称为激素依赖性肿瘤，这些病例对内分泌治疗有效。而ER含量低者，称激素非依赖性肿瘤，这些病例对内分泌治疗效果差。因此，对手术切除标本除做病理检查外，还应测定雌激素受体和孕激素受体(PgR)，可帮助选择辅助治疗方案，激素受体阳性的病例优先应用内分泌治疗。受体阴性者优先应用化疗，对判断预后也有一定作用。

(1) 他莫昔芬：亦称三苯氧胺，是目前最常用的内分泌治疗药物。本药属非甾体激素的抗雌激素药物，可抑制肿瘤细胞生长，减少乳腺癌术后复发及转移，对雌激素受体、孕激素受体阳性的妇女效果尤为明显。一般服用5～10年，主要用于绝经前的女性患者。常见不良反应有潮热、恶心、呕吐、静脉血栓形成、眼部副作用、阴道干燥或分泌物增多。

(2) 芳香化酶抑制剂：如阿那曲唑、来曲唑、依西美坦等。能抑制肾上腺分泌的雄激素转变为雌激素过程中的芳香化环节，从而降低雌二醇，达到治疗乳腺癌的目的。适用于受体阳性的绝经后妇女，治疗时间一般为5年，其治疗效果优于他莫昔芬。长期服用可引起骨质疏松、关节疼痛、潮热和阴道干燥等不良反应，需积极预防和处理以提高患者的药物耐受性。

4. 放射治疗　是乳腺癌局部治疗的手段之一。在保留乳房的乳腺癌手术后，放射治疗是一重要组成部分，应于肿块局部广泛切除后给予较高剂量放射治疗。单纯乳房切除术后可根据患者年龄、疾病分期分类等情况，决定是否应用放疗。根治术后是否应用放疗，多数认为对Ⅰ期病例无益，对Ⅱ期以后病例可能降低局部复发率。

5. 生物治疗　近年临床上已渐推广使用的曲妥珠单抗注射液，系通过转基因技术制备，对HER2过度表达的乳腺癌患者有一定效果，资料显示用于辅助治疗可降低乳腺癌复发率，特别是对其他化疗药无效的乳腺癌患者也能有部分疗效。

八、护理要点

1. 术前护理

(1) 心理护理：护理人员应多关心患者，耐心解释手术的必要性、治疗方法、效果、术中如何配合、手术后应注意的事项，使患者处于良好的心理状态，积极配合手术，树立战胜疾病的信心。对已婚患者，应同时对其丈夫进行心理辅导，使之逐渐接受妻子手术后身体意象的改变，鼓励夫妻双方坦诚相待，取得丈夫的理解、关心和支持。

(2) 完善术前检查：全面了解患者的身体情况，术前常规检查和准备。按照手术要求进行备皮。有乳头溢液或局部破溃者，及时换药，保持局部清洁。

(3) 终止哺乳或妊娠，以减轻激素的作用。

2. 术后护理

(1) 体位：平卧位，头偏向一侧；麻醉清醒6小时后，取半坐卧位，以利呼吸及引流。

(2) 饮食：术后次日，鼓励患者进食高蛋白、高纤维素、高维生素的饮食，以利于手术切口愈合。

(3) 疼痛的护理：观察疼痛的部位、性质，寻找原因，遵医嘱给予止痛药；指导患者使用放松技巧；给予精神安慰及心理疏导，取舒适体位，创建良好的休息环境。

(4) 伤口的护理：伤口升压包扎，注意胸带的松紧度，以能容纳一手指，维持正常血运，且不影响呼吸为宜。观察有无渗血及患肢血运情况，不要在患侧肢体测量血压、注射及抽血，避免影响静脉和淋巴回流。如若患者感到胸闷、呼吸困难，应及时报告医师，以便早期发现和处理肺部并发症，如气胸、肺栓塞等。

(5) 伤口引流护理：妥善固定引流管，防止扭曲、滑脱，定时挤压引流管，观察引流是否通畅及引流液量、颜色、性状，指导患者活动时保护引流管。

(6) 患侧上肢功能锻炼：由于手术切除了胸部肌肉、筋膜和皮肤，患侧肩关节活动明显受限制。术后加强肩关节活动可增强肌肉力量，松解和预防粘连，最大限度地恢复肩关节的活动范围。为减少和避免术后残疾，鼓励和协助患者早期开始患侧上肢的功能锻炼。

术后24小时内：活动手指和腕部，可作伸指、握拳、屈腕等锻炼。

术后1～3日：进行上肢肌肉等长收缩，利用肌肉泵作用促进血液和淋巴回流；可用健侧上肢或他人协助患侧上肢进行屈肘、伸臂等锻炼，逐渐过渡到肩关节的小范围前屈、后伸运动(前屈小于30°，后伸小于15°)。

术后4～7日：鼓励患者用患侧手洗脸、刷牙、进食等，并做以患侧手触摸对侧肩部及同侧耳朵的锻炼。

术后1～2周：术后1周皮瓣基本愈合后，开始做肩关节活动，以肩部为中心，前后摆臂。术后10日左右皮瓣与胸壁黏附已较牢固，做抬高患侧上肢(将患侧肘关节伸屈、手掌置于对侧肩部，直至患侧肘关节与肩平)、手指爬墙(每日标记高度，逐渐递增幅度，直至患侧手指能举过头)、梳头(以患侧手越过头顶梳对侧头发、扪对侧耳朵)等的锻炼。指导患者做患肢功能锻炼时应根据患者实际情况而定，一般以每日3～4次、每次20～30分钟为宜；循序渐进，逐渐增加功能锻炼的内容。术后7日内不上举，10日内不外展肩关节；不要以患侧肢体支撑身体，以防皮瓣移动而影响愈合。

(7) 伤口愈合后可酌情行放疗和化疗，向患者交代有关注意事项并观察放、化疗反应。

3. 健康教育

(1) 饮食与活动：加强营养，多食高蛋白、高纤维素、高维生素、低脂肪的食物，以增强机体免疫力。避免患侧上肢搬动或提拉过重物品，继续进行功能锻炼。

(2) 避免妊娠：术后5年内避孕，防止乳腺癌复发。

(3) 坚持治疗：遵医嘱坚持化学治疗、放射治疗或内分泌治疗。化疗期间定期检查肝、肾功能，每次化疗前1日或当日查血白细胞计数，化疗后5～7日复查，若白细胞计数$<3\times10^9$/L，需及时就诊。放疗、化疗期间因抵抗力低，宜少到公共场所，以减少感染机会。放疗期间注意保护皮肤，出现放射性皮炎时及时就诊。

(4) 乳房定期检查

定期乳房自我检查有助于及早发现乳房的病变，因此20岁以上的妇女，特别是高危人群每月进行1次乳房自我检查。术后患者也应每月自查1次，以便早期发现复发征象。检查时间最好选在月经周期的7～10日，或月经结束后2～3日，已经绝经的女性应选择每个月固定时间检查。40岁以上女性或乳腺癌术后患者每年还应进行钼靶X线检查。乳房自我检查方法如下：

视诊：站在镜前取各种姿势(两臂放松垂于身体两侧、向前弯腰或双手上举置于头后)，观察双侧乳房的大小和外形是否对称；有无局限性隆起、凹陷或皮肤橘皮样改变；有无乳头回缩或抬高等。

触诊：患者平卧或侧卧，肩下垫软薄枕或将手臂置于头下进行触诊。一侧的示指、中指和无名指并拢，用指腹在对侧乳房上进行环形触摸，要有一定的压力。从乳房外上象限开始检查，依次为外上、外下、内下、内上象限，然后检查乳头、乳晕，最后检查腋窝有无肿块，乳头有无溢液。如若发现肿块和乳头溢液，及时到医院做进一步检查。

(李菲菲)

第10章 损伤患者的护理

损伤(injury)分为广义和狭义两个范畴。广义损伤是指由于机械、物理、化学、生物或病理性因素造成人体组织、器官的破损；狭义损伤是指人体受到外界机械性致伤因子作用后引起的皮肤、肌肉组织、筋骨、关节、脏器的完整性破损或功能障碍及其所带来的局部和全身的反应。在我国以20～39岁男性为损伤高危人群；交通伤、摔伤和意外损伤是主要的损伤原因；脊柱损伤住院时间最长且治愈率最低；交通事故伤引起的多发伤伤情最重；四肢和头为损伤的高发部位，头、胸、腹为重伤部位；手术率大于70%；并发症发生率大于20%。

第1节 损 伤

损伤是指人体受到外界各种因素作用引起的皮肤、肌肉、骨骼、脏器等组织结构完整性破坏或功能障碍，并随之产生的局部和全身反应。

一、损伤原因

1. **外因** 是周围环境中作用于人体而致损伤的因素，主要是外力伤害。

(1) 外力伤害：根据外力性质的不同，可分为直接暴力、间接暴力、肌肉强烈收缩和持续劳损四种。

(2) 感染：外伤后如处理不当，则可引起局部和全身感染，如开放性骨折若处理不当则可引起化脓性骨髓炎。

2. **内因** 是人体内部影响而致损伤的因素。包括年龄、体质、解剖结构、病理因素及职业工种等。

二、损伤分类

临床上根据损伤的原因、部位、特点和程度的不同进行不同的分类。常见的分类方法有：

1. **按损伤原因分类** 可分为擦伤、挫伤、扭伤、刺伤、挤压伤、对冲伤、震荡伤(冲击伤)、切割伤、撕裂伤、火器伤等。

(1) 擦伤(abrasion)：常因皮肤或黏膜与环境中的坚硬物或粗糙物体发生摩擦而引起的损伤，表现为擦痕或点片状渗血。

(2) 挫伤(contusion)：多由钝器引起，常损伤浅表的软组织，也可损伤深部内脏，如肾挫伤、脑组织挫伤等。

(3) 扭伤(sprain)：常因致伤因子作用于关节附近，使关节的某一个方向受到较强的牵拉，导致关节异常扭转，损伤关节周围的肌肉、肌腱、韧带等软组织所致。

(4) 刺伤(stab wound)：是由金属、木质等尖锐物品刺入人体，引起浅表和(或)深部组织或器官的损伤。伤口小而深，深浅不一，通常可造成异物在体内残留，处理不当极易发生厌氧菌感染。

(5) 挤压伤(crush injury)：是指人体大片软组织(皮肤、脂肪、肌肉等)受到巨大的外力捻挫或长时间挤压所造成的损伤。是一种危险性很大的损伤。压力一旦解除，局部立即出现广泛地组织坏死、出血、血栓形成和严重的炎症反应。

(6) 对冲伤(contre-coup injury)：是指沿某部位被打击或碰撞作用力方向对侧的组织或器官发生的挫伤。如枕部受打击或碰撞，额极和颞极脑皮质发生的挫伤。一般见于运动中的头部受到外力作用后突然做直线减速运动时。

(7) 冲击伤或震荡伤(blast injury)：爆炸时产生的强大冲击波形成高速和高压气流造成人体胸腔、腹腔内脏器和耳鼓膜的损伤。

(8) 切割伤(incised wound)：由锐器或锐利物体切割人体组织或器官，导致皮肤、肌肉、肌腱、韧带、血管和神经等的损伤。

(9) 撕裂伤(laceration)：多个方向的力量作用于人体，造成浅表和深部组织或器官撕脱或裂断的损伤。因作用力不均，伤口常常不规则。

(10) 火器伤(firearm wound)：是指具有高能量的子弹或弹片穿破皮肤、黏膜透过深层组织，到达体腔，损伤内脏后再从对侧穿出的一种损伤。这类损伤的特点是：致伤因子穿透力强，伤口虽小，但损伤面大、损伤程度重，可引起大出血、内脏破裂或穿孔、异物滞留体内等。

2. **按损伤部位分类** 可分为外伤、内伤。外伤是指皮、肉、筋、骨损伤,临床可见骨折、脱位与筋伤。内伤是指由脏器损伤及损伤所引起的全身反应和功能紊乱等,临床可见肢体、颜面、颅脑、颈、胸、腹、腰、背、骨盆、脊柱、脊髓、内脏等的损伤。

3. **按受伤时间分类** 可分为新伤、陈伤。新伤是指受伤后立即就诊者;陈伤又称宿伤,是指新伤失治,日久不愈,或愈后又因某些诱因,隔一定时间在原受伤部位复发者。

4. **按受伤部位的皮肤或黏膜是否破损分类** 分为闭合性损伤和开放性损伤。

(1) 闭合性损伤(closed injury):是指受钝性暴力作用后引起的损伤,受损的皮肤和黏膜完整无创口者。

(2) 开放性损伤(opened injury):是指由于锐器、火器或钝性暴力作用使皮肤黏膜破损,而有创口流血,深部组织与外界环境相通者。根据伤道出入口的形态又可分为切线伤、非贯通伤、反跳伤、贯通伤四种。

切线伤:是指致伤物沿体表的切线方向擦过后形成的入口与出口相连的沟槽状损伤。

非贯通伤:是指致伤因子穿过皮肤黏膜,到达深部组织、体腔损伤内脏,其特征为只有入口而无出口,且常有异物滞留体内。

反跳伤:是指致伤因子垂直地作用于人体某部,当其速度较低,不能进一步穿透深部组织,而被原路弹回的一种损伤,其入口和出口几乎在同一处。

贯通伤:贯通即穿透,是指致伤因子突破皮肤、黏膜,到达深部组织、体腔、脏器后由对侧穿出的开放损伤,其特征是有入口和出口两个伤道,多见于枪伤、锐器伤或车祸造成的损伤,常伴有内脏或血管损伤。

5. **按受伤程度分类** 根据伤后是否危及生命、有无并发症和后遗症,对日常生活的影响情况等分为重伤、中伤、轻伤。

(1) 重伤:是指受伤后有生命危险或治愈后仍然留有严重的后遗症和残疾的损伤,预后对健康有较大伤害。

(2) 中伤:是指受伤后没有生命危险,但损伤了大片的软组织,或伴有胸腔、腹腔脏器损伤,和(或)伴有骨折等,患者暂时丧失活动和工作能力,一般需要手术才能治愈的损伤,预后对健康有一定伤害。

(3) 轻伤:仅损伤局部软组织,未影响生活、工作和学习,只需处理受伤局部和稍做休息的损伤,预后良好。

6. **按致伤因素的性质种类分类** 分为物理损伤、化学损伤、生物损伤、机械损伤等。

7. **按伤者的职业特点分类** 分为生活损伤、工业损伤、农业损伤、交通损伤、运动损伤、放射性损伤等。

8. **按损伤发生的过程和外力作用的性质分类** 可分为急性损伤、慢性劳损。

(1) 急性损伤:是指由于急骤的暴力所引起的损伤。

(2) 慢性劳损:是指由于劳逸失度或体位不正而外力又经年累月作用于人体所致。

三、病理生理

机体受到致伤因子作用后,迅速本能地产生各种局部的炎症反应和全身的防御性反应,以维持机体自身内环境稳定。局部和全身反应通常同时存在,但针对不同的损伤类型,局部和全身反应的程度不同。轻伤以局部炎症反应为主,全身反应较轻、持续时间短;中重度损伤尤其是严重损伤,因为局部有大片组织坏死,机体不仅局部表现出严重的反应,全身也出现明显的症状和体征,且持续时间长。损伤后适当的局部和全身反应可维持机体自身内环境的稳定,但过度或过激的反应将对机体造成损害,临床上需干预治疗,加以调整。

1. **局部反应** 是由于受伤部位的细胞组织结构被破坏、变性坏死、微循环障碍,或病原微生物入侵和致伤物或异物滞留所致,是非特异性的防御反应。目的是清除局部坏死组织,杀灭入侵的病原微生物或异物,进而修复局部组织。主要表现为局部血管的通透性增加,血流加速,血液成分渗出,白细胞、抗体、补体、化学介质(5-HT、PG)等炎性物质迅速聚集受伤局部,吞噬和清除局部病原微生物和异物。其基本病理过程同一般的炎症反应一样,反应程度与致伤因子的性质、种类、作用时间、对组织损害和污染的程度、是否滞留异物等密切相关,对于严重的损伤,由于局部微循环障碍、组织细胞缺血缺氧、各种化学物质形成可导致继发性损害,从而使局部的炎症反应更为强烈,表现为局部血管的通透性和渗出更加明显,炎性细胞或致炎因子的聚集更迅速,反应持续的时间更长,组织修复需要的时间也更长。

2. **全身反应**　致伤因子作用于人体后引起神经内分泌系统的活动增强，并由此引发多个系统、多种功能和机体代谢方面的改变，如神经内分泌系统、免疫系统、凝血系统、纤维蛋白溶解系统、物质和能量代谢、细胞因子、炎症介质等的改变。同局部反应一样，损伤后的全身反应也是一种非特异性的应激防御反应。

(1) 发热反应：见于严重损伤时，一是由于损伤的局部组织坏死分解产生致热因子，另外炎症反应时释放大量的炎症介质和细胞因子如单核细胞和血管内皮细胞受刺激后产生的白介素1(IL-1)和肿瘤坏死因子(TNF)等，上述物质作用于人体下丘脑的体温调节中枢，使体温的调定点上移，引起机体发热。

(2) 神经内分泌系统反应：损伤后机体因疼痛、局部微循环障碍、精神紧张等因素的影响，通过下丘脑-垂体-肾上腺皮质轴和交感神经-肾上腺髓质轴产生大量的肾上腺皮质激素、儿茶酚胺、生长激素、血管升压素和高血糖素；同时肾素-血管紧张素-醛固酮系统被激活。上述系统互相作用、共同调节全身各系统器官的功能和代谢，保证人体重要器官的血液供应，启动机体各种代偿功能，对抗致伤因子对机体的损害。

(3) 代谢变化：损伤后机体在神经内分泌系统分泌的肾上腺皮质激素、甲状腺激素、高血糖素的作用下，分解代谢加强、能量消耗增加、基础代谢率增加。因为葡萄糖、脂肪、蛋白质等物质的分解代谢加速，糖异生增加，所以伤后可出现高糖血症、高乳酸血症，血中的酮体和游离脂肪酸增多，排出的尿素氮增加，患者呈负氮平衡状态。电解质代谢紊乱表现为水、钠潴留，钾排泄增加，还可出现钙磷代谢失衡。

(4) 免疫反应：严重损伤后可影响机体免疫系统的功能，使免疫系统功能紊乱。产生机制比较复杂，一般认为与免疫抑制细胞、免疫抑制因子和神经-内分泌-免疫网络功能紊乱有关。免疫功能低下的直接后果是机体对病原菌的易感性增加。

3. **损伤修复和愈合**　机体损伤尤其是开放性损伤后，形成缺损或伤口，如不修复，不仅影响功能，还增加机体感染的机会。修复的基本方式是细胞和细胞间质的增生、增殖、填充、连接和替代。根据修复后的组织与原组织的吻合程度不同，可将修复分为完全修复和不完全修复。完全修复属于理想修复，是指缺损的组织完全由原来性质的组织细胞来修复，其结构和功能完全同前。不完全修复是指由其他性质的细胞(多为成纤维细胞)再生、增殖来填充缺损组织，达到结构和功能稳定的修复。人体各种组织细胞由于固有的再生能力不同，使得大多数组织损伤后以不完全修复为主。

(1) 损伤修复的基本过程：一般分为三个阶段。

1) 炎症反应阶段：发生在损伤后早期，持续3～5天。缺损组织开始主要由血细胞凝集块填充，继而出现炎症反应，由渗出的纤维蛋白形成网架替代血凝块，达到止血和封闭伤口的目的，同时为局部组织再生和修复奠定基础。

2) 肉芽形成阶段：炎性反应过程中在渗出的同时，局部很快出现新生细胞，如成纤维细胞、血管内皮细胞等，这些细胞发生不同程度的增殖、分化、迁移，合成和分泌组织基质(主要是胶原纤维)，并逐渐形成新生的毛细血管，共同组成肉芽组织。浅表组织损伤一般通过上皮细胞的再生、分化、迁移和连接来修复伤口，深部的软组织损伤大多数需要以新生肉芽组织充填伤口的形式来修复，形成瘢痕愈合。

3) 组织塑形阶段：初步修复的伤口，组织成分在数量和质量等方面尚需进一步重建和完善。如胶原纤维交联的增加、新生组织硬性和韧性的增强、多余的胶原纤维和毛细血管网的逐步降解吸收和消退、伤口局部黏蛋白和水分的减少等，经过上述过程最后使损伤部位的组织结构、功能和外观得以改善。

(2) 损伤愈合的类型：一般分为一期愈合和二期愈合。

1) 一期愈合：也称原发愈合。再生细胞以原来性质的细胞为主，纤维组织成分较少，组织结构严密，伤口呈线形，边缘规整，修复过程迅速，修复组织的结构和功能良好。见于损伤局部无污染或感染，损伤程度轻，局部无坏死组织，损伤范围小的创面。

2) 二期愈合：又称瘢痕愈合。修复组织以纤维成分为主，且需要借助伤口周围的上皮细胞增生后逐渐覆盖创面或人工植皮后方能愈合。修复后的组织在结构和功能上不同程度地受到影响。多见于损伤程度重、局部坏死组织多、损伤范围大、合并继发感染、有异物潴留或伤后处理不当和不及时的伤口。

(3) 影响伤口愈合的因素：包括局部和全身两个方面。

1) 局部因素：最常见的是伤口局部感染，因为感染可直接损害细胞和基质，使局部炎症反应的时间延长，不利于组织修复和伤口愈合。其次是损伤的程度，严重损伤时因局部坏死组织多、损伤范围大，伤口边缘难以直接对接，且被新生的肉芽组织阻隔，必然影响伤口修复和愈合。另外损伤局部如果血液循环不好，组织缺血缺氧，细胞增殖分化不足，也影响伤口修复和愈合。损伤后局部制动不当、缝合或包扎过紧、引流不畅、创口位于关节处或关节附近，可导致组织继发性损害，也不利于修复和愈合。

2）全身因素：年龄，老年人血液循环差、合成功能不足。营养，摄入不足、营养不良、极度消瘦、过度肥胖，药物，大量应用细胞毒类药物或抑制细胞增生类药物等；全身性疾病：糖尿病、恶性肿瘤、结核、多器官功能不全，免疫功能低下或免疫缺陷，艾滋病等。

四、临床表现

一般与损伤的程度、部位、是否有复合伤等情况有关，下面阐述损伤的共同临床表现和常见的并发症。

1. 症状

（1）疼痛：疼痛是损伤的常见症状，疼痛的程度与损伤的程度、受损的部位、活动情况和个体对疼痛的感受、心理状态等有关。严重损伤合并休克或神志不清者，患者不能主诉疼痛；内脏损伤疼痛定位不准确；疼痛阈值低者，对疼痛的承受能力相对较差，反之承受性好；活动时疼痛加剧，所以伤后局部最好制动。疼痛常在伤后的2～3天逐渐缓解。

（2）发热：中、重度损伤时，患者往往有发热，但体温一般在38.5℃以内，并发感染时可出现高热，颅脑严重损伤引起中枢性高热时，体温可高达40℃以上。发热的同时呼吸和脉率增快。

（3）全身炎症反应综合征(systemic inflammatory response syndrome，SIRS)：是指损伤后引发全身炎症反应的临床过程，主要因为交感神经-肾上腺髓质系统兴奋，导致疼痛、精神紧张、血容量减少和大量的儿茶酚胺及其他炎性介质释放引起体温、心血管、呼吸和血细胞等方面异常。临床主要表现为：体温＞38℃或＜36℃。心率＞90次/分，呼吸＞20次/分或过度通气，$PaCO_2$＜32mmHg，血白细胞计数＞12×10^9/L或＜4×10^9/L或未成熟细胞＞0.1%。具有上述临床表现中两项以上者即可诊断全身炎症反应综合征。

（4）其他：可伴有乏力、失眠和食欲下降等。

2. 体征

（1）生命体征改变：中、重度损伤或伤后局部或全身感染时，患者往往有发热，中度以上发热会伴有脉搏和呼吸加快；损伤血管引起出血，出血量大可出现休克，休克的中晚期可表现脉搏、血压、呼吸的变化，严重损伤或损伤心、肺、脑、肾、肝脾等重要脏器时可直接或发展为呼吸、循环衰竭。

（2）局部肿痛：损伤后因局部血流加速、血管的通透性增加、血液成分渗出等造成肿胀、疼痛和压痛，严重者可伴有青紫、瘀斑、血液循环障碍等。

（3）创口和出血：创口或创面见于开放性损伤；损伤血管可引起出血，开放性损伤为显性出血，闭合性损伤为内出血或隐性出血。内出血容易被忽视，临床观察中要高度警惕。

（4）肢体活动或功能障碍：损伤后局部肿胀和疼痛影响肢体的活动能力；肌肉、神经、骨骼受损后可出现肢体活动功能障碍。

3. 并发症 多见于严重损伤时，因为组织或脏器受损，局部和全身器官的结构、功能和代谢发生紊乱，常发生较多的并发症。并发症的出现除反映患者伤情的轻重程度外，还可影响患者病程的进展和伤情的预后。所以在对伤员的诊治过程中，要高度重视并积极恰当地处理并发症。

（1）休克：早期因为失血或疼痛引起低血容量休克和神经源性休克；晚期因为伤口局部或全身性感染后，细菌及其毒素作用机体引起感染性休克。

（2）感染：开放性损伤如果伤口污染严重，局部和全身处理不及时或不恰当，很容易并发感染；创面大、伤道深，同时又有广泛软组织损伤、坏死者，极易产生厌氧菌感染；闭合性损伤如果伤及呼吸道，特别是消化道时也容易发生感染。

（3）凝血功能障碍：严重损伤后消耗大量的凝血物质，同时激活纤溶系统，导致机体凝血功能障碍，严重者造成出血倾向。

（4）脂肪栓塞综合征：多见于长管骨骨折，特别是下肢长管骨骨折和多发性骨折。伤后2～3天出现皮肤黏膜出血；呼吸加快，咳嗽、咳痰，肺内有干湿性啰音，口唇发绀等肺栓塞症状；头痛、不安、失眠、兴奋，谵妄、嗜睡、精神错乱，神志朦胧或昏迷，肢体或躯干肌肉痉挛或抽搐，尿失禁等脑功能受损症状。体温常超过一般骨折吸收热水平，多在38～38.5℃以上。脉率常与发热不完全相称，可达120次/分或更快。

（5）应激性溃疡：多见于重度创伤等应激后5～10天，出现消化道出血。经胃酸作用后，引流的胃液呈黑褐色或咖啡色且形成絮状，出血量大时，有呕血、黑粪，甚至发生低血容量性休克。

(6) 挤压综合征：重物长时间挤压肢体，造成肢体肌肉缺血坏死、周身应激反应性肾缺血，出现肌红蛋白血症和肌红蛋白尿、高血钾、急性肾衰竭。

(7) 创伤后应激障碍：指个体经历重大创伤事件导致机体延迟出现和长期持续的精神障碍，表现为创伤性再体验，对创伤相关刺激存在持续性回避，情感麻木，警觉性增高等症状，常在创伤性事件发生后的6个月内出现。

五、实验室及其他检查

1. 实验室检查

(1) 血常规检查：了解失血、合并感染情况。

(2) 尿常规检查：有助于判断有无泌尿系统损伤。

(3) 血、尿淀粉酶测定：判断有无胰腺损伤。

(4) 血生化检查：肾功能、血电解质、血气分析等有助于了解内环境改变情况和脏器功能。

2. 影像学检查

(1) X线检查：可判断有无骨折、脱位、伤口及体腔有无金属异物存留、胸腹腔内有无游离气体等。

(2) CT和MRI检查：了解颅脑、脊髓、颅底、骨盆底部等处的损伤。

(3) B超检查：可明确肝、脾、肾等实质性器官的损伤和腔内积液等。

3. 诊断性穿刺 进行腹腔、胸腔、心包等穿刺，可了解有无内脏器官破裂、出血等。

4. 置管灌洗检查 于诊断性穿刺后置入导管进行灌洗，取灌洗液做检查，可辅助诊断体内脏器的损伤。

六、诊断要点

一般采用伤部、伤型、伤因、伤情四者结合的诊断方法，即可明确诊断，也能表明损伤的严重程度。

根据有损伤的病史，结合患者神志、呼吸、脉搏、血压等生命体征的改变，以及局部形态改变、肿胀、疼痛和压痛，肢体活动或功能障碍，结合实验室检查、X线透视或摄片、CT检查、超声波检查、各种穿刺等实验室及其他检查获得的阳性结果可做出诊断。

七、治疗要点

处理原则：把抢救伤员生命放在首位。尽可能保存或修复损伤的组织与器官，并恢复其功能。积极防治全身与局部各种并发症。

1. 抢救原则 优先抢救心搏骤停、窒息、大出血、开放气胸、休克、内脏脱出等，以挽救生命。

2. 全身治疗

(1) 抗感染：有开放性伤口者，注射破伤风抗毒素预防破伤风；伤口污染严重者的患者合理使用抗生素。

(2) 维持伤员的循环及呼吸功能，补充血容量，保持呼吸道通畅，维持体液及电解质平衡和能量代谢，保护肾功能等。

3. 局部处理

(1) 闭合伤处理原则：除合并有重要脏器伤或血管伤需紧急手术处理外，一般采用对症处理，如局部休息、抬高患肢、制动，早期用冷敷以减轻肿胀，1～2日后用热敷、理疗等，以促进消肿和损伤愈合。可口服或局部外敷活血化瘀、消肿止痛的中草药等。

(2) 开放伤处理原则：对新鲜污染伤口主要是早期彻底清创，转化为闭合伤。对感染伤口保持引流通畅，换药直到愈合。

4. 特殊情况处理 如多发伤、复合伤、放射伤、化学伤等，应分清主次，统筹兼顾，妥善处理。战伤则要适应战伤实际，实行分级救治。

5. 防治并发症 包括全身和局部的并发症，如休克、肾衰竭、感染等。

八、护理要点

1. 全面评估 全面、及时、动态护理评估致病因素、患者全身和局部等身心状况。

2. 密切观察伤情变化

(1) 闭合性损伤：注意观察局部症状、体征的发展；注意生命体征的变化，了解有无深部组织器官损伤。对挤压伤患者须观察尿量、尿色、尿比重，注意是否发生急性肾衰竭。

(2) 开放性损伤：注意观察生命体征的变化，警惕活动性出血等情况的发生。观察伤口情况，如出现红、肿、热、痛等感染征象时，应协助医生进行早期处理。注意伤肢末梢循环情况，如发现肢端苍白或发绀，皮温降低，动脉搏动减弱时，应报告医生及时处理。

3. 局部护理

(1) 抬高患肢：在受伤关节处可用绷带或夹板等包扎固定，局部制动。

(2) 伤后早期给予局部冷敷，以减少渗血和肿胀，48～72小时以后改用热敷，促进吸收。

(3) 对血肿较大者,应配合医生在无菌操作下穿刺抽吸,并升压包扎。

(4) 病情稳定后,配合应用理疗,按摩和功能锻炼,促进功能尽快恢复。

(5) 按手术要求做好必要的术前准备工作。

(6) 保持伤口敷料清洁干燥,如伤口内放置橡皮片引流条,应于术后 24～48 小时去除,并及时换药。

4. 饮食护理 对严重损伤患者及营养不良患者,提供高热能、高蛋白、高维生素、易消化饮食。必要时经静脉补充营养,加强支持疗法,促进损伤的愈合。

5. 心理护理 损伤不仅给患者带来身体上的损害,也会对患者的心理造成一定的影响,尤其是对容貌受损或有致残可能的患者,指导患者做自我心理疗法,稳定情绪,增强恢复健康的信心。

6. 疼痛护理

(1) 制动与体位:骨与关节损伤时加以固定和制动。多取平卧位,肢体受伤时抬高患肢。

(2) 缓解疼痛:疼痛剧烈、情绪烦躁不安者按医嘱给予镇静和止痛药物;分散患者注意力,缓解疼痛。

7. 并发症的观察和处理

(1) 休克:止血,根据出血部位和性质的不同,选用指压、升压包扎、止血带、手术等止血方法,遵医嘱使用止血药。平卧位并抬高下肢。保持静脉输液通道通畅,根据血压,调节输液、输血速度。合理处理伤口,遵医嘱合理使用抗生素,防治感染性休克。监测体温、脉搏、呼吸、血压、神志、尿量、中心静脉压等改变。

(2) 伤口感染:注意观察伤口局部红、肿、热、痛的症状,上述症状加重,体温升高、白细胞计数增加多表明伤口已发生感染;保持伤口周围皮肤清洁,伤口敷料干净,伤口引流通畅;遵医嘱合理使用抗生素。

(3) 挤压综合征:注意观察伤肢肿胀、疼痛情况,有无被动牵拉受累区远端肢体时产生剧烈疼痛、皮温下降、感觉异常、弹性减退及茶褐色尿或血尿等,出现上述情况时应及时报告医师处理。观察和记录尿液颜色、量、尿比重。早期禁止抬高、按摩和热敷患肢。协助医师切开减压,清除坏死组织。遵医嘱应用碳酸氢钠和利尿剂。

(4) 脂肪栓塞综合征:注意观察有无皮肤黏膜点状出血、呼吸困难及体温升高、神志改变等症状。骨折肢体有效制动,避免加重损伤。呼吸困难患者应采取气管内插管和安置人工呼吸器,保持呼吸道通畅,充分供氧和辅助呼吸。降温:物理降温,用冰帽和人工冬眠控制高热,防止脑水肿。

8. 健康指导

(1) 指导患者加强营养,以促使组织修复和脏器功能恢复。

(2) 根据病情,指导进行功能锻炼的方法,以促使患部功能得到最大程度恢复。

第2节 烧 伤

烧伤(burn)是指由热力、电能、放射线或化学物质等作用于人体而引起的损伤。临床上以热力烧伤最多见,包括火焰、热液、蒸汽及高温固体等所致的组织损伤。烧伤不仅损伤皮肤,还可累及肌肉、骨骼,严重者出现休克、全身性感染等一系列病理生理变化而危及生命。

一、病因

1. 致病因素

(1) 高温因素:火焰、蒸汽、高热液体、高温固体等。

(2) 物理因素:电流、激光、放射线等。

(3) 化学因素:强酸、强碱、白磷等。

2. 影响皮肤损伤程度的因素

(1) 温度:引起皮肤烧伤的最低温度为44℃。

(2) 暴露持续时间:在70℃暴露1秒钟即可引起跨表皮坏死。

(3) 热源的性质:干热导致组织干燥和炭化,而湿热引起非透明凝固。强酸可使组织脱水、蛋白沉淀及凝固,一般不起水疱,迅速结痂。强碱除引起组织脱水和脂肪皂化外,还可形成可溶性碱性蛋白穿透深层组织。

(4) 皮肤厚度:皮肤薄嫩处损伤较重。

二、烧伤面积估计

指皮肤烧伤区域占体表面积的百分数。国内一般采用中国新九分法(表1-10-1,图1-10-1)和手掌法:

表 1-10-1　评估烧伤面积的中国九分法

部　　位		占成人体表(%)		占儿童体表(%)
头颈	发部	3	(9×1)	9+(12－年龄)
	面部	3		
	颈部	3		
双上肢	双上臂	7	(9×2)	9×2
	双前臂	6		
	双手	5		
躯干	躯干前	13	(9×3)	9×3
	躯干后	13		
	会阴	1		
双下肢	双臀	5*	(9×5+1)	9×5+1－(12－年龄)
	双大腿	21		
	双小腿	13		
	双足	7*		

* 成年女性的双臀和双足各占6%。

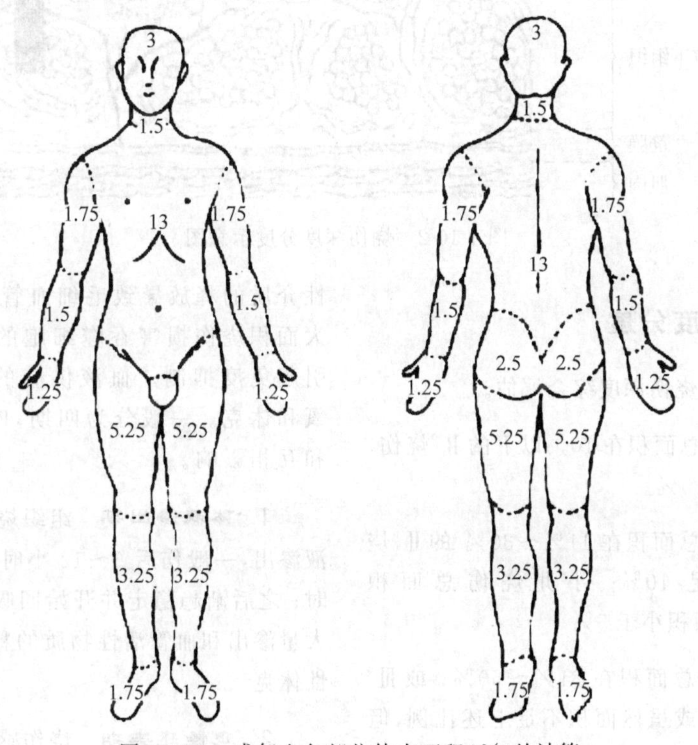

图 1-10-1　成年人各部位体表面积(%)的计算

1. **中国新九分法**　适用于较大面积烧伤的评估。将人全身体表面积划分为11个9%的等份，另加1%构成100%。即头面颈部＝1×9%；双上肢＝2×9%；躯干＝3×9%；双下肢＝5×9%+1%，共为11×9%+1%。可简记为：3、3、3(发、面、颈)，5、6、7(双手、双前臂、双上臂)，13、13、1(躯干前、躯干后、会阴)，5、7、13、21(双臀、双足、双小腿、双大腿)。如头面颈部烧伤，其烧伤面积应为9%。若仅烧伤面部，估计其烧伤面积则为3%。

儿童体表面积的计算与成人略有区别，因儿童头部相对较大而四肢较小，故不同年龄的儿童可按下列公式计算：

小儿头部面积%＝9+(12－年龄)(%)

小儿双下肢面积%＝46－(12－年龄)(%)

2. **手掌法**　常用于小面积烧伤或创面不规则的烧伤面积的估计，患者自己五指并拢的手掌的面积相当于体表面积的1%，以此可以计算烧伤面积。

三、烧伤深度的估计

采用三度四分法。即分为Ⅰ°、浅Ⅱ°、深Ⅱ°、Ⅲ°(图1-10-2)。

Ⅰ°:损伤达表皮角质层、透明层、颗粒层的烧伤。有时虽可伤及棘状层,但生发层健在。

浅Ⅱ°:损伤达真皮浅层,部分生发层健在。

深Ⅱ°:损伤达真皮深层,还有皮肤附件残留。

Ⅲ°:损伤达皮肤全层,甚至伤及皮下组织、肌肉和骨骼。

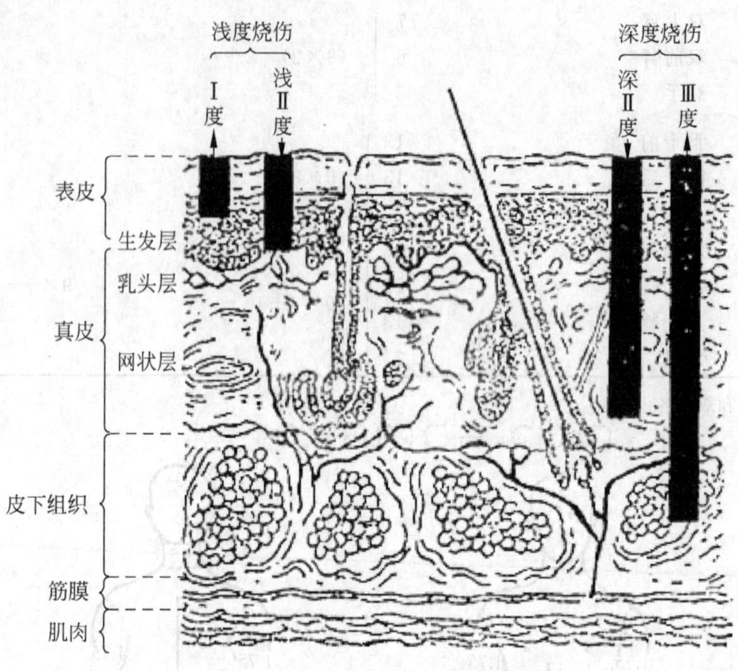

图 1-10-2 烧伤深度分度示意图

四、烧伤严重程度分度

根据烧伤面积和烧伤深度综合评估。

1. **轻度烧伤** 总面积在10%以下的Ⅱ°烧伤,小儿烧伤总面积小于5%。

2. **中度烧伤** 总面积在11%~30%的Ⅱ°烧伤,或Ⅲ°面积不足10%;小儿烧伤总面积5%~15%,Ⅲ°烧伤面积小于5%。

3. **重度烧伤** 总面积在31%~50%;或Ⅲ°面积达11%~20%;或虽然面积不足上述比例,但已发生休克、呼吸道烧伤或较严重的复合伤;小儿烧伤总面积16%~25%,Ⅲ°烧伤面积小于10%。

4. **特重度烧伤** 总面积在50%以上,或Ⅲ°面积20%以上,或已有严重并发症;小儿烧伤总面积大于25%,Ⅲ°烧伤面积大于10%。

五、病理生理

包括多种同时发生的病理生理过程,如细胞蛋白质的变性及凝固和酶的失活,前列腺素、激肽、5-羟色胺、组胺、氧自由基、脂质过氧化物等炎性介质的释放导致毛细血管通透性增加和水肿。大面积烧伤损害吞噬细胞的吞噬作用和T细胞引起免疫抑制。血液供应的减少可导致相对缺氧和休克。一般分为四期,四期之间可互相重叠和互相影响。

1. **体液渗出期** 组织烧伤后的立即反应是体液渗出,一般伤后6~12小时最快,持续24~48小时;之后渐趋稳定并开始回吸收,此期由于体液的大量渗出和血管活性物质的释放,易发生低血容量性休克。

2. **急性感染期** 烧伤感染分为创面感染和全身感染。烧伤水肿回吸收期一开始,感染就成为主要矛盾。烧伤后皮肤的天然屏障受损;创面的坏死组织和富含蛋白质的渗出液有利于致病菌的生长;深度烧伤区的周围血栓形成导致局部组织缺血缺氧和代谢障碍,使白细胞、抗体等抗感染因子和抗感染药物难以到达创面;严重烧伤后,机体防御能力降低。因此浅度创面如早期处理不当,可出现创面感染。严重烧伤由于休克,全身免疫功能下降,对病原菌的易感性很高,早期爆发全身性感染的概率很高。且烧伤面积越大、越深、程度越严重,感染的机会也越多、越严重。深度烧伤时,痂下组织及邻近组织侵入大量细菌,创面灰暗、污秽、凹陷、腐烂,出现坏死斑,在严重烧伤时,细菌通过呼吸道、肠道入侵等内源性感染也是早期全身性感染的重要来源。

3. **创面修复期** 烧伤后,炎症反应的同时组织修复已开始。Ⅰ°烧伤仅伤及表皮,生发层存在,3～5日可好转痊愈,脱屑而不留瘢痕。浅Ⅱ°者仅伤及真皮浅层,一部分生发层健在;若无感染等并发症,1～2周后可愈合,愈后不留瘢痕,短期内可有色素沉着,皮肤功能良好。深Ⅱ°者伤及真皮深层,尚残留皮肤附件;若无感染等并发症,3～4周可愈合,愈后留有瘢痕,但基本保存了皮肤功能。Ⅲ°烧伤可伤及皮肤全层,甚至可深达皮下、肌肉、骨骼等。由于皮肤附件完全破坏,创面只能由四周创缘的上皮向内生长覆盖,因此创面较大时,如不经植皮,多难自愈,愈合后形成瘢痕。不仅丧失皮肤功能,而且常形成畸形。

4. **康复期** 深度烧伤愈合后形成的瘢痕需要进行康复锻炼、工疗和整形等促进修复;某些器官功能损害及心理异常的恢复也需要一个过程;深Ⅱ°和Ⅲ°烧伤愈合后,因创面血运不佳、局部水肿、细菌耐药、肉芽组织老化等因素,常会出现创面瘙痒或疼痛、反复出现水疱,甚至破溃,并发感染,形成"残余创面",这种现象的终止往往需要较长时间;严重大面积深度烧伤可导致大部分汗腺被毁,导致机体通过散热调节体温能力下降,因此,在气温较高的暑季,此类患者多感全身不适,一般需要2～3年的调整适应过程。

六、临床表现

1. **Ⅰ°烧伤** 局部皮肤发红、肿胀、疼痛、无水疱,局部温度微高。

2. **浅Ⅱ°烧伤** 局部红肿,渗液较多而形成大小不等水疱,疱皮较薄,内含黄色澄清液体、去疱皮后创面湿润,创底鲜红、水肿、剧痛;局部温度增高。

3. **深Ⅱ°烧伤** 局部肿胀,白色或棕黄色,水疱较小,疱皮较厚,去疱皮后创面稍湿。感觉迟钝,皮温稍低,疼痛较轻。

4. **Ⅲ°烧伤** 创面苍白或焦黄炭化,无疼痛,无水疱,感觉消失,质韧似皮革。

七、并发症

严重烧伤可累及全身各器官组织,出现一系列病理生理过程,如水电解质紊乱、酸碱平衡失调、休克、DIC、免疫平衡失调、继发感染、心功能不全、呼吸功能不全等。

1. **休克** 早期多为低血容量性休克;并发脓毒血症时,可发生脓毒性休克;特重的烧伤因强烈的损伤刺激,可立即并发休克。

2. **感染** 致病菌为皮肤的常存菌(如金黄色葡萄球菌等)或外源性污染的细菌(如铜绿假单胞菌等),化脓性感染可出现在创面上和焦痂下。感染还可能发展成为脓毒血症、脓毒性休克。此外,在使用广谱抗生素后,尤其在全身衰弱的患者,可继发真菌感染。

3. **肺部感染和急性呼吸衰竭** 肺部感染可能有多种原因,如呼吸道黏膜烧伤、肺水肿、肺不张、脓毒症等。还可能发生急性呼吸窘迫综合征或肺梗死,导致急性呼吸衰竭。

4. **急性肾衰竭** 并发休克前后有肾缺血,严重时肾小囊和肾小管发生变质;加以血红蛋白、肌红蛋白、感染毒素等均可损害肾,可导致急性肾衰竭。

5. **应激性溃疡和胃扩张** 烧伤后发生胃肠黏膜的糜烂、溃疡、出血等,称为应激性溃疡。胃扩张常为早期胃蠕动减弱时患者口渴饮大量水所致。

6. **其他并发症** 心肌功能降低,心排血量可减少,与烧伤后产生心肌抑制因子、感染毒素或心肌缺氧等相关,脑水肿或肝坏死也与缺氧、感染毒素等相关。

八、诊断要点

根据烧伤病史及皮损即可诊断;根据有无水疱、水肿、渗液及累及皮肤判断烧伤深度;根据烧伤面积和烧伤深度综合评估烧伤程度。

九、治疗要点

治疗原则:保护创面,防止和尽量清除外源性污染;预防和治疗低血容量性休克;控制局部和全身感染;预防和治疗多系统器官衰竭;促使创面愈合,并尽量减少瘢痕所造成的功能障碍和畸形。

(一) 现场急救 去除致伤原因后,迅速抢救患者生命,积极处理大出血、窒息、开放性气胸、中毒等。

1. **注意呼吸道护理** 火焰烧伤后呼吸道受烟

雾、热力等损害,注意保持呼吸道通畅,必要时气管切开。合并CO中毒者应移至通风处,并给予高流量氧气或纯氧吸入。

2. 保护受伤创面,防治再损伤和污染 迅速脱离热源,用冷水或冰水冲淋或浸浴0.5~1小时以降低局部温度。避免局部再损伤,伤处的衣裤袜之类应剪开取下,不可剥脱。转运时,伤处朝上以免受压。减少污染,用清洁的被单、衣服等覆盖创面或简单包扎。

3. 镇静止痛 安慰和鼓励受伤者,使其情绪稳定,勿惊恐、勿烦躁。酌情使用地西泮、哌替啶(杜冷丁)等。手足烧伤的剧痛,常可用冷浸法减轻。

(二) 防治低血容量性休克 液体疗法是防治休克的主要措施。

1. 估计补液总量 根据Ⅱ°、Ⅲ°烧伤面积和体重计算补液量和确定补液方案。

(1) 伤后第一个24小时内:每1%面积、每千克体重补液量(为额外丢失):成人、儿童、婴儿应补充分别为1.5mL、1.8mL、2.0mL,另加每日生理需要水量2 000mL(小儿按年龄和体重计算)。

(2) 伤后第二个24小时内:晶体液和胶体液为第一个24小时计算量的一半,再加每日生理需水量。

(3) 伤后48小时后,根据病情而定:静脉补液可减少或仅用口服补液,以维持体液平衡。

2. 补液类别及比例 主要补充晶体液+胶体液+水分。

(1) 常用液体:晶体液:平衡盐液、生理盐水、复方氯化钠注射液、碳酸氢钠注射液、乳酸钠注射液等。胶体液:血浆、白蛋白、中分子或低分子右旋糖酐注射液、全血或其他血液代用品。水分(生理需要量):5%葡萄糖注射液。

(2) 晶体液和胶体液补液比例:一般中度、重度烧伤,晶体液∶胶体液=2∶1;特重度烧伤,晶体液∶胶体液=1∶1。

举例:按此方案,计算体重60kg、Ⅱ°烧伤面积为30%的患者补液量及补液方案:

第一个24小时内补液量=[60×30×1.5(额外丢失)]+2 000(基础需水量)=4700(mL),其中晶体液1800mL、胶体液900mL和葡萄糖液2 000mL。

第二个24小时应补晶体液900mL、胶体液450mL和葡萄糖液2 000mL(共3350mL)。

3. 补液速度 先快后慢。补液总量的一半在伤后8小时内输入,后16小时输入另一半。

4. 补液原则 先晶后胶,先盐后糖。

(三) 创面处理 Ⅰ°烧伤创面一般只需保持清洁和防止再损伤,面积较大者可用冷湿敷或烧伤油膏以缓解疼痛;Ⅱ°以上烧伤创面处理方法如下:

1. 创面初期处理 采用烧伤清创术,目的是尽量清除创面沾染。但已并发休克者须先抗休克治疗,使休克好转后方可施行。

2. 新鲜创面 用药防治感染,促使创面消炎趋向愈合。应根据烧伤的深度和面积选择药物。

(1) 小面积的Ⅱ°烧伤、水疱完整者,可在表面涂以碘伤或氯己定等,然后吸出疱内液体,加以包扎。

(2) 大面积的深Ⅱ°烧伤、水疱完整或小面积的水疱已破者,剪去水疱表皮(对浅Ⅱ°或偏浅的深Ⅱ°烧伤水疱进行引流,表皮尽可能保留)。然后外用湿润烧伤膏或其他烧伤膏或用其他中西药液。创面暴露或包扎。

(3) Ⅲ°烧伤表面也可先涂以碘伤,准备去痂处理。

3. 创面包扎或暴露 创面清洁和用药后可以包扎或暴露。这两种方法应根据具体情况选择。肢体的创面多用包扎法,头面、颈部和会阴的创面、大面积创面宜用暴露法。全身多处烧伤可用包扎和暴露相结合的方法。

4. 去痂 在48~72小时内开始手术切痂和植皮。面积愈大,应尽可能及早去除痂壳,植皮覆盖创面。

(1) 手术切痂和削痂:切痂主要用于Ⅲ°烧伤,切除坏死组织和已失活深部组织,创面彻底止血后,尽可能立即植皮;削痂主要用于深Ⅱ°烧伤,削去坏死组织,至健康水平,然后植皮。在手、关节等部位的深Ⅱ°烧伤,也可用切痂法。

(2) 脱痂:为逐步去痂法,先保持痂皮表面干燥,等痂下组织自溶,痂壳与基底分离时,剪去痂壳。

5. 植皮 促使创面早日愈合,从而可减少烧伤的并发症,利于功能恢复。

6. 感染创面的处理

(1) 创面脓性分泌物,选用湿敷、半暴露法(薄层药液纱布覆盖)或浸浴法等去除,勿使形成脓痂。

(2) 较大的创面感染基本控制后，肉芽组织生长良好，应及时植皮促使创面愈合。

(四) 防治感染

1. **认真处理创面**。

2. **应用抗生素**　创面污染和中度、重度烧伤者，应予注射破伤风抗毒素和全身使用抗生素。

3. **支持疗法**　增强免疫能力，输新鲜血浆、肠内、外营养支持。

十、护理要点

大面积烧伤患者因病情危重，病程长，护理工作应贯穿于烧伤治疗的全过程。

1. **全面评估**　全面、及时、动态护理评估致病因素、患者全身和局部等身心状况。

2. **烧伤休克期的护理**

(1) 补充液体，维持有效血液循环。

1) 轻度烧伤可口服烧伤饮料，但每次不要超过200mL，避免引起恶心、呕吐等反应。中度以上烧伤遵医嘱及时补足血容量是休克期的首要护理措施。

2) 迅速建立静脉输液通路，多路输液，必要时深静脉插管输液，保证输液通畅，以便及时输入各种液体，尽快恢复有效的循环血量。

3) 安排液体的种类：遵循先晶后胶、先盐后糖、先快后慢，胶体、晶体溶液交替输入的烧伤输液原则。

4) 观察输液的效果，根据尿量、血压、脉搏、心率、周围血液循环情况、精神状态、中心静脉压等判断效果，并合理调节输液的速度和量。

尿量：尿量是反映组织器官灌注状况的有效指标，要求成人每小时尿量30～50mL以上，小儿每千克体重每小时尿量不少于1mL，若低于上述水平，表示补液量不足，应加快输液；反之则应减慢输液速度。但某些情况，如老年人、心血管病患者或合并颅脑损伤者，输液不能太快，只要求每小时尿量20mL左右。

血压、脉搏、心率：维持收缩压在90mmHg以上；成人心率120次/分以下，儿童在140次/分以下。

口渴：由于血容量不足，可刺激口渴中枢，是休克期较早出现的症状，应加快输液。

精神状态：神志模糊、烦躁、淡漠等意识障碍，表示血容量不足。

周围血液循环：观察肢端温度、皮肤颜色、毛细血管充盈时间、足背动脉搏动等。

中心静脉压(CVP)：了解循环血量和右心功能，CVP小于5cmH_2O，血压低于正常，表示血容量不足；CVP大于15～20cmH_2O，血压低于正常，表示右心功能不全或容量相对较多。

(2) 保暖：由于创面渗出，水分蒸发，大量热量的丧失，患者大都表现畏寒，室温保持在28～32℃，大面积烧伤患者多采用暴露疗法，创面采用远红外线烤灯照射，使创面干燥结痂。

(3) 体位：去枕平卧位，每4小时翻身一次或使用翻身床，保持创面干燥。有头面部烧伤的患者，注意患者呼吸音的改变、说话声音的改变。

(4) 保持呼吸道通畅：大面积烧伤患者和颜面部烧伤的患者，床边应备气管切开包，准备好吸引器，并给予持续低流量吸氧。

3. **加强创面护理，促进愈合**

(1) 抬高肢体，关节保持功能位，便于静脉及淋巴的回流，减轻水肿，同时注意观察肢端血液循环，局部肌肉做适当锻炼。

(2) 包扎疗法的护理：保护外敷料清洁、整齐、干燥，炎热夏季应注意观察，预防中暑。如果患者出现高热，患处有跳痛及渗出有臭味时，应通知医生检查创面。

(3) 暴露疗法的护理：凡接触创面的用物必须是无菌的，保持适宜室温。可使用热风机促进创面干燥，创面定时涂药，定时翻身，可使用翻身床。

(4) 保持创面周围健康皮肤的清洁：已结痂的创面，应防止过度活动，以免痂皮破裂出血引起感染。

(5) 特殊部位烧伤的护理：特殊部位包括头、面、呼吸道、会阴。

1) 头面部烧伤：剃除毛发，如果有渗出液与头发粘在一起时，可以先用温水把头发浸湿、剪短、清洁、剃除。

2) 眼部烧伤：保持眼部的清洁，及时清理分泌物，每天用眼药水点眼或用眼药膏涂在眼内，每日3～4次。俯卧时应防止眼部受压。眼睑不能闭合者，可用油纱布覆盖在眼上，以防止角膜干燥并继发溃疡。

3) 耳部烧伤：保持耳部干燥，有渗出时及时擦去。同时要防止受压，侧卧时，可以使用棉圈、海绵垫等将耳悬空。

4) 鼻腔烧伤：保持鼻腔通畅。及时清理鼻腔内分泌物及干痂，可以涂液状石蜡，保持鼻腔湿润。有鼻黏膜感染时，可用抗生素滴鼻。

5）口腔烧伤：用湿纱布覆盖在口腔上，口唇周围创面结痂干燥时，可涂无菌液状石蜡，保持黏膜的湿润；进食困难者，可给流食，让患者自己用吸管吸取或用注射器接上软管注入患者口内。进食后清洁口腔，每日用生理盐水漱口或做口腔护理。

6）吸入性损伤：观察患者的呼吸情况，吸氧，及时清理鼻腔内分泌物，保持鼻腔通畅。气管切开的患者注意保持呼吸道通畅，及时彻底地吸痰，清除呼吸道分泌物，保持气道湿润。

7）会阴部烧伤：双下肢外展，使会阴部充分暴露，剃除阴毛。每次排便时先在创面涂一层药物，避免粪便直接污染创面，便后用生理盐水棉球擦洗局部或用生理盐水冲洗，保持局部清洁干燥。留置导尿管并预防尿路感染和创面感染。

4. **营养支持护理**

(1) 鼓励及协助患者进食，根据各阶段病情需要合理调节饮食。

(2) 由于烧伤患者处于超高代谢状态，应及时给予高蛋白、高维生素、易消化饮食。

(3) 必要时，经鼻饲肠内营养剂或肠外静脉营养支持。

5. **心理护理** 针对烧伤患者不同时期病情特点及心理状态，思想活动，积极做好心理护理，缓解患者烦躁、焦虑、恐惧等情绪，使患者情绪稳定，主动配合治疗，提高患者治疗的信心。

6. **并发症的观察和护理**

(1) 接触患者前应洗手，接触大面积烧伤患者时，注意无菌操作。

(2) 病室内保持清洁、舒适、通风良好，室内湿度60%～70%，每日紫外线消毒2次，每次1小时。

(3) 保护创面，防止感染：①保持创面清洁无菌，及时更换污染敷料。②严密观察体温、脉搏、创面等，随时记录创面的色泽、水肿情况，渗液多少，创缘肿胀等，如体温升高、脉搏加速、创面有脓性分泌物等，应警惕感染的发生。③遵医嘱使用抗生素。

(4) 重视压疮的预防，按时翻身，骨突处避免受压，保持床单位干燥、平整，潮湿应及时更换。

7. **康复护理**

(1) 烧伤创面一经愈合，即开始功能锻炼，包括关节活动度训练，肌肉力量和耐力训练，步态、平衡和协调能力的训练等。

(2) 皮肤护理：烧伤治愈后的皮肤会存在一定缺陷，如局部色素沉着和瘢痕等。护理措施主要有：注意皮肤清洁，应用护肤药物；进行局部按摩，促进血液循环，增强新陈代谢，排除污物，预防或软化增生性瘢痕，改善外观，达到护肤美容效果，尽力使烧伤患者在一定程度上恢复伤前容貌。

(3) 心理调整：帮助患者解除毁容的心理压力，以平和的心态走向社会，增加自尊和自信，提高生活的勇气。

第3节 咬 伤

咬人致伤的动物有犬、猫、猪、蛇、蜂、蜈蚣、蝎、毛虫、毒蜘蛛等，最常见的是蛇咬伤和犬咬伤。本节主要阐述蛇咬伤。

蛇咬伤(snake bite)是指被蛇牙咬入机体，特别是指被通过蛇牙或在蛇牙附近分泌毒液的蛇咬入后所造成的损伤。多发生于夏、秋两季，蛇分无毒蛇和毒蛇。无毒蛇咬伤只在局部皮肤留下两排对称锯齿状细小伤痕，轻度刺痛，无全身反应，无碍生命。毒蛇咬伤，其蛇毒可能引起很严重的全身中毒症状而危及生命。

一、病因

我国毒蛇有50余种，其中剧毒、危害巨大的有10种，如眼镜蛇王、金环蛇、眼镜蛇、五步蛇、银环蛇、蝰蛇、蝮蛇、竹叶青、烙铁头、海蛇，咬伤后能致人死亡。这些毒蛇夏秋季多在南方森林、山区、草地中出现，当人在割草、砍柴、采野果、拔菜、散步、军训时易被毒蛇咬伤。毒蛇的头多呈三角形，颈部较细，尾部短粗，色斑较艳，咬人时嘴张得很大，牙齿较长。

二、病理生理

毒蛇咬伤人体后，分泌蛇毒从局部进入淋巴液和血液循环。蛇毒含有毒性蛋白质、多肽和酶类，按其对人体的作用可分为三类：

1. **神经毒素** 以金环蛇、银环蛇、海蛇等为代表，对中枢神经和神经-肌肉接头处有选择性毒性作用。先使伤处发麻，并向近心侧蔓延引起头晕、视物模糊、上睑下垂、语言不清、肢体软瘫、吞咽和呼吸困难等，最后可导致呼吸循环衰竭。

2. **血液毒素** 以竹叶青、五步蛇、蝰蛇等为代表，对血细胞、血管内皮细胞及组织细胞有破坏作用，引起出血、溶血等。可使伤处肿痛，并向近心侧蔓延，邻近淋巴结也有肿痛；并引起恶寒发热、心率和心律失常、烦躁不安或谵妄，还有皮肤紫斑、血尿和尿少、黄染等；最后可导致心、肾、脑等的衰竭。

3．**混合毒素** 以眼镜蛇、蝮蛇、眼镜蛇王等为代表，兼有神经毒素和血液毒素的作用，眼镜蛇以神经毒素为主，蝮蛇以血液毒素为主。

三、临床表现

1．神经毒素所致的临床表现

(1) 局部表现：轻度麻木感，无渗出液，不红不肿，无疼痛感。

(2) 全身表现：首先头颈部、眼肌受损，呈现上睑下垂，也可出现复视，面肌受损，表现张口与吞咽困难、牙关紧闭，进而呼吸肌受损，发生呼吸困难，甚至呼吸停止。中毒者头昏、嗜睡、流涎、恶心、呕吐、听力下降，甚至二便失禁，严重者有四肢抽搐、疼痛等全身异常表现，危重者呈昏迷表现。

2．血液毒素所致的临床表现

(1) 局部表现：伤口局部剧痛、肿胀，广泛的瘀斑、水疱、伤口流血，局部淋巴结肿痛发红。

(2) 全身表现：全身广泛出血斑、鼻出血、齿龈渗血等，溶血性表现如黄疸、血红蛋白尿，以上因素可引起血压下降、心律失常、急性肾衰竭或 DIC，至全身多器官功能受损。

3．混合毒素所致的临床表现

(1) 局部表现：伤处疼痛，红肿、瘀血、水疱或血疱、皮肤瘀斑，组织坏死。

(2) 全身表现：四肢肌肉无力，全身肌肉疼痛，牙关紧闭，呼吸困难，心律失常，循环衰竭，尿少或尿闭，意识障碍，甚至心搏、呼吸停止。

四、实验室及其他检查

1．**血常规检查** 血小板减少，血红蛋白下降等。

2．**血生化检查** 凝血因子Ⅰ减少，凝血酶原时间延长，血肌酐升高，肌酐磷酸激酶增加等。

五、诊断要点

1．**外伤史** 被毒蛇咬伤史，伤处可见一对较深而粗的毒牙咬痕。

2．**临床表现** 有局部和全身中毒表现。

六、治疗要点

尽早自救或互救，挤出毒素，减慢毒素吸收。

1．毒蛇咬伤的急救

(1) 减慢毒素吸收：在现场立即用条带绑紧咬伤处近心端肢体，阻止静脉血和淋巴回流。将伤处浸入 4～7℃冷水中。

(2) 伤口排毒：就地用大量清水冲洗伤口，逆行推挤使部分毒液排出。入院后，用 0.05%高锰酸钾液或 3%过氧化氢冲洗伤口；拔出残留的毒蛇牙；伤口较深者切开真皮层少许，或在肿胀处以三棱针平刺皮肤层，接着用拔罐法或吸乳器抽吸，促使部分毒液排出。

(3) 破坏蛇毒：胰蛋白酶有直接解蛇毒作用，可取 2 000～6 000U 加于 0.05%普鲁卡因或注射用水 10～20mL，封闭伤口外周或近侧，需要时隔 12～24 小时可重复。

2．全身治疗

(1) 解蛇毒中成药：有南通蛇药、上海蛇药、广州蛇药等，可以口服或局部贴敷，亦有注射剂型。此外还有部分新鲜草药对毒蛇咬伤也有疗效，如七叶一枝花、八角莲、半边莲、田薹黄、白花蛇舌草等。

(2) 抗蛇毒血清：有单价的和多价两种，单价抗毒血清对已知的蛇类咬伤有较好的效果。用前须作过敏试验，结果阳性应用脱敏注射法。

(3) 防治合并感染：使用抗生素和破伤风抗毒素。

(4) 防治各种器官功能不全或休克等。

七、护理要点

1．**全面评估** 全面、及时、动态护理评估致病因素、患者全身和局部等身心状况。

2．**心理护理** 减轻患者恐惧情绪，帮助树立治疗信心。

3．局部伤口护理

(1) 患肢保持下垂位，注射抗蛇毒血清后患肢抬高，以减轻患肢水肿。

(2) 伤口用高渗盐水或 0.05%高锰酸钾液湿敷，勤换药。

(3) 保持伤口引流通畅，创面清洁干燥。

4．**多饮水、促排毒** 鼓励患者多饮水，促进蛇毒排出。

5．**病情观察** 注意监测生命体征、感觉、意识，有无血红蛋白尿，并根据医嘱及时处理。神经毒蛇咬伤者，应特别注意呼吸情况，一旦出现呼吸费力、吞咽困难，应立即做好气管插管准备，必要时行机械通气。

6. **健康指导**

(1) 尽量不去可能有毒蛇之处,去时必须穿长靴、长袜,戴帽子、拿棍打草惊蛇等。

(2) 普及毒蛇咬伤后的急救自救或互救知识:一旦被蛇咬伤,取坐位或卧位,尽量减少运动,避免血液循环加速,增加毒素的吸收。伤肢下垂。立即用条带绑紧咬伤处近心端的肢体,如足部咬伤者在踝部和小腿绑扎两道,阻止静脉血和淋巴回流或将伤处浸入冷水中,用大量清水冲洗伤口,逆行推挤使部分毒液排出。用锐器挑开伤口使毒液外流(五步蛇咬伤禁止扩创)。轻轻地用肥皂和水洗伤口,不要擦伤口,应用布轻拍,以使其干燥。如果需移动患者,应用运送工具,避免患者走动。

(裴 丽)

第11章 典型病例分析

第1节 水、电解质、酸碱失衡患者的护理

病例简介

患者，黄某，男，39岁。因腹痛1天入院。家属代述：昨天中午患者与朋友聚餐返家后即感腹部疼痛，疼痛集中在肚脐周围并以钝痛和胀痛为主，无恶性、呕吐、腹泻，无畏寒、发热，傍晚时腹痛进一步加重，呈现绞痛，且疼痛范围逐步向下腹部扩散，伴有发热，体温39.2℃，呕吐两次，均为胃内容物，无呕血。自行服用"胃药"(具体不详)后未见明显好转。今晨家属发现患者懒言少语，呼之不应，遂由"120"送至我院急诊科，患者发病以来未解大小便。

既往史：患"胃病"(具体不详)5年余，未予规范诊疗。

2018年7月10日 9:30

护理评估

急诊科接诊，患者体温39.6℃，脉搏122次/分，呼吸26次/分，血压86/52mmHg。急性痛苦面容，烦躁不安，呻吟，强迫屈曲侧卧位，检查欠配合。皮肤黏膜无黄染，皮肤弹性差，全身浅表淋巴结无肿大。头部无外伤，颈软无抵抗。胸式呼吸，呼吸急促，胸廓对称，双肺呼吸音清，心律齐，无杂音。腹部膨隆，腹肌紧张，剑突及脐周压痛明显伴有反跳痛，肝、脾触诊不满意，右下腹叩诊呈实音，移动性浊音(－)，肠鸣音减弱，<1次/分。

实验室及其他检查：血液常规示红细胞计数5.6×10^{12}/L，血红蛋白166g/L，白细胞计数15.6×10^{9}/L；尿常规示尿比重1.040；电解质检查示Na^+：138mmol/L，K^+：3.8mmol/L，Cl^-：185mmol/L；血气分析，结果显示：pH 7.40，$PaCO_2$：42mmol/L，HCO_3^-：24mmol/L。腹部X线平片示膈下可见游离气体影。

入院诊断：胃穿孔合并急性腹膜炎。

主要护理问题

1. **体液不足** 与腹腔感染性渗出有关。

2. **急性疼痛** 与腹膜炎症刺激有关。

3. **体温过高** 与腹膜炎毒素吸收有关。

4. **潜在并发症**：感染性休克、腹腔脓肿。

护理措施

1. **静脉输液** 应迅速建立静脉输液通道，遵医嘱补充液体和电解质等。补液时根据患者丢失的液体量和生理需要量计算补液量(晶体、胶体)，安排好各类液体输注的顺序。该患者腹腔感染性渗出，以及呕吐、高热出汗造成体液丢失，并且出现了脉搏细速和血压下降等血容量不足的表现，时间短、速度快、症状重，结合实验室检查考虑为重度的等渗性缺水，缺水量已经达到了体重6%，估计已经丧失量达到了3 000mL以上，可以先从静脉补充等渗盐水或平衡盐溶液1 500mL(1/2已经丧失量)，同时补充生理需要量2 000mL。注意要根据患者临床表现和补液监测指标及时调整输液的成分和速度。

2. **维持有效循环血容量** 该患者已有休克表现，同时应补充血浆、白蛋白或全血以维持血管的胶体渗透压，避免晶体液迅速的漏出血管外面，影响补液效果。

3. **做好病情监测和记录** 观察和监测精神状况有无好转，是否清醒、合作，口渴、尿少是否得到改善，皮肤弹性变化，生命体征是否平稳，脉搏是否有力，颈静脉等血管充盈状况，体重改变和尿量变化，进行心电图监测及血浆渗透压、血钠、血细胞比容等生化指标测定，并记录出入液量。

4. **积极治疗原发病** 遵医嘱使用抗生素控制感染情况，以减少炎性渗出和体液的继续丢失。做好术前准备，必要时手术治疗。

5. **生活护理** 协助患者采取适当的体位，避

免因体位性低血压而造成眩晕跌倒。保持皮肤清洁干燥,因出汗造成衣物潮湿时及时更换。患者胃肠减压、禁食期间做好口腔护理。

2018 年 7 月 12 日 9:00

护理评估

经胃肠外科会诊,诊断为:消化性溃疡合并胃穿孔;急性腹膜炎;休克。已于 2018 年 7 月 10 日 13 时在连续硬膜外麻醉下行胃大部切除术及腹腔清洗术,术后转入外科 ICU 进一步治疗。术后持续禁饮禁食、胃肠减压及腹腔灌洗引流。今晨护理查房见患者神志不清、反应迟钝、肌肉软弱无力、腹胀。查体:体温 37.8℃,脉搏 110 次/分,呼吸 20 次/分,血压 88/56mmHg。实验室检查:血清钾:2.8mmol/L;pH 7.30、$PaCO_2$:40mmHg、HCO_3^-:18mmol/L、Na^+:140mmol/L、心电图检查见 T 波低平,ST 段降低,QT 间期延长。

主要护理问题

1. **体液不足** 与炎症渗出、手术创伤、禁饮禁食有关。

2. **活动无耐力** 与低钾血症致肌无力有关。

3. **有受伤害的危险** 与软弱无力和意识障碍有关。

护理措施

1. **补充体液** 患者由于炎症渗出、中毒反应,手术失血失液以及医源性补充不足,造成组织灌注不足,组织缺血缺氧发生无氧酵解,继而发生酸中毒,结合检查结果为轻度的代谢性酸中毒,积极消除病因和补液纠正缺水后多数可缓解,暂不补充碱剂。此外酸性环境有利于氧合血红蛋白在组织中释放氧气。

2. **补充血钾** 患者由于禁饮禁食、胃肠减压,可给予静脉补充血钾。静脉补钾量应根据患者的血清钾浓度和尿量而决定,遵医嘱配制含钾溶液的浓度和调整速度补钾,采用微量泵匀速输入,防止低钾对心肌应激性及血管张力的影响。在补钾通道上要有明显标识,如标明补钾浓度、速度和起始时间,严禁在补钾通路中注射其他药液,以免发生高钾血症。在补钾期间,严密进行心电监测,观察心率、心律、血压及心电图变化,同时注意监测尿量和肾功能。

3. **生活护理** 患者由于意识障碍和低钾血症造成活动障碍,容易发生压疮、坠积性肺炎及其他意外伤害,应注意定时协助患者翻身,拍背排痰,架设好床栏,予以适当约束和保护。做好口腔护理。

第 2 节 休克患者的护理

病例简介

患者,苏某,男,56 岁,汉族,已婚,农民。入院日期:2019-03-22 20:23。

主诉:车祸后腹痛 2 小时。

现病史:患者于 2 小时前骑摩托车过程中被一辆倒车的三轮农用车车尾撞倒,诉右下腹遭受对方车辆直接撞击(具体不详),伤后出现腹部隐痛,而后持续加重,发展为剧烈疼痛,屈膝侧卧位腹痛稍缓解,伴寒战,头晕、心悸、焦虑。

2019 年 3 月 22 日

护理评估

查体:体温 35.5℃、脉搏 102 次/分、呼吸 22 次/分、血压 85/56mmHg,神志清醒,被动体位,颜面、结膜苍白、皮肤湿冷。腹部平坦,呼吸运动正常,无脐疝、腹壁静脉曲张,无皮疹、色素沉着,未见胃肠型及蠕动波,右下腹见长约 6cm 瘢痕。全腹压痛、反跳痛、肌紧张,未触及包块。肝脾未触及。胆囊区无压痛,Murphy 征阴性。肾脏未触及,肾区及输尿管点无压痛,振水音阴性。肝浊音界正常,肝区、肾区无叩击痛,移动性浊音阴性。肠鸣音正常,未闻及血管杂音。于右下腹诊断性穿刺抽出少许淡血性液体,未见实物残渣。实验室检查:WBC 11.8×10^9/L,RBC 4.43×10^{12}/L。

主要护理问题

1. **疼痛** 与组织损伤有关。

2. **体液不足** 与大量失血、失液有关。

3. **组织灌注量改变** 与血容量不足引起脏器及外周组织血流减少有关。

4. **体温过低** 与组织灌注不足有关。

5. **焦虑** 与意外受伤和担心预后有关。

护理措施

1. **休克的护理**

(1) 取休克体位：将患者置于休克卧位，即头和躯干抬高 20°～30°，下肢抬高 15°～20°，增加回心血量，改善重要内脏器官的血液供应；膈肌下移以利于呼吸。

(2) 使用抗休克裤：其原理为通过腹部和腿部升压，达到控制腹部或下肢的出血、促进静脉血液回流、改善重要脏器供血的目的。休克纠正后，应由腹部开始慢慢放气，并每 15 分钟测量血压 1 次，以免放气过快引起低血压。若发现血压下降超过 5mmHg，应停止放气并重新注气。

(3) 应用血管活性药物：应用血管活性药物提升血压，改善微循环。从低浓度、慢速度开始，并用输液泵来控制滴速。用心电监护仪每 5～10 分钟测量血压 1 次，血压平稳后改为每 15～30 分钟测量 1 次，根据血压测定值调整药物浓度和滴速，以防血压骤升或骤降引起的不良后果。同时，严防药液外渗，若出现注射部位红肿、疼痛，应立即更换注射部位，并用 0.25%普鲁卡因局部封闭治疗，以免发生皮下组织坏死。

2. **液体疗法的护理**

(1) 迅速建立静脉通路：建立两条以上静脉输液通道。如周围血管萎陷或患者肥胖静脉穿刺困难时，应立即行中心静脉插管，根据心、肺功能、失血、失液量、血压及 CVP 值调整输液量和速度，达到补充血容量，恢复有效循环血量的目的。

(2) 静脉补液原则：及时、快速、足量、先晶后胶。输晶体液时首选平衡盐溶液，输液速度先快后慢，并监测各项指标变化。

(3) 严密观察病情变化：定时监测脉搏、呼吸、血压及 CVP 变化，并观察患者的意识、面唇色泽，肢端皮肤颜色、温度。

(4) 准确记录出入量：输液时准确记录输入液体的种类、数量、时间、速度等，并详细记录 24 小时出入量作为后续治疗的依据。

(5) 动态监测尿量和尿比重，判断休克好转还是恶化，有无肾衰竭。

3. **氧疗的护理**

(1) 保持气道通畅：鼓励患者定时做深呼吸。

(2) 改善缺氧状况：遵医嘱给予吸氧，鼻导管给氧时，氧浓度为 40%～50%，氧流量为每分钟 6～8L，以提高肺静脉血氧浓度。

(3) 监测呼吸功能：密切观察患者的呼吸频率、节律、深浅度及面唇色泽变化，了解缺氧程度和呼吸功能，若发现病情严重、出现呼吸衰竭或 ARDS，立即报告医生，并协助抢救。

4. **疼痛护理**

(1) 禁食和胃肠减压，减少胃肠内的积气积液，减轻疼痛。

(2) 密切观察腹痛的部位、性质、程度和伴随症状。

(3) 遵医嘱给予镇痛药，并注意观察镇痛效果和不良反应。

(4) 非药物性措施：包括放松疗法、暗示疗法、催眠疗法等。

5. **体温护理**　正确保暖，可采用盖棉被、羊毛毯等措施，也可调升室温，一般室内温度以 20～25℃为宜，禁忌直接用热水袋、电热毯等物对患者进行体表升温，以防局部皮肤血管扩张，加重缺氧及局部皮肤烫伤。

6. **心理护理**

(1) 主动积极地关心患者，向患者解释引起腹痛的可能原因；在患者做各项检查和治疗前做好耐心的解释，使患者了解其意义并积极配合，稳定其情绪；创造良好氛围，减少因环境改变导致的焦虑感。

(2) 积极做好术前准备。

2019 年 3 月 23 日　13:40

护理评估

行回肠破裂修补＋肠粘连松解＋腹腔冲洗引流术术后第 1 天，查体：体温 38.5℃、脉搏 105 次/分、呼吸 22 次/分、血压 100/70mmHg，神志清楚，腹部敷料包扎、固定完整，局部可见少量血性渗出，腹腔引流管固定、通畅，引流液呈血性，肠鸣音未闻及，双下肢无水肿，双侧病理征未引出。血常规回报：白细胞计数 $16.1\times10^9/L$。

主要护理问题

1. **体液不足**　与大量失血、失液有关。

2. **焦虑**　与身体不适及担心术后康复及预后有关。

3. **潜在并发症**　压疮、下肢静脉血栓。

护理措施

1. **一般护理**　密切观察病情变化，严密监测生命体征。体温超过38.5℃时,及时降温,以物理降温为主,可将冰帽或冰袋置于头部、腋下、腹股沟处降温,也可用4℃等渗盐水100mL灌肠;必要时应用药物降温。

2. **维持体液平衡** 根据医嘱及时补充水、电解质、维生素,维持体液平衡。

3. **引流管的护理**

(1) 妥善固定好切口引流管及尿管,防止脱出或受压,保证有效引流。

(2) 观察引流液的量、色、性质,发现异常及时报告医生。

(3) 引流袋的位置应低于出口处,引流袋每日更换,防逆行感染。

4. **预防感染**

(1) 遵医嘱合理使用抗生素。

(2) 密切观察病情变化,注意腹痛有无加剧,了解肠蠕动恢复情况,发现异常,及时报告医生,配合治疗和护理。

(3) 保持伤口敷料清洁干燥、固定,如有渗湿及时更换。

5. **预防并发症**

(1) 保持床单清洁、平整、干燥;病情允许时,每2小时翻身、拍背一次,按摩受压部位皮肤,预防皮肤压疮。

(2) 给予患者间歇充气压力泵治疗,预防下肢静脉血栓的形成。

2019年3月28日

护理评估

查体:体温36.2℃、脉搏78次/分、呼吸18次/分、血压120/78mmHg,神志清醒,食欲睡眠可,伤口愈合好,患者经手术治疗后痊愈出院。

主要护理问题

知识缺乏 缺乏出院后的健康相关知识。

护理措施

指导相关疾病知识。

(1) 加强安全防护教育,避免意外损伤。

(2) 进行各种急救知识的指导,发生意外的事故时,能进行简单的急救或自救。

(3) 出院后适当休息,加强锻炼,促进康复。若有腹痛、腹胀、肛门停止排便排气等不适,及时到医院就诊。

(4) 指导患者合理饮食,促进身体恢复。

(5) 关心患者,给予心理支持。

第3节 乳腺癌患者的护理

病例简介

患者,王某,女,60岁。以"发现右侧乳腺肿块1周,右乳疼痛半个月"为主诉于2019年3月14日入院。1周前无意中发现右乳肿块。肿块质地硬,边界不清,活动度差,无局部发热、红肿等特殊不适。门诊以"右乳肿块"收入院,发病以来,精神好,食欲好,睡眠正常,大小便正常,体重无减轻。乳腺钼靶结果显示:右乳肿块,BI-RADS分类5类:高度怀疑恶性。右侧乳头稍有内陷。右侧乳房皮肤增厚、凹陷。双侧乳腺增生伴右乳钙化。彩超示:右侧乳腺2点钟方向实性结节(BI-RADS分类5类),右侧腋下淋巴结疑似肿大。MRI结果显示:右侧约2点钟方向改变,考虑BI-RADS 4~5级;双侧乳腺增生。术前血常规、肝功能、肾功能、血糖、血脂、凝血功能均正常。

护理评估

生命体征:体温36.5℃、脉搏76次/分、呼吸19次/分、血压100/72mmHg。神志清醒,营养中等,自主体位,全身皮肤及巩膜无黄染。右乳2点区可扪及一约2cm×2.5cm、质中肿块,边界不清,活动差,右乳头无凹陷及溢液。左乳及双测腋窝处未扪及肿块及明显肿大淋巴结。

主要护理问题

1. **疼痛** 与肿块压迫有关。

2. **焦虑** 与担心预后有关。

护理措施

1. **疼痛护理**

(1) 观察疼痛的性质、部位、持续时间,寻找疼痛原因。

(2) 给予精神安慰和心理疏导,调整舒适卧位,创建良好的休息环境。

(3) 遵医嘱给予止痛药。

(4) 指导患者使用放松技巧。

2. **心理护理**

(1) 关心、体贴患者,给予耐心解释、安慰,介绍成功治疗病例以树立患者战胜疾病的信心。

(2) 提供安静舒适的病房环境：温湿度适宜，光线、通风良好，减少噪声，避免粗鲁操作等。

(3) 针对焦虑原因，进行心理护理，减少或消除患者精神压力，使其主动配合治疗。

3. **术前护理**　配合医生做好各项术前准备。

2019年3月20日

护理评估

完善术前准备，于入院后一周患者在全身麻醉下行"乳腺癌改良根治术(右侧)＋筋膜组织瓣成形术(右侧)＋前哨淋巴结活检术(右侧)＋乳腺肿物切除术(右侧)"，术后右侧胸壁引流管两根，接负压引流瓶引流通畅，术后给予营养、抗凝、消炎药物应用。患者术后安返病房。查体：患者神志清，体温36.1℃、脉搏68次/分、呼吸17次/分、血压100/72mmHg，血氧饱和度：100%。

主要护理问题

1. **知识缺乏**　缺乏手术后健康知识。

2. **焦虑**　与担心身体外观和预后有关。

3. **有感染的危险**　与留置切口引流管及尿管有关。

4. **身体活动障碍**　与手术影响手臂和肩关节活动有关。

5. **自我形象紊乱**　与乳房切除及化疗致脱发有关。

6. **潜在并发症**　患侧上肢水肿、皮瓣坏死、皮下积液。

护理措施

1. **疼痛护理**　同前阶段。

(1) 患者术后携带镇痛泵，根据患者需求适当使用止痛药物。

(2) 指导患者使用放松技巧。

2. **心理护理**　同前阶段。

3. **切口引流的护理**

(1) 妥善固定好切口引流管及尿管，保证有效引流。

(2) 观察引流管有无扭曲、牵拉、打折、脱出、漏气等情况；观察引流液的量、色、性质，发现异常及时报告医生。悬挂"防导管滑脱"警示标识，讲解悬挂标识作用，讲解引流管及防止引流管滑脱的重要性。

(3) 负压引流瓶的位置应低于出口处，以防引流液倾倒导致逆行感染，引流瓶需每日更换。

(4) 保持伤口敷料干净整洁、固定，如有渗液及时更换。

(5) 遵医嘱使用抗生素。

4. **患侧上肢功能锻炼**

(1) 由于手术切除了胸部肌肉、筋膜和皮肤，患侧肩关节活动明显受限制。术后加强肩关节活动可增强肌肉力量，松解和预防粘连，最大限度地恢复肩关节的活动范围。为减少和避免术后残障，鼓励和协助患者早期开始患侧上肢的功能锻炼。

(2) 说明患侧肢体活动的重要性，示范指导患侧肢体功能锻炼的方法及步骤，并督促实施。术后24小时内：活动手指和腕部，可作伸指、握拳、屈腕等锻炼。术后1～3日：进行上肢肌肉等长收缩，利用肌肉泵作用促进血液和淋巴回流；可用健侧上肢或他人协助患侧上肢进行屈肘、伸臂等锻炼，逐渐过渡到肩关节的小范围前屈、后伸运动(前屈小于30°，后伸小于15°)。术后4～7日：鼓励患者用患侧手洗脸、刷牙、进食等，并做以患侧手触摸对侧肩部及同侧耳朵的锻炼。术后1～2周：术后1周皮瓣基本愈合后，开始做肩关节活动，以肩部为中心，前后摆臂。术后10日左右皮瓣与胸壁黏附已较牢固，做抬高患侧上肢(将患侧肘关节伸屈、手掌置于对侧肩部，直至患侧肘关节与肩平)、手指爬墙(每日标记高度，逐渐递增幅度，直至患侧手指能举过头)、梳头(以患侧手越过头顶梳对侧头发、扪对侧耳朵)等的锻炼。指导患者做患肢功能锻炼时应根据其实际情况而定，一般以每日3～4次、每次20～30分钟为宜；循序渐进，逐渐增加功能锻炼的内容。术后7日内不上举，10日内不外展肩关节；不要以患侧肢体支撑身体，以防皮瓣移动而影响愈合。

5. **心理护理**

(1) 同情、关心、体贴患者。

(2) 及时解决患者的困难。

6. **并发症护理**

(1) 观察胸部升压包扎的松紧度，如过松或过紧，如若出现手指发麻或发痒，应及时报告医生。

(2) 胸壁引流管接负压吸引瓶，妥善固定，保持通畅。

(3) 局部积液较多时应及时报告医生给予抽液处理。

(4) 遵医嘱使用抗生素。

(5) 局部进行理疗,促进局部血液循环。

(6) 加强换药,必要时采用植皮术。

(7) 给予高蛋白富含营养的食物,促进切口愈合。

7. **患侧肢体水肿的护理**

(1) 指导协助抬高患侧肢体。

(2) 禁止在患侧肢体输液、抽血、量血压。

(3) 加强患侧肢体皮肤护理,避免负重。

(4) 可采用热疗,注意调整适宜的温度。

2019 年 4 月 10 日

护理评估

查体:体温 36.6℃、脉搏 80 次/分、呼吸 18 次/分、血压 130/78mmHg,神志清醒,食欲、睡眠可,伤口愈合好,患者经手术及化疗治疗后病情治愈出院。

主要护理问题

知识缺乏 缺乏出院后的健康知识。

护理措施

指导相关疾病知识

(1) 遵循医嘱坚持化疗。

(2) 术后按期进行另一乳房及手术区域的自我检查或请医师检查,以便早期发现复发、转移病灶,及早治疗。

(3) 出院后患侧上肢仍不宜搬动、提拉重物,避免测血压、静脉穿刺,仍要坚持患侧上肢的康复训练。

(4) 使用雄激素治疗者,会出现多毛、面红、粉刺增多、声音低哑、头发减少、性欲增强等情况,用药前向患者和家属说明药物可能出现的副作用,鼓励患者完成。

(李菲菲)

第2篇

呼吸系统疾病患者的护理

第1章 概述

呼吸系统疾病是我国最常见疾病，发病率高，约占内科疾病的25%，以慢性病程多见。城乡居民2周呼吸系统疾病患病率、2周就诊率、住院人数构成一直居于首位，呼吸系统疾病所致死亡位居死因顺位的第1～4位，疾病负担居于第3位，是我国最为突出的公共卫生问题与医疗问题之一。随着对疾病认识的提高和诊断治疗技术的改进，一些呼吸系统疾病得到了很好的控制。但依据WHO的定义，慢性呼吸系统是“四大慢病”之一，肺癌已成为我国排名第一位的肿瘤，肺结核也将位居第一位传染病，防控任务艰巨，新发和突发呼吸道传染病导致的公共卫生事件对社会造成重大影响。由于工业化进程的加剧、大气污染严重、社会人群结构老龄化及吸烟、饮酒等不良习惯的存在，新发和耐药致病原等问题日益突出，呼吸系统疾病有增无减，肺癌、哮喘、弥漫间质性肺疾病及慢性阻塞性肺疾病(COPD)等的发病率明显增加，同时出现了一些新的难治性疾病，如2003年发生的传染性极强的非典型性肺炎(SARS)，其死亡率约10%。2008年的人禽流感(H5N1型)和2020年的新冠肺炎(COVID-19)，死亡率都很高，给人类带来了很大的危害。

上述问题导致呼吸系统疾病的防治形势越发严峻，但呼吸学科及其护理发展水平都相对滞后，社区卫生服务机构尤其薄弱，尤其需要发展呼吸疾病防控体系或管理平台。因此做好呼吸系统疾病的防治工作，将临床医学与康复医学、预防医学、管理科学等结合，为人类提供更好的服务，已经成为医务工作者及社会的迫切任务。

一、呼吸系统的结构与功能

(一) 呼吸系统的解剖结构　呼吸系统为通气和换气器官，由呼吸道和肺两部分组成，呼吸道被人为地分为上呼吸道与下呼吸道两部分，临床上常以环状软骨为界。

1. **上呼吸道**　包括鼻、咽、喉三部分，从鼻腔开始到环状软骨结束。①鼻腔：是呼吸道的门户，被鼻中隔分为左右两腔，前鼻腔有鼻毛，整个鼻腔黏膜为假复层纤毛柱状上皮，使吸入气体加温加湿。鼻黏膜还有丰富的血管，因此损伤后易出血。②咽：是一个前后略扁的漏斗形管道，可分鼻咽、口咽及喉咽三部分，是呼吸系统和消化系统的共同通道。③喉：是呼吸通道和发音器官，主要由会厌软骨、甲状软骨和环状软骨组成。环甲膜连接甲状软骨和环状软骨，是喉梗阻时进行环甲膜穿刺的部位。

2. **下呼吸道**　指环状软骨以下的气管和支气管，包括气管、总支气管、肺叶、段支气管及各级分支，直到肺泡。气管在隆凸处分为左右两主支气管，右主支气管较左支气管粗、短而陡直，因此异物或吸入性病变(如肺脓肿)多发生在右侧。气管、支气管黏膜表面由假复层纤毛柱状上皮细胞和杯状细胞构成，黏膜下层为固有层，外层由“C”形软骨和结缔组织构成。正常情况下杯状细胞和黏液腺分泌少量黏液，随支气管向外周分支，软骨成分减少而平滑肌相应增加，所以平滑肌收缩可以引起广泛性小气道痉挛，导致呼气性呼吸困难。

3. **肺和肺泡**　肺是以支气管反复分支形成的支气管树为基础构成的，终末呼吸单位即末梢细支气管远端，肺由3亿～7.5亿个肺泡构成，肺泡内表面积达$100m^2$。肺泡上皮细胞有两型：Ⅰ型细胞与邻近的肺毛细血管内皮细胞构成气血屏障(呼吸膜)；Ⅱ型细胞分泌表面活性物质，在肺泡表面形成薄的液膜，其功能为降低肺泡表面张力，维持肺泡稳定性，防止肺泡萎缩，其缺乏与急性呼吸窘迫综合征的发病有关。支气管各级分支之间以及肺泡之间由结缔组织性的间质所填充,血管、淋巴管、神经等随支气管分支分布在结缔组织内。肺泡之间的间质内含有丰富的毛细血管网,是血液和肺泡内气体进行气体交换的场所。

4. **肺血管** 具有肺循环和支气管循环双重血液供应。肺循环的动、静脉是执行气体交换的功能血管,而体循环的支气管动脉、静脉为脏层胸膜和气道提供营养。肺动脉属于肌性动脉,有交感神经分布,在肺泡间隔成为无平滑肌的肺泡毛细血管,而肺静脉系统从肺毛细血管开始,形成静脉,回到左心房。由于肺血管床的表面积大,血流阻力较低,因此肺循环具有高容量、低阻力、低压力的特点,缺氧可致肺动脉收缩,形成肺动脉高压,是发生慢性肺源性心脏病的重要机制之一。支气管动脉多起自胸主动脉,伴支气管行至呼吸性细支气管,形成毛细血管网,营养各级支气管。同时支气管静脉与动脉伴行,收集来自各级支气管的静脉血,最后经上腔静脉回右心房。支气管动脉在支气管扩张等疾病时可形成动-静脉分流,曲张的静脉破裂可引起大咯血。

5. **肺的淋巴系统** 肺内有极为丰富的淋巴组织,分为淋巴管丛和淋巴管样组织结构,淋巴管内壁每隔 1mm 或 2mm 均有单向漏斗形瓣膜,使淋巴液单向引流,因此整个肺的淋巴液均流向肺门,这在许多病理状况下有很重要的临床意义。

6. **肺的神经系统** 肺接受内脏运动神经和感觉神经两类神经支配,而共同维持肺的正常呼吸运动。迷走神经影响着支气管平滑肌运动和肺血管舒张以及黏液腺的分泌活动,交感神经影响支气管的扩张。

7. **胸膜** 分为脏层和壁层胸膜,两层之间形成潜在、密闭的腔隙称为胸膜腔,内有少量液体起润滑作用。脏层胸膜覆盖于肺的表面,在肺门处与壁层胸膜相连接,相互反折延续形成胸膜腔,腔内为负压。胸膜的血液供应来自不同的动脉分支,脏层胸膜主要来自肺动脉分支,壁层胸膜的血液来自肋间动脉。由于壁层胸膜有感觉神经末梢分布,因而在肺炎或其他肺部疾病时常累及胸膜。

(二) 呼吸系统的主要功能

1. **呼吸功能**

(1) 气体交换功能:指呼吸时吸入新鲜空气,在肺泡内进行气体交换,使血液获得氧并排出二氧化碳,从而维持正常人体新陈代谢的过程,是呼吸系统最主要的功能。成人在静息状态下,每天约有 10 000L 的气体进出呼吸道。气体交换包括肺通气和肺换气两个互相衔接的过程。肺通气指肺与外环境的气体交换,了解肺通气功能的常用监测指标有每分通气量(MV)和肺泡通气量(V_A)。肺换气指肺泡与血液之间的气体交换,通过气血屏障弥散的方式进行,主要观察通气/血流(V_A/Q_A)比值,正常值为 0.8,但也见于通气和血流同时增加或减少的情况。肺弥散量和肺泡气动脉血氧分压差也是评价肺换气功能的常用指标。

(2) 呼吸运动的调节:包括中枢神经调节、神经反射性调节和化学反射性调节。其中以化学反射性调节为主,即在缺氧、二氧化碳潴留和 H^+ 浓度变化情况下,反射性刺激颈动脉窦和主动脉弓压力感受器来调节呼吸运动。

2. **非呼吸功能**

(1) 气道物理防御:鼻腔对吸入的空气有过滤、加湿、加温的作用;支气管收缩、黏液纤毛运载系统是下呼吸道的重要防御机制,可消除呼吸道分泌物,保持气道清洁。有害因子刺激鼻黏膜、喉及气管时产生的咳嗽反射、喉反射和喷嚏反射等,可清除致病物质。

(2) 化学防御:包括溶菌酶、乳铁蛋白、蛋白酶抑制剂、抗氧化的谷胱甘肽、超氧化物歧化酶等,可杀灭吸入的微生物,α_1 抗胰蛋白酶可减少蛋白酶对组织的损坏。

(3) 吞噬细胞防御:用支气管肺泡灌洗液(BALF)的方法可以发现肺泡中存有大量具有吞噬和排出异物颗粒的巨噬细胞及多形核粒细胞,可控制或灭活呼吸道内的有害物质。

(4) 气道-肺泡的免疫防御:呼吸道内的免疫系统主要有高分化的淋巴结、支气管相关淋巴样组织、分化程度较低的淋巴样结合体、散在的淋巴细胞及吞噬细胞,这些组织在有害因子的刺激下,可通过体液或细胞免疫起到防御作用,如补体和淋巴组织的浆细胞可产生分泌物如 SIgA,在补体和溶酶体的协作下具有杀菌作用。

3. **肺的代谢功能** 肺不仅是气体交换的器官,也是内分泌器官,表现在对肺内生理活性物质、脂质及蛋白质、活性氧等物质具有代谢作用。与肺代谢有关的细胞主要有肥大细胞、血管内皮细胞等,具有合成和释放某些物质、在肺循环内活化或灭活某些物质,也可因某种代谢异常而导致疾病,如 α_1-抗胰蛋白酶缺乏可引起肺气肿。

4. **神经内分泌功能**　肺组织内散在地存在着一种具有神经-内分泌功能的细胞，由于与肠道上皮的嗜银细胞很相似，因此叫做K细胞，常表现"异位"神经-内分泌功能，可引起肺部肿瘤并发异位内分泌综合征。

二、呼吸系统疾病患者的护理评估

(一) 健康史

1. **一般资料**　包括患者的姓名、性别、年龄、职业、民族、婚姻状况、经济状况等。

2. **既往史**　患者既往所患疾病的发病过程、持续时间及治疗经过，尤其是否患过与肺部相关的疾病，如患者是否有结核史、哮喘史。

3. **过敏史**　是否对某些粉尘、食物、药物过敏，如是否食用虾、蟹等海鲜产品，可致哮喘病发作；对磺胺类药物是否过敏等。

4. **遗传史和家族史**　了解家族中是否有相同疾病或类似疾病，如慢性支气管炎、肺癌、支气管哮喘等疾病的家族史。

5. **生活史**　了解患者的居住环境、工作环境、饮食习惯等，有无不良嗜好，如长期吸烟会增加慢性阻塞性肺疾病(COPD)和肺癌患病的危险性，工作场所是否有长期接触有机、无机粉尘，是否有被动吸烟史，是否饲养宠物等。

6. **用药史**　患者使用各种药物的情况，是否曾经使用过博来霉素或胺碘酮，这些可导致肺间质纤维化；血管紧张素转化酶抑制剂可引起顽固性咳嗽；β_2受体阻滞剂可导致支气管痉挛。

7. **社会支持状况**　了解家庭的经济状况、家庭成员的组成及受教育水平、对患者的关心程度、有无医疗保障、家属对患者所患疾病的认知程度等。

8. **其他**　有无吸烟、酗酒、吸毒等不良嗜好，有无饮食、饮水呛咳史，有无夜间睡眠打鼾的情况，有助于睡眠呼吸暂停综合征的判断。

(二) 病史

1. **患病和治疗经过**　了解患者的发病时间、起病方式、可能的诱发因素，临床主要症状、体征、性质和并发症。了解患者的相关实验室检查、临床治疗的主要方法和疗效，并评价患者遵医行为程度，如是否按医嘱服药或是否随意停药或换药，对COPD患者应了解是否坚持氧疗或呼吸功能锻炼等。

2. **症状**　呼吸系统疾病患者的主要症状有咳嗽、咳痰、咯血、胸痛、呼吸困难等，不同的疾病有不同的临床特点，要进行周密观察和综合分析，以提供鉴别诊断的线索。

(1) 咳嗽：咳嗽是消除呼吸道有害因子和气道分泌物的一种保护机制，是呼吸系统最常见的症状，咳嗽无痰或痰量甚少为干性咳嗽，咳嗽伴有咳痰为湿性咳嗽。急性发作的咳嗽并伴有发热、卡他症状常提示为急性病毒性咽炎、气管炎或支气管炎；咳嗽若伴有喘息性喘鸣，提示有上呼吸道阻塞；发作性干咳，且夜间多发病，提示有咳嗽变异性哮喘；慢性支气管炎，咳嗽多在秋冬交替季节发作；体位改变时咳痰加剧，常见于肺脓肿、支气管扩张；支气管癌初期多为干咳，当肿瘤增大阻塞气道时，可出现高音调的阻塞性咳嗽；长期接触有害无机或有机粉尘并久伴咳嗽者应尤注意肺尘埃沉着病(尘肺)；持续而逐渐加重的刺激性干咳伴有气促(急)考虑特发性肺纤维化。

(2) 咳痰：是呼吸系统疾病常见症状之一，应注意观察痰液性状、量、气味、颜色等。典型的肺炎球菌肺炎表现为铁锈色痰；慢性支气管炎咳白色泡沫或黏液痰；支气管扩张、肺脓肿的痰呈黄色脓性，且量多，伴厌氧菌感染时，为脓痰且有恶臭；肺水肿时，咳粉红色稀薄泡沫痰；阿米巴肺脓肿表现为红褐色或巧克力色痰；克雷白杆菌肺炎痰液呈砖红色胶冻样或带血液样，肺吸虫病为果酱样痰。咳痰的变化常有重要意义，颜色由黄色脓痰变为白色泡沫痰，提示病情好转；老年人痰量减少时应随时警惕是否有支气管阻塞。咳嗽伴脓性黄痰提示气管、支气管和肺部的感染。清晨或体位变动时咳嗽加剧，排痰量多，常见于慢性支气管炎、支气管扩张、肺脓肿等疾病。

(3) 咯血：指喉和喉以下呼吸道血管或毛细血管出血经咳嗽从口腔排出，应与口腔、鼻腔、咽喉部或上消化道的出血相鉴别。咯血多由呼吸和循环系统疾病所致，在我国常见于支气管扩张、肺结核、肺炎和肺肿瘤等。咯血量可以从痰中带血到大咯血，少量咯血指每天咯血量少于100mL，中等量咯血指每天咯血量在100～500mL之间，大量咯血指每天咯血量超过500mL，或一次咯血量超过200～300mL。青壮年咯血伴发热常考虑肺结核；对长期吸烟的40岁以上者，若出现干咳或痰中带血数周应警惕肺癌；支气管扩张的细支气管动脉形成小动脉瘤(体循环)或肺结核空洞壁动脉瘤破裂可引起反复、大量咯血,一般24小时达300mL以上或一次咯血超过300～500mL。

(4) 呼吸困难:指患者感到空气不足、呼吸不畅的主观感觉,客观表现为用力呼吸,重者可出现鼻翼翕动、发绀等。临床上常分为吸气性、呼气性和混合性呼吸困难。吸气性呼吸困难常由上呼吸道机械性梗阻引起,表现为吸气时呼吸困难显著,严重者出现吸气"三凹征",见于喉头水肿、气管异物、支气管肿瘤等。呼气性呼吸困难表现为呼气费力,呼气时间延长,常伴有哮鸣音,多见于支气管哮喘和COPD等。混合性呼吸困难表现为呼气和吸气均感费力,呼吸增快、变浅,呼吸音减弱或消失,见于重症肺炎、重症肺结核、气胸等。呼吸困难还可以按发作快慢分为急性、慢性和反复发作性。慢性进行性气急见于慢性阻塞性肺疾病、弥散性肺间质纤维化疾病。支气管哮喘发作时,出现呼气性呼吸困难,且伴哮鸣音,常反复发作。

(5) 胸痛:壁层胸膜分布有感觉神经末梢,对痛觉敏感,因此在肺炎、肿瘤、肺梗死、外伤等病变累及壁层胸膜时,易发生胸痛。青壮年胸痛,应注意结核性胸膜炎,自发性气胸;肺癌侵及壁层胸膜或肋骨,出现隐痛,持续加剧,可呈刀割样痛;胸膜炎时疼痛呈尖锐刺痛或撕裂痛,且在深呼吸和咳嗽时加重。胸痛需与非呼吸系统疾病引起的胸痛相鉴别,如心肌梗死呈现胸骨后压榨性疼痛伴压迫感且向左肩放射,常伴有恐惧、濒死感。

3. 身体评估 首先应注意患者的一般状况如生命体征、营养状况、皮肤颜色、精神症状、体位等,如肺炎球菌肺炎呈急性面容,并伴发热;重症支气管哮喘发作时患者常采取端坐位;慢性呼吸衰竭出现烦躁、谵妄等精神障碍时,提示肺性脑病。另外还要观察与呼吸系统疾病相关的体征,如气管有无移位、颈部有无淋巴结肿大、颈静脉是否有怒张;注意有无桶状胸;触诊检查有无语音震颤增强、胸膜摩擦感等。

4. 心理社会状况 了解患者对疾病的认知程度、对疾病的心理反应和情绪特点等。充分了解患者对疾病的过程、性质、诱发因素、防治及预后等认知程度,尤其对吸烟危害性和采取戒烟措施的态度。呼吸系统疾病常为慢性过程、反复发作,随病情进展常会影响患者的工作和日常生活,当患者发生严重的呼吸困难、胸痛或咯血时可出现情绪紧张、焦虑不安、抑郁等负性情绪。评估患者社会支持系统,包括家庭成员组成、家庭经济、文化教育情况,对疾病的认知和对患者的支持情况,医疗保健和连续护理的资源等。

(三) 实验室及其相关检查

1. 血液检查

(1) 血常规检查:细菌性感染时有白细胞计数与中性粒细胞增高或核左移现象,感染严重者中性粒细胞可达85%以上,并有明显的中毒现象(中毒颗粒、空泡变性)。严重病毒感染如新型冠状病毒感染引起严重急性呼吸道综合征(SARS)时可引起淋巴细胞明显减低。支气管哮喘患者可以引起嗜酸性粒细胞增多。

(2) 血气分析:血气分析是呼吸系统疾病常用的监测方法,它可以测定和评价患者的氧合、通气和酸碱状态,以指导治疗方案。如PaO_2的正常值为80～100mmHg(1mmHg＝0.133kPa),低于60mmHg则有低氧血症,若同时伴$PaCO_2$高于50mmHg,则诊断为Ⅱ型呼吸衰竭。

2. 痰液检查

(1) 病原学检查:痰涂片检查、细菌培养及药敏试验对呼吸系统疾病诊断有重要价值,尤其对疾病病因的判断和抗生素的选择有指导意义。一般痰定量培养菌量$\geqslant 10^7$cfu/mL可判定为致病菌。临床上采集痰标本以自然咳痰法最常用,对于咳痰困难者可先进行雾化吸入。若经环甲膜穿刺气管吸引或经纤维支气管镜采样,可防止咽喉部寄殖菌的污染,使检查结果可靠性增高。

(2) 细胞学检查:反复做痰脱落细胞学检查,有助于肺部恶性肿瘤的诊断。

3. 影像学检查

(1) 胸部X线检查:可以明确呼吸系统疾病病变部位、性质与临床问题的关系,是诊断呼吸系统疾病重要的方法之一,有透视、常规摄影、高千伏摄影、支气管或血管造影等。胸部荧光透视配合正侧位胸片,可见到被心、膈等掩盖的病变,并能观察膈、心血管活动情况;常规或高千伏摄影可以清楚全面地显示病变;支气管造影术有助于支气管扩张、狭窄、阻塞的诊断;肺血管造影用于肺栓塞和各种血管先天的或获得性病变的检查。

(2) 胸部CT检查:CT能发现X线不能清楚显现的病变,尤其是对心脏后、纵隔、胸膜等较隐蔽区域的病变。临床上常用的高分辨CT对于早期诊断肺间质病变很有价值,强化CT可以辨认有无肺门处及纵隔内的淋巴结肿大。

(3) 磁共振成像(MRI):主要用于纵隔、胸壁疾病、心脏、胸部血管等病变的诊断,但是对肺野病变诊断价值不大。

(4) 胸部超声检查：经常做胸腔积液或肺外周肿物的定位，以指导穿刺抽取液体或肺组织活检。

(5) 放射性核素扫描：对肺栓塞和血管病变的诊断价值较高，如肺通气显像和肺灌注显像不匹配，提示肺栓塞。常用放射性核素有^{133}Xe、^{99m}Tc和^{67}Ca等，对肺区域性通气/血流情况、肺血栓栓塞、血流缺损、结节病以及其他占位性病变诊断均有参考价值。

4. 抗原皮肤试验　哮喘的过敏原皮肤试验阳性有助于用抗原做脱敏治疗。对结核或真菌呈阳性的皮肤反应仅说明已受感染，并不能确诊此病。

5. 其他诊断性检查

(1) 支气管镜检查：是诊断和治疗呼吸系统疾病的一种重要方法，现在临床上常用的是纤维支气管镜，可深入亚段支气管直视病变，并做黏膜刷检或钳检，进行组织学检查。还可通过它取出异物、诊治咯血，经高频电刀、激光、微波治疗良恶性肿瘤，借助纤支镜的引导还可作鼻气管插管治疗。

(2) 支气管肺泡灌洗液检查(BALF)：是用液体直接灌注，清除呼吸道和(或)肺泡中滞留的物质，用以缓解气道阻塞，改善呼吸功能，控制感染的治疗方法。近年来，应用纤维光束支气管镜进行支气管肺泡灌洗法，除用作治疗外，还进行采样作为研究肺部疾病(如肺间质纤维化)的病因、发病机制、诊断、评价疗效和判断预后的一项手段。由于本法无创伤，操作安全，且可多次重复，故在国内许多医院已应用于临床。

(3) 胸液检查和胸膜活检：常规胸液检查可明确渗出性还是漏出性胸液，如急性感染性肺炎所致，一般胸液中的细胞以中性粒细胞为主。检查胸液的溶菌酶、腺苷脱氨酶(ADA)、癌胚抗原(CEA)测定及染色体分析，有利于结核与癌性胸液的鉴别。脱落细胞和胸膜病理活检对明确肿瘤或结核有诊断价值。

(4) 活组织检查：此方法可以确诊疾病，可通过纤维支气管镜或胸腔内镜取材，近胸壁的肺肿块等病灶，可在胸透、B超或CT下定位做经胸壁穿刺肺活检，进行微生物和病理检查。以上两种方法的不足之处为所取肺组织过小，故为明确诊治需要，必要时可做剖胸肺活检。

(5) 呼吸功能测定：可了解呼吸生理功能的状况、肺功能损害的类型及程度。阻塞性通气障碍性疾病如慢性阻塞性肺疾病，表现为第一秒用力呼气量占用力肺活量的百分比(FEV_1/FVC)、最大呼气中期流速(MMFR)降低，而限制性通气障碍性疾病如肺间质纤维化、胸廓畸形、胸腔积液等，常有肺活量(VC)、残气量(RV)、肺总量(TLC)的降低，而FEV_1/FVC的值可正常或增加。测定通气与血流在肺内的分布、右至左静脉血的分流，以及弥散功能，有助于明确换气功能损害的情况。支气管激发试验可以检测气道的反应性，绝大多数的支气管哮喘患者气道反应性增高。

(张　清)

第2章 急性上呼吸道感染和急性气管-支气管炎患者的护理

第1节 急性上呼吸道感染

急性上呼吸道感染(acute upper respiratory tract infection),简称上感。是鼻腔、咽、喉部的急性炎症,是最为常见的呼吸道疾病。病毒为常见病原体,仅有少数由细菌引起,具有一定传染性。患者无年龄、性别、职业和地区差异。一般病情较轻,病程短,呈自限性,预后良好,但亦可引起严重并发症,而危及生命。本病全年均可发病,但冬春季节多见,气候突变时可造成流行。一般通过含有病毒的飞沫或被污染的手和物品传播,多数散发,但在气候突然变化时可引起局部小规模的流行。导致上呼吸道感染的病毒类型多,感染后产生的免疫力弱而短暂,且无交叉免疫,因而个体一年内可反复多次发病。

一、病因及发病机制

急性上呼吸道感染有70%～80%由病毒引起,常见的有流感病毒(甲、乙、丙)、副流感病毒、腺病毒、柯萨奇病毒等。细菌感染通常直接或继发于病毒感染之后,以溶血性链球菌最为多见,其次为流感嗜血杆菌、肺炎链球菌和葡萄球菌等,偶见革兰阴性杆菌。患者在受凉、淋雨、过度紧张或疲劳等诱发因素下,可导致全身或呼吸道局部防御功能降低,原已存在于上呼吸道或外界侵入的病毒和细菌迅速繁殖,引起本病。年老体弱者、儿童和有慢性呼吸道疾病者易患本病。

二、临床表现

病因不同,症状和体征不同。

1. **普通感冒**(common cold) 指急性鼻炎或上呼吸道卡他,是一种轻度的、自限性的上呼吸道感染,俗称"伤风"。多种病毒可致上呼吸道感染,以鼻病毒和冠状病毒最为常见。寒冷季节发病率较高,尤其是冬春季节。本病潜伏期短,起病急,以鼻咽部卡他症状为主。初期出现咽痒、咽干或咽痛等咽部不适症状,或伴有鼻塞、喷嚏、流清水样鼻涕,2～3天后变稠,呈黄脓样。进一步发展,可侵入咽部、气管等引起味觉迟钝、流泪、声嘶和少量黏液痰。轻度感冒全身症状较轻或无症状,较重者可引起全身不适、低热、轻度畏寒、头痛、全身酸痛、食欲减退、腹胀、便秘等。鼻腔黏膜可见充血、水肿、分泌物,咽部轻度充血等体征。如无并发症,经5～7天后痊愈。流感病毒、柯萨奇病毒引起者亦可致急性心肌炎。继发细菌感染时可致鼻窦炎、扁桃体炎、中耳炎等。

2. **病毒性咽炎和喉炎**

(1) 急性病毒性咽炎:多发于冬春季节,常由鼻病毒、腺病毒、流感病毒、副流感病毒和呼吸道合胞病毒等引起。临床表现为咽部发痒、不适和灼热感,咽痛不明显,咳嗽少见,可伴有发热、乏力等。有咽部充血、水肿,颌下淋巴结肿大和触痛等。出现吞咽疼痛时,常提示有链球菌感染。腺病毒感染时常合并眼结膜炎。

(2) 急性病毒性喉炎:主要由流感病毒、副流感病毒、腺病毒等引起。临床表现为声音嘶哑、发声困难、咳嗽时咽喉疼痛,可伴发热、咳嗽、咽痛。喉部可见充血、水肿,咽部充血,局部淋巴结肿大,有触痛,可闻及喉部喘息声。

3. **疱疹性咽峡炎** 主要由柯萨奇病毒A所致。好发于夏季,儿童发病率高。临床表现为明显咽痛、发热,病程1周左右。咽部可见充血,软腭、悬雍垂、咽和扁桃体表面有灰白色疱疹和浅表溃疡,周围有红晕。

4. **咽结膜热** 主要由腺病毒和柯萨奇病毒引起。好发于夏季,儿童多见,游泳为主要传播途径。病程4～6天,表现为咽痛、畏光、流泪、发热,咽部和眼结膜明显充血。

5. **细菌性咽-扁桃体炎** 主要由溶血性链球菌引起,其次由流感嗜血杆菌、肺炎链球菌和葡萄球菌等引起。起病急,高热伴畏寒,体温可达39℃以上,咽痛明显。咽部可见明显充血,扁桃体肿大、充血，表面有黄色点状渗出物，颌下淋巴结有肿大、压痛。

三、实验室及其他检查

1. **血常规检查**　病毒感染者，白细胞计数正常或偏低，淋巴细胞比例升高。细菌感染者，白细胞计数和中性粒细胞增多，出现核左移。

2. **病原学检查**　主要采用咽拭子进行微生物检测。可通过免疫荧光法、病毒分离、血清学检查等方法确定病毒类型，区别病毒和细菌感染。继发细菌感染者，可通过细菌培养判断细菌类型和药物敏感试验指导临床用药。

四、诊断要点

根据病史、临床症状、体征、实验室及其他检查和流行情况做出初步诊断，根据血常规以及胸部X线检查无异常表现可做出临床诊断。病毒分离、血清学检查和细菌培养等，有助于病因诊断。

五、治疗要点

目前尚无特异性抗病毒药物，以多休息、多饮水、对症处理和中医中药治疗为主。

1. **对症治疗**　目前对普通感冒症状轻者主张非药物治疗，指导患者多饮水、注意保暖、卧床休息。对于头痛、高热、全身肌肉酸痛者可给予解热镇痛药及具有清热、解毒、退热作用的中成药物；鼻塞者可用1%麻黄碱滴鼻；频繁喷嚏、流涕给予抗过敏药；咽痛者可给予口含润喉含片；剧烈咳嗽、影响休息睡眠者可使用镇咳药。

2. **抗病毒治疗**　应早期应用。利巴韦林为广谱抗病毒药，对流感病毒、呼吸道合胞病毒等均有较强的抑制作用；奥司他韦对甲、乙型流感病毒神经氨酸酶有强效的抑制作用，可缩短病程；吗啉胍对流感病毒、腺病毒和鼻病毒有一定疗效。中药汤剂及抗病毒中成药如板蓝根等对抗病毒有较好的疗效，被广泛应用于临床。

3. **抗菌治疗**　对确诊继发细菌感染者或临床症状重、估计有继发感染者，可根据病原菌和药敏试验选用抗菌药物，常用抗菌药物有青霉素类、头孢菌素类、大环内酯类或喹诺酮类及磺胺类抗菌药物。

六、护理要点

1. **一般护理**　患者以休息为主。给予高热量、丰富维生素、易消化的清淡食物，鼓励患者每天多饮水，避免辛辣和油腻食物，戒烟、酒。

2. **病情观察**　重点监测体温变化，评估发热程度和热型。症状严重者应严密监测生命体征、面色、神志变化，注意胸闷不适、心悸、腹痛等症状的发生，及时发现心肌炎的征兆。有心律失常、期前收缩（早搏）、传导阻滞等说明患者心肌损坏较严重。观察患者听力是否减退，外耳道有无脓性分泌物，头痛是否加重、鼻窦部位有无压痛，及时识别中耳炎和鼻窦炎的发生。

3. **用药护理**　遵医嘱应用解热镇痛药、1%麻黄碱滴鼻液等，注意观察药物的不良反应。怀疑合并心肌炎者，注意控制输液速度和液体入量，以免增加心脏负担。

4. **口腔护理**　进食后漱口或给予口腔护理，防止口腔感染。

5. **防止交叉感染**　注意呼吸道隔离，减少密切接触，外出时戴口罩，避免交叉感染。保持室内适宜的温度、湿度，定时开窗通风以使空气流通。避免交叉使用餐具和痰盂，用后消毒，一次性用物回收后焚烧弃去。

6. **健康指导**　加强疾病预防知识宣教，如开展科普宣传、讲解药物预防和接种疫苗的意义。指导人群加强体育活动，提高机体抵抗力及抗寒能力。帮助易感人群了解上呼吸道感染的常见诱因，避免受凉、过度疲劳，注意保暖。保持室内空气新鲜、阳光充足；在高发季节少去人群密集的公共场所；戒烟；防止交叉感染。

第2节　急性气管-支气管炎

急性气管-支气管炎（acute trachea-bronchitis）是指由生物、物理、化学或过敏等因素引起的气管、支气管黏膜的急性炎症。临床表现主要有咳嗽和咳痰，寒冷季节或气候突变时发病多见。

一、病因及发病机制

1. **生物因素**　主要由病毒、细菌直接感染引起，急性上呼吸道感染时病毒（如腺病毒、流感病毒）、细菌（如流感嗜血杆菌、肺炎链球菌）的蔓延也可引起，亦可由病毒感染后继发细菌感染而引起。近年来肺炎支原体和肺炎衣原体成为引起急性气管-支气管炎的重要病原体。

2. **物理和化学因素** 冷空气、粉尘、刺激性气体或烟雾(如氨气、氯气、二氧化硫、二氧化氮等)的吸入,可损伤气管-支气管黏膜而引起本病。

3. **过敏反应** 致敏原的吸入可引起气管-支气管的变态反应,常见致敏原如花粉、有机粉尘、真菌孢子等。对细菌蛋白质过敏、寄生虫(如钩虫、蛔虫的幼虫)移行至肺,也可致病。

二、临床表现

起病较急,常先有急性上呼吸道感染症状。

1. **呼吸道症状** 患者常先有鼻塞、流涕、咽痛、声音嘶哑等上呼吸道感染症状,随之出现干咳或伴少量黏痰,2~3天后转为黏液脓性或脓性痰,量逐渐增多,咳嗽加剧,偶痰中带血。咳嗽、咳痰可持续2~3周,吸烟者则更长,少数可演变为慢性支气管炎。气管受累时可在深呼吸和咳嗽时感胸骨后疼痛;伴支气管痉挛者,可有不同程度气促、胸部紧缩感。

2. **全身症状** 较轻,可有低或中等度发热伴乏力,体温38℃,多于3~5天后消退。

3. **体征** 呼吸音正常或增粗,可闻及散在干、湿性啰音。啰音部位、性质可于咳嗽后改变或消失。支气管痉挛时可闻及哮鸣音。

三、实验室及其他检查

病毒感染者,血白细胞计数和分类多正常;细菌感染较重者,白细胞计数和中性粒细胞增高。痰涂片或培养可发现致病菌。胸部X线检查多数正常,或仅有肺纹理增粗。

四、诊断要点

根据发病情况,以及咳嗽、咳痰,两肺散在干、湿性啰音等呼吸道症状和体征,结合血常规和胸部X线检查做出临床诊断。根据痰涂片和培养结果可确定病因。

五、治疗要点

1. **一般治疗** 休息,保证足够睡眠、多饮水、补充足够热量。

2. **病因治疗** 根据病因不同选择不同的治疗方法。病毒感染者可结合中医中药进行抗病毒治疗。细菌感染者,根据感染的病原体和药物敏感试验选择抗生素。在得到病原菌阳性结果前可选用大环内酯类、青霉素类、头孢菌素类、喹诺酮类抗生素,以口服为主,必要时可静脉滴注。针对肺炎支原体和肺炎衣原体可选用红霉素,亦可选用克拉霉素和阿奇霉素。

3. **对症治疗**

(1) 止咳:刺激性干咳者,可选用喷托维林、氢溴酸右美沙芬或可待因等止咳药,但痰多不易咳出者不宜给予可待因等强力镇咳药。

(2) 祛痰:咳嗽伴有痰不易咳出者,可用溴己新(必嗽平)、复方氯化铵合剂或盐酸氨溴索(沐舒坦)等祛痰药。超声雾化吸入法对祛痰有良好效果。

(3) 平喘:伴支气管痉挛者,可选用茶碱类、β_2受体激动剂等支气管舒张药。

六、护理要点

1. **一般护理** 嘱患者多休息、多饮水,注意保暖。给予高热量、丰富维生素、易消化的清淡食物,避免进食辛辣食物以刺激咳嗽。

2. **病情观察** 重点监测痰的颜色、性状、量、气味,指导患者正确留取新鲜痰标本。

3. **用药护理** 指导患者正确应用止咳、祛痰、平喘药物,注意观察药物不良反应。指导患者正确使用吸入药物和雾化吸入器。

4. **保持气道通畅** 鼓励患者有效咳嗽、咳痰。痰多黏稠者鼓励多饮水以稀释痰液,不易咳出者可应用化痰药物,慎用或不用镇咳药,以防抑制呼吸中枢,致呼吸抑制。还可应用雾化吸入,叩背排痰等方法促进痰液排出。

5. **健康指导** 重点在于积极参加体育锻炼,增强体质,防止感冒。改善劳动环境和生活环境,减少空气污染,帮助吸烟者戒烟或少吸烟。过敏因素引起者,帮助患者识别过敏原。

(张 清)

第3章 肺部感染性疾病患者的护理

第1节 概 述

肺炎(pneumonia)指终末气道、肺泡和肺间质的炎症。可由病原微生物、理化因素、免疫损伤等因素所致。细菌性肺炎是最常见的肺炎,也是最常见的感染性疾病之一。抗生素应用之前细菌性肺炎是威胁老年人和儿童健康的重要疾病,抗生素的应用曾经使肺炎的病死率明显下降。但近年来社区获得性肺炎和医院获得性肺炎的发病率和病死率有增加的趋势。导致发病率和病死率高的原因可能与社会人口老龄化、部分人群贫困化加剧、吸烟、肿瘤、糖尿病等慢性病发病率增加、病原体变迁、病原学诊断困难、不合理应用抗生素导致细菌耐药性增加,尤其是和多重耐药菌(MDR)增加等有关。

肺炎可按病因、解剖或患病环境加以分类。

1. 按病因分类

(1) 细菌性肺炎:有肺炎链球菌、金黄色葡萄球菌、甲型溶血性链球菌、肺炎克雷白杆菌、流感嗜血杆菌、铜绿假单胞菌、棒状杆菌、梭形杆菌等引起的肺炎。

(2) 非典型病原体所致肺炎:如支原体、军团菌和衣原体所致肺炎。

(3) 病毒性肺炎:如腺病毒、呼吸道合胞病毒、流感病毒、冠状病毒等所致肺炎。

(4) 肺真菌病:如白色念珠菌、曲菌、放线菌所致肺炎。

(5) 其他病原体所致肺炎:如立克次体、弓形虫、肺包虫、肺吸虫、肺血吸虫等所致肺炎。

(6) 理化因素所致肺炎:如放射性损伤引起的放射性肺炎、胃酸吸入引起的化学性肺炎、变态反应所致肺炎等。

2. 按解剖分类

(1) 大叶性肺炎:又称肺泡性肺炎,指炎症先从肺泡开始,经肺泡间孔(Cohn孔)向其他肺泡扩散,然后累及单个、多个肺段或整个肺叶。主要表现为肺实质炎症,通常不累及支气管。致病菌多为肺炎链球菌。X线胸片显现肺叶或肺段实质阴影。

(2) 小叶性肺炎:又称支气管肺炎,指炎症起始于支气管或细支气管,继而累及终末细支气管和肺泡,常继发于其他疾病,如支气管炎、支气管扩张、上呼吸道病毒感染以及长期卧床的危重患者。常见病原体有肺炎链球菌、葡萄球菌、病毒、肺炎支原体等。X线胸片表现为沿肺纹理分布的不规则斑片状或大片状阴影,边缘密度浅而模糊,肺下叶常受累,无实变征象。

(3) 间质性肺炎:指肺间质的炎症,主要累及支气管壁、支气管周围间质组织及肺泡壁,有肺泡壁和肺间质水肿。由于病变在肺间质,呼吸道症状较轻,异常体征较少。常见病原体有细菌、支原体、衣原体、病毒或卡氏肺囊虫等。X线胸片表现为一侧或双侧肺下部弥漫性不规则条索状及网织状阴影,从肺门向外伸展,其间可有小片肺不张阴影。

3. 按患病环境和宿主状态分类 由于细菌学检查和阳性率较低,培养结果相对滞后,病因分类在临床上应用较为困难,目前多按肺炎的获得环境分为两类,主要基于病原流行病学调查的资料,已广泛应用于临床。

(1) 社区获得性肺炎(community acquired pneumonia,CAP):指在医院外罹患的感染性肺实质炎症(含肺泡壁,即广义上的肺间质),也称院外肺炎,包括有明确潜伏期的病原体感染而在入院后平均潜伏期内发病的肺炎。传播途径为吸入飞沫、空气或血源传播。目前我国成人CAP最主要的病原体是肺炎链球菌和肺炎支原体,非典型病原体所占比例在增加,耐药菌普遍。

(2) 医院获得性肺炎(hospital acquired pneumonia,HAP):指患者在入院时既不存在、也不处于潜伏期,而是在住院48小时后发生的感染,也包括出院后48小时内发生的肺炎,又称医院内肺炎。医院获得性肺炎居院内感染的第三位,其中以呼吸机相关肺炎最为多见,治疗和预防较困难。误吸口咽部定植菌是HAP最主要的发病机制,其次为血源性感染。常见病原体为肺炎链球菌、流感嗜血杆菌、金黄色葡萄球菌、铜绿假单胞菌、大肠埃希菌、肺炎克雷白杆菌。目前MDR所致的HAP有升高趋势,如耐甲氧西林金黄色葡萄球菌、铜绿假单胞菌等。

第2节 肺炎链球菌肺炎

肺炎链球菌肺炎(streptococcus pneumonia)是由肺炎链球菌,亦称肺炎球菌引起的肺实质炎症,故又称肺炎球菌肺炎,约占社区获得性肺炎半数。本病主要为散发,通过飞沫、呼吸道分泌物传播,冬季和初春季节高发,以身体健康的青壮年及老年男性较多见。通常起病急骤,以高热、寒战、咳嗽、血痰和胸痛等为特征。X线胸片呈肺段或肺叶急性炎症实变。因抗生素及时有效的应用,典型者已少见。

一、病因及发病机制

肺炎链球菌属革兰阳性球菌,常呈成双或短链排列。菌体外有荚膜,其毒力大小与荚膜的多糖结构及含量有关。肺炎球菌在干燥痰中可存活数月,但阳光直射1小时或加热至52℃ 10分钟即可杀灭,对苯酚等消毒剂也较敏感。机体免疫正常时,肺炎链球菌是寄居在口腔及鼻咽部的一种正常菌群,只有当机体免疫功能降低或受损时,有毒力的肺炎链球菌才侵入人体而致病。

肺炎球菌入侵下呼吸道后,由于高分子多糖体的荚膜对组织的侵袭作用首先引起肺泡壁水肿,导致白细胞、红细胞渗出,含菌的渗出液经Cohn孔向肺的中央部分蔓延,累及单个或几个肺段,甚或整个肺叶而致肺炎。因病变始于外周,故肺叶间分界清楚。当累及胸膜时可致渗出性胸膜炎。

典型病理分期包括充血期、红色肝变期、灰色肝变期和消散期。因早期使用抗生素治疗,典型病理分期已很少见。肺炎链球菌不产生毒素,不引起原发性组织坏死或形成空洞。病变消散后肺组织多无结构损坏,不留纤维瘢痕。极少数患者因肺泡内纤维蛋白吸收不完全,甚至有成纤维细胞形成,形成机化性肺炎。

二、临床表现

1. **症状** 起病急骤,先有畏寒或寒战,继之高热,体温可在数小时内达39~40℃,下午或傍晚达高峰,呈稽留热型。发病数小时内即有明显的呼吸道症状,早期干咳,量少,为黏性或脓性黏痰,可带血丝,24~48小时后由于肺泡内浆液及红细胞、白细胞的渗出致痰液呈典型的铁锈色痰,胃纳锐减,偶有恶心、呕吐、腹痛或腹泻,易被误诊为急腹症。全身肌肉酸痛,患侧胸痛明显,可放射至肩部或腹部,深呼吸或咳嗽时加剧,患者常取患侧卧位。

本病自然病程1~2周,发病前常有淋雨、受凉、醉酒、疲劳、病毒感染和生活在拥挤环境等诱因,可有数日上呼吸道感染的前驱症状。发病5~10天时,体温可自行骤降或逐渐消退,症状好转。使用有效抗菌药物后,病程缩短,体温于1~3天内恢复正常,其他症状与体征亦随之逐渐消失。

2. **体征** 患者呈急性病容,呼吸急促、鼻翼翕动、面颊绯红,皮肤灼热干燥,严重者呼吸困难,口角和鼻周有单纯疱疹,严重者面色发绀,心动过速,心律不齐。早期肺部无明显异常体征,仅有胸廓呼吸运动减少,叩诊稍浊,听诊可有呼吸音减低及胸膜摩擦音。肺实变时,触觉语颤增强,叩诊呈浊音,听诊闻及支气管肺泡呼吸音或管样呼吸音等实变体征。消散期可闻及湿性啰音。累及胸膜时可闻及胸膜摩擦音。

3. **并发症** 近年来并发症已很少见。严重脓毒症或毒血症患者易发生感染性休克,尤其是老年人。表现为血压降低、意识模糊、烦躁、四肢厥冷、发绀、多汗、心动过速等,而高热、咳嗽、胸痛症状并不明显。还可并发胸膜炎、胸腔积液,偶可发生脓胸、肺脓肿、脑膜炎、心包炎、关节炎。

三、实验室及其他检查

1. **实验室检查** 血常规见白细胞总数增加(10×10^9/L~30×10^9/L),中性粒细胞超过80%并伴核左移,细胞内可见中毒颗粒,免疫功能低下者可仅有中性粒细胞增多。初步病原诊断依据痰涂片检查中见革兰阳性、带荚膜的双球菌或链球菌,即可初步做出病原学诊断。通过痰培养24~48小时可确定病原体。重症感染者应做血培养,注意要在抗生素治疗前进行,血培养检出肺炎链球菌有确诊价值。

2. **X线检查** 早期可见受累肺段或肺叶模糊阴影,随着病情进展表现为大片炎症浸润或实变阴影,在实变阴影中可见支气管充气征,肋膈角可有少量胸腔积液。消散期,炎性浸润逐渐吸收,可有片状区域吸收较快而呈"假空洞"征。多数病例于起病3~4周后才完全消散,老年患者因病灶消散较慢,导致吸收不完全而成为机化性肺炎。

四、诊断要点

根据典型的寒战、高热、胸痛、咳嗽、咳铁锈色痰、鼻唇疱疹等症状和肺实变体征，结合胸部X线检查，可做出初步诊断。年老体衰、继发于其他疾病或灶性肺炎表现者，临床常不典型，需认真加以鉴别。本病确诊的主要依据是病原菌检测。

五、治疗要点

1. **抗菌药物治疗**　一经诊断，不必等待细菌培养结果即可开始抗生素治疗。目前青霉素G仍为首选用药，用药剂量和途径依据病情轻重、有无并发症而定。成年患者轻症者，每日240万U，分3次肌内注射，或普鲁卡因青霉素60万U，每12小时肌内注射1次；稍重者，青霉素G每日240万～480万U，分3～4次静脉滴注；重症或并发脑膜炎者，青霉素G增至1 000万～3 000万U，每日分4次静脉滴注。对青霉素过敏或耐药者，可用红霉素、林可霉素、头孢菌素类抗生素、喹诺酮类药物；多重耐药菌株感染者可用万古霉素。抗菌药物疗程一般为5～7天，或在热退后3天停药或由静脉用药改为口服，维持数天。

2. **支持疗法**　予对症治疗，患者卧床休息，补充足够热量、蛋白质和维生素，多饮水。密切监测病情变化，防治休克。避免疲劳、醉酒等使病情加重的因素。剧烈胸痛者给予少量镇痛药；高热者宜用物理降温，必要时用退热剂；有明显麻痹性肠梗阻或胃扩张时，应暂时禁食、禁饮，行胃肠减压；烦躁不安、谵妄、失眠者给予镇静剂，禁用抑制呼吸的镇静剂。

3. **并发症治疗**　经抗生素治疗后，高热常在24小时内消退，或在数日内逐渐下降。若体温降而复升或3天后仍不下降，应考虑肺炎链球菌肺外感染肺炎如脓胸、心包炎、关节炎等给予相应治疗；若合并感染性休克时按抗休克治疗原则治疗。

六、护理要点

1. **一般护理**　发热患者宜卧床休息，以缓解头痛、肌肉酸痛等症状。胸痛者指导患者取患侧卧位。病房保持安静，室温维持在18～20℃，湿度50%～60%，并及时通风。指导患者摄取含足够热量、蛋白质、维生素、易消化的流质或半流质。鼓励患者多饮水，每日1～2L。做好口腔护理，鼓励患者经常漱口，口唇疱疹者局部涂抗病毒软膏，防止继发感染。

2. **病情观察**　监测并记录生命体征，注意观察热型，协助医生明确诊断。重症肺炎者，尤其是儿童、老年人、久病体弱者易合并感染性休克，应重点监测。注意识别感染性休克的征兆：面色苍白、心率加快、脉搏细数、意识模糊、淡漠、烦躁不安、血压下降、四肢厥冷、末梢发绀、尿量减少等症状出现，考虑患者合并感染性休克，需要立即抢救。

3. **维持呼吸道通畅**　见本篇第2章第2节中“急性气管、支气管炎护理”。

4. **高热护理**　记录体温，观察热型，协助诊断。采用冰水浴、酒精浴等物理降温措施，以逐渐降温为宜，防止虚脱。必要时遵医嘱使用退热药或静脉补液，补充因发热而丢失较多的水分和电解质，加快毒素排泄和热量散发。心脏病和(或)老年人应注意补液速度，避免过快导致急性肺水肿。老年人要注意体温不升或过高，警惕感染性休克的发生。

5. **感染性休克的护理**

(1) 配合抢救：发现感染性休克征兆时，立即通知医生，并备好抢救物品，积极配合抢救。

(2) 患者取仰卧中凹位，抬高头胸部20°、抬高下肢约30°，有利于呼吸和静脉血回流。

(3) 吸氧：给予高流量吸氧，维持PaO_2 > 60mmHg，改善缺氧状况。

(4) 补充血容量：快速建立两条静脉通道，遵医嘱快速扩充血容量，降低血液黏滞度，防止弥漫性血管内凝血。随时监测患者生命体征、意识状态的变化，必要时留置导尿管导尿以监测每小时尿量。注意静脉输液中各种药物的配伍禁忌。快速扩容过程中应注意观察脉率、呼吸次数、呼吸音、出入量等，避免发生肺水肿。有条件者可监测中心静脉压，作为调整补液速度的指标。

6. **用药护理**　遵医嘱应用抗生素，注意观察疗效和不良反应。对于应用青霉素的患者在观察疗效的同时，还应严密监测过敏性休克及其他皮疹的发生，重症者大剂量应用时应观察失眠、淡漠、行为异常、抽搐甚至昏迷等青霉素脑病的发生。感染性休克患者扩充血容量时，注意输液速度，避免因输入过快，诱发肺水肿。应用多巴胺、间羟胺(阿拉明)等血管活性药物时，密切监测血压的变化，同时在输注过程中注意防止液体溢出血管外，引起局部组织坏死和影响疗效。有明显酸中毒时可应用5%碳酸氢钠静滴，因其配伍禁忌较多，宜单独输入。

7. **健康指导**　向患者及家属讲解肺炎的病因和诱因。指导患者遵医嘱按疗程用药，出院后定期随访。避免受凉、淋雨、吸烟、酗酒。指导患者注意休息,生活规律、劳逸结合,防止过度疲劳。参加体育锻炼,增加抵抗力。慢性病、长期卧床、年老体弱者,应注意经常改变体位、翻身、拍背,协助排痰,有条件者可注射流感疫苗或肺炎疫苗。

七、预后

本病一般预后较好,但老年人、病变广泛、多叶受累,有并发症或原有心、肺、肾等疾病,以及免疫缺陷等患者的预后较差。

第3节 其他病原体所致肺炎

一、葡萄球菌肺炎

葡萄球菌肺炎(staphylococcal pneumonia)是由葡萄球菌引起的急性化脓性肺部炎症,病情重,病死率高,发病率近年有所增加。葡萄球菌为革兰阳性球菌,分为金黄色葡萄球菌(简称金葡菌)和表皮葡萄球菌两类,其中金葡菌的致病力最强,是化脓性感染的主要原因。葡萄球菌的致病力主要是毒素和酶,具有溶血、坏死、杀白细胞和致血管痉挛等作用。医院获得性肺炎中耐甲氧西林金黄葡萄球菌(MRSA)感染率高,肺脓肿、气胸和脓气胸并发率高,治疗困难,病死率高。成人经呼吸道感染者,多发生于糖尿病、血液病、酒精中毒、肝病、营养不良、体弱、艾滋病、应用激素、抗癌药物等免疫功能低下者,儿童在患流感或麻疹后易并发;皮肤感染灶(痈、疖、伤口感染、毛囊炎、蜂窝织炎)中的葡萄球菌经血液循环到肺部,可引起多处肺实变、化脓和组织坏死。

(一)临床表现 葡萄球菌肺炎一般起病急骤,出现寒战、高热,体温可达39～40℃,胸痛、咳嗽、呼吸困难进行性加重,咳痰,量多,呈粉红色乳样或脓性、脓血性痰。全身中毒症状重,持续时间长,全身肌肉、关节酸痛,体质衰弱,精神萎靡,常有周围循环衰竭、休克表现。院内感染者一般起病隐匿,体温逐渐上升,咳少量脓痰。肺部体征较少,与临床严重的中毒症状、呼吸道症状不相符合,可闻及呼吸音减低或散在湿性啰音,病变较大或融合时可有肺实变体征。

(二)实验室及其他检查 血常规中白细胞计数明显增高,中性粒细胞比例增加,有核左移和中毒颗粒。痰涂片革兰染色可见大量成堆的葡萄球菌和脓细胞,白细胞内发现球菌有诊断意义。明确诊断最好在使用抗生素前采集血、痰、胸腔积液标本进行涂片和培养。胸部X线以多发性和易变性为特征,多发性是指病变呈大片絮状、浓淡不均的阴影,可发展至肺段或肺叶实变或空洞,也可呈小叶状浸润,易变性则表现为一处炎性浸润消失而在另一处出现新的病灶。

(三)治疗要点 应早期引流原发病灶,选用敏感抗生素,加强支持疗法,预防并发症。抗生素治疗应以早期、联合、足量、疗程足、静脉给药为原则,不宜频繁更换抗生素。敏感者仍可选用青霉素G,但剂量应大于常规剂量。因金葡菌对青霉素多耐药,故首选耐青霉素酶的半合成青霉素或头孢菌素,如苯唑西林钠、头孢呋辛钠等,联合氨基糖苷类如阿米卡星等,可增强疗效。青霉素过敏者可选用红霉素、林可霉素、克林霉素等。对MRSA宜用万古霉素、替考拉宁静脉滴注。患者宜卧床休息,饮食补充足够热量、蛋白质,多饮水。保持呼吸道湿化和通畅,有发绀者给予吸氧,同时保护心、脑、肾功能,防止多器官衰竭。对气胸或脓气胸应尽早引流治疗。本病发展迅猛,预后与治疗是否及时有关,应及时处理。

二、肺炎支原体肺炎

肺炎支原体肺炎(mycoplasmal pneumonia)是由肺炎支原体引起的呼吸道和肺部的急性炎症,常同时有咽炎、支气管炎和肺炎。近年发病增加,占非细菌性肺炎的1/3,占各种原因引起肺炎的10%。全年均可发病,秋冬季节发病较多,好发于学龄儿童及青少年。肺炎支原体是介于细菌、病毒之间,兼性厌氧、能独立生存的最小微生物。本病经呼吸道传播,主要通过健康人吸入了患者咳嗽、打喷嚏时喷出的口、鼻分泌物而感染。发病前2～3天至病愈数周,可在呼吸道分泌物中发现肺炎支原体,其致病性可能是患者对支原体或其代谢产物的变态反应所致。

(一)临床表现 潜伏期一般为2～3周。多数起病缓慢,病初常有低热、咽痛、鼻塞、流涕、乏力、食欲缺乏、肌痛、食欲减退等感冒症状。2～3天后咳嗽逐渐加剧,呈阵发性刺激性呛咳,咳黏液痰或黏液脓性痰,偶有痰中带血。发热可持续2～3周,体温正常后仍可有咳嗽。肺部体征不明显,与肺部病变程度不相称,偶闻干、湿性啰音。

(二)实验室及其他检查 胸部X线检查常有明显的异常影像,呈多种形态的浸润影,节段性分布，近肺门较深，肺下叶多见，3～4周后可自行消散。血白细胞计数多正常或稍高，以中性粒细胞为主。血清学检查是诊断肺炎支原体感染的最常用方法，发病2周后冷凝集试验多阳性，滴定超过1∶32，恢复期效价4倍增加有意义。血清支原体IgM抗体的测定有助于诊断。直接检测标本中肺炎支原体抗原，适于临床早期快速诊断。

（三）治疗要点　本病有自限性，部分病例不经治疗可自愈。抗生素治疗首选大环内酯类，如红霉素每日1.5～2g，分3～4次口服，疗程2～3周，对大环内酯类不敏感者则可选用呼吸喹诺酮类，如左氧氟沙星、莫西沙星等。早期使用可减轻症状和缩短病程。目前新的大环内酯类抗生素如甲基红霉素、罗红霉素、阿奇霉素等具有组织浓度高、半衰期长、抗菌作用强、胃肠道反应小等优点，被广泛应用。国外也有报道应用喹诺酮类药物治疗肺炎支原体肺炎取得了一定疗效。一般治疗注意保暖，卧床休息，给予足量的蛋白质、维生素、热量和水分。注意对症治疗，剧烈呛咳者，可适当给予镇咳药。若合并细菌感染，可根据病原学检查，选用针对性的抗生素治疗。家庭中发病应注意呼吸道隔离，避免密切接触。

三、病毒性肺炎

病毒性肺炎（viral pneumonia）是由上呼吸道病毒感染向下蔓延，侵犯肺实质所致的肺部炎症，常伴气管、支气管炎。引起病毒性肺炎的常见病毒为呼吸道合胞病毒，甲、乙型流感病毒，腺病毒，其他有副流感病毒、冠状病毒、鼻病毒、麻疹病毒、柯萨奇病毒等。病毒性肺炎为吸入性感染，病毒可通过飞沫和直接接触传播，广泛而迅速，可于冬春季节呈散发或爆发流行。密切接触者、婴幼儿、老年人、原有慢性心肺疾病等免疫力低下者易发病，其中婴幼儿、老年人、原有慢性疾病者病情严重，可导致死亡。在非细菌性肺炎中，病毒性肺炎占25%～50%。

（一）临床表现　本病好发于病毒疾病流行季节，不同病毒所致肺炎临床表现各异。临床症状通常较轻，与支气管肺炎的症状相似。但起病多较急，先有鼻塞、咽痛、发热、头痛、乏力、食欲减退、全身肌肉酸痛等上呼吸道感染症状，病变向下发展可累及肺实质发生肺炎，出现干咳、少痰、气急、胸痛，甚至持续高热等表现。体征不明显，偶可闻及下肺湿性啰音。本病具有临床症状较重，而肺部体征较少或出现较迟的特征。伴发细菌、真菌感染时出现相应症状。

（二）实验室及其他检查　血常规白细胞计数一般正常，亦可稍高或偏低，红细胞沉降率大多正常，痰涂片所见白细胞以单核细胞为主。痰培养无致病菌生长。痰白细胞核内出现包涵体提示有病毒感染。胸部X线呈肺间质炎症特征，表现为肺纹理增多，或多叶散在斑片样密度增高模糊影，严重时双肺呈弥漫性结节性浸润。确诊有赖于病原学检查，如病毒分离、血清学检查、病毒抗原检测，以发病初期和恢复期的双份血清抗体呈4倍以上增长有诊断价值，但对早期诊断作用有限。

（三）治疗要点　本病以对症治疗、加强护理为主。指导患者卧床休息，保持室内温湿度和空气流通，注意消毒隔离，避免交叉感染。进食易消化的、足够蛋白质、维生素的软食，少食多餐。多饮水，保持水、电解质的平衡。必要时给予输液和吸氧。指导患者有效咳嗽，清除分泌物，保持呼吸道通畅。针对各种病毒正确选择和应用有效的病毒抑制剂，如利巴韦林（病毒唑）、阿昔洛韦（无环鸟苷）、更昔洛韦、奥司他韦、阿糖腺苷等，可辅助用中医药和生物制剂治疗。原则上不宜应用抗生素预防继发性感染，明确合并细菌感染时，及时选用敏感抗生素。本病多数预后良好。

四、真菌性肺炎

真菌性肺炎指真菌感染引起的以肺部炎症为主的疾病，主要指肺和支气管的真菌性炎症或相关病变，是肺部真菌病的一种，也是最常见的深部真菌病。随着社会进入老龄化，老年性心脑疾病、呼吸系统基础病、肿瘤、器官移植及各种侵入性治疗的增多，临床免疫抑制制剂、糖皮质激素使用增加，特别是广谱抗生素的滥用，导致医院内真菌感染机会增加，呼吸道真菌病尤为突出，病死率也在逐年增加。

真菌广泛分布于自然界中，健康人对真菌有高度的抵抗力，机体免疫力、真菌的致病性和环境条件对机体和真菌的相互作用产生影响。真菌的孢子可随尘埃一起被吸入呼吸道内；空气中的曲霉菌孢子，无论是直接吸入或间接在鼻咽部定植，都是引起免疫力低下者肺部感染的因素；体内其他部位真菌感染亦可经淋巴或血液到肺部，为继发性肺真菌病；另有患者可因接触了鸽粪而引起肺部原发性隐球菌病；机会性真菌感染常继发于免疫功能低下和患有基础疾病者。

（一）临床表现　常见的症状有持续发热、咳嗽、咳痰、头痛、乏力和体重减轻等，病情严重者有呼吸困难，肺部可闻及干湿性啰音或哮鸣音。

（二）实验室及其他检查 临床诊断细菌感染性疾病，经合理的抗生素治疗无效，发热不退者，应考虑真菌感染；或抗生素治疗发热消退病情好转后，再度发热，病情恶化，提示继发真菌感染；抗真菌药治疗有效，可验证诊断的意义。X线检查是诊断肺真菌病的重要手段，病灶可发生于肺部的任何部位，如隐球菌病灶好发于下叶，毛霉菌病灶好发于上叶，且右上叶较多见。影像表现多种多样，多无特征性，易与其他肺部疾病误诊。病理学诊断仍是肺真菌病的金标准。活体组织标本一份做镜检和培养，另一份做病理检查。从无菌部位采集的标本查出真菌有确诊意义。

（三）治疗要点 患者除具有真菌感染的临床症状和影像学征象外，出现分泌物或体液真菌培养阳性或血清学监测阳性，应立即开始抗真菌治疗。药物选择参考所检出的真菌而定。念珠菌感染常用氟康唑、伏立康唑、卡泊芬治疗。两性霉素对多数肺部真菌感染有效，但毒性反应大，应溶于5%葡萄糖溶液中静脉滴注，注意避光和控制滴速，观察畏寒、发热、心律失常和肝肾功能损害等不良反应。嘧啶类的氟胞嘧啶、咪唑类的酮康唑也可用于真菌性肺炎治疗。对长期应用广谱抗生素、激素的患者应注意口、鼻腔清洁，可口服氟康唑或酮康唑，以预防真菌感染。在疾病治疗时应合理使用抗生素、糖皮质激素，改善营养，加强口鼻腔的清洁护理，是防止院内真菌感染的重要措施。

五、其他病原体所致肺炎患者的

护理要点参见本章第2节“肺炎链球菌肺炎”患者的护理。

（张 清）

第4章 肺脓肿、脓胸患者的护理

第1节 肺脓肿

肺脓肿(lung abscess)是指由多种病原菌引起的肺组织化脓性感染。早期为肺组织的炎症,继而坏死、液化、外周有肉芽组织包围形成脓肿。临床特征为高热、咳嗽,脓肿破溃进入支气管后咳出大量脓臭痰。可见于任何年龄,以20~40岁多见,男性多于女性,年老体弱、有基础疾病者也易发生。自抗生素广泛应用以来,肺脓肿的发生率已大为减少。

一、病因及发病机制

1. **病因** 急性肺脓肿的病因最常来自上呼吸道、口腔细菌或分泌物的感染,包括需氧、兼性厌氧和厌氧菌。由于厌氧菌培养技术的进步,急性吸入性肺炎与肺脓肿的厌氧菌感染达85%~94%。有报道纯属厌氧菌感染的肺脓肿占58%;需氧与厌氧菌混合感染占42%。较重要的厌氧菌有核粒梭形杆菌、产黑色素杆菌、中间类杆菌、微需氧链球菌、螺旋体、消化球菌等。常见的需氧和兼性厌氧菌主要为金黄色葡萄球菌、溶血性链球菌、肺炎克雷白杆菌、铜绿假单胞菌、大肠埃希菌和流感嗜血杆菌。免疫力低下者,如接受化疗、白血病或艾滋病患者等,其病原菌也可为真菌。

2. **发病机制** 肺脓肿的发病机制与感染途径密切相关,可分以下几种。

(1) 吸入性肺脓肿:病原体经口、鼻、咽腔吸入所引起的肺脓肿,又称原发性肺脓肿,为肺脓肿发病的最主要原因。正常情况下,呼吸道有黏膜纤毛运载系统及咳嗽反射,可迅速清理气道,防止误吸。扁桃体炎、鼻窦炎、齿槽脓溢等脓性分泌物;口腔、鼻、咽部手术后的血块;齿垢或呕吐物等,在昏迷或全身麻醉等情况下,经气管被吸入肺内,造成细支气管阻塞,病原菌即可繁殖致病。此外,国内和国外报告显示,约29.3%和23%的病例未能发现明显诱因。可能由于受寒、极度疲劳等诱因的影响,全身免疫状态与呼吸道防御功能减弱,在深睡时吸入口腔的污染分泌物而发病。常为单发型。其发生与解剖结构及体位有关。由于右总支气管走行较陡直,且管径较粗,吸入物易入右肺,故右肺发病多于左肺。仰卧时,好发于上叶后段或下叶背段;坐位时,好发于下叶后基底段;右侧位时,好发于右上叶前段和后段形成的叶亚段。

(2) 继发性肺脓肿:肺脓肿继发于某些细菌性肺炎、空洞性肺结核、支气管扩张、支气管囊肿和支气管肺癌等;支气管异物致气道阻塞,也是导致肺脓肿特别是小儿肺脓肿的重要因素;肺部邻近器官化脓性病变,如膈下脓肿、肾周围脓肿、脊柱旁脓肿或食管穿孔等,穿孔穿破至肺可形成肺脓肿。

(3) 血源性肺脓肿:皮肤创伤感染、疖痈、骨髓炎、产后盆腔感染、亚急性细菌性心内膜炎等所致的败血症和脓毒血症时,病原菌(多数为金黄色葡萄球菌)、脓毒栓子,经小循环带至肺,引起小血管栓塞、肺组织发炎和坏死,形成脓肿。病变常为多发性,无一定分布,常发生于两肺的边缘部。

肺脓肿早期有细支气管阻塞,肺组织发炎,小血管栓塞,肺组织化脓、坏死,最终形成脓肿。液化的脓液积聚在脓腔内引起张力增高,最后破溃至支气管内,咳出大量脓痰。若空气进入脓腔,脓肿内出现液平面。有时炎症向周围肺组织扩展,可形成一至数个脓腔。若脓肿靠近胸膜,可发生局限性纤维蛋白性胸膜炎,引起胸膜粘连。位于肺脏边缘部的张力性脓肿,若破溃到胸膜腔,则可形成脓胸、脓气胸和支气管胸膜瘘。

急性肺脓肿经积极抗生素治疗及充分引流,病变可逐渐吸收,脓腔缩小甚至消失,或仅留少量纤维瘢痕。若急性肺脓肿治疗不彻底,或支气管引流不畅,坏死组织残留在脓腔内,炎症持续存在,则转为慢性肺脓肿。脓腔周围纤维组织增生,脓腔壁增厚,周围的细支气管受累,引起变形或扩张。

二、临床表现

1. **症状** 急性肺脓肿发病急剧,早期有弛张热,体温可达39~40℃,畏寒、咳嗽、咳少量黏液痰或黏稠浓痰。1~2周后脓肿破溃到支气管,痰量突然增加，每日可达 300～500mL，为脓性痰，呈灰黄绿色，可伴有血性痰。痰液留置可分为唾液、脓液及坏死沉渣 3 层。若为厌氧菌感染，则痰液发臭。炎症波及局部胸膜可引起患侧胸痛。病变范围较大，可出现气急。此外，还有精神不振、乏力、胃食欲缺乏等全身中毒症状。咳出大量痰液后，体温开始下降，全身症状逐渐好转。

血源性肺脓肿多先有原发病灶引起的畏寒、高热等全身脓毒血症的症状。经数日至两周出现肺部症状，如咳嗽、咳痰等。通常痰量不多，极少咯血。

急性阶段如未能及时有效治疗，支气管引流不畅，抗菌治疗效果不佳、不充分、不彻底，迁延 3 个月以上即为慢性肺脓肿。患者有慢性咳嗽、咳脓痰、反复咯血、继发感染和不规则发热等，常呈贫血、消瘦等慢性消耗病态。

2. **体征** 与肺脓肿的大小和部位有关。病变较小或位于肺脏的深部，可无异常体征。病变较大，脓肿周围有大量炎症，叩诊呈浊音或实音，听诊呼吸音减低，有时可闻及湿啰音。血源性肺脓肿体征大多呈阴性。累及胸膜时，可有胸膜摩擦音。慢性肺脓肿由于肺组织纤维化及胸膜增厚，患侧胸廓略塌陷，叩诊浊音，呼吸音减低，气管向患侧移位，且可出现贫血、消瘦及杵状指(趾)。

三、实验室及其他检查

1. **血液检查** 急性肺脓肿血白细胞计数增高，可达$(20\sim30)\times10^9$/L，中性粒细胞达 90%以上。病程长或咯血严重者可有贫血、红细胞沉降率增快等。

2. **痰液检查** 经口咳出的痰液很容易被口腔常存菌污染，痰直接涂片检查意义不大；咳出的深部痰液应及时做痰培养，否则污染菌在室温下大量繁殖，难以发现致病菌，且接触空气后厌氧菌消亡，会影响培养的可靠性；在环甲膜穿刺或在纤维支气管镜下取痰做痰涂片、痰培养及药物敏感试验能更好明确致病菌。痰液检查应在抗生素应用前进行。

3. **影像学检查** 吸入性肺脓肿早期在胸片上表现为大片浓密炎症阴影，边缘不清，呈肺段性分布。脓肿形成后，大量痰液经支气管咳出，胸片上可见带有含气液平面的圆形空洞。慢性肺脓肿的空洞壁厚，脓腔不规则，伴大量纤维化，常合并邻近胸膜肥厚。对于临床胸片不易明确诊断的患者，可行胸部 CT 检查。胸部 CT 检查能更准确地定位和发现体积较小的脓肿，对肺脓肿的诊断、鉴别诊断和确定治疗原则有重要意义。

4. **纤维支气管镜检查** 可以明确出血、扩张或阻塞部位，还可抽取分泌物行细菌学和细胞学检查，并可通过纤维支气管镜选择支气管造影。

四、诊断要点

依据口腔手术、昏迷、呕吐、异物吸入，急性发作的畏寒、高热、咳嗽和咳大量脓臭痰等病史及临床表现，结合白细胞总数和中性粒细胞显著增高，肺野大片浓密炎性阴影中有脓腔及液平面的 X 线征象，可做出诊断。血、痰培养，包括厌氧菌培养，分离细菌，有助于做出病原诊断。有皮肤创伤感染，疖、痈等化脓性病灶，发热不退并有咳嗽、咳痰等症状，胸部 X 线检查示有两肺多发性小脓肿，可诊断为血源性肺脓肿。

五、治疗要点

上呼吸道、口腔的感染灶必须根治。口腔手术时，应将分泌物尽量吸出。昏迷或全身麻醉患者，应加强护理，预防肺部感染。早期和彻底治疗是根治肺脓肿的关键。治疗原则为抗炎和引流。

1. **抗生素治疗** 急性肺脓肿主要治疗方法为抗生素治疗。抗生素应用要早，剂量要大，疗程要长，一般在 8～12 周，直到临床症状消失、胸片上空洞和炎症消失或仅有少量稳定的残留纤维化。对于厌氧菌和革兰阳性球菌等需氧菌，青霉素为首选药。厌氧菌还可加用克林霉素或替硝唑。院内获得性感染肺脓肿多数为革兰阴性杆菌或耐药金黄色葡萄球菌感染，可根据痰培养药物敏感试验针对性选用第三代头孢、喹诺酮类。在全身用药的基础上，加用局部治疗，如环甲膜穿刺、鼻导管气管内或纤维支气管镜滴药，常用青霉素 80 万 U(稀释 2～5mL)，滴药后按脓肿部位采取适当体位，静卧 1 小时。

血源性肺脓肿为脓毒血症的并发症，应按脓毒血症治疗。

2. **引流排痰** 有利于脓痰的排出，可缩短病程，提高治愈率。有条件者可尽早采用纤维支气管镜吸痰。当发热及一般情况好转后，立即采取体位引流。雾化吸入治疗有利于痰液引流。

3. **外科治疗** 支气管阻塞疑为支气管癌者；慢性肺脓肿经内科治疗 3 个月，脓腔仍不缩小，感染不能控制；或并发支气管扩张、脓胸、支气管胸膜瘘；大咯血危及生命时，需做外科治疗。

六、护理要点

1. **一般护理**

(1) 休息与活动：急性期患者应嘱卧床休息，病室内要保持空气流通，及时排出痰液、腥臭气味。最好与其他病种患者分室住或安置在病房一角靠近窗口，以减少对其他患者的不良影响。急性期后可循序渐进地进行活动。

(2) 舒适：做好口腔护理，可用生理盐水或复方硼砂溶液漱口，清除口臭。及时倾倒痰液，痰杯加盖并每日清洗消毒一次，痰杯内可放置消毒液，用以消毒和去除臭味。高热患者，给予物理降温或药物降温，药物降温时要防止因出汗过多导致虚脱。注意保持皮肤清洁干燥，经常更换衣被。

(3) 饮食护理：加强营养，给予高蛋白、高维生素、高热量、易消化食物，食欲欠佳者可少量多餐。必要时给予静脉营养甚至输血。

2. **病情观察**　急性肺脓肿出现以下情况，应加以重视：①持续高热、谵妄或神志不清者，注意有无感染引起的中毒性休克；②发绀、呼吸困难、胸痛明显者应警惕并发脓气胸；③痰量不多，中毒症状严重提示引流不畅；④昏迷患者发生肺脓肿多预后不良；⑤经抗生素治疗3个月以上，痰量仍每日多于50mL，肺内病变无明显吸收者，显示已进入慢性肺脓肿阶段。

3. **引流排痰**

(1) 纤维支气管镜引流：做支气管镜前4小时禁食，术前30分钟给予阿托品0.5mg皮下注射，口服可待因0.03g，以减少分泌物，避免咳嗽，然后行纤维支气管镜吸引并观察记录引流液的量、性质和颜色。术中如出现呼吸困难，严重憋气或不能耐受等情况应停止吸引。术后如有咯血应对症处理，呼吸困难应予吸氧。术中因咽喉局部麻醉，术后2小时后方可进温热流食，以减少对咽喉部的刺激，防止呛咳误吸。

(2) 体位引流：体位引流有利于大量脓痰排出体外，根据病变部位采取肺段、支气管引流的体位，使支气管内痰液借助重力的作用，经支气管、气管排出体外。引流前向患者说明体位引流的目的及操作过程，以消除顾虑，取得患者的合作。痰液黏稠不易咳出者，可先用生理盐水超声雾化吸入、应用祛痰药(氯化氨、溴己新、沐舒坦等)稀释痰液，或应用支气管舒张剂，提高引流效果。根据病变部位及患者自身体验，采取相应的体位。原则上抬高患肺位置，使引流支气管开口向下，同时辅以拍背，以借助重力的作用使痰液排出(图2-5-1)。引流宜在饭前1小时，饭后1～3小时进行，以免引流导致呕吐。每次引流15～20分钟，每日1～3次。一般安排在早晨起床时、晚餐前及睡前。引流过程中应有护士或家人协助，以便及时发现异常。引流中注意观察患者反应，若出现咯血、头昏、发绀、呼吸困难、出汗、脉搏细速、疲劳等情况应立即停止引流。注意观察体位引流出痰液的颜色、量、性质以及静置后是否分为三层。引流过程中鼓励患者做深呼吸及有效咳嗽，并辅以叩背，以利于痰液排出，必要时应用负压吸痰器经口吸痰或纤维支气管镜下抽吸排痰。引流完毕嘱患者休息。为消除痰液咳出时引起口臭，应用漱口水彻底漱口，以保持口腔清洁，以增进食欲，减少呼吸道感染机会。记录排出的痰量和性质，必要时将痰液送检。痰液用漂白粉等消毒剂消毒后再弃去。对年老体弱或在高热、咯血期间者不宜行体位引流。

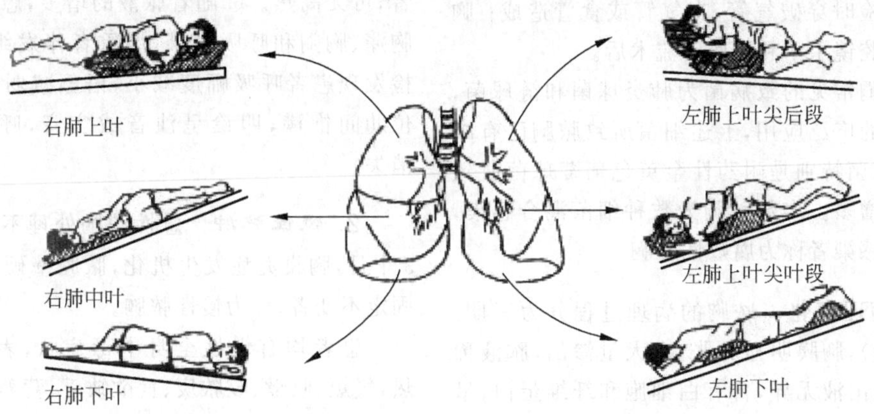

图2-5-1　体位引流示意图

4. **心理护理**　患者咳出大量脓性臭痰，无论对本人或他人都会产生不良刺激，医护人员应富于同情心，表现高度的责任感，妥善安置好患者床位，消毒各种容器，减少空气异味。当患者进行体位引流时,协助叩背,并鼓励患者坚持体位引流,以便得到彻底治疗。

第2节 脓 胸

脓胸(empyema)是指胸膜腔内的化脓性感染。脓胸按照病理发展过程可分为急性脓胸和慢性脓胸;按致病菌的种类分为化脓性脓胸、结核性脓胸及特异病原性脓胸;按胸膜腔受累的范围可分为局限性(包裹性)脓胸和全脓胸。脓胸可以发生于任何年龄,但以幼儿和老年体弱者多见。

一、病因及发病机制

(一)病因

(1)肺脓肿破溃入胸膜腔,约占脓胸的60%。

(2)邻近组织或器官的脓肿破裂,脓性液体流入胸膜腔,如化脓性心包炎、纵隔脓肿、肝脓肿及膈下脓肿。

(3)胸部开放伤、肺损伤、气管及食管损伤。外伤后引起的脓胸约占10%。外伤后胸腔内的血肿,特别是血气胸的病例,更容易继发感染。开放性胸部损伤的患者,多由于大量致病细菌直接进入胸膜腔内或胸内异物污染而引起脓胸。

(4)胸腔手术并发症引起的脓胸约占5%。术中胸膜被污染,术后并发支气管胸膜瘘,肺切除术后支气管残端瘘,食管切除术后吻合口瘘都会继发脓胸。常见的致病菌为金黄色葡萄球菌、大肠埃希菌、铜绿假单胞菌和真菌等。

(5)全身败血症和脓毒血症通过血源性感染并发脓胸。较少见的病因是由于自发性食管破裂,肺大疱破裂使胸膜腔继发感染,医源性引起的脓胸多由于胸腔镜检时穿破气管、支气管或食管造成;胸腔穿刺或胸腔镜手术和胸腔引流术后。

急性脓胸常见的致病菌为肺炎球菌和链球菌,随着抗生素的广泛应用,上述细菌所致脓胸已有减少,而葡萄球菌特别是耐药性金黄色葡萄球菌所致脓胸却明显增多。多数脓胸为数种细菌混合感染,伴有厌氧菌感染者称为腐败性脓胸。

(二)病理变化 脓胸的病理过程分为三期。Ⅰ期(渗出期),胸膜明显肿胀,有大量渗出,脓液稀薄,外观与漏出液无异,含有白细胞和纤维蛋白,呈浆液性。如此阶段能及时排出胸水,肺复张后活动度基本不受限。随着病程进展,进入Ⅱ期(纤维化期)。1~2周后,随着胸水的脓细胞和纤维蛋白不断增多,胸水逐渐由浆液性变为混浊黏稠的脓性,纤维蛋白沉积于脏、壁胸膜表面,称为脓苔。初期的纤维素质软膜薄易脱落。随着纤维素层不断加厚,紧粘于肺表面限制其活动并使脓胸有局限的趋势。以上病理变化基本属于临床的急性期,持续时间1~3个月。以后脓胸由急性期发展到Ⅲ期(机化期)。脓液少而稠厚,内有脓性沉淀物。胸膜的毛细血管和成纤维细胞增生,形成肉芽组织,纤维蛋白沉着机化,在脏壁层胸膜上形成坚韧增厚的纤维板,构成脓腔壁,纤维板固定紧束肺组织,牵拉胸廓内陷,纵隔向患侧移位,逐渐丧失呼吸功能。随着病情的发展,患侧肋间隙变窄,胸廓塌陷变形,膈肌固定和脊椎侧弯,进一步限制肺的通气功能。临床进入脓胸慢性期。

临床上多因急性脓胸未及时治疗,处理不当,脓腔内有异物,合并支气管或食管瘘未及时处理,或存在慢性感染灶等因素,急性脓胸发展至慢性脓胸。

伴有气管、食管瘘引起的脓胸,脓腔内多有气体,出现液平面,称为脓气胸。在急性脓胸后期,如脓胸因粘连分隔成多个脓腔,则形成多房脓胸,当脓液穿破胸壁外流,称为自溃性脓胸或外穿性脓胸。

二、临床表现

1. **急性脓胸** 在我国,通常把脓胸的渗出期和纤维化期称为急性脓胸。

急性脓胸患者的临床表现是在原发疾病的基础上出现脓胸症状。①全身中毒症状:多有弛张热型的高热,全身乏力,食欲不振,精神萎靡,白细胞计数增高等炎性指征。在婴幼儿、老年患者、全身情况极差、应用激素和免疫抑制剂和免疫缺陷的患者,可无高热。②随着脓液的增多,患者出现咳嗽、胸痛、胸闷和呼吸困难,严重者伴发绀和休克。体检发现患者呼吸幅度减小,语颤减弱,积液相应部位肋间饱满,叩诊呈浊音或实音,呼吸音减弱或消失。

2. **慢性脓肿** 急性脓胸处理不当,病程超过3个月,胸膜炎症发生机化,脓腔壁硬结,脓腔容量固定不变者,称为慢性脓胸。

患者均有慢性全身中毒症状,表现为长期低热,气短、咳嗽、咳脓痰、食欲缺乏、营养不良、低蛋白血症、贫血、消瘦甚至恶病质。体检可见患者呼吸运动减弱,肋间隙变窄,胸部塌陷,脊椎侧弯。部分患者可有杵状指(趾)。慢性脓胸患者由于长期感染中毒,导致肝、肾等脏器淀粉样变。

三、实验室及其他检查

1. **血液检查**　同肺脓肿。

2. **影像学检查**　急性期胸部X线平片检查患侧显示积液所致阴影。如有大量积液，患侧呈现大片浓密阴影，纵隔向健侧移位。如脓液在下胸部，可见一由外上向内下的斜行弧线阴影。伴气胸时可见气液平面。胸部CT更能发现胸腔积液及包裹性脓胸的准确定位，在其引导下可准确安置脓胸引流管。慢性期示胸壁及肺表面均有增厚层阴影或钙化，纵隔和气管向患侧移位。

3. **诊断性胸腔穿刺**　超声波检查可帮助确定胸腔积液部位及范围，有助于脓胸穿刺定位。胸腔穿刺抽出脓液送镜检，进行细菌培养和药物敏感实验，不仅可以明确诊断，亦可为细菌定性和选用抗生素提供依据。

四、诊断要点

根据病史、临床表现、血常规和X线影像学检查多可做出诊断。脓胸的确诊，必须做胸腔穿刺抽得脓液，进行涂片镜检、细菌培养及抗生素敏感试验，并可依此选用有效的抗生素治疗。

五、治疗要点

1. **急性脓胸**

(1) 控制感染：根据抗生素敏感试验，选用抗生素。

(2) 排出胸腔积脓促使肺复张：排出脓液的方法有，①胸腔穿刺抽液：适用于脓液稀薄且液量较少的患者。反复胸腔穿刺，尽量抽净脓液，每次抽吸后向胸膜腔内注入抗生素。②胸腔闭式引流：对于脓液稠厚、穿刺不易抽净，或经过治疗脓量不减少，患者症状无明显改善等情况，应及时施行肋间闭式引流；对于有多个脓腔、脓液稠厚，肋间闭式引流不能控制中毒症状的多房脓胸，引用闭式引流，即切开一段肋骨，切入脓腔，穿通多房成为一个脓腔，放置大口径引流管进行闭式引流。

(3) 全身支持治疗：如补充高维生素、高蛋白饮食，维持水、电解质酸碱平衡，对于体质衰弱及贫血患者，可少量多次输新鲜血。

2. **慢性脓胸**　慢性脓胸的非手术治疗包括改善患者的全身情况，积极治疗病因，消灭脓腔，尽可能保存和恢复肺功能。慢性脓胸多需手术治疗，以消除脓腔、保存肺功能，常用的手术方法有：①胸膜纤维板剥除术；②胸廓成形术；③胸膜肺切除术。

六、护理要点

1. **一般护理**

(1) 体位：嘱患者取半卧位，以利于呼吸和痰液的引流。有支气管胸膜瘘的患者取患侧卧位，以免脓液流向健侧或发生窒息。胸廓成形术后取术侧卧位。

(2) 饮食护理：同肺脓肿。

(3) 舒适护理：同肺脓肿。

(4) 改善呼吸功能：必要时吸氧，鼓励患者进行有效咳嗽、排痰、吹气球、使用呼吸功能训练器等，促进肺充分膨胀，增加通气量。

(5) 保持呼吸道通畅：痰多者，协助患者排痰和体位引流。

(6) 高热者遵医嘱抗感染治疗，并及时给予物理降温，鼓励多饮水，保持口腔卫生。

2. **排出脓液**　急性脓胸每日或隔日一次胸腔穿刺抽脓。抽脓后，胸腔内注射抗生素。脓液多时，应分次进行，每次抽吸不超过1 000mL，穿刺过程中及穿刺后应注意患者有无不良反应。慢性脓胸、脓液黏稠、抽吸困难或伴有支气管胸膜瘘者应行胸腔闭式引流。观察引流液性质、颜色、量，同时观察患者全身中毒情况是否好转，如果全身中毒症状不见好转，可能存在引流不彻底的情况。

3. **术前护理**　重症患者定时监测生命体征及病情变化，若出现胸闷、气促、脉搏加快、口唇青紫等症状，立即通知医生，并给予低流量氧气吸入；痰液较多，咳脓痰者，定时给予雾化吸入，并协助排痰；进行患侧上肢锻炼，增强上肢肌力。

4. **术后护理**　术后取半卧位，观察患者生命体征和引流液的量和性状，观察有无支气管胸膜瘘的表现。对胸廓成形术后患者，用厚棉垫、胸带升压包扎，并根据肋骨切除范围，在胸廓下垫一硬枕或加沙袋1～3kg压迫。以控制反常呼吸。包扎松紧应适宜，经常检查，随时调整。若患者行胸膜纤维板剥脱术，术后易发生大量渗血，应严密观察引流液的性状及量。若患者出现休克或休克早期表现，或胸腔闭式引流管每小时引流量超过200mL，持续3小时以上时，应视有活动性出血存在，及时报告医生，遵医嘱进行输血、输液及止血，必要时做好再次开胸手术准备。

（裴先波）

第5章 支气管扩张症患者的护理

支气管扩张症(bronchiectasis)是指由于急、慢性呼吸道感染和支气管阻塞后,反复发生支气管炎症,致使支气管壁结构破坏,引起的支气管异常和持久性扩张。临床表现主要为慢性咳嗽、咳大量脓痰和(或)反复咯血。本病多见于儿童及青年,可由多种病因引起,大多继发于急、慢性呼吸道感染和支气管阻塞后。近年来由于药物治疗效果显著,致病因素明显减少,发病率有显著下降趋势。

一、病因及发病机制

支气管扩张症多因支气管及其远端阻塞(淋巴结肿大、异物、稠厚分泌物、脓块和肿瘤等)并发感染而产生,弥漫性支气管扩张症见于先天性支气管壁软骨、支持组织发育缺陷、免疫缺陷等患者;局灶性支气管扩张症可由于未进行治疗的肺炎或阻塞(异物或肿瘤)、外源性压迫或肺叶切除后解剖移位。以上疾病损伤气道清除和防御能力,易发生感染,感染与阻塞互为因果,形成恶性循环。反复感染导致支气管壁各层组织,尤其是平滑肌和弹性纤维的破坏,可削弱对管壁的支撑作用,充满炎性介质和病原体黏稠液体的气道逐渐扩大,形成瘢痕和扭曲。引起感染的常见病原体包括细菌(如铜绿假单胞菌、流感嗜血杆菌、卡他莫拉菌、肺炎克雷白杆菌、金黄色葡萄球菌、结核分枝杆菌等)、真菌(如荚膜组织胞质菌)和病毒(如腺病毒、流感病毒)。支气管阻塞可引起肺不张,由于失去肺泡弹性组织的缓冲,进而胸腔负压牵拉支气管管壁,导致支气管扩张。

支气管扩张症多发生于3～4级支气管支,左侧多于右侧,以双肺下叶、舌叶、中叶多见,病变支气管依据形态可分为圆柱状、囊状、不规则扩张三种类型,常混合出现。肺呈蜂窝状。扩张的管腔常因黄绿色脓性或血性渗出物淤积而呈柱状或袋状。相邻肺实质常发生程度不等的纤维化、肺气肿、支气管肺炎和肺萎陷。

二、临床表现

1. 症状

(1) 持续或反复咳嗽、咳(脓)痰:无明显诱因者常隐匿起病,无或有轻微症状。随着感染加重,出现大量咳痰和发热,痰液呈现黄绿色脓性黏液状,甚至有恶臭。改变体位时可由于扩张的支气管内积存的脓液刺激支气管黏膜而出现痰量变化,常见于清晨起床时诱发剧烈咳嗽、咳痰。可伴随某一肺段反复发生感染并迁延不愈,主要是由于支气管扩张后其清除分泌物的功能受损所致。

(2) 反复咯血:50%～70%的患者有不同程度的咯血,可从痰中带血到大量咯血,应注意有时咯血量与病情严重程度可不一致。发生在上叶的“干性支气管扩张”的唯一症状为反复咯血,咳嗽和咳脓痰则不明显。

(3) 呼吸困难和喘息:提示广泛的支气管扩张或潜在的慢性阻塞性肺气肿。

2. 体征 早期或干性支气管扩张症患者可无异常体征;气道内分泌物较多时,可闻及湿啰音和干啰音。伴有慢性缺氧、肺源性心脏病和右心衰竭的患者有杵状指(趾)。

三、实验室及其他检查

1. 影像学检查

(1) 胸部X线检查:轻度支气管扩张无明显异常。随着病情发展可有肺纹理增多、紊乱或呈网格、蜂窝状改变。气道壁增厚,纵切面为“双轨征”,横切面为“环形阴影”。囊状支气管扩张特征性改变为卷发样阴影,气道内可见显著的囊腔,感染时可见气液平面。

(2) 胸部CT检查:局限性炎症浸润,肺容积减小,支气管远端呈现柱状或囊状扩张。

(3) 高分辨CT(HRCT)检查:在横断面上可清楚显示扩张的支气管,由于无创、敏感性高、特异性高等特点,成为目前支气管扩张最重要的诊断方法。

2. 纤维支气管镜检查 可判断出血部位和阻塞原因。当支气管扩张呈局灶性且位于段支气管以上时,可发现弹坑样改变。

3. 痰液检查 可显示丰富的中性粒细胞和定

植或感染的多种致病菌。痰液的性质、量、颜色、黏稠度等特征亦可协助诊断。

4．**肺功能测定**　能够证实弥漫性支气管扩张或相关的阻塞性肺部疾病导致的气流受限。

四、诊断要点

根据慢性咳嗽、大量脓痰、反复咯血和支气管肺部反复感染等临床症状及相应体征，结合诱发支气管扩张的疾病史可做出初步诊断。胸部HRCT显示支气管扩张的影像学改变可明确诊断。

五、治疗要点

治疗原则是消除潜在病因、治疗基础疾病、控制感染、促进排痰、解除气道痉挛、必要时手术治疗。

1．**治疗基础疾病**　活动性肺结核伴有支气管扩张者积极进行抗结核治疗；低免疫球蛋白血症可用免疫球蛋白替代治疗。

2．**控制感染**　为急性感染期主要治疗措施。可根据临床症状、体征、痰革兰染色、痰培养结果等选用有效抗生素。如存在铜绿假单胞菌感染时，可口服喹诺酮类，静脉滴注氨基糖苷类或第三代头孢菌素；伴有厌氧菌感染时，用甲硝唑、替硝唑或克林霉素等。

3．**保持呼吸道通畅**

（1）清除气道分泌物：可应用祛痰剂，如氯化铵、溴已新等，以及拍背、体位引流等措施促进排痰。应强调体位引流和雾化吸入等的重要性。如体位引流痰液仍难排出，可进行纤维支气管镜吸痰。

（2）改善气流受限：部分患者由于支气管反应性增高或炎症刺激，可出现支气管痉挛，影响痰液排出，此时可使用支气管舒张剂，如β_2受体激动剂或异丙托溴铵喷雾吸入。

4．**外科治疗**　主要方法是手术，切除病变组织、保存正常肺组织、避免感染和其他并发症。一般做肺叶或肺段切除，少数患者需行全肺切除。肺移植可作为重度支气管扩张的治疗手段之一。

（1）适应证：一般情况较好，心、肝、肾等重要器官功能可以耐受手术；规范内科治疗6个月以上症状无减轻；病变相对局限；症状明显，如持续咳嗽、大量脓痰、反复或大量咯血。

（2）禁忌证：一般状况差，心、肺、肝、肾功能不全，不能耐受手术者；双肺弥漫性病变；合并肺气肿、哮喘或肺源性心脏病者。

六、护理要点

1．**休息和环境**　急性感染或病情严重者应卧床休息，保持病室内适宜的温度、湿度，定时通风。

2．**饮食护理**　给予高热量、高蛋白、高维生素饮食，避免冷食物；少量多餐；保持口腔清洁，指导患者咳痰及进食前后用清水或漱口液漱口；注意食物品种与营养成分的调配，保证食物的色、香、味以促进食欲。鼓励患者多饮水以稀释痰液，每日饮水1 500mL以上。

3．**病情观察**　观察痰液的量、颜色、性质、气味和体位的关系，记录24小时痰量；观察咯血的颜色、性质和量；严密观察病情变化，注意患者的缺氧情况，是否有呼吸困难、呼吸急促或费力等。

4．**体位引流**　利用重力作用促使呼吸道分泌物流入气管、支气管，进而排出体外的方法。

（1）适应证：可用于分泌物滞留引起的大叶性肺不张，结构异常引起分泌物聚集而长期无法排出时（如支气管扩张、囊性肺纤维化或肺脓肿）。由于用力呼气受限（如慢性阻塞性肺疾病、肺纤维化）而无力排出分泌物的患者急性感染时。咳嗽无力（如老年或恶病质患者、神经肌肉疾病、术后或创伤性疼痛，或气管切开术患者）。支气管造影检查前后。

（2）禁忌证：年迈及一般情况极度虚弱、无法耐受所需的体位、无力排出分泌物。抗凝治疗。胸廓或脊柱骨折、近期大咯血和严重骨质疏松。

（3）引流体位：取决于分泌物潴留的部位和患者的耐受程度。原则上抬高患部位置，引流支气管开口向下。引流顺序：首先引流上叶，然后下叶，如果患者不能耐受，应及时更换体位。不宜采用头低位引流的患者：头外伤、胸壁创伤、咯血、严重心血管疾病者和患者状况不稳定者。

（4）引流时间：每日1～3次，每次15～20分钟，宜于饭前1小时，饭后或鼻饲后1～3小时进行，避免出现呕吐。

（5）引流前护理：向患者介绍体位引流的目的、方法和注意事项，减轻其疑虑，取得其配合；引流前15分钟给予支气管扩张剂。

（6）引流过程护理：密切观察患者有无出汗、头晕、面色苍白等症状；评估患者对引流的耐受程度，若心率超过120次/分，心律失常、高血压、眩晕等，应立即停止引流，并及时通知医生；在引流过程中，指导患者做腹式呼吸，或进行有效咳嗽以提高引流效果。

(7) 引流后护理：帮助患者采取舒适体位，给予漱口，保持口腔清洁；观察并记录引流液情况；评价引流效果。

5. **用药护理** 遵医嘱合理使用抗生素、祛痰剂和支气管舒张剂等，告知患者各种药物的名称、用途及使用剂量等，密切观察使用过程中可能出现的不良反应。

6. **咯血的护理** 咯血可反复发生，程度不等，可从痰中血丝到大咯血，因此，护士应严密观察。护理措施详见肺结核患者的护理。

7. **手术护理**

(1) 术前准备：①正确留取痰标本，协助做好痰细菌培养和药物敏感试验，以指导临床用药。②为防止术中、术后并发窒息或吸入性肺炎，应在术前遵医嘱合理使用抗生素，尽可能将痰量控制在每天 50mL 以下。③指导患者行体位引流和超声雾化吸入，以提高排痰效果。④给予合理饮食。⑤对慢性感染灶，给予清除，以防诱发呼吸道感染。⑥做好心理护理，告知患者手术过程，解答其疑问，使其对手术有正确的了解，积极配合手术。

(2) 术后护理：①在完全苏醒前和苏醒后 6～12 小时应有专人护理；24～48 小时内应细致观察生命体征变化。②注意肺复张后的呼吸音、有无缺氧现象。③密切观察胸腔引流管，妥善固定，保持通畅。详细记录引流量和尿量。若胸腔引流有大量血性液体流出，每小时超过 100mL，应及时通知医生，警惕胸内出血。④协助患者改变体位和咳嗽排痰。⑤对焦虑、恐惧的患者，应找出原因，使患者保持身心安静，必要时应用镇静剂。⑥对于长期卧床的患者，应常规予以翻身、按摩，预防压疮的发生。

8. **健康指导** ①疾病知识指导：告知患者及其家属支气管扩张症的概念、病因、发生发展及治疗、护理要点，使其自动识别病情变化的征象，能够及时就诊。②疾病预防：避免呼吸道感染，及时治疗呼吸道慢性疾病；戒烟；摄取必需的营养素，鼓励患者参加体育锻炼，避免受凉，增加机体抵抗力。③提高患者对早期治疗的认识。④教会患者及其家属学习和掌握有效咳嗽、胸部叩击、体位引流及雾化吸入等排痰方法；使其掌握大量咳痰、咯血的护理措施。

(李英丽)

第6章 肺结核患者的护理

肺结核(pulmonary tuberculosis)是由结核分枝杆菌引起的肺部慢性传染性疾病,是全球关注的公共卫生和社会问题,被列为我国重大传染病之一。自20世纪60年代起,结核病化学治疗成为控制结核病的有效方法,使新发病例治愈率达到95%以上。但从20世纪80年代中期以来,结核病出现全球性恶化趋势。据WHO 2018年全球结核病报告:结核病是全世界十大死因之一,也是最大的单一感染性病原体致死原因(高于艾滋病毒/艾滋病),每年有数百万人罹患结核病。根据最佳估计,2017年全世界有1000万人(范围:900万~1100万)新患结核病,其中2/3分布在以下八个国家:印度(27%)、中国(9%)、印度尼西亚(8%)、菲律宾(6%)、巴基斯坦(5%)、尼日利亚(4%)、孟加拉国(4%)和南非(3%)。1991年WHO制定和启动特别项目以积极推行全程督导短程化治疗(directly observed treatment short-course,DOTS)策略,正式确定该策略为官方策略,同时也作为国家结核病规划的核心内容。

一、病因及发病机制

1. 结核分枝杆菌 结核病的病原菌为结核分枝杆菌,包括人型、牛型、非洲型和鼠型4类,导致人类肺结核的致病菌90%以上为人型。结核分枝杆菌具有抗酸性、生长缓慢等生物学特性。

(1) 抗酸性:结核分枝杆菌又称抗酸杆菌,耐酸染色呈红色,可抵抗盐酸酒精的脱色作用。

(2) 生长缓慢:结核分枝杆菌为需氧菌,适宜生长温度为37℃左右。生长缓慢,增代时间为14~20小时,培养时间2~8周。

(3) 抵抗力强:结核分枝杆菌对干燥、冷、酸、碱等抵抗力强。在干燥环境中可存活6~8个月,甚至数年,阴湿环境下能生存5个月以上。一般的化学消毒剂如除污剂或合成洗涤剂对结核分枝杆菌不起作用,但结核分枝杆菌对热、光照和紫外线照射非常敏感,在烈日下暴晒2~7小时可被杀死;室内使用紫外线灯照射30分钟具有明显杀菌作用;煮沸5分钟即可被杀死。常用杀菌剂中,以70%酒精杀菌效果最佳,接触2分钟内可杀死结核分枝杆菌。5%苯酚或1.5%煤酚皂(来苏儿液)可以杀菌但用时较长,如5%苯酚需要24小时才能杀死痰中的结核分枝杆菌。将痰吐在纸上直接焚烧是最简易的灭菌方法。

(4) 菌体结构复杂:主要包括蛋白质、类脂质和多糖类。菌体蛋白质是结核菌的主要成分,可诱导皮肤变态反应;类脂质占50%~60%,其中蜡质约占类脂质的50%,主要参与组织坏死、干酪液化、空洞发生以及变态反应;多糖类参与某些免疫应答。

2. 结核病的传播

(1) 传染源:主要是痰中查出结核分枝杆菌的患者,尤其是未经治疗者。传染性的大小取决于痰内含菌数量、空间含菌微滴的密度及通风情况、接触的密切程度和时间长短以及个体免疫力的状况。直接涂片法查出结核分枝杆菌者属于大量排菌,涂片阴性而仅培养出结核分枝杆菌者属于微量排菌。

(2) 传播途径:主要有咳嗽、喷嚏、大笑或大声谈话等方式可把含有结核分枝杆菌的微滴排到空气中,因此飞沫传播是肺结核最重要的传播途径。其次是经消化道感染,如与患者共餐或食用带菌食物可引起肠道感染。其他感染途径,如通过皮肤、泌尿生殖系统等均很少见。

(3) 易感人群:人群易感性取决于人体对结核菌的免疫力,可分为非特异性免疫力和特异性免疫力两种。后者是通过卡介苗或感染结核菌后所获得的免疫力,其免疫力强于前者,但两者的保护作用都是相对的。前者除遗传因素外,还包括生活贫困、营养不良等社会因素,以及免疫力低下者,如婴幼儿、老年人,患有糖尿病、硅沉着病患者,HIV感染者、免疫缺陷和使用免疫抑制剂者。

3. 肺结核的发生与发展

(1) 原发感染:首次吸入结核分枝杆菌后,是否被感染取决于结核分枝杆菌的数量、毒力和肺泡内巨噬细胞的吞噬杀菌能力。如果结核分枝杆菌存活并在肺泡巨噬细胞内外生长繁殖,此部分肺组织即出现炎性病变,即形成原发病灶。原发病灶中的结核分枝杆菌可沿着淋巴管到达肺门淋巴结,引起淋巴结肿大。原发病灶和肿大的气管支气管淋巴结合成为原发综合征。原发病灶继续扩大,波及邻近组织器官,即发生结核病。少数患者的原发病灶可扩大呈干酪样坏死,形成空洞或干酪样肺炎。

(2) 继发型结核:可分为内源性复发和外源性再感染:①内源性复发:结核分枝杆菌进入人体后,人体对其产生细胞介导的特异性免疫反应,使原发病灶、肺门淋巴结和播散到全身各器官的结核分枝杆菌停止繁殖,并被大部分消灭。少量未被消灭的结核分枝杆菌可长期处于休眠期,成为潜在病灶,在特定情况下,可重新活动而导致结核病,称为内源性复发。②外源性再感染:是指受到结核分枝杆菌的再感染。两种不同发病方式主要取决于当地的结核病流行病学特点与严重程度。继发型肺结核病有明显的临床症状,容易出现空洞和排菌,具有传染性,是防治工作的重点。

(3) 结核病免疫和变态反应:结核病主要的免疫保护机制是细胞免疫,以第一类辅助性T细胞(Th1)为主,其能够促进巨噬细胞的功能和免疫保护力。机体对结核分枝杆菌及其代谢产物产生的反应,属于第Ⅳ型(迟发型)变态反应。

(4) Koch现象:结核分枝杆菌初次注射到机体时,注射部位出现红肿、溃烂,形成深度溃疡,导致局部淋巴结肿大,最终结核分枝杆菌可播散至全身,造成机体死亡。而将结核分枝杆菌注射到已被结核分枝杆菌感染的机体后,注射部位可出现剧烈反应,不久即愈合,且无淋巴结肿大及全身播散,亦无死亡发生。因此,将机体对结核分枝杆菌再感染和初感染所表现不同反应的现象,称为Koch现象。

二、病理变化

结核病的基本病理变化是炎性渗出、增生和干酪样坏死,以破坏与修复同时进行为特点,三者可同时存在,或以某种为主,可相互转化,取决于结核分枝杆菌的感染量、毒力大小、机体的抵抗力和变态反应状态。

(1) 渗出为主的病变:主要出现在结核炎症的早期或病变恶化时,表现为局部中性粒细胞浸润,继之由巨噬细胞和淋巴细胞代替。

(2) 增生为主的病变:主要出现在机体抵抗力强、菌量较少及病变恢复阶段,表现为典型的结核结节,为结核病的特征性表现,由淋巴细胞、上皮样细胞、朗格汉斯巨细胞(巨噬细胞吞噬结核分枝杆菌后体积变大并相互融合形成多核巨细胞)以及成纤维细胞组成。

(3) 干酪样坏死为主的病变:主要出现在结核分枝杆菌数量多、菌力强、机体超敏反应增强、机体抵抗力低下的情况。结核分枝杆菌不断繁殖,使细胞发生脂肪变性,溶解破裂直至坏死。干酪样坏死病变肉眼呈淡黄色,状似奶酪,故称为干酪样坏死。

上述病变可导致呼吸功能的病理生理改变,造成限制性阻塞性通气功能障碍、弥散功能障碍或肺内静脉分流以及引起肺源性心脏病。

三、临床表现

各型肺结核的临床表现不尽相同,但有共同之处。

1. **症状**

(1) 全身症状:由结核菌毒素引起的全身性感染中毒症状,以发热最常见,多为长期午后低热,即下午或傍晚开始升高,第二日晨降至正常。部分患者可有乏力、食欲减退、自汗和体重减轻等。育龄期女性可表现为月经不调。

(2) 呼吸系统症状

1) 咳嗽、咳痰:是肺结核最常见的症状,多为干咳或伴有少量黏液痰。空洞形成时,痰量可增多;伴细菌感染时,痰液呈脓性;伴厌氧菌感染时,表现为大量脓臭痰;合并支气管结核时,可有刺激性咳嗽。

2) 咯血:1/3~1/2的患者出现咯血,多为少量咯血,少数严重者发生大量咯血导致失血性休克。

3) 胸痛:当病变累及壁层胸膜时,可出现胸壁刺痛,并受呼吸和咳嗽的影响。

4) 呼吸困难:多见于干酪样肺炎和大量胸腔积液患者。

(3) 并发症:可出现自发性气胸、支气管扩张及淋巴结、骨及脑膜等肺外结核。

2. **体征** 取决于病变性质和范围。病灶小而轻者,常无阳性体征,病灶稍大者,在病变发生的局部可闻及湿性啰音,空洞性病变位置浅表而引流支气管通畅时有支气管呼吸音或伴湿性啰音。胸腔积液形成或肺实变者,可出现叩诊呈浊音或实音,呼吸音减弱或消失,胸膜摩擦音等肺部体征。如渗出性病变范围较大或有干酪样坏死时,可出现肺实变体征(触诊语颤增强、叩诊呈浊音等)。当形成较大范围的纤维条索时气管向患侧移位,患侧胸廓塌陷、叩诊呈浊音。结核性胸膜炎伴有胸腔积液时气管向健侧移位,患侧胸廓饱满、触诊语颤减弱、叩诊呈实音等。

四、实验室及其他检查

1. **痰结核分枝杆菌检查** 是确诊肺结核最特异的方法，是制订肺结核化疗方案和考核治疗效果的主要依据。

(1) 痰标本的收集：由于肺结核患者的排菌呈现间断性和不均匀性，查1次痰的阳性率为80%，而查3次痰的阳性率达95%，因此，为提高阳性率，通常收集患者深部痰液并连续多次送检。

(2) 痰涂片检查：直接涂片镜检是临床上最常用的检测结核分枝杆菌的方法。每毫升痰中至少含5 000～10 000个细菌时可呈阳性结果。阳性结果只能说明痰中含有抗酸杆菌，而由于非结核性分枝杆菌较少，因此，此检查有重要意义。

(3) 培养法：痰结核菌培养的敏感性和特异性高于涂片法，此方法是诊断结核病的金标准。一般需培养2～6周，超过8周仍未见结核杆菌生长者为阴性。

(4) 药物敏感性测定：主要为临床耐药病例的诊断、制订合理的化疗方案提供依据。

2. **结核菌素试验** 广泛用于检出结核分枝杆菌的感染，而非检出结核病。阳性结果并不能区分是结核分枝杆菌的自然感染还是卡介苗接种的免疫反应。目前WHO、国际防痨和肺病联合会推荐使用的结核菌素为纯蛋白衍化物(purified protein derivative，PPD)，以便于国际间结核感染率的比较。

(1) 试验方法：通常抽取0.1mL(5IU)结核菌素，在左前臂屈侧中上部1/3处进行皮内注射，48～72小时后观察并记录结果，测量皮肤硬结的横径和纵径，计算出平均直径=(横径+纵径)/2。硬结直径≤4mm为阴性(－)；5～9mm为弱阳性(+)；10～19mm为阳性(++)；≥20mm或虽<20mm，但局部出现水疱、坏死或淋巴管炎为强阳性(+++)。

(2) 试验结果的意义

阳性结果仅说明患者曾经受到结核分枝杆菌感染；呈强阳性时提示有活动性结核；若2年内结核菌素试验反应从<10mm增加至≥10mm，并且增幅为6mm及以上时，说明有新近感染。

阴性结果可见于：①未受到结核分枝杆菌感染。②结核分枝杆菌感染后的4～8周之内未充分建立变态反应时。③严重营养不良、重症结核、肿瘤、HIV感染、使用糖皮质激素及免疫抑制剂等情况导致机体免疫力低下或受抑制时，结核菌素反应也可暂时消失，待病情好转结核菌素试验又会转为阳性反应。

3. **影像学检查** 胸部X线检查是诊断肺结核的重要方法，最宜摄正、侧位片。可确定病变的部位、范围、形态、密度、性质，与周围组织的关系、有无活动性、有无空洞等。肺结核的病变多发生在上叶的尖后段和下叶的背段，密度不均匀，边缘较清晰。

4. **纤维支气管镜检查** 主要用于诊断支气管结核和淋巴结支气管瘘。

五、诊断要点

1. **诊断方法** 根据肺结核的症状和体征、结核病接触史、实验室及其他检查结果多可做出诊断。

2. **诊断程序**

(1) 可疑症状患者筛选：活动性肺结核患者和痰涂片阳性的肺结核患者常有可疑症状，如持续2周以上的咳嗽、咯血、午后低热、乏力等，此时应进行痰抗酸杆菌和胸部X线检查。

(2) 是否肺结核：胸部X线检查肺部有异常阴影者，应进行系统检查以确定病变性质。

(3) 有无活动性：活动性病变在胸片上通常表现为边缘模糊不清的斑块状阴影，可有中心溶解和空洞，或出现播散病灶。

(4) 是否排菌：可确定是否是传染源。

3. **肺结核的分类标准和诊断要点**

(1) 肺结核病分类和诊断要点

1) 原发型肺结核：也称初染结核，包括原发综合征和胸内淋巴结结核。多见于少年儿童及从边远山区、农村初进城市的成人，症状轻微或无症状，结核菌素试验多呈强阳性，原发综合征的X线呈哑铃状阴影，肺门淋巴结结核可呈团块状、边缘清晰和密度高的肿瘤型或边缘不清、伴有炎性浸润的炎症型。一般原发病灶吸收较快，不留任何痕迹。

2) 血行播散型肺结核：包括急性、亚急性、慢性三种。急性血行播散型肺结核(急性粟粒型肺结核)多见于婴幼儿和青少年。老年人、营养不良和各种原因导致的免疫力下降时亦可感染。结核分枝杆菌进入肺间质，侵犯肺实质，可形成典型的粟粒大小的结节，直径约2mm。起病急，持续高热，全身中毒症状严重，可并发结核性脑膜炎，出现颈项强直、脑膜刺激征等。起病初，X线和CT检查可见肺纹理重，2周左右由肺尖至肺底可见大小、密度、分布三均匀的粟粒结节。亚急性血行播散型肺结核多由于机体的抵抗力较强，只有少量的结核分枝杆菌经血液进入肺部引起临床症状。X线显示病灶以双上、中肺野为主,出现大小不等、密度不同和分布不均粟粒状或结节状阴影。慢性血行播散型肺结核多无明显中毒症状。

3) 继发型肺结核:包括浸润性肺结核、空洞性肺结核和干酪样肺炎等。多见于成人,病程长、易反复,病变轻重相差悬殊,结核菌素试验结果为阳性。渗出病变、干酪样病变和愈合性病变共存,X线特点为多态性,多位于肺上叶尖后段和下叶背段。

① 浸润性肺结核:多发生在肺炎和销量下X线呈片状、斑点状阴影,可融合形成空洞。

② 空洞性肺结核:干酪渗出病变溶解形成虫蚀样空洞,空洞形态不一;可向支气管播散,临床表现为发热、咳嗽、咳痰和咯血等。

③ 结核球:一般为单个,直径1～3cm,由干酪样病变吸收和周边纤维膜包裹或干酪空洞阻塞性愈合形成。80%以上的结核球有卫星灶。

④ 干酪样肺炎:大叶性干酪样肺炎,X线呈大叶性密度均匀磨玻璃状阴影,逐渐溶解呈虫蚀样空洞,痰中可有结核分枝杆菌。小叶性干酪样肺炎症状和体征均较前者轻,多位于肺中下部,X线呈小叶斑片播散病灶。

⑤ 纤维空洞性肺结核:各种原因使空洞长期不愈,洞壁可出现纤维化,使肺门抬高和肺纹理呈垂柳样,纵隔向患侧移位,健侧呈代偿性肺气肿。

4) 结核性胸膜炎:包括结核性干性胸膜炎、结核性渗出性胸膜炎、结核性脓胸,以结核性渗出性胸膜炎最为常见。

5) 菌阴肺结核:为3次痰涂片及1次培养阴性的肺结核。其诊断标准:①典型肺结核的临床症状和胸部X线表现。②临床可排除其他非结核性肺部疾患。③PPD(5IU)呈强阳性,血清抗结核抗体阳性。④痰结核菌聚合酶链反应(PCR)和探针检查呈阳性。⑤抗结核治疗有效。⑥肺外组织病理证实结核病变。⑦支气管或肺部组织病理证实结核病变。⑧支气管肺泡灌洗液中检出抗酸分枝杆菌。以上标准中①～⑥中3项或⑦～⑧中任何1项可确诊。

6) 其他肺外结核:如骨结核、肾结核、肠结核等。

(2) 痰结核分枝杆菌检查记录格式:阳性和阴性分别以(+)和(-)表示,“涂”和“培”分别代表涂片和培养的方法。患者无痰或未检查痰时,分别标明(无痰)或(未查)。

(3) 治疗状况记录

1) 初治:符合下列任何1条者。①到目前为止,从未进行抗结核治疗。②正在依据标准化疗方案治疗,而未满疗程者。③不规则化疗未满1个月的患者。

2) 复治:符合下列任何1条者。①初治失败的患者。②不规则化疗超过1个月者。③规则用药且疗程满后,痰菌检查又再次转为阳性者。④慢性排菌患者。

4. 肺结核的记录方式 按照以下顺序进行书写:结核病分类、病变部位、范围、痰菌情况、化疗史。有并发症、并存病等时,可在化疗史后按照并发症、并存病等顺序书写。血行播散型肺结核可注明“急性”或“慢性”;继发型肺结核可注明“浸润性”“空洞性肺结核”等。如原发型肺结核,双上,涂(+),初治,支气管扩张、高血压。

六、治疗要点

1. 化学治疗 合理化疗是肺结核的最主要的治疗方法,在此基础上,可辅以休息和营养疗法等。

(1) 肺结核化学治疗的原则:早期、规律、全程、适量和联合。整个化疗方案分为强化阶段和巩固阶段。

1) 早期:检出和确诊感染结核分枝杆菌后,应立即给予化疗,以迅速发挥早期杀菌作用,促使病变吸收和减少传染性。

2) 规律:严格遵医嘱化疗方案用药,不随意更改方案,以免产生耐药性。

3) 全程:按照治疗方案,完成规定疗程。

4) 适量:化疗药物的剂量不可过高或过低,过高易发生药物不良反应,过低不能达到有效血药浓度。

5) 联合:根据病性和药物作用特点联合使用2种以上药物,增强疗效,并可减少或防止耐药性的产生。

(2) 常用抗结核病药物

1) 异烟肼(INH,H):全杀菌剂(在细胞内外均能达到杀菌作用),是单一抗结核药物中杀菌力最强者。最低抑菌浓度为0.025～0.05μg/mL,口服后迅速吸收,血药浓度可达最低抑菌浓度的20～100倍,脑脊液中药物浓度也很高。主要不良反应为周围神经炎(可服用维生素B_6)和肝功能受损。

2) 利福平(RFP,R):全杀菌剂,与INH联用可明显缩短疗程。最低抑菌浓度为0.06～0.25μg/mL。半衰期为3～8小时,血药浓度可持续6～12小时,可形成肠肝循环,能保持较长时间的高峰血浓度,宜在晨起空腹或早饭前半小时服用,适于间歇使用,每周2次。服药后体液及分泌物呈橘红色。使用时注意监测肝毒性(可出现一过性转氨酶升高,如出现黄疸应立即停药)及变态反应,妊娠3个月以内者忌用，超过3个月者应慎用。

3）链霉素（SM，S）：半杀菌剂（对巨噬细胞外碱性环境中的结核分枝杆菌作用最强，对细胞内结核分枝杆菌作用较小），间歇用药，每周2～3次。不良反应主要有耳毒性、肾损害、口周麻木等，应用时应严格掌握剂量，儿童、老人、孕妇、听力障碍及肾功能不良者应慎用或不用。

4）吡嗪酰胺（PZA，Z）：半杀菌剂。初治涂阳的患者仅在最初2个月使用PZA，每周3次用药。在用药过程中可出现胃肠道不适、肝损害、高尿酸血症和关节痛等。

5）乙胺丁醇（EMB，E）：抑菌剂，最低抑菌浓度为0.95～7.5μg/mL，口服易吸收。不良反应主要为视神经炎。因此，在使用过程中应注意检查视觉灵敏度和颜色的鉴别力。

（3）统一标准化学治疗方案：执行全程督导短程化学治疗管理（DOTS），提高患者的治疗依从性。整个化疗分为强化和巩固两期，全疗程为6～8个月。

1）初治涂片阳性肺结核化疗方案：本方案包含初治涂片阴性有空洞形成或粟粒型肺结核。①每天用药方案：强化期：前2个月联合使用异烟肼、利福平、吡嗪酰胺和乙胺丁醇，顿服。巩固期：接着服用4个月的异烟肼和利福平，顿服。②间歇用药方案：强化期：2个月隔日1次或每周3次联合使用异烟肼、利福平、吡嗪酰胺和乙胺丁醇。巩固期：4个月隔日1次或每周3次联合使用异烟肼、利福平。

2）复治涂片阳性肺结核化疗方案：①每天用药方案：强化期：每天1次联合使用2个月的异烟肼、利福平、吡嗪酰胺、链霉素和乙胺丁醇。巩固期：接着每天1次服用4～6个月的异烟肼、利福平和乙胺丁醇。4个月后，痰菌仍为阳性时，可延长治疗期2个月。②间歇用药方案：强化期：2个月，隔日1次或每周3次联合使用异烟肼、利福平、吡嗪酰胺、链霉素和乙胺丁醇。巩固期：6个月，隔日1次或每周3次联合使用异烟肼、利福平和乙胺丁醇。

（4）耐药肺结核的治疗：耐药病例产生的原因主要是由于不规律、不合理用药和未给予任何治疗管理措施。解决耐药病例的最佳方法是通过采用全程督导化疗，使新发现初治涂阳患者达到高治愈率。耐药结核病的治疗应依据药物敏感性检查结果，详细询问既往用药史，选择至少2～3种敏感或未曾使用过的抗结核药物，强化期最好联合应用5种药物，巩固期至少应用3种药物。一般在痰菌阴性后，继续治疗18～24个月。

2. 对症治疗

（1）咯血：少量咯血者，嘱其卧床取患侧卧位，安慰患者，消除其紧张焦虑的情绪，口服止血药。中等或大量咯血时应严格卧床休息，患侧卧位，保证气道通畅，预防窒息，并配血备用。大咯血时，要及时合理地使用垂体后叶素，静脉缓慢推注（15～20分钟）或静滴。垂体后叶素的主要作用是收缩小动脉，使肺循环血量减少而达到较好的止血效果，但高血压、冠心病、心力衰竭患者和孕妇应慎用。必要时可经支气管镜局部止血，或插入球囊导管，压迫止血。若患者突然停止咯血，并出现呼吸急促、口唇发绀、烦躁不安时，警惕发生窒息。主要抢救措施：进行体位引流，使患者处于头低足高45°的俯卧位，同时拍击健侧背部，使积血排出；有条件时可进行气管插管和气管切开、高流量给氧、注射呼吸兴奋剂。

（2）毒性症状：高热或大量胸腔积液者可依据病情加用中小剂量的糖皮质激素，主要是利用其抗炎、抗毒作用，疗程在1个月内，使用剂量依据病情而定。

3. 外科手术治疗 手术治疗适用于病变不可逆转恢复，经合理化学治疗无效，病情已经稳定，非活动进展播散期的患者。手术治疗的原则是尽可能切除病灶，保留健康的肺组织。术前应给予充分而正规的抗结核治疗6～8个月，大部分病变可被吸收，为手术的最佳时机；术后继续抗结核治疗6～12个月，以防结核复发。基本手术方式有肺切除术和胸廓成形术。

（1）肺切除术

适应证：①肺结核空洞：厚壁空洞、张力空洞、巨大空洞、下叶空洞，萎陷疗法不能使其闭合。②结核球：直径＞2cm的干酪样病灶不易愈合，溶解液化形成的空洞应切除。③毁损肺：已丧失肺功能，药物治疗无效，且为反复发生化脓菌或真菌的感染源。④结核性支气管狭窄或支气管扩张：可引起反复咳痰、咯血。⑤反复或持续咯血：病情危急，药物治疗无效，且检查出血部位时，应将出血肺及时切除。⑥其他：如病灶较集中的久治不愈的慢性纤维干酪样肺结核，胸廓成形术后仍排菌者等。

禁忌证：①肺结核处于活动期，全身症状重，实验室检查不达标，或出现新的浸润灶。②心肺代偿能力差。③检查结果提示肺切除后将严重影响患者呼吸功能者。④合并肺外其他脏器结核，并继续进展或恶化者。

（2）胸廓成形术：属于萎缩疗法，是将不同数目的肋骨节段行骨膜下切除,使该部分胸壁下陷后靠近纵隔,并使其下面的肺得到萎缩。作用:①松弛和压缩病肺,减小呼吸运动幅度。②使空洞壁靠拢,促进愈合。③减缓血液和淋巴回流,减少毒素吸收,使局部缺氧。

适应证:①上叶空洞且不能耐受肺切除术者。②上叶空洞并中下叶亦有结核病灶者。③一侧广泛肺结核病灶,痰菌检查呈阳性,药物治疗无效且一般情况差者。④合并脓胸或支气管胸膜瘘,不能耐受肺切除术者。

禁忌证:①张力空洞、厚壁空洞及位于中下叶或近纵隔处的空洞患者。②结核球病灶或结核性支气管扩张患者。

七、护理要点

1. 休息与活动 ①肺结核患者症状明显,有毒性症状,或出现并发症时应卧床休息。②轻症患者应避免劳累和重体力劳动,保证充足的睡眠和休息。③恢复期可适当增加户外活动,进行有氧锻炼,增强机体的抵抗力。④没有传染性或极低传染性时应鼓励患者进行正常的社会交往,减轻其孤独和焦虑情绪。

2. 饮食护理 ①制订全面合理的饮食计划,饮食原则为高热量、高蛋白、富含维生素的饮食。其中成人每天总热量在8368～12 552kJ(2 000～3 000kcal);蛋白质要求1.5～2.0g/kg,优质蛋白质最好达到1/2,首选牛乳。②增进食欲:保持患者情绪平稳,增加饮食种类及变换烹调方法。③监测患者体重变化。④维持出入水量平衡:若患者有大量自汗,应监测患者液体出入量,给予足够的液体,以补充所丧失的水分。

3. 用药护理 ①向患者及其家属讲解抗结核药物的基本知识,如药物的作用、用途、可能的不良反应等,使其对所用药物有基本了解,能够及时发现药物所带来的不良反应,积极应对。②使用垂体后叶素时应控制滴速,以免引起恶心、心悸及面色苍白等不良反应。③强调按照肺结核标准化疗方案治疗的重要性,告知患者及其家属按时按量遵医嘱用药,不可随意增加、减少药量或停药,提高其健康信念。

4. 心理护理 应和患者建立良好的信任关系,真正做到以“患者为中心”,耐心解答患者存在的问题,杜绝歧视现象,鼓励患者建立应对疾病的信心。

5. 咯血的护理

(1) 血痰:以痰为主,痰中带有血丝或少量凝血块。此种情况无须特殊处理,嘱患者适当减少活动量,给予口服或肌内注射一般止血药。如上述情况加重,需做进一步检查。

(2) 小量咯血:患者应卧床休息,保持安静,给予口服或肌内注射一般止血药,若咯血量增多或有继续咯血倾向者,可静脉注射或静脉滴注止血药。

(3) 中等量咯血:患者需绝对卧床休息,给予镇静剂,禁用吗啡。止血药物首选垂体后叶素。咯血后易造成感染,患者可表现为高热,需对症抗感染治疗。

(4) 大咯血:应紧急处理,绝对卧床,保持合适体位。严密观察病情变化,积极配合医生进行抢救、止血及抗休克治疗。迅速建立静脉通道。如果需要进行肺切除术,做好术前护理。

6. 术前及术后护理

(1) 术前护理:向患者及其家属讲解手术过程及注意事项,减轻其焦虑情绪;遵医嘱进行各项术前检查;控制感染和减少痰量;给予患者提供营养支持。

(2) 术后护理:保持合适的体位;常规给予吸氧;严密观察生命体征,保持引流管通畅,详细记录胸腔引流量,如每小时血性液体超过100mL,应警惕胸腔内出血;协助患者改变体位和咳嗽排痰,保持呼吸道通畅。

(3) 并发症护理:遵守无菌操作和呼吸道隔离原则,遵医嘱使用抗结核、抗感染药物,防治肺部或胸腔继发性感染;注意观察患者是否有发热,刺激性咳嗽且健侧卧位时加剧、咳血性痰,胸腔闭式引流管持续性大量漏气,疑似发生支气管胸膜瘘,发现则立即告知医师处理,同时加强患者呼吸道护理。

7. 健康指导

(1) 结核病预防控制

1) 控制传染源:结核病的主要传染源是结核患者,尤其是痰涂片阳性患者。应早期发现,确诊患者及时转至结核病防治机构进行统一管理,并实行全程督导短程化学治疗(DOTS)。

2) 切断传播途径:①开窗通风,保持室内空气新鲜。痰涂片阳性的肺结核患者住院期间需呼吸道隔离,每天紫外线消毒病室。②结核分枝杆菌主要通过呼吸道传播,患者打喷嚏或咳嗽时应用双层纸巾遮住口鼻,纸巾做焚烧处理;应严禁随地吐痰,痰液应吐入带盖的容器里,与等量的1%消毒灵浸泡1小时后再弃去,或吐入纸巾中,含有痰液的纸巾应焚烧处理；接触痰液后应用流动水清洗双手。③餐具煮沸消毒或用消毒液浸泡消毒，同桌共餐时需使用公用筷子，以防传染。④衣物、寝具、书籍等污染物可在烈日下曝晒6小时以上。

3）保护易感人群：①卡介苗接种：卡介苗(BCG)是一种无毒的牛型结核菌活菌疫苗，接种后可使未受过结核菌感染者获得对结核病的特异免疫力。接种对象主要是未受过结核分枝杆菌感染的新生儿、儿童和青少年。②化学药物预防：对于高危人群，如与痰涂片阳性患者密切接触者，应定期到医院进行相关检查，必要时给予预防性化学药物治疗。

（2）疾病知识指导：告知患者定期复查胸片和肝、肾功能，以了解治疗效果和病情变化。嘱患者劳逸结合，提高机体免疫力但避免劳累；保证营养摄入，戒烟酒；避免情绪波动及呼吸道感染。

（李英丽）

第7章 慢性阻塞性肺疾病患者的护理

慢性阻塞性肺疾病(chronic obstructive pulmonary disease,COPD)简称慢阻肺,是一种常见的、可以预防和治疗的疾病,其特征是持续存在的呼吸系统症状和气流受限,通常与显著暴露于有害颗粒或气体引起的气道和(或)肺泡异常有关。COPD由于其患者数多,死亡率高,造成巨大的社会和经济负担,已成为一个重要的公共卫生问题。COPD目前居全球死亡原因的第4位,世界银行/世界卫生组织公布,至2020年COPD将位居世界疾病经济负担的第5位。在我国,2018年对慢阻肺进行的流行病学调查结果显示,慢阻肺的患病率占40岁以上人群的13.7%。慢阻肺是导致慢性呼吸衰竭和慢性肺源性心脏病最常见的病因,约占全部病例的80%,成为严重危害我国人群健康的重要慢性呼吸系统疾病。

COPD与慢性支气管炎和肺气肿密切相关。慢性支气管炎指支气管壁的慢性非特异性炎症。当患者每年咳嗽、咳痰3个月以上,并至少连续2年者,在除外导致慢性咳嗽的其他已知原因后即可诊断。肺气肿指肺部终末细支气管远端气腔出现异常持久的扩张,并伴有肺泡壁和细支气管的破坏而无明显的肺纤维化。当慢性支气管炎和(或)肺气肿患者肺功能检查出现气流受限,且不能完全可逆时,可诊断为COPD。如患者只有"慢性支气管炎"和(或)"肺气肿",而无气流受限,则不能诊断为COPD。支气管哮喘虽属慢性气道炎症性疾病且具有气流受限,但其气流受限具有显著的可逆性,因而不属于COPD。另外,一些已知病因或具有特征病理表现的气流受限疾病,如支气管扩张症、肺结核纤维化病变、弥漫性泛细支气管炎、严重的间质性肺疾病等,均不属于COPD。

一、病因和发病机制

1. **发病机制** 本病的确切病因尚不明确,但与多种危险因素有关。

(1) 个体因素:某些遗传因素如α_1抗胰蛋白酶缺乏可增加COPD发病的危险性。重度α_1抗胰蛋白酶缺乏与非吸烟者的肺气肿形成有关。支气管哮喘和气道高反应性也是COPD的危险因素,气道高反应性可能与机体某些基因和环境因素有关。谷胱甘肽S-转移酶(glutathione S-transferase,GST)基因M1和T1多态性亦与慢阻肺发生有关。

(2) 环境因素

1) 吸烟:为COPD重要发病因素。吸烟者慢性支气管炎的患病率比不吸烟者高2~8倍,吸烟者肺功能的异常率较高,FEV_1的年下降率较快。被动吸烟也可能导致呼吸道症状以及COPD的发生。吸烟量越大,患病率越高。

2) 职业性粉尘和化学物质:接触职业性粉尘和化学物质,如烟雾、过敏原、工业废气及室内空气污染等,浓度过大或接触时间过久,能使气道反应性增加,可导致与吸烟无关的COPD发生。

3) 空气污染:空气中的化学气体如氯、氧化氮、二氧化硫等,粉尘如二氧化硅、煤尘、棉尘、蔗尘等与COPD发生发展有关,新的研究证据表明发展中国家妇女可能因暴露于室内烹饪过程中使用的现代或传统生物燃料而易发生慢阻肺,这可能与烹调时产生的大量油烟和生物燃料产生的烟尘等有关,主要是与对支气管黏膜产生刺激和细胞毒性作用,或刺激支气管黏膜,使气道清除功能遭受损害有关。生物燃料所产生的室内空气污染可能与吸烟具有协同作用。

4) 感染:呼吸道感染是COPD发病和加剧的另一个重要因素。致病因素中,细菌感染以肺炎链球菌和流感嗜血杆菌为主,病毒感染主要以流感病毒、呼吸道合胞病毒等为主,支原体也是重要病原体。儿童期重度下呼吸道感染和成年时的肺功能降低及呼吸系统症状发生亦相关。此外,近年来,人们提出HIV感染者慢阻肺患病率增高,二者之间相关机制尚不清楚,HIV医疗工作者、研究人员、政策制定者及企业应关注HIV感染者慢阻肺的诊断和治疗,在抗HIV治疗的同时还应强调戒烟和慢阻肺规范化治疗。

5) 社会经济地位:COPD的发病与患者社会经济地位有一定相关。可能与室内外空气污染的程度不同、营养状况或其他和社会经济地位等差异有一定内在的联系。

2. **发病机制**

COPD的发病机制尚未完全明了，目前普遍认为COPD是多种环境因素与机体自身因素长期相互作用的结果。

(1) 炎症机制：COPD的各种危险因素都可产生类似的炎症过程，从而导致COPD的发生。研究发现，患者肺内不同部位可见肺泡巨噬细胞、T淋巴细胞和中性粒细胞等炎症细胞的增加，激活的炎症细胞释放多种介质，如白三烯、白细胞介素8、肿瘤坏死因子α和其他炎症介质等，这些介质能破坏肺的结构和(或)促进中性粒细胞炎症反应，其特征性的改变是气道、肺实质和肺血管的慢性炎症。

(2) 蛋白酶-抗蛋白酶失衡机制：蛋白酶-抗蛋白酶失衡在COPD的发病中起重要作用。蛋白水解酶可以损伤、破坏组织，抗蛋白酶对弹性蛋白酶等有抑制功能。

(3) 氧化应激机制：氧化与抗氧化失衡也在COPD的发病中起重要作用。多项研究表明，慢阻肺患者的氧化应激增加，氧化物主要有超氧阴离子、羟基、H_2O_2 和一氧化氮等，可直接作用并破坏蛋白质、脂质、核酸等生化大分子，导致细胞功能障碍和细胞死亡。还可引起蛋白酶-抗蛋白酶失衡，促进炎症反应等。

(4) 其他机制：自主神经系统功能紊乱(如胆碱能神经受体分布异常致气道高反应性)、营养不良、气温变化等也参与COPD的发生、发展。

3. **病理变化** COPD的病理改变主要涉及气道、肺实质和肺的血管系统。

(1) COPD的气道病变：主要发生在中央气道和外周气道。急性期有支气管黏膜上皮细胞变性、坏死、溃疡形成，纤毛倒伏、变短、不齐、粘连，部分脱落。缓解期黏膜上皮修复、增生、鳞状上皮化生和肉芽肿形成。中央气道(气管、支气管以及内径>2～4mm的细支气管)有炎症细胞浸润表层上皮，黏液分泌腺增大和杯状细胞增多肥大使黏液分泌亢进。外周气道(内径<2mm的小支气管和细支气管)的慢性炎症可致气道壁损伤和修复过程反复循环发生。修复过程导致气道壁结构重塑，胶原含量增加及瘢痕组织形成，造成气腔狭窄，引起固定性气道阻塞，是COPD气流受限的主要病理生理基础之一。

(2) COPD的肺实质破坏：表现主要为小叶中央型肺气肿，有呼吸性细支气管的扩张和破坏，可见肺过度膨胀，弹性减退。外观灰白或苍白，表面可见多个大小不一的大疱，进展时合并有肺毛细血管床的破坏。镜检时可见肺泡壁变薄，肺泡腔扩大、破裂或形成大疱，血液供应减少，弹力纤维网破坏。

(3) COPD肺血管的改变：以血管壁的增厚为特征，表现为内膜增厚、平滑肌增加和血管壁炎症细胞浸润，其中内膜增厚是最早的结构改变。COPD加重时平滑肌、蛋白多糖和胶原的增多进一步使血管壁增厚。

二、临床表现

1. **症状** 起病缓慢，病程长，早期自觉症状较少。

(1) 慢性咳嗽：通常为首发症状。初起咳嗽呈间歇性，早晨咳嗽明显，以后早晚或昼夜均有咳嗽，睡眠时可有阵咳或排痰。

(2) 咳痰：通常为少量白色黏液或浆液性泡沫痰，清晨较多。合并细菌感染时痰量增多，常为脓性痰。合并感染时可咳血痰或咯血。

(3) 气短或呼吸困难：是COPD的标志性症状。早期仅于体力劳动或剧烈活动时出现，后逐渐加重，甚至日常活动或休息时也感气短。

(4) 喘息和胸闷：部分患者特别是重度患者出现喘息，是COPD的非特异性症状。表现为劳力后发生胸部紧闷感，可能与呼吸费力、肋间肌等容性收缩有关。

(5) 全身性症状：重症或晚期患者发生体重下降、食欲减退、外周肌肉萎缩和功能障碍、精神抑郁和(或)焦虑等全身症状。

2. **体征** 早期体征可无明显异常。随疾病进展，可见桶状胸、腹部膨凸，呼吸浅快，重症可见胸腹矛盾运动和缩唇呼吸，呼吸困难加重时常采取前倾坐位。低氧血症者可出现黏膜及皮肤发绀，伴右心衰竭者可见下肢水肿、肝大。叩诊可呈过清音，心浊音界缩小，肺肝界降低。听诊双肺呼吸音减低，呼气延长，平静呼吸时可闻及干性啰音，两肺底或其他肺野可闻及湿性啰音；心音遥远，剑突部心音较清晰响亮。

3. **并发症**

(1) 慢性呼吸衰竭：常见于AECOPDⅡ～Ⅲ级的患者，表现为症状明显加重，发生低氧血症和(或)高碳酸血症，出现呼吸困难、发绀等缺氧表现和面部潮红、心率增快、失眠、躁动等二氧化碳潴留的表现。

(2) 自发性气胸：由于肺大疱破裂，患者突发加重的呼吸困难，并伴有明显发绀，患侧肺部叩诊为鼓音，听诊呼吸音减弱或消失，可通过X线检查确诊。

(3) 慢性肺源性心脏病：其中80%的患者来源于慢阻肺。主要由于慢阻肺引起肺血管床减少及缺氧导致肺动脉收缩和血管重构，导致肺动脉高压，右心室肥厚扩大，失代偿产生右心功能不全。

4. **病史特征** COPD患病过程应具有以下特征：

(1) 吸烟史：患者多有长期、大量吸烟史。

(2) 职业性或环境有害物质接触史：如粉尘、烟雾、有害颗粒或有害气体的较长期接触史。

(3) 家族史：COPD常有家族聚集倾向。

(4) 发病年龄及好发季节：发病多于中年以后，且好发于秋冬寒冷季节，常有反复呼吸道感染及急性加重史。病情进展后，急性加重渐频繁。

(5) 慢性肺源性心脏病史：COPD晚期出现低氧血症和(或)高碳酸血症，可并发慢性肺源性心脏病和右心衰竭。

5. **COPD的严重程度评估**

(1) 症状评估：可采用改良版英国医学研究委员会呼吸困难问卷(mMRC问卷)评估，见表2-7-1。

(2) 肺功能评估：可使用GOLD分级：慢阻肺患者吸入支气管舒张药后 $FEV_1/FVC<70\%$，再根据 FEV_1 下降程度进行气流受限的严重程度分级，见表2-7-2。

表 2-7-1 mMRC问卷

mMRC分级	呼吸困难症状
0级	剧烈运动时出现呼吸困难
1级	平地快步行走或上缓坡时出现呼吸困难
2级	由于呼吸困难，平地行走比同龄人步行慢或需要停下来休息
3级	平地行走100米左右或数分钟后即需要停下来喘气
4级	因严重呼吸困难而不能离开家或在穿脱衣服即出现呼吸困难

表 2-7-2 慢性阻塞性肺疾病气流受限严重程度GOLD分级

肺功能分级	分级标准
GOLD1级：轻度	$FEV_1\geq80\%$预计值
GOLD2级：中度	50%预计值$\leq FEV_1<80\%$预计值
GOLD3级：重度	30%预计值$\leq FEV_1<50\%$预计值
GOLD4级：极重度	$FEV_1<30\%$预计值

(3) 急性加重风险评估：上一年发生2次或以上急性加重，或者1次及1次以上需要住院治疗的急性加重，或 $FEV_1<50\%$预计值，均提示今后急性加重风险增加。

6. **COPD病程分期** 可分为急性加重期与稳定期。急性加重期指患者在短期内咳嗽、咳痰、气短和(或)喘息加重，痰量增多，呈脓性或黏液脓性，可伴有发热等炎症明显加重表现，并需改变基础COPD的常规用药者。根据临床征象将慢阻肺急性加重分为3级(见表2-7-3)。稳定期是指患者咳嗽、咳痰、气短等症状稳定或轻微。

表 2-7-3 AECOPD的临床分级

	Ⅰ级	Ⅱ级	Ⅲ级
呼吸衰竭	无	有	有
呼吸频率(次/分)	20～30	>30	>30
应用辅助呼吸肌群	无	有	有
意识状态改变	无	无	有
低氧血症	能通过鼻导管或文丘里面罩28%～35%吸氧浓度吸氧而改善	能通过文丘里面罩28%～35%浓度吸氧而改善	不能通过文丘里面罩吸氧或>40%吸氧浓度而改善
高碳酸血症	无	有，$PaCO_2$ 增加到50～60mmHg	有，$PaCO_2>60$mmHg，或存在酸中毒(pH≤7.25)

三、实验室及其他检查

1. **肺功能检查** 是判断气流受限的客观指标，其重复性好，对COPD的诊断、严重程度评价、疾病进展、预后及治疗反应等均有重要意义。气流受限是以第一秒用力呼气容积(FEV_1)和第一秒用力呼气容积占用力肺活量百分比(FEV_1/FVC)的降低来确定的。

(1) FEV_1/FVC：是评价COPD的一项敏感指标，可检出轻度气流受限。当吸入支气管扩张剂后，$FEV_1/FVC<70\%$可确定为持续气流受限。而FEV_1占预计值的百分比($FEV_1\%$预计值)因变异性小，易于操作，是评价中、重度气流受限的良好指标，应作为COPD肺功能检查的基本项目。

(2) 呼气峰流速(PEF)及最大呼气流量-容积曲线(MEFV)：也可作为气流受限的参考指标，但COPD时PEF与FEV_1的相关性不够强，PEF有可能低估气流阻塞的程度。

(3) 其他肺功能指标：气流受限可导致肺过度充气，使肺总量(TLC)、功能残气量(FRC)和残气容积(RV)增高，肺活量(VC)减低。

(4) 一氧化碳弥散量(DL_{CO})降低，DL_{CO}与肺泡通气量(V_A)之比(DL_{CO}/V_A)比单纯DLCO更敏感。

2. **影像学检查**

(1) 胸部X线检查：对COPD诊断特异性不高，但对确定肺部并发症及与其他疾病如肺间质纤维化、肺结核等鉴别有重要意义。COPD早期可无明显变化，后逐渐出现肺纹理增多、紊乱等非特征性改变。其特征性表现主要为肺过度充气：肺容积增大，胸腔前后径增长，肋骨走向变平，肺野透亮度增高，横膈位置低平，心脏悬垂狭长，肺门血管纹理呈残根状，肺野外周血管纹理纤细稀少等，有时可见肺大疱形成。

(2) 胸部CT检查：一般不作为常规检查。高分辨率CT(HRCT)对辨别小叶中心型或全小叶型肺气肿及确定肺大疱的大小和数量，有很高的敏感性和特异性，对预计肺大疱切除或外科减容手术等的效果有一定价值。

3. **血气分析** 对确定低氧血症、高碳酸血症、酸碱平衡失调、判断呼吸衰竭类型有重要价值。血气异常首先表现为轻、中度低氧血症。随疾病进展，低氧血症逐渐加重，并出现高碳酸血症，还可进展为呼吸衰竭。

4. **其他** 实验室检查出现低氧血症时血红蛋白及红细胞可增高，当血细胞比容>55%可诊断为红细胞增多症。合并细菌感染时血白细胞计数增高，核左移。痰培养可检出各种病原菌，常见者为肺炎链球菌、流感嗜血杆菌、卡他莫拉菌、肺炎克雷白杆菌等。

四、诊断要点

根据高危因素史、病史、临床表现及肺功能检查等综合分析确定。诊断COPD的必备条件是持续气流受限，持续气流受限指吸入支气管舒张药后$FEV_1/FVC<70\%$。

五、治疗要点

(一) 稳定期 治疗应以减轻症状，阻止病情发展，缓解或阻止肺功能下降，改善活动能力，提高生活质量，降低病死率为目的。

1. **教育与管理** 教育和督导患者戒烟，脱离污染环境，避免或防止粉尘、烟雾及有害气体吸入，掌握疾病的相关知识，提高自身处理疾病的能力，更好地配合治疗和加强预防措施，减少反复加重，维持病情稳定，提高生活质量。2019年GOLD指南提出的管理循环见图2-7-1。

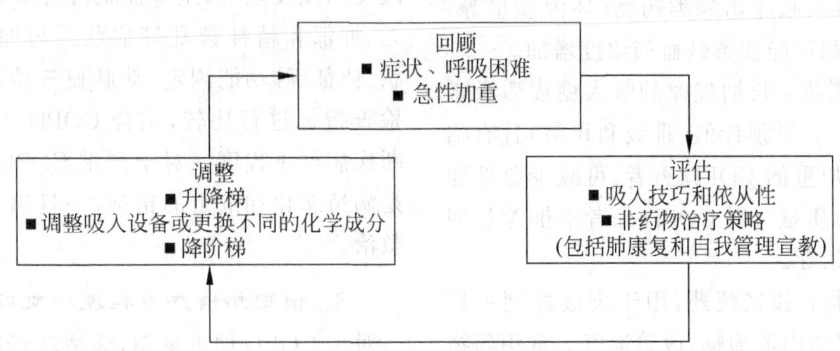

图2-7-1 慢阻肺管理循环

2．**药物治疗** 用于预防和控制症状,减少急性加重的频率和严重程度,提高运动耐力和生活质量。

(1) 支气管舒张剂：可松弛支气管平滑肌、扩张支气管、缓解气流受限,是控制COPD症状的主要治疗用药。短期按需应用可缓解症状,长期规则应用可预防和减轻症状,增加运动耐力。与口服药物相比,吸入剂不良反应小,因此多首选吸入治疗,见表2-7-4。

表2-7-4 稳定期慢阻肺患者病情严重程度的综合性评估及其主要治疗药物

患者综合评估分组	特　征	肺功能分级	上一年急性加重次数	mMRC分级	首选治疗药物
A组	低风险,症状少	GOLD1～2级	≤1次	0～1级	SAMA或SABA,必要时
B组	低风险,症状多	GOLD1～2级	≤1次	≥2级	LAMA和(或)LABA
C组	高风险,症状少	GOLD3～4级	≥2次	0～1级	LAMA,或LAMA加LABA,或ICS加LABA
D组	高风险,症状多	GOLD3～4级	≥2次	≥2级	LAMA加LABA,或加ICS

注：SABA：短效β_2受体激动药；SAMA：短效抗胆碱能药；LABA：长效β_2受体激动药；LAMA：长效抗胆碱能药；ICS：吸入糖皮质激素。

1) β_2肾上腺素受体激动剂：短效定量雾化吸入剂(SABA)主要有沙丁胺醇、特布他林等,数分钟内开始起效,15～30分钟达到峰值,持续疗效4～5小时,每次剂量100～200μg(每喷100μg,1～2喷),24小时内不超过8～12喷。主要用于缓解症状,按需使用。长效定量吸入剂(LABA)如福莫特罗(formoterol),作用持续12小时以上,吸入后1～3分钟起效,常用剂量为4.5～9μg,每日2次。

2) 抗胆碱能药：主要有异丙托溴铵(ipratropium)气雾剂,可阻断M胆碱受体。定量吸入,起效时间比沙丁胺醇慢,但持续时间长,可维持6～8小时,剂量为40～80μg(每喷20μg),每天3～4次。该药不良反应小,长期吸入可改善COPD患者健康状况。

3) 茶碱类药物：茶碱缓释或控释片0.2g,早、晚各一次；氨茶碱0.1g,每日3次。注意监测血药浓度,血茶碱浓度>15mg/L时不良反应明显增加。吸烟、饮酒、服用抗惊厥药、利福平等可引起肝酶受损并缩短茶碱半衰期。老人、持续发热、心力衰竭和肝功能明显障碍者,同时应用西咪替丁、大环内酯类药物(红霉素等)、氟喹诺酮类药物(环丙沙星等)和口服避孕药等都可能使茶碱血药浓度增加。

(2) 糖皮质激素：长期规律的吸入糖皮质激素较适用于FEV_1<50%预计值(Ⅲ级和Ⅳ级)且有临床症状以及反复加重的COPD患者,可减少急性加重频率,改善生活质量。对COPD患者不推荐长期口服糖皮质激素治疗。

(3) 其他药物：如祛痰药,用于痰液黏稠不易咳出者,有利于气道引流通畅,改善通气。常用药物有盐酸氨溴索(ambroxol)30mg,每日3次。疫苗可减少COPD患者的严重程度和死亡,可每年给予1次(秋季)或2次(秋、冬)。某些中药具有祛痰、支气管舒张、免疫调节等作用。

3．**长期家庭氧疗(LTOT)** 可提高慢性呼吸衰竭患者的生活质量和生存率。应用范围为Ⅳ级即极重度COPD患者,具体指征：①PaO_2≤55mmHg或动脉血氧饱和度(SaO_2)≤88%,有或没有高碳酸血症。②PaO_2 55～60mmHg,或SaO_2<89%,并有肺动脉高压、心力衰竭水肿或红细胞增多症(血细胞比容>55%)。长期氧疗的目的是使患者在海平面水平,静息状态下,达到PaO_2≥60mmHg和(或)使SaO_2升至90%,以维持重要器官功能,保证周围组织氧供。

(二) 急性加重期治疗

1．**确定COPD急性加重的原因** 最常见的原因是病毒、细菌所致的气管、支气管感染。

2．**COPD急性加重的诊断和严重性评价** COPD急性加重的主要症状是气促加重,常伴有喘息、胸闷、咳嗽加剧、痰量增加、痰液颜色和(或)黏度改变以及发热等,全身症状可有不适、失眠、嗜睡、疲乏、抑郁和精神紊乱等症状。与加重前的病史、症状、体征、肺功能测定、动脉血气检测和其他实验室检查指标进行比较,结合COPD严重程度分级,判断疾病严重程度。对于严重COPD患者,神志变化是病情恶化和危重的指标,一旦出现需及时送医院救治。

3．**根据病情严重程度决定院外或住院治疗** 对于COPD加重早期,病情较轻的患者可以在院外治疗,但需注意病情变化,及时决定送医院治疗的时机。COPD急性加重病情严重者需住院治疗。

4．COPD急性加重的治疗方案

（1）评估病情的严重程度。

（2）控制性氧疗：氧疗是COPD加重期住院患者的基础治疗。给氧途径包括鼻导管或文丘里（Venturi）面罩。吸入氧浓度不宜过高，一般为28%～30%，避免因吸入氧浓度过高引起CO_2潴留及呼吸性酸中毒。氧疗30分钟后应复查动脉血气，以确认氧合满意，且未引起CO_2潴留和（或）呼吸性酸中毒。

（3）抗生素：当患者呼吸困难加重，咳嗽伴有痰量增多及脓性痰时，应根据COPD严重程度及相应的细菌分层情况，结合当地常见致病菌类型和药物敏感情况选择敏感抗生素。

（4）支气管舒张剂：短效β_2受体激动剂联合抗胆碱能药物（为异丙托溴铵，噻托溴铵等）雾化吸入，可用于COPD急性加重期的治疗。

（5）糖皮质激素：在应用支气管舒张剂基础上，口服或静脉滴注糖皮质激素，如口服泼尼松每日30～40mg，连续7～10天后逐渐减量停药。也可以静脉给予甲泼尼龙40mg，每日1次，3～5天后改为口服。

（6）机械通气：根据病情好转的可能性，患者自身及家属的意愿以及强化治疗的条件决定COPD急性加重患者对机械通气的使用。有无创和有创两种机械通气方式，根据病情需要，可首选无创性机械通气（noninvasive positive pressure ventilation，NIPPV）。在积极药物和NIPPV治疗后，患者呼吸衰竭仍进行性恶化，出现危及生命的酸碱失衡和（或）神志改变时宜用有创性机械通气治疗。

六、护理要点

1．一般护理　保持环境适宜的温湿度，冬季注意保暖，避免患者受凉导致感冒加重病情。根据患者病情轻重程度安排适当活动。急性加重患者应卧床休息。患者采取舒适体位，晚期患者为促进辅助呼吸肌参与呼吸可取身体前倾位。

2．病情观察　密切观察生命体征，急性加重者注意监测呼吸频率、节律、深度和用力情况，评价呼吸困难程度和进展，如出现呼吸浅慢伴神志不清者提示肺性脑病的发生。观察咳嗽、咳痰的程度、持续时间，痰液量、性质和颜色。观察口唇、甲床、皮肤发绀情况，如程度加重、范围扩大，提示缺氧加重。监测动脉血气分析、水、电解质、酸碱平衡情况，发现问题及时处理。

3．用药护理

（1）控制感染：遵医嘱按时应用抗生素，注意观察应用后的效果和不良反应。

（2）祛痰镇咳：鼓励患者有效咳痰，指导患者通过体位变动、辅助叩背促进排痰。常用祛痰药有溴己新，偶见恶心、转氨酶增高。

（3）解痉平喘：急性加重出现喘息的患者应用支气管舒张剂，指导患者正确的应用方法，及观察疗效和不良反应。

4．呼吸功能锻炼　主要指腹式缩唇呼吸锻炼，目的在于加强胸、膈呼吸肌肌力和耐力，改善呼吸功能。缩唇呼气指患者闭嘴经鼻深吸气，然后经过缩拢的口唇缓慢呼气的一种呼吸形式。目的通过缩唇形成的微弱阻力来延长呼气时间，增加气道压力，延缓气道闭陷。缩唇腹式呼吸指通过腹肌的松弛和收缩带动膈肌最大程度的上抬和下降，推动肺部气体通过鼻腔和缩拢的口唇吸入和排出的一种呼吸方式。训练时患者可取立位，体弱者可取坐位或仰卧位，一手放于腹部，一手放于胸前，经鼻缓慢吸气时，膈肌最大程度下降，腹肌松弛，腹部凸出，手感到腹部向上抬起。经缩拢的口唇呼气时，腹肌收缩，膈肌松弛，膈肌随腹腔内压力增加而上抬，手感到腹部下降。腹式缩唇呼吸的吸气和呼气时间比为1∶2或1∶3，呼气流量以能使距口唇15～20cm处的蜡烛火焰随气流倾斜但不熄灭为宜。一般于疾病恢复期每日训练3～4次，每次重复8～10次。

5．保持气道通畅　指导患者多饮水，达到稀释痰液、湿化气道的目的，亦可通过雾化吸入方式湿化气道。指导患者进行有效的咳嗽：患者取坐位，头向前倾，双肩放松，屈膝，双足尽可能地着地；前臂垫枕或双手环抱一个枕头，进行数次深而缓慢的腹式呼吸，深吸气末屏气，然后缩唇（噘嘴），缓慢呼气，再深吸一口气后屏气3～5秒，身体前倾，从胸腔进行2～3次短促有力咳嗽，第1～2次咳痰至咽喉部，第2～3次张口咳出痰液，咳嗽时收缩腹肌，或用自己的手按压上腹部，帮助咳嗽。咳嗽后恢复坐位，进行放松性深呼吸。护士或家属也可给予胸部叩击震颤，有利于痰液排出。

6．氧疗的护理　呼吸困难伴低氧血症者应给予氧疗。以持续低浓度低流量吸氧为原则，一般采用鼻导管给氧，氧流量1～2L/min，避免吸入高浓度氧引起CO_2潴留。长期家庭氧疗指每天持续吸氧15小时以上，夜间也不间断。目的在于改善缺氧症状，降低肺循环阻力，减轻肺动脉高压和右心负荷。氧疗有效的指标：患者呼吸困难程度减轻，呼吸频率减慢，发绀减轻，心率减慢，活动耐力增加。

7. **健康指导** 主要内容包括：教育与督促患者戒烟，疾病相关知识教育，掌握一般和某些特殊的治疗方法，学会自我控制病情的技巧，如腹式呼吸及缩唇呼吸锻炼等，了解赴医院就诊的时机，社区医生定期随访管理。

（张　清）

第8章 慢性肺源性心脏病患者的护理

肺源性心脏病(cor pulmonale)简称肺心病,是由于呼吸系统疾病(包括支气管-肺组织、胸廓或肺血管病变)导致右心室结构和(或)功能改变的疾病,肺血管阻力增加和肺动脉高压是其中的关键环节。根据起病缓急和病程长短,可分为急性肺心病和慢性肺心病两类。急性肺心病主要见于急性肺栓塞,本节重点论述慢性肺源性心脏病(chronic pulmonary heart disease),简称慢性肺心病。

慢性肺心病是我国呼吸系统常见病、多发病,具有高流行性、高患病率、高死亡率和高费用的四高特点。该病发病特征:①吸烟者较不吸烟者患病率高。②寒冷地区较温暖地区发病率高。③农村较城市发病率高。④高原地区较平原地区发病率高。其原发病以慢性支气管炎、肺气肿最常见。患病年龄多在40岁以上,随社会老龄化因素的影响,患病高峰向60～70岁推移。急性发作多发生于冬春季节,常以肺部急性感染为诱因。而急性肺源性心脏病多发生于大量栓子引起的广泛性肺栓塞症。

一、病因及发病机制

(一) 病因 按原发病变部位将病因分为四类:

1. 支气管、肺疾病 包括慢阻肺、支气管哮喘、支气管扩张、肺结核、间质性肺疾病等,其中最多见的为慢阻肺,占80%～90%。

2. 肺血管疾病 原发于肺血管的病变,包括特发性肺动脉高压、慢性血栓栓塞性肺动脉高压等均可引起肺血管阻力增加、肺动脉压升高和右心室负荷加重,发展为慢性肺心病。

3. 胸廓运动障碍性疾病 较少见,严重胸廓或脊椎畸形以及神经肌肉疾患均可引起胸廓活动受限、肺受压、支气管扭曲或变形,导致肺功能及肺血管受损,继发肺动脉压力升高,产生肺心病。

4. 其他 主要包括通气驱动失常性疾病(睡眠呼吸暂停综合征、肥胖通气不良综合征、肌营养不良、原发性肺泡通气不足等)、神经肌肉疾病(如急性炎症性脱髓鞘性多发性神经病、脊髓灰质炎)都可以导致肺通气不足,低氧血症,肺血管收缩进而发展为肺动脉高压,形成慢性肺心病。

(二) 发病机制 多种病因可导致慢性肺心病,虽然其发病机制不尽相同,但均是肺动脉高压发展到一定阶段的必然结果。肺内的原发疾病不同程度地导致肺功能和结构的不可逆性改变,继而发生一系列的体液因子改变,肺组织的毁损,肺血管低氧性收缩、阻力增高及血管重建,导致肺动脉高压,在其他因素的协同作用下,最终引起右心室扩大和(或)肥厚,发展为慢性肺心病。从病理生理学角度,肺心病的发生与疾病演变过程可大致分为以下过程:

1. 肺动脉高压形成 肺动脉高压是使右心室后负荷增加,从而使右心室做功增加的始动环节。

(1) 肺血管阻力增加的功能性因素:肺血管收缩在低氧性肺动脉高压的发生中起着关键作用。缺氧、高碳酸血症和呼吸性酸中毒使肺血管收缩、痉挛,其中缺氧是肺动脉高压形成最重要的因素。缺氧时收缩血管的活性物质增多,如白三烯、5-羟色胺(5-HT)、血管紧张素Ⅱ、血小板活化因子(PAF)等使肺血管收缩,血管阻力增加。内皮源性舒张因子(EDRF)和内皮源性收缩因子(EDCF)的平衡失调,在缺氧性肺血管收缩中也起一定作用。

缺氧使平滑肌细胞膜对 Ca^{2+} 的通透性增加,细胞内 Ca^{2+} 含量增高,肌肉兴奋收缩偶联效应增强,直接使肺血管平滑肌收缩。

高碳酸血症时,由于 H^+ 产生过多,使血管对缺氧的收缩敏感性增强,致肺动脉压增高。

(2) 肺血管阻力增加的解剖学因素:解剖学因素系指肺血管解剖结构的变化,形成肺循环血流动力学障碍。主要原因有肺血管的器质性改变、低氧性肺血管重构、肺毛细血管床减少。肺血管的器质性改变:反复发作的肺部慢性炎症可累及邻近的肺小动脉,引起血管炎,腔壁增厚、管腔狭窄或纤维化,甚至完全闭塞,使肺血管阻力增加,从而导致肺动脉高压。低氧性肺血管重构:肺血管重构是肺动脉高压的一个重要病理生理机制，但其机制还不完全清楚。可能是低氧引起肺内多种生长因子改变，如血小板衍生生长因子、表皮生长因子等，使肺内细胞增生、肺小动脉肌化和血管壁胶原沉积，致肺血管壁增厚，阻力增加。肺毛细血管床减少：当肺泡内压增高，压迫肺毛细血管，造成毛细血管管腔狭窄或闭塞，肺泡破裂导致毛细血管网毁损。当肺泡毛细血管床减损＞70%时，肺循环阻力可明显增大。

(3) 血液黏稠度增加和血容量增多：慢性缺氧状态下出现继发性红细胞增多，血液黏稠度增加，外周循环阻力增加，肺动脉压力升高。缺氧导致醛固酮增加，水、钠潴留，循环阻力亦增加；同时缺氧也导致肾小动脉收缩，肾血流量减少，加重水、钠潴留，血容量增多。因此，血液黏稠度增高和水、钠潴留，均导致循环阻力增加，最终肺动脉压升高。

2. **心脏病变和心力衰竭** 慢性胸肺疾病所致肺循环阻力增加时，早期右心可发挥代偿功能，而发生右心室肥厚，但舒张末压仍正常。随着病情进展，特别是急性加重期，肺动脉压持续升高且严重，超过右心室的代偿功能，最终右心失代偿，促使右心室扩大和右心室衰竭，甚至导致左心衰竭或全心衰竭。

3. **其他重要器官的损害** 缺氧和高碳酸血症可导致重要器官如脑、肝、肾、胃肠及内分泌系统、血液系统的病理改变，引起多器官的功能损害。

二、临床表现

本病病程进展缓慢，可分为代偿期与失代偿期两个阶段，在代偿期主要以原有支气管、肺和胸廓疾病的各种症状和体征为主。随病情进展，逐步出现心肺衰竭及其他器官损害的特征。

（一）心肺功能代偿期

1. **症状** 患者多有慢性咳嗽、咳痰，常于活动后发生气促，逐步出现乏力、呼吸困难，其中活动后呼吸困难、乏力和劳动耐力下降是最主要的症状。其他症状包括心悸、恶心、食欲缺乏、腹胀等。感染等因素可导致上述症状加重，进入急性加重期。

2. **体征** 以原发疾病的体征为主，可有不同程度发绀和肺气肿表现，包括桶状胸、肋间隙增宽、肺部叩诊呈过清音，心浊音界缩小，甚至消失。听诊呼吸音低，可有干、湿性啰音；$P_2>A_2$，剑突下有明显心脏搏动，是病变累及心脏的主要表现，提示有右心室肥厚。部分患者颈静脉可有轻度怒张。高碳酸血症者可出现周围血管扩张表现，如皮肤潮红、多汗等。

（二）心肺功能失代偿期

肺组织损害严重引起缺氧、CO_2 潴留，可导致呼吸衰竭和（或）心力衰竭。

1. **呼吸衰竭**

(1) 症状：表现为呼吸困难加重、头痛、失眠等，严重者有肺性脑病的表现。

(2) 体征：明显发绀，球结膜充血、水肿，严重时出现颅内压升高的表现，腱反射减弱或消失，出现病理反射。可出现皮肤潮红、多汗。

2. **心力衰竭** 以右心衰竭为主。

(1) 症状：多发生在急性呼吸道感染后或疾病晚期，因此常合并有呼吸衰竭，患者出现气喘、心悸、少尿、发绀加重，上腹胀痛、食欲缺乏、恶心，甚至呕吐等右心衰竭症状。

(2) 体征：发绀更明显，颈静脉怒张、心率增快、心前区可闻奔马律或有相对性三尖瓣关闭不全引起的收缩期杂音或剑突下心脏搏动增强。可出现各种心律失常，特别是房性心律失常，肝颈静脉回流征阳性，下肢甚至躯干水肿，腹腔积液、胸腔积液等右心衰竭的体征，病情严重者可发生休克。少数患者可出现肺水肿及全心衰竭的体征。此外，由于肺心病是以心、肺病变为基础的多脏器受损害的疾病，因此在重症患者中，可有肾功能不全、弥散性血管内凝血、肾上腺皮质功能减退所致面颊色素沉着等表现。

（三）并发症

1. **肺性脑病** 是肺心病常见的严重并发症之一，慢性呼吸衰竭伴 CO_2 潴留时，随 $PaCO_2$ 升高可引起脑水肿和神经精神症状，表现为先兴奋后抑制现象。

2. **心律失常** 以房性期前收缩和阵发性室上性心动过速最为多见。但应注意与洋地黄类等引起的心律失常鉴别，一般呼吸道感染控制后，可自行缓解，如持续存在，可适当应用抗心律失常药物。

3. **酸碱平衡和电解质紊乱** 可达30%，其中呼吸性酸中毒、代谢性酸中毒最为常见，并可同时存在几种不同类型的酸碱失衡。酸碱失衡或电解质紊乱都会加重原有的疾病，对预后起决定性作用。

4. **其他** 尚有上消化道出血、休克、肝、肾功能损害，少见的有自发性气胸、弥散性血管内凝血等，后者病死率高。

三、实验室及其他检查

1．**血液检查**　血常规检查可有红细胞计数和血红蛋白增高，血细胞比容正常或偏高，血黏度常增高。急性感染期，中性粒细胞明显增高。呼吸衰竭不同阶段还可出现高钾、低钠、低钾或低氯、低钙、低镁等电解质紊乱。

2．**X线检查**

(1) 具有肺、胸基础疾病表现，其中肺气肿最常见。

(2) 急性肺部感染的X线征象：由感染引起的急性发作，存在肺部感染的X线征象。

(3) 肺动脉高压征和右心增大：包括右下肺动脉干扩张，其横径≥15mm；肺动脉段明显突出；中心肺动脉扩张和外周分支纤细，形成“残根”征；右心室增大，表现为肺动脉圆锥部显著凸出或高度超过7mm。

3．**心电图检查**　心电图对慢性肺心病的诊断阳性率为60.1%～82.2%。肺心病心电图的特征性改变为右心室肥大和(或)右心房肥大，表现为：电轴右偏、肺型P波、顺钟向转位、V_1导联QRS波群呈qR波、V_5R/S＜1、$R_{v1}+S_{v5}>1.05$mV。偶会出现肢导联低电压、右束支完全或不完全传导阻滞。

4．**超声心动图检查**　超声心动图是无创评估心脏结构和功能的重要方法，诊断阳性率为60.6%～87.0%。慢性肺心病的超声心动图改变主要有右心室流出道内径、右心室内径、右肺动脉内径等增宽，以及右心室壁增厚等征象。

5．**动脉血气分析**　对指导慢性肺心病急性发作的治疗有重要意义，判断低氧、CO_2潴留以及酸碱失衡情况，如$PaO_2<60$mmHg，$PaCO_2>50$mmHg，提示有呼吸衰竭。

6．**其他**　早期或缓解期患者可行肺功能检查。合并感染时痰细菌学检查可指导抗生素的选用。

四、诊断要点

1．**原发疾病病史**　根据患者有慢阻肺或慢性支气管炎、肺气肿病史，或其他胸肺疾病病史。

2．**存在活动后呼吸困难、乏力和劳动耐力下降等症状。**

3．**肺动脉压增高、右心室增大或右心功能征象**　如颈静脉怒张、$P_2>A_2$、剑突下心脏搏动增强，肝大压痛、肝颈静脉反流征阳性、下肢水肿等。

4．**心电图、X线胸片有肺心病征象。**

5．**超声心动图有肺动脉增宽和右心增大、肥厚征象。**

符合第1～4条中的任一条加上第5条，并除外其他疾病(如冠心病、风心病、心肌病、先天性心脏病等)所致右心改变，即可诊断为慢性肺心病。

五、治疗要点

慢性肺心病的治疗目标有：减轻患者症状，改善活动耐力，减少急性加重次数，提高患者生命质量和生存率。

(一) 缓解期

(一) 缓解期　是防止肺心病发展的关键时期。主要以治疗原发病为主，可采取中西医结合的综合措施，增强体质及免疫功能，预防呼吸道感染，尽量减少急性加重的诱发因素，延缓基础疾病的进展。平时可采取镇咳、祛痰、平喘等对症维持治疗，给予提高免疫力药物等。对缓解期患者进行康复治疗，如包括肺功能锻炼、长期氧疗、营养支持，能明显降低急性期的发作。

(二) 急性加重期

1．**控制呼吸道感染，改善呼吸功能**　呼吸道感染是发生呼吸衰竭的常见诱因，故需积极应用药物予以控制。目前主张联合用药，在早期可根据临床进行经验性用药，根据感染环境、原发病严重程度等选择抗生素，如青霉素类、头孢菌素类、喹诺酮类等，再依据痰培养和致病菌对药物敏感的检查结果选用敏感抗生素。

2．**给予扩张支气管、祛痰等治疗，通畅呼吸道，合理氧疗，必要时给予正压通气治疗。**

3．**心力衰竭的治疗**　轻度心力衰竭给予吸氧、改善呼吸功能、控制呼吸道感染后，症状即可减轻或消失。治疗不当或较重者可酌情给予药物辅助治疗。

(1) 利尿剂：通过抑制肾脏对水、钠的重吸收，减少循环血量及右心负荷，消除水肿。以选择作用轻的利尿剂，间歇小量交替使用，排钾和保钾利尿剂联合应用为原则。一般可用氢氯噻嗪，重者可用呋塞米20mg，口服或肌内注射，用量一般不超过4天，同时应补充氯化钾或加用保钾利尿剂如氨苯蝶啶或螺内酯等。大量应用可引起血液浓缩,痰液黏稠,加重气道阻塞。大剂量应用还可导致电解质紊乱和酸碱失衡,尤其是低钾、低氯、低镁和碱中毒,诱发难治性水肿,应注意预防。

(2) 正性肌力药：慢性肺心病患者由于慢性缺氧及感染,对洋地黄类药物的耐受性低,易致中毒,出现心律失常。因此,是否应用应持慎重态度,应用指征有：①感染已控制,呼吸功能已改善,利尿治疗后右心功能无改善者；②以右心衰竭为主要表现而无明显感染的患者；③合并室上性快速心律失常,如室上性心动过速、心房颤动(心室率＞100 次/分)者；④合并急性左心衰竭的患者。原则上选用作用快、排泄快的洋地黄类药物,小剂量(常规剂量的 1/2 或 2/3)静脉给药,常用毒毛花苷 K 0.125～0.25mg,或毛花苷丙 0.2～0.4mg 加入 10%葡萄糖液内静脉缓慢注射。用药前应注意纠正缺氧,防治低钾血症,以免发生药物毒性反应。低氧血症、感染等均可使心率增快,故不宜以心率作为衡量洋地黄类药物的作用和疗效考核指征。

(3) 血管扩张剂：血管扩张药的作用有两面性,一方面扩张肺动脉,降低肺动脉高压,减轻心脏负荷；另一方面也会扩张体循环动脉,使体循环压下降,反射性产生心率增快、氧分压下降、二氧化碳分压上升等不良反应。肺血管扩张后,可影响通气/血流比值,从而加重低氧血症。因此在应用血管扩张药时应随时监测血压和血氧饱和度。酚妥拉明、硝普钠、多巴胺、钙拮抗剂、NO 等药物对降低肺动脉压有一定疗效。

(4) 其他治疗：通过感染控制、氧疗等治疗后心律失常仍然持续存在者,可依据心律失常的类型选择抗心律失常药物。抗凝治疗可防止肺微小动脉原位血栓的形成。

六、护理要点

1. **一般护理** 加强基础护理,预防并发症的发生。

(1) 提供良好的休养环境：保持室内空气新鲜,注意环境的温湿度,一般湿度在 60%～65%,温度一般在 20～22℃。肺心病患者多年老体弱,故应采取正确的体位,保证充足睡眠,可使患者感到舒适,减少疲劳。慢性肺心病患者常有营养不良,身体低垂部位易发生水肿,又因长期卧床,且自身活动不便,容易发生压疮,所以应保持床单位干净、干燥、平整,指导患者穿宽松、柔软的衣服,不使用破损的便器和强行塞拉便器。定期协助患者翻身,局部用 30%红花乙醇按摩。

(2) 合理安排休息与活动：向患者和家属说明休息对疾病恢复的重要性。慢性肺心病急性发作期应绝对卧床,可采取坐位或半卧位,如卧位时,需抬高床头及床尾,使下肢关节轻度屈曲；采取坐位时,两脚应恰好平放于地,身体稍前倾,两手放在双腿上,以减少机体耗氧量、减慢心率和呼吸困难的症状。缓解期鼓励患者酌情活动,循序渐进、量力而行,活动量以不引起症状加重为宜。如果患者可以耐受,指导患者进行缓慢的肌肉松弛活动及呼吸功能锻炼(腹式呼吸、缩唇呼吸、呼吸体操等)。

2. **病情观察** 密切监测患者的生命体征及意识状态；了解患者咳嗽、咳痰、气促和呼吸困难的动态变化,注意观察皮肤黏膜的颜色、呼吸困难的程度；观察有无心悸、腹胀、水肿、尿量减少等右心衰竭的表现,严格记录 24 小时出入量；观察患者有无头痛、白天嗜睡、神志恍惚等肺性脑病的表现。

3. **保持呼吸道通畅** 护理措施参见本篇第 2 章第 2 节“急性气管-支气管炎”中相关内容。

4. **氧疗护理** 护理措施参见本章第 2 节“呼吸困难”的护理。慢性肺心病在急性发作期经积极治疗后 PaO_2＜50mmHg,$PaCO_2$＞55mmHg 时,或出现其他危重情况时,可考虑机械通气辅助呼吸。

5. **皮肤护理** 出现右心衰竭时,患者常发生水肿,合并营养不良时水肿常出现在身体低垂部位,因此要每天定时测量腹围,定期测量体重,判断水肿消长情况,注意有无压疮的出现。指导患者穿衣宽松,衣料柔软,定时更换体位,受压处垫气圈、软枕,以免受压。

6. **饮食护理** 鼓励患者进食高蛋白质、高维生素、清淡、易消化饮食,增强抵抗力,改善营养不良。避免摄入高糖饮食,以免产生过多的 CO_2,加重 CO_2 潴留,引起痰液黏稠。体液过多者,如有水肿、腹腔积液或少尿者,以低盐低脂饮食为主,应限制患者盐的摄入量,一般每日钠盐少于 3g,同时控制水的摄取,防止增加负担,一般每天不超过 1 500mL。忌食鱼、虾、刺激性食物,少食多餐,减少因此引起的疲劳。进餐前后漱口,保持口腔清洁,以促进食欲。有需要时遵医嘱给予静脉营养支持。

7. **用药护理**

(1) 对 CO_2 潴留、呼吸道分泌物多的重症患者,慎用镇静药、麻醉药、催眠药,如必须用药,使用后注意观察是否有抑制呼吸和咳嗽反射减弱的情况。

(2) 应用利尿药后易出现低钾低氯碱中毒而加重缺氧，过度脱水引起血液浓缩、痰液黏稠不易排出等不良反应，应注意观察及预防。使用排钾利尿药时，督促患者遵医嘱补钾。利尿药尽可能在白天给药，避免夜间频繁排尿而影响患者睡眠。

(3) 使用洋地黄类药物时，应询问有无洋地黄用药史，遵医嘱准确用药，注意观察药物毒性反应。

(4) 应用血管张药时，注意观察患者心率及血压情况。血管扩张药在扩张肺动脉的同时也扩张体循环动脉，往往造成血压下降、反射性心率增快、氧分压下降、二氧化碳分压升高等不良反应。

(5) 使用抗生素时，注意观察感染控制的效果、有无继发性感染。

8. 肺性脑病的防治　定期监测动脉血气分析及神经精神症状，密切观察病情变化，注意有无头痛、意识障碍等，若患者出现注意力不集中、好言多动、烦躁不安、昼睡夜醒、神志恍惚等，提示出现肺性脑病的先兆症状，应立即报告医生进行抢救。给予患者持续低流量低浓度吸氧，氧流量1～2L/min，避免吸入高浓度氧，致呼吸抑制，加重CO_2潴留。慎用镇静剂、安眠药，必要时遵医嘱给予呼吸兴奋剂，但要观察其不良反应，如心悸、呕吐、震颤、惊厥等，一旦出现立即处理。合并肺性脑病患者应绝对卧床休息，呼吸困难者取半卧位，神志恍惚、有意识障碍者注意安全护理。

9. 心理护理　由于该病病程漫长，患者的生命质量逐渐下降，病情反复发作者更为明显，往往有焦虑、恐惧、绝望等负性情绪。急性发作期，由于呼吸困难患者易出现烦躁不安，易发脾气，有时甚至拒绝治疗。因此，患者除药物治疗和专科护理外，同时还要辅以心理护理。护理人员要多与患者沟通，使之保持良好情绪，避免各种精神刺激。每日多巡视病房，建立起护患之间的信任感，鼓励患者树立康复的信心，从而配合临床治疗和护理。

10. 健康指导

(1) 督导戒烟：鼓励患者戒烟，协助患者制订戒烟计划，戒烟困难者，可应用戒烟替代药物。

(2) 向患者及家属讲解疾病的病因、诱因及发生、发展进程，避免受凉、淋雨等诱发因素，减少反复发作的次数。

(3) 指导患者注意休息，防止过度疲劳，加强营养，以满足疾病的需要。

(4) 根据患者心肺功能情况，鼓励患者进行恰当的体育锻炼，以增加抵抗力，改善呼吸功能，如选择快走、骑车、八段锦、太极拳等有氧运动；哑铃操等可锻炼上肢肌肉，立位无法完成时，可采取坐位或卧位的方法进行。为改善呼吸肌肉的调节能力，可进行缩唇呼气、腹式呼吸等呼吸操锻炼。

(5) 鼓励患者坚持长期家庭氧疗，并介绍吸氧装置的清洁、维护及应用等注意事项。

(6) 教育患者及家属掌握病情变化的特点，进行自我检测，如在病情加重前可出现痰液性状的改变、体温增高、咳嗽、憋气较前加重，应及时到医院就诊。

七、疾病管理与预防

(一) 疾病管理

1. 管理流程　肺心病稳定期纳入社区管理，取得患者知情同意后签约，建立健康档案，纳入慢性病管理。

2. 随访与评估　对肺心病稳定期患者应每月随访一次。随访内容应主要包括：

(1) 引起肺心病的基础疾病控制情况、体格检查、戒烟状况、吸入剂、利尿剂及氧疗的使用情况、运动及锻炼情况，并进行相应指导。

(2) 疾病的心理影响：使用量表工具评估患者焦虑或抑郁程度，并进行相应治疗。

(3) 疾病进展情况：一旦发现患者出现右心功能不全的表现，应积极处理，必要时转上级医院处理。

(二) 预防

1. 一级预防　主要是防治支气管、肺和肺血管等基础疾病，预防肺动脉高压、慢性肺心病的发生。对引起疾病的危险因素采取干预措施。

2. 二级预防　积极治疗引起肺心病的支气管、肺和肺血管等基础疾病，控制基础疾病进展，防止病情恶化。

3. 三级预防　对于已经存在肺心病的患者，注意防止发生心功能不全。避免诱发心力衰竭的危险因素。

（张　清）

第9章 支气管哮喘患者的护理

支气管哮喘(bronchial asthma)简称哮喘,是由多种细胞包括嗜酸性粒细胞、肥大细胞、T淋巴细胞、中性粒细胞、平滑肌细胞、气道上皮细胞等及细胞组分参与的气道慢性炎症性疾病。其临床表现为反复发作的喘息、气急、胸闷或咳嗽等症状,常在夜间及凌晨发作或加重,多数患者可自行缓解或经治疗后缓解,同时伴有可逆性气流受限和气道高反应性,随着病程的延长可导致一系列气道结构的改变,即气道重塑。

根据全球和我国哮喘防治指南提供的资料,经过长期规范化治疗和管理,80%以上的患者可以达到哮喘的临床控制。

哮喘是世界性问题,已成为当今世界最常见的慢性疾病之一,各国哮喘患病率从1%~30%不等,我国为0.5%~5%,且呈逐年上升趋势。一般认为发达国家哮喘患病率高于发展中国家,城市高于农村。目前全球约有3亿、我国约有3 000万哮喘患者。我国已成为全球哮喘病死率最高的国家之一。哮喘病死率在(1.6~36.7)/10万,多与哮喘长期控制不佳、最后一次发作时治疗不及时有关,其中大部分是可预防的。一般认为儿童患病率高于青壮年,老年人群患病率有逐渐增高的趋势。

一、病因及发病机制

1. 病因

(1) 遗传因素:哮喘是一种复杂的、具有多基因遗传倾向的疾病,其发病具有家族集聚现象。本病的具体病因尚不完全清楚,大多认为是与多基因遗传有关的变态反应性疾病,环境因素对发病也起重要作用。文献调查资料表明,哮喘患者亲属患病率高于群体患病率,并且亲缘关系越近,患病率越高;患者病情越严重,其亲属患病率也越高。目前,对哮喘的相关基因尚未完全明确,但有研究表明,有多位点的基因与变态反应性疾病相关,这些基因在哮喘的发病中起着重要作用。

(2) 促发因素:环境因素在哮喘发病中也起到重要的促发作用。相关的诱发因素较多,包括吸入性抗原(如尘螨、花粉、真菌、动物毛屑等)和各种非特异性吸入物(如二氧化硫、油漆、氨气等),感染(如病毒、细菌、支原体或衣原体等引起的呼吸系统感染),食物性抗原(如鱼、虾蟹、蛋类、牛奶等);药物(如普萘洛尔、阿司匹林等),气候变化、运动、妊娠、精神因素(如情绪激动、紧张不安、怨怒等)等都可能是哮喘的诱发因素。

2. 发病机制 多数人认为,变态反应、气道慢性炎症、气道反应性增高及自主神经功能障碍等因素相互作用,共同参与哮喘的发病过程,构成其发病基础。其中气道炎症被认为是哮喘发作的本质,而气道高反应性是哮喘的重要特征。

(1) 变态反应:当变态反应物质进入具有过敏体质的机体后,通过巨噬细胞和T淋巴细胞的传递,可刺激机体的B淋巴细胞合成特异性IgE,并结合于肥大细胞和嗜碱性粒细胞表面的高亲和性的IgE受体。若变应原再次进入体内,可与肥大细胞和嗜碱性粒细胞表面的IgE交联,从而促发细胞内一系列反应,使该细胞合成并释放多种活性介质导致平滑肌收缩、黏液分泌增加、血管通透性增高和炎症细胞浸润等。炎症细胞在介质的作用下又可分泌多种介质,使气道病变加重,炎症浸润增加,产生哮喘的临床症状。

(2) 气道炎症:表现为以肥大细胞、嗜酸性粒细胞和T淋巴细胞为主的多种炎症细胞在气道的浸润和聚集。当机体遇到诱发因素时,这些炎症细胞相互作用能够释放多种炎症介质和细胞因子,如组胺、前列腺素(PG)、白三烯(LT)、血小板活化因子(PAF)、嗜酸性粒细胞趋化因子(ECF-A)等,这些介质、细胞因子与炎症细胞互相作用构成复杂的网络,相互作用和影响,引起气道平滑肌收缩,黏液分泌增加,血浆渗出和黏膜水肿,使气道炎症持续存在。目前气道慢性炎症被认为是哮喘的基本的病理改变和反复发作的主要病理生理机制。

(3) 气道高反应性(AHR):表现为气道对各种刺激因子出现过早或过强的收缩反应,对哮喘发生发展也起重要作用。气道上皮损伤和上皮下神经末梢的裸露等因素亦参与了AHR的发病过程。当气道受到变应原或其他刺激后,由于多种炎症细胞释放炎症介质和细胞因子，神经轴索反射使副交感神经兴奋性增加、神经肽释放等，导致AHR的发病。

(4) 神经机制：神经因素也被认为是哮喘发病的重要因素之一。支气管受复杂的自主神经支配，除胆碱能神经、肾上腺素能神经外，还有非肾上腺素能非胆碱能(NANC)神经系统。支气管哮喘与β肾上腺素能受体功能低下和迷走神经张力亢进有关，并可能存在有α肾上腺素能神经的反应性增加。NANC能释放舒张支气管平滑肌的神经介质，如血管肠激肽(VIP)、一氧化氮(NO)，以及收缩支气管平滑肌的介质，如P物质、神经激肽等。两者平衡失调，则可引起支气管平滑肌收缩。近年来认识到嗜酸性粒细胞在哮喘发病中不仅发挥着终末效应细胞的作用，还具有免疫调节作用。Th17细胞在以中性粒细胞浸润为主的激素抵抗型哮喘和重症哮喘发病中起到了重要作用。根据变应原吸入后哮喘发生的时间，可分为速发型哮喘反应(IAR)、迟发型哮喘反应(LAR)和双相型哮喘反应(DAR)。IAR几乎在吸入变应原的同时即刻发生反应，15～30分钟达高峰，约2小时逐渐恢复正常。LAR在吸入变应原6小时左右发病，持续时间长，可达数天，临床症状重，常有持续性哮喘表现，肺功能损害严重而持久。LAR的发病机制较复杂，不仅与IgE介导的肥大细胞脱颗粒有关，主要是气道炎症反应所致。现在认为哮喘是一种涉及多种炎症细胞相互作用、许多介质和细胞因子参与的一种慢性气道炎症疾病。LAR主要与气道炎症反应有关。

二、病理变化

气道慢性炎症作为哮喘的基本特征，存在于所有的哮喘患者，表现为气道黏膜下肥大细胞、嗜酸性粒细胞、巨噬细胞、淋巴细胞及中性粒细胞等的浸润，以及气道黏膜下组织水肿、微血管通透性增加、支气管平滑肌痉挛、纤毛上皮细胞脱落、杯状细胞增殖及气道分泌物增加等病理改变。若哮喘长期反复发作，可见支气管平滑肌肥大/增生、气道上皮细胞黏液化生、上皮下胶原沉积和纤维化、血管增生以及基底膜增厚等气道重构的表现。

三、临床表现

1. 症状

(1) 典型症状：为发作性伴有哮鸣音的呼气性呼吸困难，可伴有气促、胸闷或咳嗽。严重者可被迫采取坐位或呈端坐呼吸，干咳或咳大量白色泡沫痰，甚至出现发绀等。哮喘症状可在数分钟内发作，持续数小时至数天，用支气管扩张剂治疗后缓解或自行缓解。

(2) 发病特征：夜间及凌晨发作或加重是哮喘的重要临床特征。有些患者尤其是青少年，其哮喘症状在运动时出现，称为运动性哮喘。早期或轻症的患者多数以发作性咳嗽和胸闷为主要表现。这些表现缺乏特征性。哮喘的发病特征可概括为：①发作性：当遇到诱发因素时呈发作性加重。②时间节律性：常在夜间及凌晨发作或加重。③季节性：常在秋冬季节或冬春季节发作或加重。④可逆性：平喘药通常能够缓解症状，可有明显的缓解期。认识这些特征，有利于哮喘的诊断与鉴别。

(3) 哮喘持续状态(哮喘严重发作)：是呼吸系统疾病的主要危重症之一，可根据以下指标及时判断病情危重：①意识障碍；②明显脱水；③严重呼气、吸气三凹征；④哮鸣音和呼吸音减弱或消失；⑤血压下降；⑥吸入40%的氧后仍有发绀；⑦$PaCO_2 \geqslant 50mmHg$；⑧pH＜7.25。

2. 体征　缓解期可无异常体征。发作期呈过度充气征象，表现为胸廓膨隆，叩诊呈过清音，多数有广泛的呼气相为主的哮鸣音，呼气延长。严重哮喘发作时常有呼吸费力、大汗淋漓、发绀、胸腹反常运动、心率增快等体征。但非常严重的哮喘发作，哮鸣音反而减弱，甚至完全消失，表现为“沉默肺”，是病情危重的表现。

3. 并发症　急性哮喘可并发气胸、纵隔气肿、肺不张或肺部感染等并发症。长期反复发作和(或)感染可并发慢性支气管炎、肺气肿、支气管扩张、间质性肺炎、肺纤维化和肺源性心脏病。

四、实验室及其他检查

1. 痰嗜酸性粒细胞计数　大多数哮喘患者诱导痰液中嗜酸性粒细胞计数增高(＞2.5%)，且与哮喘症状相关。痰液检查涂片在显微镜下可见较多嗜酸性粒细胞，可见嗜酸性粒细胞退化形成的尖棱结晶(Charcort-Leyden结晶体)、黏液栓(Curschmann螺旋体)和透明的哮喘珠(Laennec珠)。如合并呼吸道细菌感染，痰涂片革兰染色、细胞培养及药物敏感试验有助于病原菌诊断及指导治疗。诱导痰嗜酸性粒细胞计数可作为评价哮喘气道炎症指标之一，也是评估糖皮质激素治疗反应性的敏感指标。

2. 肺功能检查　缓解期肺通气功能多数在正常范围。在哮喘发作时，由于呼气流速受限，表现为第一秒用力呼气容积(FEV_1)、第1秒用力呼气容积占用力肺活量比值($FEV_1/FVC\%$)、最大呼气中期流速(MMER)、呼出50%与75%肺活量时的最大呼气流量(MEF50%与MEF75%)以及呼气峰值流量(PEF)均减少。肺容量指标可有用力肺活量减少、残气量增加、功能残气量和肺总量增加,残气占肺总量百分比增高。缓解期上述通气功能指标可逐渐恢复。病变迁延、反复发作者,其通气功能可逐渐下降。支气管激发试验可测定气道反应性,支气管舒张试验可测试气道气流受限的可逆性。哮喘发作时呼吸流量峰值(PEF)及其变异率下降。

3. **动脉血气分析** 哮喘严重发作时可有缺氧,PaO_2 和 SaO_2 降低,由于过度通气可使 $PaCO_2$ 下降,pH上升,表现呼吸性碱中毒。如重症哮喘,病情进一步发展,气道阻塞严重,可有缺氧及 CO_2 潴留,$PaCO_2$ 上升,表现呼吸性酸中毒。当 $PaCO_2$ 较前增高,即使在正常范围内,也要警惕严重气道阻塞的发生。

4. **胸部X线检查** 早期在哮喘发作时可见两肺透亮度增加,呈过度充气状态,在缓解期多无明显异常。如并发呼吸道感染,可见肺纹理增加及炎症性浸润阴影。胸部CT在部分患者可见支气管壁增厚、黏液阻塞。

5. **特异性变应原的检测** 可用放射性变应原吸附试验(RAST)测定特异性IgE,患者血清IgE可较正常人高2～6倍。血清总IgE测定对哮喘诊断价值不大,但其增高的程度可作为重症哮喘使用抗IgE抗体治疗及调整剂量的依据。在缓解期可做皮肤过敏试验判断相关的过敏原,但应防止发生过敏反应。

五、诊断要点

1. **诊断标准** 中华医学会呼吸病学分会哮喘学组在2016年发布了支气管哮喘防治指南,确定了哮喘病的诊断标准。

(1) 典型哮喘的临床症状和体征:①反复发作喘息、气急,伴或不伴胸闷或咳嗽,夜间及晨间多发,常与接触变应原、冷空气、物理、化学性刺激以及上呼吸道感染、运动等有关;②发作时双肺可闻及散在或弥漫性哮鸣音,呼气相延长;③上述症状和体征可经治疗缓解或自行缓解。

(2) 可变气流受限的客观检查:①支气管舒张试验阳性(吸入支气管舒张剂后,FEV_1 增加＞12%,且 FEV_1 绝对值增加＞200mL);②支气管激发试验阳性;③呼气流量峰值(peak expiratory flow,PEF)平均每日昼夜变异率(连续7天,每日PEF昼夜变异率之和/7)＞10%,或PEF周变异率{(2周内最高PEF值－最低PEF值)/[(2周内最高PEF值＋最低PEF)×1/2]×100%}＞20%。

符合上述症状和体征,同时具备气流受限客观检查中的任一条,并除外其他疾病所引起的喘息、气急、胸闷及咳嗽,可以诊断为哮喘。

2. **支气管哮喘的分期和严重度分级**

(1) 分期:根据临床表现和肺功能,将哮喘全过程划分为急性发作期、慢性持续期及临床缓解期。

1) 急性发作期:指喘息、气急、胸闷或咳嗽等症状突然发生或症状加重,伴有呼气流量降低,常因接触变应原等刺激物或治疗不当所致。哮喘急性发作时其程度轻重不一,病情加重可在数小时或数天内出现,偶尔可在数分钟内即危及生命,故应对病情做出正确评估并及时治疗。

2) 慢性持续期:是指患者虽然没有哮喘急性发作,但在相当长的时间内仍有不同频度和不同程度的喘息、咳嗽、胸闷等症状,可伴有肺通气功能下降。

3) 临床缓解期:指患者无喘息、气急、胸闷、咳嗽等症状,并维持1年以上。

(2) 严重度分级:哮喘急性发作时,根据患者的气短、呼吸频率等临床表现,以及实验室检查结果,将病情严重程度分为轻、中、重、危重四个等级(表2-9-1)。

表2-9-1 哮喘急性发作时病情严重程度分级

临床特点	轻度	中度	重度	危重
气短	步行、上楼时	稍事活动	休息时	
体位	可平卧	喜坐位	端坐呼吸	
讲话方式	连续成句	单词	单字	不能讲话
精神状态	可有焦虑,尚安静	时有焦虑或烦躁	常有焦虑、烦躁	嗜睡或意识模糊
出汗	无	有	大汗淋漓	
呼吸频率	轻度增加	增加	常＞30次/分	

续表

临床特点	轻　度	中　度	重　度	危　重
辅助呼吸肌活动及三凹征	常无	可有	常有	胸腹矛盾运动
哮鸣音	散在,呼吸末期	响亮、弥漫	响亮、弥漫	减弱,乃至无
脉率(次/分)	<100	100～120	>120	脉率变慢或不规则
奇脉	无,<10mmHg	可有,10～25mmHg	常有,>25mmHg	无,提示呼吸肌疲劳
使用β_2受体激动剂后PEF预计值或个人最佳值%	>80%	60%～80%	<60%或<100L/min或作用时间<2小时	
PaO_2(吸空气,mmHg)	正常	≥60	<60	
$PaCO_2$(mmHg)	<45	≤45	>45	
SaO_2(吸空气)	>95%	91%～95%	≤90%	
pH				降低

六、治疗要点

目前尚无特效办法,抗炎是其治疗的第一线,吸入疗法是治疗的突破性进展,抗炎药物长期维持治疗是其病情稳定的基础,而联合治疗是目前哮喘治疗的新方向。

虽然目前哮喘不能根治,但长期规范化治疗可使大多数患者达到良好或完全的临床控制。哮喘治疗的目标是长期控制症状、预防未来风险的发生(表2-9-2),即在使用最小有效剂量药物治疗的基础上或不用药物,能使患者与正常人一样生活、学习和工作。

表2-9-2　哮喘症状控制及风险评估表

A. 哮喘症状控制	哮喘症状控制水平		
	良好控制	部分控制	未控制
过去4周,患者存在: 日间哮喘症状>2次/周　是□　否□ 夜间因哮喘憋醒　是□　否□ 使用缓解药物次数>2次/周　是□　否□ 哮喘引起的活动受限　是□　否□	无	存在1～2项	存在3～4项
B. 未来风险评估(急性发作风险,病情不稳定,肺功能迅速下降,使用药物不良反应)			
与未来不良事件风险增加的相关因素包括:			
临床控制不佳;过去一年频繁急性发作;曾因严重哮喘而住院治疗;FEV_1低;烟草暴露;高剂量药物治疗			

1. **确定并减少危险因素接触**　部分患者能找到引起哮喘发作的变应原或其他非特异刺激因素,使患者脱离并长期避免接触这些危险因素是防治哮喘最有效的方法。处理哮喘急性发作时,要注意寻找诱发因素。多数与接触变应原、感冒、呼吸系统感染、气候变化、摄入药物(如解热镇痛药、β_2受体拮抗剂等)、剧烈运动或治疗不足等因素有关。找出和控制诱发因素,有利于控制病情,预防复发,是防治哮喘的最有效方法。

2. **合理给氧**　哮喘发作早期患者就可出现低氧血症,哮喘持续状态患者PaO_2下降更明显,致机体严重缺氧。缺氧可引起肺毛细血管、小动脉痉挛,进而引起支气管痉挛,使症状进一步加重,可发生呼吸衰竭。此外,单纯给予缓解支气管痉挛的药物,疗效会受到很大影响,应及时给予氧疗,使PaO_2维持在70～80mmHg以上即可,$FiO_2 \leq 0.4$,不宜长时间吸入高浓度的氧。

3. **药物治疗**　哮喘治疗药物分为控制性药物和缓解性药物(表2-9-3)。前者指需要长期使用的药物,主要用于治疗气道慢性炎症而使哮喘维持临床控制,亦称抗炎药。后者指按需使用的药物,通过迅速解除支气管痉挛从而缓解哮喘症状,亦称解痉平喘药。给药途径通常有吸入给药、口服给药和静脉给药等,但实践证明吸入给药已成为当前治疗哮喘的首选给药途径,其优点:①作用直接、迅速;②局部药物浓度高,疗效好;③所用药物剂量小;④避免或减少全身用药可能产生的不良反应。

表 2-9-3 哮喘治疗药物分类

缓解性药物	控制性药物
短效 β_2 受体激动剂(SABA)	吸入型糖皮质激素(ICS)
短效吸入型抗胆碱能药物(SAMA)	白三烯调节剂
短效茶碱	长效 β_2 受体激动剂(LABA,不单独使用)
全身用糖皮质激素	缓释茶碱
	色甘酸钠
	抗 IgE 抗体
	抗 IL-5 抗体
	联合药物(如 ICS/LABA)

(1) 糖皮质激素:简称激素,是目前控制哮喘最有效的药物。激素通过作用于气道炎症形成过程中的诸多环节,如抑制嗜酸性粒细胞等炎症细胞在气道的聚集、抑制炎症因子的生成和介质释放、增强平滑肌细胞 β_2 受体的反应性等,有效抑制气道炎症。分为吸入、口服和静脉用药。

1) 吸入给药:吸入型糖皮质激素(ICS)由于其局部抗炎作用强、全身不良反应少,已成为目前哮喘长期治疗的首选药物。常用药物有倍氯米松、布地奈德、氟替卡松、环索奈德、莫米松等。通常需规律吸入 1～2 周或以上方能起效。根据哮喘病情选择吸入不同 ICS 剂量。虽然吸入 ICS 全身不良反应少,但少数患者可出现口咽念珠菌感染、声音嘶哑,吸入药后用清水漱口可减轻局部反应和胃肠吸收。长期吸入较大剂量 ICS(＞1 000μg/d)者应注意预防全身性不良反应。

2) 口服给药:常用泼尼松和泼尼松龙。用于吸入激素无效或需要短期加强治疗的患者。不主张长期口服激素用于维持哮喘控制的治疗。

3) 静脉用药:重度或严重哮喘发作时应及早静脉给予激素。可选择琥珀酸氢化可的松,常用量 100～400mg/d,或甲泼尼龙,常用量 80～160mg/d。地塞米松因在体内半衰期较长、不良反应较多,应慎用。无激素依赖倾向者,可在短期(3～5 天)内停药;有激素依赖倾向者应适当延长给药时间,症状缓解后逐渐减量,然后改口服和吸入剂维持。

(2) β_2 受体激动剂:主要通过激动气道的 β_2 受体,舒张支气管、缓解哮喘症状。分为 SABA(维持 4～6 小时)和 LABA(维持 10～12 小时),LABA 又可分为快速起效(数分钟起效)和缓慢起效(30 分钟起效)2 种。

1) SABA:为治疗哮喘急性发作的首选药物。有吸入、口服和静脉三种制剂,首选吸入给药。常用药物有沙丁胺醇和特布他林。吸入剂包括定量气雾剂(MDI)、干粉剂和雾化液。SABA 应按需间歇使用,不宜长期、单一使用。主要不良反应有心悸、骨骼肌震颤、低钾血症等。

2) LABA:与 ICS 联合是目前最常用的哮喘控制性药物。常用 LABA 有沙美特罗和福莫特罗。福莫特罗属快速起效的 LABA,也可按需用于哮喘急性发作的治疗。目前常用 ICS 加 LABA 的联合制剂有:氟替卡松/沙美特罗吸入干粉剂,布地奈德/福莫特罗吸入干粉剂。应特别注意,LABA 不能单独用于哮喘的治疗。

(3) 白三烯调节剂:通过调节白三烯的生物活性而发挥抗炎作用,同时可以舒张支气管平滑肌,是目前除 ICS 外唯一可单独应用的哮喘控制性药物,可作为轻度哮喘 ICS 的替代治疗药物和中度、重度哮喘的联合治疗用药,尤适用于阿司匹林哮喘、运动性哮喘和伴有过敏性鼻炎哮喘患者的治疗。常用药物有孟鲁司特和扎鲁司特。不良反应通常较轻微,主要是胃肠道症状,少数有皮疹、血管性水肿、转氨酶升高,停药后可恢复正常。

(4) 茶碱类药物:通过抑制磷酸二酯酶,提高平滑肌细胞内的 cAMP 浓度,拮抗腺苷受体,增强呼吸肌的力量以及增强气道纤毛清除功能等,从而起到舒张支气管和气道抗炎作用,是目前治疗哮喘的有效药物之一。

口服给药:用于轻至中度哮喘急性发作以及哮喘的维持治疗,常用药物有氨茶碱和缓释茶碱,常用剂量每日 6～10mg/kg。口服缓释茶碱尤适用于夜间哮喘症状的控制。小剂量缓释茶碱与 ICS 联合是目前常用的哮喘控制性药物之一。

茶碱类药物的主要不良反应包括恶心、呕吐、心律失常、血压下降及多尿,偶可兴奋呼吸中枢,严重者可引起抽搐乃至死亡。

(5) 抗胆碱药:通过阻断节后迷走神经通路,降低迷走神经张力而起到舒张支气管、减少黏液分泌的作用,分为速效抗胆碱药(SAMA 维持 4～6 小时)和长效抗胆碱药(LAMA,维持 24 小时)。常用的SAMA异丙托溴铵(ipratropine bromide)有MDI和雾化溶液两种剂型。少数患者可有口苦或口干等不良反应。

(6) 抗IgE抗体：是一种人源化的重组鼠抗人IgE单克隆抗体，具有阻断游离IgE与IgE效应细胞表面受体结合的作用。主要用于经吸入ICS和LABA联合治疗后症状仍未控制，且血清IgE水平增高的重症哮喘患者。可显著改善重症哮喘患者的症状、肺功能和生活质量，减少口服激素和急救用药，降低哮喘严重急性发作率和住院率，且具有较好的安全性和耐受性。奥马珠单抗等药物在临床逐步被推广使用，但其远期疗效与安全性有待进一步观察。

4. 急性发作期的治疗　哮喘发作时应兼顾解痉、抗炎、去除气道黏液栓，保持呼吸道通畅，防止继发感染。临床根据哮喘严重度分级进行综合性治疗。

(1) 轻度：可间断吸入短效β_2受体激动剂200～500μg，如症状无改善可加服β_2受体激动剂控释片或小量茶碱控释片。夜间哮喘者吸入或口服长效β_2受体激动剂。每日定时吸入糖皮质激素200～600μg或加用抗胆碱药(如异丙托溴铵)气雾剂吸入。

(2) 中度：吸入β_2受体激动剂或口服其长效制剂，联合静脉注射茶碱类药物0.25g(加入10%葡萄糖液40mL)。必要时可再加用吸入抗胆碱药，或口服白三烯拮抗剂。糖皮质激素每日剂量>600μg(吸入)或60mg(口服)。

(3) 重度至危重度：β_2受体激动剂持续雾化吸入，或联合应用雾化吸入抗胆碱药，或沙丁胺醇或静脉滴注氨茶碱。雾化吸入抗胆碱药，加用口服白三烯拮抗剂。糖皮质激素每日100～300mg静脉滴注，病情好转，逐渐减量，改为口服。适当补液、纠正酸中毒及电解质紊乱。如氧疗不能纠正缺氧，可行机械通气。合理应用抗生素，预防感染。

5. 哮喘非急性发作期的治疗　哮喘经急性发作期治疗症状好转后，其慢性炎症病理生理改变仍存在，必须制订长期的治疗方案，防止哮喘再次急性发作。注意个体差异，以最小量、最简单的联合应用，不良反应最少和最佳控制症状为原则，根据病情评估，按不同程度选择合适的治疗方案。

(1) 间歇至轻度：根据个体差异，采用吸入或口服β_2受体激动剂以控制症状。或小剂量茶碱口服，或每日定量吸入糖皮质激素200μg。

(2) 中度：按需吸入β_2受体激动剂，效果不佳时可加用口服β_2受体激动剂控释片、小剂量茶碱控释片或白三烯受体拮抗剂等，亦可加用抗胆碱药。每日定量吸入糖皮质激素200～600μg。

(3) 重度：吸入β_2受体激动剂，或口服β_2受体激动剂或茶碱控释片，或β_2受体激动剂合用抗胆碱药或加用白三烯拮抗剂口服，每日吸入糖皮质激素>600μg。如症状仍存在，应规律口服泼尼松或泼尼松龙，需长期服用者，尽可能使每日维持剂量≤10mg。

6. 免疫疗法

(1) 特异性免疫疗法(又称脱敏疗法或减敏疗法)：采用特异性变应原(如尘螨、花粉、动物皮毛、食物蛋白等制剂)做定期反复皮下注射，剂量由低至高，以产生免疫耐受性，使患者脱敏。

(2) 非特异性免疫疗法：如注射卡介苗、转移因子等生物制品抑制变应原反应的过程。有一定辅助疗效。目前采用基因工程制备的人重组IgE单克隆抗体治疗中重度哮喘，已取得较好疗效。

七、护理要点

1. 环境与休息　给患者提供安静、舒适、温暖、光线充足、通风良好、无刺激气味的环境。室温18～22℃，湿度在50%～70%。病室内不铺地毯，不放花草，采用湿式清扫，避免扫地和整理床铺时尘土飞扬，病室内物体表面采用刺激气味小的消毒剂定期消毒，重度发作的患者呼吸困难，应给患者取半卧位休息，有利于呼吸困难改善。

2. 饮食护理　有研究显示饮食疗法可以是一项有效措施。重症哮喘发作期间，营养消耗多，体内水分、蛋白等大量丢失，应给予清淡易消化、高营养、无刺激的食物，嘱其少食多餐，避免过饱，勿摄入太甜、太咸、过于油腻的食物，对有某些食物如鱼、虾、蛋等过敏者劝其忌食。

3. 药疗与雾化吸入护理　观察药物疗效和不良反应，指导患者雾化器的使用和注意事项。

(1) 支气管舒张剂：氨茶碱是有效解痉止喘药物，在血液中浓度较大时，可出现恶心、呕吐甚至抽搐、心律失常等严重反应，应严格掌握用药速度，并应遵医嘱监测氨茶碱血药浓度。

(2) 大剂量激素：选用大剂量甲泼尼龙或氢化可的松静脉注射或滴注是治疗重症哮喘的有效方法，但有结核病、心功能不全、溃疡病患者应慎用。

(3) 指导患者正确使用气雾剂：嘱患者先呼气，在呼气末开始深吸气的同时把药液吸入，吸气后屏气数秒钟(约10秒),然后慢慢呼出,每次吸入1～2喷,每日3～4次,用药后立即用清水漱口。对痰液较多的患者应先吸痰再雾化吸入。

4. **一般护理** 定期协助患者翻身、拍背,促使痰液排出。痰液黏稠时,遵医嘱给予祛痰药物雾化吸入,无效者可用负压吸引器吸痰。指导患者睡眠时抬高头部,以减轻眼部水肿,必要时帮助患者使用眼药水及眼药膏,湿润眼睛,防止角膜干燥。

5. **氧疗护理** 注意保持呼吸道通畅。哮喘发作时应取舒适坐位或半卧位,予鼻塞或面罩吸氧,根据呼吸困难程度和动脉血气分析结果随时调节氧流量,一般鼻塞吸入时氧流量为1～3L/min,吸入氧浓度不超过40%。支气管哮喘持续状态时常并发呼吸性酸中毒,首先给予持续低流量吸氧,同时密切观察患者呼吸频率、节律、深度的变化及缺氧改善情况和患者生命体征、神志的变化,并监测血气和血氧饱和度情况,以便及时发现患者缺氧改善与否及酸碱平衡状况。

6. **病情观察** 观察患者神志、发绀、呼吸困难程度的改变,监测呼吸音、哮鸣音变化,了解病情和治疗效果。加强对急性发作患者的监护,尤其在夜间和凌晨,及时发现病情的变化,积极处理并发症。必要时遵医嘱给镇静剂,注意禁用吗啡和大量镇静剂,以免抑制呼吸。

7. **心理护理** 哮喘是一种身心疾病,应注意对哮喘患者的心理疏导,防止情绪波动诱发或加重哮喘。针对不同患者的个性特点,做好心理护理应该注意:患者年龄、性别、文化程度和职业的特点;不同病情对患者心理的影响;病程各个阶段的心理特点。做好心理护理,对解除患者恐惧及紧张心理、改善医患关系、帮助患者早日康复起到重要作用。

8. **机械通气护理** 见本篇第15章“机械通气患者的护理”。

9. **健康指导** 哮喘患者的教育与管理是提高疗效,减少复发,提高患者生活质量的重要措施。为每位初诊哮喘患者制订长期防治计划,使患者在医生和专科护士指导下学会自我管理,协助患者了解哮喘的本质及发病机制,了解哮喘的促发因素及避免诱因的方法,学会发现哮喘发作的先兆(出现胸部发紧、呼吸不畅、喉部发痒、打喷嚏、咳嗽等症状),及时采取预防措施或就医,学会在家中自行监测病情变化并进行评定,掌握峰流速仪的使用方法,坚持记哮喘日记,学会哮喘发作时进行简单的紧急自我处理方法,掌握正确的吸入技术,以及和医生共同制订防止复发、保持长期稳定的方案。应告知患者在哮喘发作间隙时要进行适当的体育锻炼,以增强体质,减少发作;居室内禁放花、草、地毯、羽毛制品等;忌食诱发哮喘的食物,如鱼、蛋、虾等;避免刺激气体、烟雾、灰尘和油烟等;避免精神紧张和剧烈运动;注意保暖,避免受凉及上呼吸道感染;戒烟。

(沈悦好)

第10章 肺血栓栓塞症患者的护理

肺栓塞(pulmonary embolism,PE)指各种栓子阻塞肺动脉或其分支,导致以肺循环和呼吸功能障碍为主要临床和病理生理特征的临床综合征,包括肺血栓栓塞症、脂肪栓塞综合征、羊水栓塞、空气栓塞等。当栓子为血栓时称为肺血栓栓塞症(pulmonary thromboembolism,PTE),是肺栓塞的最常见类型。肺动脉发生栓塞后,若其所支配的肺组织因血流受阻或中断而发生坏死,称为肺梗死(pulmonary infarction,PI)。

引起PTE的血栓主要来源于深静脉血栓(deep venous thrombosis,DVT)。因此,PTE和DVT实质上是一种疾病过程在不同部位、不同阶段的表现,两者合称为静脉血栓栓塞症(venous thromboembolism,VTE)。VTE的发病率和病死率均较高,欧盟国家的年发病率为1‰~2‰,每年因VTE死亡的人数超过31.7万。我国住院患者中PTE的比例为1.45‰,随着诊断意识和检查技术的提高,PTE已不再被视为“少见病”。但是,由于PTE的症状缺乏特异性且无特殊的检查技术,漏诊和误诊现象仍较普遍,应予以关注。

一、病因及发病机制

肺栓塞的栓子中90%为血栓性,主要来源于下腔静脉径路、上腔静脉径路或右心腔。由于静脉血栓的好发部位是静脉瓣和静脉窦,因此肺栓塞的血栓大部分来自于下肢深静脉,特别是从腘静脉上端到髂静脉的下肢近端深静脉(占50%~90%)。近年来由于介入治疗的增加,如颈内静脉和锁骨下静脉内插入或留置导管和静脉内化疗,来源于上腔静脉径路的血栓较以前增多。

1. **危险因素** DVT和PTE具有共同的危险因素,包括任何可以导致静脉血液淤滞、静脉系统内皮损伤和血液高凝状态的因素。可分为原发性和继发性两类。

(1) 原发性因素:由遗传变异引起,V因子突变、蛋白C缺乏、蛋白S缺乏和抗凝血酶Ⅲ缺乏等。以40岁以下的年轻患者无明显诱因反复静脉血栓形成和栓塞发生DVT和PTE为特征。

(2) 继发性因素:指后天获得的易发生DVT和PTE的多种病理生理改变、医源性因素及患者自身因素。如创伤和(或)骨折、脑卒中、心力衰竭、急性心肌梗死、外科手术、恶性肿瘤、植入人工假体、中心静脉插管、妊娠及产褥期、口服避孕药、各种原因导致的制动/长期卧床、长途航空或乘车旅行和高龄等,这些因素可单独存在,也可同时存在并发挥协同作用。其中高龄是独立的危险因素。

2. **发病机制** 外周静脉血栓形成后,血栓脱落,经血流至肺动脉内,形成PTE。急性肺栓塞发生后,肺动脉受阻,在神经体液因素作用下,导致一系列呼吸和循环功能的改变。

(1) 对呼吸功能的影响:①栓塞部位的肺血流量减少,肺泡无效腔增大,肺栓塞区域血流重新分布,致通气/血流比例失调。②肺不张:肺动脉栓塞后,血流灌注减少,出现局域性低氧血症,产生各种炎性介质,使局部毛细血管通透性增高,导致通气受限、间质和肺泡内液体增多;同时肺泡表面活性物质分泌减少,导致肺泡萎缩、呼吸面积减小和肺顺应性下降。③肺梗死:由于肺组织的多重供血与供氧机制,PI很少发生;若病情严重或存在基础心肺疾病,影响到多重供血、供氧时,才可能导致PI。

(2) 对循环功能的影响:肺动脉收缩,导致肺循环阻力增加,出现肺动脉高压;右心室后负荷增高,至一定程度后可引起急性肺源性心脏病,右心室扩大,引发右心功能不全,回心血量减少,静脉系统淤血;右心扩大室间隔左移进而导致左心室功能受损,心排血量下降,引起体循环低血压或休克;主动脉内低血压和右心房压增高,导致冠状动脉灌注压降低,心肌供血不足,可诱发心绞痛。

二、临床表现

1. **症状** PTE的症状缺乏特异性,严重程度有较大区别,可以表现为无症状,也可突发猝死。

(1) 不明原因的呼吸困难和气促:为PTE最常见的症状,以活动后呼吸困难及气促为主,呼吸频率大于20次/分,可高达40～50次/分。

(2) 胸痛：包括胸膜炎性胸痛和心绞痛样胸痛。

(3) 晕厥：表现为突然发作的一过性意识丧失,可为PTE的唯一或首发症状,主要是由急性大面积肺栓塞引起脑供血不足所致。

(4) 烦躁不安、惊恐甚至濒死感：由严重的呼吸困难和剧烈的胸痛引起。

(5) 咯血：多为小量咯血,常发生在梗死后24小时内。20%的患者可同时出现呼吸困难、胸痛和咯血,称为“肺梗死三联征”。

(6) 咳嗽：早期为干咳或咳少量白痰。

2. **体征**

(1) 呼吸系统体征：呼吸急促最常见,可有发绀；听诊肺可闻及哮鸣音和(或)细湿性啰音、血管杂音等。

(2) 循环系统体征：心率加快；颈静脉充盈或异常搏动；听诊可闻及肺动脉瓣第二心音亢进或分裂、三尖瓣区收缩期杂音；严重时可出现血压下降,甚至休克。

(3) 发热：多为低热,少数患者体温可达38℃以上。

3. **DVT的表现** 主要考虑下肢DVT,其表现为患肢肿胀、周径增粗、疼痛或压痛、皮肤色素沉着和行走后患肢易疲劳或肿胀加重。但约半数下肢DVT患者无自觉症状和明显体征。

三、实验室及其他检查

1. **血浆D-二聚体(D-dimer)测定** D-dimer是一个特异性的纤溶过程标记物,可作为PTE的初步筛选指标。急性PTE时升高,若其含量低于500μg/L,基本可排除急性PTE诊断。

2. **动脉血气分析** 表现为低氧血症、低碳酸血症、肺泡-动脉血氧分压差增大,也有部分患者的血气结果正常。

3. **心电图检查** 大多数患者可见心电图异常改变,最常见的改变为窦性心动过速。当肺动脉及右心压力升高时,可有V_1～V_4导联ST-T异常、经典$S_Ⅰ Q_Ⅲ T_Ⅲ$征(Ⅰ导联有明显的S波,Ⅲ导联出现大Q波且T波倒置)等,应动态观察心电图变化。

4. **影像学检查**

(1) X线胸片：①肺动脉阻塞征：区域性肺纹理变细、稀疏或消失,肺野透亮度增加。②肺动脉高压征及右心扩大征：右下肺动脉干增宽或伴截断征,肺动脉段膨隆以及右心室扩大。③有些患者可见肺组织继发改变,如尖端指向肺门的楔形阴影。

(2) 超声心动图：对于严重的PTE患者,可见右心室壁局部运动幅度减低,右心室和(或)右心房扩大,室间隔左移和运动异常,三尖瓣反流肺动脉扩张,下腔静脉扩张等。

(3) 下肢深静脉超声检查：DVT特征征象和诊断依据是静脉不能被压陷或静脉腔内无血流信号。

(4) 螺旋CT：诊断PTE的最常用手段,能够发现段以上肺动脉内血栓。①直接征象：轨道征或者呈完全充盈缺损,远端血管不显影。②间接征象：肺野楔形密度增高影,条带状高密度区或盘状肺不张,中心肺动脉扩张及远端血管分支减少或消失。

(5) 放射性核素肺通气/血流灌注扫描：是诊断PTE的重要方法,具有高度敏感性,准确率达91%～95%。典型征象是呈肺段分布的肺血流灌注缺损,并与通气显像不匹配。如果至少2个或更多肺段的局部灌注缺损,而该部位通气良好或X线胸片无异常,则提示有PTE的高度可能性。

(6) 磁共振成像或肺动脉造影(MRI/MRPA)：对段以上肺动脉内血栓的诊断有较高的敏感性和特异性。可鉴别肺动脉内缓慢的血流和不流动的栓子,也可区别出血性和感染性浸润。

(7) 肺动脉造影：被认为是诊断肺栓塞的“最佳标准”,直接征象为肺动脉内造影剂充盈缺损、血管中断和局部血容量减小,在造影中可做出肺栓塞的诊断。由于肺动脉造影是经股静脉插管的有创性检查技术,应严格掌握适应证。

四、诊断要点

PTE的诊断一般按疑诊、确诊、求因三个步骤进行。如患者存在DVT危险因素,出现突发的、原因不明的呼吸困难、胸痛、晕厥、休克,或伴有单侧或双侧不对称性下肢肿胀、疼痛等时,应高度怀疑本病的可能,进行相应的D-dimer、动脉血气分析、心电图和超声心动图、X线胸片检查。对于上述检查提示PTE者,应安排进行PTE确诊检查,包括螺旋CT、放射性核素肺通气/血流灌注扫描、MRI/MRPA和肺动脉造影4项,其中1项阳性即可明确诊断。同时应寻找PTE的成因和危险因素(求因),进行下肢深静脉检查以明确有无DVT,并寻找发生DVT和PTE的诱发因素。

PTE在临床上可分为急性肺血栓栓塞症和慢性血栓栓塞性肺动脉高压。

1. **急性肺血栓栓塞症**

(1) 大面积 PTE：主要表现为休克和低血压，收缩压＜90mmHg，或较基础值下降幅度≥40mmHg，持续15分钟以上，需除外低血容量、感染性中毒性休克等所致的血压下降。

(2) 非大面积 PTE：未出现休克和低血压的 PTE。若出现右心功能不全，或超声心动图表现有右心室运动功能减弱，则为次大面积 PTE。

2. **慢性血栓栓塞性肺动脉高压** 呈慢性、进行性肺动脉高压的临床表现，后期出现右心衰竭。影像学检查显示多部位、较广泛的肺动脉栓塞，可见肺动脉内有钙化倾向的团块状物等慢性栓塞征象。

五、治疗要点

1. **一般处理和呼吸循环支持** 严密观察病情，监测生命体征、心电图、动脉血气变化；卧床休息，保持大便通畅，避免用力；对症支持治疗，有低氧血症者给予氧气吸入；右心功能不全时，根据血压情况，合理使用多巴胺和多巴酚丁胺等药物。

2. **溶栓治疗**

(1) 适应证：适用于大面积 PTE；无禁忌证的次大面积 PTE，可考虑使用；而对于血压和右心室功能均正常的病例，不推荐溶栓。溶栓的时间窗一般为14天以内，近期有新发征象可适当延长。PTE 确诊后，有溶栓指征者宜尽早开始溶栓治疗。

(2) 禁忌证：①绝对禁忌证：溶栓治疗主要并发症为出血，以颅内出血最为严重，发生率在1%～2%，发生者近半数死亡，因此，用药前应充分评估出血的危险性。溶栓治疗的绝对禁忌证为活动性内出血和近期自发性颅内出血。②相对禁忌证：2周内大手术、分娩、器官活检或不能压迫止血部位的血管穿刺；2个月内的缺血性脑卒中；10天内胃肠道出血；15天内的严重创伤；重度高血压妊娠、血小板计数减少、细菌性心内膜炎；严重肝、肾功能不全等。

(3) 常用溶栓药物：①尿激酶(UK)：2小时溶栓方案：20 000IU/kg 持续静滴2小时；或负荷量4 400IU/kg，静注10分钟后，以2 200IU/(kg·h)持续静滴12小时。②链激酶(SK)：负荷量250 000IU，静注30分钟后，以100 000IU/h 持续静滴24小时。链激酶具有抗原性，因此用药前须肌内注射苯海拉明或地塞米松，以防止过敏反应，且6个月内不宜再次使用。③重组组织型纤溶酶原激活剂(rt-PA)：50mg 持续静滴2小时。

(4) 肝素的使用：用 UK 和 SK 溶栓治疗后，每2～4小时测定凝血酶原时间或活化部分凝血活酶时间(APTT)，其水平降至正常值的2倍(≤60秒)时，开始使用肝素；而使用 rt-PA 溶栓治疗时，应同时使用肝素。

3. **抗凝治疗** 可有效防止血栓再形成和复发，抗凝治疗的禁忌证包括活动性出血、凝血功能障碍、未予控制的严重高血压等。常用的抗凝药物如下。

(1) 普通肝素：3 000～5 000IU 或按 80IU/kg 静脉注射，继之以每小时 18IU/kg 持续静脉滴注。开始的24小时根据 APTT 调整剂量，使 APTT 达到并维持于正常值的1.5～2.5倍。使用肝素期间检测血小板防止出现肝素诱发的血小板减少症。

(2) 低分子肝素：根据体重给药，不需检测 APTT 和调整剂量，每天1～2次皮下注射。一般使用5天，根据病情需要可延长至10天或更长。

(3) 华法林：肝素应用后的第1天加用口服抗凝剂华法林，初始剂量3.0～5.0mg。一般华法林需与肝素重叠使用4～5天，当连续2天测定的国际标准化比率(INR)达到2.0～3.0时，或凝血酶原时间(PT)延长至正常值的1.5～2.5倍时，方可停用肝素，单独口服华法林，并根据 INR 或 RT 调整剂量。一般口服华法林的疗程至少为3～6个月。妊娠期禁用华法林。华法林的主要并发症为出血，可引发血管性紫癜，可用维生素K拮抗。

4. **肺动脉血栓摘除术** 手术风险大，仅适用于经积极内科治疗无效的紧急情况，如致命性肺动脉主干阻塞的大面积 PTE。

5. **经静脉导管碎解和抽吸血栓** 适用于肺动脉主干或主要分支大面积 PTE 且有溶栓和抗凝治疗禁忌证或经积极的内科治疗无效，缺乏手术条件者。

6. **放置腔静脉滤器** 预防深静脉大块血栓再次脱落发生栓塞，可考虑放置上、下腔静脉滤器。同时需注意滤器上有无血栓形成，应长期服用华法林抗凝。

六、护理要点

1. **休息** 绝对卧床休息，抬高床头或取半卧位，指导患者进行深慢呼吸，通过采用放松术等方法减轻其焦虑恐惧心理，降低耗氧量。

2. **氧气吸入** 根据缺氧程度选择合适的给氧

方式和吸氧浓度,以提高氧分压。

3. **病情观察** ①监测患者的呼吸、血氧饱和度、动脉血气、心率等情况。②监测患者意识状态,有无烦躁不安、嗜睡、定向力障碍等。③监测患者有无右心功能不全的表现,如颈静脉怒张、下肢水肿等。④监测患者的心电活动,警惕各类心律失常的出现。

4. **抗凝的护理** 使用肝素或低分子肝素时应定时检测 APTT、PT 及血常规值,而应用华法林时,定期检测 INR 值,以调整剂量;及时观察有无不良反应的出现。

5. **溶栓的护理** ①密切观察出血征象:有无皮肤黏膜出血、血尿、严重头痛及神志改变等。②严密监测血压。③建立静脉通路时,最宜使用外周静脉套管针,避免反复穿刺血管;压迫穿刺部位止血时需加大力量并延长时间。④正确使用肝素。

6. **消除再栓塞的危险因素**

(1) 急性期:绝对卧床休息,在充分抗凝的前提下卧床时间为 2~3 周;避免下肢过度屈曲,保持排便通畅,避免用力排便。

(2) 恢复期:需预防下肢血栓形成,如患者仍需卧床,下肢需进行适当的活动或关节的被动活动,穿抗栓袜或气压袜,不在腿上放置垫子或枕头等物品,以免加重下肢循环障碍。

(3) 及时发现下肢深静脉血栓形成的征象:观察局部皮肤的颜色变化;测量和比较双侧下肢周径,差值大于 1cm 有临床意义;测量方法:大、小腿周径的测量点分别为髌骨上缘以上 15cm 处和髌骨下缘以下 10cm 处;检查有无 Homans 征阳性(轻轻按压膝关节并屈膝、踝关节急速背屈时出现腘窝部、腓肠肌疼痛)。

7. **右心功能不全的护理** 如患者出现右心功能不全症状,需按医嘱给予正性肌力药物,限制水钠摄入。具体护理措施见本篇第 8 章"慢性肺源性心脏病患者的护理"。

8. **低排血量和低血压的护理** 严密监测血压变化,进行床头血压监测;遵医嘱给予静脉输液和使用升压药;记录液体出入量。

9. **用药护理** 按医嘱定时定量用药,告知患者各种药物的作用、用法,密切观察用药后反应,如出现不良反应,及时和医生沟通。

10. **心理护理** 当患者出现肺梗死的临床表现时,护理人员要保持冷静,避免加重患者的恐惧心理,告知患者病情变化,建立信任关系,给患者以安全感;鼓励患者说出感受和疑问,给予相应解答;向患者家属交代病情、讲解疾病的相关知识,允许家属陪伴给予患者支持;合理使用镇静剂;告知患者及其家属各种治疗方法的必要性及可能出现的不良反应,使其能够正确积极应对;做好各种术前准备。

11. **健康指导**

(1) 识别 PTE 的发生:需要掌握 PTE 的临床表现,如长时间卧床的患者,出现一侧肢体疼痛、肿胀;或不明显原因的呼吸困难、胸痛、咳血痰等,应警惕 PTE 的发生。

(2) 降低血液黏稠度:合理运动、适当增加液体摄入,防止血液浓缩;对于有高脂血症的患者,应积极降脂治疗;对于有明显危险因素的患者,应遵医嘱使用抗凝剂。

(3) 避免增加静脉血淤滞的行为:如长时间站立不活动、坐位时跷二郎腿;长期卧床或不能活动的患者应进行床上肢体活动,可将下肢抬高至心脏以上水平,以促进下肢静脉血液回流;或可利用机械作用如穿升压弹力抗栓袜、应用下肢间歇序贯升压充气泵等促进下肢静脉血液回流。

(李英丽)

第11章 原发性支气管肺癌患者的护理

原发性支气管肺癌(primary bronchopulmonary carcinoma)或称原发性支气管癌(primary bronchogenic carcinoma),简称肺癌(lung cancer),为起源于支气管黏膜或腺体的恶性肿瘤。肺癌发病率为男性肿瘤的首位,男女之比约为2.1∶1。但近年来,女性肺癌的发病率也明显增加,发病年龄大多在40岁以上。肺癌是严重危害人类健康的疾病,根据世界卫生组织(WHO)发布的数据,2018年全球新发肺癌数209.4万,占所有肿瘤发病率的11.6%,肺癌死亡数180万,占所有肿瘤死亡率的18.4%,无论是发病率还是死亡率,肺癌均居全球癌症首位。根据2014年中国地区恶性肿瘤发病和死亡分析,中国肺癌的发病率和死亡率均位于恶性肿瘤的首位,发病病例约78.1万,死亡病例约62.6万,已超过世界平均水平,给患者、家庭及社会造成了沉重的经济负担,已成为影响我国人民健康的重要公共卫生问题。有肿瘤学家预测如果我国不及时控制吸烟和空气污染,到2025年我国每年肺癌发患者数将超过100万,成为世界第一肺癌大国。

一、病因及发病机制

目前认为,肺癌是一种与环境因素和生活方式有关的疾病,多种危险因素对早期诊断肺癌有重要参考意义。

1. **吸烟** 大量研究表明,吸烟是肺癌第一位危险因素,约85%肺癌患者有吸烟史。烟雾中的苯并芘、尼古丁、亚硝胺和少量放射性元素钋等均有致癌作用,尤其易致鳞状上皮细胞癌和未分化小细胞癌。吸烟者比不吸烟者发生肺癌的危险性一般高4～10倍,重度吸烟者可达10～25倍。且吸烟时间愈长、量愈大、开始吸烟年龄愈小,吸烟20～30包年(指每天1包,吸烟史20～30年)者,罹患肺癌的危险性明显增加,死亡率亦高。被动吸烟或环境吸烟也是肺癌的病因之一。丈夫吸烟的非吸烟妻子中发生肺癌的危险性,为夫妻均不吸烟家庭中妻子的2倍,而且其危险性随丈夫的吸烟量而升高。戒烟后肺癌发病危险性逐年减少,戒烟1～5年后可减半。美国的研究结果表明,戒烟后2～15年期间肺癌发生的危险性进行性减少,此后的发病率相当于终生不吸烟者。

2. **职业因素** 石棉、无机砷化物、二氯甲醚、煤烟、焦油和烟草加热产物已被公认为引起肺癌的职业因素,放射性铀、镭衰变产生的氡和氡子体、微波辐射、电离辐射及长期吸入粉尘的工作人员,均易患肺癌。这些因素可使肺癌发生的危险性增加3～30倍。其中石棉是公认的致癌物质,接触者肺癌发病率明显升高,潜伏期可达20年或更久。接触石棉的吸烟者的肺癌死亡率为非接触吸烟者的8倍。

3. **空气污染** 空气污染包括室内小环境和室外大环境污染。城市中汽车废气、工业废气等都有致癌物质存在,尤其是重工业城市,其中主要是苯并芘。城市居民肺癌发生率明显高于农村,污染严重的工业城市更明显。室内被动吸烟、燃料燃烧和烹饪过程中的油烟均可能产生致癌物;室内燃煤、接触煤烟或其不完全燃烧物为肺癌的危险因素,特别是对女性腺癌的影响较大。

4. **电离辐射** 大剂量电离辐射可引起肺癌,如日本广岛原子弹受害者的肺癌发病率较高。美国1978年报告一般人群中电离辐射的来源约49.6%来自自然界,44.6%为医疗照射,来自X线诊断的电离辐射可占36.7%。

5. **肺部慢性病变** 慢性支气管炎、肺结核、弥漫性肺间质纤维化患者,肺癌发病率高于正常人群。有结核病者患肺癌的危险性是正常人群的10倍,其主要组织学类型是腺癌。此外,病毒感染、真菌毒素(黄曲霉)等,对肺癌的发生可能也起一定作用。

6. **恶性肿瘤既往史** 肺癌、淋巴瘤、头颈部肿瘤或与吸烟相关癌症(如食道癌)的患者发生新的原发性肺癌的风险增加。

7. **遗传和基因改变** 一级亲属中有肺癌史的个体患肺癌的风险增加。肺癌可能是一种外因通过内因发病的疾病。上述的外因可诱发细胞的恶性转化和不可逆的基因改变。

二、病理变化

肺癌起源于支气管黏膜上皮，可向支气管腔和（或）邻近的肺组织生长，并可通过血液、淋巴或支气管转移扩散。肺癌的分布为右肺多于左肺，上叶多于下叶。

1. 按解剖学部位分类

（1）中央型肺癌：发生在段支气管至主支气管的肺癌称为中央型肺癌，约占3/4，以鳞状上皮细胞癌和小细胞肺癌（small cell lung cancer，SCLC）较多见。

（2）周围型肺癌：发生在段支气管以下的肺癌称为周围型肺癌，约占1/4，以腺癌较多见。

2. 按组织病理学分类

（1）非小细胞肺癌

1）鳞状上皮细胞癌（简称鳞癌）：患者年龄大多在50岁以上，男性占多数。以中央型肺癌多见，并有向管腔内生长的倾向，早期常引起支气管狭窄导致肺不张或阻塞性肺炎。癌组织易变性、坏死，形成空洞或癌性肺脓肿。有时也可发展成周围型，倾向于形成中央性坏死和空洞。虽然鳞癌的分化程度不一，但生长速度尚较缓慢，转移晚，手术切除机会较多，5年生存概率多，病程较长，但对放射和化学疗法不如小细胞癌敏感。通常先经淋巴转移，血行转移发生较晚。

2）腺癌：腺癌发病率增加明显，女性相对多见。多数起源于支气管黏液腺，可发生于细小支气管或中央气道。腺癌倾向于管外生长，但也可循泡壁蔓延，常在肺边缘形成结节或肿块，临床多表现为周围型肺癌。腺癌富含血管，局部浸润和血行转移较早，易累及胸膜引起胸腔积液。

3）大细胞癌：此型肺癌甚为少见，约半数起源于大支气管。细胞大，胞质丰富，胞核形态多样，排列不规则。大细胞癌分化程度低，常在发生脑转移后才被发现。预后很差。

4）其他：腺鳞癌、类癌、肉瘤样癌、唾液腺型癌（腺样囊性癌、黏液表皮样癌）等。

（2）小细胞肺癌：发病率比鳞癌低，发病年龄较轻，多见于男性。一般起源于较大支气管，大多为中心型肺癌。细胞形态与小淋巴细胞相似，形如燕麦穗粒，因而又称为燕麦细胞癌。小细胞癌细胞质内含有神经内分泌颗粒，具有内分泌和化学受体功能，能分泌5-羟色胺、儿茶酚胺、组胺、激肽等肽类物质，可引起类癌综合征（carcinoid syndrome）。小细胞癌恶性程度高，生长快，较早出现淋巴和血行广泛转移。对放射和化学疗法虽较敏感，但在各型肺癌中预后较差。

三、临床分期

肺癌的临床分期和TNM分期对临床治疗方案的选择具有重要的指导意义（表2-11-1）。

表2-11-1 肺癌TNM分期（2017年UICC修订第8版）

原发肿瘤（T）

T_x：原发肿瘤不能评价；或痰、支气管灌洗液找到肿瘤细胞，但影像学或者支气管镜没有可视肿瘤

T_0：无原发肿瘤的证据

Tis：原位癌

T_1：肿瘤最大直径≤3cm；气管镜检查肿瘤没有累及叶支气管近端以上位置（没有累及主支气管）

T_{1a}：肿瘤最大直径≤1cm

T_{1b}：肿瘤最大直径>1cm但≤2cm

T_{1c}：肿瘤最大直径>2cm但≤3cm

T_2：肿瘤大小或范围符合以下任何一项：肿瘤最大直径>3cm，但不超过7cm；累及主支气管，但距隆突<2cm；扩展到肺门的肺不张或阻塞性肺炎，但未累及全肺

T_{2a}：肿瘤最大直径>3cm但≤4cm

T_{2b}：肿瘤最大直径>4cm但≤5cm

T_3：肿瘤最大直径>5cm，但≤7cm；或肿瘤直接侵犯了下属结构之一者：胸壁（包括肺上沟癌）、心包；或肿瘤位于距隆突2cm以内的主支气管，但尚未累及隆突；或全肺的肺不张或阻塞性肺炎，或同一肺叶内出现分散的单个或多个卫星结节

T_4：肿瘤大小或范围符合以下任何一项：癌肿最大直径≥7cm；肿瘤已直接侵犯了下述结构之一者：纵隔、心脏、大血管、气管、食管、喉返神经、椎体、隆突；或与原发灶不同叶的单发或多发病灶

续表

淋巴结(N)

N_x：区域淋巴结不能评估

N_0：没有区域淋巴结转移

N_1：转移到同侧支气管旁和(或)同侧肺门(包括直接侵入肺内的淋巴结)淋巴结，包括原发肿瘤直接侵犯

N_2：转移到同侧纵隔和(或)隆突下淋巴结

N_3：转移到对侧纵隔、对侧肺门、同侧或对侧斜角肌，或锁骨上淋巴结

远处转移(M)

M_x：远处转移不能评估

M_0：没有远处转移

M_1：有远处转移

M_{1a}：恶性胸腔(或心包)积液，或胸膜转移结节；对侧肺叶内出现分散的单个或多个肿瘤结节

M_{1b}：远处器官单发转移灶

M_{1c}：多个或单个器官多处转移

TNM分期

隐形肺癌($T_x N_0 M_0$)

原位癌0期($T_{is} N_0 M_0$)

I_a 期($T_{1a/b} N_0 M_0$)

I_b 期($T_{2a} N_0 M_0$)

II_a 期($T_{2b} N_0 M_0$，$T_{2a} N_1 M_0$)

II_b 期($T_{1a/b} N_1 M_0$，$T_{2b} N_1 M_0$，$T_3 N_0 M_0$)

III_a 期($T_3 N_1 M_0$，$T_{1a/b} N_2 M_0$，$T_{2a/b} N_2 M_0$，$T_4 N_0 M_0$，$T_4 N_1 M_0$)

III_b 期($T_2 N_3 M_0$，$T_1 N_3 M_0$，$T_3 N_2 M_0$，$T_4 N_2 M_0$)

III_c 期($T_3 N_3 M_0$，$T_4 N_3 M_0$)

IV_a 期(任何T，任何N，$M_{1a/b}$)

IV_b 期(任何T，任何N，M_{1c})

四、临床表现

肺癌的临床表现与肺癌大小、类型、发展阶段、所在部位、有无并发症或转移有密切关系。有5%～15%的患者无症状，仅在常规体检、胸部影像学检查时发现，其余的患者可表现或多或少与肺癌有关的症状与体征。当呼吸道症状超过2周，经治疗不能缓解，尤其是痰中带血、刺激性干咳，或原有的呼吸道症状加重，要高度警惕肺癌存在的可能。

1．原发肿瘤引起的症状和体征

(1) 咳嗽：由于肿瘤刺激肺泡或细小支气管，干咳为首发症状。当肿瘤增大引起支气管狭窄后可加重咳嗽，多为持续性，呈高调金属音性咳嗽或刺激性呛咳。若继发感染，痰量增加，且呈黏液脓性。

(2) 血痰或咯血：多见于中央型肺癌。肿瘤向管腔内生长者可有间歇或持续性痰中带血点、血丝或断续地少量咯血。如果表面糜烂严重侵蚀大血管，则可引起大咯血，但较少见。

(3) 呼吸困难或喘鸣：肿瘤向支气管内生长，或转移到肺门淋巴结致使肿大的淋巴结压迫主支气管或隆突或引起部分气道阻塞时，可有呼吸困难、气短、喘息，偶尔表现为喘鸣，听诊时可发现局限或单侧哮鸣音。

(4) 发热：肿瘤组织坏死可引起发热，但多数发热是由于肿瘤引起的阻塞性肺炎所致，抗生素治疗效果不佳。

(5) 体重下降：消瘦为恶性肿瘤的常见症状之一。肿瘤发展到晚期，由于肿瘤毒素和消耗的原因，并有感染、疼痛引起的食欲减退，可表现为消瘦或恶病质。

2．肺外胸内扩展引起的症状和体征

(1) 胸痛：由于肿瘤细胞侵犯所致，也可由于阻塞性炎症波及部分胸膜或胸壁引起，近半数患者可有模糊或难以描述的胸痛或钝痛。若肿瘤位于胸膜附近，则产生不规则的钝痛或隐痛，疼痛于呼吸、咳嗽时加重。肋骨、脊柱受侵犯时可有压痛点，而与呼吸、咳嗽无关。肿瘤压迫肋间神经，胸痛可累

及其分布区。

(2) 声音嘶哑:癌肿直接压迫或转移致纵隔淋巴结压迫喉返神经(多见左侧),可发生声音嘶哑。

(3) 咽下困难:癌肿侵犯或压迫食管,可引起咽下困难,尚可引起气管-食管瘘,导致肺部感染。

(4) 胸水:约10%的患者有不同程度的胸水,通常提示肿瘤转移累及胸膜或肺淋巴回流受阻。

(5) 上腔静脉阻塞综合征:由癌肿或肿大的纵隔淋巴结压迫上腔静脉,以及腔静脉内癌栓阻塞静脉回流引起。表现为头面部瘀血水肿,颈部肿胀,颈静脉扩张,前胸壁可见扩张的静脉侧支循环。

(6) 霍纳(Horner)综合征:肺尖部肺癌又称肺上沟瘤,若压迫颈部交感神经,引起病侧眼睑下垂、瞳孔缩小、眼球内陷,同侧额部与胸壁少汗或无汗,即霍纳综合征。

(7) 臂丛神经压迫症:肿瘤压迫臂丛神经可导致同侧自腋下向上肢内侧放射性、烧灼样疼痛,夜间尤甚。

3. 胸外转移引起的症状和体征 胸腔外转移的症状、体征可见于3%~10%的患者。以小细胞肺癌居多,其次为未分化大细胞肺癌、腺癌、鳞癌。

(1) 转移至中枢神经系统可引起颅内压增高,表现为头痛、恶心、呕吐、精神异常。少见症状为癫痫发作、偏瘫、小脑功能障碍、定向力和言语障碍。

(2) 转移至骨骼可引起骨痛和病理性骨折。肿瘤转移至脊柱后可压迫椎管引起局部压迫和受阻症状。也可发生关节转移,引起关节腔积液。

(3) 转移至腹部,如肝、胰腺、胃肠道、肾上腺和腹膜,引起相应症状。

(4) 锁骨上淋巴结是肺癌转移的常见部位,可无症状,典型者多位于前斜角肌区,固定且坚硬,逐渐增大、增多,可以融合,多无痛感。

4. 胸外表现 指肺癌非转移性胸外表现或称之为副癌综合征(paraneoplastic syndrome)。

(1) 肥大性肺性骨关节病:较为常见,多侵犯上下肢长骨远端,发生杵状指(趾)和肥大性骨关节病。

(2) 异位促性腺激素:较少见,大部分是大细胞肺癌,主要表现为男性轻度乳房发育和增生性骨关节病。

(3) 库欣(Cushing)综合征:小细胞肺癌或支气管类癌分泌促肾上腺皮质激素样物,引起肌力减退、水肿、高血压、血糖升高等。

(4) 抗利尿激素分泌综合征:不适当的抗利尿激素分泌可引起稀释性低钠血症,表现为厌食、恶心、呕吐等水中毒症状。

(5) 神经肌肉综合征:包括小脑皮质变性、脊髓小脑变性、周围神经病变、重症肌无力和肌病等。发生原因不明确。这些症状与肿瘤的部位和有无转移无关。它可以发生于肿瘤出现前数年,也可与肿瘤同时发生;在手术切除后尚可发生,或原有的症状无改变。可发生于各型肺癌,但多见于小细胞未分化癌。

(6) 高钙血症:可由骨转移或肿瘤分泌过多甲状旁腺素相关蛋白引起,常见于鳞癌。患者表现为嗜睡、厌食、恶心、呕吐和体重减轻及精神变化。切除肿瘤后血钙水平可恢复正常。

(7) 类癌综合征:典型特征是皮肤、心血管、胃肠道和呼吸功能异常。主要表现为面部、上肢躯干的潮红或水肿,胃肠蠕动增强、腹泻,心动过速,喘息,瘙痒和感觉异常。这些阵发性症状和体征与肿瘤释放不同的血管活性物质有关,除5-羟色胺外,还包括缓激肽、血管舒缓素和儿茶酚胺。

此外,还可有黑色棘皮症及皮肌炎、掌跖皮肤过度角化症、硬皮症,以及栓塞性静脉炎、非细菌性栓塞性心内膜炎、血小板减少性紫癜、毛细血管病性渗血性贫血等肺外表现。

五、实验室及其他检查

1. 胸部影像学检查 是发现肺癌的主要方法。

(1) X线检查:胸部X线检查是发现晚期肺癌的重要手段,也是晚期肺癌治疗前后基本的影像学检查方法。肺癌的特征性X线征象为肺门增宽、密度增高,结节或块状阴影,阴影表现为不均、分叶、毛刺等特征。中央型肺癌可有局限性肺气肿、肺炎或肺不张的表现。

(2) 胸部CT:胸部CT检查能清晰地显示肺内结构,发现胸片不能发现的肺内隐蔽部位的病灶;观察纵隔和肺门淋巴结形状和大小;对肺癌累及脊柱具有良好的诊断意义。建议用螺旋CT以≤10mm的层厚扫描,无禁忌证的患者一般应予静脉对比增强,以区别肿瘤病灶与邻近的血管和软组织。PET-CT检查是肺癌诊断、分期与再分期、疗效评价和预后评估的最佳方法。

(3) 磁共振成像(MRI):对肺癌累及纵隔、肺门的诊断价值较大。在显示肿瘤与胸内大血管的关系方面优于CT。其冠状面成像对显示主动脉弓下淋巴结、气管隆嵴下淋巴结及锁骨上转移性淋巴结较为清晰,并能显示较小的肺尖部癌。

2. **放射性核素骨扫描检查**　用于判断肺癌骨转移。当骨扫描检查提示可疑骨转移时，可对可疑部位进行MRI、CT或PET-CT等检查验证。

3. **痰细胞学检查**　通过对痰液标本的正确采集和仔细检查，连续3次送检，痰液细胞检查的阳性率可达到45%～90%。纤维支气管镜检查后行痰脱落细胞检查，可提高其阳性检出率。中央型肺癌痰细胞检查阳性率高于周围型肺癌。

4. **纤维支气管镜检查**　纤维光导支气管镜是诊断肺癌的一种重要手段。有25%～50%的肺癌患者，通过纤维支气管镜检查，可以直接看到或获得阳性检查结果。

5. **肿瘤标志物检查**　肺癌的标志物很多，其中包括蛋白质、内分泌物质、肽类和各种抗原物质如癌胚抗原（CEA）及可溶性膜抗原如CA50、CA125、CA19-9，某些酶如神经特异性烯醇酶（NSE）、cyfra21-1等虽然对肺癌的诊断有一定帮助，但缺乏特异性。对某些肺癌的病情监测有一定参考价值。

6. **其他**　包括支气管肺活检；经支气管壁穿刺活检；经皮肺穿刺活检；锁骨上或颈部淋巴结活检；纵隔镜检查；纵隔探查术；开胸活检；胸腔镜检查等。

六、诊断要点

肺癌的治疗效果与肺癌早期诊断密切相关，因此，应大力提倡早期诊断，及早治疗，以提高生存率甚至治愈率。对高危人群进行普查，主动发现患者，对同时伴有症状者高度警惕，并进一步检查。特别是出现刺激性咳嗽、反复痰中带血，无其他原因者；胸痛部位固定并逐渐加重；反复同一部位肺炎；原因不明的四肢关节疼痛及杵状指（趾），均应考虑肺癌可能。X线胸片或胸部CT提示不规则阴影，密度不均、边缘有毛刺、肺门或纵隔淋巴结肿大等，强烈支持肺癌诊断。肿瘤标志物如癌胚抗原异常升高有辅助诊断的价值。痰、胸液细胞学检查或肺活检病理见癌细胞可确诊。

七、治疗要点

治疗方法主要有手术治疗、放射治疗、化学药物治疗、中医中药治疗以及免疫治疗等。具体的治疗方案根据肺癌TNM分期、病理细胞类型、患者的心肺功能、全身情况及其他有关因素等，综合分析后再做决定，采用多学科综合治疗，其中手术治疗仍为最主要治疗手段。非小细胞肺癌和小细胞肺癌在治疗方面有很大的不同。非小细胞肺癌以手术治疗为主，辅以综合治疗。小细胞肺癌常在较早阶段就已发生远处转移，手术很难治愈，以化疗和放疗为主，手术及其他治疗为辅。

1. **手术治疗**　手术疗法的目的是尽可能彻底切除肺部原发癌肿病灶和局部及纵隔淋巴结，并尽可能保留健康的肺组织。

肺切除术的范围，决定于病变的部位和大小。对周围型肺癌，一般施行解剖性肺叶切除术；对中心型肺癌，一般施行肺叶或一侧全肺切除术。

手术禁忌证：①远处转移，如脑、骨、肝等器官转移（M_1病例）；②心、肺、肝、肾功能不全，全身情况差的患者；③广泛肺门、纵隔淋巴结转移，无法清除者；④严重侵犯周围器官及组织，估计切除困难者；⑤胸外淋巴结转移，如锁骨上淋巴结（N_3）等，肺切除术应慎重考虑。

2. **放射治疗**　放射治疗是局部消灭肺癌病灶的一种手段。在各种类型肺癌中，小细胞癌对放射疗法敏感性较高，鳞癌次之，腺癌和细支气管肺泡癌最低。通常是将放射疗法、手术与药物疗法综合应用，以提高治愈率。临床上常采用的是手术后放射疗法。对癌肿或肺门转移病灶未能彻底切除的病例，于手术中在残留癌灶区放置小的金属环或金属夹做标记，便于术后放射疗法时准确定位。一般在术后1个月左右患者健康情况改善后开始放射疗法，疗程约6周。为了提高肺癌病灶的切除率，有的病例可手术前进行放射治疗。

晚期肺癌病例，并有阻塞性肺炎、肺不张、上腔静脉阻塞综合征或骨转移引起剧烈疼痛者以及癌肿复发的病例，也可进行姑息性放射疗法，以减轻症状。

放射疗法可引起倦乏、胃纳减退、低热、骨髓造血功能抑制、放射性肺炎、肺纤维化和癌肿坏死液化空洞形成等放射反应和并发症，应给予相应处理。

下列情况一般不宜施行放射治疗：①健康情况不佳，呈现恶病质者；②高度肺气肿放射治疗后将引起呼吸功能代偿不全者；③全身或胸膜、肺广泛转移者；④癌变范围广泛，放射治疗后将引起广泛肺纤维化和呼吸功能代偿不全者；⑤癌性空洞或巨大肿瘤，后者放射治疗将促进空洞形成。

3. **化学治疗**　化学药物治疗对于分化程度低的肺癌，特别是小细胞癌，疗效较好。化学疗法作用遍及全身，临床上可以单独应用于晚期肺癌病例，以缓解症状,或与手术、放射等疗法综合应用,以防止癌肿转移复发,提高治愈率。

需要注意的是,目前化学药物对肺癌疗效仍然较低,症状缓解期较短,不良反应较多。临床应用时,要掌握药物的性能和剂量,并密切观察不良反应。出现骨髓造血功能抑制、严重胃肠道反应等情况时要及时调整药物剂量或暂缓给药。

4. **中医中药治疗** 按患者临床症状、脉象、舌苔等表现,应用辨证论治法则治疗肺癌,部分患者症状可得到改善,对放化疗耐受性增强,生活质量得到提高,寿命延长。

5. **免疫治疗** 近年来通过实验研究和临床观察,发现人体的免疫功能状态与癌肿的生长发展有一定关系,从而促使免疫治疗的应用。

(1) 特异性免疫疗法:用经过处理的自体肿瘤细胞或加用佐剂后,作皮下接种进行治疗。此外尚可应用各种白介素、肿瘤坏死因子、肿瘤核糖核酸等生物制品。

(2) 非特异性免疫疗法:用卡介苗、短小棒状杆菌、转移因子、干扰素、胸腺素等生物制品,或左旋咪唑等药物以激发和增强人体免疫功能。

八、护理要点

1. **改善肺的通气和换气功能**

(1) 戒烟:吸烟会刺激肺、气管及支气管,使气管及支气管分泌物增加,妨碍支气管上皮纤毛的清洁功能,影响痰液咳出,导致患者肺部感染。因此肺癌患者应劝其戒烟,术前至少戒烟2周以上。

(2) 保持呼吸道通畅:对呼吸道有感染的患者,应鼓励患者咳嗽排痰,可行超声雾化吸入,必要时吸痰或行纤维支气管镜吸痰。遵医嘱合理应用抗生素及支气管扩张剂、祛痰剂等药物。

(3) 辅助呼吸:对有缺氧、呼吸困难的患者,根据情况给予吸氧或呼吸机辅助呼吸。

(4) 口腔卫生:口腔是进入呼吸道的门户,要求早晚刷牙或口腔护理,并用消毒水漱口,以减少呼吸道的致病菌。做口腔护理时,如发现患者有牙周感染或口腔疾病,应及时报告医生。

(5) 手术前呼吸指导:指导患者练习腹式呼吸与有效咳嗽,为术后配合做好准备。练习使用呼吸训练器,以便手术后能正确使用,预防术后肺不张。

(6) 手术后呼吸道护理

1) 吸氧:肺切除术后24~36小时内,由于肺通气量和弥散面积减少,伤口疼痛等,会造成不同程度的缺氧,术后须常规给予鼻导管吸氧2~4L/min,可根据监测结果调整给氧浓度。

2) 气管插管的护理:术后带气管插管返回病房的患者,应严密观察导管插入深度,记录门齿对准气管导管的刻度。气管位置是否居中,防止滑出或移向一侧支气管,造成通气量不足。

3) 吸痰:随时吸净呼吸道分泌物,每次吸痰前后要充分吸氧。全肺切除患者,其支气管残端缝合处就在隆突下方,行深部吸痰时极易刺破,操作时吸痰管进入长度以不超过气管长度的1/2为宜。

4) 气道管理:对于术前心肺功能差,术后动脉血氧饱和度过低者,术后早期可短时间使用呼吸机辅助呼吸,并及时清除呼吸道分泌物。当患者呼吸平稳,心肺功能正常,血液氧合良好,可脱离呼吸机。视患者情况去除气管插管。拔管后即协助患者排痰,应用地塞米松超声雾化吸入,以减少喉头水肿,并定时评估患者呼吸状况、肺部情况。

5) 协助排痰:鼓励并协助患者深呼吸及咳嗽,每1~2小时做一次。咳痰之前最好先进行叩背。叩背前要评估患者疼痛程度,先止痛后叩背。叩背时由下向上,由外向内,迅速而有节律地叩击胸壁,震动气道,使存于肺叶、肺段处的分泌物流至支气管中咳出。患者咳嗽时需协助固定胸部,术后最初几天由护士协助完成,以后可指导患者自己固定,方法为:护士站在患者术侧,一手放在术侧肩膀上并向下压,另一手置于伤口下支托胸部协助。当患者咳嗽时,护士站在患者身后,以防患者咳出的分泌物溅到。护士站在患者健侧,双手紧托伤口部位以固定胸廓。固定胸部时,手掌张开,手指并拢。指导患者先慢慢轻咳,将痰咳出。也可采取指压胸骨切迹上方气管刺激咳嗽的方法。有效咳嗽的声音应是低音调、深沉,在控制下进行。

6) 常规氧气雾化或超声雾化吸入:每日2次,持续1周。雾化的微细颗粒可达细支气管及肺泡,起到稀释痰液、活跃纤毛运动的作用,以利于痰液排出。

2. **术后病情观察** 肺癌术后24~36小时血压常会有波动现象,需密切注意其变化。手术后2~3小时内,每15分钟测生命体征1次,脉搏和血压稳定后改为30分钟至1小时测量一次。血压持续下降的常见原因是心功能不全或出血。同时注意观察四肢末端温度,甲床、口唇及皮肤色泽,末梢循环情况和胸腔引流等。密切监测患者呼吸频率、幅度、节律,双肺呼吸音、气促、发绀及动脉血氧饱和度,若有异常情况及时通知医生予以处理。

3. **术后体位** 麻醉未清醒时平卧位,头偏向一侧，清醒、血压平稳后取半卧位，有利于横膈下移增加肺的通气和胸腔引流。肺叶切除患者采取平卧或左右侧卧位，但病情较重，呼吸功能较差者，应避免侧卧位，以免压迫健侧肺，限制其通气。一侧全肺切除患者，为防止纵隔移位和压迫健侧肺，应避免完全侧卧，可平卧或采取1/4侧卧位。有血痰或支气管瘘者，应取患侧卧位。定时协助患者翻身，移动患者时注意保护患者伤口，勿牵拉术侧手臂。

4. 术后活动与功能锻炼　适时早期活动可促进呼吸运动，防止肺不张、术侧胸壁肌肉粘连、肩关节僵硬及手臂失用性萎缩。

(1) 活动：术后第1日，生命体征平稳，鼓励并协助患者逐步下床或扶床站立。术后第2日，协助患者绕床或室内行走，以后可逐渐增加活动时间。活动时胸腔引流装置要妥善保护。一般患者术后3日内(年老体弱、有心血管病者术后7日内)不宜下蹲解便，以免引起体位性低血压。

(2) 手臂和肩关节锻炼：胸部手术后早期若切口疼痛，进行锻炼前，可适量给予镇痛药。术后患者要进行正确、有效的锻炼，否则容易发生术侧胸壁肌肉粘连、肩关节运动障碍。手术当天晚上即可施行手臂、肩关节的被动运动。术后第一天开始做主动运动，活动下肢关节，协助患者坐起。全肺切除术后的患者，鼓励取直立性的功能性位置，以恢复正常的姿势。运动量以不引起患者疲倦及疼痛为度。

出院后继续对术侧肩关节、手臂做进一步大幅度锻炼，以恢复正常的活动功能。方法如下：①将术侧手肘弯曲，手掌放在腹部，再用健侧手抓住术侧手腕，经腹前划一个弧形，并上举超过头部，再回复原来姿势。指导患者抬高手臂时吸气，放下手臂时呼气。②将手臂伸直，掌心向上，由旁往上划弧至头顶，然后再回复到原来姿势。③将手臂高举到肩膀的高度，肘弯曲到90°，然后使肩膀向内、向外旋转，手臂随同向前、向后划弧。

5. 胸腔闭式引流护理

(1) 按照胸腔闭式引流常规护理。

(2) 对全肺切除术后所置的胸腔引流管一般呈夹闭状态，以保证全肺切除术后患侧胸腔内有一定量的渗液，以减轻或纠正明显的纵隔移位。并定时检查气管位置是否居中，如胸膜腔压力增高，应开放引流管，每次放液量不超过100mL，速度宜慢，避免快速多量放液引起纵隔移位，导致心搏骤停。如患者病情平稳，可于术后4～5日拔除胸腔引流管。

6. 营养支持与补液　肺癌患者呈现恶病质表现，加强饮食护理十分必要，应给予高蛋白、高热量、高维生素、易消化饮食，必要时可经肠内或静脉进行营养支持，以改善营养状况。肺切除后，肺泡-毛细血管床明显减少，必须严格限制输液的量和速度，防止前负荷过重。全肺切除术后患者控制钠盐摄入，24小时输液量需控制在2 000mL内，20～30滴/分为宜。气管拔管后4～6小时，无禁忌者即可饮水进食。记录出入水量，维持体液平衡。

7. 疼痛护理　肺癌手术切口大、引流管压迫肋间神经，致使术后疼痛剧烈，患者常不愿咳嗽、做深呼吸运动或翻身，易导致肺不张及肺炎。术后应适当应用镇痛剂，并将治疗护理操作安排在给药后20～30分钟内进行，使患者感觉舒适并能良好配合。亦可使用松弛疗法等多种辅助疗法减轻疼痛。对于晚期癌症患者，采取WHO阶梯镇痛仍是临床晚期肺癌镇痛治疗应遵循的最基本原则。80%以上的癌痛可通过药物治疗得以缓解，少数患者需非药物镇痛手段，包括手术、放疗止痛、微创介入治疗等，应动态评估镇痛效果。告诉患者及亲属镇痛治疗是肿瘤整体治疗的重要内容，忍痛对患者百害无益。吗啡及其同类药物是癌痛治疗的常用药物，罕见成瘾；要在医务人员指导下进行镇痛治疗，患者不能自行调整治疗方案和药物剂量；要密切观察疗效和药物的不良反应，随时与医务人员沟通，定期复诊。

8. 心理护理　肺癌具有恶性程度高、病程进展快等特点，确诊后，大部分患者的情绪状况以焦虑、恐惧和抑郁为主，这些负面情绪给患者身心带来了巨大的痛苦，严重影响到治疗效果。随时观察患者的情绪变化，多与患者交流和沟通，及时了解病情变化。为肺癌患者培育社会支持系统，请患同类疾病治疗成功的患者现身说法，以减轻焦虑情绪和对治疗的担心，建立与癌症进行斗争的信心。

(裴先波)

第12章 胸腔积液患者的护理

胸膜腔是位于肺和胸壁之间的一个潜在腔隙。正常人胸膜腔内有少量液体，对呼吸运动起保护性润滑作用。胸膜腔内液体简称胸液，胸液量并非固定不变，其形成与吸收处于动态平衡。由于全身或局部病变破坏了此种动态平衡，致使胸膜腔内液体形成过快和(或)吸收过缓，引起胸膜腔内液体异常积聚，而产生胸腔积液(pleural effusion，简称胸水)。

胸腔积液按积液性质可分为渗出性、漏出性、血性及乳糜液；常见原因可为结核、炎症、肿瘤(包括转移性、原发性)、免疫性疾病、心源性疾病、外伤及胸膜外疾病并发症；根据胸腔积液形态一般可分为游离性积液、肺底积液、包裹性积液和叶间积液。

胸腔积液的生成与吸收和胸膜的血供与淋巴管引流有关，与壁层、脏层胸膜内的胶体渗透压和流体静水压以及胸膜腔内压力有关。壁层胸膜血供来自体循环，脏层胸膜血供则主要来自肺循环和支气管动脉。体循环的压力高于肺循环，由于压力梯度，液体从壁层和脏层胸膜的体循环血管进入间质，部分在间质内重吸收(图 2-12-1 虚线箭头)，剩余的通过有渗漏性的胸膜间皮细胞层滤出到胸膜腔，然后通过壁层胸膜间皮细胞下的淋巴管微孔(stomas)经淋巴管回吸收(图 2-12-1)。

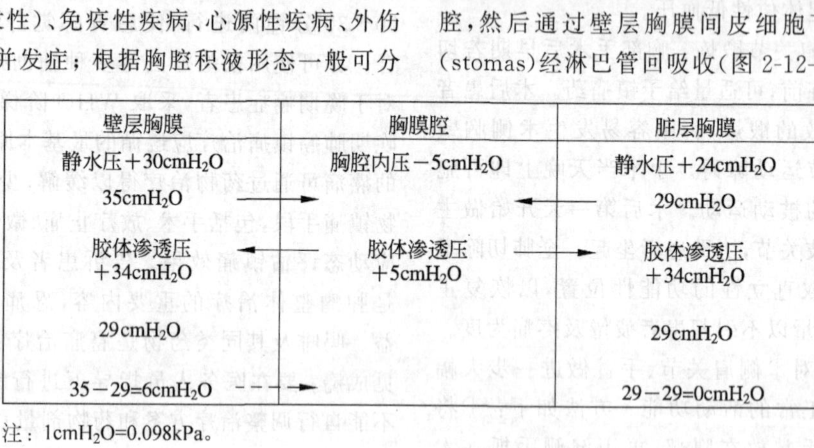

壁层胸膜	胸膜腔	脏层胸膜
静水压 $+30cmH_2O$	胸腔内压 $-5cmH_2O$	静水压 $+24cmH_2O$
$35cmH_2O$ →		← $29cmH_2O$
胶体渗透压 $+34cmH_2O$ ←	胶体渗透压 $+5cmH_2O$	→ 胶体渗透压 $+34cmH_2O$
$29cmH_2O$		$29cmH_2O$
$35-29=6cmH_2O$ - - -→		$29-29=0cmH_2O$

注：$1cmH_2O=0.098kPa$。

图 2-12-1　胸膜腔结构模拟图

SC：体循环毛细血管；PC：肺毛细血管

传统观点认为胸液的交换完全取决于流体静水压和腔体渗透压之间的压力差。20 世纪 80 年代以后，研究发现了脏层胸膜厚的动物(包括人类)的壁层胸膜间皮细胞间存在淋巴管微孔，脏层胸膜的血液供应来源于体循环的支气管动脉和肺循环。因此目前对胸液产生和吸收的机制已达成共识：即胸液由于压力梯度从壁层和脏层胸膜的体循环血管通过有渗漏性的胸膜进入胸膜腔，然后通过壁层胸膜的淋巴管微孔经淋巴管回吸收，故正常情况下脏层胸膜对胸液循环的作用较小。

一、病因及发病机制

1. **胸膜毛细血管内静水压增高**　如充血性心力衰竭、缩窄性心包炎、血容量增加、上腔静脉或奇静脉受阻，产生胸腔漏出液。

2. **胸膜通透性增加**　胸膜炎症如结核病、肺炎，结缔组织病如系统性红斑狼疮、风湿热、类风湿关节炎，胸膜肿瘤如恶性肿瘤转移、间皮瘤、淋巴瘤，肺梗死、膈下炎症(膈下脓肿、肝脓肿、急性胰腺炎)等，均可产生胸水渗出。

3. **胸膜毛细血管内胶体渗透压降低**　如低蛋白血症、肝硬化、肾病综合征、急性肾小球肾炎、黏液性水肿等，产生胸腔漏出液。

4. **壁层胸膜淋巴引流受阻**　癌性淋巴管阻塞、发育性淋巴管引流异常等，使液体渗出至胸腔。

5. **损伤**　主动脉瘤破裂、食管破裂、胸导管破裂等，产生血胸、脓胸和乳糜胸。

6. **其他**　医源性药物(如甲氨蝶呤、胺碘酮、苯妥英钠、呋喃妥因、β 受体阻滞剂)、放射治疗、消化内镜检查和治疗、支气管动脉栓塞术，卵巢过度刺激综合征、液体负荷过大、冠脉旁路移植手术或冠脉内支架置入、骨髓移植、中心静脉置管穿破和腹膜透析等，都可以引起渗出性或漏出性积液。

胸腔积液以渗出性胸膜炎最为常见。对于中青年患者中以结核病常见，而中老年胸腔积液（尤其是血性胸液）应慎重考虑恶性病变与恶性肿瘤（如肺癌、乳房癌、淋巴瘤等）向胸膜或纵隔淋巴结转移而引起的胸腔积液。

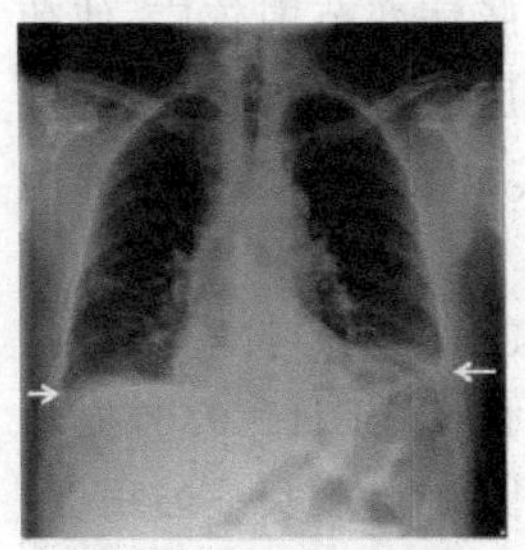

(a) 双侧少量胸腔积液

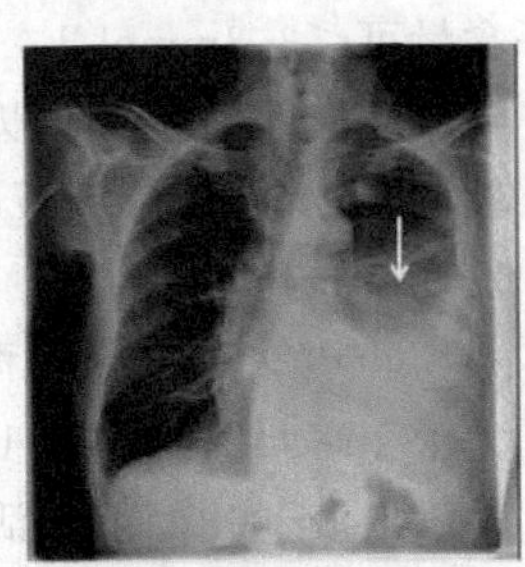

(b) 左侧中度胸腔积液

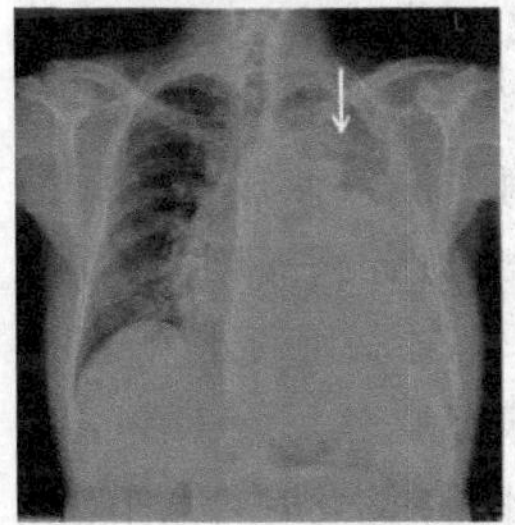

(c) 左侧大量胸腔积液

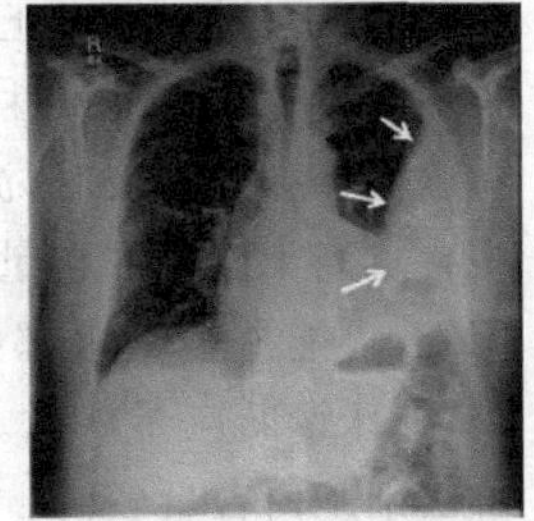

(d) 左侧局限性胸腔积液

图 2-12-2　胸腔积液的不同表现

二、临床表现

1. **症状**　因病因不同临床表现不同，且症状轻重取决于积液量和原发疾病。主要表现有呼吸困难、胸痛、咳嗽和其他伴随症状。

(1) 呼吸困难：呼吸困难是最常见的症状，与胸腔积液的量有关，多伴有胸痛和咳嗽。少量积液（＜500mL）时症状不明显；若达到中量（500～1 000mL），患者逐渐感到胸闷、气促；大量积液（＞1 000mL）时纵隔脏器受压，心悸及呼吸困难更加明显，甚至可致呼吸衰竭，主要与胸腔积液使胸廓顺应性下降、膈肌受压、纵隔移位、肺容量下降等因素有关。

(2) 胸痛：可表现为隐痛、锐痛，且随呼吸或咳嗽加重。

(3) 咳嗽：可有干咳。

(4) 伴随症状：结核性胸膜炎引起者多见于青年人，常有午后低热、自汗、消瘦等症状，其积液培养或动物接种检查可查到结核杆菌，OT 或 PPD 阳性。中年以上患者应警惕恶性肿瘤的胸膜转移，起病慢，胸痛特点为突出、持续存在、逐渐加剧，胸液生长迅速，呈渗出性、血性，可找到恶性肿瘤细胞。非特异性炎性积液多为渗出性，常伴有胸痛及发热。化脓性胸膜炎者起病急，寒战、高热，热型呈弛张热，血白细胞计数升高，以中性粒细胞为主，积液呈脓性，细菌培养可查出病原体。由心力衰竭所致的胸腔积液为漏出液。肝脓肿所伴右侧胸腔积液可为反应性胸膜炎，亦可为脓胸，常伴有发热和肝区疼痛。

2. **体征**　胸腔积液量少时可无阳性体征，积液量多时患侧胸廓饱满，呼吸运动减弱，语颤减弱或消失，叩诊浊音或实音，呼吸音减弱或消失，气管、纵隔、心脏向健侧移位。局部叩诊浊音，呼吸音减低。急性胸膜炎早期，病变区可有胸膜摩擦感和胸膜摩擦音，随着积液的增多，摩擦感和摩擦音减弱甚至消失。肺外疾病如胰腺炎和类风湿关节炎等，合并胸腔积液时多有原发病的体征。

三、实验室及其他检查

1. **影像学检查**

(1) X 线检查：一般游离性胸腔积液量很少时，缺乏明显 X 线表现。少量胸腔积液时，患侧肋膈角变钝或消失；中等量积液时，X 线可见内低外高的弧形液弧线；大量积液时表现为一定范围的大片致密影，下部最浓密，向上均匀密度逐渐变淡，可使纵隔气管向健侧移位，肋间隙增宽，横膈下降。

(2) CT 和 MRI 检查：CT 检查可发现少量的胸腔积液、肺内病变、胸膜间皮瘤、胸内和胸膜转移性肿瘤、纵隔和气管旁淋巴结等病变，并可根据胸液的密度不同对渗出液、血液或脓液作出判断，还可显示胸膜肿瘤结节、肺内病变和肋骨病变。MRI 的冠状面和矢状面显示对叶间积液、包裹性积液和肺底积液的诊断很有价值。CT 或 PET/CT 检查可显示有助于病因诊断。

(3) 超声检查：可鉴别胸腔积液、胸膜增厚、液气胸等。对包囊性或小量胸腔积液可提供较高灵敏度、准确的定位诊断，有助于进行胸腔穿刺抽液。

2. **胸腔积液检查**　诊断性胸腔穿刺和胸液检查，对明确积液性质及病因诊断均至关重要。

(1) 外观和气味：漏出液透明清亮，静置不凝固，比重＜1.016～1.018。渗出液则多呈草黄色，稍混浊，比重＞1.018。脓性胸液若为大肠埃希菌或厌氧菌感染常有臭味。不同病因引起者积液颜色不同，血性胸液呈程度不同的洗肉水样或静脉血样，多见于肿瘤、结核和肺栓塞，乳状胸液称为乳糜胸，若胸液呈巧克力色应考虑阿米巴肝脓肿破溃入胸腔的可能，黑色胸腔积液可能为曲菌感染。

(2) 细胞：正常胸液中有少量间皮细胞或淋巴细胞，胸膜炎症时，胸液中可见各种炎症细胞及增生与退化的间皮细胞。漏出液细胞数常$<100\times10^6$/L，以淋巴细胞与间皮细胞为主。渗出液的白细胞常$>500\times10^6$/L。脓胸时白细胞多达$1\,000\times10^9$/L以上。中性粒细胞增多时提示为急性炎症；以淋巴细胞为主者则多为结核性或恶性；寄生虫感染或结缔组织病时嗜酸性粒细胞常增多。胸液中红细胞$>5\times10^9$/L时，可呈淡红色，多由恶性肿瘤或结核所致。胸腔穿刺损伤血管亦可引起血性胸液，应注意鉴别。红细胞$>100\times10^9$/L时应考虑创伤、肿瘤或肺梗死；恶性胸液中约有60%可查到恶性肿瘤细胞，反复多次检查可提高检出率。非结核性胸液中间皮细胞>5%，结核性胸液中常<1%；系统性红斑狼疮并发胸腔积液时，其胸液中抗核抗体滴度可达1∶160以上，且易找到狼疮细胞。

(3) pH：正常胸液的pH接近7.60。pH降低可见于不同原因的胸腔积液，结核性胸液pH常<7.30；pH<7.00者仅见于脓胸以及食管破裂所致胸腔积液。急性胰腺炎所致胸液的pH<7.30；若pH<7.40，应考虑恶性胸腔积液。

(4) 病原体：胸液涂片查找细菌及培养，有助于病原体诊断。结核性胸膜炎胸液沉淀后做结核菌培养，阳性率仅20%，巧克力色脓液应镜检阿米巴滋养体。

(5) 蛋白质：渗出液的蛋白含量超过30g/L，胸液比重约为1.018(每增加或减少蛋白1g，使之比重增加或减少0.003)，胸液/血清比值大于0.5。漏出液蛋白含量较低(<30g/L)，以白蛋白为主，黏蛋白试验(rivalta test)阴性。

(6) 肿瘤标志物：①癌胚抗原(CEA)：恶性胸液中CEA水平升高较血清出现得更早且更显著。如果胸液CEA值>15μg/L或胸液CEA/血清CEA>1，常提示为恶性胸腔积液，其敏感性为40%～60%，特异性70%～80%。②胸液端粒酶测定：与CEA相比，其敏感性和特异性均大于90%。③其他：近年来已开展多种肿瘤标志物测定，可作为鉴别诊断的参考。联合检测多种标志物，可提高阳性检出率。

(7) 类脂：用于鉴别乳糜胸。乳糜胸时，其胸液中中性脂肪、甘油三酯含量较高(>4.52mmol/L)，呈乳状混浊，苏丹Ⅲ染成红色，但胆固醇含量不高，可见于胸导管破裂时。"乳糜样"或胆固醇性胸液(胆固醇>2.59mmol/L)，与陈旧性积液胆固醇积聚有关，可见于陈旧性结核性胸膜炎、恶性胸液或肝硬化、类风湿关节炎等。胆固醇性胸液所含胆固醇量虽高，但甘油三酯正常，呈淡黄或暗褐色，含有胆固醇结晶、脂肪颗粒及大量退变细胞(淋巴细胞、红细胞)。

(8) 葡萄糖：正常人胸液中葡萄糖含量与血中葡萄糖含量相近，随血葡萄糖的升降而改变。漏出液与大多数渗出液的葡萄糖含量正常；而结核性、恶性、类风湿关节炎性及化脓性胸腔积液中葡萄糖含量可<3.3mmol/L。若胸膜病变范围较广，使葡萄糖及酸性代谢物难以透过胸膜，可使葡萄糖含量较低，提示肿瘤广泛浸润，其胸液中恶性肿瘤细胞发现率亦高。

(9) 酶：①胸液乳酸脱氢酶(LDH)：含量增高，大于200U/L，且胸液LDH/血清LDH>0.6，提示为渗出液，胸液LDH活性可反映胸膜炎症的程度，其值越高，表明炎症越明显。LDH>500U/L常提示为恶性肿瘤或胸液已并发细菌感染。②胸液淀粉酶：升高可见于急性胰腺炎、恶性肿瘤等。急性胰腺炎伴胸腔积液时，淀粉酶溢漏致使该酶在胸液中含量高于血清中含量。部分患者胸痛剧烈、呼吸困难，可能掩盖其腹部症状，此时胸液淀粉酶已升高，临床诊断应予注意。③腺苷脱氨酶(ADA)：在淋巴细胞内含量较高。结核性胸膜炎时，因细胞免疫受刺激，淋巴细胞明显增多，故胸液中ADA可高于100U/L(一般不超过45U/L)。其诊断结核性胸膜炎的敏感度较高。

(10) 免疫学检查：结核性与恶性胸腔积液时，T淋巴细胞增高，尤以结核性胸膜炎为显著，可高达90%，且以T4($CD4^+$)为主。恶性胸腔积液中的T细胞功能受抑，其对自体肿瘤细胞的杀伤活性明显较外周血淋巴细胞低，提示恶性胸腔积液患者胸腔局部免疫功能呈抑制状态。系统性红斑狼疮及类风湿关节炎引起的胸腔积液中补体C3、C4成分降低，且免疫复合物的含量增高。

3. 胸膜活检 经皮胸膜活检对鉴别结核、肿瘤及判定胸膜肉芽肿性病变有重要意义。拟诊结核病时，活检标本除做病理检查外，尚可做结核菌培养。脓胸或有出血倾向者不宜做胸膜活检。对上述检查仍不能确诊者，必要时可进行胸腔镜或开胸探查直视下活检。由于胸膜转移性肿瘤87%在脏层，故此项检查有积极的意义。

四、诊断要点

根据临床表现和实验室检查，首先确定有无胸腔积液，再根据胸腔穿刺抽液化验结果，判断是渗出液还是漏出液，进一步根据结果确定引起胸腔积液的病因。

五、治疗要点

1. 原发病的治疗　肺结核引起者行抗结核治疗，感染性胸腔积液者进行抗感染治疗，恶性肿瘤引起者进行化疗，心力衰竭患者给予强心利尿治疗。只有积极地治疗原发病，才能真正消除胸腔积液产生的原因。

2. 针对胸腔积液的治疗

(1) 胸腔穿刺抽液：具体操作方法及注意事项见本篇第16章“呼吸系统常用诊疗技术及护理”。胸腔穿刺不仅有助于诊断，还可解除积液对肺及心、血管的压迫作用，改善呼吸，防止纤维蛋白沉着与胸膜增厚，避免肺功能受到损害。抽液后可减轻毒性症状，体温下降，有助于肺复张。

一般情况下，抽胸液后，没必要向胸腔内注入药物。但若是恶性或反复多次的胸腔积液，根据原发病的不同，往胸腔内注入相应的药物。如结核性胸膜炎应用抗结核药；炎症性胸膜炎应用抗生素(化脓性胸腔积液可加上链激酶，使脓液变稀便于引流)；恶性胸水则应用抗癌药与生物免疫等，可抑制恶性肿瘤细胞、增强淋巴细胞局部浸润及活性，并使胸膜粘连。为闭锁胸膜腔，可用胸腔插管将胸液引流完后，注入胸膜粘连剂与组织硬化剂，如四环素、红霉素、滑石粉，使两层胸膜发生粘连，以避免胸液的再度形成，有效率达95%。若同时注入少量利多卡因及地塞米松，可减轻疼痛及发热等不良反应。据报道，与其他胸腔积液治疗方法比较，胸腔内注入药物的方法具有较突出的疗效。

(2) 胸腔闭式引流：胸腔闭式引流可以达到持续引流的目的，避免反复多次胸腔穿刺抽液可能并发气胸或血胸等并发症。对排除胸内积液积气、调整胸内负压、维持纵隔正常位置及促使术后肺膨胀起着重要作用，其有效率在90%左右，是治疗血气胸、脓胸最常用及最有效的治疗方法(具体操作方法及注意事项见本篇第16章“呼吸系统常用诊疗技术及护理”)。

3. 胸腔镜治疗　胸腔镜可以分离胸内粘连，充分吸净胸内积液，并送检积液，尤其是对发现的肺内或胸膜、膈肌的病变，可同时切除送病检，以此明确病因，指导进一步治疗。另一方面，还可借助胸腔镜行胸膜固定术。胸膜固定术是利用物理(摩擦壁层胸膜)或化学(喷洒化学物质)的方法，使胸膜的脏层和壁层粘连，以此消灭正常的胸膜腔，达到防止胸腔积液、气胸等疾病复发的目的。胸腔镜手术的一大优点是创伤小，并发症少，患者术后恢复快，易于被患者和家属接受。

4. 手术治疗

(1) 胸膜腔分离术：近年来，临床上应用分流器行胸腹分流术是治疗恶性胸腔积液的新方法，简单安全，尤其适用于有“包裹肺综合征”、肺不能重新扩张的患者，及其他常规治疗无效者。分流术虽不能使胸腔积液不再产生，但能使其保持稳定，从而缓解症状，达到姑息治疗的目的。

(2) 肿瘤切除术：对于肺部晚期原发性和转移性肿瘤并发胸腔积液者，可采取肺段、肺叶等切除；壁层胸膜、肺脏表面转移灶成片状或块样者，可行局限性胸膜剥脱术及膈肌部分切除术；散在微小病灶可行电灼术；同时行纵隔肿大淋巴结清扫术。对非全肺切除者，以干纱布摩擦壁层胸膜，造成微创伤性胸膜炎症，使胸膜腔固定。切除原发病灶后，减轻了肿瘤负荷，也减轻了由肿瘤而产生的各种症状及并发症，延长了生存时间，提高了生存质量。

5. 免疫治疗　有报道，采用异体淋巴因子激活的杀伤细胞(LAK)联合基因重组白细胞介素2(rIL2)胸腔内注射，可有效治疗晚期肺癌引起的恶性胸水。

六、护理要点

1. 一般护理　给予半卧位，胸闷气急时给予吸氧。密切观察生命体征的变化，注意监测体温的变化。鼓励患者卧床休息，给予高蛋白、高热量、粗纤维饮食。

2. 胸痛的护理　观察胸痛的程度，了解患者产生胸痛的原因及疼痛的性质。鼓励患者说出疼痛的部位、范围以及疼痛的程度。可以采用视觉模拟评分法评价患者疼痛的程度，从而采取有针对性的措施。给予舒适的体位，如端坐、半健侧卧位。避免剧烈咳嗽。有意识地控制呼吸，保持舒适安静的环境，减少不良刺激，保证患者充分休息。指导患者避免剧烈活动或突然改变体位。分散患者的注意力，如听音乐、看书、读报，并指导患者交替使用减轻疼痛的方法。必要时协助医生抽胸腔积液、治疗原发病或使用镇痛药，并密切观察用药后的反应及疗效。

3. **术前及术后护理**

(1) 术前护理：①心理护理：向患者讲清胸腔镜手术的原理、优点。同时介绍同类手术患者与其认识，谈体会，消除其顾虑，坚定信心，使其愉快地接受手术治疗。②改善呼吸困难：呼吸困难者，给予半卧位，并予氧气吸入，注意观察患者的呼吸情况，必要时协助医师行胸腔穿刺抽液，以改善呼吸困难。③改善营养状况：指导患者尽可能多地摄入高蛋白、高热量、富含维生素的易消化食物。对消瘦明显、低蛋白血症、血红蛋白＜90g/L 的患者给予静脉补充脂肪乳剂、氨基酸、白蛋白等营养物质或输入红细胞。同时做好常规备皮、皮试、配血、床上排便练习等护理工作。

(2) 术后护理：①监测生命体征：术后给予吸氧，持续监测血氧饱和度，定期取动脉血进行血气分析，了解患者氧合状态，有助于及时发现低氧血症倾向。如出现低氧血症，立即进行处理。必要时进行心电监护和血压监测。②呼吸道管理：鼓励患者自行深呼吸、咳嗽排痰，待生命体征稳定 6 小时后取半卧位，并在止痛的基础上，每 2 小时协助患者坐起、拍背，并行雾化吸入，每日 3 次，利于气道湿化排痰，保持呼吸道通畅。同时保证引流管充分引流，及时排出胸腔内积液。每日检查两肺呼吸音，判断肺膨胀情况观察患者呼吸困难改善情况。

(3) 胸腔引流管护理：见本篇第 16 章“呼吸系统常用诊疗技术及护理”。

4. **健康指导** 嘱患者注意休息，避免劳累。避免受凉，预防呼吸道感染，戒烟。注意多食富含粗纤维、高热量、高蛋白饮食，改善营养状况，提高手术耐受性。遵医嘱按时服药，定期门诊复查。一旦出现胸痛、呼吸困难立即到医院救治。

(沈悦好)

第13章 呼吸衰竭和急性呼吸窘迫综合征的护理

一、呼吸衰竭患者的护理

呼吸衰竭(respiratory failure)是各种原因引起的肺通气和(或)换气功能严重障碍,以致在静息状态下不能进行有效的气体交换,导致低氧血症伴(或不伴)高碳酸血症,从而引起一系列生理功能和代谢紊乱的临床综合征。呼吸衰竭的血气分析标准:在海平面吸入1atm(1atm=101.3kPa)空气、静息状态、排除心内解剖分流和原发于心排血量降低等因素条件下,动脉血氧分压(PaO_2)低于60mmHg,伴或不伴有二氧化碳分压($PaCO_2$)高于50mmHg。呼吸衰竭是一种功能障碍状态,而不是一种疾病,可因肺部疾病引起,也可能是各种疾病的并发症。

(一) 分类

1. **根据动脉血气分析分类** 分为Ⅰ型呼吸衰竭和Ⅱ型呼吸衰竭。

(1) Ⅰ型呼吸衰竭:又称低氧血症型呼吸衰竭,PaO_2<60mmHg,但$PaCO_2$正常甚至降低,即仅有缺氧而无CO_2潴留。主要见于肺换气功能障碍。

(2) Ⅱ型呼吸衰竭:又称低氧血症伴高碳酸血症型呼吸衰竭,PaO_2<60mmHg,且伴有$PaCO_2$>50mmHg。主要见于肺泡通气不足。

2. **按病程进展分类** 分为急性呼吸衰竭和慢性呼吸衰竭。

(1) 急性呼吸衰竭:在某些突发致病因素作用下,使肺通气和换气功能迅速出现严重障碍,在短时间内发生呼吸衰竭。

(2) 慢性呼吸衰竭:由一些慢性疾病,造成呼吸功能的慢性损害且逐渐加重,经过长时间发展为呼吸衰竭。如COPD、肺结核、间质性肺疾病、神经肌肉病变等,最常见的是COPD。

3. **按发病机制分类** 分为通气性呼吸衰竭和换气性呼吸衰竭,也可分为泵衰竭和肺衰竭。

4. **按原发病变部位分类** 分为中枢性呼吸衰竭和外周性呼吸衰竭。

(二) 病因及发病机制

1. **病因** 损害呼吸功能的各种因素都会导致呼吸衰竭。临床上常见的病因有如下几方面。

(1) 气道阻塞性病变:气管-支气管的炎症、痉挛、肿瘤、异物阻塞气道、纤维化瘢痕等均可引起气道阻塞。

(2) 肺组织病变:各种累及肺泡和(或)肺间质的病变,如肺炎、重度肺结核、肺气肿、弥散性肺纤维化、肺水肿、急性呼吸窘迫综合征(ARDS)、硅沉着病(矽肺)等,均可使有效弥散面积减少,肺顺应性降低,通气/血流比例失调,导致缺氧或合并CO_2潴留。

(3) 肺血管疾病:肺血管栓塞、肺梗死、肺毛细血管瘤等。

(4) 心脏疾病:各种缺血性心脏疾病、严重心瓣膜疾病、心肌病、心包疾病、严重心律失常等均可导致通气和换气功能障碍,从而导致缺氧和(或)CO_2潴留。

(5) 胸廓病变:胸廓外伤、畸形、手术创伤、气胸和胸腔积液等。

(6) 神经肌肉疾病:脑血管病变、脑炎、脑外伤、电击、药物中毒等直接或间接抑制呼吸中枢。脊髓灰质炎以及多发性神经炎所致的神经-肌肉接头阻滞影响传导功能。重症肌无力等损害呼吸动力引起通气不足。

2. **发病机制** 各种病因通过肺通气功能障碍、弥散障碍、肺泡通气与血流比例失调等机制,导致呼吸功能不全,最终发生衰竭。临床上往往是几个因素同时存在或相继发生作用。

(1) 肺泡通气不足:正常成人于静息状态下维持正常的肺泡氧分压和CO_2分压的有效肺泡通气量是4L/min。各种原因造成呼吸肌活动障碍、胸廓和(或)肺的顺应性降低引起限制性通气不足和阻塞性通气不足,均可导致肺泡通气不足,引起肺泡氧分压下降和CO_2分压上升,从而引起缺氧和CO_2潴留。

(2) 弥散障碍:弥散是指氧和CO_2通过肺泡毛

细血管膜(简称肺泡膜)的过程。气体弥散的速度取决于肺泡膜两侧的气体分压差、气体弥散系数、肺泡膜的面积与厚度以及气体的弥散能力。弥散能力与气体的分子量和溶解度相关。此外,气体弥散量还取决于血液与肺泡接触的时间,通气/血流比值等因素。弥散障碍是指由于肺泡膜面积减少、肺泡膜异常增厚、弥散时间缩短所引起的气体交换障碍。正常静息状态下,氧的弥散能力仅为CO_2的1/20,因此出现弥散障碍时通常以低氧血症为主。

(3) 肺泡通气与血流比例失调：正常成年人在静息状态下,肺泡通气量约为4L/min,肺血流量约为5L/min,两者的比例(V_A/Q_A)约为0.8。在病理情况下,肺泡通气与血流比例失调主要有两类：①部分肺泡血流不足：见于肺血管病变如肺栓塞等,部分肺泡血流量减少,使V_A/Q_A比例增高(>0.8),导致病变肺区域的肺泡气不能充分进行气体交换,形成功能性无效腔增大,又称无效腔样通气。此时功能性分流增加,出现PaO_2降低。②部分肺泡通气不足：见于慢性阻塞性肺疾病、肺炎等疾病,病变严重部位肺泡通气明显减少,致V_A/Q_A比例降低(<0.8),使流经该区域的静脉血未经充分氧合而直接进入动脉中,此为功能性动脉-静脉分流,使PaO_2降低。

(4) 肺内动脉-静脉解剖分流增加：肺动脉内的静脉血未经氧合直接流入肺静脉,导致PaO_2降低,是通气/血流比例失调的特例,常见于肺动-静脉瘘。这种情况下,提高吸氧浓度并不能提高分流静脉血的血氧分压。分流量越大,吸氧后提高动脉血氧分压的效果越差,若分流量超过30%,吸氧并不能明显提高PaO_2。

(5) 耗氧量增加：发热、寒战、呼吸困难和抽搐均增加氧耗量,使缺氧加重,若同时伴有通气功能障碍,就会出现严重的低氧血症。

3. **病生理改变** 低氧血症和高碳酸血症对机体各个系统和组织的代谢、功能产生影响,甚至使组织发生结构变化。

(1) 对中枢神经系统的影响：脑组织的耗氧量很大,占全身耗氧量的1/5～1/4。大脑皮质的神经元细胞对缺氧最为敏感,通常完全停止供氧4～5分钟即可引起不可逆性脑损害。中枢神经系统对缺氧最为敏感,当PaO_2降至低于60mmHg时,可出现注意力不集中、智力和视力轻度减退;如PaO_2迅速降至40～50mmHg以下,就会引起一系列神经精神症状,如头痛、不安、定向力与记忆障碍、精神错乱、嗜睡;当PaO_2低于30mmHg时,会发生惊厥和昏迷;当PaO_2低于20mmHg时,数分钟即可出现神经细胞即不可逆损伤。轻度CO_2增加,对皮质下层刺激加强,间接引起皮质兴奋,呼吸运动增强;CO_2潴留造成脑血管舒张、脑血流增加,引起中枢神经系统出现多种神经精神功能紊乱;当$PaCO_2$超过80mmHg时,可引起头痛、头晕、烦躁不安、言语不清、扑翼样震颤、精神错乱、嗜睡、抽搐、呼吸抑制等,称为二氧化碳麻醉。

(2) 对循环系统的影响：轻、中度的PaO_2降低和$PaCO_2$升高可通过兴奋心血管运动中枢,使心率加快、心肌收缩力加强、外周血管收缩,加上呼吸运动增强使静脉回流增加,导致心排血量增加;但严重的缺氧和CO_2潴留可直接抑制心血管中枢和心脏活动,导致血管扩张、血压下降、心肌收缩力下降、心律失常等严重后果。在急性呼吸衰竭时,心血管运动中枢兴奋,通过交感神经使皮肤、腹腔内脏血管收缩,脑血管与冠状血管在局部代谢产物如腺苷等调节下扩张,从而导致血流重新分布,保证了重要脏器的血液供应,具有代偿意义。心肌对缺氧十分敏感,早期轻度缺氧即可有心电图的异常表现。急性严重缺氧可导致心室颤动或心搏骤停,长期慢性缺氧可导致心肌纤维化、心肌硬化。在呼吸衰竭的发病过程中,缺氧、肺动脉高压以及心肌受损等多种病理变化共同作用,最终导致肺源性心脏病。

(3) 对呼吸系统的影响：呼吸衰竭患者的呼吸变化受到PaO_2降低和$PaCO_2$升高所引起的反射活动及原发疾病的影响,因此实际的呼吸活动需要视诸多因素综合而定。PaO_2降低刺激颈动脉体与主动脉体化学感受器,反射性兴奋呼吸中枢,增强呼吸运动,当PaO_2低于60mmHg时作用更明显。缺氧对呼吸中枢有直接抑制作用,当PaO_2低于30mmHg时,此作用可大于反射性兴奋作用而使呼吸抑制。$PaCO_2$升高主要作用于中枢化学感受器,使呼吸中枢兴奋,引起呼吸加深加快。当$PaCO_2$超过80mmHg时,反而抑制呼吸中枢。

(4) 电解质及酸碱平衡紊乱

1) 呼吸性酸中毒：主要见于通气障碍所致大量CO_2潴留。急性呼吸性酸中毒时,细胞内K^+外移而引起血清钾浓度升高;慢性呼吸性酸中毒时,由于肾小管分泌H^+增多而排K^+减少,也可致血清钾升高。大量CO_2在碳酸酐酶作用下,HCO_3^-生成增多,后者与细胞外Cl^-交换使Cl^-进入细胞;同时肾小管上皮细胞产生NH_3增多及$NaHCO_3$重吸收增多,使尿中NH_4Cl排出增加,均使血清氯浓度降低。

2) 代谢性酸中毒：各种类型的呼吸衰竭都有

低氧血症，严重缺氧时，组织无氧代谢增强，乳酸等酸性产物增多，可引起代谢性酸中毒。

(5) 对消化系统的影响：严重缺氧和 CO_2 潴留可使胃壁血管收缩、黏膜屏障作用降低、胃酸分泌增加，出现胃肠黏膜糜烂、坏死、溃疡、出血，表现为消化不良、食欲不振、溃疡、出血等。CO_2 潴留可损伤肝细胞致转氨酶升高，出现黄疸。

(6) 对肾功能的影响：呼吸衰竭患者严重时可发生急性肾衰竭，出现少尿、氮质血症和代谢性酸中毒，此时肾结构往往并无明显改变，属于功能性肾衰竭。肾衰竭的发生是由于缺氧与高碳酸血症反射性通过交感神经使肾血管收缩，肾血流量严重减少所致。

(三) 临床表现 除原发病症状外，其临床表现主要与缺氧和高碳酸血症有关。

1. 呼吸困难 是最早、最突出的表现，表现为呼吸浅速、出现“三凹征”，严重者有呼吸节律的改变，如潮式呼吸、比奥呼吸等。呼吸中枢受损时，呼吸频率变慢且常伴节律变化，如潮式呼吸。

2. 发绀 当动脉血氧饱和度低于90%时出现发绀，是缺氧的典型表现，表现为口唇、鼻尖、指甲等处的青紫现象。发绀的程度与还原型血红蛋白含量有关。红细胞增多者发绀明显，但伴有严重贫血者发绀不明显或不出现。由于各种原因致末梢循环障碍引起的发绀称为周围性发绀，而由动脉血氧饱和度降低引起的发绀称为中枢性发绀。

3. 精神神经症状 缺氧早期脑血流量增加，可出现搏动性急性头痛；轻度缺氧可出现注意力分散，智力定向力减退；缺氧程度加重，出现烦躁不安、神志恍惚、嗜睡，甚至昏迷。轻度 CO_2 潴留表现兴奋症状，如多汗、烦躁、白天嗜睡、夜间失眠；CO_2 潴留加重对中枢神经系统有抑制作用，表现神志淡漠，间歇抽搐、昏睡、昏迷等 CO_2 麻醉现象，称“肺性脑病”。

4. 心血管系统症状 早期血压升高，心率加快，晚期心率减慢、血压下降、心律失常甚至心脏停搏。皮肤红润、温暖多汗，与 CO_2 潴留引起外周血管扩张有关。

5. 其他器官、系统损害 可有上消化道出血、蛋白尿、红细胞尿、尿素氮升高。若治疗及时，随着缺氧、CO_2 潴留的改善，上述症状可消失。

(四) 实验室及其他检查

1. 血气分析 Ⅰ型呼吸衰竭时，PaO_2 低于60mmHg，$PaCO_2$ 可以正常或低于50mmHg。Ⅱ型呼吸衰竭时，除了 PaO_2 低于60mmHg，同时伴有 $PaCO_2$ 高于50mmHg。根据酸碱失衡的不同类型，HCO_3^-、pH 可有不同变化。pH 可反映机体的代偿状况，当 $PaCO_2$ 升高，pH 正常时提示机体处于代偿性呼吸性酸中毒状态；当 $PaCO_2$ 升高，pH 低于7.35时，提示机体有失代偿性呼吸性酸中毒。

2. 影像学检查 X线胸片、胸部CT等可协助呼吸衰竭的病因诊断。

3. 肺功能检查 有助于判断原发疾病的种类和严重程度。

4. 其他检查 合并感染时血白细胞总数及中性粒细胞增高，肾功能不全时尿中可见红细胞、蛋白和管型，低血钾、高血钾、低血钠、低血氯等电解质紊乱。

(五) 诊断要点 根据呼吸衰竭的临床表现及血气分析结果进行诊断。

(六) 治疗要点 呼吸衰竭的总体治疗原则是：呼吸支持，包括保持呼吸道通畅、纠正缺氧和改善通气等；病因和诱因的治疗；一般支持治疗以及对其他重要脏器功能的监测与支持。

1. 保持呼吸道通畅 对任何类型的呼吸衰竭，保持呼吸道通畅是最基本、最重要的治疗措施。气道不畅使呼吸阻力增加，呼吸功耗增多，会加重呼吸肌疲劳；气道阻塞致分泌物排出困难将加重感染，同时也可能发生肺不张，使气体交换面积减少；气道如发生急性完全阻塞，会发生窒息，短时间内致患者死亡。因此，在氧疗和改善通气之前，必须采取各种措施，使呼吸道保持通畅，提高治疗效果。可以通过清除呼吸道分泌物和异物、缓解支气管痉挛、建立人工气道等方法通畅气道。保持气道通畅的方法主要有：①若患者昏迷，应使其处于仰卧位，头后仰，托起下颌并将口打开；②清除气道内分泌物及异物；③若以上方法不能奏效，必要时应建立人工气道。人工气道的建立一般有三种方法，即简便人工气道、气管插管及气管切开，后两者属气管内导管。简便人工气道主要有口咽通气道、鼻咽通气道和喉罩，是气管内导管的临时替代方式，在病情危重不具备插管条件时应用，待病情允许后再行气管插管或气管切开。气管内导管是重建呼吸通道最可靠的方法。

若患者有支气管痉挛，需积极使用支气管扩张药物，可选用肾上腺素受体激动剂、抗胆碱药、糖皮质激素或茶碱类药物等。在急性呼吸衰竭时，主要经静脉给药。

2．**氧疗** 通过提高肺泡内氧分压(P_AO_2)，增加氧弥散能力，提高 PaO_2 和血氧饱和度，增加可利用的氧，是治疗任何类型呼吸衰竭的重要措施。确定吸氧浓度的原则是在保证 PaO_2 迅速提高到60mmHg或脉搏血氧饱和度(SpO_2)达90%以上的前提下，尽量降低吸氧浓度。伴有高碳酸血症的急性呼吸衰竭，往往需要将给氧浓度设定为达到上述氧合目标的最低值。

(1) 低氧血症型呼吸衰竭：氧疗可较好地纠正缺氧，改善通气/血流比例失调，增加吸入氧浓度，提高 PaO_2。$PaCO_2$ 偏低时，可给予吸入较高浓度氧(35%～45%)，纠正缺氧，通气随之改善。但晚期患者吸高浓度氧效果较差。对于肺炎所致的实变、肺水肿和肺不张引起的通气/血流比例失调和肺内动脉-静脉分流性缺氧，因氧疗并不能增加分流静脉血的氧合，如分流量小于20%，吸入高浓度氧(>50%)可纠正缺氧，若超过30%，则疗效差；如长期吸入高浓度氧则会引起氧中毒。

(2) 低氧血症伴高碳酸血症型呼吸衰竭：氧疗原则是给予低浓度(<35%)低流量持续吸氧，其原理如下：若吸入高浓度氧，PaO_2 迅速上升，使外周化学感受器失去低氧血症的刺激，患者的呼吸受抑制，表现为呼吸度慢而浅，$PaCO_2$ 随之上升，严重时可陷入 CO_2 麻醉状态。吸入高浓度的 O_2 解除低氧性肺血管收缩，使高肺泡通气与血流比(V_A/Q_A)的肺单位中的血流向低 V_A/Q_A 的肺单位，加重通气与血流比例失调，引起生理无效腔与潮气量之比(VD/VT)的增加，从而使肺泡通气量减少，$PaCO_2$ 进一步升高；低浓度氧疗能纠正低肺泡通气量(V_A)的肺泡氧分压(P_AO_2)。

(3) 吸氧装置

1) 鼻导管或鼻塞：主要优点为简单、方便，不影响患者咳痰、进食；缺点为氧浓度不恒定，易受患者呼吸的影响。高流量时对局部鼻黏膜有刺激，氧流量不能大于7L/min。吸入氧浓度与氧流量的关系：吸入氧浓度(%)＝21＋4×氧流量(L/min)。

2) 面罩：主要包括简单面罩、带储气囊无重复呼吸面罩和文丘里(Venturi)面罩。主要优点为吸氧浓度相对稳定，可按需调节，且对鼻黏膜刺激小；缺点为在一定程度上影响患者咳痰和进食。

3) 经鼻高流量氧疗(high flow nasal Cannula，HFNC)：近年来出现的一种新型的呼吸支持技术。该系统主要由3部分组成：高流量产生装置、加温湿化装置和高流量鼻塞。HFNC可以实现气体流量和氧气浓度单独调节，一般要求输送的最大流量至少达到60L/min，FiO_2 调节范围0.21～1.0。该系统的主要生理学效应包括：吸入氧气浓度更加稳定；产生一定水平的气道内正压(2～7cmH_2O)，每增加10L/min的气体流量，气道内压力在张口呼吸条件下平均增加0.35cmH_2O，在闭口呼吸情况下平均增加0.69cmH_2O，因此能增加呼气末肺容积、改善气体交换和降低呼吸功耗；减低生理无效腔，改善通气效率；加强气道湿化，促进纤毛黏液系统的痰液清除能力和改善患者治疗的耐受性；促进气体分布的均一性。

3．**增加通气量、减少 CO_2 潴留**

(1) 合理应用呼吸兴奋剂：呼吸兴奋剂可刺激呼吸中枢或周围化学感受器，通过增强呼吸中枢兴奋性，增加呼吸频率和潮气量以改善通气。适用于因中枢抑制导致的肺泡有效通气不足，而对于神经传导系统和呼吸肌病变，以及肺炎、肺水肿和肺广泛间质纤维化的换气功能障碍者，则呼吸兴奋剂有弊无利，不宜使用。在应用呼吸兴奋剂的同时，应重视减轻胸、肺和气道的机械负荷，如分泌物的引流、支气管解痉剂的应用、消除肺间质水肿和其他影响胸肺顺应性的因素，同时还需增加吸入氧浓度。尼可刹米为常用的呼吸兴奋剂，但同时患者的氧耗量和 CO_2 产生量亦相应增加，呼吸肌疲劳也常相应增加，且与通气量呈正相关，所以在欧美经济发达国家，此呼吸兴奋剂已几乎被淘汰，但我国大部分地区仍在使用。取而代之的是多沙普仑，本药对于镇静催眠药过量引起的呼吸抑制和COPD并发的急性呼吸衰竭具有显著的呼吸兴奋作用。

(2) 合理应用机械通气：呼吸衰竭时应用机械通气能维持必要的肺泡通气量，降低 $PaCO_2$，改善肺的气体交换，使呼吸肌做功减少，有利于恢复呼吸肌的功能。当机体出现严重的通气和(或)换气功能障碍时，以人工辅助通气装置(有创或无创正压呼吸机)来改善通气和(或)换气功能，即为正压机械通气。机械通气能维持必要的肺泡通气量，降低 $PaCO_2$；改善肺的气体交换效能；使呼吸肌得以休息，有利于恢复呼吸肌功能。正压机械通气可分为经气管插管进行的有创正压通气及经鼻/面罩进行的无创正压通气(non-invasive positive pressure ventilation，NIPPV)。而气管插管的指征因病而异。当通过常规氧疗或NIPPV不能维持满意通气及氧合，或呼吸道分泌物增多，咳嗽和吞咽反射明显减弱甚至消失时，应行气管插管使用机械通气。机械通气过程中应根据血气分析和临床资料调整呼吸机参数。机械通气的主要并发症包括：通气过度，造成呼吸性碱中毒；通气不足，加重原有的呼吸性酸中毒和低氧血症；血压下降、心输出量下降、脉搏增快等循环功能障碍；气道压力过高或潮气量过大导致气压伤，如气胸、纵隔气肿或间质性肺气肿；人工气道长期存在可并发呼吸机相关性肺炎(ventilator associated pneumonia，VAP)。

无创正压通气无须建立有创人工气道，简便易行，与机械通气相关的严重并发症发生率低。但患者应具备以下基本条件：①清醒能够合作；②血流动力学稳定；③不需要气管插管保护(即患者无误吸、严重消化道出血、气道分泌物过多且排痰不利等情况)；④无影响使用鼻/面罩的面部创伤；⑤能够耐受鼻/面罩。

体外膜肺氧合(ECMO)是体外生命支持技术中的一种，通过将患者静脉血引出体外后经氧合器进行充分的气体交换，然后再输入患者体内。按照治疗方式和目的，ECMO 可分为静脉-静脉方式 ECMO(VV-ECMO)和静脉-动脉方式 ECMO(VA-ECMO)两种。VV-ECMO 是指将经过体外氧合后的静脉血重新输回静脉，因此仅用于呼吸功能支持；而 VA-ECMO 是指将经过体外氧合后的静脉血输至动脉，因减少了回心血量，VA-ECMO 可以同时起到呼吸和心脏功能支持的目的。因此，ECMO 是严重呼吸衰竭的终极呼吸支持方式，主要目的是部分或全部替代心肺功能，让其充分休息，减少呼吸机相关性肺损伤的发生，为原发病的治疗争取更多的时间。余详见本篇第 15 章“机械通气患者的护理”。

4. 纠正酸碱失衡和电解质紊乱

(1) 呼吸性酸中毒：呼吸衰竭失代偿性呼吸性酸中毒应用碱性药如 5% $NaHCO_3$ 可以暂时纠正 pH，但会使通气减少，进一步加重 CO_2 潴留，没有去除产生酸中毒的根本原因，只有增加肺泡通气量才能纠正呼吸性酸中毒。

(2) 呼吸性酸中毒合并代谢性酸中毒：由于 $NaHCO_3$ 会加重 CO_2 潴留，因此只有当酸中毒严重影响血压，或是在 pH<7.25 时才补充碱性药。主要以提高通气量来纠正 CO_2 潴留，并治疗代谢性酸中毒的病因。

(3) 呼吸性酸中毒合并代谢性碱中毒：治疗时应以防止发生致碱中毒的医源性因素和避免 CO_2 排出过快为主，并给予适量氯化钾，以缓解碱中毒，一旦发生应及时处理。

5. 合理使用利尿剂　呼吸衰竭时，因肺间质、肺泡以及细支气管、支气管黏膜水肿引起肺泡萎陷、肺不张而影响换气功能，又因体内醛固酮增加和机械通气的使用使血管升压素增多致水钠潴留。所以在无电解质紊乱的情况时应合理使用利尿剂，并及时给予补充氯化钾、氯化钠，以防发生碱中毒。

6. 抗感染治疗　呼吸衰竭患者一定要在保持呼吸道引流通畅的条件下，根据痰菌培养及其药敏试验，选择有效的抗生素控制呼吸道感染。

7. 并发症的防治　呼吸衰竭通常伴发消化道出血、休克、心力衰竭等并发症，要积极防治。

8. 营养支持　呼吸衰竭患者因摄入热量不足和呼吸功增加、发热等因素，导致能量消耗增加，机体处于负代谢，长时间会降低机体免疫功能，感染不易控制，呼吸肌疲劳，以致发生呼吸泵衰竭，使抢救失败或病程延长。因此，在治疗呼吸衰竭的同时，应常规给予鼻饲高蛋白、高脂肪、低糖，以及多种维生素和微量元素的饮食，必要时做静脉高营养治疗。

(七) 护理要点

1. 病情观察　认真观察患者的精神状态，监测体温、心率、呼吸、血压、血氧饱和度、动脉血气等。神志清醒的患者应询问呼吸困难、心悸等症状的变化，是否有新出现的不适，饮食、大小便、睡眠等情况。呼吸衰竭加重，有时可突出表现为意识障碍，患者初期表现为烦躁不安、答非所问、嗜睡，进而出现意识模糊、昏迷、大小便失禁等，提示肺性脑病的发生。意识障碍与 $PaCO_2$ 和 pH 有关，$PaCO_2$ 急速升高到 80mmHg 可引起昏迷。观察和记录每小时尿量和液体出入量，监测血生化检查结果，了解有无电解质紊乱和酸碱失衡。

2. 保持呼吸道通畅

(1) 翻身和拍背：患者无力将痰液咳出，护士要经常给患者翻身、拍背，拍背时鼓励患者用力咳嗽。每次咳嗽前可喂少量温水，再拍背，这样反复叩拍，帮助患者将痰排出。

(2) 湿化气道：重症呼吸衰竭患者应注意补充液体量，尤其对老年患者应耐心给予少量多次喂水，房间用加湿器湿化。使用呼吸机时，需注意湿化液温度，冬天水温 36℃左右，夏天 32℃适宜。

(3) 正确应用吸痰技术：对于病情严重、咳痰无力、意识不清等患者可用多孔导管经鼻或经口吸痰，以清除口咽部分泌物，通畅气道，同时起到刺激咳嗽排痰的效果。有人工气道者可行气管内吸痰，亦可经纤维支气管镜吸痰并灌洗,充分吸引各亚段支气管内的痰液。吸痰时应严格执行无菌操作,动作轻柔,注意吸痰导致的低氧血症。有人工气道的重症患者可以采用密闭式吸痰管进行吸痰,以减轻患者对"PEEP"的依赖。

(4) 减少口腔病菌感染:重症呼吸衰竭患者大多不能经口进食,由于缺氧患者张口呼吸,口腔干燥明显,加之大量抗生素的应用,易引起口腔感染。加强口腔护理,预防口腔菌下行至气道十分重要。一般根据口腔pH选用口腔清洗液。注意观察口腔有无舌质红、黏膜充血、白色点状菌落样物等。

3. **氧疗的护理**

(1) 给氧原则:Ⅰ型呼吸衰竭患者应给予较高浓度氧,使 PaO_2 迅速提高到60～80mmHg,或 $SaO_2>90\%$;Ⅱ型呼吸衰竭的患者通常当 $PaO_2<60mmHg$ 时才进行低浓度低流量持续给氧,使 PaO_2 控制在60mmHg或 SaO_2 在90%或略高。

(2) 给氧方法:参见治疗要点氧疗部分内容。

(3) 氧疗中护理:对持续吸氧者应每天检查吸氧装置,确保导管、面罩、气管导管妥善固定,使患者舒适。还应经常检查鼻导管是否通畅,可使用带有湿化装置的一次性吸氧装置。患者进食及饮水时,应临时取下鼻导管或鼻塞,防止因咽入气体过多而引起腹胀。湿化瓶装置每周定期更换消毒,防止交叉感染。随时检查患者吸氧浓度有无改变,不可随意调节氧流量来改变氧浓度的大小,以防因氧流量过高而致 CO_2 潴留加重。随时观察患者意识改变,防止氧中毒。通过人工气道给氧者,其护理见本篇第15章"机械通气患者的护理"。

(4) 氧疗效果:通过血气和血氧饱和度监测调节吸氧浓度和终止吸氧。在用氧过程中,要注意观察患者的意识状态、发绀程度、尿量、呼吸和心率等变化。如有意识障碍减轻、发绀减轻、尿量增多、心率减慢、呼吸正常、皮肤变暖,提示氧疗有效;若意识障碍加深或呼吸过度表浅、缓慢,提示 CO_2 潴留加重。停止吸氧前必须间断吸氧,方可完全停止氧疗。

4. **药物治疗及护理** 抗生素治疗时,为保证疗效,一定浓度的药液应在要求的时间内滴入。用药后密切观察药物疗效及不良反应。呼吸兴奋剂使用时要保持呼吸道通畅,可适当提高吸入氧浓度,输入速度不宜过快,用药后注意呼吸频率、幅度,神志变化及动脉血气的变化,以调节剂量。若出现恶心、呕吐、烦躁、面肌抽搐,及时通知医生,及时停药。使用糖皮质激素时,要警惕细菌和真菌的双重感染,定期检查口腔黏膜有无真菌感染并给予相应的处理。纠正低血钾时要严格遵医嘱用药,注意药物浓度和输入速度,并及时了解血钾、心电图的结果。

5. **心理护理** 大多数患者易表现出明显的焦虑、抑郁、自卑等心理问题,护士、家属、社会支持系统等方面都应给予患者积极的心理支持,满足患者的合理需要,鼓励患者尽量参加肺康复训练,恢复自信心,提供患者良好的休养环境,帮助他们树立积极战胜疾病的信心。

6. **饮食护理** 新近研究表明有效的营养支持可明显降低感染和呼吸衰竭的发生,降低病死率。因此应给予营养丰富、易消化、高热量、高蛋白、高维生素饮食,多吃新鲜水果、蔬菜,多饮水,增加纤维素,控制糖类,预防便秘引起的呼吸困难。

7. **健康指导** 吸烟、感染是诱发呼吸衰竭的重要原因,嘱咐患者尽量戒烟,加强营养,增强机体免疫力,提高机体抗病力,积极预防上呼吸道感染和消除对呼吸道的刺激因素。对使用气雾剂的患者,应再次让患者演示正确使用喷雾剂的方法及喷雾量。指导患者出院后进行有效的咳嗽锻炼和呼吸肌锻炼,应根据病情循序渐进。

二、急性呼吸窘迫综合征患者的护理

急性呼吸窘迫综合征(acute respiratory distress syndrome,ARDS)指由心源性以外的肺内、外严重疾病导致的、以肺毛细血管弥漫性损伤、通透性增强为基础,以肺水肿、透明膜形成和肺不张为主要病理变化,以进行性呼吸窘迫和难治性低氧血症为临床特征的急性呼吸衰竭综合征。近几年的研究表明,ARDS不是一个病理过程仅限于肺部的独立疾病,而是全身炎症反应综合征(systemic inflammatory response syndrome,SIRS)在肺部的严重表现。作为连续的病理过程,其早期阶段为急性肺损伤(acute lung injury,ALI),重度的ALI即ARDS,是急性肺损伤发展到后期的典型表现,晚期多发展为或合并多脏器功能障碍综合征(MODS),甚至多脏器衰竭(MOF)。该病起病急骤,发展迅猛,预后极差,为临床常见的急、重症之一,死亡率高达50%以上。2003年由冠状病毒(SARS病毒)引起的非典型肺炎和2009年甲型H1N1流感发展到晚期的临床表现,就是ARDS。

(一) 病因及发病机制

1. **病因** 引起ARDS的病因繁多,根据在肺损伤中的作用，导致 ARDS 的原发病或高危因素可分为两类。

(1) 直接损伤：包括误吸（如胃液、淡水或海水、碳氢液体等），弥漫性肺部感染（包括细菌、病毒、囊虫感染和粟粒型肺结核）或其他部位的感染，淹溺，吸入氯气、光气、二氧化硫和烟雾等毒性气体以及肺挫伤等。

(2) 间接损伤：各种原因所致的休克、脓毒症综合征、严重的非胸部创伤、多发性骨折、脂肪栓塞，急诊大量输血（液）、重症胰腺炎等是常见的原因。体外循环心内直视手术后偶可引起 ARDS。脓毒症综合征即使没有临床低血压（收缩压≤90mmHg）或肺外感染的征象，亦常并发 ARDS。

上述各类损伤中脓毒症综合征和胃内容物吸入最易并发 ARDS，其他常见的因素包括各种原因引起的休克、严重创伤、大量输血（液）、弥散性血管内凝血（DIC）、肺炎、长骨和骨盆骨折及重症急性胰腺炎等。

2. 发病机制　虽然肺损伤的机制迄今未完全阐明，但已经确认它是系统性炎症反应综合征的一部分。在肺泡毛细血管水平由细胞和体液介导的急性炎症反应，涉及两个主要过程即炎症细胞的迁移与聚集和炎症介质的释放，它们相辅相成，作用于肺泡毛细血管膜的特定成分，从而导致通透性增高。

(1) 炎症细胞的迁移与聚集和炎症介质的释放：几乎所有肺内细胞都不同程度地参与 ARDS 的发病，而多形核白细胞（PMNs）是 ARDS 急性炎症最重要的效应细胞之一。其他参与炎症反应的细胞和因子：单核巨噬细胞、肺泡巨噬细胞、IL-1、肿瘤坏死因子-α（TNF-α）和 IL-8、血小板及其产物等。在上述炎症细胞和炎症因子的作用下，促使 PMNs 在肺趋化和聚集很可能是 ALI 的启动因子。近年发现肺毛细血管和肺泡上皮细胞等结构细胞不单是靶细胞，也能参与炎症免疫反应，在 ARDS 的次级炎症反应中具有特殊意义。炎症细胞激活和释放介质是同炎症反应伴随存在的，密不可分。全身炎症反应过程中释放大量炎症介质，是启动和推动 ARDS“炎症瀑布”、细胞趋化、跨膜迁移和聚集、炎症反应和次级介质释放的重要介导物质。

(2) 肺泡毛细血管损伤和通透性增高：维持和调节毛细血管结构完整性和通透性的成分包括细胞外基质、细胞间连接、细胞骨架以及胞饮运输与细胞底物的相互作用。ARDS 的直接和间接损伤对上述每个环节都可以产生影响。氧自由基、蛋白酶、细胞因子、花生四烯酸代谢产物以及高荷电产物（如中性粒细胞主要阳离子蛋白）等可以改变黏膜屏障的通透性。

各种病因所致的 ARDS 病理变化基本相同，可以分为渗出、增生和纤维化三个相互关联和部分重叠的阶段。

① 渗出期（于发病后 24～96 小时）　特点是间质和肺泡内水肿，毛细血管充血，间质内红细胞、白细胞浸润。Ⅰ型肺泡上皮细胞呈不同程度退行性变，甚至坏死脱落，裸露出基底膜。在严重上皮细胞损伤处，特别在呼吸性细支气管和肺泡管处可见到透明膜形成。血管内皮细胞变化相对较轻。微血管中常见到由白细胞、血小板、纤维蛋白形成的微血栓。病变严重处呈现出血坏死区。

② 增生期（发病第 3～10 天）　Ⅱ型肺泡上皮细胞增生，覆盖肺泡表面，间质因白细胞、成纤维细胞浸润和纤维组织增生而变厚，毛细血管减少，肺泡塌陷。

③ 纤维化期（自发病第 7～10 天开始）　特点为肺泡间隔和透明膜处纤维组织沉积和纤维化，逐渐发展至全肺。

急性期肺组织外观呈充血、水肿、出血、实变。因此，病理形态学的表现并无特异性，实际上反映了严重广泛的肺组织损伤的共同性变化。由于肺泡膜通透性增加与肺表面活性物质减少，引起肺间质和肺泡水肿以及小气道陷闭和肺泡萎陷不张。通过 CT 观察发现，ARDS 肺形态改变具有两个特点：一是肺水肿和肺不张在肺内呈“不均一”分布，即在重力依赖区（dependent regions，仰卧位时靠近背部的肺区）以肺水肿和肺不张为主，通气功能极差，而在非重力依赖区（non-dependent regions，仰卧位时靠近前胸壁的肺区）的肺泡通气功能基本正常；二是由于肺水肿和肺泡萎陷，使功能残气量和有效参与气体交换的肺泡数量减少，因而称 ARDS 患者的肺为“婴儿肺”（baby lung）或“小肺”（small lung）。上述病理和肺形态改变可引起肺顺应性降低、肺内分流增加，造成顽固性低氧血症和呼吸窘迫。

呼吸窘迫的发生机制主要有：①低氧血症刺激颈动脉体和主动脉体化学感受器，反射性刺激呼吸中枢，产生过度通气；②肺充血、水肿刺激毛细血管旁 J 感受器，反射性使呼吸加深、加快，导致呼吸窘迫。由于呼吸的代偿，$PaCO_2$ 最初可以降低或正常。另外，由于微血管闭塞、功能残气量减少导致的肺血管阻力增加会导致肺动脉高压及无效腔增大，严重者可出现急性肺心病及高碳酸血症。

（二）临床表现

1. **起病情况** ARDS的症状大多在各种原发疾病过程中逐渐出现，因而起病隐匿，易被误认为是原发病的加重。部分患者可突然出现症状，呈急性起病，如并发于严重创伤者。症状大多(>80%)在原发病病程的24～48小时出现，但脓毒症并发ARDS的6小时以内即可发生。患者既往多无肺部疾患，但ARDS并发于粟粒型肺结核、金葡菌肺炎者屡有报道。即使原有肺部疾患，遭受突然打击(如创伤、脓毒血症等)后发生的急性呼吸衰竭，亦应考虑ARDS的可能。

2. **症状** 典型的症状为呼吸加快、呼吸窘迫。呼吸频率增速可达30～50次/分。随着呼吸频率的加快，呼吸困难逐步明显，以致所有的辅助呼吸肌均参与呼吸运动，患者仍表现极度呼吸困难，即呼吸窘迫。可有不同程度咳嗽、少痰，晚期可咳出典型的血水痰。缺氧明显，口唇、甲床发绀。患者极度烦躁、不安，心率加快。为了维持正常的血氧分压，必须不断提高吸入氧浓度，甚至吸入纯氧或间歇正压给氧亦难以纠正缺氧，称为顽固性低氧血症。可有神志恍惚或淡漠。

3. **体征** 早期除呼吸加快外，可无明显呼吸系统体征。随着病情进展，出现吸气“三凹征”，口唇、甲床发绀。晚期肺部可闻及支气管呼吸音、干性啰音、捻发音，甚至水泡音。有的合并胸腔积液，而出现相应体征。

4. **ARDS原发病或并发症相关的临床表现** 多发性骨折、脂肪栓塞并发的ARDS，可有发热、神志改变及皮下出血点等。急性胰腺炎并发者有腹痛、恶心、呕吐，可有休克表现。ARDS晚期多合并肺部感染，可有畏寒、发热、咳痰等症状。由于ARDS患者常有隐匿的肺部和腹部感染，是其高病死率的原因之一，故体格检查应仔细查找。

（三）实验室及其他检查

1. **外周血白细胞计数与分类** ARDS早期，由于中性粒细胞在肺内聚集、浸润，外周白细胞常呈短暂的、一过性下降，最低可$<1\times10^9$/L，杆状核粒细胞>10%。随着病情的发展，外周血白细胞很快回升至正常，由于合并感染或其他应激因素，亦可显著高于正常。作为SIRS的一部分，其诊断标准之一就是外周白细胞计数$>12\times10^9$/L或$<4\times10^9$/L，或杆状核粒细胞>10%。

2. **血气分析** 低氧血症是突出的表现。$PaO_2<60$mmHg，有进行性下降趋势时，即应警惕。此时可以计算氧合指数(PaO_2/FiO_2)，因其能较好地反映吸氧状态下机体缺氧的情况，而且与肺内分流量(Q_s/Q_t)有良好的相关性。早期$PaCO_2$多不升高，甚至可因过度通气而低于正常；若$PaCO_2$升高，则提示病情危重。酸碱失衡方面，早期多为单纯呼吸性碱中毒；随着病情进展，可合并代谢性酸中毒；晚期，可出现呼吸性酸中毒，甚至三重酸碱失衡，预后极差。有条件时进一步测定中心静脉氧分压(PvO_2)、组织氧供量(DO_2)、组织氧耗量(VO_2)，以及动脉血乳酸水平，以了解组织氧供情况，对指导临床治疗和判断病情有重要价值。

3. **X线检查** 在发病早期(12小时内)可能无异常改变。在发病12～24小时内，主要表现为间质性肺水肿，如小片肺纹理增重、边缘模糊。发病1～3天后，两肺内有斑片融合及大片状模糊阴影，可见支气管充气征。发病2～3天后，两肺内有广泛的片状阴影。当肺脏几乎完全实变时，双肺野普遍变白，称之为“白肺”。病情好转后，上述病变逐步吸收，首先从肺泡病变开始，其次为间质，少数可残留肺纤维化。

条件许可时，可进行胸部CT和正电子发射断层扫描检查，对于了解肺水肿的分布、程度及与心源性肺水肿鉴别，以及肺纤维化程度等，都有一定帮助。

（四）诊断要点 根据ARDS柏林定义，满足如下4项条件方可诊断ARDS。

1. 明确诱因下1周内出现的急性或进展性呼吸困难。

2. 胸部X线平片/胸部CT显示双肺浸润影，不能完全用胸腔积液、肺叶/全肺不张和结节影解释。

3. 呼吸衰竭不能完全用心力衰竭和液体负荷过重解释。如果临床没有危险因素，需要用客观检查(如超声心动图)来评价心源性肺水肿。

4. 低氧血症根据PaO_2/FiO_2确立ARDS诊断，并将其按严重程度分为轻度、中度和重度3种。

需要注意的是上述氧合指数中PaO_2的监测都是在机械通气参数PEEP/CPAP不低于5cmH_2O的条件下测得的；所在地海拔超过1 000m时，需对PaO_2/FiO_2进行校正，校正后的PaO_2/FiO_2 = (PaO_2/FiO_2)×(所在地大气压值/760)。①轻度：200mmHg < PaO_2/FiO_2 ≤ 300mmHg；②中度：100mmHg < PaO_2/FiO_2 ≤ 200mmHg；③重度：

$PaO_2/FiO_2 \leqslant 100mmHg$。

（五）治疗要点　ARDS至今尚无特效的治疗方法。根据其病理生理改变和临床表现，采取针对性或支持性措施，积极治疗原发病，特别是控制感染，改善通气和组织氧供，调控全身炎症反应，防止进一步肺损伤和肺水肿，以及减少呼吸功等，是目前治疗ARDS的主要方法。

1. **原发病治疗**　尽早去除导致ALI和ARDS的原发病及诱因，特别强调控制感染、纠正休克、骨折复位以及伤口清创等。

2. **控制感染**　严重感染是ARDS的首位高危因素，也是其高病死率的主要原因。ARDS患者常并发院内感染，部位多在肺脏和腹腔，比较隐匿，不易诊断。因此，应仔细查找感染灶，严格无菌操作，尽可能减少留置导管，防止压疮。呼吸机及吸痰管道应定期消毒。一旦发现临床感染征象，及时选用有效抗生素。

3. **通气治疗**　通气治疗是纠正缺氧的主要措施。鼻塞（导管）和面罩吸氧多难以纠正顽固性低氧血症。当 $FiO_2 > 0.50$，$PaO_2 < 60mmHg$，$SaO_2 < 90\%$时，应予机械通气，通常选择PEEP模式。PEEP能扩张萎陷的肺泡，纠正 V_A/Q_A 比值失调，增加功能残气量和肺顺应性，有利于氧通过呼吸膜弥散。因此，PEEP能有效提高 PaO_2，改善动脉氧合，降低 FiO_2。根据中华医学会的ARDS指南建议中度ARDS患者（$PaO_2/FiO_2 \leqslant 100mmHg$）机械通气时应实施俯卧位通气。因为俯卧位通气通过体位改变增加ARDS肺组织背侧的通气，从而改善组织通气/血流比及分流的氧合。另外重度的ARDS患者可使用机械通气联合ECMO（体外膜肺氧合）治疗，其治疗效果也在临床工作中逐步被证实。

4. **加强液体管理，维持组织氧合**　合理限制液体入量，以减轻肺水肿。胶体液不宜使用，以免其在肺泡和间质积聚，加重肺水肿。一般认为，理想的补液量应使PCWP维持在 $14\sim16cmH_2O$ 范围内。在血流动力学状态稳定的情况下，可酌情应用利尿剂以减轻肺水肿。为了更好地对ARDS患者实施液体管理，现多主张放置Swan-Ganz导管，动态监测PCWP。

5. **加强营养支持**　ARDS患者处于高代谢状态，即使在恢复期亦持续较长时间，故应尽早给予强有力的营养支持治疗。

（六）护理要点

1. **加强心理护理**　患者在接受机械通气治疗期间，由于病房内环境氛围紧张，机器噪声及自身病情的危重，常产生强烈的紧张恐惧心理，此时应对患者进行安慰、鼓励，解释应用呼吸机治疗的重要性，强调预后良好，树立战胜疾病的信心，同时通过控制温度、光线、噪声，创造一个舒适的环境，保证患者得到充分的休息。

由于人工气道的建立，导致患者语言交流障碍，引起焦虑不安。护士可与家属联系，了解患者日常生活习惯，通过观察其表情、手势、眼神来了解其需要，或者通过提供纸笔、日常生活图片、实物，嘱其写出或指出他们的需要，增加沟通方式。当其心情烦躁时，可与患者谈心，播放他喜爱的广播、音乐，消除其不良情绪，配合治疗。对极度烦躁不配合者，可使用镇静剂静脉注射或持续静脉泵入，使患者处于安静状态。

2. **加强呼吸机应用指标的监测**　在呼吸机应用过程中，报警系统保持开启，定时检查并准确记录呼吸机应用模式及参数，使用参数通常包括潮气量、呼吸频率、氧浓度、呼气末正压、吸呼时间比值、压力支持水平等。同时，应密切观察患者的病情变化，如意识状态、生命体征、皮肤和黏膜色泽等，并协助医生做好血气分析，加强各项呼吸功能的监测，认真、准确记录，为医生及时调整呼吸机应用模式及各项参数，提供客观有效的依据。

3. **预防和控制呼吸机相关感染**

（1）严格执行洗手制度，减少探视。

（2）严格执行无菌操作，如吸痰及各种侵入性检查、治疗时，均应遵守无菌技术原则。

（3）定时更换呼吸机管道或使用一次性呼吸机管道。

（4）定时翻身、拍背、转换体位，及时吸痰，减少肺内痰液的潴留。

（5）气管插管者，气囊充气合适，以免胃内容物误吸。每日可进行呼吸道分泌物的细菌培养和药敏试验，以指导有效使用抗生素。

（6）注意观察患者临床表现，监测体温、心率、白细胞计数等。

4. **基础护理**

（1）口腔护理：每日进行两次口腔护理，减少细菌繁殖。

（2）皮肤护理：定时翻身，每日温水擦浴一次，按摩皮肤受压处，预防发生压疮。

（3）排泄护理：尿管留置者，保持引流通畅，防受压、反流，每日更换引流袋；便秘者必要时可给予缓泻剂或灌肠。

（4）四肢护理：协助患者进行肢体活动，以防发生深静脉血栓。肢体不能活动者，置于功能位，避免足下垂的发生。

（5）眼睛护理：患者眼睛不能闭合时，要涂抹红霉素眼膏或盖凡士林纱布保护角膜。

（沈悦好）

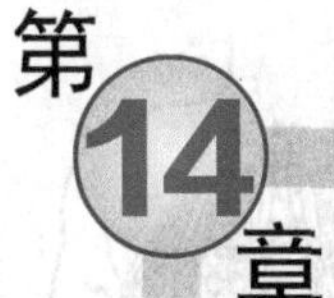

第14章 胸部损伤患者的护理

第1节 概 述

胸部损伤(chest trauma,thoracic trauma)常因来自外界的损伤暴力打击,如车祸、挤压伤、摔伤和锐器伤等导致,大约占全身创伤的1/4,胸部损伤可累及胸壁软组织、骨质结构、胸膜和胸内重要脏器,如心脏、大血管、肺、气管、支气管、食管和胸导管,且常为复合性损伤,危害程度大,一旦造成胸腔内重要脏器损伤将危及生命。近10年来,急救技术有很大提高,但胸部损伤患者的死亡率仍高达25%~50%。

一、病因及发病机制

胸部的骨性胸廓支撑保护胸腔内脏器,参与呼吸功能。创伤时骨性胸廓的损伤范围与程度往往表明暴力的大小。钝性暴力作用下,胸骨或肋骨骨折可破坏骨性胸廓的完整性,并使胸腔内的心、肺发生碰撞、挤压、旋转和扭曲,造成组织广泛挫伤。继发于挫伤的组织水肿可能导致器官功能障碍或衰竭。正常双侧均衡的胸膜腔负压维持纵隔位置居中。一侧胸腔积气或积液会导致纵隔移位,使健侧肺受压,并影响腔静脉回流。

根据损伤暴力性质不同分为钝性伤(blunt injury)和穿透伤(penetrating injury)。钝性胸部损伤多由减速性、挤压性、撞击性或冲击性暴力所致,损伤机制复杂,多有肋骨或胸骨骨折,常合并其他部位损伤;器官组织损伤以钝挫伤与裂伤多见,心肺组织广泛钝挫伤后继发的组织水肿常导致急性呼吸窘迫综合征、心力衰竭和心律失常。伤后早期容易误诊或漏诊,钝性伤患者多数不需要开胸手术治疗。穿透性胸部损伤多由火器或锐器暴力致伤,损伤机制较清楚,损伤范围直接与伤道有关,早期诊断较容易。器官组织裂伤所致的进行性出血是伤情进展快、患者死亡的主要原因,大部分穿透性胸部损伤患者需要开胸手术治疗。

根据损伤是否造成胸膜腔与外界沟通,可分为开放性胸部损伤和闭合性胸部损伤。开放性胸部损伤多由于利器、刀、锥或战时的火器、弹片穿破胸壁所致胸膜腔与外界相通,可导致开放性气胸和(或)血胸,影响呼吸和循环功能。闭合性胸部损伤多因暴力挤压、冲撞或钝器碰击胸部所致。若暴力挤压胸部的同时向静脉传导,可使脉压骤升,导致头、颈、肩和胸部毛细血管破裂,引起创伤性窒息。高压水浪、气浪冲击胸部则可致肺爆震伤(blast injury of lung)。

二、护理评估

及时、准确地认识最直接威胁患者生命的紧急情况与损伤部位至关重要。病史询问的重点为损伤暴力、受伤时间、伤后临床表现和处置情况。体格检查应注意生命体征、呼吸道通畅情况,胸部伤口位置及外出血量,胸廓是否对称、稳定,胸部呼吸音及心音情况,是否存在皮下气肿、颈静脉怒张和气管移位等。结合病史与体格检查,估计损伤部位和伤情进展速度。转运伤员应警惕是否存在可迅速致死的气道阻塞、张力性气胸、心脏压塞、开放性气胸、进行性血胸与严重的连枷胸等情况。

三、处理原则

胸部损伤的紧急处理包括入院前急救处理和入院后的急诊处理两部分。

1. **院前急救处理** 包括基本生命支持与严重胸部损伤的紧急处理。其原则为:维持呼吸道通畅、给氧,控制外出血、补充血容量,镇痛、固定长骨骨折、保护脊柱(尤其是颈椎),并迅速转运;威胁生命的严重胸外伤需在现场施行特殊急救处理。张力性气胸需放置具有单向活瓣作用的胸腔穿刺针或闭式胸腔引流。开放性气胸需迅速包扎和封闭胸部伤口,安置上述穿刺针或引流管。对大面积胸壁软化的连枷胸有呼吸困难者,予以人工辅助呼吸。

2. **院内急诊处理** 有下列情况时应行急诊开胸探查手术:①胸膜腔内进行性出血;②心脏大血管损伤;③严重肺裂伤或气管、支气管损伤;④食管破裂;⑤胸肌损伤;⑥胸壁大块缺损;⑦胸内存留较大的异物。

第 2 节 肋骨骨折

胸廓由胸骨、十二对肋骨和十二个胸椎相互联结构成。在胸廓骨折中肋骨骨折(rib fracture)最常见,约占 90%。肋骨骨折常发生于第 4~7 肋骨,因其长而薄,最易折断。第 1~3 肋骨较短,且有肩胛骨、锁骨保护,不易骨折;第 8~10 肋骨虽长,但其前端肋软骨形成肋弓,与胸骨相连,弹性大,不易骨折;第 11~12 肋骨为浮肋,活动度大,骨折更少见。

一、病因及发病机制

1. **外来暴力** 肋骨骨折一般由外来暴力所致。直接暴力作用于胸部时,受打击部位可发生向内折断的肋骨骨折,常造成胸腔内脏器受损。间接暴力,如挤压胸部,肋骨骨折发生在暴力作用点以外的部位,被挤断的骨折端向外,易损伤胸壁软组织,形成血肿(图 2-14-1)。开放性骨折多见于火器或锐器直接损伤。

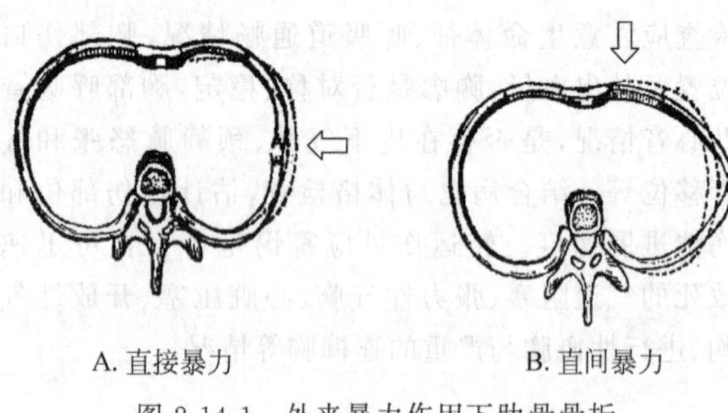

图 2-14-1 外来暴力作用下肋骨骨折

2. **病理因素** 极少数病例肋骨骨折发生在骨质疏松、原发性和转移性肋骨肿瘤的基础上,称为病理性骨折。

3. **病理生理** 由于致伤暴力不同,可造成单根或多根肋骨骨折,每根肋骨又可在一处或多处折断。单根或数根肋骨单处骨折时,其上、下仍有完整肋骨支撑胸廓,对呼吸影响不大,如无胸腔内脏器损伤,多不严重。有相邻几根肋骨两处以上骨折时,尤其是前侧胸壁的肋骨骨折时,局部胸壁因失去完整肋骨的支撑而软化,产生反常呼吸运动,即吸气时,骨折软化区的胸壁不向外扩展而内陷,呼气时则向外鼓出(图 2-14-2),称为连枷胸(flail chest)。若软化区范围大,呼吸时双侧胸腔内压力不均衡,则可使纵隔左右扑动,影响换气和静脉回流,严重影响呼吸和循环功能。

无论哪种类型的骨折,若尖锐的肋骨折端内移刺破胸膜和肺组织时,均可导致气胸、血胸、血痰、咯血等。

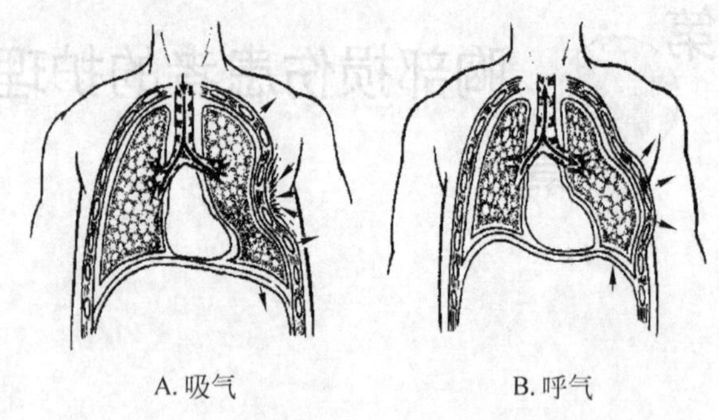

图 2-14-2 胸壁软化区的反常呼吸

二、临床表现

伤侧胸壁均有疼痛,骨折部位最明显,深呼吸、咳嗽或身躯转动时加剧,使呼吸受限不能有效排痰,易造成肺不张和肺部感染。胸壁伤处有红肿或局部血肿,骨折移位时可见局部变形,局部压痛,挤压胸部疼痛加重,甚至产生骨摩擦音,此征可与软组织损伤鉴别。连枷胸患者有软化胸壁和反常呼吸运动、发绀、呼吸困难,甚至休克。查体时骨折部位局部压痛和骨摩擦音。如合并胸膜损伤或胸腔内脏器损伤,则有相应的症状和体征。

三、实验室及其他检查

1. **实验室检查** 肋骨骨折伴血管损伤致大量出血者,血常规检查可示血红蛋白和血细胞比容下降。

2. **影像学检查** 胸部 X 线检查可示肋骨骨折线或断端移位、血气胸,肋软骨骨折不显示折断线。

四、诊断要点

如有胸部外伤史,胸壁有局部疼痛和压痛,胸廓挤压疼痛加重(胸廓挤压试验阳性),应考虑肋骨骨折的可能,压痛点可触到骨摩擦音即可诊断。X 线检查可以发现骨折的部位及伤情,并了解胸内脏器有无损伤及并发症。无移位的和无骨摩擦音的青枝骨折,早期易漏诊,待伤后 3~6 周复查 X 线肋骨像,可显示在骨折处形成的骨痂,最后确诊。

五、治疗要点

肋骨骨折的治疗原则为止痛、恢复胸壁功能和防治并发症。镇痛的方法甚多,可酌情使用肠内或肠外给药的镇痛剂和镇静剂,或使用患者自控止痛装置、肋间神经阻滞等。鼓励患者咳嗽排痰,早期下床活动，适量应用抗生素，对预防肺部并发症十分重要。固定胸廓目的是限制肋骨骨折端活动，减轻疼痛，促进骨折的愈合，固定胸廓的方法因肋骨骨折的损伤程度与范围不同而异。

1. **闭合性单处肋骨骨折**　骨折两断端因有上、下完整的肋骨和肋间肌支撑，较少有错位、活动和重叠，多能自行愈合。主要采用多带条胸布或弹性胸带固定胸廓，此法也适用于胸背部及胸侧壁多根多处肋骨骨折的胸壁软化范围小而反常呼吸运动不严重的患者。胸带固定一般3～4周。

2. **闭合性多根多处肋骨骨折**　对多根多处肋骨骨折，出现胸壁软化、反常呼吸的患者，首先争取纠正反常呼吸运动。

(1) 用厚敷料加海绵块固定包扎胸壁软化区，适用于软化胸壁范围较小者或软化胸壁范围较大者的急救。

(2) 胸壁牵引外固定：在局麻下用手术巾钳夹住游离段肋骨，将软化胸壁提起，固定于胸壁支架上，消除胸壁反常呼吸运动，牵引2～3周，适用于软化胸壁范围较大者。

(3) 呼吸机内固定：适用于伴呼吸功能不全的患者。施行气管插管或气管切开，呼吸机辅助呼吸2～4周。

(4) 手术内固定：适用于合并胸腔内脏器损伤需开胸手术者，术中暴露肋骨骨折断端，用不锈钢丝分别固定每一处骨折端。对于双侧前胸部胸壁软化，可用金属板通过胸壁后方将胸骨向前方托起，再将金属板的两端分别固定于左右两侧胸廓的肋骨前方。

3. **开放性肋骨骨折**　胸壁伤口需彻底清创，用不锈钢丝固定肋骨断端。胸膜破损者按开放性气胸处理。术后常规注射破伤风抗毒血清和给予抗生素防治感染。

六、护理要点

1. **现场急救**　对于连枷胸出现反常呼吸患者，可用厚棉垫升压包扎患处，控制反常呼吸运动，改善患者的通气和换气功能。

2. **病情观察**　密切观察患者生命体征，及时进行胸部检查，警惕发生肋骨骨折的并发症，如血胸、气胸、皮下气肿、血痰及咯血等。一旦出现上述症状，及时报告医生并采取相应护理措施。呼吸困难者，给予吸氧，流量为2～4L/min，并做好记录。呼吸衰竭时，应升压给氧或应用人工辅助呼吸。

3. **保持呼吸道通畅**　呼吸道梗阻尤其对于昏迷患者是胸部损伤死亡的常见原因。轻症者，应鼓励患者咳嗽，并协助患者排痰。对气管插管或气管切开，应用呼吸机辅助呼吸者，加强呼吸道护理，包括吸痰和雾化吸入等。

4. **减轻疼痛与不适**　肋骨骨折患者进行有效的胸部固定，限制肋骨骨折端的活动，是减轻疼痛的基础。用宽胶布固定时，先清洁胸壁皮肤，准备宽7～8cm、长为患者胸围2/3的胶布带。让患者取坐位或侧卧位，在患者深呼气末、胸围为最小时，将胶布条自后向前，自下向上依次贴于胸壁，上下胶布应重叠1/3宽度(2～3cm)，后起健侧脊柱旁，前方越过胸骨。固定时间为2～3周。遵医嘱合理应用镇痛、镇静药或1%普鲁卡因行肋间神经阻滞。随呼吸、咳嗽或身体转动等患者疼痛会加重，因此患者咳嗽排痰时，指导或协助按压胸部，减少胸廓扩张的张力，减轻疼痛。但患者应避免剧烈咳嗽，以免影响骨折愈合。

5. **外固定的护理**

(1) 观察固定胶布有无脱落、过敏。过敏轻者局部涂氟轻松软膏，禁止抓挠，防止感染。起水疱或溃破者，可涂以甲紫或用无菌敷料覆盖，并更换弹力胸带固定。弹力胸带松紧要适宜，必要时予以调整。

(2) 肋骨牵引者，要定时检查，防止布巾钳从肋骨上滑脱。患者活动身躯时要注意保护牵引。钳夹针眼处敷料要定时更换防止感染。

6. **预防感染**　密切观察体温，鼓励患者深呼吸及有效咳嗽排痰，预防肺不张和肺部感染。对于开放性损伤者，应及时更换伤口敷料，保持伤口敷料干燥清洁和引流管通畅。遵医嘱应用抗生素。

第3节　气　胸

胸膜腔为脏层胸膜和壁层胸膜之间密闭、呈负压的腔隙。任何原因导致胸膜腔内积气称为气胸(pneumothorax)。

一、病因及发病机制

正常情况下胸膜腔内没有气体。整个呼吸周期胸腔内压均为负压。胸腔内出现气体仅在三种情况下发生：①肺泡与胸腔之间产生破口，气体从肺泡进入胸腔直到压力差消失或破口闭合；②胸壁创伤产生与胸腔的交通，也出现同样的结果；③胸腔内有产气的微生物。临床上主要见于前两种情况。气胸时失去了负压对肺的牵引作用,甚至出现正压,使肺压缩出现通气功能障碍。大量气胸时,由于失去负压吸引静脉血回心,甚至胸膜腔内正压对血管和心脏的压迫,使心脏充盈减少,心搏出量减少,引起心率加快、血压降低,甚至休克。一侧胸腔内压力过高可引起纵隔移位,导致循环障碍,甚或窒息死亡。

按照气胸的发病原因,可将气胸分为外伤性气胸、人工气胸和自发性气胸。由于胸部外伤及医疗诊疗操作过程中引起的气胸,称为外伤性气胸。人工气胸是指用人工方法将空气注入胸膜腔,以鉴别胸膜病变或肺内病变,或用于治疗肺结核等,实际上也是一种特殊类型的外伤性气胸。自发性气胸是指在无外伤或人为因素下,肺组织和脏层胸膜原有某种病变或缺陷而突然发生破裂引起的气胸。自发性气胸又分为:①原发性自发性气胸:指常规X线检查肺部未发现明显病变,但可有胸膜下肺大疱,多在肺尖部,此种胸膜下肺大疱的原因尚不清楚,多见于20～40岁青壮年,男性瘦高体型多见。②继发性自发性气胸:继发性自发性气胸多见于有基础肺部病变者,由于病变引起细支气管不完全阻塞,形成肺大疱破裂。如肺结核、慢性阻塞性肺疾病、肺癌、肺脓肿、肺尘埃沉着病及淋巴管平滑肌瘤病等。月经性气胸仅在月经来潮前后24～72小时内发生,病理机制尚不清楚,可能是胸膜上有异位子宫内膜破裂所致。妊娠期气胸可因每次妊娠而发生,可能跟激素变化和胸廓顺应性改变有关。

二、临床表现

根据胸膜破裂情况不同及其发生后对胸腔内压力的影响,气胸可以分为闭合性气胸、开放性气胸和张力性气胸三种临床类型,其临床表现因气胸类型而异。

1. **闭合性气胸**(closed pneumothorax) 多因胸部钝伤,肋骨骨折断端刺伤肺组织漏气,少数见于穿透伤。空气经肺或胸壁的伤道进入胸膜腔,伤道迅速闭合,不再有气体进入胸膜腔,胸膜腔与大气不相通。特点是不再继续发展,胸膜腔内压力仍低于大气压。胸膜腔积气量决定伤侧肺萎陷的程度。伤侧肺萎陷使肺呼吸面积减少,影响肺通气和换气功能,通气血流比例失衡。伤侧胸膜腔内压增加可引起纵隔向健侧移位。根据胸膜腔内积气的量与速度,肺萎陷在30%以下者为小量气胸,患者可无明显症状体征;肺萎陷在30%～50%者为中量气胸;肺萎陷在50%以上者为大量气胸,后两者可出现明显低氧血症的症状,重者有明显呼吸困难。体检可能发现伤侧胸廓饱满,呼吸活动度降低,气管向健侧移位,伤侧胸部叩诊呈鼓音,呼吸音降低。

2. **开放性气胸**(open pneumothorax) 因刀刺、枪弹或爆炸物伤造成胸壁缺损,胸膜腔与外界大气相通,呼吸时空气可经伤口自由出入胸膜腔。特点是持续漏气,胸膜腔内压与大气压相等。患侧胸膜腔内压显著高于健侧,纵隔向健侧移位,进一步使健侧肺扩张受限。表现为:吸气时,健侧负压增大,与患侧的压力差增加,纵隔进一步向健侧移位;呼气时,两侧胸腔内压力差减少,纵隔又向患侧移动,导致纵隔呼、吸气时左右摆动,称为纵隔扑动(mediastinal flutter)。纵隔扑动和移位影响静脉回心血流,造成严重的循环障碍(图2-14-3)。同时,此类患者吸气时伤侧肺内的部分残气被吸入健侧肺内,呼气时健侧肺内部分残气进入伤侧肺内,造成严重的呼吸功能障碍。患者出现明显呼吸困难、鼻翼翕动、口唇发绀、颈静脉怒张。伤侧胸壁可见伴有气体进出胸腔发出吸吮样声音的伤口。气管向健侧移位,伤侧胸部叩诊鼓音,呼吸音消失,严重者伴有休克。胸部X线检查可见伤侧胸腔大量积气、肺萎陷、纵隔向健侧移位。

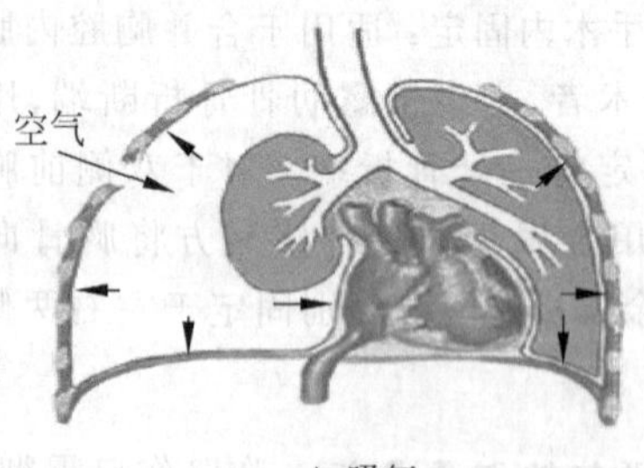

A.吸气

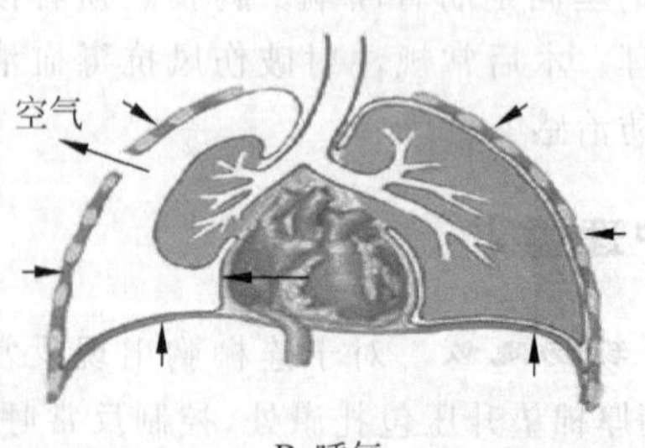

B.呼气

图2-14-3 开放性气胸的纵隔扑动

3. **张力性气胸**(tension pneumothorax) 因胸壁创口、肺或支气管破裂口与胸膜腔相通,且形成活瓣,空气只能进入而不能排出,胸膜腔内积气不断增多,压力越来越大,导致胸膜腔内压力高于大气压,又称高压性气胸(high pressure pneumothorax)。

特点是进行性发展；伤侧肺严重萎陷，纵隔显著向健侧移位，健侧肺受压，腔静脉回流障碍；高于大气压的胸膜腔内压，驱使气体经支气管、气管周围疏松结缔组织或壁胸膜裂伤处，进入纵隔或胸壁软组织，形成纵隔气肿或面、颈、胸部的皮下气肿(图 2-14-4)；张力性气胸患者表现为严重或极度呼吸困难、烦躁、意识障碍、大汗淋漓、发绀；气管明显移向健侧，颈静脉怒张，多有皮下气肿；伤侧胸部饱满，叩诊呈鼓音，呼吸音消失。胸部X线检查显示胸腔严重积气，肺完全萎陷、纵隔移位，并可能有纵隔和皮下气肿。不少患者有脉细快、血压降低等循环障碍表现。

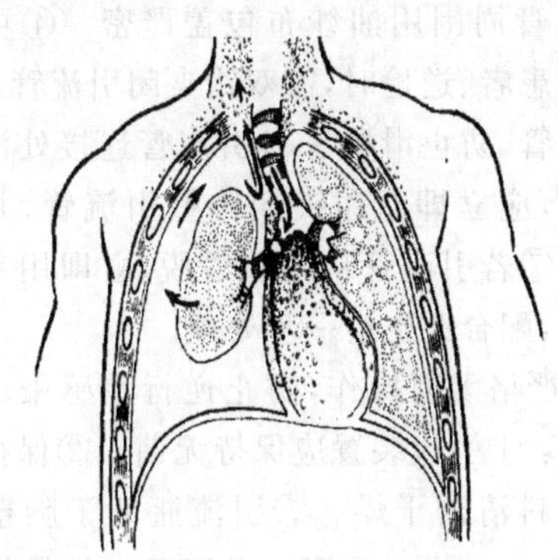

图 2-14-4 张力性气胸和纵隔、皮下气肿

三、实验室及其他检查

1. **X线检查** 胸部X线检查除可以明确气胸的诊断外，还可以判断胸膜腔积气量。典型X线表现为肺向肺门萎陷呈发线状脏层胸膜影，气体带聚集于肺尖和胸腔外侧，局部透亮度增加，无肺纹理。气胸延及下部则肋膈窦显示锐利。小量气胸常局限于肺尖，大量气胸时可见肺向肺门萎陷呈圆球形阴影。

2. **动脉血气分析** 小量气胸动脉血气分析无明显变化，当大量气胸时，可有血氧分压降低，二氧化碳分压正常、降低或升高。

3. **胸腔镜检查** 是诊断胸膜疾病的重要手段，能找出自发性气胸的病因，对治疗方法选择也有帮助。

4. **诊断性穿刺** 胸腔穿刺既能帮助明确气胸诊断，也可抽出气体降低胸膜腔内压，缓解症状。张力性气胸时胸腔穿刺可有高压气体向外冲出，外推针筒芯，抽气后症状缓解，但很快又可加剧。

四、诊断要点

根据患者突然胸痛、呼吸困难、患侧叩诊呈鼓音、呼吸音减弱或消失等症状和体征，结合胸部X线检查结果可诊断。要详细询问病史，全面检查可得到病因诊断。

五、治疗要点

气胸总的治疗原则为：排出气体，缓解症状，促使肺复张，防止复发。

1. **不同临床类型气胸处理**

(1) 闭合性气胸：发生气胸时间较长且积气量少的患者，不需特殊处理，胸腔内积气一般可在1～2周内自行吸收。大量气胸需进行胸膜腔穿刺，抽尽积气，或行闭式胸腔引流术，促使肺尽早膨胀。使用抗生素预防感染。

(2) 开放性气胸：首先需要进行急救处理，即立即变开放性气胸为闭合性气胸，方法为：使用无菌敷料如凡士林纱布、纱布、棉垫或清洁器材，在伤员用力呼气末封盖吸吮伤口，并升压包扎。院外患者迅速转送至医院，赢得挽救生命的时间。如变成闭合性气胸后或转运途中患者呼吸困难加重，有张力性气胸的表现，可行胸膜腔穿刺抽气减压，暂时解除呼吸困难。进一步处理为给氧、补充血容量、纠正休克；清创、缝合胸壁伤口，并作胸腔闭式引流；给予抗生素，鼓励患者咳嗽排痰，预防感染；对疑有胸腔内脏器损伤或进行性出血者，则需行开胸探查手术。

(3) 张力性气胸：张力性气胸是可迅速致死的危急重症。入院前或院内须急救，迅速使用粗针头在患者锁骨中线第2肋间处穿刺胸膜腔减压，并外接单向活瓣装置，使胸腔内高压气体易于排出，而外界空气不能通过该排气装置进入胸腔。患者稍稳定后应安置胸腔闭式引流，使用抗生素预防感染。持续漏气而肺难以膨胀时需考虑开胸探查手术或电视胸腔镜手术探查。

2. **胸腔闭式引流术**

(1) 目的：排出胸腔内液体、气体；恢复和保持胸膜腔负压，维持纵隔的正常位置；促使术侧肺迅速复张，防止感染。

(2) 适应证：①中、大量气胸，开放性气胸、张力性气胸、血胸、脓胸；②胸腔穿刺术治疗下肺无法复张者；③心胸外科手术后引流。

(3) 方法：根据临床诊断确定插管的部位，气胸引流一般在前胸壁锁骨中线第2肋间隙，血胸在腋中线与腋后线间第6或第7肋间隙，脓胸常选择脓液积聚的最低位置。在局部麻醉或手术过程中，通过手术方法向胸膜腔内置入引流管，引流管外接闭式引流装置。胸腔闭式引流是依靠水封瓶中的液体使胸膜腔与外界隔离，当胸膜腔因积气或积液形成高压时，胸膜腔内的气体或液体可克服0.3～0.4kPa(3～4cmH_2O)的压力能通畅引流至引流瓶内；当胸膜腔内负压恢复时，水封瓶内的液体被吸至引流管下端形成负压水柱，阻止空气进入胸膜腔(图2-14-5)。术后保持管腔通畅，观察记录每小时或24小时引流液量。引流后肺膨胀良好，已无气体和液体排出，可在患者深吸气屏气时拔除引流管，并封闭伤口。

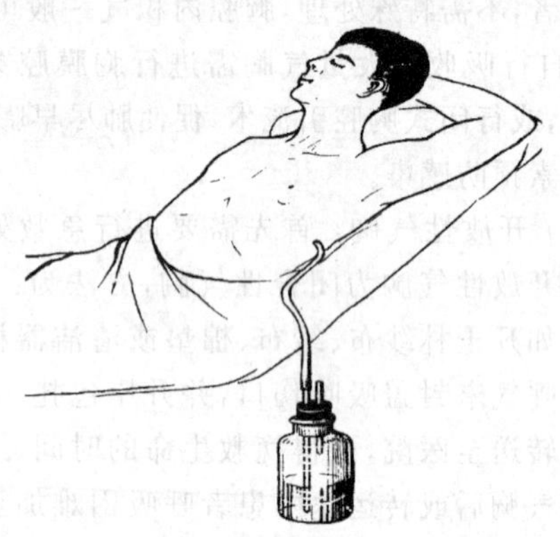

图2-14-5 闭式胸膜腔引流

六、护理要点

1. **一般护理**

(1) 休息与活动：嘱患者绝对卧床休息，避免一切增加胸腔内压的活动，如屏气、咳嗽等，有利于破裂口或手术修补处的愈合和气体吸收。协助采取有利于呼吸、排痰及引流的体位，如抬高床头，半坐位或端坐位等。

(2) 饮食：嘱患者多进食粗纤维食物，保持大便通畅，防止用力排便引起胸痛或伤口疼痛。保持大便通畅还可防止气胸复发、促进裂口闭合。

(3) 吸氧：给予中、高浓度吸氧，一般控制在2～5L/min，吸氧除改善缺氧状态外，还可以加快胸腔内气体的吸收。二氧化碳潴留的患者，不宜高浓度吸氧。

2. **病情观察** 经常巡视患者，严密观察患者生命体征及其他症状体征。大量气胸，尤其是张力性气胸时，患者可迅速出现呼吸循环功能障碍，如患者出现呼吸急促、发绀、冷汗、心率加快、血压下降、甚至休克等，要及时通知医生，并做好抢救工作。

3. **疼痛护理** 深呼吸、咳嗽或活动时手护住患侧胸壁，以减轻疼痛。按医嘱给予止痛药。及时评价止痛效果并观察可能出现的不良反应，如果疼痛不缓解或患者主诉近期疼痛与以往有明显的变化时，及时与医生联系并有效地处理。

4. **心理护理** 向患者做好必要的解释，消除患者紧张心理。进行各项检查、操作前向患者做好解释，以避免恐惧。

5. **胸腔闭式引流的护理**

(1) 保持管道的密闭，防止空气进入胸膜腔。其护理措施包括：①使用前、使用过程中检查整个引流装置是否密闭，保持管道连接处衔接牢固。②保持引流瓶直立，长管没入水中3～4cm。③胸壁伤口引流管周围用油纱布包盖严密。④更换引流瓶或搬动患者、送检时，需双钳夹闭引流管。⑤妥善固定引流管，防止滑脱。⑥引流管连接处滑脱或引流瓶损坏，应立即双钳夹闭胸壁引流管，并更换整个装置。⑦若引流管从胸腔滑脱，立即用手捏闭伤口处皮肤，配合医生进一步处理。

(2) 严格无菌操作，防止逆行性感染。其护理措施包括：①引流装置应保持无菌。②保持胸壁引流口处敷料清洁干燥。③引流瓶低于胸壁引流伤口60～100cm，防止反流。引流管过长易扭曲且增大无效腔，影响通气；引流管过短易导致反流，引起逆行性感染。④至少每日更换引流液一次，每日或隔日更换引流瓶一次，更换时严格遵守无菌原则。

(3) 保持引流管通畅：①患者保持半卧位和经常改变体位，依靠重力引流。②定时挤压引流管，防止引流管阻塞、扭曲、受压。③鼓励患者咳嗽、深呼吸及变换体位，以便胸腔内气体和液体排出，促进肺扩张。

(4) 观察和记录：连续观察引流装置的通畅情况，若有气体或液体自水封瓶液面逸出或(和)引流管内的水柱随呼吸上下移动，表明引流通畅。水柱波动幅度反映胸膜腔负压和无效腔大小。一般情况下水柱上下波动幅度为4～6cm。如水柱波动过大，提示可能存在肺不张，结合患者情况确定肺不张者，可鼓励患者深呼吸、咳嗽，给予翻身拍背；若水柱停止移动，可能与患者肺组织完全复张或胸腔引流管不通畅有关，引流管不通畅可挤捏引流管或用负压吸引引流瓶中通向空气的短玻璃管，促使引流管通畅；若患者出现气促、胸闷、气管向健侧移位、血压下降等肺严重受压症状，提示有引流管完全堵塞、气胸再发或高压性气胸引起休克的可能，应立即通知医生并协助处理。做好引流物性质、量的观察和记录，因这些指标能反映患者病情的动态变化。

(5) 拔管指征：一般引流48～72小时后，临床观察无气体排出或引流量明显减少且颜色变浅，24

小时引流液量＜50mL，脓液＜10mL；X线胸片示肺膨胀良好无漏气；患者无呼吸困难，听诊呼吸音恢复正常，可考虑拔管。

(6) 拔管方法及拔管后护理：协助医师拔管，嘱患者先深吸气，在吸气末肺复张时屏气，迅速拔管，并立即用凡士林纱布加厚敷料封闭胸壁伤口，宽胶布密封，胸带包扎一天。拔管后24小时内注意观察患者有无胸闷、呼吸困难、发绀、切口漏气、渗液、出血和皮下气肿等，如发现异常应及时通知医师处理。拔管后第2天需更换敷料。

第4节　血　胸

胸壁或胸内脏器受损出血，血液积聚在胸膜腔内，称为血胸(hemothorax)。血胸可与气胸同时存在，称为血气胸(hemopneumothorax)。

一、病因及发病机制

多数因胸部损伤所致，如胸部被锐器击伤，枪弹、爆炸碎片、骨折断端刺破肋间血管和损伤胸腔内脏器引起出血。常见的出血来源及特点：①肺组织撕裂伤出血时，由于肺循环压力较低，肺组织内凝血物质含量较高和受损肺萎陷，一般出血量少，且可自行停止；②肋间血管和胸廓内血管或压力较高的动脉损伤出血时，出血量多，不易停止，常需手术止血；③肺门、心脏和大血管破裂出血时，出血量大而迅猛，常因来不及抢救致死；④膈肌穿透伤致膈动脉破裂出血或腹内脏器破裂出血流入胸膜腔内。

血胸发生后不但可因血容量丢失影响循环功能，还可压迫肺，减少呼吸面积。血胸推移纵隔，使健侧肺也受压，并影响腔静脉血液回流。由于心包、肺和膈肌的运动具有去纤维蛋白作用，故胸腔内积血不易凝固。但短期内胸腔内迅速积聚大量血液时，去纤维蛋白作用不完整，胸腔内积血发生凝固，形成凝固性血胸。血凝块机化后形成纤维板(机化性血胸)，限制肺与胸廓活动，损害呼吸功能。血液是良好的培养基，经伤口或肺破裂口侵入的细菌，容易在积血中迅速滋生繁殖，引起感染性血胸，最终导致脓血胸。

二、临床表现

血胸临床表现与出血速度和出血量有关，出血速度和个人体质有关。一般而言，成人出血量＜0.5L为少量血胸，0.5L～1.0L为中量血胸，＞1.0L为大量血胸。

1. **少量血胸**　症状不明显。

2. **中量和大量血胸**　特别是出血速度快者，可出现不同程度的血容量不足和胸腔积液的表现。

(1) 血容量不足表现：患者可表现为烦躁、面色苍白、脉快和血压下降等出血征象，失血过多可并发低血容量所致失血性休克。

(2) 胸腔积液表现：随着胸膜腔内积血增多，压力增大，使伤侧肺受压萎陷，纵隔向健侧移位，患者表现为呼吸急促、肋间隙饱满、气管向健侧移位、患侧叩诊呈浊音、心界向健侧移位、呼吸音减低或消失。

3. **进行性血胸**　具备以下征象则提示存在进行性血胸：①脉搏逐渐增快，血压持续下降；②经扩容后血压回升，但很快迅速下降；③血红蛋白、红细胞计数及血细胞比容持续下降；④胸穿抽出血液很快凝固或因凝固不能抽出血液，X线胸片示胸膜腔阴影继续增大；⑤胸腔闭式引流血液大于200mL/h，并持续2～3小时以上。

4. **感染性血胸**　血胸患者表现为畏寒、高热、出汗和乏力等提示感染性血胸。胸腔穿刺后分析抽出胸腔积血可提示有无感染，发现致病菌有助于诊断，并可依此选择有效的抗生素。

三、实验室及其他检查

1. **实验室检查**　血常规检查提示血红蛋白和血细胞比容下降。继发感染者，血白细胞计数和中性粒细胞比例增高。

2. **影像学检查**　单纯血胸X线胸片可见伤侧积液阴影，纵隔向健侧移位。少量血胸X线胸片显示肋膈角消失，液面不高过膈顶；大量血胸阴影上界可达上肺野，严重压缩肺脏。若血气胸可见液平面。B超可确定胸腔积液的量和位置。

3. **胸腔穿刺**　抽得血性液体即可确诊血胸。抽出胸腔积血1mL，加入5mL蒸馏水，无感染呈淡红透明状，出现混浊或絮状物提示感染；抽出的胸腔积血检查红细胞计数与白细胞计数比值，胸腔积血无感染时红细胞计数与白细胞计数比值应与周围血相似，即500∶1，感染时白细胞计数明显增加，比值达100∶1可确定为感染性血胸。抽出的血液涂片查到细菌或细菌培养阳性有助于诊断，并可依此选择有效的抗生素。

四、诊断要点

血胸的主要诊断依据有胸部的外伤史，不同程度的血容量不足和胸腔积液的表现，以及胸部X线和胸腔穿刺等检查结果。胸腔穿刺抽得血性液体即可确诊。

五、治疗要点

血胸的治疗原则是快速止血，补足血容量和预防胸膜腔内积血感染。

1. **血胸** 少量积血可自行吸收；积血量多者，主要采取胸腔穿刺，抽出胸腔内的积血，使肺迅速复张，必要时进行胸腔闭式引流。

2. **进行性血胸** 及时补充血容量，防止低血容量性休克，同时行开胸探查术。

3. **感染性血胸** 应及时行胸腔闭式引流术。

4. **凝固性、机化性血胸** 为预防血块机化，于出血停止后数日内经手术清除积血和血凝块；对于血凝块机化后形成的纤维板，应于病情稳定后早期行胸膜表面纤维板剥离术。

5. **抗感染** 应用抗生素预防或控制感染。

六、护理要点

1. 维持正常心输出量

(1) 迅速建立静脉通路，积极补充血容量和抗休克治疗。

(2) 合理补液，维持水、电解质、酸碱平衡。

(3) 对于进行性血胸患者做好开胸探查术的术前准备。

(4) 密切观察患者面色、脉搏、血压及四肢循环状况等，及时发现患者血容量不足的表现。

(5) 密切观察胸腔闭式引流液量、色和性状，若每小时引流量超过200mL并持续3小时及以上，或短时间内引流出的大量血液很快凝固，说明患者可能有进行性血胸，应及时报告医生并做好开胸探查的手术准备。

2. 维持正常呼吸功能

(1) 若生命体征稳定，协助患者取半卧位，以利于呼吸和引流。

(2) 根据患者情况给予吸氧或其他呼吸支持。

(3) 对于胸部疼痛患者给予镇痛药，并鼓励患者深呼吸和有效咳嗽，使萎陷的肺及时复张，恢复良好的通气。

(4) 观察呼吸频率、幅度、深度，肋间隙及气管是否有移位，听诊呼吸音等。及时发现患者胸腔积液的表现。

3. 预防感染

(1) 密切观察体温、局部伤口和全身情况的变化，警惕患者发生感染性血胸。

(2) 鼓励患者深呼吸，有效咳嗽、排痰，保持呼吸道通畅，预防肺部感染。

(3) 保持胸腔闭式引流通畅，及时有效引流出胸腔内积血，在进行胸腔闭式引流护理过程中严格无菌操作，观察引流液的颜色、性状，必要时进行引流液检查和细菌培养。

(4) 遵医嘱使用抗生素。

（裴先波）

第15章 机械通气患者的护理

机械通气是借助呼吸机建立气道口与肺泡之间压力差，形成肺泡通气的动力和提供不同氧浓度，增加通气量、改善换气，降低呼吸功，达到改善或纠正缺氧、CO_2潴留和酸碱失衡，防治多脏器功能损害。机械通气给呼吸衰竭患者予以呼吸支持，维持生命，为基础疾病治疗、呼吸功能改善和康复提供条件。机械通气是严重呼吸衰竭患者患病期间的一种呼吸支持方法，它不是一种病因治疗，因此不能治愈疾病，其目的只是为针对呼吸衰竭的各种病因治疗争取时间和创造条件。

呼吸机类型较多，按吸气向呼气转化的方式分类可分为：定压型呼吸机、定容型呼吸机、定时型呼吸机和流速控制型呼吸机；按驱动方式分类可分为气动型呼吸机和电动型呼吸机；按通气频率的高低分类可分为常频呼吸机和高频呼吸机。

一、机械通气的原理与治疗目的

1．机械通气的基本原理 呼吸机工作的基本原理是大气与肺泡之间存在压力差。目前临床应用的是经呼吸道直接升压式呼吸机。呼吸机通过管道向呼吸道及肺泡施加正压将气体压入肺内，使肺泡膨胀，产生吸气。由于肺泡内压力大于大气压，且管道与大气相通，因此当呼吸机停止送气后，胸廓被动回缩，被动产生呼气。

2．机械通气治疗的目的

(1) 维持适当的通气量满足机体的需要。

(2) 改善肺气体交换功能，维持有效的气体交换，纠正低氧血症及急性呼吸性酸中毒等。

(3) 减少呼吸肌做功，消除呼吸肌疲劳，减轻呼吸窘迫，降低呼吸氧耗。

(4) 改变压力容积关系，防止或逆转肺不张，改善肺的顺应性，防止肺的进一步损伤。

(5) 肺内雾化吸入治疗。

(6) 促进肺或气道的愈合。

(7) 预防性机械通气用于休克等情况下的呼吸衰竭的预防性治疗，防止并发症的发生。

二、机械通气的应用指征、适应证、禁忌证及应用进展

1．应用时机与指征

(1) 任何原因引起的呼吸停止或减弱（<10次/分）。

(2) 严重的低氧血症，$PaO_2<60mmHg$或CO_2潴留$PaCO_2 \geq 70mmHg$，且常规给氧及保守治疗无效者。

(3) 严重呼吸衰竭的患者经治疗后无改善甚至恶化者。

(4) ARDS、重症肺炎等。

2．适应证

(1) 心肺复苏。

(2) 治疗严重的急慢性呼吸衰竭：如COPD、重症哮喘、中枢神经系统或呼吸肌疾患所致的严重通气不足；严重肺部感染、ARDS所致的严重换气功能障碍等。

(3) 预防呼吸衰竭的发生或加重：如心、胸外科手术后，使用呼吸机帮助患者减轻因手术创伤而加重的呼吸负担，减轻心肺和体力上的负担，缓解呼吸困难症状。

3．禁忌证

(1) 未经引流的气胸。

(2) 伴有肺大疱的呼吸衰竭。

(3) 大咯血。

(4) 急性心肌梗死。

(5) 低血容量性休克血容量未补足前。

4．近代机械通气技术及策略的发展和变化

(1) 通气模式的发展：近年来通气模式增加了许多，如自动转换模式、压力释放通气模式(PRV)、压力调节容积控制通气模式(PRVCV)、容积保障压力支持通气模式(VAPSV)，以及成比例通气模式(PAV)等。这些模式大多是由计算机控制及传感技术发展而来，为不同病理生理情况下的治疗，提供了更多更合理的选择。

(2) 肺保护性策略：①摒弃以往的大潮气量通气(10～15mL/kg)，选择小潮气量(5～8mL/kg)，“容许性高碳酸血症”。②“肺开放”原则，适当加用PEEP(呼气末正压通气)。

(3) 无创通气和负压通气再受重视。

无创正压通气(non-invasive positive pressure ventilation,NIPPV)是指不需要侵入性或有创性的气管插管或气管切开，只是通过鼻罩、口鼻罩、全面罩或头罩等方式将患者与呼吸机相连接进行正压辅助通气的技术。近30年来，随着对NIPPV的临床研究与实践不断深入，不仅证实了NIPPV疗效确切，可提高患者存活率、避免有创机械通气所带来的一系列并发症、降低治疗成本，而且易于实施并被患者所接受，已成为呼吸衰竭等病理生理状态早期及紧急情况下的通气支持手段。NIPPV是一种正压通气方式，可在一定程度上开放塌陷的上气道，提高肺通气容积，改善通气与通气/血流比值，改善氧合及二氧化碳潴留等。临床常用的NIPPV模式有持续气道正压(continuous positive airway pressure,CPAP)、双水平气道正压(bi-phasic positive airway pressure,BIPAP)，以及保证平均容量的压力支持(average volume assured pressure support,AVAPS)等。

NIPPV主要适用于轻-中度呼吸衰竭的早期救治；也可用于有创-无创通气序贯治疗和辅助撤机。其参考指征为：①患者状况：神志清醒；能自主清除气道分泌物；呼吸急促(频率>25次/分)，辅助呼吸肌参与呼吸运动。②血气指标，海平面呼吸室内空气时，动脉血氧分压(PaO_2)<60mmHg伴或不伴二氧化碳分压($PaCO_2$)>45mmHg。

禁忌证：①绝对禁忌证：心搏骤停或呼吸骤停(微弱)，此时需要立即心肺复苏、气管插管等生命支持。②相对禁忌证：意识障碍；无法自主清除气道分泌物，有误吸的风险；严重上消化道出血；血流动力学不稳定；上呼吸道梗阻；未经引流的气胸或纵隔气肿；无法佩戴面罩的情况如面部创伤或畸形；患者不配合。

相对禁忌证者应用NIPPV，需综合考虑患者情况，权衡利弊后再做决策，否则增加NIPPV治疗失败或可能导致患者损伤的风险。

三、机械通气的实施

(一) 有创机械通气的实施

1. 呼吸机与患者的连接方式

(1) 面罩：适用于神志清楚合作者，短期或间断应用，一般为1～2小时。

(2) 气管插管：用于半昏迷、昏迷的重症者，保留时间一般不超过72小时，如经鼻、低压力套囊插管可延长保留时间。

(3) 气管切开：用于长期行机械通气的重症患者。

2. 选择通气模式 常用的呼吸机模式有定容型通气和定压型通气。

定容型通气是呼吸机以预设通气容量来管理通气，即呼吸机送气达预设容量后停止送气，依靠肺、胸廓的弹性回缩力被动呼气。常见的定容型通气模式有容量控制通气、容量辅助-控制通气和同步间歇指令通气、IMV和同步间歇指令通气(SIMV)等，统称为容量预设型通气VPV。定压型通气是呼吸机以预设气道压力来管理通气，即呼吸机送气达预设压力且吸气相维持该压力水平，而VT是由气道压力与PEEP之差及吸气时间决定，并受呼吸系统顺应性和气道阻力的影响。常见的定压型通气模式有PCV、压力辅助控制通气(P-ACV)、压力控制-同步间歇指令通气(PC-SIMV)、PSV等，统称为压力预设型通气(PPV)。

(1) 控制呼吸：患者的呼吸频率、通气量、气道压力完全受呼吸机控制，适用于重症呼吸衰竭患者的抢救。主要包括：①容量控制通气：指潮气量、呼吸频率完全由呼吸机控制的通气模式，是最常用的呼吸方式，适用于中枢或外周驱动能力很差或无自主呼吸的患者，优点是可以保证通气量。②容量控制通气+长吸气，又称自动间歇肺泡过度充气，在容量控制的基础上，每100次呼吸中有一次相当于2倍潮气量的长吸气。③压力控制通气：此模式预设压力控制水平和吸气时间，当送气使气道内达到预设压力和时间后转为呼气，优点是气道压力恒定，不易发生肺的气压伤，适用于ARDS患者和婴幼儿。

(2) 辅助控制通气：在自发呼吸的基础上，呼吸机补充自主呼吸通气量的不足，呼吸频率由患者控制，吸气的深度由呼吸机控制，适用于轻症或重症患者的恢复期。

压力支持通气，特点是患者自主呼吸触发呼吸机后，呼吸机给予患者一定的压力支持，达到提高通气量的目的，适用于有一定自主呼吸能力、呼吸中枢驱动稳定的患者或用于撤机的患者。

(3) 呼气末正压通气(PEEP)：呼吸机在吸气时将气体压入肺脏，在呼气时仍保持气道内正压，至呼气终末仍处于预定正压水平。一般主张终末正压在5～10cmH_2O，适用于肺顺应性差的患者，如

ARDS及肺水肿等。

(4) 持续气道正压通气(CPAP)：是在患者自主呼吸的基础上，呼吸机在吸、呼两相均给予一定正压，把呼吸基线从零提高到一定的正值，使肺泡张开，用于肺顺应性下降及肺不张、阻塞性睡眠呼吸暂停综合征等。

(5) 间歇强制通气(IMV)和同步间歇强制通气(SIMV)：在自主呼吸的过程中，呼吸机按照指令定时、间歇地向患者提供定量的气体，称IMV；如呼吸机间歇提供的气体与患者呼吸同步，即称SIMV。呼吸机的频率一般为2～10次/分。优点是保证通气量，又有利于呼吸肌的锻炼，作为撤离呼吸机的过渡措施。

3. 呼吸机参数的设置与调节　应结合血流动力学与通气、氧合监测调整机械通气参数。

(1) VT的设定：在容量控制通气模式下，VT的选择应保证足够的气体交换及注意患者的舒适度，通常依据体重选择5～12mL/kg，并结合呼吸系统的顺应性和阻力进行调整，避免气道平台压超过30～35cmH_2O。在PCV模式时VT主要由预设的压力、吸气时间、呼吸系统的阻力及顺应性决定，最终应根据动脉血气分析进行调整。

(2) 呼吸频率的设定：频率选择根据分钟通气量及目标动脉氧分压(PaO_2)水平，成人通常设定为12～20次/分。慢性限制性肺疾病时也可根据分钟通气量和目标PaO_2水平超过20次/分，准确调整呼吸频率应依据动脉血气分析的变化综合调整VT与支持频率(f)。

(3) 流速调节：理想的峰流速应能满足患者吸气峰流速的需要，成人常用的流速设置为40～60L/min，根据分钟通气量和呼吸系统的阻力和顺应性进行调整，流速波形在临床常用减速波或方波。PCV时流速受到选择的压力水平、气道阻力及患者的吸气影响。

(4) 吸气时间与吸/呼比设置：吸/呼比的选择是基于患者的自主呼吸水平、氧合状态及血流动力学，适当的设置能保持良好的人机同步性。机械通气患者通常设置吸气时间为0.8～1.2秒，或吸/呼比为1.0：(1.5～2.0)；CV患者为抬高气道平均压(Pmean)，改善氧合，可适当延长吸气时间及吸/呼比，但应注意患者的舒适度，内源性呼气末正压(PEEPi)监测水平及对心血管系统的影响。

(5) 触发敏感度调节：一般情况下，压力触发常为−0.5～−1.5cmH_2O，流速触发常为2～5L/min，合适的触发敏感度设置将使患者更加舒适，促进人机协调。有研究表明，流速触发较压力触发能明显减少患者的呼吸功，若触发敏感度过高，会引起与患者用力无关的误触发；若设置触发敏感度过低，将显著增加患者的吸气负荷，消耗额外呼吸功。

(6) FiO_2：机械通气初始阶段可给予高FiO_2(1.00)以迅速纠正严重缺氧，以后依据目标PaO_2、PEEP、Pmean水平和血流动力学状态，酌情降低FiO_2至0.50以下，并设法维持$SaO_2>90\%$。若不能达到上述目标，即可加用PEEP，增加Pmean，应用镇静剂或肌松剂；若适当PEEP和Pmean可以使$SaO_2>90\%$，应保持最低的FiO_2。

(7) PEEP的设定：设置PEEP的作用是使萎陷的肺泡复张、增加Pmean、改善氧合、同时影响回心血量，及左心室后负荷，克服PEEPi引起的呼吸功增加。PEEP常用于以ARDS为代表的Ⅰ型呼衰，PEEP的设置在参照目标PaO_2和DO_2的基础上，应联合FiO_2和VT考虑。

(8) 调节方法：①PaO_2过低时：提高吸氧浓度，增加PEEP值，如通气不足可增加每分通气量、延长吸气时间、吸气末停留等。②PaO_2过高时：降低吸氧浓度，逐渐降低PEEP值。③$PaCO_2$过高时：增加呼吸频率；增加潮气量，定容型可直接调节，定压型加大预调压力，定时型增加流量及提高压力限制。④$PaCO_2$过低时：减慢呼吸频率，可同时延长呼气和吸气时间，但应以延长呼气时间为主，否则将起相反作用。必要时可改成IMV方式。减小潮气量，定容型可直接调节，定压型可降低预调压力，定时型可减少流量、降低压力限制。

(二) 无创机械通气的实施　NIPPV是一项与操作者认识和应用水平以及患者配合程度密切相关的技术，其成败很大程度上取决于一系列技术环节。NIPPV的操作过程包括以下几个方面：

1. 患者的评估　明确适应证和禁忌证。

2. 选择治疗场所和监护的强度。

3. 患者的教育　与有创通气不同，NIPPV需要患者的合作，因此，对患者的教育可以消除恐惧，争取配合，提高患者的依从性与舒适感，也有利于提高患者的应急能力，如在咳嗽、咳痰或呕吐等紧急情况下能够迅速拆除连接，提高安全性。

4. 患者的体位　常用半卧位(30°～45°)。

5. 选择和试佩戴合适的连接器　由于不同患者的脸型和对连接方法的偏好不一样，应提供不同大小和形状的连接器供患者试用。佩戴的过程对患者的舒适性和耐受性有影响，建议在吸氧状态下将罩或接口器连接(此时不连接呼吸机或给予CPAP 4～5cmH_2O)，摆好位置并调节好头带松紧度后，再连接呼吸机管道，避免在较高的吸气压力状态下佩戴面(鼻)罩。

6. **选择呼吸机** 开启呼吸机、参数的初始化和连接患者，由于患者从完全的自主呼吸过渡到正压通气，需要有一个适应过程，因此，通常给予比较低的吸气压力。调节过程是指当患者逐渐适应正压通气后，逐渐增加吸气压，利于提高舒适性和依从性，以及保证辅助通气的效果。

7. **逐渐增加辅助通气的压力和潮气量(适应过程)** 整个NIPPV治疗过程都需要根据患者病情的变化随时调整通气参数，最终达到改善临床状况包括动脉血气的目标。

8. **密切监护(漏气、咳痰等)** 应用NIPPV期间，密切监测是判断疗效、发现不良反应和问题，继而调节合理参数的重要措施，是提高患者耐受性和疗效的重要条件。

9. **评价疗效** 治疗后1～2小时基于临床表现和动脉血气的变化来评价NIPPV是否有效，从而决定治疗的时间和疗程。

10. **监控和防治并发症和不良反应，视病情辅助湿化、雾化等** 在使用过程中严密监测，常见的不良反应有：漏气、胃胀气、呼吸道湿化和引流不够充分，口咽干燥，排痰障碍，有误吸的风险，呼吸面罩持续使用可能导致面部压伤、恐惧(幽闭症)等。

四、机械通气对生理功能的影响与并发症

1. **对生理功能的影响**

(1) 对呼吸系统的影响：积极的影响：①扩张气道和肺泡，增加肺泡通气量。②减轻肺充血及肺水肿，复张萎陷的肺泡，改善肺泡弹性，增加肺顺应性。③保持气道通畅，降低气道阻力。④减少呼吸功，降低氧耗量。消极的影响：①肺内气体分布不均。②通气/血流比例失调。

(2) 对循环系统的影响：机械通气时，胸膜腔及肺内为正压，容易导致：①静脉回心血量减少。②心排血量下降。③血压降低。

(3) 对中枢神经系统的影响：当通气过度时，尤其是当$PaCO_2$低于20mmHg时，可使脑血管收缩、脑循环阻力增加，进而导致脑血流量减少，可减少到正常血流量的40%。过度通气减少脑血流量的同时，脑脊液压力也降低，故可降低颅内压。因而在临床上可应用机械通气，减少头部创伤后的脑水肿及降低颅内压。

(4) 对肾功能的影响：机械通气时心排血量减少和血压降低，血中血管升压素、肾素和醛固酮等激素水平升高，易导致肾血流灌注下降、肾小球滤过率下降、尿量减少。

2. **机械通气的并发症及其防治**

(1) 与人工气道相关的并发症：①肺不张：当气管导管因固定不佳，插入过深，进入一侧支气管，可造成另一侧肺无通气、肺不张而导致缺氧。处理：可将气管导管退至总气管内，并重新妥善进行外固定。②气道阻塞：气道分泌物过多、黏稠、湿化不好等都是造成气管插管或套管阻塞的原因。气道阻塞一旦确定，立即更换气管导管或套管，同时应加强气道管理，使之通畅。③脱管：当插管或套管不慎脱出，对需要继续呼吸支持治疗者须紧急再插管，改善缺氧，必要时可适当给予镇静剂。④气道损伤：困难插管和急诊插管容易损伤声门和声带，长期气管插管可以导致声带功能异常、气道松弛。注意插管时动作轻柔、准确，留管时间尽可能缩短，可减少类似并发症的发生。

此外，还有气管切开常见并发症：气管切开是建立人工气道的常用手段之一。由于气管切开使气流不经过上呼吸道，因此，与气管插管相比，气管切开具有下列许多优点：易于固定及引流呼吸道分泌物；附加阻力低，而且易于实施呼吸治疗；能够经口进食，可作口腔护理；患者耐受性好。尽管具有上述优点，但气管切开也可引起许多并发症，根据并发症出现的时间，可分为早期、后期并发症。早期并发症有出血、气胸、空气栓塞、皮下气肿和纵隔气肿。后期并发症有切口感染、气管切开后期出血、吞咽困难、气管食管瘘、气管软化等。

(2) 肺气压伤：常见的肺气压伤有气胸、纵隔气肿、肺间质积气、皮下气肿、心包周围积气及气腹等，主要是由吸气压峰值太高直接导致。可通过患者临床表现、X线检查等来判断是否发生气压伤。肺气压伤一旦发生，需及时行胸腔穿刺抽气，必要时可行胸腔内置管闭式引流。预防措施是：调低气道压，限制潮气量。

(3) 人工气道梗阻：导致人工气道梗阻的常见原因有：导管扭曲，气囊疝出嵌顿于导管远端开口，痰栓或异物阻塞管道，管道塌陷，管道远端开口嵌

顿于隆突、气管侧壁或支气管。

（4）通气不足与通气过度：①通气不足：常见原因是呼吸道分泌物淤滞或管道漏气，使预定的通气量未能完全进入肺脏而发生通气不足。②通气过度：潮气量和呼吸频率调节不当，每分通气量太大可导致通气过度，进而发生呼吸性碱中毒。要随时监测，针对相应问题及时处理。

（5）心排血量下降与低血压：可用 Swan-Ganz 导管直接监测肺血管内压、中心静脉压、心排血量和血容量，以精确了解血流动力学变化，来调节呼吸机参数。

（6）其他脏器的并发症：①肠道：可致胃肠胀气、供血减少并发生缺血或消化道出血。②肝：机械通气可致肝静脉、门静脉压力升高，肝瘀血和淤胆等改变。③肾脏：见"机械通气对生理功能的影响"。

（7）医院内支气管肺部感染：建立人工气道，容易引起感染。要采用加强人工气道的管理、严格无菌操作、合理应用有效抗生素等措施，将支气管肺感染的概率降到最低。

五、机械通气的护理

1. 患者的观察与护理

（1）一般生命体征的监护：随时观察患者的呼吸、血压、心率、体温，以及皮肤、神志、尿量等变化，并做好记录。

（2）检查胸部体征：当两侧胸廓运动、呼吸音不对称、强弱不相等时，提示导管进入一侧气管或有肺不张、气胸等情况的发生。

（3）呼吸频率、潮气量、每分通气量的监测：要密切注意患者自主呼吸的频率、节律与呼吸机是否同步，机械通气后通气量恰当，患者安静，自主呼吸与呼吸机同步；如出现烦躁，自主呼吸与呼吸机不同步，多由于通气不足或分泌物增多，应及时清除痰液，增加通气量；如自主呼吸较强过快，与呼吸机不同步，可予镇静剂（地西泮等）或肌松剂（维库溴铵等）以抑制自主呼吸而达到控制呼吸。

（4）血气监测：血气分析是判断通气和氧合情况的主要依据，是机械通气治疗中监测的重要指标。通常根据血气分析结果来调整呼吸机各项参数。注意在吸痰和调整参数 20～30 分钟后采集动脉血气，采集及保存过程中严防标本与空气接触，采血后立即送检，肝素对血气有影响，空针内应少留肝素。

2. 呼吸机的监测 随时检查呼吸机，如有报警，应迅速查明原因，并及时给予排除。

（1）检查故障：①查电源，注意稳压器有无保护和故障。②查气源，注意中心供氧压力。③观察各管道是否衔接紧密，是否漏气，管道是否打折、扭曲与堵塞。④及时倒掉集水杯的积水。

（2）检查气囊：①听：检查有无漏气声。②看：检查口、鼻有无气体漏出。③试：检查气囊放气量与充气量是否相等。④查：检查套管位置有无改变致漏气。

（3）检查参数：①气道压力：气道堵塞、折叠或压力报警上限太低均可引起气道压力增高；管道衔接不紧、湿化罐盖未拧紧、气囊漏气或充气不足，可引起气道压力降低。②通气量：气囊漏气、管道衔接不紧、气源不足、人机对抗等均可引起通气不足；而呼吸频率过快易引起通气过度。③氧浓度：要根据患者的病情和血气分析结果来调节吸入氧浓度，防止低氧血症。

3. 人工气道的护理

（1）人工气道的固定：用胶布固定好导管，并在胶布上注明插管的深度或外露部分，根据胶布污染的程度，随时更换固定的胶布。

（2）人工气道的湿化：建立人工气道后，呼吸道加温、加湿功能丧失，纤毛运动功能减弱，造成分泌物排出不畅，因此，进行呼吸道湿化非常重要。主要措施：①充足的液体入量：机械通气时，液体入量应保持在每日 2 500～3 000mL。②加温湿化器：一般送入气体的温度宜控制在 32～36℃，不能超过 40℃，以免造成气道烫伤。③人工气道湿化的标准：以分泌物稀薄适中、能顺利通过吸引管、导管内没有结痂、患者安静，呼吸道通畅为湿化满意。

（3）吸痰：首先选择合适的吸痰管，同时要注意以下几点：①吸痰前让患者吸氧 2～6 分钟，将吸氧浓度提高到 0.8～1.0，防止低氧血症。②调节吸引器负压，不能超过 0.02MPa，否则易造成肺泡萎陷。③气道内注入湿化液。④吸痰：痰的位置较高时，从上往下吸，到气管末端时不能形成负压；较低时，从下往上吸，吸痰管插入导管末端后再形成负压，边吸边旋转边退，禁止上下反复抽吸，同时配合体位引流。每次吸痰时间不能超过 15 秒，危重患者和痰多的患者，不要一次吸尽，应吸氧与吸痰交替进行，以免发生低氧血症。⑤先吸尽气道分泌物，再吸口腔、鼻腔分泌物。⑥吸痰时应严格无菌操作，吸痰管应一次性使用。⑦吸痰过程中，随时观察心率、心律变化，一旦出现较严重的心律失常，或出现气道痉挛、发绀、烦躁不安等异常情况，应停止吸痰，立即接呼吸机通气,提高吸氧浓度。

4. 防止气道阻塞 痰黏稠时,需反复湿化,以利于气道通畅。随时检查套囊,并在套囊外留部分测量长度,做好标记,以便判断套囊有无滑脱现象。另外,要防止气道大出血、呕吐物误吸等引起的气道阻塞,一旦发生,紧急处理。

5. 气囊的护理 气囊内压力过大、压迫气管壁时间过长,易造成气管黏膜水肿、糜烂、溃疡以至狭窄,是机械通气引起的常见并发症。为减轻气囊对局部黏膜的压迫,应定时予气囊放气,一般每4～6小时放气一次,每次5～10分钟。放气前,要吸尽鼻腔和口腔的分泌物。

6. 感染的防护

(1) 严格无菌操作:①操作者在进行任何操作前都要洗手、戴口罩。②如有条件可以使用一次性吸痰包。开启的非一次性吸痰罐注意使用前后顺序和及时更换。③吸痰管一根只可应用一次,不可反复使用。必要时可使用密闭式吸痰装置。④口腔内吸引和气管内吸引要分开用吸痰管,不可将吸引口腔的用于吸引气道。

(2) 保持呼吸道通畅:①加强湿化,保持呼吸道内湿润。②定时吸引呼吸道分泌物。③翻身、叩背,利于痰液排出。

(3) 口腔护理:插管前应进行口腔和鼻腔的清洁。插管后可应用生理盐水、2%碳酸氢钠、3%过氧化氢等进行口腔护理,每日2～3次。随时注意观察有无口腔真菌感染、黏膜溃疡等,一旦发现,及时给予相应的处理。

(4) 湿化器和湿化液:①用于湿化气道的液体(常规用生理盐水),必须每天更换,保持无菌。②加湿化液和雾化液时,要倒掉残留的液体。③不要让呼吸机螺旋管的冷凝水流回到湿化器中,湿化器中的湿化液要4小时更换一次,管道集水杯要及时倒掉,防止流入气道。

(5) 机械及附件的更换与消毒:①呼吸机停止使用后,必须进行彻底的清理和消毒,方可用于其他患者;②持续机械通气时,应定期更换呼吸机管道,一般每周更换一次;③按要求定期更换或消毒呼吸机中的空气细菌过滤器、传感器和气体滤过管道等。

(6) 房间消毒:室温保持在18～22℃,湿度50%～70%,注意通风,保持室内空气新鲜。每日消毒病房1～2次,地面用500mg/L含氯消毒剂擦地,每日2次,尽量减少探视。

7. 机械通气撤离护理 机械通气的撤离过程是一个重要的临床问题。当导致呼衰的病因好转后,应尽快开始撤机。延迟撤机将增加医疗费用和机械通气并发症的发生。过早撤机又可导致撤机失败,增加再插管率和病死率。近年来大量文献证实,制订撤机计划能缩短机械通气时间,降低患者的病死率。

(1) 撤机前所需满足的条件:①引起呼吸衰竭的病因缓解或好转。②停止应用镇静药物及神经肌肉阻滞剂。③神志正常。④无败血症或明显发热。⑤心血管循环正常。⑥肺气体交换正常、呼吸系统及呼吸泵的功能稳定等。

(2) 撤离机械通气的方法:①直接撤机。②间断"T"形管吸氧撤机。③采用呼吸机所提供的辅助通气方式过渡撤机:如SIMV、PSV、CPAP、SIMV+PSV、VSV、MMV等。其中SIMV和PSV已成为目前撤机最常采用的技术手段。④人工手法辅助撤机。

(3) 撤机前的护理:①帮助患者树立信心。②加强营养,增强呼吸肌活动耐力。③调整呼吸机参数和通气模式。④选择合适的撤机方法。⑤脱机时间宜选择在患者精神、体力好,医务人员有时间观察的时机,充分吸出气道分泌物并待血压、心率平稳后,可给稍高于平时的吸氧浓度,注意监护。

(4) 撤机中的护理:①当患者具备完全脱机条件后,按以下4步骤进行,即撤离呼吸机→气囊放气→拔管→吸氧。②脱机时协助患者取坐位或半坐位,以减轻腹腔脏器对膈肌的压迫,改善膈肌运动。③脱机过程中密切监测患者的呼吸、脉搏、血压、末梢循环、意识状态,有条件时进行心电、血压、血氧饱和度的监测。每一脱机步骤后检测肺功能及血气的有关指数,对患者脱机反应做出评估,必要时暂停脱机,酌情部分或完全恢复机械通气支持呼吸。

(5) 撤机后的护理:①撤机后应继续给予面罩或导管吸氧。②继续对患者的生命体征、血气进行监测。③呼吸机用后按说明进行拆洗、浸泡,彻底清洁和消毒,然后安装调试备用。

8. 撤机后拔管的观察 撤机成功并不意味着已经具备拔除气管内导管的条件。拔管前必须确认患者的咳嗽、吞咽反射正常,能够有效地清除气管内分泌物,无明显喉头水肿等可致气道阻塞的倾向后方可考虑拔管。

(沈悦好)

第16章 呼吸系统常用诊疗技术及护理

第1节　纤维支气管镜检查术

纤维支气管镜(简称纤支镜)检查，是利用光学纤维内镜对支气管管腔进行的检查，该检查术于20世纪70年代应用于临床。纤维支气管镜可由鼻腔、口腔、气管导管或气管切开管，插入气管、支气管，甚至更细的支气管内，在直视下进行检查和治疗，有助于支气管、肺和胸腔疾病的诊断，也可用于呼吸道分泌物的引流、肺部灌洗及局部用药，去除异物、摘除息肉、扩张狭窄支气管等治疗。

一、适应证

1. 不明原因的咯血或痰中带血，需要明确出血部位和咯血原因者。

2. 不明原因的持续刺激性咳嗽或原有的咳嗽在本质上发生了变化，经抗生素治疗不缓解，怀疑气管、支气管病变而需进一步明确病因者。

3. 胸部X线不明原因阴影而致的肺不张、阻塞性肺炎、支气管狭窄或阻塞、胸腔积液等。

4. 痰化验发现可疑癌细胞，需查明病变部位者。

5. 喉返神经麻痹、膈神经麻痹、胸腔积液、上腔静脉综合征等原因未明者。

6. 诊断不明的支气管、肺部疾病或弥漫性肺部病变诊断困难，需经纤维支气管内镜检查，做支气管肺活检、刷检或灌洗等，进行细胞学及细菌学检查者。

7. "痰菌阴性"的肺结核患者和肺结核并发肺癌者。

8. 选择性支气管造影或测定局部肺功能。

9. 帮助建立和管理人工气道，如引导气管导管进行经鼻气管插管。

10. 气道异物取出、支气管灌洗、局部止血、摘除息肉、放化疗及用药等治疗。

二、禁忌证

1. 全身状态极度衰弱者，如严重贫血及肝肾功能不全不能承受检查者。

2. 肺功能严重损害，需无创呼吸机辅助通气等呼吸困难不能耐受纤维支气管镜检查者。

3. 严重心功能不全高血压者或频发心绞痛，明显心律失常者。

4. 出、凝血机制异常者。

5. 主动脉瘤有破裂危险者。

6. 对麻醉药物过敏，不能配合检查者。

7. 颈椎畸形，无法插管者。

8. 支气管哮喘急性发作或大咯血者。

9. 急性上呼吸道感染，待感染控制后再检查。

三、操作前护理

1. 物品准备内镜系统　(包括纤维支气管镜、冷光源、监视器)、吸引器装置、供氧设备、监护仪；液状石蜡、无菌纱布、5mL注射器、阿托品、止血药(巴曲亭或巴曲酶等)备用，备抢救设备(如吸引器、复苏设备)及抢救药物。

2. 患者准备

(1) 询问病史：有无麻醉药过敏，有无高血压病、心脏病史，有无出血倾向，有无鼻息肉、鼻中隔偏曲，有无青光眼病史，有无精神异常史等，活动义齿者应取下。

(2) 常规检查：如心电图、肺功能、凝血功能检查，肺心病或肺气肿患者做血气分析。完善各项化验，如HBsAg，如为阳性者，应用专用内镜。

(3) 说明和指导：护士应热情主动、态度和蔼地对患者进行有针对性的指导，向患者详细说明检查的目的、检查步骤、配合注意事项，检查过程中应全身放松，自由呼吸，有分泌物勿乱吐；不能耐受时，可举手示意。护士应以热情的态度、娴熟的技术操作取得患者的信任，消除其紧张情绪，取得其配合并让其签署知情同意书。

(4) 确定病变部位：阅X线片及CT片，对病变准确定位。

(5) 禁食水：患者术前4小时禁食禁水，避免检查中呕吐物的误吸。

(6) 术前药物准备：术前30分钟遵医嘱肌内注射阿托品0.5mg,以减少呼吸道分泌物,精神紧张者,可肌内注射地西泮10mg镇静。

(7) 术前心理护理：术前可用眼罩(实际操作中以口罩代替)遮住患者双眼,并予适当安慰,缓解患者不安情绪,也可避免分泌物等滴落患者面部。

四、操作中护理

1. **局部麻醉** 协助医生为患者进行局部麻醉。

2. **体位** 协助患者采取去枕仰卧位,不能平卧者,可取坐位或半坐位。

3. **心电监护** 常规为患者进行心电、呼吸、血压、血氧饱和度监测。

4. **连接纤维支气管镜** 护士将气管镜分别接上冷光源、负压吸引器后交给术者。

5. **协助插管并取标本** 术者为患者插管过程中,护士应安慰患者,嘱其放松,告知患者深呼吸可减轻不适,在纤维支气管镜进入声门前嘱患者做"吞咽"动作。检查顺序：先健侧,后患侧,自上而下,逐段观察,最后取标本。

6. **操作中监测病情变化** 操作过程中密切观察患者生命体征,及时清除患者口中分泌物,如有异常及时通知术者处理。

7. **配合操作** 护士应注意观察术者的操作,按术者指示经纤维支气管镜滴入麻醉剂进行黏膜表面麻醉,并根据术者的需要递送操作仪器。

五、操作后护理

1. **术后休息** 纤维支气管镜检查完毕,宜让患者平卧休息10～20分钟,如无特殊不适,可协助患者回病房。嘱患者卧床休息,少说话,不吸烟,避免声音嘶哑和咽喉疼痛,并适当地休息,1周内不要做较用力的动作,不可用力咳嗽咳痰,以防引起肺部出血。

2. **避免误吸** 术后2小时内禁食禁水,因为咽喉部麻醉后患者的吞咽反射减弱,易使食物误入气管造成误吸,进食前先小口饮水,无呛咳再进食,并指导患者检查后的第一餐宜半流质、少辛辣刺激性饮食。

3. **病情观察** 密切观察患者呼吸频率、节律的变化和口唇的颜色,及时发现各种并发症,如有无发热、出血、呼吸困难、喉头水肿等,并做好记录。

4. **送检** 将采取标本及时送检相关实验室。

第2节 胸腔穿刺术

胸腔穿刺术是自胸膜腔内抽取积液或积气,恢复胸腔正常负压状态的操作。

一、适应证

1. 检查胸腔积液的性质,有无脱落细胞及特殊病原体,以协助明确诊断。

2. 大量胸腔积液、积气所致呼吸困难及循环障碍时,放出积液或积气以减轻症状。

3. 脓胸抽脓灌洗治疗。

4. 向胸腔内注射药物进行治疗。

二、禁忌证

1. **绝对禁忌证**

(1) 患者不合作。

(2) 未纠正的凝血疾病。

(3) 空腹、体质极度衰弱或病情危重,不能承受操作者。

(4) 穿刺部位有皮肤或胸壁感染者。

(5) 呼吸功能不全或不稳定者。

(6) 心脏血流动力学不稳定或心律失常、不稳定型心绞痛者。

2. **相对禁忌证** 包括机械通气和大疱性肺疾病。

三、操作前护理

1. **物品准备** 常规消毒治疗盘1套；无菌胸腔穿刺包,内有胸腔穿刺针、5mL和50mL注射器、7号针头、血管钳、洞巾、纱布等；其他用物：2%利多卡因、无菌手套、按需要准备试管2个、培养管1个、病理标本瓶1个、胸腔注射用药、无菌生理盐水1瓶(脓胸患者冲洗胸腔用),床上小桌或椅子、屏风等；抢救物品：备好氧气、各种抢救药品及物品、心电监护仪等。

2. **患者准备**

(1) 评估患者：详细了解患者的病史和体征,对患者的心理状态、合作程度进行评估,确定患者能否耐受本操作。

(2) 心理护理：向患者讲明穿刺的目的、必要性及重要性，介绍操作方法，以解除患者的思想顾虑和紧张情绪，并交代注意事项，如操作过程中保持穿刺体位，勿随意活动，勿咳嗽或深呼吸，必要时给予镇咳药。及时解答其疑惑，营造和谐的氛围和健康向上的护患关系，消除紧张情绪，保持良好的心理平衡，取得配合并签署知情同意书。

(3) 询问患者既往是否用过利多卡因、有无过敏史等。

四、操作中护理

1. **患者体位**　协助患者摆放体位，轻症患者反坐于靠背椅上，面向椅背两臂置椅背上缘，前额伏手臂上。不能取坐位者可取半坐卧位或侧卧位，患侧前臂上举托于枕部。

2. **穿刺部位**　一般胸腔积液的穿刺点在肩胛线或腋后线第7～8肋间隙或腋前线第5肋间隙。包裹性积液宜根据X线透视或超声检查所见决定穿刺部位。气胸者取患侧锁骨中线第2肋间隙或腋前线4～5肋间隙穿刺。复杂的气胸则根据临床表现适当调整穿刺位置。

3. **穿刺前准备**　穿刺时以屏风遮挡患者，暴露出穿刺部位，将穿刺用物排列好，便于术者拿取。

4. **局部消毒和麻醉**　配合术者常规消毒穿刺部位，消毒范围直径约15cm，协助固定洞巾。配合术者进行局部麻醉。

5. **操作中护理**　操作时护士应观察患者有无头晕、面色苍白、出汗、心悸、胸部压迫感或剧痛、昏厥等胸膜过敏反应。一旦发生，应立即停止抽液，拔出穿刺针，用无菌纱布压穿刺部位，嘱患者平卧，给予低流量吸氧，心电监护，严密观察神志、生命体征变化，如患者症状不缓解，遵医嘱给予皮下注射0.1%肾上腺素0.3～0.5mL，并做好记录。

6. **抽液护理**　穿刺成功后协助术者抽液时，注意速度不宜过快，以诊断为目的者，抽液量以50～100mL为宜；以减压为目的第一次抽液量不应超过600mL，首次抽气者不宜超过1 000mL，以后每次不超过1 000mL，以防止纵隔移位，发生意外。如治疗所需，抽液或抽气后可注射药物。同时观察患者的耐受程度，注意询问患者有无不适感。穿刺与抽液时，应注意无菌操作并防止空气进入胸腔。

7. **术毕覆盖**　术毕拔出穿刺针，再次消毒穿刺部位，覆盖无菌敷料，以胶布固定。

五、操作后护理

1. **病情观察**　穿刺完毕，嘱患者卧床休息30分钟，密切观察患者生命体征、胸部体征的变化，尤其是体温和呼吸的变化及听取患者主诉，及早发现各种并发症。注意穿刺点有无红、肿、热、痛症状及渗血、液体的漏出。

2. **及时记录**　记录穿刺的时间、抽液及抽气的量，胸腔积液的颜色及性质（浆液性、脓性或血性）。

3. **指导患者术后活动**　不宜剧烈活动，应卧床休息2～4小时。24小时后方可洗澡，但是穿刺点3天内不可沾水，防止穿刺部位感染。鼓励患者深呼吸，促进肺膨胀。

4. **送检**　将采取标本及时送检相关实验室。

5. **评估**　及时评估患者的心理状态，主动关心患者，勉励其勇敢地面对现实，适应生活，消除心理负担，以积极的心态配合治疗，争取早日康复。

第3节　胸腔闭式引流术

胸腔闭式引流术是将气、血及积液从胸膜腔内引流排出，使胸膜腔及其引流管道与外界不相通，恢复和保持胸膜腔内负压，促进肺膨胀的引流方法。

一、适应证

1. 气胸、血胸、脓胸需要持续排气、排血、排脓者。

2. 胸外伤、肺及其他胸腔手术后。

二、禁忌证

1. 患者不配合或有精神疾病患者。
2. 凝血功能差，有出血倾向者。
3. 结核性脓胸。
4. 非胸腔内积气、积液，如肺大疱、肺囊肿等。

三、操作前护理

1. **物品准备**　胸腔闭式引流包、治疗盘、5mL注射器、利多卡因。

2. **患者准备**

(1) 评估患者：病史、体征及实验室及其他检查，以确定其能否耐受手术，评估患者心理状态。

(2) 指导和说明：告知患者胸腔闭式引流的目

的、意义、过程及注意事项，消除其顾虑；征得患者及其家属的配合，并在手术同意书上签字。

(3) 严格检查：引流管是否通畅和整套胸腔闭式引流装置是否密闭。水封瓶内注入适量无菌蒸馏水或生理盐水，标记液面水平。将连接胸腔引流管的玻璃管一端置于水面下 2～3cm，另一短玻璃管下端距离液面 5cm 以上。

(4) 确定插管部位：一般取锁骨中线外侧第 2 肋间，或腋前线第 4～5 肋间，如为局限性气胸或需引流胸腔积液，则应根据 X 线胸片或在 X 线透视下选择适当部位。

(5) 必要时给予患者术前口服镇静药。

四、操作中护理

1. **操作体位** 协助患者摆放体位，一般取半卧位，生命体征不稳定者取平卧位。

2. **消毒和局部麻醉** 配合医生局部消毒皮肤，协助固定孔巾。配合医生用无菌方法抽取麻醉药为患者进行局部麻醉。

3. **协助插管** 根据患者的情况医生选择合适的插管方法，用止血钳夹住引流管的末端将引流管插入胸腔，深度不宜超过 5cm，协助医生缝合皮肤并固定引流管，敷盖无菌纱布，将引流管末端连接于消毒长橡胶管至水封瓶，并用胶布将接水封瓶的橡皮管固定于床面上。引流瓶置于病床下不易被碰到的地方。

五、操作后护理

1. **引流体位** 胸腔闭式引流术后常置患者于半卧位，以利呼吸和引流。

2. **维持引流通畅** 闭式引流主要靠重力引流，水封瓶液面应低于引流管胸腔出口平面 60cm。任何情况下引流瓶不应高于患者胸腔，以免引流液逆流入胸膜腔造成感染。定时挤压引流管，30～60 分钟 1 次，以免管口被血凝块堵塞。挤压方法为：用止血钳夹住排液管下端，两手同时挤压引流管，然后打开止血钳，使引流液流出。检查引流管是否通畅最简单的方法是：观察引流管是否继续排出气体和液体，以及长玻璃管中的水柱是否随呼吸上下波动，必要时嘱患者深呼吸或咳嗽时观察。水柱波动的大小反映残腔的大小与胸腔内负压的大小。正常水柱上下波动 4～6cm。如水柱无波动，患者出现胸闷气促，气管向健侧偏移等肺受压的症状，应立即通知医生。

3. **妥善固定** 运送患者时双钳夹管，防止搬运过程中发生引流管滑脱、漏气或引流液反流等意外情况。若胸腔引流管不慎滑出胸腔时，应嘱患者呼气，同时迅速用凡士林纱布及胶布封闭引流口，协助医生做进一步处理。如引流管连接处脱落或引流瓶损坏，立即双钳夹闭胸壁导管，按无菌操作更换整个装置。

4. **引流装置及伤口处理** 严格执行无菌操作，引流瓶上的排气管外端用 1～2 层的纱布包扎；伤口敷料每 1～2 天更换 1 次，有分泌物渗湿或污染时及时更换。

5. **锻炼肺功能** 鼓励患者每 2 小时进行 1 次深呼吸、咳嗽和吹气球练习，恢复胸膜腔负压，使肺扩张，但勿持续剧烈咳嗽。

6. **观察记录** 观察引流液的量、颜色、性状、水柱波动范围，并准确记录。

7. **拔管护理** 48～72 小时后，引流量明显减少且颜色变淡，24 小时引流液小于 50mL，脓液小于 10mL，无气体溢出，夹闭 1 天患者无气急、呼吸困难，X 线胸片示肺膨胀良好、无漏气即可拔管。方法：嘱患者先深吸一口气后屏气即可拔管，迅速用凡士林纱布覆盖，宽胶布密封，胸带包扎 1 天。

8. **拔管后护理** 24 小时观察患者有无胸闷、呼吸困难，切口漏气、渗液、出血，皮下气肿等症状，若发现异常，通知医生及时处理。

(李英丽)

第17章 典型病例分析

第1节 慢性阻塞性肺疾病患者的护理

病例简介

刘某，女性，84岁，主诉"慢性咳喘60余年，发现血氧饱和度降低1个月入院"。患者于入院前60余年，无明显诱因出现咳嗽喘息。未进一步诊治。9年前，患者因咳喘加重就诊于我院，诊断"慢性阻塞性肺疾病、慢性肺源性心脏病"，给予抗炎平喘治疗，患者好转出院。间断吸入舒利迭、思力华治疗。患者活动耐力进行性下降，每逢秋冬季节变冷时易咳喘加重，间断就诊于我科。5年前，患者因咳喘加重就诊于我科，给予无创呼吸机辅助呼吸，压力19/6cmH_2O，好转出院。规律院外家庭吸氧，间断无创呼吸机辅助呼吸。平时伴有咳嗽、咳痰、喘息，咳白痰，活动后加重，偶有夜间憋醒。入院前1个月余，无明显诱因出现血氧饱和度减低，波动于60%～87%范围内(具体吸氧浓度不详)，伴心率加快，稍觉憋气加重，咳嗽咳痰症状较前无明显加重，无发热、胸痛，无腹痛、腹泻，无恶心、呕吐，无心慌、心悸。现为进一步诊治于×年10月29日收入院治疗。入院诊断为慢性肺源性心脏病、慢性阻塞性肺疾病、Ⅱ型呼吸衰竭、睡眠呼吸暂停低通气综合征、冠状动脉性心脏病、心功能不全、心功能Ⅲ级。患者自发病来，精神可，睡眠差，饮食一般，便秘，每5～6天一次，尿量时多时少，间断服用利尿剂，体重下降不明显。入院后给予患者头孢西丁抗感染，舒利迭、思力华吸入控制病情，并给予化痰、平喘、利尿等治疗，间断无创呼吸机辅助通气，S/T模式，参数20/6cmH_2O，频率15次/分。经治疗患者目前一般情况稳定，于×年11月10日出院。

×年10月29日

护理评估

查体：体温36.2℃，脉搏113次/分，呼吸18次/分，血压135/66mmHg。神志清楚，查体合作。全身皮肤黏膜无明显苍白、黄染及新发出血点。浅表淋巴结无肿大。球结膜轻度充血水肿。口唇无发绀。颈软，无抵抗。听诊双肺呼吸音低，可闻及散在干鸣音。心音可，律齐，各瓣膜听诊区未闻及杂音。腹膨隆，无压痛、反跳痛、肌紧张。双下肢轻度凹陷性水肿。血气分析：pH 7.3，$PaCO_2$ 87.30mmHg，PaO_2 56.50mmHg。遵医嘱给予吸氧、心电、呼吸、脉搏、血氧饱和度、无创血压监护，氨溴索、多索茶碱、异山梨酯等药物治疗。遵医嘱给予无创呼吸机辅助呼吸，设置为呼吸频率10次/分，压力18/5cmH_2O，SpO_2 95%，并进行入院健康教育。患者躁动，口述要回家。

主要护理问题

1. **气体交换受损** 与呼吸道阻塞，通气不足，呼吸肌疲劳，分泌物过多，肺血管阻力增加等有关。

2. **清理呼吸道无效** 与分泌物增多而黏稠，气道湿度降低和无效咳嗽有关。

3. **低效性呼吸形态** 与血氧降低，二氧化碳潴留严重有关。

4. **体液过多** 与心输出量减少，肾血流灌注量减少有关。

5. **焦虑** 与健康状况改变，病情危重有关。

护理措施

1. **氧疗的护理**

(1) 病情观察：观察咳嗽咳痰的情况、程度，包括痰液的量、颜色及性状，以及咳痰是否顺畅；呼吸困难的程度，并监测心电、血氧和动脉血气分析，水、电解质及酸碱平衡的情况。

(2) 休息与活动：由于患者处于COPD急性发作期，应尽量避免活动，取舒适体位，端坐位和身体前倾位，尽量抬高双下肢，保持病室适宜的温湿度，避免再次感冒。

(3) 氧疗护理：由于患者呼吸困难伴Ⅱ型呼衰，

采用鼻导管持续低流量吸氧，一般为1～2L/min。注意评估氧疗的效果。

2. 有效清理呼吸道

(1) 超声雾化吸入指导：向患者介绍雾化器的构造及使用方法。一般吸10～20分钟，协助患者将口含器放置好，指导其紧闭口唇深呼吸。雾化时要注意：防止窒息，干结的分泌物湿化后膨胀易阻塞支气管，要及时帮助患者翻身拍背，及时排痰。保证无菌操作，加强口腔护理。

(2) 指导患者有效咳痰：咳嗽时，患者端坐位，头略前倾，双肩放松，双腿下垂，以利于胸廓的扩展，增加咳痰的有效性。指导家属协助患者拍背咳痰，指导患者可以晨起咳痰，有效排出夜间的痰液，就寝前排痰有利于患者的夜间睡眠。

3. 低效性呼吸形态的护理

(1) 鼻(面)罩的选择和固定：选择合适的鼻(面)罩和调节好固定带的松紧度使患者舒适是顺利完成治疗的因素之一。患者可取平卧位、半卧位或坐位。根据患者的脸型、胖瘦选择大小合适的面罩(患者无法耐受时选择鼻罩)，面罩以四头带固定，松紧度以患者舒适且不漏气为宜，避免漏气影响疗效或面罩过紧影响患者舒适度，甚至发生皮肤损伤，增加患者的痛苦。

(2) 湿化：无创呼吸机治疗时，使用前将蒸馏水倒入湿化器内，使气体湿化后再进入气道，以防呼吸道干燥及气道感染，严禁无水操作。

(3) 保持呼吸道通畅：建立和保持通畅的呼吸道是无创呼机进行辅助通气治疗的前提。连接呼吸机前应将患者口鼻咽部的分泌物清除干净，鼓励患者排痰，对痰液黏稠不易咳出或咳嗽乏力者，可做雾化吸入、湿化痰液、翻身拍背进行有效排痰。治疗中，如患者出现剧烈咳嗽咳痰时，可取下面罩暂停呼吸机，让患者排痰，必要时利用吸痰器吸痰。

(4) 病情观察：严密观察患者的生命体征的变化，观察皮肤颜色、发绀情况，注意观察 SpO_2 和血压、呼吸的情况，及时监测动脉血气分析。观察患者的自主呼吸频率、节律是否与呼吸机同步。根据患者耐受程度，调整好吸气压力和呼气压力。如患者安静，表明自主呼吸与呼吸机同步；如患者出现烦躁，则表明自主呼吸与呼吸机不同步。若通气量不足或痰堵，应及时调整通气量或清除痰液。

(5) 预防并发症：无创呼吸机最常见的并发症是腹胀，可指导患者减少吞咽动作和讲话，以免气体进入胃肠道。上机时采取半卧位，可减轻腹胀和避免发生误吸引起吸入性肺炎。压伤也是常见并发症，在选择面罩时可选用纽氏面罩，头带松紧适宜，以放入1横指为宜，也可以在面罩下垫纱布或衬垫，以减少皮肤损伤。

4. 体液过多的护理

(1) 皮肤护理：注意全身水肿的情况，由于在低垂部位更易出现水肿，患者长期卧床易发生压疮，应协助患者经常变换体位，指导患者穿宽松、柔软的衣服。

(2) 饮食护理：总原则为低盐低脂糖尿病饮食。给予高纤维素、易消化清淡饮食，忌食鱼、虾、刺激性食物；避免高糖饮食，产生过多的 CO_2，加重 CO_2 潴留，引起痰液黏稠。由于患者全身水肿且尿少，应限制患者进盐进水量，一般钠盐少于3g/d，水少于1 500mL/d。少食多餐，减少因此引起的疲劳，进餐前后漱口，保持口腔清洁。

(3) 用药护理：遵医嘱给予开塞露协助排便，防止因便秘、腹胀而引起的呼吸困难，加重心脏负担。应用利尿药要密切关注患者的电解质情况，避免出现低钾低氯性碱中毒而加重缺氧。也要避免过度脱水，引起血液浓缩，痰液黏稠不易咳出等不良反应。应用抗生素要注意不良反应及继发性感染。

5. **心理护理** 向患者介绍医院环境，去除其对环境的陌生感。详细了解患者及家属对待疾病的态度、对疾病的认识，患者心理、性格等，积极鼓励，使患者建立战胜疾病的信心。

×年10月31日

护理评估

患者意识清楚，精神可，自主体位，双下肢仍有水肿；间断咳痰，量不多；呼吸困难症状缓解，给予无创呼吸机治疗后 $PaCO_2$ 较前下降，继续间断无创呼吸机辅助呼吸治疗，吸氧2L/min。遵医嘱停止心电、血压、呼吸监护，保留血氧饱和度监护，体温36.8℃，脉搏92次/分，呼吸21次/分，血压130/70mmHg。血气分析：pH 7.4，$PaCO_2$ 69.5mmHg，PaO_2 74.7mmHg。患者自述左肘关节附近疼痛，有红肿压痛，伴表面皮温稍高。

主要护理诊断

1. **低效性呼吸形态** 与血氧降低，二氧化碳潴留严重有关。

2. **体液过多** 与心输出量减少，肾血流灌注量减少有关。

3. **疼痛** 左肘关节疼痛与静脉炎症有关。

护理措施

1. **无创呼吸机辅助呼吸的护理** 见前述。

2. **体液过多** 继续遵医嘱给予利尿剂治疗，嘱患者限制入液量，一般小于1 500mL/d，继续密切关注电解质的情况，准确记录24小时出入液量。

3. **疼痛的护理**

(1) 病情观察：观察疼痛发生的时间，疼痛的性质、程度、范围、伴随症状，进展情况和缓解因素。

(2) 留置针处理：一般应拔除静脉留置针，更换穿刺部位，发炎部位可给予热敷，症状应在3天内改善，若无改善迹象应通知医师评估是否细菌感染。

(3) 止痛方法：遵医嘱给予硫酸镁湿敷、热敷治疗。注意病情变化，必要时更换抗生素治疗。

×年11月7日

护理评估

患者意识清楚，精神可，自主体位，呼吸困难好转，查血气回报：pH 7.3，$PaCO_2$ 62.3mmHg，$PaO_2$97.4mmHg。患者晨起生命体征为体温36.5℃，脉搏94次/分，呼吸22次/分，血压126/74mmHg。自述疲乏无力。

主要护理诊断

1. **焦虑** 与担心戴呼吸机造成憋闷等有关。

2. **活动无耐力** 与呼吸困难、疲劳、氧供与氧耗失衡有关。

护理措施

1. **心理护理** 无创通气的治疗效果与患者的密切配合相关，因此治疗前要做好心理护理。无创呼吸机为鼻(面)罩通气，多数清醒患者会因戴鼻(面)罩而产生憋闷感，并对使用呼吸机和监护仪的声音感到恐惧和紧张，致使呼吸频率加快或心理紧张而不能耐受呼吸机的治疗。因此在上机前要详细讲解BiPAP呼吸机的性能和治疗的重要性，耐心介绍呼吸机的作用、注意事项、可能出现的不适及如何避免、处理等。教会患者鼻(面)罩连接和拆除方法，以备患者有呕吐或胃内容物反流时能及时摘掉鼻(面)罩。指导患者在通气期间全身放松、平静呼吸、自我感觉呼吸机的输气与放气，尽可能减少矛盾通气。同时给予患者相应的心理护理，以缓解患者的焦虑和紧张情绪，使患者充分认识到配合的重要性，使患者能积极配合治疗，以利于提高通气的效果。

2. **活动无耐力**

(1) 合理安排休息与活动：取舒适体位，加强营养，增强抵抗力，患者进入稳定期时，疲劳多由于呼吸肌疲劳引起，指导患者进行腹式呼吸和缩唇呼吸等锻炼方法，以改善呼吸功能。

(2) 缩唇呼吸：嘱患者取舒适体位(立位或坐位)，使其放松全身肌肉，双手置于上腹部，采取“吹笛状”缩唇呼气法，即将嘴唇缩成“吹笛状”，使气体通过缩窄的口形徐徐呼出，而吸气时闭嘴缓慢用鼻吸气，每次吸气后不要忙于呼出，稍屏气后再行缩唇呼气，并使上腹部缓慢回缩，双手轻压腹部使之凹陷。注意使呼气时间延长，吸气与呼气时间之比为1∶2或1∶3，缩唇大小程度与呼气流量，以能使距口唇15～20cm处，与口唇等高点水平的蜡烛火焰随气流倾斜而又不至于熄灭为宜。

(3) 腹式呼吸：吸气时放松腹肌，膈肌收缩，位置下移，腹壁隆起；呼气时，腹肌收缩，膈肌松弛，回复原位，腹部凹下，增加呼气潮气容积。呼吸运动中，尽可能减少肋间肌以及辅助呼吸肌做功，使之保持松弛和休息。

根据病情，锻炼时可取卧位、坐位或立位。如取卧位，两膝下可垫软枕，使之半屈，腹肌松弛。首先应全身肌肉放松，包括紧张的辅助呼吸肌群。

由于腹式呼吸的外在表现为腹部的隆起和下陷。通常将左、右手分别放于上腹部和前胸部，便于观察胸腹运动情况。即用一手按在上腹部，呼气时，腹部下沉，该手稍微升压用力，以进一步增加腹内压，促使膈肌上抬。吸气时，上腹部对抗该手的压力，徐徐隆起。这样患者可通过手感，了解胸腹活动是否符合要求，注意及时纠正。

腹式呼吸锻炼初始，每日2～3次，每次10～15分钟。动作要领掌握以后，可逐渐增加次数和每次的时间。并在病情允许的情况下，在卧位、坐位或立位以及行走时，随时随地进行锻炼，最终形成一种不自觉的习惯呼吸方式。

腹式呼吸时可以同时进行缩唇呼气，即指导患者静息呼吸，经鼻吸气，从缩拢口唇呼气，呼吸气应该缓慢、均匀，吸气时可见到上腹部鼓起，呼气时可见到腹部凹陷，而胸廓保持最小活动幅度或不动。逐渐延长呼气时间，使吸气和呼气时间之比达到1∶(2～3)。

×年 11 月 10 日

护理评估

患者一般情况尚可,体温不高,仍间断咳嗽咳痰,痰液较前易咳出。查体:心率 106 次/分,呼吸 24 次/分,血压 108/70mmHg,SpO_2 90%(吸氧 2L/min)。神志清楚,查体合作。全身皮肤黏膜无明显苍白、黄染及新发出血点。浅表淋巴结无肿大。球结膜无充血水肿。口唇无发绀。颈软,无抵抗。听诊双肺呼吸音低,可闻及散在干鸣音。心音可,律齐,各瓣膜听诊区未闻及杂音。腹膨隆,无压痛、反跳痛、肌紧张。双下肢无水肿。患者好转,准备出院。

主要的护理诊断

知识缺乏:与疾病的防治,出院后的氧疗知识,功能锻炼知识等的缺乏有关。

护理措施

1. **疾病的知识指导** 使患者了解 COPD 的相关知识,识别使其病情恶化的危险因素。让患者认识到急性呼吸道感染、寒冷、吸烟、粉尘、有害气体等都是 COPD 的诱发因素。戒烟是预防 COPD 的重要措施,劝导患者戒烟,让患者认识到戒烟后可使咳嗽减轻,还要避免被动吸烟。在寒冷季节外出应戴口罩,冬春季注意保暖。感冒流行时避免去超市、商场等人群较多的公共场所。在产生粉尘及有害气体环境中工作的患者应加强通风和个人防护。

用药护理:建立静脉通道,遵医嘱准确及时给予抗生素及各种药物,注意观察疗效和不良反应;舒利迭吸入剂每天吸两喷,早晚各一次,教会患者喷剂的应用技巧,保证吸入后清水漱口,以免引起真菌感染。

附:舒利迭吸入器的应用

(1) 打开:用一手握住外壳,另一手的大拇指放在拇指柄上,向外推动拇指直至完全打开。

(2) 推开:握住准纳器使吸嘴对向自己。向外推动滑动杆,直至发出咔嗒声,表明准纳器已做好吸药的准备。每次当滑动杆向后滑动时,可使一个剂量药物备好以供吸入。在剂量指示窗口有相应显示,不要随意拨动滑动杆以免造成药物的浪费。

(3) 吸入:在准备吸入药物前,仔细阅读使用指南。握住准纳器并使之远离嘴,在保证平稳呼吸的前提下,尽量呼气,切记不要将气呼入准纳器中。应将吸嘴放入口中,由准纳器深深地平稳地吸入药物。切勿从鼻吸入,将准纳器从口中拿出,继续屏气约 10 秒钟,在没有不适的情况下尽量屏住呼吸,缓慢恢复呼气。

(4) 关闭:将拇指放在拇指柄上,尽量快地向后拉,当关上准纳器时,发出咔嗒声表明关闭。滑动杆自动返回原有位置,并复位。准纳器又可用于下一吸药物的使用。

切记:保持准纳器干燥;不用的时候,保持关闭状态;不要对着准纳器呼气;只有在准备吸入药物时才可推动滑动杆;不要超过推荐剂量。

2. **心理支持教育** 耐心向患者解释病情,消除其紧张和焦虑情绪,并向患者讲解焦虑对疾病的影响,鼓励其树立战胜疾病的信心。指导患者根据病情适当参加社交活动,如看书、下象棋、聊天等,以分散注意力,消除紧张情绪。

3. **家庭氧疗指导** 让患者及家属认识到家庭氧疗是最有效地提高 COPD 患者生存率的有效手段之一。

(1) 正确掌握各种吸氧工具的使用方法:如果使用鼻塞或鼻导管吸氧,应闭嘴,若用嘴呼吸,会影响吸入氧浓度,且导致口干、舌燥。此外,还应经常检查鼻导管是否通畅,是否有分泌物堵塞。

(2) 掌握氧疗时间及氧流量:对于慢性阻塞性肺疾病低氧血症患者来说,为了取得较好的氧疗效果,每日至少吸氧 15 小时以上,如果每日吸氧 24 小时,效果更好。切不可根据症状自行缩短吸氧时间。一般主张低流量吸氧,即吸氧流量为 0.5~2L/min,吸入氧浓度小于 35%为宜。在运动时或睡眠时有低氧血症的患者,吸氧流量可在其平时的基础上增加 1L/min。

(3) 掌握清洗和消毒吸氧工具的方法:鼻导管一般每天清洗一次,通常先使用家庭用的清洁剂洗涤,再用清水洗干净后晾干。湿化瓶每日用清水清洗,湿化瓶冷开水一般每天更换一次,鼻导管和湿化瓶每星期更换一次。

(4) 学会判断是否有氧气流:要确定鼻导管内是否有氧气逸出,最简单的办法是将鼻导管弯曲,然后放开,感觉鼻腔内是否有氧气进入。也可以将鼻导管开口放入盛水的杯子内,如果有气泡溢出,则说明有氧气流。

(5) 学会观察吸氧效果:如果吸氧后发绀减轻或消失、呼吸减慢而平稳、心率减慢、血氧分压和血氧饱和度上升,说明氧疗效果好。反之,若有意识障碍、呼吸困难加重,应请医务人员指导。

4. **康复锻炼指导** 使患者理解每天坚持康复训练的意义及长期锻炼的重要性(如缩唇呼吸或腹式呼吸等),充分发挥患者进行康复锻炼的主观能动性,制定个体化的锻炼计划,每日适当运动如步行、踏车、广播操、太极拳等,以增加肌肉活动度,锻炼呼吸循环功能。教会患者及家属依据呼吸困难与活动之间的关系,判断呼吸困难的程度。

5. **饮食指导** 呼吸功的增加可以使热量和蛋白质的消耗增加,导致营养不良,因此要指导患者改善全身营养状况,以高蛋白、高热量、丰富维生素、低糖低盐为主,少食多餐,避免进食发酵食物,预防便秘和肠内积气。均衡摄取水果、蔬菜、肉、豆类、淀粉类等,以保证充足的维生素和矿物质。由于患者心功能不好,要适当限制每天的进水量,缺氧严重者可于进食前或进食后吸氧。

6. **就诊指导** 告诉患者出现以下症状应及时就医:出现流涕、咳嗽等上呼吸道感染症状,呼吸困难,在休息和吸氧后不能缓解;出现头痛,白天嗜睡,夜间失眠,兴奋,球结膜水肿等。

(张 清)

第2节 哮喘患者的护理

病例简介

易某,女,55岁。以"气急、不能平卧30多小时"主诉急诊入院。患者反复发作支气管哮喘39年,病情逐渐加剧,近一两年并发肺气肿。曾多次住院,给予抗感染治疗,应用氨茶碱、激素等药物治疗,症状减轻,停药后反复发作。患者于昨日上午感觉鼻咽痒、打喷嚏和流清涕,随即胸闷、咳嗽、咳黏痰,而后发生呼吸困难,气急不能平卧。曾自服氨茶碱片,未见好转。今天上午气急加剧,出现张口呼吸,伴有呼气性凹陷,严重喘鸣,口唇青紫、大汗淋漓、四肢厥冷,烦躁不安。入院后,积极使用吸氧、抗炎、平喘、镇咳、祛痰、纠正酸中毒、补液等治疗,症状改善不明显,而后采用气管插管行机械通气治疗,后好转,康复出院。

患者为单位职员,有医保,有1子1女,家庭支持系统良好,患者患病后轻度焦虑。

×年11月4日

查体:体温37.0℃,脉搏124次/分,呼吸32次/分,血压100/60mmHg。pH7.31,$PaCO_2$ 63mmHg,PaO_2 58mmHg,SpO_2 88%,急性病容,端坐张口呼吸,表情痛苦,精神萎靡。口唇发绀,颈静脉怒张。胸廓较膨隆,双侧语颤均减弱,叩诊呈过清音。心律齐,心脏无明显杂音。肝、脾未触及。立即进行面罩给氧,并建立静脉通道,给予支气管解痉、抗炎药等。

主要护理问题

1. **气体交换受损** 与支气管痉挛、气道炎症、气道阻力增加有关。

2. **清理呼吸道无效** 与支气管黏膜水肿、分泌物增多黏稠等有关。

3. **恐惧** 与支气管哮喘急性发作致呼吸困难有关。

护理措施

1. **体位** 保持患者舒适体位,可选择坐位、半卧位或用小桌横跨于腿部,使患者舒适休息,以减轻体力消耗。

2. **病情观察** 严密监测生命体征,尤其注意呼吸形态,定时监测动脉血气分析值的变化。

3. **心理护理** 哮喘严重发作时患者因紧张、焦虑,可导致呼吸困难加重、缺氧,因此要多巡视患者,给予心理安慰和支持,消除紧张不安情绪,有利于控制哮喘发作。发作缓解时向患者解释,保持心情平静的重要意义。教会患者减轻恐惧的放松技术,如缓慢地深呼吸,全身肌肉放松,多与病友交流,听音乐、看书、读报等。

4. **氧疗护理** 采取密闭面罩给氧方法。将面罩紧密罩于口鼻部并用松紧带固定,吸氧浓度为40%~50%,观察5~10分钟。若条件许可,也可以使用经鼻高流量湿化氧疗(HFNC)的方式,保证吸入气体湿度为100%,并可根据患者血氧饱和度和动脉氧分压的情况,随时调节吸入氧浓度21%~100%,保证患者氧合。以患者的氧分压和血氧饱和度为依据,如果氧分压>60mmHg,血氧饱和度>90%以上,可逐步调节吸氧浓度为1~2L/min。

5. **协助患者自主排痰** 指导患者有效咳嗽,协助患者翻身和变动体位,给予患者叩背、胸部震颤,以利于痰液排出。痰液黏稠时鼓励多喝水以稀释痰液,必要时给予雾化吸入。咳痰无力者或不能有效咳出者,行负压吸痰。

6. **用药护理** 观察药物疗效和不良反应。使用沙丁胺醇时应注意观察有无心悸、骨骼肌震颤、低血钾等不良反应的发生。

7. **口腔护理** 口腔护理是预防、控制感染的基础操作之一,合理的口腔护理能使常见寄居菌减少到最低限度,防止过度增生,并能防止口腔黏膜干燥,提高黏膜吞噬、排除、消灭细菌的能力。

×年 11 月 5 日

护理评估

查体:体温 36.5℃,脉搏 130 次/分,呼吸 35 次/分,血压 90/55mmHg。pH 7.21,PaO_2 50mmHg,$PaCO_2$ 69mmHg,SpO_2 81%。患者喘息明显,口唇发绀,听诊双肺明显湿啰音,紧急进行气管插管、机械通气治疗。

主要护理问题

1. **低效性呼吸形态** 与支气管痉挛、气道阻力增加致呼吸困难、低氧血症有关。

2. **组织灌注不足** 与支气管痉挛致呼吸困难加重有关。

护理措施

1. **协助气管插管**

(1) 气管插管方法

1) 麻醉诱导前:准备好急救药物及插管用品,如肾上腺素、气管导管、喉镜等。监测血压、心电图、SpO_2。

2) 插管体位:平卧位,颈过伸位。

3) 插管前给氧:应用简易呼吸器面罩给氧,直至 SpO_2 提升至 90%以上。

4) 局部麻醉:用 1%丁卡因逐层喉头喷雾充分麻醉,直至轻柔暴露声门时无明显呛咳反应,插入气管导管。也可在充分监护的情况下,使用中效肌松剂如阿曲库铵、维库溴铵、罗库溴铵等,以便于充分暴露声门,气管插管时充分减少患者的痛苦。

5) 接呼吸机。开始时使用控制通气模式,潮气量 8~10mL/kg,呼吸频率 16~20 次/分,吸呼比 1∶2.5,FiO_2 0.4~0.6。

(2) 氧疗护理

1) 密切观察氧疗效果:如呼吸困难等症状减轻或缓解,心率逐渐恢复正常或接近正常,则表明氧疗有效。氧疗无效时应寻找原因,及时进行处理。

2) 氧疗方案:高浓度供氧不宜时间过长,一般认为吸氧浓度>60%,持续 24 小时以上,则可能发生氧中毒。

3) 氧疗过程中的加温和湿化:呼吸道内保持 37℃温度和 95%~100%湿度。湿度是黏液纤毛系统正常清除功能的必要条件,故吸入氧应通过湿化瓶和必要的加温装置,以防止吸入干冷的氧气刺激损伤气道黏膜,致痰干燥和影响纤毛清除功能。

4) 防止污染和导管堵塞:对输氧导管、湿化加温装置,呼吸机管道系统等应定时更换和清洗消毒,以防止交叉感染。吸氧导管、鼻塞应随时注意检查有无分泌物堵塞,并及时更换,以保证有效和安全的氧疗。

(3) 人工气道的护理,见本篇第 15 章“机械通气患者的护理”。

2. **补充有效血容量**

(1) 补液:及时补充丧失的水分。遵医嘱静脉给予液体输注,每日用量 2 500~3 000mL,以纠正失水。刚开始液量可增加,以后进行维持补液。应注意适时纠正低钾、低钙或低镁血症。

(2) 做好口腔护理:于餐前、睡前给予口腔护理。气管插管患者可应用生理盐水、2%碳酸氢钠、3%过氧化氢等进行口腔护理,每日 4 次,随时注意观察有无口腔真菌感染、黏膜溃疡等,一旦发现,及时给予相应的处理。

(3) 记录出入量:准确记录 24 小时出入量,随时调整输液速度。

(4) 病情观察:监测生命体征,每 0.5~1 小时 1 次。注意失水的变化,如皮肤弹性、黏膜干燥程度的改变。尿色、尿量的改变。

×年 11 月 7 日

护理评估

患者病情稳定,查体:体温 36.8℃,脉搏 112 次/分,呼吸 26 次/分,血压 118/75mmHg。血气分析:pH 7.3,PaO_2 78mmHg,$PaCO_2$ 43mmHg,SpO_2 91%。撤呼吸机、气管插管,转入普通病房,给予鼻导管给氧及其他常规治疗。患者及家属对疾病的相关知识掌握不全面,特别是对于疾病进展导致气管插管等严重后果的估计不足,对疾病的诱因、预防措施以及稳定期的用药认识不足。

主要护理问题

知识缺乏:缺乏疾病防治知识。

护理措施

1. **讲解疾病相关知识**　支气管哮喘是慢性病，患者和家属要充分认识其长期性、反复性和可逆性的特点，要与医护人员积极配合制订治疗计划，坚持长期服药并不断修正治疗方案，学会自我管理，如何正确使用特殊药物，如何进行吸入疗法等。

2. **指导患者识别诱发哮喘的因素**　注意观察分析引起哮喘发作的因素，如感染（病毒或细菌）、食物反流、气候改变（冷、热、雾、风）、暴露于非特异性的过敏环境（如被动吸烟、粉尘、清洁剂）、剧烈活动、精神心理的影响等。明确诱发因素后，应指导患者和家属学会并努力避免诱发因素的刺激。

3. **学习识别哮喘发作的先兆症状**　部分患者哮喘发作前有先兆症状，如鼻腔发痒、喷嚏、流清涕、胸闷、咳嗽等，即所谓"痒喷咳嗽涕闷身，哮喘发作即来临"。要注意积累经验，把握时机，及时用药。在哮喘发作前或发作初起时用药，效果往往好于哮喘发作时，把握用药时机十分重要，时机的把握来源于细致的观察、科学的分析及正确的行动。

4. **指导患者学会哮喘急性发作时的紧急处理措施**　患者哮喘发作时家人首先不能惊慌失措，应保持镇静，以温柔的语言、放松的语调安慰患者，以解除患者精神紧张及恐惧心理。同时帮助患者取坐位，双肘下垫衬支持物，如枕头、靠垫等，使患者身体略前倾，或于床上半卧位，安抚患者，保证其安全，让其放心。指导患者放松肩部和颈部的肌肉，不用力呼吸但尽力延长呼气时间以减少空气在肺内存留。急促的呼吸和出汗都会造成水分的丢失，体内缺水会造成痰液黏稠不易排出，从而使呼吸道不通畅，加重呼吸困难，因此哮喘患者补充水分很重要。应耐心说服患者，使之配合饮水。

5. **指导用药**

(1) 轻度哮喘发作用药：哮喘发作时，患者一般情况良好，无明显呼吸困难，仅在呼气时喘息加重，尚能正常谈话和回答问题，为哮喘轻度发作。可自行选用支气管扩张气雾剂，往往可在短时间内控制症状，但需注意各种药物重复使用的间歇时间不同，喘息间歇时间不得少于2小时，而沙丁胺醇的间歇时间为4小时。

(2) 中度哮喘发作用药：如果患者哮喘发作时一般情况差，有明显的呼吸困难，吸气和呼气时喘息加重，谈话费力，回答问题简单断续，口唇出现轻度发绀，此为中度发作。应立即使用平喘气雾剂并服用平喘药物如氨茶碱、二羟丙茶碱等，有条件者给予氧气吸入，氧流量为2～4L/min。如果症状在短期内改善，可在家中继续观察用药。如果症状无明显改善，缺氧表现加重，出现坐立不安或昏昏欲睡的现象，皮肤也变得潮红、青紫，应及时到医院就诊。至于哮喘严重发作及哮喘持续状态，必须在医院及时处理才能转危为安。

(3) 预防夜间哮喘发作用药：哮喘一般在凌晨2～4时最易发生，因此时体温处于一日内的最低水平。指导患者观察哮喘发作时间，是否有频繁的夜间发作情况。

(4) 重度哮喘发作用药：哮喘患者严重发作时需用肾上腺皮质激素，患者和家人应了解和认识长期应用激素会出现的反应，如体重增加、体型变化、库欣综合征等，督导患者正确用药，避免自主停服激素等情况发生。

(5) 非典型哮喘发作用药：应加强镇咳平喘药物的应用，同时应用抗气道变应性炎症药物，如类固醇及色甘酸钠等，待症状完全消失后再持续用药一个月，逐渐减量停药，可防止复发。

(6) 指导患者学会使用定量雾化吸入器：向患者介绍其所应用的雾化吸入器的结构、使用方法，并评估学习效果。

6. **预防哮喘发作**　内源性哮喘患者呼吸道感染可诱发哮喘，因此可通过体育锻炼、接种菌苗的方法提高免疫力，同时加强个人防护，预防感冒。一旦患有感冒，要注意不可服用阿司匹林、吲哚美辛及含酒石酸类的药物，此类药物可诱发哮喘急性发作。外源性哮喘患者要注意寻找过敏原，避免诱发哮喘发作。

7. **做好记录**　哮喘的治疗要根据每个患者的不同病情制订个体治疗方案，因此患者与医生的配合极其重要，应按照医生的要求坚持记录哮喘日记，记录其每次哮喘发作的诱发因素、有无先兆、发作时间、症状有无改变、用药情况、用药效果等，为实现治疗方案的连续性、针对性提供依据。

（沈悦好）

第3节　肺癌患者的护理

病例简介

张某，男，58岁。主诉干咳约1年，加重伴痰中带血半个月。患者1年前出现干咳，无明显咳痰，无咯血、胸痛、胸闷,无低热、乏力等不适。患者半年前在某三甲医院行胸部CT提示右上肺肿块,考虑为结核性肉芽肿,给予抗炎等支持治疗后稍缓解。半个月前患者出现咳嗽加重、痰中带血,伴胸闷,无呼吸困难,胸痛等。来我院进一步检查,CT提示右上肺片状球形病灶,大小为28mm×35mm,纵隔淋巴结肿大,以"肺癌?"收治。完善相关术前检查及准备,行"右全肺切除+纵隔淋巴结清扫术"。术后好转出院及进一步后续再住院化疗。

×年4月2日

护理评估

查体:体温36.3℃,脉搏72次/分,呼吸20次/分,血压130/85mmHg。神志清楚,口唇无发绀。全身皮肤巩膜无黄染,气管位置居中,浅表淋巴结未及肿大。右上肺呼吸音稍低,左肺呼吸音清晰,双肺未闻及湿性啰音。患者偏瘦,食欲不振,睡眠欠佳,较焦虑。完善相关检查准备择日手术。纤维支气管镜检查示右肺上叶支气管尖段增生性狭窄;肺功能检查示通气残量百分比为88.3%,其余正常。红细胞沉降率、血常规、肝肾功能、出凝血时间等均正常。患者为农民,文化程度为小学毕业,既往怀疑有结核病史,但未予确诊及正规治疗。无其他慢性病史,有吸烟史30年。

主要护理问题

1. **气体交换受损** 与气管增生性狭窄导致肺功能下降有关。

2. **焦虑** 与长期肺癌诊断不确定有关。

3. **知识缺乏** 缺乏相关疾病知识。

护理措施

1. **气体交换受损**

(1) 给予患者鼻导管低流量吸氧,改善胸闷症状。

(2) 患者有长期吸烟习惯,必须严格执行戒烟;同时癌肿阻塞,易合并呼吸道感染,术前应做痰细菌培养和药物敏感试验,术前2天开始按医嘱给予祛痰药和抗生素治疗,防止术后肺部感染。

(3) 鼓励并指导患者深呼吸和有效咳嗽排痰。深呼吸法:分坐位练习胸式深呼吸和平卧位练习腹式深呼吸,每日2~3次,每次15分钟左右,术前1周开始进行,以增加肺活量。有效的咳嗽方法:深吸气后,用胸腹部的力量做最大咳嗽,每日练习3次,每次20次左右,通过该练习可预防术后肺不张、肺部感染。

(4) 指导患者呼吸功能训练:每日进行缩唇呼吸、腹式呼吸及深呼吸运动,或使用呼吸功能锻炼仪,以增强肺功能,减少术后肺部并发症的发生,提高手术成功率。

(5) 观察呼吸道症状:包括咳嗽、咳痰、血痰情况。一旦发现咯血征兆,立即做好抢救准备。大量咯血时,用吸引器吸出或取头低足高位引出口腔和呼吸道内的血液,以防窒息。遵医嘱给予止血、镇静剂。加强心理支持,减轻患者的紧张情绪和恐惧心理。

2. **焦虑**

(1) 多与患者进行沟通交流,耐心倾听患者的诉说,找出患者焦虑的原因。

(2) 患者文化程度不高,用通俗的语言向患者及家属详细说明各种检查的目的、方法、配合要点与注意事项。详细介绍手术方案、术后可能出现的问题及术前训练的意义。

(3) 观察患者是否因焦虑导致失眠、食欲缺乏、心悸等症状出现,并给予相应的处理。

3. **知识缺乏**

(1) 饮食指导:告诉患者营养不良和体重下降直接影响患者对手术的耐受性,影响切口愈合与恢复程度。术前指导患者如何摄入高蛋白、高热量、易消化和富含维生素的饮食,如牛奶、蛋类、瘦肉、鱼类等。

(2) 呼吸训练和活动指导:术前指导患者练习腹式呼吸与有效咳嗽,为术后配合做好准备。练习使用呼吸训练器,以便手术后能正确使用,预防术后肺不张。术前应向患者说明术后活动肢体、翻身及早期下床活动等,对促进肺部的复张和机体恢复有着重要的意义。

(3) 讲解手术后配合事项:①术后有效咳痰是为了保持呼吸道通畅;②术后吹气球锻炼是为了促使肺充分膨胀;③术后带胸腔引流管是为引出胸膜腔内的积血、积气,从而保证有效呼吸。

(4) 口腔护理指导:早晚刷牙,保持口腔清洁,防止术后呼吸道感染。

×年4月5日

护理评估

患者于今日在全身麻醉下行"右全肺切除+纵

隔淋巴结清扫术”。术中剖开切除标本呈肺癌征象，送病理检查。术后置胸腔引流管于腋中线第4肋间，引流管呈夹闭状态。于12：40pm返回病房，麻醉未醒，带气管插管回病房监护室。测BP105/68mmHg，P 88次/分，R 28次/分，T 35.5℃；接呼吸机辅助呼吸，听诊左肺呼吸音稍低，呼吸浅快，右肺呼吸音无，气管位置居中；半开放胸腔引流观察时，引流管通畅，引流液为血性。留置尿管通畅，尿清色黄。给予心电监护、特级护理及禁食。常规给予抗炎、止血、补充电解质等治疗。

主要护理问题

1. **低效性呼吸形态**　与气管插管未拔除、使用呼吸机有关。

2. **清理呼吸道无效**　与气管插管刺激气道黏膜有关。

3. **疼痛**　术后切口疼痛。

4. **潜在并发症**　出血、肺水肿等。

护理措施

1. **低效性呼吸形态及清理呼吸道无效**

(1) 体位：患者麻醉未醒，去枕平卧位，头偏向一侧，防止呕吐物引起误吸。清醒、血压平稳后取半卧位，有利于横膈下移增加肺的通气和胸腔引流。为防止纵隔移位和压迫健侧肺，应避免完全侧卧，可平卧或采取1/4侧卧位。

(2) 呼吸机辅助呼吸：患者右全肺切除，健侧呼吸浅快，接呼吸机辅助呼吸。根据呼吸情况和体重调整好呼吸机参数，避免潮气量过大和呼气末正压通气(PEEP)压力过高造成健侧肺气压伤、气胸。连接好呼吸机管道，保持呼吸机管道通畅，避免扭曲、受压、堵塞。观察患者使用呼吸机情况，如唇色、胸廓起伏情况、甲床颜色、血氧饱和度、心率以及听诊呼吸音等。定期查血气，根据血气结果调整呼吸机参数。

(3) 防止气管导管移位：应严密观察导管插入深度，记录门齿对准气管导管的刻度，牢固固定气管插管，结合X线进行判断，了解气管导管有无脱出、插入过深或过浅及健侧肺情况。

(4) 固定和镇静：未完全清醒阶段固定好患者四肢，防止拔除呼吸机等管道。保持患者安静，防止因躁动不安引起喉头水肿及减少氧的消耗。如出现烦躁不安，则遵医嘱应用镇静剂。

(5) 吸痰：①注意无菌操作：吸痰前工作人员规范洗手或戴一次性手套，选择适宜的一次性吸痰管，全肺切除患者，其支气管残端缝合处就在隆突下方，行深部吸痰时极易刺破，操作时吸痰管进入的长度以不超过气管的1/2为宜。吸引气管插管和口腔分泌物的吸痰管应分开或先吸引气管插管内分泌物再吸引口腔分泌物，以防感染。②注意观察：吸痰前后呼吸机给100%纯氧2～3分钟，每次吸痰不超过15秒，吸痰时观察血氧饱和度、心率、血压，避免因缺氧造成不良后果；注意观察痰的颜色、性质和量，吸痰后仍需观察有无呼吸困难，气道阻力情况、血压是否稳定等。

(6) 拔出气管插管指征和拔管后护理：患者神志清楚，肌力恢复，血气结果正常，无呼吸困难和发绀，逐步减少同步间歇指令通气频率，胸部X线检查无异常，吸氧浓度 < 0.4L/min时，$PaO_2 > 65$mmHg，即可试脱机。脱机后，给予患者鼻导管吸氧，但禁止将吸氧导管直接插入气管内，避免呼吸道变干，黏膜脱水，损害呼吸道的正常生理功能。观察30分钟后，血气复查正常，在充分吸痰后可拔除气管插管。拔管后床边备新的气管插管用物及抢救用物，以防拔管后突发的喉头水肿等急性呼吸困难需再次插管。

(7) 鼓励并协助患者深呼吸及咳嗽，每1～2小时做一次。咳嗽之前可先给予雾化吸入和叩背。患者咳嗽时协助其固定胸部。指导患者先慢慢轻咳，将痰咳出。

2. **疼痛的护理**　观察评估患者疼痛性质、程度及疼痛的不良影响，如烦躁等。及时向医生反映患者疼痛情况。遵医嘱应用镇痛、镇静药物，观察镇痛、镇静药对呼吸和心血管的抑制作用。

3. **潜在并发症**　出血、肺水肿等。

(1) 出血：术后应严密观察胸腔引流液的颜色、性质、量并记录。术后连续3小时，血性引流液 >100mL/h，呈鲜红色，有血凝块，同时伴有低血容量表现时，应疑为活动性出血，需在中心静脉压监测下进行补液输血，同时保持胸腔引流管通畅，定时挤压管道、排出胸腔积血，并做好开胸探查的准备。全肺切除的患者由于胸腔引流管处于钳闭状态，应严密监测气管位置是否居中，有无逐渐加重的呼吸困难，有无静脉血液回流受阻等现象，如出现上述情况，立即放液并观察液体情况，并做好急救准备。

(2) 急性肺水肿：记录液体出入量，避免补液过快、过多，以减少急性肺水肿的发生。如出现呼吸困难、发绀、心动过速，咳粉红色泡沫痰等肺水肿症状,需立即通知医生,采取减慢输液速度,控制液体入量,吸50%的乙醇溶液湿化氧,并迅速采取利尿、强心等治疗措施。

(3) 肺不张与肺部感染:该并发症大多发生于手术后48小时内,预防的主要措施是术后早期协助患者深呼吸、咳痰及床上运动,避免限制呼吸的固定和绑扎。发生肺不张或感染时,患者出现体温升高、心动过速、哮鸣、发绀、呼吸困难等症状,同时血气分析可有低氧、高碳酸血症变化。应立即协助排痰,可应用雾化吸入、鼻导管深部吸痰或用支气管镜吸痰,同时给予抗生素。

(4) 支气管胸膜瘘:肺切除术后的严重并发症之一,多发生在术后一周。表现为术后3~14日持续引流管中排出大量气体,发热、刺激性咳嗽、痰中带血、呼吸困难等。应将患者置于患侧卧位,防止瘘液流向健侧。协助医生诊断及做好再次手术准备。全肺切除术后的患者尤其要关注患者胸部体征和全身症状,及时发现病情变化。

×年4月9日

护理评估

术后第4天,患者发热、出现寒战,最高时体温达38.9℃。胸腔引流管已拔除,胸壁伤口及引流管置管处伤口愈合良好,无感染迹象。左肺呼吸音稍低,未闻及干、湿性啰音,协助患者排痰,可咳出少量白痰,痰中未见血液。仍予抗炎、止血、输液治疗,并输入脂肪乳、氨基酸等营养液进行营养支持。

主要护理问题

潜在的感染。

护理措施

(1) 患者高热时给予药物降温和物理降温,使体温控制在正常。及时更换汗湿的衣服,保持床单位整洁及干燥。

(2) 拔除中心静脉导管及套管针,更改输液途径及输液器材。药液配制及输注时注意无菌操作,尤其是营养液。

(3) 可以采用超声雾化吸入法,雾化液中加入抗生素、支气管扩张剂、黏液溶解酶或激素,以达到局部消炎、扩张支气管、溶解痰液的目的。

(4) 继续鼓励患者深呼吸及有效咳嗽、排痰。必要时遵医嘱留取有效痰标本。

(5) 遵医嘱做血常规检查及床边胸片等,必要时协助医生做患侧胸腔穿刺并做胸腔积液检查,以查找感染的原因。

(裴先波)

第4节 肺结核患者的护理

病例简介

李某,女,农民,60岁。以"间断咳嗽、咳痰4年,加重伴咯血2个月"为主诉入院。患者4年前受凉后低热、咳嗽、咳白色黏痰,当地医院给予抗生素及祛痰治疗,1个月后症状不见好转,体重逐渐下降,遂入院就诊,被诊断为"浸润性肺结核",正规化疗3个月后,症状明显减轻,遂自行停药。期间病情反复发作,间断用药。2个月前病情明显加重,有咯血,合并肺部感染,再次入院治疗,X线显示:肺毁损,行肺切除术后,病情得到控制。

该患者丈夫5年前去世,与儿子一家三口生活在一起,婆媳关系融洽,无医疗保险,无养老保险。近4年病后逐渐消瘦,体力下降,生活可以自理,但不能从事农活,因而常感到忧虑。

×年7月10日

护理评估

1. **健康史** 平时体弱,无糖尿病史,否认肝炎、结核等传染病史,一直在当地生活,无其他地方居留史,未到过疫区,预防接种史不详。因受凉而诱发发病。

2. **身体状况** 咳嗽、咳白色黏痰,小量咯血。午后潮热盗汗,乏力。食欲下降,体重减轻。查体:体温37.5℃,脉博94次/分,呼吸22次/分,血压130/80mmHg。神清语明,慢性病容,消瘦,无皮疹,巩膜无黄染,气管居中,浅表淋巴结未触及,左上肺呼吸音减低,并闻及少量湿性啰音,触诊语颤增强,心界不大,心率94次/分,律齐,无杂音,腹部平软,肝脾未触及,下肢无水肿。

3. **心理及社会因素** 患者因不能干农活而焦虑,又因反复入院治疗花费较多而产生因经济负担带来的担心。

4. **实验室及其他检查** 完善以下检查:胸部X线正位片及侧位片,痰结核分枝杆菌检查(涂片法,确定是否排菌),三大常规检查,血生化检查,心肺功能检查等。

主要护理问题

1. **低效性呼吸形态** 与结核病灶影响肺换气功能有关。

2. **营养失调** 低于机体需要量，与结核杆菌释放毒素、食欲下降等有关。

3. **体温过高** 与结核杆菌释放毒素等有关。

4. **焦虑** 与病情迁延不愈医疗费用高、患者体力下降影响劳动能力有关。

护理措施

1. **呼吸道管理**

(1) 保持整洁舒适的病房环境：注意通风，定期消毒，维持病房合适的温度与湿度，充分发挥呼吸道的自然防御功能。

(2) 密切观察病情变化：观察咳嗽、咳痰情况，详细记录痰液的量、色、质，出现异常变化，及时通知医生，做好应对措施。

(3) 促进有效排痰

1) 深呼吸和有效咳嗽：患者尽可能采取坐位，先进行深而慢的呼吸 5～6 次，后深吸气，屏气 3～5 秒，继而做缩唇呼气，再深吸一口气后屏气 3～5 秒，身体前倾，进行 2～3 次短促有力的咳嗽。

2) 雾化吸入：患者痰液黏稠时，遵医嘱进行雾化吸入，可在雾化液中加入抗生素、痰溶解剂，达到祛痰、消炎、止咳等作用。

3) 胸部叩击：患者侧卧位或坐位，叩击者两手手指弯曲并拢，掌侧呈杯状，以手腕力量，从肺底自下而上、由外向内迅速而有节律地叩击胸壁，每一肺叶叩击 1～3 分钟，叩击频率每分钟 120～180 次，每次叩击时间 5～15 分钟为宜，最好在餐后 2 小时至餐前 30 分钟内完成。注意叩击时避开乳房、心脏、骨突部位等。叩击时密切观察患者的反应，及时询问患者的感受，出现异常变化及时停止叩击。

4) 体位引流：具体措施参考本篇第 5 章“支气管扩张症患者的护理”。

5) 必要时进行机械吸痰：应严格无菌操作，动作迅速、轻柔，每次吸引时间少于 15 秒，两次间隔大于 3 分钟。

6) 用药护理：遵医嘱按时按量用药，及时观察药物的不良反应。

2. **饮食护理**

(1) 制订合理的饮食计划：提供高热量、高蛋白、高维生素的食物。由于长期发热、盗汗等，使患者对热量的需求较高，每日总热量需在 8 368～12 552kJ(2 000～3 000kcal)；患者由于反复感染、食欲缺乏，多消瘦，应给患者提供高蛋白的食物，蛋白质要求 1.5～2.0g/kg，其中优质蛋白质最好达到 1/2，可选择鱼类、豆制品等，首选牛乳；同时，应补充丰富的维生素，可摄入新鲜的蔬菜和水果。

(2) 增进食欲：结核病患者常有食欲缺乏，特别是服用抗结核病的药物后，食欲可能进一步减退，为保证机体的营养需要，应尽可能增加饮食的种类、更换烹调方法、饭后服用药物，提高良好的就餐环境等，以增进患者食欲；同时，应使患者保持情绪平稳，少量多餐，促进食物的消化吸收。

(3) 监测患者体重变化，判断营养状况的改善情况。

3. **发热护理** 具体措施参考本篇第 3 章“肺部感染性疾病患者的护理”。

4. **心理护理** 向患者解释肺结核相关病情知识，帮助患者了解正规治疗的病程，理解遵医嘱正规治疗的重要性。理解安慰患者，帮助其树立战胜肺结核这种慢性消耗性疾病的信心，消除焦虑情绪影响，增加其对病愈后融入社会劳动的希望。

×年 11 月 1 日

护理评估

1. **健康史** 患者于当地医院治疗不见好转，遂转入本院就诊，诊断为“浸润性肺结核”，接受正规化疗，病情稳定后出院，3 个月后症状明显减轻，遂自行停药。

2. **身体状况** 患者自觉症状明显好转，应门诊或随访进行查体，重点进行胸部及呼吸系统体格检查，及时发现有无呼吸系统阳性体征。

3. **心理及社会因素** 了解是否因长期用药(服药)而产生负性情绪；家属是否了解疾病相关知识，是否能监督患者坚持遵医嘱用药。

4. **实验室及其他检查** X 线显示片状、斑点状阴影，痰分枝杆菌涂片(+)。症状好转后需要门诊复查：痰分枝杆菌涂片检查、胸部 X 线检查等。

主要护理问题

知识缺乏：缺乏结核病药物治疗的知识。

护理措施

指导疾病相关知识。

(1) 向患者及其家属讲解治疗结核病的相关药物,告知其各种药物的药理作用、使用剂量、疗程及不良反应等。

(2) 评估患者及其家属对结核病治疗药物的认知能力,找出其认知缺陷,进行有针对性的健康宣教。如对于因担心药物的不良反应而停药的患者,应比较药物的作用及可能的不良反应,使其权衡利弊,能够自觉服用药物。对于因经济困难而停药的患者,应提高其家庭社会支持作用。

(3) 告知患者及其家属标准的结核病化学治疗方案,讲解早期、联合、适量、规律及全程治疗的重要性及必要性,提高患者及其家属治疗疾病的信心,能够拥有正确的信念,坚持遵医嘱按时按量服药,以提高药物的疗效。

×年9月8日

护理评估

1. 健康史 患者出院后,因间断治疗,病情反复发作,2个月前病情明显加重。经诊断为左肺毁损。经患者同意,决定对其行肺切除术,术后病情得到有效缓解。

2. 身体状况 咳嗽加重,咳少量脓黏痰,伴有间断咯血,量不等,呈逐渐增多趋势,呼吸困难,持续低热,盗汗,乏力,食欲下降。

3. 心理及社会因素 患者因病情加重而心情沉重,遂再次入院治疗。偶见咯血量大时感到害怕。

4. 实验室及其他检查 X线显示:左肺毁损。完善肺切除术前相关检查。

主要护理问题

1. 焦虑 与担心疾病预后有关。

2. 有窒息的危险 与咯血致窒息有关。

3. 潜在并发症 肺部或胸腔继发性感染。

护理措施

1. 心理护理

(1) 指导患者正确认识结核病:结核病的治疗是一个长期的过程,若不能坚持,病情将会反复发作,并可进一步加重。反之,结核病是可以治愈的,使患者能够有正确的治疗观念,减轻其对疾病预后的疑虑。

(2) 讲解咯血相关知识:告知患者咯血是结核病的常见症状,及时治疗是可以控制的。如果咯血量增多,则应及时治疗。同时,应告知患者及其家属应对出现咯血的措施。

(3) 术前心理准备:术前告知患者及其家属手术方案、手术过程、术后可能出现的问题、各种治疗和护理的意义及注意事项等,使其对手术有一定理性认知,有充分的心理准备,减轻其焦虑感。

2. 咯血的护理 详见本篇第6章"肺结核患者的护理"。

3. 手术前后护理

(1) 术前指导:练习翻身、有效咳嗽和腹式深呼吸等。介绍胸腔引流设备,告知其术后安置胸腔引流管的目的及使用方法。

(2) 术后护理

1) 严密观察病情,预防并发症。

2) 采取合适体位:如麻醉未清醒时取平卧位,头偏向一侧;血压稳定后采取半坐卧位;肺叶切除者可采取平卧或左右侧卧位;全肺切除者可采取1/4侧卧位。

3) 加强呼吸道护理:密切观察呼吸情况,呼吸的频率、节律及深度;给予氧气吸入;有气管插管的患者,严密观察导管的位置,以防错位导致通气不足;鼓励及协助患者进行深呼吸及有效咳嗽。方法:护士站在患者术侧,一手放于术侧肩膀上并向下压,另一手置于伤口下支托胸部。注意患者咳嗽时护士的头转向患者身后,避免接触咯出的分泌物。

4) 维持液体平衡和补充营养:掌握输液的速度和量,全肺切除术后应控制钠盐摄入量,24小时补液量控制在2 000mL内,速度以每分钟20~30滴为宜。

5) 活动与休息:鼓励患者早期下床活动,术后1日,生命体征平稳,可下床或在床旁站立;第2日起,可协助患者在室内行走3~5分钟,以后逐渐增加活动量。

6) 维持胸腔引流通畅:妥善固定引流导管,勿牵拉或折曲;观察引流量的色、质和量,出现异常及时通知医生;正确放引流液,每次不超过100mL。

4. 预防并发症

(1) 各项操作坚持无菌原则和呼吸道原则。

(2) 保持引流装置密闭、通畅,更换引流液时防止与外界相通。

(3) 及时清理呼吸道分泌物,保持口腔清洁。

(4) 保证营养素摄入,提高机体抵抗力。

(5) 遵医嘱抗结核、抗感染治疗。

(6) 注意观察患者是否有发热,刺激性咳嗽且健侧卧位时加剧、咳血性痰,胸腔闭式引流管持续性大量漏气,判断可能发生支气管胸膜瘘,发现则立即告知医师处理,同时加强患者呼吸道护理。

(李英丽)

第3篇

循环系统疾病患者的护理

第1章 概述

循环系统由心脏、血管和调节血液循环的神经体液组成，其主要功能是为全身组织器官运输血液，通过血液循环将氧、营养物质和激素等供给组织，并将组织的代谢产物运走。此外，循环系统尚具有内分泌功能，如心肌细胞和血管内皮细胞分泌的利钠肽类、内皮素等活性物质，也参与心血管系统的调节，并在心肌和血管重塑中起重要作用。循环系统疾病包括心脏和血管病，合称心血管病。按致病因素可分为先天性和后天性两大类；按病理解剖变化可分为心内膜病、心肌病、心包病、大血管疾病等；按病理生理变化可分为心力衰竭、心律失常、心源性休克、心脏压塞等。心血管病具有起病急骤、症状复杂、病情变化快等特点，是危害人民健康和影响社会劳动力的重要疾病。

人类进入21世纪后，心血管病给全球带来了新的挑战，2011年初，WHO公布的心血管病研究结果显示，到2030年，大约2360万人将死于心血管病。心血管(脑血管)病的死亡率最高，是当今世界威胁人类健康的重大疾病，已经成为全球性的重大公共卫生问题。近几十年，随着我国经济发展、人民生活水平提高、饮食结构改变以及人口迅速老龄化，心血管病的发病率和死亡率呈上升趋势。《中国心血管病报告2015》概要指出，中国心血管病患病率处于持续上升阶段，估计全国心血管病患者已达2.9亿。心血管病死亡占城乡居民总死亡原因的首位，农村为44.60%，城市为42.51%。心血管病给人民健康造成严重威胁，并给社会带来沉重负担。因此，积极开展心血管病的预防和治疗，早期对危险因素进行干预，具有重要意义。

一、循环系统的结构与功能

1. **心脏** 心脏是一个中空的肌性器官，形似倒置的、前后稍扁的圆锥体，约本人拳头大小。心脏位于胸腔纵隔内，约2/3位于正中线左侧，1/3位于正中线右侧。心尖朝向左前下方，心底朝向右后上方。

(1) 心脏组织结构：心脏被心间隔及房室瓣分为4个心腔，即左心房、左心室、右心房、右心室。房室之间的瓣膜为房室瓣，二尖瓣和三尖瓣分别位于左右房室之间，两侧房室瓣均有腱索与心室乳头肌相连。心室和动脉间的瓣膜称为动脉瓣，又称半月瓣，左心室和主动脉之间的瓣膜称为主动脉瓣，右心室和肺动脉之间的瓣膜称为肺动脉瓣。心壁可以分为3层：内层为心内膜，由内皮细胞和薄层结缔组织构成；中层为心肌层，心室肌较心房肌厚，以左心室为甚；外层为心包膜，即心包的脏层，与心包壁层之间形成密闭潜在的腔隙，称为心包腔，内含少量积液起润滑作用。

(2) 心脏传导系统：心脏传导系统是由特殊的心肌细胞组成，包括窦房结、结间束、房室结、希氏束、左右束支及其分支和浦肯野纤维构成。冲动在窦房结形成后，随即由节间通道和普通心房肌传递，抵达房室结及左心房，冲动在房室结内传导速度极为缓慢，抵达希氏束后传导速度加快，束支及浦肯野纤维的传导速度极为快捷，使全部心室肌几乎同时被激动，完成心动周期。

(3) 冠状动脉：心脏血液供应主要来自左右冠状动脉，灌流期主要在心脏舒张期。左冠状动脉分为前降支和回旋支。前降支及其分支主要分布于左室前壁、前乳头肌、心尖、室间隔前2/3、右心室前壁一小部分。回旋支及其分支主要分布于左房、左室侧壁、左室前壁一小部分、左室后壁的一部分或大部分，约40%的人分布于窦房结。右冠状动脉一般分布于右房、右室前壁大部分、右室侧壁和后壁的全部、左室后壁的一部分及室间隔的后1/3,包括房室结(93%)和窦房结(60%)。

2. **血管** 分为动脉、毛细血管和静脉三类。动脉的主要功能是输送血液到组织器官,能在各种血管活性物质的作用下收缩和舒张,影响局部血流量,故又称为“阻力血管”;毛细血管是血液与组织液进行物质交换的场所,又称“功能血管”;静脉的主要功能是汇集从毛细血管来的血液,将血液送回心脏,又称“容量血管”。

3. **调节循环系统的神经、体液因素**

(1) 神经因素:主要包括交感和副交感神经。交感神经兴奋时可通过肾上腺素能 α 和 β_1 受体,使心率增快,心肌收缩力增强,外周血管收缩,血管阻力增加,血压升高;副交感神经兴奋时,通过乙酰胆碱能受体,使心率减慢,心肌收缩力减弱,外周血管扩张,血管阻力减小,血压下降。

(2) 体液因素:包括肾素-血管紧张素-醛固酮系统、血管内皮因子、某些激素和代谢产物等。肾素-血管紧张素-醛固酮系统是调节钠钾平衡、血容量和血压的重要因素。血管内皮细胞生成收缩物质,如内皮素(ET-1)、血管收缩因子(EDCF)等具有收缩血管的作用;内皮细胞生成的舒张物质,如前列环素(PGI_2)、一氧化氮(NO)、内皮源性舒张因子(EDRF)等具有扩张血管作用。

二、护理评估

(一) 健康史

1. **一般资料** 收集患者的姓名、性别、年龄、籍贯、出生地、民族、婚姻、通信地址、电话号码、工作单位、职业,记录入院日期、资料收集日期、病史陈述者及可靠程度等。

2. **既往史** 包括患者既往所患疾病的健康状况和过去曾经患过的疾病,发病过程、持续时间、治疗经过、用药情况等。如风湿性心脏病患者应询问过去是否有反复发生的咽痛、游走性关节痛等;对慢性冠状动脉粥样硬化性心脏病患者应询问过去是否有高血压病史。

3. **过敏史** 询问患者是否有对食物、药物、异体蛋白、花粉、尘螨等的过敏史。

4. **遗传史和家族史** 患者的双亲与兄弟、姐妹及子女的健康状况,特别应询问是否有心血管疾病,如肥厚型心肌病、原发性高血压、冠心病等。

5. **生活史** 询问患者生活方式和习惯、饮食习惯等。评估患者日常生活是否规律,生活自理程度。有无定时排便的习惯,有无便秘,排尿有无异常。是否有规律地进行体育锻炼。要求患者列举每日的食谱和摄食量,是否经常摄入高热量、高胆固醇、高脂肪、含盐或含咖啡因过多的食物,是否经常暴饮暴食。有无特殊饮食医嘱及依从情况,如心力衰竭、高血压和冠心病患者应低盐饮食、低脂、低胆固醇饮食。

6. **用药史** 评估患者有无长期或近期用药史,以及使用药物的种类、剂量、用法、不良反应等,如洋地黄类强心药、利尿剂等。评估患者的用药依从性。

7. **其他** 评估患者有无烟酒嗜好,每日吸烟、饮酒的量及持续年限。有无与心血管病相关的疾病,如糖尿病、甲亢、贫血、风湿热、反复链球菌感染等。患者是否容易情绪激动、精神紧张,是否属于A型性格特征。

8. **职业史和社会经济状况** 评估患者的居住地(城市或农村),居住条件是宽敞、干燥,还是拥挤、潮湿,有无充足的阳光;职业(脑力或体力)是否需要高度集中注意力或久坐少动。原发性高血压、冠心病多见于城市居民和脑力劳动者;风湿性心脏病则在农村较常见,在住房拥挤、环境潮湿的居民中发病率明显增高。

(二) 病史

1. **患病和治疗经过** 患病的起始时间,诱因,主要症状及特点(如症状出现的部位、严重程度、持续时间、发作频率、加重或缓解因素),伴随症状(如心绞痛发作时是否伴恶心、呕吐、大汗,有无血压、心率、心律改变),有无并发症等。目前的主要不适及病情变化,是否呈进行性加重,对饮食、睡眠、大小便有无影响,体重、营养状况有无变化。既往检查、治疗经过及效果;目前用药情况(包括药物种类,药量和用法,是按医嘱用药还是自行用药);特殊饮食医嘱;用药依从性及饮食情况;主要的检查结果、治疗经过和效果。

2. **症状**

(1) 心源性呼吸困难:评估患者呼吸困难发生的急缓、时间、特点、严重程度,加重或缓解的因素,是否有咳嗽、咳痰、乏力等伴随症状,痰液的性状及量,对日常生活和活动耐力的影响,患者是否有精神紧张、焦虑不安甚至悲观绝望。评估不同类型呼吸困难的特点,如劳力性呼吸困难患者常常在体力活动时发生和加重，休息后缓解或消失，常为左心衰竭最早出现的症状；夜间阵发性呼吸困难者，患者往往在夜间睡眠的过程中突起胸闷、气急而憋醒，被迫坐起，呼吸深快。轻者持续数分钟到十分钟后缓解，重者可有咳嗽、咳白色泡沫样痰、气喘、发绀、肺部哮鸣音，称为心源性哮喘；端坐呼吸是患者因平卧位呼吸困难加重而被迫采取高枕卧位、半卧位或坐位。

(2) 心源性水肿：应评估患者水肿出现的部位、时间、特点、程度，水肿与饮食、体位及活动的关系，评估导致水肿的原因，饮水量、摄盐量、尿量。是否因水肿引起躯体不适，形象改变而心情烦躁。心源性水肿的特点是水肿首先出现在身体低垂部位，如卧床患者的背骶部、会阴或阴囊部，非卧床患者的足踝部、胫前。指端升压，水肿部位可出现局部凹陷，重者可蔓延至全身，出现胸腔积液、腹腔积液，往往伴有尿量减少，体重增加。

(3) 胸痛：评估患者胸痛发生的部位、性质、持续时间、诱发因素、缓解因素。如心绞痛的胸痛患者，多位于胸骨后，呈阵发性压榨样疼痛，于体力活动或情绪激动时诱发，休息或含服硝酸甘油后几分钟内缓解；急性心肌梗死的胸痛多没有明显诱因，程度较重，持续时间长，伴有心率、血压改变，含服硝酸甘油多不能缓解；急性心包炎患者的胸痛可因呼吸或咳嗽加剧，呈刺痛，持续时间长；主动脉夹层者可出现胸骨后或心前区撕裂样剧痛或烧灼痛，可向背部放射。

(4) 心悸：询问患者有无心脏病和内分泌疾病、贫血等病史，有无诱发因素，如体力活动、情绪激动、服药、饮酒等。观察患者心悸发作的频率、性质、持续时间和程度，有无心前区疼痛、出冷汗、极度乏力、意识丧失等伴随症状。

(5) 心源性晕厥：询问患者有无器质性心脏病或其他病史，发作前有无诱因及先兆症状(如短暂无力的感觉)，晕厥发作的急缓、频率、持续时间及与姿势或活动的关系。

3. 身体评估

(1) 一般状态：评估患者的面容与表情，是否有表情痛苦及“二尖瓣面容”。评估患者的体位是否受到疾病影响，能否平卧、半卧位或端坐位。注意脉搏的频率、节律、强弱及两侧是否对称。如心律失常时脉搏节律不规则；左心衰竭时可出现交替脉；奇脉是心脏压塞的表现之一。评估血压及脉压有无异常。在重度主动脉瓣关闭不全时，患者可有收缩压升高、舒张压降低，脉压增大以及周围血管征。

(2) 皮肤黏膜：皮肤黏膜的颜色、温度和湿度，有无发绀，有无身体低垂部位水肿。水肿部位皮肤是否完整。

(3) 肺部检查：注意有无干、湿啰音及啰音出现的部位、性质、与体位的关系，是否有胸水征。两侧肺底湿性啰音常见于左心衰竭肺瘀血的患者。

(4) 心脏血管检查：有无心前区隆起，心尖冲动的位置和范围是否正常，有无震颤和心包摩擦感。听诊心率快慢，心律是否整齐，心音有无增强或减弱，有无额外心音，有无奔马律及心包摩擦音，各瓣膜听诊区有无病理性杂音。有无脉搏短绌，是否有颈静脉充盈或怒张等。

(5) 腹部检查：有无腹水征及肝颈静脉反流征，肝大、腹水和肝颈静脉反流征阳性提示静脉压升高，为右心衰竭的体征。

4. 心理社会状况　评估患者对疾病的认识程度，如患病原因、诱因及防治知识，了解患者在患病及治疗过程中有无焦虑、恐惧、抑郁等心理反应。评估患者的家庭成员组成，家庭经济、文化、教育背景，对患者的关心支持程度。患者工作单位所能提供的支持，有无医疗保障。患者出院后的就医条件，居住地社区保健资源等。

三、实验室及其他检查

1. 实验室检查　包括血常规检查、血电解质、血脂分析、血糖、心肌坏死标记物、肝肾功能、血培养等。不仅有利于了解循环系统疾病的危险因素，协助病因诊断，还有助于判断病程演变，了解治疗效果。

2. 心电图检查　包括普通心电图、动态心电图、运动心电图、食管心电图、起搏电生理等。

(1) 心电图(electrocardiogram，ECG)：是循环系统疾病患者最常用的无创性检查，对各种类型心律失常的诊断有不可替代的作用。特征性心电图改变和动态演变是诊断急性心肌梗死可靠而实用的方法。

(2) 动态心电图(ambulatory electrocardiogram)：可连续记录24小时甚至更长时间内日常生活或工作状态下的心电活动，可提供如下信息：①心率：包括24小时平均心率、最快和最慢心率。②心律失常类型、发作时间和方式。③心脏停搏的持续时间、次数。④心电图的波形改变，如ST段的上抬和下移。⑤心电图改变发生的时间，患者当时的活动状况及伴随症状。根据动态资料，可了解临床症状(如心悸、晕厥、胸痛)与心电图变化之间的关系，有助于分析和寻找发病原因。

(3) 运动心电图(exercise electrocardiogram):早期冠心病的诊断和心功能的评价可应用运动心电图。平板或踏车运动是目前临床上常采用的方式,这两种试验的主要优点是可根据受试者个人的情况,达到本人的亚极量或极量负荷,符合运动试验的原理和要求。检查前应向患者说明检查的目的及如何进行运动;嘱患者试验前3小时禁食、禁烟,衣着要适于运动;由于某些药物可影响运动时的心率和血压变化,使试验结果的分析复杂化,应在医生指导下决定是否停用这些药物。运动试验结束后应注意观察血压、心率和心电图变化至少10～15分钟,直到恢复运动前的状态才可离开。

3. **动态血压监测**(ambulatory blood pressure monitoring,ABPM) 记录24小时的血压,以了解不同生理状态下血压的波动变化。动态血压监测对轻型高血压、阵发性高血压和假性高血压的检测具有重要意义;还可用来评价抗高血压药的降压效果,有助于选择合理的剂量和用法,维持平稳的降压效果。

4. **影像学检查**

(1) X线检查:反映心脏、大血管的外形和搏动情况,先天性心脏病、肺动脉高压、肺瘀血和肺水肿常观察肺循环影像,有助于临床诊断。二尖瓣狭窄常出现二尖瓣型心脏病,高血压、主动脉瓣关闭不全常见主动脉型心脏病,全心衰竭、心肌炎、心包积液常有增大型心脏。

(2) 超声心动图(echocardiography):可用于了解心脏结构、心内或大血管内血流方向和速度、心瓣膜的形态和活动度、瓣口面积、心室收缩和舒张功能、左心房血栓、粥样硬化斑块的性质等情况,包括M型超声心动图、二维超声心动图、彩色多普勒血流显像、经食管超声心动图、冠状动脉内超声等。

(3) 放射性核素检查(radionuclide examination):包括心肌灌注显像、心血池显像、心室功能测定、核素心血管造影和正电子发射断层显像等,主要用于评价心肌缺血的范围和严重程度,了解冠状动脉血流和侧支循环情况,检测存活心肌等。心肌各部位放射性物质聚集的多少与该部位冠状动脉血液灌注量呈正相关,局部心肌缺血、细胞坏死及瘢痕形成表现为放射性稀疏区或缺损。

5. **心导管术和血管造影** 测量不同部位的压力、血氧饱和度,测定心功能,记录心内局部电活动或注射对比剂显示心脏和血管图像,可提供准确的诊断资料。

(李红梅)

第2章 心力衰竭患者的护理

心力衰竭(heart failure)简称心衰，指各种心脏结构或功能性疾病导致心室充盈和(或)射血功能受损，心排血量减少，不能满足机体组织代谢需要，以肺循环和(或)体循环瘀血，器官、组织血液灌注不足为临床表现的一组综合征，主要表现为呼吸困难、体力活动受限和体液潴留。根据心衰发生的部位可分为左心衰、右心衰和全心衰。根据心衰的发展过程，可分为急性心衰和慢性心衰。又可根据心脏收缩、舒张功能障碍，分为收缩性心力衰竭和舒张性心力衰竭。

一、病因及发病机制

心力衰竭的根本问题是心脏泵血功能下降。其原因是多方面的，主要是心肌收缩和(或)舒张功能障碍、心脏负荷长期过重及心室充盈受限等。

1. 心力衰竭的基本病因

(1) 原发性心肌损害：包括缺血性心肌损害如冠心病心肌缺血、心肌梗死；心肌炎和心肌病；心肌代谢障碍性疾病，以糖尿病心肌病最常见；其他如继发于甲状腺功能亢进或减退的心肌病、心肌淀粉样变性等。

(2) 心脏负荷过重

1) 压力负荷过重：压力负荷又称后负荷，指心肌收缩时所承受的阻抗负荷。左心室压力负荷过重见于高血压、主动脉流出道受阻(主动脉瓣狭窄、主动脉狭窄)所致射血阻抗增大；右心室压力负荷过重见于肺动脉高压、肺动脉瓣狭窄、肺栓塞和慢性阻塞性肺部疾病等。

2) 容量负荷过重：容量负荷又称前负荷，指心脏舒张时所承受的阻抗负荷。导致左心室前负荷过重的主要原因为主动脉瓣或二尖瓣关闭不全；引起右心室前负荷过重的主要原因为肺动脉瓣或三尖瓣关闭不全、房间隔缺损、动脉导管未闭等。此外，伴有全身血容量增多或循环血量增多的疾病如严重贫血、甲状腺功能亢进及动静脉瘘等可引起双室容量负荷过重。心脏负荷过重时，机体可通过心肌肥大等进行代偿，长期过度负荷超过心脏的代偿能力时，可能导致心力衰竭。

3) 心室充盈受限：常见于心室舒张期顺应性降低如缩窄性心包炎及心脏压塞等心包疾病、冠心病心肌缺血、高血压心肌肥厚、肥厚型心肌病等。

2. 心力衰竭的诱因

(1) 感染：呼吸道感染是诱发心力衰竭的最常见因素。感染可通过多种途径增加心脏负担和(或)妨碍心肌的舒缩功能。

(2) 心律失常：心房颤动是器质性心脏病最常见的心律失常之一，也是诱发心力衰竭最重要的因素。其他各种类型的快速性心律失常以及严重缓慢性心律失常均可诱发心力衰竭。

(3) 血容量增加：如摄入钠盐过多，输血输液过多、过快等。

(4) 妊娠与分娩：妊娠期血容量增多，加上心率增快和心排血量增大，心脏负荷加重和心肌耗氧量增加，可诱发心力衰竭，尤其是伴出血和感染时。

(5) 生理或心理压力过大：过度劳累、精神紧张、情绪激动、环境和气候的变化等也可诱发心力衰竭。

(6) 其他：电解质紊乱和酸碱平衡失调；洋地黄过量、利尿过度、抗心律失常药物及糖皮质激素类药物引起水、钠潴留；合并甲状腺功能亢进或贫血等。

二、病理生理

心肌舒缩功能发生障碍时，最根本的问题是引起血流动力学障碍，机体发生多种代偿机制，但是每个代偿机制的代偿能力都是有限的，最终将发生失代偿，引起心力衰竭。

1. 代偿机制

(1) Frank-Starling 机制：前负荷主要受静脉回心血量和室壁顺应性的影响，它是影响和调节心脏功能的第一个重要因素。一般用左心室舒张末期压作为前负荷的指标。心脏前负荷增加时，心肌舒张末期纤维长度增长，心室舒张末期容量增加，增加心排血量及心室做功，相应地心房压及静脉压也随之升高。当左心室舒张末压＞18mmHg 时，肺毛细血管压异常升高，即出现呼吸困难。

(2) 神经体液机制

1) 交感神经兴奋性增强：心力衰竭患者血中去甲肾上腺素水平升高，作用于心肌 β_1 肾上腺素能受体，增强心肌收缩力并升高心率，以增加心排血量。但同时外周血管收缩，心脏后负荷增加，心率加快，使心肌耗氧量增加。去甲肾上腺素对心肌有直接毒性作用，可促使心肌细胞凋亡，参与心脏重塑过程。此外，交感神经兴奋还可使心肌应激性增强而有促心律失常作用。

2) 肾素-血管紧张素-醛固酮系统（renin-angiotensin-aldosterone system，RAAS）激活：心排血量降低，肾血流量随之减少，RAAS 被激活：①使心肌收缩力增强，周围血管收缩以维持血压，调节血液再分配，保证心、脑等重要脏器的血供；②继发性醛固酮分泌增加，使水、钠潴留，以增加有效循环血量及回心血量，对心力衰竭起到代偿作用。但同时 RAAS 激活促进心脏和血管重塑，加重心肌损伤和心功能恶化。

(3) 心肌肥厚：当心脏后负荷增高时，常以心肌肥厚作为主要的代偿机制。心肌肥厚以心肌细胞肥大、心肌纤维化为主，心肌细胞数量并不增多，细胞核和线粒体的增大、增多均落后于心肌的纤维化，致心肌供能不足，继续发展终至心肌细胞死亡。心肌肥厚心肌收缩力增强，克服后负荷阻力，使心排血量在相当长时间内维持正常，但心肌顺应性差，舒张功能降低，心室舒张末压增高。

2. **心室重塑** 心力衰竭发生发展的基本机制是心室重塑。心室重塑是在心脏功能受损，心腔扩大、心肌肥厚的代偿过程中，心肌细胞、胞外基质、胶原纤维网等均发生相应变化。除因为代偿能力有限、代偿机制的负面影响外，心肌细胞的能量供应不足及利用障碍导致心肌细胞坏死、纤维化也是失代偿发生的一个重要因素。心肌细胞减少使心肌整体收缩力下降；纤维化的增加又使心室顺应性下降，重塑更趋明显，心肌收缩力不能发挥其应有的射血效应，形成恶性循环，最终导致不可逆转的终末阶段。

3. **舒张功能不全** 心脏舒张功能不全的机制大体上分为两大类：一是能量供应不足时钙离子回摄入肌浆网及泵出胞外的耗能过程受损，导致主动舒张功能障碍。如冠心病明显缺血时，在出现收缩功能障碍前即可出现舒张功能障碍。二是心室肌顺应性减退及充盈障碍，主要见于心室肥厚如高血压及肥厚型心肌病，心室充盈压明显增高，当左心室舒张末压过高时，肺循环出现高压和瘀血，即舒张性心功能不全，此时心肌的收缩功能尚可保持，心脏射血分数正常，故又称左心室射血分数正常的心力衰竭。

4. **体液因子的改变** 心力衰竭时可引起一系列复杂的神经体液变化，除上述两个主要神经内分泌系统的代偿机制外，另有多种体液因子参与心血管系统调节，并在心肌和血管重塑中起重要作用。

(1) 利钠肽类：包括心钠肽（atrial natriuretic peptide，ANP）、脑钠肽（brain natriuretic peptide，BNP）和 C 型利钠肽（C-type natriuretic peptide，CNP）。ANP 主要由心房分泌，心室肌也有少量表达，心房压力增高时释放，其生理作用是扩张血管和利尿排钠，对抗水钠潴留效应。BNP 主要由心室肌细胞分泌，生理作用与 ANP 相似但较弱，BNP 水平随心室壁张力而变化并对心室充盈压具有负反馈调节作用。CNP 主要位于血管系统内，生理作用尚不明确，可能参与或协同 RAAS 的调节作用。心衰时心室壁张力增加，BNP 及 ANP 分泌明显增加，其增高程度与心衰的严重程度呈正相关，可作为评定心衰进程和判断预后的指标。

(2) 精氨酸升压素（arginine vasopressin，AVP）：由垂体分泌，具有抗利尿和促周围血管收缩作用。其释放受心房牵张感受器调控。心衰时心房牵张感受器敏感性下降，不能抑制 AVP 释放而使血浆 AVP 水平升高。AVP 可引起全身血管收缩，减少游离水清除致水潴留增加，同时增加心脏前后负荷。

(3) 内皮素（endothelin）：是由血管内皮细胞释放的强效血管收缩肽。心衰时，血浆内皮素水平升高，其水平直接与肺动脉压特别是肺血管阻力与全身血管阻力的比值相关。内皮素还可导致细胞肥大增生，参与心脏重塑过程。

(4) 细胞因子：转化生长因子-β、炎性细胞因子、肿瘤坏死因子-α 等均可能参与慢性心衰的病理生理过程。

三、临床分类

1. **按心力衰竭起病及病程发展**

(1) 急性心力衰竭：发病急骤，系原心功能正常或处于代偿期，或慢性心力衰竭的心脏，因急性的严重心肌损害或负荷突然加重，使心功能在短时间内急剧恶化，发生衰竭。临床上以急性左心衰竭最常见，表现为急性肺水肿或心源性休克。

(2) 慢性心力衰竭：临床常见，发病缓慢，病程较长,有较长的代偿期。随着疾病发展,机体代偿能力逐渐丧失,心功能进入失代偿期,心力衰竭症状逐渐表现出来。

2. 按心排血量高低

(1) 低排血量性心力衰竭:在静息状态下心排血量低于正常水平。见于冠心病、瓣膜病、高血压病、心肌病等。

(2) 高排血量性心力衰竭:各种原因引起血容量增大或循环速度加快,心室前负荷增加,心排血量代偿性增高,心脏必须做更多的功,但供氧相对不足,能量消耗过多,容易发生心力衰竭。此类心力衰竭发生时,心排血量较发生前有所下降,但其值仍属于正常或高于正常。

3. 按发病部位

(1) 左心衰竭:主要是由于左室心肌舒缩功能障碍或负荷过重,导致左心室代偿功能不全而发生的心力衰竭。临床上较为常见,主要表现为肺瘀血。

(2) 右心衰竭:主要由于右心室不能将体循环回流的血液充分排至肺循环,右心室压力增加,临床主要表现为体静脉瘀血。单纯的右心衰竭主要见于肺源性心脏病及某些先天性心脏病,也常继发于左心衰竭。

(3) 全心衰竭:左心衰竭后肺动脉压力增高,使右心负荷加重,长时间后右心衰竭也继之出现,即为全心衰竭。此时两心室泵血功能均受损,左右心衰竭可同时出现。

4. 按心肌收缩和舒张功能障碍

(1) 收缩性心力衰竭:因心脏收缩功能障碍,心排血量下降并有循环瘀血的表现即为收缩性心力衰竭。是临床常见的心衰类型,常见于高血压性心脏病、冠心病等。

(2) 舒张性心力衰竭:因舒张期心室松弛能力受损、顺应性降低及心室在舒张期充盈受限所引起的心力衰竭称舒张性心力衰竭。

四、分期及分级

1. 心功能分级 多年来,临床上一直应用纽约心脏病协会(New York Heart Association,NYHA)首先提出的心功能分级方法将慢性心力衰竭患者的心功能分为4级。

Ⅰ级:有心脏血管疾病,但日常活动不引起乏力、呼吸困难等心衰症状。

Ⅱ级:体力活动轻度受限。休息时无自觉症状,日常活动可出现心衰症状。

Ⅲ级:体力活动明显受限。休息时无自觉症状,低于日常活动即出现心衰症状。

Ⅳ级:不能从事任何体力活动。在休息时出现心衰症状,活动后加重。

2. 心力衰竭分期 美国心脏病学会及美国心脏学会(ACC/AHA)2001年出版《心力衰竭的评估及处理指南》将心力衰竭分为4期。

A期:有心力衰竭的高危因素(高血压、糖尿病、冠心病、有心肌病家族史或用心脏毒性药物者),无心力衰竭症状。

B期:有器质性心脏病(心肌梗死、左心室收缩功能不全、无症状心脏瓣膜疾病等),无心力衰竭症状。

C期:有器质性心脏病,有心力衰竭症状(又分为左心室射血分数正常和不正常两大类)。

D期:经充分治疗,仍有心力衰竭症状,需要特殊干预治疗。

3. 六分钟步行试验 是一项简单易行、安全、方便的试验,用以评定慢性心力衰竭患者的运动耐力的方法。要求患者在平直走廊里尽可能快地行走,测定6分钟的步行距离,若6分钟步行距离<150m,表明为重度心衰,150~450m为中度心衰,>450m为轻度心衰。本试验用以评价心脏的储备功能和心力衰竭治疗效果。

第1节 慢性心力衰竭

慢性心力衰竭(chronic heart failure,CHF)是心血管疾病的终末期表现和最主要死因,是21世纪心血管领域的两大挑战之一。据我国2003年的抽样调查,成人心衰患病率为0.9%;欧美流行病学数据显示心衰患病率为1%~2%。随着年龄的增加,心衰患病率迅速增加,70岁以上人群患病率上升至10%以上。《中国心血管病报告2013》也提出我国心血管病患病率处于持续上升阶段。在我国,引起慢性心衰的病因以冠心病居首,其次为高血压,而风湿性心瓣膜病引起的心衰比例则下降。此外扩张型心肌病、肺心病亦是引起心衰的重要因素。部分地区由于气候条件和地理因素,导致特殊的病因谱,如地处高原的青海省,引发心衰的首要因素是高原性心脏病,其次才是冠心病和高血压。

一、临床表现

心力衰竭的临床表现取决于患者的年龄、心功能受损程度、病变发展速度及受累心室状况等多种因素。临床上以左心衰竭最为常见，在发生左心衰竭后，右心也常相继发生功能损害，最终导致全心衰竭。出现右心衰竭时，左心衰竭症状可有所减轻。

（一）左心衰竭

1. 症状

（1）呼吸困难：呼吸困难是左心衰竭最早和最常见的症状。主要由于急性或慢性肺瘀血和肺活量减低所引起。

1）劳力性呼吸困难：仅于较重的体力劳动时发生呼吸困难，休息后很快消失。主要由于体力劳动促使回心血量增加，在右心功能正常时，使肺瘀血加重。随着左心功能不全的进展，引起呼吸困难的劳力强度逐步下降。

2）夜间阵发性呼吸困难：患者常在熟睡中憋醒，有窒息感，被迫坐起，咳嗽频繁，出现严重的呼吸困难。坐起后数十分钟，症状方可缓解，通常伴有两肺哮鸣音，又称"心源性哮喘"。其发生可能与卧床后间质液体重吸收和回心血量增加及睡眠时迷走神经张力增高，使小支气管痉挛，卧位时膈肌抬高、肺活量减少等因素有关。

3）端坐呼吸：随病情进展，患者休息时也感呼吸困难，以致被迫采取半卧位或坐位，称为端坐呼吸。因卧位时回心血量增加，肺静脉和肺毛细血管压进一步升高，引起间质性肺水肿，增加呼吸阻力而加重呼吸困难，而坐位可使血液受重力影响，多积聚在低垂部位，如下肢与腹部，回心血量较平卧时减少，肺瘀血减轻，同时坐位时横膈下降，肺活量增加，使呼吸困难减轻。

4）急性肺水肿：心源性哮喘进一步发展可出现严重呼吸困难、发绀、冷汗、两肺满布湿性啰音、哮鸣音，甚至休克等急性肺水肿表现。

（2）咳嗽、咳痰和咯血：是左心衰竭的常见症状。由于肺泡和支气管黏膜瘀血所引起，多与呼吸困难并存，急性肺水肿时可咳粉红色泡沫样痰。

（3）少尿及肾功能损害症状：早期可出现夜尿增多，严重左心衰竭时可出现少尿及肾损害症状。

（4）其他：可有疲乏无力、失眠、心悸等，主要与心排血量降低导致组织器官灌注不足有关。老年人可出现嗜睡、眩晕、意识丧失、抽搐等表现。

2. 体征

（1）肺部湿性啰音：随病情加重，肺部湿性啰音可从局限于肺底部发展至全肺。

（2）心脏体征：除原有心脏病体征外，心脏向左扩大、肺动脉瓣听诊区第二心音亢进及舒张期奔马律。

（二）右心衰竭

1. 症状

（1）胃肠道症状：长期胃肠道瘀血，可引起食欲不振、恶心、呕吐及上腹部胀痛，是右心衰竭最常见的症状。

（2）呼吸困难：右心衰竭可由左心衰竭发展而来，有明显呼吸困难表现，但较左心衰竭时减轻。

2. 体征

（1）颈静脉征：颈静脉搏动增强、充盈、怒张是右心衰竭的一个较明显体征，其出现常较皮下水肿或肝大早。压迫充血肿大的肝时，颈静脉怒张更加明显，此称肝颈静脉回流征阳性。

（2）水肿：是右心衰竭的典型体征，多先见于下肢，卧床患者以腰、背及骶部等低垂部位明显，呈凹陷性水肿，多于傍晚出现或加重，睡后可减轻或消失，重症者可波及全身。少数患者可有胸腔积液和腹腔积液。胸腔积液可同时见于左、右两侧胸腔，但以右侧较多。腹腔积液大多发生于晚期。

（3）心脏体征：主要为原有心脏病表现，由于右心衰竭常继发于左心衰竭，因而左、右心均可扩大。右心室显著扩大引起三尖瓣相对关闭不全时，在三尖瓣听诊区可闻及吹风样收缩期杂音。而由左心衰竭引起的肺瘀血症状和肺动脉瓣区第二心音亢进，可因右心衰竭的出现而减轻。

（4）肝大：肝充血、肿大常伴压痛。晚期可出现黄疸、肝功能受损及大量腹腔积液。

（三）全心衰竭 可同时存在左、右心衰竭的临床表现，也可以左心衰竭或右心衰竭的临床表现为主。

二、实验室及其他检查

1. X线检查 是确诊左心衰竭肺水肿的主要依据，并有助于心衰与肺部疾病的鉴别。左心衰竭可显示心影扩大，上叶肺野内血管纹理增粗，下叶肺野血管纹理细，有肺静脉内血液重新分布的表现，肺门阴影增大且模糊，肺纹理增强。肺瘀血程度可判断左心衰竭的严重程度。急性肺水肿时两肺下野可见 Kerley B线，肺门影增大，呈蝶状。右心衰竭继发于左心衰竭时可见心脏向两侧扩大。

2. 心电图检查 心力衰竭本身无特异心电图改变，可出现心房、心室肥大、心肌劳损等心电图图形。

3．**超声心动图检查**　提示心腔大小变化、心瓣膜结构及功能情况，是诊断心衰最主要的仪器检查。

4．**有创性血流动力学监测**　将漂浮导管经静脉插管至右心房、右心室、肺动脉，可测定肺毛细血管楔压(PCWP)、心排血量(CO)、心脏指数(CI)、中心静脉压(CVP)。其中PCWP反映左心功能状况，正常值为6～12mmHg，CVP反映右心功能状况，正常值为6～12cmH_2O。

三、诊断要点

根据肺循环瘀血及体循环瘀血的症状与体征，结合心脏病的既往史，不难诊断。X线检查对诊断也有帮助，必要时可行血流动力学监测以明确诊断。

四、治疗要点

心力衰竭的治疗目的是防止和延缓心力衰竭的发生发展，缓解临床症状，提高生活质量；改善长期预后，降低病死率与住院率。

（一）病因治疗

1．**去除基本病因**　治疗基础心脏病，如控制高血压、冠心病、风湿性心脏病等。另外，某些介入或手术治疗能够纠正先天性或后天性心脏病。

2．**消除诱因**　积极选用适当的抗感染治疗。控制、避免心律失常。避免生理、心理压力过大。检查有无甲状腺功能亢进或贫血。

（二）减轻心脏负担

1．**休息**　限制体力活动，避免精神刺激，严重者必须卧床休息。但长期卧床易并发深静脉血栓形成甚至肺栓塞，同时可能出现消化功能减低、肌肉萎缩、坠积性肺炎、压疮等，因此要根据患者病情鼓励主动活动。

2．**限制钠盐摄入**　适当限制钠盐摄入有利于减轻水肿症状，但应用排钠利尿剂时，钠盐限制可不必太严，避免发生低钠血症。

（三）药物治疗

1．**利尿剂**　是治疗心力衰竭的常用药，既可减轻周围组织水肿和内脏水肿，又可减少血容量，减轻心脏前负荷，增加心排血量、改善心功能。

(1) 噻嗪类利尿剂：代表为氢氯噻嗪(双氢克尿塞)，作用于远曲肾小管近端，为中效利尿剂，轻度心力衰竭可首选，每次25～50mg，每日1次或隔日1次。长期应用可出现高尿酸症和血糖增高，应注意监测。

(2) 袢利尿剂：代表为呋塞米(速尿)，为强效利尿剂。低血钾为主要副作用，必须注意补钾。

(3) 保钾利尿剂：作用于远端肾小管，常用氨苯蝶啶和螺内酯。

2．**肾素-血管紧张素-醛固酮系统抑制剂**

(1) 血管紧张素转换酶抑制剂(ACEI)：ACEI治疗心力衰竭可以扩张动脉血管，减轻心脏后负荷，抑制醛固酮，减少水、钠潴留；另一方面，抑制肾素血管紧张素及醛固酮系统活性，降低心血管紧张素Ⅱ水平，延缓心室重塑，降低远期死亡率。常用药物有卡托普利(开搏通)、依那普利(悦宁定)、贝那普利(洛丁新)等。常见副作用有低血压、干咳及高血钾等。

(2) 血管紧张素受体拮抗剂(ARB)：当心力衰竭患者应用ACEI出现干咳不能耐受者可改用血管紧张素受体拮抗剂。其作用与ACEI相似。常要药物有氯沙坦、缬沙坦、厄贝沙坦、坎地沙坦等。

(3) 醛固酮受体拮抗剂：代表药为螺内酯。对抑制心血管重构、改善慢性心力衰竭的远期预后有很好的作用。

3．**正性肌力药**

(1) 洋地黄类药物：洋地黄类药物可通过对心肌细胞膜上Na^+-K^+-ATP酶的抑制作用，使Ca^{2+}内流增多，从而增强心肌收缩力。同时，洋地黄可抑制心脏传导系统，直接或通过兴奋迷走神经间接地降低窦房结自律性，减慢心率，而并不增加心肌的耗氧量。常用洋地黄制剂为地高辛、毛花苷C、毒毛花苷K等。

1) 地高辛：适用于慢性心力衰竭或急性心力衰竭经毛花苷C等控制后的维持治疗。口服片剂每次0.25mg，每日1次。

2) 毛花苷C：适用于急性心力衰竭或慢性心力衰竭加重时。每次0.2～0.4mg稀释后静脉注射，24小时总量0.8～1.2mg。

3) 毒毛花苷K：作用快速，适用于急性心力衰竭时。常用量为0.25mg，稀释后缓慢静脉注射，24小时总量0.5～0.75mg。

(2) 非洋地黄类正性肌力药

1) 多巴胺、多巴酚丁胺：为肾上腺素能受体兴奋剂，较小剂量可使心肌收缩力增强，血管扩张，但对心率影响较小。大剂量使用可出现不利于心力衰竭治疗的负性作用。偶见恶心、头痛、心悸、气急、心绞痛,房颤患者心室率可增快。

2) 米力农:磷酸二酯酶抑制剂,抑制磷酸二酯酶活性,使 Ca^{2+} 内流增加,从而增强心肌收缩力。短期应用对改善心力衰竭症状的效果是肯定的,但长期应用不能降低心力衰竭死亡率,甚至更高。

3) 左西孟旦:是一种钙增敏剂,其正性肌力作用独立于β肾上腺素能刺激,可用于正接受β受体阻断药治疗的患者。该药在缓解症状和改善预后等方面有作用,且使 BNP 水平明显下降。

4. **β受体阻断药** 心力衰竭患者长期应用β受体阻断药能减轻症状、延缓病情发展、降低死亡率和住院率。代表药为比索洛尔、琥珀酸美托洛尔及卡维地洛。

5. **伊伐布雷定** 是心脏窦房结起搏电流(I_f)的一种选择性特异性抑制剂,降低窦房结发放冲动的频率,从而减慢心率。适用于窦性心律的患者,药物治疗已达最大耐受剂量或不能耐受β受体阻断药,心率仍≥70次/分,并持续有症状者。

6. **扩血管药物** 慢性心衰的治疗并不推荐血管扩张药物的应用,仅在伴有心绞痛或高血压的患者可考虑联合治疗,对存在心脏流出道或瓣膜狭窄的患者禁用。常用药物有硝酸异山梨酯(消心痛)、硝酸甘油、肼屈嗪。

7. **其他** 人重组脑钠肽(奈西立肽)具有排钠利尿、抑制交感神经系统、扩张血管等作用,适用于急性失代偿性心衰。AVP受体拮抗药(托伐普坦)通过结合 V_2 受体减少水的重吸收,因不增加排钠,可用于伴有低钠血症的心力衰竭。

(四) 非药物治疗

1. **心脏再同步化治疗**(cardiac resynchronization therapy,CRT) 对于慢性心衰伴心室失同步化收缩的患者,通过植入三心腔起搏装置,改善房室、室间和(或)室内收缩同步性,增加心排血量,可改善心衰症状,提高运动耐量和生活质量,降低住院率并明显降低死亡率。CRT的Ⅰ类适应证包括:已接受最佳药物治疗仍持续存在心衰症状、LVEF≤35%,心功能NYHA分级Ⅲ~Ⅳ级、窦性节律时心室收缩不同步(QRS间期>120ms)的患者。但部分患者对CRT治疗反应不佳,完全性左束支传导阻滞是CRT有反应的最重要指标。

2. **左室辅助装置** 适用于严重心脏事件后或准备行心脏移植术患者的短期过渡治疗和急性心衰的辅助性治疗。

3. **心脏移植** 是治疗顽固性心力衰竭的最终治疗方法,但因其供体来源及排异反应而难以全面开展。

4. **细胞替代治疗** 目前仍处于临床试验阶段,干细胞移植在修复受损心肌、改善心功能方面表现出有益的趋势,但仍存在移植细胞来源、致心律失常、疗效不稳定等诸多问题,尚需进一步解决。

(五) 舒张性心力衰竭的治疗 舒张性心力衰竭系由于心室舒张不良使左室舒张末压(LVEDP)升高,导致肺瘀血,多见于高血压和冠心病。客观检查示左心室不大,LVEF值正常,最典型的舒张功能不全见于肥厚型心肌病。治疗原则与收缩性心力衰竭有所不同:β受体阻断药可改善心肌顺应性;钙通道阻滞药降低心肌细胞内钙浓度,改善心肌主动舒张功能,主要用于肥厚型心肌病;ACEI能有效控制血压,改善心肌及小血管重塑,有利于改善舒张功能,最适用于高血压和冠心病;尽量维持窦性心律,保持房室顺序传导,保证心室舒张期充分的容量;对肺瘀血症状明显者,可适量应用硝酸酯制剂或利尿药降低前负荷;在无收缩功能障碍的情况下,禁用正性肌力药。

(六) 难治性心力衰竭的治疗 应努力寻找潜在的原因并设法纠正,同时调整心衰用药。控制液体潴留是治疗成功的关键,可考虑强效利尿药,高度顽固水肿者也可使用血液滤过或超滤;此类患者对ACEI和β受体阻断药耐受性差,宜从小剂量开始,ACEI易致低血压和肾功能不全,β受体阻断药易引起心衰恶化;静脉滴注血管扩张药(硝酸甘油)和正性肌力药物(多巴胺、多巴酚丁胺和米力农)可作为姑息疗法,短期(3~5天)应用以缓解症状,一旦稳定即改为口服方案;心脏移植和心室辅助装置也是终末期心衰的治疗方式。

五、护理要点

1. **一般护理**

(1) 休息与活动:向患者解释休息是心力衰竭的一种基本治疗,可减轻心脏负荷,利于心功能的恢复。根据患者心功能状态和日常活动量,与患者及家属一起制订活动计划。告诉患者活动中若出现呼吸困难、胸痛、心悸、疲劳等不适,应停止活动,并调整活动计划,降低活动量。

心功能Ⅰ级:不限制患者一般的体力活动,但要避免剧烈运动和重体力劳动。

心功能Ⅱ级:应适当限制体力活动,增加午睡时间,可做轻体力活动和家务劳动。

心功能Ⅲ级：应严格限制一般的体力活动,增加卧床休息的时间。

心功能Ⅳ级：绝对卧床休息。生活由他人照顾。

因长期卧床可导致静脉血栓的形成、肺栓塞、便秘等,所以当病情好转后,应鼓励患者循序渐进增加活动量。心功能Ⅳb级患者卧床期间应进行被动或主动运动,如四肢的屈伸运动、翻身、踝泵运动,每天温水泡脚,以促进血液循环；心功能Ⅳa级的患者可下床站立或室内缓步行走,在协助下生活自理,以不引起症状加重为度；心功能Ⅲ级者鼓励患者日常生活自理,每天下床行走。若患者活动中有呼吸困难、胸痛、心悸、头晕、大汗、面色苍白、低血压等情况时应停止活动。如患者经休息后症状仍持续不缓解,应及时通知医生。保持室内安静、空气新鲜；注意保暖,保持呼吸道通畅,防止呼吸道感染。严格控制输液量和输液速度,一般为20～30滴/分,以防加重心力衰竭及诱发急性肺水肿发生,并向患者及家属解释不可随意调快滴速。

(2) 饮食护理：给予低热量、低盐、产气少且富含维生素的易消化饮食。告知患者及家属低盐饮食的重要性。每天钠摄入量应限制在2g以下,服利尿剂者可适当放宽。限制含钠量高的食品如发酵面食、腌制品、海产品、罐头、味精、啤酒、碳酸饮料等。

(3) 保持排便通畅：心力衰竭患者由于进食少、肠道瘀血、长期卧床及焦虑等原因使肠蠕动减慢及排便方式改变,常出现便秘。用力排便可增加心脏负荷,所以应保持排便通畅,进食粗纤维丰富的食物,适量饮蜂蜜水,腹部按摩,必要时给缓泻剂或开塞露。

2. 病情观察　观察有无劳力性或夜间阵发性呼吸困难等早期心力衰竭的临床表现；监测呼吸困难的程度、肺部啰音、心率及尿量变化,观察有无发绀、水肿及颈静脉怒张,注意血压、心率、呼吸情况。

3. 用药护理

(1) 利尿剂：应监测血钾,注意有无腹胀、肠鸣音减弱、乏力等低钾血症的症状,同时补充含钾丰富的食物,如橙子、香蕉、红枣、蘑菇、菠菜等,必要时遵医嘱补充钾盐。口服补钾宜在饭后服用或与果汁同饮,以减轻胃肠道不适,外周静脉补钾每500mL液体中氯化钾不应超过1.5g。保钾利尿剂由于可使血钾增高,故肾功能减退及高钾血症患者禁用。一般情况下,应用利尿剂的时间宜选择在早晨或日间,以免夜间排尿过频而影响患者休息。

(2) 洋地黄制剂：洋地黄用量个体差异很大,低钾低镁血症、老年人、心肌缺血与缺氧(心肌炎、肺心病、急性心肌梗死等)、肾功能不全等情况下,机体对洋地黄较敏感,易致中毒；心血管常用药物如胺碘酮、维拉帕米及奎尼丁等可降低地高辛的经肾排泄率,而增加中毒的可能性。此时洋地黄用量宜偏小,并注意观察洋地黄中毒的表现。

1) 洋地黄中毒的表现：①心脏毒性反应：洋地黄中毒最重要的反应是各类心律失常,最常见为室性期前收缩。②胃肠道反应：通常为洋地黄中毒的最早期表现,表现为食欲下降、恶心、呕吐,有时可有腹泻。③神经系统症状：可有头晕、头痛、倦怠、神志改变、黄视、绿视等神经系统症状。

2) 洋地黄中毒的处理：①立即停用洋地黄。②血钾低者应补充钾盐,可口服或静脉补钾,同时停用排钾利尿剂。③纠正心律失常：快速性心律失常,首选利多卡因或苯妥英钠；传导阻滞或心率缓慢者可用阿托品静脉注射或安置临时起搏器。电复律一般禁用,因易致心室颤动。

3) 洋地黄中毒的预防：①服药前,监测心率、心律变化,当脉搏＜60次/分或节律不规则应暂停服药并通知医生。②严格按医嘱给药,注意洋地黄用量的个体差异。必要时监测血清地高辛浓度。③用毛花苷C或毒毛花苷K时,必须稀释后缓慢静脉注射,并同时监测心率、心律及心电图变化。

(3) β受体阻断药：主要不良反应有液体潴留(可表现为体重增加)和心衰恶化、心动过缓和低血压等,应注意监测心率和血压。当患者心率低于50次/分或低血压时,应停止用药并及时报告医生。

4. 心理护理　心力衰竭患者常因影响日常生活而烦躁、焦虑。应积极给予心理支持,缓解患者精神紧张,消除负性情绪。帮助其树立起战胜疾病的信心和勇气,保持健康心态,积极配合治疗。对高度紧张、焦虑、精神不易放松的患者可借助小剂量镇静剂。

5. 健康指导

(1) 指导患者饮食应清淡、低盐、易消化、富含营养,含适量纤维素饮食,每餐不宜过饱,防止便秘。劝其戒烟、戒酒。

(2) 根据心功能情况指导患者合理安排休息与活动,睡眠要充足,避免过度劳累,以不出现心悸、气急为原则。建议患者可进行散步、打太极拳等运动。

(3) 注意保暖,防止呼吸道感染。避免过度劳累、情绪激动等诱因。

(4) 嘱患者严格遵医嘱服药,不可随意增减或撤换药物。教会患者及家属识别洋地黄中毒反应并及时就诊。

(5) 嘱患者定期门诊随访,防止病情发展。

第2节 急性心力衰竭

急性心力衰竭是指心衰的症状和体征急性发作或急性加重的一种临床综合征。可表现为心脏急性新发或慢性心衰急性失代偿。临床上常见的是急性左心衰竭,以急性肺水肿或心源性休克为主要表现。其预后与抢救是否及时密切相关。

一、病因与发病机制

急性左心衰竭常见的病因有:①与冠心病有关的急性心肌梗死、乳头肌梗死断裂、室间隔破裂穿孔等。②感染性心内膜炎引起的瓣膜穿孔、腱索断裂所致急性心脏瓣膜性反流。③其他,严重心律失常,输液过多、过快,高血压心脏病血压急剧升高等。当心脏收缩力突然严重减弱,或左室瓣膜急性反流,心排血量急剧减少,左室舒张末压迅速升高,肺静脉回流不畅,导致肺静脉压快速升高,肺毛细血管压随之升高使血管内液体渗入到肺间质和肺泡内,形成急性肺水肿。

二、临床表现

患者常突然感到严重呼吸困难,端坐呼吸,呼吸频率常达30~50次/分,面色灰白、发绀、大汗、烦躁,同时频繁咳嗽,咳粉红色泡沫样痰,表情恐惧。极重者可因脑缺氧而致神志模糊。听诊两肺满布湿性啰音和哮鸣音,心率增快,舒张早期奔马律,肺动脉瓣区第二心音亢进。血压下降,如不能及时纠正,可致心源性休克。

三、诊断要点

根据突发严重呼吸困难、咳粉红色泡沫样痰、两肺满布湿性啰音和哮鸣音等典型症状与体征,一般不难做出诊断。

四、护理要点

急性左心衰竭时的缺氧和高度呼吸困难是致命的威胁,必须尽快使之缓解。

1. **体位** 立即协助患者取坐位,双腿下垂,以减少静脉回流,减轻心脏负荷。保证患者安全,防止跌倒。必要时应用四肢轮流三肢结扎法,减少静脉回心血量。

2. **吸氧** 保持气道通畅,立即给予鼻导管吸氧,根据血气分析结果调整氧流量,将血氧饱和度维持在≥95%。面罩吸氧适用于伴呼吸性碱中毒者,对病情特别严重者应给予面罩呼吸机持续升压(CPAP)或双水平气道正压(BiPAP)给氧。氧气湿化瓶中加入50%乙醇进行湿化,如患者不能耐受可降低酒精浓度或间断给予。

3. **迅速开放静脉通路,遵医嘱正确用药,观察疗效与不良反应。**

(1) 快速利尿:呋塞米20~40mg静脉注射,于2分钟内推完,4小时后可重复一次。除利尿作用外,本药还有静脉扩张作用,有利于缓解肺水肿。

(2) 吗啡:吗啡5~10mg静脉缓慢注射可以使患者镇静,并具有舒张小血管的功能,减轻心脏负荷。必要时间隔15分钟重复一次。老年患者可酌减剂量或改为肌内注射。观察有无呼吸抑制或心动过缓。呼吸衰竭、昏迷、严重休克者禁用。

(3) 血管扩张剂:以硝普钠、硝酸甘油或酚妥拉明静脉滴注。

1) 硝普钠:为动脉、静脉血管扩张剂,静脉注射后2~5分钟起效,一般剂量为12.5~25μg/min,维持收缩压在100mmHg左右。硝普钠含有氰化物,用药时间不应连续超过24小时,同时应避光滴注,以防见光分解。

2) 硝酸甘油:扩张小静脉,降低回心血量。患者对本药的耐受量个体差异很大,可先从10μg/min开始,然后每10分钟调整一次,每次增加5~10μg。

3) 酚妥拉明:为α受体阻滞剂,以扩张小动脉为主。从0.1mg/min开始,每5~10分钟调整一次,最大可增至1.5~2.0mg/min。

(4) 洋地黄类药物 心房颤动伴有快速心室率或已有心室扩大伴左心室收缩功能不全者,最适合毛花苷C静脉注射,首剂0.4~0.8mg,2小时后可酌情再给0.2~0.4mg。对急性心肌梗死24小时内者,不宜用洋地黄类药物。二尖瓣狭窄所致肺水肿,洋地黄类药物也无效。

(5) 氨茶碱 适用于伴支气管痉挛的患者,并有一定的正性肌力及扩血管、利尿作用。

4. **病情监测** 密切监测血压、心率、呼吸、血氧饱和度、血气分析、心电图、血电解质、意识及尿量等变化。观察精神状态、皮肤颜色、温度及出汗情况,肺部湿啰音或哮鸣音的变化,记录出入量,严格交接班。

5. **出入量管理**　每天摄入液体量一般在1 500mL以内，不超过2 000mL。保持每天出入量负平衡约500mL，严重肺水肿者水负平衡为1 000～2 000mL/d，甚至可达3 000～5 000mL/d，以减少水钠潴留，缓解症状。如肺瘀血、水肿明显消退，应减少水负平衡量，逐步过渡到出入量大体平衡。

6. **非药物治疗**　主动脉内球囊反搏(IABP)可用于冠心病急性左心衰竭患者，可有效改善心肌灌注，降低心肌耗氧量和增加心排血量。其他包括血液净化治疗、心室机械辅助装置等。

7. **心理支持**　向患者解释恐惧对心脏的不利影响，尽量减轻患者紧张不安情绪。医护人员在抢救时必须保持镇静、操作熟练、使患者产生信任、安全感。

8. **健康指导**　向患者及家属讲解急性心力衰竭的诱因，指导其避免及去除诱因，积极治疗。

（郭全荣）

第3章 心律失常患者的护理

正常人的心脏起搏点位于窦房结，并按正常传导系统顺序激动心房和心室，如果心脏激动的起源异常和(或)传导异常，称为心律失常(arrhythmias)。在多数情况下，心律失常不是一种独立的疾病，而是生理情况下或心脏疾患引起的心肌细胞电生理异常。

第1节　概　述

一、心律失常发病机制

心律失常的发生机制包括激动起源异常和(或)激动传导异常。

1. 激动起源异常

(1) 窦房结起搏点本身激动的程序与规律异常。

(2) 心脏激动全部或部分起源于窦房结以外的部位，称为异位节律，异位节律又分为主动性和被动性。

2. 激动传导异常　最多见的一类为传导阻滞，包括传导延缓或传导中断；另一类为激动传导通过房室之间的附加异常旁路，使心肌某一部分提前激动，属传导途径异常。

3. 激动起源异常和激动传导异常　同时存在，相互作用则可引起复杂的心律失常表现。

二、心律失常的分类

(一) 按心律失常发生原理分类　分为激动起源异常和激动传导异常两大类。

1. 激动起源异常

(1) 窦性心律失常：①窦性心动过速。②窦性心动过缓。③窦性心律不齐。④窦性停搏。

(2) 异位心律

1) 被动性异位心律：①逸搏(房性、房室交界区性、室性)。②逸搏心律(房性、房室交界区性、室性)。

2) 主动性异位心律：①期前收缩(房性、房室交界区性、室性)。②阵发性心动过速(房性、房室交界区性、房室折返性、室性)。③心房扑动、心房颤动。④心室扑动、心室颤动。

2. 激动传导异常

(1) 生理性：干扰及房室分离。

(2) 病理性：①窦房传导阻滞。②房内传导阻滞。③房室传导阻滞。④束支或分支阻滞(左、右束支及左束支分支传导阻滞)或室内阻滞。

(3) 房室间传导途径异常：预激综合征。

(二) 按照心律失常发生时心率的快慢　可将其分为快速性心律失常与缓慢性心律失常两大类。

第2节　心律失常的常见类型

一、窦性心律失常

正常窦性心律的激动起源于窦房结，成人频率为60～100次/分。心电图显示窦性心律的P波在Ⅰ、Ⅱ、aVF导联直立，aVR倒置。PR间期0.12～0.20秒。窦性心律失常是由于窦房结冲动发放频率的异常或窦性冲动向心房的传导受阻所导致的心律失常。

(一) 窦性心动过速　成人窦性心律的频率超过100次/分，称为窦性心动过速(sinus tachycardia)。

1. 病因　可见于健康人吸烟、饮茶或咖啡、饮酒、体力活动及情绪激动等情况。某些病理状态，如发热、甲状腺功能亢进、休克、心力衰竭以及应用肾上腺素、阿托品等药物亦可引起窦性心动过速。

2. 临床表现　患者可完全无症状，或表现为心悸、疲劳、活动耐力下降等。

3. 心电图特点　心电图表现为PR间期及QT间期相应缩短，有时可伴有继发性ST段轻度压低和T波振幅降低(图3-3-1)。

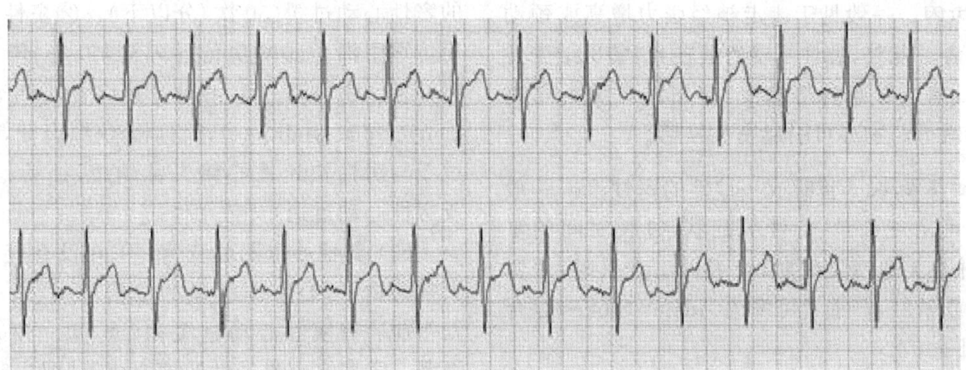

图 3-3-1　窦性心动过速

4. **治疗要点**　主要是针对病因和去除诱发因素，必要时应用β受体阻滞剂或非二氢吡啶类钙通道阻滞剂以减慢心率。

（二）**窦性心动过缓**　成人窦性心律的频率低于60次/分，称为窦性心动过缓（sinus bradycardia）。

1. **病因**　常见于健康的青年人、运动员与睡眠状态。其他原因包括严重缺氧、低温、甲状腺功能减退以及应用某些药物如拟胆碱药物、胺碘酮、β受体阻滞剂及洋地黄等。

2. **临床表现**　患者一般无临床症状，心率过于缓慢时可出现头晕、胸闷、黑矇或晕厥等心脑血管供血不足症状。

3. **心电图特点**　表现为窦性心动过缓常同时伴有窦性心律不齐（不同PP间期的差异大于0.12秒）（图 3-3-2）。

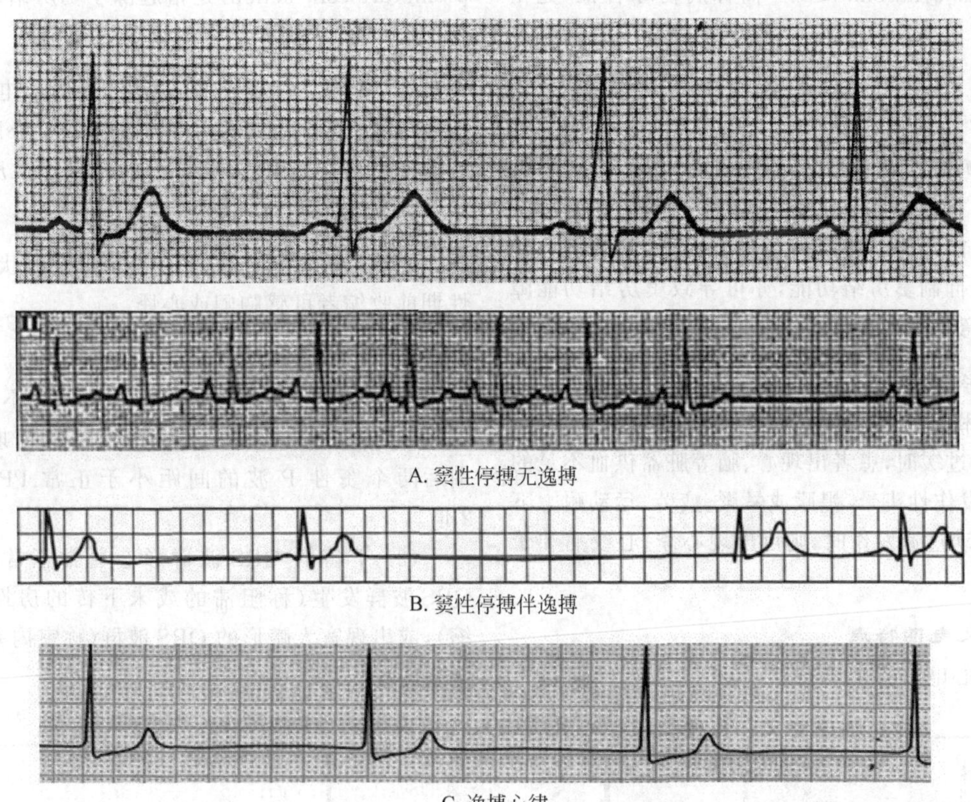

A. 窦性停搏无逸搏

B. 窦性停搏伴逸搏

C. 逸搏心律

图 3-3-2　窦性心动过缓，窦性停搏，房室交界区性逸搏心律

4. **治疗要点**　无症状的窦性心动过缓通常无须治疗。如因心率过慢，出现心排血量不足症状，可应用阿托品、麻黄碱或异丙肾上腺素等药物治疗或考虑心脏起搏治疗。

（三）**窦性停搏**　窦性停搏（sinus pause）是指窦房结不能产生激动。

1. **病因** 一般见于迷走神经张力增高或颈动脉窦过敏者。此外,急性下壁心肌梗死、窦房结变性与纤维化、脑血管意外等病变,应用洋地黄类药物及乙酰胆碱等药物亦可引起窦性停搏。

2. **临床表现** 暂时或一过性的窦性停搏一般无症状或可出现头晕、心悸等症状,过长时间的窦性停搏,并且无逸搏发生时,患者可出现黑矇、短暂意识障碍或晕厥,严重者可发生 Adams-Stokes 综合征,甚至死亡。

3. **心电图特点** 表现为在较正常 PP 间期显著长的时间内无窦性 P 波发生,或 P 波与 QRS 波群均不出现,长的 PP 间期与基本的窦性 PP 间期无倍数关系。长时间的窦性停搏后,下位的潜在起搏点如心房、房室交界处或心室,可发出单个逸搏或逸搏性心律控制心室(图 3-3-2)。

4. **治疗要点** 参照病态窦房结综合征的治疗。

(四) 病态窦房结综合征 病态窦房结综合征(sick sinus syndrome,SSS) 简称病窦综合征,是由窦房结病变导致功能减退,产生多种心律失常和多种症状的综合表现。病窦综合征经常同时合并心房自律性异常,部分患者同时有房室传导功能障碍。

1. **病因** 众多病变过程,如甲状腺功能减退、硬化与退行性变等,均可损害窦房结,导致窦房结起搏与功能障碍。迷走神经张力增高、某些抗心律失常药物抑制窦房结功能,亦可导致窦房结功能障碍,应注意鉴别。

2. **临床表现** 可归纳为心动过缓和心动过速,晕厥和严重的晕厥先兆是该病的典型临床表现。心动过缓时,患者出现心、脑等脏器供血不足的症状,如发作性头晕、黑矇或晕厥、疲劳、运动耐力下降等; 心动过速发作时,则可出现心悸、心绞痛和晕厥等症状。

3. **心电图特点**

(1) 心电图的主要特点: 包括: ①持续而显著的窦性心动过缓(50 次/分以下)。②窦性停搏与窦房传导阻滞。③窦房传导阻滞与房室传导阻滞同时并存。④心动过缓-心动过速综合征(bradycardia-tachycardia syndrome),简称慢-快综合征,是指心动过缓与房性快速性心律失常(心房扑动、心房颤动或房性心动过速)交替发作。

(2) 其他心电图改变为: ①在没有应用抗心律失常药物下,心室率缓慢的心房颤动,或心房颤动发作前后有窦性心动过缓和(或)第一度房室传导阻滞。②房室交界区性逸搏心律等(图 3-3-2)。

4. **治疗要点** 若患者无心动过缓相关的症状,不必治疗,仅定期随诊观察。对于有症状的病窦综合征患者,应接受心脏起搏治疗。慢-快综合征患者发作心动过速时,单独应用抗心律失常药物治疗,可能加重病情。应用起搏治疗后,患者仍有心动过速发作,可同时应用抗心律失常药物。

二、房性心律失常

(一) 房性期前收缩 房性期前收缩(atrial premature contraction)是指起源于窦房结以外心房任何部位的心房激动。

1. **病因** 正常成人进行 24 小时心电监测,约 60%有房性期前收缩发生。各种器质性心脏病患者均可发生房性期前收缩,并可能是快速性房性心律失常的先兆。

2. **临床表现** 患者一般无明显症状,频发房性期前收缩者可感胸闷或心悸。

3. **心电图特点**

(1) P 波提前发生,形态与窦性 P 波不同。

(2) 其后多见不完全性代偿间歇,即期前收缩前后两个窦性 P 波的间距小于正常 PP 间距的 2 倍。

(3) 下传的 QRS 波群形态通常正常,少数无 QRS 波群发生(称阻滞的或未下传的房性期前收缩),或出现宽大畸形的 QRS 波群(称室内差异性传导)(图 3-3-3)。

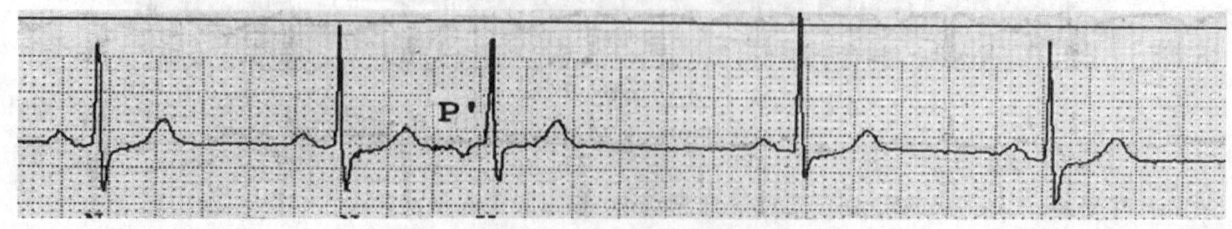

图 3-3-3 房性期前收缩

4. **治疗要点**　一般无须特殊治疗，吸烟、饮酒与咖啡均可诱发房性期前收缩，应劝导患者戒除或减量。当患者出现明显症状或因房性期前收缩触发室上性心动过速时，应给予治疗。治疗药物包括普罗帕酮或β受体阻滞剂等。

（二）房性心动过速

房性心动过速（atrial tachycardia，AT）简称房速，是指起源于心房而无须房室结参与维持的心动过速。

1. **病因及发病机制**　心肌梗死、慢性阻塞性肺疾病、大量饮酒、代谢障碍等均可成为致病原因。外科手术或射频消融术后所导致的手术瘢痕也可以引起房性心动过速。发生机制包括自律性增加、折返与触发活动。

2. **临床表现**　患者可有胸闷、心悸、头晕、胸痛、憋气、乏力等症状，发作呈短暂、间歇或持续性，有些患者可能无任何症状。

3. **心电图特点**

（1）心房率通常为150～200次/分。

（2）P波形态与窦性者不同。

（3）常出现二度Ⅰ型或Ⅱ型房室传导阻滞，呈现2∶1房室传导者常见，但心动过速不受影响。

（4）P波之间等电位线仍存在。

（5）刺激迷走神经不能终止心动过速，仅加重房室传导阻滞。

（6）发作开始时心率逐渐加速（图3-3-4）。

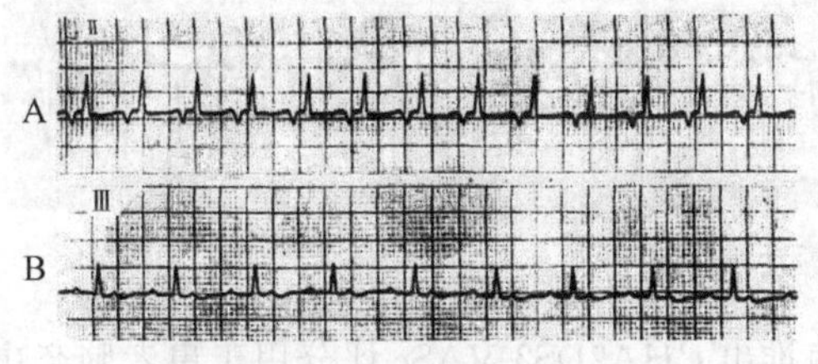

图3-3-4　自律性房性心动过速

4. **治疗要点**　房速的处理主要取决于心室率的快慢及患者血流动力学情况；如心室率不太快且无严重的血流动力学障碍，不必紧急处理；如心室率达140次/分以上、由洋地黄中毒所致或临床上有严重充血性心力衰竭、休克征象，应进行紧急治疗。主要处理措施包括针对病因治疗，可选用β受体阻滞剂等减慢心室率，部分患者药物治疗无效时，可考虑射频消融治疗。

（三）心房扑动

心房扑动（atrial flutter）简称房扑，是心房快速而规律的电活动。房扑是介于房性心动过速和房颤之间的快速性心律失常。

1. **病因**　房扑常见于风湿性心脏病、冠心病、高血压性心脏病、心肌病等，少见于无器质性心脏病者。

2. **临床表现**　患者的症状主要与房扑的心室率有关，心室率不快时，患者可无症状，或仅有心悸、乏力等；房扑伴极快的心室率，持续时间较长时，可诱发心绞痛与心力衰竭。房扑患者也可产生心房血栓，进而引起体循环栓塞。

3. **心电图特点**

（1）心房活动呈现规律的锯齿状扑动波（F波），扑动波之间的等电位线消失，在Ⅱ、Ⅲ、aVF或V_1导联最为明显。典型房扑的心房率为250～300次/分。

（2）心室率根据房室传导比率是否恒定可以分为规则或不规则。不规则的心室率系由于传导比率发生变化，如2∶1与4∶1传导交替所致。

（3）QRS波群形态正常，当出现室内差异传导、原有束支传导阻滞或经房室旁路下传时，QRS波群增宽、形态异常（图3-3-5）。

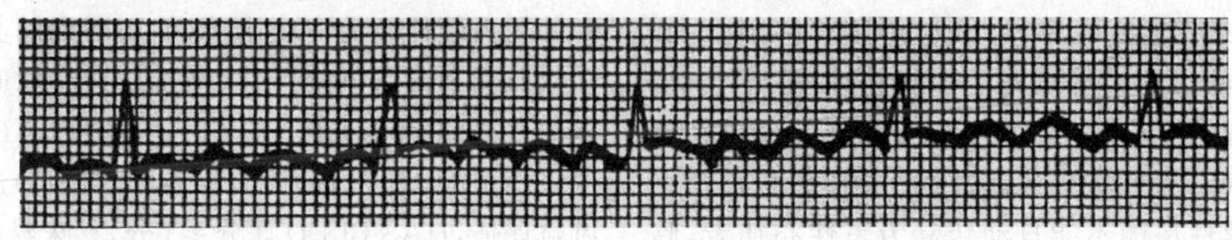

图3-3-5　心房扑动

4. **治疗要点**　针对原发病进行治疗，最有效终止房扑的方法是直流电复律。若房扑持续发作引起血流动力学不稳定，应选择直流电复律或快速心房起搏终止；血流动力学稳定者可选用药物治疗，包括钙通道阻滞剂、β受体阻滞剂、洋地黄等以减慢心室率。ⅠA（如奎尼丁）、ⅠC（如普罗帕酮）和Ⅲ类抗心律失常药物（如胺碘酮）有助于转复心律并提高复律后维持窦性心律的可能性。射频消融术可根治房扑。持续性房扑患者发生血栓栓塞的风险明显增高，应进行抗凝治疗，适应证选择与房颤相同。

(四)心房颤动 心房颤动(atrial fibrillation, AF)简称房颤,是指心房肌发生无节律的、不协调的微弱颤动,心房丧失了有效收缩,是最常见的具有临床意义的快速性心律失常。

1. **病因** 最常见的病因是器质性心脏病,如心脏瓣膜病、高血压性心脏病、冠心病、心肌病等。亦可见于正常人,可在情绪激动、手术后、运动或大量饮酒时发生。近年来发现遗传因素和老龄亦是重要原因。

2. **临床表现** 患者症状的轻重与发作的类型、心室率快慢、心脏结构和功能状态,以及是否形成心房附壁血栓有关,常见症状为心慌、胸闷、气短、呼吸困难、头晕及疲乏等。2010 年欧洲心律协会(EHRA)制定了房颤相关症状的分级方案(表 3-3-1)。

表 3-3-1 AF 相关症状分级

EHRA 级别	内　容
EHRA Ⅰ	无症状
EHRA Ⅱ	轻微症状,正常的日常活动不受影响
EHRA Ⅲ	严重症状,正常的日常活动受到影响
EHRA Ⅳ	致残性症状,不能进行正常的日常活动

2010 年 ESC/EHRA/EACTS 欧洲房颤防治指南关于房颤的分类为:①初发性房颤:指首次发现的房颤,不论其有无症状和能否自行转复。②阵发性房颤:指房颤持续时间一般<48 小时,可以自行终止,最长持续不超过 7 天。③持续性房颤:指房颤持续时间超过 7 天,或不足 7 天但需紧急药物或直流电复律的房颤。④长程持续性房颤:指房颤时间持续超过 1 年并拟采取节律转复治疗者。⑤永久性房颤:指房颤时间持续超过 1 年,患者已习惯房颤状态,不准备转复者。

3. **心电图特点**

(1) P 波消失,代之以大小不等、形态不规则的颤动波(f 波),频率 350~600 次/分,通常以 V_1 导联最明显。

(2) 心室律绝对不规则。

(3) QRS 波群形态通常正常,但当心室率过快,发生室内差异性传导时,QRS 波群增宽变形(图 3-3-6)。

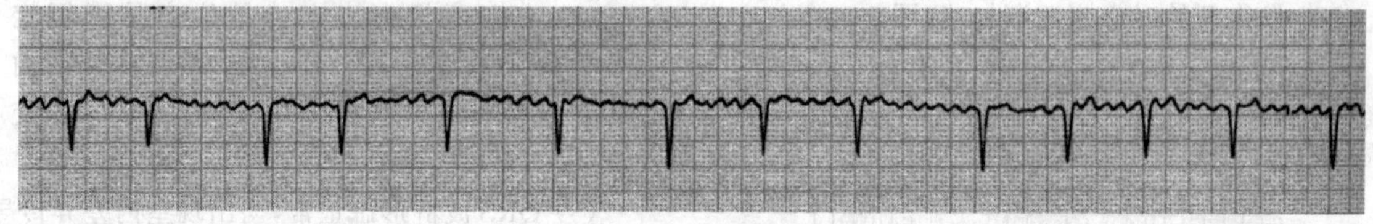

图 3-3-6 心房颤动

4. **治疗要点**

(1) 药物治疗:①控制心室率:一般选用β受体阻滞剂或钙通道阻滞剂、洋地黄等。一般认为心室率控制的目标为静息时心率保持在 60~80 次/分,轻微运动后不超过 100 次/分。②转复和维持窦性心律:对于发作频繁或症状明显的阵发性房颤患者,或持续性房颤不能自动转复为窦性心律者,临床常用胺碘酮、普罗帕酮、多非利特、伊布利特等药物复律。

(2) 抗凝治疗:并发体循环栓塞是慢性房颤极重要的并发症,也是导致患者致残甚至致死的主要原因。房颤是脑卒中的独立危险因素,抗凝治疗是房颤患者脑卒中预防的一个重要手段,2010 年 ESC 指南推出 CHA2DS2-VASc 评分用于患者脑卒中风险的评估(表 3-3-2)。华法林是房颤时预防脑卒中和外周血管栓塞的一线用药,但用药期间必须注意疗效监测和出血风险评估,维持凝血酶原时间国际标准化比值(INR)在 2.0~3.0 范围内。ESC 指南建议使用 HAS-BLED 评分系统(表 3-3-3)进行出血风险评估,HAS-BLED 评分≥3 分,意味着出血风险较大,抗凝时需非常谨慎。

(3) 同步直流电复律:房颤持续发作伴血流动力学障碍者宜首选电复律。

(4) 其他:如导管消融治疗、心房除颤器和起搏器治疗以及外科手术治疗等。

表 3-3-2 CHA2DS2-VASc 评分系统

首字母	危险因子	评分
C	充血性心衰/左室功能不全	1
H	高血压	1
A	年龄≥75 岁	2
D	糖尿病	1
S	卒中/TIA/血栓-栓塞形成	2
V	血管疾病	1
A	年龄 65～74 岁	1
S_C	性别类型(女性)	1
总计		10

表 3-3-3 HAS-BLED 评分法

首字母	临床特点	评分
H	高血压	1
A	肾功能或肝功能异常(每项 1 分)	1 或 2
S	卒中	1
B	出血	1
L	不稳定的 INR 值	1
E	高龄(年龄＞65 岁)	1
D	吸毒或饮酒史(每项 1 分)	1 或 2

三、房室交界区性心律失常

(一) 房室交界区性期前收缩 房室交界区性期前收缩(atrioventricular junctional premature contraction)简称交界区性期前收缩。激动起源于房室交界区,可前向和逆向传导,分别产生提前发生的 QRS 波群与逆行 P 波。逆行 P 波可位于 QRS 波群之前(PR 间期＜0.12 秒)、之中或之后(RP 间期＜0.20 秒)。QRS 波群形态正常,当发生室内差异性传导时,QRS 波群形态可有变化(图 3-3-7)。交界区性期前收缩通常无须治疗。

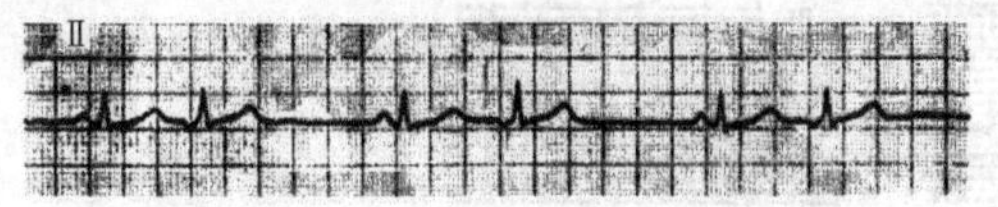

图 3-3-7 房室交界区性期前收缩呈二联律

(二) 房室交界区性逸搏 房室交界区组织在正常情况下不表现出自律性,称为潜在起搏点。当窦房结发放冲动频率减慢,低于潜在起搏点的固有频率或者由于传导障碍,窦房结冲动不能抵达潜在起搏点部位时,潜在起搏点成为主导起搏点,除极产生逸搏,称为房室交界区性逸搏(AV junctional escape beats)。房室交界区性逸搏的频率通常为 40～60 次/分。心电图表现为在长于正常 PP 间期的间歇后出现一个正常的 QRS 波,P 波缺失,或逆行 P 波位于 QRS 波之前或之后,此外,亦可见到未下传至心室的窦性 P 波。

(三) 阵发性室上性心动过速 是与房室交界区相关的折返性心动过速,又称为阵发性室上性心动过速(paroxysmal supraventricular tachycardia, PSVT)简称室上速。大部分室上速由折返机制引起,折返可发生在窦房结、房室结与心房,分别称为窦房折返性心动过速、房室结内折返性心动过速与心房折返性心动过速。房室结内折返性心动过速(atrioventricular nodal reentrant tachycardia, AVNRT)是最常见的阵发性室上性心动过速类型。

1. **病因** 患者通常无器质性心脏病表现,不同性别与年龄均可发生。

2. **临床表现** 心动过速发作突然起始与终止,持续时间长短不一。发作时患者可出现心悸、胸闷、呼吸困难、焦虑不安、头晕,少见有晕厥、心绞痛、心力衰竭与休克等症状。症状轻重取决于发作时心室率快速的程度以及持续时间,亦与原发病的严重程度有关。

3. **心电图特点**

(1) 心率 150～250 次/分,节律规则。

(2) QRS 波群形态与时限均正常,但发生室内差异性传导或原有束支传导阻滞时,QRS 波群形态异常。

(3) P 波为逆行性(Ⅱ、Ⅲ、aVF 导联倒置),常埋藏于 QRS 波群内或位于其终末部分,P 波与 QRS 波群保持固定关系。

(4) 起始突然,通常由一个房性期前收缩触发(图 3-3-8)。

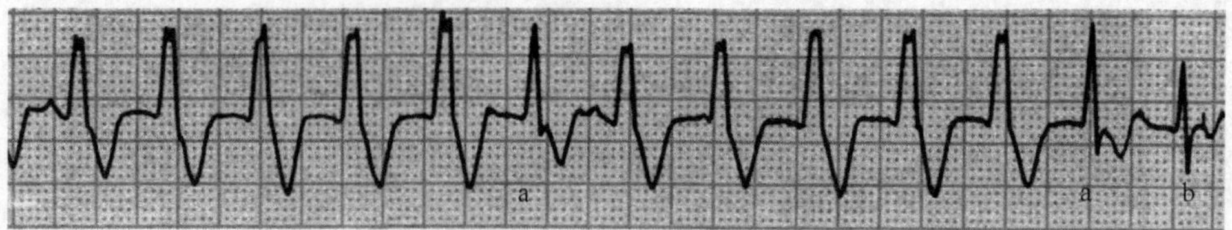

图 3-3-8　阵发性室上性心动过速

4. **治疗要点**

(1) 急性发作期:应根据患者基础的心脏状况,既往发作的情况以及对心动过速的耐受程度做出适当处理。如患者心功能与血压正常,发作初期尽快实施迷走神经刺激法使心动过速终止,如诱导恶心、Valsalva 动作、按摩颈动脉窦、将面部浸于冰水内等。

(2) 药物治疗:首选腺苷,也可选用普罗帕酮,目前洋地黄已较少应用,但对伴有心功能不全患者仍作首选。β 受体阻滞剂也能有效终止心动过速,但应避免用于失代偿的心力衰竭、支气管哮喘患者。合并低血压者可应用升压药物,通过反射性兴奋迷走神经终止心动过速。但老年患者、高血压、急性心肌梗死等禁忌。

(3) 食管心房调搏术:常能有效中止发作。

(4) 电复律:对于患者出现严重心绞痛、低血压及心力衰竭表现的患者应立即电复律,但应注意,已应用洋地黄者不应接受电复律治疗。

(5) 长期处理:取决于发作的频度、持续时间和症状的严重程度,应优先考虑应用导管消融治疗,仅接受口服药物治疗者可选用长效钙通道阻滞剂或 β 受体阻滞剂预防复发。

(四) 预激综合征　预激综合征(preexcitation syndrome)又称 Wolf-Parkinson-White 综合征(WPW 综合征),是指心房的激动部分由正常房室传导系统以外的先天性附加束(旁路)下传,使心室某一部分心肌预先激动,造成以异常心电生理和伴发多种快速性心律失常为特征的一组疾病。

1. **病因**　据大规模人群统计,预激综合征的平均发生率为 1.5‰。患者大多无其他心脏异常征象,常经体检心电图或发作 PSVT 被意外发现。先天性心脏病、二尖瓣脱垂、各类心肌病等易发生预激综合征。

2. **临床表现**　预激本身不引起症状。具有预激心电图表现者,心动过速的发生率为 1.8%,并随年龄增长而增加。其中约 80% 为房室折返性心动过速,15%～30% 为心房颤动,5% 为心房扑动。患者主要表现为阵发性心悸,预激伴快速心室率的房颤时,可恶化为心室颤动或出现心力衰竭或低血压。

3. **心电图特点**　房室旁路典型预激表现为:

(1) 窦性搏动的 PR 间期短于 0.12 秒。

(2) 某些导联 QRS 波群超过 0.12 秒。

(3) QRS 波群起始部分粗钝(称 delta 波),终末部分正常。

(4) ST-T 呈继发性改变,与 QRS 波群主波方向相反(图 3-3-9)。

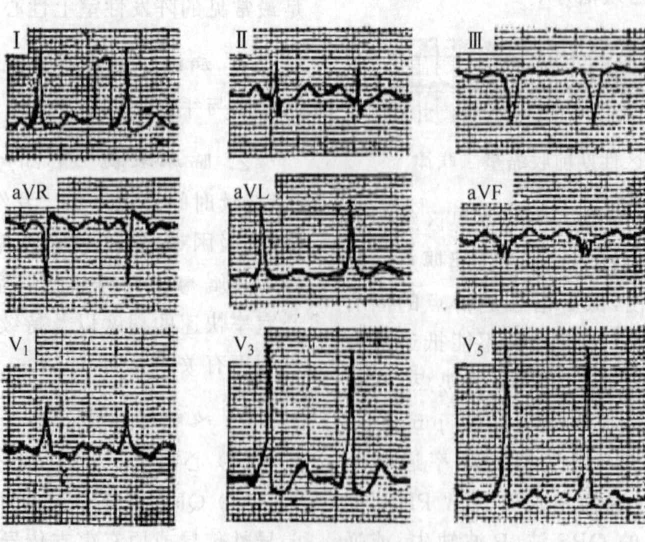

图 3-3-9　预激综合征

4. **治疗要点**　若患者从无心动过速发作或偶尔发作但症状轻微者，无须治疗，但建议无症状预激患者可经电生理检查进行危险分层，基于个人具体情况（如年龄、性别、职业和参加运动）来决定治疗策略。如心动过速发作频繁伴有明显症状，应积极采取药物和导管消融治疗。

四、室性心律失常

（一）室性期前收缩　室性期前收缩（premature ventricular contraction）是指起源于心室肌或心室肌内浦肯野纤维的提前出现的异常电激动，是最常见的心律失常之一。

1. **病因**　正常人与各种心脏病患者均可发生室性期前收缩。心肌炎、缺血、缺氧、麻醉和手术均可使心肌受到机械、电、化学性刺激而发生室性期前收缩，多见于高血压、冠心病、心肌病、风湿性心脏病与二尖瓣脱垂患者。此外药物中毒、电解质紊乱（低钾、低镁等）、精神不安及过量烟酒等亦能诱发室性期前收缩。

2. **临床表现**　最常见的症状是心悸，类似电梯快速升降的失重感或代偿间歇后有力的心脏搏动。若室性期前收缩触发其他快速性心律失常则可出现黑矇及晕厥症状。

3. **心电图特点**

(1) 提前出现的 QRS 波群，时限大于 0.12 秒，宽大畸形，ST 段与 T 波的方向与 QRS 主波方向相反。

(2) 室性期前收缩与其前面的窦性搏动之间期（称为配对间期）恒定。

(3) 室性期前收缩后常出现完全性代偿间歇，表现为一个室性期前收缩前后的 RR 间期等于两个窦性 RR 间期之和。若室性期前收缩恰巧插入两个窦性搏动之间，不产生室性期前收缩后停顿，称为间位性室性期前收缩。

(4) 室性期前收缩的类型：室性期前收缩可孤立或规律出现，二联律是指每个窦性搏动后跟随一个室性期前收缩；三联律是每两个窦性搏动后出现一个室性期前收缩；如此类推。连续发生两个室性期前收缩称成对室性期前收缩；连续三个或三个以上室性期前收缩称室性心动过速。同一导联内，室性期前收缩形态相同者，为单形性或单源性室性期前收缩；形态不同者称多形性或多源性室性期前收缩（图 3-3-10）。

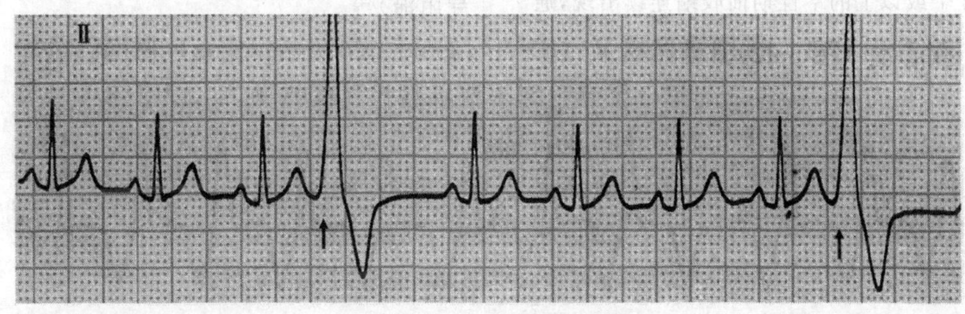

图 3-3-10　室性期前收缩

4. **治疗要点**

(1) 缓解症状：对于无症状且无器质性心脏病患者无须治疗。如患者症状明显，治疗以消除症状为目的，指导患者避免诱发因素。药物宜选用β受体阻滞剂、美西律、普罗帕酮等。

(2) 预防心脏性猝死：急性心肌梗死患者易发生恶性室性期前收缩，目前不主张预防性应用抗心律失常药物，应尽早实施再灌注治疗。若在实施再灌注治疗前已发生频发、多源性室性期前收缩，或在心室颤动除颤后仍有频发室性期前收缩，可静脉应用胺碘酮，同时应早期应用β受体阻滞剂减少心室颤动的危险，同时可降低心肌梗死后猝死发生率、再梗死率和总死亡率。心肌病患者或冠心病伴明显心功能不全者常伴室性期前收缩，胺碘酮治疗安全有效且可改善远期预后。心肌梗死后或扩张型心肌病患者发生的室性期间收缩，尤其是左室射血分数明显降低（≤35%），心脏性猝死发生率高，应植入心脏复律除颤器（ICD）或心室再同步心脏转复除颤器（CRT-D）治疗，可有效提高生存率。急性肺水肿或严重心力衰竭者并发室性期前收缩，治疗应针对改善血流动力学障碍，同时注意有无洋地黄中毒或电解质紊乱（低钾、低镁）。

(3) 射频消融治疗。

（二）室性心动过速　室性心动过速（ventricular tachycardia，VT）简称室速，是指起源于希氏束以下水平至少连续 3 个或 3 个以上的快速性心律失常。按室速发作时 QRS 波群的形态可将其分为单形性室速和多形性室速。

1. **病因** 室速多见于各种类型的器质性心脏病患者。最常见为冠心病,特别是心肌梗死后。其他可见于心肌病、心力衰竭、心脏瓣膜病和心肌炎等。引起室速的其他病因包括代谢障碍、电解质和酸碱平衡失调、长 QT 综合征等。室速偶可发生在无器质性心脏病者。

2. **临床表现** 室速的临床症状轻重取决于基础心脏病的有无和严重程度,室速发作时的频率、持续时间等诸多因素。非持续性室速(发作时间短于 30 秒钟,能自行终止)(图 3-3-11)的患者通常无症状;持续性室速(发作时间超过 30 秒钟,需药物或电复律方能终止)可引起明显血流动力学障碍与心肌缺血,出现低血压、少尿、晕厥、气促、心绞痛等症状,严重者可出现晕厥,甚至猝死。

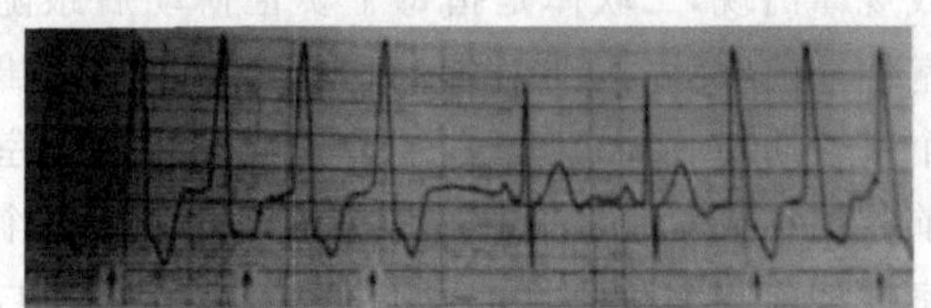

图 3-3-11 非持续性室性心动过速

3. **心电图特点**

(1) 3 个或以上的室性期前收缩连续出现,通常起始突然。

(2) QRS 波群形态畸形,时限超过 0.12 秒,ST-T 方向与 QRS 波群主波方向相反。

(3) 心室率多为 100～250 次/分,心律规则或相对规则。

(4) 心房独立活动与 QRS 波群无固定关系,形成室房分离。

(5) 心室夺获或室性融合波:是确立室性心动过速诊断的重要依据。心室夺获是指窦性或房性激动经房室结下传部分或完全激动心室,心电图表现为窄 QRS 波群,其前有 P 波。室性融合波的 QRS 波群形态介于窦性与异位心室搏动之间,其意义为部分夺获心室(图 3-3-12)。

(6) 尖端扭转(torsades de pointes)是多形性室速的一个特殊类型,因发作时 QRS 波群的振幅和波峰呈周期性改变,宛如围绕等电位线连续扭转而得名(图 3-3-13)。心电图特征为频率 200～250 次/分,QT 间期常超过 0.5 秒,U 波显著,当室性期前收缩发生在舒张晚期、落在前面 T 波的终末部可诱发室速,并可进展为心室颤动或猝死。常见病因为先天性、电解质紊乱、抗心律失常药物、颅内病变、心动过缓(特别是三度房室传导阻滞)等。

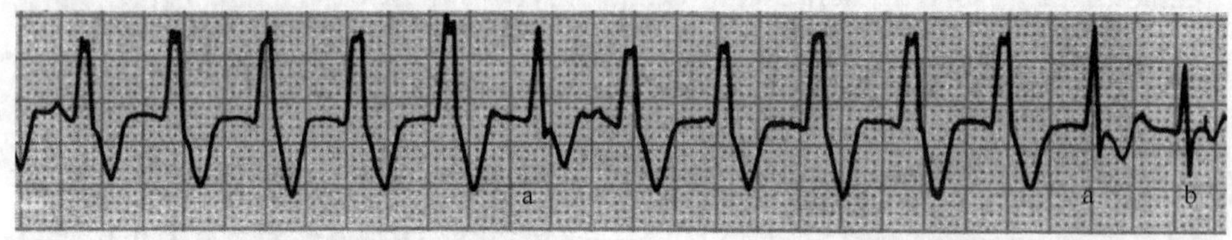

图 3-3-12 室性心动过速(心室夺获)

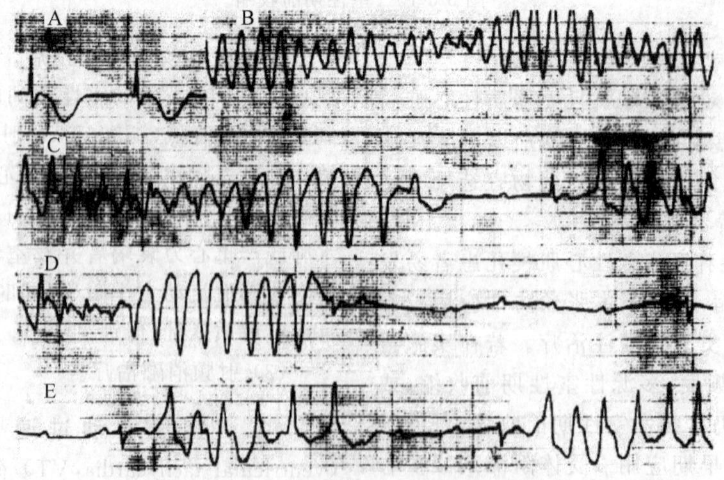

图 3-3-13 尖端扭转型室性心动过速

4. **治疗要点** 有器质性心脏病或有明确诱因者首先给予针对性治疗；无器质性心脏病发生非持续性短暂室速，如无症状或血流动力学影响，处理原则与室性期前收缩相同；持续性室速发作，无论有无器质性心脏病，均应给予治疗。

(1) 终止室速发作：无显著血流动力学障碍的室性心动过速以抗心律失常药物治疗为主。如患者血流动力学不稳定或抗心律失常药物不能及时终止室速，应立即进行直流电复律，必要时结合应用抗心律失常药物重复电复律。洋地黄中毒引起的室速，不宜用电复律，应给予药物治疗。

(2) 预防复发：尽力消除和治疗诱发室速的诱因和病因，如缺血、心功能不全、低血压及低血钾等。在药物预防效果大致相同的情况下，应选择潜在毒副反应较少者，药物长期治疗时应密切观察各种不良反应。抗心律失常药物亦可与埋藏式心室起搏装置合用，植入式心脏复律除颤器(ICD)治疗是迄今为止降低心脏性猝死率最有效的手段。导管消融治疗可根治大多数无器质性心脏病的特发性室速。外科手术亦已成功应用于选择性病例。

(3) 治疗要点：参见“心搏骤停与心脏性猝死”的处理。

(三) 心室扑动和心室颤动 心室扑动(ventricular flutter)与心室颤动(ventricular fibrillation, VF)均为致命性心律失常。心室扑动是一种介于室速和心室颤动之间的恶性心律失常。

1. **常见病因** 心室颤动和(或)心室扑动可见于任何一种心脏疾病，常见于缺血性心脏病。此外，抗心律失常药物尤其是引起QT间期延长与尖端扭转的药物、严重缺氧、电解质紊乱、预激综合征合并房颤与极快的心室率、电击伤、溺水等亦可引起。

2. **临床表现** 主要表现为意识丧失、抽搐、呼吸由表浅转为停止。听诊心音消失、不能触及大动脉搏动、血压测不到。如未能得到及时救治，多在数分钟内因组织缺氧而导致器官损害或死亡。

3. **心电图特点** 心室扑动表现为波幅大而规则的正弦图形，频率150～300次/分(通常在200次/分以上)，有时难与室速鉴别。心室颤动的波形、振幅与频率均极不规则，无法辨认QRS波群、ST段与T波(图3-3-14)。

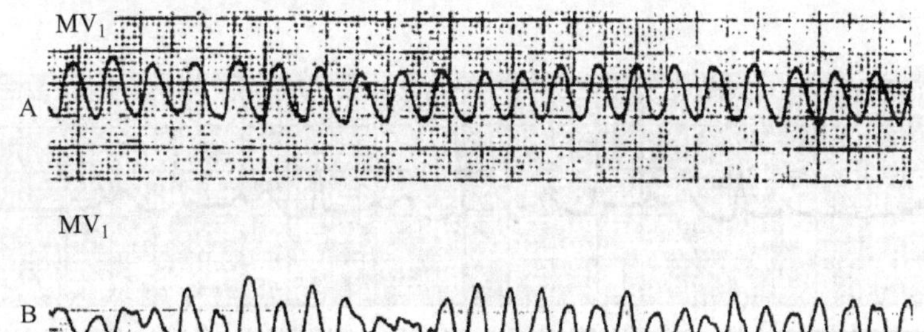

图3-3-14 心室扑动与心室颤动

五、心脏传导阻滞

激动在心脏传导系统任何部位的传导均可发生延缓或阻滞，按照传导阻滞的严重程度，通常可将其分为三度。传导阻滞发生在窦房结与心房之间，称窦房传导阻滞；在心房与心室之间，称房室传导阻滞；位于心房内，称房内阻滞；位于心室内，称为室内阻滞。本节重点叙述房室传导阻滞。

房室传导阻滞(atrioventricular block, AVB)，又称房室阻滞，是指房室交界区脱离了生理不应期后，心房激动向心室传导延迟或中断。①一度房室传导阻滞(first degree atrioventricular block，一度AVB)是指房室传导时间超过正常范围，但每个心房激动仍能传入心室，也称房室传导延迟。②二度房室传导阻滞(second degree atrioventricular block，二度AVB)是指激动自心房至心室过程中有部分传导中断，即有心室脱漏现象，可同时伴有房室传导延迟。分为两型，即莫氏(Mobitz)Ⅰ型和Ⅱ型，亦称二度Ⅰ型和二度Ⅱ型房室阻滞，前者又称为文氏现象(Wenckebach phenomenon)。Ⅰ型阻滞表现为传导时间进行性延长，直至一次激动不能传导；Ⅱ型阻滞表现为间歇出现的传导阻滞。③三度房室传导阻滞(third degree atrioventricular block，三度AVB)即完全性房室阻滞，是由于房室传导系统某部分传导能力异常降低，来自心房的激动全部不能传导至心室，引起房室分离。

1. **病因** 正常人或运动员可发生文氏型房室阻滞(莫氏Ⅰ型)，与迷走神经张力增高有关，常发生于夜间。病理情况可见于冠状动脉疾病、慢性缺血性心脏病、风湿性疾病、感染性疾病、心脏手术、电解质紊乱及药物中毒等。

2. **临床表现** 一度房室阻滞患者通常无症状。二度房室阻滞患者症状取决于传导阻滞的程度及心室率,轻者可有心悸症状,重者可出现头晕、乏力甚至黑矇。三度(完全性)房室阻滞患者可出现暂时性意识丧失,甚至抽搐,即阿-斯综合征(Adams-Stokes syndrome),严重者可致猝死。

3. **心电图特点**

(1) 一度房室传导阻滞:每个心房激动都能传导至心室,但PR间期超过0.20秒(图3-3-15)。

(2) 二度房室传导阻滞

Ⅰ型:①PR间期呈进行性延长,直至一个P波受阻不能下传至心室。②PR间期延长的增幅逐渐减小,致RR间期进行性缩短。③包含受阻P波在内的RR间期小于正常窦性PP间期的两倍,最常见的房室传导比例为3∶2或5∶4(图3-3-16A),该型很少发展为三度房室阻滞。

Ⅱ型:心房激动传导突然阻滞,但PR间期恒定(可正常也可延长)。当QRS波群增宽,形态异常时,阻滞位于希氏束-浦肯野系统;若QRS波群正常,阻滞可能位于房室结内。通常将房室传导比例在3∶1以上(含3∶1)称为高度房室传导阻滞(图3-3-16B)。

(3) 三度(完全性)房室传导阻滞:此时全部心房激动均不能传导至心室。其特征为:①心房与心室活动各自独立、互不相关,形成完全性房室分离。②心房率快于心室率,心房激动来自窦房结或异位心房节律(房性心动过速、扑动或颤动)。③心室起搏点通常在阻滞部位稍下方,心室率和QRS波群形状因阻滞区位置不同而有所差异(图3-3-17)。

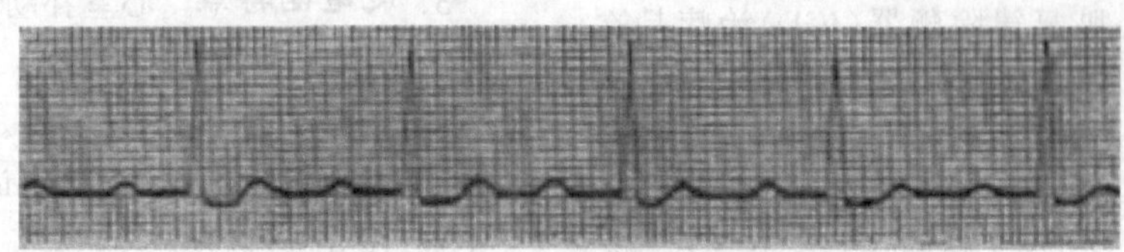

图3-3-15 一度房室阻滞

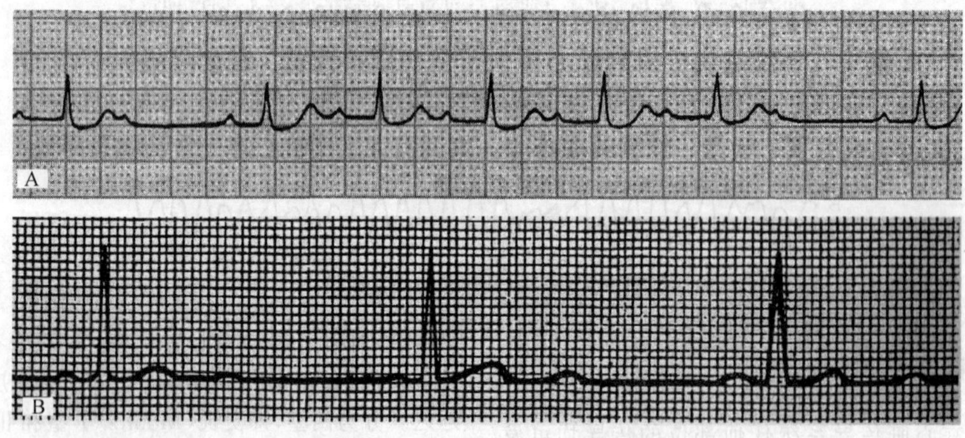

图3-3-16 二度房室阻滞A和B

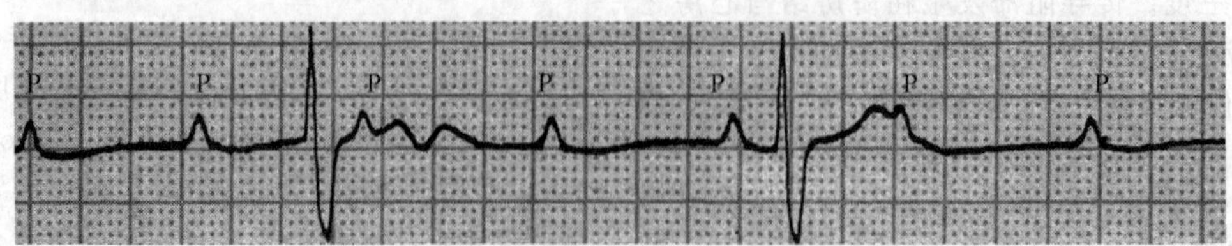

图3-3-17 三度(完全性)房室阻滞

4. **治疗要点** 一旦确诊房室传导阻滞,首先应积极寻找可逆性原因,评价血流动力学稳定性,以决定治疗原则。

(1) 一度房室传导阻滞:一般不产生血流动力学改变,通常无须特殊处理。对心率较慢伴明显症状者可用阿托品或氨茶碱口服,对有晕厥史者考虑植入心脏起搏器。

(2) 二度房室传导阻滞：二度Ⅰ型房室传导阻滞无症状者无须特殊治疗，但需密切随访观察。有症状的二度Ⅰ型及二度Ⅱ型房室传导阻滞者均需积极治疗，可予以阿托品、异丙肾上腺素及氨茶碱等治疗，必要时植入心脏起搏器。

(3) 三度(完全性)房室传导阻滞：如心室率显著缓慢，伴有明显症状或血流动力学障碍，甚至阿-斯综合征发作者，应给予临时或永久性心脏起搏治疗。阿托品、异丙肾上腺素仅适用于无心脏起搏条件的应急情况或起搏器治疗前短期的急诊处理手段。

第3节　心律失常患者的护理

一、护理评估要点

1. 明确心律失常的类型及发作情况　评估心律失常发生的原因、主要症状、严重程度、有无发作的诱因；发作的频率、持续时间、起止方式以及发作时的心电图表现；心律失常发作对患者日常生活、心理状况的影响等，尤其注意心律失常对患者血流动力学的影响，如脉率、血压、意识及尿量等。

心律失常患者常见症状有：①心悸、心跳漏搏感。②头晕、乏力及晕厥。③胸闷、胸痛。④脉搏短绌。⑤血栓栓塞的症状，常见脑栓塞、肢体动脉栓塞等。⑥心搏骤停。

2. 患病及诊疗经过　询问患者是否有心脏本身的疾病或伴有其他系统疾病；患病后采取了哪些检查和治疗手段；是否服用抗心律失常药物，其名称、服用方法、效果及副作用等；是否行电复律、起搏器植入术、射频消融术及外科手术等，效果如何。

3. 实验室及其他检查　评估心电图、心脏超声、心脏电生理及实验室等辅助检查及结果，为诊断治疗提供依据。

二、护理诊断/问题

1. 活动无耐力　与心律失常导致心悸或心排血量减少有关。

2. 有受伤的危险　与心律失常引起的头晕、晕厥有关。

3. 焦虑　与心律失常反复发作、疗效欠佳或对疾病认识不足等有关。

4. 潜在并发症　猝死、心力衰竭、脑栓塞。

三、护理目标

(1) 患者的不适症状缓解或消失，活动耐力增强。

(2) 能够实施预防受伤的措施。

(3) 对自己的疾病有正确的认识，焦虑情绪减轻或消失。

(4) 护士能够及时识别并积极协助处理心律失常的并发症。

四、护理措施

1. 一般护理　根据患者心律失常的类型及临床表现，合理安排患者的休息与活动，并加强病情监测，注意观察患者的意识状态、心率、呼吸、血压、皮肤黏膜状况、电解质变化等。伴呼吸困难、发绀等缺氧表现时给予氧气吸入，流量为2～4L/min。准备好各种抢救器材，如除颤器、临时起搏器等。针对高危患者，应留置静脉通道，备好抗心律失常药物及其他抢救药品，一旦发生猝死的表现立即进行抢救。

2. 心电监护　监测心律失常发作的时间、次数、持续时间、间隔时间、心率和心律变化，同时监测生命体征、血氧饱和度等。对严重心律失常者，应持续心电监护。发现频发(每分钟在5次以上)、多源性、成对或呈R-on-T现象的室性期前收缩、室速、预激伴发房颤、窦性停搏、二度Ⅱ型或三度(完全性)房室传导阻滞等，立即报告医生。安放监护电极前注意清洁皮肤，电极放置部位应避开胸骨右缘及心前区，以免影响做心电图和紧急电复律。1～2天更换电极片1次或电极片松动时随时更换，观察有无皮肤发红、瘙痒等过敏反应。

3. 用药护理　严格按医嘱给予抗心律失常药物，注意药物的给药途径、剂量、给药时间和速度等。严密观察用药后的疗效和有无不良反应，如胺碘酮静脉用药易引起静脉炎，应选择大血管，配制药物浓度不要过高，严密观察穿刺局部情况，谨防药物外渗。观察患者意识和生命体征，必要时监测心电图，注意用药前、用药过程中及用药后的心率、心律、PR间期、QT间期的变化，以判断疗效和有无不良反应。常用抗心律失常药物的分类(表3-3-4)及不良反应如下(表3-3-5)。

表 3-3-4 常用抗心律失常药物的分类

分类	电生理效应	代表药物
Ⅰ类	阻断快速钠通道	
ⅠA	减慢动作电位 0 相上升速度,延长动作电位时限	奎尼丁、普鲁卡因胺、丙吡胺
ⅠB	不减慢 Vmax,缩短动作电位时限	美西律、苯妥英钠、利多卡因
ⅠC	减慢 Vmax,减慢传导与轻微延长动作电位时限	氟卡尼、恩卡尼、普罗帕酮、莫雷西嗪
Ⅱ类	阻断 β 肾上腺能受体	美托洛尔、阿替洛尔、比索洛尔
Ⅲ类	阻断钾通道与延长复极	胺碘酮、索他洛尔
Ⅳ类	阻断慢钙通道	维拉帕米、地尔硫䓬

表 3-3-5 常用抗心律失常药物的不良反应

药物	不良反应
奎尼丁	心脏方面：窦性停搏、房室传导阻滞、QT 间期延长与尖端扭转型室速、晕厥、低血压 其他：恶心、呕吐、腹痛、腹泻；视听觉障碍、意识模糊；皮疹、发热、血管神经性水肿、血小板减少、溶血性贫血
普鲁卡因胺	心脏方面：中毒浓度抑制心肌收缩力,低血压、传导阻滞、QT 间期延长与多形性室速 其他：胃肠道反应,如恶心、呕吐、腹泻等；中枢神经系统反应较利多卡因多见；发热、粒细胞减少症；药物性狼疮
利多卡因	心脏方面：少数引起窦房结抑制、室内传导阻滞 其他：眩晕、感觉异常、言语不清、意识模糊、谵妄、昏迷
普罗帕酮	心脏方面：窦房结抑制、房室传导阻滞、加重心力衰竭 其他：眩晕、味觉改变、视物模糊；胃肠道不适；加重支气管痉挛
β 受体阻滞剂	心脏方面：低血压、心动过缓、心力衰竭 其他：乏力；加重哮喘与慢性肺部疾病；间歇性跛行、雷诺现象、精神抑郁；糖尿病患者可能引起低血糖
胺碘酮	心脏方面：心动过缓,致心律失常很少发生,偶有尖端扭转型室速 其他：最严重的心外毒性为肺间质纤维化；转氨酶升高,偶致肝硬化；甲状腺功能亢进或减退；光过敏、角膜色素沉着；胃肠道反应
维拉帕米	心脏方面：已应用 β 受体阻滞剂或有血流动力学障碍者易引起低血压、心动过缓、房室传导阻滞、心搏停顿 其他：偶有肝毒性,使地高辛血浓度增高
腺苷	心脏方面：可有短暂窦性停搏、室性期前收缩或非持续性室性心动过速 其他：面部潮红、呼吸困难、胸部压迫感,通常持续短于 1 分钟

4. **手术护理** 介入手术及外科术后护理要点参照相关章节。

五、护理评价

通过治疗与护理,患者：①不适症状缓解或消失；活动耐力及自理能力增强。②患者住院过程中未受伤,且对疾病有正确的认识。③情绪能够保持平稳,积极配合治疗和护理。④心律失常并发症得到及时识别和处理。

(陶 惠)

第4章 心搏骤停与心脏性猝死患者的护理

心搏骤停(cardiac arrest)指各种原因引起的心脏射血功能突然终止。一般认为,心搏骤停发生后10秒,由于脑血流中断可致患者出现意识丧失,经及时救治可存活,否则将发生生物学死亡。因此,心搏骤停是临床最危重的急症,必须争分夺秒积极抢救。心搏骤停常为心脏性猝死的直接原因。

心脏性猝死是指急性症状发作后1小时内发生的以意识突然丧失为特征的、由心脏原因引起的自然死亡。

一、病因及发病机制

发生心脏性猝死的原因很多,大多数发生在有器质性心脏病的患者,尤其是有冠心病及其并发症者,而这些冠心病患者中约有75%有心肌梗死病史。各种心肌病引起的心脏性猝死占5%～15%,是冠心病易患年龄前(<35岁)心脏性猝死的主要原因。此外还有离子通道病如先天性或获得性长QT间期综合征、预激综合征等。

心脏性猝死的主要原因为发生致命性快速心律失常,如室扑、室颤和室速;其次为严重缓慢性心律失常和心室停顿,较少见的是无脉性电活动。非心律失常性心脏性猝死所占比例比较少,常由于心脏破裂、心脏流入和流出道的急性阻塞、急性心脏压塞等所致。

二、临床表现

心脏性猝死的临床过程可分为4期:前驱期、终末事件期、心搏骤停和生物学死亡。各期表现可有明显差异。

1. **前驱期** 患者在猝死前数天至数月,可出现胸痛、气促、疲乏及心悸等非特异症状,但亦可无前驱表现。

2. **终末事件期** 指心血管状态出现急剧变化到心搏骤停发生前的一段时间,自瞬间至持续1小时不等。典型的表现包括严重胸痛、急性呼吸困难、突然心悸或晕厥等。

3. **心搏骤停** 意识突然丧失为该期的主要特征,临床表现为:①意识突然丧失或伴有局部或全身性抽搐。②颈、股动脉搏动消失。③呼吸断续,喘息,随后呼吸停止。④皮肤苍白或发绀,瞳孔散大,大小便失禁。⑤心音消失。

4. **生物学死亡** 从心搏骤停至生物学死亡的时间长短取决于原发病的性质及心搏骤停至复苏开始的时间。大多数心搏骤停后4～6分钟内开始发生不可逆脑损害,随后数分钟过渡到生物学死亡。

三、救护要点

(一) 心搏骤停的救护要点

心搏骤停的生存率很低,在5%～60%之间。抢救成功的关键是快速识别和启动急救系统,尽早进行心肺复苏(cardiopulmonary resuscitation,CPR)和复律治疗。心肺复苏又分初级心肺复苏和高级心肺复苏,可按照以下顺序进行:

1. **识别心搏骤停** 当发现无反应或突然倒地的患者时,首先观察其对刺激的反应,轻拍肩部并大声呼叫"你怎么了",判断呼吸运动和大动脉搏动(10秒内完成)。如患者意识丧失,无呼吸或无正常呼吸(仅有喘息),视为心搏骤停,呼救并立即施行CPR。

2. **呼救** 高声呼救,请求他人帮助。应在不延缓施行CPR的同时,设法呼叫急救电话,启动急救系统。

3. **初级心肺复苏** 即基础生命活动支持,旨在迅速建立有效的人工循环。其主要措施包括胸外按压、开放气道、人工呼吸、除颤,前三者被简称为CAB三部曲。首先应保持正确的体位,患者仰卧于坚固的平面上,提供同步分工合作的复苏方法。

(1) 胸外按压(compressions,C):是建立人工循环的主要方法,成人在开放气道前先进行胸外按压。胸外按压通过增加胸膜腔内压和直接按压心脏,可产生一定的血液流动,配合人工呼吸可为心脏和脑等重要器官提供一定的含氧血流,为进一步复苏创造条件。胸外按压的正确部位是胸骨中下1/3交界处。用一只手的掌根部放在胸骨的下半部,另一手掌重叠放在这只手背上,手掌根部横轴与胸骨长轴确保方向一致。为保证每次按压后使胸廓充分回弹,施救者在按压间隙,手可以放在患者胸上,但是不能有任何力量。按压时肘关节伸直,依靠肩部和背部的力量垂直向下按压,成人使胸骨下压至少5cm,但应避免超过6cm,随后突然松弛,按压和放松的时间大致相等。按压频率在100~120次/分。胸外按压过程中应尽量减少中断直至自主循环恢复或复苏终止,中断尽量不超过10秒,除非特殊操作,如建立人工气道、除颤时。胸外按压的并发症主要有肋骨骨折、心包积血或心脏压塞、气胸、血胸、肺挫伤等,应遵循正确的操作方法,尽量避免其发生。

(2) 开放气道(air way,A):保持呼吸道通畅是成功复苏的重要一步。采用仰头抬颏法开放气道,即术者将一手置于患者前额升压使患者头后仰,另一手的示指、中指抬起下颏,使下颏尖、耳垂的连线与地面呈垂直,以畅通气道。迅速清除患者口中异物和呕吐物,必要时使用吸引器,取下活动性义齿。

(3) 人工呼吸(breathing,B):开放气道后,先将耳朵贴近患者的口鼻附近,感觉和倾听有无呼吸,如确定呼吸停止,在确保气道通畅的同时,立即开始人工通气,气管内插管是建立人工通气的最好方法。当时间或条件不允许时,常采用口对口呼吸。术者一手的拇指、示指捏住患者鼻孔,吸一口气,用口唇把患者的口全部罩住,然后缓慢吹气,给予足够的潮气量,产生可见的胸廓抬起,每次吹气应持续1秒以上。每30次胸外按压连续给予2次通气,通气频率为10~12次/分。但口对口呼吸是临时性抢救措施,应争取尽快气管内插管,以人工气囊挤压或人工呼吸机进行辅助呼吸与给氧,纠正低氧血症。

(4) 除颤(defibrillation):室颤是心脏骤停常见和可以治疗的初始心律。不管是院外因室颤心脏骤停的患者还是监护中的室颤患者,迅速除颤是首选的治疗方法。对于室颤患者,在倒下的3~5分钟内立即施行CPR和除颤,存活率最高。自动体外除颤仪(automated external defibrillators,AED)除颤可作为基础生命支持的一部分,应先进行。当不能立即取得AED时,应立即进行CPR,并同时让人获取AED进行除颤。取AED,检查心律,室颤者,除颤1次后,立即继续5个周期的CPR(约2分钟)后分析心律,如有指征则再一次除颤。

4. 高级心肺复苏 即高级心血管生命支持(advanced cardiovascular life support,ACLS),是以基础生命支持为基础,应用辅助设备、特殊技术等建立更有效的通气和血液循环。主要措施有气管插管、给氧、除颤、复律、起搏和药物治疗。在复苏过程中必须持续监测心电图、血压、血氧饱和度等,必要时进行有创血流动力学监测,如动脉血气分析、动脉压、肺动脉压等。

(1) 气管插管与给氧:若患者自主呼吸没有恢复,应尽早行气管插管,以纠正低氧血症。院外患者常用简易球囊维持通气,医院内患者常用呼吸机,开始可给予100%浓度的氧气,然后根据血气分析结果进行调整。

(2) 除颤、复律与起搏:心搏骤停时最常见的心律失常是室颤,因此迅速恢复有效的心律是复苏成功至关重要的一步。一旦心电监护显示为心室颤动或扑动,应立即除颤。对于单相波除颤,成人推荐电击能量360J,若无效可立即进行第2次和第3次除颤。此时应尽量改善通气和矫正血液生化指标的异常,以利重建稳定的心律。双相波除颤可选择150~200J能量,1次150J能量双向波除颤的有效性>90%。对有症状的心动过缓患者,尤其是当高度房室传导阻滞发生在房室束以下时,则应施行起搏治疗。

(3) 药物治疗:尽早开通静脉通道,给予急救药物。外周静脉通常选用肘正中静脉或颈外静脉,中心静脉可选用颈内静脉、锁骨下静脉和股静脉。

1) 血管升压药:肾上腺素,作为拟交感类药,是CPR的首选药物。可用于电击无效的室颤、无脉性室速、无脉性电活动、心室停搏。若连续3次除颤无效提示预后不良,应继续胸外按压和人工通气,并常规给予肾上腺素1mg静注,再除颤1次。如仍未成功,肾上腺素可每3~5分钟重复1次,可逐渐增加剂量至5mg,中间给予除颤。血管升压素与肾上腺素作用相同,也可作为一线药物,只推荐使用1次,40U静注。严重低血压时可用去甲肾上腺素、多巴胺、多巴酚丁胺。

2) 抗心律失常药:①胺碘酮,2~3次使用肾上腺素后仍存在无脉性室速或室颤,在继续CPR的过程中可静脉给予抗心律失常药胺碘酮。用法:胺碘酮首次150mg缓慢静注(10分钟)可重复给药总量达500mg,随后先按1mg/min静滴,然后0.5mg/min持续静滴,每天总量可达2g,根据需要可维持数天。②利多卡因,没有胺碘酮时考虑使用。用法:利多卡因1~1.5mg/kg,3~5分钟内静注,若无效可每5~10分钟0.5~0.75mg/kg重复1次,总剂量达

3mg/kg。③硫酸镁，适用于低镁血症、电击无效的室颤，低镁血症的室性心动过速，尖端扭转型室性心动过速，地高辛中毒。用法：硫酸镁1～2g，5%葡萄糖10mL稀释，静注，10～15分钟后可重复。④阿托品，适用于缓慢性心律失常、心室停搏、无脉性电活动。用法：阿托品1～2mg静注，每3～5分钟重复使用，最大总量(不超过)3mg。缓慢心律失常，有条件者及早施行起搏治疗。

3）纠正代谢性酸中毒药：5%碳酸氢钠，适用于心搏骤停或复苏时间过长者，或早已存在代谢性酸中毒、高钾血症者。用法：初始剂量1mmol/kg，在持续心肺复苏过程中，每15分钟重复1/2量，最好根据动脉血气分析结果调整补给量。复苏过程中产生的代谢性酸中毒通过改善通气常可得到改善，不应过分积极补充碳酸氢钠。

（二）复苏后的救护要点

1．维持有效循环　进行全面的心血管系统及相关因素的评价，查找引起心搏骤停的原因并及时处理。如患者血流动力学状态不稳定，则需评估全身循环血容量状况和心室功能。可以在补充有效血容量基础上适当应用血管活性药(如去甲肾上腺素)、正性肌力药等。

2．维持呼吸　自主循环恢复后，呼吸功能的维持十分重要。一些患者可能仍然需要机械通气和吸氧治疗。可根据动脉血气分析结果随时调整吸氧浓度。保持呼吸道通畅是维持有效呼吸功能的前提，因此要经常吸痰，排出喉头及气管内的分泌物。

3．防治脑缺氧及脑水肿　防治脑缺氧及脑水肿是心肺复苏最后成功的关键，亦称脑复苏。主要措施包括：

(1) 降温：复苏后的高代谢状态或其他原因引起的体温增高可导致脑组织氧供需关系明显失衡，从而加重脑损伤。应密切观察体温变化，积极采取降温措施。自主循环恢复后几分钟至几小时将体温降至32～34℃为宜，持续12～24小时。

(2) 脱水：可选用渗透性利尿药20%甘露醇或25%山梨醇快速静滴，以减轻脑水肿；亦可联合使用呋塞米(首次20～40mg，必要时增加至100～200mg静注)、2%白蛋白(20～40mL)或地塞米松(5～10mg，每6～12小时静注)，有助于避免或减轻渗透性利尿导致的“反跳现象”。

(3) 防治抽搐：应用冬眠药物，如双氢麦角碱0.6mg、异丙嗪50mg稀释于5%葡萄糖100mL中静滴；亦可用地西泮10mg静注。

(4) 高压氧治疗：通过增加血氧含量及弥散，提高脑组织氧分压，改善脑缺氧，降低颅内压，有条件者应尽早应用。

(5) 促进早期脑血流灌注：如抗凝以疏通微循环，钙通道阻滞药解除脑血管痉挛。

4．防治急性肾衰竭　原有肾脏病变的老年患者多见。在心脏复苏抢救过程中，应尽快补足有效血容量，以保证足够肾血流量和肾小球滤过率；应避免使用有肾毒性的药物，这是防止急性肾衰竭最有效的方法；同时应密切注意尿量、尿比重和渗透压的变化。

5．其他　包括防治继发感染，及时发现和纠正水电解质紊乱和酸碱失衡。此外，在心肺复苏过程中加强护理，预防压疮，注意营养及热量平衡以及对症和支持疗法，均十分重要。

四、预后

心搏骤停复苏成功的患者，及时评估左心室功能非常重要。和左心室功能正常患者相比，左心室功能减退的患者心搏骤停复发的可能性大，对抗心律失常药物的反应差，死亡率较高。

急性心肌梗死早期的原发性室颤为非血流动力学异常引起者，经及时除颤易获复律成功。急性下壁心肌梗死并发的缓慢性心律失常或心室停搏所致的心搏骤停，预后良好；相反，急性广泛前壁心肌梗死并发房室或室内阻滞引起的心搏骤停多预后不良。

继发于急性大面积心肌梗死及血流动力学异常的心搏骤停，即时死亡率高达59%～89%，心肺复苏不易成功。即使复苏成功，亦难以维持稳定的血流动力学状态。

（郭全荣）

第5章 心脏瓣膜病患者的护理

心脏瓣膜病（valvular heart disease）是由于炎症、黏液样变性、先天性发育异常、缺血性坏死、老年退行性改变和钙化、创伤等原因引起的单个或多个瓣膜结构(包括瓣叶、瓣环、腱索、乳头肌)和(或)功能异常，导致瓣膜增厚、粘连、纤维化等病理性改变，造成瓣口狭窄和(或)关闭不全。心室和主、肺动脉根部的严重扩张也可导致相应房室瓣和半月瓣的相对性关闭不全。二尖瓣最常受累，其次为主动脉瓣。随着人口平均寿命的延长和动脉粥样硬化性疾病发生率的增加，主动脉瓣钙化性狭窄和瓣膜黏液变性的发病率不断升高。

风湿性心脏瓣膜病（rheumatic heart disease, RHD)是风湿热引起的风湿性心脏炎症导致的心脏瓣膜损害，简称风心病。常累及40岁以下人群，女性多于男性，青少年时期发病较多见，农村患病率高于城市。近年来，随着生活条件与医疗环境改善，其发病率及住院率已明显下降，但风心病仍是常见的心脏瓣膜病。

一、二尖瓣狭窄

(一) 病因及发病机制

1. 风湿热 是二尖瓣狭窄（mitral stenosis, MS)的主要病因，多见于急性风湿热后。急性风湿热形成二尖瓣狭窄至少需要2年，多数患者的无症状期为10年以上，所以风湿性二尖瓣狭窄一般以40～50岁发病多见，女性患者居多。

2. 其他 少见病因中，主要为老年性二尖瓣环或环下钙化，瓣膜钙化主要与老年退行病性变及结缔组织病有关；另外婴儿或儿童的先天性畸形亦是致病因素。罕见病因为类癌瘤及结缔组织疾病。

(二) 病理及病生理改变

1. 病理改变 风湿性二尖瓣狭窄的基本病理变化是瓣叶和腱索的纤维化和挛缩，瓣叶交界面相互粘连。风湿热反复发作侵及二尖瓣后，瓣膜交界处粘连融合，造成瓣口狭窄，瓣叶增厚、挛缩、变硬和钙化等都进一步加重瓣口狭窄，限制瓣叶活动，狭窄的瓣口粘连增厚形似横膈膜呈“鱼口”状，为隔膜型二尖瓣狭窄；腱索粘连融合短缩向二尖瓣方向形成漏斗状，漏斗底部朝向左心房，尖部朝向左心室，为漏斗型二尖瓣狭窄。

2. 病生理改变

(1) 二尖瓣狭窄的血流动力学异常是由于舒张期流入左心室的血流受阻所致。正常成人二尖瓣瓣口的面积为4～6cm^2，当瓣口面积减小至2.5cm^{2}时可出现心脏杂音，但可无明显临床症状；随着瓣口面积的逐步减小，可出现血流动力学改变和相应的临床症状。

(2) 根据瓣口面积减小的程度可分为：轻度狭窄(瓣口面积1.5～2.0cm^2)、中度狭窄(瓣口面积1.0～1.5cm^2)、重度狭窄(瓣口面积小于1.0cm^2)。当瓣口出现狭窄时，左心房压力升高，使左心房代偿性扩张及肥厚以增强心肌收缩力，同时肺静脉和肺毛细血管压相继增高，导致肺顺应性降低，临床上出现劳力性呼吸困难。此时，各种原因(如房颤、感染、妊娠等)引起心率增快时均可诱发急性肺水肿的发生。长期左心房压和肺静脉压增高，引起肺小动脉反应性收缩、硬化，最终导致肺动脉压增高，可引发右心衰竭(右心受累期)，此期的临床肺瘀血症状反而会减轻。

(三) 临床表现

1. 症状

(1) 呼吸困难：是最常见也是最早出现的症状，临床上多为劳力性呼吸困难，常于运动后、情绪激动、妊娠、感染或快速性房颤时被诱发。随二尖瓣狭窄程度加重，出现静息时呼吸困难、夜间阵发性呼吸困难、端坐呼吸，甚至发生急性肺水肿。

(2) 咳嗽：干咳，无痰或泡沫痰。是由左房高压引起支气管黏膜水肿、炎性改变或增大的左心房压迫左支气管所致。如患者继发支气管炎或肺炎，则可有黏痰或脓性痰。若伴有肺水肿，则可带有粉红色泡沫样痰。

(3) 咯血：咯血性痰或血丝痰，常伴夜间阵发性呼吸困难，与支气管炎、肺部感染、肺充血或肺毛细血管破裂有关。咯大量粉红色泡沫痰时提示有急性肺水肿；突发咯大量鲜血，多发生于较严重的二尖瓣狭窄，由于突然升高的肺静脉压导致薄而扩张的支气管静脉破裂。

(4) 血栓栓塞：是二尖瓣狭窄的严重并发症，约20%的患者在病程中发生血栓栓塞，其中15%～20%由此导致死亡。发生栓塞者约80%有心房颤动。

(5) 其他症状：声音嘶哑，少见，常由左喉返神经被扩大的左心房和肺动脉压迫所致；压迫食管可引起吞咽困难；右心衰竭时可出现食欲减退、腹胀、恶心等消化道瘀血症状。

2. **体征**

(1) 严重二尖瓣狭窄体征：表现为双颧与口唇绀红，即"二尖瓣面容"。出现颈静脉怒张、肝颈回流征阳性、肝大、双下肢水肿等症状提示右心衰竭的发生。

(2) 心音：二尖瓣狭窄时，如瓣叶柔顺有弹性，在心尖区多可闻及亢进的第一心音，呈拍击样，并可闻及开瓣音；如瓣叶钙化僵硬，则该体征消失；当出现肺动脉高压时，P_2亢进和分裂。

(3) 心脏杂音：二尖瓣狭窄的典型杂音为心尖区的舒张中晚期隆隆样杂音，呈递增型，局限，左侧卧位明显，运动或用力呼气时增强。严重肺动脉高压时，由于肺动脉及其瓣环的扩张，导致相对性肺动脉瓣关闭不全，因而在胸骨左缘第2肋间可闻及递减型高叹气样舒张早期杂音；右心室扩大时，因相对性三尖瓣关闭不全，可于胸骨左缘第4、5肋间闻及全收缩期吹风样杂音。

3. **并发症**

(1) 心房颤动：为二尖瓣狭窄最常见的心律失常，也是相对早期的常见并发症。左心房压力增高致左心房扩大及房壁纤维化是房颤持续存在的病理基础。房颤初始可为阵发性，以后随病程的进展和左房的增大逐渐转为持续性或永久性房颤。

(2) 急性肺水肿：为重度二尖瓣狭窄的严重并发症。主要为"心源性哮喘"，表现为突然出现的重度急性呼吸困难，发绀，不能平卧，咳粉红色泡沫痰，不及时救治可危及患者的生命。

(3) 右心衰竭：晚期并发症。

(4) 血栓栓塞：主要为体循环栓塞，栓子主要来源于左心耳和左心房，其中80%的患者左心房扩大伴有房颤。以脑栓塞发生率最高，其次为外周动脉和内脏动脉栓塞。栓子来源于右心房时可造成右心衰。

(5) 感染性心内膜炎：较少见。

(6) 肺部感染：肺静脉压力增高及肺瘀血易合并肺感染。

(四) 实验室及其他检查

1. **心电图**　窦性心律者可见"二尖瓣型P波"(P波增宽＞0.12秒，伴切迹)，提示左心房扩大；QRS波群示电轴右偏和右心室肥厚表现，病程晚期常显示房颤。

2. **胸部X线检查**　重度二尖瓣狭窄者常可见到左心房和右心室扩大，心影呈梨形。长期肺瘀血者表现为肺门增大而模糊，有时可见肺淋巴管扩张及肺小叶间隔积液所致双肺下部及肋膈处水平细线，称之为Kerley B线。

3. **超声心动图**　是确诊该病最敏感可靠的方法。M型超声显示二尖瓣前叶呈"城墙样"改变，后叶与前叶同向运动，瓣叶回声增强。

(五) 诊断要点　根据心尖区隆隆样舒张期杂音，结合心电图、胸部X线示左房增大，一般可以诊断，超声心动图可以确诊。应与有心尖区隆隆样舒张期杂音的其他相关疾病相鉴别，如严重二尖瓣反流、主动脉瓣关闭不全和左房黏液瘤。

(六) 治疗要点

1. **治疗原则**

(1) 注意休息，避免剧烈体力活动，控制钠盐摄入，定期(6～12个月)复查。

(2) 积极预防风湿热反复发作，坚持终身应用苄星青霉素120万U，每4周肌注一次。

(3) 肺瘀血引起呼吸困难者间断口服利尿剂，预防和控制诱发急性肺水肿的因素。

2. **并发症治疗**

(1) 心房颤动：治疗目标为积极预防控制房颤的诱发因素，减慢心室率，维持窦性心律，使静息时的心率保持在60～80次/分，预防血栓的发生。房颤伴有快速心室率时，选用毛花苷C；如心室率控制不满意，可联合经静脉给药如β受体阻滞剂和钙通道阻滞剂；血流动力学不稳定，出现肺水肿、休克、心绞痛或晕厥时，应行电复律。

(2) 急性肺水肿：同急性左心衰竭所致的急性肺水肿处理原则，同时，应注意：①避免使用减轻心脏后负荷、以扩张小动脉为主的血管扩张药物，应选用硝酸酯类以扩张静脉系统、减轻心脏前负荷。②仅在心房颤动伴快速心室率时应用毛花苷C，否则对二尖瓣狭窄的肺水肿无益。

(3) 右心衰竭：处理原则同心力衰竭的处理原则。

(4) 预防栓塞：静脉溶栓治疗因其简单易行仍是主要干预方法，二尖瓣狭窄伴房颤者的血栓栓塞发病率高于无房颤者，尤其伴持续房颤的高危患者需要持续的抗凝治疗。没有抗凝治疗禁忌证的患者，可选择阿司匹林或华法林等抗凝药物治疗，口服华法林抗凝药物时要定期监测 INR 达到 2.5～3.0。

3. **介入和外科手术治疗** 在二尖瓣口有效面积<1.5cm^2 时，伴有症状并有进行性加重的情况下，采取介入治疗或手术方法可扩大瓣口面积，减轻狭窄。对于肺动脉高压的患者，即便症状轻，也应该早期干预。

(1) 介入治疗：详见第 14 章“循环系统常用诊疗技术及护理”。

(2) 外科手术治疗：①适应证：心功能Ⅱ级以上且瓣膜病变明显者，需择期手术。心功能Ⅳ级、急性肺水肿、大咯血、风湿热活动期和感染性心内膜炎等情况，原则上应积极内科治疗，病情改善后尽早手术；如内科治疗无效，则应急诊手术。已出现心房颤动的患者，心功能进行性减退，易发生血栓栓塞，应尽早手术。②手术方法：在全身麻醉低温体外循环直视下行二尖瓣交界处切开及瓣膜成形术。

二、二尖瓣关闭不全

二尖瓣关闭不全(mitral incompetence)指二尖瓣瓣膜受损害、瓣膜结构和功能异常导致的瓣口关闭不全。病变可累及二尖瓣的瓣环、瓣叶、腱索和乳头肌的任何一个或多个结构，均会产生关闭不全。二尖瓣关闭不全的患者常合并二尖瓣狭窄。

(一) 病因及发病机制

1. **风湿性疾病** 引起二尖瓣瓣叶结构改变，瓣环扩大，连接处粘连融合，腱索缩短，导致二尖瓣关闭不全。

2. **二尖瓣脱垂** 二尖瓣瓣环、瓣叶和腱索发生黏液样变性，部分胶原被黏多糖酸所代替，造成瓣叶冗长、腱索延长或断裂、瓣环扩大，进而发展为关闭不全。

3. **缺血性心脏病** 心肌缺血性梗死可引起乳头肌断裂或缺血后乳头肌延长，收缩功能丧失和二尖瓣环扩大，造成乳头肌瓣环功能障碍。

4. **感染性心内膜炎** 细菌感染可导致瓣环周围脓肿、瓣叶穿孔、腱索断裂，甚至瓣膜毁损。

5. **少见的原因** 还有创伤、心肌病、结缔组织病、黏液瘤和心内膜弹力纤维增生。

目前心脏瓣膜手术和尸检资料显示由风湿热引起的二尖瓣关闭不全所占比例逐渐下降。非风湿性单纯性二尖瓣关闭不全以腱索断裂最常见，其次是感染性心内膜炎、缺血性心脏病等。

(二) 病理及病生理改变

左心室收缩期因二尖瓣关闭不全，部分血液反流入左心房，致使左心房因血量增多而压力升高，逐渐产生代偿性扩大或肥厚。左心室舒张时，左心房过多的血流入左心室，使之负荷加重，左心室也逐渐扩大和肥厚，进而肺静脉瘀血，肺循环压力升高引起右心功能不全。左心功能长期负荷加重，最终导致左心衰竭。

1. **急性二尖瓣关闭不全** 如自发性腱索断裂，左心室和左心房承受突然的容量超负荷，引起左心室心肌小节拉长(前负荷增加)，致使左心房压和肺毛细血管压力快速升高导致急性肺水肿发生。

2. **慢性代偿期二尖瓣关闭不全** 左心房的顺应性增加，左房明显扩大，肺动脉压仅轻度增加，左心房的肌纤维大部分消失而被纤维组织取代。多数患者易发生房颤。

3. **慢性失代偿期二尖瓣关闭不全** 虽然二尖瓣关闭不全可以由左心室代偿而耐受很长一段时期，但持续严重的超负荷最终会导致左心室心肌功能障碍，损害左心室射血功能，增加收缩期末容积，使左心室充盈压升高，引起肺瘀血。

(三) 临床表现

1. **症状**

(1) 慢性二尖瓣关闭不全：患者的临床症状轻重取决于二尖瓣反流的严重程度及关闭不全的进展速度、左心房和肺静脉压的高低、肺动脉压力水平及是否合并有其他瓣膜损害和冠状动脉疾病。轻度二尖瓣关闭不全者可以持续终身没有症状。病变较重者可表现为疲乏无力、活动耐力下降。同时可有劳累后呼吸困难，严重者出现端坐呼吸或夜间阵发性呼吸困难等不可逆的心功能损害症状。

(2) 急性二尖瓣关闭不全：轻者仅有轻微劳力性呼吸困难。重者则为急性左心衰竭表现，如急性肺水肿、咯血、心源性休克等临床症状，病情可在短时期内恶化。

2. **体征**

(1) 急性二尖瓣关闭不全：心尖冲动增强，为抬举样搏动。心尖部可闻及3/6级的收缩期吹风样杂音是二尖瓣关闭不全的主要体征，累及腱索、乳头肌时可出现乐鸣性杂音。出现急性肺水肿时双肺可闻及干、湿性啰音。前叶损害为主者杂音向左腋部传导，后叶损害为主者杂音向心底部传导。

(2) 慢性二尖瓣关闭不全：心界向左下扩大，心尖冲动向左下移位。收缩期心尖冲动呈高动力型；晚期患者出现右心衰竭体征，如颈静脉怒张、肝大及周围组织水肿等。

3. **并发症**　二尖瓣关闭不全较之二尖瓣狭窄更容易并发感染性心内膜炎，而栓塞较少见。二尖瓣关闭不全早期并发心房颤动者较二尖瓣狭窄少，但晚期患者合并心房颤动者也可达到75%。

(四) 实验室及其他检查

1. **心电图**　慢性重度二尖瓣关闭不全者显示电轴左偏、左心室肥大和劳损，晚期出现心房颤动，非特异性ST-T改变。

2. **胸部X线检查**　轻度二尖瓣关闭不全者，可无异常表现；慢性重度二尖瓣关闭不全，左心房和左心室均明显扩大。钡餐X线检查可见食管受压向后移位。

3. **超声心动图**　脉冲式多普勒超声和彩色多普勒超声可见二尖瓣心房侧和左心房内收缩期反流束，可半定量反流程度。

(五) 诊断要点　急性二尖瓣关闭不全者，突然发生呼吸困难，心尖区有典型收缩期杂音，X线肺瘀血明显，有明确的病因。慢性二尖瓣关闭不全者，听诊心尖区典型的收缩期吹风样杂音，X线所示左心房和左心室肥大。超声心动图对急性和慢性二尖瓣关闭不全的诊断起决定性作用。应与有心尖区杂音向胸骨左缘传导的其他相关疾病相鉴别，如：三尖瓣关闭不全，室间隔缺损，主、肺动脉瓣狭窄。

(六) 治疗要点

1. **治疗原则**

(1) 慢性二尖瓣关闭不全：预防和控制感染性心内膜炎及风湿热的反复发作。①预防与控制风湿热复发，心功能正常无症状者，每半年定期复诊。②伴有心律失常如房颤者，控制心室率在满意范围内，静息时心室率在70次/分左右，活动时不超过90次/分；有体循环栓塞病史或心脏超声显示有血栓者，应长期抗凝治疗防止血栓的形成。③心力衰竭者，应用强心、利尿及扩血管药物改善心脏功能。

(2) 急性二尖瓣关闭不全：需紧急外科手术者，应纠正心脏功能，病情平稳可紧急或择期进行外科手术。

2. **手术治疗**　在体外循环下实施直视手术(人工瓣膜置换术或整复术)。

三、主动脉瓣狭窄

(一) 病因　主动脉狭窄的病因有三种，即先天性病变、退行性变和炎症性病变。单纯性主动脉瓣狭窄多为先天性或退行性变，少数为炎症性。

(二) 病理及病生理改变

1. **病理变化**　目前，与年龄相关的退行性主动脉狭窄已成为成人最常见的主动脉瓣狭窄的原因。先天性畸形包括二叶瓣畸形和三叶瓣畸形，先天性二叶瓣畸形为成人孤立性主动脉瓣狭窄的常见原因，易并发感染性心内膜炎。炎症性病变导致主动脉瓣狭窄的病因主要为风湿热。

2. **病理生理改变**　正常成人主动脉瓣瓣口面积为3～4cm²，收缩期跨瓣压力阶差＜5mmHg。瓣口面积减少至正常的1/3，血流动力学改变不明显；当主动脉瓣瓣口面积≤1.0cm²时，左室收缩压明显升高，跨瓣压差显著。主动脉瓣狭窄会增加左心室后负荷压力，并阻碍收缩期左心室的排空。左心室后负荷增加促使左心室收缩压力升高，进而导致向心性左心肥厚。在进行性左心肥厚的代偿期，患者可长时期无明显症状。由于左心室肥厚和顺应性降低，心排血量减少，心肌耗氧量增加，导致心肌严重缺血。

(三) 临床表现

1. **症状**　主动脉瓣狭窄患者，无症状期长，直至瓣口面积≤1.0cm²时才出现临床症状。心绞痛、晕厥和心力衰竭是典型主动脉瓣狭窄的常见临床三联征。

(1) 呼吸困难：早期有乏力、头晕等症状，晚期则出现劳力性呼吸困难，是晚期患者最早出现的症状，可发展为夜间阵发性呼吸困难、端坐呼吸、急性肺水肿等肺瘀血的表现。

(2) 心绞痛：体力活动后出现心绞痛，随病程进展发作频率增加。是最早出现也是最常见的症状。

(3) 晕厥：常发生于体力活动后或身体直立前倾时。部分患者表现为黑矇，可为首发症状。

(4) 猝死与致命性心律失常有关。

2. **体征** 主动脉瓣狭窄最典型的杂音是收缩期喷射性、高调、粗糙的射流性杂音，3/6级以上，在胸骨右缘1～2肋间隙最为明显，杂音向两侧颈动脉传导。严重主动脉瓣狭窄者，杂音的高峰出现在收缩晚期，常可扪及震颤，第二心音可降低。心尖冲动性抬举持续有力，呈局限性。

3. **并发症** 心律失常以房颤多见，见于10%的患者；心脏猝死多发生于先前有症状者；感染性心内膜炎，不常见；体循环栓塞较少见；胃肠道出血多见于老年的瓣膜钙化患者。

(四) 实验室及其他检查

1. **心电图** 电轴左偏，左心室肥大伴劳损，ST-T改变，T波倒置，部分患者可出现左束支传导阻滞、房室传导阻滞或房颤。

2. **胸部X线检查** 早期心影无改变；晚期左心室失代偿者，心、胸比可增大。升主动脉可发生狭窄后扩张。严重主动脉瓣钙化者，透视可发现瓣膜钙化。

3. **超声心动图** 二维超声有助于检测主动脉瓣瓣膜结构，确定主动脉瓣狭窄的病因。多普勒超声可测出主动脉瓣口面积及跨瓣压差，有助于判断狭窄程度。

(五) 诊断要点 典型的主动脉狭窄区收缩期粗糙喷射样杂音，向颈部传导，确诊依据超声心动图。主要与梗阻性肥厚型心肌病及先天性主动脉瓣上狭窄、先天性主动脉瓣下狭窄所引起的收缩期杂音相鉴别。如杂音传导到胸骨左下缘或心尖区时，应与二尖瓣关闭不全、三尖瓣关闭不全、室间隔缺损引起的全收缩期杂音相鉴别。

(六) 治疗要点

1. **治疗原则** 内科主要治疗是预防和控制感染性心内膜炎。无症状者可定期随访，无须治疗。轻度狭窄者体力活动不受限，每2年复查一次；中度及重度狭窄者应避免剧烈体力活动，每6～12个月复查一次。心房颤动的患者控制心室率，尽早转复为窦性心律；心绞痛者应用硝酸酯类药物；心力衰竭者控制钠盐的摄入，谨慎使用洋地黄类药物和利尿剂，防止发生直立性低血压现象，避免应用β受体阻滞剂和小动脉扩张剂，后者易引发血压过低。

2. **介入治疗和外科手术治疗** 介入治疗主要为经皮球囊主动脉瓣成形术，但目前临床应用较少。外科手术治疗方法为人工瓣膜置换术，为目前治疗成人主动脉瓣狭窄的主要方法。

四、主动脉瓣关闭不全

(一) 病因及发病机制 风湿性心脏病导致主动脉瓣关闭不全占2/3，其次为先天性主动脉瓣瓣叶畸形(以主动脉瓣二瓣化畸形为主)、退行性主动脉瓣病变、主动脉瓣黏液样变性等。大部分病变引起的主动脉瓣关闭不全都是慢性过程，而在感染性心内膜炎、外伤和主动脉夹层时，可引起严重的急性主动脉瓣关闭不全。

(二) 病理生理改变 主要改变为舒张期主动脉血液经主动脉瓣反流至左心室，引起左心室容量负荷过重，左心室舒张期充盈压升高，致肌纤维伸长、收缩力增强，进而导致左心室扩大与肥厚。在心脏功能代偿期，左心室舒张末期容量负荷增加使左心室排血量高于正常，维持升主动脉前向血流，功能失代偿后左心室心肌收缩力下降出现左心衰竭。

(三) 临床表现

1. **症状**

(1) 慢性主动脉瓣关闭不全：临床症状出现较晚。随反流量增大，出现与心搏量增大有关的症状，如心悸、心前区不适、头颈部强烈动脉搏动感等。失代偿期，逐渐出现体力活动后乏力或劳累性呼吸困难，甚至出现夜间阵发性呼吸困难和端坐呼吸、体位性头晕等症状。部分患者由于冠状动脉绝对和相对供血均不足，可出现心绞痛症状。

(2) 急性主动脉瓣关闭不全：轻者可无任何症状，重者可出现突发呼吸困难，不能平卧，全身大汗，频繁咳嗽，咳白色或粉红色泡沫样痰，更严重者可出现烦躁不安，神志模糊，甚至昏迷。

2. **体征**

(1) 心脏体征：心尖部可见抬举性搏动，向左下移位；随心搏出现的点头征；颈动脉搏动明显增强。胸骨左缘第3、4肋间和主动脉瓣区可闻及叹息样舒张早、中期或全舒张期杂音，向心尖部传导。反流明显者，常在心尖区闻及柔和低调的隆隆样舒张期杂音。

(2) 周围血管征：动脉收缩压增高，舒张压降低，脉压增宽，可出现周围血管征，如水冲脉、股动脉枪击音,毛细血管搏动等征象。

3. **并发症** 临床上常见感染性心内膜炎、心力衰竭、室性心律失常。

(四) 实验室及其他检查

1. **心电图** 慢性主动脉瓣关闭不全者,主要表现为左心室肥厚伴劳损;急性者,常呈窦性心动过速,ST-T非特异性改变。

2. **胸部X线检查** 慢性主动脉瓣关闭不全者左心室明显增大,升主动脉结扩张,中、晚期可有特征性的"主动脉型"心脏,即"靴形心"表现。急性主动脉瓣关闭不全者,可见肺瘀血或肺水肿征象。

3. **超声心动图** M型超声显示舒张期二尖瓣前叶或室间隔扑动,为主动脉瓣关闭不全的诊断可靠征象。

(五) 诊断要点 主动脉瓣听诊区舒张期杂音和周围血管征等临床症状和体征;超声心动图可明确诊断。应与Graham-Steell杂音引起的疾病相鉴别,如严重肺动脉高压伴肺动脉扩张所致肺动脉瓣关闭不全。

(六) 治疗要点

1. **一般治疗**

(1) 慢性主动脉瓣关闭不全:①预防与控制风湿活动,积极治疗感染性心内膜炎。②轻度和中度主动脉关闭不全者要限制体力活动,每1~2年定期复诊;严重主动脉关闭不全应用血管紧张素转换酶抑制剂,维持心功能正常和延缓无症状期,每6个月定期复诊。③有心功能不全、心绞痛、心律失常者对症治疗。

(2) 急性主动脉瓣关闭不全:内科治疗为外科手术治疗前的过渡期,有感染性心内膜炎要积极应用抗生素控制感染,以选择最佳外科手术时机。

2. **介入治疗和外科手术治疗** 介入治疗方法为经导管主动脉瓣膜置换术(TAVI)。外科治疗措施是进行人工瓣膜置换术或主动脉瓣修复术。

五、心脏瓣膜病患者的护理

1. 评估要点

(1) 患病及诊治经过:询问患者是否有感冒、风湿性疾病、心肌炎和感染性心内膜炎等基础疾病;患病时间,治疗效果如何,服用药物情况;是否进行过手术,效果如何。所患心脏瓣膜病的症状(如夜间阵发性呼吸困难、咳嗽、咳痰、痰中带血、双下肢水肿、心律失常等),首次出现的时间,主要症状的特点(如出现的部位、严重程度、持续时间、发作频率、缓解因素),有无明显诱因及伴随症状,是否呈进行性加重,有无并发症。既往检查结果、治疗经过及效果。

(2) 目前状况:评估患者此次就医的主要原因。看患者是否有呼吸困难,疲倦、乏力,咳嗽、咳痰、咯血,少尿等左心衰竭表现;是否有劳力性呼吸困难,消化道症状(如腹胀、食欲不振、恶心、呕吐等),对称性及凹陷性水肿等右心衰竭表现。评估患者有无伴随症状,本次发病是否有诱发因素,与以前发病的情况相比较有哪些变化,有无进行性加重;评估患者目前的日常休息及活动量、活动耐受能力和自理能力;评估患者睡眠状况,饮食和体重有无变化及对心脏瓣膜病相关知识的理解。

(3) 相关病史:患者有无与心血管病相关的疾病,如糖尿病、甲亢、贫血、风湿热、系统性红斑狼疮等,是否已进行积极的治疗,疗效如何。患者直系亲属中有无与遗传相关的心血管病,如肥厚型心肌病、原发性高血压等。

(4) 心理-社会状况:由于风湿热是导致二尖瓣瓣膜狭窄病变的慢性进展过程,易反复发作,且患者体力活动受限,活动耐力下降,患者常有多种负性情绪。因此,应对患者进行综合评价,找出患者存在的问题,为其进行心理护理做准备;同时应评估患者家庭状况,应对方式,经济情况和生活习惯等。

2. 身体评估

(1) 一般状态:包括患者入院时的意识和精神状态;采取的体位;生命体征,包括如呼吸、脉搏、血压等;有无恶心、呕吐、腹胀和肌无力等。

(2) 心肺:心脏有无扩大,心尖冲动的位置和范围,有无心尖部舒张期奔马律、病理性杂音等。两肺有无湿啰音等。

(3) 其他:有无水肿,部位及程度;有无颈静脉怒张、肝颈静脉反流征阳性;肝有无增大、质地如何;有无胸腔积液征、腹腔积液征。

3. 护理诊断/问题

(1) 气体交换受损:与左心衰竭导致的肺瘀血有关。

(2) 活动无耐力:与心排血量下降有关。

(3) 体液过多:与右心衰竭导致体循环瘀血、水钠潴留、低蛋白血症有关。

(4) 体温过高:与感染有关。

(5) 潜在并发症：急性肺水肿、心力衰竭、房颤、栓塞。

4. **护理目标**

(1) 患者呼吸困难减轻或消失，肺部啰音消失。

(2) 患者活动耐力增强，未出现乏力、呼吸困难等症状。

(3) 患者心功能得以维持或改善，水肿、腹水减轻或消失，尿量增加。

(4) 患者体温降至正常。

(5) 患者未出现并发症或并发症得到及时控制。

5. **护理措施**

(1) 一般护理：①加强体育锻炼、合理营养膳食，增强机体抵抗力。②根据患者心功能调整运动量，协助患者制订活动计划；伴有并发症应限制活动卧床休息。③有风湿活动的患者应防寒保暖，保持口腔清洁，避免侵入性的操作和手术；严格遵从医嘱控制链球菌感染，预防上呼吸道感染发生；观察患者有无风湿活动症状；帮助患者及家属充分了解预防风湿热的目的。

(2) 用药护理：遵医嘱正确服用药物，剂量要准确，不要私自停药或调解用药剂量。做好药物观察及护理：①患者服用抗凝、抗血小板聚集药物，要观察有无牙龈出血，黑粪，血尿、范围较大的瘀肿、女性患者月经过多等症状；定期监测凝血酶时间。②应用利尿剂，测量患者的体重，观察有无离子紊乱症状发生。③应用抗生素预防风湿热。④给予抗心律失常药物有效预防房颤发生，尽早恢复窦性心律，防止血栓形成和心力衰竭的恶化。⑤急性肺水肿处理原则，避免使用以扩张小动脉为主的扩血管药物，可应用扩张静脉系统为主的硝酸酯类扩血管药物。⑥正性肌力药物仅在心房颤动伴快速心室率时使用。

(3) 栓塞的观察与护理：①观察有无体循环栓塞的表现，如头痛、失语、瘫痪、四肢动脉搏动和皮肤温度异常；观察有无肺栓塞、肾栓塞的症状，如胸痛、腰痛等。②协助指导患者变换体位，采取舒适卧位，穿宽松衣裤；长期卧位患者，给予被动的按摩受压部位促进血液循环，防止皮肤破溃及血栓形成；确诊有附壁血栓的患者，卧床休息限制活动，情绪保持平稳，避免屏气，预防便秘，以防止血栓脱落。

(4) 经皮球囊二尖瓣扩张术的护理(PBMV)：详见第14章“循环系统常见诊疗及护理”。

6. **护理评价** 通过治疗与护理，患者：①呼吸频率和节律恢复正常，乏氧状态好转。②能够完成日常的自我生活照顾，疲乏无力感消失。③能够陈述引起水肿的诱因，呼吸困难症状得到缓解。④体温维持正常。⑤能够说出并发症发生的不良因素，并发症能够得到及时发现和控制。

7. **疾病知识教育** 让患者了解病情，包括疾病类型、诱发因素、并发症的危险因素，了解终身预防和控制风湿活动的必要性。向患者解释防治感染的重要性，注意保暖，预防感冒；如出现皮肤感染、牙周炎、肺炎及胃肠道感染等症状应及时治疗；避免引起感染性心内膜炎。加强药物知识教育，使用抗凝药物：①必须按时按量服药，不可随意加药、减药；置换机械瓣患者需终身抗凝；随意减药会造成瓣膜无法正常工作，随意加药会使身体各部位有出血的危险。②定期复查凝血酶原时间(PT)和INR，根据结果遵医嘱调整用药。③自我监测：如出现牙龈出血，鼻腔出血，皮肤青紫、瘀斑、便血和血尿等抗凝剂过量现象，或出现下肢厥冷、疼痛、皮肤苍白等抗凝剂不足等表现时应及时就诊。④药物反应：苯巴比妥类药物、阿司匹林、双嘧达莫(潘生丁)、吲哚美辛(消炎痛)等药物能增强抗凝作用；维生素K等止血药则降低抗凝作用，使用上述药物时，需咨询医师。⑤需要做其他手术，应咨询医师，术后36～72小时重新开始抗凝治疗。

(陶　惠)

第6章 冠状动脉粥样硬化性心脏病患者的护理

冠状动脉粥样硬化性心脏病(coronary atherosclerotic heart disease,CAHD),是指冠状动脉粥样硬化使管腔狭窄、阻塞和(或)因冠状动脉功能性改变(痉挛)导致心肌缺血缺氧或坏死而引起的一种心脏病,统称冠状动脉性心脏病(coronary heart disease,CHD),简称冠心病,亦称缺血性心脏病(ischemic heart disease)。本病多发生于40岁以后,男性早于女性,经济发达国家发病率较高,在我国本病呈逐年上升趋势。

一、病因

引起冠状动脉粥样硬化的病因尚未完全明了,目前认为是多种危险因素作用于不同环节所致。主要危险因素有:

1. **年龄** 多见于40岁以上人群,随着年龄的增长发病率也随之增加。近年来有年轻化趋势。

2. **性别** 男性多于女性,男女比例为2∶1,但女性在经绝期后发病率明显增加,与雌激素具有抗动脉粥样硬化的作用有关。

3. **血脂异常** 脂质代谢异常是动脉粥样硬化最重要的危险因素。导致本病的主要危险因素包括总胆固醇(TC)、甘油三酯(TG)、低密度脂蛋白(LDL)或极低密度脂蛋白(VLDL)增高,相应的载脂蛋白B(apoB)增高;高密度脂蛋白尤其是它的亚组分Ⅱ($HDL_{Ⅱ}$)减低,载脂蛋白A(apoA)降低。此外,脂蛋白(a)[LP(a)]增高也可能是独立的危险因素。临床实践中,以TC及LDL增高最受关注。

4. **高血压** 高血压与冠状动脉粥样硬化的形成和发展密切相关。60%~70%的冠状动脉粥样硬化患者有高血压,高血压患者患冠心病的概率比血压正常者高3~4倍,无论收缩压或舒张压升高,冠心病的危险性均随之增加。其机制为高血压可损伤动脉内膜引发动脉硬化,并加速硬化过程,血压水平越高,动脉硬化程度越重。

5. **吸烟** 吸烟者冠心病的发病率及病死率比不吸烟者高2~6倍。烟中的尼古丁使心率加快、心肌需氧量增加、外周血管和冠状动脉收缩、血压升高,还可使血中一氧化碳浓度增高,携氧能力下降,动脉壁供氧不足,内膜下层脂肪酸合成增多,前列环素释放减少,促使组织释放儿茶酚胺,致使血小板聚集性发生变化。吸烟亦可引起血管内皮细胞的直接损伤。被动吸烟也是危险因素。

6. **糖尿病和糖耐量异常** 糖尿病患者中不仅本病发病率较非糖尿病者高出数倍,且动脉粥样硬化病变进展迅速。本病患者糖耐量减低者亦十分常见。近年来的研究认为,胰岛素抵抗与动脉粥样硬化的发生有密切关系,2型糖尿病患者常有胰岛素抵抗及高胰岛素血症伴发冠心病。

7. **肥胖** 肥胖者尤其是极度肥胖和短期内迅速肥胖者动脉粥样硬化病变容易发生。因肥胖者常伴高脂血症、糖尿病、高血压等,导致动脉粥样硬化的发病率明显增高。

8. **遗传** 有人认为本病属多基因遗传性心血管病。有冠心病、糖尿病、高血压、血脂异常家族史者,冠心病的发病率增加。常染色体显性遗传所致的家族性血脂异常是这些家族成员易患本病的因素。

9. **其他** ①长期缺少体力活动;②A型性格;③高热量、高糖、高胆固醇、高动物脂肪、高盐等饮食习惯;④避孕药:长期口服避孕药可使血压升高、血脂异常、糖耐量异常,同时改变凝血机制,增加血栓形成机会;⑤微量元素:铬、锰、钒、锌、硒摄入量不足,铅、镉、钴摄入过多等。

二、发病机制

曾有多种学说从不同角度来阐述本病的发生,近年来许多学者支持"内皮损伤反应学说",认为本病各种主要危险因素最终都损伤动脉内膜,而粥样硬化病变的形成是动脉对内皮、内膜损伤做出的炎症-纤维增生性反应的结果。

当冠脉血流量不能满足心肌代谢的需要,就可以引起心肌缺血缺氧,急剧的、暂时的缺血缺氧引起心绞痛,而持续的、严重的心肌缺血可引起心肌坏死即为心肌梗死。心肌缺氧是需氧量增加和供氧量减少两者共同作用的结果。当冠状动脉管腔狭窄超过 50%～75%时,安静时不发生心肌缺血,而运动或情绪激动造成心肌需氧量增加时,可导致短暂的心肌供氧和需氧间的不平衡,称为"需氧增加性心肌缺血(demand ischemia)",这是引起大多数慢性稳定型心绞痛发作的机制。由于不稳定性粥样硬化斑块发生破裂、糜烂或出血,继发血小板聚集或血栓形成导致管腔狭窄程度急剧加重或冠状动脉发生痉挛,均可使心肌氧供应减少,清除代谢产物也发生障碍,称为"供氧减少性心肌缺血(supply ischemia)",这是引起急性冠状动脉综合征的主要原因。

三、临床分型

根据冠状动脉病变和心肌供血不足的部位、范围、血管阻塞程度及发展速度的不同。1979 年 WHO 曾将冠心病分为隐匿型、心绞痛型、心肌梗死型、心力衰竭和心律失常型、猝死型五种临床类型。目前趋向于根据发病特点和治疗原则分为两大类:①慢性冠脉疾病(chronic coronary artery,CAD),也称慢性心肌缺血综合征(chronic ischemic syndrome,CIS),包括稳定型心绞痛、隐匿型心肌病和缺血性心肌病等;②急性冠状动脉综合征(acute coronary syndrome,ACS),包括不稳定型心绞痛(unstable angina,UA)、非 ST 段抬高型心肌梗死(non-ST-segment elevation myocardial infarction,NSTEMI)和 ST 段抬高型心肌梗死(ST-segment elevation myocardial infarction,STEMI),猝死型也包括在内。

第1节 慢性心肌缺血综合征

一、稳定型心绞痛(stable angina pectoris)

也称劳力性心绞痛,指由心肌缺血缺氧引起的典型心绞痛发作,其性质在 1～3 个月内无改变。本病的临床特征是每日和每周疼痛发作的次数大致相同,诱发疼痛的劳累和情绪激动程度相同,每次发作疼痛的性质和疼痛部位无改变,疼痛时限相仿(3～5 分钟),无长达 10～20 分钟或以上者,用硝酸甘油后可在相同时间内起效。

(一)病因及发病机制 在冠状动脉狭窄的基础上,由于劳累、饱餐、情绪激动、寒冷等诱因,心肌耗氧量增加,而狭窄的冠状动脉供血不能相应增加,不能满足心肌代谢的需要,引起心肌急剧、暂时的缺血、缺氧,心肌内积聚过多的乳酸等代谢产物刺激心脏的内脏感觉神经,产生疼痛的感觉,即发生心绞痛。

在正常情况下,冠状动脉循环有很大的储备力量,其血流量可随身体的生理情况而有显著的变化;在剧烈体力活动时,冠状动脉适当地扩张,血流量可增加至休息时的 6～7 倍。缺氧时,冠状动脉也扩张,可使血流量增加 4～5 倍。动脉粥样硬化而致冠状动脉狭窄或部分分支闭塞时,其扩张性减弱,血流量减少,且对心肌的供血量相对比较固定。心肌的血液供应若减少到尚能应付心脏平时的需要,则休息时可无症状。一旦心脏负荷突然增加,如激动、劳累、左心衰竭等使心肌收缩力增加及心率增快等而致心肌氧耗量增加时,心肌对血液的需求量增大,而冠状动脉的血液供应却不能相应增加,即可引起心绞痛。在多数情况下,因劳力诱发的心绞痛常在同一"心率×收缩压"的水平上发生。

产生疼痛感觉的直接因素,可能是在缺血缺氧的情况下,心肌内积聚过多的代谢产物,如乳酸、丙酮酸、磷酸等酸性物质或类似激肽的多肽类物质刺激心脏内自主神经的传入纤维末梢,经 1～5 胸交感神经节和相应的脊髓段传至大脑,产生疼痛感觉。这种痛觉反映在与自主神经进入相同水平脊髓段的脊神经所分布的区域,即胸骨后及两臂的前内侧与小指,尤其是在左侧,产生相应部位放射痛。

(二)临床表现

1. **症状** 以发作性胸痛为主要临床表现,其特点为:

(1) 诱因:典型的心绞痛常在相似的条件下发生。以体力劳累为主,其次为情绪激动,以及发怒、惊恐、紧张、吸烟、饱餐、性交、寒冷、心动过速等均可能成为诱发因素。应特别注意,疼痛发作在负荷增加时,而不是负荷过后。

(2) 部位:典型心绞痛多出现在胸骨上段或中段之后,可波及心前区,约手掌大小的范围,边界欠清楚,可放射至左肩、左臂内侧、小指和环指等。不典型的疼痛可位于胸骨下段、左心前区或上腹部,放射至颈、咽、下颌、左肩胛或右前胸等处。

(3) 性质:常为压榨、发闷、烧灼或紧缩感。发作时,患者常不自觉地停止原来的活动,直至症状缓解。

(4) 持续时间:疼痛出现后常逐渐加重,大多数持续 3～5 分钟,一般不少于 1 分钟,不超过 15 分钟。可数天或数周发作1次，也可1日发作多次。

(5) 缓解方式：一般停止原来的活动或舌下含服硝酸甘油后1～3分钟内可缓解。

2. **体征**　平时无明显体征。当心绞痛发作时，患者可出现面色苍白、皮肤发冷或出冷汗、血压升高、心率增快，心尖部听诊有时可闻及第四或第三心音奔马律。可有暂时性心尖部收缩期杂音，是乳头肌缺血导致功能失调引起二尖瓣关闭不全所致。

（三）实验室及其他检查

1. **心电图检查**　是发现心肌缺血、诊断心绞痛最常用的方法。

(1) 静息时心电图：心绞痛不发作时约半数以上患者为正常，也可能有陈旧性心肌梗死的改变或非特异性ST段和T波异常，有时也可有房室或束支传导阻滞或室性、房性期前收缩等心律失常。

(2) 发作时心电图：心绞痛发作时，绝大多数患者可出现暂时性心肌缺血引起的ST段水平型或下斜型下移0.1mV以上，有时可出现T波倒置或原来倒置的T波反而直立(假性正常化)，发作缓解后恢复。

(3) 运动负荷试验：通过运动增加心脏负荷以激发心肌缺血。运动前记录心电图，运动中持续监测心电改变，每增加一次运动负荷量应记录心电图，运动终止及之后每2分钟重复记录心电图直至心率恢复至运动前水平。心电图记录时应同步测量血压。运动中出现典型心绞痛，以心电图ST段水平型或下斜型压低≥0.1mV，持续2分钟为运动试验阳性。

(4) 24小时动态心电图(Holter)：连续记录24小时以上的心电图ST-T改变和各种心律失常，并结合患者的症状、活动情况进行对照和分析。胸痛发作时，相应心电图呈缺血性ST-T改变则有助于心绞痛的诊断。

2. **多层螺旋CT冠状动脉成像(CTA)**　从周围静脉注入造影剂，进行冠状动脉造影的二维或三维重建，是目前常用的冠状动脉无创检查方法。

3. **超声心动图**　多数稳定型心绞痛患者静息时超声心动图检查无异常。有陈旧性心肌梗死者或严重心肌缺血者，二维超声心动图可探测到坏死区或缺血区心室壁的运动不协调，运动或药物负荷超声心动图检查可以评价负荷状态下的心肌灌注情况。超声心动图还有助于发现其他需与冠脉狭窄导致的心绞痛相鉴别的疾病，如梗阻性肥厚型心肌病、主动脉瓣狭窄等。

4. **放射性核素检查**　利用放射性核素铊(^{201}Tl)显示灌注缺损提示心肌血流供应不足或消失区域，对心肌缺血诊断极有价值。放射性核素锝(^{99M}Tc)心腔内心血池显像，可测定左心室射血分数，显示室壁局部运动情况，是目前估计心肌存活性最可靠的方法。

5. **有创性检查**　冠状动脉造影(CAG)是目前诊断冠心病的“金标准”，可以明确冠状动脉狭窄的程度、病变部位、分支走向等，还可指导进一步治疗所应采取的措施。冠脉内超声显像(intravenous ultrasound，IVUS)、冠脉内光学相干断层显像(OCT)、冠脉血流储备分数测定(FFR)以及最新的定量冠脉血流分数(QFR)等也可用于冠心病的诊断并有助于指导介入治疗。

6. **实验室检查**　血糖和血脂检查可以了解冠心病的危险因素；胸痛明显的患者需要查血清心肌损伤标志物，包括心肌肌钙蛋白、肌酸激酶(CK)和同工酶(CK-MB)。

7. **其他检查**　胸部X线可有助于了解其他心肺疾病情况，如有无心脏扩大、充血性心衰等。

（四）诊断要点　根据冠心病的各种危险因素、典型的胸痛发作特点和体征，含服硝酸甘油后有效，在排除其他原因所引起的心绞痛后，一般即可诊断。心电图检查、放射性核素心肌灌注显像阳性、冠状动脉造影结果阳性，可助确诊。

（五）治疗要点　稳定型心绞痛的治疗原则是改善冠状动脉的血液供应，减少心肌耗氧量以改善症状，同时治疗冠状动脉粥样硬化，预防心肌梗死和猝死。

1. **发作时治疗**

(1) 休息：发作时立即休息，一般经休息后症状可缓解。

(2) 药物治疗：宜选用作用快的硝酸酯制剂。常用的药物有：硝酸甘油，0.5mg，舌下含服，1～2分钟开始起效，作用持续约30分钟；硝酸异山梨酯(消心痛)，5～10mg，舌下含服，2～5分钟见效，作用持续2～3小时。如症状不能缓解，可重复应用。主要副作用有面色潮红、心悸、头胀痛及跳动感，偶见心动过速、血压下降等。

2. **缓解期治疗**

(1) 一般治疗：尽量避免各种明确的诱发因

素。调节饮食,不宜过饱食;禁烟酒;调整日常生活与工作量;减轻精神负担;保持适当的体力活动,但以不致发生疼痛症状为度;一般不需卧床休息。

(2) 药物治疗:包括改善心肌缺血、减轻症状的药物,如硝酸酯制剂、β受体阻滞药、钙通道阻滞剂、某些中药等;预防心肌梗死和改善预后的药物如阿司匹林、氯吡格雷、调整血脂药物、血管紧张素转化酶抑制剂(ACEI)或血管紧张素受体拮抗药(ARB)。

1) 硝酸酯制剂:主要作用为扩张静脉减少回心血量,减轻心脏前负荷,心肌耗氧量减少;扩张冠状动脉,改善缺血区心肌血供。常用的有硝酸异山梨酯(消心痛)口服5～10mg,每日3次,服后30分钟起作用,持续3～5小时。1%～2%硝酸甘油软膏或油膏贴于或涂于胸前皮肤上缓慢吸收,适用于夜间发作的心绞痛,临睡前涂药可预防发作。

2) 钙通道阻滞剂:能抑制钙离子流入细胞内,从而抑制心肌收缩,减少心肌氧耗;扩张冠状动脉,解除冠状动脉痉挛;扩张周围血管,降低心脏负荷;降低血液黏稠度,抑制血小板聚集,改善心肌微循环。常用的药物有维拉帕米(异搏定),80mg,每日3次;地尔硫䓬(硫氮䓬酮),每日30～90mg,每日3次。主要不良反应有头痛、皮肤潮红、出汗、疲倦、皮肤及踝关节水肿等,少数可抑制心肌收缩力加重或诱发心力衰竭,加重传导阻滞。目前不主张使用短效钙通道阻滞剂如硝苯地平(心痛定),因可反射性增加心率、增加心肌氧耗。

3) β受体阻滞药:主要是通过降低心率及减弱心肌收缩强度以减少心肌氧耗量。常用的有普萘洛尔(心得安),每次10mg,每日3次,逐步增加剂量至100～200mg/d。阿替洛尔(氨酰心安),12.5～25mg,每日2次,该药可引起低血压,宜小剂量开始。美托洛尔(美多心安),25～50mg,每日3次。对有支气管哮喘、心力衰竭及心动过缓的患者禁用。主要不良反应加重心功能不全及传导阻滞;诱发支气管哮喘;出现胃肠道反应;疲乏、无力;长期用药可干扰血糖和血脂代谢;大剂量应用一旦突然停药可引起反跳。

4) 中医中药:主要是具有芳香温通、活血化瘀、理气止痛的中药。常用的有苏合香丸或冠心苏合丸,口服;丹参或复方丹参2mL肌内注射,每日1～2次。

5) 抗血小板药物:①环氧化酶(cyclooxygenase,COX)抑制剂:通过抑制COX活性而阻断血栓素A_2(thromboxane A_2,TXA_2)的合成,达到抗血小板聚集的作用,包括不可逆COX抑制剂(阿司匹林)和可逆COX抑制剂(吲哚布芬)。阿司匹林是抗血小板治疗的基石,所有患者只要无禁忌都应该使用,最佳剂量范围为75～150mg/d,其主要不良反应为胃肠道出血或对阿司匹林过敏。②P_2Y_{12}受体拮抗剂:通过阻断血小板的P_2Y_{12}受体抑制ADP诱导的血小板活化。目前,我国临床上常用的P_2Y_{12}受体抗剂有氯吡格雷和替格瑞洛。稳定型冠心病患者主要应用氯吡格雷。主要用于支架植入以后及对阿司匹林有禁忌证的患者,常用维持剂量为每日75mg,每日一次。

6) 降低LDL-C的药物:可选用他汀类、贝特类、中成药圣喜降脂宁颗粒等。他汀类药物能有效降低TC和LDL-C,还有延缓斑块进展、稳定斑块和抗炎等调脂以外的作用。所有冠心病患者,无论其血脂水平如何,均应给予他汀类药物,并根据目标LDL-C水平调整剂量。临床常用的他汀类药物包括辛伐他汀、阿托伐他汀、普伐他汀、氟伐他汀、瑞舒伐他汀等。他汀类药物的总体安全性很高,但在应用时仍应注意监测转氨酶及肌酸激酶等生化指标,及时发现药物可能引起的肝损害和肌病。

7) ACEI或ARB:在稳定型心绞痛患者中,合并高血压、糖尿病、心力衰竭或左心室收缩功能不全的高危患者建议使用ACEI。ACEI可以使冠心病患者的心血管死亡、非致死性心肌梗死等主要终点事件的相对危险性显著降低。临床常用的ACEI类药物包括卡托普利、依那普利、培哚普利、雷米普利、贝那普利、赖诺普利等。不能耐受ACEI类药物者可使用ARB类药物,常用的有氯沙坦、缬沙坦等。

3. 血运重建治疗

(1) 经皮冠状动脉介入治疗(percutaneous coronary intervention,PCI):包括经皮球囊冠状动脉成形术(PTCA)、冠状动脉支架置入术和粥样斑块销蚀技术等。随着新技术及新型抗血小板药物的应用,冠状动脉介入治疗的效果也有提高,不仅可以改善生活质量,而且可以明显降低高危患者的心肌梗死发生率和病死率,详见第14章相关内容。

(2) 冠状动脉旁路移植术(coronary artery bypass graft,CABG):CABG即冠脉搭桥术,通过取患者自身的大隐静脉作为旁路移植材料,一端吻合在主动脉,另一端吻合在有病变的冠状动脉段的远端;或游离乳内动脉与病变冠状动脉远端吻合,引主动脉的血流以改善病变冠状动脉所供血心肌的血流供应。本手术主要适应于:①左冠状动脉主干病变狭窄>50%;②左前降支和回旋支近端狭窄

≥70%；③冠状动脉3支病变伴左心室射血分数<50%；④稳定型心绞痛对内科药物治疗反应不佳，影响工作和生活；⑤有严重室性心律失常伴左主干或3支病变；⑥介入治疗失败仍有心绞痛或血流动力异常。此外，术后移植的血管还可能闭塞，因此应个体化权衡利弊，慎重选择手术。

PCI或CABG术的选择需要根据冠状动脉病变的情况和患者对开胸手术的耐受程度及患者的意愿等因素综合考虑，对全身情况能耐受开胸手术者，左主干合并两支以上冠脉病变或多支血管病变合并糖尿病者，应首选CABG。

4. **康复治疗**　指急性病情发作控制后的治疗，是冠心病患者在整个治疗过程中的一个重要组成部分。目的是恢复和改善心脏功能，促进侧支循环的形成，提高体力活动的耐受量而改善症状，减少复发及危险因素。制订康复计划应根据患者的心脏功能等各方面的情况因人而异，安排适宜的进度，从发病到出院的急性期康复、从出院到回归社会的恢复期康复和回归社会后的维持期康复。具体包括：

(1) 适量运动，是最重要的康复治疗内容之一。患者在锻炼前应该复查运动试验和动态心电图，检查无心绞痛、气促、心慌等症状，可以在医生的指导下制定运动计划，进行适度的运动锻炼。

(2) 合理膳食，多吃一些有利于改善病情的食物如：豆制品、鱼类食品、玉米片、燕麦、蔬菜和水果等含有较多的纤维素和维生素，既可以降低血脂，减轻血管硬化，又可使动脉血管与心脏得到有效保护。

(3) 戒烟限酒，吸烟者应戒烟，不吸烟者要远离吸烟环境，避免被动吸烟。尽量少饮酒。

(4) 药物治疗，合理用药首先应在医生指导下使用。正确用药可大大减少急性冠脉事件的发生，从而达到减轻病情、改善症状和延长生命的目的。

(5) 心理调适，患者应学会自我调节心理，确实消除焦虑、烦躁、情绪激动、药物依赖等心理，遇事心平气和，尽量避免情绪激动。这不仅有助于控制病情，更好地发挥药物治疗的作用，而且也有助于预防心肌梗死、猝死等心血管意外的发生。

(6) 适当的社交活动，可适当参加一些休闲娱乐的社交活动，但应控制时间，不宜劳累。

二、隐匿型冠心病 (latent coronary heart disease)

又称无症状性冠心病(asymptomatic coronary heart disease)，指没有心绞痛的临床症状，但有心肌缺血的客观证据(心电活动、心肌血流灌注及心肌代谢等异常)的冠心病。其心肌缺血的ECG表现可见于静息时，也可在负荷状态下才出现，常为动态ECG监测所发现，也可为各种影像学检查所证实。

(一) 临床表现　可分为三种类型。

1. 有心肌缺血的客观证据，但无心绞痛症状；

2. 曾有过心肌梗死史，现有心肌缺血客观证据，但无症状；

3. 有心肌缺血发作，有时有症状，有时无症状。

这种心肌缺血与有症状的心肌缺血同样可发生心肌梗死或猝死，但患者常常因为无疼痛症状而无自我保护意识，故比有症状的心肌缺血更为危险，应予以重视，及时发现这类患者，可为其提供及早地治疗，预防危急心肌梗死或死亡发生。

(二) 诊断要点　无创性检查是诊断心肌缺血的重要客观依据。根据患者危险度采取不同的检查，主要依据静息、动态或负荷试验ECG检查，或进一步颈动脉内-中膜厚度(intima media thickness，IMT)、踝肱比或冠脉CTA评估冠脉钙化分数，另外放射性核素心肌显像、有创性冠状动脉造影或IVUS检查也有重要的诊断价值。需要关注的人群包括有高血压、糖尿病、动脉硬化性心血管疾病(ASCVD)风险评估中危以上以及早发CAD家族史人群。

(三) 治疗要点　对明确诊断的隐匿型冠心病患者应使用药物治疗和预防心肌梗死或死亡，并治疗相关危险因素。其治疗基本同慢性稳定型心绞痛，对慢性稳定型心绞痛患者血管重建改善预后的建议也适用于隐匿型冠心病，但目前仍缺乏直接证据。

三、缺血性心肌病 (ischemic cardiomyopathy，ICM)

指由冠状动脉粥样硬化引起长期心肌缺血，导致心肌弥漫性纤维化引起心脏扩大、心力衰竭及心律失常。其病理生理基础是冠状动脉粥样硬化病变使心肌缺血、缺氧以至心肌细胞减少、坏死、纤维化、心肌瘢痕形成的疾病。

(一) 临床表现

1. 充血型缺血性心肌病

(1) 心绞痛：是缺血性心肌病患者常见的临床症状之一。多有明确的冠心病病史，并且绝大多数有1次以上心肌梗死的病史。有些患者也可以仅表现为无症状性心肌缺血,始终无心绞痛或心肌梗死的表现,但无症状性心肌缺血持续存在,对心肌的损害也持续存在,直至出现充血型心力衰竭。有些患者有心绞痛的表现,心绞痛症状可能随着病情的进展,充血性心力衰竭的逐渐恶化,心绞痛发作逐渐减轻甚至消失,仅表现为胸闷、乏力、眩晕或呼吸困难等症状。

(2)心力衰竭:心力衰竭往往是缺血性心肌病发展到一定阶段必然出现的表现,这是由于急性或慢性心肌缺血坏死引起心肌舒张和收缩功能障碍所致。有些患者在胸痛发作或心肌梗死早期即有心力衰竭表现,有些则在较晚期才出现。常表现为劳力性呼吸困难,严重时可发展为端坐呼吸和夜间阵发性呼吸困难等左心室功能不全表现,伴有疲乏、虚弱症状。心脏听诊第一心音减弱,可闻及舒张中晚期奔马律。两肺底可闻及散在湿啰音。晚期如果合并右心室功能衰竭,出现食欲减退、周围性水肿和右上腹闷胀感等症状。体检可见颈静脉充盈或怒张,心界扩大,肝大、压痛,肝颈静脉回流征阳性。

(3)心律失常:在充血型缺血性心肌病的病程中可以出现各种类型的心律失常,尤以室性期前收缩、心房颤动和束支传导阻滞多见。

(4)血栓和栓塞:心脏腔室内形成血栓和栓塞多见于,①心脏腔室明显扩大者;②心房颤动而未积极抗凝治疗者;③心输出量明显减少者。

2. 限制型缺血性心肌病 少数患者的临床表现主要以左心室舒张功能异常为主,而心肌收缩功能正常或仅轻度异常,类似于限制型心肌病的症状和体征,故被称为限制型缺血性心肌病或者硬心综合征。患者常有劳力性呼吸困难和(或)心绞痛,活动受限,也可反复发生肺水肿。

(二)诊断要点

(1)有明确的心肌坏死或心肌缺血证据,包括:①既往曾发生过心肌梗死或急性冠脉综合征等心脏事件;②既往有血管重建病史,包括PCI或CABG术;③虽然没有已知心肌梗死或急性冠脉综合征病史,但临床有或无心绞痛症状,静息状态或负荷状态下存在心肌缺血的客观证据,如ECG存在心肌坏死(如Q波形成)或心脏超声存在室壁运动减弱或消失征象,冠脉CTA或冠脉造影证实存在冠脉显著狭窄。

(2)心脏明显扩大。

(3)心功能不全临床表现和(或)实验室依据。

同时需排除冠心病的某些并发症,如室间隔穿孔、心室壁瘤和乳头肌功能不全所致二尖瓣关闭不全等。除外其他心脏疾病或其他原因引起的心脏扩大和心力衰竭。

(三)治疗要点 早期预防尤为重要,积极控制冠心病的危险因素;改善心肌缺血,预防再次心肌梗死和死亡发生;纠正心律失常。积极治疗心功能不全。对缺血区域有存活心肌者,通过血运重建术(PCI或CABG术)可显著改善心肌功能。近年来新的治疗技术如自体骨髓干细胞移植、血管内皮生长因子基因治疗等已试用于临床,为缺血性心肌病治疗带来了新的希望。

四、护理要点

1. 一般护理

(1)休息与活动:心绞痛发作时,应立即休息。不稳定型心绞痛者,应卧床休息。平时保持适当的体力活动,以不引起心绞痛为宜。避免重体力劳动、情绪激动、屏气等,避免精神过度紧张和长时间工作。

(2)饮食护理:饮食原则为低盐、低脂、低胆固醇、高维生素、易消化饮食。①控制摄入总热量:热量应控制在8370kJ(2 000kcal)左右,主食每日不超过500g,少食甜食,避免过饱;②低脂、低胆固醇饮食:限制动物脂肪、动物内脏及蛋黄摄入;③低盐饮食:通常以不超过4g/d为宜,若有心功能不全,则应更少;④戒烟酒;⑤多吃新鲜蔬菜和水果,增加维生素的摄入。

(3)保持大便通畅:便秘时患者用力排便可增加心肌耗氧量,诱发心绞痛。因此,应指导患者养成按时排便的习惯,同时增加富含纤维素的食物、多饮水,适当增加活动,禁忌蹲位排便或在排便时过分用力,必要时遵医嘱给予通便的药物如使用开塞露或服用润肠通便的药物。

2. 病情观察 心绞痛发作时应观察胸痛的部位、性质、程度、持续时间、缓解因素等。严密监测血压、心率、心律、脉搏、体温及心电图变化,观察有无心律失常、急性心肌梗死等并发症的发生。

3. 用药护理 ①服药方式:心绞痛发作时,舌下含服硝酸甘油片;②疗效观察:给药后1~2分钟开始起效,半小时后作用消失。如果疼痛持续15~30分钟仍未缓解(或连续含服3片后),应警惕急性心肌梗死的发生;③不良反应观察:硝酸甘油可引起头痛、血压下降、晕厥等,使用时最好平卧,必要时吸氧；④注意禁忌：青光眼、低血压时忌用。

4．**心理护理**　心绞痛发作时患者常感到焦虑和恐惧，而焦虑能增强交感神经兴奋性，增加心肌需氧量，加重心绞痛。因此发作时应专人守护，给予心理安慰，增加患者的安全感，必要时可遵医嘱给予镇静药。

5．**康复护理**　病情稳定，即可进行康复治疗，逐步作适当的体育锻炼，有利于体力和工作能力的增进。经2～4个月的体力活动锻炼后，酌情恢复部分或轻体力工作，部分患者可恢复全天工作，但应避免过重体力劳动或精神过度紧张。

6．**PCI治疗护理**

（1）术前护理：①心理护理：关心、鼓励患者，向患者及其家属讲解治疗的方法、意义、安全性和必要性，使其配合治疗和护理，增强其战胜疾病的信心，消除对疾病的恐惧心理。必要时术前晚可给予安定口服，以保证其充足的睡眠；②指导并协助患者完成必要的各项检查，术前进行闭气训练、咳嗽训练及床上排尿等；③遵医嘱执行术前用药，术前晚及术晨指导患者口服阿司匹林300mg，波立维300mg，继续服用硝酸酯类和钙通道阻滞剂，当日停用β受体阻滞剂；④做青霉素皮肤及造影剂过敏试验，签订手术知情同意书；⑤术前禁食6小时，穿刺部位常规皮肤准备，进入介入治疗手术室前应排空膀胱；⑥做好心绞痛急性发作的防治，减少诱发因素，随时做好心绞痛发作的急救。

（2）术中配合：给予患者氧气吸入，建立静脉通道。进行心电监护，严密监测患者生命体征变化，告知患者如术中有心悸、胸闷等不适，应立即通知医师予以相应处理；重点监测导管定位时、造影时、球囊扩张时极有可能出现再灌注心律失常时心电及血压的变化，发现异常，及时报告医师并采取有效措施。

（3）术后护理：①持续心电监护24小时，严密观察血压、心率、心律等变化。观察穿刺局部有无渗血、血肿等，监测足背动脉搏动情况。②术后即可进易消化清淡饮食，但应避免过饱食，鼓励多饮水以利于造影剂的排泄。③术后按压穿刺部位15～20分钟以彻底止血，弹力绷带升压包扎，沙袋压迫6小时，右下肢制动24小时。观察伤口有无渗血，足背动脉搏动是否良好，防止下肢动脉血栓形成。④防止皮肤黏膜出血，观察有无出血倾向，如伤口渗血、牙龈出血、鼻出血、血尿、血便、呕血等。嘱患者用软毛刷刷牙；勤剪指甲，勿用指甲抓破皮肤黏膜。⑤术后24小时后无任何并发症发生，可嘱患者逐渐增加活动量，起床、下蹲时动作应缓慢，不要突然用力。术后1周内避免抬重物，防止伤口再度出血。⑥使用抗生素3～5天。

7．**CABG术治疗护理**

（1）术前护理　除一般外科手术前准备外，还要做一些特殊的准备：①测定患者的心率、脉率、双侧肢体血压的差别，身高、体重及全身营养状况。术晨测体重及血钾以供术中参考。②发绀者给予吸氧。指导患者仰卧位做深呼吸、训练腹式呼吸。③根据患者的具体情况进行指导，如术后要转到重症监护室2～3日，术中的配合，术后早期的一些注意事项等。④术前应卧床休息，定时监测生命体征，严密观察胸痛情况。术前3日间断吸氧。术前3～5日停服抗凝剂、洋地黄、利尿剂等药物。对伴有高血压、高血脂、糖尿病的患者，应控制血压、血脂、血糖在正常范围内。⑤限制患者活动，排便困难时可用开塞露，防止因用力排便而再次出现心绞痛或心肌梗死。对于精神紧张影响睡眠者，术前可给予适量镇静剂，避免诱发心绞痛。

（2）术后护理　大多数并发症发生在术后48小时以内，故术后早期应送入监护室（ICU）进行连续监测，严密观察，发现问题及时处理。

1）术后患者进入ICU前，应做好各项准备工作：包括治疗和监测设备如心电监护、呼吸机、负压吸引装置等，使患者及时处于监测条件下，一旦出现意外，能及时发现和处理。同时床边应备输液泵、除颤器等装置，急救或常规必用的药物；常用的输液及冲洗管道的肝素液；主动脉球囊反搏机；开胸包；各种观察记录表格。

2）搬运患者：术后患者由平车推至病床前，搬运时应注意血压是否平稳，避免管道脱落；移至病床上后，立即接上呼吸机、心电监护等；整理并妥善固定各种管道并保持通畅；测量并记录各项监测指标，抽取化验标本；观察并记录患者神志、寒战、末梢循环、肌紧张等表现。

3）交接班：向护送的医护人员了解麻醉过程是否平稳，术中体外循环时间、主动脉阻断时间，停机后血压、心功能情况，尿量，电解质和酸碱以及用药的反应及其用量，手术过程的特殊情况，目前正在应用的药物及剂量。

4）呼吸系统的监护：因术后患者带气管插管返回ICU，术后早期需呼吸机辅助5～16小时，必要时应延长呼吸机辅助时间。

呼吸系统的监护内容包括：①术后常规于床边拍胸部X线片，了解气管插管位置、心影大小及肺部情况,术后第1天晨再拍,作为脱离呼吸机的依据。②每2～3小时做血气分析1次,依据血气结果调整呼吸机通气模式及各项参数。③妥善固定好气管插管,并标明刻度,定时测量气管插管的长度,防止气管插管脱出、打折。④保持气道通畅,加强气道温湿化,经常进行肺部听诊,注意观察患者的呼吸状况,及时清除呼吸道分泌物,吸痰时注意无菌操作,动作轻柔。吸痰前后给予高氧,吸痰时注意观察痰液的颜色、性质、量,唇色、胸廓起伏情况,血氧饱和度、心率、血压等。出现异常情况及时停止操作并给予纯氧吸入。⑤密切观察呼吸频率、节律、幅度和双肺呼吸音,有无自主呼吸增强、增快,鼻翼翕动,氧分压降低,气道阻力升高,痰液黏稠不易吸出或血水痰。⑥延长使用呼吸机时间的患者,应在充分的准备后再试停机。停机后,应加强肺和呼吸道的护理,协助患者有效咳嗽,帮助患者顺利度过脱离呼吸机后的较短的不适应期。

5)循环系统监护:①连续监测心率,心律及心电图变化,注意有无心肌缺血征象;②通过动脉穿刺连续监测动脉血压;③观察并记录每小时尿量,并根据尿量补钾;④每30～60分钟测量1次中心静脉压,根据其变化,了解右心功能和循环血量情况;⑤患者未清醒前应测量肛温,如患者早期体温低,末梢循环差,要注意保暖;⑥通过漂浮导管监测肺动脉楔压、心排血量,做混合静脉血氧测定,了解心功能及机体氧供需是否平衡。

6)胸腔闭式引流管:①术后保持引流管通畅,每15～30分钟挤压心包及胸腔纵隔引流管一次,防止血块阻塞管道;②记录每小时引流量,引流液的颜色、性质。如引流量多,要及时查明原因并处理;③妥善固定引流管,防止脱出、反折;④若生命体征平稳,可适当抬高床头,利于引流。24小时后无血性引流液可考虑拔除引流管。

7)观察并抬高患肢:抬高取大隐静脉的肢体,局部用弹力绷带升压包扎,并注意观察患者足背动脉搏动情况及脚趾的温度、颜色及水肿情况,防止因血液循环不良引起肢体坏死。用弹力绷带包扎患肢72小时,若水肿明显,应持续使用弹力绷带2～3周,并适当活动该肢体,以促进侧支循环建立。患者行坐姿时,应抬高患肢,防止足下垂。

8)维持水、电解质的平衡:术后及时监测电解质,注意监测中心静脉压及尿量、血压,以此为根据调节输液的速度及量,以免增加心脏负担,发生肺水肿。保持血钾在4.5mmol/L,防止诱发心律失常。详细记录24小时出入量。

9)用药护理:遵医嘱及时给予必要的药物治疗,注意观察患者用药后疗效、不良反应等,发现异常及时处理。

10)术后并发症观察及护理:注意观察出血、心律失常、心脏压塞、下肢坏死、心绞痛和心肌梗死等并发症,根据患者情况积极治疗与处理。

第2节　急性冠状动脉综合征

急性冠状动脉综合征(acute coronary syndrome,ACS)是一组由急性心肌缺血引起的临床综合征,主要包括不稳定型心绞痛(unstable angina,UA)、非ST段抬高型心肌梗死(non-ST-segment elevation myocardial infarction,NSTEMI)以及ST段抬高型心肌梗死(ST-segment elevation myocardial infarction,STEMI)。动脉粥样硬化不稳定斑块破裂或糜烂导致冠状动脉内急性血栓形成,被认为是大多数ACS发病的主要病理基础。血小板激活在其发病过程中起着非常重要的作用。

一、不稳定型心绞痛和非ST段抬高型心肌梗死

UA/NSTEMI是由于动脉粥样斑块破裂或糜烂,伴有不同程度的表面血栓形成、血管痉挛及远端血管栓塞所导致的一组临床症状,合称为非ST段抬高型急性冠脉综合征(non-ST-segment elevation acute coronary syndrome,NSTEACS)。UA/NSTEMI的病因和临床表现相似但程度不同,主要不同在缺血严重程度以及是否导致心肌损害。

(一)病因和发病机制　由于冠状动脉内不稳定的粥样斑块发生继发性病理改变,如斑块内出血、斑块纤维帽出现裂隙、血小板聚集和(或)刺激冠状动脉痉挛,使局部心肌缺血导致心绞痛,虽然也可因劳力负荷诱发,但劳力负荷终止后胸痛并不能缓解。其中,NSTEMI常因心肌严重的持续性缺血导致心肌坏死,病理上出现灶性或心内膜下心肌坏死。变异型心绞痛(variant angina pectoris)特征为静息心绞痛,表现为一过性ST段动态改变,是UA的一种特殊类型,其发病机制为冠状动脉痉挛。少部分UA患者由于贫血、感染、甲亢、心律失常等原因诱发的心绞痛称之为继发性UA(secondary UA)。

(二)临床表现

1. **症状**　UA患者胸部不适的性质与典型的稳定型心绞痛相似,通常程度更重,持续时间更长可达数十分钟,胸痛在休息时也可发生。诱发心绞

痛的体力活动阈值突然或持久降低；心绞痛发生频率、严重程度和持续时间增加；出现静息或夜间心绞痛；胸痛放射至新的部位；发作时伴有新的相关症状，如出汗、恶心、呕吐、心悸或呼吸困难，这些临床表现有助于诊断UA。根据临床表现UA可以分为三种。

(1) 静息型心绞痛(rest angina pectoris)：发作于休息时，持续时间通常＞20分钟。

(2) 初发型心绞痛(new-onsetangina pectoris)：通常在首发症状1～2个月内、很轻的体力活动可诱发(程度至少达CCS级Ⅲ级)。

(3) 恶化型心绞痛(accelerated angina pectoris)：在相对稳定的劳力性心绞痛基础上心绞痛逐渐增强(疼痛更剧烈、时间更长或更频繁，按CCS分级至少增加Ⅰ级水平，程度至少CCS Ⅲ级)

常规休息或舌下含服硝酸甘油只能暂时甚至不能完全缓解症状。但症状不典型者也不少见，尤其是糖尿病患者和老年女性。

2. **体征** 心尖部可闻及一过性第三心音或第四心音，左心衰竭时可见心尖部抬举性搏动，缺血发作时或缺血发作后即刻可闻及收缩期二尖瓣反流性杂音。这些体征也可出现在稳定型心绞痛和心肌梗死患者，不具有特异性，但详细的体格检查可发现潜在的加重心肌缺血的因素并成为判断预后非常重要的依据。

（三）实验室和其他检查

1. **心电图** 心电图不仅可帮助诊断，而且根据其异常的范围和严重程度可提示预后。症状发作时的心电图尤其有意义，大多数患者胸痛发作时有一过性ST段(抬高或压低)和T波(低平或倒置)改变，其中ST段的动态改变(≥0.1mV的抬高或压低)是严重冠状动脉疾病的表现，可能会发生急性心肌梗死或猝死。症状发作时的心电图与之前心电图对比可提高诊断价值。不常见的心电图表现为U波的倒置。

症状发作时的心电图动态改变可随着心绞痛的缓解而完全或部分消失。若心电图改变持续12小时以上，则提示NSTEMI的可能。若患者具有稳定型心绞痛的典型病史或冠心病诊断明确(既往有心肌梗死，冠状动脉造影提示狭窄或非侵入性试验阳性)，即使没有心电图改变，也可以根据临床表现作出UA的诊断。

2. **连续心电监护** 一过性急性心肌缺血并不一定表现为胸痛，出现胸痛症状前就可发生心肌缺血。连续的心电监测可发现无症状或心绞痛发作时的ST段改变。

3. **冠状动脉造影和其他侵入性检查** 冠状动脉造影能提供详细的血管相关信息，可明确诊断、指导治疗并评价预后。冠脉内超声显像和光学相干断层显像可以准确提供斑块分布、性质、大小和有否斑块破溃及血栓形成等更准确的腔内影像信息。

4. **心脏标志物检查** 心脏肌钙蛋白(cTn)T及I较传统的CK和CK-MB更为敏感、更可靠。根据最新的欧洲和美国心肌梗死新定义，在症状发生后24小时内，cTn的峰值超过正常对照值的9个百分位需考虑NSTEMI的诊断。临床上UA的诊断主要依靠临床表现以及发作时心电图ST-T的动态改变，如cTn阳性意味该患者已发生少量心肌损伤，相比cTn阴性的患者其预后较差。

5. **其他检查** 胸部X线、心脏超声和放射性核素检查的结果与稳定型心绞痛患者的结果相似，但阳性发现率更高。

（四）诊断要点 根据临床表现、典型的缺血性心电图改变以及心肌损伤性标志物测定，可确诊。如果既往有稳定型心绞痛、心肌梗死、冠状动脉造影异常和运动试验阳性等病史，即使心电图无ST-T改变，但具有典型不稳定型心绞痛症状，亦可确立诊断。

根据不稳定型心绞痛患者临床表现的严重程度不同，主要是由于基础的冠状动脉粥样病变的严重程度和病变累及范围不同，同时形成急性血栓(进展至急性ST段抬高型心绞痛)的危险性不同。为选择个体化的治疗方案，必须尽早进行危险分层。Braunwald根据心绞痛的特点和基础病因，对不稳定型心绞痛提出以下分级(Braunwald分级)，见表3-6-1。详细的危险分层根据2007年由AHA/ACC指南制定的该分层标准，见表3-6-2。

表3-6-1 不稳定型心绞痛严重程度分级(Braunwald分级)

严重程度	定 义	一年内死亡或心肌梗死发生率(%)
Ⅰ	严重的初发型心绞痛或恶化型心绞痛，无静息疼痛	7.3
Ⅱ	亚急性静息型心绞痛(一个月内发生过，但48小时内无发作)	10.3

续表

严重程度	定义	一年内死亡或心肌梗死发生率(%)
Ⅲ	急性静息型心绞痛(48小时内无发作)	10.8
临床环境		
A	继发性心绞痛,在冠状动脉狭窄基础上,存在加剧心肌缺血的冠状动脉以外的疾病	14.1
B	原发性心绞痛,无加剧心肌缺血的冠状动脉以外的疾病	8.5
C	心肌梗死后心绞痛,心肌梗死后2周内发生的不稳定型心绞痛	18.5

表3-6-2 不稳定型心绞痛患者死亡或非致死性心肌梗死的短期危险分层

项目	高度危险性(至少具备以下一条)	中度危险性(无高度特征,但具备以下任一条)	低度危险性(无高、中度特征,但有以下任一条)
病史	缺血性症状在48小时内恶化	① 既往MI或脑血管/外周血管疾病或CABG术 ② 既往使用阿司匹林	
疼痛特点	长时间静息性胸痛(>20分钟)	① 长时间(>20分钟)静息性胸痛目前已缓解,并有中、高度冠心病可能 ② 静息性胸痛(>20分钟)可因休息或舌下含服硝酸甘油缓解 ③ 夜间心绞痛 ④ 过去2周内新发或加重的CCSⅢ/Ⅳ级心绞痛,但无长时间(>20分钟静息性胸痛),且有中、高度冠心病可能	① 心绞痛发作频率、程度、持续时间增加 ②较低刺激阈值下诱发胸痛 ③就诊前2周~2个月内新发心绞痛
临床表现	① 缺血引起的肺水肿 ② 新出现MR杂音或原杂音加重 ③ S_3或新出现啰音或原啰音加重 ④ 低血压、心动过缓、心动过速 ⑤ 年龄>75岁	年龄>70岁	
心电图	① 静息型心绞痛伴一过性ST段改变(>0.05mV) ② 新出现或可能新出现的束支传导阻滞 ③持续性室速	① T波改变 ② 病理性Q波或多导联静息性ST段压低<0.1mV	胸痛期间ECG正常或无变化
心肌标志物	TnT/I、CK-MB增高(如cTnT>0.1μg/L)	TnT/I、CK-MB轻度增高(如cTnT>0.01μg/L,但<0.1μg/L)	正常

(五)治疗要点 UA/NSTEMI治疗的目的主要有两个:立刻缓解缺血和预防严重不良反应后果(死亡或心肌梗死或再梗死)。其治疗包括抗缺血治疗、抗血栓治疗和根据危险度分层进行有创治疗。对可疑UA者的第一步关键性治疗就是在急诊室作出恰当的检查评估,按轻重缓急送至适当的部门治疗,并立即开始抗栓和抗心肌缺血治疗;对于进行性缺血且对初始药物治疗反应差以及血流动力学不稳定的患者,应入心脏监护室(CCU)加强监测和治疗。

1. **一般治疗** 患者应立即卧床休息,消除紧张情绪和顾虑,保持环境安静,可以应用小剂量的镇静剂和抗焦虑药物,约半数患者通过上述处理可减轻或缓解心绞痛。对于有发绀、呼吸困难或其他高危表现患者,给予吸氧,监测血氧饱和度(SaO_2),维持SaO_2大于90%。同时积极处理可能引起心肌耗氧量增加的疾病,如感染、甲状腺功能亢进、发热、贫血、低血压、低氧血症、心力衰竭、肺部感染和快速性心律失常(增加心肌耗氧量)和严重的缓慢型心律失常(减少心肌灌注)。

2. **药物治疗**

(1) 抗心肌缺血药物。主要目的是减少心肌耗氧量(减慢心率或减弱左心室收缩力)或扩张冠状动脉,缓解心绞痛发作。

1）硝酸酯类药物：心绞痛发作时，可舌下含服硝酸甘油，每次0.5mg，必要时每间隔3～5分钟可以连用3次，若仍无效，可静脉应用硝酸甘油或硝酸异山梨酯。静脉应用硝酸甘油以5～10μg/min开始，持续滴注，每5～10分钟增加10μg/min，直至症状缓解或出现明显不良反应，200μg/min为一般最大推荐剂量。目前建议静脉应用硝酸甘油，在症状消失12～24小时后改用口服制剂。常用的口服硝酸酯类药物包括硝酸异山梨酯和5-单硝酸异山梨酯。

2）β受体拮抗剂：主要作用于心肌的β_1受体而降低心肌耗氧量，减少心肌缺血反复发作，减少心肌梗死的发生，对改善近、远期预后均有重要作用。应尽早用于所有无禁忌证的UA/NSTEMI患者。中度或低度危险患者主张直接口服，少数高危患者可先静脉使用后改口服。建议选择具有心脏β_1受体选择性的药物如美托洛尔和比索洛尔。口服β受体拮抗剂的剂量应个体化，可调整到患者安静时心率50～60次/分。在已服用β受体拮抗剂仍发生UA的患者，除非存在禁忌证，否则无须停药。

3）钙通道阻滞剂：可有效减轻心绞痛症状，可作为治疗持续性心肌缺血的次选药物。对于血管痉挛性心绞痛的患者，可作为首选药物。足量β受体拮抗剂与硝酸类药物治疗后仍不能控制缺血症状的患者可口服长效钙通道阻滞剂。

(2) 抗血小板药物

1）COX抑制剂：参见“稳定型心绞痛”部分。

2）P_2Y_{12}受体拮抗剂：参见“稳定型心绞痛”部分。除非有极高出血风险等禁忌证，UA/NSTEMI患者均建议在阿司匹林基础上，联合应用一种P_2Y_{12}受体拮抗剂，并维持至少12个月。氯吡格雷负荷量为300～600mg，维持剂量每日75mg，副作用小，作用快，已代替噻氯吡啶或用于不能耐受阿司匹林的患者作为长期使用，以及植入支架术后和阿司匹林联用。替格瑞洛可逆性抑制P_2Y_{12}受体，起效更快，作用更强，可用于所有UA/NSTEMI的治疗，首次180mg负荷量，维持剂量90mg，2次/日。

3）血小板糖蛋白Ⅱb/Ⅲa(GPⅡb/Ⅲa)受体拮抗剂(GPI)：激活的血小板通过GPⅡb/Ⅲa受体与纤维蛋白原结合，导致血小板血栓的形成，这是血小板聚集的最后、唯一途径。阿昔单抗为直接抑制GPⅡb/Ⅲa受体的单克隆抗体，能有效地与血小板表面的GPⅡb/Ⅲa受体结合，从而抑制血小板的聚集。合成的该类药物还包括替罗非班和依替非巴肽，其中替罗非班为目前国内GPⅡb/Ⅲa受体拮抗剂的唯一选择，和阿昔单抗相比，小分子的替罗非班具有更好的安全性。目前各指南均推荐GPI可应用于接受PCI的UA/NSTEM患者和选用保守治疗策略的中高危UA/NSTEM患者，不建议常规术前使用GPI。

4）环核苷酸磷酸二酯酶抑制剂：主要包括西洛他唑和双嘧达莫。西洛他唑除有抗血小板聚集和舒张外周血管作用外，还具有抗平滑肌细胞增生，改善内皮细胞功能等作用，但在预防PCI术后急性并发症的研究证据均不充分，所以仅作为阿司匹林不耐受患者的替代药物。双嘧达莫可加重心肌缺血，目前不推荐使用。

(3) 抗凝药物。除非有禁忌，所有患者均应在抗血小板治疗基础上常规接受抗凝治疗，根据治疗策略以及缺血、出血事件风险选择不同药物。常用的抗凝药包括：

1）普通肝素：肝素的推荐用量是静脉注射80～85U/kg后，以15～18U/(kg·h)的速度静脉滴注维持，治疗过程中在开始用药或调整剂量后6小时需监测激活部分凝血酶时间(APTT)，调整肝素用量，一般使APTT控制在50～70秒。静脉应用肝素2～5天为宜，后可改为皮下注射肝素5 000～7 500U，每日2次，再治疗1～2天。在肝素使用过程中需监测血小板，停药时应逐渐停用以免发生缺血症状的反跳。肝素对富含血小板的白色血栓作用较小，并且作用可由于肝素与血浆蛋白结合而受影响。

2）低分子量肝素：与普通肝素相比，低分子量肝素在降低心脏事件发生方面有更优或相等的疗效。低分子量肝素具有强烈的抗Ⅹa因子及Ⅱa因子活性的作用，并且可以根据体重和肾功能调节剂量，皮下应用不需要实验室监测，故具有疗效更肯定、使用更方便的优点，并且肝素诱导血小板减少症的发生率更低。常用有依诺肝素、达肝素和那曲肝素等。

3）磺达肝癸钠：是选择性Ⅹa因子间接抑制剂。其用于UA/NSTEMI的抗凝治疗能有效减少心血管事件，且大大降低出血风险。皮下注射2.5mg，每日一次，采用保守策略的患者尤其在出血风险增加时作为抗凝药物的首选。对需行PCI的患者，术中需要追加普通肝素抗凝。

4）比伐卢定：是直接抗凝血酶制剂，通过直接并特异性抑制Ⅱa因子活性，能使活化凝血时间明显延长而发挥抗凝作用，可预防接触性血栓形成，作用可逆而短暂，出血事件的发生率降低。主要用于UA/NSTEMI患者PCI术中的抗凝，与普通肝素加血小板GPⅡb/Ⅲa受体拮抗剂相比，出血发生率明显降低。先静脉推注 0.75mg/kg,再静脉滴注 1.75mg/(kg·h),维持至术后 3～4 小时。

(4) 调脂治疗。无论基线血脂水平,UA/NSTEMI 患者均应尽早(24 小时内)开始使用他汀类药物。LDL-C 的目标值为＜70mg/dL。

(5) ACEI 或 ARB。对 UA/NSTEMI 患者,长期应用 ACEI 能降低心血管事件发生率,若不存在低血压(收缩压＜100mmHg 或较基线下降 30mmHg 以上)或其他已知的禁忌证(如肾衰竭、双侧肾动脉狭窄和已知的过敏反应),应在 24 小时内给予口服 ACEI,不能耐受 ACEI 者可用 ARB 替代。

(六) 冠状动脉血运重建术 冠状动脉血运重建术包括 PCI 和 CABG,参见"稳定型心绞痛"部分。

二、急性 ST 段抬高型心肌梗死

STEMI 是指急性心肌缺血性坏死,大多是在冠状动脉病变的基础上,冠脉血供急剧减少或中断使相应部位的心肌发生严重而持久的急性缺血所致。通常在冠脉不稳定斑块破裂、糜烂基础上继发血栓形成导致冠状动脉血管持续、完全闭塞。本病既往在欧美常见,美国 35～84 岁人群中年发病率男性为 71%,女性为 22%,每年约有 150 万人发生急性心肌梗死(acute myocardial infarction,AMI),45 万人发生再次心肌梗死。根据中国心血管病报告的数据,AMI 发病率在不断增高,死亡率整体呈上升趋势。

(一) 病因及发病机制 STEMI 是冠状动脉粥样硬化造成的管腔狭窄和心肌供血不足。在管腔严重狭窄、心肌血液供应不足,而侧支循环尚未充分建立的基础上,若发生血液供应急剧减少或中断,使心肌严重而持久地缺血达 20～30 分钟,即可发生心肌梗死。绝大多数 STEMI 是由于不稳定粥样斑块破裂,引起出血和管腔内血栓形成,从而使管腔闭塞。常见诱因有:①6:00～12:00 交感神经活动增强致心肌收缩力、心率、血压增高,冠状动脉张力增高;②休克、脱水、出血或严重心律失常等致心排血量骤降,冠状动脉灌流量锐减;③饱餐后特别是摄入大量脂肪后,血脂增高,血液黏稠度增高;④情绪过分激动、重体力活动、血压骤升或用力排便致左心室负荷过重,儿茶酚胺分泌增多,心肌需氧量骤增,冠状动脉供血明显不足。少数为粥样斑块内或其下发生出血或血管持续痉挛,使冠状动脉完全闭塞。

梗死后发生的严重心律失常、休克或心力衰竭,均可使冠状动脉灌流量进一步降低,坏死范围进一步扩大,严重者可导致死亡。心肌梗死常可发生于频发心绞痛患者,也可以发生在原来无症状的患者中。

(二) 病理与病理生理 冠状动脉病变表现为弥漫性的粥样硬化、管腔狭窄或闭塞。心肌梗死的部位、范围及严重程度取决于冠状动脉闭塞的部位、速度、程度及侧支循环建立的情况。冠状动脉闭塞与相应部位心肌梗死的关系为:

1. **左冠状动脉前降支闭塞** 最多见。可引起左心室前壁,心尖部、下侧壁、前间隔和二尖瓣前乳头肌梗死。

2. **右冠状动脉闭塞** 引起左心室膈面(右冠状动脉占优势时)、后间隔和右心室梗死,同时可累及窦房结和房室结。

3. **左冠状动脉回旋支闭塞** 引起左心室高侧壁、膈面(左冠状动脉占优势时)和左心房梗死,同时可能累及房室结。

4. **左冠状动脉主干闭塞** 引起左心室广泛梗死。

坏死组织在 1～2 周后开始吸收,并逐渐纤维化,6～8 周后进入慢性期,形成瘢痕而愈合。梗死区附近心肌的血供随侧支循环的建立而逐渐恢复。

心肌梗死后主要出现左心室受累的血流动力学改变:①心肌收缩力减弱,心搏出量和心排出量下降,动脉血压迅速降低,心率增快,可出现心律失常;②心肌收缩力减弱、收缩不协调,心室顺应性降低,致左心室舒张末压增高;③周围血管阻力增高或降低,静脉血氧含量明显降低。发生于急性心肌梗死的心力衰竭称泵衰竭,按 Killip 分级,Ⅰ级泵衰竭为左心衰竭代偿阶段;Ⅱ级为左心衰竭,Ⅲ级为肺水肿,Ⅳ级为心源性休克。肺水肿与心源性休克同时出现,是泵衰竭的最严重表现。

(三) 临床表现 与梗死的大小、部位、侧支循环情况密切相关。

1. **症状**

(1) 先兆症状:50%～81.2%的患者在发病前数日有乏力、胸部不适、活动时心悸、气急、烦躁、心绞痛等前驱症状。尤以新发生心绞痛或原有心绞痛加重最为突出。心绞痛发作较以往频繁、程度较剧、持续较久、硝酸甘油疗效差、诱发因素不明显。同时心电图示 ST 段一过性明显抬高(变异型心绞痛)或压低,T 波倒置或增高("假性正常化"),即前述UA情况。如及时住院处理，可使部分患者避免发生MI。

(2) 疼痛：为最早出现最突出的症状，多发生于清晨，疼痛部位和性质与心绞痛相似，常发生于休息时，程度严重，范围广，可持续数小时或更长，休息和含服硝酸甘油多不能缓解。常伴有大汗、烦躁不安、恐惧及濒死感。部分患者疼痛位于上腹部、下颌、颈部或背部上方，少数患者可无疼痛。

(3) 全身症状：一般在疼痛发生后1～2日出现，由坏死组织吸收所引起。有发热、心动过速、白细胞增高和红细胞沉降率增快等，体温在38℃左右，多不超过39℃，持续1周左右。

(4) 胃肠道症状：疼痛剧烈时，常伴恶心、呕吐、上腹部腹胀或胀痛等胃肠道症状，严重者可出现呃逆。

(5) 心律失常：绝大多数患者并发心律失常，多发生在病后1～2日，以24小时内最多见。各种心律失常中以室性期前收缩最常见，如出现频发室性期前收缩、成对或呈短阵室性心动过速、多源性室性期前收缩或R-on-T现象，常为心室颤动的先兆。前壁心肌梗死易发生室性心律失常，下壁心肌梗死易发生房室传导阻滞。前壁心肌梗死如发生房室传导阻滞表明梗死范围广泛，预后差。

(6) 低血压和休克：多在起病后数小时至1周内发生，疼痛时常见血压下降，如疼痛缓解而收缩压仍低于80mmHg(10.7kPa)，伴烦躁不安，面色苍白，皮肤湿冷，脉搏细数、大汗淋漓，尿量减少(＜20mL/h)，甚至昏厥等，则表明已发生休克。系心肌广泛坏死，心排血量急剧下降所致。

(7) 心力衰竭：主要为急性左心衰竭，可在起病最初几日内发生，或在疼痛、休克好转时出现。严重者可出现肺水肿，如为右心室心肌梗死，则可一开始就出现右心衰竭。

2. **体征**

(1) 心脏体征：心率可增快或减慢；心尖区第一心音减弱，可闻及第三或第四心音奔马律。部分患者发病后2～3日出现心包摩擦音为反应性纤维性心包炎所致。

(2) 血压：除急性患者早期血压可增高外，几乎所有患者都出现血压降低。起病前有高血压者血压可降至正常。

(3) 其他：如伴有心源性休克、心力衰竭、心律失常时，可出现相应的体征。

3. **并发症**

(1) 乳头肌功能失调或断裂：发生率可高达50%。二尖瓣乳头肌因缺血、坏死等致收缩无力或断裂，造成不同程度的二尖瓣脱垂及关闭不全，心尖区可出现收缩中晚期喀喇音和吹风样收缩期杂音，重者可引起心力衰竭。乳头肌断裂少见。

(2) 心脏破裂：少见，常在起病1周内出现，多为心室游离壁破裂，造成心包积血引起急性心脏压塞而猝死。

(3) 栓塞：见于起病后1～2周，如为左心室附壁血栓脱落所致，则引起脑、脾、肾或四肢等动脉栓塞；如由下肢静脉血栓脱落所致，则产生肺动脉栓塞。

(4) 心室壁瘤：主要见于左心室，较大的室壁瘤可见左侧心界扩大，心脏搏动范围较广，可有收缩期杂音。瘤内发生附壁血栓时心音减弱。心电图ST段持续抬高1个月以上，可导致左心衰竭、心律失常、栓塞等。

(5) 心肌梗死后综合征：心肌梗死后数周至数月内出现，可反复发生，表现为心包炎、胸膜炎或肺炎，有发热、胸痛等症状，可能为机体对坏死物质的过敏反应。

(四) 实验室及其他检查

1. **心电图** 急性心肌梗死患者心电图常出现特征性和动态性改变。

(1) 特征性改变：①宽而深的Q波(病理性Q波)，在面向心肌坏死区的导联上出现(除aVR)；②ST段抬高呈弓背向上型，在面向坏死区周围心肌损伤区的导联上出现；③T波倒置，在面向损伤区周围心肌缺血区的导联上出现。在背向心肌梗死区的导联则出现相反的改变，即R波增高、ST段压低和T波直立高耸。

心内膜下心肌梗死的特点为：无病理性Q波，有普遍性ST段压低＞0.1mV，但aVR导联(有时还有V_1导联)ST段抬高，或仅有T波倒置。

(2) 急性期动态性改变：①起病数小时内，可无异常或出现异常高大双支不对称的T波；②数小时后，ST段明显抬高，弓背向上，与直立的T波形成单项曲线；③数小时至2天内出现病理性Q波，同时R波减低。

(3) 定位诊断：有Q波心肌梗死的定位可根据出现特征性改变的导联数来判断，详见表3-6-3。

2. **心肌坏死标志物**

(1) 肌红蛋白：起病2小时内升高，12小时内达高峰，24～48小时内恢复正常。敏感性强。

表 3-6-3　ST 段抬高性心肌梗死的心电图定位

梗死部位	导联													
	V_1	V_2	V_3	V_4	V_5	V_6	V_7	V_8	aVR	aVL	aVF	Ⅰ	Ⅱ	Ⅲ
前间壁	+	+	+											
局限前壁			+	+	+					±		±		
前侧壁					+	+	+			+		+		
广泛前壁	+	+	+	+	+					±		±		
下壁[①]										−	+	−	+	+
下间壁	+	+	+							−	+	−	+	+
下侧壁					+	+	+			−	+	−	+	+
高侧壁[②]										+	−	+	−	−
下后壁[③]							+	+						

注：①右心室 MI 不易从心电图得到诊断，但 CR_4R(负极置于右上肢前臂，正极置于 V_4 部位)或 V_4R 导联的 T 段抬高，可作为下壁 MI 扩展到右心室的参考指标；②在 V_5、V_6、V_7，导联高 1～2 肋处可能有改变；③在 V_1、V_2、V_3，导联 R 波增高。同理，在前侧壁梗死时，V_1、V_2，导联 R 波也增高。

"+"为正面改变，表示典型 ST 段抬高、Q 波及 T 波变化；"−"为反面改变，表示 QRS 主波向上，ST 段压低及与"+"部位的 T 波方向相反的 T 波；"±"为可能有正面改变。

(2) 肌钙蛋白 I(cTnI)或 T(cTnT)：二者起病 3～4 小时后升高，cTnI 于 11～24 小时达高峰，7～10 天降至正常；cTnT 24～48 小时达高峰，10～14 天降至正常。特异性高。

(3) 心肌酶：心肌细胞内含有大量的酶，心肌梗死心肌细胞坏死，细胞内酶进入血液，引起血清心肌酶升高。因此，血清酶的变化可以反映心肌坏死过程演变，通过其增高的程度可判断梗死范围。肌酸磷酸激酶(CPK)在 6～8 小时开始升高，24 小时达最高峰。2～3 日下降至正常。此酶在其他组织细胞中含量不多，所以特异性较强，其异构酶 CPK-MB 更具有特异性敏感性。肌酸激酶同工酶(CK-MB)：起病 4 小时内增高，16～24 小时达高峰，3～4 日恢复正常。CPK-MB 的峰值常可反映梗死的范围。谷草转氨酶(GOT)在发病 6～12 小时开始升高(正常值 40 单位)，20～48 小时达最高峰，3～5 日恢复正常。因该酶也存在于肝细胞中，所以特异性较差。乳酸脱氢酶在梗死后 8～10 小时开始上升，3～5 小时达最高峰，持续 8～14 日方恢复正常，其同工酶 LDH1 特异性高。

3. 血液其他检查　起病 24～48 小时后白细胞可增至(10～20)×10^9/L，中性粒细胞增多，嗜酸性粒细胞减少或消失；红细胞沉降率增快；C 反应蛋白(C-reactive protein，CRP)增高，均可持续 1～3 周。

4. 其他　放射性核素检查、超声心动图用于显示心肌梗死的部位和范围。了解心室壁运动，左心室功能，诊断乳头肌功能不全和室壁瘤。

(五) 诊断要点　根据典型的临床表现、特征性心电图改变以及实验室检查发现，诊断本病不困难。对老年患者如突然发生原因不明的休克、心力衰竭、严重的心律失常或较重持续性胸闷或胸痛者，均应考虑有本病的可能，并先按急性心肌梗死处理，并短期内进行心电图、血清心肌坏死标志物测定等的动态观察以确定诊断。

(六) 治疗要点　对 STEMI，强调及早发现，及早住院，同时应加强住院前的就地处理，并尽量缩短患者就诊、检查、处置、转运等延误的时间。治疗原则是尽快恢复心肌的血液灌注(到达医院后 30 分钟内开始溶栓或 90 分钟内完成球囊扩张)，以挽救因缺血而濒死的心肌，防止梗死面积扩大、缩小心肌缺血范围，保护和维持心脏功能，及时处理严重心律失常、泵衰竭和各种并发症，防止猝死，使患者不仅能度过急性期，而且康复后还能尽可能多地保持有功能的心肌。

1. 一般处理

(1) 休息：急性期卧床休息，保持环境安静，减少不良刺激，解除焦虑。

(2) 监测：患者应住在冠心病监护室，进行心电图、血压和呼吸的监测，必要时还应进行血流动力学监测。密切观察心律、心率、血压和心功能的变化。同时，除颤仪应随时处于备用状态。

(3) 给氧：呼吸困难和血氧饱和度降低者，最初几日间断或持续吸氧。

(4) 阿司匹林：无禁忌证者给予口服水溶性阿司匹林或嚼服肠溶性阿司匹林 150～300mg，此后每日1次，3天后改为75～150mg，每日1次长期服用。

2. **解除疼痛**　应尽早解除疼痛，可选用以下药物：①哌替啶50～100mg肌内注射或吗啡2～4mg静脉注射，必要时5～10分钟可重复应用，有呼吸抑制者禁用吗啡；②疼痛较轻者，用可待因或罂粟碱0.03～0.06g肌内注射或口服；③再试用硝酸甘油0.3mg或硝酸异山梨酯5～10mg舌下含服或静脉滴注，注意心率增加和血压降低。

3. **再灌注心肌**　起病3～6小时最多在12小时内使闭塞的冠状动脉再通，心肌得到再灌注，濒死的心肌可能得以存活或使坏死范围缩小，有利于减轻梗死后心肌重塑，预后改善。

(1) 急诊PCI治疗：对具备施行介入治疗条件的医院，在患者抵达急诊室明确诊断且具备适应证的患者应尽快实施PCI，可获得更好的治疗效果。(详见第14章)

(2) 溶栓治疗(thronmbolytictherapy)：无条件施行介入治疗或因患者就诊延误、转送到可施行介入治疗的单位将会错过再灌注时机，若无禁忌证应立即(接诊患者后30分钟内)行本法治疗。

1) 适应证：①两个或两个以上相邻导联ST段抬高(胸导联≥0.2mV，肢导联≥0.1mV)，或病史提示AMI伴左束支传导阻滞，起病时间<12小时，患者年龄<75岁。②ST段显著抬高的心肌梗死患者年龄>75岁，经慎重权衡利弊仍可考虑。③ST段抬高性的心肌梗死发病时间已达12～24小时，如仍有进行性缺血性胸痛和广泛ST段抬高者也可考虑。

2) 禁忌证：①既往发生过出血性脑卒中，6个月内发生过缺血性脑卒中或脑血管事件；②颅内肿瘤；③近期(2～4周)有活动性内脏出血、外科大手术、创伤史，包括头部外伤、创伤性心肺复苏或较长时间(>10分钟)的心肺复苏；④入院时严重且未控制的高血压(>180/110mmHg)或慢性严重高血压病史；⑤目前正在使用治疗剂量的抗凝药或已知有出血倾向；⑥未排除主动脉夹层；⑦近期(<2周)曾有在不能压迫部位的大血管行穿刺术。

3) 溶栓药物：以纤维蛋白溶酶原激活剂激活血栓中纤维蛋白溶酶原，使转变为纤维蛋白溶酶而溶解冠状动脉内的血栓。常用溶栓药物有：①尿激酶(urokinase，UK)150万～200万U，30分钟内静脉滴注；②链激酶(streptokinase，SK)150万U，30～60分钟内静脉滴注；③重组组织型纤维蛋白溶酶原激活剂(recombinant tissue plasminogen activator，rt-PA)先静脉注射15mg，其后30分钟内静脉滴注50mg，再后60分钟内滴注35mg。用rt-PA时必须在用药前后联合应用肝素抗凝治疗，否则血管早期再闭塞率较高。

(3) 紧急主动脉-冠状动脉旁路移植术：介入治疗失败或溶栓治疗无效有手术指征者，宜争取6～8小时内施行主动脉-冠状动脉旁路移植术。

急性心肌梗死患者若无溶栓的禁忌，应首选溶栓治疗，在溶栓失败或溶栓后残余高度狭窄并且有PCI适应证的患者，可择期进行PCI。对有溶栓禁忌或左心室功能严重失调，出现低血压、休克，则可在主动脉内气囊反搏支持下争取主动脉-冠状动脉旁路手术。

4. **消除心律失常**　心律失常是引起病情加重及死亡的重要原因，必须及时消除。

(1) 发生心室颤动或持续多形性室性心动过速时，尽快采用非同步直流电除颤或同步直流电复律。对于单形性室性心动过速药物疗效不满意时，也应及早用同步直流电复律。

(2) 一旦发现室性期前收缩或室性心动过速，应立即用利多卡因50～100mg静脉注射，每5～10分钟重复1次，直至期前收缩消失或总量已达300mg，继而以1～3mg/min的速度静脉滴注维持。如室性心律失常反复发作则可用胺碘酮治疗。

(3) 对缓慢性心律失常可用阿托品0.5～1mg肌内或静脉注射。

(4) 房室传导阻滞发展到二度或三度且伴有血流动力学障碍者宜用临时人工心脏起搏器，待传导阻滞消失后撤除。

(5) 室上性快速性心律失常选用维拉帕米、美托洛尔、洋地黄制剂或胺碘酮等药物治疗不能控制时，可考虑用同步直流电复律治疗。

5. **控制休克**　有条件者应进行血流动力学监测，根据中心静脉压、肺毛细血管楔压判定休克的原因，给予针对性治疗。补充血容量、应用升压药及血管扩张药、纠正酸中毒等详见休克章相关内容。

6. **治疗心力衰竭**　主要是治疗急性左心衰竭，以吗啡(或哌替啶)和利尿药为主，也可选用血管扩张药，24小时内尽量避免使用洋地黄制剂，以免发生心律失常，详见本篇第2章相关内容。

7. **其他治疗**

(1) β受体阻滞药：急性心肌梗死早期，尤其前壁心肌梗死伴有交感神经功能亢进(心动过速、高血压)，无心力衰竭，用普萘洛尔或美托洛尔可能减轻心脏负荷，改善心肌缺血的灌注，与溶栓治疗同时给予,可减少再灌注损伤。

(2) 钙通道阻滞药:维拉帕米、硝苯地平对预防或减少再灌注心律失常,保护心肌有一定作用。

(3) 血管紧张素转换酶抑制药(ACEI)和血管紧张素受体阻滞药(ARB):发病早期,从小剂量开始使用,可改善恢复期心肌的重构,降低心衰的发生率。

(4) 极化液:氯化钾 1.5g、普通胰岛素 10U 加入 10%葡萄糖液 500mL 静脉滴注,1～2 次每日,7～14 天为 1 个疗程。本法可促进心肌摄取和代谢葡萄糖,促使钾离子进入细胞内,恢复细胞膜的极化状态,有利于心脏收缩,减少心律失常。

(5) 抗凝疗法:广泛的心肌梗死或梗死范围在扩大,可考虑应用。如有出血倾向、严重肝肾功能不全、新近手术创口未愈合、活动性溃疡病者应禁用。用肝素 50mg 静脉滴注每 6 小时一次,共 2 日,控制凝血时间(试管法)在 20～30 分钟内,同时口服双香豆素,首剂 200mg,第 2 日 100mg,以后每日 25～75mg 维持。也可用华法林,首剂 15～20mg,第 2 日 5～10mg,以后每日 2.5～5mg 维持。使凝血酶原时间为正常的 2 倍(25～30 秒)左右,疗程至少 4 周。治疗期中如发生出血应立即中止抗凝治疗,由肝素引起者用等量鱼精蛋白静脉滴注,双香豆素类引起者用维生素 K_1 静脉注射,每次 20mg。

(6) 激素:急性心肌梗死早期使用激素可能有保护心肌作用。因皮质激素有稳定溶酶体膜,减少溶酶体酶的释放,减少心肌梗死范围。氢化可的松、地塞米松和甲泼尼龙必要时可选用。但糖皮质激素有抑制炎症细胞吞噬,从而干扰瘢痕组织形成,因此在急性心肌梗死愈合期不宜给予激素。

8. 康复治疗 根据各种检查结果以及试验,评定患者目前的临床分期。Ⅰ期:指急性心肌梗死或急性冠脉综合征住院期康复。患者生命体征稳定,无明显心绞痛,安静心率＜110 次/分,无心力衰竭、严重心律失常和心源性休克,血压基本正常,体温正常。Ⅱ期:指患者出院开始,至病情稳定性完全建立为止。Ⅱ期与Ⅰ期相似,患者病情稳定,运动能力达到 3 代谢当量(METs)以上,家庭活动时无显著症状和体征。Ⅲ期:指病情处于较长期稳定状态,包括陈旧性心肌梗死、稳定型心绞痛及隐匿型冠心病。

Ⅰ、Ⅱ期活动一般从床上的肢体活动开始,先活动远端肢体的小关节。避免举重、攀高、挖掘等剧烈活动,避免各种比赛以及竞技性活动,避免长时间活动。可以通过呼吸训练、坐位训练、步行训练等方法指导患者逐渐加大运动量,增加活动能力和心脏功能。①呼吸训练:进行腹式呼吸训练。腹式呼吸的要点是在吸气时腹部隆起,让膈肌尽量下降;呼气时腹部收缩,使肺的气体尽量排出。②坐位训练:开始时可将床头抬高,把枕头或被子放在背后,让患者逐步过渡到无依托独立坐。③步行训练:步行训练从床边站立训练开始,在可以自行站立之后,开始床边步行训练,并逐渐过渡到自行上下楼。但是应注意循序渐进,避免高强度运动。

9. 并发症的处理

(1) 栓塞:用溶解血栓和(或)抗凝疗法。

(2) 心室壁瘤:如影响心功能或引起严重心律失常,宜手术切除或同时做主动脉-冠状动脉旁路移植手术。

(3) 心脏破裂和乳头肌功能严重失调:可考虑手术治疗,但手术死亡率高。

(4) 心肌梗死后综合征:可用糖皮质激素、阿司匹林、吲哚美辛等治疗。

10. 右心室心肌梗死的处理 治疗与左心室梗死略有不同。右心室心肌梗死引起右心衰竭伴低血压,而无左心衰竭的表现时,宜扩张血容量。在血流动力学监测下静脉滴注输液,直至低血压得到纠正或肺毛细血管楔压达 15～18mmHg。如输液 1～2L 低血压仍未能纠正,则可用正性肌力药以多巴酚丁胺为优,不宜用利尿药。伴有房室传导阻滞者可予以安装临时起搏器。

三、护理要点

1. 一般护理

(1) 休息与活动:急性期卧床休息 12 小时,保持环境安静,减少探视,协助患者进食、洗漱及大小便。如无并发症,24 小时后可在床上做肢体活动,第 3 天可在病房内走动,第 4～5 天逐渐增加活动量,以不感到疲劳为限。有并发症者可适当延长卧床时间,向患者及家属解释休息的重要性。

(2) 饮食指导:第 1 天可进流质饮食,随后半流质,2～3 天后改为软食,宜进低盐、低脂、易消化的食物,多食水果、蔬菜,少量多餐,不宜过饱。禁烟限酒。避免浓茶、咖啡及过冷、过热、辛辣刺激性食物。有心功能不全者,适当限制钠盐的摄入。

(3) 保持大便通畅:急性心肌梗死患者由于卧床休息、进食少、使用吗啡等药物易引起便秘,而用力排便易诱发心力衰竭、肺梗死甚至心搏骤停。因此,必须加强排便护理,保持大便通畅。指导患者养成每日定时排便的习惯,多吃蔬菜、水果等粗纤维食物,或清晨给予蜂蜜 20mL 加适量温开水饮服。

每日循肠蠕动方向按摩数次以促进排便。必要时遵医嘱用缓泻药或给予甘油灌肠,促进排便。

2. **病情观察**　进入冠心病监护病房(CCU),严密监测心电图、血压、呼吸、神志、出入量、皮肤黏膜的变化情况5～7天,有条件的还应进行血流动力学监测。及时发现心律失常、休克,心力衰竭等并发症。

3. **氧疗护理**　吸氧可改善心肌缺氧、缓解胸痛。可采用鼻导管或面罩给氧,开始可高流量吸氧3～5L/min,以后改为低流量1～2L/min,病情稳定后改为间断吸氧。

4. **用药护理**

(1) 迅速建立静脉通路,保证输液通畅。

(2) 应用吗啡止痛时应注意呼吸功能的抑制,并密切观察血压、脉搏的变化。

(3) 静脉滴注或用微量泵注射硝酸甘油时,严格控制速度,并注意观察血压、心率的变化。

5. **溶栓治疗的护理**

(1) 溶栓前护理:①询问患者有无活动性出血、脑血管病、消化性溃疡、近期手术史、外伤史、肝肾功能不全等溶栓禁忌证;②检查血小板、出凝血时间、血型及配血等;③准确配制并输注溶栓药物;④观察有无发热、皮疹等过敏现象,皮肤、黏膜及内脏有无出血,出血严重时,停止治疗并立即处理。

(2) 溶栓后护理:用药后询问胸痛有无缓解,监测心肌酶、心电图及凝血时间,以判断溶栓效果。可根据:①心电图抬高的ST段于2小时以内下降>50%;②胸痛2小时以内基本消失;③2小时以内出现再灌注性心律失常;④血清CK-MB酶峰值提前出现(14小时以内)等间接判断血栓是否溶解,或根据冠状动脉造影直接判断。

6. **心理护理**　心肌梗死患者易产生焦虑、抑郁、恐惧等负性心理反应,护理人员应注意患者的心理反应,用和蔼的态度、亲切的话语,以及抚摸、握手等动作,消除恐惧、焦虑、紧张情绪,树立战胜疾病的信心。

7. **心脏介入治疗的护理**

(1) 术前护理

1) 配合医生完善常规检查。

2) 向患者解释诊治的目的与过程,以消除患者不必要的顾虑与紧张,争取患者积极配合治疗及护理。

3) 详细询问患者有无药物过敏史。做好造影剂、局部麻醉药的过敏试验。

4) 做好穿刺部位的皮肤准备。

5) 禁食4小时以上,术前30分钟肌内注射安定10mg,由专人将患者及病历、X线片等送至介入治疗室。

(2) 术后护理

1) 绝对卧床6～12小时,密切观察病情变化。

2) 每30分钟测血压1次,连续6次;每日观察体温4次,连续3日。

3) 静脉穿刺部位用沙袋压迫2～4小时,动脉穿刺部位沙袋压迫4～6小时。观察局部有无溶血,如渗血污染敷料,应及时更换并酌情升压包扎。

4) 观察穿刺侧肢体末梢循环情况,如皮肤颜色、温度、感觉及动脉搏动。

5) 心电监测24小时。

8. **康复护理**

(1) 评估:评估患者的一般情况、家族病史、吸烟情况、运动状况、行为类型、心肌缺血的情况等。

(2) 参与康复计划的制订:积极配合、参与制订康复目标、康复评定、实施康复训练计划。了解患者康复的内容和流程,配合各种康复治疗,帮助并指导患者及家属学习疾病康复知识和自我护理技术。

(3) 动态观察患者的情况:如心功能、日常生活能力等,及时发现可能出现的新的障碍和并发症;注意是否继发二次损伤;是否出现急躁、焦虑情绪或悲观、抑郁心理。一旦发现病情变化,应及时分析原因并报告医生,并做好记录。

(4) 指导患者进行康复训练:根据运动处方正确进行有氧训练,并记录患者的心率变化情况,防止因不适当的运动训练带来二次损伤,并为康复治疗小组提供动态的资料。根据患者在训练过程中的反应以及患者心率的变化,正确指导患者调整训练的强度。

(5) 心理护理:心理护理在冠心病患者的康复中占重要地位。首先应唤起患者的生活动力,舒缓因疾病带来的不良情绪。如指导Ⅰ、Ⅱ期患者采用一些适当的娱乐方法缓解情绪,如听音乐、读报等,应注意强度和刺激性,不能使患者激动。Ⅲ期康复的过程一般需要2～3个月,对此期患者的心理护理应注意鼓励患者,对患者的进步给予肯定,并指导患者终身维持锻炼,促进患者早日回归正常工作生活。针对患者的急躁情绪应教育其注意锻炼的安全性,不能随意增加运动量。

(刘　芳)

第7章 原发性高血压患者的护理

原发性高血压(primary hypertension)是以体循环动脉压升高为主要临床表现的心血管综合征,伴有或不伴有多种心血管危险因素的综合征,通常简称为高血压。高血压分为原发性高血压(essential hypertension)和继发性高血压(secondary hypertension)。原发性高血压,亦称高血压病,是多种心、脑血管疾病的重要病因和危险因素,影响心、脑、肾等重要脏器的结构和功能,最终导致这些器官功能衰竭。

迄今为止,高血压仍是心血管疾病死亡的主要原因之一,患病率和发病率在不同国家、地区和种族之间有差别。我国的高血压患病率呈明显上升趋势,北方高于南方,沿海高于内地,城市高于农村。青年期男性高于女性,中年后女性略高于男性。2002年调查数据显示我国人群高血压知晓率、治疗率和控制率分别为30.2%、24.7%、6.1%,总体情况不容乐观。

一、病因

原发性高血压由多种因素作用导致,尤其是遗传易感性(约占40%)和环境因素(约占60%)相互作用的结果。

1. **遗传因素** 高血压具有明显的家族聚集性,父母均有高血压,子女的发病率高达46%;约60%的高血压患者有家族史,而且在血压高度、并发症以及其他因素,如肥胖等方面也有遗传性。

2. **环境因素**

(1) 饮食:不同地区人群血压水平和高血压患病率与钠盐平均摄入量显著有关,摄盐越多,血压水平和患病率越高。但摄盐过多导致血压升高主要见于对盐敏感的人群。而饮食中低钾、低钙、高蛋白摄入、饱和脂肪酸或饱和脂肪酸/多不饱和脂肪酸比值增高均是升压因素,饮酒量与血压水平呈线性相关。同型半胱氨酸水平增高,也与高血压发病呈正相关。

(2) 精神应激:城市脑力劳动者和从事精神紧张度高的职业者发生高血压的可能性大。长期环境噪声导致听力减退者患高血压也较多。

3. **其他因素** 肥胖、吸烟、口服避孕药、麻黄碱、肾上腺皮质激素、睡眠呼吸暂停低通气综合征(SAHS)也与高血压的发生有关。肥胖是血压升高的重要危险因素,约1/3高血压患者有不同程度肥胖,血压与体重质量指数(BMI)呈显著正相关,腹型肥胖者容易发生高血压。服避孕药的妇女血压升高发生率及程度与服用时间长短有关,口服避孕药引起的高血压一般为轻度,并且可逆转。另外,SAHS亦与高血压有关,SAHS患者50%有高血压,血压高度与SAHS病程有关。

二、发病机制

本病的发病机制尚未完全阐明,从血流动力学角度,平均动脉血压(MBP)=心排血量(CO)×总外周血管阻力(PR)。高血压的血流动力学特征主要是总外周血管阻力相对或绝对增高,目前认为主要集中在以下几个环节:

1. **交感神经系统活性亢进** 各种因素使大脑皮质下神经中枢功能发生变化,使得神经递质浓度与活性异常,包括去甲肾上腺素、肾上腺素、多巴胺、神经肽、5-羟色胺、血管升压素、脑啡肽、脑钠肽和中枢肾素-血管紧张素系统,导致交感神经系统活性亢进,血儿茶酚胺浓度升高,阻力小动脉收缩增强。

2. **肾性水钠潴留** 各种原因引起肾性水钠潴留,机体为避免心排血量增高使组织过度灌注,全身阻力小动脉收缩增强,导致外周血管阻力增高。

3. **肾素-血管紧张素-醛固酮系统(RAAS)激活** 肾小球入球动脉的球旁细胞分泌肾素,激活从肝产生的血管紧张素原,生成血管紧张素Ⅰ,再经肺循环的转换酶(ACE)作用生成血管紧张素Ⅱ(AⅡ),作用于血管紧张素Ⅱ受体,使小动脉平滑肌收缩,引起外围阻力增加。AⅡ同时可刺激肾上腺皮质分泌醛固酮,通过交感神经末梢使去甲肾上腺素分泌增加,这些作用均可使血压升高。

4. **细胞膜离子转运异常**　细胞膜上的钠泵活性降低、钠、钾离子协同转运缺陷、细胞膜通透性增强、钙泵活性降低，导致离子转运异常，使得细胞内钠、钙离子浓度增高，膜电位降低，激活平滑肌细胞兴奋-收缩偶联，使血管收缩反应性增强和平滑肌细胞增生与肥大，血管阻力增高。

5. **胰岛素抵抗**（insulin resistance，IR）　IR是指必须以高于正常的血胰岛素释放水平来维持正常的糖耐量，表示机体组织对胰岛素处理葡萄糖的能力减退。近年来，认为IR是2型糖尿病和高血压发生的共同病理生理基础，IR造成继发性高胰岛素血症，使肾脏水钠重吸收增加，交感神经系统活性亢进，动脉弹性减退，从而使血压升高。

6. **动脉结构功能变化**　随年龄增长，大动脉和小动脉血管内皮细胞功能异常，释放的调节心血管功能的血管活性物质发生改变，影响动脉弹性；阻力小动脉结构和功能改变，对脉压增大起重要作用。

三、病理变化

高血压早期无明显病理改变。心脏和血管是高血压病理生理作用的主要靶器官。心脏改变主要是左心室肥厚和扩大，全身小动脉病变主要是壁腔比值增加和管腔内径缩小，导致重要靶器官如心、脑、肾等组织缺血。长期高血压及伴随的危险因素还可累及大、中动脉，促进动脉粥样硬化的形成和发展，以及微循环毛细血管稀疏、扭曲变形等。

1. **心脏**　长期压力负荷增高、儿茶酚胺和血管紧张素Ⅱ等都可刺激心肌细胞肥大和间质纤维化。高血压的心脏改变主要是左心室肥厚和扩张，称为高血压心脏病，常合并冠状动脉粥样硬化和微血管病变，最终导致心力衰竭或心律失常，甚至猝死。

2. **脑**　长期高血压使脑血管发生缺血与变性，容易形成微动脉瘤，从而发生脑出血。高血压促使脑动脉硬化，可并发脑血栓形成。

3. **肾脏**　长期持续高血压使肾小球内囊压力升高，肾小球纤维化、萎缩，以及肾动脉硬化，因肾实质缺血和肾单位不断减少，最终导致肾衰竭。

4. **视网膜**　视网膜小动脉早期发生痉挛，随着病程进展出现硬化改变。血压急骤升高可引起视网膜血管渗出和出血。

四、临床表现

1. **症状**　大多数起病缓慢、逐渐进展，一般缺乏特殊的临床表现。常见症状有头痛、头晕、颈项板紧、疲劳、心悸等，在紧张或劳累后加重，不一定与血压水平有关，多数症状可自行缓解。也可出现视力模糊、鼻出血等较重症状。约1/5患者无症状，仅在测量血压时或发生心、脑、肾等并发症时才被发现。

2. **体征**　血压随季节、昼夜、情绪等因素有较大波动。冬季血压较高，夏季较低；血压有明显昼夜波动，一般夜间血压较低，清晨起床活动后血压迅速升高，形成清晨血压高峰。患者在家中的自测血压值往往低于诊所血压值。心脏听诊时可有主动脉瓣区第二心音亢进、收缩期杂音或收缩早期喀喇音。

3. **高血压急症**　高血压急症是指原发或继发性高血压患者，病情急骤发展，在某些诱发因素作用下，血压突然或显著升高（一般超过180/120mmHg），同时伴有心、脑、肾等重要靶器官功能不全表现，包括高血压脑病、颅内出血、脑梗死、急性心力衰竭、急性冠状动脉综合征、主动脉夹层动脉瘤、子痫、急性肾小球肾炎等。少数患者舒张压持续≥130mmHg，并有头痛、视力模糊、眼底出血、渗出和乳头水肿，肾脏损害突出，持续蛋白尿、血尿与管型尿，病情进展迅速，如不及时有效降压治疗，预后很差，常死于肾衰竭、脑卒中或心力衰竭，称为恶性高血压。

4. **并发症**　①脑血管病：包括脑出血、脑血栓形成、腔隙性脑梗死、短暂性脑缺血发作；②心脏病：心力衰竭、冠心病、心律失常；③慢性肾衰竭；④主动脉夹层；⑤视网膜渗出或出血。

五、诊断要点

1. **高血压的诊断和分级**　未使用降压药情况下，非同日3次测量，收缩压≥140mmHg和（或）舒张压≥90mmHg，即可诊断高血压。根据血压升高水平，又可将其分为1～3级。目前，我国采用的血压分类和标准（表3-7-1），适用于任何年龄的成年人。

2. **心血管风险分层**　高血压患者进行心血管风险评估并分层的依据有：血压升高水平（1～3级）、心血管危险因素、靶器官损害、伴发临床疾患，据此，将高血压患者分为低危、中危、高危和很高危四个层次（表3-7-2）。

表 3-7-1 血压分类和标准

分类	收缩压(mmHg)		舒张压(mmHg)
正常血压	<120	和	<80
正常高值	120～139	和(或)	80～89
高血压	≥140	和(或)	≥90
1级高血压(轻度)	140～159	和(或)	90～99
2级高血压(中度)	160～179	和(或)	100～109
3级高血压(重度)	≥180	和(或)	≥110
单纯收缩期高血压	≥140	和	<90

注：以上标准适用于≥18岁成人，当收缩压和舒张压属于不同分级时，以较高的级别作为标准。

表 3-7-2 高血压患者心血管危险分层标准

其他危险因素和病史	血压(mmHg)		
	1级高血压	2级高血压	3级高血压
无	低危	中危	高危
1～2个其他危险因素	中危	中危	很高危
≥3个其他危险因素，或靶器官损害	高危	高危	很高危
临床伴发症或合并糖尿病	很高危	很高危	很高危

(1) 其他心血管危险因素：男性>55岁，女性>65岁；吸烟；糖耐量受损和(或)空腹血糖受损；血总胆固醇≥5.7mmol/L或低密度脂蛋白胆固醇>3.3mmol/L或高密度脂蛋白胆固醇<1.0mmol/L；早发心血管疾病家族史(一级亲属发病，男性<55岁，女性<65岁)；腹型肥胖(腹围：男性≥90cm，女性≥85cm)，或体重指数(BMI)>28kg/m^2；血同型半胱氨酸≥10μmol/L。

(2) 靶器官损害：左心室肥厚；颈动脉内膜中层厚度≥0.9mm或动脉粥样硬化斑块；颈-股动脉脉搏波传导速度≥12m/s；踝/臂血压指数<0.9；肾小球滤过率降低[eGFR<60mL/(min·1.73m^2)]或血清肌酐轻度升高；尿微量白蛋白。

(3) 伴发临床疾患：心脏疾病(心绞痛、心肌梗死、冠状动脉血运重建、心力衰竭)；脑血管疾病(脑出血、缺血性脑卒中、短暂性脑缺血发作)；肾脏疾病(糖尿病肾病、血肌酐升高、临床蛋白尿)；外周血管疾病(主动脉夹层、外周血管病)；视网膜病变(出血、渗出、视盘水肿)；糖尿病。

六、实验室及其他检查

1. **常规检查** 包括尿常规、血糖、血胆固醇、血甘油三酯、肾功能、血尿酸和心电图。根据需要可进一步检查眼底、超声心动图、血电解质、低密度脂蛋白胆固醇和高密度脂蛋白胆固醇等。

2. **特殊检查** 24小时动态血压监测(ABPM)有助于判断血压升高严重程度，了解血压昼夜节律，指导降压治疗以及评价降压药物疗效。

七、诊断要点

定期而正确的血压测量是诊断高血压的关键。测量安静休息坐位时上臂肱动脉部位血压。高血压的诊断必须以未服用降压药物情况下2次或2次以上非同日多次血压测定所得的平均值为依据。同时，必须排除由于其他疾病导致的继发性高血压。

八、治疗要点

原发性高血压目前尚无根治方法，但降压治疗可有效减少高血压患者心脑血管病的发生率和死亡率。原则上应将目标血压降到患者能最大耐受的水平，一般主张血压应至少<140/90mmHg，合并有糖尿病或慢性肾脏病的患者，血压控制目标<130/80mmHg。老年收缩期性高血压应使收缩压降至140～150mmHg，舒张压<90mmHg，但不低于65～70mmHg。

1. **降压药物治疗** 目前常用降压药物可归纳为五大类(表3-7-3)，即利尿剂、β受体阻滞剂、钙通道阻滞剂(CCB)、血管紧张素转换酶抑制剂(ACEI)和血管紧张素Ⅱ受体阻滞剂(ARB)。用药原则：高血压患者需要长期降压治疗，不要随意停止治疗或频繁改变治疗方案；治疗应从小剂量开始，逐步递增剂量；降压药和治疗方案的选择应该个体化，大多数无并发症患者可以单独或联合使用降压药物，联合用药尚有减少每种药物剂量，减少不良反应的优点。

表 3-7-3 常用降压药物名称、剂量及用法

药物分类	药物名称	每天剂量(mg)	每天次数(次)
利尿药			
噻嗪类利尿剂	氢氯噻嗪	6.25～25	1
	氯噻酮	12.5～25	1
	吲达帕胺	0.625～2.5	1
	吲达帕胺缓释片	1.5	1
袢利尿剂	呋塞米	20～80	2
保钾利尿剂	氨苯蝶啶	25～100	1～2
醛固酮拮抗剂	螺内酯	20～40	1～3
	比索洛尔	2.5～10	1
	美托洛尔	50～100	2
β受体阻滞剂	美托洛尔缓释片	47.5～190	1
	阿替洛尔	12.5～50	1～2
	普萘洛尔	30～90	2～3
钙通道阻滞剂			
二氢吡啶类	氨氯地平	2.5～10	1
	硝苯地平	10～30	2～3
	硝苯地平缓释片	10～20	2
	硝苯地平控释片	30～60	1
非二氢吡啶类	维拉帕米	40～120	2～3
	维拉帕米缓释片	120～240	1
	地尔硫䓬缓释片	90～360	1～2
血管紧张素转化酶抑制剂	卡托普利	25～300	2～3
	依那普利	2.5～40	2
	贝那普利	5～40	1～2
	氯沙坦	25～100	1
血管紧张素Ⅱ受体阻滞剂	缬沙坦	80～160	1
	厄贝沙坦	150～300	1
	替米沙坦	20～80	1

2. 高血压急症的治疗 高血压急症常伴有重要器官组织如心脏、脑、肾脏、眼底、大动脉的严重功能障碍或不可逆损害，因此及时正确地处理高血压急症十分必要，必须迅速使血压下降，并应采取逐步控制性降压，选用起效快、作用持续时间短、不良反应较少的药物。及时正确处理高血压急症十分重要，必须迅速使血压下降，并应采取逐步控制性降压，选用起效快、作用持续时间短、不良反应较少的药物。

(1) 硝普钠：同时扩张动脉和静脉使血压下降，开始以 50mg/500mL 浓度每分钟 10～25μg 速率静脉滴注，根据血压情况调节滴注速率。

(2) 硝酸甘油：扩张静脉和选择性扩张冠状动脉与大动脉。开始以每分钟 5～10μg 速率静脉滴注，然后每 5～10 分钟增加滴注速率至每分钟 20～50μg。

(3) 有烦躁、抽搐者用地西泮肌内注射或静脉注射。

(4) 有高血压脑病者宜给予脱水剂，如甘露醇快速静脉滴注或快速利尿如呋塞米静脉注射，以降低颅内压，减轻脑水肿。

九、护理要点

1. 一般护理

(1) 休息与活动。①保证身心休息与适当活动，提高机体活动能力。高血压初期可适当休息，保证足够睡眠，安排合适的运动，如散步、打太极拳、气功等，不宜登高、提取重物、剧烈运动等。血压较高、症状较多或有并发症的患者需增加卧床休息，协助生活料理。②保持病室安静，避免环境嘈杂，光线柔和，尽量减少探视。护理人员操作宜集中，动作轻柔，防止过多干扰患者。患者改变体位时动作宜缓慢。避免劳累、情绪激动、精神紧张、不规律服药等。③指导患者合理安排休息与工作，避免脑力过度兴奋，可组织患者听音乐，看画报、下棋、做体操等，以调节紧张情绪，放慢生活节奏，保持稳定的心态。

④避免潜在的危险,如剧烈运动、迅速改变体位、活动场所光线暗、室内有障碍物、地面光滑、厕所无扶手等。必要时加用床挡。⑤增加运动:较好的运动方式是低或中等强度的等张运动,可根据年龄及身体状况选择慢跑或步行,一般每周3～5次,每次30～60分钟。

(2) 饮食护理。①减轻体重:尽量将体重指数(BMI)控制在<25kg/m^2。体重降低对改善胰岛素抵抗、糖尿病、高脂血症和左心室肥厚均有益。②减少钠盐摄入:膳食中约80%钠盐来自烹调和各种腌制品,因此应减少烹调用盐,每日食盐量以不超过6g为宜。③补充钙和钾盐:400～500g新鲜蔬菜及500mL牛奶中含钾1 000mg和钙400mg,因此,应多食新鲜蔬菜,多饮牛奶可补充钙和钾。④减少脂肪摄入:膳食中脂肪量应控制在总热量的25%以下。⑤限制饮酒:饮酒量每日不可超过相当于50g乙醇的量。

2. 病情观察

(1) 血压及症状监测。观察患者血压改变,每日测血压2次,必要时进行动态血压监测。评估患者头痛、头晕程度、持续时间,是否伴有眼花、耳鸣、恶心、呕吐等症状。

(2) 严密观察并发症征象。观察有无呼吸困难、咳嗽、咳泡沫痰,突然胸骨后疼痛等心脏受损的表现;观察头痛性质、精神状态、视力、语言能力、肢体活动障碍等急性脑血管疾病的表现;注意有无尿量变化,有无水肿以及肾功能检查结果是否异常,以便及早发现肾衰竭。

(3) 防止低血压反应,避免受伤。指导患者改变体位时动作宜缓慢,以防发生急性低血压反应。避免用过热的水洗澡或蒸汽浴,防止周围血管扩张导致晕厥。护理人员应及时向患者解释病情,缓解患者压力,有助于减轻患者头痛症状。患者有头痛、头晕、眼花、耳鸣等症状时应嘱其卧床休息,并抬高床头,协助其如厕或外出活动。若有恶心与呕吐,应将痰盂放在其方便取用之处,以防意外发生。

3. 用药护理

(1) 观察药物副作用。遵医嘱给予降压药物治疗,测量用药前后的血压以判断疗效,观察药物的不良反应。使用噻嗪类和袢利尿剂时应注意补钾,防止低钾血症。β受体阻滞剂可抑制心肌收缩力,延长房室传导时间,使用时应注意患者心率,是否有心动过缓,此外,还可引起支气管痉挛、低血糖以及血脂升高。钙通道阻滞剂硝苯地平可使交感神经反射性增强,致头痛、面部潮红、下肢水肿、心动过速等不良反应,地尔硫䓬可因抑制心肌收缩力及自律性和传导性而致心动过缓,加重心力衰竭等。血管紧张素转换酶抑制剂可引起刺激性干咳及血管性水肿等不良反应。

(2) 用药注意事项。降压药物使用从小剂量开始,遵医嘱调整剂量,不可自行增减药量或突然撤换药物,多数患者需长期服用维持量。注意降压不宜过快过低,服药后如有晕厥、恶心、乏力应立即平卧,并取头低脚高位以增加脑部血流量。老年患者服药后不要站立太久,因长时间站立会使腿部血管扩张,血液淤积于下肢,脑部血流量减少,导致晕厥。用药期间应指导患者起床不宜太快,动作不宜过猛,防止头晕加重;外出活动应有人陪伴,以防晕倒引起外伤。

4. 心理护理

(1) 原发性高血压患者有趋向好斗和过分谨慎的人格特征。另外,负性情绪反应(愤怒、抑郁和焦虑等)可造成调节血压机制的障碍而引起高血压。

(2) 减轻压力,保持心理平衡。长期的抑郁或情绪激动、急剧而强烈的精神创伤可使交感肾上腺素活性增加,血压升高。因此,应指导患者学会自我调节,减轻精神压力,避免情绪激动、紧张等不良刺激,保持健康的心理状态。护理人员可通过了解患者性格特征及有关社会心理因素进行心理疏导,教会患者训练自我控制能力,对于易激动的患者做好家属工作,减少不良刺激,保证患者有安静舒适的休养环境。

(3) 指导患者使用放松技术。如心理训练、音乐治疗和缓慢呼吸等。

5. 高血压急症的护理

(1) 定期监测血压,严密观察病情变化,发现血压急剧升高、剧烈头痛、呕吐、大汗、视物模糊、面色及神志改变、肢体运动障碍等症状,立即通知医生。

(2) 一旦发生高血压急症,应立即卧床休息,抬高床头,避免一切不良刺激和不必要的活动,协助生活护理,安定情绪,必要时遵医嘱应用镇静剂。

(3) 吸氧,保持呼吸道通畅。

(4) 立即建立静脉通路,遵医嘱迅速准确给予降压药,一般首选硝普钠,应避光,现用现配,根据血压水平仔细调节给药速度,开始以每分钟10～25μg速率静脉滴注,严密监测血压,每5～10分钟测血压一次。若患者发生脑水肿时,应用脱水剂快速静脉滴注,250mL甘露醇30分钟内滴完,以达到快速脱水作用。

(李红梅)

第8章 病毒性心肌炎患者的护理

病毒性心肌炎(viral myocarditis)指嗜心肌病毒感染引起的心肌非特异间质性炎症为主要病变的心肌炎。炎症可呈局限性或弥漫性。病程可为急性、亚急性或慢性。本病好发于年轻人,男性多于女性。临床表现个体差异很大,易造成误诊或漏诊。目前,病毒性心肌炎尚无特效药物治疗。一般治疗原则以休息、对症处理和中西医综合治疗为主。多数患者经休息和适当治疗后可康复,但心律失常持续时间较长。部分患者经过治疗病情稳定后,仍留有一定程度的心脏扩大、心功能减退、心律失常等,形成慢性心肌炎。

一、病因及发病机制

临床上绝大多数病毒性心肌炎由柯萨奇B组病毒引起,其次是孤儿(Echo)病毒、脊髓灰质炎病毒、腺病毒。此外,流感病毒、副流感病毒、流行性腮腺炎病毒、风疹病毒、疱疹病毒、脑心肌炎病毒、肝炎病毒、巨细胞病毒、流行性出血热病毒等都可引起心肌炎。本病的确切发病机制尚不完全清楚,一般认为与急性病毒感染及持续性病毒感染对心肌的损害、病毒介导的免疫损伤及细胞因子和一氧化氮介导的心肌损害和微血管损伤等有关。

二、临床表现

本病临床表现轻重不一,轻者临床表现较少,重者可发生心力衰竭、严重心律失常、心源性休克,甚至猝死。

1. **病毒感染史** 约半数患者在发病前1～3周有病毒感染前驱症状,如发热、倦怠、全身肌肉酸痛、流涕、咽痛等"感冒"样症状或恶心、呕吐、腹泻等消化道症状;亦可有其他病毒感染症状。

2. **症状** 胸闷、胸痛、心悸、乏力、呼吸困难等。严重者起病后发展迅速,可出现Adams Stokes综合征、心力衰竭、心源性休克,甚至猝死。

3. **体征** 可出现各种心律失常及与体温不成比例的心动过速,心尖部第一心音低钝,可闻及第三心音或杂音,也可出现奔马律或心包摩擦音;肺部湿啰音、颈静脉怒张、肝大、心脏扩大、下肢水肿等心力衰竭体征;重者可出现心源性休克体征。

4. **分型与分期** 根据病毒性心肌炎的不同临床表现,本病大致可分4型。

(1) 亚临床型心肌炎:无自觉症状,多为常规检查心电图时发现有S-T改变或房性与室性期前收缩,但数周后可自行消失或遗留心律失常。

(2) 隐匿进展型心肌炎:病毒感染后数年发现心脏逐渐扩大,表现为扩张型心肌病。

(3) 轻症自限型心肌炎:病毒感染1～3周可有轻度心脏受累症状,心电图可出现S-T改变及各种心律失常,心肌酶亦有改变,但无心脏扩大、心力衰竭、心源性休克表现,经过适当治疗,1个月逐渐恢复。

(4) 急性重症心肌炎:常在病毒感染后数天内出现心脏受累症状,甚至出现急性心力衰竭、心源性休克或严重心律失常,病死率较高。

三、实验室及其他检查

1. **血液生化检查** 约半数病例红细胞沉降率增快。急性期或心肌炎活动期血清肌酸磷酸激酶同工酶(CK-MB)和血清心肌肌钙蛋白T、肌钙蛋白I增高。对心肌损伤的诊断具有较高的特异性和敏感性。

2. **外周血病原学检查** 血清柯萨奇病毒IgM抗体滴度增高,外周血肠病毒核酸阳性,心内膜、心肌、心包或心包穿刺液中检测出病毒、病毒基因片段或病毒蛋白抗原有助于病原学诊断。

3. **心电图检查** 对心肌炎诊断的敏感性高,但特异性低。心电图常见ST-T改变和各种心律失常,尤其是室性期前收缩最常见,其次是房室传导阻滞。严重心肌损害时可出现病理性Q波。

4. **X线检查** 可有心影正常或不同程度的扩大。

5. **心内膜心肌活检** 可检测病毒基因。

四、诊断要点

目前诊断病毒性心肌炎的主要依据是前驱病毒感染史后出现心脏受累表现,结合血液生化、病原学及心电图检查等综合分析,并排除其他疾病后可诊断。心内膜心肌活检进行病毒基因检测及病理学检查,有助于确诊。

五、治疗要点

目前尚无特效药物治疗。治疗目的主要是减轻心脏负荷、改善心肌代谢及心脏功能、促进心肌修复。

1. **一般治疗** 急性期应卧床休息,以减少心肌耗氧量,减轻心脏负荷。补充富含维生素和蛋白质的易消化食物。

2. **对症治疗** 心力衰竭时使用血管扩张剂、利尿剂、血管紧张素转换酶抑制剂等控制。按心律失常治疗原则应用抗心律失常药,必要时需用临时心脏起搏器。

3. **抗病毒、调节免疫治疗** 黄芪、牛磺酸、辅酶Q10、干扰素、胸腺素有抗病毒、调节免疫功能等作用。

六、护理要点

1. **一般护理**

(1) 休息与活动:向患者及家属解释卧床休息的重要性。在急性期至少应卧床休息1个月,出现充血性心力衰竭、心源性休克的患者应绝对卧床休息3个月以上,直至症状消失、血液生化检查恢复正常,再根据具体情况逐渐增加活动量。

(2) 饮食护理:应补充高蛋白、富含维生素、易消化的饮食。少食多餐,避免过饱或刺激性食物。心力衰竭者给予低盐饮食,戒烟酒。

2. **病情观察** 密切观察并记录心率、心律、血压、体温、呼吸等变化,及早发现心律失常。对严重心律失常者应进行心电监护,并准备好抢救药物和仪器。观察是否出现充血性心力衰竭的症状及体征。

3. **用药护理** 了解所用药物的性能、特点和副作用,注意药物不良反应的观察与预防。静脉输液时注意控制速度。抗心律失常药应遵医嘱按时按量给予,使用洋地黄时剂量应偏小,避免洋地黄中毒。

4. **心理护理** 因病毒性心肌炎需要卧床休息,常影响患者的日常生活、学习或工作,患者易出现紧张、焦虑、烦躁等不良情绪反应。护理人员应予理解和同情,鼓励患者说出心中的感受,消除不良情绪对患者的影响,帮助其树立战胜疾病的信心和勇气,保持健康心态,积极配合治疗。

5. **健康指导**

(1) 注意劳逸结合,1年内避免过度劳累、剧烈运动、妊娠等。若出现胸闷、气短、心悸、心律失常等表现,应立即停止活动,并及时就诊。

(2) 注意保暖,防止呼吸道和消化道感染。

(3) 按医嘱服药,定期复查。

(郭全荣)

第9章 心肌病患者的护理

心肌病(cardiomyopathy)是由不同病因引起的心肌病变导致心肌机械和(或)心电功能障碍。目前,心肌病具体分类如下。

遗传性心肌病:肥厚型心肌病、右心室发育不良心肌病、左心室致密化不全、糖原贮积症、先天性传导阻滞、线粒体肌病、离子通道病(包括长 QT 综合征、Brugada 综合征、短 QT 综合征、儿茶酚胺敏感室速等)。

混合性心肌病:扩张型心肌病、限制型心肌病。

获得性心肌病:感染性心肌病、心动过速心肌病、心脏气球样变、围生期心肌病。

本章重点阐述扩张型心肌病和肥厚型心肌病。

第1节 扩张型心肌病

扩张型心肌病(dilated cardiomyopathy,DCM)是一类以左心室或双心室扩大,心肌收缩功能障碍为主要特征的心肌病,常伴心律失常,病死率较高。近年来,发病呈增长趋势,男性多于女性(2.5∶1)。病程长短不一,一旦出现心力衰竭,则预后不良。

一、病因及发病机制

扩张型心肌病是多种因素长期作用引起心肌损害的最终结果,病因迄今未明。除有特发性和家族遗传性外,持续性病毒感染对心肌的损害及细胞、自身抗体、细菌因子介导的自身免疫反应是导致和诱发扩张型心肌病发生的重要原因。此外,酒精中毒、代谢紊乱和神经激素受体异常等多种因素也可引起本病。

扩张型心肌病的心腔普遍性扩大,均有一定程度的心肌肥厚,心腔内有附壁血栓。组织学为非特异性心肌细胞肥大、变性。

二、临床表现

本病起病缓慢,30～50 岁最多见,家族遗传性扩张型心肌病发病年龄更早。早期除心脏扩大外,可无明显症状,体检可正常,仅见 X 线、心电图、超声心动图轻度非特异性改变。有症状期可出现如下表现:

1. **症状**

(1) 充血性心力衰竭:常为本病最突出的表现。因心肌病变,使心脏收缩功能减退,心排血量减少,左室舒张末压升高,肺循环与体循环瘀血,可出现乏力、劳力性呼吸困难、端坐呼吸等左心衰竭的表现。

(2) 心律失常:可合并各种心律失常,尤以室性期前收缩多见,其次是心房颤动。严重心律失常是导致该病猝死的重要原因。

(3) 栓塞:部分患者发生脑、肾和肺等部位栓塞,甚至猝死。

2. **体征** 除肺部湿性啰音、肝大、水肿等充血性心力衰竭的体征外,本病主要体征为心脏扩大,可闻及第三或第四心音、心率快时呈奔马律。

三、实验室及其他检查

1. **X 线检查** 心影明显扩大,心胸比大于 0.5,有肺瘀血征。

2. **心电图检查** 可见各种心律失常,以室性期前收缩、房颤、房室传导阻滞、束支传导阻滞常见。可有 ST 段压低和 T 波倒置、各导联低电压,少数可见病理性 Q 波。

3. **超声心动图检查** 心脏各腔室均扩大,左心室扩大最显著,左心室流出道扩张,室壁运动弥漫性减弱,射血分数小于正常值。彩色多普勒示二尖瓣、三尖瓣反流。

4. **其他检查** 心脏造影、心导管检查、放射性核素显像、心内膜心肌活检、免疫学检查等均有助于扩张型心肌病的诊断。

四、诊断要点

根据心脏扩大、充血性心力衰竭、心律失常、栓塞等表现,结合超声心动图等实验室及其他检查诊断本病,但应排除其他各种原因明确的器质性心脏病。

五、治疗要点

由于本病原因未明,除心脏移植术外,尚无特异治疗方法。治疗以有效控制心力衰竭和心律失常,缓解免疫介导的心肌损害,提高患者的生活质量和生存率为目标。

1. **一般治疗** 注意休息,避免过度劳累。

2. **对症治疗** 心力衰竭时使用血管扩张剂、利尿剂、血管紧张素转换酶抑制剂和洋地黄等控制,但洋地黄用量宜小。按心律失常治疗原则应用抗心律失常药。

3. **调节免疫治疗** β受体阻断药具有免疫调节作用,治疗扩张型心肌病可以改善临床症状,降低死亡率。中药黄芪也具有免疫调节作用,可用于本病治疗。

4. **改善心肌代谢** 辅酶Q参与磷酸化及能量的生成过程,并有抗氧自由基及膜稳定作用。

5. **防止血栓形成** 华法林、阿司匹林等长期应用有防止血栓形成的作用。

6. **心脏移植** 内科治疗无效,可考虑进行心脏移植。

第2节 肥厚型心肌病

肥厚型心肌病(hypertrophic cardiomyopathy)是以心肌非对称性肥厚、心室腔变小,左心室血液充盈受阻,舒张期顺应性下降为主要特征的心肌病。根据左心室流出道有无梗阻可分为梗阻性和非梗阻性肥厚型心肌病。本病常有明显家族史,男性多于女性。预后差异较大,是青少年和运动猝死的最主要原因之一。一般成人病例10年存活率为80%。

一、病因与发病机制

有明显家庭史,是常染色体显性遗传病。另外,儿茶酚胺活性增强,细胞内钙调节异常等均可作为本病的诱因。肥厚型心肌病主要病变为心肌肥厚,尤以室间隔和乳头肌最为明显,室腔变窄。

二、临床表现

1. **症状** 半数以上患者无明显症状,最常见的症状为乏力、劳力性呼吸困难,严重时呈夜间阵发性呼吸困难或端坐呼吸、心悸、心前区疼痛,但含服硝酸甘油片不能缓解。室性心律失常的发生率可达50%。33%的患者出现频发的一过性晕厥,可为患者的唯一主诉。

2. **体征** 肥厚型心肌病患者心界可向左扩大,50%患者心尖部可闻及收缩期吹风样杂音。增强心肌收缩力的因素或回心血量减少,可使杂音增强,降低心肌收缩力的因素或回心血量增多时,可使杂音减弱。

三、实验室及其他检查

1. **心电图检查** 较常见左心室高电压、ST段压低、T波倒置,部分可出现病理性Q波。室内传导阻滞和室性心律失常亦常见。

2. **超声心动图检查** 对本病诊断价值很大,心室非对称性肥厚而无心室腔增大为其特征。舒张期间隔厚度达15mm或与后壁厚度之比≥1.3;收缩期二尖瓣前叶异常前移;左室流出道有狭窄。彩色多普勒血流显像可评价左心室腔与左室流出道间压力阶差。

3. **其他检查** 心导管检查、心内膜心肌活检、磁共振心肌显像等均有助于肥厚型心肌病的诊断。

四、诊断要点

发病年龄为青中年,有劳力性呼吸困难、心悸、头晕及晕厥、心前区疼痛,含服硝酸甘油不能缓解、有猝死家族史者,应考虑本病。结合超声心动图改变和彩色多普勒测定左室流出道压力阶差可作诊断。

五、治疗要点

治疗目标为减轻左心室流出道梗阻,改善左心室舒张功能,缓解症状,逆转心肌肥厚,预防猝死,提高生存率。

1. **避免剧烈运动或情绪激动**。

2. **β受体阻断药** 首选药物,能减慢心率、降低心肌收缩力,减轻左心室流出道梗阻,缓解肥厚型心肌病患者胸痛及劳力性呼吸困难等症状。

3. **钙通道阻滞剂** 降低左室收缩力和左室流出道梗阻,改善左室顺应性。长期应用疗效较好。

4. **手术治疗** 经内科治疗无效者,可进行室间隔部分心肌切除术和室间隔心肌剥离扩大术。

第3节　心肌病患者的护理要点

1. **一般护理**

(1) 休息与活动：急性期应卧床休息，睡眠充足，限制探视。根据病情与患者及家属一起制订活动计划，尽量满足生活需要。无明显症状者，可从事轻体力工作，但要避免过度劳累，以不引起症状为度。有明显呼吸困难者应卧床休息，经药物治疗症状缓解后可轻微活动。对长期卧床及水肿患者应做好皮肤护理，防止压疮。

(2) 饮食护理：给予高蛋白、富含维生素、易消化的饮食，戒除烟酒。心力衰竭者给予低盐饮食，每餐不宜过饱，以免增加心脏负担。保持排便通畅，避免排便时因用力而增加心脏负荷发生意外。水肿者遵医嘱记录出入水量。

2. **病情观察**　监测血氧饱和度及血气分析，观察心率、心律、血压、呼吸等变化，观察有无呼吸困难、疼痛加剧，注意有无水肿，有无脑、肺和肾等内脏及周围动脉栓塞症状，若有异常应及时通知医生，采取相应措施。对危重患者密切观察生命体征，防止猝死。

3. **用药护理**　遵医嘱给予洋地黄、利尿剂，并观察疗效。使用洋地黄制剂时剂量应偏小，防止洋地黄中毒。注意观察与预防药物不良反应。静脉输液时注意控制速度和量。

4. **对症护理**

(1) 疼痛：发作时应立即停止活动，遵医嘱给予止痛药物，观察疗效和可能出现的副作用。如果疼痛部位、性质、程度、持续时间等有改变及时报告医生。指导患者使用非药物止痛方法如松弛疗法、分散注意力等。关心患者，尽可能避免剧烈运动、情绪激动、饱餐及寒冷等诱因。

(2) 水肿：应准确记录24小时液体出入量，测量体重，有腹腔积液者每天测腹围。在利尿治疗期间，应观察患者有无乏力、腹胀、肠鸣音减退及脱水表现，定时复查血电解质浓度，警惕低钾血症，同时多补充含钾丰富的食物。对大量胸、腹腔积液者，应协助医生穿刺抽液，减轻压迫症状。

5. **心理护理**　心肌病患者多较年轻，病程长、病情复杂，预后差，易产生紧张、焦虑和恐惧心理，甚至对治疗悲观失望，导致心肌耗氧量增加，加重病情。所以，在护理中应多关心体贴患者，给予鼓励和安慰，帮助其消除悲观情绪，增强治疗信心，积极配合治疗。

6. **健康指导**

(1) 劳逸结合，避免过度劳累。肥厚型心肌病患者更应避免剧烈运动、情绪激动、持重、屏气等，以减少晕厥和猝死的危险。有晕厥和猝死家族史者避免独自外出，以免发生意外。

(2) 注意保暖，防止呼吸道感染，积极控制存在的感染。

(3) 按医嘱服药，定期复查。

(4) 指导患者自我监测病情，病情加重时立即就诊。

（郭全荣）

第10章 感染性心内膜炎患者的护理

感染性心内膜炎(infective endocarditis,IE)是由病原微生物经血行途径引起心内膜、心瓣膜或邻近大动脉内膜的感染,并伴赘生物的形成。瓣膜为最常受累部位,但感染也可发生在间隔缺损部位或腱索及心壁内膜。致病微生物主要包括细菌、真菌、立克次体、衣原体等。赘生物为大小不等、形状不一的血小板和纤维素团块,其内含大量微生物和少量炎症细胞。按病程进展可分为急性感染性心内膜炎和亚急性感染性心内膜炎。根据瓣膜类型,也可分为自体瓣膜心内膜炎、人工瓣膜心内膜炎。近年来,人工瓣膜置换术后的感染性心内膜炎有所增多。

一、自体瓣膜心内膜炎

(一)病因及发病机制 链球菌和葡萄球菌是自体瓣膜心内膜炎(native valve endocarditis)的主要病原微生物。急性感染性心内膜炎主要由金黄色葡萄球菌引起,少数由肺炎球菌、淋球菌、A族链球菌和流感杆菌等所致。亚急性者主要由草绿色链球菌引起,其次为牛链球菌和肠球菌等。

赘生物形成是本病的特征性病理改变。亚急性感染性心内膜炎多发生于伴器质性心脏病的患者,以主动脉瓣和二尖瓣受累多见。在心瓣膜病损、先天性心血管畸形或后天性动静脉瘘的病变处,血流形成涡流和喷射,导致血管内膜受损,胶原纤维暴露,形成血小板微血栓和纤维蛋白沉着,成为结节样无菌性赘生物,赘生物破裂形成的碎片可栓塞脑、心脏、脾、肾、肠系膜及四肢等血管。当循环中的大量细菌定居在无菌性赘生物上时即可引起感染性心内膜炎,其程度取决于发生菌血症的频率和循环中细菌的数量及细菌的黏附能力。急性感染性心内膜炎机制尚不清楚,主要累及正常心瓣膜,病原菌来自于皮肤、肌肉、骨骼或肺等部位的活动性感染灶。

(二)临床表现 本病好发于16～45岁,男性多于女性。

1. **发热** 为最常见的临床表现,热型多变,亚急性感染性心内膜炎多为弛张型,常伴头痛、背痛和肌肉关节痛、全身不适、乏力、食欲不振及体重减轻等非特异性症状。部分老年或严重心力衰竭、肾衰竭患者,体温可正常。急性感染性心内膜炎常呈急性败血症表现,全身毒血症状明显,伴高热、寒战,常可迅速发展为急性充血性心力衰竭。

2. **贫血** 较常见,尤其是亚急性感染性心内膜炎患者。贫血可引起乏力、面色苍白和多汗。病程较长的患者常有全身疼痛。

3. **脾大** 脾可有轻度至中度大。

4. **动脉栓塞** 赘生物引起动脉栓塞占20%～40%。栓塞可发生在机体的任何部位,脑、心脏、脾、肾、肠系膜和四肢为临床常见的体循环动脉栓塞部位。

5. **心脏杂音** 80%～85%的患者可闻及基础心脏病和(或)心内膜炎瓣膜损害所致的心脏杂音,主要为关闭不全的杂音,尤以主动脉瓣关闭不全多见。急性者要比亚急性者更易出现杂音强度和性质的变化,或出现新的杂音。约有15%的患者开始时没有心脏杂音,而在治疗期间出现杂音。

6. **周围体征** 多为非特异性,近年已不多见。引起的原因可能是微血管炎或微栓塞。

(1) 皮肤和黏膜的瘀点,可出现于任何部位。

(2) 指和趾甲下线状出血,压之可有疼痛。

(3) Roth斑:视网膜的卵圆形出血斑,其中心可呈白色。多见于亚急性感染。

(4) Osler结节:呈红色或紫色痛性结节,多发生于手指或足趾末端的掌面。较常见于亚急性者。

(5) Janeway损害:为手掌和足底处直径1～4mm无痛性出血红斑或红斑性损害,主要见于急性患者。

7. **并发症**

(1) 心脏并发症:心力衰竭为最常见并发症,主要由瓣膜关闭不全所致;也可发生急性心肌梗死、心肌炎;心肌脓肿常见于急性感染性心内膜炎患者;化脓性心包炎不多见。

(2) 细菌性动脉瘤:占3%～5%,多见于亚急性者。受累动脉依次为近端主动脉、脑、内脏和四肢动脉，一般见于病程晚期，多无症状。

(3) 迁移性脓肿：多发生于肝、脾、骨髓和神经系统，亚急性者少见。

(4) 神经系统并发症：约1/3患者有神经系统受累的表现，多为脑栓塞，亦可见脑细菌性动脉瘤、脑出血；中毒性脑病、脑脓肿、化脓性脑膜炎可见于急性患者，尤其是金黄色葡萄球菌性心内膜炎。

(5) 肾脏损害：大多数患者有肾损害，包括肾动脉栓塞和肾梗死，多见于急性患者；免疫复合物所致局灶性和弥漫性肾小球肾炎(后者可致肾衰竭)，常见于亚急性患者；肾脓肿不多见。

(三) 实验室及其他检查

1. 常规检查

(1) 尿液：半数以上患者可出现蛋白尿和镜下血尿。肾梗死可出现肉眼血尿。红细胞管型和大量蛋白尿提示弥漫性肾小球性肾炎。

(2) 血液：亚急性者常见正细胞正色素性贫血，白细胞计数正常或轻度升高，有时可见核左移。急性者常有血白细胞计数增高和明显核左移。红细胞沉降率大多增快。

2. 血培养　血培养是诊断本病的最重要方法，阳性率较高。急性患者在应用抗生素前间隔1小时采血1次，抽取3个血标本后开始治疗。亚急性者在应用抗生素前24小时，间隔1小时采血1次，采集3～4个血标本。先前应用抗生素的患者应停药2～7天后采血。每次取静脉血10～20mL，常规作需氧和厌氧菌培养，观察时间至少3周。

3. 超声心动图检查　能探测到赘生物所在部位、大小、数目和形态，可检测出50%～75%的赘生物。经食管二维超声心动图，能检出直径<5mm的赘生物，敏感度高达95%以上。

4. 血清免疫学检查　80%的患者循环免疫复合物阳性，25%的患者可有高丙种球蛋白血症，病程6周以上的亚急性感染性心内膜炎患者中50%类风湿因子阳性。

5. 其他检查　胸部X线检查仅对并发症如心力衰竭、肺梗死的诊断有帮助，心电图检查没有特异性。计算机X线断层显像(CT)或螺旋CT对怀疑有较大的主动脉瓣周脓肿时有一定的诊断作用。

(四) 诊断要点　血培养阳性对诊断本病具有重要价值。Duke诊断标准为：符合2项主要标准，或1项主要标准+3项次要标准，或5项次要标准者。

(1) 主要标准：①至少两次不同时间的血培养阳性，且病原菌一致。②超声心动图见赘生物或新的瓣膜关闭不全。

(2) 次要标准：①基础心脏病或静脉药物依赖者。②发热，体温≥38℃。③血管征象：主要动脉栓塞、感染性肺梗死、细菌性动脉瘤、颅内出血、结膜出血、Janeway损害等。④自身免疫征象：肾小球肾炎、Osler结节、Roth斑及类风湿因子阳性。⑤致病微生物感染的证据：不符合主要标准的血培养阳性或与感染性心内膜炎一致的活动性致病微生物感染的血清学证据。

(五) 治疗要点

1. 药物治疗原则　应在连续送血培养后早期、大剂量、长疗程应用青霉素类、链霉素、头孢菌素类等杀菌性抗生素。病原菌不明时，急性者选用奈夫西林(新青霉素Ⅲ)等广谱抗生素，亚急性者宜选择针对大多数链球菌的抗生素，如青霉素或加庆大霉素。以静脉给药方式为主，保持高而稳定的血药浓度。

2. 药物选择　首选青霉素。联合用药如氨苄西林、万古霉素、庆大霉素、阿米卡星等可增强杀菌能力，获得良好的疗效。真菌感染者选两性霉素B。

3. 手术治疗　严重心内并发症或抗生素治疗无效的患者应考虑手术治疗。

二、人工瓣膜心内膜炎和静脉药物依赖者心内膜炎

1. 人工瓣膜心内膜炎(prosthetic valve endocarditis)　发生于人工瓣膜置换术后60天以内者为早期人工瓣膜心内膜炎，常为急性暴发性起病，致病菌多为葡萄球菌，其次为革兰阴性杆菌和真菌；60天以后发生者为晚期人工瓣膜心内膜炎，亚急性表现常见，致病菌以草绿色链球菌最常见，其次为葡萄球菌，革兰阴性杆菌和真菌亦可见。人工生物瓣膜心内膜炎主要引起瓣叶的破坏，最常累及主动脉瓣。除赘生物形成外，机械瓣的感染主要在瓣环附着处，可致人工瓣膜部分破裂、瓣周漏，瓣环周围组织和心肌脓肿。术后发热、出现新杂音、脾大或周围栓塞征，血培养同一种细菌阳性结果至少2次，可诊断本病。预后不良，早期与晚期者的病死率分别为40%～80%和20%～40%。本病难以治愈，应在自体瓣膜心内膜炎用药基础上，将疗程延长为6～8周，并加用庆大霉素联合治疗。

2. **静脉药物依赖者心内膜炎**(endocarditis in intravenous drug abusers) 多见于年轻男性，致病菌最常来源于皮肤，以金黄色葡萄球菌为主。以急性发作多见，大多累及正常心瓣膜。

三、心内膜炎患者的护理要点

1. **一般护理**

(1) 保持病房温度适宜，注意保暖。

(2) 休息与活动：协助患者取舒适体位，卧床休息，睡眠充足。

(3) 饮食护理：应补充高蛋白、高热量、富含维生素、易消化的饮食，鼓励患者多饮水。有心力衰竭征象者按心力衰竭患者饮食进行指导，有贫血者在服用铁剂时告知注意事项，同时做好口腔护理。

2. **病情观察** 观察并记录心率、血压、体温、呼吸、肢体活动、尿量、神志等变化。观察有无动脉栓塞征象：如患者出现呼吸困难、发绀、咳嗽、咯血、胸痛等症状时应考虑肺栓塞的可能；当出现神志和精神改变、肢体功能障碍、瞳孔大小不对称，甚至抽搐或昏迷时应考虑脑栓塞的可能；当出现肾区疼痛、肉眼或镜下血尿、少尿或无尿时应考虑肾栓塞的可能；当出现肢体活动受限、剧痛、皮肤温度下降、动脉搏动减弱或消失时要考虑外周动脉栓塞的可能。出现可疑征象应及时报告医生，并配合处理。

3. **对症护理** 发热时采取物理降温，必要时使用退热剂，每4～6小时监测体温1次，准确绘制体温曲线。做好皮肤护理。遵医嘱准确、按时给予抗生素，以确保有效的血药浓度，观察疗效和可能出现的副作用。

4. **心理护理** 本病病程长，加之治疗效果不明显，患者易出现悲观失望、焦虑等不良情绪反应，护理人员要多与患者沟通，给予心理安慰，使患者正确对待疾病，增强抗病信心。

5. **健康指导**

(1) 为患者提供疾病的阅读资料，讲解本病的病因和防治措施。

(2) 劳逸结合，注意保暖，避免感冒。

(3) 按医嘱服药，定期复查。

(4) 预防感染。有心瓣膜病或心血管畸形及人造瓣膜的患者应增强体质，及时清除感染病灶。在实施口腔手术和上呼吸道、消化道、泌尿生殖道手术或介入治疗以及其他外科手术前，都应告知医生自己患有心瓣膜病或心内膜炎等病史，以预防性应用抗生素。

(5) 指导患者自我监测病情，监测体温变化，及早识别栓塞征象。

(郭全荣)

第11章 心包疾病患者的护理

心包疾病是因感染、肿瘤、自身免疫、代谢性疾病、尿毒症等引起的心包病理性改变。据国内临床资料统计，心包疾病占心脏疾病住院患者的1.5%～5.9%。按照病程可将心包疾病分为急性、亚急性及慢性，临床上以急性心包炎和慢性缩窄性心包炎最常见。

一、急性心包炎

急性心包炎(acute pericarditis)是心包的脏层和壁层的急性炎症，常为某种疾病表现的一部分或并发症。发病率男性多于女性，成人多于儿童。

（一）病因与发病机制　本病最常见的病因为病毒感染，其他包括细菌、自身免疫病、肿瘤侵犯心包、尿毒症、心肌梗死后心包炎、胸壁外伤、心脏手术后等。

正常情况下，心包腔内含有15～50mL液体，起润滑作用，以减少壁层和脏层心包的摩擦。心包炎急性期，心包壁层和脏层上有纤维蛋白、白细胞及少许内皮细胞的渗出，渗出液体无明显增加时，为纤维蛋白性心包炎；随液体的增加，则转变为渗出性心包炎，常为浆液纤维蛋白性，偶有浆液血性或化脓性渗液，液体量在100mL至2～3L不等。渗出多且速度快时，可发生急性心脏压塞。在急性发病期治疗得当，渗出物可完全溶解吸收，否则病情迁延可转为慢性缩窄性心包炎。

（二）临床表现

1．症状

(1) 胸痛：是急性心包炎的特征性表现，常位于胸骨后和心前区，可放射至颈部、左肩、左臂及左肩胛骨，也可达上腹部。疼痛性质可尖锐、钝痛或闷痛，也可呈压榨样，常与呼吸运动有关。深呼吸、咳嗽或变换体位可加重，坐位或上身前倾时疼痛可减轻。疼痛主要由心包和相邻胸膜的炎症引起，也与心包积液时心包的牵拉有关。

(2) 呼吸困难：是心包渗液时最突出的表现。主要为心包积液压迫邻近的支气管或肺组织所致，患者可呈端坐呼吸、身体前倾、面色苍白、烦躁不安。部分患者为避免呼吸引起胸痛加剧而出现呼吸浅速。

2．体征

(1) 心包摩擦音：是纤维蛋白性心包炎的典型体征，为搔刮样、粗糙的高频音。多位于心前区，以胸骨左缘第3、4肋间最为明显，前倾坐位、深吸气或将听诊器胸件升压时更容易听到。

(2) 心包积液：渗出性心包炎临床表现取决于积液对心脏的压塞程度。当心包积液达到200mL时可出现：①心脏叩诊浊音界向两侧增大。②心尖冲动微弱或消失。③心音低而遥远。④在左肩胛骨下，可出现浊音及支气管呼吸音，称Ewart征。

(3) 心脏压塞：大量心包积液或积液迅速积聚时，可产生急性心脏压塞征，表现为心动过速、呼吸急促、发绀、心排血量下降、收缩压下降甚至休克。如积液积聚缓慢也可产生慢性心脏压塞征，表现为体循环淤血征象、静脉压升高、颈静脉怒张、奇脉等。奇脉是心脏压塞的重要体征，触诊桡动脉搏动在吸气时减弱或消失，而呼气时复原。

（三）实验室及其他检查

1．心电图检查　心电图对急性心包炎的诊断有重要意义。大约90%的患者可出现心电图异常改变，一般在疼痛发生后的数小时至数天内出现。各导联呈现QRS波群低电压，除aVR和V_1导联外，各导联ST段呈弓背向下型抬高，一日或数日后ST段回落，T波低平及倒置，无病理性Q波。

2．X线检查　当心包积液超过250mL时，可见心影增大呈烧瓶样，心脏搏动减弱，心影随体位改变而变动。

3．超声心动图检查　是目前诊断心包积液的最敏感和最可靠的无创性手段。M型和二维超声心动图中均可见液性暗区。

4．心包穿刺检查　抽出脓性液体即可诊断，穿刺物送涂片和细菌培养，明确致病菌。

5. **化验检查** 常有白细胞计数增加及红细胞沉降率加快等非特异性炎症表现。

6. **其他检查** 放射性核素扫描或磁共振也用于急性心包炎的诊断,但价值有限。

(四)诊断要点 根据临床表现、X线、心电图及超声心动图检查可做出心包炎诊断,再结合心包穿刺、活体组织检查等资料作出病因诊断。

(五)治疗要点

1. **病因治疗** 急性心包炎应根据病因选择药物治疗。风湿性心包炎时应加强抗风湿治疗;结核性心包炎时应尽早抗结核治疗,直到结核活动停止后一年左右再停药;化脓性心包炎应选用足量有效的抗生素,并反复心包穿刺排脓和心包腔内注入抗生素。

2. **对症治疗** 胸痛时可给予镇静剂及镇痛剂;呼吸困难者可取半卧位、吸氧。

3. **心包穿刺** 有心脏压塞症状者,可进行心包穿刺抽液和心包腔内注入药物。

4. **手术治疗** 顽固性复发性心包炎可考虑心包切开引流或心包切除术。

二、缩窄性心包炎

缩窄性心包炎(constrictive pericarditis)指心脏被致密厚实的纤维化心包所包围,使心脏舒张期充盈受限而产生的一系列循环障碍的临床征象。缩窄性心包炎常继发于急性心包炎。

(一)病因及发病机制 我国缩窄性心包炎的病因以结核性为首,其次为由急性非特异性心包炎、化脓性及创伤性心包炎演变而来,也可为心脏外科手术、放射治疗、结缔组织病、肿瘤浸润等引起。

缩窄性心包炎的心包脏层和壁层广泛粘连、增厚,甚至钙化。心包失去弹性,形成硬壳,限制心脏舒张期充盈,导致心脏的舒张和收缩功能下降,降低心排血量并使静脉血回流受阻。

(二)临床表现 缩窄性心包炎的起病常隐匿,可出现于急性心包炎数月后。

1. **症状** 劳力性呼吸困难常为缩窄性心包炎的最早期症状,是由于心排血量相对固定,在活动时不能相应增加所致。后期可因大量的胸腔积液、腹腔积液将膈抬高及肺部瘀血等,导致休息时也发生呼吸困难,甚至出现端坐呼吸。大量腹腔积液和肝脾肿大压迫腹内脏器时,可产生腹部膨胀、乏力、食欲减退、眩晕、上腹疼痛等表现。

2. **体征** 颈静脉怒张、肝大、腹腔积液、胸腔积液、下肢水肿等是常见体征。亦可出现Kussmaul征(吸气时颈静脉明显怒张)、奇脉。心浊音界正常或稍增大。心尖冲动减弱或消失,心音轻而远。部分患者在胸骨左缘第3～4肋间可闻及舒张早期额外心音(心包叩击音)。心率常较快,可出现心房颤动、心房扑动等异位心律。

(三)实验室及其他检查

1. **心电图检查** 显示QRS波低电压,T波平坦或倒置,两者同时存在可帮助诊断。P波增宽有切迹。少于半数的患者可出现心房颤动。

2. **X线检查** 心影正常或轻度扩大,左右心缘变直,上腔静脉影增宽,心脏搏动减弱,可有心包钙化或胸腔积液征。

3. **胸部CT扫描和磁共振检查** 对诊断缩窄性心包炎有一定意义。可观察到心包增厚、钙化以及心脏大血管形态和心腔改变。

4. **心导管检查** 可通过左、右心导管同时记录左、右心的压力曲线。右心导管检查示肺毛细血管压、肺动脉舒张压、右心房压、右室舒张末压增高。

5. **超声心动图检查** 显示心包增厚、室壁活动减弱,但没有特异性指标诊断缩窄性心包炎。

(四)诊断要点 根据劳力性呼吸困难、颈静脉怒张、肝大、腹腔积液、Kussmaul征等临床表现,结合影像学检查提示心包钙化或增厚,可考虑诊断为该病。心电图示QRS波群及ST-T波改变等有助于诊断。

(五)治疗要点 最有效的治疗方法是外科手术,即心包剥离术或心包切除术。为了控制症状,可适量应用利尿剂。有心力衰竭可适当应用洋地黄类药物,同时加强全身支持治疗。

三、心包炎患者的护理要点

1. **一般护理**

(1) 保持环境安静、整洁、温湿度适宜,避免患者着凉。

(2) 休息与活动:协助患者取舒适体位,睡眠充足,以减轻心脏负荷。协助做好患者生活护理。

(3) 饮食护理:应补充高热量、高蛋白、富含维生素、清淡易消化的饮食。宜少食多餐,保持排便通畅,戒烟酒。

2. 病情观察　观察患者呼吸频率及节律,有无面色苍白或发绀等;观察并记录心率、心律变化,注意有无心脏压塞征象;观察疼痛的性质、部位、持续时间及与呼吸运动的关系;观察生命体征,注意有无脉搏细速或奇脉,有无血压下降。如有异常及时报告医生。

3. 对症护理

(1) 呼吸困难:协助患者取半坐卧位或坐位,使膈肌下降,利于呼吸。心脏压塞取前倾坐位,应提供可以依靠的床上小桌。给予适量氧气吸入,控制输液速度。

(2) 疼痛:指导患者卧床休息,勿用力咳嗽、深呼吸或突然改变体位,以免加重疼痛。遵医嘱给予止痛药,并评价疗效,观察有无不良反应。指导患者采取放松疗法。

(3) 水肿:观察颈静脉充盈程度、腹围大小、肝大小、体重变化、水肿消退情况,准确记录24小时液体出入量。告知患者及家属低盐饮食的重要性。保护皮肤,防止压疮的产生。

4. 心理护理　安慰、鼓励患者,帮助其树立战胜疾病的信心和勇气,稳定患者情绪,消除不良影响。

5. 心包穿刺术的护理

(1) 术前护理

1) 全面评估患者,了解患者的心理状态:向患者讲明心包穿刺的目的、意义及过程,并交代注意事项,以解除患者的思想顾虑和紧张情绪;对精神过于紧张者,可应用少量镇静剂;询问患者是否有咳嗽,必要时给予镇咳治疗。

2) 开放静脉通路,备齐所需用物:备好氧气、各种抢救药品及物品、心电监护仪等,询问患者既往是否有局麻药物过敏史。确定最佳穿刺点,并备皮。

(2) 术中护理:嘱患者勿剧烈咳嗽及深呼吸,协助医生进行穿刺、抽液、固定。严格无菌操作,每次抽液完毕取下注射器时,应先夹闭胶管,防止空气逆流入心包腔。每次抽液时,不能过快、过多。首次抽液不宜超过200～300mL,以后每次不超过1 000mL,若抽出新鲜血,立即停止抽吸。密切观察患者生命体征、面色、心电图等变化,并严密观察有无心脏压塞征出现,如有异常及时报告医生,并协助处理。记录抽液的量、性质,并按要求及时送检。

(3) 术后护理:穿刺完毕,拔出穿刺针,穿刺点覆盖无菌纱布,胶布固定。嘱患者休息,密切观察患者生命体征的变化,监测心电图、血压2小时,心包引流者做好引流管的护理,观察并记录引流液体的量、颜色和性质。每天心包抽液量＜25mL时可拔除导管。

6. 健康指导

(1) 嘱患者劳逸结合,避免过度劳累。加强营养,增强机体抵抗力。限制钠盐摄入。

(2) 注意保暖,防止呼吸道感染。

(3) 遵医嘱服药,不可擅自停药,注意药物不良反应,定期复查。

(郭全荣)

第12章 心脏损伤患者的护理

心脏损伤(cardiac injury)是由各种非穿透性或穿透性创伤因素所致心脏结构的破坏。损伤后往往伤情重,发展快,常伴有严重的复合损伤,是现代创伤中仅次于脑外伤的重要死因。因此,早期迅速正确的诊断和及时有效的急救处理对抢救患者生命及提高治愈率十分重要,也是心脏损伤的治疗原则。心脏损伤可分为钝性心脏损伤和穿透性(包括贯通性)心脏损伤。

一、钝性心脏损伤(blunt cardiac injury,BCI)

大多是因胸前壁受钝性物撞击或因胸、背部同时受到强大挤压、坠落等压缩性暴力或高速减速引起。常见于砸伤、高处坠落或交通事故中的方向盘挤伤等,常致心脏挫伤、心脏破裂或心内结构损伤。

(一)临床表现

1. 心包损伤、心脏脱位

(1)心包损伤:多为心前区受到钝性暴力撞击时,心脏的急剧移位及心包内、外压力的改变造成心包撕裂,往往可同时伴有胸膜或膈肌的裂伤。心包伤口较小者,可无临床症状;伤口较大时,可发生心脏脱位或腹腔脏器疝入心包。

临床症状颇似心包填塞,主要因心脏受机械性压迫和心脏扭曲的影响,导致心排血量降低、血压下降,心率增快和颈静脉怒张。临床常表现为多发性心脏损伤,或心包隔伤、心包胸膜伤。心包轻度挫伤可引起少量渗血渗液,多无症状,有时可闻及一过性心包摩擦音。心包破裂时,可闻及收缩期和(或)舒张期特殊的粗糙杂音,类似喀喇音,短时间内可随体位改变,杂音的性质和强度也可发生改变。心包破口小时,可形成血心包或急性心包填塞;若破口较大,最严重情况是心脏脱位,疝入胸腔,引起严重的循环障碍。

(2)心脏脱位:是一种危急情况,可发生在伤后任何阶段,心脏脱位以破口大小和部位不同,可脱入到左、右胸腔,亦可脱入到腹腔。

2. 心包填塞

心包填塞是心包出血、心壁破裂或心肌损伤所致少量渗血积聚增多的结果。心包是一个纤维浆膜囊,致密而坚韧,无伸缩性,心包内积血使其内压增高,压迫压力低的静脉系统和心室的舒张期,导致静脉血回流障碍及限制心室的舒张,造成心排血量减少及静脉压升高。

心包填塞的三个典型症状(Beck 三联征),即静脉压升高、心音遥远、动脉压下降,仅见于全部伤员的 35%~40%。急性心包填塞时,呼吸急促、发绀、颈静脉怒张、脉快而弱、血压下降、脉压变小、中心静脉压增高、心前区有伤口(随呼吸或心跳有血液外溢)、心尖冲动减弱或消失,心音远弱;可出现奇脉,即吸气时脉搏明显减弱或消失,呼气末变强;也可出现 Kussmauis 征,表现为吸气时颈静脉明显怒张。通过快速输液可鉴别本病与心衰所致的低血压,本病患者输液后中心静脉压和血压可升高,而心衰患者则可加重心衰症状。

3. 心脏挫伤

在钝性心脏损伤中,心脏挫伤是最为常见的。其病理改变为轻者发生心外膜或心内膜下心肌出血,少量心肌纤维断裂,重者为心肌广泛挫伤、大面积心肌出血、水肿,甚至坏死。如能度过急性期,坏死心肌可被纤维组织修复,形成局灶性瘢痕组织,甚至形成室壁瘤。严重心脏挫伤的致死原因多为严重心律失常或心力衰竭。

临床表现无特征性,轻度心脏挫伤可无明显症状,中重度挫伤可出现胸痛、心悸、气促或一过性心绞痛等症状。如无心内结构损伤,则听诊无心杂音,心包有少量血性渗出时,则可闻及心包摩擦音。部分伤员可合并胸前壁软组织损伤和胸骨骨折。心源性休克和呼吸困难或心律失常亦可发生。

4. 外伤性室间隔缺损

心脏处于舒张期时受暴力冲击易致室间隔穿孔。外伤性室间隔缺损可即刻发生,亦可于伤后数天延迟出现。心尖部间隔较薄弱,是常见的破裂部位,少数亦可发生在膜部,破口可呈线形或不规则形，多为单发缺损，亦可呈多发性。

临床表现主要与室间隔缺损的大小或是否合并心内其他结构损伤有关。单纯的小缺损且无其他心内结构损伤时，对血流动力学影响不大，伤员可度过急性期而存活下来，大的室间隔缺损或合并其他心内结构的损伤，往往发生大出血、急性心包填塞或急性左心衰竭，表现为呼吸困难、端坐呼吸、大量泡沫痰或心源性休克，晚期可合并右心衰竭。因分流量大而致伤员很快死亡。心杂音多为收缩期反流性杂音，以胸骨左缘3～4肋间最强，有时可扪及收缩期震颤。此外，心前区疼痛、呼吸困难、发绀、心衰、心律失常等也比较常见。

5. **心脏瓣膜损伤**

直接暴力造成的心脏瓣膜损伤较常见，钝性外伤引起心瓣膜损伤者较少见，瓣膜、腱索及乳头肌富有伸缩性和弹性，一般不易损伤，若有损伤则往往合并致命性的心脏破裂或大血管损伤，伤员多数难以存活。受伤机制为心脏在舒张末期突然受强大暴力冲击，由于房室瓣和主动脉瓣的关闭，血液不能排出，致心腔内压力急骤升高，瓣膜、腱索和乳头肌过度被牵张而致损伤。在瓣膜损伤中，最多见的是主动脉瓣，其次为三尖瓣和二尖瓣，肺动脉瓣发生率最低。房室瓣直接破裂者较少，多数为腱索、乳头肌的断裂而致关闭不全。

临床表现多为心慌、气急、呼吸困难、不能平卧、咳泡沫样血痰等急性心功能失代偿的表现。体征可为伤后新出现的心脏杂音，颈静脉怒张、肝肿大和下肢水肿等。

6. **心脏破裂**

多为严重胸前区受打击或坠落伤所致，心腔的游离壁是破裂的多发部位，心室和心房的发生率几乎相等，左心房破裂略少些。心脏破裂可发生于受伤当时，也可发生在伤后1～2周内，延迟性心脏破裂系严重心肌挫伤后心肌坏死所致。心室破裂者多立即死亡，心房破裂者有可能幸存到达医院，及时手术可望挽救伤员生命。

临床主要表现为伤后立即发生失血性休克或急性心包填塞；迟发者病情相对稳定后骤然出现胸痛、休克等。

7. **外伤性室壁瘤**

为钝性心脏损伤的结果。由于冠状动脉损伤或心肌挫伤引起损伤区心肌坏死变薄、心室壁的不全破裂，使局部心肌变得薄弱并缺少弹性，在心室压力作用下向外膨出形成真性室壁瘤；也可为心肌撕裂后血液外流，被心包及纵隔组织包裹，心腔与血肿相通，形成假性室壁瘤。室壁瘤以左心室多见，也可见于其他心壁。

临床上无典型症状，多表现为心律失常、慢性心衰及动脉栓塞。体检可在心尖部闻及收缩期喷射样杂音，心脏B超和左心造影检查可确诊。

（二）实验室及其他检查

1. **胸部X线**　心脏损伤后无特异性X线表现。心包破裂时可见心脏移位；严重心脏挫伤时在透视下可显示心室壁活动度减弱；室间隔破裂时可见肺充血改变，左右室扩大；二尖瓣及主动脉瓣损伤时，可出现左室扩大、肺水肿等。

2. **心电图**　心脏挫伤后可出现一过性或持续性心电图异常，类似心肌梗死表现，以S-T段抬高、T波低平或倒置、心律失常多见，有时出现Q波，但恢复远比心肌梗死快。持续1个月以上的S-T段抬高，应考虑到冠状动脉损伤或室壁瘤形成。外伤性室间隔破裂者，除不典型S-T段及T波改变外，有时出现室内传导阻滞，甚至完全性房室传导阻滞。

3. **超声心动图**　若病情允许，超声心动图检查可明确有无心包积液，了解心室壁运动情况、心脏瓣膜结构及血流情况，还可提示室壁瘤等。

4. **心导管及心血管造影检查**　主动脉瓣、二尖瓣及三尖瓣损伤者，升主动脉、左室及右室造影，可显示瓣膜反流情况。心室造影还可反映室壁瘤的位置、形态及心功能等。

5. **放射性核素心血管造影及心肌显像**　对心脏挫伤是一个较为敏感的方法。原心肌无病变者若伤后出现左室或右室射血分数下降和心室壁局限性运动异常，则心脏挫伤可能性很大。心肌显像可观察到较严重的心脏挫伤。

6. **心肌酶学检查**　心脏挫伤后视程度不同，血清心肌同工酶CK-MB可有不同水平的升高可供判断心脏挫伤及其程度。

7. **磁共振(MR)检查**　病情稳定者可作此项检查，明确心包腔内积血情况。

8. **诊断性心包穿刺术**　可明确诊断，又可立即缓解心包填塞症状。

9. **局限性心包探查术**　临床高度怀疑有心包填塞，但心包穿刺又不能证实，可行局限性心包探查术。

（三）诊断要点　诊断主要依靠受伤史、临床表现及体征。必要时可结合实验室检查结果或诊断性心包穿刺术确诊。

(四) 治疗要点 心脏挫伤,包括单纯性心包损伤,主要为非手术疗法,伤员宜卧床休息,严密监护,对症处理,直至病情好转。应注意在心脏挫伤后期1～2个月内,少数患者可出现心包积液或心脏挫伤区突然破裂,造成心包填塞,甚至导致死亡。一旦考虑心脏破裂或心包撕裂伤引起心脏嵌顿,应在积极抗休克和(或)心包穿刺减压的同时,毫不犹豫地进行手术探查,修复心脏损伤。

小的外伤性室间隔破裂对心功能影响小,且有自行闭合可能,可观察3～6个月,6个月后仍不闭合者应手术治疗。较大的室间隔破裂,若病情允许,应争取在伤后2～3个月手术。若患者出现进行性心力衰竭,应尽早手术。

外伤性心脏瓣膜损伤、室间隔破裂和(或)室壁瘤,首先应积极治疗和改善急性心功能不全,并争取在伤情相对稳定后及早手术修复。对瓣膜、腱索或乳头肌损伤,多数患者修补效果不好,宜做瓣膜置换手术。外伤性室间隔破裂或室壁瘤,若无明显心力衰竭、心律失常或周围动脉栓塞,可于伤后2～3个月修补较为适宜,否则,应尽早手术。

二、穿透性心脏损伤 (penetrating cardiac injury,PCI)

多由枪弹、弹片或刃器等锐器穿入心脏所致的心脏破裂,亦称为贯穿性心脏损伤。心脏伤口可为一处,也可为多处,几乎均伴有心包破裂。

(一) 病因及发病机制 穿透性心脏损伤多由刃器、火器等锐器穿入心脏所致的心脏破裂,少数为胸骨或肋骨骨折断端移位刺破心脏引起。此外,尚有心脏外科手术及心导管检查所致的医源性损伤。右心室是最常见的受伤部位,其他依次为左心室、右心房和左心房,此外,还可导致心房、心室间隔和瓣膜装置损伤。大多数心导管所致的心脏损伤部位在心房的心耳处。

(二) 临床表现 临床表现取决于致伤物的大小、速度、心脏受损部位及程度等。大多数表现为急性心包填塞和急性失血性休克。除胸部外伤引起的胸痛、伤口出血、胸闷、气急、发绀、烦躁、出汗、脉细弱、休克等一般表现之外,根据心包裂口大小、心包引流情况及心脏破口的大小不同,心脏贯穿伤可有四种不同特征的临床表现:

(1) 心包裂口较大,心脏喷出的血液能通畅地流入胸腔及体外,表现为急性大量失血,出现失血性休克甚至死亡。

(2) 心包裂口较小,血液积存在心包内,出现血心包或心包填塞。

(3) 心脏破口暂时被血栓堵塞,出血或心包填塞的症状均不明显,可于伤后数小时或数周后血栓脱落而致延迟性心脏出血或心包填塞,此类伤员多因延误诊断而死亡。

(4) 心脏破口很小,出血很快停止,伤员可无任何临床症状,亦不留任何后遗症。

(三) 实验室及其他检查 忌烦琐检查,在伤情允许的情况下可作以下检查:

1. **胸部X线** 可了解血气胸的程度及有否心脏异物存留,若有心包积气则有助于诊断,急性心包填塞多无心影扩大。

2. **心电图** 多数无特征性改变,有时会出现损伤性ST-T波的改变。

3. **超声心动图** 对于入院时病情稳定或其他器官损伤修复后疑有心脏穿透伤的患者,行超声心动图检查,可明确心包腔内有无积血及程度,有无心内结构损伤,以及心脏异物的位置、形态等。

4. **心导管及心血管造影检查** 对病情相对平稳、疑有心内结构(瓣膜、室间隔等)损伤或冠状动脉瘘者,可采用此项检查方法。

5. **诊断性心包穿刺** 对急性心脏压塞有诊断和治疗价值。但约60%患者心包内有凝血块形成,故心包穿刺约有20%呈假阴性结果。

(四) 诊断要点 心脏贯穿伤病情多凶险,死亡率高,故强调诊断与抢救并行,诊断主要根据创伤的部位和临床表现,重点是心前区的伤口、失血性休克与心包填塞,忌烦琐检查与反复搬动致破口处血凝块脱落而再度出血加速死亡。

(五) 治疗要点

1. **急救** 抢救成功的关键在于早期迅速进行剖胸手术,封闭心脏破裂,控制出血,解除心包填塞和纠正休克。

2. **手术治疗** 对急性失血性休克的伤员,可在抗休克、补充血容量的基础上,尽早送入手术室,边检查、边准备、边手术,行手术室开胸(operation room thoracotomy,ORT)。对急性心包填塞者,由于其关键在于心脏压迫并极易引起心搏骤停,可在急诊室紧急开胸手术(emergency room thoracotomy, ERT),以提高救治成功率。手术方法主要有心包穿刺术、心包开窗引流术和开胸心脏修补术或体外循环下伤口修补术。

（六）护理要点

1．**术前急救护理**

(1) 病情观察：迅速建立多功能心电监护,严密观察患者神志、瞳孔、呼吸、心率、脉搏、血压、末梢循环的变化。一旦患者出现烦躁不安,心率快、血压低、心音遥远或消失、脉压小、脉搏细弱、颈静脉怒张等表现,应高度怀疑有心包填塞的可能,积极配合医生行心包穿刺,缓解心包填塞,防止心搏骤停。并备好气管插管、人工呼吸机、除颤器及心肺复苏药物。

(2) 纠正休克：快速建立2条以上静脉通路,静脉输血和补液如平衡液、右旋糖酐等1 000～3 000mL,达到迅速扩充血容量,提高有效循环血量的目的。

(3) 保持呼吸道通畅：入院后即予鼻导管高流量氧气吸入5L/min,如呼吸道欠通畅,则应迅速行气管插管人工(机械)辅助通气。取平卧位,防止分泌物阻塞气道引起窒息,保持呼吸道通畅,改善缺氧。血压平稳者取半坐卧位,有利于呼吸、咳嗽、排痰及胸腔引流。

(4) 心理护理　心脏损伤往往伤情重,病情发展迅速,死亡率高,患者焦躁、恐惧心理特别严重,护理人员应耐心细致地做好心理疏导和解释。同时向患者及家属讲述伤情和采取的措施,帮助他们树立战胜疾病的信心,积极配合治疗。

(5) 积极做好术前准备　无论穿透性心脏损伤还是钝性心脏损伤,应积极做好配血、留置导尿、禁食水、备皮、药物过敏试验等术前准备。随时做好急救和就地剖胸抢救的准备。

2．**术后护理**

(1) 术后进入ICU,取平卧位,6小时后改半卧位,以利于各种引流。

(2) 循环系统监护：监测动脉血压变化,病情平稳后改为无创血压测量,每15～30分钟测量一次；监测中心静脉压并观察其动态变化,必要时通过漂浮导管监测心功能动态参数；持续心电监测,严密观察心率、心律变化。

(3) 加强呼吸道管理：术后患者带气管插管回到病室应立即接呼吸机辅助呼吸。妥善固定好气管插管,防止打折、移位或脱出。气管插管气囊不要过度充气,压力保持在1.96kPa左右,避免长时间压迫气管黏膜引起喉头充血、水肿或痉挛。观察呼吸频率,节律深浅,听诊两侧呼吸音是否清晰对称,观察呼吸机工作情况。定时监测血气,并根据血气结果随时调整呼吸机参数。保持呼吸道通畅,定时翻身、叩背、吸痰。当患者神志清楚、自主呼吸有力、循环稳定即可停用呼吸机改为鼻导管氧气吸入。大多数患者术后直接给予鼻导管氧气吸入,氧流量2～4L/min。超声雾化吸入2～3次/天,15～20分钟/次,雾化后协助患者坐起叩背,鼓励深呼吸、咳嗽、排痰,以促进肺膨胀,防止肺不张的发生。

(4) 加强心肌保护：心脏损伤患者由于术前失血性休克和心包填塞使心肌缺血、缺氧,剖胸手术的创伤,补液、强心剂和血管扩张剂的使用,都对心功能产生较大影响。同时,患者因常伴有心肌挫伤,使心肌收缩无力,易于发生心律失常、低血压,甚至发生低心排综合征。因此,心脏术后采取严密监测心功能,维持良好的组织灌注及平稳的生命体征,及时纠正心律失常,保持水、电解质平衡,改善缺氧状态及正确应用强心、扩血管、利尿、营养心肌的药物等措施以提高术后存活率。

(5) 神经系统监护：因低血压及肺通气功能障碍,极易导致脑缺血、缺氧而出现急性脑水肿。对麻醉药物作用消失后仍有意识障碍的患者,在循环稳定的情况下,应常规脱水治疗,应用神经营养药物,密切观察患者意识状态和神经系统体征变化,了解有无脑损害。

(6) 密切观察水、电解质及酸碱代谢情况：动态监测动脉血气分析,同步监测酸碱、电解质平衡,严格掌握并记录液体出入量。因心脏损伤常伴发心律失常和低钾血症,除纠正缺氧外,应注意补钾,血钾一般维持在4.5～5.0mmol/L。应用输液泵特别是应用血管活性药物和抗心律失常药物时,应认真交班,定期核查输入速度,不能随意更改输液速度或中断药物输入,保证用药的持续性。

(7) 心包及胸腔闭式引流的护理：首先应了解术中引流情况,将引流瓶安置于床旁,防止引流管扭曲、受压或翻身时脱出,保持通畅,定时从胸壁向下挤捏引流管,以保持管道通畅并详细记录引流量,每日更换引流袋,必要时留取引流液送检和细菌培养；通常引流量＜100mL/d时,即可考虑拔除引流管。行胸腔闭式引流者,血压平稳后取半卧位。更换胸腔引流瓶时应严格执行无菌操作,防止发生逆行感染。如需搬动患者,应用两把止血钳交叉夹紧引流管,妥善放置引流瓶以免引起气胸。准确记录引流物的性状及引流量,如术后3小时内每小时超过 200mL 或 24 小时超过 1 000mL,应立即报告医生,并做好第 2 次开胸止血手术的准备。

(8) 做好基础护理:术后患者精神较差,体质弱,机体免疫力降低,鼓励患者进食高热量、高蛋白、高维生素饮食。由于损伤严重,易发生并发症,必须采取保护性隔离,按 ICU 要求,严格控制探视,减少人员流动,定时通风,每天用紫外线进行空气消毒,消毒液湿式洒扫,防止院内感染。术后加强皮肤及口腔护理,保持皮肤清洁干燥,床铺平整,定时协助患者翻身,拍背,按摩骨突处,防止肺部感染和压疮的发生。在病情允许的情况下,协助患者下床活动,促进机体早日恢复,预防便秘。

(9) 心理护理:术后有胸腔引流管、吸氧管、导尿管,甚至气管插管等多种管道,限制了患者的活动,加上患者家属的情绪变化等情况,患者可产生恐惧、焦虑、抑郁等各种心理障碍,应根据不同情况给予相应处理,使患者有一个良好的心理状态。

(刘 芳)

第13章 周围血管疾病患者的护理

第1节 原发性下肢静脉曲张

下肢静脉曲张(lower extremity varicose veins)系指下肢浅静脉因血液回流障碍导致迂曲、伸长而呈曲张状态。原发性下肢静脉曲张(simple lower extremity varicose veins)系指病变范围仅位于下肢浅静脉者。本病大多发生在大隐静脉,少数合并小隐静脉曲张或单独发生在小隐静脉,是外科常见的一种疾病,占周围血管疾病的90%以上,多发生于从事持久站立工作、体力活动强度高,或久坐少动的人。

一、病因及发病机制

原发性下肢静脉曲张多见,静脉壁薄弱、静脉瓣膜发育不全以及浅静脉内压力持续增高是引起本病的主要原因。

1. **先天性因素** 静脉瓣膜缺陷与静脉壁薄弱,是全身支持组织薄弱的一种表现,与遗传因素有关。部分患者下肢静脉瓣膜稀少甚至缺如,造成静脉逆流。

2. **后天性致病因素** 长期站立、重体力劳动、妊娠、久坐少动、慢性咳嗽、习惯性便秘等增加血柱重力的因素造成下肢静脉内压力持续增高,使瓣膜承受过高的压力而逐渐松弛,瓣膜正常关闭功能受到破坏。当循环血量经常超过回流的负荷时,可造成静脉压力升高并扩张,引起瓣膜相对关闭不全。

继发性下肢静脉曲张常继发于深静脉病变,如下肢深静脉因炎症、血栓形成而阻塞,也可继发于其他病变,如因盆腔肿瘤等压迫髂外静脉引起的下肢静脉曲张。

二、病理生理

下肢静脉迂曲、扩张使血液回流缓慢甚至逆流而发生瘀滞,静脉压力增高。静脉壁发生营养障碍和退行性变,尤其是血管壁中层的肌纤维和弹力纤维萎缩变性,被结缔组织所取代,使曲张的静脉壁厚薄不均而呈结节团块状。同时,静脉瓣膜萎缩、机化,功能丧失。由于长期血流淤滞、静脉压增高和毛细血管壁的通透性增高,血管内蛋白质、液体、红细胞和代谢产物渗出至皮下组织,引起皮肤纤维增生变硬、色素沉着,局部组织缺氧而发生营养不良,抵抗力降低,可并发皮炎、湿疹,甚至继发慢性溃疡。上述病理改变,多发生在足靴区部的皮肤,一般在病变进入后期才出现。

在原发性下肢静脉曲张形成的过程中,静脉瓣膜与静脉壁的强度和静脉压力的高低,起着相互影响的作用。静脉瓣膜和静脉壁离心愈远,强度愈低,而静脉压力却是离心愈远则愈高,因此,下肢静脉曲张的远期进展要比开始阶段迅速,而迂曲扩张的浅静脉,在小腿部远比大腿部明显。

三、临床表现

原发性下肢静脉曲张主要见于大隐静脉,单纯累及小隐静脉较少见。以左下肢多见,双下肢可先后发病。

1. **早期** 轻度下肢静脉曲张,可无明显症状。静脉曲张较重时,患者在站立稍久后,患肢有酸胀、困乏、麻木、沉重感,容易疲劳,平卧休息或抬高患肢后,上述症状消失。

2. **后期** 患者站立时可见患肢浅静脉隆起、迂曲、扩张,甚至卷曲成团,一般小腿和足踝部明显,常无肿胀。病程长者,皮肤可发生营养障碍,表现为足靴区皮肤萎缩、脱屑、色素沉着、湿疹等。

3. **并发症** 原发性下肢静脉曲张病变较重且长期未经治疗者,可发生以下并发症。

(1) 血栓性静脉炎:表现局部疼痛,静脉表面皮肤潮红、肿胀,静脉呈索条状,压痛,范围较大者可发热。血栓机化及钙化后,可形成静脉石。

(2) 湿疹:多位于足靴区皮肤,严重瘙痒,局部渗液,易继发感染。

(3) 慢性溃疡:多发生在小腿下端前内侧和足踝部,溃疡肉芽苍白水肿,表面有稀薄分泌物,周围皮肤色素沉着,有皮炎和湿疹样变化,有时表现为急性炎症发作。

(4) 急性出血：由曲张静脉破裂引起,因静脉压力较高,静脉壁又无弹性,出血很难自行停止,必须紧急处理。

四、实验室及其他检查

(一) 特殊检查

1. **大隐静脉瓣膜功能试验**(Trendelenburg test) 患者仰卧,患肢抬高,使曲张静脉空虚,在大腿上 1/3 处扎一根止血带,阻止大隐静脉血液倒流。然后让患者站立,10 秒钟内松开止血带,若大隐静脉立即自上而下充盈,提示大隐静脉瓣膜功能不全;若在松解止血带前,大隐静脉即有充盈,提示大隐静脉与深静脉间交通支瓣膜功能不全(图 3-13-1)。小隐静脉曲张检查法则止血带应扎于小腿上 1/3 近腘窝处。

2. **深静脉通畅试验**(Perthes test) 患者站立,在腹股沟下方扎止血带以阻断浅静脉回流,嘱患者交替屈伸膝关节 10 余次,以促进下肢血液从深静脉系统回流。若曲张的浅静脉明显减轻或消失,表示深静脉通畅;若曲张静脉不减轻,甚至加重,提示深静脉阻塞(图 3-13-2)。

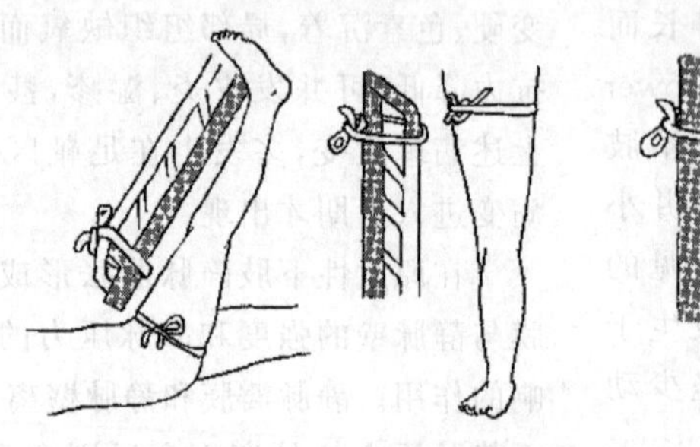

图 3-13-1 Trendelenburg 试验

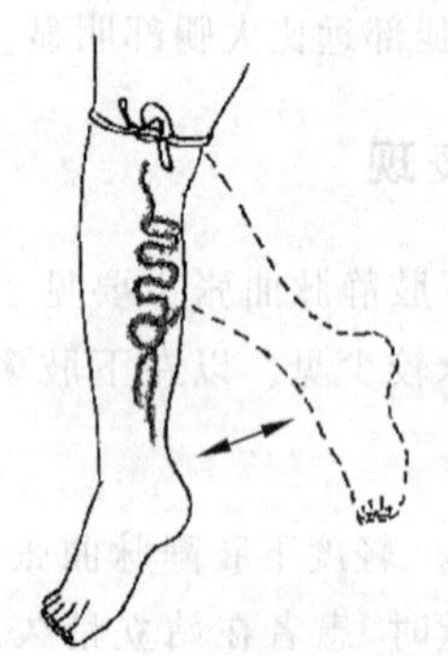

A. 患者站立,在患侧大腿上1/3处扎止血带

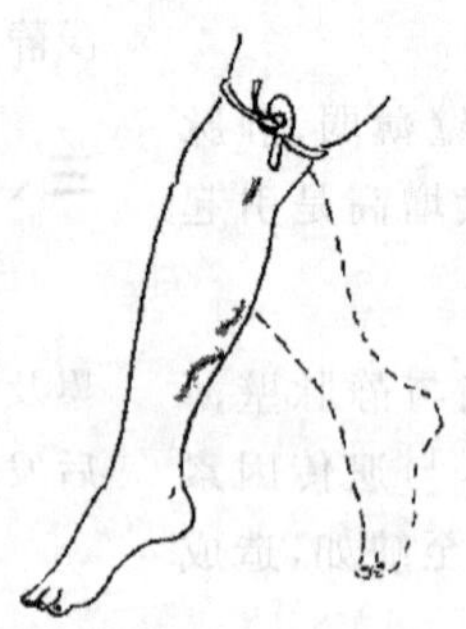

B. 嘱患者交替伸屈膝关节10~20次

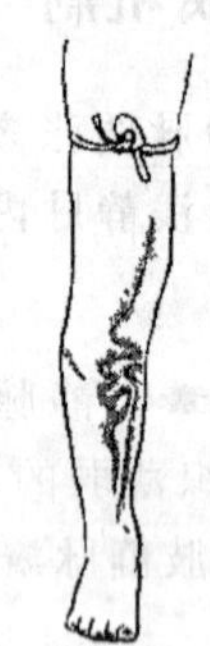

C. 浅静脉曲张加重,深静脉阻塞阳性

图 3-13-2 Perthes test

3. **交通支静脉瓣膜功能试验**(Pratt test) 患者仰卧,患肢抬高,在大腿根部扎止血带,用弹力绷带自足趾向上裹缠使浅静脉血液排空,然后从止血带处向下缠绕第二根弹力绷带。让患者站立,一边向下解开第一根弹力绷带,一边向下继续缠绕第二根弹力绷带;在两根绷带之间的间隙出现曲张静脉,即提示该处有功能不全的交通静脉(图 3-13-3)。

(二) 影像学检查

1. **下肢静脉造影** 有顺行性与逆行性两种造影方法,对诊断与鉴别有重要价值。

2. **超声多普勒** 超声多普勒血流仪可确定静脉反流的部分和程度,超声多普勒显像仪可观察瓣膜关闭活动及有无逆向血流。

五、诊断要点

根据有原发性静脉曲张家族史者,长期从事站立工作或强体力劳动者及静脉曲张的临床表现,诊断并不困难。必要时可结合特殊检查和影像学检查。

六、治疗要点

1. **非手术疗法** 适用于范围小且症状较轻者或妊娠期妇女及全身情况差不能耐受手术者。

(1) 一般处理：患肢用弹力绷带包扎或穿弹力

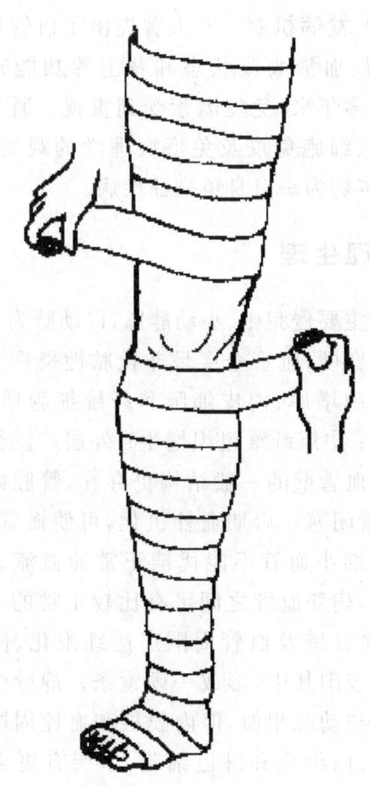

图 3-13-3　Pratt test

袜；适当卧床休息，间歇抬高患肢；避免久站、久坐。

(2) 注射疗法：适用于局限性静脉曲张而瓣膜功能健全及术后残留或复发的曲张静脉。将硬化剂注入曲张的浅静脉内，使静脉因发生无菌性炎症反应而粘连闭塞。常用的硬化剂有5%鱼肝油酸钠、酚甘油溶液及50%葡萄糖等。注射后应用弹力绷带包扎或穿弹力袜压迫，大腿压迫1周，小腿压迫6周左右。

2. **手术疗法**　是根本的治疗方法。凡有临床症状，深静脉通畅、无手术禁忌证者均宜施行手术治疗。

(1) 传统手术方法：①大隐或小隐静脉高位结扎术，适用于大隐或小隐静脉瓣膜功能不全，而大隐或小隐静脉与深静脉间交通支瓣膜功能正常者；②交通支结扎术，适用于大隐或小隐静脉与深静脉间交通支瓣膜功能不全，而大隐或小隐静脉瓣膜功能正常者；③大隐或小隐静脉剥脱术，适用于大隐或小隐静脉瓣膜功能不全，以及大隐或小隐静脉与深静脉间交通支瓣膜功能也不全者。

(2) 微创疗法：包括静脉腔内激光治疗、内镜筋膜下交通静脉结扎术、旋切刀治疗以及静脉内超声消融治疗等。

3. **并发症的处理**

(1) 血栓性静脉炎：抬高患肢，局部热敷或理疗，穿弹力袜，全身使用抗生素。若发现血栓扩展，有向深静脉蔓延趋向，应施行高位结扎术。待炎症消退后，再行手术。

(2) 湿疹：保持局部清洁和干燥，可用1∶5 000高锰酸钾溶液冲洗；局部避免药物刺激，敷料只用盐水、凡士林油纱布或干纱布；广谱抗生素控制感染；同时用弹力绷带或穿弹力袜控制静脉高压。

(3) 慢性溃疡：应控制感染和改善静脉高压。用等渗盐水或3%硼酸溶液湿敷，抬高患肢，小腿用弹力绷带或穿弹力袜，局部应用高压氧，急性炎症加用抗生素，促进溃疡面缩小或愈合。若溃疡病程长，面积大，瘢痕多且溃疡难以愈合，应手术切除溃疡并结扎和切断功能不全的交通支。待创面愈合后行手术治疗。

(4) 急性出血：须紧急处理。抬高患肢，升压止血，如有明显的静脉破裂，可予缝扎止血。以后再行手术治疗。

七、护理要点

1. **一般护理**

(1) 休息与活动：嘱患者避免长时间站立或行走。患肢肿胀时，宜卧床休息，抬高患肢30°～40°。坐时双膝勿交叉过久，活动时应穿弹力袜或使用弹力绷带。

(2) 皮肤护理：每日用温水泡洗患肢1～2次。

(3) 其他：指导患者养成良好的排便习惯，保持大、小便通畅。

2. **心理护理**　正确评估患者的心理状况，应用心理学的理论和方法消除其顾虑，积极配合治疗。

3. **并发症的护理**

(1) 小腿慢性溃疡：抬高患肢，保持局部清洁卫生，可用等渗盐水创面湿敷或患处用1∶5 000的高锰酸钾溶液浸泡，每天2～3次，遵医嘱使用抗生素。

(2) 血栓性静脉炎：局部热敷、理疗，抗凝治疗及应用抗生素；禁忌局部按摩。

(3) 出血：抬高患肢，局部升压包扎，必要时缝扎止血。

4. **手术治疗患者的护理**

(1) 术前护理：术前数日应嘱患者卧床，抬高患肢；做好手术区皮肤准备，范围包括整个患肢、会阴部及腹股沟区。术区皮肤准备时，谨防损伤曲张静脉而引发出血。术前一天用甲紫标记曲张的静脉。

(2) 术后护理 ①卧床期间,抬高患肢30°,指导患者做足背屈伸运动,以促进下肢静脉回流。②术后24小时鼓励患者早期下床活动,避免静坐或静立不动,以防止下肢深静脉血栓形成。③保持伤口敷料清洁、干燥;如有切口渗血或感染征象,应及时报告医师并积极配合处理。④术后应用弹力绷带升压包扎,松紧度应适宜,以不妨碍关节活动、可扪及足背动脉搏动和保持足部正常皮肤温度为宜,一般需维持2周。⑥遵医嘱使用抗生素、止血药等。

5. **康复指导**

(1) 保持良好的生活习惯:平卧位时下肢略高于心脏水平;避免同一姿势站立过久,必须站立时,应不断屈伸患肢,以借助肌肉泵的作用促进静脉回流。长时间站立位工作者,应用弹力绷带或穿弹力袜。

(2) 康复锻炼:可适当进行平地行走锻炼,促进静脉侧支循环的建立。

(3) 肥胖者应有计划地减肥,不穿过紧的内衣内裤。

(4) 保持大便通畅,避免腹内压增高。

第2节　血栓闭塞性脉管炎

血栓闭塞性脉管炎(thromboangitis obliterans, TAO)又称Buerger病,主要累及四肢中、小动静脉,以下肢血管为主,引起患肢远侧段缺血性病变。祖国医学中,本病属“脱疽”范畴。我国各地均有发病,而以北方多见。好发于男性青壮年。绝大多数有吸烟史,常伴有患肢游走性血栓性浅静脉炎和雷诺综合征。

一、病因及发病机制

(一) 病因　至今尚不清楚,与多种因素有关,吸烟、潮湿、寒冷、营养不良和性激素异常一直被认为是本病的主要发病因素,其中主动或被动吸烟是本病发生和发展的重要原因。

1. **吸烟**　大多数患者有吸烟史。戒烟可使病情缓解,再度吸烟又可使病情反复。

2. **潮湿与寒冷的生活环境**　在我国本病以北方较多见,患者常有受寒的经历,以下肢多见。

3. **性激素异常**　性激素和前列腺素失调。

4. **其他**　营养不良、自身免疫功能紊乱及遗传因素等。

(二) 发病机制　有人曾提出了血管神经调节功能障碍、血液高凝状态和肾上腺功能亢进等学说。近十多年来,免疫因素受到重视。通过对本病体液免疫、细胞免疫及免疫病理学的观察,不少学者认为,本病为一自身免疫性疾病。

二、病理生理

病变主要侵犯中、小动静脉,以动脉为主。病变动脉缩窄变硬,血管全层呈非化脓性炎症。病变早期血管内膜增厚、内皮细胞和纤维细胞增生,淋巴细胞浸润;中层纤维组织增生;外层广泛性纤维细胞增生。血管壁的一般结构仍存在,管腔内血栓形成,使血管闭塞。后期血栓机化,可使血管腔再通,但再通的细小血管不能代偿正常的血流。病变常呈节段性,病变血管之间可有比较正常的血管。病程后期,血管壁及血管周围广泛纤维化,使伴行静脉和神经包围其中,形成一硬索条。静脉受累时的病理变化与动脉相似,但内膜层和血栓周围有较多的巨细胞、白细胞和淋巴细胞,中层有更多的成纤维细胞、白细胞和淋巴细胞,外层有广泛的成纤维细胞增生。除上述血管方面的病理变化外,尚有神经、肌肉、骨骼等组织的缺血性病理改变。

三、临床表现

本病起病隐匿,进展缓慢,常呈周期性发作,经较长时间后症状逐渐加重。根据肢体缺血的程度和表现可分为三期:

1. **局部缺血期**　为病变的初级阶段。主要因动脉痉挛和狭窄所致,以功能性变化为主。患肢有麻木、发凉、怕冷、酸胀、易疲劳、沉重和轻度间歇性跛行。其中间歇性跛行是本期典型症状,即当患者行走一段路程后,小腿或足部肌肉出现胀痛或抽痛,如果继续行走,则疼痛加重,最后被迫止步,休息后疼痛立即缓解,再行走后症状又出现。随着病情的发展,行走距离逐渐缩短。因行走后肌肉需氧量增加所致。患肢皮肤温度降低,色泽较苍白,足背或(和)胫后动脉搏动减弱。部分患者可伴游走性静脉炎。

2. **营养障碍期**　动脉完全闭塞,仅靠侧支循环维持肢体的血液供应,以器质性变化为主。患肢麻木、怕冷、发凉、酸胀等症状加重,间歇性跛行日益明显,行走距离缩短,休息时间延长,疼痛转为持续性静息痛,即在肢体处于休息状态下,疼痛仍不缓解,夜间更甚。患肢皮肤温度明显降低,色泽明显苍白或出现发绀、皮肤干燥、潮红、汗毛脱落。趾甲增厚变形，小腿肌肉萎缩，足背和(或)胫后动脉搏动消失，腘动脉、股动脉搏动亦可减弱。

3. **组织坏死期**　动脉完全闭塞，侧支循环不足以维持肢体的血液供应。除上述症状继续加重外，患肢严重缺血，疼痛剧烈，经久不息，患者日夜屈膝抱足而坐，彻夜不眠。肢体远端坏死，患趾(指)端皮肤呈暗红或黑褐色，产生溃疡或坏疽。大多为干性坏疽，趾(指)端干枯发黑，可向近端延伸。坏死组织脱落后，形成经久不愈的溃疡。若继发感染，则转为湿性坏疽。根据坏疽的范围，可分为三级：Ⅰ级，坏疽局限于趾(指)部；Ⅱ级，坏疽延及跖趾(或掌指)关节及跖(掌)部；Ⅲ级，坏疽延及足跟、踝关节或踝关节以上。若并发局部感染，可出现发热、畏寒、烦躁等全身毒血症状。病程长者食量减小，体力日衰，明显消瘦。

以上分期不是一成不变的，若病变发展，症状可加重；如治疗及时，侧支循环建立，局部血液供应得到改善，则症状可以缓解，病情可以好转，其分期也会发生改变。

四、实验室及其他检查

1. **特殊检查**

(1) 皮肤温度测定：检查肢体不同部位的皮肤温度，两侧肢体对照，可显示患肢皮肤温度降低的范围和程度，有助于了解动脉闭塞的部位和缺血的程度。若患肢皮温较健侧低 2℃时，即表示血液供应不足。

(2) 肢体抬高试验(Buerger 试验)：患者平卧，患肢抬高 45°～90°，3 分钟后，观察足部皮肤色泽变化；然后让患者坐起，下肢垂于床旁，观察肤色变化。若抬高后足趾和足底皮肤呈苍白或蜡黄色，下垂后足部皮肤为潮红或出现斑块状发绀即为 Buerger 征阳性，提示有动脉供血不足。

(3) 远端动脉搏动情况：若搏动减弱或不能扪及，提示血流减少。

2. **影像学检查**

(1) 多普勒超声：采用多普勒超声诊断仪直接探查受累动脉，可以显示病变动脉的形态、血管的直径和血液的流速等。

(2) 动脉造影：可清楚显示动脉病变的部位、程度和范围，以及侧支循环情况。但动脉造影可致血管痉挛、加重肢体缺血及损伤血管等不良后果，不宜常规应用，一般应在做血管重建性手术前才考虑。

(3) 血流图测定：测定组织的阻抗，来了解血液供应状况和血管弹性。

五、诊断要点

结合青壮年男性尤其长期大量吸烟史，根据临床症状和体征，诊断一般并不困难，必要时为了协助诊断，确定动脉闭塞的部位、范围、程度及侧支循环形成状况等，可借助实验室及其他检查。

六、治疗要点

治疗原则是促进侧支循环，重建血流，改进肢体血供，减轻或消除疼痛，促进溃疡愈合及防止感染，保存肢体，以恢复劳动力。重点是改善患肢的血液循环。目前，治疗血栓闭塞性脉管炎的方法很多，均有一定的疗效。以下一些较常用的治疗方法，可根据病情和临床分期，综合应用。

1. **一般疗法**　严禁吸烟、防止受冷、受潮和外伤。患肢适当保暖，但不宜热敷或热疗，以免组织需氧量增加，加重组织缺氧、坏死。勿穿过紧过硬鞋袜，以免影响足部血循环。锻炼患肢以促进侧支循环的建立，如 Buerger 运动。

2. **药物疗法**　适用于早、中期患者。

(1) 扩张血管和抑制血小板聚集的药物：①前列腺素 E_1(PGE_1)，具有扩张血管和抑制血小板聚集的作用，可改善患肢血供，对缓解缺血性疼痛有一定的效果；②α 受体阻滞剂(如酚妥拉明)和 β 受体兴奋剂(如苯丙酚胺)，可扩张血管药，缓解血管痉挛和促进侧支循环；③硫酸镁溶液，具有良好的扩血管作用；④低分子右旋糖酐，能减少血液黏稠度，对抗血小板聚集，因而能改善微循环和防止血栓形成，促进侧支循环形成。溃疡坏疽继发感染时不宜使用，以免引起炎症扩散。

(2) 抗生素：并发溃疡感染者，根据细菌培养及药物敏感试验选用有效的抗生素。

(3) 中医中药　根据中医辨证和西医辨病相结合的方法，采用中药分型治疗。①阴寒型，多属于早期或恢复阶段。以温经散寒为主，辅以活血化瘀，可先用阳和汤加减。②气滞血瘀型，多为第二期。以疏通经络，活血化瘀，选用当归活血汤加减。③湿热型，为三期轻度趾端坏疽、溃疡继发感染。以清热利湿为主，辅以活血化瘀，可用四妙勇安汤加减。④热毒型，为第三期继发感染及毒血症。以清热解毒为主，辅以凉血化瘀，可用四妙活血汤加减。⑤气血两虚型，多见于恢复阶段或病久体质虚弱者。以补养气血为主,可用顾步汤加减。

3. **高压氧疗法** 在高压氧舱内,通过提高血氧含量,增加肢体的组织供氧,对减轻疼痛和促进伤口愈合有一定作用。每日一次,每次3～4小时,10次为一疗程。

4. **创面处理**

(1) 干性坏疽:保持创面干燥,应用乙醇消毒后用无菌纱布包扎创面,预防继发感染。

(2) 湿性坏疽:去除坏死组织,积极控制感染,用有效的抗生素溶液湿敷或金蝎膏、玉红膏外敷。当坏疽创面界限清楚,感染局限,可进行清创术或截趾(指)术。

5. **手术疗法** 目的是增加肢体血供和重建动脉血流通道,改善因缺血引起的不良后果。常用的手术方式有:

(1) 腰交感神经节切除术。可解除血管痉挛,促进侧支循环的建立,改善患肢血供。适用于第一、二期的患者。根据病变累及上肢或下肢动脉,采用同侧胸或腰第2～4交感神经节和神经链切除术。对于男性患者,应避免切除双侧第1腰交感神经节,以免引起性功能障碍。

(2) 动脉血栓内膜剥除术。是将病变动脉的血栓内膜剥除,从而重建患肢动脉血流的手术方法。适用于股、腘动脉闭塞,动脉造影显示腘动脉的分支(胫前动脉、胫后动脉和腓动脉)中至少有一支通畅的第二、三期患者。常用方法有:开放法和半开放法两种。前者切开整个闭塞的动脉段,直视下剥离并取出血栓内膜,适用于短段动脉闭塞;后者半开放法,多处短段切开闭塞的动脉,用剥离器分离血栓内膜后,将其取出,适用于长段动脉闭塞。

(3) 动脉旁路移植术。适应证同动脉血栓内膜剥除术。是在闭塞动脉的近、远端行旁路移植,是另一种重建患肢动脉血流的方法。多采用自体大隐静脉,膝关节以上也可采用人造血管。由于血栓闭塞性脉管炎病变主要累及中、小动脉,输出道条件往往较差,很少有条件采用动脉旁路移植术。

(4) 大网膜移植术。游离血管带大网膜移植术能使大网膜组织与患肢建立良好的侧支循环,改善患肢血供,具有明显缓解静息痛和促进溃疡愈合的作用。适用于腘动脉及其以下三支动脉广泛闭塞的第二、三期患者。方法是游离大网膜,将胃网膜右动、静脉与股动脉、大隐静脉或腘动、静脉吻合,然后把经剪裁或未经剪裁的大网膜移植于患肢内侧。近期疗效满意,远期疗效尚不肯定。

(5) 截趾(指)术。趾(指)端已有坏疽,感染已被控制,待坏死组织与健康组织界限清楚后可行截趾(指)术。

6. **镇痛治疗**

(1) 止痛药:吗啡、哌替啶等能有效地缓解患肢疼痛,但易成瘾,应尽量少用。解热镇痛药如吲哚美辛等也可试用,但疗效不肯定。

(2) 连续硬膜外阻滞:可有效缓解患肢疼痛,扩张下肢血管,促进侧支循环的建立。适用于严重静息痛的下肢血栓闭塞性脉管炎患者。一般选择第2、3腰椎间隙留置硬膜外导管。间断注入1%利多卡因或0.1%丁卡因3～5mL。

(3) 中药麻醉:主要药物为东莨菪碱和洋金花总碱,能使患者安睡,疼痛缓解。前者尚有扩张周围血管,增加心肌收缩力和改善微循环的作用,能增加患肢血流量。

(4) 小腿神经压榨术(Smithwich手术):根据患肢疼痛部位施行小腿下段感觉神经压榨术,具有良好的止痛效果,70%的患者可得到长期止痛。其主要缺点是足部感觉迟钝,常需几个月才能恢复。

七、护理要点

1. **一般护理**

(1) 保暖:注意患肢保暖,保持环境温度适宜,避免肢体受凉,以免引起动脉收缩或痉挛,但局部不能加温。

(2) 患肢护理:保持患肢干燥、清洁,防止外伤,有足癣者积极治疗。已出现干性坏疽的部位,应保持干燥,消毒、包扎,每天换药;继发感染者,遵医嘱选用有效抗生素。

(3) 戒烟:告诉患者吸烟的危害,绝对禁烟。

(4) 体位:患者在休息或睡眠时采取头高脚低位,以利于血液灌注至下肢。避免长时间保持同一姿势不变,坐时避免将一腿搁在另一腿膝盖上,以防止动、静脉受压,阻碍血流。

2. **疼痛护理** 疼痛是本病最痛苦的症状,严重影响患者睡眠,情绪也可能变得易激惹或抑郁、沮丧。早期应用低分子右旋糖酐、血管扩张药、中药等药物;中、晚期遵医嘱应用镇痛药物,必要时可给予神经阻滞麻醉止痛。同时辅以非药物性止痛疗法,如放松、诱导及生物反馈等方法,可加强止痛药物的效果并减少其用量和使用频率,避免成瘾。

3. **心理护理** 由于疼痛和组织缺血坏死,使患者产生痛苦或抑郁等心理,护理人员应鼓励安慰患者,给患者以心理支持,帮助其树立战胜疾病的信心，积极配合治疗和护理。

4．**术前护理**　根据手术方式和麻醉方法进行常规术前准备，护理目标是改善周围循环，避免血管痉挛和保护患肢。①采用 Buerger 练习和适当的行走锻炼等促进侧支循环的建立，改善周围循环。具体方法：患者平卧，患肢抬高 45°，维持 1～2 分钟，然后坐起，患肢下垂床边 2～5 分钟，并做足部旋转、伸屈运动 10 次，最后将患肢放平休息 2 分钟。每次重复练习 5 遍，每日练习 3～4 次。患者的活动常因患肢缺血性疼痛而受阻，不利于侧支的形成，终致肌肉缺血、废用而萎缩，应予避免。②避免患肢动脉受压，如紧身衣物、双腿在膝部交叉坐位、过度屈膝等。③严重供血不足的患肢应避免热水洗浴，以免增加组织代谢，加重缺氧。④保护患肢，避免损伤。出现溃疡，应保持清洁，积极治疗。

5．**术后护理**

（1）一般护理：静脉重建术者卧床制动 1 周，且患肢抬高 30°，以利于静脉血液的回流。动脉重建术者卧床制动 2 周，患肢平放。对自体血管移植愈合较好的，卧床制动的时间可适当缩短。在制动期间，鼓励患者经常做足背屈伸活动，以利于小腿静脉血液的回流。

（2）病情观察：①密切观察生命体征；②注意伤口有无渗血及感染；③观察患肢的皮温、肤色、动脉搏动的强弱及有无感觉异常，并做好记录。如患肢出现苍白、变冷，动脉搏动减弱或消失，应考虑有动脉血栓形成的可能，及时通知医生，早期使用溶栓剂。

（3）防止感染：术后遵医嘱应用抗生素，如发现伤口有红、肿、热、痛，应及早理疗，或遵医嘱行其他处理。

（刘　芳）

第14章 循环系统常用的诊疗技术

第1节 心脏起搏治疗术的护理

心脏起搏治疗是心律失常介入治疗的重要方法之一。心脏起搏器是一种医用电子仪器，它通过发放一定形式的电脉冲刺激心脏，使之激动和收缩，即模拟正常心脏的冲动形成和传导，以治疗由于某些心律失常所致的心脏功能障碍。心脏起搏技术在心律失常的诊断和心脏电生理的研究方面也起到了积极作用。起搏治疗的目的就是通过不同的起搏方式纠正心率和心律的异常，以及左右室的协调收缩，提高患者的生存质量，减少病死率。

一、起搏器的功能及类型

目前通用2002年由北美心脏起搏电生理学会与英国心脏起搏和电生理学组专家委员会制定的NASPE/BPEG起搏器代码，即NBG代码（表3-14-1），命名不同类型的起搏产品。

表3-14-1 NBG起搏器代码

（北美心脏起搏电生理学会与英国心脏起搏和电生理学组专家委员会，2002）

第一位	第二位	第三位	第四位	第五位
	O无	O无	O无	O无
A心房	A心房	Ⅰ抑制	R频率调整	A心房
V心室	V心室	T触发		V心室
D心房＋心室	D心房＋心室	D双重（I＋T）		D心房＋心室
S心房或心室	S心房或心室			

理解和记忆起搏器代码的含义十分重要，例如，VVI起搏器代表该起搏器起搏的是心室，感应的是自身心室信号，自身心室信号被感知后抑制起搏器发放一次脉冲。DDD起搏器起搏的是心房及心室，感知的是自身心房及心室信号，自身心房及心室信号被感知后抑制或触发起搏器在不应期内发放一次脉冲。

在临床工作中，VVI方式是最基本的心脏起搏方式，优点是简单、方便、经济、可靠。适用于一般性的心室率缓慢、无器质性心脏病、心功能良好者，或者是间歇性发生的心室率缓慢及长RR间期。DDD方式是双腔起搏器中对心房和心室的起搏和感知功能最完整者，故也称为房室全能型，适用于房室传导阻滞或不伴有窦房结功能障碍。频率自感应（R）方式可通过感知体动脉血pH判断机体对心排血量的需要而自动调节起搏频率，以提高机体运动耐量，适用于需要从事中至重体力活动者。

根据电极导线植入的部位分为单腔起搏器、双腔起搏器和三腔起搏器。根据起搏器应用的方式分为临时心脏起搏和植入式心脏起搏，前者采用体外携带式起搏器，后者是将起搏器埋植在患者胸部（或其他部位）的皮下组织内。

二、适应证

1．植入式心脏起搏

（1）伴有临床症状的任何水平的完全或高度房室传导阻滞。

（2）束支分支水平阻滞，间歇发生二度Ⅱ型房室传导阻滞，有症状者。

（3）病窦综合征或房室传导阻滞，心室率＜50次/分，有明确的临床症状，或间歇发生心室率＜40次/分；或有长达3秒的RR间期。

（4）由于颈动脉窦过敏引起的心率减慢，心率或RR间期达到上述标准，伴有明确症状者，起搏器治疗有效。

（5）有窦房结功能障碍和（或）房室传导阻滞的患者，必须采用具有减慢心率的药物治疗时，为了保证适当的心室率，应植入起搏器。

2．临时心脏起搏 适用于急需起搏、房室传导阻滞有可能恢复；超速抑制治疗异位快速心律失常或需“保护性”应用的患者。

三、禁忌证

当存在全身活动性感染时，一般不应安装永久性心脏起搏器，可先用药物或临时起搏治疗心律失常，待感染控制后再植入永久性起搏器。

四、操作前护理

1. **心理准备**　向患者介绍安置起搏器的意义、操作过程及术中配合程序，消除患者的紧张心理。

2. **实验室及其他检查**　术前需做必要的检查：血常规、尿常规、血型、出凝血时间、胸片、心电图、Holter等。

3. **皮肤准备**　手术部位常规备皮。一般放置临时起搏器备皮范围为双侧腹股沟及会阴部，埋藏式起搏器备皮范围是左上胸部(包括颈部和腋下)。备皮时动作应轻柔，勿损伤皮肤，注意保护患者隐私，备皮完毕协助患者清洗干净。

4. **术前禁饮、禁食6～8小时。**

5. **用药准备**　遵医嘱做青霉素皮试，术前2小时内应用抗生素。术前半小时给予温和镇静剂。停用抗凝剂直至凝血酶原时间恢复至正常范围。建立静脉通路，并备齐抢救设备及药品。

6. **维持心电监护，做好病情监测。**

五、操作中护理

1. **安装起搏器的护理**　埋藏式起搏最常选择锁骨下静脉和颈静脉穿刺，用2%利多卡因局部麻醉，固定电极，进行起搏参数测定，将起搏器埋植于切口同侧的前上胸壁。临时起搏最常选择股静脉穿刺，用2%利多卡因局部麻醉，固定电极，进行起搏参数测定，连接临时起搏器。

2. **病情监测**　术中严密监测心率、心律、呼吸及血压变化。

3. **解释病情**　了解患者术中疼痛情况及其他不适，并做好解释工作。

六、操作后护理

1. **心电监护**　遵医嘱给患者持续心电监护24小时，监测起搏和感知功能。密切观察患者心率及心律的变化，注意有无电极移位或起搏器感知障碍。

2. **卧床休息**　术后卧床休息，防止电极脱位。埋藏式起搏患者卧床休息1～3日，术侧肢体不宜过度活动，勿用力咳嗽，避免做旋转、外展等大幅度运动。临时起搏者需绝对卧床，术侧肢体避免屈曲和活动过度。卧床期间协助生活护理。

3. **伤口护理**　伤口局部包扎后，沙袋压迫6～8小时，每隔2小时解除压迫5分钟，定期更换伤口敷料，注意观察伤口有无渗血、红肿，患者有无局部疼痛、皮肤变暗发绀、波动感等，有异常及时通知医生。

4. **预防感染**　术后给予抗生素3～5日，预防感染，注意观察体温变化。

第2节　心脏电复律的护理

心脏电复律是将心电图上QRS波群同步发放的直流电释放到心脏，用以使房性和室性心律失常转变为窦性心律的方法。电除颤即非同步电复律，用于当QRS波和T波分辨不清或不存在时，如心室扑动或心室颤动。

一、适应证

1. **同步电复律**

(1) 新近发生的心房扑动或心房颤动，在去除诱因或使用抗心律失常药物后不能恢复窦性节律者。

(2) 室上性心动过速，非洋地黄中毒引起，并对迷走神经刺激或抗心律失常治疗不起反应者。

(3) 室性心动过速，对抗心律失常治疗不起反应或伴有血流动力学紊乱者。

2. **电除颤**

(1) 快速室性心动过速伴血流动力学紊乱、QRS波增宽不能与T波区别者。

(2) 心室扑动。

(3) 心室颤动。

二、禁忌证

1. **绝对禁忌证**　同步电复律的绝对禁忌证是洋地黄中毒引起的室性心动过速。

2. **相对禁忌证**

(1) 电复律成功机会少或复发机会多的心律失常。

(2) 具有潜在的诱发更快速心律失常危险者。

(3) 具有诱发或导致心动过缓或心脏停搏危险者。

三、操作前护理

(1) 向患者解释复律的过程,说明复律的目的、必要性及可能的不适和并发症等,取得患者的合作。

(2) 择期电复律前应遵医嘱做术前检查,如电解质、地高辛血浆浓度、肝肾功能,正在抗凝治疗的患者应测定凝血酶原时间和活动度。

(3) 复律前1～2天口服奎尼丁,预防转复后复发,服药前做心电图,观察QRS波时限及QT间期变化。

(4) 正在服用洋地黄药物者,应在复律前停服24～48小时。

(5) 复律前禁食6小时。

(6) 物品准备:除颤器、生理盐水、导电糊、纱布垫、地西泮、心电和血压监护仪及心肺复苏所需的抢救设备和药品。

四、操作中护理

(1) 患者平卧于绝缘的硬板床上,松开衣领,有义齿者取下,开放静脉通路,给予氧气吸入。术前做全导联心电图。

(2) 清洁电击处皮肤,连接好心电导联线,贴放心电监测电极片时注意避开除颤部位。

(3) 连接电源,打开除颤器开关,选择一个R波高耸的导联进行示波观察。选择"同步"或"非同步"按钮。

(4) 遵医嘱用地西泮0.3～0.5mg/kg缓慢静脉注射,至患者睫毛反射开始消失的深度。麻醉过程中严密观察呼吸。

(5) 充分暴露患者前胸,将两电极板上均匀涂满导电糊或包以生理盐水浸湿的纱布,分别置于胸骨右缘第2～3肋间和心尖部,两电极板之间距离不应小于10cm,与皮肤紧密接触,并有一定压力。按充电钮充电到所需功率,嘱任何人避免接触患者及病床,两电极板同时放电,此时患者身体和四肢抽动一下,通过心电示波器观察患者的心律是否转为窦性。

(6) 根据需要决定是否需要再次电复律。

五、操作后护理

(1) 患者应卧床休息24小时,保持呼吸道通畅,必要时辅助通气。

(2) 清醒后2小时内避免进食,以免恶心、呕吐。

(3) 持续心电监护24小时,注意心律、心率的变化。

(4) 密切观察病情变化,如神志、瞳孔、呼吸、血压、皮肤和肢体活动情况,及时发现患者有无栓塞征象。

(5) 遵医嘱继续服用奎尼丁、洋地黄或其他抗心律失常药物以维持窦性心律。

(6) 及时发现有无因电击而致的各种心律失常及栓塞、局部皮肤灼伤、肺水肿等并发症,并协助医生给予处理。

第3节 心导管检查术

心导管检查是通过心导管插管术(cardiac catheterization)进行心脏各腔室、瓣膜与血管的构造及功能检查,包括右心导管检查与选择性右心造影、左心导管检查与选择性左心造影,其目的是明确诊断心脏和大血管病变的部位与性质、病变是否引起了血流动力学改变及其程度,为采用介入性治疗或外科手术提供依据。

一、适应证

(1) 需作血流动力学检测者,从静脉置入漂浮导管至右心及肺静脉。

(2) 先天性心脏病,特别是有心内分流的先天性心脏病需要准确的解剖和生理的评价。左向右分流性先天性心脏病伴有肺动脉高压;先心病术后的临床评价。

(3) 主动脉弓及侧支病变,肺动脉、肺静脉和冠状动脉病变的评价。

(4) 了解室壁瘤瘤体的大小与位置。

(5) 心内电生理检查及心肌活检。

二、禁忌证

(1) 感染性疾病,如感染性心内膜炎、败血症、肺部感染等。

(2) 有出血倾向、现有出血性疾病或正在进行抗凝治疗者。

(3) 严重心律失常及严重的高血压未加控制者。

(4) 外周静脉血栓性静脉炎者。

(5) 严重肝肾损害者。

三、操作前护理

(1) 术前向患者及家属介绍心导管检查的目

的、方法和手术的安全性，以解除患者的思想顾虑和缓解患者的精神紧张，必要时术前晚可适当服用安眠镇静药地西泮5mg，以便充分休息。

(2) 指导患者完成必要的实验室检查，如血型、出凝血时间、血电解质、肝肾功能、胸片、超声心动图等。

(3) 根据需要行双侧腹股沟及会阴部或上肢、锁骨下静脉穿刺术区备皮及清洁皮肤。

(4) 遵医嘱进行青霉素皮试及对比剂过敏试验。

(5) 穿刺动脉者应检查两侧足背动脉搏动情况并标记，以便与术中、术后对照观察。

(6) 在医护人员指导下，进行必要的术前配合训练，如吸气和屏气、咳嗽训练和床上排尿训练等。

(7) 成人术前4小时禁食、禁水。小儿全身麻醉者术前6小时禁食，4小时禁水，适当补液。

四、操作中护理

(1) 一般采用Seldingers经皮穿刺法，局麻后自股静脉、上肢贵要静脉或锁骨下静脉(右心导管术)或股动脉、肱动脉(左心导管术)插入导管到达相应部位。整个检查均在X线透视下进行，并作连续的心电和压力监测。动脉穿刺成功后应注入肝素3 000U，随后操作每延长1小时追加肝素1 000U。

(2) 严密监测生命体征、心律、心率变化，准确记录压力数据，出现异常及时告知医生。

(3) 采取局麻手术者，护士应经常与患者交谈，分散其注意力。同时告知患者如有不适及时说明。

(4) 维持静脉通路通畅，准确及时给药，并做好各种术中记录。

(5) 备齐抢救用物，以供急需。

五、操作后护理

(1) 注意患者的体温、脉搏、血压和神志变化，如发现血压低或伴有恶心、呕吐和大汗者，立即通知医生，采取相应的治疗措施。

(2) 术后平卧，静脉穿刺者局部沙袋压迫4～6小时，术侧肢体制动4～6小时，卧床12小时；动脉穿刺者以左手示、中二指压迫止血15～20分钟，压迫点在穿刺点近心侧1～2cm处，以确保压迫穿刺针进入动脉处，确认无出血后，以弹力绷带升压包扎，用1kg左右沙袋压迫6小时，穿刺侧肢体制动12小时，卧床24小时。术侧肢体伸直，注意观察敷料有无渗血。术侧足背动脉搏动及皮肤颜色、温度，及时了解有无栓塞发生。卧床期间做好生活护理。

(3) 常规给予抗生素预防感染，一般用青霉素640万U静脉滴注，连续3日。

(4) 全身麻醉术后患者，应去枕平卧，头偏向一侧，注意观察呼吸，防止分泌物过多阻塞气道，待患者苏醒后，方可饮水。指导患者适当多饮水，促进对比剂排泄。排尿困难者进行诱导，无效时可导尿。

第4节　心导管射频消融术的护理

射频消融术(radio frequency catheter ablation，RFCA)是一种非外科手术消除导致快速心律失常异常电通路的方法。通过心导管将射频电流引入心脏内，以销蚀特定部位的心肌细胞，消除病灶。射频电流是一种30kHz至1.5MHz的低电压高频电磁波，射频消融仪通过导管头端的电极释放射频电能，在导管头端与局部心肌内膜之间将电能转化为热能，达到一定温度(46～90℃)后，使特定的局部心肌细胞脱水、变性、坏死，自律性和传导性能均发生改变，从而使快速性心律失常得以根治。

一、适应证

(1) 预激综合征合并阵发性心房颤动和快速性心室率。

(2) 发作频繁和(或)药物治疗无效的房室折返性或房室结折返性心动过速。

(3) 药物治疗不能满意控制的心肌梗死后室速。

(4) 发作频繁、心室率不易控制的心房扑动。

(5) 发作频繁、症状明显的心房颤动。

(6) 不适当窦速合并心动过速心肌病。

二、禁忌证

同心导管检查术。

三、操作前护理

基本同心导管检查术，同时应注意以下几点：

(1) 停用所有抗心律失常药物至少5个半衰期。

(2) 常规心电图检查，必要时进行食管调搏、Holter等检查。

四、操作中护理

(1) 用经皮穿刺下肢(股静脉、股动脉)、颈部(颈内静脉)和(或)胸部(锁骨下静脉)血管的方法将电极导管沿血管放置于心腔内行电生理检查以明确诊断和所需消融的部位。选用大头导管引入射频电流。消融左侧房室旁道时,大头导管经股动脉逆行置入;消融右侧房室旁路或改良房室结时,大头导管经股静脉置入。

(2) 术中严密监测生命体征变化,密切观察有无心脏压塞、心脏穿孔、房室传导阻滞或其他严重心律失常等并发症。

(3) 向患者解释术中使用药物、发放射频电能等引起的不适症状,或由于术中靶点选择困难导致手术时间延长等情况。

五、操作后护理

(1) 术后恢复期穿刺静脉者局部仅需压迫3～5分钟止血后用无菌纱布包扎,平卧3～4小时,卧床4～6小时;穿刺动脉者局部用手压迫10～20分钟,止血后用弹力绷带包扎、沙袋压迫,平卧8～12小时,卧床12～24小时。卧床期间保持术侧大腿伸直、切勿屈曲。为减轻局部僵硬、麻木感,患者可活动脚趾关节。避免长时间卧床,以免发生深静脉血栓。协助患者饮食及床上排便,选择低脂、易消化、清淡的饮食。

(2) 术后每日复查心电图,遵医嘱让患者口服抗血小板聚集药物,注意有无局部出血、血肿。观察患者有心慌、气急、恶心、胸痛等症状及时通知医生,以便早期发现血气胸、血栓栓塞、房室传导阻滞、心脏压塞等并发症。

(3) 术后2～3日可出院,但不要负重或做剧烈运动。1～2周即可进行相对正常的生活和工作。1～2个月可恢复完全正常的生活和工作。

第5节 经皮穿刺球囊二尖瓣成形术的护理

经皮穿刺球囊二尖瓣成形术(percutaneous balloon mitral valvuloplasty,PBMV)是缓解单纯二尖瓣狭窄的首选方法。具有创伤小、相对安全、疗效佳、恢复快、可重复应用等特点。

一、适应证

1. 理想适应证

(1) 瓣口面积0.5～1.5cm^2,瓣膜活动度好,瓣下结构病变轻(如Wilkins超声评分＜8分)。

(2) 窦性心律,单纯二尖瓣狭窄,不合并关闭不全及其他瓣膜病、需手术解决的心脏疾病等。

(3) 年龄在50岁以下的中、青年患者。

(4) 心功能Ⅱ～Ⅲ级(NYHA分级)。

2. 相对适应证

(1) 二尖瓣瓣叶及瓣下结构病变略重,Wilkins超声计分＞8分,或透视下瓣膜有轻度钙化者。

(2) 外科闭式分离术后再狭窄或PBMV术后再狭窄者。

(3) 合并轻中度二尖瓣关闭不全者。

(4) 房颤患者及高龄患者。

(5) 合并仅限左房耳部机化血栓的患者;或无左房血栓,但有体循环栓塞史的患者。

(6) 二尖瓣狭窄合并妊娠的患者。

(7) 二尖瓣合并急性肺水肿的患者。

(8) 有其他原因不适合外科手术的二尖瓣狭窄患者,如胸廓脊柱畸形等。

(9) 合并有其他可介入治疗的疾患的二尖瓣狭窄患者,如房间隔缺损、肺动静脉瘘、动脉导管未闭等。

二、禁忌证

(1) 有风湿活动的患者。

(2) 左房内有新鲜血栓或半年内有体循环栓塞史者。

(3) 瓣膜及瓣下条件极差,二尖瓣有明显钙化,Wilkins超声评分12分以上。

(4) 二尖瓣狭窄合并中度以上的二尖瓣关闭不全及主动脉瓣病变。

(5) 有未控制的感染性心内膜炎及合并其他部位感染者。

三、操作前护理

同心导管检查术外,还应在术前经食管超声探查,检查有无左心房血栓。有血栓或慢性心房颤动者应在术前充分使用华法林抗凝。

四、操作中护理

同心导管检查术,还应注意扩张前测量右房压力,扩张前后测量并记录左房压力。

五、操作后护理

基本同心导管检查术,还应注意以下几点:

(1) 术后复查超声心动图评价扩张效果。

(2) 伴心房颤动者继续服用地高辛控制心室率及华法林等抗凝剂。

(3) 注意观察术后并发症,如二尖瓣关闭不全、心脏压塞、体循环动脉血栓与栓塞等。

第6节　经皮穿刺球囊肺动脉瓣成形术的护理

经皮穿刺球囊肺动脉瓣成形术(percutaneous balloon pulmonary valvuloplasty,PBPV)是治疗单纯肺动脉瓣狭窄的首选治疗方法。

一、适应证

(1) 以单纯肺动脉瓣狭窄伴有狭窄后扩张者效果最佳。

(2) 狭窄程度以跨瓣压差≥50mmHg为介入指征,目前趋向将指征降为≥30mmHg。

(3) 肺动脉瓣狭窄,手术治疗后出现再狭窄者。

(4) 复杂的先天性心脏病手术前的缓解治疗,或不能接受手术者的姑息治疗,如肺动脉瓣狭窄合并房间隔缺损等。

二、禁忌证

(1) 肺动脉瓣下狭窄即右室流出道漏斗部狭窄者。

(2) 肺动脉瓣上型狭窄瓣膜发育不良,无肺动脉狭窄后扩张者。

三、操作前护理

同心导管检查术外,还应注意以下几点:

(1) 术前超声心动图检查,测定肺动脉瓣收缩压力阶差。

(2) 如为小儿需实施全身麻醉者,需按全身麻醉护理常规向家属交代禁食、禁饮等注意事项,并遵医嘱适当补液及完成术前给药。

四、操作中护理

(1) 严密监测并准确记录扩张前后的右心室压、肺动脉至右心室压力阶差。

(2) 全身麻醉患儿应注意观察呼吸、意识、心率、心律、血压、血氧饱和度等变化,出现异常及时通知医生。

五、操作后护理

同心导管检查术外,还应注意以下几点:

(1) 全身麻醉患儿按全身麻醉术后护理常规进行护理。

(2) 术后第2天复查超声心动图,评价扩张效果。

(3) 观察术后并发症,如心脏压塞、心律失常、三尖瓣受损、继发性肺动脉瓣关闭不全、出血、右室流出道损伤、右心室流出道穿孔等。

第7节　主动脉内球囊反搏术

主动脉内球囊反搏术(intra aortic balloon bump,IABP)装置包括主动脉内球囊导管、气泵、压力测定系统和心电图触发系统。其工作原理是舒张早期主动脉内压力开始下降时球囊迅速充盈,提高主动脉舒张压,增加冠状动脉的血流灌注,使心肌的供血量增加,并改善脑和外周血管的灌注。舒张末期主动脉瓣开放之前球囊快速回缩,主动脉舒张末期压急剧下降,使收缩期左心室射血阻力明显下降,降低左心室后负荷,减少心肌耗氧量,增加每搏输出量和射血分数。

一、适应证

(1) 急性心肌梗死伴心源性休克。

(2) 急性心肌梗死伴急性二尖瓣反流。

(3) 急性心肌梗死伴有室间隔穿孔。

(4) 药物治疗难以控制的不稳定型心绞痛。

(5) 难以控制的心律失常。

(6) 难治性心力衰竭。

(7) 冠状动脉介入治疗过程中支持治疗。

(8) 冠状动脉旁路手术和术后支持治疗。

(9) 心脏外科手术后低心排综合征。

(10) 心脏移植的支持治疗。

二、禁忌证

(1) 主动脉瓣关闭不全。

(2) 主动脉夹层动脉瘤或动脉瘤。

(3) 不可逆的脑损害。

(4) 严重的主动脉或髂动脉血管病变。

(5) 慢性终末期心脏病。

(6) 心脏停搏、心室颤动、严重低血压等。

三、操作前护理

(1) 根据病情向患者及家属交代IABP的必要性和重要性,介绍手术大致过程及可能出现的并发症,争取尽早实施IABP术,以免错过最佳抢救时机。

(2) 检查双侧足背动脉、股动脉搏动情况并作标记。

(3) 完善血常规及血型、尿常规、出凝血时间等相关检查,必要时备血。

(4) 股动脉穿刺术区备皮。

(5) 术前常规遵医嘱给予抗血小板聚集药与地西泮等镇静药。

(6) 备齐术中用物、抢救用品、器械和药品。

四、操作中护理

同心导管检查术外,还应注意以下几点:

(1) 记录IABP前患者生命体征、心率、心律、心排血量、心脏指数等相关指标,以利于手术后评价效果。

(2) 术中严密监护患者的意识、血压、心率、心律、呼吸等变化,一旦出现紧急情况,积极配合医生进行抢救。

五、操作后护理

(1) 患者卧床休息,肢体制动,协助做好生活护理和基础护理。对意识不清楚者还应注意做好安全护理。

(2) 每小时使用肝素盐水冲洗测压管道,以免血栓形成,严格无菌操作;定时检查穿刺局部有无出血和血肿情况;定时观察患者足背动脉搏动情况,注意观察皮肤的温度和患者的自我感觉。

(3) 持续监测并记录患者的生命体征、意识状态、尿量、心排血量、心脏指数、心电图变化(主要是反搏波形变化情况)、搏动压力情况等,观察循环辅助的效果,如出现异常立即通知医生。

(4) 反搏满意的临床表现为患者神志清楚、尿量增加,中心静脉压和左心房压在正常范围内、升压药物剂量大幅度减少甚至撤除,反搏时可见主动脉收缩波降低而舒张波明显上升是反搏辅助有效的最有力根据。

(5) 遵医嘱进行血、尿等实验室检查,及时报告医生检查结果。

(6) 血流动力学稳定后,根据病情逐渐减少主动脉球囊反搏比率,最后停止反搏,进行观察。每次变换频率间隔应在1小时左右,停止反搏后带管观察的时间不可超过2～3小时,以免发生IABP球囊导管血栓形成。

(7) 并发症观察与处理

1) 下肢缺血:可出现双下肢疼痛、麻木、苍白和水肿等缺血或坏死的表现。

2) 主动脉破裂:表现为突然发生的持续性撕裂样胸痛,血压、脉搏不稳定,甚至休克等表现。一旦发生,应立即终止主动脉内球囊反搏,撤出IABP球囊导管。

3) 感染:表现为局部发热、红肿、化脓,严重者可出现败血症。应注意严格无菌操作和预防性使用抗生素以降低其发生率。

4) 出血、血肿:股动脉插管处出血较常见,可压迫止血后升压包扎。

5) 气囊破裂而发生栓塞:气囊破裂时,导管内出现血液,反搏波形消失,应立即停止反搏,更换气囊导管。

第8节 冠状动脉介入性诊断及治疗

一、冠状动脉造影术的护理

冠状动脉造影术(coronary arterial angiography,CAG)可以提供冠状动脉病变的部位、性质、范围、侧支循环状况等的准确资料,有助于选择最佳治疗方案,是诊断冠心病最可靠的方法。

评定冠状动脉狭窄的程度一般用TIMI(thrombolysis in myocardial infarction)试验所提出的分级指标:① 0级:无血流灌注,闭塞血管远端无血流;② Ⅰ级:对比剂部分通过,冠状动脉狭窄,远端不能完全充盈;③ Ⅱ级:冠状动脉狭窄,远端可完全充盈,但显影慢,对比剂消除也慢;④ Ⅲ级:冠状动脉远端对比剂完全而且迅速充盈和消除,类同正常的冠状动脉血流。

(一) 方法 用特制的心导管经股动脉、肱动脉或桡动脉送到主动脉根部,分别插入左、右冠状动脉口,注入对比剂使冠状动脉及其主要分支显影。

(二) 适应证

(1) 药物治疗效果不佳的冠心病患者,拟行介入性治疗或旁路移植手术。

(2) 心梗后再发心绞痛或运动试验阳性者。

(3) 有胸痛史,但症状不典型,或无心绞痛、心肌梗死病史,但心电图有缺血性ST-T改变或病理性Q波不能以其他原因解释者。

(4) 中老年患者心脏增大、心力衰竭、心律失常,疑有冠心病而无创伤性检查未能确诊者。

(5) 急性冠脉综合征拟行急诊PCI者。

二、经皮冠状动脉介入治疗术的护理

经皮冠状动脉介入治疗(percutaneous coronary

intervention，PCI）是用心导管技术疏通狭窄甚至闭塞的冠状动脉管腔，从而改善心肌的血流灌注的方法。包括经皮冠状动脉腔内成形术（percutaneous transluminal coronary angioplasty，PTCA）、经皮冠状动脉内支架植入术（intracoronary stunting）、冠状动脉内旋切术、旋磨术和激光成形术，统称为经皮冠状动脉介入治疗。其中 PTCA 和支架植入术是冠心病的重要治疗手段。

（一）方法

1. PTCA 是经皮穿刺周围动脉将带球囊的导管送入冠状动脉到达狭窄节段，扩张球囊使狭窄管腔扩大，从而解除其狭窄，使相应心肌供血增加，缓解症状，改善心功能的一种非外科手术方法，是冠状动脉介入诊疗的最基本手段。

2. **冠状动脉内支架植入术** 是将不锈钢或合金材料制成的支架置入病变的冠状动脉内，支撑其管壁，以保持管腔内血流通畅。是在 PTCA 基础上发展而来的，目的是防止和减少 PTCA 后急性冠状动脉闭塞和后期再狭窄，以保证血流通畅。

（二）适应证

（1）稳定性心绞痛经药物治疗后仍有症状，狭窄的血管供应中到大面积处于危险中的存活心肌的患者。

（2）有轻度心绞痛症状或无症状但心肌缺血的客观证据明确，狭窄病变显著，病变血管供应中到大面积存活心肌的患者。

（3）介入治疗后心绞痛复发，管腔再狭窄的患者。

（4）急性心肌梗死

1）直接 PTCA：发病 12 小时以内属下列情况者：①ST 段抬高或新出现的完全性左束支传导阻滞的心肌梗死；②ST 段抬高的心肌梗死并发心源性休克；③适合再灌注治疗而有溶栓治疗禁忌证者；④无 ST 段抬高的心肌梗死，但梗死相关动脉严重狭窄，血流≤TIMIⅡ级。

2）补救性 PCI：溶栓治疗成功的患者，如无缺血复发表现，7～10 天后根据冠脉造影结果，对适宜的残留狭窄病变行 PCI 治疗。

（5）主动脉冠状动脉旁路移植术后复发心绞痛的患者。包括扩张旁路移植血管的狭窄，吻合口远端病变或冠状动脉新发生的病变。

（6）不稳定型心绞痛经积极药物治疗，病情未能稳定；心绞痛发作时心电图 ST 段压低＞1mV，持续时间＞20 分钟，或血肌钙蛋白升高的患者。

（三）操作前护理 心导管检查术外，应注意以下几点：

1. **术前指导** 向患者说明介入治疗的必要性、简单过程及手术成功后获益等，帮助患者保持稳定的情绪，增强信心。进行呼吸、闭气、咳嗽训练以便手术中顺利配合手术。进行床上排尿、排便训练，避免术后因卧位不习惯而引起排便困难。

2. **PCI 者术前** 需做碘过敏试验。

3. **术前 3～5 天** 开始口服抗血小板聚集药物：①择期 PTCA 者术前晚饭后开始口服肠溶阿司匹林和氯吡格雷；②直接 PTCA 者应尽早顿服肠溶阿司匹林 300mg 和氯吡格雷 300mg。

4. **拟行桡动脉穿刺者** 术前行 Allen 试验，即同时按压桡、尺动脉，嘱患者连续伸屈五指至掌面苍白时松开尺侧，如 10 秒内掌面颜色恢复正常，提示尺动脉功能好，可行桡动脉介入治疗。留置静脉套管针，应避免在术侧上肢放置。

三、操作中护理

同心导管检查术外，应注意以下几点：

1. **告知患者** 术中如有心悸、胸闷等不适，应立即通知医生。球囊扩张时，患者可有胸闷、心绞痛发作的症状，应做好解释安慰工作，并给予相应处置。

2. **重点监测** 导管定位、造影、球囊扩张时有可能出现再灌注心律失常，因此应重点监测心电及血压变化，发现异常，及时报告医生并采取有效措施。

四、操作后护理

同心导管检查术外，应注意以下几点：

（1）心电、血压监护 24 小时，心电监护需严密观察有无心律失常、心肌缺血、心肌梗死等急性并发症。对血压不稳定者应每 15～30 分钟测量 1 次，直至血压稳定后改为每 1 小时测量 1 次。

（2）即刻做 12 导联心电图，与术前对比，有症状时再复查。

（3）一般于术后停用肝素 4～6 小时后，测定 ACT＜150 秒，即可拔除动脉鞘管。拔除动脉鞘管后，按压穿刺部位 15～20 分钟以彻底止血，以弹力绷带升压包扎，沙袋压迫 6～8 小时，术侧肢体制动 24 小时，防止出血。经桡动脉穿刺者术后立即拔除鞘管，局部按压，彻底止血后升压包扎。

(4) 术后24小时后,嘱患者逐渐增加活动量,起床、下蹲时动作应缓慢,不要突然用力。经桡动脉穿刺者除急诊外,如无特殊病情变化,不强调严格卧床时间,但仍需注意病情观察。

(5) 术后鼓励患者多饮水,以加速对比剂的排泄。指导患者合理饮食,少食多餐,避免过饱。保持排便通畅。卧床休息期间加强生活护理,满足患者生活需要。

(6) 抗凝治疗的护理:术后常规给予低分子肝素皮下注射,注意观察有无出血倾向,如伤口渗血、牙龈出血、鼻出血、血尿、血便、呕血等。

(7) 常规使用抗生素3~5天,预防感染。

(8) 术后负性效应的观察与护理

1) 腰酸、腹胀:多数由于术后要求平卧、术侧肢体处于伸直制动体位所致。应告诉患者起床活动后腰酸与腹胀自然会消失,可适当活动另一侧肢体,严重者可帮助热敷、适当按摩腰背部以减轻症状。

2) 穿刺血管损伤的并发症:包括穿刺血管(包括动脉-静脉)损伤产生夹层、血栓形成和栓塞,以及穿刺动脉局部压迫止血不当产生的出血、血肿、假性动脉瘤和动-静脉瘘等并发症。①采取正确压迫止血方法(压迫动脉)后,嘱患者术侧下肢保持伸直位,咳嗽及用力排便时压紧穿刺点,观察术区有无出血、渗血或血肿,无并发症者一般于24小时后方可活动,必要时予以重新包扎并适当延长肢体制动时间。经桡动脉穿刺者注意观察术区升压包扎是否有效,松紧度是否得当,监测桡动脉搏动情况。②腹膜后出血或血肿常表现为低血压、贫血貌、血细胞比容降低>5%,腹股沟区疼痛、张力高、压痛等,一旦诊断应立即进行输血或压迫止血等处理,必要时行外科修补止血,否则患者可因失血性休克而死亡。③假性动脉瘤和动脉-静脉瘘多在鞘管拔出后1~3天内形成,前者表现为穿刺局部出现搏动性肿块和收缩期杂音,后者表现为局部连续性杂音,一旦确诊应立即局部升压包扎,如不能愈合可行外科修补。④穿刺动脉血栓形成或栓塞可引起动脉闭塞产生肢体缺血,术后应注意观察双下肢足背动脉搏动情况,皮肤颜色、温度、感觉改变,下床活动后肢体有无疼痛或跛行等,发现异常及时通知医生。穿刺静脉血栓形成或栓塞可引起致命性肺栓塞,术后应注意观察患者有无突然咳嗽、呼吸困难、咯血或胸痛,需积极配合治疗,给予抗凝或溶栓治疗。若术后动脉止血压迫和包扎过紧,可使动、静脉血流严重受阻而形成血栓。⑤对于局部血肿或瘀血者,出血停止后可用50%硫酸镁湿热敷或理疗,以促进血肿或瘀血的消散和吸收。

3) 尿潴留:多因患者不习惯在床上排尿而引起。因此术前即应训练在床上排尿,同时做好心理疏导,解除床上排尿时的紧张心理,如无效则施行导尿术。

4) 低血压:为拔除鞘管时伤口局部升压后引发血管迷走反射所致。备好利多卡因,协助医生在拔除鞘管前局部麻醉,减轻患者疼痛感。备齐阿托品、多巴胺等抢救药品,连接心电、血压监护仪,除颤仪床旁备用,密切观察心率、心律、呼吸、血压变化,及早发现病情变化。迷走反射性低血压还常常表现为心率减慢、恶心、呕吐、出冷汗,严重时心搏停止。一旦发生应立即报告医生,并积极配合处理。此外,静脉滴注硝酸甘油时要严格掌握滴数,并监测血压。

5) 对比剂反应:极少数患者注入对比剂后出现皮疹或寒战感觉,可使用地塞米松以缓解症状。为了促使对比剂尽快排泄,可在术后经静脉或口服补液。

6) 心肌梗死:由于病变处血栓形成导致冠状动脉急性闭塞所致,故术后要注意观察患者有无胸闷、胸痛症状,并注意有无心肌缺血的心电图表现和心电图的动态变化情况。

7) 遵医嘱口服抑制血小板聚集的药物,如氯吡格雷、阿司匹林等,以预防血栓形成或栓塞而致血管闭塞和急性心肌梗死等并发症。定期监测血小板、出凝血时间变化。

8) 出院指导:患者出院后根据医嘱继续服用药物,以巩固冠脉介入治疗的疗效,预防再狭窄发生。

第9节 先天性心血管病介入性治疗术的护理

先天性心脏病的介入治疗是在介入诊断基础上进行的。在X线电视、超声等引导下,将穿刺针及导管沿血管插入心脏所要达到的部位,进行影像学诊断后,对病变部位做定量或定性处理,再选用特制的器材对病变实施封堵、扩张或栓塞的治疗方法。达到类似外科手术治疗的效果,创伤较小,安全性高。常用的有:①心房间隔缺损(atrial septal defect,ASD)封闭术:一般缺损最大伸展直径<30mm,缺损上下房间隔边缘不少于4mm为手术适应证。②心室间隔缺损(ventricular septal defect,VSD)封闭术:缺损口直径<10mm为手术适应证。③未闭动脉导管(patent ductus arteriosus)封堵术:

绝大多数动脉导管未闭均可行介入封堵。

一、操作前护理

同心导管检查术。

二、操作中护理

同心导管检查术。

三、操作后护理

同心导管检查术，还应注意以下几点：

1. **术后**　通过X线摄片、超声心动图检查等来确定封堵器的位置及残余分流情况。

2. **严密观察术后并发症**　如残余分流、溶血、血栓与栓塞、出血、封堵器脱落、房室传导阻滞或束支传导阻滞、感染性心内膜炎等。

3. **抗凝治疗**　ASD和VSD患者术后遵医嘱进行抗凝治疗，抗凝期间注意出血倾向，并定期查出凝血时间和凝血酶原时间等。

（李红梅）

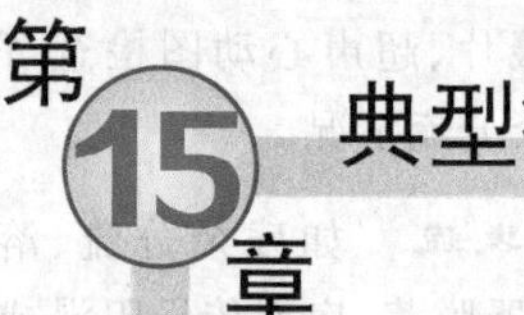

第15章 典型病例分析

第1节 心力衰竭患者的护理

病例简介

患者王某，男性，72岁。以“活动后胸闷、气促、呼吸困难2年，加重1周”入院。患者自诉于2年前在活动后出现胸闷、气促、心悸、心慌，呈阵发性心前区憋闷感，每次持续数分钟，休息后可缓解。症状反复发作，曾在当地医院诊断为冠心病，予以相关药物治疗，具体不详。1周前患者于劳累后再次出现胸闷、气促且逐渐加重，伴有心悸、心慌，全身乏力，双下肢水肿，夜间呼吸困难，不能平卧。无明显胸痛，无明显咳嗽、咳痰，无畏冷、发热，无恶心、呕吐。既往有高血压病史20年、高脂血症病史10年。间断服用氢氯噻嗪、降压0号治疗，效果不佳，最高血压200/120mmHg。为求进一步诊治而入院。患者本次起病以来，精神、食欲不佳，上腹部胀痛，睡眠差。大小便正常，体重无明显变化。

体格检查：体温36.8℃，脉搏114次/分，呼吸28次/分，血压170/110mmHg。发育正常，体型肥胖，神清合作，精神疲倦，被迫端坐体位，口唇发绀。颈软，气管居中，甲状腺未扪及肿大。双侧胸廓对称，无畸形，呼吸运动自如，双下肺可闻及大量湿性啰音。心率114次/分，律齐，可闻及舒张早期奔马律。腹平软，上腹部压痛，余无压痛及反跳痛，脊柱四肢无畸形，双下肢中度水肿。

实验室及其他检查：心电图示窦性心律，T波倒置，ST段轻度压低；心脏彩超示高血压所致心脏改变，二尖瓣、三尖瓣、主动脉瓣反流(轻度)，左室松弛性减退，收缩功能测值正常范围；BNP 285pg/mL提示心衰；电解质、凝血功能、心肌酶、肌钙蛋白、血常规、肝肾功能、甲状腺功能、血糖、大便常规均未见明显异常。

×年5月3日

护理评估

患者胸闷、气促，夜间睡眠不能平卧，尿少，伴双下肢水肿。查体：体温36.8℃，脉搏114次/分，呼吸28次/分，血压170/110mmHg。体重79kg，颈静脉怒张，胸部检查可闻及吸气相湿性啰音。心脏检查可闻及舒张早期奔马律，肝大可触及，肝颈静脉回流征阳性，四肢指压可凹性水肿。患者存在紧张情绪，担心预后不良。

主要护理问题

1. **气体交换受损** 与心肌收缩力减弱致肺静脉压升高、肺水肿有关。

2. **体液过多** 与水、钠潴留有关。

3. **心排血量减少** 与高血压致左心衰竭有关。

护理措施

1. 维持有效气体交换

(1) 协助患者取半坐卧位，使用床上小桌，让患者扶桌休息。

(2) 保持病室内清洁、安静，减少陪护及探视，使其得到充分睡眠及休息。加强夜间巡视，保持病房空气新鲜，定时通风换气。

(3) 遵医嘱给予患者氧气吸入。

(4) 稳定患者的情绪，避免情绪激动、精神紧张等。

(5) 监测病情：密切观察患者呼吸、血压、心率及心律情况，观察患者口唇、耳朵及甲床颜色改变，有无发绀，并随时记录在护理记录单上，监测血气分析。

(6) 预防肺部感染。

2. 水肿护理

(1) 加强饮食护理，限制钠盐及水分摄入，防止水钠潴留，减轻心脏负担。盐摄入量为1～3g/d，液体摄入量以1 500～2 000mL/d为宜。限制摄入腌制品、香肠、含钠较高的调料、小食品等。

(2) 监测并记录24小时液体出入量。

(3) 控制输液的量和速度。24小时输液量不应超过1 500mL，滴速为20～30滴/分，嘱患者及家属勿自己调整滴速，以免发生危险。

（4）注意下肢水肿情况、颈静脉充盈程度、肝大小及体重变化等，判断水肿消退情况。

（5）遵医嘱应用利尿剂，监测水、电解质平衡情况，观察有无低钾血症的表现，及时补钾。

3. 增加心排血量

（1）严密观察患者末梢循环、肢体温度、心律、心率、体温、血压、血氧饱和度、心电图改变。

（2）密切观察服药后作用与毒性反应。特别是应用洋地黄期间，如患者出现恶心、呕吐、心律失常、黄视或绿视等情况，要及时通知医生。

（3）密切观察尿量，并每小时记录1次。准确记录24小时出入量，监测水、电解质平衡情况。

×年5月6日

护理评估

患者呼吸困难减轻，夜间可以平卧，但活动后仍有胸闷、气短。查体：体温36.5℃，脉搏90次/分，呼吸20次/分，血压150/95mmHg，体重78kg，双下肢轻度水肿。

主要护理问题

1. 体液过多　与心力衰竭、水钠潴留有关。

2. 活动无耐力　与心力衰竭致心肌氧供需失调有关。

护理措施

1. 水肿护理

（1）休息和体位：多卧床休息，注意控制输液的量和速度。

（2）指导患者及家属限制钠盐的重要性。进食高蛋白、低盐低脂、易消化食物，少量多餐，禁烟酒。

（3）协助患者做好生活护理。保持皮肤清洁干燥，衣着宽松舒适，床单干净平整。

（4）观察患者水肿消退情况，定时更换体位，避免水肿部位长时间受压，防止皮肤破损和压疮的形成。

（5）应用排钾利尿剂时注意有无腹胀、肠鸣音减弱、乏力等低钾血症的症状，用药期间补充橙子、香蕉、红枣、蘑菇、菠菜等含钾丰富的食物。

2. 合理安排活动

（1）制订活动计划，合理安排活动与休息时间，嘱患者保证充足的休息和睡眠，避免剧烈活动。

（2）对患者及家属讲解活动无耐力产生的原因及限制活动的必要性，避免心脏负荷突然增加。

（3）指导患者活动过程监测：若活动过程中出现胸痛、心悸、呼吸困难、面色苍白、大汗、低血压等症状应停止活动，并及时通知医生。

（4）遵医嘱给予持续低流量吸氧。

（5）做好心理护理。

×年5月8日

护理评估

患者呼吸困难明显减轻，夜间可以平卧，但对预后表示很不安，担心以后复发。查体：体温36.5℃，脉搏90次/分，呼吸18次/分，血压140/90mmHg，体重77kg。

主要护理问题

1. 潜在并发症　洋地黄中毒。

2. 焦虑　与长期高血压、担心预后有关。

护理措施

1. 预防并发症的护理

（1）预防洋地黄中毒：严格按医嘱给药。用药前监测心率、心律变化，当脉搏＜60次/分或节律不规则应暂停服药并通知医生；必要时监测血清地高辛浓度。

（2）观察洋地黄中毒的表现：洋地黄中毒最重要的反应是各类心律失常，最常见为室性期前收缩，也可表现为恶心、呕吐、黄视、绿视等症状。

（3）洋地黄中毒的处理：立即停用洋地黄；如血钾低应补充钾盐，可口服或静脉补钾，同时停用排钾利尿剂；纠正心律失常。

2. 心理护理

（1）与患者及家属建立融洽关系，关心安慰患者，给患者以安全感，减轻其精神负担和思想压力。

（2）正确解答患者提出的问题，给予细致、耐心的健康指导。向患者及家属讲解心力衰竭的原因、诱因，告知避免诱因的重要性。

（3）提供有关治疗信息，介绍治疗成功的病例，帮助患者树立战胜疾病的信心。

（4）寻找合适的支持系统，对患者进行安慰和关心。

（郭全荣）

第2节 高血压患者的护理

病例简介

李某，女，60岁。以"饮酒后剧烈头痛，呕吐半小时"为主诉急诊入院。患者有高血压病史6年，平素自行服用降压药物，血压可控制在正常范围(135/85mmHg)。于入院前半小时在集体聚餐过程中情绪激动，饮酒后突发剧烈头痛，伴有呕吐，呈喷射状，呕吐物为胃内容物，量大，无呕血等，吐后不感轻松。入院查血压200/130mmHg，诊断为"高血压脑病"，1小时后患者出现烦躁、肢体抽搐、语言含混不清。经过降血压、降颅压、对症等治疗后好转出院。

×年9月2日

护理评估

查体：体温36.2℃，脉搏58次/分，呼吸24次/分，血压200/130mmHg。患者表情痛苦，面色苍白，大汗淋漓，语言含混不清，烦躁状态。心尖冲动有力，心率58次/分，心界不大。呕吐物为胃内容物，没有大小便失禁，四肢肌力、肌张力正常。经积极调整血压，控制脑水肿等治疗，病情稳定。

主要护理问题

1. **疼痛** 头痛与血压升高有关。

2. **有误吸的危险** 与意识改变有关。

3. **有受伤的危险** 与头晕、急性低血压反应有关。

护理措施

1. **疼痛护理**

(1) 减少引起或加重头痛的因素：应绝对卧床休息，抬高床头，为患者提供安静、温暖、舒适的环境，避免一切不良刺激，减少探视。护理人员的操作应相对集中，动作轻巧，防止过多干扰患者。暂禁饮食。病情稳定后可指导患者使用放松技术以减轻疼痛，如心理训练、音乐疗法、缓慢呼吸等。

(2) 遵医嘱使用降压药物，如静脉滴注硝普钠，注意监测药物的不良反应。

(3) 病情观察：严密观察病情变化，定时测量生命体征、意识变化情况，使用脱水降颅压药物时注意测量水、电解质变化，防止低钾血症和肾功能受损。注意头痛有无加剧、呕吐情况的变化、意识状态的改变等，防止脑疝的发生。

2. **防止误吸的护理**

(1) 体位：平卧位，头偏向一侧，防止呕吐物误吸。

(2) 保持气道通畅：取下活动性义齿，用吸引器清除气道和口腔内分泌物和呕吐物，防止舌根后坠、窒息、误吸或肺部感染。

(3) 心理护理：安慰患者，稳定紧张情绪，避免出现屏气窒息情况。

3. **安全护理**

(1) 避免受伤：定时测量血压并做好记录。头痛严重时应在床上大小便，能下床时应有人陪伴。

(2) 患者烦躁不安时，应注意加高床栏，必要时作适当约束，防止坠床和自伤、伤人。

(3) 遵医嘱给予地西泮、巴比妥类药物肌内注射，也可以水合氯醛灌肠。

×年9月4日

护理评估

患者病情好转。体温36.5℃，脉搏65次/分，呼吸20次/分，血压140/90mmHg。呕吐停止，嗜睡状态，醒后能回答问题，仍有头痛、头晕表现。

主要护理问题

急性意识障碍 与急性血压升高致中枢神经系统损伤有关。

护理措施

1. **日常生活护理** 保持床单位整洁、干燥，减少皮肤的机械性刺激，定时给予翻身、拍背，按摩骨突处，预防压疮，条件允许时可选用卧气垫床或按摩床。做好大小便护理，保持外阴部皮肤清洁，预防尿路感染。注意口腔卫生，每天口腔护理2次。慎用热水袋，防止烫伤。

2. **饮食护理** 给予高维生素、高热量饮食，补充足够的水分；遵医嘱鼻饲流质饮食，定时定量，保证足够营养，喂食后抬高床头防止食物反流。

3. **保持呼吸道通畅** 平卧，头侧位或侧卧位，开放气道，防止舌根后坠、窒息、误吸或肺部感染。

4. **病情监测** 严密记录生命体征及意识、瞳孔变化，观察有无恶心、呕吐，准确记录出入水量，预防消化道出血和脑疝发生。

×年9月6日

护理评估

患者意识清醒，生命体征平稳。仍诉头晕，右侧肢体自感无力，肌力3级。

主要护理问题

躯体活动障碍：与高血压脑病致神经系统损伤有关。

护理措施

1. **一般护理** 保持床单位整洁、干燥、无渣屑，减少对皮肤的机械性刺激。保持环境安静、舒适，适宜休息，减少干扰和探视。患者需要在床上大小便时，为其提供方便的条件和隐蔽的环境；指导患者学会配合使用便器，便盆置入取出动作要轻柔，以免损伤皮肤。当患者能下床时，应有人陪伴，防止跌倒。帮助患者采取舒适的体位，向患者解释定时翻身、拍背的重要性，协助患者翻身、拍背及按摩关节和骨突部位。每天用温水擦拭全身1～2次，促进肢体血液循环。鼓励患者摄取充足的水分和均衡饮食，注意口腔清洁，协助患者洗漱、进食、如厕、沐浴和穿脱衣服等，增进患者的舒适感和满足患者的基本生活需求。

2. **安全护理** 走廊、厕所要装扶手，方便患者起坐、扶行，地面要保持干燥平整，防湿、防滑，去除门槛；运动场所要宽敞、明亮，没有障碍物阻挡，患者应穿防滑软胶底鞋，穿棉布衣服，衣着应宽松；患者不可自行行动，更不可自行打开水或用热水瓶倒水，防止烫伤；下床活动要选用合适的助行工具，并有人陪伴，防止受伤。

3. **生活护理** 卧床期间帮助患者进行床上主动或被动肢体活动，以保持肌张力，预防静脉血栓形成。鼓励患者尽可能生活自理，避免养成过分依赖的习惯。护士还应给患者的自理活动提供方便和指导：抬高床头，使患者容易坐起；利用床上小桌，让患者可以坐在床上就餐、洗漱等；指导患者使用病房中的辅助设备如床栏杆，椅背，走廊、厕所及浴室中的扶手等，以节省体力，同时保证安全。

4. **制订活动目标和计划** 与患者和家属一起确定活动量和持续时间，循序渐进增加活动量。由床上活动，到床边活动逐步过渡到室内和室外活动。当患者活动耐力有所增加时应适当给予鼓励，增强患者信心。

5. **综合康复治疗** 根据病情，可指导患者选用合理的针灸、理疗、按摩等辅助治疗，促进肢体运动功能的康复。

6. **心理护理** 给患者提供有关疾病、治疗及预后的可靠信息；关心、尊重患者，多与患者交谈，鼓励患者表达自己的感受，指导克服焦躁、悲观情绪，适应患者角色转变；避免任何不良刺激和伤害患者自尊的言行。正确对待康复训练中患者所出现的诸如注意力不集中、缺乏主动性、畏难情况、悲观情绪、急于求成等现象，鼓励患者克服困难，摆脱对照顾者的依赖心理，增强自我照顾能力和自信。

×年9月8日

护理评估

患者意识清醒，病情基本稳定，生命体征平稳，头晕明显减轻，右侧肢体稍感无力，可以出院治疗。

主要护理问题

知识缺乏：缺乏疾病预防、保健知识和高血压用药知识。

护理措施

1. **疾病知识指导** 通过书面材料或口头告知的方式让患者了解自己的病情，包括高血压、危险因素及可能的并发症，了解控制血压的重要性和终身治疗的必要性。教会患者和家属正确测量血压的方法，每次就诊前携带诊疗记录。指导患者调整心态，学会自我心理调节，避免情绪激动等诱发因素。

2. **饮食护理** 限制钠盐摄入，每天应低于6g。保证充足的钾、钙摄入。多食用绿色蔬菜、水果和豆类食物以及油菜、芹菜、蘑菇、木耳、虾皮、紫菜等含钙量高的食物。减少脂肪摄入，补充适量蛋白质，如蛋类、鱼类等。增加粗纤维素食物的摄入，预防便秘，因用力排便可使收缩压上升，甚至造成血管破裂。戒除烟酒，控制体重。

3. **指导患者正确服用药物** 强调长期药物治疗的重要性，应保持血压长期相对稳定。告知患者降压药物的名称、剂量、用法、作用及不良反应。嘱患者必须遵医嘱按时按量服药，不可根据自觉症状随意增减药物。漏服或补服药物均可导致血压波动。经治疗血压得到满意控制后,可以逐渐减少剂量,但必须在医生指导下用药,不可擅自减药或停药。

4. **合理安排运动量** 指导患者选择适宜的运动方式,如步行、慢跑、太极拳、气功等。运动强度要达到的指标为以最大心率达到170减去年龄为宜,运动频率一般每周3～5次,每次持续30～60分钟。注意劳逸结合,运动强度、时间和频率以不出现不适反应为度。

5. **定期复诊** 告知患者每月随诊一次。

(李红梅)

第3节 心绞痛(需CABG手术者)患者的护理

病例简介

曾某,男,57岁。入院前8年出现心前区胸闷痛,每次持续数分钟,每1～2个月发作一次,范围约巴掌大小,可放射至左肩部,多于激动、兴奋、烦躁后及天气寒冷时发作,休息后可自行缓解,曾就诊于当地医院,诊断为"冠心病,高血压病",予治疗(具体药物不详)缓解。此后,心前区闷痛反复发作,1个月以来,症状加重,发作频率增加,持续时间延长,静息时也可发生,每次持续数分钟,自服"救心丸"症状可缓解,为进一步治疗遂就诊我院,门诊拟"冠状动脉粥样硬化性心脏病,不稳定型心绞痛;高血压病"收住院。次日在局麻下行"冠脉造影术""冠脉造影术"示左前降支狭窄60%。入院一周后在全身麻醉下行"冠状动脉旁路移植术"。后好转出院。

×年3月10日

护理评估

查体:体温36.0℃,脉搏73次/分,呼吸19次/分,血压110/60mmHg,SpO_2 96%。神志清楚,心前区无隆起,心尖冲动点位于第5肋间左锁骨中线上;未触及抬举性搏动及震颤,未及心包摩擦感;心率73次/分,律齐,心音低钝,未闻及明显病理性杂音。A_2亢进,$A_2>P_2$。入院后完善各项相关检查,予低盐低脂饮食,急予抽血、扩张血管、降压等处理。遵医嘱予青霉素皮试、备皮等术前准备及术前指导。

主要护理问题

1. **疼痛**:胸痛与心肌缺血、缺氧有关。

2. **潜在并发症**:心肌梗死。

3. **知识缺乏**:缺乏与手术、麻醉有关的知识及术前准备知识。

护理措施

1. 有效缓解疼痛

(1) 评估和了解疼痛部位、程度及性质。

(2) 向患者及家属解释产生疼痛的原因,协助患者卧于舒适体位,教会患者转移注意力的方法。

(3) 加强心理安慰,鼓励患者克服疼痛,遵医嘱给予舌下含服硝酸甘油。

2. 有效防止心肌梗死的发生

(1) 指导患者合理休息,发作时应立即休息。

(2) 遵医嘱使用硝酸甘油及降压药等治疗药物,不可擅自增减药量,持续监测血压。

(3) 持续心电监护,严密监测心电图、心律,及时发现病情变化。

(4) 向患者及家属解释可诱发本病的诱因,如过劳、情绪激动等。

(5) 给予低流量氧气吸入,缓解心肌的缺氧。

(6) 指导患者合理的饮食,如低盐,低脂、粗纤维的食物;以及保持大便通畅,如有便秘,应给予开塞露等辅助排便。

3. 提供手术相关的知识和准备

(1) 介绍手术的意义、手术治疗的目的和主要过程、可能的不适等。

(2) 讲解麻醉方式、麻醉后可能发生的反应及注意事项。

(3) 介绍术前的常规护理,给予必要的活动指导如咳嗽训练、呼吸训练、腿部运动和翻身起床运动等。

×年3月14日

护理评估

查体:体温36.0℃,脉搏124次/分,呼吸14次/分,血压80/58mmHg。今日在全身麻醉下行"冠状动脉旁路移植术",术毕平车转ICU,即接呼吸机以容控模式辅助呼吸。心电监护示窦性心律,律齐,手术切口干净,无渗血,动脉测压管,胸腔负压引流管、导尿管、输液管均通畅,胸液呈鲜红色血性液体,尿液呈淡黄色。遵嘱予特级护理,禁食。

主要护理问题

1. **呼吸改变** 与人工气道、机械通气有关。

2. **潜在并发症**：出血、下肢坏死、心律失常。

护理措施

1. 患者在气管插管期间能得到有效的辅助呼吸以达到良好的氧供

(1) 根据患者病情选择适合的呼吸模式并按需调节相关参数与报警系统。

(2) 定期做血气分析，并根据血气结果调节呼吸机参数(以防止通气不足或过度通气，防止气压伤和氧中毒)。

(3) 妥善固定好气管插管，并标明刻度，定时测量气管插管的长度，对欠合作的患者加强心理护理，适当应用镇静剂、肌松剂。防止气管插管脱出、打折。

(4) 保持气道通畅，加强气道温湿化，勤听呼吸音，及时清除呼吸道分泌物，吸痰时注意无菌操作，动作轻柔。吸痰前后给予高氧或高充气，吸痰时注意观察痰液的颜色、性质、量，唇色、胸廓起伏情况，血氧饱和度、心率、血压等。出现异常情况及时停止操作并给予纯氧吸入。

(5) 密切观察呼吸频率、节律、幅度和双肺呼吸音，有无自主呼吸增强，增快鼻翼翕动，氧分压降低，气道阻力升高，痰液黏稠不易吸出 或血水痰。

(6) 定时翻身，有效拍背。

2. 患者术后早期如有出血，能及时发现并予以处理

(1) 保持胸腔引流管通畅：①妥善固定引流管，防止脱出、反折；②观察引流液量、性质、颜色；③应定时挤压引流管，防止血块阻塞管道；④若生命体征平稳，可适当抬高床头，利于引流。

(2) 预防手术部位出血：抬高取大隐静脉的肢体，局部用弹力绷带升压包扎，随时观察该侧肢体的足背动脉搏动情况和足趾温度、肤色、水肿情况，并适当活动该肢体，以促进侧支循环的建立。

(3) 遵医嘱给予止血剂。

(4) 若连续 3 个小时，出血经过处理后，仍然 >4mL/(kg·h)，考虑活动性出血，及时汇报并准备二次开胸止血。

(5) 严密观察生命体征变化：如心率、血压、中心静脉压、尿量等，预防心包填塞。

3. 患者术后不发生下肢坏死

(1) 抬高取大隐静脉的肢体，局部使用弹力绷带升压包扎。

(2) 随时观察该侧肢体的足背动脉搏动情况和足趾温度，肤色、水肿情况。

(3) 指导患者及家属经常活动该侧肢体，以促进侧支循环的建立，防止静脉血栓的形成。

4. 患者术后早期出现心律失常能及时发现并予以处理

(1) 予患者持续心电监护，严密监测心电图、心律，并防止电极片脱落。

(2) 监测血电解质变化及注意酸碱平衡，观察患者有无出现肌无力、消化功能障碍(恶心、呕吐、腹胀等症状)

(3) 遵医嘱能及时准备并给予抗心律失常药物、含钾药物，并注意监测用药时心律的变化。

(刘 芳)

第4节 急性心肌梗死行介入治疗患者的护理

病例简介

郑某，男，81 岁。以“胸痛反复发作 2 天”为主诉入院。患者有高血压病史十余年，一直未予治疗。2 天前于休息时突发胸痛，位于心前区，放射至左肩部，程度较剧，持续约 2 小时缓解，无出汗，无恶心呕吐，无晕厥。2 天来，胸痛反复发作，性质同前，遂来我院查心电图示急性下壁心肌梗死，行急诊“冠脉造影术”，术中示冠脉三支弥漫性病变，右冠中段 79%狭窄，于右冠植入支架一枚，过程顺利，以“冠心病，急性下壁心梗”收治。

×年 11 月 3 日

护理评估

病史：患者因“突发反复胸痛 2 天”入院。目前仍有心前区疼痛，程度较剧，无胸闷。神志清，精神差，睡眠欠佳，胃纳差，大小便如常，体重无明显变化。

查体：体温 36.7℃，脉搏 76 次/分，呼吸 20 次/分，血压 109/61mmHg。表情自然，情绪稳定，体型肥胖。心肺检查无明显异常，腹部检查未发现阳性体征。

社会心理状况及日常生活形态：日常生活规律，睡眠每日 7~8 小时，多梦。喜爱高脂饮食，吸烟史 40 余年，每日 10~20 支，已戒烟 1 年，无饮酒嗜好。有高血压病史十余年，未予治疗。家有 4 子 1 女，平日与老伴同住，关系和睦。

实验室及其他检查：心电图示“急性下壁心梗”；血清心肌酶检查结果未出。

医嘱：拟行急诊冠脉造影术。

主要护理问题

1. **疼痛** 胸痛与急性心肌缺血、缺氧致心肌坏死有关。

2. **潜在并发症** 心律失常、心力衰竭。

3. **知识缺乏** 缺乏冠脉造影术的相关知识。

4. **恐惧** 与剧烈胸痛、有濒死感有关。

护理措施

1. **疼痛护理**

(1) 饮食与休息：起病后给予低盐低脂流质饮食，少量多餐，绝对卧床休息，保持环境安静，告知家属限制探视可减少对患者的刺激，从而降低心肌耗氧量，有利于缓解疼痛。

(2) 给氧：鼻导管给氧，2～5L/min。

(3) 心理护理：向患者解释紧张情绪会增加心肌的氧耗，目前患者处在严密监护下，经适当的治疗病情可得到缓解。

(4) 用药的护理：遵医嘱给予吗啡或哌替啶止痛，观察止痛效果及有无呼吸抑制等不良反应。

2. **预防心律失常、心力衰竭的护理**

(1) 立即连接心电监护仪，严密监测心率、心律、血压、SaO_2 的变化。应及时识别频发、多源室性期前收缩、R-on-T 等心律失常表现，及时通知医生进行处理。遵医嘱监测电解质和酸碱平衡情况。准备好急救药品和除颤仪等抢救设备。

(2) 观察患者有无出现心力衰竭的症状和体征，如呼吸困难、咳嗽、少尿、颈静脉怒张、血压降低、心率加快等。

3. **指导相关疾病知识** 告知患者及家属术前、术中、术后的注意和配合事项。

(1) 术前需抽血急查血生化、血常规、出凝血时间、BNP、肌钙蛋白；做碘和抗生素过敏试验。排空大小便，勿用力排便。入手术室前给予地西泮、异丙嗪。记录双侧股、腘动脉及足背动脉搏动情况，配合医生行 Allen 试验。术前予双侧腹股沟区及右上臂备皮，换成开衫内衣，留置套管针。

(2) 与患者及家属交谈与沟通，告知手术的大致过程，术后的并发症及预防措施。

术后当日 10:45

护理评估

患者安返 CCU。术中示冠脉三支弥漫性病变，予右冠脉植入支架一枚，右侧股动脉内球囊反搏置管，术中使用肝素 8000U，手术过程顺利。右侧股动脉创口敷料干燥，无渗血。创口远端肢体无苍白，稍冰凉，足背动脉搏动可触及。脉搏 64 次/分，呼吸 18 次/分，血压 136/56mmHg。

主要护理问题

1. **舒适度的改变** 与患者术后肢体制动有关。

2. **冠脉介入术后潜在并发症：** 出血、血栓、心律失常、感染、对比剂反应。

3. **球囊反搏置管引起的潜在问题：** 反搏效果不佳、脱出移位、球囊破裂、肾衰竭。

护理措施

1. **维持患者的舒适度**

(1) 告知患者及家属制动的重要性。

(2) 加强基础护理，协助患者进食、排便，保持患者清洁。

(3) 缓解制动引起的腰酸、腹胀：告知患者腰酸腹胀是每个患者术后制动都会出现的现象，不用担心。可适当活动另一侧肢体，辅以热敷、轻轻按摩腰背部以减轻症状。

(4) 轻轻按摩下肢肌肉，以缓解不适感，并预防下肢静脉血栓的形成。

2. **预防冠脉介入术后并发症的护理**

(1) 严密监测心电图和血压动态变化：严重心律失常是老年急诊 PCI 术后死亡的重要原因，出现心律失常时应通知医生。术后易发生低血压，部分患者因焦虑紧张而出现高血压，因此应动态观察血压变化，调整血管活性药物给药速度及补液速度。

(2) 出血的预防与观察：监测 ACT。置管侧肢体髋部制动，观察伤口渗血情况，有无血肿、瘀血存在，血压有无持续下降。由于使用了抗凝药物，注意观察尿液、牙龈、口腔黏膜有无出血，如有异常及时通知医生。

(3) 感染的预防与观察：保持穿刺部位干燥和清洁，每日或出现渗血时及时更换敷料。每班测体温 1 次，遵医嘱使用抗生素。

(4) 栓塞的观察：严密观察术后足背动脉搏动情况，有无出现脑栓塞、肠系膜动脉栓塞、肢体动脉栓塞等相关症状。

(5) 对比剂反应的护理：应注意观察患者有无过敏反应，指导患者多饮水，有利于对比剂的排出。协助患者卧床排尿，有尿潴留则给予导尿。

3. **主动脉内球囊反搏术的护理**

(1) 观察IABP反搏时相及反搏效果，配合医生逐渐调整IABP的参数，以获得最佳辅助效果[血压稳定，收缩压>90mmHg，CI>2.5L/(min·m^2)、每小时尿量>1mL/kg，正性肌力药物用量逐渐减少，末梢循环温暖]。

(2) 协助拍摄X线胸片，以确定球囊在动脉内的位置。球囊位置过高可阻塞左锁骨下动脉开口；过低可阻塞肾动脉开口，造成肾脏缺血、肾功能不全。应观察患者左侧桡动脉搏动及尿量。观察患者是否有腹痛症状，听诊肠鸣音，如出现严重腹痛或没有肠鸣音可能是球囊导管堵塞了肠系膜动脉，应及时报告医生。

(3) 保持管道畅通：检查管道连接情况，保证无扭曲、打折、脱落。中心腔予生理盐水500mL加入肝素5 000U升压冲管，每小时1次，每次10～15mL，每12小时更换一次肝素盐水。遵医嘱每4～6小时监测ACT一次，根据报告结果调整肝素剂量。监测血小板计数，注意观察有无出血及血栓形成的征象。

(4) 随时观察球囊导管外鞘管内有无血液流出，以及时发现球囊破裂征象。一旦发现立即报告医生。

(5) 遵医嘱定时监测肾功能如尿素氮(BUN)、肌酐、肌酸清除率，及时发现肾功能不全征象。

(6) 观察球囊导管置入侧肢体皮肤温度、色泽，术侧下肢有无肿胀。触摸足背动脉及胫后动脉搏动有无减弱。

术后当日17:10

护理评估

拔除右主动脉内球囊反搏管，体温36.5℃，脉搏63次/分，呼吸18次/分，血压103/74mmHg。

主要护理问题

潜在并发症 出血、低血压。

护理措施

潜在并发症的观察和预防。

(1) 弹力绷带升压包扎创口24小时，沙袋压迫6～8小时，平卧12～24小时。

(2) 观察创口局部有无出血渗血情况，观察动脉及肢端皮肤颜色以了解下肢血供，并注意保护皮肤。

(3) 密切观察血压变化，拔除IABP时患者因心功能障碍有可能出现心排血量明显减少，导致血压偏低，应根据血压变化及时遵医嘱给药。

×年11月9日

护理评估

患者病情稳定，转入普通病房。一般情况好，无胸闷不适，生命体征平稳。

主要护理问题

1. **活动无耐力** 与心肌梗死致心肌耗氧量增加、制动等有关。

2. **知识缺乏** 缺乏疾病相关知识。

护理措施

1. **提高活动能力** 患者目前无并发症，应鼓励其早期活动，生活尽量自理，活动中注意安全。

2. **健康指导**

(1) 护士协助患者和家属掌握本病的自我护理知识，改变不良的生活方式。采取低热量、低脂肪、低胆固醇饮食，保持理想体重(BMI<24kg/m^2)。避免诱发因素，如用力排便、劳累、紧张、饱餐、活动过量。

(2) 坚持治疗：指导患者学习和掌握所服药物的使用方法、疗效和副作用。让患者及其家属参与制订服药时间表，强调正规降压的重要性，使患者充分认识不遵从治疗的危害，学会遵医嘱自我照顾。

(3) 自我监测：教会患者及家属辨认病情变化和紧急自救措施，发生胸痛、胸闷时应停止活动并就地休息，含服硝酸甘油片等。如出现胸痛时间延长、程度加重、休息状态下出现胸痛、含服硝酸甘油无缓解，应立即就医。每日应监测血压变化。

(4) 定期复查：支架置入后半年内再狭窄率约为20%，故应定期门诊随访。

（李红梅）

第4篇 消化系统疾病患者的护理

第1章 概述

消化系统疾病主要包括食管、胃、肠、肝、胆、胰、腹膜、肠系膜、网膜等脏器或组织的器质性和功能性疾病。消化系统疾病与全身性疾病关系密切。一方面，消化系统疾病可有消化道外其他系统或全身表现，甚至在某个时期内会掩盖本系统的基本症状；另一方面，全身疾病常以消化系统症状为其主要表现或者消化道病变和其他病变共同组成全身疾病。因此，护理人员应树立以患者为中心的整体观，应用护理程序进行正确的护理评估，从而为患者提供全面、有效的整体护理，满足患者的身心需求。

消化系统疾病的护理中，应重视一般护理措施，包括适当休息、合理饮食、保持良好的生活习惯等。同时，护理人员要熟悉消化系统疾病常用治疗药物的作用和常见不良反应，才能正确地指导患者合理用药。近年来，内镜检查已成为消化系统疾病诊断、治疗的一项极为重要的手段，护理人员应了解相关内镜检查技术，配合医师做好内镜检查和治疗前后患者的护理。

第1节 消化系统的结构与功能

消化和吸收是人体获得能量、维持生命的重要功能。食物、维生素、金属盐类及微量元素等，在胃肠道内经过一系列复杂的消化分解过程，成为小分子物质被肠道吸收，经肝加工处理后成为人体必需物质，供全身组织利用，其余未被吸收和无营养价值的残渣构成粪便被排出体外。此外，消化系统参与机体的免疫功能，有一定的清除有毒物质及致病微生物的能力，并分泌多种内分泌激素参与消化系统和全身生理功能的调节。

消化过程的完成依靠消化道的物理（运动）作用、化学（分泌）作用以及两者之间的相互协调，这些均通过神经和体液的调节而实现。

一、胃肠道

1. **食管** 食管是长约25cm的肌性管道，上端在环状软骨处与咽相连，下端穿过膈肌1～4cm后与贲门相接。从门齿到食管入口处长度约15cm，到贲门约40cm。食管的3个生理狭窄，是食管癌的好发部位。食管壁由黏膜、黏膜下层与肌层组成，没有浆膜层，因此食管病变容易向周围扩散至纵隔。食管的上下两端，各有一括约肌。在咽及食管上端交界处，环行肌特别增厚，构成食管上括约肌。食管与胃交界处为食管下括约肌，是位于膈裂区长3～5cm的一段高压带。食管下括约肌的静止压力比胃底部压力高，故有阻止胃内容物反流的作用。

正常食管静止时，管腔紧闭，黏膜形成数条纵行皱襞。食管上皮为未角化复层扁平上皮，至胃贲门处转变为腺上皮。在内镜下，食管黏膜色泽较胃黏膜浅淡。在食管与贲门交接处，浅淡的食管黏膜与橘红色胃黏膜互相交叉，构成齿状线，清晰可见。将内镜接近食管黏膜观察，可见上、中段正常食管黏膜有树枝状排列的毛细血管网，下段有栅状排列血管网。正常食管的蠕动以下段较明显，下段收缩时可看到明显的环状收缩轮。门静脉高压症时食管下段静脉曲张，破裂时会引发大出血。

2. **胃**

(1) 胃的解剖结构：胃上接食管，下连十二指肠，入口为贲门，出口为幽门，分为贲门部、胃底、胃体、幽门部。胃体与胃窦在胃小弯的分界部称为角状切迹，是内镜检查定位的重要标记，也是胃溃疡和胃癌的好发部位。

(2) 胃的组织结构：胃壁由内向外分为黏膜层、黏膜下层、肌层和浆膜层。胃黏膜表层为单层柱状上皮，能分泌黏液。胃黏膜表面上皮细胞和其分泌的黏液组成黏膜屏障，能防止氢离子反弥散，缓冲胃酸，抵抗胃酸、胃蛋白酶的消化，因而对胃黏膜具有保护作用。表面上皮细胞不断更新，在正常情况下，每1～3天完全更新一次。上皮细胞很易受损而脱落，但约36小时即可迅速修复。黏膜下层有丰富的血管、淋巴管和神经丛。

胃黏膜腺体可分为贲门腺、胃底腺及幽门腺。贲门腺仅含黏液细胞，胃底腺除含黏液细胞外，还有壁细胞及主细胞等，幽门腺主要含有黏液细胞、促胃液素细胞、D细胞、嗜银细胞等，在靠近胃体部幽门腺还有稀少的壁细胞，不分泌盐酸，但分泌少量蛋白酶原样物质。胃黏膜腺体细胞的主要作用：①壁细胞可分泌盐酸和内因子，盐酸的主要作用是激活胃蛋白酶原变成有活性的胃蛋白酶，提供维持胃蛋白酶生物活性所需的酸性环境，同时还有杀灭进入胃内细菌的作用。内因子的主要作用是与食物中的维生素B_{12}结合，促进维生素B_{12}于回肠末端被吸收。②主细胞分泌胃蛋白酶原，可被盐酸或已活化的胃蛋白酶激活，参与蛋白质的消化。③黏液细胞分泌碱性黏液，主要作用是中和胃酸和保护胃黏膜。

(3) 胃的血液循环：胃的血液供应丰富。腹腔动脉发出分支在胃小弯和胃大弯处组成动脉弓供应胃体；胃短动脉供应胃底部，胃后动脉供应胃体上部和胃底后壁。各动脉间有丰富的交通支。胃的静脉与同名动脉伴行，彼此之间也有丰富的交通支，最终汇集注入门静脉。胃黏膜下淋巴管网亦很丰富，胃周共有16组淋巴结，主要引流方向分为以下4群：①腹腔淋巴结群：引流胃小弯上部淋巴液；②幽门上淋巴结群：引流胃小弯下部淋巴液；③幽门下淋巴结群：引流胃大弯右侧淋巴液；④胰脾淋巴结群：引流胃大弯上部淋巴液。胃的淋巴液最终经腹主动脉周围淋巴结汇入胸导管。

(4) 胃的调节：胃酸的分泌具有自限性生理调节的特点。迷走神经兴奋、胃窦充盈膨胀、进食蛋白质食物、血钙升高、胃内酸度降低等因素均能兴奋促胃液素的释放。促胃液素通过血液循环能刺激壁细胞相应受体分泌盐酸。而胃酸分泌又受到下列因素的调节：胃酸增多，当pH＜2时能反馈抑制G细胞分泌促胃液素；胃黏膜合成的前列腺素和D细胞分泌的生长抑素能抑制促胃液素和组胺引起的胃酸分泌；胰泌素、缩胆囊素、胰酶泌素、肠抑胃肽、肠血管活性肽等血浓度增高可抑制促胃液素的分泌或竞争性抑制壁细胞的盐酸分泌。促胃液素还能改善胃肠黏膜的血供和营养，还有促进胃蠕动、增强下食管括约肌张力及减弱幽门张力的作用。

(5) 胃的主要功能：主要有接受和暂时储存食物、分泌胃液、消化食物、运输和排空胃内容物等功能。食物经口腔、食管进入胃内暂时贮存，并刺激胃蠕动，通过胃蠕动将食物与胃液充分混合形成半液状食糜。食糜进入胃窦时，胃窦起排空作用，将食糜送入十二指肠。幽门括约肌可以控制胃内容物进入十二指肠的速度，并阻止十二指肠内容物反流入胃。在胃黏膜分泌胃酸和胃蛋白酶原的共同作用下，能使食物中的蛋白质初步分解消化，而且还能杀灭食物中的细菌等微生物。壁细胞和主细胞的表面存在组胺H_2受体、乙酰胆碱受体和促胃液素受体。当迷走神经兴奋时，其神经末梢释放的乙酰胆碱能直接刺激细胞分泌盐酸。胃黏膜中的肥大细胞受刺激(如炎症)后释放的组胺，也能与壁细胞表面的H_2受体结合，引起盐酸分泌。

3. 小肠 小肠盘曲于腹腔内，上连胃幽门，下接盲肠，分为十二指肠、空肠和回肠三部分。其起始部为十二指肠，分4段。第一段为球部，内镜所见球部黏膜呈绒毛状，与胃黏膜不同。球部与降部的交界在内镜中称十二指肠上曲。内镜检查时需采取一定手法，方能使十二指肠镜通过上曲进入降段。第二段为降部，降部内侧壁的乳头即Vater壶腹所在。乳头在镜下呈乳头状、半球形或扁平隆起。多种不同形态的胆、胰管开口位于乳头偏下端的中央部。乳头上方有纵形走向的黏膜下隆起，数条环形皱襞横跨其上而过，此纵行隆起即为胆总管的十二指肠壁内段所在，为乳头切开的标志。乳头下方也有2～3条带状细小纵皱襞。第三段为水平部，肠系膜上动脉在前面跨越，可压迫此段肠管而发生部分梗阻。第四段为升部，与空肠连接，连接处为屈氏韧带(Treitz)所固定。

小肠是消化和吸收食物的主要场所。食物成分必须先消化分解为较简单物质，才能被肠壁吸收，消化作用大部分是靠胰液消化酶完成的，肠液消化酶仅起补充作用。小肠黏膜吸收机制主要有被动扩散和主动转运两种。食物成分的吸收都是通过主动转运。小肠黏膜的环状皱襞、绒毛结构，有极大的吸收功能。食物、营养成分等是经黏膜的吸收细胞而进入体内的。吸收细胞的表面有刷状缘，它由内微绒毛及其表面外衣所组成。刷状缘含有多种酶如双糖酶(乳糖酶、蔗糖酶、麦芽糖酶)、海藻糖酶、低聚糖酶、肽酶、磷酸酶、叶酸结合酶以及内因子-维生素 B_{12} 受体和葡萄糖、氨基酸、半乳糖载体等。双糖或低聚肽先经过这些酶水解为单糖或氨基酸，再与特异载体相结合进入细胞内。刷状缘上酶或蛋白质的缺损，可造成各种病症。小肠黏膜对水和电解质的移动是双向的，小肠分泌时，水分和电解质由黏膜下层向肠腔转移；吸收时则呈相反方向转移。正常情况下，吸收大于分泌，因此仅少量水和电解质进入结肠。水的吸收是被动的；小肠对钠的吸收效率很高，一部分是被动的，另一部分是主动的；小肠对钾的吸收是被动的，其速率比钠慢得多。腹泻时有大量钠、钾、水的丢失。氯化物的吸收大部分是被动的，但回肠可以通过分泌重碳酸盐而主动吸收氯离子。正常小肠每天分泌 1 000～3 000mL 肠液进入肠腔，绝大部分在远端小肠重吸收。小肠液的分泌受小肠内分泌细胞（APUD 细胞）的各种激素所调节。这类激素作用于小肠腺分泌细胞，刺激腺苷环化酶，形成 cAMP，使腺细胞分泌增加，如霍乱弧菌、大肠埃希菌及痢疾杆菌等肠毒素可使肠腺细胞水分和电解质分泌亢进，造成分泌性水泻、脱水和电解质紊乱。

4. **大肠**　大肠分为盲肠（包括阑尾）、结肠及直肠。回肠末端向盲肠突处，形成上、下两片唇状瓣，即回盲瓣。回盲瓣不仅能防止结肠内容物包括细菌逆流入小肠，同时也有控制食糜间歇地进入结肠的作用。升结肠及降结肠的前面和两侧有腹膜覆盖，后面借结缔组织固定于腹后壁。横结肠完全为腹膜包裹并形成较宽的横结肠系膜，使横结肠能成为弓状下垂。一般横结肠位于腹上部或腹中部，内脏下垂者可达髂嵴水平以下，触诊横结肠，应注意此位置的变化。乙状结肠的两端固定于腹后壁不能移动，而中段有很大的活动范围并可呈一定的生理性扭转。直肠则有弓向后方的直肠骶曲和弓向前方的直肠会阴曲。

肠黏膜表面光滑，覆以柱状上皮。上皮细胞间夹有大量杯状细胞。肠腺底部的未分化细胞有不断增生分化及形成新生细胞能力。大肠肠壁肌层由内环、外纵两层平滑肌组成。增厚的环肌是形成结肠半月皱襞的基础。大肠的主要生理功能在于吸收水分，形成和排出粪便。大肠黏膜腺体能分泌微碱性的浓稠黏液，有保护肠黏膜和滑润粪便作用。大肠的重要功能之一是吸收水和钠。正常人每天从大肠吸收水分 500～800mL；它还能分泌钾，随大便排出钾约每天 3g。大肠还能吸收部分胆汁酸（为总胆盐库的 5%～10%）。

通过肠镜可清楚地观察到结回肠黏膜。回肠黏膜表面有绒毛存在，而盲肠黏膜则无。正常的结肠黏膜表面光滑，具有一定的湿润性，黏膜下血管纹理清晰，半月皱襞形成的肠扭袋光滑、锐利。但肠腔及肠袋形式在各段结肠有所不同。降结肠呈筒状腔道，横结肠扭袋常呈倒三角形，升结肠扭袋多呈直立三角形。脾、肝曲及盲肠在视野中呈膨大的盲袋状，但脾曲的内侧壁有通向横结肠开口。肝曲由于与肝紧贴，盲袋壁呈灰青或灰蓝色。盲肠之盲袋可见两条（或三条）连接成 V 形（或 Y 形）的黏膜皱襞，是确认盲肠的重要标记。在其附近，尚可见回盲瓣及阑尾的开口。若黏膜血管纹理消失，黏膜增厚水肿、反光过度增强、色泽分布不均、局限性出血斑或出血点多系炎症改变。

二、肝胆

1. **肝**　肝是人体最大的腺体，分为左、右半肝。左半肝被左叶间裂分为左内叶和左外叶；左外叶又被段间裂分成上、下两段。右半肝则分成右前叶和右后叶，右后叶又被段间裂分成上、下两段。此分叶对辨认肝血管造影上的病变部位有用。肝是人体新陈代谢重要器官，其功能十分复杂。

（1）合成和分泌胆汁：胆汁由肝细胞分泌，其量决定于分泌入毛细胆管中的胆汁酸量；而毛细胆管及胆管本身也能制造少量胆汁。胆汁中的胆盐对脂肪的消化吸收有重要作用。结合胆盐不仅乳化脂肪成为小颗粒，而且对中性脂肪的水解产物的转运和渗透入肠黏膜过程也有特殊作用。此外，结合胆盐可加强胰脂肪酶的水解作用，还有促进脂肪酸在肠黏膜细胞内再酯化作用。

1）胆盐的合成及胆汁酸的肠肝循环：肝细胞合成的胆酸及鹅脱氧胆酸的甘氨酸、牛磺胆酸的结合物，称初级胆汁酸。流入肠道的初级胆汁酸在协助消化的同时，又在小肠下端及大肠受到肠道细菌作用发生变化，主要是水解结合及脱羟而成脱氧胆酸，此乃最主要的次级胆汁酸。次级胆汁酸连同未变化的初级胆汁酸一起重吸收至肝，肝细胞将游离型再合成为结合型，并同重吸收的以及新合成的结合胆汁酸一起再排入肠腔。上述过程即胆汁酸的肠肝循环。肠肝循环使有限的胆汁酸能发挥最大限度的乳化作用，以保证脂类食物消化、吸收的正常进行。

2）肝在胆红素代谢中起重要作用：肝细胞对非结合胆红素及其他有机阴离子，如磺溴酞钠等，有摄取、结合、排泄和载体作用。胆红素葡萄糖醛酸转移酶能将非结合的胆红素变成水溶性结合胆红素排泄至毛细胆管。近年发现苯巴比妥类等药物有诱导胆红素葡萄糖醛酸转移酶活性作用,使结合胆红素排泄增加,血清胆红素浓度下降,起到利胆作用。

(2) 糖代谢：肝能使葡萄糖、某些氨基酸、脂肪中的甘油等变成糖原而储存。当身体需用糖时即分解为葡萄糖。

(3) 蛋白质代谢：肝是机体唯一能合成白蛋白的器官。每日合成量约为 120mg/kg,必要时可增加。肝实质细胞受损,可影响白蛋白的合成,但只有在大量受损后才产生影响。肝也是合成纤维蛋白原、凝血酶原及凝血因子Ⅴ、Ⅶ、Ⅸ、Ⅹ等的场所。因此肝实质细胞受损,可出现凝血障碍。肝还可以合成部分α和β球蛋白。

肝是氨基酸分解的重要器官,通过脱氨、转氨作用形成相应的酮酸及氨;氨经鸟氨酸循环代谢为尿素。

(4) 脂肪代谢：肝参与摄入脂肪和体内储存脂肪的动员和氧化,以及甘油三酯、磷脂、胆固醇、脂蛋白的合成作用。

(5) 水与激素的平衡：肝有维持体内水分和激素平衡的作用,肝细胞的某些酶系统有分解肾上腺皮质激素、雌激素、雄激素、醛固酮等的作用。

(6) 生物转化作用：肝能通过氧化、还原、水解、结合等反应,使各种物质的生物活性发生很大的改变,使多数有毒物质的毒性减弱,也可使少数有毒物质毒性增强,所以生物转化作用有解毒与致毒两重性。

2. **胆** 胆管系统开始于肝细胞间的毛细胆管,毛细胆管集合成小叶间胆管,然后汇合成左右肝管自肝门出肝。左右肝管出肝后汇合成肝总管,并与胆囊管汇合成胆总管,开口于十二指肠乳头。上述管道与胆囊构成了收集、储存、运输和排泄胆汁的系统,胆囊还有浓缩胆汁和调节胆流的作用。Oddi 括约肌位于胆管、胰管末端和十二指肠乳头之间,其功能是调节胆囊充盈,控制胆汁、胰液流入十二指肠,防止十二指肠液反流,维持胆胰系统的正常压力等。

三、胰

胰腺为腹膜后器官。胰腺的神经系腹腔神经丛分支,胰腺病变时可累及神经丛,引起背痛。胰腺有主胰管和副胰管。大部分人的主胰管与胆总管合为共同管道而形成 Vater 壶腹,开口于十二指肠,两管分开开口的也不少见。

胰腺是兼有内、外分泌的腺体。胰液是人体最重要的消化液,主要含有碳酸氢盐、淀粉酶、脂肪酶、胰蛋白酶、糜蛋白酶、弹性硬蛋白酶、血管舒缓素及核糖核酸酶、去氧核酸酶等。胰蛋白酶、糜蛋白酶和其他许多酶在分泌入肠时呈无活性的酶原状态,经肠激酶激活后才能将蛋白质分解成朊与胨,有活性的胰蛋白酶也能激活多种其他无活性的胰酶原。胰羧肽酶能将多肽水解为游离的氨基酸。胰岛有多种内分泌的细胞：①A(或α)细胞：分泌胰高血糖素,其主要作用是促进糖原分解和葡萄糖异生,使血糖升高;②B(或β)细胞：分泌胰岛素,其作用是使全身各种组织加速摄取、储存和利用葡萄糖,促进糖原合成,抑制葡萄糖异生,使血糖降低;③D(或δ)细胞：分泌生长抑素;④PP 细胞：分泌胰多肽等(详见胃肠道激素的临床联系)。胰腺分泌是由复杂的条件和非条件反射引起,并受神经及体液(含多种激素)调节。

胰管可通过内镜逆行胰胆管造影显示。正常主胰管由头、体、尾 3 部分组成,尾部逐渐变细,边缘光滑而规整。主胰管长约 110mm,各部位管径平均为：头部 4mm(3.3mm±1.1mm);体部 3mm(2.8mm±0.9mm);尾部 2mm(2.2mm±0.6mm)。慢性胰腺炎时胰管扩张、宽窄不一或串珠样改变。胰腺癌时主胰管对比剂可突然中断或变细、管壁僵硬等,此外还可发现胰管结石及胰腺假性囊肿等。

第2节　消化系统疾病患者的护理评估

患消化系统疾病时除消化系统本身的症状及体征外,也常伴有其他系统或全身症状,甚至被其他系统的症状所掩盖。因此,认真收集临床资料,包括病史、临床表现、常规化验及其他有关的实验室及其他检查结果,进行全面的分析与综合,才能得到正确的诊断。

一、健康史

1. **一般资料** 包括姓名、年龄、性别、婚姻、性格特征、文化程度等。

2. **既往史** 了解患者既往有无胃炎、溃疡病、肠炎、病毒性肝炎、胆囊疾病、腹痛、吞咽困难、恶心、呕吐、厌食、腹泻、便秘、腹痛、黄疸、贫血、呕血、黑粪、体重减轻等。了解有无糖尿病、心脏病以及腹部手术史等。

3. **过敏史** 了解是否有药物过敏史。

4. **遗传史** 评估患者家庭成员的健康状态，了解患者的家庭成员是否患有糖尿病、心脏病、恶性肿瘤、肝疾病、胰腺疾病、溃疡病、结肠炎等，这类疾病多有遗传易感性。

5. **生活史** 询问患者的社会经历、职业及工作条件、习惯与嗜好等。

6. **用药史** 评估患者既往和现在的用药情况，询问患者使用何种药物、用药量、用药时间、使用原因等；同时，还要了解使用该药物是否征得医师同意，是否为自行购买使用。了解患者是否使用了非甾体类抗炎药、糖皮质激素、缓泻剂等。非甾体类抗炎药可引起消化道出血，长期使用缓泻剂可产生依赖性，导致便秘。

7. **其他** 评估患者是否有吸烟史、饮酒史等，以及职业暴露情况和社会经济状况等。

二、病史

临床上，消化系统疾病的临床表现往往不典型，有些消化系统疾病症状突出而体征不明显，其诊断的确定在很大程度上依靠病史的分析，对待病史应着重分析患者现在的症状。

1. **患病和治疗** 经过评估发病方式、持续时间、可能的诱因、演变过程、部位、是否具有周期性、发病前有无预兆、诊治经过以及对患者日常生活的影响等。

2. **症状**

(1) 腹痛：腹痛是消化系统疾病患者最常见的症状之一。护理人员应注意患者有无腹痛，疼痛的部位、性质，是否放射，疼痛减轻或加重的方法等。临床上一般将腹痛按起病急缓、病程长短分为急性、慢性腹痛。急性腹痛多由腹腔脏器的急性炎症、扭转或破裂，空腔脏器梗阻或扩张，使腹腔内血管阻塞引起；慢性腹痛的原因常为腹腔脏器的慢性炎症、腹腔脏器包膜的张力增加、消化性溃疡、胃肠神经功能紊乱、肿瘤压迫及浸润等。此外，某些全身性疾病、泌尿生殖系统疾病、腹外脏器疾病如心肌梗死和下叶肺炎等亦可引起腹痛。不同疾病引起的腹痛性质不同，可表现为隐痛、钝痛、胀痛、绞痛、烧灼样痛、刀割样痛、钻顶样痛等，可为持续性或阵发性疼痛。腹痛的部位、性质、程度及伴随症状与疾病有关，如胃、十二指肠疾病多引起中上腹隐痛、灼热样痛或不适感，常伴有恶心、呕吐、嗳气、反酸、厌食等；大肠疾病所致的腹痛常为腹部一侧或双侧疼痛；小肠疾病多呈脐周疼痛，可伴有腹泻、腹胀等；急性胰腺炎常出现上腹部剧烈疼痛，为持续性绞痛、钻痛或钝痛，并向腰背部呈束带状放射；急性腹膜炎时常呈全腹弥漫性疼痛，伴腹肌紧张、压痛、反跳痛。

(2) 恶心与呕吐：恶心多为呕吐的前驱症状，呕吐是胃内容物或部分肠内容物通过食管逆流出口腔的反射动作，是消化系统疾病常见症状之一。两者可单独发生，也可先有恶心，继而呕吐，但也可仅有恶心而无呕吐，或仅有呕吐而无恶心。呕吐分为中枢性呕吐与反射性呕吐。中枢性呕吐见于颅内压增高、前庭障碍、药物或化学毒物的影响、代谢障碍等；反射性呕吐多见于胃肠疾病，肝、胆、胰疾病等，也可由泌尿、心血管系统疾病引起。呕吐的时间、频度、呕吐量及呕吐物性质因疾病而异，低位肠梗阻者呕吐物常有粪臭味；梗阻平面在十二指肠乳头以上者常不含有胆汁，此平面以下者常含有多量胆汁；幽门梗阻者呕吐物常为宿食。呕吐频繁且量大者可致脱水、代谢性碱中毒、低血钾等水、电解质及酸碱平衡紊乱；长期呕吐伴畏食者可致营养不良；昏迷患者呕吐时易发生误吸，引起肺部感染、窒息等。

(3) 腹泻：腹泻指排便次数增多，粪便稀薄、水分增加，或带有未消化的食物、黏液、脓血。腹泻按照病程长短可分为急性腹泻与慢性腹泻。急性腹泻起病急，病程较短，多见于急性感染或食物中毒，常伴有腹痛。腹泻超过两个月即为慢性腹泻，其起病缓慢，病程较长，多见于慢性感染、非特异性炎症、吸收不良、肠道肿瘤或神经功能紊乱等。腹泻伴发热者可见于肠结核、克罗恩病(Crohn 病)、溃疡性结肠炎急性发作期等；腹泻伴里急后重者常见于结、直肠病变；伴腹部包块者见于胃肠道肿瘤、肠结核、Crohn 病等。

根据发生机制可将腹泻分为以下几类：①分泌性腹泻：由于胃肠黏膜分泌过多引起，见于各种原因引起的慢性肠炎、霍乱等所致的腹泻；②渗透性腹泻：是由于肠内容物渗透压增高，阻碍肠内水分与电解质的吸收而引起，如服用甘露醇等；③吸收不良性腹泻：因肠黏膜的吸收面积减少或吸收障碍引起，如小肠大部分切除术后；④肠蠕动增强型腹泻：是由于肠蠕动亢进致肠内食糜停留时间减少，未被充分吸收引起，如肠炎、甲状腺功能亢进等。

(4) 便秘：便秘是指排便频率减少，排便困难，粪便干结。便秘常见于全身性疾病、身体虚弱、不良排便习惯、功能性便秘等情况，以及结肠、直肠、肛门疾病。功能性便秘常见于进食量少或食物中缺乏纤维素；环境改变、精神因素致排便习惯受到干扰；腹肌及盆底肌张力减低；结肠冗长及某些药物影响等。器质性便秘多见于直肠或肛门病变引起的肛门括约肌痉挛，排便疼痛所致惧怕排便；结肠良、恶性肿瘤，各种原因引起的肠梗阻、肠粘连，Crohn病；腹腔或盆腔内肿瘤压迫及全身性疾病所致肠肌松弛，排便无力。

(5) 黄疸：黄疸是由于血清中胆红素浓度增高，致皮肤、黏膜和巩膜黄染的现象。根据引起黄疸的病因不同，可分为肝细胞性黄疸、阻塞性黄疸和溶血性黄疸。肝细胞性黄疸常伴有乏力、食欲减退、肝区不适或疼痛等，重者可有出血倾向。胆汁淤积性黄疸多较严重，皮肤呈暗黄色，完全性梗阻者皮肤可呈黄绿色或绿褐色，尿色深如浓茶，粪便颜色变浅；因血中胆盐潴留，可伴有皮肤瘙痒与心动过缓；因脂溶性维生素K吸收障碍，常伴有出血倾向。

(6) 呕血与黑粪：呕血指血液经口腔呕出，常见于屈氏韧带以上消化器官，包括食管、胃、十二指肠，以及开口到十二指肠的肝、胆、胰腺的出血，也可见于全身性疾病所致急性上消化道出血。由于胃肠道中的血液多数仍由肠道排出，血红蛋白在肠道内与硫化物结合形成黑色的硫化亚铁，导致黑粪。呕血时一定伴有黑粪，但有黑粪不一定有呕血。黑粪表面附有黏液而发亮，类似柏油，又称柏油样粪。

3. **身体评估** 全面系统而重点的身体评估对消化系统疾病的护理极为重要。首先应注意患者的一般情况，有无黄疸、蜘蛛痣及淋巴结肿大，心、肺有无异常。重点评估口腔及咽喉、腹部、直肠及肛门等。

(1) 口腔和咽喉：首先应注意口唇有无苍白、发绀、皲裂、溃疡等，评估牙齿和牙龈时，应注意有无龋齿，牙齿有无松动，牙齿的位置和形状有无异常，观察牙龈有无肿胀、出血、变色和炎症；呼吸时气味也应予以注意。在检查咽喉部时，注意观察扁桃体大小、悬雍垂是否居中。其次应触诊口腔中任一可疑部位，如溃疡、结节、硬块、压痛部位等。老年人的口腔应仔细评估，特别应注意其义齿是否合适、状态如何，吞咽能力和破损等。在对带有义齿的患者进行口腔检查时，应取下义齿，以便于视诊和触诊。

(2) 腹部：在进行腹部检查时，通常应站在患者右侧，然后开始系统地进行检查。临床上常用四区法和九区法将腹部划分为若干区。四区法是由胸骨到耻骨垂直连线与经脐的水平线，将腹部分为4个区，即右上腹、左上腹、左下腹和右下腹。评估患者的腹部时，常采用视诊、触诊、叩诊和听诊。

1) 视诊：应评估腹部皮肤的改变(如颜色、特征、瘢痕、腹纹、扩张的静脉、皮疹和破损等)，脐部(位置和外形)，腹部对称程度，腹部外形(平、圆、凹、隆凸、腹胀)，包块(疝或其他包块)和运动情况(搏动和蠕动)。

2) 触诊：腹部触诊包括浅部触诊和深部触诊检查两种方式。浅部触诊检查主要用来识别大肿块、压痛、皮肤超敏反应、肌肉抵抗力和腹壁肿胀，同时还能帮助患者放松腹肌。深部触诊可进一步确定腹腔内脏器的大小、形态，腹腔内器官肿块等。护理人员使用手指腹深压腹壁至最大深度进行触诊，腹部4个象限分别触诊。当触诊腹腔内肿块时，应注意肿块的位置、大小、形状、压痛。触诊时还应观察患者的面部表情，因为非语言性的行为能提示患者有无不适或疼痛。触诊肝时应描述其肝表面、大小、轮廓和压痛等。触诊也可用来确定增大的脾脏，通常脾脏在原来的基础上增大3倍以上才能触及。反跳痛提示有腹膜炎。评估反跳痛应该放在检查的最后，因为它能引起疼痛和严重腹肌痉挛。

3) 叩诊：腹部叩诊有助于评估腹部内实质器官的位置与大小，腹腔内有无肿块、积气、积液。叩诊所产生的声音根据组织器官的密度不同而不同。腹内气体叩诊为高调、空音，称为鼓音；液体或肿物产生短、高调而无回音，称之为浊音。轻叩腹部4个区域以确定鼓音与浊音的分布，通常腹部叩诊是以鼓音为主。

4) 听诊：在进行腹部检查时，由于触诊和叩诊可改变肠鸣音，故听诊要先于触诊和叩诊之前进行。腹部听诊内容包括肠鸣音(增强或减弱)和血管杂音。应听诊腹部各区域，每区域听诊至少1分钟，来确定肠鸣音是否消失。正常肠鸣音每分钟4～5次，为喀喇音或咕噜音。在听诊前用手握热听诊器，以免冷的听诊器刺激腹肌收缩。当每区听诊数分钟均未听到肠鸣音后才能诊断为肠鸣音消失。肠鸣音的频率和强度不一，主要依消化的时期不同而不同。腹部手术、腹膜炎或麻痹性肠梗阻者，肠鸣音消失。肠鸣音增强，特别是咕噜音增强提示肠蠕动活跃，这种音调称为腹鸣。腹泻或胃肠炎者可听到腹鸣。当肠道处于高张力时，如肠梗阻，则肠鸣音亢进(呈叮当音或金属音)。

(3) 直肠和肛门：视诊时应观察肛门周围的颜色、质地、有无肿块、皮疹、瘢痕、红肿、瘘管和外痔等。任何肿块或异常之处应进一步进行触诊。对老年人出现便秘、血便等消化道症状时，应将直肠指诊列为常规检查。直肠指诊时，检查者戴好手套或指套，当患者紧张时，让患者用力呼气，用涂有润滑油的示指轻轻按摩肛缘，当肛门括约肌松弛后，将探查手指尽可能深地插入直肠，触诊肛门口及直肠周壁，注意有无结节、触痛和肿块、狭窄等异常情况，必要时送大便标本进行潜血试验、涂片镜检或送细菌培养。

4. **心理社会状况** 包括患者的疾病知识、心理反应和社会支持系统方面。重点询问患者的日常生活是否受到疾病的影响，患者是否因疾病而不得不放弃工作；询问患者的工作压力，最近有无情绪上的压力，生活压力可导致胃肠道功能紊乱，如胃溃疡等；询问患者最近的经济状况，经济上的问题也能成为压力源，促发胃肠功能紊乱。

三、实验室及其他检查

1. **实验室检查** 粪潜血试验及尿三胆试验均为简单而有价值的检验方法。胃液分析及十二指肠引流对于胃及胆管疾病可提供诊断依据。肝功能检查项目多，意义各异，应适当选择。细胞学检查对食管、胃及结肠癌的诊断颇有帮助。肿瘤标志物的检查，如 AFP、CEA 及 CA19-9 都有一定价值。自身抗体检查如抗壁细胞抗体、抗线粒体抗体等对消化系统自身免疫性疾病的诊断有一定帮助。

2. **影像学检查** 如肝的超声波显像诊断技术，由于其对肝组织分辨明显提高，且操作简便，不损伤人体，应用范围愈来愈广，发挥作用也愈来愈大。消化道钡餐和钡灌肠检查有助于了解整个胃肠道动力状态，对肿瘤、溃疡、憩室的诊断有一定帮助，近来应用气钡双重造影提高了检查的阳性率。胆管、胆囊造影有助于了解胆囊浓缩功能，判断有无结石；经皮肝胆管造影可区别梗阻性黄疸的原因。选择性腹腔动脉造影对肝及其他肿瘤、消化道出血等都有诊断价值。计算机断层 X 线摄影检查(CT)成为肝疾病、胆管、胰腺疾病诊断中的重要诊断手段之一。磁共振(MRI)对人体无放射作用，且不需对比剂也可有明显的对比，人体中某些生化差别有时也可从磁共振图像上的密度对比中反映出来，因此可能比 CT 优越。肝静脉及下腔静脉测压及造影、血流量和耗氧量测定有助于肝静脉阻塞综合征(Budd-Chiari 综合征)及肝癌的诊断。

3. **其他诊断性检查**

(1) 超声波检查：可显示肝、脾、胆囊的大小和轮廓，有助于肝癌和肝脓肿的鉴别，还能显示胆囊结石、脾门静脉内径、胆管扩张以及肝、胰囊肿和腹内其他包块，检查方法安全易行，对诊断颇有帮助。

(2) 内镜检查：内镜检查已成为消化系统疾病诊断、治疗的一项极为重要的手段。应用内镜可直接观察消化道腔内的各类病变，并可进行活组织病理检查，还可将之摄影、录像、留存，以备分析。根据不同部位检查的需要，可分为胃镜、十二指肠镜、结肠镜、小肠镜、腹腔镜、胰管镜等，其中以胃镜和结肠镜最为常用，可检出大部分常见的胃肠疾病。胃镜和结肠镜检查时镜下喷洒染色剂，即染色内镜，可判断轻微改变的病变，提高早期癌的诊断率。应用十二指肠镜插至十二指肠降段，可进行逆行胰胆管造影(endoscopic retrograde cholangiopancreatography, ERCP)，是胆系、胰管疾病的重要诊断手段，同时可进行镜下治疗。经内镜导入超声探头，即超声内镜检查，可了解黏膜下病变的深度、性质、大小及周围情况，并可在超声引导下进行穿刺取样活检。近年来胶囊内镜逐渐应用于临床，受检者吞服胶囊大小的内镜后，内镜在胃肠道进行拍摄并将图像通过无线电发送到体外接收器进行图像分析，该检查对以往不易发现的小肠病变诊断有特殊价值，如小肠出血、早期 Crohn 病，可直接观察病变，亮度大，视野清晰，盲区少，操作灵便，大大地提高了消化系统疾病的诊断水平。

内镜不仅普遍用于诊断，在治疗技术上也有迅猛的发展，各种治疗技术如胃肠道息肉的电凝切术，十二指肠乳头切开术及胆总管内取石术，胆总管梗阻的引流术，食管曲张静脉硬化剂及结扎治疗术，消化道出血的电凝、光凝止血，激光治疗消化性溃疡，激光血卟啉治疗贲门癌等都已经或行将起着很好的作用。

(3) 放射性核素检查：肝扫描沿用已久，γ 照相机、ECT 对肝癌等占位性病变可提供诊断依据。近来有人研制用抗肿瘤单克隆抗体标记核素作影像诊断，可帮助诊断肝、胰腺的肿瘤。此外应用放射免疫测定(RIA)还可检测肿瘤标志物或消化道激素，对于消化系统的一些肿瘤和其他疾病的诊断具有很重要的价值。

(4) 食管压力与活力(motility)及胆管压力测定：测定食管下端腔内压力，对诊断反流性食管炎很有价值。了解食管各段的活力，对诊断和鉴别食管运动性疾病如食管贲门失弛缓症等很有帮助。通过内镜插管胆管测压，对胆管不全梗阻、硬化性胆管炎、胆管闭锁、乳头括约肌功能障碍等的诊断均有帮助。

(5) 细针穿刺活体组织检查：肝穿刺活组织检查术(liver biopsy)，简称肝活检，是由穿刺采取肝组织标本进行组织学检查或制成涂片做细胞学检查，以明确肝疾病诊断，或了解肝病演变过程、观察治疗效果以及判断预后，对慢性肝病的确定诊断是最有价值的方法之一。目前多采用细针抽吸法，极少引起出血。小肠活组织检查，经口腔将小肠活检器送至空肠或回肠（可经内镜引导通过幽门），采取黏膜组织进行病理检查，对腹泻和小肠吸收不良很有诊断价值。检查时应严格掌握适应证。此外，内镜直视下活组织检查、在B型超声引导下进行实质性肿块的细针经皮穿刺活体组织细胞学检查及外科手术活组织检查等均可作出病理诊断。

（张金华）

第2章 食管疾病患者的护理

第1节 概 述

食管是连接咽和胃之间的一条肌性管道，成人食管长25～30cm，上与咽喉部连接，起始于环状软骨下缘水平(约在第6颈椎水平)，在气管后方、脊柱前方向下进入纵隔，于第11胸椎水平处穿过膈肌的食管裂孔，下与胃贲门部连接。

食管在下行过程中呈现2个弯曲、3个狭窄和2处膨大。食管自正中起始，向下行轻度左偏，在颈根部和胸腔的上部形成第1个弯曲，第4～5胸椎高度最明显；在第7、8胸椎高度，食管再次左偏，形成第2个弯曲。3个生理性狭窄是：食管入口处，位于环状软骨下缘，口径约1.3cm，距离门齿14～16cm；食管与左主支气管交叉处，相当于胸骨角水平，管径1.5～1.7cm，距离门齿24～26cm；食管穿过膈肌裂孔处，位于第10～11胸椎水平，管径在1.6～1.9cm，距离门齿37～42cm。三处狭窄常为肿瘤、憩室、瘢痕性狭窄等病变所在的区域。食管在3个狭窄之间形成两处膨大，第1处膨大在第1、2狭窄之间，长约10cm，最大管径约1.9cm；第2处膨大在第2、3狭窄之间，长15～17cm，最大管径约2.2cm。

解剖学上一般将食管分为颈段和胸段(图4-2-1)。颈段起自食管入口，终至胸骨柄上缘的胸廓入口处；胸段又分为上、中、下三段，胸上段自胸廓上口至气管分叉处，气管分叉处至贲门口全长的上一半为胸中段，下一半为胸下段。通常情况下将食管腹段归入胸下段内。此外，可将食管整体分为食管上段、食管中段和食管下段。

食管壁有4层组织结构：黏膜层、黏膜下层、肌层和外膜层。食管无浆膜层，术后易发生吻合口瘘，以及病变易扩散至纵隔。其中黏膜层又分为上皮层(表皮层)、固有膜(结缔组织支持层)和黏膜肌层(平滑肌层)。

食管的血液供应来自不同的动脉，上端有甲状下动脉的降支，气管分叉部有支气管动脉的分支，其下有降主动脉、胸廓内动脉的分支，下端有

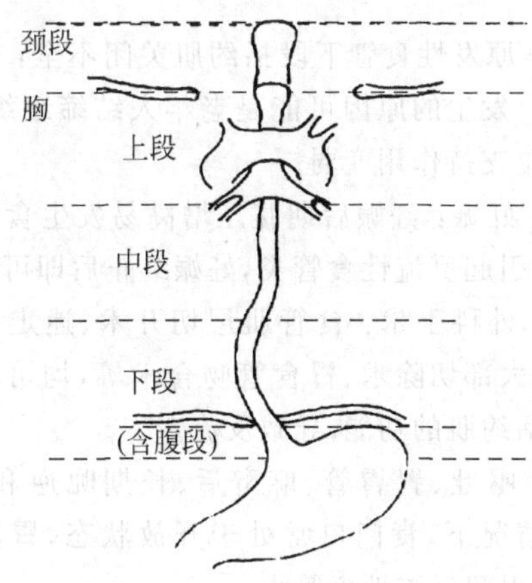

图4-2-1 食管的分段

胃左动脉的分支。虽然此处动脉间有交通支，但不丰富，特别是主动脉弓以上的部位血液供应尤差，故食管手术后局部组织的愈合能力较差。胸导管起于腹主动脉右侧的乳糜池，向上经主动脉裂孔进入胸腔，位于椎骨和食管之间。胸导管接受膈以下所有器官和组织的淋巴液，左上肢、头和颈的左半以及胸壁、纵隔器官、左肺和左膈的一部分淋巴液也流入胸导管。胸导管较粗，接受乳糜，破裂后形成乳糜胸，将损失大量的血浆蛋白和营养物质。

食管的横纹肌由喉返神经的分支支配，平滑肌由迷走神经和交感神经支配。食管的感觉由迷走神经支配。

第2节 反流性食管炎

反流性食管炎(reflux esophagitis)是胃食管反流病(gastroesophageal reflux disease，GERD)中的一个亚群，指胃及十二指肠内容物反流入食管引起的食管黏膜损伤，继而出现一系列临床症状和消化性炎症表现。正常人也可以出现胃食管反流，但由于反流时间短，不足以造成食管黏膜损伤，因此临床称之为生理性反流。反流性食管炎在西方国家的患病率为10%～20%，在我国的患病率在10%以上，多见于中老年人群。

一、病因及发病机制

1. 病因

(1) 食管裂孔疝：最常见。食管裂孔疝造成食管下段括约肌移位进入胸腔内、His角结构和功能上的缺陷、膈食管韧带的支持作用和腹腔压力对食管下段括约肌的外压作用消失等，从而导致胃食管反流。

(2) 原发性食管下段括约肌关闭不全：多见于老年人。发生的原因可能是老年人结缔组织松弛，裂孔部位支持作用变弱。

(3) 妊娠：妊娠后期腹压增高易发生食管裂孔疝，最后引起反流性食管炎，妊娠终止后即可恢复。

(4) 外科手术：食管肌层切开术、迷走神经切断术、胃大部切除术、胃食管吻合术等，均可破坏食管下段括约肌的功能，导致反流。

(5) 呕吐、置胃管、麻醉后、长期呃逆和昏迷：在这些情况下，贲门口常处于开放状态，胃液反流入食管，引起反流性食管炎。

(6) 心理社会因素：包括抑郁、焦虑等。

2. 发病机制　胃食管反流是多种因素造成的上消化道动力障碍性疾病。

(1) 食管抗反流屏障功能减弱：①食管下段括约肌功能障碍：食管下段括约肌是防止胃内容物反流的第一条防线，此括约肌功能障碍引起的胃食管反流的机制包括3方面：一是食管下段括约肌压力极小，导致胃与食管的内压基本相同，胃内容物可以流向食管；二是食管下段括约肌压力下降，静息状态时仍高于胃内压，当腹内压增高时即可出现反流；三是食管下段括约肌压力正常，但经常或出现短暂松弛，也可导致反流。②食管清除能力下降：正常情况下食管对反流物具有清除能力，首先经1～2个蠕动后使食管排空，然后通过唾液缓慢地中和残留酸。胃食管反流患者的食管蠕动波较弱，若同时出现唾液分泌减少，则清除能力下降。③食管黏膜的抵抗力下降：食管黏膜的抵抗能力主要依赖黏膜表面的黏液层及HCO_3^-浓度、细胞代谢及血供等影响。当这些失去平衡时，食管黏膜就易受到损伤。此外，食管黏膜为鳞状上皮，对胃酸和消化酶缺乏抵抗力。

(2) 胃因素：①胃十二指肠运动功能异常：胃排空延迟、胃十二指肠逆蠕动波、胃扩张。②胃内容物成分：巧克力、酒类、咖啡、高脂肪的食品可降低食管下段括约肌张力、刺激胃酸分泌；解热镇痛类药物可增加胃食管反流；胃酸分泌增多及胃液中的胃蛋白酶都会损伤食管黏膜。

(3) 心理社会因素：可通过精神心理因素影响食管和胃的动力。

二、病理

反流的频率、类型和持续时间，胃液和十二指肠液的作用，食管黏膜对反流的易感性决定了反流性食管炎的损伤程度和损伤范围。一般将反流性食管炎分为早期、中期和晚期3个阶段，又可称为病变轻微期、炎症进展及糜烂期、慢性溃疡形成及炎症增生期。

1. 组织学分期

(1) 早期：一般肉眼观察无明显改变。急性者黏膜充血、红肿，部分黏膜脱落糜烂。镜下可见上皮基底细胞增厚，乳突增高；扫描电镜可见上皮表层粗糙。

(2) 中期：肉眼可见浅表溃疡，溃疡处有炎性纤维素膜覆盖。镜下黏膜下层可见中性粒细胞、淋巴细胞及浆细胞浸润，间质水肿，血管充血。浅表部位毛细血管及成纤维细胞增生，形成慢性炎性。

(3) 晚期：肉眼可见食管末端黏膜全部坏死脱落，肌层组织显露，出现食管周围炎，甚至穿孔引起纵隔炎。慢性病变时食管壁增厚，纤维化瘢痕收缩，食管管腔狭窄，纵向变短。

2. 临床病理　分期根据中华医学会消化内镜学分会2003年《反流性食管炎诊断及治疗指南》制定的标准，反流性食管炎的基本病理改变有：

(1) 食管鳞状上皮增生，包括基底细胞增生超过3层和上皮延伸。

(2) 黏膜固有层乳头向表面延伸，达上皮层厚度的2/3，浅层毛细血管扩张，充血和(或)出血。

(3) 上皮层内中性粒细胞和淋巴细胞浸润。

(4) 黏膜糜烂或溃疡形成，炎细胞浸润，肉芽组织形成和(或)纤维化。

(5) 胃食管连接处以上出现Barrett食管改变(食管下段的鳞状上皮被柱状上皮覆盖)。

三、临床表现

1. 烧灼感　最常见，约50%的患者有此症状。典型的表现是进食高蛋白、高脂肪饮食后或饱餐后1～2小时，胸骨后或上腹有温热感觉或烧灼感，可沿迷走神经向上放射，至颈部或两肩胛间。产生烧灼感的原因主要是由酸性或碱性反流物刺激食管下段黏膜感觉神经末梢引起。饮酒、甜食、冷水、咖啡、浓茶等可以诱发或加重该症状；剧烈运动、腹压增高时也可加重症状；平卧位、弯腰时同样可以加重症状。

2．**胸痛** 部位在心前区和胸骨后，也可向胸部两侧、颈部、肩部、背部放射。食管运动功能障碍引起的胸痛较剧烈，类似心绞痛引起的胸痛。

3．**吞咽疼痛及困难** 吞咽疼痛常呈痉挛或刀割样。早期由于炎症刺激引起食管痉挛，产生间歇性吞咽困难，伴吞咽疼痛。情绪波动时可以加重症状。后期由于瘢痕使食管狭窄，吞咽困难进行性加重，临床表现为初期进固体食物发生哽噎，以后进流质也发生困难，进食时间延长，严重者出现营养不良、消瘦和贫血。

4．**反胃** 指胃内容物反流至口腔。空腹时发生反胃多为酸性胃液反流，称为反酸，有时可伴有胆汁、胰液。反胃发生是突然的和相对被动的，常在夜间不知不觉中发生。反胃发生后，由于咽部和口腔内留有酸味或苦味，会造成口臭。

5．**食管外症状**

(1) 胃胀气、嗳气等消化道症状也较常见。主要是由于吞咽动作增多，咽下过多空气和胃排空延迟引起。

(2) 部分患者涎液分泌过多。多涎有利于增加吞咽动作，有利于清除食管内的反酸，同时涎液也可中和酸性反流物。

(3) 发音困难、咳嗽、喉炎、声音嘶哑等；反流物若被误吸到呼吸道，可引起肺部并发症，称胃肺反流（gastro pulmonary reflux），出现呛咳、窒息、支气管炎、吸入性肺炎等。

6．**并发症** 主要有食管狭窄、食管溃疡、出血等。

四、实验室及其他检查

1．**食管吞钡X线检查** 直立位检查时可见钡剂经食管排空的时间延长。卧位时可见正常的蠕动波停止于主动脉弓水平，多在第2次吞钡时少量钡剂才进入胃内。反流性食管炎早期X线表现为食管功能改变和轻度的黏膜形态改变，如食管下段轻度管腔狭窄，不能迅速扩张，狭窄的边缘光滑规则，也可出现高低不平或锯齿状的第三收缩。若狭窄上段有钡剂残留，说明有溃疡。病情严重者食管腔出现瘢痕性狭窄，表现为细管状或漏斗状，狭窄段边缘光滑或呈锯齿状。X线钡剂检查还可显示食管裂孔疝，表现为胃食管前庭段增宽，部分胃黏膜在膈上或见到上升的食管胃环。

2．**纤维内镜检查** 是诊断反流性食管炎最准确的方法，能够准确地判断有无反流性食管炎及严重程度。目前内镜下诊断反流性食管炎最常用的是Tytgat分型（表4-2-1）

表4-2-1 反流性食管炎的临床分型（Tytgat法）

分型	特点
0	无胃食管反流损伤证据，黏膜正常，鳞、柱状上皮交界清晰
Ⅰ	黏膜无明显破溃，可见红斑，齿状线模糊不清
Ⅱ	黏膜破溃，可见散在糜烂和溃疡，侵及食管的范围不超过食管远端5cm范围内的10%区域
Ⅲ	损伤范围大，糜烂融合成片，但未累及食管全周，侵及食管的范围不超过食管远端5cm范围内的50%区域
Ⅳ	齿状线以上远端食管全周受累
Ⅴ	伴有溃疡，狭窄

3．**24小时食管内pH监测** 是诊断反流性食管炎的重要检查方法，通过了解食管腔内pH的动态变化，可提供食管是否存在过度酸反流的客观证据。检查前3日须停用制酸剂和促胃动力药物，观察指标包括：24小时食管pH＜4的百分比、pH＜4的次数、持续5分钟以上的次数和最长反流时间等指标。

4．**食管测压** 可以了解食管下段括约肌功能，有利于胃食管反流的病因诊断。食管下段括约肌压力＜6mmHg易导致反流。

五、诊断要点

1．**临床诊断** 患者出现典型的烧灼感和反酸症状可做出初步诊断。内镜检查如发现有反流性食管炎并能排除其他原因引起的食管病变，本病诊断即成立。

2．**鉴别诊断** 反流性食管炎应与食管癌、贲门癌、冠心病、消化性溃疡、贲门失弛缓症、硬皮病等鉴别。

六、治疗要点

治疗目的是控制症状、预防和治疗并发症、防止复发。

1. 非手术治疗

(1) 非药物治疗:是第一阶段的治疗,主要是减少诱发或加重反流性食管炎的因素。忌食高脂肪、巧克力等糖果类食物。避免过量饮酒。睡觉时背部用垫枕将躯干抬高45°。衣物应宽松,不要扎腰带。病情严重者进细软食物,少量多餐。

(2) 药物治疗:非药物治疗效果不佳时,应采用药物治疗,为第二阶段治疗。治疗的目的包括:减少胃食管反流,降低反流液的酸度,保护食管黏膜,增强食管抗反流能力和清除能力,增强胃排空和幽门括约肌的张力。常用药物有,①抗酸药:能够中和反流的胃酸,降低胃蛋白酶的活性,增加食管下段括约肌的压力。一般用于轻、中度胃食管反流,但维持时间较短。常用药物有复方铝酸铋(胃必治)、复方石菖蒲碱式硝酸铋片(胃得乐)等。②抑酸药:H_2受体拮抗剂(H_2RA),如西咪替丁、雷尼替丁、法莫替丁等。此类药物减少胃酸分泌,能迅速缓解症状,促进黏膜愈合;质子泵抑制剂(PPI),如奥美拉唑、兰索拉唑、雷贝拉唑等。此类药物的抑酸作用比H_2受体拮抗剂强且持久,是药物治疗的首选药物,长期服用维持量可防止复发,防止食管狭窄和Barrett食管等并发症。③促动力药:此类药物能增加食管下段括约肌张力,改善食管蠕动功能,促进胃排空。一般用于轻、中度胃食管反流患者。常用药物有氯贝胆碱、甲氧氯普胺、多潘立酮、西沙必利等。④黏膜保护药:此类药物能在黏膜表面形成保护膜,从而减轻症状,促进愈合,主要用于已经发生的食管炎症、糜烂或溃疡。常用药物有硫糖铝、藻酸盐抗酸药、橼酸铋钾等。

(3) 食管扩张术:有瘢痕狭窄、明显吞咽困难者首先应做扩张术,包括盲目扩张术、经口腔内镜扩张术、在狭窄部位放入导引器经口扩张术、经胃造口做逆行扩张等。

2. 手术治疗 是第三阶段治疗。主要适用于重度食管炎伴食管狭窄、非手术治疗无效、并发症较重、疑有食管癌者。常用的术式包括Nissen胃底反折术、Belsey Mark修补术、Hill胃后固定修复术,其中最有效的是Nissen胃底反折术。

七、护理要点

1. 非手术治疗的护理

(1) 饮食护理:指导患者规律饮食,少食多餐,注意营养素的补充。避免高脂肪、酸辣食品,限制咖啡、浓茶、巧克力类食品,戒烟限酒。睡前3小时避免进食。规律饮食。保持口腔卫生。对于有吞咽疼痛或吞咽困难者,少食多餐,进食软食,保证机体能量需要,避免出现营养不良,必要时遵医嘱给予肠内、肠外营养支持。

(2) 体位与活动护理:向患者解释体位与症状的关系,指导患者减轻反流的方法,如进餐后保持直立,或卧床时抬高床头。避免剧烈运动和增加腹压的活动,如举重、用力排便等。避免紧束腰带等。

(3) 用药护理:告知患者禁用抗胆碱类药物、茶碱类药物、黄体酮、β受体阻滞剂等,这些药物可降低食管下段括约肌张力,减少食管蠕动,从而加重症状。遵医嘱给予抑酸药、促动力药、黏膜保护药等,注意观察药物的疗效及不良反应。

2. 手术治疗的护理 参考本章第3节"食管癌患者的术后护理"。

第3节 食管癌患者的护理

食管癌(esophageal carcinoma)是一种常见的上消化道恶性肿瘤,其发病率和死亡率在世界各国的差异较大。中国、印度、日本、巴西等地的居民食管癌的发病率较高,欧洲、北美、大洋洲地区居民的发病率较低。我国是世界上食管癌的高发地区之一,据中国癌症统计数据显示,2015年,食管癌分别列我国男性、女性常见恶性肿瘤的第三位和第五位。2015年的食管癌新发病例和死亡病例分别达到47.8万和37.5万。在我国食管癌的发病有独特的地理分布特点,以太行山南段的河南、河北、山西三省交界地带的发病率最高,尤其是河南省林州市。食管癌的发病男性高于女性,发病年龄多在40岁以上。

一、病因及发病机制

食管癌的确切病因尚未明确,可能与下列因素有关。

1. 化学因素 主要是亚硝胺。亚硝胺类化合物及其前体广泛分布,在高发地区的含量远高于低发地区,如在河南林州市的粮食、饮水、酸菜中亚硝胺的检出率较高。动物实验已证实亚硝胺可诱发食管癌。

2. 生物因素如真菌 食管癌高发地区的粮食及患者的病理标本中可分离出多种真菌,部分真菌具有致癌作用,部分真菌能促使亚硝胺及其前体的形成。

3. **缺乏某些微量元素**　如钼、铁、锌、氟、硒等。

4. **缺乏某些维生素**　如维生素 A、维生素 B_2、维生素 C 等。

5. **遗传因素**　食管癌在高发地区有明显的家族性聚集现象。

6. **其他因素**　吸烟，食物过硬，进食太快、过热，长期饮烈性酒，口腔不洁等均可能与食管癌的发病有关。食管慢性炎症、黏膜损伤及慢性刺激亦与食管癌发病有关。

二、病理

临床上以中胸段食管癌最多见，其次为下胸段，上胸段少见。绝大多数为鳞癌。食管癌早期病变多局限于黏膜表面，肉眼可见充血、糜烂、斑块或乳头状，未见明显肿块。至中、晚期随着癌肿长大，逐渐累及食管全周，癌肿突入腔内，或者穿透管壁全层，侵入到纵隔和心包。

按病理形态，临床上食管癌可分为四型，①髓质型：癌组织侵犯食管壁各层，并向食管腔内、外扩展，多数累及食管周径的全部或绝大部分，致使管壁明显增厚，癌瘤上下端边缘呈坡状隆起。切面呈灰白色、均匀致密的实体肿块。②蕈伞型：瘤体为卵圆形扁平肿块，向腔内呈蘑菇样突起，称为蕈伞型。癌肿表面有浅表溃疡，底部凹凸不平。③溃疡型：癌组织在黏膜面呈深陷而边缘清楚的溃疡，溃疡大小不一，外形各异，深入肌层。④缩窄型：又称为硬化型。癌组织环形生长，造成食管腔狭窄，累及食管全部周径，较早出现阻塞。

食管癌的扩散和转移包括，①直接扩散：癌组织最先向黏膜下扩散，然后向上、下及全层浸润，侵犯邻近组织。②淋巴转移：食管上段癌可转移至锁骨上窝和颈部淋巴结；食管中段、下段癌常转移到食管旁淋巴结、气管分叉处和腹主动脉旁淋巴结，也可向上转移至锁骨上淋巴结。③血行转移：发生较晚，通过血行转移可以向远处器官转移。

对食管癌进行临床分期，可以了解病情，设计治疗方案及比较治疗效果。国际抗癌联盟（UICC）与美国癌症联合会（AJCC）于 2017 年 1 月联合发布了第 8 版食管癌 TNM 分期标准，见表 4-2-2。

表 4-2-2　食管癌国际 TNM 分期标准第 8 版（AJCC/UICC）

分　期	标　准
原发肿瘤（T）	
T_x	原发肿瘤不能确定
T_0	无原发肿瘤证据
Tis	重度不典型增生
T_1	侵犯黏膜固有层、黏膜肌层或黏膜下层。T_{1a}：侵犯黏膜固有层或黏膜肌层；T_{1b}：侵犯黏膜下层
T_2	侵犯食管肌层
T_3	侵犯食管外膜
T_4	侵犯食管周围组织结构。T_{4a}：侵犯胸膜、心包、脐静脉、膈肌或腹膜；T_{4b}：侵犯其他邻近结构，如主动脉、椎体、气管等
区域淋巴结（N）	
N_x	区域淋巴结转移不能确定
N_0	无区域淋巴结转移
N_1	1～2 枚区域淋巴结转移
N_2	3～6 枚区域淋巴结转移
N_3	≥7 枚区域淋巴结转移
远处转移（M）	
M_0	无远处转移
M_1	有远处转移
鳞癌 G 分期	
G_x	分化程度不能确定
G_1	高分化癌，有明显的角化珠结构及较少量的非角化基底样细胞成分，肿瘤细胞呈片状分布，有丝分裂少
G_2	中分化癌，呈现出各种不同的组织学表现，从角化不全到角化程度很低再到角化珠基本不可见

续表

分期	标准
G_3	低分化癌，主要由基底样细胞组成的大小不一的巢状结构，内有大量中心性坏死；由片状或铺路石样肿瘤细胞组成的巢状结构，其中偶见少量的角化不全细胞或角化的细胞
腺癌G分期	
G_x	分化程度不能确定
G_1	高分化癌，＞95％的肿瘤细胞由分化好的腺体组成
G_2	中分化癌，50％～95％的肿瘤组织显示腺体形成
G_3	低分化癌，肿瘤组织由片状或巢状细胞组成，其中形成腺体结构的细胞成分＜50％

三、临床表现

1．**早期表现** 常无明显症状，主要表现为吞咽粗硬食物时可能偶有不适，包括哽噎感、胸骨后烧灼样或针刺样疼痛、食物摩擦感。食物通过缓慢，并有停滞感或异物感。哽噎或停滞感通过饮水可得到缓解或消失。症状时轻时重，进展缓慢。

2．**中晚期表现** 进行性吞咽困难是其最典型的症状，先是难咽干硬食物，继而只能进半流质、流质，最后滴水难进。患者逐渐消瘦、贫血、脱水和无力。随着肿瘤发展，食管癌可侵犯邻近器官或组织而出现不同临床症状。侵犯食管外组织可导致持续而严重的胸痛或背痛。侵犯喉返神经，可出现声音嘶哑；若癌肿压迫颈交感神经节，可产生Horner综合征；若癌肿侵及气管或支气管，出现食管-气管瘘或食管-支气管瘘；若哽噎引起食物反流入呼吸道，出现呛咳和呼吸道感染。中晚期患者可触及锁骨上淋巴结肿大；肝转移者可触及肿块，严重者有腹水征。

四、实验室及其他检查

1．**食管造影** 是诊断食管癌的重要方法，对可疑患者，应做食管吞钡X线双重造影，可以确定中、晚期食管癌的部位、长度、侵犯情况、临床分期等。早期可见：①食管黏膜皱襞紊乱、粗糙或出现中断现象；②小的充盈缺损；③局限性管壁僵硬、蠕动中断；④小龛影。中、晚期表现为明显的不规则狭窄和充盈缺损，管壁僵硬。有时狭窄上方食管有不同程度的扩张。

2．**食管内镜及超声内镜检查** 食管纤维内镜检查可直视肿块部位、形态，并可钳取活组织做病理学检查。超声内镜检查可用于判断肿瘤侵犯深度、食管周围组织及结构有无受累，以及局部淋巴结转移情况。

3．**CT检查** 可以了解食管癌外侵的范围及淋巴结转移情况，辅助判断能否手术切除。

五、诊断要点

根据病史、典型的临床表现和体格检查，结合影像学检查结果可做出诊断。注意与食管良性肿瘤、贲门失弛缓症和食管良性狭窄相鉴别。

六、治疗要点

采取多学科综合治疗，包括手术治疗、放疗、化疗等。

（一）手术治疗

是可切除食管癌的首选治疗方法。

1．**适应证及禁忌证**

(1) 适应证：全身状况良好，有较好的心、肺功能储备，无明显远处转移征象。

(2) 禁忌证：全身状况差，已出现恶病质，或有严重心、肺、肝、肾功能不良者；病变侵犯范围大，出现明显外侵及穿孔征象者；有远处转移者。

2．**手术方法**

(1) 根治性切除术：彻底切除肿瘤，切除长度应在距离肿瘤上、下缘5～8cm。常规清除纵隔、上腹部淋巴结和食管周围淋巴脂肪组织。部分食管中、上段及颈段食管癌，需行胸腹联合切口加颈部切口。食管部分或全切除后，常用的代食管器官是胃，其次是结肠或空肠。

(2) 姑息性切除术：对晚期食管癌无法手术者，为改善生活质量，可行姑息性切除术，如食管腔内置管术、胃造瘘术等。

（二）放射治疗

1．**根治性放疗** 多用于颈段、胸上段食管癌；也可用于有手术禁忌证但患者尚可耐受放疗者。

2．**术前放疗** 放疗结束2～3周后再做手术，可以增加手术切除率。

3. **术后放疗**　术后3～6周开始放疗，可以消灭术中切除不完全的残留癌组织，提高远期生存率。

(三) 化学治疗

作为术后辅助治疗可以提高疗效，或使食管癌症状缓解、存活期延长。联合化疗效果优于单一用药。

七、护理要点

(一) 术前护理

1. **心理护理**　食管癌患者对进行性加重的吞咽困难等症状焦虑不安，再加上即将进行手术治疗，会出现不同程度的紧张和恐惧心理。患者的求生欲望强烈希望尽快手术，但对手术的有效性、安全性有一定顾虑，因此处于比较矛盾的心理状态。护理人员在术前应加强和患者的沟通，了解其心理状态，根据具体情况，给予不同的心理护理，如鼓励患者，增强战胜疾病的信心，耐心解释手术相关知识及术前准备工作。

2. **饮食与营养护理**　食管癌患者因有不同程度的吞咽困难，往往有营养不良、水电解质失衡、低蛋白血症等。因此，术前补充营养，加强饮食护理非常重要。指导患者合理进食高热量、高蛋白，富含维生素的流质或半流质饮食。观察进食反应，如患者感到食管黏膜有刺痛时，可给予味淡无刺激的食物；若进食较大、较硬的食物不易通过，可进食半流质或水分多的固体食物；若仅能进食流质而营养状况较差的患者，可行肠外营养；若长期不能进食且一般情况差者，可行空肠造瘘管喂饮食。

3. **术前准备**

(1) 呼吸道准备：食管癌患者多系老年男性患者，常有吸烟史，往往伴有慢性支气管炎、肺气肿，肺功能较差。术前应劝其严格戒烟、加强排痰，使用抗菌药物控制呼吸道感染。指导患者练习有效咳嗽和腹式深呼吸。

(2) 口腔卫生：指导患者早晚刷牙及饭后漱口，保持口腔清洁卫生。术前积极治疗口腔慢性病灶，若有龋齿或牙周疾病应进行治疗。

(3) 食管冲洗：有明显食管梗阻者，术前3天开始每晚经胃管用温生理盐水或3%～5%的碳酸氢钠溶液冲洗食管，可以减轻局部感染和水肿，有利于术后吻合口愈合。

(4) 胃肠道准备：①梗阻或有炎症者，术前1周分次口服抗生素(如链霉素)溶液，术前3天改流质饮食，术前1天禁食。②拟行结肠代食管手术的患者，术前3～5天口服甲硝唑、庆大霉素或新霉素等肠道抗生素，术前2天进无渣流质，术前晚清洁灌肠或全肠道灌洗。③术日晨置胃管，如遇到梗阻，不能强行进入，以免戳穿食管，可置于梗阻部位上端，待术中直视下再置入胃中。

(5) 根据术式进行皮肤准备。

(二) 术后护理

1. **呼吸道护理**　食管癌患者由于术前有呼吸道疾病、手术创伤、术后不适等方面的因素，术后易发生呼吸困难、缺氧、肺不张、肺炎，甚至呼吸衰竭。因此，术后首先应严密观察呼吸形态、呼吸频率，经常听诊肺部，必要时监测动脉血气。气管插管者，及时吸痰，做好呼吸机相关护理。术后第1天鼓励患者深呼吸、吹气球或使用呼吸训练器，促使肺膨胀。术后给予雾化吸入，鼓励患者有效咳痰，排痰不畅甚至出现痰阻塞现象时，立即鼻导管深部吸痰，必要时采用纤维支气管镜或气管切开吸痰。胸腔闭式引流者，按胸腔闭式引流护理常规护理。

2. **胃肠减压的护理**　食管癌切除后，由于迷走神经被切断，胃肠蠕动减慢，易导致胃扩张，影响吻合口愈合，甚至压迫肺，影响呼吸。术后妥善固定胃管，防止脱出。经常挤压胃管，保证引流通畅。严密观察胃肠减压引流液的量、性状、气味，并记录。术后早期引流液呈暗红色或咖啡色，以后逐渐转为正常。若术后短期引流出大量鲜红血性液，考虑可能是吻合口出血，发现后及时通知医师并配合处理。胃管不慎脱出后应严密观察病情，切勿盲目插入，以免造成吻合口瘘。一般术后36～72小时，患者肠蠕动恢复有肛门排气时，即可拔出胃管，拔管时动作应缓慢，避免损伤吻合口。

3. **饮食护理**　术后3～4日内患者吻合口充血水肿，胃肠蠕动尚未恢复，需禁饮禁食。禁食期间持续胃肠减压，注意静脉补充营养。待肛门排气，拔除胃管。停止胃肠减压24小时后，若无吻合口瘘的症状，可开始进食。术后3周患者若无特殊不适可进普食，但仍注意少食多餐，防止进食过多、速度过快，避免进食生、冷、硬食物，以免导致晚期吻合口瘘。进食量多、过快或因吻合口水肿易导致进食时呕吐，严重者应禁食，给予肠外营养，待水肿消退后再继续进食。术后3～4周再次出现吞咽困难，应考虑吻合口狭窄，可行食管扩张术。

食管胃吻合术后的患者，进食后可能有胸闷、呼吸困难，应告知患者是由于胃已拉入胸腔、肺受压暂时不能适应所致。建议患者少食多餐,经 1～2 个月后,此症状多可缓解。术后患者可有反酸、呕吐等症状,平卧时加重。因此,嘱患者饭后 2 小时内不要平卧,睡觉时将枕头垫高。

4. 食管重建(结肠代食管)术后护理 保持置入结肠袢内的减压管通畅,并观察引流液的颜色、量及性状。如从减压管内吸出大量血性液或呕吐大量咖啡样液,伴全身中毒症状,应考虑结肠袢坏死,应立即通知医师并配合抢救。因结肠液逆流进入口腔,患者常嗅到粪便气味,需向患者解释其原因,并指导注意口腔卫生,一般此情况于半年后能逐步缓解。

5. 术后并发症的预防和护理

(1) 吻合口瘘:是食管癌手术后最严重的并发症,死亡率高达 50%。发生吻合口瘘的原因是多方面的:①食管无浆膜覆盖,肌纤维呈纵行走向,易发生撕裂;②食管血液供应呈节段性,游离太长吻合口易缺血;③手术缝合时吻合口张力太大;④患者有感染、营养不良、贫血、低蛋白血症等。吻合门瘘多发生在术后 5～10 日,表现为呼吸困难、胸腔积液,全身中毒症状,包括高热、休克、白细胞计数升高。发现有吻合口瘘,应立即通知医师并配合处理。嘱患者立即禁食,行胸腔闭式引流;加强抗感染治疗及肠外营养支持;严密观察生命体征,若出现休克症状,积极抗休克治疗;在吻合口瘘愈合之前坚持禁食,吻合口瘘需再次手术者,应积极配合医师完善术前准备。

(2) 乳糜胸:是比较严重的并发症。多因伤及胸导管所致。乳糜胸多发生在术后 2～10 日,少数病例可在 2～3 周后出现。术后早期由于禁食,乳糜液含脂肪甚少,胸腔闭式引流液可为淡血性或淡黄色液,但量较多。恢复进食后,乳糜液漏出增多,大量积聚在胸腔内,可压迫肺及纵隔并向健侧移位。患者表现为胸闷、气急、心悸,甚至血压下降。由于乳糜液 95%以上是水,并含大量脂肪、蛋白质,胆固醇、酶、抗体和电解质,如未及时治疗,可在短期内造成全身消耗,衰竭死亡。因此应密切观察有无上述症状,若诊断成立,即置胸腔闭式引流,及时排出胸腔内乳糜液使肺膨胀。采取负压持续吸引,有利于胸膜形成粘连,同时采用肠外营养支持治疗,一般主张行胸导管结扎术。

(金三丽)

第3章 胃炎患者的护理

胃炎(gastritis)指各种病因引起的胃黏膜炎症反应,常伴有上皮细胞损伤和细胞再生。胃炎是最常见的消化道疾病之一,按临床发病的急缓和病程的长短,一般分为急性胃炎和慢性胃炎两大类。

第1节 急性胃炎

急性胃炎(acute gastritis)是由多种原因引起的急性胃黏膜炎症。临床上急性发病,可有明显的上腹部症状。内镜检查可见胃黏膜充血、水肿、糜烂、出血等一过性急性病变,这些病变也可同时累及食管和十二指肠黏膜,病理学为胃黏膜有大量中性粒细胞浸润。急性胃炎中以胃黏膜糜烂、出血为主要表现者称为急性糜烂出血性胃炎(acute erosive-hemorrhagic gastritis),是临床最常见的急性胃炎。胃壁细菌感染引起化脓性病变时,称为急性化脓性胃炎。误服或有意吞服腐蚀剂所致者,称为急性腐蚀性胃炎。后两种胃炎甚为特殊和少见,在此不予陈述。

一、病因及发病机制

1. **药物** 最常见的是非甾体抗炎药(non-steroidal anti-inflammatory drug,NSAID),如阿司匹林、吲哚美辛、某些抗肿瘤药、铁剂或氯化钾口服液等。其机制主要是抑制环氧化酶活性而阻碍了前列腺素的合成,削弱胃黏膜的屏障作用,引起黏膜糜烂和出血。病变除胃黏膜外,也可累及十二指肠。

2. **乙醇** 具有亲脂性和溶脂性,可直接引起上皮细胞损伤和破坏,导致黏膜水肿、糜烂和出血。

3. **急性应激** 如严重创伤、大手术、大面积烧伤、脑血管意外、严重脏器衰竭、休克、败血症等,可造成胃黏膜缺血、缺氧,上皮细胞黏液和碳酸氢盐分泌减少,局部前列腺素合成不足,上皮细胞能力减弱,致胃黏膜屏障受损。

4. **其他** 十二指肠—胃反流、胃黏膜血液循环障碍、物理因素等均可破坏胃黏膜屏障,引起胃黏膜糜烂、出血甚至溃疡。

二、临床表现

不同原因所致者引起的临床表现不尽一致。多数患者早期无明显症状,或症状被原发疾病所掩盖。有症状者主要表现为上腹部不适或隐痛、腹胀、恶心、呕吐和食欲不振等。上消化道出血是该病最突出的临床表现,突然呕血和(或)黑粪为首发症状。在所有上消化道出血的病例中,急性糜烂性胃炎所致者占10%～30%,仅次于消化性溃疡。体检患者可有上腹部不同程度的压痛。

三、实验室及其他检查

1. **纤维胃镜** 一般在出血停止后24～48小时内进行,因胃黏膜的修复能力较强,病变可在短期内消失,延迟胃镜检查可能影响对病因的判断。镜下可见病变处多发性黏膜糜烂、出血,表面附有炎性渗出物。

2. **粪便检查** 隐血试验阳性。

四、诊断要点

有症状者根据病史一般不难做出诊断。近期有大量NSAID药物的用药史、急性应激状态、大量饮酒等因素的存在,如突然出现呕血和(或)黑粪则应考虑本病。急性糜烂出血性胃炎的确诊有赖于胃镜检查的结果。

五、治疗要点

针对原发疾病和病因采取防治措施。对有上述严重原发病、患者处于应激状态者,除积极治疗原发病外,可给予H_2受体拮抗剂或质子泵抑制剂抑制胃酸分泌,预防胃黏膜的急性损伤。以恶心、呕吐或上腹痛为主要表现者应用多潘立酮、山莨菪碱等药物对症处理,脱水者补充水和电解质。幽门螺杆菌(Hp)感染者选用抗生素治疗。一旦发生大出血则应采取综合措施进行抢救。

六、护理要点

1. **一般护理**

(1) 饮食护理：进食应定时、有规律，不可暴饮暴食，一般进少渣、温凉半流质饮食，避免辛辣刺激食物。如少量出血可给牛奶、米汤等，以利于黏膜修复。急性大出血或呕吐频繁时应暂禁食。

(2) 休息与活动：患者应注意休息，减少活动，对急性应激造成者应卧床休息。

2. **用药护理** 指导患者正确使用NSAID、糖皮质激素等对胃黏膜有刺激的药物，必要时应用制酸剂、胃黏膜保护剂预防胃黏膜损伤。

3. **病情观察** 重点监测患者的生命体征、尿量、精神及意识状态、呕吐物及粪便的量和性质等，防止上消化道出血的发生。

4. **心理护理** 做好患者的心理疏导，经常巡视，甚至陪伴患者，使其有安全感，解除其精神紧张，保证身心得到充分放松。

第2节 慢性胃炎

慢性胃炎(chronic gastritis)是指各种病因所致的胃黏膜的非糜烂的慢性炎症。组织学以显著炎症细胞浸润、上皮增殖异常、胃腺萎缩及瘢痕形成为特点。一般无黏膜糜烂，病变分布不均匀。慢性胃炎是一种常见病，发病率在各种胃病中居首位，发病率随年龄增加而升高，男性稍多于女性。

慢性胃炎的分类尚未统一，一般基于病因、内镜所见、胃黏膜病理变化和胃炎分布范围等相关指标进行分类。我国2 000年全国慢性胃炎研讨会共识意见中采用了国际上新悉尼系统(update sydney system)的分类方法，将慢性胃炎分为浅表性胃炎(非萎缩性，non-atrophic)、萎缩性(atrophic)和特殊类型(special forms)三大类。慢性浅表性胃炎指不伴有胃黏膜萎缩性改变、胃黏膜层以淋巴细胞和浆细胞为主的慢性炎性细胞浸润的慢性胃炎。慢性萎缩性胃炎指胃黏膜已发生了萎缩性改变的慢性胃炎，常伴有肠上皮化生。慢性萎缩性胃炎又可分为多灶萎缩性胃炎(multifocal atrophic gastritis)和自身免疫性胃炎(autoimmune gastritis)两大类。特殊类型胃炎由不同病因所致，临床较少见，如感染性胃炎、化学性胃炎等。

一、病因及发病机制

慢性胃炎的病因和发病机制尚未完全阐明，可能与下列因素有关：

1. **幽门螺杆菌(helicobacter pylori，Hp)感染** 是慢性胃炎最主要的病因，长期Hp感染，部分患者可进展为慢性多灶萎缩性胃炎。主要证据：①绝大多数慢性活动性胃炎患者胃黏膜中可检出Hp；②Hp在胃内的分布与胃内炎症分布一致；③根除Hp可使胃黏膜炎症消退；④从志愿者和动物模型中可复制Hp感染引起的慢性胃炎。Hp具有鞭毛结构，能在胃内穿过黏液层移向胃黏膜，所分泌的黏附素能使其紧贴上皮细胞，直接侵袭胃黏膜；Hp释放尿素酶分解尿素产生NH_3，从而保持细菌周围的中性环境，有利于Hp在胃黏膜表面定居和繁殖；Hp分泌空泡毒素，使上皮细胞空泡变性，造成黏膜损害和炎症；Hp菌体胞壁还可作为抗原诱导免疫反应，损伤胃上皮细胞。这些因素的长期存在导致胃黏膜的慢性炎症。

2. **饮食和环境因素** Hp感染在部分患者可发生胃黏膜萎缩和肠化生，但Hp感染者胃黏膜萎缩和肠化生的发生率存在很大地区差异，说明Hp本身可能不足以导致慢性胃炎发展为萎缩和肠化生，但却增加了胃黏膜对环境因素损害的易感性。流行病学研究显示，饮食中的高盐、缺乏新鲜水果与胃黏膜萎缩、肠化生以及胃癌的发生密切相关。长期服用对胃黏膜有强烈刺激的饮食及药物，如浓茶、烈酒、辛辣或水杨酸盐类药物；进食时不充分咀嚼，粗糙食物反复损伤胃黏膜；过度吸烟，烟草酸直接作用于胃黏膜也可致慢性胃炎。

3. **自身免疫** 自身免疫性胃炎是一种自身免疫功能异常所致的胃炎，主要表现为以胃体为主的萎缩性胃炎，胃液壁细胞抗体和(或)内因子抗体阳性，严重者因维生素B_{12}缺乏而有恶性贫血表现。某些自身免疫性疾病，如慢性甲状腺炎、甲状腺功能减退或亢进、胰岛素依赖性糖尿病、慢性肾上腺皮质功能减退等均可伴有慢性胃炎，提示本病可能与免疫反应有关。此病在北欧国家发病率较高，我国少见，确切患病率尚不清楚。

4. **其他因素** 长期饮浓茶、烈酒、咖啡等刺激性食物，可损伤胃黏膜；服用大量NSAID可破坏黏膜屏障；各种原因引起的十二指肠液反流削弱胃黏膜的屏障功能；老龄化致胃黏膜退行性变，加重受损。

二、病理变化

慢性胃炎病理变化在组织学上的表现为炎症、化生、萎缩及异型增生。

1. **浅表性胃炎** 炎症限于胃小凹和黏膜固有层的表层。肉眼见黏膜充血、水肿,或伴有渗出物,主要见于胃窦,也可见于胃体,有时见少量糜烂及出血。镜下见黏膜浅层有中性粒细胞、淋巴细胞和浆细胞浸润,深层的腺体保持完整。

2. **萎缩性胃炎** 炎症深入黏膜固有膜时影响胃腺体,使之萎缩,称萎缩性胃炎。胃黏膜层变薄,黏膜皱襞平坦或消失,可为弥漫性,也可呈局限性。镜下见胃腺体部分消失,个别可完全消失,黏膜层、黏膜下层有淋巴细胞和浆细胞浸润。如炎症蔓延广泛,破坏大量腺体,使整个胃体黏膜萎缩变薄,称胃萎缩。萎缩性胃炎可发生肠腺上皮化生和假性幽门腺化生,在增生的胃小凹和肠腺上皮化生的基础上可发生异型增生(dysplasia)。异型增生具有不典型细胞、分化不良和黏膜结构紊乱的特点,被认为极可能是癌前病变。

三、临床表现

本病病程迁延,进展缓慢,缺乏特异性症状。中年以上好发,并有随年龄增长而发病率升高的倾向。70%~80%患者可无任何症状,部分患者可有慢性不规则的上腹隐痛、腹胀、嗳气、恶心、呕吐等消化不良的症状,但是有无消化不良症状及其严重程度与慢性胃炎的分类、内镜下表现、胃黏膜组织病理学分级均无明显相关性。自身免疫性胃炎可长时间缺乏典型临床症状,胃体萎缩后首诊症状以贫血和维生素 B_{12} 缺乏引起的神经系统症状为主。体征不明显,有时可有上腹轻压痛。

四、实验室及其他检查

1. **胃镜和胃黏膜活组织检查** 是诊断慢性胃炎的最可靠方法,通过胃镜在直视下观察黏膜病损。浅表性胃炎常以胃窦部最为明显,多为弥漫性胃黏膜表面黏液增多,有灰白色或黄白色渗出物,病变处黏膜红白相间或花斑状,黏膜粗糙不平。萎缩性胃炎的黏膜多呈苍白或灰白色,色泽灰暗;皱襞变细或平坦,黏膜血管显露;病变可弥漫或主要在胃窦部,如伴有增生性改变者,黏膜表面呈颗粒状或结节状。在充分活组织检查基础上以病理组织学诊断明确病变类型,并可检测幽门螺杆菌。放大内镜结合染色对内镜下慢性胃炎病理分类有一定帮助。

2. **Hp 检测** 可通过侵入性(如快速尿素酶测定、组织学检查、幽门螺杆菌培养等)和非侵入性(如^{13}C 或^{14}C 尿素呼气试验、粪便 Hp 抗原检测、血清学检测等)方法检测 Hp。其中,^{13}C 或^{14}C 尿素呼气试验的敏感性和特异性均较高,且无须做胃镜检查,常作为根除 Hp 感染治疗后复查的首选方法。

3. **胃液分析** 浅表性胃炎胃酸多正常;多灶萎缩性胃炎时,胃酸分泌正常或偏低;自身免疫性胃炎时,胃酸缺乏。

4. **血清学检测** 自身免疫性胃炎时,抗壁细胞抗体和抗内因子抗体可呈阳性,血清促胃液素水平明显升高。多灶萎缩性胃炎时,血清促胃液素水平正常或偏低。

5. **胃肠X线钡餐检查** 用气钡双重造影显示胃黏膜细微结构时,萎缩性胃炎可出现胃黏膜皱襞相对平坦、减少。胃窦胃炎 X 线表现为胃窦黏膜呈钝锯齿状及胃窦部痉挛,或幽门前段持续性向心性狭窄、黏膜粗乱等。

五、诊断要点

慢性胃炎病程迁延,确诊主要依赖胃镜检查及胃黏膜活组织检查。幽门螺杆菌检测有助于病因诊断。

六、治疗要点

慢性胃炎的治疗应尽可能针对病因,遵循个体化原则。治疗的目的是消除病因、缓解症状和改善胃黏膜炎性反应。

1. **消除病因** 消除各种可能致病的因素,如避免进食对胃黏膜有强刺激的饮食及药品,戒烟忌酒。注意饮食卫生,防止暴饮暴食。积极治疗口、鼻、咽部的慢性疾患。加强锻炼,提高身体素质。

2. **药物治疗**

(1) 根除 Hp 感染:Hp 相关性胃炎是否均需根除 Hp 尚缺乏统一意见。根据我国 2017 年《中国慢性胃炎共识意见》,Hp 阳性的慢性胃炎,无论有无症状和并发症,均属感染性疾病,应行 Hp 根除治疗,除非有抗衡因素存在(抗衡因素包括患者伴存某些疾病、社区再感染率高、卫生资源优先度安排等)。Hp 胃炎治疗采用我国第 5 次 Hp 感染处理共识推荐的铋剂四联 Hp 根除方案，即质子泵抑制剂(PPI)＋铋剂＋两种抗菌药物(表 4-3-1)，疗程为 10 天或 14 天。Hp 根除治疗后所有患者均应常规行 Hp 复查，评估根除治疗的效果；最佳的非侵入性评估方法是尿素呼气试验($^{13}C/^{14}C$)；评估应在治疗完成后不少于 4 周进行。

表 4-3-1　具有杀灭和抑制幽门螺杆菌的药物

类型	药　物
PPI	奥美拉唑、兰索拉唑、泮托拉唑、埃索美拉唑、雷贝拉唑
铋剂	果胶铋、枸橼酸铋钾、碳或碳酸铋
抗生素	克拉霉素、阿莫西林、甲硝唑、替硝唑、喹诺酮类抗生素

(2) 对症处理：疼痛发作时可用阿托品、溴丙胺太林等。有胃黏膜糜烂和(或)反酸、上腹痛者，可以根据病情或症状严重程度选择抗酸剂、H_2 受体拮抗剂或质子泵抑制剂(PPI)治疗，如西咪替丁、雷尼替丁、奥美拉唑等。胃酸缺乏或无酸者可给予 1% 稀盐酸或胃蛋白酶合剂，伴有消化不良者可加用胰酶片、多酶片等助消化药。有上腹饱胀、恶心、呕吐等可用促胃动力药，如多潘立酮，以增强胃窦部蠕动。缺铁性贫血患者可口服硫酸亚铁，有恶性贫血时可肌内注射维生素 B_{12}。胆汁反流明显者，可用氢氧化铝凝胶来吸附。有消化不良症状且伴明显精神心理因素的慢性胃炎患者可用抗抑郁药或抗焦虑药。

3. **手术治疗**　慢性萎缩性胃炎重度异型增生伴局部淋巴结肿大时，应考虑手术治疗。

七、护理要点

1. **病情观察**　观察患者腹痛的部位，及疼痛与进食的关系；每天进食的次数、量、品种，以了解其摄入是否能满足机体需要；定期测体重；观察皮肤黏膜是否有贫血表现。

2. **生活护理**　指导患者生活要有规律，注意劳逸结合，急性发作时应卧床休息；注意养成良好的饮食习惯，定时定量，避免食用过冷、过热、粗糙及刺激性食物；对胃酸缺乏者可酌情食用酸性食物，并可给予刺激胃酸分泌的食物，如肉汤、鸡汤等。

3. **用药护理**　在治疗幽门螺杆菌的药物中，铋剂可能引起便秘，舌苔及粪便呈灰黑色，停药后即可消失，应向患者说明。服用阿莫西林、甲硝唑易出现胃肠道反应，应注意观察，必要时停药。

4. **对症护理**　指导患者减轻或缓解疼痛，如可采用局部热疗法。遵医嘱用药物止痛，如应用抗酸剂时，应密切观察患者疼痛的发展动态，避免随意使用止痛药，以免掩盖症状，延误病情。

5. **心理护理**　患者因反复出现症状，会产生焦虑、恐惧、不安等，部分患者因久治不愈、反复发作而担心病情加重，应耐心解释，减轻患者的心理负担。嘱患者家属给予患者精神上的支持，树立战胜疾病的信心。

6. **健康指导**　向患者及家属讲解有关疾病的病因，指导其减少相关诱因，如戒烟戒酒，避免使用对胃黏膜有刺激的药物和食物。指导患者注意饮食卫生，劳逸结合，养成规律的饮食习惯。使用药物治疗时，向患者介绍可能出现的不良反应，如有异常及时复诊，定期复查。

(许子华)

第4章 消化性溃疡患者的护理

消化性溃疡(peptic ulcer)是指胃肠道黏膜被自身消化而形成的溃疡,可发生于食管、胃、十二指肠、胃-空肠吻合口附近以及含有胃黏膜的 Meckel 憩室,其发展与胃酸和胃蛋白酶的消化作用有关。通常指发生在胃和十二指肠的慢性溃疡,分别称之为胃溃疡(gastric ulcer,GU)和十二指肠溃疡(duodenal ulcer,DU)。消化性溃疡是一组常见病、多发病,全世界约 10% 的人口患有此病。临床上十二指肠溃疡较胃溃疡多见,两者之比约为 3∶1。DU 好发于青壮年,GU 多见于中老年,后者发病高峰较前者迟约 10 年。男性患病较女性多。秋冬和冬春之交是本病的好发季节。

一、病因与发病机制

近年来研究表明,消化性溃疡的发病原因主要与幽门螺杆菌感染、胃酸分泌过多和胃黏膜保护作用减弱、非甾体抗炎药(NSAID)等因素有关。其发病机制是由于对胃十二指肠黏膜有损害作用的侵袭因素(aggressive factors)与黏膜自身防御/修复因素(defensive/repairing factors)之间失去平衡,胃酸和胃蛋白酶对黏膜产生自我消化。GU 主要是防御/修复因素减弱,DU 则主要是侵袭因素增强。现将这些病因及导致溃疡发生的机制分述如下:

1. **幽门螺杆菌感染** 大量研究表明,幽门螺杆菌(helicobacter pylori,Hp)感染是消化性溃疡的主要病因。主要证据:①消化性溃疡患者 Hp 检出率明显高于普通人群,DU 患者的 Hp 检出率约为 90%,GU 为 70%~80%;②对于消化性溃疡患者根除 Hp 治疗可促进溃疡愈合和显著降低发病率,证明 Hp 感染与溃疡形成有着密切的关系。应用根除 Hp 而无抑制胃酸分泌作用的治疗方案后可有效愈合溃疡。对于应用常规抑制胃酸分泌药物疗效不佳的难治性溃疡,在有效根除 Hp 治疗后可得到痊愈。③Hp 感染改变了黏膜侵袭因子和防御修复因子之间的平衡。Hp 凭借其毒力因子的作用,在胃黏膜定植。其分泌的尿素酶水解尿素时产生的氨除对 Hp 本身有保护作用外,还可直接或间接损害黏膜屏障。Hp 分泌的空泡毒素蛋白和细胞毒素相关基因蛋白造成胃十二指肠溃疡的上皮细胞受损和强烈的炎症反应,损害了局部黏膜的防御和修复机制。同时,Hp 感染可引起高促胃液素血症,使胃酸分泌增加,从而增强了侵袭因素。两方面的协同作用使胃十二指肠黏膜损害和溃疡形成。

Hp 感染引起消化性溃疡的机制有如下假说:①“漏屋顶”假说:强调了 Hp 感染所致的防御因素减弱,可解释 Hp 相关 GU 的发生。此假说认为通常胃黏膜屏障(“屋顶”)会保护其下方黏膜组织免受胃酸(“雨”)的损伤,当黏膜受到 Hp 感染时(形成“漏屋顶”),就会使 H^+ 反弥散(造成“泥浆水”),导致黏膜损伤和溃疡形成。②十二指肠胃上皮化生假说:研究发现十二指肠壶腹部溃疡多位于胃上皮化生处,是十二指肠对酸负荷的一种代偿反应。十二指肠胃上皮化生为 Hp 的定植提供了条件,从而导致十二指肠炎症,黏膜屏障破坏,最终发展为 DU。

2. **胃酸和胃蛋白酶** 胃酸和胃蛋白酶是胃液的主要成分,是对胃和十二指肠黏膜有侵袭作用的主要因素,其中胃酸又起主要作用。这是因为不但胃蛋白酶原需要盐酸激活才能转变为胃蛋白酶,从而降解蛋白质分子,损伤黏膜,而且胃蛋白酶的活性取决于胃液 pH 值,当胃液 pH 值上升到 4 以上时,胃蛋白酶就失去活性。因此胃酸的存在是溃疡发生的决定因素。

胃酸分泌过多在 DU 的发病机制中起主要作用。研究发现 DU 患者的平均基础胃酸排出量(BAO)和最大胃酸排出量(MAO)常大于正常人,而 GU 患者的基础胃酸和最大胃酸排出量则多属正常,甚至低于正常。DU 患者胃酸分泌增多,主要与下列因素有关:①DU 患者壁细胞总数明显增多,DU 患者的平均壁细胞总数可达正常人的 1.5~2 倍,这一增多与遗传和(或)壁细胞长期遭受刺激(如促胃液素瘤或 Hp 感染引起高促胃液素血症)有关;②DU 患者的壁细胞对五肽促胃液素等刺激物的反应性较正常人高;③胃酸分泌的正常反馈抑制机制失灵;④迷走神经长期兴奋而持续释放乙酰胆碱,从而直接刺激壁细胞分泌盐酸和刺激G细胞分泌促胃液素。

3. 药物因素 长期服用非甾体抗炎药(NSAID)、糖皮质激素、氯吡格雷、化疗药物、双磷酸盐、西罗莫司等药物的患者可以发生溃疡。NSAID是导致胃黏膜损伤最常用的药物,10%～25%的患者可发生溃疡。NSAID除直接作用于胃十二指肠黏膜导致其损伤外,主要通过抑制前列腺素合成,削弱后者对胃十二指肠黏膜的保护作用。

4. 易感和诱发因素

(1) 遗传因素:消化性溃疡有相当高的家族发病率。有资料表明,GU患者的家族中,GU的发病率较正常人高3倍,O型血者DU的发病率较其他血型高1.4倍,这表明消化性溃疡的发生与遗传因素有关。

(2) 性腺激素因素:国内报道消化性溃疡的男性患病率较女性高,这种差异被认为与性激素作用有关。女性性腺激素对消化道黏膜具有保护作用。生育期妇女消化性溃疡患病率明显低于绝经期后妇女,妊娠期妇女的发病率亦明显低于非妊娠期。因此认为女性性腺激素,特别是黄体酮,能阻止溃疡病的发生。

(3) 心理社会因素:研究表明,消化性溃疡属于心理生理疾患的范畴,特别是DU与心理社会因素的关系尤为密切。主要有:①长期的精神紧张:不良的工作环境和劳动条件,长期的脑力活动造成精神疲劳,加之睡眠不足,缺乏应有的休息和调节,导致精神过度紧张;②强烈的精神刺激:重大的生活事件,生活情境的突然改变,社会环境的变迁,如丧偶、离婚、自然灾害、战争动乱等造成的心理应激;③不良的情绪反应:不协调的人际关系,工作生活中的挫折,无所依靠而产生的心理上的"失落感"和愤怒、抑郁、忧虑、沮丧等不良情绪。消化系统是情绪反应的敏感器官系统,所以这些心理因素可通过神经内分泌途径影响胃与十二指肠分泌、运动和黏膜的血流调节,从而促使溃疡的发生或加重。

(4) 个性和行为方式:个性特点与行为方式既可作为本病的发病基础,又可改变疾病的过程,影响疾病的转归。溃疡病患者的个性和行为方式有以下几个特点:①竞争性强,雄心勃勃。有的人在事业上虽取得了一定成就,但其精神生活往往过于紧张,即使在休息时,也不能取得良好的精神松弛。②独立和依赖之间的矛盾,生活中希望独立,但行动上又不愿吃苦,因循守旧、被动、顺从、缺乏创造性、依赖性强,而引起心理冲突。③情绪不稳定,遇到刺激,内心情感反应强烈,易产生挫折感。④习惯于自我克制。情绪虽易波动,但往往喜怒不形于色,常常是"怒而不发",情绪反应被克制,导致更为强烈的自主神经系统功能紊乱。⑤其他,如性格内向、孤僻,过分关注自己、不好交往,自负、焦虑、抑郁,事无巨细、苛求、井井有条等。

(5) 吸烟:吸烟与溃疡发病是否有关系,尚不明确。但流行病学研究发现吸烟者消化性溃疡的发生率比不吸烟者高;吸烟量与溃疡病流行率呈正相关;吸烟者死于溃疡病者比不吸烟者多;GU吸烟者较不吸烟者难愈合;吸烟的DU患者复发率比不吸烟者高。其机制尚不明确,可能与吸烟增加胃酸和胃蛋白酶分泌、降低幽门括约肌张力和影响胃黏膜前列腺素合成等因素有关。

(6) 酒精及咖啡饮料:两者都能刺激胃酸分泌,但缺乏引起胃、十二指肠溃疡的确切依据。

二、病理变化

消化性溃疡大多是单发,也可多发,呈圆形或椭圆形。DU多发生在球部,常见于前壁;GU多在胃角和胃窦小弯。DU直径多小于15mm,GU一般小于20mm。溃疡边缘常有增厚,基底光滑、清洁,表面覆有灰白或灰黄色纤维渗出。溃疡浅者可累及黏膜肌层,深者则可贯穿肌层,甚至浆膜层,穿破浆膜层时可致穿孔,血管破溃引起出血。

胃十二指肠溃疡穿孔是活动期溃疡向深部侵蚀,穿破浆膜的结果。90%的十二指肠溃疡肠穿孔发生在球部前壁偏小弯侧,而胃溃疡穿孔60%发生在近幽门的胃前壁,多偏胃小弯。急性穿孔后,具有强烈刺激的胃酸、胆汁、胰液等消化液和食物进入腹腔,引起化学性腹膜炎和腹腔内大量液体渗出,6～8小时后细菌开始繁殖并逐渐转变为化脓性腹膜炎。病情严重者,由于剧烈的腹痛、强烈的化学刺激、细胞外液的丢失以及细菌毒素吸收等因素的作用,可出现休克。胃十二指肠溃疡出血是溃疡侵蚀基底血管并致破裂的结果。胃溃疡出血多来自胃左、右动脉分支,十二指肠溃疡出血则多来自胰十二指肠上动脉或胃十二指肠动脉及其分支。出血后,因血容量减少、血压降低、血流缓慢、血管破裂处血块形成等原因,出血多能自行停止,但血管侧壁出血较之断端出血更不易自止。部分病例可发生再次出血。

胃十二指肠溃疡幽门梗阻是由于DU或幽门管溃疡引起幽门括约肌反射性痉挛、幽门附近溃疡炎性水肿、溃疡在愈合过程中形成瘢痕组织所致。梗阻初期，胃因排空受阻，通过加强蠕动促进内容物排出而产生胃壁肌肉代偿性增厚。随病情发展，胃排空障碍加剧，胃代偿功能减退且胃呈高度扩大状态，终因蠕动减弱、胃内容物潴留而致呕吐，引起水、电解质紊乱和营养素的严重损失。

三、临床表现

消化性溃疡的临床表现不一，少数患者无症状，或者以出血、穿孔等并发症为首发症状。多数消化性溃疡有慢性过程、周期性发作和节律性疼痛的特点。其发作常常与不良精神刺激、情绪波动和饮食失调等有关。

1. 症状

(1) 腹痛：上腹部疼痛是本病的主要症状，可为钝痛、灼痛、胀痛甚至剧烈疼痛，或呈饥饿样不适感。疼痛多位于上腹中部、偏右或偏左。多数患者疼痛有典型的节律，与进食有关。DU 的疼痛常在餐后 2～4 小时开始出现，如不服药或进食则持续至下次进餐后才缓解，即有"疼痛-进餐-缓解"的规律，故又称空腹痛。约半数患者于午夜出现疼痛，称午夜痛。GU 的疼痛多在餐后 1 小时内出现，至下次进餐前自行消失，即有"进餐-疼痛-缓解"的规律。午夜痛也可发生，但较 DU 少见。部分患者无上述典型疼痛，而仅表现为无规律的上腹部隐痛不适，也可因并发症的出现而发生疼痛性质及节律的改变。

(2) 其他：消化性溃疡除上腹疼痛外，尚有反酸、嗳气、恶心、呕吐、食欲减退等消化不良症状，也可有失眠、多汗、脉缓等自主神经功能失调表现。

2. 体征 溃疡活动期可有剑突下固定而局限的压痛点，缓解期则无明显的体征。

3. 特殊类型的消化性溃疡

(1) 无症状性溃疡：15%～35%消化性溃疡患者无任何症状，尤以老年人多见。多因其他疾病做胃镜或 X 线钡餐检查时偶然发现，或当发生出血或穿孔等并发症时，甚至于尸体解剖时始被发现。

(2) 老年人消化性溃疡：胃巨大溃疡多见，临床表现多不典型，常无任何症状或症状不明显，疼痛多无规律，食欲不振、恶心与呕吐、消瘦、贫血等症状较突出，需与胃癌鉴别。

(3) 复合性溃疡：指胃与十二指肠同时存在溃疡，多数 DU 发生先于 GU。本病约占全部消化性溃疡的 5%，其临床症状并无特异性，但幽门梗阻的发生率较单独 GU 或 DU 高。

(4) 幽门管溃疡：较为少见，常伴胃酸分泌过多。其主要表现为餐后立即出现较为剧烈而无节律性的中上腹疼痛，对抗酸药反应差，易出现幽门梗阻、穿孔、出血等并发症。

(5) 球后溃疡：指发生于十二指肠壶腹部以下的溃疡，多位于十二指肠乳头近端。球后溃疡的夜间痛和背部放射性疼痛更为多见，并发大量出血者亦多见，药物治疗效果差。

4. 并发症

(1) 出血：出血是消化性溃疡最常见的并发症，占 15%～25%，DU 比 GU 更容易发生。常因服用 NSAID 而诱发，10%～25%以上患者消化道出血为其首发症状。胃十二指肠溃疡大出血的临床表现：①呕血和黑粪：胃十二指肠溃疡出血的主要症状为突然大量呕血或解柏油样大便，患者过去多有典型溃疡病史。呕血前出现心慌、恶心；便血前多突然有便意。呕血或便血前后常有头晕、目眩、无力、心悸，甚至昏厥。②休克：如果短期内失血量超过 400mL 时，患者可出现面色苍白、口渴、脉搏快速有力等循环系统代偿征象；当失血量超过 800mL 时，可出现明显休克现象，如出冷汗、脉搏细速、呼吸浅快、血压降低等。

(2) 穿孔：溃疡病灶向深部发展穿透浆膜层则并发穿孔，占 2%～10%。胃十二指肠溃疡急性穿孔(acute perforation)是胃十二指肠溃疡的严重并发症，起病急、变化快，病情严重，需紧急处理，若诊治不当可危及生命。

消化性溃疡穿孔的表现形式有 3 种：①急性穿孔：临床上较常见，溃疡常位于十二指肠前壁或胃前壁。穿孔后胃肠内容物渗入腹膜腔而引起急性弥漫性腹膜炎，又称游离穿孔。②慢性穿孔：溃疡穿透并与邻近器官、组织粘连，穿孔后胃肠内容物部分流入腹膜腔，又称为穿透性溃疡。穿透性溃疡所致的症状不如游离穿孔剧烈，往往表现为腹痛规律发生改变，顽固而持久，疼痛常向背部放射。③亚急性穿孔：邻近后壁的穿孔或游离穿孔较小时，只引起局限性腹膜炎，症状较急性穿孔轻且体征较局限。

胃十二指肠溃疡急性穿孔的临床表现：①症状：突然发生上腹部剧痛，呈刀割样或烧灼样，很快扩散至全腹，但以上腹为重；消化液可沿升结肠旁沟向下流至右下腹，引起右下腹痛。常伴恶心、呕吐，面色苍白、出冷汗、四肢厥冷，呈一时性昏厥或休克。其后由于大量腹腔渗出液的稀释，腹痛略有减轻；继发细菌感染后，腹痛可再次加重。②体征：

患者呈急性病容,表情痛苦,蜷曲位、不愿变换体位,腹肌强烈收缩呈舟状,腹式呼吸减弱或消失,全腹有明显的压痛和反跳痛,以上腹部最为明显;触诊,腹肌紧张呈"木板样"强直;叩诊,肝浊音界缩小或消失;听诊,肠鸣音减弱或消失。随着腹腔感染的加重,患者可出现发热、脉快,甚至肠麻痹、感染性休克。

(3) 幽门梗阻:占2%~4%。急性梗阻多因炎症水肿和幽门部痉挛所致,梗阻为暂时性,随炎症好转而缓解;慢性梗阻主要由于溃疡愈合后瘢痕收缩而呈持久性。

1) 症状:幽门梗阻使胃排空延迟,患者可感上腹饱胀不适,疼痛于餐后加重,且有反复大量呕吐,常发生在下午或晚间,呕吐物为酸腐味的宿食,含隔餐甚至隔日所进食物,大量呕吐后自觉胃部舒适,症状减轻。严重频繁呕吐可致失水和低钾性碱中毒,常继发营养不良。上腹饱胀和逆蠕动的胃型,以及空腹时检查胃内有振水音、抽出胃液量大于200mL,是幽门梗阻的特征性表现。

2) 体征:上腹隆起,有时可见胃型和蠕动波,手拍上腹可闻及振水声。

(4) 癌变:少数GU可发生癌变,癌变率在1%以下,DU则极少见。对有长期GU病史,年龄在45岁以上患者,内科积极治疗4~6周症状无好转,粪潜血试验持续阳性者,应怀疑是否癌变,需进一步做胃镜检查和(或)组织病理检查,以尽早发现癌变。

四、实验室及其他检查

1. **胃镜检查和胃黏膜活检** 是确诊消化性溃疡的首选检查方法。胃镜检查可直接观察溃疡部位、病变大小、性质,并可在直视下取活组织做病理检查和Hp检测。其诊断的准确性高于X线钡餐检查。

2. **X线钡餐检查** 溃疡的X线的直接征象是龛影,对溃疡诊断有确诊价值。适应于对胃镜检查有禁忌或不愿意接受胃镜检查者。

3. **Hp检测** 主要包括快速尿素酶试验、组织学检查、^{13}C或^{14}C尿素呼气试验和血清学试验等,其中^{13}C或^{14}C尿素呼气试验检测Hp感染的敏感性和特异性均较高,其结果可作为选择根除Hp治疗方案的依据。

4. **粪潜血试验** 潜血试验阳性提示溃疡有活动,如果GU患者持续阳性,应怀疑癌变的可能。

5. **诊断性腹腔穿刺** 胃十二指肠溃疡急性穿孔临床表现不典型的病例,必要时可行腹腔诊断性穿刺检查以帮助诊断,穿刺抽出液可含胆汁或食物残渣。

五、诊断要点

根据本病具有慢性病程、周期性发作和节律性中上腹疼痛等特点,可做出初步诊断。但确诊需要依靠X线钡餐检查和胃镜检查结果。根据病史、症状和体征可作出胃十二指肠溃疡出血、穿孔、幽门梗阻的初步诊断。X线检查患者有膈下游离气体、腹腔穿刺可抽出白色或黄色混浊液体等可明确诊断胃十二指肠溃疡穿孔。X线检查胃扩张、张力减低、排空延迟和内镜检查胃内有大量潴留的胃液、食物残渣可明确诊断幽门梗阻。

六、治疗要点

治疗的目的在于消除病因、缓解症状、愈合溃疡、防止复发和防治并发症。

(一) 降低胃酸的药物治疗 包括抗酸药和抑制胃酸分泌药两类。抗酸药与胃内盐酸作用形成盐和水,使胃酸降低,对缓解溃疡疼痛症状有较好效果,常用的碱性抗酸药有氢氧化铝、氢氧化镁及其复方制剂等。但如果长期大量应用时,副作用较大,故很少单一应用抗酸药来治疗溃疡。

临床上目前常用的抑制胃酸分泌药有H_2受体拮抗剂(H_2RA)和质子泵抑制剂(PPI)两大类。H_2RA的作用机制是主要通过选择性竞争结合H_2受体,使壁细胞分泌胃酸减少。常用药物有西咪替丁每日800mg,雷尼替丁每日300mg,法莫替丁每日40mg,分2次口服或睡前顿服,服药后基础胃酸分泌特别是夜间胃酸分泌明显减少。PPI使壁细胞分泌胃酸的关键酶,即H^+-K^+-ATP酶失去活性,从而阻滞壁细胞内的H^+转移到胃腔而抑制胃酸分泌,其抑制胃酸分泌作用较H_2RA更强,作用更持久。常用的药物有奥美拉唑20mg、兰索拉唑30mg、泮托拉唑40mg,每日1次口服。PPI与抗生素的协同作用较H_2RA好,所以,可以作为根除Hp治疗方案的基础用药。对Hp阴性的溃疡,服用任何一种H_2RA或PPI,DU疗程一般为4~6周,GU为6~8周。

(二) 根除Hp治疗 对于Hp阳性的消化性溃疡患者,应首先给予根除Hp治疗。目前多采用PPI或胶体铋剂为基础加上两种抗生素的三联治疗方案。例如,奥美拉唑每日40mg或枸橼酸铋钾每日 480mg,阿莫西林每日 2 000mg 及甲硝唑每日 800mg,分 2 次服,疗程 7 天,可有效根除 Hp 感染。

（三）保护胃黏膜治疗 常用的胃黏膜保护剂有硫糖铝和枸橼酸铋钾(CBS)。硫糖铝和枸橼酸铋钾能黏附在溃疡面上形成一层保护膜,从而阻止胃酸和胃蛋白酶侵袭溃疡面。此外,还可促进内源性前列腺素的合成和刺激表皮生长因子的分泌,使上皮重建,增加黏液及碳酸氢盐的分泌。硫糖铝常用剂量为每次 1.0g,每日 4 次；CBS 每次 120mg,每日 4 次,1 个疗程为 4 周。此外,前列腺素类药物,如米索前列醇,亦具有增加胃黏膜防御能力的作用。

（四）并发症的治疗

1. 胃十二指肠溃疡急性穿孔的治疗

(1) 非手术治疗

1) 适应证：①一般情况良好,症状及体征较轻的空腹状态下溃疡穿孔；②穿孔超过 24 小时,腹膜炎已局限；③胃十二指肠造影证实穿孔已封闭；④无出血、幽门梗阻及恶变等并发症者。

2) 治疗措施：①禁食、持续胃肠减压；②输液和营养支持：予以静脉输液,以维持水、电解质平衡,同时给予营养支持,保证热量的供给；③控制感染：全身性应用抗生素,以控制感染；④给予 H_2 受体阻断剂或质子泵拮抗剂等抑酸药物；⑤严密观察病情变化：若经非手术治疗 6～8 小时后病情不见好转反而加重者,应立即改为手术治疗。

(2) 手术治疗,包括单纯穿孔缝合术和彻底性溃疡切除术。

1) 单纯穿孔缝合术：即缝合穿孔处并加大网膜覆盖,适用于：①穿孔时间超过 8 小时,腹腔内感染及炎症水肿严重者；②以往无溃疡病史或有溃疡病史未经正规内科治疗,无出血、梗阻并发症者；③有其他系统器质性疾病不能耐受急诊状态下彻底性溃疡切除手术者。

2) 彻底性溃疡切除手术：若患者一般情况较好,有幽门梗阻或出血史,穿孔在 8 小时以内、腹腔内炎症和胃十二指肠壁水肿较轻者,可行彻底性溃疡切除手术。常用的手术方式有胃大部分切除术,对十二指肠溃疡穿孔可选用穿孔缝合术加高选择性迷走神经切断术或选择性迷走神经切断术加幽门成形术。

胃大部分切除术：是最常用的方法。胃大部分切除术治疗溃疡的原理：①切除胃窦部,减少 G 细胞分泌促胃液素引起的体液性胃酸分泌；②切除大部分胃体,减少了能分泌胃酸、胃蛋白酶的壁细胞和主细胞数量；③切除溃疡本身及溃疡的好发部位。切除范围为胃远侧 2/3～3/4,包括胃体的远侧部分、胃窦部、幽门和十二指肠壶腹部的近侧。

胃大部切除的术式包括：①毕(Billroth)Ⅰ式胃大部切除术：多用于治疗胃溃疡。即切除远端胃大部后将残胃与十二指肠吻合(图 4-4-1)。该术式的优点是重建后的胃肠道接近正常解剖生理状态,胆汁、胰液反流入残胃较少,术后因胃肠功能紊乱而引起的并发症亦较少。缺点是有时为避免残胃与十二指肠吻合口的张力过大致使切除胃的范围不够,增加了术后溃疡复发机会。②毕(Billroth)Ⅱ式胃大部切除术：适用于各种胃十二指肠溃疡,特别是十二指肠溃疡者。手术切除远端胃大部后,残胃与空肠吻合,十二指肠残端关闭(图 4-4-2)。十二指肠溃疡切除困难时可行溃疡旷置。该术式优点是即使切除较多,胃空肠吻合口也不致张力过大,术后溃疡复发率低。缺点是胃空肠吻合改变了正常的解剖生理关系,术后发生肠道功能紊乱的可能性较毕Ⅰ式多。③胃大部切除后胃空肠 Roux-en-Y 吻合术：胃大部切除后关闭十二指肠残端,在距十二指肠悬韧带 10～15cm 处切断空肠,将残胃和远端空肠吻合(图 4-4-3)。此法临床使用较少,但有防止术后胆胰液进入残胃的优点。

胃迷走神经切断术：此手术方法目前临床较少应用。迷走神经切断术治疗溃疡的原理：①阻断迷走神经对壁细胞的刺激,消除神经性胃酸分泌；②阻断迷走神经引起的促胃液素分泌,减少体液性胃酸分泌。

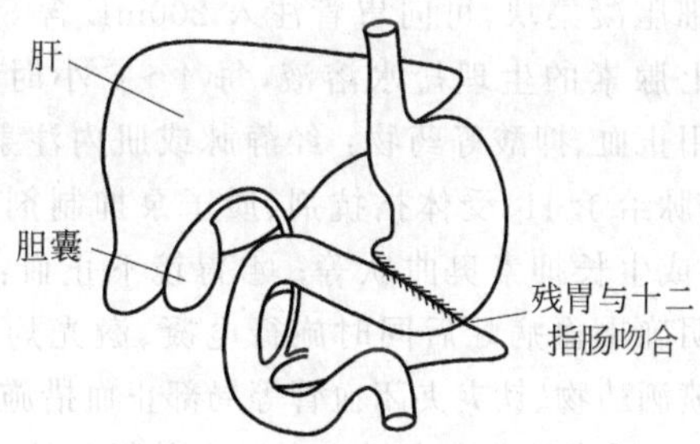

图 4-4-1 毕Ⅰ式胃大部切除术

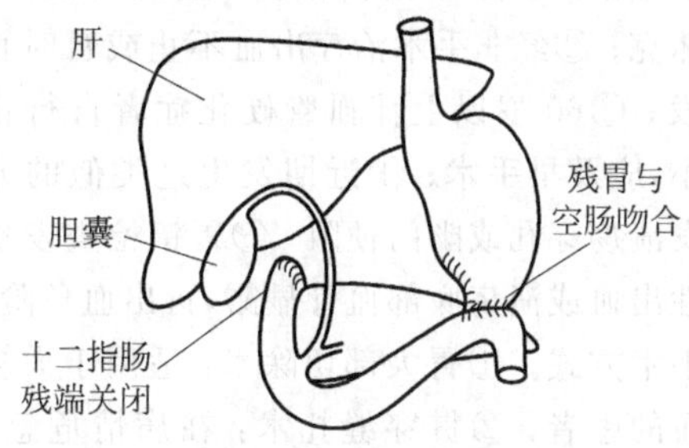

图 4-4-2 毕Ⅱ式胃大部切除术

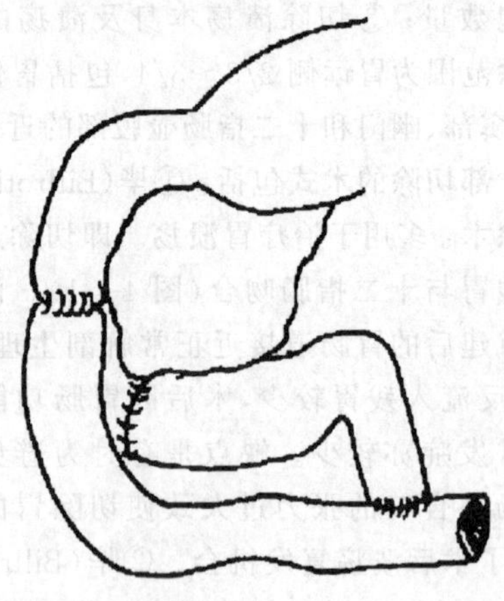

图 4-4-3 胃空肠 Roux-en-Y 吻合术

胃迷走神经切断术可分为 3 种类型：①迷走神经干切断术(truncal vagotomy)；②选择性迷走神经切断术(selective vagotomy)；③高选择性迷走神经切断术(highly selective vagotomy)。

胃十二指肠溃疡瘢痕性幽门梗阻、内科治疗无效的顽固性溃疡以及疑有胃溃疡癌变者以手术治疗为主。最常用的术式是胃大部切除术。但年龄较大、身体情况极差或并发其他严重内科疾病者，可行胃空肠吻合加迷走神经切断术。

2. 胃十二指肠溃疡出血治疗 胃十二指肠溃疡出血是上消化道大出血中最常见的原因，约占50%以上，有非手术治疗和手术治疗，其中 5%～10%需要手术治疗。

(1) 非手术治疗。①补充血容量：快速输液、输血；②禁食、留置胃管：用生理盐水冲洗胃腔，清除血细胞凝集块，可向胃管注入 200mL 含 8mg 去甲肾上腺素的生理盐水溶液，每 4～6 小时 1 次；③应用止血、抑酸等药物：经静脉或肌内注射巴曲酶，静脉给予 H_2 受体拮抗剂、质子泵抑制剂(奥美拉唑)或生长抑素奥曲肽等；④胃镜下止血：胃镜检查明确出血病灶后同时施行电凝、激光灼凝、注射或喷洒药物、钛夹夹闭血管等局部止血措施。

(2) 手术治疗。大量出血经内科紧急处理无效可行手术治疗。手术指征：①严重大出血，短期内出现休克；②经非手术治疗出血不止或暂时止血后又复发；③60 岁以上伴血管硬化症者自行止血机会较小，应及早手术；④近期发生过类似的大出血或并发溃疡穿孔或幽门梗阻；⑤胃镜检查发现动脉搏动性出血或溃疡底部血管显露，再出血危险大者。

手术方式。①胃大部切除术：适用于大多数溃疡出血的患者；②贯穿缝扎术：在病情危急，不耐受做胃大部切除术时，可采用单纯贯穿缝扎止血法；③在贯穿缝扎处理溃疡出血后做迷走神经干切断加胃窦切除或幽门成型术。

七、护理要点

(一) 疼痛护理

1. 帮助患者认识和去除病因 向患者解释疼痛的原因和机制，对其进行病因教育，以减少或去除加重和诱发疼痛的因素。

2. 指导缓解疼痛 注意观察及详细了解患者疼痛的规律和特点，并按患者疼痛特点指导缓解疼痛的方法。如 DU 表现为空腹痛或午夜痛，指导患者准备制酸性食物(苏打饼干等)在疼痛前进食，或服用抑酸剂以防疼痛。也可采用局部热敷或针灸止痛。

在症状较重时，嘱患者卧床休息几天至 1～2 周，可使疼痛等症状缓解。病情许可的患者则应鼓励其适当活动，以分散注意力。

(二) 饮食护理 指导患者建立合理的饮食习惯和结构，也可有效避免疼痛的发作。

1. 进餐方式 患者定时进食，以维持正常消化活动的节律。在溃疡活动期，宜少食多餐，避免餐间零食和睡前进食，使胃酸分泌有规律。饮食不宜过饱，以免胃窦部过度扩张而增加促胃液素的分泌。一旦症状得到控制，应尽快恢复正常的饮食规律。进餐时注意细嚼慢咽，咀嚼可增加唾液分泌，后者具有稀释和中和胃酸的作用。

2. 食物选择 选择营养丰富、易消化的食物。症状较重的患者可以面食为主，因面食较柔软易消化，偏碱性，能有效中和胃酸，不习惯于面食则以软米饭或米粥替代。由于蛋白质类食物具有中和胃酸作用，可适量摄取脱脂牛奶，宜安排在两餐之间饮用，但牛奶中钙质的吸收反过来刺激胃酸分泌，故不宜多饮。脂肪到达十二指肠时虽能刺激小肠分泌抑促胃液素，抑制胃酸分泌，但同时又可引起胃排空减慢、胃窦扩张，致胃酸分泌增多，故脂肪摄取应适量。避免食用机械性和化学性刺激性强的食物。

(三) 用药护理 根据医嘱给患者进行药物治疗，并注意观察药效及不良反应。

1. 抗酸药 如氢氧化铝凝胶等，应在饭后 1 小时和睡前服用。服用片剂时应嚼服，乳剂给药前应充分摇匀。抗酸药应避免与奶制品同时服用，因两者相互作用可形成络合物。酸性的食物及饮料不宜与抗酸药同服。氢氧化铝凝胶能阻碍磷的吸收，引起磷缺乏症，表现为食欲不振、软弱无力等症状，甚至可导致骨质疏松；长期大量服用还可引起严重便秘、代谢性碱中毒与钠潴留，甚至造成肾损害。如服用镁制剂则易引起腹泻。

2. H_2**受体拮抗剂**　应在餐中或餐后即刻服用，也可把一日剂量在睡前服用。如需同时服用抗酸药，则两药应间隔1小时以上服用。如用于静脉给药时应注意控制速度，速度过快可引起低血压和心律失常。西咪替丁对雄性激素受体有亲和力，可导致男性乳腺发育、阳痿以及性功能紊乱；肾脏是其排泄的主要部位，用药期间应注意患者肾功能。此外，少数患者还可出现一过性肝功能损害和粒细胞缺乏，亦可出现头痛、头晕、疲倦、腹泻及皮疹等如出现上述反应，及时协助医师进行处理。药物可从母乳排出，哺乳期应停止用药。

3. **其他药物**　奥美拉唑可引起头晕，特别是用药初期，应嘱患者用药期间避免开车或做其他必须高度集中注意力的事。硫糖铝片宜在进餐前1小时服用，可有便秘、口干、皮疹、眩晕、嗜睡等不良反应；因其含糖量较高，糖尿病患者应慎用。不能与多酶片同服，以免降低两者的效价。

（四）并发症的观察与护理

1. **大出血患者的护理**　判断、观察和记录呕血、黑粪情况，定时测量脉搏、血压，观察有无口渴、肢冷、尿少等循环血量不足的表现。观察胃肠减压引流物的颜色、性状和量，以判断有无活动性出血和止血的效果。若引流物为大量鲜红色血液，或于短时间内需大量输血方能维持血压和血细胞比容，或停止输液、输血后病情又迅速恶化，提示出血还在继续，应及时通知医师，并做好手术的准备。取平卧位，暂时禁食。情绪紧张者，可给予镇静剂；输液、输血，按时应用止血药物，以治疗休克和纠正贫血。若经止血、输血后仍继续出血者，应急症手术。

2. **急性穿孔患者的护理**　严密观察患者生命体征、腹痛、腹膜刺激征、肠鸣音变化等。伴有休克者应平卧，无休克者或休克改善后改半卧位，以利于漏出的消化液积聚于盆腔最低位和引流，并可减少毒素的吸收。禁食、禁饮、胃肠减压，可减少胃肠内容物继续流入腹腔。输液，维持水、电解质平衡，应用抗生素抗感染，预防及治疗休克。做好急诊手术准备。

3. **幽门梗阻患者的护理**　完全梗阻者手术前禁食。非完全性梗阻者可予无渣半流质，以减少胃内容物潴留。输液、输血，纠正营养不良及低氯、低钾性碱中毒。对于手术者，术前3天，每晚用300～500mL温生理盐水洗胃，以减轻胃壁水肿和炎症，有利于术后吻合口愈合。

（五）心理护理　不良的心理反应可诱发或加重病情。消化性溃疡患者因疼痛刺激或发生出血、穿孔等并发症，易产生紧张、焦虑、恐惧等不良情绪，导致胃黏膜保护因素减弱，损害因素增加，使病情加重，故应为患者创造安静、舒适的环境，减少不良刺激。同时与患者多沟通，使患者了解本病的诱发因素、疾病的治疗效果，解除焦虑、紧张心理，增强治疗信心。

（六）术后护理

1. **病情观察**　术后3小时内每30分钟测量血压1次，以后改为每小时测1次，血压平稳后可延长时间。同时观察患者的脉搏、呼吸、神志、肤色、尿量、切口渗液情况。术后取平卧位，血压平稳后取低半卧位，可减轻腹部切口张力，减轻疼痛，还有利于呼吸和循环。

2. **禁食、胃肠减压**　可减轻胃肠道张力，促进吻合口的愈合。护理要点：①妥善固定胃肠减压管，防止松动和脱出。②保持胃管通畅，使之持续处于负压引流状态。③观察引流液的性质和量，术后24小时内可由胃管引流出少量血液或咖啡样液体为100～300mL；若有较多鲜血，应警惕有吻合口出血，需要及时与医师联系并处理。④注意口腔护理。⑤术后3～4天，胃肠引流液量减少，肠蠕动恢复后即可拔出胃管。

3. **输液、应用抗生素**　禁食期间静脉补充液体，为患者提供所需的水、电解质和营养素，并应用抗生素预防感染。详细记录24小时出入量，为合理输液提供依据。必要时输血浆或全血，以改善患者的营养状况或贫血，有利于吻合口和切口的愈合。

4. **饮食护理**　拔除胃管后当日可少量饮水或米汤，第2日进半量流质饮食，第3日进全量流质饮食。若进食后无腹痛、腹胀等不适，第4日可进半流质饮食，以稀饭为好。第10～14日可进软食。少食牛奶、豆类等产气食物，忌生、冷、硬和刺激性食物。注意少量多餐，开始时每日5～6餐，以后逐渐减少进餐次数并增加每次进餐量，逐步恢复正常饮食。

5. **活动**　鼓励患者术后早期活动。早期活动可促进肠蠕动，预防肠粘连，促进呼吸和血液循环，减少术后并发症。除年老体弱或病情较重者，一般术后第1日可协助患者坐起并做轻微的床上活动,第2日下床活动,第3日可在室内活动。活动量应根据患者情况而定。

6. **术后并发症的观察与护理**

(1) 术后胃出血:术后短期内从胃管引流出大量鲜血,甚至出现呕血和黑粪,尤其是在24小时后仍继续出血者,无论血压是否下降,皆可判断为术后胃出血。术后胃出血多可采用禁食、药物止血和输新鲜血等非手术疗法。若此疗法不能达到止血效果或出血量大于每小时500mL,应再次行手术止血。

(2) 倾倒综合征:以胃空肠吻合术后或迷走神经切断加胃窦切除术后较常见。一般在进食后15～30分钟内发生,因为胃大部切除术后,胃内容物减少,高渗食物快速大量进入小肠,导致大量低渗液体进入肠腔,引起血容量下降、肠管扩张。1/3的消化性溃疡手术后患者出现倾倒综合征。患者表现为上腹部饱胀不适,恶心、呕吐,肠鸣频繁,可有绞痛,继而腹泻;心悸、出汗、头晕、乏力等症状。症状持续60～90分钟后自行缓解。多数患者经调整饮食后,症状可减轻或消失。应少食多餐,避免过甜、过咸、过浓流质,以进食低糖类、高蛋白饮食为主。进餐后平卧20分钟。多数患者在术后半年至1年内逐渐自愈。极少数症状严重而持久的患者,应考虑手术治疗。

(3) 餐后低血糖综合征:是倾倒综合征的另一种形式,由于大量糖类迅速进入小肠,引起高血糖和胰岛素的释放,胰岛素的大量释放引起低血糖。症状一般出现在餐后2小时,表现为乏力、头晕、心慌、出汗、意识混乱、心动过速及焦虑等。立刻进食糖或水后,症状可以缓解。治疗餐后低血糖综合征的办法与治疗倾倒综合征相似,要指导患者每餐少食,并限制甜食的摄入。

(4) 十二指肠残端破裂:是毕Ⅱ式胃大部切除术后早期严重并发症。多为十二指肠残端处理不当,或者因空肠输入袢梗阻致十二指肠内张力过高所致。多发生在术后24～48小时,患者出现突发性上腹部剧痛、发热和腹膜刺激征;白细胞计数增加;腹腔穿刺可抽得胆汁样液体。如发生十二指肠残端破裂,立刻进行手术治疗的术前准备;术后持续负压吸引,积极纠正水、电解质和酸碱平衡失调,经静脉或空肠造瘘管提供营养支持,遵医嘱使用广谱抗生素抗感染,用氧化锌软膏保护引流管周围皮肤。

(5) 吻合口破裂或吻合口瘘:是胃大部切除术后的早期严重并发症之一。与缝合不当、吻合口张力过大、组织供血不足有关,贫血、低蛋白血症和组织水肿者易发生。多发生在术后1周,患者出现高热、脉速等全身中毒症状,腹膜炎以及腹腔引流管引流出含肠内容物的混浊液体。如发生较晚,多形成局部脓肿或外瘘。

(6) 胆汁反流性胃炎:手术切除或重建了幽门,可导致碱性反流性胃炎。由于长时间接触胆汁,特别是胆盐,引起胃黏膜损伤。慢性胃炎会导致H^+反流,使溃疡在术后复发。反流性胃炎的症状包括持续的上腹部不适,特别在进食后,呕吐可暂时减轻不适症状。考来烯胺可与胆盐结合,治疗有效。制酸剂氢氧化铝也可用于治疗。

(7) 观察和预防迷走神经切除术后并发症:复发性溃疡、腹泻、胃小弯坏死穿孔和胃潴留等。

1) 复发性溃疡:目前迷走神经切断术治疗溃疡病的复发率仍很高,与术前对术式选择不当、迷走神经切断不完善、胆汁反流等有关。一般多发生在术后2年内,原有溃疡症状重新出现,易发生出血和穿孔,应注意观察。

2) 腹泻:为比较常见的并发症,表现为进食后肠蠕动亢进、肠鸣、腹痛、腹泻,排出水样便而自行缓解,与迷走神经切断方式有很大关系。迷走神经干切断术及选择性迷走神经切断术未附加胃引流术,腹泻发生率则较高,而高选择性迷走神经切断术后腹泻发生率仅＜1%。护理要点:指导患者遵医嘱口服抑制肠蠕动的药物,对频繁腹泻者做好饮食指导和肛周皮肤护理。

3) 胃小弯坏死穿孔:为少见但很严重的并发症,多见于高选择性迷走神经切断术后。与手术时分离胃小弯的血管范围过广,甚至损伤胃壁,特别是同时损伤胃短血管,造成胃小弯胃壁缺血、坏死和穿孔有关。临床表现为突然上腹部疼痛及弥漫性腹膜炎症状。护理要点为,一旦发生,病情较严重,护理人员应严密观察患者变化,完善各项手术准备,安抚患者以配合手术。

4) 胃潴留:常见于迷走神经切断术和选择性迷走神经切断术。多发生在术后3～4天,表现为拔除胃管后有上腹饱胀不适,呕吐所进食物或带有胆汁。检查可见上腹部明显饱满及隆起。钡剂检查可见胃扩张,伴有大量液体潴留,胃壁张力减退,蠕动消失,无排空现象,但以手推压,钡剂能通过吻合口或幽门。小肠功能正常。以上症状一般在术后1～2周逐渐消失,也有严重而顽固的。护理要点:禁食,持续胃肠减压,高渗温盐水洗胃,静脉输液,保持水电解质平衡和营养。

(张金华)

第5章 胃癌患者的护理

胃癌(gastric carcinoma)是最常见的恶性肿瘤之一,男性胃癌的发病率和死亡率均高于女性,男女之比约为2∶1,好发年龄在50岁以上。以日本、智利及其他东亚国家高发。我国的发病率亦较高,据中国癌症统计数据显示,2015年,胃癌分别列我国男性、女性常见恶性肿瘤的第二位和第三位。2015年的胃癌新发病例和死亡病例分别达到67.9万和49.8万。

一、病因及发病机制

胃癌的病因尚未完全清楚,目前认为其发生与下列因素有关:

1. **地域环境** 胃癌发病有明显的地域差别,在我国的西北与东部沿海地区胃癌发病率明显高于南方地区。在世界范围内,日本发病率最高,而美国则很低。生活在美国的第二代、第三代日裔移民的发病率逐渐降低,表明地域生活环境对胃癌的发生有较大影响。

2. **饮食生活** 流行病学研究表明,多吃新鲜水果和蔬菜可降低胃癌的发生。经常食用霉变、腌制及熏烤食物,可增加胃癌发生的危险性。这些食物含硝酸盐浓度较高,硝酸盐可在胃内受细菌硝酸盐还原酶的作用形成亚硝酸盐,再与胺结合成致癌物亚硝胺。高盐饮食致胃癌危险性增加的机制尚不清楚,可能与高浓度盐造成胃黏膜损伤,使黏膜易感性增加而协同致癌作用有关。

3. **幽门螺杆菌感染** 是引发胃癌的主要因素之一。Hp感染的人群中,胃癌的发病率是Hp阴性者的3～6倍。胃癌高发区人群Hp感染率高。Hp诱发胃癌的可能机制有:①Hp感染引起胃黏膜慢性炎症并通过加速黏膜上皮细胞的过度增殖导致畸变致癌;②Hp能促使硝酸盐转化为亚硝酸盐及亚硝胺而致癌;③Hp的毒性产物促进胃黏膜上皮细胞变异。故控制Hp感染在胃癌防治中的作用已受到高度重视。

4. **癌前疾病和癌前病变** 癌前疾病是指一些与胃癌发生相关的胃良性疾病,有发生胃癌的危险性,如慢性萎缩性胃炎、胃息肉、胃溃疡、残胃炎;癌前病变是指较易转变为癌组织的病理学变化,但本身尚不具备恶性特征。胃黏膜上皮细胞的不典型增生属于癌前病变,可分为轻、中、重三度,重度不典型增生与分化较好的早期胃癌有时很难区分。

5. **遗传因素** 研究发现与胃癌患者有血缘关系的亲属,其胃癌发病率较对照组高4倍,其一级亲属患胃癌的比例显著高于二、三级亲属,说明遗传因素起一定作用。

二、病理

约50%以上的胃癌好发于胃窦部,其次为贲门部,发生在胃体者较少。

1. **大体分型** 根据胃癌发展所处的阶段,可分为早期胃癌和进展期胃癌。

(1) 早期胃癌:指癌组织浸润深度不超过黏膜下层,不论病灶大小或有无局部淋巴结转移。癌灶直径在5mm以下称微小胃癌;10mm以下称小胃癌;癌灶更小仅在胃镜黏膜活检时诊断为胃癌,但切除后的标本未见癌组织,称"一点癌"。早期胃癌形态可分3型:①Ⅰ型隆起型:癌灶突向胃腔。②Ⅱ型浅表型:癌灶比较平坦,没有明显的隆起与凹陷,有三个亚型:Ⅱa浅表隆起型,Ⅱb浅表平坦型,Ⅱc浅表凹陷型。③Ⅲ型凹陷型:为较深的溃疡。

(2) 进展期胃癌:较多见,包括中、晚期胃癌。癌组织超出黏膜下层,已侵入肌层者为中期,侵及浆膜下层或是超出浆膜层外浸润至邻近脏器或有转移者为晚期胃癌。按国际上采用Bormann分类法将其分为4型,①BormannⅠ型(息肉型,也叫肿块型):为边界清楚突入胃腔的菜花状癌灶,最少见。②BormannⅡ(溃疡局限型):为边界清楚、略隆起而中央凹陷的溃疡,较常见。③BormannⅢ(溃疡浸润型):为边缘模糊不清的浸润性溃疡状癌灶,最常见;癌组织向周围浸润。④BormannⅣ(弥漫浸润型):癌组织沿胃壁各层向四周弥漫浸润生长,边界不清。若胃壁受累致胃腔缩小、胃壁增厚、僵硬,呈革囊状,称皮革胃。此型恶性程度最高,转移较早,预后最差。

2. **组织学分型** 世界卫生组织(WHO)2 000年将胃癌分为:①腺癌(肠型和弥漫型);②乳头状腺癌;③管状腺癌;④黏液腺癌;⑤印戒细胞癌;⑥腺鳞癌;⑦鳞状细胞癌;⑧小细胞癌;⑨未分化癌;⑩其他。胃癌绝大部分为腺癌。

3. **扩散与转移**

(1) 直接浸润:贲门胃底癌易侵及食管下端,胃窦癌可向十二指肠浸润。胃癌可由原发部位向纵深浸润发展,穿破浆膜后,易扩散至大网膜、结肠、肝、脾、胰腺等邻近器官。

(2) 淋巴转移:是胃癌的主要转移途径,早期胃癌可有淋巴转移,进展期胃癌的淋巴转移率高达70%左右。胃癌的淋巴结转移率与肿瘤浸润深度呈正相关。引流胃的区域淋巴结有16组,分为腹腔淋巴结群、幽门上淋巴结群、幽门下淋巴结群和胰脾淋巴结群。胃的淋巴液最后经胃周围淋巴结汇入腹腔淋巴结,可经乳糜池和胸导管进入左颈静脉。一般情况下胃癌的转移是按淋巴流向转移,但也可发生跳跃式淋巴转移。终末期胃癌可经胸导管向左锁骨上淋巴结转移,或经肝圆韧带转移到脐周。

(3) 血行转移:最常见转移至肝,其他为肺、胰、肾、骨骼等处。

(4) 腹腔种植:当胃癌组织浸润穿透浆膜后,癌细胞可脱落种植于腹膜和脏器表面形成转移结节。在女性患者可发生卵巢转移性肿瘤,称Krukenberg瘤。癌细胞广泛播散时,可形成大量癌性腹水。

4. **临床病理** 分期国际抗癌联盟制定的TNM分期,是现今通用的分期标准,对治疗方法的选择有重要意义。分期的病理依据主要是肿瘤浸润深度、淋巴结以及远处转移情况。

T指癌肿浸润胃壁深度。T_1:肿瘤侵及固有层、黏膜肌层或黏膜下层;T_2:肿瘤浸润至固有肌层;T_3:肿瘤穿透浆膜下结缔组织而未侵犯脏腹膜或邻近结构;T_{4a}:肿瘤侵犯浆膜,T_{4b}:肿瘤侵犯邻近组织或脏器。N表示局部淋巴结的转移状况。N_0:无淋巴结转移;N_1:1~2个区域淋巴结转移;N_2:3~6个区域淋巴结转移;N_3:7个以上区域淋巴结转移。M代表肿瘤远处转移的情况。M_0:无远处转移;M_1:有远处转移。根据TNM的不同组合可将胃癌划分为Ⅰ~Ⅳ临床病理分期(表4-5-1)。

表 4-5-1 胃癌的临床病理分期

	N_0	N_1	N_2	N_3
T_1	ⅠA	ⅠB	ⅡA	ⅡB
T_2	ⅠB	ⅡA	ⅡB	ⅢA
T_3	ⅡA	ⅡB	ⅢA	ⅢB
T_{4a}	ⅡB	ⅢA	ⅢB	ⅢC
T_{4b}	ⅢB	ⅢB	ⅢC	ⅢC
任何T,M_1	ⅣB	ⅣB	ⅣB	ⅣB

三、临床表现

1. **症状** 早期胃癌多无明显症状,部分患者可有上腹隐痛、嗳气、反酸、食欲减退等消化道症状,无特异性。胃窦癌常出现类似十二指肠溃疡的症状,按慢性胃炎和十二指肠溃疡治疗,症状可暂时缓解,易被忽视。随着病情的进展,症状日益加重,常有上腹疼痛、食欲不振、呕吐、乏力、消瘦等症状。不同部位的胃癌有其特殊表现:贲门胃底癌可有胸骨后疼痛和进行性哽噎感;幽门附近的胃癌可有呕吐宿食的表现;肿瘤溃破血管后可有呕血和黑粪。

2. **体征** 胃癌早期无明显体征,仅可有上腹部深压不适或疼痛;晚期可扪及上腹部肿块。若出现远处转移时,可有肝大、腹水、锁骨上淋巴结肿大等。

四、实验室及其他检查

1. **胃镜检查** 是诊断胃癌最可靠的方法。可直接观察病变的部位、性质和范围,并取黏膜活检。为提高诊断的阳性率,要多处取活检,应在病灶边缘与正常交界处至少取6块以上。电子胃镜能了解肿瘤侵犯胃壁的深度以及周围脏器和淋巴结有无转移,有助于胃癌临床分期。早期胃癌可表现为小的息肉样隆起或凹陷;进展期胃癌可见肿瘤表面多凹凸不平、糜烂、有污秽苔,活检易出血;也可呈深大溃疡,底部覆有污秽灰白苔,溃疡边缘呈结节状隆起，无聚合皱襞，病变处无蠕动。

2. **影像学检查**

(1) X线钡餐检查：目前仍是诊断胃癌的常用方法，进展期胃癌的X线诊断率可达90%以上。气钡双重造影可发现较小而表浅的病变。结节型胃癌表现为突向腔内的充盈缺损；溃疡型胃癌主要显示胃壁内龛影，黏膜集中、中断、紊乱和局部蠕动波不能通过；浸润型胃癌可见胃壁僵硬、蠕动波消失，呈狭窄的"革袋状胃"。

(2) CT检查：螺旋增强CT检查在评价胃癌病变范围、局部淋巴结转移和远处转移方面具有较高的价值，是手术前判断肿瘤N分期和M分期的首选方法。

(3) 正电子发射成像检查(PET)：可判断淋巴结与远处转移灶情况，准确性较高。

3. **实验室检查** 大便隐血试验常呈持续阳性。部分患者肿瘤标志物癌胚抗原(CEA)、CA19-9和CA125可升高，但目前仅作为判断肿瘤预后和治疗效果的指标，无助于胃癌的诊断。

五、诊断要点

确诊主要依据内镜加活检以及X线钡餐。早期确诊是根治胃癌的前提。有下列情况应及早或定期胃镜检查：①40岁以上，既往无胃病史而出现上消化道症状者，或已有溃疡病史但症状和疼痛规律明显改变者；②有胃癌家族病史者；③有胃癌前期病变者，如慢性萎缩性胃炎、胃溃疡、胃息肉、胃大部切除病史者；④有原因不明的消化道慢性失血或短期内体重明显减轻者。

六、治疗要点

早期发现、早期诊断和早期治疗是提高胃癌疗效的关键。外科手术是治疗胃癌的主要手段，对于中晚期胃癌，积极辅以化学治疗、放射治疗及免疫治疗等综合治疗以提高疗效。

1. **手术治疗** 分为根治性手术和姑息性手术两类。

(1) 根治性手术。原则为彻底切除胃癌原发灶，按临床分期标准清除胃周围的淋巴结，重建消化道。常用的胃切除术包括全胃切除术、远端胃切除术、近端胃切除术。切除范围：胃切断线要求距癌肿边缘至少5cm；远侧部癌应切除十二指肠第一部3～4cm，近侧部癌应切除食管下端3～4cm。保证切缘无肿瘤残留。

(2) 姑息性切除术。是指原发灶无法切除，针对由于胃癌导致的梗阻、穿孔、出血等并发症状而做的手术，如胃切除术、胃空肠吻合术、空肠造口，穿孔修补术等。

2. **化学治疗** 是最主要的辅助治疗方法，对有转移淋巴结癌灶的早期胃癌及全部进展期胃癌在术前、术中及术后使用化疗，以抑制癌细胞的扩散、杀伤残存的癌细胞及防止复发和转移，从而提高手术效果。晚期胃癌化疗主要是改善症状，延缓肿瘤的发展速度，改善生存质量及延长生存期。常用胃癌化疗给药途径有口服、静脉、腹膜腔、动脉插管区域灌注给药等。常用药物有替加氟(tegafur，FT207)、氟尿嘧啶(fluorouracil，5-FU)、丝裂霉素(mitomycin，MMC)、多柔比星(adriamycin，DM)、顺铂(CDDP)、依托泊苷(VP-16)、亚叶酸钙(CF)。为提高疗效，减轻化疗毒副作用，常选用多种化疗药物联合应用。临床上常用的化疗方案：FAM方案(氟尿嘧啶、多柔比星、丝裂霉素)、MF方案(丝裂霉素、氟尿嘧啶)、ELP方案(亚叶酸钙、氟尿嘧啶、依托泊苷)。

3. **其他治疗** 胃癌对放疗的敏感性较低，较少采用。胃癌的免疫治疗包括非特异生物反应调节剂、细胞因子以及过继性免疫治疗等的临床应用。靶向治疗包括曲妥珠单抗、贝伐珠单抗和西妥昔单抗，在晚期胃癌的治疗有一定效果。

七、护理要点

(一) 术前护理

1. **心理护理** 术前安慰患者，耐心解答患者的问题，消除患者不良心理，增强对手术的信心。护士还应鼓励家属和朋友给予患者关心和支持，使其能积极配合治疗和护理，避免意外发生。

2. **饮食护理** 给予高蛋白、高热量、高维生素、低脂肪、易消化和少渣食物，少食多餐，术前1日进流质饮食，术前12小时禁食、禁饮。不能进食者，应遵医嘱予以静脉补液，补充足够的热量，必要时输血浆或全血，以提高患者手术耐受力，促进术后早期康复。

3. **放置胃管** 术日晨放置胃管，使胃保持空虚，防止麻醉及手术过程中呕吐、误吸，便于术中操作，减少手术时腹腔污染。

4. **保持体液平衡** 并发幽门梗阻者，注意纠正水、电解质失衡，术前3日每晚用300～500mL温生理盐水洗胃,记录胃潴留量,以减轻胃黏膜水肿,有利于吻合口愈合。

5. **肠道准备** 术前3天给患者口服肠道不易吸收的抗生素,必要时清洁肠道。

(二) 术后护理

1. **病情观察** 术后每半小时测量1次血压,以后改为每小时测1次,一般观察4～6小时病情平稳即可。同时观察脉搏、呼吸、神志、肤色、尿量、切口渗液情况。

2. **体位** 全身麻醉清醒前取去枕平卧位,头偏向一侧,以免呕吐时发生误吸。全身麻醉清醒后若血压平稳取低半卧位,保持腹肌放松,减轻伤口疼痛,有利于呼吸和循环以及腹腔渗出液积聚于盆腔,一旦感染,便于引流。

3. **呼吸训练** 鼓励患者深呼吸,有效咳嗽、咳痰,预防肺部感染的发生。

4. **禁食、胃肠减压** 可减轻胃肠道张力,促进吻合口的愈合。护理时需注意:①妥善固定胃肠减压管,防止松动和脱出;更换固定用胶布时,应确保胃管固定在规定的位置。②保持胃管通畅,使之持续处于负压引流状态;可用少量生理盐水冲洗胃管,防止胃管堵塞。③观察引流液的色、质和量。术后24小时内可由胃管引流出少量暗红色或咖啡样液体100～300mL。若有较多鲜血,持续不止,应警惕有吻合口出血,需及时通知医师并协助处理。④口腔护理:给予超声雾化吸入,每日2次,减轻患者咽喉疼痛并使痰液易于咳出。⑤术后3～4天,胃肠引流液量减少,肠蠕动恢复后即可拔除胃管。

5. **保持腹腔引流通畅** 术后放置腹腔引流管的目的是及时引流腹腔内的渗血、渗液,避免腹腔内液体积聚致继发感染和脓肿形成。护理时需注意:①妥善固定引流管:患者卧床时引流管固定于床旁,起床时固定于上身衣服;引流管的长度要适宜,过短则易脱出,过长则易扭曲。②保持引流通畅:确保有效的负压吸引,防止引流管被血块堵塞;避免引流管受压、扭曲和折叠。③观察、记录引流液的色、质和量:若术后腹腔引流液变混浊并带有异味,同时伴有腹痛和体温下降后又上升,应考虑为腹腔内感染,需及时通知医师处理。④严格无菌操作:每日更换引流袋,防止感染。

6. **镇痛** 术后患者适当应用止痛药物。

7. **用药护理** 禁食期间静脉补充液体,准确记录24小时出入水量,为合理输液提供依据,避免水、电解质失衡及用抗生素预防感染。必要时输血浆或全血,以改善患者的营养状况,有利于吻合口和切口的愈合。

8. **饮食护理** 术后24～48小时肠蠕动恢复后可拔除胃管,拔胃管后当日可少量饮水或米汤,每次4～5汤匙,1～2小时一次;第2日进半量流质,每次50～80mL;第3日进全量流质,每次100～150mL,以蛋汤、菜汤、藕粉为宜;若进食后无腹痛、腹胀等不适,第4日可进半流质饮食,如稀饭;第10～14日可进软食。少食产气食物,忌生、冷、硬和刺激性食物。注意少量多餐,开始每日5～6餐,以后逐渐减少进餐次数并增加每次进餐量,逐步恢复正常饮食。

9. **活动和休息** 鼓励患者术后早期活动。除年老体弱或病情较重者,一般术后第1日坐起并做轻微的床上活动;第2日协助患者下地,床边活动;第3日可在室内活动。活动量应根据患者个体差异而定。早期活动可促进肠蠕动,预防肠粘连,促进呼吸和血液循环,减少术后并发症。卧床期间,每2小时翻身1次。

10. **术后并发症的观察与护理**

(1) 术后出血:包括胃或腹腔内出血。①严密观察病情。生命体征、心率、神志、胃肠减压引流液和腹腔引流液色、质、量。②禁食和胃肠减压。术后24小时内胃管中可引流出少量暗红色或咖啡色液体,一般不超出300mL,且逐渐转清。如果从胃管中引流出大量鲜红色血液,持续不断,提示有术后出血,应及时报告医师,禁食,给予胃肠减压。③观察腹腔引流液的性状、颜色、量,如果引流出大量新鲜血性液体,应怀疑有腹腔内出血,应及时通知医师紧急处理。④止血和输血。若发生胃出血或腹腔出血,绝大多数可通过保守治疗(包括禁食、止血、输新鲜血)而停止,若积极药物治疗未能止血或出血量大于每小时500mL时,无论血压是否下降,应及时再次行手术止血。

(2) 胃肠吻合口破裂或瘘:少见,多发生在术后5～7日,可引起严重腹膜炎。护理要点:做好充足的术前胃和肠道准备,术后维持有效的胃肠减压,保护张口周围的皮肤,遵医嘱给予支持治疗,合理应用抗生素,促使吻合口自愈。

(3) 十二指肠残端破裂:多发生在术后3～6日,表现为右上腹突发剧痛和局部明显压痛,腹肌紧张等急性弥漫性腹膜炎症状,酷似急性穿孔,需立即行手术治疗。护理要点见本章"胃肠吻合口破裂或瘘"的护理。

(4) 术后梗阻：根据梗阻部位分为输入段梗阻、吻合口梗阻(包括机械性梗阻和胃吻合口排空障碍)和输出段梗阻。共同症状是术后短期内再次出现恶心、腹胀、大量呕吐、不能进食,甚至腹痛和停止肛门排便、排气。护理需注意,①禁食、胃肠减压,记录出入水量。②维持水、电解质酸碱平衡,给予肠外营养支持,纠正低蛋白血症。③对因残胃蠕动无力所致的胃排空障碍者,应用促胃动力药,如多潘立酮(吗丁啉)等。④加强心理护理,缓解其手术后因长时间不能进食所致焦虑、抑郁。⑤若经非手术处理梗阻症状仍不能缓解,应做好手术处理的各项准备。

(5) 倾倒综合征与低血糖综合征：见本篇第4章"消化性溃疡患者的护理"。

(6) 碱性反流性胃炎：多发生于术后数月至数年,由于碱性十二指肠液、胆汁反流入胃,破坏了胃黏膜的屏障作用所致。主要临床表现,①剑突下持续性烧灼痛,进食后加重,制酸剂无效。②呕吐物含胆汁,吐后疼痛不减轻。③体重减轻或贫血。症状轻者用 H_2 受体拮抗剂、考来烯胺(消胆胺)等治疗,严重者需手术治疗。

(7) 吻合口溃疡：多数发生在术后2年内,主要症状为溃疡病症状重现,可有消化道出血；纤维胃镜检查可明确诊断,可行手术治疗。

(8) 营养性并发症：由于胃肠道吸收功能紊乱或障碍所致,常见有营养不良、贫血、腹泻、脂肪泻、骨病等。加强饮食调节,食用高蛋白、低脂食物,补充铁剂和足量维生素。

(三) 健康指导

1. **疾病预防指导**　对健康人群开展卫生宣教,提倡多食富含维生素C的新鲜水果、蔬菜,多食肉类、鱼类、豆制品和乳制品；避免高盐饮食,少进咸菜、烟熏和腌制食品；食物储存要科学,不食霉变食物。术后1年内胃容量受限,应少量多餐,富含营养、易消化,忌生、冷、硬、油煎、酸、辣、浓茶等刺激性饮料及易产气食物,戒烟酒。对胃癌高危人群,如中度或重度胃黏膜萎缩、中度或重度肠化生、不典型增生或有胃癌家族史者应遵医嘱给予根除幽门螺杆菌治疗。对癌前状态者,应定期检查,以便早期诊断及治疗。

2. **生活指导**　指导患者运用适当的心理防卫机制,保持乐观态度,以积极的心态面对疾病。指导患者有规律生活,保证充足的睡眠,根据病情和体力,适量活动,增强机体抵抗力。注意个人卫生,特别是体质衰弱者,应做好口腔、皮肤黏膜的护理,防止感染发生。

3. **疾病及用药指导**　指导患者合理使用止痛药,并应发挥自身积极的应对能力,以提高控制疼痛的效果。术后化疗、放疗期间定期复诊,检查肝功能、血常规等,注意预防感染。术后初期每3个月复查一次,以后每半年复查一次,至少复查5年,以监测病情变化和及时调整治疗方案。教会患者及家属如何早期识别并发症,及时就诊。

(全三丽)

第6章 小肠疾病患者的护理

第1节 小肠的结构与生理功能

一、解剖结构

小肠分十二指肠、空肠和回肠3部分。小肠起自胃幽门，回肠末端连接盲肠。正常成人小肠全长3～5m。十二指肠呈C形，长约25cm，位置深且固定，其与空肠的分界处为十二指肠悬韧带（Treitz韧带）所固定。空肠与回肠间并无明确的界限，一般将空肠和回肠的上2/5段称空肠，下3/5段称回肠，二者通过扇形的小肠系膜固定于腹后壁，活动性甚大。小肠肠壁的组织结构由外至内分浆膜层、肌层、黏膜下层和黏膜层4层。

空肠和回肠的血液供应来自腹主动脉分支肠系膜上动脉。该动脉在胰腺颈部下缘穿出，跨过十二指肠水平部，进入小肠系膜根部，沿途分出胰十二指肠下动脉、中结肠动脉、右结肠动脉、回结肠动脉和12～16支空肠、回肠动脉。各支相互吻合形成多级动脉弓，最后分出直支到达肠壁，营养空、回肠。小肠的静脉分布与动脉相似，最后集合成肠系膜上静脉并与脾静脉汇合成为门静脉干。

小肠淋巴液从肠黏膜绒毛中央的乳糜管，流经肠系膜根部的淋巴结，再经肠系膜上动脉周围淋巴结、腹主动脉前的腹腔淋巴结至乳糜池。

小肠接受交感和副交感神经支配。交感神经兴奋使小肠蠕动减弱，肠腺分泌减少，血管收缩；迷走神经兴奋使肠蠕动和肠腺分泌增加。小肠的痛觉由内脏神经的传入纤维传导。

二、生理功能

小肠是食物消化和吸收的重要部位。小肠除了接受来自肝和胰腺的消化液外，小肠黏膜还分泌含有多种酶的碱性肠液，使食糜在小肠内消化分解为葡萄糖、氨基酸、短肽、脂肪酸等，经小肠黏膜吸收。小肠还吸收部分的水、无机盐、各种维生素、胆固醇以及包括胃肠道分泌液和脱落的胃肠道上皮细胞的成分在内的大量内源性物质。正常成年男性的这些内源性物质的液体量每天达8 000mL左右，因此，若出现肠梗阻、肠瘘等小肠疾病时，可引起严重的营养障碍和水、电解质、酸碱平衡失调。

小肠还分泌多种胃肠激素，如促胰液素、高血糖素、生长抑素、肠抑胃肽、胃动素、促胃液素、胆囊收缩素、脑啡肽和神经降压素等，调节各种消化液的分泌及排出。

小肠具有丰富的肠淋巴组织，发挥重要的免疫功能，包括抗体介导和细胞介导的免疫防御反应。肠淋巴组织在肠道抗原物质刺激下，产生以抗体介导为主的免疫防御反应。肠固有层的浆细胞分泌以IgA为主的多种免疫球蛋白。

第2节 肠梗阻

肠内容物由于各种原因不能正常运行、顺利通过肠道，称为肠梗阻（intestinal obstruction），是外科常见的急腹症。肠梗阻不仅可引起肠管本身解剖和功能上的改变，并可导致全身生理上的紊乱。肠梗阻病情多变，发展迅速，若不及时处理，常危及患者的生命。

一、病因和分类

1. 按肠梗阻发生的基本原因分类

（1）机械性肠梗阻（mechanical intestinal obstruction）：临床以此型最常见。系各种原因引起的肠腔变窄，使肠内容物通过障碍。主要原因包括：①肠腔堵塞，如粪块、寄生虫、结石、异物等；②肠管受压，如粘连带压迫、肠管扭转、腹腔肿瘤压迫、嵌顿疝等；③肠壁病变，如肠肿瘤、肠套叠、先天性肠道闭锁等。

（2）动力性肠梗阻（dynamic intestinal obstruction）：肠壁本身无器质性病变，梗阻原因是神经反射或腹腔内毒素刺激引起肠壁肌功能紊乱，使肠蠕动丧失或肠管痉挛，以致肠内容物不能正常运行。可分为麻痹性肠梗阻（paralytic ileus）和痉挛性肠梗阻（spastic ileus）两类。前者常见于急性弥漫性腹膜炎、低钾血症、腹部大手术等；后者较少见，可见于肠道功能紊乱或慢性铅中毒引起的肠痉挛。

(3) 血运性肠梗阻(vascular intestinal obstruction)：由于肠系膜血管栓塞或血栓形成，使肠管局部血运障碍，继而发生肠麻痹而使肠内容物不能运行。

2. **按肠壁有无血运障碍分类**

(1) 单纯性肠梗阻(simple intestinal obstruction)：只有肠内容物通过受阻，而无肠管血运障碍。

(2) 绞窄性肠梗阻(strangulated intestinal obstruction)：系指肠梗阻发生后伴有肠管血运障碍。

3. **其他分类**　肠梗阻还可根据梗阻部位分为高位(空肠上段)和低位(回肠末段与结肠)肠梗阻；根据梗阻的程度，又可分为完全性和不完全性肠梗阻；根据梗阻的发展过程，还可分为急性和慢性肠梗阻。倘若一段肠袢两端完全阻塞，如肠扭转，则称为闭袢性肠梗阻。

上述各型肠梗阻随着病情的发展，在一定条件下可以互相转化。

二、病理生理

肠梗阻发生后，肠管局部和机体全身将出现一系列复杂的病理生理变化。

1. **肠管局部病理生理变化**

各类型梗阻的病理变化不完全一致。随病情发展，其基本过程包括肠蠕动增强、肠腔扩张、肠腔内积气和积液、肠壁充血水肿，血运障碍。肠梗阻初期，梗阻以上肠段蠕动增强，以克服阻力，推动肠内容物通过梗阻部位。肠腔内因大量积气和积液而膨胀。梗阻时间越长、部位越低，肠膨胀越显著。梗阻以下肠管则空虚、瘪陷或仅存少量粪便。肠管膨胀又可影响肠壁的微循环，抑制肠液的吸收，从而加剧积气、积液。急性完全性肠梗阻时，肠腔迅速膨胀，肠壁变薄，肠腔内压力不断升高，到一定程度可使肠壁血运障碍。最初主要表现为静脉回流受阻，肠壁肿胀、充血，失去正常光泽，呈暗红色。由于组织缺氧，毛细血管的通透性增加，肠壁上出现散在的出血点，并有血性渗出液渗入腹腔和肠腔。随着血运障碍的发展，继而出现动脉血运受阻，肠壁失去活力，呈紫黑色。腹腔内出现带有粪臭的渗出物。最后，肠管可因缺血坏死而穿孔。

慢性不完全性肠梗阻，梗阻以上肠腔扩张，肠壁呈代偿性肥厚，多无血运障碍。痉挛性肠梗阻多为暂时性，肠管无明显病理变化。

2. **全身性病理生理变化**　主要由于体液丧失、肠膨胀、毒素的吸收和感染所致。

(1) 水、电解质、酸碱平衡失调：是肠梗阻很重要的病理生理变化。小肠若出现肠梗阻，可在短时间内丧失大量的液体，引起严重的水、电解质、酸碱平衡失调。肠梗阻发生后，由于不能进食及频繁呕吐，胃肠液大量丢失，使水分及电解质大量丢失，尤以高位肠梗阻为甚。低位性肠梗阻时，消化道分泌的液体不能被吸收而潴留在肠腔内，由于肠管过度膨胀，组织缺氧，毛细血管通透性增加，致使液体自肠壁渗透至肠腔和腹腔，即丢失于第三间隙。高位性肠梗阻患者因严重呕吐丢失大量的胃酸和氯离子而导致代谢性碱中毒。低位性肠梗阻时，丢失的钠、钾离子多于氯离子，以及在脱水和缺氧的状况下，酸性代谢产物剧增而引起代谢性酸中毒。严重的缺钾可加重肠膨胀，并可引起肌无力及心律失常。

(2) 感染和中毒：以低位肠梗阻表现显著。由于梗阻以上的肠腔内细菌数量显著增加，细菌繁殖产生大量毒素。由于肠壁血运障碍，通透性增加，细菌和毒素可以透过肠壁引起腹腔内感染，并经腹膜吸收引起全身性感染。

(3) 休克及多器官功能障碍：体液大量丧失、血液浓缩、电解质紊乱、酸碱平衡失调以及细菌大量繁殖、毒素的释放等均可引起严重休克。当肠坏死、穿孔，发生腹膜炎时，全身中毒尤为严重。最后可引起严重的低血容量性休克和中毒性休克。肠腔大量积气、积液引起腹内压升高，膈肌上抬，影响肺通气和换气功能，同时阻碍了下腔静脉血的回流，从而导致呼吸、循环功能障碍。最后可因多器官功能障碍乃至衰竭而死亡。

三、临床表现

不同类型肠梗阻可有不同的临床表现，其共同表现是腹痛、呕吐、腹胀及停止排便排气。

1. **症状**

(1) 腹痛：单纯性机械性肠梗阻由于梗阻部位以上肠管剧烈蠕动，表现为阵发性绞痛，疼痛多在腹中部，也可偏于梗阻所在的部位。疼痛发作时，患者自觉腹内有“气块”窜动，并受阻于某一部位，此刻绞痛最为剧烈。如果腹痛间歇期缩短并成为剧烈的持续性腹痛时，应考虑可能是绞窄性肠梗阻的表现。麻痹性肠梗阻时，多为全腹持续性胀痛；肠扭转所致闭袢性肠梗阻多为突发性腹部持续性绞痛伴阵发性加剧；而肠蛔虫堵塞多为不完全性，以阵发性脐周腹痛为主。

(2) 呕吐：根据梗阻部位的不同，呕吐出现的时间和性质不同。在肠梗阻早期，呕吐呈反射性，呕吐物为胃液和食物。高位肠梗阻时，呕吐出现得早且频繁，呕吐物主要为胃液、十二指肠液和胆汁；低位肠梗阻呕吐出现较迟而少，呕吐物常为带臭味的粪汁样物。绞窄性肠梗阻呕吐物为血性或棕褐色液体。麻痹性肠梗阻时呕吐呈溢出性。

(3) 腹胀：腹胀发生时间一般较晚，其程度与梗阻部位有关。高位肠梗阻由于呕吐频繁，腹胀不明显；低位肠梗阻和麻痹性肠梗阻腹胀明显，遍及全腹。闭袢性肠梗阻患者腹胀多不对称。

(4) 停止排便排气：完全性肠梗阻者多停止排便排气，但在梗阻早期，尤其是高位肠梗阻，梗阻以下肠腔内仍残存粪便及气体，可自行或在灌肠后排出，故早期有少量排便时，并不能排除肠梗阻。不完全性肠梗阻可有多次少量排便、排气。绞窄性肠梗阻可排血性黏液样便。

2. 体征

(1) 腹部

1) 视诊：单纯性机械性肠梗阻可见腹胀、肠型和异常蠕动波；肠扭转等闭袢性肠梗阻时腹胀多不对称；麻痹性肠梗阻则腹胀均匀。

2) 触诊：单纯性肠梗阻因肠管膨胀，可有轻度压痛，但无腹膜刺激征；绞窄性肠梗阻时有腹膜刺激征，压痛固定；蛔虫性肠梗阻常在腹中部触及条索状团块。

3) 叩诊：麻痹性肠梗阻全腹呈鼓音；绞窄性肠梗阻腹腔有渗液时，可出现移动性浊音。

4) 听诊：机械性肠梗阻者肠鸣音亢进，有气过水音或金属音；麻痹性肠梗者肠鸣音减弱或消失。

(2) 全身：肠梗阻初期，患者全身情况可无明显变化。肠梗阻晚期或绞窄性肠梗阻患者由于体液丢失可出现皮肤弹性差、眼窝凹陷、尿少等明显的脱水征，或出现脉搏细弱、面色苍白、四肢发凉、血压下降和心律失常等中毒和休克征象。

四、实验室及其他检查

1. 实验室检查 肠梗阻后期，因脱水和血液浓缩而出现血红蛋白、血细胞比容及尿比重升高。白细胞计数和中性粒细胞比例增加多见于绞窄性肠梗阻。并发电解质酸碱失衡时，可有血气分析、血清电解质、血尿素氮及肌酐值的变化。呕吐物和粪便检查见大量红细胞或潜血试验阳性时应考虑肠管有血运障碍。

2. 影像学检查 X线检查对诊断肠梗阻有很大价值。正常情况下，小肠内容物运行很快，气体和液体充分混合，故腹部X线只显示胃和结肠内气体，不显示小肠内气体。肠梗阻时，小肠内容物停滞，气、液体分离，一般在梗阻4～6小时后，腹部立位或侧卧位透视或摄片可见多个气液平面(图4-6-1)和胀气肠袢(图4-6-2)。空肠梗阻时，空肠黏膜的环状皱襞可显示“鱼肋骨刺”状。蛔虫堵塞者可见肠腔内成团的蛔虫体阴影。肠扭转时，可见孤立、突出的胀大肠袢，其位置不随时间而改变。麻痹性肠梗阻时，胃泡影增大，小肠、结肠全部胀气。当怀疑肠套叠、乙状结肠扭转或结肠肿瘤时，可行钡剂灌肠或CT检查，以明确梗阻的部位和性质。

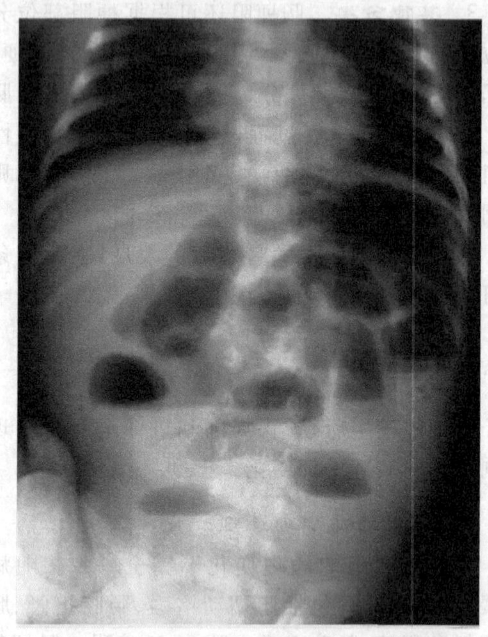

图4-6-1 肠梗阻的X线表现(气液平面)

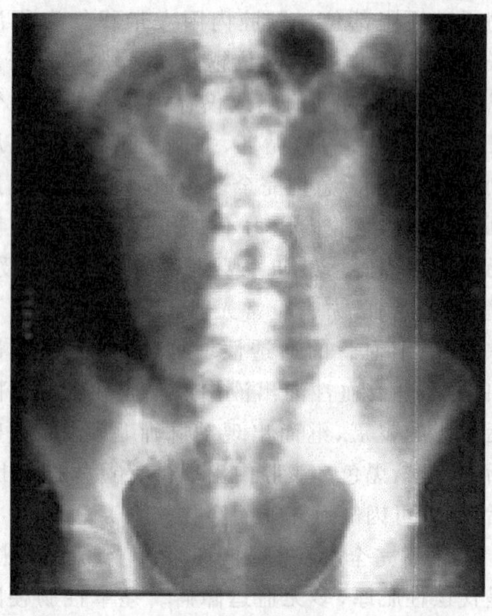

图4-6-2 肠梗阻的X线表现(胀气肠袢)

五、诊断要点

1. **症状、体征**　根据腹痛、呕吐、腹胀、肛门停止排便排气四大症状和腹部可见肠型或蠕动波，肠鸣音亢进等，一般可做出诊断。

2. **腹部X线检查**　可见扩张的胀气肠袢、气液平面。

六、治疗要点

肠梗阻的治疗原则是解除梗阻和纠正因肠梗阻所引起的全身生理功能紊乱。具体治疗方法应根据肠梗阻的病因、性质、类型、部位、程度、有无并发症以及患者的全身情况而决定。

1. **基础治疗**

(1) 胃肠减压：是治疗肠梗阻的重要方法之一。通过胃肠减压，吸出肠腔内的气体和液体，可以减轻腹胀，降低肠管内的压力，减少肠腔内的细菌和毒素的吸收，改善肠壁血液循环，局部病变和全身状况。

(2) 纠正水、电解质及酸碱失衡：补充液体的量与种类须根据呕吐情况、缺水体征、血液浓缩程度、尿排出量和比重，并结合血清电解质、血气分析监测结果而定。单纯性肠梗阻晚期和绞窄性肠梗阻，由于部分血液及血浆丢失于第三间隙，应适当输注血浆、全血或血浆代用品，以补充丧失至肠腔或腹腔的血浆或血液。

(3) 防治感染和中毒：使用针对肠道细菌的抗生素防治感染，减少毒素的吸收。

2. **解除梗阻**　可分为非手术治疗和手术治疗两大类。

(1) 非手术治疗：适用于单纯粘连性(特别是不完全性)肠梗阻、麻痹性或痉挛性肠梗阻、蛔虫或粪块堵塞引起的肠梗阻、肠结核等炎症引起的不完全性肠梗阻。方法包括中医中药治疗、口服或胃肠道灌注植物油、针刺疗法等。

(2) 手术治疗：适应于各种类型的绞窄性肠梗阻以及由肿瘤、先天性肠道畸形引起的肠梗阻，非手术治疗无效者。手术的原则和目的是在最短手术时间内，运用最简单的方法解除梗阻或恢复肠腔的通畅。手术大体分为4种。

1) 单纯解除梗阻：如粘连松解术、小肠折叠排列、肠切开取异物、肠套叠复位、肠扭转复位术等。

2) 肠段切除术：如肠肿瘤、炎症性狭窄或局部肠袢已坏死，则应做肠切除吻合术。

3) 肠短路吻合术：当梗阻部位切除有困难，如晚期肿瘤已浸润固定，或肠粘连成团与周围组织粘连广泛者，可将梗阻近端与远端肠袢行短路吻合术。但应注意旷置的肠管尤其是梗阻部的近端肠管不宜过长，以免引起盲袢综合征(blind loop syndrome)。

4) 肠造口或肠外置术：一般情况极差或局部病变不能切除的低位梗阻患者，可行肠造口术，暂时解除梗阻。对单纯性结肠梗阻，一般采用梗阻近侧(横结肠)造口，以解除梗阻。如已有肠坏死，则宜切除坏死肠段并将断端外置做造口术，以后行二期手术治疗结肠病变。

七、护理要点

1. **维持体液与营养平衡**

(1) 补充液体：严密监测呕吐次数、呕吐物的量和性状以及皮肤弹性、尿量、尿比重、血液浓缩程度、血清电解质、血气分析结果等，根据病情遵医嘱补充液体的量和种类。

(2) 饮食与营养支持：肠梗阻时需禁食，应给予肠外营养支持。若梗阻解除，患者开始排气、排便，腹痛、腹胀消失12小时后，可进流质饮食，忌食易产气的甜食和牛奶等；如无不适，24小时后进半流质饮食；3日后进软食。

2. **缓解疼痛与腹胀**

(1) 禁食、胃肠减压：胃肠减压可以清除肠腔内的积气、积液，有效缓解腹胀、腹痛。胃肠减压期间应保持负压吸引通畅，密切观察并记录引流液的量和性质，如果抽出血性液体，应高度怀疑绞窄性肠梗阻。

(2) 安置体位：取低半卧位，减轻腹肌紧张，有利于患者的呼吸。

(3) 应用解痉剂：腹痛患者在明确诊断后，可适当应用阿托品类抗胆碱药物解除胃肠道平滑肌痉挛，使腹痛缓解。但不可随意应用吗啡类止痛剂，以免掩盖病情。

(4) 腹部按摩与针灸：若患者为不完全性、痉挛性或单纯蛔虫所致的肠梗阻，可适当顺时针轻揉按摩腹部，并遵医嘱应用针刺疗法以缓解疼痛。

3. **防治感染**　对单纯性肠梗阻晚期，特别是绞窄性肠梗阻的患者，正确、合理地应用抗生素可以防治细菌感染。同时观察患者用药后的反应。生命体征平稳者可取半坐卧位，以利渗出液积聚于盆腔和局限化，减少毒素吸收。

4. **并发症的预防和护理**

(1) 腹腔感染及肠瘘：术后应保持腹腔引流通畅，严格无菌技术操作，避免逆行性感染的发生。根据患者情况合理补充营养，恢复饮食后应遵守循序渐进的原则，以免影响吻合口愈合。严密观察患者术后腹痛、腹胀症状是否改善，以及肛门恢复排气、排便的时间等。如果腹腔引流管周围流出液体伴粪臭味，同时患者出现局部或弥漫性腹膜炎的表现，应警惕腹腔内感染或肠瘘的可能，并及时通知医师。

(2) 肠粘连：肠梗阻术后患者若护理不当，仍可能发生再次肠粘连。所以，术后协助患者翻身并活动肢体，鼓励患者早期下床活动，以促进肠蠕动恢复，预防粘连。密切观察病情变化，如果患者再次出现腹痛、腹胀、呕吐等肠梗阻症状，应及时报告医师并协助处理或做好再次手术的准备。

5. **健康指导**

(1) 嘱患者出院后，少食刺激性强的辛辣食物，宜食营养丰富、高维生素、易消化吸收的食物；反复发生粘连性肠梗阻的患者少食粗纤维食物；避免暴食暴饮，避免饭后剧烈活动。

(2) 注意饮食卫生，不吃不洁食品。

(3) 便秘者应注意通过调整饮食、腹部按摩等方法保持排便通畅，无效者可适当服用缓泻剂，避免用力排便。

(4) 加强自我监测，出院后若有腹痛、腹胀、呕吐、停止排便等不适，应及时就诊。

第3节 肠瘘

肠瘘(intestinal fistula)指肠管与其他脏器、体腔或体表之间存在病理性通道，肠内容物经此通道进入其他脏器、体腔或至体外，引起严重感染、体液失衡、营养不良等改变。肠瘘是腹部外科中常见重症疾病之一，其病情复杂、并发症多，病死率高，可引起全身和局部病理生理功能紊乱，严重影响患者的生活质量。

一、病因和分类

按肠瘘发生的原因、是否与其他器官或体表相通、肠道的连续性以及瘘管所在部位进行不同的分类。

1. **按瘘发生的原因分类**

(1) 先天性瘘：与胚胎发育有关的瘘，如卵黄管未闭所致脐肠瘘。

(2) 后天性瘘：占肠瘘发生率的95%以上，与多种因素有关。①腹腔或肠道感染，如憩室炎、腹腔脓肿、克罗恩病、溃疡性结肠炎或肠结核；②肠道缺血性疾病；③腹腔内脏器或肠道的恶性病变，如肠道恶性肿瘤；④腹部手术或创伤，如腹部损伤导致的肠管损伤或手术误伤、吻合口愈合不良等，绝大多数肠瘘是由手术或创伤引起。

(3) 治疗性瘘：是指根据治疗需要而施行的人工肠造瘘，如空肠造瘘或结、直肠造瘘。

2. **按肠腔是否与体表相通分类**

(1) 肠外瘘：指肠腔通过瘘管与体表相通。肠外瘘根据瘘口的形态分为管状瘘和唇状瘘。管状瘘是较常见的类型，指肠壁瘘口与腹壁外口之间存在一瘘管；唇状瘘为肠壁直接与皮肤粘着，瘘口处肠黏膜外翻成唇状。

(2) 肠内瘘：指肠腔通过瘘管与肠管或腹内其他脏器相通，如胆囊横结肠瘘、直肠阴道瘘、直肠膀胱瘘和空肠瘘等。

3. **按肠道连续性是否存在分类**

(1) 侧瘘：肠壁瘘口较小，仅有部分肠壁缺损，肠腔连续性仍存在。

(2) 端瘘：肠腔连续性完全中断，其近侧端与体表相通，肠内容物经此全部流出体外，亦称完全性瘘。此类瘘多为治疗性瘘。

4. **按瘘管所在的部位**

(1) 高位瘘：指距离 Treitz 韧带 100cm 以内的消化道瘘，如胃十二指肠瘘、十二指肠空肠瘘。

(2) 低位瘘：指在 Treitz 韧带 100cm 以下发生的消化道瘘，如空肠下段瘘、回肠瘘和结肠瘘。

5. **按肠瘘的日排出量分类**

(1) 高流量瘘：指每天排出的消化液在 500mL 以上。

(2) 中流量瘘：指每天排出的消化液在 200～500mL 范围内。

(3) 低流量瘘：指每天排出的消化液在 200mL 以内。

二、病理生理

肠瘘形成后的病理生理改变与瘘管的部位、大小、数目等有关。一般而言，高位性肠瘘以水、电解质、营养素丢失较为严重；低位性肠瘘则以继发性感染更为明显。

1. **水、电解质紊乱及酸碱平衡失调** 正常成人每天可分泌 7 000～8 000mL 的消化液,其中绝大部分在小肠和结肠吸收,仅有 150mL 随粪便排出体外。当发生肠瘘时,这些消化液可经瘘管大量丢失。伴随消化液的流失,可有相应的电解质丧失,如以胃液丢失为主时,丢失的电解质主要为 H^+、Cl^-、K^+,患者可出现低氯低钾性碱中毒;若丢失大量的肠液,丢失的电解质主要是 Na^+、K^+ 和 HCO_3^-,患者表现为代谢性酸中毒及低钠、低钾血症。

2. **营养不良** 由于消化液量流失的同时伴有大量的消化酶和蛋白质丧失,加上炎症、创伤的额外消耗,可引起负氮平衡和多种维生素的缺乏。

3. **消化液腐蚀及感染** 由于排出的消化液中含有大量的消化酶,可消化腐蚀瘘管周围的组织和皮肤而引起局部糜烂、出血,甚至继发感染。消化液若流入腹膜腔或其他器官内,还可引起弥漫性腹膜炎、腹腔内器官感染、腹腔脓肿等。

三、临床表现

可因瘘管的部位及其所处的病理阶段不同临床表现各异。

1. **腹膜炎期** 多发生于腹部手术后 3～5 天。

(1) 局部:由于肠内容物的外漏,对周围的组织器官产生强烈刺激,患者可有腹痛、腹胀、恶心、呕吐、乏力、大便次数增多,或由于麻痹性肠梗阻而停止排便、排气。肠外瘘者,可在体表找到瘘口,并有消化液、肠内容物及气体排出,周围皮肤被腐蚀,出现红肿、糜烂,甚至继发感染,破溃出血。

瘘口排出物的性状有助于判断瘘的位置。高位性肠瘘的漏出液中往往含有大量的胆汁、胰液等,日排出量大,多呈蛋花样,刺激性强,腹膜刺激征明显;而低位性肠瘘则排出量小,刺激性弱,但排出物中含有粪渣,有臭气。

(2) 全身:患者可出现严重的水、电解质紊乱和酸碱平衡失调。严重脱水者可出现低血容量性休克现象。继发感染的患者体温升高。患者若未得到及时、有效的处理,则有可能出现脓毒血症、多系统多器官衰竭,甚至死亡。

2. **腹腔内脓肿期** 多出现于瘘发生后 7～10 天,肠内容物漏入腹腔后引起纤维素性渗出等炎性反应。若漏出物和渗出液得以局限,则形成腹腔内脓肿。患者除表现继续发热外,还可因脓肿所在部位不同而有不同的临床表现,如腹痛、腹胀、腹泻或里急后重等,部分患者腹部可触及压痛性包块。

3. **瘘管形成期** 多出现于肠瘘发生后 1～2 个月,在引流通畅的情况下,腹腔脓肿逐渐缩小,肠内容物排出的途径形成瘘管。此时仅留有瘘口局部刺激症状或肠粘连表现。

四、实验室及其他检查

1. **实验室检查**

(1) 血常规:血红蛋白值、血细胞比容下降,白细胞计数及中性粒细胞比例升高,严重感染时可出现中毒颗粒、核左移、血小板计数下降等。

(2) 血生化检查:可有低钾、低钠等血清电解质紊乱;白蛋白、转铁蛋白、前白蛋白水平和总淋巴细胞计数下降。肝酶谱及胆红素值升高。

2. **特殊检查**

(1) 口服染料或药用炭:是最简便实用的检查手段。适用于肠外瘘形成初期。通过口服或瘘管内注入亚甲蓝或骨炭末等,观察、记录其从瘘口排出的情况,包括部位、排出量及时间等,以初步判断瘘的部位和瘘口的大小。

(2) 瘘管组织活检及病理学检查:可明确是否存在结核、肿瘤等病变。

3. **影像学检查**

(1) 超声及 CT 检查:有助于发现腹腔深部脓肿、积液占位性病变及其与胃肠道的关系等。

(2) 瘘管造影:适用于瘘管已形成者。有助于明确瘘的部位、长度、走向、大小、脓腔范围及引流通畅程度等,同时还可了解其周围肠管或与其相通肠管的情况。

五、治疗要点

在肠瘘发病的不同阶段应给予不同的治疗措施,其处理原则是纠正内环境失衡,控制感染,加强瘘口护理,重视营养支持,维护重要器官功能和防治并发症。

1. **腹膜炎期及腹腔内脓肿期**

(1) 纠正水、电解质及酸碱平衡失调:根据患者每天出入液量、脱水程度和性质、尿量以及血电解质和血气分析检测结果,及时调整和补充液体、电解质,以维持内环境的平衡。

(2) 控制感染:根据肠瘘的部位及常见菌群或药物敏感性试验结果合理应用抗生素。

(3) 有效冲洗和引流:腹膜炎期在瘘口旁置双腔套管行负压吸引及腹腔灌洗。已形成脓肿者,在B超定位引导下进行穿刺或手术引流,以消除感染灶,促进组织修复和瘘管愈合。

(4) 营养支持:早期应禁食,给予完全胃肠外营养。待腹膜炎控制、肠蠕动恢复、瘘口流出量明显减少并且肛门恢复排便时,即可逐渐改为肠内营养。

(5) 抑制肠道分泌:应用抑制消化液分泌制剂,抑制胃酸、胃蛋白酶、促胃液素、胰腺外分泌的分泌,以抑制胃肠蠕动,减少液体丢失。

(6) 回输引流的消化液:将引流出的肠液收集在无菌容器内,经处理后再经空肠造瘘管回输入患者肠道,以恢复消化液的胃肠循环及胆盐的肝肠循环,从而减少水、电解质和消化酶的丢失。

2. **瘘管形成期** 该期的治疗主要是纠正营养摄入不足,提高机体抵抗力,促进瘘口愈合。部分患者在内环境稳定、营养状况改善后,瘘口可自行愈合。不能愈合者,可在控制感染后,采用堵塞瘘管的方法,阻止肠液外流,以促进瘘口自行愈合。具体方法包括:①外堵法(图 4-6-3):该方法适用于经过充分引流、冲洗后,已经形成完整、管径直的瘘管,包括油纱布填塞、医用胶注入瘘管内填塞黏合法、盲端橡胶管或塑料管填塞;②内堵法(图 4-6-4):适用于须手术方能治愈的唇状瘘及瘘管短且口径大的瘘,在瘘管内外放置硅胶片或乳胶片堵压。

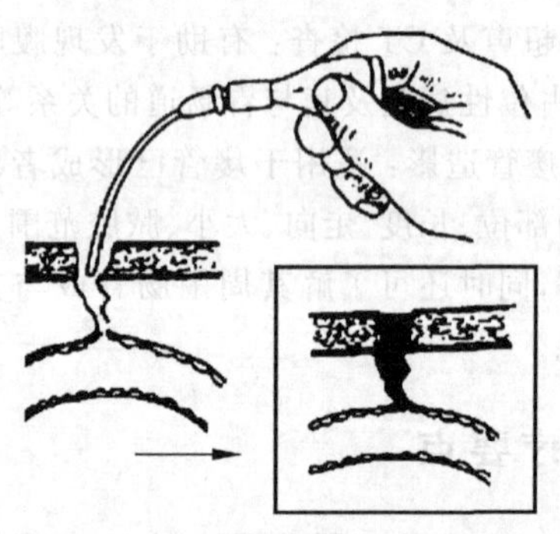

图 4-6-3 医用黏合胶堵塞肠瘘

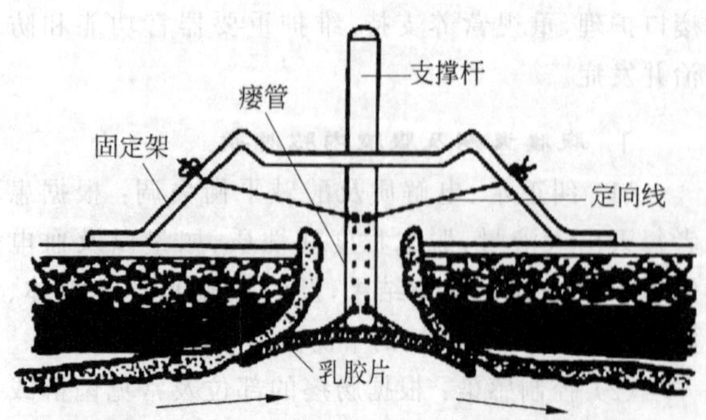

图 4-6-4 外固定式乳胶片内堵塞示意图
(引自:曹伟新,李乐之.2008.外科护理学.第4版.北京:人民卫生出版社)

3. **手术治疗** 在瘘发生 2~3 个月后,经以上非手术治疗瘘口仍不能自行封闭时,应考虑手术修复。手术方式应根据肠瘘位置及病变情况而定。①肠段部分切除吻合术:切除瘘管所在肠袢后行肠段端端吻合,此法最常用且效果好;②肠瘘局部楔形切除缝合术:适合于瘘口较小且瘘管较细的肠瘘;③肠瘘旷置术:瘘管近远端做短路手术,适合于瘘管周围广泛粘连、切除困难者;④小肠浆膜补片覆盖修补术。

六、护理要点

(一) 术前护理

1. **评估患者** 对患者的全身状况进行全面评估,重点评估腹部,如是否有腹膜刺激征象,体表有无瘘管开口,漏出的肠液对瘘口周围皮肤的损伤程度,有无并发感染;非手术治疗者,观察双套管负压引流是否通畅及堵瘘治疗的效果。

2. **心理护理** 因肠瘘患者病程长、病情重、禁食、长期卧床,无论在精神上还是经济上负担都较重,不同程度上存在焦虑、恐惧心理,因此,应从生活上多关心患者,耐心解释病情及有关手术的信息,指导患者术后护理及制订循序渐进的锻炼计划,持之以恒,使患者重建生活信心。

3. **术前准备** 为避免术后腹腔感染,要进行充分的肠道准备。一般于术前 3 天进少渣半流质饮食,口服肠道不吸收抗生素;术前 2 天进无渣流质;术前 1 天禁食。术前 3 天开始以生理盐水灌洗瘘口,术日晨从肛门及瘘管行清洁灌肠。

(二) 术后护理

1. **维持体液平衡**

(1) 禁食、胃肠减压:保持有效引流和禁食水,避免因食物引起神经及体液调节所致的肠液大量分泌,减少消化液的漏出。

(2) 回输引流的消化液:收集和回输引流的消化液,在此过程中应严格无菌技术操作,避免污染。

(3) 病情观察:严密监测患者的生命体征,以及症状和体征的变化;正确记录 24 小时出入量;分析血清电解质及血气分析结果。若患者出现口渴、少尿、皮肤弹性差和生命体征的改变,应及时调整输液种类、速度。

(4) 维持水、电解质平衡:记录 24 小时出入量,根据医嘱及时补充液体及电解质。

2．控制感染

（1）体位：取低半坐卧位，以利于漏出液积聚于盆腔和局限化，减少毒素的吸收，同时有利于呼吸及引流。

（2）合理应用抗生素：观察患者腹部疼痛、腹胀及腹膜刺激征有无缓解，并遵医嘱合理应用抗生素，以控制感染。

（3）加强负压引流及灌洗护理：经手术切口或造瘘管内放置双套管行腹腔灌洗并持续负压吸引，以充分稀释肠液，保持引流通畅，减少肠液的溢出，减轻瘘口周围组织的侵蚀程度，促进局部炎症消散、肉芽组织生长，从而为瘘管的愈合创造有利条件。

1）调节负压大小：负压的大小应根据肠液黏稠度及日排出量调整。一般情况下负压以10～20kPa（75～150mmHg）为宜。避免负压过小致引流不充分或负压太大造成肠黏膜吸附于管壁引起损伤。当瘘管形成，漏出液少时，应降低压力。

2）保持引流通畅有效：患者取低半卧位，将双腔引流管置于瘘口内最低位置并妥善固定，保持引流通畅，给予持续负压吸引。可通过灌洗和吸引的声音来判断引流效果，若吸引过程中听到明显气过水声，表明引流效果好。若出现管道堵塞，可顺时针方向缓慢旋转松动外套管，若无效，应通知医师更换引流管。通过灌入量和吸引量判断进出量是否平衡，若灌洗量大于吸引量，提示吸引不畅，须及时处理。

3）调节灌洗液的量及速度：通过腹腔灌洗可稀释浓稠的肠液，减少其对周围组织的刺激，同时有利于保持负压吸引通畅。灌洗液的量及速度取决于引流液的量和性状。一般灌洗的量为每日2 000～4 000mL，速度为每分钟40～60滴，温度保持在30～40℃。若引流液量多且黏稠，可适当加大灌洗的量。瘘管形成，肠液溢出减少后，灌洗量可适当减少。灌洗液以生理盐水为主，若有脓腔形成或腹腔内感染严重时，灌洗液内可加入抗生素。

4）观察和记录：灌洗过程中，患者如果出现畏寒、心慌、面色苍白等不良反应，应立即停止灌洗，并对症处理。多发瘘者常有多根引流管，须分别观察和记录引流液的量及性状。

3．营养支持　由于大量营养物质从瘘管流失，加之禁食、感染及消耗，若不注重营养补充，机体将迅速发生衰竭。在肠瘘发病初期原则上应停止经口进食，可通过中心静脉置管行全胃肠外营养，达到既迅速补充所需热量又减少肠液分泌的目的。随着病情的好转，漏出液的减少和肠功能的恢复，逐渐恢复肠内营养，以促进肠蠕动及胃肠激素释放，增加门静脉系统血流，增强肠黏膜屏障功能。可通过胃管或空肠喂养管给予要素饮食，但应注意逐渐增加灌注的量及速度，避免引起渗透性腹泻。

4．瘘口周围皮肤的护理　瘘口渗出的肠液具有较强的腐蚀性，常造成周围皮肤糜烂，甚至出血。保持有效的腹腔引流、减少肠液的漏出是预防瘘口周围皮肤损伤的关键。所以，要保持瘘口周围皮肤清洁、干燥。局部清洁后涂抹复方氧化锌软膏保护，清洗皮肤时应选用中性皂液或0.5%氯己定。若局部皮肤发生糜烂，可用红外线或超短波理疗。

5．并发症的预防和护理

（1）堵片移位或松脱。对使用堵片治疗的患者，须观察堵片是否移位或松脱，若发现异常，应及时予以调整或更换合适的堵片。

（2）胃肠道或瘘口出血。原因包括：①消化液腐蚀瘘口周围组织，导致血管破裂出血；②胃肠黏膜弥漫性糜烂出血；③应激性溃疡。护理时应严密监测生命体征的变化，观察伤口渗血、渗液情况以及引流液的性质、颜色和量。若发现有出血，应及时通知医师协助处理。保持有效吸引，避免负压吸引力过大而损伤肠黏膜造成的出血。根据引流液情况及时调整负压吸引力，确保引流通畅。若明确出血并且出血量较大，应根据医嘱使用止血药物并观察用药效果，必要时做好手术准备。

（3）肝、肾功能障碍。大量肠液丧失导致水、电解质、酸碱平衡失调，组织灌注量减少及腹腔内感染等，是肠外瘘早期并发肝、肾功能障碍的主要原因。护理时应注意：①维持体液平衡，有效控制感染，减少毒素吸收，改善组织灌注；②详细记录24小时出入液量，定期复查肝、肾功能，以便及早发现肝、肾功能障碍。

（4）粘连性肠梗阻。①体位和活动：术后患者麻醉反应消失、生命体征平稳，可给予半坐卧位。指导患者在术后早期进行床上活动，如多翻身、肢体屈伸运动。在病情许可的前提下，鼓励其尽早下床活动，以促进肠蠕动，避免术后发生肠粘连。②病情观察：监测患者有无腹痛、腹胀，恶心、呕吐，停止排便、排气等肠梗阻症状。若发生，应及时汇报医师和协助处理，并做好手术治疗的准备。

6．健康指导

（1）告诫患者出院后切忌暴饮暴食，早期应以低脂肪、适量蛋白质、高糖类、低渣饮食为宜。随着肠道功能的恢复，可逐步增加蛋白质及脂肪含量。

（2）若出现腹痛、腹胀、排便不畅等现象应及时就医。

（张金华）

第7章 阑尾炎患者的护理

阑尾炎(appendicitis)指发生在阑尾的炎症,是引起急腹症最常见的原因之一。任何年龄段均可发病,以10～30岁多见,男性阑尾炎的发病率高于女性。根据病程可分为急性和慢性两种。急性阑尾炎发病初期,其症状、体征和急性胃肠炎颇为相似,易被忽视,如果治疗不及时或不恰当,可以引起严重并发症,甚至造成死亡。一些特殊人群,如小儿、老年人、妊娠期妇女,患急性阑尾炎时,症状不典型,并发症多,治疗和护理均较困难,需格外重视。

慢性阑尾炎(chronic appendicitis)多由急性阑尾炎转变而来,少数也可刚开始即呈慢性过程。主要病变为阑尾壁不同程度纤维化和慢性炎性细胞浸润,可急性发作。本章重点介绍急性阑尾炎。

一、病因与发病机制

1. **阑尾管腔阻塞** 被认为是引起阑尾炎的主要病因。阑尾为一细长的管状器官,远端是盲端,近端开口于盲肠。阑尾管腔细,开口狭小,壁内有丰富的淋巴组织,系膜短使阑尾卷曲,这些都是造成阑尾管腔易于阻塞的因素。阻塞可能由淋巴增生、粪石、结石、肿瘤、寄生虫等引起。青年患者中,感染引起的淋巴滤泡增生被认为是主要的原因;老年患者发生阑尾管腔阻塞更可能的原因是粪石、纤维化或肿瘤。阑尾管腔阻塞后,阑尾黏膜仍继续分泌黏液,腔内和壁内压力升高,可导致阑尾壁血运发生障碍。

2. **细菌入侵** 阑尾腔阻塞后,细菌繁殖、分泌毒素,损伤黏膜上皮,导致黏膜溃疡形成,细菌可由损伤处进入阑尾壁,引起急性炎症。阑尾壁压力进一步升高,可影响动脉血供,导致阑尾缺血,最终可造成梗死和坏疽。也有未发生梗阻而发病的,主要因素为阑尾腔内细菌所致的直接感染。致病菌多为肠道内的各种革兰阴性杆菌和厌氧菌。

二、病理分型

根据急性阑尾炎发病过程的病理解剖学变化,可分为4种病理类型。

1. **急性单纯性阑尾炎** 属轻型阑尾炎或病变早期。病变多只局限于黏膜和黏膜下层。阑尾外观轻度肿胀,浆膜充血,失去正常的光泽,表面有少量纤维素性渗出物。镜下可见阑尾各层均有水肿和中性粒细胞浸润,黏膜表面有小溃疡和出血点。

2. **急性化脓性阑尾炎** 也称急性蜂窝组织炎性阑尾炎,常由急性单纯性阑尾炎发展而来。炎症加重,阑尾肿胀明显,浆膜高度充血,表面有脓性渗出物。镜下可见阑尾黏膜的溃疡面加大,管壁各层有小脓肿形成,腔内积脓。阑尾周围腹腔内有稀薄脓液,形成局限性腹膜炎。

3. **坏疽性及穿孔性阑尾炎** 是一种重型阑尾炎。阑尾管壁坏死或部分坏死,呈暗紫色或黑色。管腔梗阻并发管壁坏死时,可引起穿孔,穿孔部位多在阑尾根部和近端。穿孔后如未能被包裹,感染继续扩散,可引起急性弥漫性腹膜炎。

4. **阑尾周围脓肿** 急性阑尾炎可发生化脓、坏疽或穿孔,若此过程进展较慢,大网膜可以移至右下腹,将阑尾包裹、粘连,形成炎性包块或阑尾周围脓肿。

急性阑尾炎转归有以下几种:①炎症消退:有些单纯性阑尾炎经过及时恰当的药物治疗后炎症消退,无解剖学上的改变;②炎症局限:部分化脓、坏疽或穿孔性阑尾炎被大网膜包裹粘连,炎症局限,形成阑尾周围脓肿,需用抗生素或中药治疗;③炎症扩散:可发展为弥漫性腹膜炎、化脓性门静脉炎,甚至感染性休克等。

三、临床表现

(一)急性阑尾炎

1. **症状**

(1)腹痛:是阑尾炎最常见的症状,且多为首发症状。典型表现为转移性右下腹痛,腹痛发作开始于上腹部和脐周,6～8小时后转移并局限于右下腹。70%～80%的患者表现出这种典型的转移性腹痛。但是也有部分病例发病开始即出现右下腹痛。

不同位置的阑尾炎，腹痛部位不同，如盲肠后位阑尾炎腹痛在右侧腰部，盆位阑尾炎腹痛位于耻骨上区，肝下区阑尾炎可引起右上腹痛，极少数左下腹阑尾炎会出现左下腹痛。不同类型的阑尾炎其腹痛也有差异，如单纯性阑尾炎呈轻度隐痛，化脓性阑尾炎呈阵发性胀痛或剧痛，坏疽性阑尾炎呈持续性剧烈腹痛，穿孔性阑尾炎因阑尾腔内压力骤降，腹痛可暂时减轻，但并发腹膜炎后，腹痛将持续加剧。

(2) 胃肠道症状：早期可出现厌食、恶心、呕吐，但程度较轻；有的患者可能发生胃肠胀气、消化不良、排便不规律、腹泻等。盆位阑尾炎者，可出现直肠或膀胱刺激症状。若并发弥漫性腹膜炎，可致麻痹性肠梗阻，出现腹胀、持续性呕吐等。

(3) 全身症状：早期可有乏力、全身不适等。炎症加重时，可出现全身中毒症状，如心率加快时，体温可升至38左右。阑尾穿孔并发腹膜炎时，患者可出现寒战、高热，体温达39℃以上。如发生门静脉炎，可出现寒战、高热、肝大、轻度黄疸等。

2. 体征

(1) 右下腹压痛：是急性阑尾炎的重要体征。压痛点通常在麦氏(McBurney)点(右髂前上棘至脐连线的中外1/3交界处)(图4-7-1)，可随阑尾位置的变异而改变，但压痛点始终在一个固定的位置上。炎症扩散至阑尾以外时，压痛范围也将随之扩大，但是以阑尾部位压痛最为明显。

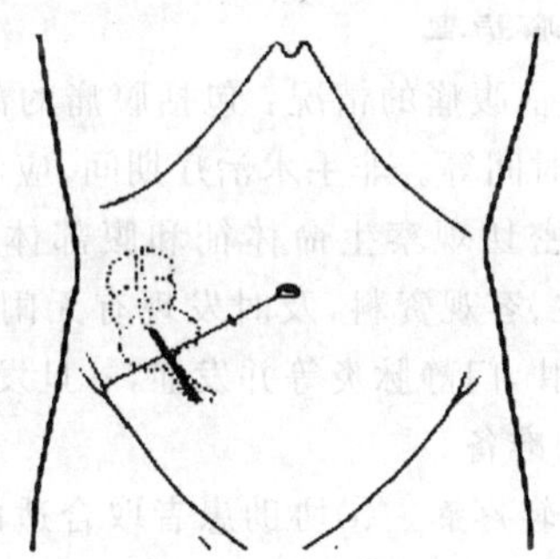

图4-7-1　阑尾炎压痛点

Mc：麦氏点

(引自：李乐之，路潜. 2018. 外科护理学. 第6版. 北京：人民卫生出版社)

(2) 腹膜刺激征：炎症波及壁腹膜时，可出现腹肌紧张、反跳痛、肠鸣音减弱或消失等，常提示阑尾炎症加重，出现化脓、坏疽或穿孔等病理改变。但是，在小儿、老年、孕妇、肥胖、虚弱或盲肠后位阑尾炎时，腹膜刺激征可不明显。

(3) 右下腹包块：如体检发现右下腹饱满，触及一压痛性包块，边界不清，固定，应考虑阑尾炎性肿块或阑尾周围脓肿形成。

(4) 特殊体征：①结肠充气试验(Rovsing sign)：一手压住左下腹部降结肠，另一手挤压近侧结肠，结肠内积气可传至盲肠和阑尾部位，若出现右下腹疼痛即为阳性。②腰大肌试验：患者左侧卧位，使右侧大腿后伸，引起右下腹疼痛为阳性，说明阑尾在腰大肌前方，盲肠后位或腹膜后位。③闭孔内肌试验：患者取仰卧位，右侧屈髋、屈膝90°，然后将右股向内旋转，引起右下腹疼痛即为阳性，提示阑尾位置较低，靠近闭孔内肌。④直肠指诊：当阑尾位于盆腔或炎症已波及盆腔时，直肠指诊直肠右前方有触痛；阑尾穿孔时，直肠前壁压痛广泛；形成阑尾周围脓肿时，有时可触及痛性肿块。

(二) 特殊类型的急性阑尾炎

1. 新生儿急性阑尾炎　很少见，早期的临床表现无特殊性，仅有厌食、呕吐、腹泻和脱水等，发热及白细胞计数升高均不明显，再加上新生儿不能提供病史，术前往往难以早期确诊，穿孔率可高达80%，死亡率也很高。

2. 小儿急性阑尾炎　是小儿常见的外科急腹症。小儿大网膜发育不全，不能起到足够的保护作用，加之患儿往往不能清楚地提供病史信息，故误诊率高、穿孔率高、死亡率高，应重视。其临床特点：①病情发展较快且较重，早期即出现高热、呕吐等症状；②右下腹体征不典型，但有局部压痛和肌紧张，是小儿阑尾炎的重要体征；③穿孔率可达30%。

3. 老年人急性阑尾炎　因为老年人对疼痛感觉迟钝，腹肌防御功能减退，所以主诉不强烈，体征不典型，临床表现轻，但病理改变重，体温和白细胞升高均不明显，易延误诊断和治疗。此外，老年人还多并发心血管系统疾病、糖尿病等，使病情更复杂和严重。

4. 妊娠期急性阑尾炎　较常见。阑尾位置随妊娠的发展而有所改变。随着妊娠发展，盲肠和阑尾被增大的子宫推挤向右上腹移位，压痛位置也随之上移。若阑尾被子宫覆盖，右腰部疼痛重于腹部，压痛点也转至右腹外侧或腰部。胀大的子宫将腹前壁推向前与炎症阑尾分开，使得局部反跳痛和腹肌紧张均不明显。大网膜难以包裹炎症阑尾，腹膜炎不易局限而在上腹部扩散。阑尾炎症可波及子宫浆膜，刺激子宫收缩，严重时可以导致流产和早产，也可导致胎儿缺氧而死亡。

5. HIV感染患者的急性阑尾炎　其症状和

体征与免疫功能正常者相似,但是不典型,白细胞计数不高,常被延误诊断和治疗,穿孔率较高。

(三) 慢性阑尾炎　即往常有急性阑尾炎发作病史。经常有右下腹疼痛,剧烈活动、饮食不洁等可诱发急性发作。重要的体征是阑尾部位的局限性压痛,这种压痛经常存在,位置也较固定;部分患者可在右下腹扪及阑尾条索。X线钡剂灌肠透视检查可见阑尾不充盈或充盈不全,阑尾腔不规则,72小时后腔内仍有钡剂残留。

四、实验室及其他检查

1. **实验室检查**　大多数患者的白细胞计数及中性粒细胞比例增高,但新生儿、老年人、HIV感染者的白细胞计数可不升高或升高不明显。尿常规一般无阳性发现,少数盲肠后位阑尾炎患者尿中可出现少量红细胞和白细胞。

2. **影像学检查**

(1) B超检查:可显示肿大的阑尾或脓肿。对确认急性阑尾炎的临床诊断比较可靠,但是排除诊断不可靠。

(2) CT检查:标准的腹部增强CT扫描如显示增大的阑尾直径(＞6mm),伴管腔梗阻,管壁增厚(＞2mm)、阑尾周围脂肪条纹征等,可提示急性阑尾炎。常用于怀疑阑尾炎诊断但不明确时。

(3) 腹部X线平片检查:可见盲肠扩张和气液平面,偶尔可见钙化的粪石和异物影。

3. **腹腔镜检查**　可以直接观察阑尾有无炎症,鉴别与阑尾炎有相似症状的邻近其他疾病,并可同时进行治疗。

五、诊断要点

若患者出现转移性右下腹痛或右下腹痛、阑尾部位压痛和血白细胞数增多,一般即可作出诊断。对于不典型的患者还须有其他诊断手段,如B超、CT、腹腔镜检查,做进一步确定,注意与其他急腹症的鉴别诊断。

六、治疗要点

绝大多数急性阑尾炎一旦确诊,应早期手术治疗。部分成人急性单纯性阑尾炎可以经非手术治疗而痊愈。

1. **手术治疗**　阑尾切除术可用传统的开腹方法,也可用腹腔镜做阑尾切除。手术方式需根据阑尾炎的不同病理类型而定。

(1) 急性单纯性阑尾炎:行阑尾切除术,切口Ⅰ期缝合。

(2) 急性化脓性或坏疽性阑尾炎:行阑尾切除术,若腹腔内有脓液,应仔细清除,酌情放置腹腔引流。

(3) 急性穿孔性阑尾炎:切除阑尾后,清除腹腔脓液或冲洗腹腔,根据情况放置腹腔引流。

(4) 阑尾周围脓肿:阑尾脓肿尚未破溃时,按急性化脓性阑尾炎处理;对已形成阑尾周围脓肿者,若病情较稳定,宜应用抗生素治疗或同时联合中药治疗,以促进脓肿吸收消退,或在超声引导下行脓肿引流或穿刺抽脓,待肿块缩小局限,体温正常3个月后再行手术切除阑尾;若无局限趋势,可行脓肿切开引流手术,术后继续运用抗生素治疗,待3个月后再做Ⅱ期阑尾切除术。

(5) 慢性阑尾炎:诊断明确后行阑尾切除术。

2. **非手术治疗**　适用于急性阑尾炎诊断尚未明确、不愿手术的单纯性阑尾炎、病程超过72小时、炎性肿块或阑尾周围脓肿已形成等手术禁忌者。也可用做术前准备。主要治疗措施包括禁食、补液、应用抗生素控制感染,中药以清热、解毒、化瘀为主。

七、护理要点

(一) 术前护理/非手术治疗的护理

1. **疼痛护理**

(1) 评估腹痛的情况:包括腹痛的部位、性质、程度、持续时间等。非手术治疗期间,应注意倾听患者的主诉,密切观察生命体征和腹部体征,全面收集患者的主、客观资料,及时发现有无阑尾坏疽、穿孔,腹腔脓肿,门静脉炎等并发症,一旦发生,需做好急诊手术的准备。

(2) 减轻疼痛。①协助患者取合适的体位:多采取半坐卧位或斜坡卧位,以减轻腹壁张力,并有利于炎症局限;也可帮助患者取右膝屈曲的姿势,松弛腹肌,减轻疼痛。②禁食,必要时遵医嘱给予胃肠减压,以减轻腹胀和腹痛。③药物止痛:对诊断明确、疼痛剧烈的患者,可遵医嘱给予解痉或止痛剂,以缓解疼痛。④控制感染:遵医嘱给予足量有效的抗生素,控制感染,减少炎性渗出和对腹膜的刺激,从而减轻疼痛。⑤指导患者放松技巧。

2. **心理护理**　术前患者常因担心手术、预后等,而出现紧张、不安、焦虑,甚至恐惧等心理问题。护士应多与患者及家属沟通,了解他们对疾病、治疗(尤其是对手术)的认识和态度,鼓励患者及家属表达内心的担忧和疑虑。根据患者的年龄、职业、文化程度等,耐心、具体地结合其病情讲解有关疾病治疗的知识,重点是与手术相关的事项,如术前准备、手术的大致过程、麻醉方式、术后注意事项等,以争取患者的主动配合,保证手术的顺利进行。护士严谨的工作态度和娴熟的技术操作,也会增加患者对疾病治疗的安全感和信心。

3. **术前准备**　包括常规检验、手术区皮肤的准备、预防性应用抗生素等。对老年患者要特别注意检查心、肺、肾等脏器功能。如果已有脱水或中毒现象存在,应立即补液。禁服泻药或灌肠,以免肠蠕动加快,肠内压增高,导致阑尾穿孔。

(二) 术后护理

1. **术后评估**　主要评估患者麻醉、手术方式,术中情况;患者的意识状况及生命体征;有无放置引流管及其部位,引流是否通畅,引流液的颜色、形状及量;手术切口情况,有无渗出及渗出液的形状;术后心理状态;有无并发症发生等。

2. **病情观察**　观察生命体征,每小时测体温、血压、脉搏一次,直至平稳。注意倾听患者的主诉,观察患者腹部体征的变化。

3. **体位与活动**　术后6～8小时,患者生命体征平稳后,可采用半坐卧位,利于呼吸和引流。在有效镇痛的前提下,鼓励患者术后早期下床活动。

4. **规范疼痛管理**　术后疼痛管理是加速康复外科的核心策略之一,可遵医嘱进行超前镇痛或多模式镇痛,同时注意倾听患者的主诉,评估患者疼痛程度。

5. **伤口、引流管的护理**　术后护士应每日观察伤口情况,伤口有无出血、渗血、渗液,有无感染征象,注意保持伤口清洁、干燥,定时更换敷料。如有留置引流管,应妥善固定,保持引流管通畅,并严密观察和记录引流液的性状,如有异常,及时通知医师并配合处理。

6. **饮食护理**　肠蠕动恢复前暂禁食,之后根据患者耐受情况,从清流质饮食逐步恢复正常饮食。

7. **术后并发症的观察和护理**

(1) 出血:阑尾系膜的结扎线松脱可引起腹腔内大出血,表现为腹痛、腹胀、失血性休克等;若留有引流管,可从引流管中引流出大量暗红色血性液体。一旦发生,应立即遵医嘱补液、输血,并做好急诊手术的准备。

(2) 切口感染:是阑尾炎术后最常见的并发症,在急性化脓性或穿孔性阑尾炎中多见。表现为术后2～3天体温升高或下降后又升高,切口胀痛或跳痛,局部红肿、有压痛,形成脓肿时,可出现波动感。应及时通知医师并配合处理。

(3) 腹腔脓肿:阑尾切除后并发腹腔脓肿的发生率不高,多见于阑尾炎症严重,并发穿孔,尤其是穿孔后引起弥漫性腹膜炎的患者。腹腔脓肿常见于膈下、盆腔及肠间(临床表现详见第4篇第10章)。一旦确诊,应积极行手术引流或穿刺引流,同时加强抗感染治疗。

(4) 粘连性肠梗阻:是阑尾切除术后较常见的并发症。与局部炎性渗出、手术损伤、术后长期卧床等多种因素有关。典型表现为腹痛,腹胀,呕吐,停止排便、排气。术后鼓励患者早期离床活动,可适当预防此并发症的发生。

(5) 粪瘘:较少见。原因有多种,如阑尾残端结扎线脱落、盲肠壁损伤或盲肠原为结核或癌肿等。粪瘘发生时如已局限,不致发生弥漫性腹膜炎,类似阑尾周围脓肿的临床表现。应用非手术治疗后大多可闭合自愈。经久不愈时,可再次手术切除瘘管。

(6) 阑尾残株炎:阑尾切除时若残端保留超过1cm,术后易复发炎症,临床表现与阑尾炎相同。症状较重者,需再次行手术切除。

(卢　颖)

第8章 肠结核和结核性腹膜炎患者的护理

第1节 肠结核

肠结核(intestinal tuberculosis)是由结核分枝杆菌侵犯肠道引起的慢性特异性感染。绝大多数继发于肠外结核，特别是开放性肺结核。临床以腹痛、腹胀、排便异常、腹部肿块和全身毒血症状为主要特点。多见于青壮年，女性略多于男性。

一、病因及发病机制

肠结核主要由人型结核分枝杆菌引起，偶有因饮用未消毒的带菌牛奶或乳制品罹患牛型结核分枝杆菌肠结核，结核分枝杆菌侵犯肠道的主要途径有：

1. **胃肠道感染** 为肠结核的主要感染途径。患者多有开放性肺结核，因经常吞咽含有结核分枝杆菌的自身痰液而继发感染；或经常与肺结核患者密切接触，又忽视消毒隔离措施而引起原发性肠结核。结核杆菌被食入后，因其具有含脂外膜，多数不被胃酸杀灭。当病菌到达肠道(特别是在回盲部)时，含有结核杆菌的食糜有很大机会直接接触肠黏膜。同时因回盲部存在生理性潴留及逆蠕动，从而增加感染机会。另外，回盲部丰富的淋巴组织对结核的易感性强，使回盲部成为肠结核的好发部位。

2. **血行播散** 血行播散也是肠结核的感染途径之一，多见于粟粒型肺结核经血行播散而侵犯肠道。

3. **邻近结核病灶播散** 肠结核还可由腹腔内结核病灶直接蔓延引起，如输卵管结核、结核性腹膜炎等。此感染通过淋巴管播散。

结核病的发病是人体和结核分枝杆菌相互作用的结果。只有当入侵的结核杆菌数量较多、毒力较强，并有机体免疫功能异常(包括肠道功能紊乱引起的局部抵抗力减弱)时，方能致病。

二、病理

因含结核分枝杆菌的肠内容物在回盲部停留较久，肠结核主要位于回盲部，其他部位依次为升结肠、空肠、横结肠、降结肠、阑尾、十二指肠和乙状结肠等处，少数见于直肠。本病的病理变化随人体对结核分枝杆菌的免疫力与过敏反应的情况而定。按病理改变，肠结核分为溃疡型、增生型和混合型。若人体过敏反应强，病变以渗出性为主；当侵入菌量多、毒力大时可发生干酪样坏死，形成溃疡，称为溃疡型肠结核；若人体免疫状况良好，感染较轻，则表现为肉芽组织增生和纤维化，称为增生型肠结核；兼有两种病变者称为混合型或溃疡增生型肠结核。外科所见的肠结核多为因病变引起肠腔狭窄、炎性肿块和肠穿孔而需要手术治疗的患者。

三、临床表现

肠结核大多起病缓慢，病程较长，早期症状不明显，临床表现因病理类型、菌落多少及人体反应性不同而异。

1. **症状**

(1) 腹痛：常见症状，多位于右下腹或脐周，呈隐痛或钝痛，间歇性发作。进餐可诱发或加重，排便或肛门排气后缓解。

(2) 腹泻和便秘：溃疡型肠结核主要表现为腹泻，增生型肠结核主要表现为便秘。腹泻患者一般为2～4次/天，粪便呈糊样，不含黏液和脓血，如直肠未受累，无里急后重感；重者，排便次数每天多达10余次，粪便中可含少量黏液和脓血。便秘患者排便次数减少(每周少于3次)、粪便坚硬，伴腹胀。

(3) 全身症状：溃疡型肠结核多见，主要表现为低热、盗汗、乏力等结核毒血症状，患者呈慢性病容、消瘦、贫血等营养失调表现，严重时可出现维生素缺乏、脂肪肝、营养不良性水肿等表现。增生型肠结核全身症状不明显。

2. **体征** 患者可呈慢性病容、消瘦。增生型肠结核主要体征为腹部肿块，常位于右下腹，质地中等，伴有轻、中度压痛。当溃疡型肠结核的病变肠段和周围组织粘连或合并局限性腹膜炎或伴肠系膜淋巴结结核时，也可出现腹部肿块。

3. **并发症**　肠梗阻多见，慢性穿孔也可有瘘管形成，偶有急性肠穿孔，多见于晚期患者。

四、实验室及其他检查

1. **血液检查**　溃疡型肠结核可有轻至中度贫血，无并发症时白细胞计数一般正常；急性发作红细胞沉降率多增快。

2. **粪便检查**　溃疡型肠结核粪便多为糊样，一般无肉眼黏液和脓血，但显微镜下可见少量脓细胞与红细胞，隐血试验阳性。

3. **结核菌素试验**　结核菌素试验强阳性对本病有辅助诊断价值。

4. **X线胃肠钡餐造影**　X线胃肠钡餐造影对肠结核的诊断具有重要价值。主要表现为肠黏膜皱襞粗乱、增厚、溃疡形成。在溃疡型肠结核，钡剂在病变肠段排空很快，显示充盈不佳，呈激惹状态，而在病变的上、下肠段则钡剂充盈良好，称为X线钡影跳跃征象。增生型肠结核，主要表现为盲肠附近肠段增生性狭窄、收缩与畸形，可见钡剂充盈缺损，黏膜皱襞紊乱、结肠袋消失等。

5. **结肠镜检查**　可直接观察全结肠和回肠末段，内镜下可见病变肠段黏膜充血、水肿，多个溃疡，肠腔变窄等。病灶处活检发现肉芽肿、干酪样坏死或结核分枝杆菌，即可确诊。

五、诊断要点

如有以下情况应考虑本病：

1. 中青年患者，有结核病史，伴有肠外结核表现，主要是肺结核。

2. 原因不明长期发热、自汗、消瘦等；右下腹压痛、腹泻，也可有腹部肿块，或有不明原因的肠梗阻。

3. X线钡餐检查发现有跳跃征、肠腔变形、肠腔狭窄等征象。

4. 结核菌素(PPD)试验强阳性。

5. 抗结核治疗(2～6周)有效。

六、治疗要点

本病的治疗目的是消除症状、改善全身状况、促使病灶愈合、防治并发症。治疗原则以早期抗结核化学药物治疗为主，避免复发，预防并发症。

1. **抗结核药物治疗**　原则是早期、联合、规则、适量、全程用药，这是本病治疗的关键。

2. **对症治疗**　腹痛时可用阿托品或其他抗胆碱药物，严重腹泻或摄入不足时要注意纠正水、电解质和酸碱平衡紊乱。对不完全性肠梗阻的患者，除上述对症治疗外，还须进行胃肠减压，以缓解梗阻近段肠曲的膨胀与潴留。

3. **手术治疗**　伴有活动性肺结核的溃疡型肠结核患者不宜行外科治疗，因该型病变广泛，不易全部切除，术后复发的可能性大，且可导致结核播散。手术适应证包括：①完全性肠梗阻。②急性肠穿孔或慢性肠穿孔瘘管形成经内科治疗未能闭合者。③肠道大出血不能有效止血者。④诊断困难需剖腹探查者。除急诊情况外，手术前原则上应先进行抗结核治疗和全身支持疗法，特别是有活动性肺结核或其他肠外结核的患者，需经治疗并待病情稳定后再行外科治疗。手术治疗的一般原则：①小肠结核应切除病变肠段。②回盲部结核应做右半结肠切除及回肠结肠端吻合术。③急性肠穿孔时应根据患者全身和局部情况，进行病变肠段切除术或腹腔引流术。④肠外瘘要根据病变部位，按一般治疗肠瘘的原则给予干预。

第2节　结核性腹膜炎

结核性腹膜炎(tuberculous peritonitis)是由结核分枝杆菌引起的慢性弥漫性腹膜感染。本病可见于任何年龄，多为中青年。女性较多见，男女之比约为1∶2。

一、病因及发病机制

本病由结核分枝杆菌感染腹膜引起，多继发于肺结核或体内其他部位的结核。结核分枝杆菌感染腹膜的途径以腹腔内的结核病灶直接蔓延为主，肠系膜淋巴结结核、输卵管结核、肠结核等为常见的原发病灶。少数病例由血行播散引起，此时常可发现活动性肺结核(原发感染或粟粒型肺结核)、关节、骨、睾丸结核，并可伴结核性浆膜炎、结核性脑膜炎等。

二、病理

根据本病的病理解剖特点，可分为渗出、粘连、干酪3型，前两型多见。在本病发展过程中，上述2种或3种类型的病变可并存，称为混合型。

1. **渗出型**　腹膜充血、水肿，表面覆有纤维蛋白渗出物，多见黄白色或灰白色小结节，可融合成较大的结节或斑块。腹腔内有浆液纤维蛋白渗出物积聚,腹腔积液少量至中等量,呈草黄色,有时可为淡红色,偶见乳糜性腹腔积液。

2. **粘连型** 有大量纤维组织增生,腹膜、肠系膜明显增厚。肠袢相互粘连,并和其他脏器紧密缠结在一起,肠管常因受到压迫与束缚而发生肠梗阻。大网膜也增厚变硬,蜷缩成团块。本型常由渗出型在腹腔积液吸收后逐渐形成,但也因起病隐袭,病变发展缓慢,病理变化始终以粘连为主。

3. **干酪型** 以干酪样坏死病变为主,肠管、大网膜、肠系膜或腹腔内其他脏器间相互粘连,分隔成许多小房,小房腔内有混浊积液,干酪样坏死的肠系膜淋巴结参与其中,形成结核性脓肿。小房可向肠管、腹腔或阴道穿破而形成窦道或瘘管。本型多由渗出型或粘连型演变而来,是本病的重型,并发症常见。

三、临床表现

结核性腹膜炎的临床表现因病理类型及机体反应性的不同而异。一般起病缓慢,早期症状较轻;少数起病急骤,以急性腹痛或骤起高热为主要表现;有时起病隐袭,无明显症状,偶在手术或检查时被意外发现。

1. **症状**

(1) 结核毒血症状:结核毒血症常见,主要是发热和盗汗。热型以低热与中等热为最多,约1/3患者有弛张热,少数可呈稽留热。高热伴有明显毒血症者,主要见于渗出型、干酪型,或见于伴有粟粒型肺结核、干酪样肺炎等严重结核病的患者。后期有营养不良,表现为消瘦、水肿、贫血、舌炎、口角炎等。

(2) 消化道症状:①腹痛:多位于脐周,以持续性隐痛或钝痛多见,餐后可加重。②腹胀:多见于渗出型患者,可能由大量腹水或肠梗阻引起。③腹泻与便秘:大便多呈糊状,2~4次/天,一般无黏液或脓血,腹泻主要与腹膜炎症刺激所致肠功能紊乱有关;便秘较常见于粘连型,有时与腹泻交替出现。

2. **体征**

(1) 全身状况:患者呈慢性病容,表现为消瘦、水肿、乏力、舌炎、口角炎等。

(2) 腹部体征

1) 腹部压痛与反跳痛:多数患者有腹部轻微压痛,反跳痛出现常见于干酪型结核性腹膜炎。

2) 腹壁柔韧感:是结核性腹膜炎的特征性体征,由于腹膜慢性炎症、增厚、粘连所致。

3) 腹部包块:多位于脐周,大小不一,边缘不整,表面粗糙呈结节感,不易推动。

4) 腹水:多为少量至中量腹水,腹水超过1 000mL时可出现移动性浊音。

5) 其他:并发肠梗阻时,可见肠型、肠蠕动波、肠鸣音亢进。

3. **并发症** 以肠梗阻最常见,多见于粘连型。

四、辅助检查

1. **血液检查** ①部分患者有轻至中度贫血,多为正细胞正色素性贫血;白细胞数大多正常,但当干酪型或腹腔病灶急性扩散时,白细胞可增高。②活动期患者红细胞沉降率增快。③结核菌素试验强阳性反应。

2. **腹水检查** 腹水呈草黄色渗出液,少数为血性或乳糜性,比重超过1.018,蛋白质含量在30g/L以上,白细胞计数超过500×10^6/L,以淋巴细胞为主;若腹水葡萄糖浓度<3.4mmol/L、PH<7.35,提示细菌感染;腺苷脱氨酶增高,可提示结核性腹膜炎。

3. **腹部影像学检查** B超可发现少量腹腔积液,并提示穿刺腹腔抽取积液的准确位置。对腹部包块性质鉴别有一定帮助;腹部X线平片检查可见钙化影,提示钙化的肠系膜淋巴结结核;超声、CT、磁共振可见增厚的腹膜、腹水、腹腔内包块及瘘管。

4. **腹腔镜检查** 对诊断有困难者具有确诊价值。一般适用于有游离腹腔积液患者,可见腹膜、网膜、内脏表面有散在或集聚的灰白色结节,浆膜失去正常光泽,呈混浊、粗糙状。活组织检查有确诊价值,但腹膜有广泛粘连者禁忌。

五、诊断要点

有以下情况可考虑本病:

(1) 中青年患者,有结核病史,伴有其他器官结核病证据。

(2) 不明原因发热2周以上,伴有腹痛、腹胀、腹腔积液、腹部包块或腹壁柔韧感。

(3) 腹腔积液为渗出性,以淋巴细胞为主,普通细菌培养阴性。

(4) X线胃肠钡餐检查发现肠粘连等征象。

(5) 结核菌素(PPD)皮肤试验呈强阳性。

典型病例可做出临床诊断,给予抗结核治疗

(2周以上)有效可确诊。不典型病例，主要是有游离腹腔积液病例，行腹腔镜检查并作活检，符合结核改变可确诊。有广泛腹膜粘连者禁忌腹腔镜检查，需结合B超、CT等检查排除腹腔肿瘤，有手术指征者剖腹探查。

六、治疗要点

本病是慢性疾病，治疗的关键是早期给予合理、足量的抗结核化学药物治疗，以达到早日康复、避免复发和防止并发症的目的。

1. 化学药物抗结核治疗　化学药物治疗对结核病的控制起着决定性作用。抗结核化学药物的选择、用法、疗程详见"肺结核患者的护理"。

在结核性腹膜炎的应用中应注意：对一般渗出型病例，由于腹腔积液及症状消失常不需要太长时间，患者可能会自行停药，从而导致复发，故必须强调全程规则治疗；对粘连型或干酪型病例，由于大量纤维增生，药物不易进入病灶达到应有浓度，病变不易控制，故应加强抗结核化疗的联合应用，并适当延长抗结核的疗程。经积极抗结核治疗后，腹腔积液量过大时可放腹水以缓解腹胀，并在腹腔内注入链霉素、异烟肼、氢化可的松，促进腹水吸收。腹腔积液量少或合并粘连者不宜穿刺，以免误伤肠管。

2. 手术治疗　适应证包括：①并发完全性肠梗阻或有不全性肠梗阻经内科治疗未见好转者。②急性肠穿孔，或腹腔脓肿经抗生素治疗未见好转者。③肠瘘经抗结核化疗与加强营养而未能闭合者。④本病诊断有困难，与腹腔肿瘤或急腹症不能鉴别时，可考虑剖腹探查。

七、护理要点

1. 一般护理

(1) 休息：保持病室清洁、安静、舒适，保证患者充分休息；病情缓解时，指导患者适当活动，注意劳逸结合，以不感疲劳为度。

(2) 饮食护理：原则上给予高热量、高蛋白质、高维生素、易消化的食物，如新鲜蔬菜、水果、肉类等，以弥补慢性消耗；腹泻明显的患者为减轻症状，少食生冷、不易消化的食物及高纤维素的食物，以免加快肠蠕动。肠梗阻患者应禁食，并进行胃肠减压，必要时静脉补充营养物质。

2. 病情观察

(1) 严密观察患者疼痛的部位，性质，程度，发作的时间、频率、持续时间等，正确评估病程进展状况。向患者解释疼痛的原因和机制，对其进行病因教育以减少或消除加重和诱发疼痛的因素。要警惕某些并发症的发生。如患者突然疼痛加剧，压痛明显，或出现便血等应及时报告医师并积极抢救。

(2) 观察腹泻的量、次数、性状，监测体液平衡状态。

(3) 每周测量患者体重，并观察有关指标，如电解质、血红蛋白等。

3. 对症护理

(1) 腹痛：安置患者适宜的体位卧床休息，如仰卧或侧卧屈膝位，以减轻疼痛；指导患者用非药物干预措施缓解疼痛，如分散注意力的方法、行为疗法、热敷、按摩、针灸方法；必要时使用抗胆碱能药，并注意药物的副作用；对完全性肠梗阻、急性肠穿孔的剧烈腹痛患者，积极做好手术治疗的各项准备。

(2) 腹泻：注意腹部保暖，观察排便次数和粪便的性状，保持肛周皮肤清洁，每次排便后局部用温水清洗，必要时局部涂无菌凡士林。

(3) 便秘：解释便秘原因，帮助患者消除不良情绪反应，指导患者养成定时排便的习惯，适当活动，进行腹部按摩，必要时遵医嘱给予缓泻剂和软化剂或保留灌肠，以保持正常通便。

(4) 发热：首先评估患者发热的类型及伴随症状。嘱患者卧床休息，减少活动。给予清淡饮食，补充适当水分。同时注意皮肤和口腔的清洁与护理。体温过高时，应根据具体情况选择适宜的降温方式，如温水浴、50%乙醇溶液擦浴、冰敷、冰盐水灌肠及药物降温等。遵医嘱补充热量、水分及电解质。

(5) 腹水护理：①安置患者采取适宜的体位，如坐位或半卧位。②遵医嘱使用利尿剂，并注意药物的副作用、监测电解质。③适当控制水、钠摄入量，观察尿量和测量腹围。④加强受压皮肤的护理，防止压疮的发生。⑤配合实施腹腔穿刺引流腹水，做好穿刺前的各项准备工作和穿刺后的护理。

4. 用药护理　介绍常用抗结核药物的作用和副作用，正确给药，注意观察疗效和不良反应。

5. 心理护理　加强与患者的沟通，向患者介绍有关疾病的知识，稳定情绪，克服急躁、焦虑等不良心理反应，鼓励患者树立战胜疾病的信心，主动地配合医护人员进行治疗与护理。

6. 健康指导

(1) 疾病预防指导：开展结核病的防治知识宣

教，积极治疗开放性肺结核，对痰结核分枝杆菌阳性的患者，教育其不要吞咽痰液，注意个人饮食卫生；健康人尽量不与结核病患者共餐，平时就餐用具单独使用，并注意餐具的消毒；不饮未经消毒的牛奶和乳制品。

(2) 疾病知识指导：向患者阐明肠结核和结核性腹膜炎是一种慢性消耗性疾病，指出丰富营养对疾病的恢复具有重要意义，指导患者在病情进展过程中应注意休息，劳逸结合，以利疾病的康复。

(3) 生活指导：教育结核患者保持良好的心态，生活规律。

(4) 用药指导：按照医嘱坚持抗结核治疗，注意药物副作用的防治，定期到医院检查，以便根据病情变化及时调整治疗方案。

(5) 病情监测指导：定期监测红细胞、血红蛋白、体重等营养指标，掌握营养改善的情况。告知患者在病程中可能出现的肠梗阻、肠穿孔等并发症，如发现异常要及时报告医生并做好手术前的各项准备工作。

(许子华)

第9章 大肠、肛管疾病患者的护理

第1节　概　述

一、结肠的解剖和生理概要

1. 结肠的解剖　结肠介于小肠和直肠之间，包括盲肠、升结肠、横结肠、降结肠和乙状结肠(图4-9-1)。成人的结肠全长约150cm(120～200cm)，各部直径不一。结肠有3个解剖标志：结肠袋、结肠带和脂肪垂。盲肠以回盲瓣为界与末端回肠相连。回盲瓣具有括约功能，能防止大肠内容物反流入小肠，并阻止食物残渣过快进入大肠；同时，由于大肠内容物的停留，增加了结核杆菌同肠黏膜的接触，成为肠结核的好发部位；由于回盲瓣的存在，使肠梗阻易发展为闭袢性肠梗阻。盲肠是腹膜内位器官，有一定活动度，盲肠过长时，易发生扭转。升结肠与横结肠延续段为结肠肝曲，横结肠与降结肠延续段为结肠脾曲，肝曲和脾曲的位置相对固定。升结肠和降结肠为腹膜间位器官，活动度小，前面及两侧有腹膜覆盖，后面以疏松结缔组织与腹后壁相贴，当该段肠管后壁穿孔时可引起严重的腹膜后感染。横结肠和乙状结肠为腹膜内位器官，完全为腹膜包裹，活动度大。结肠的肠壁组织由内至外分别为黏膜层、黏膜下层、肌层和浆膜层。

左、右结肠的血液供应各不相同。右半结肠由肠系膜上动脉供应，分出回结肠动脉、右结肠动脉和中结肠动脉；左半结肠由肠系膜下动脉供应，分出左结肠动脉和数支乙状结肠动脉。结肠的静脉与动脉相似，分别经肠系膜上静脉和肠系膜下静脉汇入门静脉。结肠的淋巴管穿出肠壁后与血管伴行，分为结肠上淋巴结、结肠旁淋巴结、中间淋巴结和中央淋巴结4组。左、右半结肠的淋巴分别汇入位于肠系膜上、下动脉周围的中央淋巴结后，再引流至腹主动脉周围的腹腔淋巴结。

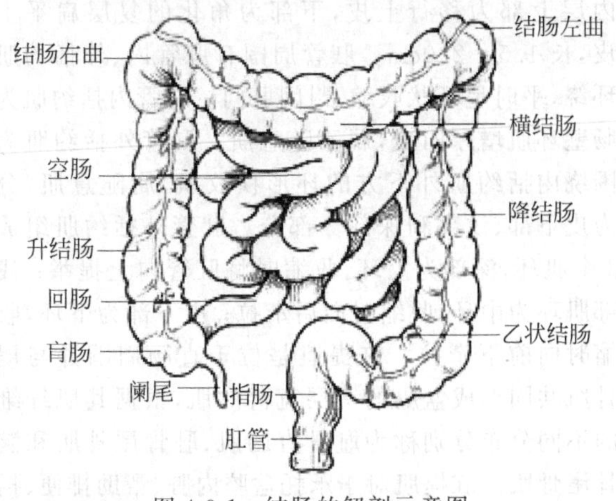

图4-9-1　结肠的解剖示意图

结肠接受交感和副交感神经双重支配，但左、右半结肠不同。迷走神经支配右半结肠，盆腔神经支配左半结肠。交感神经分别来自肠系膜上、下神经丛。

2. 结肠的生理

(1) 结肠作为消化道的一部分，主要吸收水分、部分电解质和葡萄糖。吸收部位主要在结肠上段。

(2) 结肠为食物残渣提供暂时的储存和转运场所。

(3) 结肠可分泌碱性黏液以保护肠黏膜和润滑粪便，还可分泌数种胃肠激素。

(4) 结肠内的大量细菌能分解食物残渣和膳食纤维，还可利用肠内物质合成人体所需的维生素K、维生素B复合物和产生短链脂肪酸等，供人体代谢利用。

二、直肠、肛管的解剖和生理概要

1. 直肠、肛管的解剖

(1) 直肠：位于盆腔的后下部，平第三骶椎，上接乙状结肠，沿骶、尾骨腹面下行，穿过盆膈转向后下，至尾骨平面与肛管相连，形成约90°弯曲，全长12～15cm。上部直肠与结肠的管径相同，下部扩大形成直肠壶腹，暂时存储粪便。直肠以腹膜返折为界，分为上、下两段。上段直肠的前面和两侧有腹膜遮盖，前面的腹膜返折成直肠膀胱陷凹或直肠子宫陷凹(图4-9-2)。

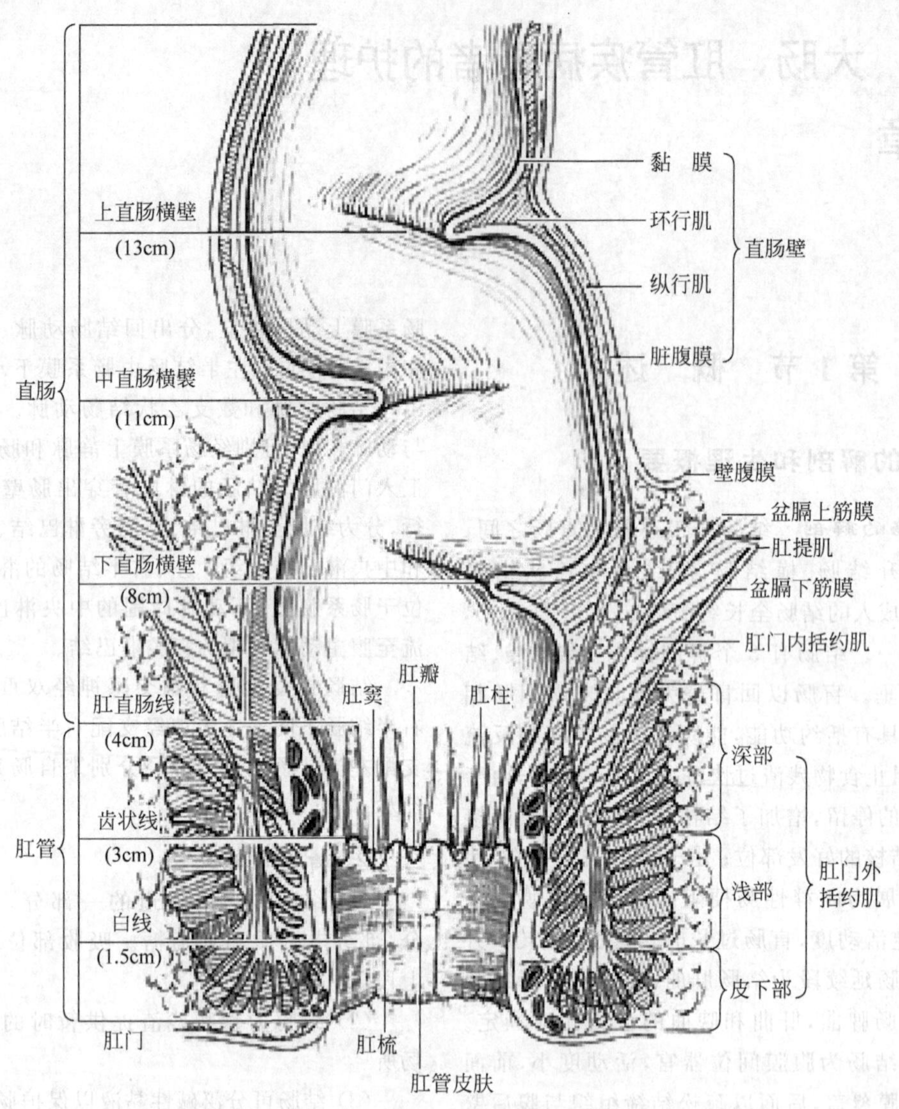

图 4-9-2 直肠、肛管的解剖示意图

下段直肠全部位于腹膜外，男性直肠下部的前方借直肠膀胱隔与膀胱底、前列腺、精囊腺、输精管壶腹和输尿管盆段相邻。

女性直肠下部借直肠阴道隔与阴道后壁相邻。直肠后方是骶、尾骨和梨状肌。直肠的肌层同样也包括外层纵肌和内层环肌，环肌层在直肠下端增厚形成肛管内括约肌，属于不随意肌，受自主神经支配，协助排便，无括约肛门的功能；纵肌层下端与肛提肌和内、外括约肌相连。

直肠壶腹部有上、中、下 3 条半月形的直肠横襞，由环形肌构成，称为直肠瓣。直肠下端由于和口径较小且呈闭缩状态的肛管相连，其黏膜呈现 8～10 个隆起的纵行皱襞，称为肛柱。相邻两个肛柱基底之间有半月形皱襞，称为肛瓣。肛瓣和其相邻的肛柱之间的直肠黏膜形成开口向上的小隐窝，称为肛窦，肛门腺开口于此。肛窦深 3～5mm，易积存粪便而发生感染。在肛管和肛柱相连的部位，有三角形乳头状隆起，称为肛乳头。在直肠与肛管交界处由肛瓣边缘和肛柱下端共同形成一条锯齿状的环行线，称为齿状线。

(2) 肛管：肛管上自齿状线，下至肛门缘，肛管内层上部为移行上皮，下部为角化的复层扁平上皮，长 1.5～2.0cm。肛管周围有肛管内、外括约肌环绕，平时呈环状收缩，封闭肛门。肛管内括约肌为肠壁环肌增厚而成，属不随意肌。肛管外括约肌为围绕内括约肌外下方的环形横纹肌，属随意肌，分为皮下部、浅部和深部 3 部分。肛管外括约肌组成 3 个肌环，深部为上环，收缩时将肛管向上提举；浅部肌环为中环，收缩时向后牵拉；皮下部为下环，收缩时向前下牵拉。肛提肌是位于直肠周围并与尾骨肌共同形成盆膈的一层宽薄的肌，根据其肌纤维的不同分布分别称为耻骨直肠肌、耻骨尾骨肌和髂骨尾骨肌。肛提肌对于承托盆腔内脏、帮助排便、括约肛管有重要作用。肛管内括约肌、直肠壁纵肌的下部、肛管外括约肌的深部和邻近的部分肛提肌纤维共同组成了肛管直肠环，发挥肛管括约的功能，若术中不慎完全切断，可致大便失禁。

(3) 直肠、肛管的血管、淋巴和神经：齿状线以上的部分由直肠上、下动脉和骶正中动脉供血；齿状线以下的部分由肛管动脉供应。直肠和肛管的黏膜下及肌层的外面，静脉相互吻合，形成直肠上静脉丛和直肠下静脉丛，前者穿过直肠肌层汇集成为直肠上静脉，经肠系膜下静脉回流至门静脉，后者在直肠肛管外侧汇集成为直肠下静脉和肛管静脉，分别通过髂内静脉和阴部内静脉回流至下腔静脉。

直肠和肛管的淋巴引流也是以齿状线为界，分为上、下两组。齿状线以上的淋巴管引流有4个方向：①沿直肠上血管走行，经直肠上淋巴结，注入肠系膜下淋巴结；②向两侧沿直肠下血管走行，注入髂内淋巴结；③沿肛血管和阴部内血管进入盆腔，注入髂内淋巴结；④少数沿骶外侧血管走行，注入骶淋巴结。齿状线以下的淋巴引流有两个方向：①向下经会阴及大腿内侧皮下注入腹股沟淋巴结，然后到髂外淋巴结；②向周围穿过坐骨直肠间隙沿闭孔动脉旁引流至髂内淋巴结。齿状线上、下淋巴网有吻合支，彼此相通。

齿状线以上的部分由交感神经和副交感神经支配。交感神经主要来自骶前神经丛。直肠的副交感神经来自盆神经。齿状线以下的部分主要由阴部神经的分支支配，如肛直肠下神经、前括约肌神经、会阴神经和肛尾神经。其中，肛直肠下神经的感觉纤维非常敏锐，因此肛管的皮肤称为"疼痛敏感区"。

2. 直肠、肛管的生理　直肠的生理功能主要是排便；可吸收少量的水、盐、葡萄糖和部分药物；分泌黏液协助排便。直肠下端是排便反射的主要发生部位。肛管的生理功能主要是排便；非排便时，肛管关闭。

3. 直肠、肛管周围间隙　直肠与肛管周围有数个间隙，间隙内充满脂肪结缔组织，神经分布很少，是感染发生的常见部位。①骨盆直肠间隙：位于肛提肌以上，盆腔腹膜以下，在直肠两侧，左右各一；②直肠后间隙：位于肛提肌以上，直肠和骶骨之间，与两侧骨盆直肠间隙相通；③坐骨肛管间隙(坐骨直肠间隙)：位于肛提肌以下，坐骨肛管横膈之上的肛管两侧，相互经肛管后相通；④肛门周围间隙：位于坐骨肛管横膈及肛周皮肤之间，两侧于肛管后相通。

第2节　炎症性肠病

炎症性肠病(inflammatory bowel disease，IBD)是一种多种病因引起的、异常免疫介导的肠道慢性及复发性炎症，有终生复发倾向，溃疡性结肠炎(ulcerative colitis，UC)和克罗恩病(Crohn disease，CD)是其主要的病理类型。

一、病因与发病机制

病因和发病机制尚不明确，从现有的研究结果，参与UC发病的因素有环境、遗传、感染、免疫等，是多环节、多因素协同作用的结果。

1. 环境因素　饮食、吸烟、卫生条件、生活方式或暴露于某些不明因素。近几十年来，全球IBD的发病率持续增高，这一现象首先出现在北美、北欧经济发达的地区。以往该病在我国少见，现已成为常见病，这一疾病谱的变化，提示环境因素所发挥的重要作用。

2. 遗传因素　该病具有遗传倾向。研究显示，患者一级亲属的发病率显著高于普通人群，而其配偶的发病率不增加。目前认为，该病不仅是多基因病，而且也是遗传异质性疾病，即不同人由不同基因引起，患者在一定环境因素作用下，由遗传易感而发病。

3. 感染因素　多种微生物参与了IBD的发生与发展。基于下述研究结果新近的观点认为，IBD是针对自身正常肠道菌群的异常免疫反应疾病：①用转基因或基因敲除方法造成免疫缺陷的IBD动物模型，在肠道无菌环境下不发生肠道炎症，但在肠道正常菌群状态下，则出现肠道炎症；②临床上观察到肠道细菌滞留易使CD进入活跃期，抗生素或微生态制剂对某些IBD患者有益。

4. 免疫因素　持续的天然免疫反应及Th1细胞异常激活等释放出各种炎症介质及免疫调节因子，如IL-1、IL-6、IL-8、TNF-α、IL-2、IL-4、TNF-γ等参与了肠黏膜屏障的免疫损伤。针对这些炎症反应通路上的重要分子而开发的生物制剂，如抗TNF-α单克隆抗体等所产生的显著治疗效果，反证了肠黏膜免疫屏障在IBD发生、发展、转归过程中始终发挥重要作用。

IBD的发病机制是环境因素作用于遗传易感者，在肠道菌群的参与下，启动了难以停止的、发作与缓解交替的肠道天然免疫及获得性免疫反应，导致肠黏膜屏障损伤、溃疡经久不愈、炎性增生等病理改变。UC和CD是同一疾病的不同亚型,组织损伤的病理过程基本相似,但可能由于致病因素及机制上的差异,导致病理表现不同。

二、溃疡性结肠炎

溃疡性结肠炎是一种病因未明的结肠和直肠非特异性炎症性疾病,病变主要局限于大肠黏膜与黏膜下层,多累及远端结肠和直肠。临床上以腹痛、腹泻、黏液脓血便为主要表现。病情轻重不等,多呈现反复发作的慢性病程。本病可发生在任何年龄,多见于20~40岁,亦可见于儿童或老年,男女发病率无明显差异。

(一)病理变化 病变呈连续性弥漫性分布,主要位于直肠和乙状结肠,可向结肠近端逐渐蔓延,严重时累及整个结肠甚至末段回肠,炎症病变主要位于黏膜层和黏膜下层。活动期早期肠黏膜充血、水肿,触之易出血,固有膜内炎性细胞弥漫性浸润,大量中性粒细胞在腺腔内聚集,即隐窝脓肿出现,常伴有腺体上皮细胞的坏死和腺体的破坏。固有膜内血管增多,血管壁有纤维素样坏死或血栓形成。随后,黏膜坏死,溃疡形成。溃疡由小到大,多沿肠腔纵轴发展,形成不规则的大片溃疡。结肠炎症在反复发作的慢性过程中,大量新生肉芽组织增生,常出现炎性息肉。缓解期肠黏膜内炎性细胞逐渐消退,腺体减少,隐窝大小形态不规则,排列紊乱。

由于结肠病变一般限于黏膜与黏膜下层,很少深入肌层,所以并发结肠穿孔、瘘管或周围脓肿少见。少数重症患者病变累及结肠壁全层,可发生中毒性巨结肠。此时,肠壁重度充血、肠腔膨大、肠壁变薄,可致急性穿孔。病程长者发生结肠癌的风险较正常人增高。

(二)临床表现 本病起病多为亚急性,少数急性起病。病程呈慢性经过,发作与缓解交替,少数患者症状持续并逐渐加重。病情轻重与病变范围、临床分期及病期有关。临床表现以消化系统表现为主,但缺乏特异性。

1. 症状

(1) 消化系统表现

1) 腹泻和黏液脓血便:见于大多数患者,是活动期的重要表现。腹泻主要与大肠黏膜对水钠吸收障碍、结肠运动功能失常有关。黏液脓血便是本病活动期的重要表现,系黏膜炎性渗出、糜烂及溃疡所致。腹泻程度轻重不一,轻者每日2~4次,粪便呈糊状,可混有黏液、脓血;重者可达每日10次以上,大量脓血,甚至呈血水样粪便。部分患者病变限于直肠或累及乙状结肠时,除有便频、便血外,偶尔表现为便秘,这是病变引起直肠排空功能障碍所致。

2) 腹痛:原因复杂,可能与病变肠管平滑肌痉挛、浆膜炎症或结肠动力紊乱有关。多有轻到中度腹痛,常为阵发性疼痛,多局限于左下腹或下腹部,亦可累及全腹。常有里急后重,便后腹痛缓解。轻者无腹痛或仅有腹部不适。重者如并发中毒性巨结肠或腹膜炎,腹痛持续且剧烈。

3) 其他:上腹部饱胀不适、食欲不振、恶心、呕吐等。

(2) 全身表现:多见于中型或重型患者,可有发热、消瘦、贫血、低蛋白血症、水与电解质平衡紊乱、水肿等表现。

(3) 肠外表现:国外病例肠外表现的发生率较高,可达40%~50%。其发生机制尚不清楚,可能与自身免疫、细菌感染、毒物吸收及治疗药物的副作用有关。患者出现外周关节炎、结节性红斑、坏疽性脓皮病、口腔黏膜溃疡、虹膜睫状体炎等。

2. 体征 患者呈慢性病容,精神状态差,重者呈消瘦贫血貌。轻、中型患者仅有左下腹轻压痛,有时可触及降结肠和乙状结肠。重型患者除有发热、脉速和失水外,腹部压痛和腹胀明显。若有腹肌紧张、反跳痛和肠鸣音减弱时应注意中毒性巨结肠和肠穿孔等并发症。

3. 并发症 可并发中毒性巨结肠、直肠结肠癌变、大出血、急性肠穿孔、肠梗阻等。

(1) 中毒性巨结肠(toxic megacolon):约5%的重症患者可出现中毒性巨结肠,常因低钾、钡剂灌肠、使用抗胆碱能药物或阿片类制剂而诱发。此时结肠病变广泛而严重,累及肌层和肠肌神经丛,肠壁张力减退,结肠蠕动消失,肠内容物与大量气体积聚,致急性结肠扩张,一般以横结肠最为严重。临床表现为病情急剧恶化,毒血症明显,有脱水和电解质紊乱,出现肠型、腹部压痛,肠鸣音消失。本病易引起急性肠穿孔,预后较差。

(2) 直肠结肠癌变:多见于广泛性结肠炎、幼年起病而病程漫长者,病程超过>20年者发生结肠癌的风险较正常人高10~15倍。

(3) 其他:结肠大出血、肠穿孔、肠梗阻。

4. 临床分型 根据病程经过分为初发型、慢性复发型、慢性持续型和急性暴发型;根据严重程度分为轻度和重度；根据病变范围可分为直肠炎、直肠乙状结肠炎、左半结肠炎、全结肠炎和区域性结肠炎；根据病期分为活动期和缓解期。

（三）实验室及其他检查

1. **粪便检查**　肉眼观常有黏液脓血，显微镜检可见到红细胞和脓细胞，急性发作期可见巨噬细胞。粪便病原学检查有助于排除感染性结肠炎，是本病诊断的一个重要步骤。

2. **血液检查**　血红蛋白在轻型患者多正常或轻度下降，中、重型患者有轻度或中度下降，甚至重度下降。活动期有白细胞计数增多、红细胞沉降率加快和C反应蛋白增高。重症患者可有血白蛋白下降，凝血酶原时间延长和电解质紊乱。

3. **结肠镜检查**　诊断与鉴别诊断的重要手段之一。检查时，应尽可能观察全结肠及末段回肠，确定病变范围，必要时取活检。UC病变呈连续性、弥漫性分布，从直肠开始逆行向近端扩展，内镜下可见黏膜改变有：①黏膜血管纹理模糊、紊乱或消失、充血、水肿、易脆、出血及脓性分泌物附着；②病变明显处见弥漫性糜烂和多发性浅溃疡；③慢性病变常见黏膜粗糙、呈细颗粒状，炎性息肉及桥状黏膜，在反复溃疡愈合、瘢痕形成过程中，结肠变形缩短，结肠袋变浅、变钝或消失。

4. **X线钡剂灌肠检查**　X线征象主要有：黏膜粗乱或有细颗粒改变，也可呈多发性小龛影或小的充盈缺损，有炎性息肉时表现为多个圆形或卵圆形充盈缺损，结肠袋消失，肠壁变硬，肠管缩短、变细（图4-9-3），可呈铅管状。重型或暴发型患者一般不宜做此检查，以免加重病情或诱发中毒性巨结肠。

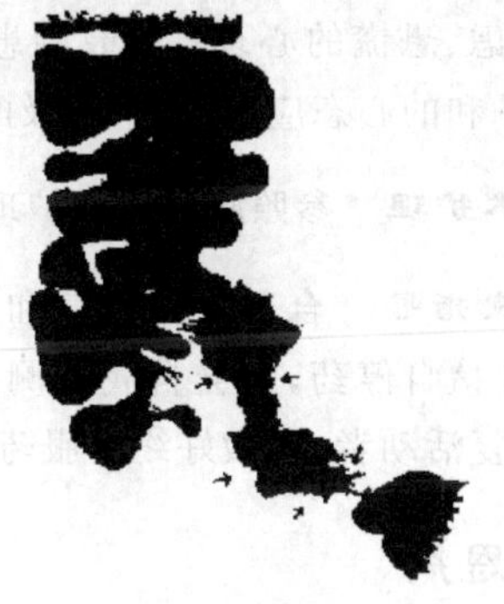

图4-9-3　溃疡性结肠炎缩短、变细的肠管

5. **自身抗体检查**　血中外周型抗中性粒细胞胞质抗体和抗酿酒酵母抗体分别是UC和CD的相对特异性抗体，有助于UC和CD的诊断和鉴别诊断。

（四）**诊断要点**　临床上具有持续或反复发作的腹泻和黏液脓血便、腹痛、里急后重，伴有（或不伴有）不同程度全身症状，在排除细菌性痢疾、阿米巴痢疾、慢性血吸虫病、克罗恩病、肠结核等的基础上，具有结肠镜检查改变中至少一项及黏膜活检组织学所见或具有X线钡剂灌肠检查征象至少一项可以诊断本病。

（五）**治疗要点**　治疗的目的在于控制急性发作，缓解病情，减少复发，防治并发症。

1. **药物治疗**

（1）控制炎症反应

1）5-氨基水杨酸（5-ASA）。5-ASA几乎不被吸收，可抑制肠黏膜的前列腺素合成和炎症介质白三烯的形成，对肠道炎症有显著的抗炎作用。治疗剂量为4g/d，分4次口服，用药3～4周；病情缓解后减量使用3～4周，然后改为维持量2g/d，分次口服，维持1～2年。由于5-ASA在胃内多被分解失效，因此常通过下述给药系统进入肠道，发挥其药理作用。①柳氮磺吡啶（SASP）：5-ASA通过偶氮键连接于磺胺吡啶，使之通过胃，进入肠道。在结肠，SASP的偶氮键被细菌打断，5-ASA得以释放。该药是治疗轻、中度或经糖皮质激素治疗已有缓解的重度UC常用药物。该药价格便宜，不良反应分两类，一类是剂量相关的不良反应，如恶心、呕吐、食欲减退、头痛、可逆性男性不育等；另一类不良反应属于过敏，有皮疹、粒细胞减少、再生障碍性贫血、自身免疫性贫血。②奥沙拉嗪：通过偶氮键连接2分子5-ASA，在胃及小肠中不被吸收也不被分解，到达结肠后，偶氮键在细菌作用下断裂，分解为2分子5-ASA。该药疗效与SASP类似，但降低了不良反应率。缺点是价格昂贵，适用于对SASP不能耐受者。③美沙拉嗪：由乙基纤维素包裹5-ASA，其pH依赖释放的微丸颗粒通过幽门进入小肠，在肠道碱性环境下释放出5-ASA。

2）糖皮质激素。作用机制为非特异性抗炎和抑制免疫反应，对急性发作期有较好的疗效，还可用于对5-ASA疗效不佳的轻、中度患者，特别适合于重度患者。一般予口服泼尼松0.75～1mg/kg，口服最大剂量一般为60mg/d，重症患者常先给予大剂量静脉推注，如氢化可的松300mg/d和甲泼尼龙48mg/d，7～10天后改为口服泼尼松60mg/d，病情缓解后逐渐减量至停药。减药期间加用5-ASA逐渐接替激素治疗。

3）免疫抑制剂。硫唑嘌呤或巯嘌呤可用于对糖皮质激素治疗效果不佳或对激素依赖的慢性持续型患者。使用免疫抑制剂者可出现骨髓抑制的不良反应。

本病缓解期控制炎症主要以5-ASA作维持治疗，如患者活动期缓解是由免疫抑制剂所诱导，则仍用相同剂量该类药物维持。维持治疗的疗程尚无统一意见，但一般认为至少要维持4年。

(2)对症治疗：及时纠正水、电解质平衡紊乱；贫血者可输血；低蛋白血症者补充白蛋白；病情严重时应禁食，给予完全胃肠外营养治疗。腹痛、腹泻的对症治疗要权衡利弊，使用抗胆碱能药物或止泻药物要慎重，在重症患者应禁用，有诱发中毒性巨结肠的危险。合并肠道继发感染的重症患者，应积极抗菌治疗，给予广谱抗生素，静脉给药，合用甲硝唑对厌氧菌感染有效。

2. **手术治疗** 择期手术指征为：结肠癌变、内科治疗效果不理想而严重影响生活质量、使用糖皮质激素可控制病情但不良反应太重不能耐受者。一般采用全结肠切除加回肠肛门小袋吻合术。当患者并发大出血、肠穿孔及合并中毒性巨结肠经内科治疗无效且伴严重毒血症状者需紧急手术。

(1)全结、直肠切除及回肠造口术：该术式不但彻底切除了病变可能复发的部位，同时也解除了癌变的风险，但术后永久性回肠造口对患者的生活质量有影响。

(2)结肠切除、回直肠吻合术：该术式以保留直肠、肛管功能为目的，使患者避免了回肠造口，但手术没有彻底切除疾病复发部位而存在复发和癌变的风险。

(3)结直肠切除、回肠储袋肛管吻合术：该手术是经腹结肠切除、直肠上中段切除、直肠下段黏膜剥除，回肠经直肠肌鞘拖出与肛管吻合术。其优点是切除了所有病变的黏膜，保留了膀胱和生殖器的副交感神经，避免了永久性回肠造口，保留肛管括约肌。此后，该术式有了重要改进，即制作回肠储袋与肛管吻合(图4-9-4)。

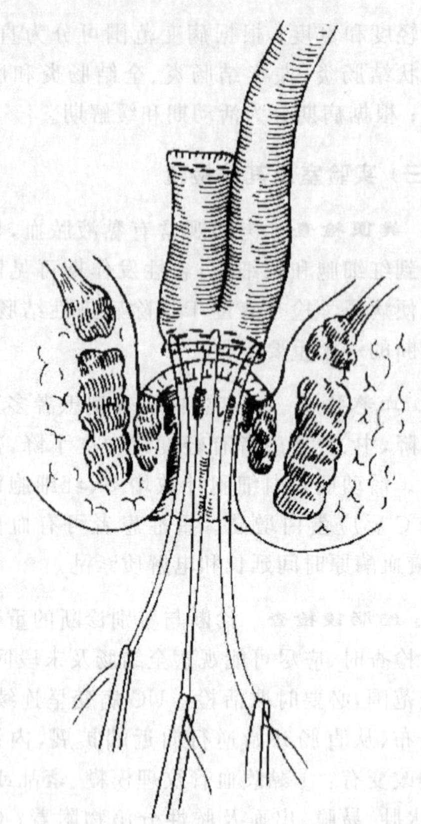

图4-9-4 J形储袋与肛管吻合术

（六）护理要点

1. **病情观察** 观察患者腹泻的次数、性状、有无伴随症状，监测粪便检查的结果；观察腹痛的性质、部位，若腹痛性质突然改变，应注意是否有中毒性巨结肠、大出血、急性肠穿孔、肠梗阻等并发症的发生，及时通知医师；监测血红蛋白量；监测血清电解质，尽早发现水、电解质失衡。

2. **用药护理** 遵医嘱给药，注意观察药物的疗效及不良反应。

3. **饮食护理** 急性活动期可给予流质或半流质饮食，病情好转后改为营养丰富、易消化、少纤维素的食物，调味不宜过于辛辣，以减少对肠黏膜的刺激，同时满足机体代谢需要。忌食牛乳和乳制品。注意饮食卫生，避免肠道感染性疾病。不宜长期饮酒。病情严重者需禁食，遵医嘱给予肠外营养。定期监测患者的体重、白蛋白等实验室检查指标，了解患者营养状况，及时调整饮食或营养支持的方案。

4. **心理护理** 病情反复发作，迁延不愈，易使患者产生忧虑、恐慌的心理；应鼓励患者树立治疗的信心，以平和的心态应对疾病，积极配合治疗。

5. **手术护理** 参照肠道手术护理常规。

6. **出院指导** 合理安排休息和活动，坚持药物治疗，不要擅自停药，学会自我监测病情，合理饮食。病情反复活动者，要做好终生服药的心理准备。

三、克罗恩病

克罗恩病是一种病因未明的胃肠道慢性炎性肉芽肿疾病，从口腔到肛门各段消化道均可受累，多见于末段回肠和邻近结肠，呈节段性、跳跃性分布。临床主要表现为腹痛、腹泻、体重下降、腹块和肠梗阻。重者迁延不愈，预后不良。CD发病年龄多在15～30岁，但首次发病可出现在任何年龄段，好发年龄在15～30岁，男女患病率相近。本病在欧美国家多见，近年来我国CD的发病率逐渐增多。

（一）病理变化　病变主要累及回肠末段和邻近结肠，其次为只涉及小肠，主要在回肠，少数见于空肠。病变累及口腔、食管、胃及十二指肠较少见。

CD的大体形态特点：①病变呈节段性或跳跃式分布，非连续性；②黏膜溃疡：早期呈鹅口疮样溃疡，随后溃疡增大，融合，形成纵行溃疡和裂隙溃疡，将黏膜分割呈鹅卵石样外观；③病变累及肠壁全层，肠壁增厚变硬，肠腔狭窄。

CD的组织学特点：①非干酪样肉芽肿，由类上皮细胞和多核巨细胞构成，可发生在肠壁各层和局部淋巴结；②裂隙溃疡，呈缝隙状，可达黏膜下层甚至肌层；③肠壁各层炎症，伴固有膜底部和黏膜下层淋巴细胞聚集、黏膜下层增宽、淋巴管扩张及神经节炎。

肠壁全层病变可致肠腔狭窄，发生肠梗阻。溃疡穿孔引起局部脓肿，或穿透至其他肠段、器官、腹壁，形成内瘘或外瘘。肠壁浆膜纤维素渗出、慢性穿孔均可引起肠粘连。

（二）临床表现　本病的临床表现存在较大的个体差异，多数起病隐匿、缓慢，病程呈慢性、长短不等的活动期与缓解期交替以及有终生复发倾向。少数急性起病，可表现为急腹症，如急性阑尾炎或急性肠梗阻。腹痛、腹泻和体重下降是本病的主要临床表现。

1. 症状

（1）消化系统表现

1）腹痛：最常见的症状，与肠内容物通过充血、水肿、溃疡和狭窄的病变肠段引起局部肠痉挛有关。疼痛部位常和病变部位一致，多位于右下腹和脐周。疼痛多为痉挛性镇痛伴肠鸣音增强，常于进餐后加重，排便或肛门排气后疼痛缓解。若疼痛持续，常提示腹膜炎症或腹腔内脓肿形成。

2）腹泻：亦常见，主要由病变肠段炎症渗出、蠕动增加及继发性吸收不良引起。早期为间歇性，后期可转为持续性。少者每日2～3次，多者可达每日10次以上。粪便多为糊状，一般无脓血和黏液。当病变累及下段结肠、直肠时，可有黏液脓血便和里急后重。

3）其他：中、重度患者可有食欲减退、腹部饱胀、恶心、呕吐等非特异性症状。病变累及食管时可出现烧心、胸骨后疼痛、吞咽困难等表现。若累及胃、十二指肠可出现上腹痛，疼痛性质与消化性溃疡类似。

（2）全身表现

1）营养障碍：慢性腹泻、食欲减退及慢性消耗等原因所致。患者出现体重下降，可有贫血、低白蛋白血症和维生素、电解质缺乏等表现。青春期前患者常有生长发育迟滞。

2）发热：与肠道炎症活动及继发感染有关。一般为间歇性低热或中等程度发热，提示病变处于活动期；少数呈弛张高热伴毒血症。少数患者以发热为主要症状，甚至较长时间不明原因发热之后才出现消化道症状。

3）肠外表现：与UC的肠外表现相似，但发生率较高，口腔黏膜溃疡、皮肤结节性红斑、关节炎及眼病最常见。

2. 体征　患者呈慢性病容，精神状态差，重者呈消瘦贫血貌。病情轻者右下腹及脐周有轻压痛，重症者全腹有明显压痛。部分患者腹部有包块，右下腹和脐周多见，大多固定，大小不一，边界不清，质地中等，压痛明显，是肠粘连、肠壁和肠系膜增厚及肠系膜淋巴结肿大引起。瘘管形成是CD的特征性体征，可形成肛门直肠周围瘘管、脓肿形成及肛裂等肛周病变，这些病变可为本病的首发或突出体征。

3. 并发症　肠梗阻最常见，其次是腹腔内脓肿，偶可发生急性穿孔或大出血。直肠或结肠黏膜受累时可发生癌变。

4. 临床分型

（1）临床类型：根据疾病行为可分为非狭窄非穿透型、狭窄型和穿透型以及伴有肛周病变。各型可有交叉或相互转化。

（2）病变部位：可分为回肠末段、结肠、回结肠和上消化道。

（3）严重程度：根据主要临床表现的程度和并发症计算CD活动指数，用于区分疾病活动期与缓解期、估计病情严重程度和评定疗效。

（三）实验室及其他检查

1. 血液检查　血红蛋白降低、白细胞增高、红细胞沉降率增快、血白蛋白降低，重病患者可有电解质紊乱和凝血酶原时间延长。

2. 粪便检查　潜血试验常为阳性，病变累及直肠、乙状结肠时肉眼可见黏液和脓血便，镜检发现有红细胞、白细胞。有吸收不良综合征时粪脂排出量增加。

3. **结肠镜检查** 镜下见病变呈节段性、非对称性分布，主要表现有纵行溃疡形成、鹅卵石样改变、肠腔狭窄、炎性息肉等。胶囊内镜适宜于CD早期、无肠腔狭窄时，否则可增加胶囊内镜滞留的风险。

4. **影像学检查** 胃肠钡剂造影及钡剂灌肠可见肠黏膜皱襞粗乱、纵行溃疡或裂沟、鹅卵石征、假息肉、多发性狭窄或肠壁僵硬、瘘管形成等征象，由于肠壁增厚，可见填充钡剂的肠袢分离，提示病变呈节段性分布。较传统胃肠钡剂造影，CT或磁共振肠道显像可以更加清晰地显示小肠病变，主要可见内外窦道形成，肠腔狭窄、肠壁增厚、强化，形成"木梳征"和肠周脂肪液化等征象。

(四)诊断要点 对慢性起病，反复发作性右下腹或脐周痛，腹泻、体重下降，特别是伴有肠梗阻、腹部压痛、腹块、肠瘘等表现者，应考虑本病。WHO提出了CD的诊断要点：①非连续性或节段性肠道病变；②卵石样黏膜或纵行溃疡；③全壁性炎性反应改变；④非干酪性肉芽肿；⑤裂沟、瘘管；⑥肛门部位病变。在排除肠结核、阿米巴痢疾、肠道淋巴瘤、憩室炎、缺血性肠炎等疾病的基础上，凡具备①②③者为疑诊，再加上④⑤⑥三项中的任意一项即可确诊。如具有④，再加上①②③中的任意两项，也可确诊。

(五)治疗要点

1. **药物治疗** CD的用药与UC相似，但具体实施有所不同。5-ASA应视病变部位选择，对CD的疗效逊于对UC。对糖皮质激素无效或依赖的患者在CD中多见，因此，免疫抑制剂、抗生素和生物制剂在CD中应用普遍。

(1) 5-ASA：SASP仅适用于病变局限在结肠的轻度患者，美沙拉嗪能在回肠末段、结肠定位释放，适用于轻度该部位病变的患者。

(2) 糖皮质激素：适用于各型中、重度患者，以及对5-ASA无效的中度患者，是目前控制病情活动最有效的药物。

(3) 免疫抑制剂：硫唑嘌呤或巯嘌呤适用于激素治疗无效或对激素依赖的患者，加用此类药物后可逐渐减少激素用量直至停用。该类药物显效时间需3～6个月，维持用药3年或以上。

(4) 抗感染药物：某些抗感染药物对于本病有一定疗效，如硝基咪唑类、喹诺酮类。甲硝唑对肛周病变有效。

(5) 生物制剂：英夫利昔单抗是一种抗TNF-α的人鼠嵌合体单克隆抗体，为促炎细胞因子的拮抗剂，临床证明对传统治疗无效的活动性CD有效，重复治疗可取得长期缓解。

2. **手术治疗** 因手术后复发率高，所以手术主要针对并发症，如完全性肠梗阻、瘘管与脓肿形成、急性穿孔或不能控制的大量出血。手术方式主要是切除病变肠段。术后应注意复发的预防，预防用药推荐在术后2周开始，持续时间不少于3年。选用美沙拉嗪者应在半年内进行内镜检查，一旦内镜下复发，改用硫唑嘌呤或巯嘌呤；对于易复发的高危患者，可考虑使用英夫利昔单抗。

3. **对症治疗** 同"溃疡性结肠炎"。

(六)护理要点

同"溃疡性结肠炎"的护理要点。

第3节 直肠、肛管良性疾病

一、痔

痔(hemorrhoid)是最常见的影响人类健康的疾病之一，任何年龄都可发病，随年龄增长，发病率增高。

(一)病因与发病机制 痔的发生与多种因素有关，目前主要有以下学说：

1. **肛垫下移学说** 肛垫是肛管上部黏膜下层内海绵状勃起组织，由平滑肌纤维、弹性组织、结缔组织和静脉丛构成，位于肛管的左侧、右前、右后3个区域，向肛管内突出，协助关闭肛门和维持肛门自制。正常情况下，肛垫在排便时被推挤下移，排便后可自行回缩至原位；肛垫充血或肥大时，容易受损伤出血，并脱出肛门外。当过度用力排便、不规则排便或有其他腹压增高因素存在时，肛垫内正常纤维弹力结构破坏伴有肛垫内静脉的曲张和慢性炎症纤维化，肛垫出现病理性肥大并向远侧移位后形成痔。

2. **静脉曲张学说** 直肠静脉是门静脉系统的分支，特点是无静脉瓣，血液易淤积而使静脉扩张。同时，直肠上、下静脉丛壁薄、位浅、抵抗力低，末端直肠黏膜下组织松弛，有利于静脉扩张。若长时间用力排便，导致静脉丛压力长时间增高，从而破坏平滑肌纤维和弹性结缔组织，使静脉曲张；任何引起腹内压增高的因素，如久坐久立、妊娠、腹腔积液、盆腔肿瘤、前列腺肥大排尿困难等，均可阻滞直肠静脉回流，导致血液淤滞、静脉扩张，最终形成痔。

此外，长期饮酒和进食大量刺激性食物可使局部充血；肛周感染可引起静脉周围炎，使静脉失去弹性而扩张；营养不良可使局部组织萎缩无力。这些因素都可诱发痔的发生。

（二）分类和病理　根据痔所在的部位不同，分为3类：

1. **内痔**（internal hemorrhoid）　内痔是肥大移位的肛垫而不是直肠上静脉丛，表面覆盖直肠黏膜。好发部位是截石位的3、7、11点。

2. **外痔**（external hemorrhoid）　由直肠下静脉丛的曲张静脉形成，表面覆盖肛管皮肤，常因静脉内血栓形成而突出在肛门口或肛门外。常见的有血栓性外痔、结缔组织性外痔（皮垂）、静脉曲张性外痔和炎性外痔，其中血栓性外痔最常见。

3. **混合痔**（combined hemorrhoid）　由内痔通过静脉丛和相应部位外痔静脉丛互相吻合并扩张形成，表面同时覆盖有直肠黏膜和肛管皮肤。

（三）临床表现

1. **内痔**　主要临床表现是便血和痔脱出。便血的特点是间歇性便后出鲜血。未发生血栓、嵌顿、感染时无疼痛。部分患者可伴发排便困难。内痔根据其临床表现可分为四度：Ⅰ度，便时带血、滴血或喷射状出血，便后出血自行停止，无痔脱出；Ⅱ度，常有便血，排便时有痔脱出，便后可自行回纳；Ⅲ度，偶有便血，排便或久站、劳累、步行过久，负重、咳嗽时有痔脱出，需用手回纳；Ⅳ度，偶有便血，痔脱出无法回纳或回纳后又立即脱出。

2. **外痔**　主要表现为肛门不适、潮湿，有时有局部瘙痒。血栓性外痔是肛门边缘静脉破裂，血液渗至皮下组织而形成血肿，呈暗紫色，表面皮肤水肿、质硬、疼痛明显，排便和活动时加重。结缔组织外痔是肛缘皮肤皱褶变大，内有结缔组织增生，大小不等，可单发或多发，局部不易保持清洁，发炎时可引起疼痛。

3. **混合痔**　兼有内痔和外痔的表现，内痔Ⅲ度以上往往形成混合痔。混合痔逐渐加重，呈环状脱出肛门外，在肛周呈梅花状，称"环形痔"；若发生嵌顿，可引起充血、水肿，甚至坏死，临床上称为嵌顿性痔或绞窄性痔。

（四）实验室及其他检查

1. **直肠指诊（肛门指诊）**　了解肛管、直肠内有无病变（图4-9-5）。

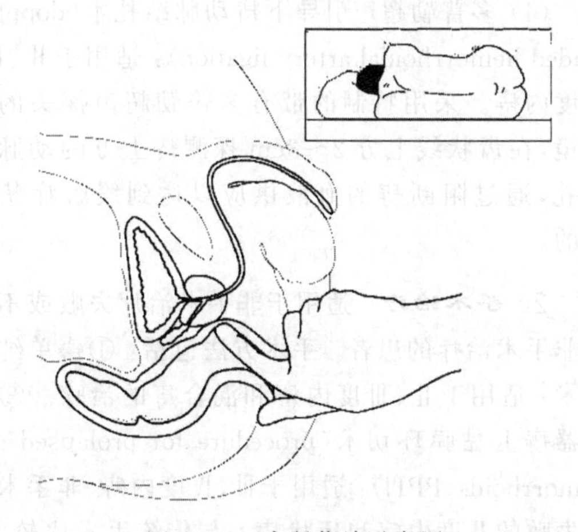

图4-9-5　直肠指诊示意图

2. **肛门镜检查**　可以观察直肠黏膜有无充血、水肿、溃疡、肿块等，排除直肠其他疾病后，再观察齿状线上下有无痔，若有，则可见内痔向肛门镜内突出，呈暗红色结节，并观察结节的数目、大小和部位。

3. **血液检查**　反复便血者可有血红蛋白降低，合并感染时白细胞计数增高。

（五）治疗要点　无症状者无须治疗，只需注意饮食，保持排便通畅，保持会阴部清洁；有症状时治疗的目的是减轻及消除症状，而非根治；以非手术治疗为主。

1. **非手术治疗**

（1）一般治疗：适用于初期痔和无症状的痔。以调理排便为主，包括：①养成良好的饮食和排便习惯，增加膳食纤维摄入，多饮水，保持排便通畅，忌酒及刺激性食物；②便后热水坐浴以改善局部血液循环；③肛门内可用抗生素油膏或栓剂，有润滑、消炎、收敛的作用；④血栓性外痔者可局部外敷抗炎止痛药膏或理疗；⑤内痔脱出嵌顿初期，及时手法复位。

（2）硬化剂注射疗法：适用于Ⅰ、Ⅱ度内痔。方法是将硬化剂注射入痔核上方的黏膜下层，使痔及其周围发生无菌性炎症反应，黏膜下组织纤维化，使痔块萎缩。常用的硬化剂有5%鱼肝油酸钠、5%苯酚植物油、复方明矾注射液、5%盐酸奎宁尿素水溶液等。

（3）胶圈套扎疗法：适用于Ⅰ、Ⅱ、Ⅲ度内痔。方法是通过器械在内痔根部套入一特制的胶圈，利用胶圈的弹性回缩能力将痔的血供阻断，从而使痔缺血、坏死、脱落。

(4) 多普勒超声引导下痔动脉结扎术(doppler-guided hemorrhoidal artery ligation):适用于Ⅱ、Ⅲ、Ⅳ度内痔。采用特制的带有多普勒超声探头的直肠镜,在齿状线上方2~3cm探测痔上方的动脉并结扎,通过阻断痔的血液供应以达到缓解症状的目的。

2. 手术治疗 适用于非手术治疗失败或不适宜非手术治疗的患者。手术方法包括:①痔单纯切除术:适用于Ⅱ、Ⅲ度内痔和混合痔的治疗。②吻合器痔上黏膜环切术(procedure for prolapsed and hemorrhoids,PPH):适用于Ⅲ、Ⅳ度内痔、非手术治疗失败的Ⅱ度内痔和环状痔。与传统手术比较,疼痛轻微、手术时间短、患者恢复快。③血栓外痔剥离术:适用于治疗血栓性外痔。④激光切除痔核。

(六) 护理要点

1. 非手术治疗的护理

(1) 饮食与活动:纠正不良的饮食习惯,指导患者多饮水,多吃新鲜蔬菜和水果,增加膳食纤维的摄入量,少食辛辣刺激食物,少饮酒,保持排便通畅,同时减轻排便时的疼痛感。保持心情舒畅和规律生活,养成定时排便的习惯;适当增加活动量,促进肠蠕动,避免久站、久坐。

(2) 疼痛的护理:肛管内注入抗生素油膏或栓剂,以润滑肛管、促进炎症吸收。嵌顿性痔者应尽早手法复位,复位时动作要轻柔。血栓性外痔者遵医嘱局部热敷、外敷消炎镇痛药物。

(3) 温水坐浴:排便后及时清洗,保持肛门处清洁舒适,同时行温水坐浴。温水坐浴可以改善局部的血液循环,有效减轻疼痛。可选用1∶5 000的高锰酸钾溶液3 000mL温水坐浴,温度控制在43~46℃,每日2~3次,每次20~30分钟。

2. 手术治疗的护理

(1) 术前护理:少渣饮食,术前嘱患者排空粪便,必要时采用全肠道灌洗;做好会阴部皮肤准备和药敏试验;有贫血者,及时纠正贫血;关注患者的心理状态,缓解紧张情绪。

(2) 术后护理

1) 饮食与活动。术后1~2天以无渣或少渣流质、半流质饮食为主,随后逐渐过渡到普通饮食,饮食原则同术前。术后24小时可在床上翻身、活动四肢,24小时候可下床活动,逐渐延长活动时间。切口愈合后可以正常工作、学习,但要避免久站、久坐和久蹲。

2) 排便的护理。术后早期由于敷料刺激,患者有肛门下坠感或便意;术后48小时内口服阿片酊减少肠蠕动,控制排便,以利于伤口愈合;之后应保持大便通畅,嘱患者排便时勿过度用力,防止切口裂开。出现便秘时,可口服缓泻剂,切忌灌肠。

3) 疼痛的护理。由于肛周末梢神经丰富,或因括约肌痉挛、排便时粪便对伤口刺激、敷料堵塞过多等原因,术后患者伤口往往有剧烈疼痛。评估患者疼痛的原因和程度,及时报告医生,给予相应处理。

4) 并发症的观察和护理。①切口出血:因肛管直肠的静脉丛丰富,术后容易因止血不彻底、用力排便等原因导致切口出血。一般情况下,术后7天内粪便表面会有少量出血,注意观察患者,当出现恶心、呕吐、心慌、出冷汗、面色苍白等伴肛门坠胀感和急迫排便感进行性加重,敷料渗血较多时,及时报告医生。②尿潴留:因麻醉、疼痛、不习惯床上排尿等原因可导致尿潴留的发生。术后24小时内,嘱患者每4~6小时排尿一次,有尿意时切勿憋尿。若术后8小时内仍未排尿且下腹胀痛、隆起时,可诱导排尿,无效时及时导尿。③切口感染:切口易受粪便、尿液等的污染,发生感染。术后3天内控制好排便,保持肛门周围的皮肤清洁,每次排便后,可用1∶5 000高锰酸钾溶液温水坐浴;切口定时换药,充分引流。④肛门狭窄:术后瘢痕挛缩可致肛门狭窄。术后注意观察或询问患者有无排便困难和粪便变细。若发生肛门狭窄,及早扩肛。

二、直肠、肛管周围脓肿

直肠、肛管周围脓肿(perianal abscess)指由直肠、肛管周围间隙内或其周围软组织内的急性化脓性感染发展而成的脓肿。其特点是脓肿自行破溃或经手术切开引流后常形成肛瘘,是一种常见的直肠、肛管疾病。

(一) 病因 直肠、肛管周围脓肿常见的致病菌是大肠埃希菌、金黄色葡萄球菌、链球菌等,多种病菌混合感染多见,少数为厌氧菌和结核杆菌感染。具体感染途径有:①绝大多数病例源于肛腺感染;②部分病例可源于外伤、肛裂、血栓性外痔破裂、脱垂性血栓内痔或直肠脱垂药物注射后、肛周皮肤感染、败血症;③少数病例可源于结核、溃疡性结肠炎、克罗恩病。

(二) 病理生理 由于肛窦开口向上,排便时较硬的粪便易进入或损伤肛窦而致感染。感染沿肛腺管至肛腺,肛腺形成脓肿后可蔓延至直肠、肛管周围间隙，形成各种不同部位的脓肿，如肛周脓肿、坐骨直肠窝脓肿、高位肌间脓肿、骨盆直肠间隙脓肿等(图 4-9-6)。

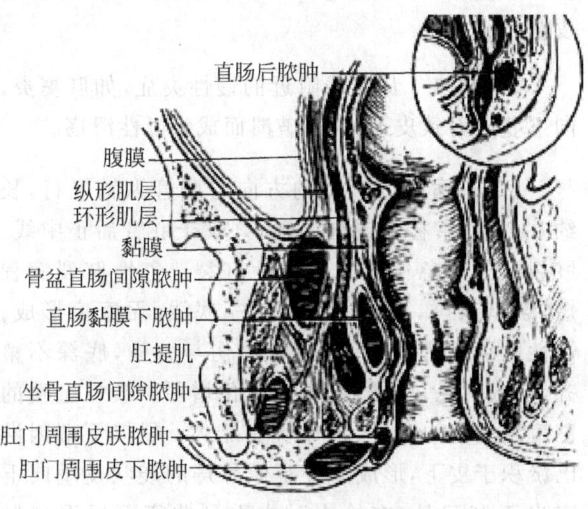

图 4-9-6 直肠、肛管周围脓肿

(三) 分类 一般将直肠肛管周围脓肿分为瘘管性脓肿和非瘘管性脓肿两大类。

1. **瘘管性脓肿** 为原发性急性隐窝腺肌间瘘管性脓肿，包括高位肌间瘘管性脓肿、低位肌间瘘管性脓肿(最多见，占 85%)、后方经括约肌坐骨直肠窝瘘管性脓肿、前方经括约肌坐骨直肠窝瘘管性脓肿、后方低位肌间单侧表浅坐骨直肠窝马蹄瘘管性脓肿。

2. **非瘘管性脓肿** 为急性非隐窝腺非瘘管性脓肿，包括肛提肌上骨盆直肠脓肿、黏膜下脓肿、坐骨直肠窝异物性脓肿、黏膜皮肤或边缘性脓肿、皮下或肛门周围脓肿。

我国将直肠、肛管周围脓肿一般分为肛提肌下部脓肿(肛周脓肿、坐骨直肠窝脓肿)和肛提肌上部脓肿(骨盆直肠脓肿、直肠后窝脓肿、高位肌间脓肿)。

(四) 临床表现

1. **肛周脓肿** 较常见，以肛门周围皮下脓肿最多见，占 40%～48%。局部症状为主，全身症状不明显。初期局部红肿、发硬、压痛，脓肿形成后有波动感，表现为局部持续性跳痛，排便时加重，若脓肿破溃，则有脓液排出。

2. **坐骨直肠窝脓肿** 较多见，脓肿较大且深，症状较重。发病初期就有畏寒、发热、乏力等，局部持续性胀痛，逐渐加重为明显跳痛，部分患者可出现排尿困难和里急后重。感染初期，肛周无明显体征，以后可出现红肿、双臀不对称、深压痛，较大脓肿时若不及时切开，可穿入肛管周围间隙，并穿出皮肤形成肛瘘。

3. **骨盆直肠窝脓肿** 较前两种脓肿少见。脓肿形成位置较深，全身症状严重而局部症状轻。感染初期就可出现持续高热、头痛、恶心等，局部表现为直肠肛门坠胀、排便不尽、排尿不适等。肛周无异常体征。

4. **其他** 直肠后窝脓肿、直肠黏膜下脓肿等由于位置深，局部症状不明显，患者可有不同程度的全身感染症状及局部坠胀、便意频繁等，脓肿较大者，可扪及压痛性包块。

(五) 实验室及其他检查

1. **直肠指检** 重要的检查方法。位置表浅的脓肿可触及压痛性肿块、波动感；位置较深的脓肿可有患侧深压痛，部分可扪及局部隆起。

2. **血液检查** 有全身感染症状者白细胞计数和中性粒细胞比例增高。

3. **B 超检查** 有助于深部脓肿的诊断。

4. **诊断性穿刺** 局部穿刺抽到脓液即可判断。

(六) 诊断要点 结合临床表现和实验室及其他检查，一般不难作出判断。但应与臀部疖肿做鉴别诊断。

(七) 治疗要点

1. **脓肿未形成时的治疗** 采用抗感染治疗，控制感染，缓解疼痛，包括使用抗生素、温水坐浴、局部理疗、促进排便等。

2. **脓肿形成后的治疗** 及时手术切开引流，若发现明确的内口，可同时行挂线术。术后卧床休息，继续使用抗生素；保持排便通畅。

(八) 护理要点

1. **疼痛护理**

(1) 取舒适体位，避免局部受压后疼痛加重。

(2) 用 1∶5 000 的高锰酸钾溶液温水坐浴，每日 2～3 次，每次 20～30 分钟。

(3) 遵医嘱应用抗生素抗感染，根据药敏试验选择敏感的抗生素。

2. **保持排便通畅**

(1) 多食蔬菜和水果，多食富含膳食纤维的食物，鼓励患者定时排便。

(2) 排便不畅者,遵医嘱给予缓泻剂,促进排便。

3. **降温** 感染较重、出现高热的患者,遵医嘱给予物理降温或使用药物降温。

4. **脓肿切开引流患者的护理** 保护好切口部位,防止切口的感染;予以甲硝唑或中成药等定时冲洗脓腔,保持引流通畅;密切观察引流液的色、量及性状,做好记录;当脓液逐渐变稀、引流量小于每日 50mL 时,即可拔管。拔管后切口及时换药。

三、肛裂

肛裂(anal fissure)是齿状线以下肛管皮肤层裂伤后形成的小溃疡。该病是一种常见的肛管疾病,多见于中、青年人。

(一) 病因

病因尚不清楚,可能与多种因素有关,包括:

1. **解剖因素** 肛门后的肛尾韧带较坚硬,伸缩性差,血供差,且此处承受压力较大,易受损伤。

2. **外伤** 是肛裂产生的直接原因。慢性便秘、粪便干结及排便时用力过猛,易损伤肛管皮肤。

3. **感染** 齿状线附近的慢性炎症,如肛窦炎,向下蔓延而致皮下脓肿、破溃而成为慢性溃疡。

(二) 病理

肛裂的方向与肛管纵轴平行,长约 0.7cm,呈梭形或椭圆形,好发于肛管后正中线。肛裂可分为急性肛裂和慢性肛裂。急性肛裂病程短,裂口新鲜,色红、边缘整齐、底浅,无瘢痕形成。慢性肛裂病程较长,因反复损伤与感染,底深不整齐,呈灰白色,质硬,边缘纤维化增厚。裂口上端的肛瓣和肛乳头水肿,形成乳头肥大;裂口下端因淋巴淤积于皮下,形成了外观似外痔的袋状皮垂向下突出于肛门外,在检查时先看到此痔而后看到肛裂,因此称为"前哨痔"(图 4-9-7)。前哨痔、肛裂和肛乳头肥大常同时存在,一般称为肛裂"三联征"。在晚期还可并发肛周脓肿及皮下肛瘘。

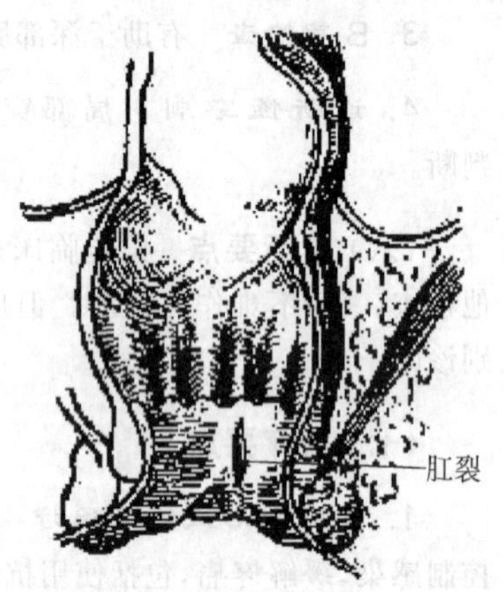

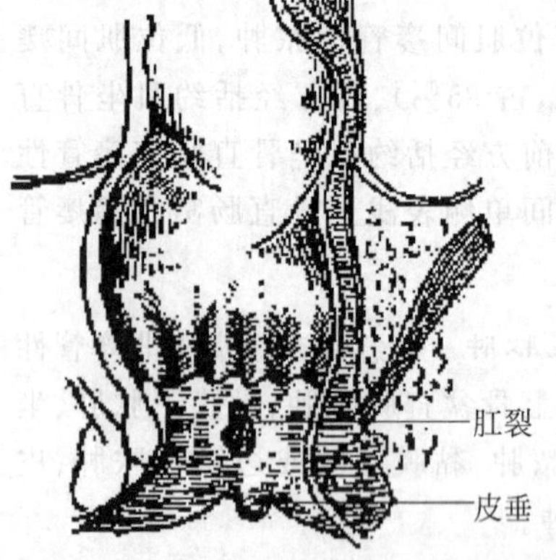

图 4-9-7 肛裂

(三) 临床表现

肛裂患者典型的临床表现是疼痛、便秘和出血。

1. **疼痛** 为主要症状,较剧烈,具有周期性。排便时,干硬的粪便刺激溃疡面的神经末梢,立刻感到肛门烧灼样或刀割样剧烈疼痛,便后数分钟疼痛缓解,此期称疼痛的缓解期。但数分钟后,由于肛门括约肌反射性痉挛,再次引起剧烈疼痛,持续 30 分钟至数小时不等,直至括约肌疲劳、松弛后,疼痛缓解。再次排便,又发生疼痛。以上"排便时疼痛—缓解期—括约肌挛缩痛"的过程临床称为肛裂疼痛周期。疼痛有时还可放射至会阴部、臀部、大腿内侧或骶尾部。

2. **便秘** 患者往往因疼痛而不愿排便,久之加重便秘,粪便更加干硬,便秘又可使肛裂加重,形成恶性循环。

3. **出血** 鲜血可见于粪便表面、便纸上或排便过程中滴出,大出血少见。出血原因主要是由于粪便擦伤溃疡面或撑开肛管撕拉裂口。

4. **其他** 如瘙痒、分泌物、腹泻等。

(四) 实验室及其他检查

肛门检查:后正中线有一单发、纵行的梭形裂口或溃疡。已确诊肛裂者,一般不宜行直肠指诊或肛镜检查。

(五) 治疗要点

1. **非手术治疗** 治疗原则是软化排便,保持排便通畅;解除肛门括约肌痉挛,缓解疼痛,促进创面愈合。

(1) 保持排便通畅：增加高纤维食物和改变不良排便习惯，纠正便秘；口服缓泻剂或液状石蜡，使大便松软、润滑。也可使用温和性栓剂（如甘油栓剂），润滑直肠下部，可使肛裂愈合。

(2) 局部坐浴：每次排便后用温水或1∶5 000高锰酸钾坐浴10～15分钟，可暂时缓解疼痛。该方法能够保持局部清洁，改善局部血液循环，促进炎症吸收消散。

(3) 扩肛疗法：适用于急性或慢性肛裂而无乳头肥大和前哨痔者。局部麻醉后，患者取侧卧位，用示指和中指循序渐进、持续地扩张肛管。

2. 手术治疗　适用于经久不愈、非手术治疗无效的陈旧性肛裂。手术术式包括肛裂切除术、肛管内括约肌切断术。

（六）护理要点

1. 非手术治疗的护理

(1) 疼痛的护理：便后用1∶5 000高锰酸钾溶液温水坐浴；肛裂患者多疼痛明显，必要时遵医嘱给予镇痛药物。

(2) 排便的护理：指导患者养成每日定时排便的习惯，适当活动；鼓励患者多饮水，多食蔬菜和水果，多食粗纤维食物，少食或忌食刺激性食物，防止便秘；有排便不畅或便秘时，遵医嘱给予番泻叶、液状石蜡等缓泻剂，促进排便。

(3) 心理护理：讲解肛裂的相关知识，鼓励患者克服因恐惧而不敢排便的情绪。

2. 手术治疗的护理　基本同痔的手术护理要点，肛裂患者术后还可出现排便失禁和切口出血。

(1) 排便失禁：该并发症多由于术中肛管直肠环不慎被切断所致。术后注意观察患者每日的排便次数、量和性状。若为肛门括约肌松弛，术后3天开始指导患者做提肛运动训练；若为完全大便失禁，立即报告医生，并加强会阴部皮肤护理，保持局部清洁、干燥。

(2) 切口出血：多发生在术后1～3日，常因术后便秘、剧烈咳嗽等导致切口裂开、出血。术后患者需保持大便通畅，预防感冒，避免腹内压增高的因素。密切观察切口情况，若出现大量渗血，紧急压迫止血，并立即报告医生。

四、肛瘘

肛瘘（anal fistula）是肛门周围的肉芽肿性管道，是常见的直肠肛管疾病之一，多见于青壮年男性。

（一）病因　大部分肛瘘由直肠肛管周围脓肿引起，一般为化脓性感染，少数为特异性感染，如结核、克罗恩病、溃疡性结肠炎。直肠、肛管外伤继发感染，直肠、肛管恶性肿瘤破溃也可形成肛瘘，但较少见，且与一般化脓性肛瘘有明显区别。

（二）病理生理　肛瘘由内口、瘘管和外口三部分组成。内口为原发感染灶，多数在肛管后侧齿状线平面的肛窦内。瘘管或直或弯，有的分支较多，在括约肌各部之间和肛门周围皮下蔓延；或由一侧围绕肛管到对侧，形成蹄铁形肛瘘。外口位于肛周皮肤，是脓肿破溃处或手术切开引流处。由于外口生长较快，脓肿常假性愈合，导致脓肿反复发作破溃或切开，形成多个瘘管和外口；若脓肿在原发病灶内口处向肠腔内破溃，则无继发外口。瘘管由反应性的致密纤维组织包绕，近管腔处为炎性肉芽组织，后期腔内可上皮化。

（三）分类

1. 按照瘘口与瘘管的数目分类

(1) 单纯性肛瘘：只存在单一瘘管。

(2) 复杂性肛瘘：存在多个瘘口和瘘管，甚至有分支。

2. 按照瘘管位置高低分类

(1) 低位肛瘘：瘘管位于外括约肌深部以下。

(2) 高位肛瘘：瘘管位于外括约肌深部以上。

3. 按照瘘管与括约肌的关系分类

(1) 肛管括约肌间型：约占70%，瘘管位于内、外括约肌之间，内口在齿状线附近，外口多在肛缘附近。

(2) 经肛管括约肌型：约占25%，瘘管穿过外括约肌、坐骨直肠间隙，开口于肛周皮肤上。

(3) 肛管括约肌上型：较少见，约占4%，瘘管在括约肌间向上延伸，越过耻骨直肠肌，向下经坐骨直肠间隙穿透肛周皮肤。

(4) 肛管括约肌外型：最少见，约占1%，瘘管自会阴部皮肤向上经坐骨直肠间隙和肛提肌，穿入盆腔或直肠。

（四）临床表现

1. 症状　多数患者有肛周脓肿及其治疗病史。较大的高位肛瘘，常有粪便及气体排出。由于分泌物刺激，肛门部潮湿、瘙痒。当外口假性愈合而暂时封闭时,瘘管中再次形成脓肿,出现疼痛、发热、寒战、乏力等全身感染症状,脓肿穿破或切开引流后,症状可缓解。上述症状反复发作是肛瘘的临床特点。

2. **体征** 肛门周围可见1个或多个外口,呈红色乳头状隆起,排脓性、血性或黏液性分泌物,可有压痛。部分患者肛周可发生湿疹。

(五)实验室及其他检查

1. **直肠指检** 瘘管位置表浅时可触及硬结样内口及条索样瘘管,在内口处有压痛。

2. **内镜检查** 有时可发现内口。自外口探查肛瘘时有造成假性通道的可能,宜用软质探针。

3. **特殊检查** 以上方法不能确定内口时,可将白色纱布条填入肛管及直肠下端,自外口注入1~2mL亚甲蓝溶液,观察白色纱布的染色部位,根据染色部位确定内口。

4. **碘油瘘管造影检查** 临床常规的检查方法,以明确瘘管的分布。

5. **血液检查** 发生直肠、肛管周围脓肿时,血常规检查可见白细胞计数及中性粒细胞比例增高。

(六)治疗要点 肛瘘不能自愈,治疗应以手术治疗为主。手术治疗的原则是切开瘘管,敞开创面,促进愈合。手术方法应根据内口位置的高低、瘘管与肛门括约肌的关系来选择。

1. **非手术治疗** 采用堵塞法,该方法无创无痛苦,适用于单纯性肛瘘,治愈率较低。瘘管用0.5%甲硝唑、生理盐水冲洗后,用生物蛋白自外口注入。

2. **手术治疗**

(1) 瘘管切开术(fistulotomy):适用于低位肛瘘。瘘管全部切开,刮去瘘管内的肉芽组织及坏死组织,修剪皮缘,创口内填入油纱布,保证创面由底向外生长。因瘘管在外括约肌深部以下,切开术只损伤外括约肌皮下部和浅部,术后不会出现大便失禁。

(2) 肛瘘切除术(fistulectomy):适用于低位单纯性肛瘘。切开瘘管并将瘘管壁全部切除至健康组织,创面敞开;若创面较大,可部分缝合,部分敞开,填入油纱布。

(3) 挂线治疗(seton division):适用于高位单纯性肛瘘。利用橡皮筋或有腐蚀作用的药线的机械性压迫作用,使被结扎肌肉组织血运发生障碍,逐渐坏死、断开,以缓慢切开肛瘘。挂线的同时也能引流瘘管,排除瘘管内渗液,防止急性感染的发生。术后每日坐浴及便后坐浴使局部清洁。若结扎组织较多,多在3~5天后再次扎紧挂线。一般术后10~14天被扎组织自行断裂。该方法操作简单、出血少。

(4) 复杂肛瘘的手术治疗:复杂性肛瘘手术复杂,难度大,且术后复发率高,易损伤肛门功能。因此,术前应充分、慎重评估术后肛门功能及复发的概率。若难以达到预期效果,采用挂线引流、带瘘生存是相对安全的治疗方法。

(七)护理要点

1. **非手术治疗的护理**

(1) 肛周皮肤护理:保持肛周皮肤清洁、干燥。当有皮肤瘙痒时,嘱患者不可用手指搔抓,避免皮肤损伤和继发感染。用1:5 000的高锰酸钾溶液温水坐浴,坐浴后局部可涂抗生素软膏。

(2) 保持排便通畅:定时排便;多饮水,多食蔬菜和水果。

2. **手术治疗的护理** 参照本节“痔”的护理。

第4节 大肠癌

大肠癌是我国常见的恶性肿瘤之一,包括结肠癌(carcinoma of colon)和直肠癌(carcinoma of rectum)。全世界范围内,结肠癌的发病率仍呈明显上升趋势,直肠癌的发病率基本稳定。不同地区大肠癌的发病率有差异,欧美发达国家的发病率较高,城市居民的发病率较高。大肠癌的发病率随年龄的增加而逐步上升,尤其是60岁以后,男性略高于女性。

一、病因

大肠癌的发病原因未明,可能与以下因素相关:

1. **饮食因素** 流行病学调查结果显示大肠癌的发生与进食高脂肪、低纤维、亚硝胺类化合物、油煎炸食品有一定相关性;缺乏维生素(维生素C、维生素E、胡萝卜素)、缺乏微量元素和矿物质(硒、钙)会增加大肠癌的发病率。

2. **遗传因素** 研究显示,大肠癌发病中涉及的基因突变包括FAP、K-ras、C-myc癌基因的激活和APC、MCC、DCC、p53等抑癌基因的失活。有20%~30%的大肠癌病例存在家族史,遗传因素可能起着重要的作用。伴有大肠癌发病危险增高的遗传综合征主要有家族性腺瘤样息肉病和遗传性非息肉病性结肠癌综合征，此类人的发病机会远高于正常人。

3. **疾病因素**　多数研究认为80%以上的大肠癌来自于腺瘤癌变。此外，一些大肠的良性疾病，如溃疡性结肠炎、克罗恩病、血吸虫性肉芽肿、大肠息肉等，经研究也与大肠癌的发生有一定的关系。

4. **其他**　肥胖、盆腔受过放射治疗、有肾癌或膀胱癌病史等。

二、病理生理和分型

1. **大体分型**

（1）早期大肠癌：肿瘤原发灶限于黏膜层或黏膜下层者，前者不发生淋巴结转移，后者可发生淋巴结转移或血道转移，具体分为：①息肉隆起型（Ⅰ型）；②扁平隆起型（Ⅱ型）；③扁平隆起伴溃疡型（Ⅲ型）。

（2）进展期大肠癌：肿瘤浸润超过黏膜下层达肠壁肌层或浆膜层者，具体分为3种类型（图4-9-8）：①隆起型（肿块型）：凡肿瘤主体向肠腔内突出均属此型。肿瘤可呈结节状、息肉状或菜花状，有蒂或广基，切面可见肿瘤组织境界较清楚，浸润表浅、局限。此型预后较好。②溃疡型：最常见，凡肿瘤形成较深溃疡（达到或超过肌层）者均属此型。根据溃疡的外形及生长情况又可分为局限溃疡型和浸润溃疡型。此型分化程度较低，转移较早。③浸润型：肿瘤向肠壁内各层弥散浸润，使局部肠壁增厚，但表面常无明显溃疡或隆起。此型分化程度低，转移早，预后差。

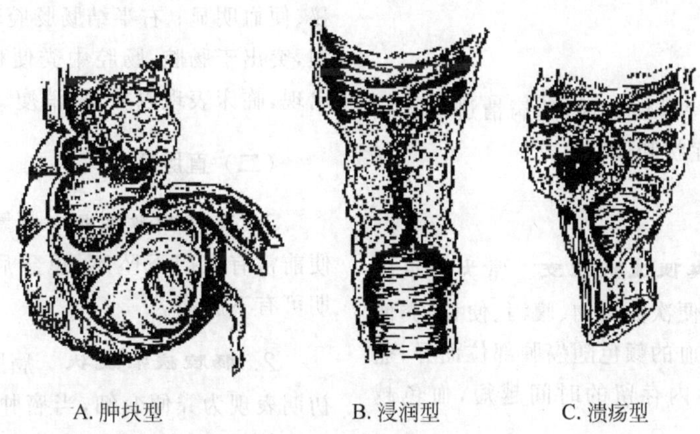

A. 肿块型　　B. 浸润型　　C. 溃疡型

图4-9-8　大肠癌的病理分型

2. **组织学分型**　①腺癌：又分为管状腺癌、乳头状腺癌、黏液腺癌和印戒细胞癌；②腺鳞癌；③未分化癌。大肠癌可以在一个肿瘤中出现两种或两种以上组织学类型，分化程度也并非完全一致。

3. **病理分期**　采用国际抗癌联盟和美国癌症联合会修订的第8版大肠癌TNM分期系统（表4-9-1）。

表4-9-1　大肠癌的TNM分期

原发肿瘤（T）	区域淋巴结（N）	远处转移（M）
T_X原发肿瘤无法评估	N_X区域淋巴结无法评价	M_X远处转移无法评价
T_0无原发肿瘤证据	N_0区域淋巴结无转移	M_0无远处转移
Tis 原位癌	N_1 区域淋巴结转移1～3枚	M_1有远处转移
T_1侵及黏膜下层	N_2区域淋巴结转移≥4枚	
T_2侵及肠壁固有层		
T_3侵透固有肌层达浆膜下，或侵入未被腹膜覆盖的结肠旁或直肠旁组织		
T_{4a}穿透脏腹膜		
T_{4b}侵犯或粘连于其他器官或结构		

4. **扩散和转移途径**

（1）直接浸润：癌细胞向肠管四周和肠壁深部浸润，到达浆膜层后，可直接蔓延到邻近的组织或器官，如膀胱、输尿管、子宫、小肠、肠系膜等。

（2）淋巴转移：大肠癌最常见的转移方式。结肠癌可沿结肠壁淋巴结、结肠旁淋巴结、肠系膜血管周围和肠系膜血管根部淋巴结依次转移。直肠癌的淋巴转移方向有三个：向下沿肛管动脉、阴部内动脉旁淋巴结达髂内淋巴结，亦可达腹股沟浅淋巴结；向侧方沿直肠下动脉旁淋巴结达盆腔侧壁的髂内淋巴结；向上沿直肠上动脉、肠系膜下动脉和腹主动脉周围的淋巴结转移。

(3) 血行转移：癌细胞向深层浸润后，常侵入肠系膜血管。癌栓通过门静脉转移至肝，也可经体循环转移至肺、骨、脑等处。

(4) 种植转移：结肠癌穿透肠壁浆膜后，癌细胞可脱落、种植于腹膜或其他器官表面，最常见的部位是大网膜结节和肿瘤周围壁腹膜散在的沙砾状结节。若种植转移发生在卵巢，形成的肿瘤称为Krukenberg肿瘤。但晚期患者出现腹膜广泛转移时，出现血性腹水。直肠癌较少发生种植转移。

三、临床表现

早期大肠癌多无特异性表现，随病情进展，中、晚期会出现一系列的症状和体征：

(一) 结肠癌

1. **排便习惯和粪便性状改变** 常为最早出现的症状，多表现为排便次数增加、腹泻、便秘、粪便中带血、脓或黏液。便血的颜色随癌肿部位而异，癌肿位置越低，血液在体内存留的时间越短，血色越鲜红。

2. **腹痛** 早期症状之一。疼痛部位常不确定，多表现为持续性隐痛，或仅为腹部不适或腹胀感，出现肠梗阻或并发感染时腹痛加重或为阵发性绞痛。

3. **腹部肿块** 20%～30%的患者在确定诊断时可触及腹块。腹部肿块多为癌肿本身，有时可能为梗阻近侧肠腔内的积粪。肿块大多坚硬，呈结节状。位于横结肠或乙状结肠的癌肿可有一定的活动度，若癌肿穿透肠壁并发感染，表现为固定压痛的肿块。

4. **肠梗阻** 多为中、晚期症状，部分患者以此为首发症状。多表现为慢性低位不完全性肠梗阻，如出现肠鸣、腹痛、便秘、排便困难等。病情进一步发展，出现完全性肠梗阻，部分患者出现呕吐，呕吐物为粪汁样。左半结肠癌发生肠梗阻的机会比右半结肠癌多1倍。

5. **全身症状**

(1) 贫血：长期慢性失血超过机体代偿功能时，即出现贫血。病情越晚，出现贫血的频率越高，贫血程度越重。右半结肠癌患者常有慢性失血，部分患者以贫血为首发症状。此外，患者还可出现消瘦、乏力、低热等全身性表现。

(2) 穿孔：当癌肿呈深溃疡穿透肠壁时，即可发生穿孔。穿孔可致腹膜炎、局部脓肿形成、肠内瘘、癌细胞播散种植等的发生。患者可出现不同程度的水、电解质、酸碱失衡以及营养不良。

(3) 转移症状：肝大、黄疸、水肿、腹腔积液、锁骨上淋巴结肿大等。

(4) 恶病质：病情发展到晚期的表现。

因癌肿部位及病理类型不同，左半结肠癌和右半结肠癌的临床表现存在差异：左半结肠肠腔相对较小，癌肿多呈浸润性生长，引起环状缩窄，且这部分肠腔中粪便已成形，所以临床表现以肠梗阻、便秘、便血明显；右半结肠肠腔较大，癌肿倾向于肿块型，突出于肠腔，肠腔中粪便稀薄，腹泻和便秘交替出现，临床表现以贫血、消瘦、乏力和腹部肿块为主。

(二) 直肠癌

1. **直肠刺激症状** 频繁便意，排便习惯改变，便前常有肛门下坠感、里急后重和排便不尽感，晚期可有下腹痛。

2. **肠腔狭窄症状** 癌肿增大引起肠腔狭窄，初期表现为粪便变细，当癌肿进一步增大可引起梗阻症状，如腹痛、腹胀、肠鸣音亢进等。

3. **癌肿破溃感染症状** 表现为便血或黏液性大便，有80%～90%的患者早期即可出现便血，35%的患者出现黏液便；严重感染时出现脓血便。

4. **转移症状** 癌肿穿透肠壁后，若侵犯膀胱、前列腺，出现尿频、尿痛、血尿、排尿困难等；若侵犯骶前神经，出现骶尾部、会阴部持续性剧痛、坠胀感；女性直肠癌患者若侵及阴道，出现白带增多或粪质及血性分泌物从阴道排出；若有远处脏器转移时，出现相应脏器的临床症状，如肝大、腹腔积液、黄疸等。此外，还有贫血、乏力、消瘦，甚至恶病质等。

四、实验室及其他检查

1. **直肠指诊** 是诊断直肠癌最直接和主要的方法，一般可发现距肛门7～8cm之内的直肠肿物，包括癌肿与肛缘的距离、大小、硬度、形态及其与周围组织的关系。指检时切忌挤压，以免促使癌细胞进入血流而播散。结肠癌也应通过直肠指检或双合诊检查了解膀胱直肠凹或子宫直肠凹有无种植灶。

2. **内镜检查**　诊断大肠癌最有效、可靠的方法。包括肛门镜、乙状结肠镜、纤维结肠镜、电子结肠镜等，可发现病灶的部位、大小、形态、肠腔狭窄程度等，同时可取活组织行病理学检查。有泌尿系统症状的男性患者，可做膀胱镜检查。

3. **X线检查双重对比钡剂灌肠造影**　对结肠癌的诊断有很大价值，能够显示癌肿的部位、大小、形态等，且对结肠镜检查遗漏病变的发现有重要价值。

4. **B超和CT检查**　对于癌肿的浸润深度、淋巴结转移情况、有无腹腔种植转移、是否侵犯邻近组织及远处转移有一定的价值。

5. **实验室检查**

(1) 粪潜血试验。是大肠癌普查初筛的方法和诊断的实验室及其他检查方法。

(2) 血液检查。①癌胚抗原(CEA)：CEA是目前公认的在大肠癌诊断和术后监测有意义的肿瘤标志物。癌胚抗原对于大肠癌的诊断有一定价值，但特异性不高，CEA现在主要用于直肠癌的预后和监测复发。②血常规检查：有助于判断是否有贫血、并发感染等。

五、诊断要点

1. **结肠癌的诊断**　凡40岁以上有以下表现者应列为高危人群。①一级亲属有结、直肠癌史者；②有癌症史或肠道腺瘤或息肉史；③粪潜血试验阳性者；④以下5种情况表现具有两项者：黏液血便、慢性腹泻、慢性便秘、慢性阑尾炎史及精神创伤史。对高危人群或怀疑结肠癌者，通过影像学检查或内镜检查，不难作出诊断。

2. **直肠癌的诊断**　根据病史、体检、影像学和内镜检查即可诊断，准确率达95%以上。但多数患者对便血、大便习惯改变等症状不够重视，易延误诊断。

3. **鉴别诊断**　大肠癌的症状多为非特异性，应做好与细菌性痢疾、痔疮、溃疡性结肠炎、阑尾炎或阑尾周围脓肿、肠结核等的鉴别诊断。

六、治疗要点

治疗大肠癌的主要方法是手术切除，同时辅以化疗、放疗这些新辅助治疗的方法，目的在于提高手术切除成功率和保肛率，延长无病生存期。对晚期不能切除的大肠癌，或切除术后复发转移者，采取化疗、放疗、中医中药治疗等综合治疗方案。

(一) 手术治疗　术前全面评估患者，根据肿瘤部位、大小和生物学特征选择相应的手术方式。

1. **根治性手术**

(1) 结肠癌根治术

1) 右半结肠切除术：适用于盲肠、升结肠及肝曲结肠癌。盲肠和升结肠癌切除范围是右半横结肠、升结肠、盲肠，包括15～20cm的回肠末段，做回肠与横结肠端端或端侧吻合。发生在结肠肝曲的癌，还须切除横结肠和胃网膜右动脉组的淋巴结(图4-9-9)。

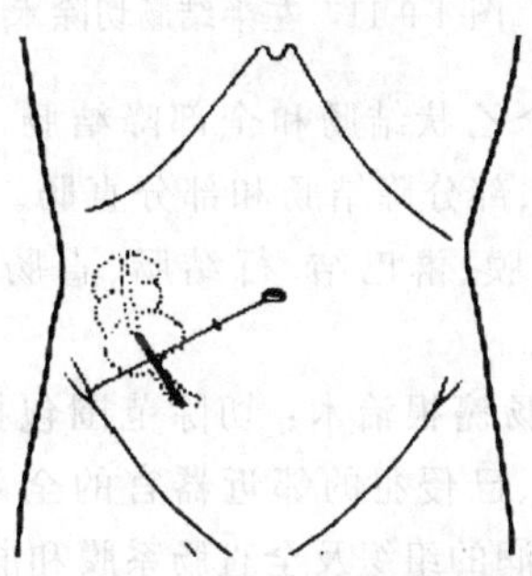

图4-9-9　右半结肠切除术

2) 横结肠切除术：适用于横结肠中段癌。切除范围包括升结肠上1/3，横结肠及降结肠上1/3及其相关系膜、脂肪和淋巴组织，行升结肠和降结肠端端吻合。若吻合两端张力大而不能吻合，对偏左侧的横结肠癌，可切除降结肠，行升结肠、乙状结肠吻合术(图4-9-10)。

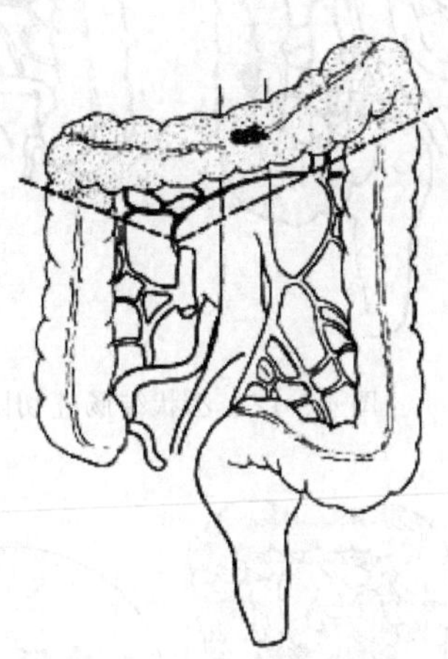

图4-9-10　横结肠切除术

3) 左半结肠切除术：适用于结肠脾区和降结肠癌。切除范围包括左半横结肠、降结肠、近侧乙状结肠及其相关系膜、淋巴和脂肪组织，行结肠间或结肠与直肠端吻合术(图4-9-11)。

4) 乙状结肠癌切除术：适用于乙状结肠癌。切除范围要根据乙状结肠的长短和癌肿所在的部

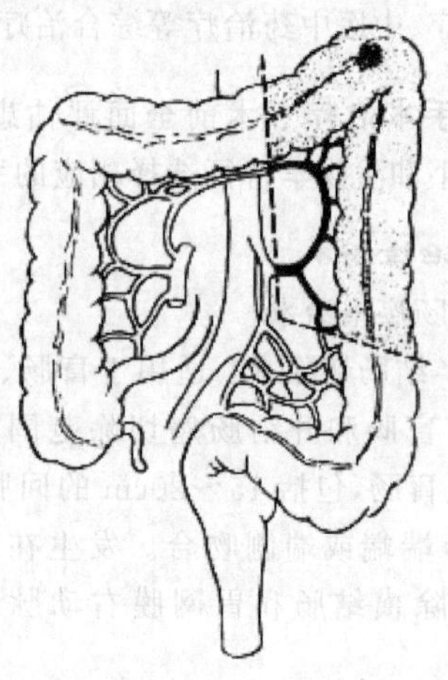
图 4-9-11 左半结肠切除术

位,切除整个乙状结肠和全部降结肠,或者切除整个乙状结肠、部分降结肠和部分直肠。同时切除肠管相应的系膜、淋巴结,行结肠、直肠端端吻合术(图 4-9-12)。

(2) 直肠癌根治术:切除范围包括癌肿、两端足够的肠段、已侵犯的邻近器官的全部或部分、周围可能被浸润的组织及全直肠系膜和淋巴结。

1) 局部切除术:早期肿瘤体积小、分化程度高、T_1 的直肠癌可以经肛门做局部切除术,或经骶后径路局部切除。

2) 经腹会阴联合直肠癌根治术(Miles 术):适用于腹膜返折以下的直肠癌。切除范围包括乙状结肠远端、全部直肠、肠系膜下动脉及其区域淋巴结、全直肠系膜、肛提肌、坐骨直肠窝内脂肪、肛管及肛门周围 3～5cm 的皮肤、皮下组织及全部肛门括约肌,手术同时在左下腹行永久性乙状结肠单腔造口(人工肛门)(图 4-9-13)。

3) 低位前切除术(Dixon 术):适用于腹膜返折以上的直肠癌。切除范围包括大部分直肠及其周围深筋膜内的淋巴、脂肪组织,部分乙状结肠及其系膜和淋巴组织,腹主动脉前系膜下血管根部的淋巴、脂肪组织。然后行结肠、直肠吻合术,包括端端吻合或端侧吻合(图 4-9-14)。该术式原则上以根治性切除为前提,要求远端切缘距癌肿下缘 2cm 以上。由于吻合口在齿状线附近,术后患者会出现排便次数增多,推荐在低位吻合、超低位吻合后行临时性横结肠或回肠造口。

4) 经腹直肠癌切除、近端造口、远端封闭手术(Hartmann 手术):适用于全身一般情况很差,不能耐受 Miles 手术或急性肠梗阻不宜行 Dixon 手术者(图 4-9-15)。

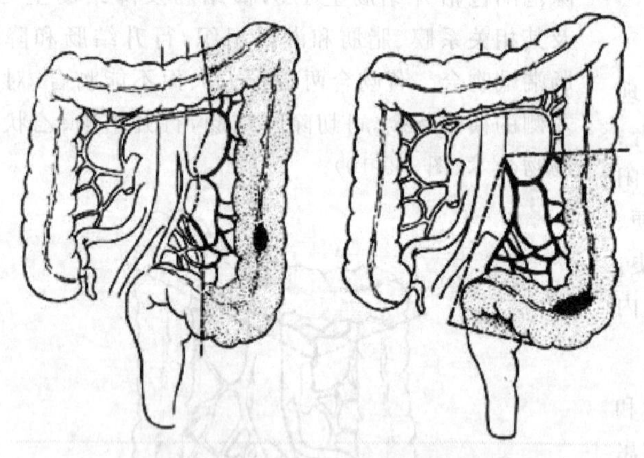
图 4-9-12 乙状结肠癌切除术

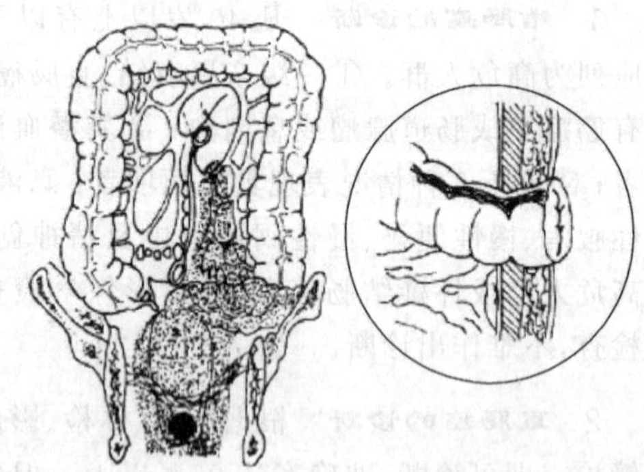
图 4-9-13 Miles 手术切除范围与结肠造口示意图

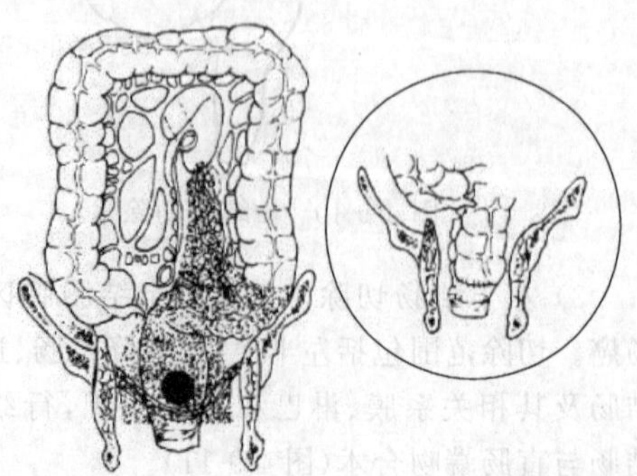
图 4-9-14 Dixon 手术切除范围与吻合示意图

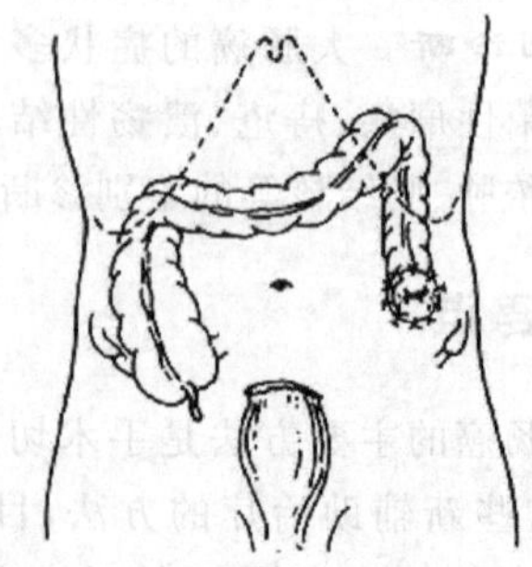
图 4-9-15 Hartmann 手术切除范围与结肠造口示意图

5) 其他：直肠癌侵犯子宫时可一并切除子宫，称为后盆腔清扫术；若侵犯膀胱，须行直肠和膀胱(男性)或直肠、子宫和膀胱切除，称为全盆腔切除术。

2. **姑息性手术**　适用于局部癌肿尚能切除，但已发生远处转移的晚期患者。视癌肿转移情况可行原发灶及转移灶的切除，辅以局部或全身放、化疗。无法切除的晚期结肠癌，可行梗阻近、远端肠管短路手术，或将梗阻近端的结肠拉出行造口术。晚期直肠癌若并发梗阻，行乙状结肠双腔造口术。

(1) 拖出式直肠切除(Bacon)术及结肠肛管吻合术：适用于低位直肠癌。

(2) 其他：对于局部尚能切除但已发生远处转移的患者，若仅有一孤立转移灶，可一期切除原发灶及转移灶；若有多发转移灶，仅切除癌肿所在局部肠管，再结合局部或全身放、化疗处理。对于大肠癌并发急性肠梗阻的患者，可根据患者的全身情况、梗阻部位、癌肿情况行相应的手术治疗，包括肠段切除、临时造口、姑息性造口等。

(二) 放射治疗　放疗是新辅助治疗之一。术前放疗能够缩小肿瘤体积，减轻浸润，提高手术切除率；明显降低盆腔淋巴结的阳性率，减少晚期患者比例；降低局部复发率和提高生存率。术后放疗适用于晚期患者、手术未达到根治或术后复发者。

(三) 化学治疗　化疗也是新辅助治疗之一，术前化疗有助于缩小原发病灶、使肿瘤降期，提高切除成功率，降低术后发病率，术后化疗有助于杀灭残余肿瘤细胞。常用的给药途径有静脉给药、动脉灌注、术后腹腔置管灌注给药等。化疗的时机、方案、剂量等应依据患者的病情决定，目前常用的化疗方案是FOLFOX方案(奥沙利铂、氟尿嘧啶、亚叶酸钙)、MAYO方案(氟尿嘧啶和亚叶酸钙)和XELOX方案(奥沙利铂和卡培他滨)。

(四) 中医治疗　应用补益脾肾、调理脏腑、清肠解毒的重要制剂治疗。

(五) 其他　低位直肠癌形成肠腔狭窄且不能手术者，可用电灼、液氮冷冻、激光凝固和烧灼等局部治疗，以改善症状。其他的治疗方法还包括基因治疗、靶向治疗、免疫治疗等，尚处于探索阶段。

七、护理要点

(一) 手术治疗的护理

1. 术前护理

(1) 心理护理：肠癌患者容易出现焦虑、抑郁、恐惧等心理问题，原因主要有被确诊癌症的心理应激、治疗所涉及的经济费用、对治疗及康复缺乏信心等，尤其是需要做永久性人工肛门者。护理人员应主动关心患者及其家属，及时解答他们提出的问题，用图片、模型等实物向其讲解治疗的必要性、治疗方法、人工肛门的护理等，帮助患者建立治疗的信心和勇气，必要时介绍恢复较好的患者与其交流，以消除术前焦虑、恐惧等情绪，积极配合各项治疗。告知家属经常鼓励、安慰患者，帮助患者情感宣泄。

(2) 营养支持：术前有营养不良者给予高蛋白、高热量、高维生素、易消化的少渣饮食。有贫血和低蛋白血症者，酌情输血、蛋白等。若患者出现脱水及梗阻情况时，及早补液，防止水、电解质失衡，必要时给予肠外营养。

(3) 肠道准备：术前肠道准备可以减少或避免术中污染及术后感染，有利于肠道吻合口的愈合，增加手术的成功率。

1) 饮食准备。①常规饮食准备：术前3日开始进少渣半流质，术前1～2日起进无渣流质；②新兴饮食准备：术前3日起口服全营养制剂，每日4～6次，直至术前12小时。该方法既能减少肠道粪渣形成，又有利于肠黏膜增生和修复，保护肠黏膜屏障，避免术后肠源性感染。

2) 口服肠道抗生素。选用甲硝唑、新霉素、庆大霉素等，以抑制肠道内细菌；由于控制饮食和口服肠道抗生素，维生素K的合成及吸收减少，必要时肌内注射维生素K。

3) 肠道清洁。①高渗性导泄：常用制剂有甘露醇、硫酸镁。它们在肠道几乎不被吸收，同时还可以吸收肠壁水分，使肠道内容物增加，刺激肠蠕动增加，导致腹泻；年老体弱和心、肾功能不全者禁用此种方法。②等渗性导泄：是目前临床上广泛使用的一种方法，常用制剂是复方聚乙二醇电解质散溶液，其分子中的氢键和肠腔中水分子结合，增加粪便含水量和灌洗液的渗透浓度，刺激肠蠕动增加，达到清洁肠道的效果。③中药导泄：采用番泻叶代茶饮、口服蓖麻油。④清洁灌肠：该方法为传统的肠道准备方法。术前3日每晚低压生理盐水灌肠，术前1日晚清洁灌肠，直至排出澄清液为止。直肠癌肠腔狭窄者,灌肠时应在直肠指诊引导下,选用合适的肛管,动作要轻柔。高位直肠癌者避免高压灌肠,以防癌细胞扩散。

(4)阴道冲洗:对于直肠癌患者,为减少或避免女性患者术中和术后污染,或癌组织已经侵及阴道后壁时,术前3日每晚行阴道灌洗。

(5)肠造口定位:造口治疗师或医生根据患者的个人情况选择造口位置,做好标记。造口选择时需满足,①根据手术方式和个人生活习惯选择造口位置;②患者能看清造口的位置;③造口位于腹直肌内;④造口位置处皮肤无瘢痕、褶皱、凹陷、慢性病变等影响造口袋粘贴。

(6)术日晨留置胃管和导尿管。

2. 术后护理

(1)全身麻醉术后护理常规:密切观察患者的意识、心率、血压、体温等生命体征,观察手术切口、胃肠减压管、腹腔引流管、会阴部引流管、尿管等,详细记录24小时出入量。

(2)体位与活动:患者全身麻醉清醒、生命体征平稳后改半卧位,以利于会阴部引流,同时腹腔内脏下坠,利于会阴部伤口的愈合。术后早期,鼓励患者在床上多翻身,活动四肢,促进肠蠕动;生命体征平稳、允许下床者,在床周适当活动,能够促进肠道蠕动、减轻腹胀和避免肠粘连的发生。活动时注意保护伤口,避免牵拉。

(3)饮食护理

1)传统方法:术后早期禁食、胃肠减压,期间经静脉补充营养液,待肠蠕动恢复、有肛门排气或结肠造口开放,即可拔除胃肠减压。先饮水,若无腹胀、恶心、呕吐等不适,即可进流质饮食,术后1周改为半流饮食,2周后改普食,饮食的原则是高热量、高蛋白、低脂、富含维生素。对于造口患者宜进易消化饮食,少食洋葱、大蒜、豆类等易产生刺激性气味或胀气的食物,避免食用生冷食品及可致便秘的食品。

2)肠内营养:术后早期(约6小时)即开始应用肠内营养制剂,促进肠功能恢复,维持并修复肠黏膜屏障。

(4)引流管护理

1)胃肠减压:术后持续胃肠减压,并保持引流通畅,记录胃肠减压引出物的量及性状,直到肠蠕动恢复、有肛门排气或结肠造口开放。

2)导尿管:尿管留置期间,保持通畅,保持尿道口清洁,每日清洗会阴部,记录尿液的颜色、量和性状。Miles术和Dixon术后患者拔除尿管前需做膀胱训练,以训练膀胱的舒缩功能,防止排尿功能障碍。

3)腹腔引流管:妥善固定引流管并保持引流通畅,观察并记录引流液的色、量和性状,保持引流管口周围皮肤清洁、干燥,定期更换,待引流液减少,性状无异时拔除引流管。

4)骶前引流管:同腹腔引流管的护理。

(5)术后并发症的观察和护理:常见的并发症有切口感染、吻合口瘘、骶前出血、尿潴留等。

1)切口感染:保护腹壁及会阴部切口,切口渗出液较多时,及时更换敷料,有造口的患者,术后早期取造口侧卧位,腹壁切口与造口之间用塑料薄膜隔开,避免造口排泄物污染腹壁切口。会阴部有切口者,保持会阴部的清洁,术后4~7天用1∶5 000的高锰酸钾溶液温水坐浴,每日2次,以保持切口肉芽清洁,促进切口愈合。观察患者的生命体征和切口情况,若发现有充血、水肿、剧烈疼痛等情况时,遵医嘱用药。

2)吻合口瘘:术前肠道准备不充分、术中误伤、吻合口缝合过紧影响血供、患者营养不良等都可能导致吻合口瘘的发生。患者会出现突发腹痛或腹痛加重,部分患者有明显的腹膜刺激征,甚至有可触及的包块,有引流时可观察到混浊的引流液。术后严密观察患者有无吻合口瘘的表现,7~10天内切忌灌肠;一旦发生吻合口瘘,禁食、胃肠减压、盆腔持续灌洗和负压吸引,必要时行急诊手术。

(6)肠造口的护理

1)肠造口评估:肠造口一般呈圆形或椭圆形,高出皮肤表面1~2cm,造口黏膜颜色呈红色,表面光滑湿润,早期可有轻度水肿,一般一周以后会消退。

2)造口袋使用:指导患者根据造口大小选择合适的造口袋,教会患者及其家属更换造口袋。术后造口开放后即可佩戴造口袋,常用造口袋有两种,一件式造口袋和两件式造口袋。当造口袋内充满1/3排泄物时,应及时倾倒和更换。

3)饮食指导:宜进食高热量、高蛋白、富含纤维素的少渣饮食,减少洋葱、大蒜、山芋等产生刺激性气味或胀气的食物,少吃辛辣刺激食物,多饮水。

4)造口及周围皮肤并发症的观察与护理:常见的并发症有造口出血、造口缺血坏死、造口狭窄、造口回缩、造口脱垂、皮肤黏膜分离、粪水性皮炎、造口旁疝等。术后严密观察造口黏膜的血运及造口周围皮肤,观察有无上述并发症的发生。保持造口周围皮肤的清洁、干燥,必要时涂抹皮肤保护粉。①造口出血。由于造口黏膜与皮肤连接处的血管未结扎或结扎线脱落所致。出血少时，可用棉球或纱布压迫止血；出血较多时，用1%肾上腺素溶液浸湿的纱布压迫止血；大量出血时，需缝扎止血。②造口缺血、坏死：造口血运不良、张力过大时，可造成黏膜缺血、坏死。肠造口黏膜出现暗红色或紫色，提示黏膜缺血；若局部或全部变黑，提示缺血坏死，需立即报告医生。③造口狭窄：造口周围瘢痕挛缩可造成造口狭窄。注意观察患者有无腹痛、腹胀、恶心、呕吐、停止排气排便等肠梗阻症状。出现狭窄时，应在造口处拆线愈合后定期扩肛。

5）结肠灌洗：指导永久性结肠造口患者行结肠灌洗，每日1次或每日2次，时间相对固定。通过灌洗，可以训练有规律的肠道蠕动，养成定时排便的习惯。灌洗期间若患者出现腹胀或腹痛，放慢灌洗速度或暂缓灌洗。

6）心理护理：术后帮助患者正视并参与到肠造口护理中来。首先护理人员切勿有歧视心理，真诚、热心地帮助患者，鼓励患者说出自己的感受，帮助其面对现实。鼓励患者和同病种的人多交流沟通，排除孤立、无助感。护理人员应尊重患者隐私，在更换人工肛门袋时用床围帘遮挡。术后正确引导患者，鼓励其参与到造口护理中来，逐步培养其独立护理造口的能力。发挥家属这一社会支持系统的作用，家属除给予患者情感上的支持外，造口护理时也应在床旁协助，并学会造口袋更换和清洗的方法。

（二）放射治疗的护理　放疗前告知患者可能出现的不良反应。放疗后注意保护放射野的皮肤，忌摩擦、理化刺激；穿柔软的衣物并及时更换；局部出现红斑或瘙痒时，切忌搔抓；有脱皮时，让其自然脱落。观察有无血常规的变化及胃肠道反应，出现变化时遵医嘱对症处理。

（三）化学治疗的护理　观察有无血常规降低、化疗性静脉炎、感染、恶心、呕吐等不良反应的发生，出现变化时遵医嘱对症处理。

（高立硕）

第10章 化脓性腹膜炎患者的护理

腹膜炎(peritonitis)是发生于腹膜腔壁腹膜与脏腹膜的炎症，可由细菌、化学性(如胃液、胆汁、血液)或物理性损伤等因素引起。

一、解剖及生理

1．**腹膜的解剖**　腹膜是一层很薄的浆膜，表面是一层排列规则的扁平间皮细胞。深层依次为基底膜、浆膜下层，含有血管丰富的结缔组织、脂肪组织、巨噬细胞、胶原和弹力纤维。腹膜有很多皱襞，其面积几乎与全身的皮肤面积相等，为1.7～2.0m²，分为相互连续的壁腹膜和脏腹膜两部分。壁腹膜贴附于腹壁，横膈脏面和盆壁的内面；脏腹膜覆盖于内脏表面，成为其浆膜层。脏腹膜将内脏器官悬垂或固定于膈肌、腹后壁或盆腔壁，形成网膜、肠系膜及几个韧带。大网膜自横结肠下垂遮盖其下的脏器，其含有丰富的血液供应和大量的脂肪组织，活动度较大，能移至病灶处包裹、填塞和局限炎症，有修复病变和损伤的作用。腹膜腔是壁腹膜和脏腹膜之间的潜在腔隙，是人体最大的体腔。男性的腹膜腔是封闭的，而女性的腹膜腔则经输卵管、子宫、阴道与体外相通。腹膜腔分为大、小两部分，即腹腔和网膜囊，经由网膜孔相通(图4-10-1)。正常情况下，腹膜腔含75～100mL黄色澄清液体，起润滑作用。病变时，腹膜腔可容纳数升液体或气体。

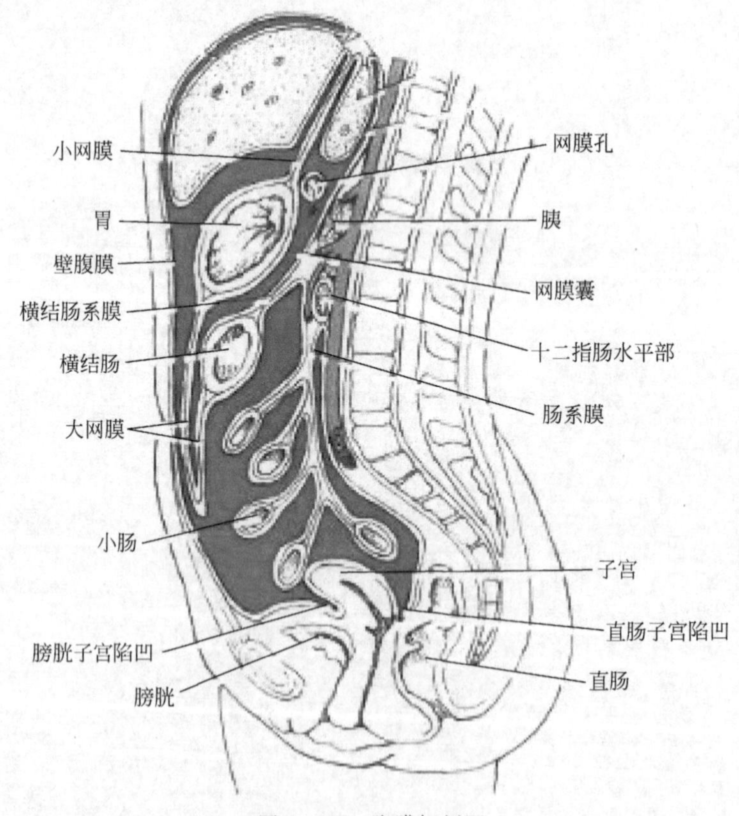

图4-10-1　腹膜解剖图

腹膜的动脉来自肋间动脉和腹主动脉分支，静脉汇入门静脉和下腔静脉。当门静脉或下腔静脉循环受阻时，腹腔内可积聚大量液体。壁腹膜的神经支配来自肋间神经和腰神经的分支，属体神经系统，对各种刺激敏感，痛觉定位准确。因此，当腹前壁腹膜受炎症或化学性刺激时可引起局部疼痛、压痛及腹壁肌肉反射性收缩，产生腹肌紧张，是判断腹膜炎的主要临床依据。膈肌中心部分的腹膜受刺激后，通过膈神经反射引起肩部放射性疼痛或呃逆。脏腹膜的神经支配来自交感神经和迷走神经末梢，属于自主神经，对牵拉内脏、腹内压增高及腹腔炎症、压迫等刺激较为敏感，可表现为腹部钝痛，感觉多集中于腹中部脐周，但定位较差。严重刺激常可引起心率减慢、血压下降和肠麻痹等。

2. **腹膜的生理功能**

(1) 润滑作用：腹膜表面渗出的少量液体能减少胃肠道蠕动时或与其他脏器接触时的摩擦，及受损伤后的粘连。

(2) 吸收和渗出作用：腹膜是双向半透膜，水、电解质、尿素及一些小分子物质能透过腹膜，即可渗出大量液体以稀释毒素和减少刺激，也能吸收大量积液、血液、空气和毒素，特定情况下利用其吸收功能可作为给药途径。但严重腹膜炎时大量毒性物质的吸收可引起感染性休克。

(3) 防御功能：腹膜渗出液中的淋巴细胞和吞噬细胞可包围和吞噬细菌、异物和破碎组织，具有强大的防御能力。

(4) 修复作用：渗出液中的纤维蛋白沉积在病灶周围，大网膜可包裹、填塞病灶，使炎症局限并修复受损组织，同时可造成腹腔内广泛的纤维性粘连，如导致肠管成角、扭曲或成团块，进而引起粘连性肠梗阻。

二、分类

腹膜炎有多种分类方法：按病因分为细菌性与非细菌性两类；按发病机制可分为原发性与继发性两类；按临床经过分为急性、亚急性和慢性三类；按累及范围分为弥漫性与局限性两类。各类型间可以转化，如局限性可转变为弥漫性。

临床所称的急性腹膜炎(acute peritonitis)多指继发性的化脓性腹膜炎，是一种常见的外科急腹症，累及整个腹腔时称为急性弥漫性腹膜炎。

三、病因

1. **继发性腹膜炎**(secondary peritonitis)　继发性腹膜炎是最常见的腹膜炎。引起继发性腹膜炎的主要致病菌是胃肠道内的常驻菌群，其中以大肠埃希杆菌最多见，其次为厌氧拟杆菌、链球菌、变形杆菌等。一般都是混合性感染，故毒性较强。腹腔内脏器穿孔或破裂是继发性腹膜炎最常见的原因，如胃、十二指肠溃疡急性穿孔、腹部损伤引起内脏破裂，常先引起化学性腹膜炎，继发感染后形成化脓性腹膜炎；急性胆囊炎时胆囊壁的坏死、穿孔常造成极为严重的胆汁性腹膜炎；外伤造成的肠管、膀胱破裂，腹腔污染及经腹壁伤口进入细菌，可很快形成腹膜炎。腹腔内脏缺血、渗出及炎症扩散也是继发性腹膜炎最常见的原因，如绞窄性疝、绞窄性肠梗阻、急性化脓性阑尾炎、急性胰腺炎以及女性生殖器官化脓性感染时病变器官缺血及含有细菌的渗出液在腹腔内扩散引起腹膜炎。另外腹部手术时腹腔污染，胃肠道、胆管、胰腺吻合口渗漏，腹腔前、后壁的严重感染等也可引起腹膜炎。

2. **原发性腹膜炎**(primary peritonitis)　原发性腹膜炎又称自发性腹膜炎，腹膜腔内无原发病灶，细菌经血行、泌尿道、女性生殖道或通过肠壁等途径播散至腹膜腔并引起炎症。病原菌多为溶血性链球菌、肺炎双球菌或大肠埃希菌。原发性腹膜炎感染范围大，与脓液的性质及种类有关。

四、病理生理

腹膜受到细菌或胃肠道内容物的刺激后立即发生充血、水肿等反应，并失去原有光泽，继之产生大量浆液性渗出液，以稀释腹腔内毒素。渗出液中的大量巨噬细胞、中性粒细胞，加之坏死组织、细菌和凝固的纤维蛋白使渗出液变混浊而成为脓液。以大肠埃希菌为主的脓液呈黄绿色，因常与其他致病菌混合感染而变得稠厚，并有粪臭味。

腹膜炎的转归取决于两方面：一是患者全身情况和腹膜局部防御能力，二是污染细菌的性质、数量和持续时间。细菌及其内毒素刺激机体防御机制，激活多种炎性递质，如肿瘤坏死因子α(TNFα)、白介素1(IL-1)、白介素6(IL-6)等。这些细胞因子多来自巨噬细胞，另一些是直接通过肠屏障溢入腹腔，或由于损伤的腹膜组织所生成。腹膜渗出液中细胞因子的浓度更能反映腹膜炎的严重程度。这些毒性递质不被清除，其终末递质NO将阻断三羧酸循环而导致细胞缺氧窒息，造成多器官衰竭和死亡。腹膜炎时腹膜的严重充血水肿可致水、电解质紊乱，血浆蛋白降低和贫血；腹内脏器浸泡在脓液中可形成麻痹性肠梗阻，进而肠管扩张、胀气使膈肌抬高而影响心肺功能，肠腔内的大量积液又使血容量明显减少；细菌入侵和毒素吸收易致感染性休克，严重者可导致死亡。病变轻者，病灶经大网膜包裹或填塞而被局限，形成局限性腹膜炎，渗出物逐渐被吸收，炎症消散，自行修复而痊愈。若脓液在腹腔内积聚并由肠袢、内脏、肠壁、网膜或肠系膜等粘连包围,与游离腹腔隔开而形成腹腔脓肿(abdominal abscess)(图4-10-2),如膈下脓肿、盆腔脓肿和肠间脓肿。腹膜炎治愈后,腹腔内多有不同程度的纤维性粘连,大多数粘连无不良后果。部分肠管的粘连扭曲或成角可致粘连性肠梗阻。

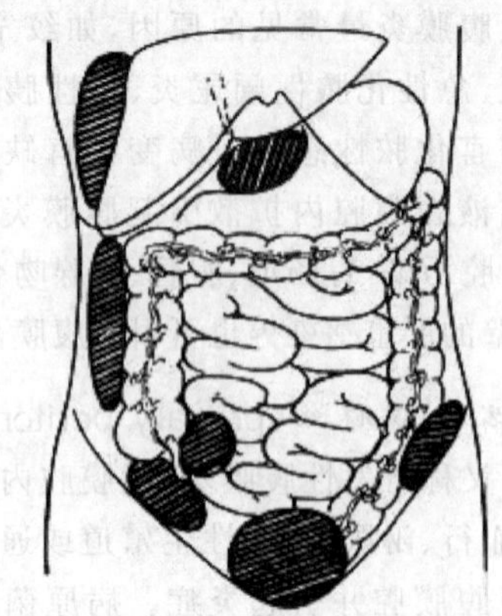

图4-10-2 腹腔脓肿的常见部位

(引自:曹伟新,李乐之.2008.外科护理学.第4版.人民卫生出版社)

五、临床表现

早期一般仅有腹膜炎的表现,后期则可因并发腹腔脓肿而有体温升高、全身感染、中毒、肠梗阻等不同表现。

(一)急性腹膜炎 急性腹膜炎的症状依病因而不同,可以是突然发生,也可能是逐渐出现的。空腔脏器破裂或穿孔,发病较突然,阑尾炎、胆囊炎等则多先有原发病症状,后逐渐出现腹膜炎表现。

1. 症状

(1)腹痛:是最主要的症状,疼痛程度与发病原因、炎症轻重、年龄和身体素质等有关。一般呈持续性、剧烈腹痛,常难以忍受。深呼吸、咳嗽、转动身体时疼痛加剧。腹痛范围多自原发病变部位开始,随炎症扩散而波及全腹,但仍以原发病灶处最显著。

(2)恶心、呕吐:腹膜受刺激引起的反射性恶心、呕吐,多较轻微,呕吐物多是胃内容物;发生麻痹性肠梗阻时可出现持续性呕吐,呕吐物伴黄绿色胆汁,甚至呈棕褐色粪水样。

(3)体温、脉搏的变化:其变化与炎症的轻重有关。骤然发病者,体温由正常逐渐升高、脉搏逐渐加快;原有炎性病变者,体温已升高,继发腹膜炎后更趋增高。但年老体弱者体温可不升。多数患者脉搏加速与体温成正比,若脉搏快而体温反下降,常为病情恶化的征象之一。

(4)感染中毒症状:患者可相继出现寒战、高热、脉速、呼吸浅快及大汗;随病情发展,可出现面色苍白、口唇发绀、舌干苔厚、眼窝凹陷、脉细微弱、皮肤干燥、肢端发凉、呼吸急促、体温骤升或骤降、血压下降、神志恍惚或不清等全身感染中毒表现。严重者可出现代谢性酸中毒及感染性休克。

2. 体征

(1)一般表现:患者多呈急性病容,喜仰卧位,双下肢屈曲,不愿改变体位。腹部拒按,体征随腹膜炎的原发病因、轻重、早晚期而不同。

(2)腹部:腹胀明显,腹式呼吸减弱或消失,腹胀加重是病情恶化的一项重要指标。腹部压痛(tenderness)、反跳痛(rebound tenderness)和腹肌紧张(rigidity),是腹膜炎的标志性体征,称为腹膜刺激征;尤以原发病灶处最为显著。腹肌紧张程度受病因和患者全身状态的影响。胃肠、胆囊穿孔时胃酸及胆汁的强烈化学性刺激,腹肌可呈"木板样"强直。幼儿、老人或极度衰弱患者因反应较差,腹肌紧张不明显。胃肠胀气时腹部叩诊呈鼓音;胃肠穿孔时溢出的气体积聚于膈下,肝浊音界缩小或消失;腹腔内积液较多时移动性浊音呈阳性。听诊肠鸣音减弱,伴肠麻痹者,肠鸣音可能完全消失。盆腔有感染或形成脓肿时,直肠指检示直肠前窝饱满及触痛。

(二)腹腔脓肿

1. 膈下脓肿(subphrenic abscess) 腹腔脓液积聚于一侧或两侧的膈肌下与横结肠及其系膜的间隙内,统称为膈下脓肿。膈下脓肿的临床特点是患者可出现明显的全身症状。患者有发热,初期为弛张热,脓肿形成后为持续高热或中等发热,39℃左右。脉率增快,舌苔厚腻,逐渐出现乏力、自汗、厌食和消瘦,白细胞计数升高、中性粒细胞比例增高。局部症状由于大量应用抗生素,多不典型,表现为肋缘下或剑突下持续性钝痛,深呼吸时疼痛加重。脓肿刺激膈肌可引起呃逆。感染波及胸膜时可出现胸腔积液、气促、咳嗽、胸痛等表现。有季肋区叩痛,严重时出现局部皮肤凹陷性水肿。右膈下脓肿可使肝浊音界扩大。患侧胸部下方呼吸音减弱或消失。

2. 盆腔脓肿(pelvic abscess) 盆腔处于腹腔最低位置,腹腔内炎性渗出物及脓液易积聚于此形成盆腔脓肿。盆腔腹膜面积较小,吸收能力较低,盆腔脓肿的特点是局部症状明显而全身中毒症状较轻。多见于急性腹膜炎后期、阑尾穿孔或结直肠手术后,患者体温下降后又升高,脉速,出现典型的直肠或膀胱刺激症状,如里急后重、大便频而量少、有黏液便、尿频、排尿困难等。腹部体检常无阳性体征。直肠指检发现肛管括约肌松弛，直肠前窝饱满且有触痛，部分患者可被触及波动感。已婚女性患者可进行阴道检查。如是盆腔炎性包块或脓肿，还可经后穹隆穿刺抽脓。

3. **肠间脓肿**(interbowel abscess)　肠间脓肿是指脓液被包围在肠管、肠系膜与网膜之间的脓肿。脓肿可单发，也可是多个大小不等的脓肿。如脓肿周围广泛粘连，可发生不同程度的粘连性肠梗阻，患者出现化脓感染的症状，并有腹胀、腹痛、腹部压痛或扪及包块。腹部立位X线片可见肠壁间距增宽及局部肠管积气，也可见小肠气液平面。

六、实验室及其他检查

1. **血常规检查**　白细胞计数及中性粒细胞比例增高。病情危重或机体反应能力低下者，白细胞计数可不升高，仅中性粒细胞比例增高，甚至出现中毒颗粒。

2. **影像学检查**　①腹部X线检查：立、卧位平片见小肠普遍胀气并有多个小液平提示肠麻痹征象；胃肠穿孔时，立位平片多可见膈下游离气体；膈下脓肿时，可见患侧膈肌升高，肋膈角模糊或胸腔积液。②B超检查：示腹腔内有不等量的积液，但不能鉴别液体的性质。B超对膈下脓肿的诊断价值较大，可明确脓肿的位置及大小。③CT检查：对腹腔内实质性脏器病变(如急性胰腺炎)有诊断价值，可明确脓肿的大小及位置。

3. **诊断性腹腔穿刺或腹腔灌洗**　B超引导下腹腔穿刺或腹腔灌洗可根据抽出液的性状、气味、混浊度、涂片、细菌培养以及淀粉酶等测定来判断。

七、诊断要点

根据病史及典型体征，结合实验室和影像学检查结果，综合分析来确诊腹膜炎。儿童在上呼吸道感染期间及肾炎、肝硬化患者出现腹膜炎体征时，应考虑原发性腹膜炎的可能。在急性腹膜炎或腹腔内脏的炎性病变治疗过程中，或腹部手术数日后出现发热、腹痛者，应考虑并发腹腔脓肿的形成。

八、治疗要点

积极处理原发病灶，消除病因，清理并引流腹腔，控制炎症。化脓性腹膜炎的治疗根据不同病因、不同病变阶段及不同全身状况，采用手术治疗和非手术治疗。

1. **非手术治疗**　原发性腹膜炎者及对病情较轻或病程较长已超过24小时、腹部体征已减轻或炎症已有局限化趋势或伴有严重心肺等脏器疾患不能耐受手术者可行非手术治疗。非手术治疗也可作为手术前的准备。

(1) 体位：一般取半卧位，使腹内渗出液流向盆腔，减少吸收和减轻中毒症状，有利于局限和引流；且可使腹内脏器下移，腹肌松弛，减轻因腹胀挤压膈肌而影响呼吸和循环。休克患者采取中凹卧位。

(2) 禁食、胃肠减压：抽出胃肠内容物和气体，减轻胃肠内积气，改善胃、肠壁的血运，促进胃肠功能恢复。

(3) 纠正水、电解质紊乱：禁食、胃肠减压及腹腔内大量渗液，易造成水和电解质紊乱。根据患者的出入量及生理需要量计算需补充的液体总量(晶体、胶体)，并发休克时抗休克治疗。

(4) 合理应用抗生素：继发性腹膜炎大多为混合感染，致病菌主要为大肠埃希菌、肠球菌和厌氧菌(拟杆菌为主)。严格地说，应根据细菌培养及药敏结果选用抗生素。值得注意的是抗生素的使用不能完全替代手术治疗。

(5) 补充热量和进行营养支持：急性腹膜炎的患者处于炎症、应激状态下，代谢率约为正常人的140%，热量和营养素补充不足易致营养不良和贫血，患者的抵抗力和愈合能力下降。故对长时间禁食的患者，应及早考虑肠外营养支持，提高机体防御和修复能力。

(6) 对症处理：镇静、止痛和吸氧等。

(7) 物理治疗：盆腔脓肿未完全形成或较小时，可辅以热水坐浴、温盐水保留灌肠及物理透热等治疗。

2. **手术治疗**　绝大多数继发性腹膜炎患者需及时手术治疗，手术类型视病情而定。

(1) 手术适应证：①经非手术治疗6～8小时后(一般不超过12小时)，腹膜炎症状和体征无缓解或反而加重；②腹腔内原发病严重，如胃肠道、胆囊穿孔或坏疽、绞窄性肠梗阻或腹内脏器损伤破裂、胃肠道手术后短期内吻合口瘘所致的腹膜炎；③腹腔内炎症较重，有大量积液，出现严重的肠麻痹或中毒症状或合并休克；④腹膜炎病因不明且无局限趋势。

(2) 手术处理：①探查腹膜腔，明确病因，处理原发病灶。②彻底清洁腹腔,充分引流,引流腹腔内的残留液和继续产生的渗液,以减轻腹腔感染和防止发生腹腔脓肿。③引流已形成的腹腔脓肿。膈下脓肿可经手术引流或经皮穿刺置管引流,后者创伤较小。盆腔脓肿可经直肠前壁切开引流,已婚女性亦可经阴道后穹隆穿刺,置管或切开引流。肠间脓肿可采用B超引导下经皮穿刺置管引流术。

九、护理要点

1. 术前护理

(1) 体位:无休克情况下,患者取半卧位,有利于改善呼吸、循环和炎症局限;休克患者取中凹卧位,可增加回心血量及改善脑血流量。

(2) 禁食、胃肠减压:留置胃管持续胃肠减压,减轻腹胀和腹痛。对长时间禁食的患者,应及早考虑肠外营养支持,提高机体防御和修复能力。

(3) 疼痛护理:对已明确诊断的患者,可用哌替啶类止痛剂,减轻患者的痛苦;对诊断不明或进行观察者,慎用止痛药物,以免掩盖病情。

(4) 病情观察:定时测量生命体征,必要时监测尿量,准确记录24小时液体出入量;加强巡视,观察患者腹部症状和体征的变化,注意治疗前后对比,动态观察患者;合并休克时,给予抗休克治疗,必要时监测中心静脉压、血清电解质及血气分析等指标。

(5) 用药护理:遵医嘱补液,纠正水、电解质及酸碱失衡,必要时输血或血浆,以维持有效的循环血量。补液时根据患者丢失的液体量和生理需要,安排好各类液体输注的顺序,并根据患者临床表现和补液的监测指标及时调整输液的成分、量和速度。保持每小时尿量达30～50mL。根据细菌培养及药敏结果合理选用广谱抗生素,控制感染。

(6) 对症护理:减少和避免按压腹部,以减轻疼痛;高热患者给予物理降温;休克患者,给予吸氧治疗。

(7) 心理护理:向患者及其家属介绍疾病的相关知识,稳定患者情绪,减轻焦虑,提高其对疾病的认识并配合治疗和护理;帮助其勇敢面对疾病,尽快适应患者角色,增强战胜疾病的信心和勇气。

2. 术后护理

(1) 体位:全身麻醉未清醒者,给予平卧位,头偏向一侧;全身麻醉清醒或硬膜外麻醉患者平卧6小时,待血压、脉搏平稳后改为半卧位。

(2) 饮食护理:术后继续胃肠减压、禁食,待肠蠕动恢复后,拔出胃管,逐步恢复经口饮食。禁食期间做好口腔护理,每日2次。

(3) 病情观察:术后密切监测生命体征,观察腹部症状和体征的变化,尤其注意压痛、腹胀有无加剧,了解肠蠕动的恢复情况以及有无腹腔脓肿的表现,及时发现异常,通知医师,并配合处理。对危重患者尤应注意循环、呼吸、肾功能的检测和维护。

(4) 切口和引流管的护理:观察切口敷料是否干燥,有渗血或渗液时应及时更换敷料;观察切口愈合情况,及早发现切口感染的征象。观察腹腔引流情况,对负压引流者及时调整负压,维持有效引流。妥善固定引流管,防止脱出或受压;观察和记录引流液的量、颜色和性状,经常挤捏引流管以防血块或脓痂堵塞,保持引流通畅,预防腹腔内感染;有多根腹腔引流管时,贴上标签标明各管位置,以免混淆。当引流液量减少、颜色澄清、患者体温及白细胞计数恢复正常,可考虑拔管。

(5) 维持体液平衡:根据医嘱合理补充水、电解质和维生素;给予肠内、肠外营养支持,促进内稳态和合成代谢,提高防御能力。

(6) 适当活动视病情和患者体力而定,鼓励患者早期下床活动,防止肠粘连,促进术后康复。

3. 健康指导

(1) 提供疾病护理、治疗知识,告知各项治疗护理操作的重要性和目的,教会患者及家属如何观察腹部症状和体征的变化。

(2) 如有消化系统疾病史,若出现恶心、呕吐、腹痛、发热或原有消化系统症状加重,应立即就诊。

(3) 讲解术后恢复期间饮食方面的知识,鼓励其循序渐进、少量多餐,进食富含蛋白质、能量和维生素的食物。

(4) 术后早期活动,促进肠蠕动恢复。

(5) 做好出院患者的健康指导,术后定期门诊随访。

(王月枫)

第11章 腹外疝患者的护理

第1节 概 述

人体脏器或组织离开了其正常的解剖部位，通过先天或后天形成的薄弱点、缺损或孔隙进入另一部位，即称为疝(hernia)。疝多发生于腹部，可分为腹外疝和腹内疝，其中又以腹外疝多见。腹外疝(external abdominal hernia)是由腹腔内某一脏器或组织连同壁腹膜，经腹壁的薄弱点或孔隙向体表突出所形成。在腹外疝中，腹股沟疝的发生率最高，其次是股疝，其他腹外疝还包括切口疝、脐疝等。腹内疝是由脏器或组织进入腹腔内的间隙囊内而形成，如网膜孔疝。

一、病因与发病机制

腹壁强度降低和腹内压力增高是腹外疝发病的两个主要原因。

1. **腹壁强度降低** 造成腹壁强度降低的因素可分为两大类：一是先天性结构缺陷和发育异常，如精索或子宫圆韧带穿过腹股沟管、股动静脉穿过股管、脐血管穿过脐环以及腹白线发育不全等，使得该处腹壁相对薄弱，成为腹外疝的潜在发病部位；二是后天性腹壁肌功能丧失和缺损，如手术切口愈合不良、感染、外伤、腹壁神经损伤、年老、肥胖所致的肌萎缩等，可降低部分腹壁组织强度。也有研究发现胶原纤维的代谢紊乱会影响筋膜、韧带和肌腱的韧性和弹性，导致腹壁强度降低。

2. **腹内压力增高** 慢性咳嗽(如吸烟者和老年人支气管炎)、长期便秘、排尿困难(如前列腺增生、包茎)、腹腔积液、晚期妊娠、举重、婴儿经常啼哭等是引起腹内压力增高的常见原因。正常人虽有腹内压力增高的情况，但若腹壁强度正常，不致发生疝。

二、病理解剖

典型的腹外疝由疝环、疝囊、疝内容物和疝外被盖组成。疝环又称疝门，是疝突向体表的门户，也是腹壁薄弱区或缺损的所在。临床各类疝通常以疝环作为命名依据，如腹股沟疝、股疝、脐疝、切口疝、白线疝、闭孔疝等。疝囊是壁腹膜经疝环向外突出形成的囊状结构，是疝内容物的包囊，由疝囊颈、疝囊体组成，疝囊颈是疝囊较狭窄的部分。疝内容物是进入疝囊的腹内脏器或组织，以小肠最多见，大网膜次之，盲肠、阑尾、乙状结肠、膀胱等也可作为疝内容物进入疝囊，但较少见。疝外被盖指疝囊以外的各层组织。

三、分型及临床表现

根据疝的可复程度和血供情况，腹外疝可分为以下4种类型：

1. **易复性疝**(reducible hernia) 最为常见。疝内容物在患者站立、行走、奔跑、打喷嚏等引起腹内压增高时，向体表突出。因突出的疝内容物不多，疝门也相对宽松，与疝囊间无粘连，患者在平卧、休息或用手将其向腹腔推送时，很容易回纳入腹腔，故称之为易复性疝。

2. **难复性疝**(irreducible hernia) 疝内容物不能或不能完全回纳入腹腔内，但并不引起严重症状。常见的原因有：疝内容物反复突出，与疝囊颈摩擦而致互相粘连，此类疝的内容物多数为大网膜；也有些病程长、腹壁缺损大的巨大疝，因内容物较多，腹壁已完全丧失抵挡内容物突出的作用，而难以回纳；另有少数病程较长者，因内容物不断进入疝囊时产生的下坠力量，将囊颈上方的腹膜逐渐推向疝囊，以致内脏器官，如盲肠、乙状结肠等随之下移成为疝囊壁的一部分，这种疝称为滑动性疝，也属于难复性疝。与易复性疝一样，难复性疝的内容物并无血运障碍，也无严重的临床症状。

3. **嵌顿性疝**(incarcerated hernia) 疝环较小而腹内压力突然增高时，疝内容物可强行扩张疝囊颈进入疝囊，随后因疝囊颈的弹性回缩，内容物被卡而不能回纳，即为嵌顿性疝。疝发生嵌顿后，若内容物为肠管，肠壁及其系膜可在疝环处受压，先是静脉回流受阻,导致肠壁瘀血、水肿,颜色由正常的淡红逐渐转为暗红,囊内可有淡黄色渗液积聚;此时肠系膜内动脉搏动尚可扪及,若能及时解除嵌顿,病变肠管可恢复正常。肠管嵌顿后,可导致急性机械性肠梗阻。嵌顿性疝和难复性疝有本质的不同,后者疝内容物未受到卡压,更无静脉回流障碍。

4. **绞窄性疝**(strangulated hernia) 若嵌顿不能及时解除,肠管及其系膜受压程度不断加重,可使动脉血流减少,最终导致完全阻断,即为绞窄性疝。此时肠系膜动脉搏动消失,肠壁逐渐失去原有的光泽、弹性和蠕动能力,最终坏死;疝囊内渗液变为淡红色或暗红色。若继发感染,疝囊内的渗液成为脓性;严重感染时,可引起疝外被盖的急性蜂窝织炎。感染波及腹膜则引起急性弥漫性腹膜炎。实际上嵌顿性疝和绞窄性疝是一个病理过程的两个阶段,临床上很难截然区分开来。

第2节 腹股沟疝

腹股沟疝(inguinal hernia)是指发生在腹股沟区的腹外疝。男性多见,男女发病率之比约为15∶1,右侧比左侧多见。

腹股沟疝分为腹股沟斜疝和腹股沟直疝两种。疝囊经腹壁下动脉外侧的腹股沟管深环(内环)突出,向内、向下、向前斜行经过腹股沟管,再穿出腹股沟管浅环(皮下环),并可进入阴囊,为腹股沟斜疝(indirect inguinal hernia)。疝囊经腹壁下动脉内侧的直疝三角直接由后向前突出,不经内环也不进阴囊,为腹股沟直疝(direct inguinal hernia)。腹股沟斜疝是最多见的腹外疝,占全部腹外疝的75%~90%,占腹股沟疝的85%~95%。

一、病因与发病机制

腹外疝好发于腹股沟区,有解剖、胚胎发育和生理等多方面的原因。

1. **解剖因素** 腹股沟区的解剖结构特点决定了该区的抗张强度弱于腹壁其他部分。

(1) 腹股沟区:由浅至深依次为皮肤、皮下组织和浅筋膜,腹外斜肌,腹内斜肌和腹横肌,腹横筋膜,腹膜外脂肪和壁腹膜。腹内斜肌和腹横肌的弓状下缘与腹股沟韧带之间有一定的空隙存在,使得腹股沟内侧1/2部分的腹壁强度相对薄弱,成为腹股沟疝好发于此的解剖基础之一。

(2) 腹股沟管:腹股沟管位于腹前壁,腹股沟韧带的内上方,大体相当于腹内斜肌、腹横肌弓状下缘与腹股沟韧带之间的斜行裂隙。成年人腹股沟管长4~5cm;从外后上方向内前下方斜行;有两口和4壁。内口即内(深)环,是腹横筋膜中的卵圆形裂隙,外口即皮下(浅)环,是腹外斜肌腱膜下方的三角形裂隙,大小一般可容一指尖;腹股沟管的前壁有皮肤、皮下组织和腹外斜肌筋膜,外侧1/3部分有腹内斜肌覆盖;后壁为腹横筋膜和腹膜,其内侧1/3有腹股沟镰;上壁为腹内斜肌、腹横肌的弓状下缘;下壁为腹股沟韧带和腔隙韧带。女性腹股沟管内有子宫圆韧带通过,男性有精索通过(图4-11-1)。

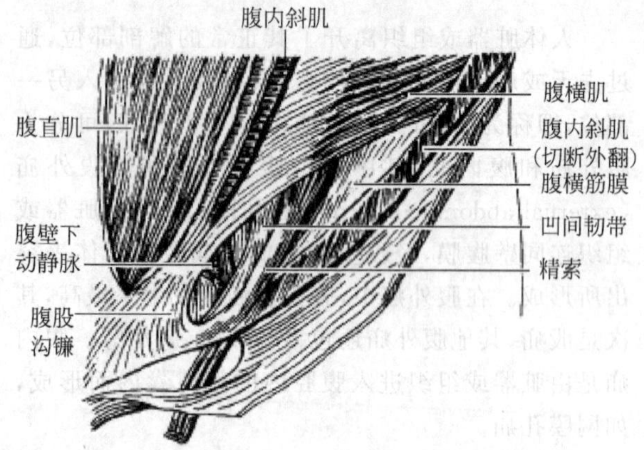

图4-11-1 左侧腹股沟区解剖(前面观)
(引自:陈孝平,汪建平,赵继宗.2018.外科学.第9版.北京:人民卫生出版社)

(3) 直疝三角:此三角的外侧边为腹壁下动脉,内侧边为腹直肌外侧缘,底边为腹股沟韧带(图4-11-2),缺乏完整有力的腹肌覆盖,而此处的腹横筋膜又相对比较薄弱,故易发生疝。腹股沟直疝即在此由后向前突出。

2. **胚胎发育因素** 胚胎睾丸始发于第二、第三腰椎旁腹膜后方。胚胎第七个月后逐渐下降,带

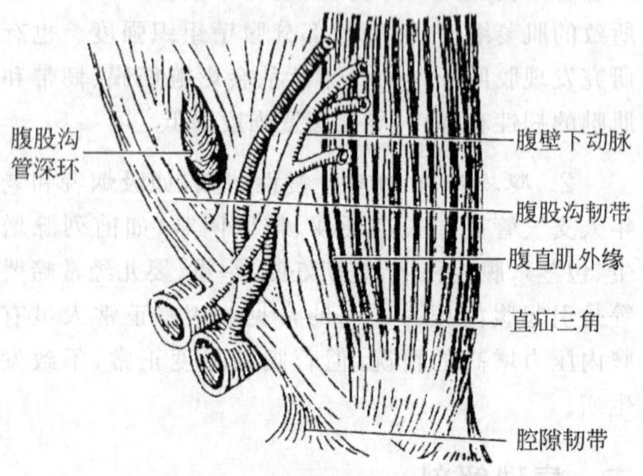

图4-11-2 直疝三角(后面观)
(引自:陈孝平,汪建平,赵继宗.2018.外科学.第9版.北京:人民卫生出版社)

动内环处腹膜下移,形成腹膜鞘状突。婴儿出生后,若鞘突不闭锁或闭锁不完全,则与腹腔相通,成为先天性斜疝的疝囊(图 4-11-3)。当小儿啼哭、排便等腹内压力增高时,未闭锁的鞘状突扩张,肠管、大网膜等可进入鞘状突形成疝。由于右侧睾丸下降迟于左侧,鞘突闭锁也较晚,故右侧腹股沟斜疝较多见。与此不同的是,后天性斜疝的疝囊并非未闭的鞘突,而是位于鞘突旁的另一个腹膜囊(图 4-11-4)。

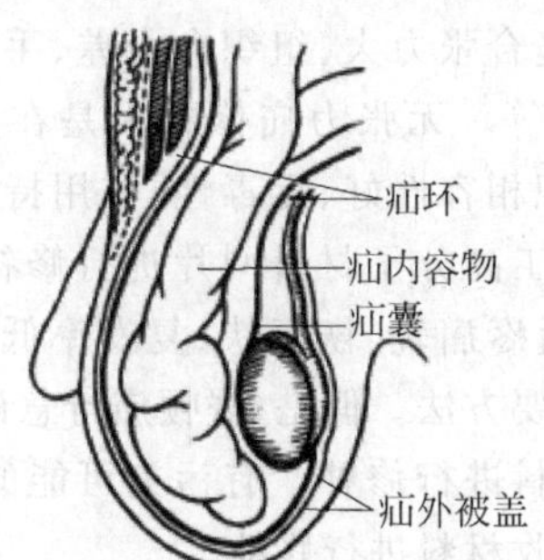

图 4-11-3 先天性腹股沟斜疝

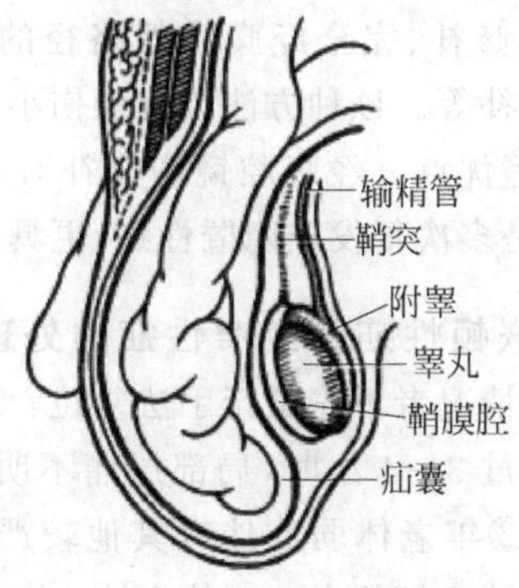

图 4-11-4 后天性腹股沟斜疝

(引自:陈孝平,汪建平,赵继宗.2018.外科学.第 9 版.北京:人民卫生出版社)

3. **生理因素** 老年、体弱、肥胖、腹肌缺乏锻炼、胶原代谢异常等情况均可使腹壁肌力减退而诱发腹股沟疝。

二、临床表现

1. **腹股沟斜疝**

(1) 易复性斜疝:表现为腹股沟区突出的肿块,偶有胀痛感。肿块常在站立、行走、咳嗽等腹内压增高时出现;肿块多呈带蒂柄的梨形,可降至阴囊或大阴唇。平卧休息或用手将肿块向腹腔推送时,肿块可向腹腔回纳而消失。检查时,以手指通过阴囊皮肤伸入浅环,可探知浅环扩大松弛。此时嘱患者咳嗽,指尖有冲击感。疝块复位后用手指压住深环投影区,让患者直立并咳嗽,斜疝疝块不出现;若移去手指,则可见疝块由外上向内下突出。疝内容物若为肠管,则肿块触之柔软,光滑、叩之呈鼓音;若为大网膜,则肿块多较坚韧,叩之呈浊音。

(2) 难复性斜疝:疝块不能完全回纳,伴胀痛。

(3) 嵌顿性斜疝:多发生于强体力劳动或用力排便等腹内压力骤升时。表现为疝块突然增大,伴进行性加重的胀痛,平卧或用手推送不能使疝块回纳;疝块紧张发硬,有明显触痛。嵌顿内容物如为大网膜,局部疼痛较轻;如为肠管,则局部疼痛明显,还可伴有腹部绞痛、恶心、呕吐、便秘、腹胀等机械性肠梗阻的表现。少数例外的是肠管壁疝、Littre疝。疝一旦发生嵌顿,自行回纳的机会较少,若不及时处理,将发展成绞窄性疝。

(4) 绞窄性斜疝:上述嵌顿表现更明显。但是需注意的是在肠袢坏死穿孔时,可因疝囊内压力骤降疼痛暂时有所缓解,所以疼痛减轻而肿块仍存在者,不可认为是病情好转。绞窄时间较长者,可因疝内容物坏死而发生感染,引起疝外被盖的急性炎症,甚至全身性毒血症反应;肠管绞窄而未及时处理者,疝囊内可积脓,后形成肠瘘;波及腹膜者,还可并发急性化脓性腹膜炎。

2. **腹股沟直疝** 常见于年老体弱者,尤其是患有慢性支气管炎、前列腺增生等疾病的老年人。主要临床表现为患者直立时,在腹股沟内侧端、耻骨结节外上方出现一半球形肿块,不伴有疼痛或其他症状,不进入阴囊。由于疝囊颈宽大,平卧时多能自行回纳,不需用手推送复位,极少发生嵌顿。腹股沟直疝的诊断应与腹股沟斜疝相鉴别(表 4-11-1)。

表 4-11-1 斜疝与直疝的鉴别

鉴别点	斜疝	直疝
发病年龄	儿童与青壮年居多	多见于老年
突出途径	经腹股沟管突出,可进入阴囊	由直疝三角突出,不进入阴囊
疝块外形	椭圆或梨形,上部呈蒂柄状	半球形,基底较宽
回纳疝块后压住深环	疝块不再出现	疝块仍然突出
嵌顿机会	较多	极少
精索与疝囊的关系	精索在疝囊后方	精索在疝囊前外方
疝囊颈与腹壁下动脉的关系	疝囊颈在腹壁下动脉外侧	疝囊颈在腹壁下动脉内侧

三、实验室及其他检查

1. **透光试验** 腹股沟斜疝透光试验阴性,可与睾丸鞘膜积液鉴别。

2. **实验室检查** 继发感染时,血常规示白细胞计数和中性粒细胞比例均升高。

3. **X线检查** 疝发生嵌顿或绞窄时,若内容物是肠管,可见肠梗阻征象。

四、诊断要点

根据典型的临床表现:腹股沟区肿块,多可回纳至腹腔,即可明确诊断。但需要与鞘膜积液、睾丸下降不全等相鉴别。

五、治疗要点

腹股沟疝如不及时处理,疝块可随病程持续而逐渐增大,不断加重腹壁损害,既有损患者的劳动力,还会增加治疗的难度。另外,若发生嵌顿或绞窄,将引起严重后果,甚至威胁生命安全。因此,除少数特殊情况外,一般应尽早施行手术治疗。

(一) 非手术治疗 一周岁以内的婴幼儿可暂不手术,因婴幼儿腹肌可随躯体生长逐渐强壮,疝有自行消失的可能。可采用棉线束带或绷带压住腹股沟管深环,防止疝块突出。

年老体弱或其他原因而有手术禁忌者可在确认疝内容物完全回纳的前提下,将医用疝带的软垫压住疝环,阻止疝块突出。但长期佩带疝带可使疝囊颈逐渐肥厚,有促使疝内容物与疝囊发生粘连的可能,应慎用。

(二) 手术治疗 手术修补是治疗腹股沟疝最有效的方法。术前应进行必要的准备,先处理慢性咳嗽、排尿困难、便秘等各种引起腹内压增高的因素,避免和减少术后复发;积极治疗并发症如糖尿病、高血压和冠心病等。

1. **传统疝修补术**

(1) 疝囊高位结扎术:为单纯疝囊切除。包括疝囊颈部高位结扎,切除疝囊。适用于婴幼儿以及绞窄性斜疝因肠坏死局部有严重感染、暂不宜行疝修补术者。

(2) 加强或修补腹股沟管管壁:是利用邻近组织加强腹壁强度的方法,主要环节是修补内环及加强腹股沟管管壁,是最常用的治疗方法。成年腹股沟疝患者都存在不同程度的腹股沟管前壁或后壁的薄弱或缺损,单纯疝囊高位结扎容易复发,只有使薄弱或缺损处得到加强或修补,才有可能得到彻底治疗。常用方法:①修补腹股沟管前壁,以Ferguson法最常用;②修补或加强腹股沟管后壁,常用的方法有Bassini法、Halsted法、McVay法和Shouldice法。

2. **无张力疝修补术** 传统疝修补术存在一定的不足,如缝合张力大、组织愈合差、手术部位有牵扯感及疼痛等。无张力疝修补术是在无张力情况下,利用组织相容性好、无毒性、作用持久及符合生理特点的人工高分子材料网片进行修补,患者可早期下床,术后疼痛轻、恢复快、复发率低。是目前外科治疗的主要方法。但是,嵌顿疝行急诊手术者,不推荐使用材料进行修补。有污染可能的手术,不推荐使用不吸收材料进行修补。

3. **经腹腔镜疝修补术** 手术方法包括经腹腔的腹膜前修补、完全经腹膜外路径的修补、腹腔内的补片修补等。该种方法具有创伤小、痛苦少、恢复快、美观等优点。经腹腔镜疝修补对于双侧腹股沟疝,特别是多次复发或隐匿性疝,更具优势。

(三) 嵌顿性疝和绞窄性疝的处理 嵌顿性疝具备下列情况者可先试行手法复位:①发生嵌顿的时间不超过3~4小时,局部压痛不明显,无腹膜刺激征者;②年老体弱或伴有其他较严重疾病,估计肠袢尚未绞窄坏死者。复位方法:注射吗啡或哌替啶,以止痛和镇静并松弛腹肌。药物起效后,让患者取头低足高卧位,屈同侧髋关节(不外展)以松弛外环,用一手托起阴囊,持续缓慢地将疝块推向腹腔,同时用另一手轻轻按摩浅环以协助疝内容物回纳。复位手法切忌粗暴,尤其不能强求成功,复位后必须严密观察腹部体征,一旦出现腹膜炎、肠梗阻或粪便带血等表现,应尽早手术探查。

除上述情况外,嵌顿性疝应积极术前准备,行急诊手术,以阻止或中断其向绞窄方向发展;绞窄性疝的内容物已坏死,更需手术。绞窄性疝,若肠管尚未坏死,可将其送回腹腔,按一般易复性疝处理。若肠管已坏死,需行肠切除吻合术。绞窄性疝的内容物如系大网膜,可予以切除。

六、护理要点

(一) 术前护理

1. **消除可以导致腹内压升高的因素**

(1) 择期手术前应先行处理可致腹内压升高的

因素，如咳嗽、便秘，排尿困难等，待症状控制后再行手术。向患者解释这些因素的存在会影响术后切口的愈合而导致疝复发。

(2) 指导患者养成良好的排便习惯，多饮水、多吃蔬菜、水果等含纤维素丰富的食物，保持大便通畅；注意保暖，预防呼吸道感染；吸烟者应在术前两周开始戒烟。

2. **休息和活动**　疝块较大者，尤其是巨大型疝，应减少活动，多卧床休息；离床活动时用疝带压住疝环口，避免疝内容物发生嵌顿。

3. **病情观察**　观察患者病情变化，尤其是腹痛及腹股沟局部肿块情况。若患者突然出现腹痛、恶心、呕吐、腹胀等肠梗阻症状，伴疝块增大、紧张发硬且触痛明显、不能回纳腹腔者，应高度警惕嵌顿疝的发生，需立即通知医师，配合处理。如果试行手法复位，之后的24小时内，应严密观察患者生命体征及腹部情况，注意有无肠梗阻或腹膜炎的表现，如有上述表现，应配合医师做好急诊手术准备。

4. **皮肤准备**　进行阴囊及会阴部皮肤准备，保证局部清洁、无破损、无毛囊炎等。

5. **灌肠与排尿**　便秘者，术前晚灌肠，清除肠内积粪，防止术后腹胀或排便困难。术日晨进手术室前，嘱患者排尿，以防术中误伤膀胱。

6. **嵌顿性及绞窄性疝的术前护理**　遵医嘱做好紧急手术准备。除上述一般术前护理外，还应予禁食、胃肠减压；静脉补液，纠正水、电解质及酸碱失衡；抗感染；必要时备血。

(二) 术后护理

1. **体位与活动**　术后当天取平卧位，膝下垫一软枕，髋关节微屈，以松弛腹壁、减轻手术切口的张力。术后第2天改为低坡卧位。术后卧床期间鼓励患者进行床上翻身及上肢活动，一般术后3～5天可离床活动；年老体弱、复发性疝、绞窄性疝、巨大疝术后卧床时间可适当延长；采用无张力疝修补术的患者一般术后当日或次日即可下床活动。卧床期间应加强基础护理，以满足患者的需要。

2. **饮食护理**　根据手术方式及患者情况指导饮食。局麻下行无张力疝修补术者，若无恶心、呕吐，术后可进软食或普食；行经腹腔的腹腔镜疝修补术者，术后6～12小时可少量饮水或进流质饮食，逐步过渡到软食或普食；行肠切除肠吻合术者，术后应禁食水，静脉补液，待胃肠道功能恢复后方可进食。

3. **防止腹内压增高**　术后注意保暖，防止感冒引起咳嗽；指导患者在咳嗽等腹内压增加时用手掌稍加按压，保护切口；指导患者术后保持排便通畅，勿用力排便，便秘者及时给予通便药物；因麻醉或手术刺激引起尿潴留者，可肌内注射卡巴胆碱或针灸，以促进膀胱平滑肌收缩，必要时给予导尿。

4. **术后并发症护理**

(1) 阴囊水肿。为避免阴囊内积血、积液并促进淋巴回流，术后可用丁字带或小软枕将阴囊托起，并密切观察阴囊肿胀情况。

(2) 切口感染。切口感染是疝复发的主要原因之一，应注意几点：①绞窄性疝行肠切除吻合术后，为避免切口感染，需合理应用抗生素。②观察切口有无红、肿、疼痛，有无渗血，保持切口清洁和干燥，避免大小便污染；若敷料污染或脱落，应及时更换。③严密观察生命体征，尤其是体温的变化，注意倾听患者的不适主诉。一旦发现异常，应及时通知医师处理。

5. **健康指导**

(1) 术后仍需避免引起腹内压增高的因素，以免疝复发。注意保暖，防止感冒而引起咳嗽，积极治疗慢性支气管炎等疾病；保持排便通畅；有排尿困难者应及时治疗。

(2) 活动指导：出院后仍需注意休息，逐渐增加活动量，3个月内避免重体力劳动、提举重物或过量运动。

(3) 观察术后有无腹外疝复发迹象。若有异常，及早诊治。

第3节　其他腹外疝

一、股疝

疝囊通过股环、经股管向卵圆窝突出的疝，称为股疝(femoral hernia)。股疝的发病率居腹外疝的第二位，但仅占腹外疝总发病数的3%～5%，女性多见，尤其是中年经产妇。

(一) 病因与发病机制　女性骨盆较宽而平坦，联合肌腱和腔隙韧带较薄弱，以致股管上口宽大松弛；妊娠是引起腹内压增高的主要原因。以上因素也导致了女性股疝的发病率明显高于男性。

在腹内压增高的情况下，股管上口处的腹膜被下坠的腹内器官推向下方，经股环向股管突出而形成股疝。疝内容物常为大网膜或小肠。股管几乎是垂直的,疝块在卵圆窝处向前转折时形成一锐角,加之股环本身较小,周围又为坚韧的韧带,所以非常容易嵌顿。在腹外疝中,股疝嵌顿最多,可高达60%。股疝一旦嵌顿,可迅速发展为绞窄性疝。

(二)临床表现 疝块一般不大,多是在腹股沟韧带下方卵圆窝处有一半球形的突起。平卧回纳疝内容物后,疝块有时并不完全消失,因为疝囊外有脂肪堆积。易复性股疝的症状较轻,易被忽略,尤其肥胖者。股疝若发生嵌顿,除引起局部明显疼痛外,还常伴有较明显的急性机械性肠梗阻的症状,严重者甚至可以掩盖股疝的局部表现。

(三)治疗要点 股疝易嵌顿,并可迅速发展为绞窄性。因此,股疝确诊后,应及时手术治疗。对于嵌顿性或绞窄性股疝,更应紧急手术治疗。最常用的手术方法是McVay修补法,也可采用无张力疝修补法或经腹腔镜疝修补术。

(四)护理要点 注意及时发现和处理嵌顿性或绞窄性疝。具体护理措施参见本章腹股沟疝患者的护理。

二、切口疝

切口疝(incisional hernia)是发生于腹壁手术切口处的疝。临床上较为常见,其发病率居腹外疝的第三位。最常发生切口疝的是经腹直肌切口,其次是正中切口和旁正中切口。

(一)病因与发病机制

1. 手术因素

(1)腹壁纵向切口:腹部切口疝多见于腹壁纵向切口。做纵向切口时,支配腹壁肌肉的肋间神经会被切断,若切断三支以上,即可导致切口内侧腹肌萎缩无力而诱发切口疝;另外,除腹直肌外,腹壁各层肌及筋膜、鞘膜等组织的纤维大多为横向走行,纵向切口将切断这些纤维,缝合切口时,缝线容易在纤维间滑脱,已缝合的组织因经常受到肌肉的横向牵引力也容易发生切口哆裂。

(2)手术操作不当:手术操作不当也是导致切口疝的重要原因,其中以切口感染最为多见。切口感染可使一些腹壁组织坏死而形成薄弱区或缺损,是切口疝发病中的重要原因。据统计,腹部手术后,若切口一期愈合,切口疝的发病率通常在1%以下;若切口发生感染,发病率可达10%;由于感染引起的腹部切口疝占全部病例的50%。此外,引流物的选择或留置不当、缝合时切口张力过大、缝合不严密等也可导致切口疝的发生。

2. 腹内压升高 术后胃肠胀气、剧烈咳嗽等均可致腹内压骤增使切口内层哆裂而发生腹外疝。

3. 切口愈合不良 切口愈合不良也是引起腹外疝的重要因素之一。常见原因有营养不良、肥胖、老龄、并发糖尿病、切口内血肿形成、某些药物(如糖皮质激素)等。

(二)临床表现 主要表现为腹壁切口处逐渐膨隆,出现肿块。肿块在站立或用力时更为明显,平卧休息时缩小或消失。较大的切口疝,患者会有牵拉感,伴食欲减退、恶心、便秘、腹部隐痛等。因切口疝多无完整疝囊,疝内容物易与腹膜外腹壁组织粘连而形成难复性疝,有时还伴有不完全性肠梗阻。

检查时在腹壁切口瘢痕处可见肿块,有时疝内容物可达皮下。此时常可见肠型和肠蠕动波,触诊可感到肠管蠕动。疝内容物回纳后,多数能触及腹肌裂开所形成的疝环边缘。切口疝的疝环一般比较宽大,因此很少发生嵌顿。

(三)治疗要点 原则上应手术治疗。手术步骤主要包括:切除原手术切口瘢痕;回纳疝内容物后在无张力的条件下拉拢疝环边缘,逐层细致地缝合健康的腹壁组织,必要时可用重叠缝合法加强之。对于较大的切口疝,因腹壁组织萎缩的范围过大,在无张力前提下拉拢健康组织有一定困难,可用合成纤维网片或自体筋膜组织加以修补。

(四)护理要点 暂时不宜手术者,可采用腹带包扎的方法限制疝的发展;巨大切口疝术前应进行腹腔扩容及腹肌顺应性训练,以防疝内容物还纳后发生呼吸窘迫或腹腔间室综合征。具体护理措施参见本章腹股沟疝患者的护理。

三、脐疝

疝囊通过脐环突出的疝称脐疝(umbilical hernia)。可分为小儿脐疝和成人脐疝,以小儿脐疝多见。

(一)病因与发病机制 小儿脐疝的发生主要是因为脐环闭锁不全或脐部瘢痕组织不够坚强,在腹内压增高时如经常啼哭、便秘的情况下发生。成人脐疝为后天性,较少见,多数为中年经产妇,在妊娠或腹腔积液等腹内压增高的情况下可发生。

(二)临床表现 患者多无不适,主要表现为脐部可复性肿块。小儿多在啼哭、便秘后用力排便时肿块脱出,安静时肿块消失;成人脐疝常在站立、咳嗽时脱出,安静平卧时消失。小儿脐疝多属易复性,极少发生嵌顿和绞窄;若受到外伤,可以穿破小儿脐疝覆盖组织。成人脐疝由于疝环狭小,发生嵌顿或绞窄者较多。

(三)治疗要点

1. **非手术治疗** 除嵌顿或穿破等紧急情况之外,在小儿2岁之前可采取非手术治疗,因为临床发现未闭锁的脐环迟至2岁时多能自行闭锁。具体方法是:回纳疝块后,用一大于脐环、外包纱布的硬币或小木片抵住脐环,然后用胶布或绷带加以固定。6个月内用此法治疗,效果较好。

2. **手术治疗** 小儿2岁后,若脐环直径还大于1.5cm,应行手术治疗。原则上,5岁以上的儿童脐疝均应采取手术治疗。成人脐疝由于发生嵌顿或绞窄者较多,且无自愈的可能,应采取手术治疗。手术原则是切除疝囊、缝合疝环,必要时可重叠缝合疝环两旁的组织。

(四)护理要点 对于非手术治疗的患儿,注意观察深环受压部位的皮肤血运情况。避免长时间哭闹。具体护理措施参见本章腹股沟疝患者的护理。

(卢 颖)

第12章 腹部损伤患者的护理

腹部损伤(abdominal injury)是指由各种原因所致的腹壁和(或)腹腔内器官在解剖上的破坏和生理功能紊乱。多数腹部损伤涉及内脏伤,护理患者时应特别注意观察有无腹腔内出血和腹膜炎的表现。

一、病因及分类

根据腹壁有无伤口和损伤的脏器不同,腹部损伤可有不同的分类。

1. 根据体表有无伤口分类

(1) 开放性腹部损伤:多因刀刺、枪弹、弹片等各种锐器或火器伤所引起。根据腹膜是否破损,开放性腹部损伤又可分为:①穿透伤:多伴腹腔内器官损伤。在穿透伤中,损伤处有入口、出口者为贯通伤;只有入口无出口者为非贯通伤。穿透性腹部损伤通常与枪击和刺伤等暴力有关,很少引起多器官损伤,但常并发胸腔、脊柱和后腹膜腔等损伤,死亡的主要原因为出血量过多。②非穿透伤:偶伴腹腔内器官损伤。

(2) 闭合性腹部损伤:常因坠落、碰撞、冲击、挤压、拳击等钝性暴力所致。损伤可仅累及腹壁,也可同时累及腹腔内器官,但体表无伤口。

2. 根据损伤的腹内器官性质分类

(1) 实质性脏器损伤:肝、脾、肾的位置比较固定,组织结构脆弱、血供丰富,受力打击后,比其他内脏器官更容易破裂,胰腺由于解剖位置较深,损伤发生率较低。实质性腹内器官损伤的排序依次为:脾、肝、肾。

(2) 空腔脏器损伤:上腹受到碰撞、挤压时,胃窦、十二指肠水平部等可被压在脊柱上而断裂;上段空肠、末段回肠、粘连的肠管因比较固定而易受伤;充盈的空腔脏器(饱餐后的胃、未排空的膀胱等)比排空时更易破裂,直肠因位置较深而损伤的发生率较低。空腔脏器损伤的排序依次是:小肠、胃、结肠、膀胱等。

二、病理生理

腹部损伤的病理生理变化多取决于损伤的类型、部位、器官和程度。

1. 实质性脏器损伤

(1) 脾破裂(splenic rupture)。占腹部损伤的40%~50%,合并血吸虫病、淋巴瘤、疟疾等慢性病理改变的脾更易破裂。按脾破裂的部位和程度不同,其病理类型可分为:①中央型破裂,脾实质深部破裂。②被膜下破裂,脾被膜下实质周边部破裂。③真性破裂,脾实质及被膜均破裂。前两种情况因被膜完整,出血量受到限制,形成的血肿可被吸收,临床因无明显内出血征象而不易被发现;但被膜下血肿,在某些微弱外力的作用下,可突然转为真性破裂,发生腹腔内大出血。临床所见脾破裂,约85%是真性破裂。脾破裂并发脾蒂撕裂时,出血量大,患者在短时间内即可发生失血性休克甚至危及生命。

(2) 肝损伤(liver rupture)。占腹部损伤的20%~30%,居腹部器官损伤的第二位。右肝破裂较左肝多见,肝破裂的致伤因素、病理类型和临床表现都和脾破裂极为相似,但肝破裂后可能有胆汁溢入腹腔,故腹痛和腹膜刺激征较脾破裂者更为明显。肝损伤可分为:①肝破裂,肝包膜和实质均裂伤。②被膜下血肿,实质裂伤但包膜完整。③中央型破裂,肝深部实质裂伤,可伴有(或无)包膜裂伤。中央型肝破裂容易发展为继发性肝脓肿。较深的肝破裂往往伴有大血管和胆管的损伤,引起严重出血和化学性腹膜炎,可迅速导致休克。张力较大的被膜下血肿,可于受伤后数小时、数天甚至更长时间突然转为真性破裂,引起迟发性急性内出血。

(3) 胰腺损伤(injury of pancreas)。占腹部损伤的1%~2%,胰腺损伤常系上腹部强力挤压暴力直接作用于脊柱所致,损伤常在胰的颈、体部。由于胰腺位于腹膜后,损伤后不易被发现;损伤后常并发胰液瘘,因胰液侵蚀性强,又影响消化功能,故胰腺损伤的死亡率高达20%。

2. 空腔脏器损伤

空腔脏器破裂时,消化液、尿液、血液和消化道内的细菌等进入腹腔,刺激腹膜发生充血、水肿等反应，继而大量液体渗出，可造成机体脱水或电解质紊乱，严重者导致低血容量性休克。渗出液中含有中性粒细胞、巨噬细胞、细菌等，可形成脓液。大量细菌和毒素导致严重的腹膜炎症并经腹膜吸收进入血液，继而引起脓毒血症，并引发感染性休克。

三、临床表现

因伤情与致伤原因、受伤器官不同，腹部损伤后的临床表现有很大差异。实质性脏器损伤主要表现为腹腔内(或腹膜后)出血，空腔脏器损伤主要表现为弥漫性腹膜炎。

1. 实质性脏器损伤

(1) 症状。①腹痛：多呈持续性，一般不剧烈，腹膜刺激征也并不严重。但肝破裂伴有较大肝内胆管断裂，或胰腺损伤伴有胰管断裂时，可因大量胆汁、胰液或血液溢入腹腔，出现明显的腹痛和腹膜刺激征；还可因膈肌受刺激出现肩背部放射痛；肾脏损伤时可出现血尿。②失血性休克：肝、脾、肾、胰等损伤时，以腹腔内(或腹膜后)出血症状为主，患者出现失血性休克的表现。肝或脾被膜下和实质内破裂者，在伤后数小时或数周内，可因被膜下血肿增大或在某些轻微外力的作用下突然发生被膜破裂而引起急性大出血并出现失血性休克的症状。肝破裂者血液可通过胆管进入十二指肠而出现黑粪或呕血。

(2) 体征。有腹膜刺激征，伴有明显腹胀，部分患者出现移动性浊音。肝、脾被膜下破裂伴血肿时可触及腹部包块。

2. 空腔脏器损伤

(1) 症状：肠、胃、胆囊、膀胱等破裂时，主要表现为弥漫性腹膜炎。患者出现持续性剧烈腹痛，伴恶心、呕吐、呕血或便血等，稍后出现体温升高、脉快、呼吸急促等全身性感染的表现，严重者可发生感染性休克。空腔脏器损伤也可有不同程度的出血，胃、十二指肠损伤可有呕血，直肠损伤时出现鲜红色血便等。

(2) 体征：有典型腹膜刺激征，其程度与空腔脏器内容物不同有关，通常是胃液、胆汁、胰液刺激性最强，肠液次之，血液最轻。腹腔内游离气体可致肝浊音界缩小，肠鸣音减弱或消失。腹腔内继发感染后患者因肠麻痹而出现腹胀。直肠损伤时直肠指检可发现直肠内有出血，有时还可扪到直肠破裂裂口。

四、实验室及其他检查

1. 实验室检查　实质性脏器破裂时，血常规见红细胞、血红蛋白、血细胞比容等数值明显下降，而白细胞计数可有不同程度升高。白细胞计数升高见于腹内脏器损伤而引起的机体对创伤的一种应激反应。胰腺损伤时，血、尿和腹腔穿刺液中淀粉酶含量增高。空腔脏器破裂时，白细胞计数和中性粒细胞计数明显增高。尿常规检查若发现红细胞，常提示有泌尿系统损伤。血淀粉酶或尿淀粉酶升高提示胰腺损伤、胃肠道穿孔、腹膜后十二指肠破裂。

2. 影像学检查

(1) B超检查：主要用于诊断实质性脏器的损伤，能提示有无脏器损伤、损伤部位和损伤程度。若发现腹腔内积液和积气，则有助于空腔脏器破裂或穿孔的诊断。

(2) X线检查：有选择的X线检查对腹部损伤的诊断是有帮助的。最常用的是胸片及平卧位腹部平片，以及根据需要还可摄骨盆正、侧位。通过X线检查可辨别有无气胸、膈下积气、腹腔内积液以及某些脏器的大小、形态和位置的改变，还可了解有无季肋部肋骨骨折及肠腔胀气和气液平面等肠麻痹征象。胃、肠道穿孔者，立位腹部平片可表现为膈下新月形阴影(游离气体)。腹腔内有大量积血时，小肠多浮动到腹部中央(仰卧位)，肠间隙增大，充气的左、右结肠可与腹膜脂肪线分离。

(3) CT检查：能清晰显示肝、脾、胰、肾等实质性脏器的包膜是否完整、大小及形态是否正常及有无出血或渗出。十二指肠破裂时需注入对比剂CT成像清晰，对诊断很有帮助。对于胰腺损伤及腹膜后间隙，CT优于B超检查。

3. 诊断性腹腔穿刺和腹腔灌洗术　对腹部创伤患者进行诊断性腹腔穿刺和腹腔灌洗术，其准确率可达90%以上。

(1) 诊断性腹腔穿刺：穿刺点多选择脐和髂前上棘连线的中、外1/3交界处或经脐水平线与腋前线相交处。若抽到不凝血，提示有实质性器官破裂出血，因腹膜的脱纤维作用而导致血液不凝固；若抽出的血液凝固，多为误刺血管或血肿所致；若抽出混浊液体或胃肠内容物，提示空腔脏器破裂；若肉眼观察不能确定液体性质时，应做涂片检查。疑有胰腺损伤时，可测定其淀粉酶含量。对疑有内脏损伤而腹腔穿刺阴性者，应继续严密观察病情变化，必要时重复穿刺，或改行腹腔灌洗术。

(2) 腹腔灌洗术：穿刺方法同诊断性腹腔穿刺，经穿刺针置入的细塑料管，向腹腔内缓慢注入500～1 000mL无菌生理盐水，然后借虹吸作用使灌洗液流回输液瓶(图 4-12-1)。取瓶中液体进行肉眼或显微镜下检查,必要时涂片、培养或检测淀粉酶含量。检查结果符合以下任何一项,即为阳性。①肉眼见灌洗液为血性,含胆汁、胃肠内容物或证明是尿液。②显微镜下,红细胞计数超过 100×10^9/L 或白细胞计数超过 500×10^6/L。③淀粉酶超过 100 Somogyi 单位。④涂片发现细菌。

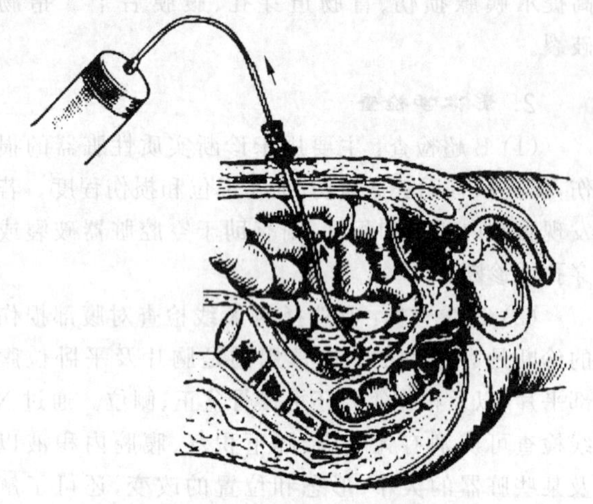

图 4-12-1 诊断性腹腔穿刺抽液方法

(引自:曹伟新,李乐之. 2008. 外科护理学. 第 4 版. 人民卫生出版社)

4. **腹腔镜检查** 经上述实验室及其他检查仍不能确诊且疑有腹内脏器损伤时,可行腹腔镜检查。通过腹腔镜检查可直接观察损伤的部位、性质及程度,阳性率达 90%以上。

五、诊断要点

了解受伤过程及评估伤后体征是诊断腹部损伤的主要依据。腹部损伤体征包括:腹痛、腹膜刺激征、腹腔内游离气体、移动性浊音、感染或休克征象;实验室及其他检查可协助诊断。

六、治疗要点

1. **现场急救** 首先处理危及生命的伤情:如心跳、呼吸骤停、窒息、大出血、开放性气胸和休克等。开放性腹部损伤应及时止血,并用干净的纱布、毛巾、被单等包扎、固定;伴有内脏脱出时,切忌将脱出的内脏强行还纳回腹腔,应先用干净的湿纱布覆盖内脏,并用消毒或清洁的器皿罩住脱出的内脏,包扎后迅速转送到医院抢救。

2. **非手术治疗**

(1) 适应证:①暂时不能确诊有无内脏损伤者。②血流动力学稳定、收缩压在 90mmHg 以上、心率低于 100 次/分。③无腹膜炎体征。④未发现其他脏器的合并伤。⑤诊断明确,腹内脏器损伤较轻,生命体征平稳,腹膜炎体征轻而局限者。

(2) 治疗措施:①防治休克:输液、输血、扩充血容量,维持有效循环;对出血者,应用止血药。②抗感染:联合应用广谱抗生素,预防或治疗可能存在的腹腔内感染。③禁食和胃肠减压:对未明确诊断前或疑有空腔脏器破裂或明显腹胀者予以禁食和胃肠减压,既可减轻腹胀,减少可能存在的肠液外漏,又能间接反映消化道出血情况。可通过静脉补充能量和其他营养素,给予营养支持。④镇痛:对腹痛剧烈的患者,病情诊断明确的情况下,酌情应用镇痛剂。⑤做好手术前准备:对腹部损伤较严重的患者,在非手术治疗同时做好手术前准备。

3. **手术治疗**

(1) 适应证:①腹痛和腹膜刺激征有进行性加重或范围扩大。②肠鸣音减弱、消失或出现明显腹胀。③膈下见游离气体或腹腔穿刺抽出不凝血液、胆汁或胃肠内容物。④红细胞计数进行性下降。⑤全身情况有恶化趋势,出现口渴、烦躁、脉率增快、血压不稳或休克表现。⑥积极救治休克而情况不见好转或继续恶化。

(2) 手术方法:主要采用剖腹探查术,包括全面探查、止血、修补、切除、清除腹内残留的液体和异物以及术后引流。

七、护理要点

1. **急救护理**

(1) 对开放性腹部损伤患者:妥善处理伤口,及时止血和包扎固定。若有内脏脱出,不可直接还纳,可用消毒或清洁器皿覆盖保护。

(2) 对有休克早期症状或休克者:①快速建立 2~3 条有效的静脉输液通路。根据医嘱快速输入平衡盐溶液。进行血型及交叉配血试验,尽快输血或输入血红蛋白。②休克者采取休克体位。③观察并准确记录 24 小时的输液量、尿量、呕吐量及胃肠减压量等出入量,以及患者的神志、皮肤黏膜的弹性及颜色等。④定时监测中心静脉压,并结合血压的变化,随时调整输液的速度和量。

2. **一般护理**

(1) 休息与体位:绝对卧床休息,禁止随意搬动患者,以免加重伤情。协助患者采取舒适体位,如患者腹部剧痛、面色苍白、恶心、呕吐、出冷汗,应让其平卧屈膝,以使腹部肌肉松弛,减轻疼痛。

(2) 饮食护理:因腹部损伤,患者可能有胃肠道穿孔或肠麻痹，故诊断未明确前应绝对禁食、禁水、禁灌肠，以防胃肠道穿孔或其内容物进一步外漏加重腹腔感染；明确诊断后，待肠功能恢复后，方可开始进流质饮食。

3. **病情观察**　在非手术治疗期间，应严密观察伤情变化，尽快明确诊断，抓住手术治疗时机。观察患者腹痛的性质、程度、时间、规律、伴随症状及诱发因素，疼痛与生命体征变化的关系，具体观察内容包括：①每15～30分钟测量一次脉搏、呼吸、血压及体温。②每30分钟检查一次腹部体征，注意腹膜刺激征程度和范围的改变。③每30～60分钟测定一次红细胞计数、血红蛋白和血细胞比容，了解是否有所下降，并复查白细胞计数是否上升，以判断腹腔内有无活动性出血。④必要时可重复进行诊断性腹腔穿刺术或灌洗术。对疑有空腔脏器损伤的患者，应尽早行胃肠减压，可减轻腹胀，减少胃肠液外漏。

4. **疼痛护理**

(1) 非药物止痛：在急救过程中意识清醒者或手术后患者疼痛，嘱患者做深呼吸、听音乐等分散注意力，或采用暗示疗法和安慰剂疗法等。

(2) 药物止痛：对疼痛剧烈者，遵医嘱使用镇痛剂或PCA(患者自控镇痛)泵，以减轻损伤所致的不良刺激并防止发生神经源性休克；同时使用广谱抗生素，预防和控制腹腔感染。

5. **心理护理**　腹部损伤多为突发状况，加之伤口疼痛和出血，患者多表现为紧张、焦虑或恐惧。应耐心解释病情和治疗过程，关心、安慰患者，加强与患者及家属的交流和沟通，对患者的恐惧和担心情绪表示深切的理解和同情，并及时给予帮助。

6. **并发症的预防和护理**　腹腔内器官损伤后的主要并发症是损伤部位的内出血和腹腔内脓肿形成。

(1) 内出血预防和护理。腹腔内器官损伤后的患者多取平卧位，禁止随意搬动患者，以免诱发或加重内出血。密切观察病情并记录生命体征、神志、面色、末梢循环情况、腹痛性质、腹痛持续时间及各种检查结果的变化。若患者出现如下情况，提示腹腔内有活动性出血，应立即通知医师并协助处理：①腹痛缓解后又突然加剧，同时出现休克表现。②腹腔引流管持续引流出鲜红色血液。③血常规示红细胞计数、血红蛋白浓度和血细胞比容降低，网织红细胞计数增高。④补液和尿量足够的情况下，血尿素氮增高。若出现内出血时，应迅速扩充血容量及抗休克治疗，在输血、输液的同时做好腹部急诊手术准备，必要时在抗休克的同时进行手术止血。

(2) 腹腔脓肿预防和护理。①体位：患者术后取平卧位，待麻醉清醒、生命体征平稳后取半卧位。②病情观察：腹腔内脏器的炎性病变在治疗过程中或在术后数日，若患者体温持续不退或下降后又持续高热，同时有腹痛、腹胀、呃逆、直肠或膀胱刺激症状时，多提示腹腔脓肿形成。③引流管观察：检查胃肠减压管和腹腔引流管是否通畅，经常挤压引流管以防止血块或脓痂堵塞引流管，妥善固定，防止引流管脱出或受压；观察并记录引流液的量、颜色、性状，及时更换引流袋。若腹腔引流管引流出较多混浊液体或有异味等，提示腹腔内已发生感染，应及时报告医师并协助处理。胃肠减压管一般在胃肠蠕动恢复，肛门排气后拔除。④防治感染：补液、输血、营养支持和应用抗生素；盆腔脓肿较小或未形成时可采用热水坐浴、40～43℃温水保留灌肠或物理透热等疗法，若脓肿较大时采用经皮穿刺置管引流或手术切开引流。

7. **健康指导**

(1) 加强对劳动保护、安全生产、安全行车、遵守交通规则知识的宣传教育，避免意外损伤的发生。

(2) 了解和掌握各种急救知识，在发生意外事故时，能进行简单的急救或自救。

(3) 发生腹部外伤后，及时去医院进行全面检查，以免贻误诊治。

(4) 出院后要适当休息，加强锻炼，增加营养，促进康复。若出现腹痛，腹胀，肛门停止排气、排便等不适，及时到医院就诊。

（王月枫）

第13章 肝硬化患者的护理

肝硬化(hepatic cirrhosis)是一种由不同病因长期反复作用后引起的慢性、进行性、弥漫性肝病。是各种慢性肝病发展的晚期阶段。病理上以广泛的肝细胞变性坏死、再生结节形成、纤维组织增生,正常肝小叶结构破坏和假小叶形成为特征。早期症状不明显,病情发展缓慢,后期因肝变形硬化,肝内血液循环障碍,临床上以肝功能损害和门静脉高压为主要表现,晚期常并发消化道出血、肝性脑病、继发感染等严重并发症而死亡。

肝硬化是我国常见病,世界范围内的年发病率为(25～400)/10 万,占内科总住院人数的 4.3%～14.2%。发病高峰年龄在 35～50 岁,以青壮年男性多见,男女比例为(3.6～8)：1,出现并发症时死亡率高。

一、病因及发病机制

(一) 病因 引起肝硬化的病因很多,我国最为常见的是病毒性肝炎,国外则以慢性酒精中毒居多。

1. **病毒性肝炎** 主要为乙型病毒性肝炎,其次为丙型肝炎(发展为肝硬化的时间短),或乙型加丁型重叠感染,通常经过慢性肝炎阶段演变而来。甲型和戊型病毒性肝炎一般不发展为肝硬化。

2. **慢性酒精中毒** 在我国约占 15%,且有上升趋势。长期大量饮酒者(一般为每日摄入乙醇 80g 达 10 年以上),酒精及其中间代谢产物(乙醛)直接损害肝细胞引起酒精性肝炎,继而可发展为肝硬化。

3. **胆汁淤积** 持续存在肝外胆管阻塞或肝内胆汁淤积时,高浓度的胆汁酸和胆红素对肝细胞有损害作用可导致肝硬化。

4. **循环障碍** 慢性充血性心力衰竭、缩窄性心包炎、肝静脉阻塞综合征等使肝长期瘀血,肝细胞缺氧、坏死和结缔组织增生,最后发展为肝硬化,也称瘀血性(心源性)肝硬化。

5. **工业毒物与药物** 长期服用某些药物如双醋酚丁、甲基多巴等,或长期反复接触某些化学毒物如磷、砷、四氯化碳等,可引起中毒性或药物性肝炎,最终演变为肝硬化。

6. **遗传和代谢性疾病** 由于遗传或先天性酶缺陷,某些物质或其代谢产物沉积于肝,引起肝细胞坏死和结缔组织增生,如肝豆状核变性(铜沉积)、血色病(铁质沉着)等。

7. **营养失调** 食物中长期缺乏蛋白质、维生素、胆碱等,以及慢性炎症性肠病,可引起营养不良和吸收不良,降低肝细胞对致病因素的抵抗力,成为肝硬化的直接或间接病因。

8. **日本血吸虫病** 我国长江流域血吸虫病流行区多见。虫卵沉积于汇管区,引起纤维组织增生,导致窦前性门静脉高压。但由于再生结节不明显,故严格来说应称为之为血吸虫病性肝纤维化。

9. **非酒精性脂肪性肝炎** 国外研究表明,约 20%的非酒精性脂肪性肝炎可发展为肝硬化。据统计 70%不明原因肝硬化可能由非酒精性脂肪性肝炎引起。目前我国尚缺乏有关研究资料。

此外,部分病例发病原因难以确定,称为隐源性肝硬化,其中部分病例与无黄疸型病毒性肝炎,尤其是丙型肝炎有关。

(二) 发病机制 由于各种致病因素长期作用于肝导致以下过程的发生：

(1) 广泛的肝细胞变性坏死,肝小叶的纤维支架塌陷,正常的肝小叶结构被破坏。

(2) 残存的肝细胞不沿原支架排列再生,形成不规则结节状的肝细胞团(再生结节)。

(3) 纤维组织弥漫性增生,汇管区之间以及汇管区和肝小叶中央静脉之间由纤维间隔相互连接,形成假小叶。

(4) 假小叶因无正常的血流供应系统,可再发生肝细胞缺氧、坏死和纤维组织增生,形成肝硬化。

上述病理变化逐步进展,造成肝内血管扭曲、受压、闭塞而致血管床缩小,肝内门静脉、肝静脉和肝动脉小分支之间发生异常吻合而形成短路,导致肝内血液循环紊乱,引起门静脉高压加重肝细胞缺氧,促使肝硬化病变进一步恶化(图 4-13-1)。

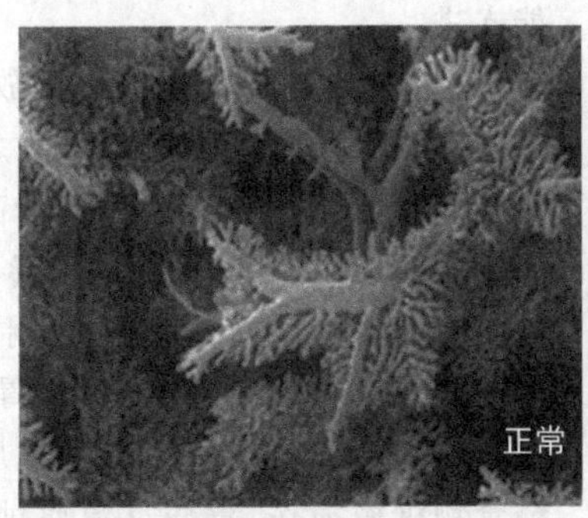

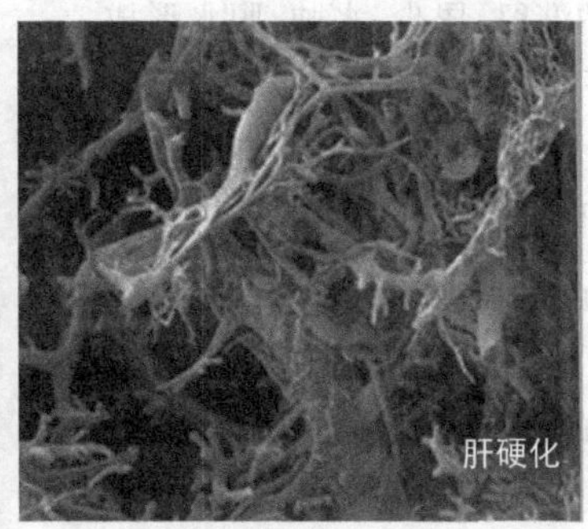

图 4-13-1　肝内门静脉分支

（三）病理改变及分型　在肝受到损伤时，肝星状细胞（hepatic stellate cell）被激活，在多种细胞因子的参与下转化成纤维细胞，合成过多的胶原，细胞外基质（extracellular matrix，ECM）过度沉积。ECM 的过度沉积以及成分改变是肝纤维化的基础，早期的纤维化是可逆的，有再生结节形成时则不可逆。

1. 肝　早期表现为肿大，晚期则明显缩小。质地变硬呈结节状，外观灰褐色；切面见结节周围有灰白色的结缔组织间隔包绕。

2. 其他器官的病理改变　①脾：因长期瘀血而肿大。②胃黏膜：因瘀血而见充血、水肿、糜烂甚至出血，可形成门脉高压性胃病。③睾丸、卵巢、肾上腺皮质、甲状腺：萎缩和退行性变。

3. 分型　根据结构形态，将肝硬化分为 3 型。

（1）小结节性肝硬化：最为常见。结节大小相仿，直径小于 3mm，纤维间隔较细。

（2）大结节性肝硬化：由大片肝坏死引起，结节粗大，大小不均。一般直径大于 3mm，最大可达 5cm，结节由多个小叶构成，纤维间隔宽窄不一，假小叶大小不等。

（3）大小结节混合性肝硬化：为上述两型的混合型。

二、临床表现

肝硬化起病隐匿，病情发展缓慢，可隐伏 3～5 年或更长时间。临床上可根据患者是否发生肝性脑病、腹水等并发症，将肝硬化分为肝功能代偿期和肝功能失代偿期。

（一）代偿期　患者早期症状轻且无特异性，以乏力、食欲不振为主要表现，可伴有恶心、厌油腻、腹胀、上腹不适及腹泻等。症状常因劳累而出现，经休息或治疗可缓解。营养状况一般，肝轻度肿大，质偏硬，可有轻度压痛，脾轻、中度肿大。肝功能正常或轻度异常。常在体检或手术中被偶然发现。

（二）失代偿期　主要表现为肝功能减退和门静脉高压（portal hypertension）所致的全身多系统症状和体征。

1. 肝功能减退的临床表现

（1）全身症状：乏力为早期症状，其程度可自轻度疲倦至严重乏力。营养状况均较差，消瘦、精神不振，不规则低热、面色灰暗黝黑（肝病面容）、皮肤干枯粗糙、舌炎、口角炎等。

（2）消化道症状：食欲减退甚至畏食、上腹饱胀不适（患者因腹腔积液和胃肠积气终日腹胀难受），恶心、呕吐，稍进油腻或高蛋白食物可引起腹泻（对脂肪和蛋白质耐受性差）等。消化道症状的产生与肝硬化门静脉高压时胃肠道瘀血水肿、消化吸收障碍和肠道菌群失调等有关。肝细胞有进行性或广泛性坏死时可出现轻度黄疸。部分患者有肝区隐痛，如出现明显腹痛时要注意并发症产生的可能。

（3）出血倾向和贫血：鼻出血、牙龈出血、皮肤紫癜和胃肠出血、女性月经过多等，与肝合成凝血因子减少、脾功能亢进致血小板减少和毛细血管脆性增加有关。2/3 患者有轻度到中度贫血，主要为正细胞正色素性贫血。

（4）内分泌失调

1）雌激素增多、雄激素和肾上腺糖皮质激素分泌减少：主要为肝对雌激素、醛固酮和血管升压素的灭活能力减退，导致雌激素增多，通过负反馈抑制腺垂体分泌促性腺激素及促肾上腺皮质激素的功能，致雄激素和肾上腺糖皮质激素分泌减少。男性患者出现性欲减退、睾丸萎缩、毛发脱落及乳房发育；女性则有月经失调、闭经、不孕等。部分患者出现蜘蛛痣（spider nevi），主要分布在面部、颈部、上胸、肩背和上肢等上腔静脉引流区域；毛细血管扩张，患者手掌大鱼际、小鱼际和指端腹侧皮肤出现红斑（肝掌）；肾上腺皮质功能减退，引起面部和其他暴露部位皮肤色素沉着；醛固酮和血管升压素增多,患者可出现水钠潴留,尿少、水肿、腹水形成。

2)胰岛素增多:因肝对胰岛素灭活减少,致糖尿病患病率增加。肝功能严重减退时因肝糖原储备减少,易发生低血糖。

2. 门静脉高压的临床表现 门脉高压症的形成是由于门静脉系统阻力增加和门静脉血流量增多。门脉高压症的三大临床表现是脾大、侧支循环的建立和开放以及腹水。其中侧支循环开放对门静脉高压症的诊断有特征性意义。

(1)脾大:门脉高压致脾静脉压力增高,脾瘀血而肿大,一般为轻、中度肿大。上消化道大量出血时,脾可暂时缩小,待出血停止并补足血容量后,脾再度增大。晚期脾大常伴有对血细胞破坏增加,使周围血中白细胞、红细胞和血小板减少,称为脾功能亢进。

(2)侧支循环的建立和开放(图 4-13-2):正常情况下,门静脉系与腔静脉系之间的交通支很细小,血流量很少。门静脉压力增高时,来自消化器官和脾的回心血液流经肝受阻,导致门静脉系统许多部位与腔静脉之间建立门-体侧支循环。临床上重要的侧支循环:①食管下段和胃底静脉曲张:常于恶心、呕吐、咳嗽、负重时使腹内压突然升高,或因粗糙食物机械损伤、胃酸反流腐蚀损伤时,导致曲张静脉破裂出血,出现呕血、黑粪及休克等表现。②腹壁静脉曲张,由于脐静脉重新开放,在脐周和腹壁可见迂曲静脉以脐为中心向上及下腹壁延伸。③痔核形成,为门静脉系的直肠上静脉与下腔静脉系的直肠中、下静脉吻合扩张形成,破裂时引起便血。

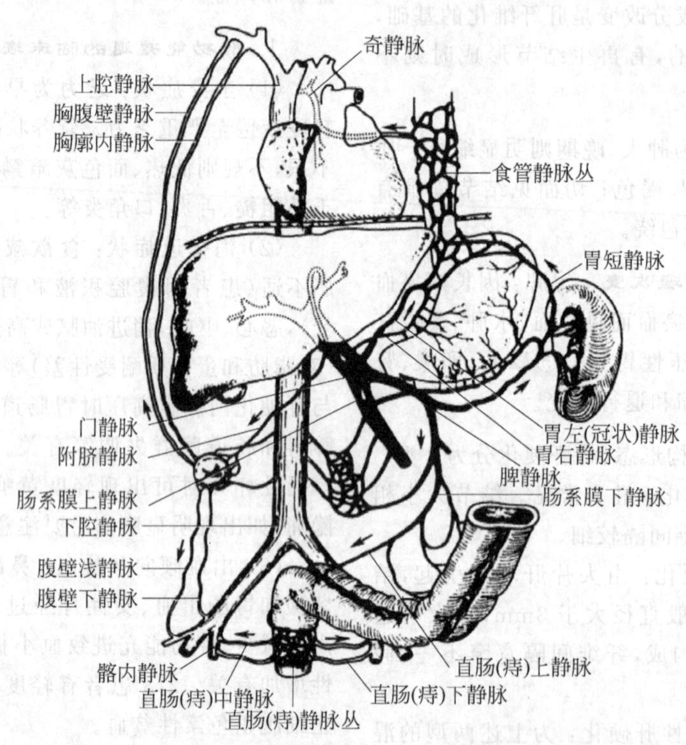

图 4-13-2 门静脉回流受阻时,侧支循环血流方向示意图

(3)腹水:是肝硬化肝功能失代偿期最为显著的临床表现。腹水出现前,常有腹胀,饭后明显。大量腹腔积液时腹部隆起,腹壁绷紧发亮,可发生脐疝(图 4-13-3),膈抬高,出现呼吸困难、心悸。部分患者伴有胸腔积液,多见于右侧,系腹水通过膈淋巴管或经瓣性开口进入胸腔所致。

腹水形成的原因:①门静脉压力增高:门静脉压力增高时,腹腔脏器毛细血管床静水压增高,组织间液回吸收减少而漏入腹腔。②低白蛋白血症:系指血浆白蛋白低于 30g/L 时,血浆胶体渗透压降低,血管内液外渗,这与肝功能减退使白蛋白合成减少及蛋白质摄入和吸收障碍有关。③肝淋巴液生成过多:肝静脉回流受阻时,肝内淋巴液生成增

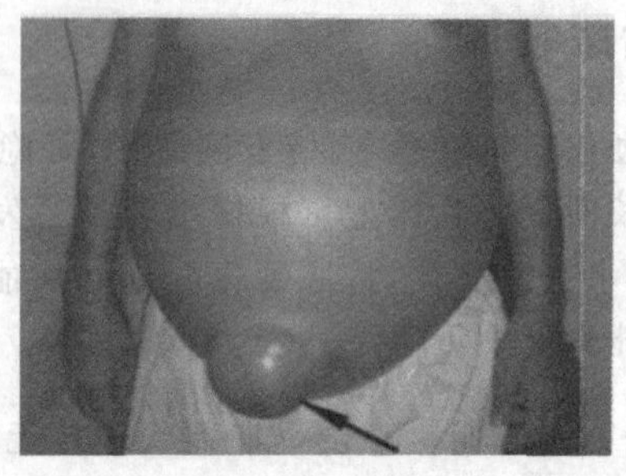

图 4-13-3 脐疝

多(每日 7～11L,正常为 1～3L),超过胸导管引流能力,淋巴管内压力增高,使大量淋巴液自肝包膜和肝门淋巴管渗出至腹腔。④血管升压素及继发性醛固酮增多,引起水、钠重吸收增加。⑤有效循环血容量不足致肾血流量减少,肾小球滤过率降低,排钠和排尿量减少。由于明显的诱因如感染、上消化道出血、门静脉血栓形成、外科手术等,腹水可能在短期内迅速增加。

3. **肝情况**　早期肝增大,表面尚平滑,质中等硬;晚期肝缩小,表面可呈结节状,质地硬;一般无压痛,但在肝细胞进行性坏死或发生炎症时可有压痛。

(三) 并发症

1. **上消化道出血**　最常见的并发症,主要由于食管下段或胃底静脉曲张破裂出血所致,可突然发生大量的呕血和黑粪,导致出血性休克或诱发肝性脑病,急性出血死亡率平均为 32%。应注意的是,部分肝硬化患者上消化道出血的原因系并发急性糜烂出血性胃炎、消化性溃疡或门静脉高压性胃病。

2. **感染**　由于患者抵抗力低下及门腔静脉侧支循环开放,增加了病原体的入侵繁殖机会,易并发感染,如肺部感染、胆管感染、尿路感染、自发性腹膜炎等。肝硬化时单核-吞噬细胞的噬菌作用减弱,肠道内细菌异常繁殖,并经由肠壁进入腹膜腔引起自发性细菌性腹膜炎,致病菌多为革兰阴性杆菌。患者可出现发热、腹痛、腹胀、腹膜刺激征、腹水迅速增长或持续不减,少数病例可发生低血压或中毒性休克、难治性腹水或进行性肝衰竭。

3. **肝性脑病**　最严重的并发症,也是最常见的死亡原因。主要临床表现为性格行为失常、意识障碍、昏迷等。

4. **原发性肝癌**　短期内肝迅速增大、持续性肝区疼痛、血性腹水、不明原因发热等,应考虑并发原发性肝癌。

5. **肝肾综合征(功能性肾衰竭)**(hepatorenal syndrome,HRS)　肝硬化患者出现大量腹水时,有效循环血容量不足及肾内血液重新分布等因素造成肾小球滤过率下降所致,表现为自发性少尿或无尿、氮质血症和血肌酐升高、稀释性低钠血症等,但肾无明显器质性损害。常在难治性腹水、进食减少、呕吐、腹泻、利尿药应用不当、自发性细菌性腹膜炎及肝衰竭时诱发。

6. **电解质和酸碱平衡紊乱**　常见低钠血症、低钾低氯血症与代谢性碱中毒,进而诱发和加重肝性脑病。

7. **肝肺综合征**(hepatorenal syndrome,HPS)　在肝硬化晚期发生率为 13%～47%,患者表现为顽固性低氧血症和呼吸困难,而且吸氧只能暂时缓解症状,不能逆转病程。

8. **门静脉血栓形成**　患者表现为剧烈腹痛、腹胀、呕血,甚至休克,脾脏迅速增大等,可能与门静脉高压引起门静脉内血流速度减慢有关。

三、实验室及其他检查

1. **血常规**　代偿期多正常,失代偿期常有不同程度的贫血。脾功能亢进时白细胞和血小板计数亦减少。

2. **尿常规**　代偿期正常,失代偿期可有蛋白尿、血尿和管型尿。有黄疸时尿胆红素、尿胆原增加。

3. **便常规**　消化道出血时出现肉眼可见的黑粪,门脉高压性胃病引起的慢性出血,便潜血试验阳性。

4. **肝功能试验**　重症患者血清胆红素增高。转氨酶轻、中度增高,一般以 ALT 增高较显著,但肝细胞严重坏死时则 AST 活力常高于 ALT;血白蛋白降低,球蛋白增高,白蛋白/球蛋白比值降低或倒置;在血白蛋白电泳中,白蛋白减少,γ 球蛋白显著增高。凝血酶原时间有不同程度延长,且不能为注射维生素 K 所缓解。

5. **免疫功能检查**　血清 IgG 显著增高;如为病毒性肝炎引起者,相关肝炎病毒标记可呈阳性反应。

6. **腹腔积液检查**　一般为漏出液,并发自发性腹膜炎、结核性腹膜炎或癌变时腹腔积液性质发生相应变化。

7. **超声显像**　可显示肝大小和外形改变,脾大;门脉高压症时可见门静脉、脾静脉直径增宽;有腹腔积液时可见液性暗区。

8. **X 线钡餐检查**　食管静脉曲张时钡剂在黏膜上分布不均,显示虫蚀样或蚯蚓状充盈缺损,纵行黏膜皱襞增宽;胃底静脉曲张时钡剂呈菊花样充盈缺损(图 4-13-4)。

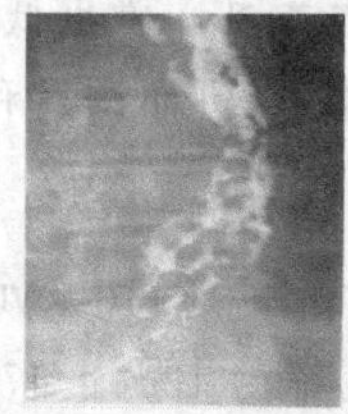
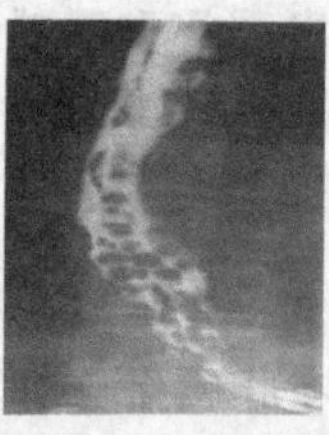

图 4-13-4 食管静脉曲张(食管吞钡检查)

9. **纤维内镜检查** 内镜检查可直视静脉曲张及其分布和程度,并可对其出血的风险性进行评估。食管胃底静脉曲张是诊断门静脉高压的最可靠指标。在并发上消化道出血时,急诊胃镜检查可判明出血部位和病因,并进行止血治疗(图 4-13-5)。

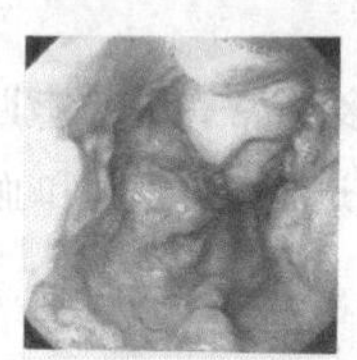
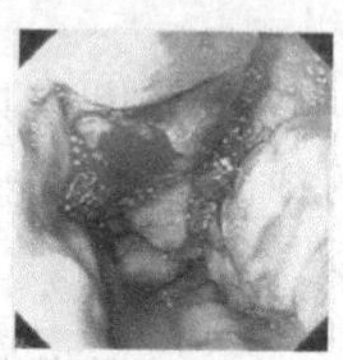

图 4-13-5 食管静脉曲张(内镜图像)

10. **腹腔镜检查** 可直接观察肝脾情况,在直视下对病变明显处进行肝穿刺做活组织检查。

11. **门静脉压力测定** 经颈静脉插管测定肝静脉楔入压与游离压,二者之差为肝静脉压力梯度,反映门静脉压力。正常多小于 5mmHg,大于 10mmHg 则为门脉高压症。

四、诊断要点

代偿期肝硬化的临床诊断常有困难,对慢性病毒性肝炎、长期大量饮酒者应长期密切随访,注意肝、脾情况及肝功能检查的变化,如发现肝硬度增加,或有脾大、肝功能异常变化、B 超检查显示肝实质回声不均等变化,应注意早期肝硬化,必要时肝穿刺活检可获确诊。肝硬化失代偿期的诊断不难,其主要依据有:

(1) 有病毒性肝炎、长期大量饮酒等可导致肝硬化的有关病史。

(2) 有肝功能减退和门静脉高压的临床表现。

(3) 肝功能检验有血白蛋白下降、血清胆红素升高及凝血酶原时间延长等指标提示肝功能失代偿。

(4) B 超或 CT 提示肝硬化以及内镜发现食管胃底静脉曲张。

(5) 肝活组织检查见假小叶形成是诊断本病的"金标准"。

五、治疗要点

本病目前无特效治疗,关键在于早期诊断,针对病因给予相应处理,阻止肝硬化进一步发展,后期积极防治并发症,乃至终末期则只能依赖于肝移植。

(一) 一般治疗

1. **休息与活动** 代偿期患者宜适当减少活动、避免劳累,失代偿期患者须卧床休息。

2. **饮食护理** 以进食高热量、高蛋白(肝性脑病时饮食限制蛋白质)和维生素丰富而易消化的食物为原则。盐和水的摄入视病情调整。禁酒,忌用对肝有损害药物。有食管静脉曲张者避免进食粗糙、坚硬食物。

3. **支持疗法** 病情重、进食少、营养状况差的患者,可通过静脉纠正水、电解质平衡,适当补充营养,根据病情输注白蛋白或血浆。

(二) 抗纤维化治疗

治疗原发病,防止起始病因所致的肝炎症坏死,即可一定程度上起到防止肝纤维化发展的作用。

(三) 腹水治疗

1. **限制钠和水的摄入** 水的摄入一般不需过于严格,如血钠＜125mmol/L 时,需限制水的摄入。

2. **利尿剂** 建议保钾利尿剂(如螺内酯)与排钾利尿剂(如呋塞米)交替使用或联合应用,减少电解质紊乱,腹水消退后利尿剂逐渐减量。

3. **腹腔穿刺引流** 对大量腹水致膈肌明显上移而影响呼吸者,患者如无感染、上消化道出血、肝性脑病等并发症、肝代偿功能尚可、凝血功能正常,可考虑穿刺放腹水,但引流不宜太快、每次引流量不宜太多,一般每放腹水 1 000mL,输注白蛋白 8~10g,以免腹压突然下降,造成回心血量减少,诱发肝肾综合征。

4. **提高血浆胶体渗透压** 定期输注血浆、新鲜血或白蛋白,不仅有助于促进腹水消退,也利于改善机体一般状况和肝功能。

5. **经颈静脉肝内门体分流术**(transjugular intrahepatic portosystemic shunt,TIPS) 是通过介入手段经颈静脉放置导管,建立肝静脉与肝内门静脉分支间的分流通道,以降低门静脉系统压力,减少腹水生成。

（四）药物治疗　适当选用护肝药，如维生素 B_1、维生素C、维生素E、肌苷、辅酶A、多酶片等，但不宜过多。必要时可选用抗炎、抗纤维化药物。

（五）并发症的治疗

1. **上消化道大出血**　绝对卧床休息，取平卧位，暂禁食，密切观察并记录生命体征及尿量变化；使用止血剂、积极补充血容量，防止失血性休克；对食管胃底静脉曲张破裂出血的患者，可用三腔二囊管压迫止血；病情紧急时，可采用内镜下曲张静脉套扎或使用硬化剂注射；上述处理仍出血不止或反复出血，可考虑紧急断流术。

2. **自发性细菌性腹膜炎**　可选用肝毒性小的抗生素，如头孢哌酮或喹诺酮类药物。该病后果严重，应早期诊断、积极治疗。

3. **肝肾综合征**　积极预防或消除肝肾综合征的诱发因素，如感染、上消化道出血、电解质紊乱、过度利尿、使用肾毒性药物等，治疗措施包括输注白蛋白以扩充有效血容量，应用血管活性药物，外科治疗包括TIPS及肝移植。

（六）手术治疗　主要有各种分流、断流术和脾切除术等，目的是降低门静脉压力和消除脾功能亢进对人体的影响。有条件可进行肝移植手术，以改善患者的预后。

六、护理要点

1. **一般护理**

（1）代偿期患者可参加轻体力活动，但避免过度疲劳。失代偿期患者则以卧床休息为主，可适当活动，活动量以不感到疲劳、不加重症状为宜。大量腹水时卧床应尽量半卧位，以减轻呼吸困难的程度，而且要定时更换体位。

（2）饮食计划：高热量、高蛋白、高维生素、易消化饮食，根据病情变化应及时作出调整。①血氨偏高者限制或禁用蛋白质，并应选择植物蛋白，因其含蛋氨酸、芳香氨基酸和产氨氨基酸较少，含支链氨基酸较多。待病情好转后再逐渐增加蛋白质摄入量。蛋白质来源以豆制品、鸡蛋、牛奶、鱼、鸡肉、瘦猪肉为主。②有腹水者应低盐或无盐饮食，限制摄入钠盐，500～800mg/d(氯化钠1.2～2.0g/d)；进水量1 000mL/d以内。应向患者介绍日常高钠饮食的种类。③避免食管胃底静脉曲张破裂出血，患者应食菜泥、肉末、软食，进餐时应细嚼慢咽，切勿混入干硬刺激的食物，比如鱼刺、甲壳等。④保证维生素摄取。

2. **病情观察**　了解患者的饮食和营养状况，包括每天的进食量、体重和实验室检查有关指标的变化；观察腹水和下肢水肿的消长，准确记录出入量，定期测量腹围、体重；定期监测血清电解质和酸碱度的变化；同时注意防止肝性脑病、功能性肾衰竭的发生。

3. **对症护理**

（1）患者出现大量腹水时，应避免使腹内压突然剧增的因素，如剧烈咳嗽、打喷嚏、用力排便等。

（2）腹水时还可抬高下肢，以减轻水肿。大量腹水者卧床时可取半卧位，以使膈肌下降，有利于呼吸运动，减轻症状。

（3）如进行腹腔穿刺放腹水，术前应说明注意事项，测体重、腹围，术中及术后监测生命体征，观察有无不适反应。

（4）皮肤护理：定时更换体位，以防止局部组织长期受压，保持皮肤清洁，避免使用对皮肤有刺激性的皂类。有皮肤瘙痒者给予止痒处理，以免抓挠破损皮肤从而继发感染。

（5）限制钠和水，根据病情适当增加蛋白质的摄入。

4. **用药护理**　药物应尽量磨成粉末，避免损伤曲张的食管胃底静脉导致出血；避免使用对肝有害的药物，要遵医嘱用药；向患者介绍所用药物的名称、剂量、给药时间和方法，教会其观察药物疗效和不良反应；使用利尿药时应特别注意维持水电解质和酸碱平衡，利尿速度不宜过快，每天体重减轻一般不超过0.5kg，若出现软弱无力、心悸等症状时，提示低钠、低钾血症，应及时就医。

5. **心理护理**

由于疾病病程漫长、并发症多的特点，患者常有消极悲观情绪，应与患者多沟通，鼓励患者正确面对，给予患者真诚的安慰和支持，加强巡视，以免发生意外。

6. **健康指导**

（1）疾病知识指导：肝硬化为慢性疾病，护士应帮助患者和家属掌握本病的有关知识和自我护理方法，并发症的预防及早期发现，分析和消除不利于个人和家庭应对的各种因素，把治疗计划落实到日常生活中。

（2）生活指导：向患者说明身心两方面休息对本病康复的重要性，指导患者合理安排工作与生活，保证足够的休息和睡眠，尽量消除各种负性因素，树立战胜疾病的信心。

向患者说明饮食治疗的意义及原则，详见本节“饮食护理”；活动视病情而定，肝硬化代偿期患者无明显的精神、体力减退，可参加轻工作，避免过度疲劳；失代偿期患者以卧床休息为主，但过多的躺卧易引起消化不良、情绪不佳，故应视病情适量活动，活动量以不加重疲劳感和其他症状为度。

（3）用药指导：严格遵医嘱用药，以免服药不当而加重肝负担和肝功能损害。护士应向患者详细介绍所用药物的名称、剂量、给药时间和方法，教会其观察药物疗效和不良反应，定期门诊随访。

（4）病情监测指导：细心观察、及早识别病情变化，如性格、行为改变可能是肝性脑病早期表现；呕血、黑粪可能是上消化道出血的表现，如发现异常，及时就诊。

（许子华）

第14章 门静脉高压症患者的护理

门静脉高压症(portal hypertension)指各种原因所致门静脉血流受阻、血流淤滞,使门静脉压力增高,临床出现脾大和脾功能亢进、食管胃底静脉曲张和呕血、腹水等症状的疾病。门静脉正常压力为13～24cmH_2O,平均值为18cmH_2O。门静脉高压症时,压力大都增至30～50cmH_2O。

一、病因及发病机制

根据门静脉血流受阻的部位,可将门静脉高压症分为肝前、肝内和肝后3型。

1. **肝前型**　门静脉分叉之前血流受阻,常见原因有肝外门静脉血栓形成(脐静脉炎、阑尾炎、胆囊炎和胰腺炎所致感染、创伤等)、先天性畸形(闭锁、狭窄、海绵样变等)和外在压迫(上腹部肿瘤、转移癌等)。此型门静脉高压症患者,肝功能多正常或轻度损害,预后较肝内型好。

2. **肝内型**　在我国最常见,占95%以上。根据血流受阻部位又分为窦前、窦后和窦型。窦后型和窦型最常见,以肝炎后肝硬化和酒精性肝硬化为主要病因。窦前型多由血吸虫病引起。

3. **肝后型**　各种原因导致肝静脉流出道被阻塞而导致,常见病因包括巴德-吉亚利综合征、缩窄性心包炎、严重右心衰竭等。

二、病理

门静脉高压症形成之后,可发生以下病理改变:

1. **脾大和脾功能亢进**　是最先出现的病理改变　脾充血肿大,脾窦长期充血发生纤维组织和脾髓细胞增生,脾功能亢进,从而导致血液中红细胞、白细胞和血小板减少。

2. **静脉交通支扩张**　门静脉因无静脉瓣,当门静脉高压时,门静脉和腔静脉之间的交通支(食管下段、胃底交通支;直肠下段、肛管交通支;前腹壁交通支;腹膜后交通支)(图4-14-1)大量开放、扩张、扭曲形成曲张静脉。其中,食管下段、胃底的交通支离门静脉主干最近,离腔静脉也近,因此压力差最大,最容易出现静脉曲张、破裂和上消化道大出血。出血常在进食较硬的粗糙食物、刺激性较强的食物和饮料,剧烈咳嗽、呕吐或用力排便等诱因下发生。其他交通支也可以发生扩张,如直肠上、下静脉丛扩张可引起继发性痔;脐旁静脉与腹上、下深静脉交通支扩张,引起腹壁静脉曲张,如曲张静脉以脐为中心呈放射状分布,则称为海蛇头征(caput medusae)。

3. **腹水**　腹水形成与下列因素有关:①门静脉压力升高,使门静脉系毛细血管床的滤过压增加,组织液重吸收减少并漏入腹腔。②肝功能受损后,血浆白蛋白合成减少,引起低蛋白血症,血浆胶体渗透压降低,促使血浆外渗,形成腹水。③肝窦和窦后阻塞时,肝内淋巴液生成增加,但输出不畅,促使大量肝内淋巴从肝包膜表面漏入腹腔而形成腹水。④门静脉高压时虽静脉内血流量增加,但中心血流量却减少,继发醛固酮分泌增多,致水、钠潴留加剧腹水形成。

三、临床表现

1. **症状**

(1) 脾大和脾功能亢进:脾大是首先出现的病理变化,可超过脐水平线或横径超过腹中线,血吸虫性肝硬化者可形成巨脾。早期,肿大的脾脏质软、活动;晚期,由于纤维组织增生粘连而质地较硬、活动度减少。脾大均伴有不同程度的脾功能亢进,血液中红细胞、白细胞、血小板均减少,患者表现为贫血,伴有出血倾向,易发生感染,感染后较难控制。

(2) 呕血和黑粪:食管胃底曲张静脉破裂大出血是门静脉高压症最凶险的并发症,一次出血量可达1000～2000mL。由于肝功能损害引起凝血酶原合成功能障碍,加上脾功能亢进使血小板计数减少,以致出血难以自行停止。出血后,患者可排出柏油样黑粪。大出血易诱发肝昏迷,是出血引起患者死亡的另一个原因。常见的诱发出血的病因:①酸性胃内容物反流导致食管黏膜溃疡形成;②进食粗

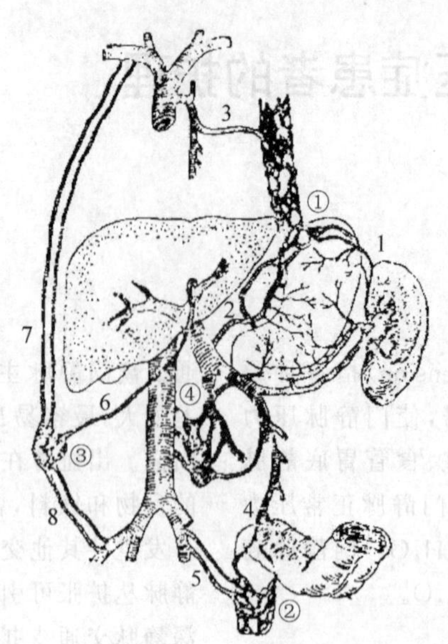

图 4-14-1 门静脉与腔静脉之间的交通支

1—胃短静脉；2—胃冠状静脉；3—奇静脉；4—直肠上静脉；5—直肠下静脉、肛管静脉；6—脐旁静脉；7—腹上深静脉；8—腹下深静脉

① 食管下段、胃底交通支；②直肠下段、肛管交通支；③前腹壁交通支；④腹膜后交通支

糙食物或刺激性较强的食物可划破曲张的食管和胃底静脉；③剧烈咳嗽、呕吐、用力排便等致腹压突然增加，导致门静脉压力突然上升使曲张静脉破裂。

(3) 腹水：腹腔积液是由于肝静脉排血受阻，肝窦后压增高，液体自肝包膜淋巴管及肠浆膜层漏出。常由呕血、感染、过度劳累、手术等诱发，临床上有难治性腹腔积液、顽固性腹腔积液和张力性腹腔积液。这3种腹腔积液易并发功能性肾衰竭、消化道出血、肝性脑病等，预后不良。肝硬化腹腔积液者呈蛙腹，脐部下移。长期大量腹腔积液，易形成脐疝或股疝。脐疝突出，容易因摩擦发生溃疡和感染。

2．**体征** ①如能触及脾脏，提示可能有门静脉高压；②如有黄疸、腹水和腹壁静脉曲张等体征，提示门静脉高压严重；③如能触及质地较硬、边缘较钝不规整的肝，提示肝硬化，有时肝硬化缩小而难以触及；④慢性肝病的其他征象如蜘蛛痣、肝掌和男性乳腺增生症、睾丸萎缩等。

四、实验室及其他检查

1．**实验室检查**

(1) 血常规：脾功能亢进者可有血白细胞、血小板或红细胞计数减少，血红蛋白下降。

(2) 肝功能：病因不同，检查可见不同程度的肝功能损害，如血清胆红素增高，低蛋白血症，白/球蛋白倒置等。肝功能 Child-Pugh 分级(表 4-14-1)可评价肝硬化的程度和肝储备功能。

表 4-14-1 肝功能 Child-Pugh 分级

临床与检测项目	肝功能评分		
	1	2	3
血胆红素(mmol/L)	＜34.2	34.2～51.3	＞51.3
血白蛋白(g/L)	＞35	28～35	＜28
凝血酶原延长时间(s)	1～3	4～6	＞6
凝血酶原比率	30％	30％～50％	＜30％
腹水	无	少量，易控制	中等量，难控制
肝性脑病	无	轻度	中度以上

注：总分5～6分者肝功能良好(A级)；7～9分者肝功能中等(B级)；10分以上者肝功能差(C级)。

2．**影像学检查**

(1) 腹部B超检查：有助于检查肝硬化、腹腔积液、脾大、脂肪肝、门脉高压肝外侧支循环情况、门静脉血栓等。彩色多普勒超声有助于检查门脉高压时门静脉血流流速、流量和方向。

(2) X线检查：是发现食管、胃底静脉曲张的有效、简便、安全的方法。食管静脉曲张主要表现为食管中、下段的黏膜皱襞明显增宽迂曲，呈蚯蚓状或串珠状充盈缺损，管壁边缘呈锯齿状。胃底静脉曲张主要表现为胃底处黏膜条状增粗，走行迂曲。

(3) 血管造影：可以了解肝动脉、肝静脉、门静脉和下腔静脉的形态及其分支情况。

(4) CT检查：CT及增强CT能够反映肝硬化、腹腔积液、侧支循环形成、脾及门静脉的改变情况。

(5) MRI检查：可以更准确地反映肝内、外门静脉变化和侧支循环形成情况。

3. **内镜检查**　内镜检查能在直视下观察食管、胃底有无静脉曲张，有无曲张静脉破裂出血和出血的部位，因此是诊断食管胃底静脉曲张的“金标准”。同时，内镜还可以用于急诊止血治疗。超声内镜及微小超声内镜可以测量曲张静脉的直径，还可以获得管壁各层次及周围重要脏器的超声影像。

4. **静脉压力测定**　包括术中测压、脐静脉插管测压、经皮肝穿刺门静脉测压、食管曲张静脉测压，主要用于预测食管曲张静脉出血及其治疗效果评价。

五、诊断要点

主要根据肝炎、自身免疫性肝炎和血吸虫病等肝病病史和脾大、脾功能亢进、呕血或黑粪、腹水等临床表现，结合实验室及其他检查，即可作出诊断。

六、治疗要点

(一) 非手术治疗　有黄疸、大量腹水、肝功能严重受损者发生大出血时，难以耐受手术，应尽量采用非手术治疗。

1. **补充血容量**　建立有效静脉通路，补液、输血，肝硬化患者宜用新鲜全血，因其含氨量低，且保存有凝血因子，有利于止血和预防肝性脑病。避免过度扩容，防止门静脉压力反跳性增加引起再出血。

2. **药物止血**　①三甘氨酰赖氨酸升压素(特立升压素，terlipressin)：可使内脏小动脉收缩，减少门静脉回血量，短暂降低门静脉压力，使曲张静脉破裂处形成血栓达到止血作用。②生长抑素(somatostatin)和奥曲肽：能选择性减少内脏血流量，尤其是门静脉系的血流量，从而降低门静脉压力，有效控制出血。

3. **三腔管压迫止血**　利用气囊机械性压迫胃底及食管下段的曲张静脉发挥止血作用，是早期暂时控制出血的有效方法。该管有三腔(图4-14-2)，一腔通胃囊，充气150～200mL后可压迫胃底；一腔通食管囊，充气100～150mL后压迫食管下端；一腔通胃腔，经此腔可吸引、冲洗或注入止血药。牵引重量为0.25～0.5kg。

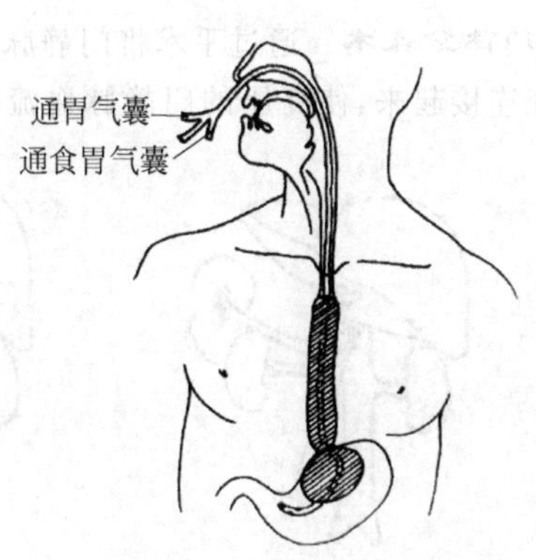

图4-14-2　三腔管压迫止血法

4. **内镜治疗**　该方法相对简单、快速，同时具有诊断和治疗作用，已成为门脉高压症食管静脉曲张出血的首选治疗方法。①内镜曲张静脉硬化剂注射术(endoscopic variceal sclerotherapy，EVS)：该方法是将硬化剂注入曲张的血管内或血管旁，使之产生无菌性炎症，刺激血管内膜或血管旁组织，引起血栓形成、血管闭塞和组织纤维化，从而使静脉曲张消失，达到止血和预防再出血的目的。常用的硬化剂有1%的乙氧硬化醇、5%的鱼肝油酸钠、5%乙醇胺油酸酯等。硬化剂注射术后需严密观察病情，禁食8小时，适当应用抗生素和降低门静脉压力的药物。该方法有出血、溃疡、穿孔、狭窄、吞咽困难、低热等并发症。②经内镜食管静脉曲张套扎术(endoscopic variceal ligation，EVL)：该方法是经内镜将要结扎的曲张静脉吸入到结扎器中，用橡皮圈套扎在曲张静脉基底部。此方法与硬化治疗相比，简单而且安全，是公认的控制急性出血的首选方法。

5. **经颈静脉肝内门体静脉分流术**(transjugular intrahepatic portosystemic shunt，TIPS)　采用介入治疗方法，经颈静脉途径在肝内肝静脉和门静脉主要分支之间建立通道，置入支架实现门体分流。TIPS对控制食管静脉曲张和胃底静脉曲张出血均有效，可以作为内镜和药物治疗无效时的急救措施。该方法的缺点是有效性差，易发生分流通道狭窄或血栓，术后有肝性脑病、支架狭窄或阻塞、门静脉和肝动脉损伤等并发症。

(二) 手术治疗　食管胃底曲张静脉一旦破裂引起出血，就会反复出血，而每次出血必将给肝带来损害。积极手术止血,不但可以防止再出血,而且可预防肝性脑病发生。对于无黄疸和明显腹水的患者(肝功能 A、B 级)发生大出血,或经非手术治疗 24～48 小时无效者,应即刻行手术。手术治疗方式有分流手术和断流手术。

1. **门体分流术** 通过手术将门静脉系统和腔静脉系统连接起来,使高压的门静脉血流分流到低压的腔静脉系统,以降低门静脉压力,达到止血效果。手术可分为两类:①非选择性门体分流术,包括门-腔静脉端侧分流术、门-腔静脉侧侧分流术、肠系膜上-下腔静脉分流术和中心性脾-肾静脉分流术;②选择性门体分流术,包括远端脾-肾静脉分流术和限制性冠-腔静脉"桥式"分流术等。见图 4-14-3。

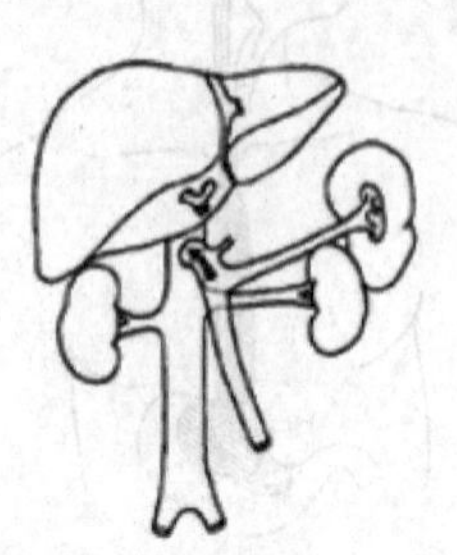
(1) 门-腔静脉侧侧分流术

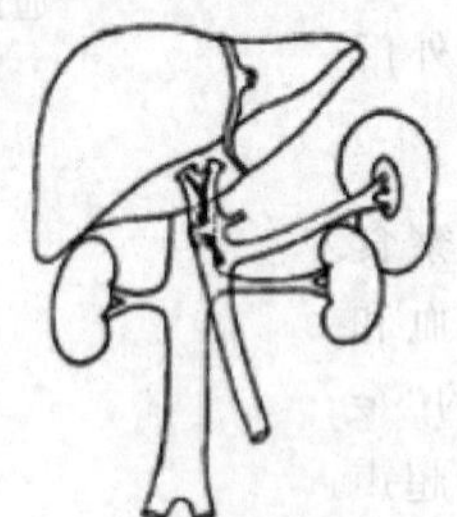
(2) 门-腔静脉侧侧分流术

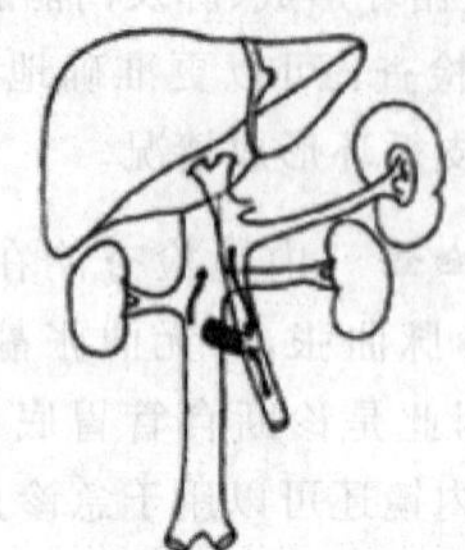
(3) 肠系膜上-下腔静脉"桥式"分流术

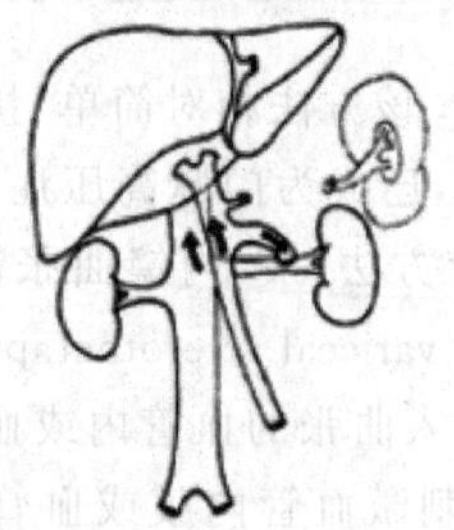
(4) 中心性脾-肾静脉分流术

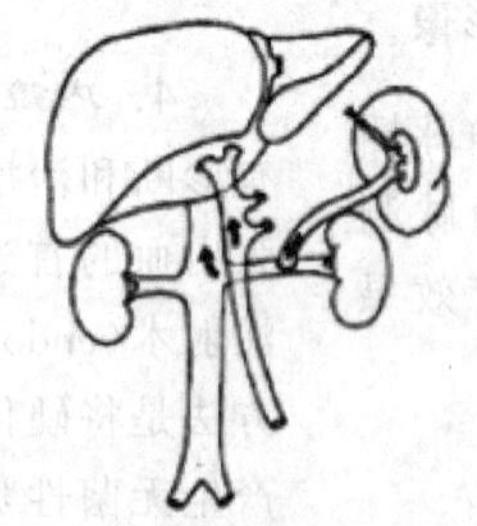
(5) 远端脾-肾静脉分流术

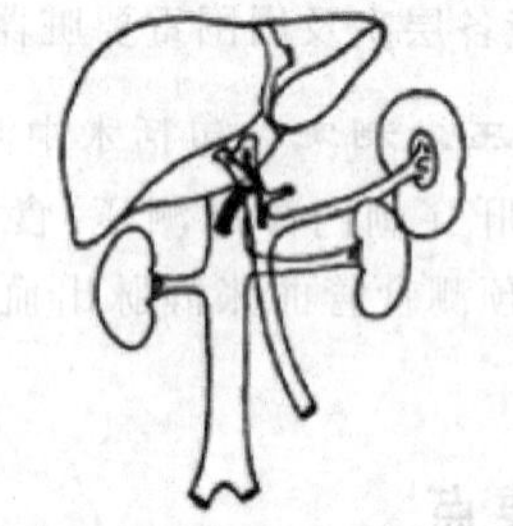
(6) 限制性门-腔静脉"桥式"分流术

图 4-14-3 分流手术

2. **断流术** 通过阻断门奇静脉间的反常血流,达到止血的目的。常用的术式是脾切除+贲门周围血管离断术,不仅离断了食管胃底的静脉侧支,还保存了门静脉入肝血流,缺点是食管胃底静脉易再次曲张,伴腹腔积液者病情加重,胃黏膜病变的发生率高。

3. **分流+断流的复合手术** 既能保持一定的门静脉压力及门静脉向肝血流,又能疏通门静脉系统的高血流状态。常见的术式有门腔静脉侧侧分流+肝动脉强化灌注术、肠腔静脉侧侧分流+贲门周围血管离断术、脾次全切除腹膜后移位+断流术等。但复合手术创伤和技术难度较大,且对患者肝功能要求高。

七、护理要点

(一) 非手术治疗的护理

1. **急性出血患者的护理** 参见本篇第 20 章"上消化道大量出血患者的护理"中相关内容。

2. **腹腔积液患者的护理**

(1) 休息和营养:注意休息,尽量取平卧位,增加肝、肾血流灌注。大量腹腔积液者,可取半卧位,有利于呼吸运动。如有下肢水肿,抬高患肢减轻水肿;阴囊水肿者用托带托起阴囊。注意补充营养,饮食的原则是高热量、高蛋白质、高维生素、易消化、低盐或无盐饮食,并根据病情变化及时调整。避免粗糙、坚硬的食物,进食软食,进餐时应细嚼慢咽,避免损伤曲张的静脉。必要时遵医嘱给予静脉补充营养。

(2) 限制水和钠的摄入:腹腔积液者应低盐或无盐饮食,钠限制在每日 500～800mg(氯化钠 1.2～2.0g),进水量限制在每日 1 000mL 左右。评估患者的饮食习惯,向其介绍各种食物的含钠成分,如高钠食物有咸肉、酱菜、酱油、罐头等,低钠食物有水果类、粮谷类、瓜茄类等。低盐或无盐饮食者常感到食物淡而无味,适量添加柠檬汁、食醋等,改善食品调味,增进食欲。

(3) 遵医嘱使用利尿剂:利尿速度不宜过快,以每天体重减轻不超过 0.5kg 为宜。记录 24 小时出入量,观察有无低钾、低钠血症。

(4) 避免腹内压骤增:大量腹腔积液者,应避免剧烈咳嗽、打喷嚏、用力排便等。

（二）择期手术治疗的护理

1. 术前护理

(1) 休息与营养：肝功能异常者卧床休息，少量活动。改善营养状况，纠正营养不良，提高抗病能力。患者有贫血或低蛋白血症者，输全血或白蛋白，补充维生素B、维生素C及维生素K。

(2) 遵医嘱用药：遵医嘱给予肌酐、乙酰辅酶A等保肝药物。避免使用红霉素、盐酸氯丙嗪、巴比妥类等损害肝的药物。

(3) 胃肠道准备：患者需置胃肠减压管时，选择细、软的胃管，置管时涂抹大量润滑油，动作应轻巧。术前应服用肠道抗生素和灌肠，防止术后肝性脑病的发生。

(4) 备皮、禁食、禁水。

2. 术后护理

(1) 体位：分流术者，为防止分流术后血管吻合口破裂出血，可取平卧位或低坡半卧位，1周后逐步下床活动。脾切除者待血压平稳后取半卧位，以预防膈下感染。

(2) 饮食：禁食期间做好口腔护理，术后1～2天肠蠕动恢复后可进流质，以后逐步过渡到半流饮食及软食。门腔分流术者应限制蛋白质的摄入量，每日不超过30g，以避免诱发或加重肝性脑病。

(3) 加强病情观察：①定时观察患者的血压、脉搏、呼吸、血氧饱和度，伤口敷料有无渗血。保持引流通畅，腹腔引流管引流液的性状和量做好记录。当每日引流量少于10mL时即可拔管。若术后1～2小时内引流出200mL以上血性液体，考虑有术后出血。②分流术后患者须定时监测肝功能和血氨浓度，观察患者有无性格异常、定向力减弱、嗜睡等肝性脑病初期症状。③观察患者是否有黄疸加重、发热、厌食、肝臭等肝衰竭的表现。④注意患者有无发热、伤口有无红肿热痛甚至化脓、白细胞计数增高等感染表现。⑤脾切除者术后两周内定期监测血小板计数，观察有无腹痛、腹胀和便血等肠系膜血栓形成的表现。⑥分流术取自体静脉者，观察局部有无静脉回流障碍，取自颈静脉者观察有无颅内压增高的表现。及时发现上述各类并发症，告知医师，并协助医师妥善处理。

(4) 遵医嘱使用药物：包括抗生素、止血药、凝血酶原复合物、保肝药物等。

（全三丽）

第15章 原发性肝癌患者的护理

原发性肝癌(primary carcinoma of the liver)指由肝细胞或肝内胆管上皮细胞发生的恶性肿瘤。原发性肝癌是我国常见恶性肿瘤之一。在我国,肝癌年死亡率占肿瘤死亡率的第2位。患者的年龄大多为40~50岁,男性多于女性,东南沿海地区发病率较其他地区高。

一、病因及发病机制

1. 病毒性肝炎 在我国,原发性肝癌最主要的病因是慢性病毒性肝炎。流行病学调查发现原发性肝癌患者中约1/3有慢性肝炎史,且肝癌患者表面抗原(HBsAg)阳性率可达90%,提示乙型肝炎病毒(HBV)与肝癌高发有关。

2. 肝硬化 在我国,原发性肝癌主要在病毒性肝炎后肝硬化基础上发生;在欧美国家,肝癌常在酒精性肝炎后肝硬化的基础上发生。

3. 环境、化学和物理因素 非洲、东南亚及我国肝癌高发区的粮油及食品受黄曲霉毒素污染较重,黄曲霉毒素的代谢产物黄曲霉毒素 B_1 有强烈的致癌作用。某些化学物质如亚硝胺类、偶氮芥类、有机氯农药、酒精等均是可疑的致肝癌物质。

4. 其他 除铁代谢异常外,遗传,低硒、钼、锰、锌和高镍、砷都被认为可能与肝癌的发生有关。

二、病理

(一) 病理分型

1. 大体形态分型

(1) 块状型:最多见,呈单个、多个或融合成块,直径≥5cm。大于10cm者称巨块型。多呈圆形,呈膨胀性生长,此型易液化、坏死及出血,故常出现肝破裂、腹腔内出血等并发症。

(2) 结节型:较多见,有大小和数目不等的癌结节,一般直径不超过5cm。

(3) 弥漫型:最少见,有米粒至黄豆大的癌结节弥漫地分布于整个肝,肝大不显著,甚至可以缩小,患者往往因肝衰竭而死亡。

2. 组织学分型

(1) 肝细胞型:最为多见,约占原发性肝癌的90%。癌细胞由肝细胞发展而来,呈多角形排列成巢状或索状,在巢或索间有丰富的血窦,无间质成分。

(2) 胆管细胞型:较少见,癌细胞由胆管上皮细胞发展而来,腺样、纤维组织较多、血窦较少。

(3) 混合型:最少见,具有肝细胞癌和胆管细胞癌两种结构。

3. 按照肿瘤大小 分为微小肝癌(直径≤2cm)、小肝癌(>2cm,≤5cm)、大肝癌(>5cm,≤10cm)和巨大肝癌(>10cm)。

(二) 转移途径

1. 肝内转移 肝癌最早在肝内转移,易侵犯门静脉及分支,并形成癌栓,脱落后在肝内引起多发性转移灶。

2. 肝外转移

(1) 血行转移:最常见的转移部位为肺,因肝静脉中癌栓延至下腔静脉,经右心达肺动脉,在肺内形成转移灶。尚可引起胸、肾上腺、肾及骨等部位的转移。

(2) 淋巴转移:转移至肝门淋巴结最为常见,也可转移至胰、脾、主动脉旁及锁骨上淋巴结。

(3) 种植转移:少见,从肝表面脱落的癌细胞可种植在腹膜、横膈、盆腔等处,引起血性腹腔积液、胸腔积液。女性可有卵巢转移。

三、临床表现

原发性肝癌早期缺乏典型症状。临床症状明显者,病情大多已进入中、晚期。本病常在肝硬化的基础上发生,或者以转移病灶症状为首发表现,容易漏诊或误诊,应予注意。

1. 症状

(1) 肝区疼痛:是肝癌最常见的症状,多为右上腹或中上腹持续性胀痛或钝痛,夜间或劳累后加重。疼痛是因癌肿生长过快时肝包膜紧张所致。如病变侵犯膈肌，疼痛可牵涉右肩或右背部。当肝表面的癌结节破裂，可突然引起剧烈腹痛，从肝区开始迅速延至全腹，产生急腹症的表现，如出血量大时可导致晕厥和休克。

(2) 消化系统症状：常有食欲减退、腹胀，也有恶心、呕吐、腹泻等，且早期不明显，容易被忽略。

(3) 全身症状：有进行性消瘦、发热、食欲不振、乏力、营养不良和恶病质等。

(4) 转移灶症状：如转移至肺、骨、脑、淋巴结、胸腔等处，可产生相应的症状。如转移至肺可以引起胸痛和血性胸水；骨骼或脊柱转移可以引起局部压痛和神经受压的表现。有时患者以转移灶症状首发而就诊。

(5) 癌旁综合征：系指原发性肝癌患者由于癌肿本身代谢异常或癌组织对机体影响而引起内分泌或代谢异常的一组综合征。主要有低血糖、红细胞增多症、高钙血症和高胆固醇血症等。

2. **体征**

(1) 肝大：是中晚期肝癌最常见的体征。肝呈进行性增大，质地坚硬，表面凹凸不平，常有大小不等的结节，边缘钝而不整齐，常有不同程度的压痛。肝癌突出于右肋弓下或剑突下时，上腹可呈现局部隆起或饱满；如癌位于膈面，则主要表现为膈肌抬高而肝下缘不下移。

(2) 黄疸：一般出现在肝癌晚期，多为阻塞性黄疸，少数为肝细胞性黄疸。前者常因癌肿压迫或侵犯胆管或肝门转移性淋巴结肿大而压迫胆管造成阻塞所致；后者可由于癌组织肝内广泛浸润或合并肝硬化、慢性肝炎引起。

(3) 腹水：呈草黄色或血性。由于腹膜受浸润、门静脉受压、门静脉或肝静脉内的癌栓形成以及合并肝硬化等所致。癌肿破裂可引起腹腔积血。

3. **并发症**

(1) 肝性脑病：常是原发性肝癌终末期的最严重并发症，约1/3的患者因此死亡。

(2) 上消化道出血：上消化道出血约占肝癌死亡原因的15%，引发出血的原因有：①因肝硬化或门静脉、肝静脉癌栓而发生门静脉高压，导致食管胃底静脉曲张破裂出血。②晚期肝癌患者可因胃肠道黏膜糜烂合并凝血功能障碍而有广泛出血。

(3) 肝癌结节破裂出血：约占10%的肝癌患者发生肝癌结节破裂出血。肝癌破裂如局限于肝包膜下，则产生局部疼痛；如包膜下出血快速增多则形成压痛性血肿；也可破入腹腔引起急性腹痛和腹膜刺激征。大量出血可致休克，少量出血则表现为血性腹腔积液。

(4) 继发感染：患者因长期消耗或化疗、放射治疗等，抵抗力减弱，容易并发肺炎、败血症、肠道感染、压疮等。

四、实验室及其他检查

1. **肝癌标志物检测**

(1) 甲胎蛋白(AFP)：现已广泛用于原发性肝癌的普查、诊断、判断治疗效果及预测复发。血清AFP浓度通常与肝癌大小呈正相关。在排除妊娠、肝炎和生殖腺胚胎瘤的基础上，血清AFP检查诊断肝细胞癌的标准：①大于500μg/L持续4周。②AFP在200μg/L以上的中等水平持续8周以上。③AFP由低浓度逐渐升高不降。另外AFP异质体的检测有助于提高原发性肝癌的诊断率，且不受AFP浓度、肿瘤大小和病期早晚的影响。

(2) 其他肝癌标志物：γ-谷氨酰转移酶同工酶Ⅱ(γ-GGT$_2$)、血清岩藻糖苷酶(AFU)、异常凝血酶原(AP)等有助于AFP阴性的原发性肝癌的诊断，但由于缺乏特异性，多用于与AFP、AFP异质体等联合检测，结合AFP分析，有助于提高肝癌的确诊率。

2. **影像学检查**

(1) 超声检查：B型超声检查是目前肝癌筛查的首选检查方法。也是目前有较好诊断价值的非侵入性检查方法，并可用作高发人群中的普查工具。B型超声检查可显示直径2cm以上的肿瘤，对肝癌早期定位诊断有较大的价值，并有助于引导肝穿刺活检。

(2) 电子计算机X线体层显像(CT)：对肝癌的诊断符合率可达90%以上，可检出直径1cm左右的微小癌灶。应用动态增强扫描可提高分辨力，有助于鉴别血管瘤。CT具有更高分辨力，兼具定位与定性的诊断价值，因此是临床疑诊肝癌和确诊为肝癌拟行手术治疗者的常规检查。

(3) 磁共振成像(MRI)：MRI对良、恶性肝内占位病变，特别与血管瘤的鉴别优于CT，且可进行肝静脉、门静脉、下腔静脉和胆管重建成像，可显示这些管腔内有无癌栓。

(4) 肝血管造影：选择性肝动脉造影是肝癌诊断的重要补充手段，因为该项检查为有创性，只在必要时考虑采用。

3. **肝穿刺活体组织检查**　肝穿刺行针吸细胞学检查有确定诊断意义，目前多采用在B型超声导引下行细针穿刺，有助于提高阳性率。适用于经过各种检查仍不能确诊,但又高度怀疑或已不适应手术而需定性诊断以指导下一步治疗者。必要时还可行腹腔镜检查或做剖腹探查。

五、诊断要点

患者有乙型或丙型肝炎等肝病病史,AFP≥400μg/L,超声、CT或MRI检查发现肝实质性肿块,且具有肝细胞癌典型影像学表现者,即可作出临床诊断。

六、治疗要点

早期诊断、早期采用以手术切除为主的综合治疗,是提高肝癌长期治疗效果的关键。

1. **肝切除手术** 主要术式有肝叶切除、半肝切除、肝三叶切除或局部肝切除。根据患者全身情况、肝硬化程度、肿瘤大小、部位以及肝代偿功能而定。由于手术切除仍有很高的复发率,因此术后宜加强综合治疗与随访。

手术适应证:①无明显心、肺、肾等重要脏器的器质性病变;②肝功能正常或仅有轻度损害,肝功能A级;或B级,经短期保肝治疗后肝功能恢复到A级;③肝外无广泛转移性肿瘤。

2. **肝移植** 由于同时切除肿瘤和硬化的肝组织,因此可以获得较好的长期治疗效果。原则上选择肝功能C级的小肝癌病例行肝移植。国际上大多按照米兰标准选择肝癌患者行肝移植(米兰标准:单个肿瘤<5cm;2个或3个肿瘤,直径均<3cm,无血管侵犯或肝外转移)

3. **肿瘤消融** B超引导下经皮穿刺行射频、微波、冷冻、无水酒精注射等消融治疗。这些方法适用于不宜手术的原发肝细胞癌,或术后复发、转移性肝癌,其优点是简便、创伤小,有些患者可获得较好的治疗效果。

4. **肝动脉化疗栓塞**(TACE) 为原发性肝癌非手术治疗的首选方案,可提高患者的3年生存率。其主要步骤是经皮穿刺股动脉,在X线透视下将导管插至肝固有动脉或其分支,注射抗肿瘤药或栓塞剂。常用栓塞剂有吸收性明胶海绵碎片和碘化油。有些不适用一期手术切除的大或巨大肝癌,经此方法治疗后肿瘤缩小,部分患者可获得手术切除的机会。

5. **放射治疗** 对于一些病灶较为局限、肝功能较好的早期病例,如能耐受40Gy(4 000rad)以上的放射剂量,疗效可显著提高。目前趋向于用放射治疗联合化疗,如同时结合中药或其他支持疗法,效果更好。

6. **全身化疗** 常用的化疗药物有多柔比星、5-FU、丝裂霉素等,对肝癌有效的药物以CDDP方案为首选。

7. **生物和免疫治疗** 常用的有免疫核糖核酸、干扰素、白细胞介素-2、胸腺素等,可与化疗等联合应用。目前单克隆抗体和酪氨酸激酶抑制剂类的各种靶向治疗药物等已被相继应用于临床。基因治疗和肿瘤疫苗技术近年来也在研究之中。

8. **中医中药治疗** 常与其他疗法配合使用。

七、护理要点

(一)术前护理

1. **心理护理** 肝癌的诊断结果,对患者和家庭成员来说都是巨大的打击。应疏导、安慰患者,鼓励患者和家属说出自己的感受,耐心解释各种治疗和护理措施,与家属和患者共同讨论制订诊疗措施。

2. **疼痛护理**

(1)观察疼痛特点 注意评估患者疼痛的强度、性质、部位及伴随症状,及时发现和处理异常情况。

(2)指导并协助患者减轻疼痛 教会患者一些放松和转移注意力的技巧,如深呼吸、听音乐、与病友交谈等,有利于缓解疼痛。保持环境安静、舒适,减少对患者的不良刺激。尊重患者,认真倾听患者述说疼痛的感受,及时作出适当的回应,可以减轻患者的孤独无助感和焦虑,使其保持稳定的情绪而有助于减轻疼痛。

(3)按医嘱采取镇痛措施可采用患者自控镇痛(PCA)法进行止痛。

3. **改善营养状况** 原发性肝癌患者宜采用高蛋白、高热量、高维生素、易消化饮食,少量多餐;有肝功能损害者,应限制蛋白摄入;必要时可给予肠内、肠外营养支持,输血浆或白蛋白等,以改善贫血、纠正低蛋白血症,提高机体抵抗力。

4. **保肝治疗** 嘱患者注意休息和睡眠,禁酒。遵医嘱给予支链氨基酸治疗,避免或减少使用肝毒性药物。

5. **维持体液平衡** 腹水严重者,严格控制水、钠的摄入量;按照医嘱合理补液与利尿,注意纠正低钾血症等电解质紊乱;准确记录24小时出入水量;每日观察、记录体重及腹围变化。

6. **预防出血** 措施包括：①术前3日开始给予维生素K_1，补充血浆及凝血因子，改善凝血功能，预防术中、术后出血；②避免剧烈咳嗽、用力排便等使腹压增加的动作，避免外伤，避免进食干硬食物等；③应用H_2受体阻断剂，预防应激性溃疡出血；④密切观察腹部体征，若患者突发腹痛，伴腹膜刺激征，应怀疑肝癌破裂出血，及时通知医师，积极抢救，做好急诊手术的各项准备。

（二）术后护理

1. **病情观察** 观察并记录患者的生命体征、神志、尿量；观察切口渗血、渗液情况；观察腹部体征，了解有无腹痛、腹胀及腹膜刺激征等；有引流管者，观察并记录引流液的颜色、性状和量。

2. **饮食** 术后禁食、胃肠减压，肠蠕动恢复后逐步给予流质、半流质饮食，直至恢复正常饮食。术后患者易发生低血糖，禁食期间应静脉补充葡萄糖溶液或给予营养支持。术后2周内适当补充白蛋白、血浆，以提高机体抵抗力。

3. **并发症的观察和护理**

(1) 出血。是肝切除术后常见的并发症之一。多由凝血机制障碍、腹内压力增高及手术缝合不佳引起。患者有失血性休克的表现，引流液增多，为鲜红色血性。预防和控制出血的措施：①病情观察，术后48小时内动态观察患者生命体征的变化；严密观察引流液的颜色、性状和量。一般情况下，手术当日可从肝周引出鲜红色血性液体100～300mL，若血性液体增多，应警惕腹腔内出血。②预防，术后血压平稳后取半卧位，术后1～2日应卧床休息，避免过早活动、咳嗽、打喷嚏等，以免肝断面术后出血。③处理，若明确为凝血机制障碍性出血，可遵医嘱给予凝血酶原复合物、纤维蛋白原，输新鲜血，纠正低蛋白血症；若短期内或持续引流大量的血性液体，经输血、输液，患者的血压、脉搏仍不稳定时，应做好再次手术止血的准备。

(2) 膈下积液与脓肿。是肝切除术后的严重并发症，多发生在术后1周左右。因术后引流不畅或引流管拔除过早，残肝旁积血、积液，或肝断面坏死组织及渗漏的胆汁积聚造成膈下积液，如继发感染则形成膈下脓肿。患者表现为术后体温正常后再度升高，或术后体温持续不降；同时伴有上腹部或右季肋部胀痛、呃逆、脉速、白细胞计数增多，中性粒细胞比值达90%以上等。护理时应注意：①保持引流通畅，妥善固定引流管，避免受压、扭曲和折叠，观察引流液颜色、性状及量。若引流量逐日减少，可在术后3～5日拔除引流管。②严密观察体温变化，高热者给予物理降温，必要时药物降温，鼓励患者多饮水。③若已形成膈下脓肿，协助医师行超声定位引导下穿刺抽脓或置管引流，后者应加强冲洗和吸引护理。④加强营养支持和抗生素的应用护理。

(3) 胆汁漏。因肝断面小胆管渗漏或胆管结扎线脱落、胆管损伤所致。患者表现为腹痛、发热和腹膜刺激征，切口有胆汁渗出和(或)腹腔引流液有胆汁。如怀疑胆汁漏，应通知医师，保持引流通畅，并注意观察引流液的量与性质变化；如发生局部积液，应尽早超声定位穿刺置管引流；如发生胆汁性腹膜炎，应尽早手术。

(4) 肝性脑病。患者因肝解毒功能降低及手术创伤，易发生肝性脑病。患者表现为性格行为变化，如欣快感、表情淡漠或扑翼样震颤等前驱症状，应警惕发生肝性脑病。术后间歇给氧3～4日，以增加肝细胞的供氧量，利于肝功能的恢复。遵医嘱给予保肝药物。适当补充支链氨基酸，不可进食高蛋白食物及增加血氨的药物，保持大便通畅。出现肝性脑病迹象时，应及时报告医师处理。

（三）肝动脉栓塞化疗患者的护理

肝动脉栓塞化疗是一种创伤性的非手术治疗，应做好术前和术后护理及术中配合，以减少患者疼痛及并发症的发生。

1. **肝动脉栓塞化疗前护理** ①向患者及家属解释有关治疗的必要性、方法和效果，减轻其对手术的疑虑，配合手术治疗。②做好各种检查，如出凝血时间、肝肾功能、B超、胸部X线等。③行碘过敏试验和普鲁卡因过敏试验。④术前6小时禁食、禁水，术前半小时可遵医嘱给予镇静剂，测量血压。

2. **肝动脉栓塞化疗中护理** 准备好各种抢救用品和药物，及时安慰患者，使其尽量放松。在术者注射对比剂时，密切观察患者有无恶心、心慌、胸闷、皮疹等过敏症状，监测血压的变化。注射化疗药物后应观察患者有无恶心、呕吐，一旦出现应帮助患者头偏向一侧，口边垫污物盘，指导患者做深呼吸。如使用的化疗药物导致胃肠道反应明显，可遵医嘱在注入化疗药物前给予止吐药。观察患者有无腹痛，如出现轻微腹痛，可安慰患者，转移其注意力；如疼痛较剧烈，患者不能耐受，可遵医嘱给予对症处理。

3. **肝动脉栓塞化疗后护理** 术后由于肝动脉血供突然减少，可产生栓塞后综合征，即出现腹痛、发热、恶心、呕吐、血白蛋白降低、肝功能异常等改变,应做好相应护理:①术后禁食2～3天,逐渐过渡到流质饮食,并注意少量多餐,以减轻恶心、呕吐。②穿刺部位压迫止血15分钟再升压包扎,沙袋压迫6小时,保持穿刺侧肢体伸直24小时,并观察穿刺部位有无血肿及渗出。③密切观察病情变化,多数患者于术后4～8小时体温升高,持续1周左右,是机体对坏死肿瘤组织重吸收的反应。高热者应采取降温措施,避免机体大量消耗。注意有无肝性脑病前驱症状,一旦发现异常,及时配合医师进行处理。④鼓励患者深呼吸,必要时吸氧,以提高血氧分压,利于肝细胞的代谢。⑤栓塞术1周后,常因肝缺血影响肝糖原储存和蛋白质的合成,应根据医嘱静脉输注蛋白,适量补充葡萄糖液。准确记录出入量,如出汗、尿量、呕吐物等,以作为补液的依据。

(四) 健康教育

1. **疾病指导** 注意防治肝炎,不吃霉变食物。有肝炎、肝硬化病史者和肝癌高发地区人群应定期做AFP检测或超声检查,以期早期发现。

2. **饮食指导** 多进食高热量、优质蛋白质、富含维生素和纤维素的食物。食物以清淡、易消化为宜。

3. **定期复查** 定期随访,第1年每1～2个月复查AFP、胸部X线和超声检查1次,以便早期发现临床复发或转移迹象。若患者出现水肿、体重减轻、出血倾向、黄疸和乏力等症状及时就诊。

(金三丽)

第16章 肝脓肿患者的护理

肝脓肿(liver abscess)是肝受感染后形成的脓肿,属于继发性感染性疾病。根据病原的不同可分为细菌性肝脓肿和阿米巴性肝脓肿。在临床上都有发热、肝区疼痛和肝大,但二者在病因、病程、临床表现及治疗上均有各自的特点。

第1节 细菌性肝脓肿患者的护理

细菌性肝脓肿(bacterial liver abscess)主要由化脓性细菌引起,又称化脓性肝脓肿(pyogenic liver abscess)。以男性多见,中年患者约占70%。

一、病因及发病机制

细菌性肝脓肿最常见的致病菌为大肠埃希菌和金黄色葡萄球菌,其次为厌氧链球菌、类杆菌属等。细菌入侵肝的主要途径有,①胆管系统:胆管蛔虫症、胆管结石等并发化脓性胆管炎时,细菌沿着胆管上行,是引起细菌性肝脓肿的主要原因。②肝动脉:体内任何部位的化脓性病变,如化脓性骨髓炎、中耳炎、痈等并发菌血症时,细菌可经肝动脉侵入肝。③门静脉:如腹腔感染、肠道感染、痔核感染、脐部感染等,细菌可经门静脉入肝内。④直接蔓延或淋巴系统:胃十二指肠疾病并发穿孔、脓胸、膈下脓肿、右肾脓肿等邻近组织化脓性感染,可直接蔓延或经淋巴系统侵入肝而发生脓肿。⑤开放性损伤:细菌可直接经伤口进入肝,引起感染而形成脓肿。肝毗邻感染病灶的细菌可循淋巴系统侵入。开放性肝损伤时,细菌可直接经伤口侵入肝,引起感染而形成脓肿。⑥隐源性:有些原因不明的肝脓肿,称为隐源性肝脓肿。常发生于免疫功能低下或全身代谢性疾病的患者,约25%伴有糖尿病。

二、病理

单个肝脓肿容积有时可以很大;多个肝脓肿的直径则可在数毫米至数厘米之间,数个脓肿也可融合成一个大脓肿。脓肿形成过程中,大量毒素吸收可引起严重的毒血症。肝脓肿可向膈下、腹腔或胸腔穿破而引起膈下脓肿、腹膜炎和脓胸等并发症。

三、临床表现

1. 症状

(1) 寒战、高热:是最常见的症状。体温常可高达39~40℃,多呈弛张热,伴大量出汗、脉率增快等感染中毒症状。

(2) 肝区疼痛:肝区钝痛或胀痛,系因肝大、肝包膜急性膨胀和炎性渗出物的局部刺激所致。若炎症刺激横膈或向胸部扩散,亦可出现右肩牵涉痛或右下胸痛。

(3) 消化道及全身症状:主要表现为恶心、呕吐、乏力、食欲减退等。因肝脓肿对机体的营养消耗大,患者可在短期内出现重病消耗面容。少数患者可有腹泻、腹胀、呃逆等症状。

2. 体征 最常见为肝区压痛和肝大。右下胸部和肝区可有叩击痛。如脓肿在肝前下缘比较表浅部位时,可伴有右上腹肌紧张和局部明显触痛。巨大的肝脓肿可使右季肋呈现饱满状态,有时甚至可见局限性隆起,局部皮肤可出现凹陷性水肿。严重时或并发于胆管梗阻者,可出现黄疸。

四、实验室及其他检查

1. 实验室检查 白细胞计数和中性粒细胞比值明显增高,血清转氨酶升高。

2. 影像学检查

(1) B超检查:可明确其部位和大小,阳性诊断率可达96%以上,为首选的检查方法。

(2) X线检查:有时可见肝阴影增大,右侧横膈抬高,可伴有反应性胸膜炎或胸腔积液。

(3) CT、MRI:对脓肿的定位与定性有很大诊断价值。

五、诊断要点

根据病史、临床表现以及B型超声和X线检查,即可诊断本病。必要时可在肝区压痛最剧处或超声探测导引下施行诊断性穿刺,抽出脓液即可证实本病。

六、治疗要点

细菌性肝脓肿是一种严重的疾病,必须早期诊断,积极治疗。

1. **非手术治疗** 适用于急性期尚未局限的肝脓肿或多发性小脓肿。

(1) 支持治疗:给予充分营养,纠正水和电解质平衡失调,必要时多次小量输全血或血浆以纠正低蛋白血症,增强机体抵抗能力等。

(2) 抗生素治疗:大剂量、联合应用抗生素。在未确定病原菌以前,可首选青霉素、氨苄西林加氨基糖苷类抗生素,头孢菌素类、甲硝唑等药物。然后根据细菌培养(以原发化脓病灶的脓液或血液做培养)和抗生素敏感试验结果选用有效抗生素。原则为剂量大,疗程足。

(3) 中医中药治疗:多与抗生素和手术治疗配合应用,以清热解毒为主。

2. **手术治疗**

(1) 经皮肝穿刺脓肿置管引流术:适用于单个较大的脓肿。在B型超声引导下行穿刺置管。术后可用等渗盐水(或加抗生素)缓慢冲洗脓腔和注入抗生素。待治疗到冲洗出的液体变清澈,B型超声检查脓腔直径约小于2cm,即可拔管。

(2) 脓肿切开引流术:适用于较大的脓肿,估计有穿破可能或已并发腹膜炎、脓胸以及胆源性胰腺炎者。现在常用的手术途径为经腹腔切开引流。

(3) 肝叶切除术:适用于慢性厚壁肝脓肿切开引流术后长期不愈或肝内胆管结石合并左外叶多发性肝脓肿且该肝叶功能丧失者。

第2节 阿米巴性肝脓肿

阿米巴性肝脓肿(amebic liver abscess)是肠道阿米巴病最常见的并发症,大多为单发性的大脓肿,好发于肝右叶,尤以右肝顶部多见。

一、病因及发病机制

机体或肠道抵抗力降低时,阿米巴滋养体侵入肠壁,形成溃疡;阿米巴滋养体再经肠壁破损处的静脉、淋巴管或直接侵入肝门。大多数滋养体在肝中被灭活,少数存活并在门静脉内迅速繁殖播散,阻塞门静脉分支,造成局部缺血坏死;此外,阿米巴滋养体不断分泌溶组织酶,导致肝细胞坏死、液化和脓肿形成。阿米巴脓肿的脓腔较大,充满脓液,典型的脓液为果酱色(或巧克力色),较黏稠,无臭、无菌。

二、临床表现

1. **症状** 起病较缓慢,病程较长,患者出现高热或不规则发热、盗汗。患者右上腹持续隐痛,可伴右肩胛部或右腰背部放射痛。患者可有食欲缺乏、恶心、呕吐、腹胀、腹泻,甚至痢疾等症状。贫血、消瘦、体重减轻也较常见。

2. **体征** 肝大,局部有明显压痛和叩击痛。

三、实验室及其他检查

血白细胞计数可增高,但以嗜酸性粒细胞计数增高为明显。血清阿米巴抗体检测阳性;粪便中可找到阿米巴滋养体;部分患者乙状结肠镜检、溃疡面刮片可找到阿米巴滋养体。

四、诊断要点

肝区疼痛、肝大伴发热,病程发展缓慢。在超声探测导引下做诊断性穿刺,抽出果酱色(或巧克力色)脓液即可证实。

五、治疗要点

1. **非手术治疗** 主要采用甲硝唑、氯喹、依米丁等抗阿米巴药物治疗,必要时超声定位穿刺抽脓及全身营养支持疗法。

2. **手术治疗**

(1) 经皮肝穿刺置管引流术:适用于病情较重,脓肿较大,有穿破危险者,或经抗阿米巴治疗,同时行多次穿刺吸脓,而脓腔未见缩小者。应在严格无菌操作下,行套管针穿刺置管闭式引流术。

(2) 切开引流:适用于如下情况:①经抗阿米巴治疗及穿刺吸脓,而脓肿未见缩小,高热不退者;②脓肿继发细菌感染,经综合治疗不能控制者;③脓肿已穿破入胸腔、腹腔或邻近器官。切开排脓后采用持续负压闭式引流。

六、护理要点

肝脓肿(包括细菌性和阿米巴性)患者的护理要点如下:

1. **病情观察** 加强对生命体征和腹部体征的

观察。肝脓肿若继发脓毒血症、急性化脓性胆管炎者或出现中毒性休克征象时，可危及生命，应立即抢救。

2. **营养支持**　鼓励患者多食高蛋白、高热量、富含维生素和膳食纤维食物，保证足够的液体摄入量；必要时经静脉输注血制品或提供肠内、外营养支持。

3. **高热护理**　细菌性肝脓肿者全身中毒症状明显，体温多在39～40℃，应按高热患者给予护理。

4. **疼痛护理**　根据患者的情况给予适宜的止痛措施。

5. **引流管护理**　旨在彻底引流脓液，促进脓腔闭合。①妥善固定引流，防止滑脱；②置患者于半卧位，以利引流和呼吸；③严格遵守无菌原则，每天用生理盐水多次或持续冲洗脓腔，观察和记录脓腔引流液的色、质和量；④每天更换引流袋；⑤当脓腔引流液少于10mL时，可拔除引流管，改为凡士林纱条引流，适时换药，直至脓腔闭合；⑥为防止二重感染，阿米巴性肝脓肿宜采用闭式引流。

（金三丽）

第17章 胆管疾病患者的护理

第1节 胆管系统的解剖与生理概要

一、胆管系统解剖概要

胆管系统分肝内和肝外两部分，起自毛细胆管，终末端与胰管汇合，最终开口于十二指肠乳头（图 4-17-1）。

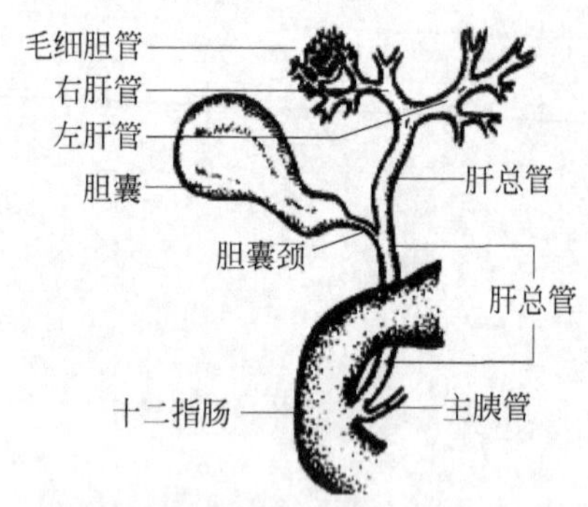

图 4-17-1 肝内、外胆管系统

（一）肝内胆管 包括毛细胆管、小叶间胆管、肝段胆管、肝叶胆管及肝内左右肝管。其分布和走行与肝内肝动脉、门静脉及其各级分支大体一致，三者同被包裹在一结缔组织鞘(Glisson 鞘)内。

（二）肝外胆管 包括肝外左、右肝管，肝总管，胆囊，胆囊管和胆总管。

1. **左、右肝管和肝总管** 左、右肝管在肝门稍下方汇合成肝总管。肝总管长约 3cm，直径 0.4～0.6cm，沿十二指肠韧带右前缘下行，其下端与胆囊管汇合形成胆总管。

2. **胆总管** 由肝总管与胆囊管汇合而成。长 4～8cm，直径 0.6～0.8cm。根据其行程和比邻关系，可分 4 段：十二指肠上段、十二指肠后段、胰腺段和十二指肠壁内段。胆总管和主胰管的汇合存在解剖变异，多数人(约占 70%)的胆总管与主胰管在肠壁内汇合，构成一共同通路（图 4-17-2），并膨大形成壶腹，称肝胰壶腹(Vater 壶腹)，后开口于十二指肠乳头。十二指肠肠壁内段和壶腹部外层均有 Oddi 括约肌围绕，具有控制和调节胆总管和胰管的排放和防止十二指肠液反流的重要作用。

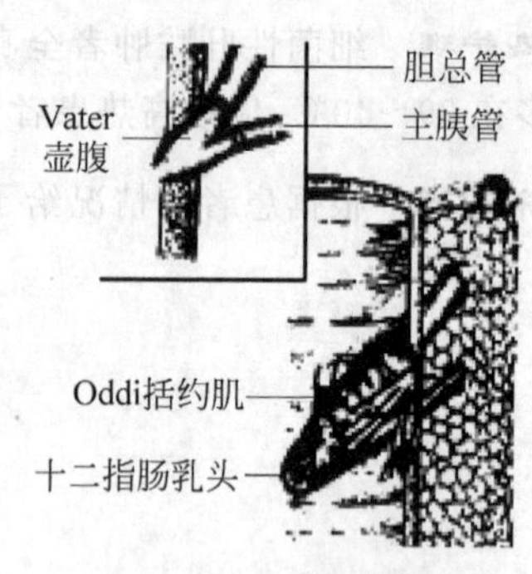

图 4-17-2 共同通路

3. **胆囊** 为囊性器官，形似梨形，位于肝脏面的胆囊窝内，容积 30～60mL。分底、体、颈 3 部分，三者间无明显界限。颈上部呈囊性扩大，称 Hartmann 袋，胆囊结石常滞留于此处。

4. **胆囊管** 由胆囊颈延伸而成，长约 1～5cm，直径约 0.3cm。胆囊管内壁在靠近肝总管段平整光滑，而靠近胆囊颈段则有螺旋状黏膜皱襞，称 Heister 瓣，是一内在支架，可防止胆囊管扭曲，且有调节胆囊内胆汁进出的功能。

二、胆管系统的生理功能

胆管系统具有分泌、储存、浓缩和输送胆汁的功能。

（一）胆汁的生成、分泌和代谢

1. **胆汁的生成和成分** 胆汁由肝细胞和胆管细胞分泌，成人每日分泌胆汁 800～1 200mL，其中约 3/4 由肝细胞分泌。胆汁的成分很复杂，其中 97%是水，其他成分主要有胆汁酸和胆盐、胆固醇、磷脂酰胆碱(卵磷脂)、胆色素、脂肪酸、氨基酸、无机盐等。

2. **胆汁的作用** 胆汁呈中性或弱碱性，其主要生理功能是：①乳化脂肪、促进脂溶性维生素的吸收：随胆汁进入肠道的胆盐可与食物中的脂肪结合,形成能溶于水的脂肪微粒,从而被肠黏膜吸收;同时还能刺激胰脂肪酶的分泌,并使其被激活,水解脂类,促进脂肪、胆固醇和脂溶性维生素的吸收。②胆盐有抑制致病菌生长和内毒素生成的作用。③刺激肠蠕动。④中和胃酸。

3. **胆汁分泌的调节** 胆汁分泌受神经内分泌的调节。迷走神经兴奋,胆汁分泌增加;交感神经兴奋,胆汁分泌减少。促胰液素、促胃液素、高血糖素等可促进胆汁分泌;生长抑素、胰多肽等可抑制胆汁分泌。另外,胆汁分泌还受药物和食物的影响。胃酸、脂肪和蛋白质的分解物进入十二指肠后,刺激十二指肠黏膜分泌促胰液素和促胆囊收缩素(CCK),促进胆汁、胰液的分泌,并使胆囊平滑肌收缩和 Oddi 括约肌松弛,胆汁和胰液被排入肠道,帮助消化、吸收。

4. **胆汁的代谢** 胆汁中胆盐、胆固醇、磷脂酰胆碱和胆色素的代谢及其含量的变化有重要的临床意义。胆固醇不溶于水,但溶于胆汁。在正常情况下,胆汁中的胆盐、胆固醇和磷脂酰胆碱维持适当的比例,胆盐和磷脂酰胆碱形成微胶粒将胆固醇包裹在其中,这是维持胆固醇呈溶解状态的必要条件。任何导致胆固醇过多或胆盐、卵磷脂减少,引起三者比例失调的原因,都会使胆固醇易于析出而形成结石,如胆盐的肝肠循环被破坏或经常进食高胆固醇的食物等。胆汁中的胆红素可在肝内与葡萄糖醛酸结合形成可溶于水的结合胆红素,但是若胆红素在肝内不能和葡萄糖醛酸结合或胆管感染时,大肠埃希菌产生的β-葡萄糖醛酸酶将结合胆红素水解成非结合胆红素,而非结合胆红素易聚结析出与钙结合形成胆红素钙,促发胆色素结石的形成。

(二)胆囊的生理功能 包括浓缩、储存、排出胆汁和分泌的功能。

1. **浓缩和储存胆汁** 胆囊黏膜有很强的吸收水和电解质的能力,能将胆汁浓缩 5~10 倍后储存于胆囊内。

2. **排出胆汁** 胆汁分泌呈连续性,但是其排出则是间断性的,受神经和体液的调节,通过胆囊收缩和 Oddi 括约肌松弛来实现。空腹时或餐间,Oddi 括约肌的压力高于胆总管和胆囊管的压力,胆汁流入胆囊;进餐后,食物及酸性胃液进入十二指肠后,刺激肠黏膜释放胆囊收缩素,使胆囊收缩和 Oddi 括约肌松弛,胆汁即排入十二指肠。刺激迷走神经也可使胆囊收缩,Oddi 括约肌松弛。

3. **分泌功能** 胆囊黏膜每天分泌约 20mL 黏液性物质,主要成分为黏蛋白,起润滑、保护胆囊黏膜的作用。

(三)胆管的生理功能 胆管的主要生理功能是输送胆汁至胆囊及十二指肠。毛细胆管在调节胆汁流量和成分方面有重要作用。胆囊切除术后,胆总管呈代偿性扩张,取代一部分胆囊的功能。

第 2 节 胆石症

胆石症(cholelithiasis)指发生在胆囊和胆管的结石,是胆管系统的常见病、多发病。随着人们营养结构和生活习惯的改变,胆囊结石的发病率较以前明显升高,而原发性胆管结石的发病率逐渐下降。

按照胆结石的化学组成成分的不同,可将其分为:①胆固醇类结石:包括纯胆固醇结石和混合性结石,组成成分以胆固醇为主,其他成分有胆红素、钙盐等,胆固醇含量占 70% 以上。质硬,灰黄、白黄或黄色,形状大小不一,呈多面体或椭圆形,表面多光滑。剖面呈放射状条纹,X 线检查多不显影。胆固醇结石多位于胆囊内。②胆色素类结石:包括胆色素钙结石和黑色素石,组成成分中胆固醇含量低于 40%。胆色素钙结石由游离胆色素与钙等金属离子结合而成,含细菌。质软易碎,多发,形状大小不一,呈棕色或褐色,主要发生在肝内外各级胆管;黑色素石不含细菌、质较硬,由不溶性的黑色胆色素多聚体、各种钙盐和黏液糖蛋白组成,几乎全发生在胆囊内。③其他结石:少见,以碳酸钙、磷酸钙或棕榈酸钙为主要成分。根据所含成分的比例不同而呈现不同的性状。含钙较多者 X 线检查常可显影。

根据胆石的分布不同,可将结石分为胆囊结石、肝外胆管结石及肝内胆管结石。

一、胆囊结石

胆囊结石(cholecystolithiasis)主要是胆固醇结石或以胆固醇为主的混合性结石和黑色素结石。成年人多见,女性多于男性。

(一)病因与发病机制 胆囊结石的成因非常复杂,是综合因素的结果。目前认为其基本因素是胆汁的成分和理化性质发生改变,胆汁中的胆固醇呈过饱和状态,易于沉淀析出、结晶形成结石。

1. **代谢因素** 脂类代谢异常可使胆汁的成分和理化性质发生改变,胆汁中的胆固醇呈过饱和状态,沉淀析出、结晶形成结石。另外,胆囊结石患者的胆汁中可能存在促成核因子，可分泌大量的黏液糖蛋白，促使成核和结石形成。胆固醇结石好发于高蛋白、高脂肪膳食的人群。

2. **胆囊收缩排空功能减退** 任何原因引起的胆囊收缩排空功能减退，都可导致胆囊内胆汁淤积，易于结石的形成。如存在胆固醇结石易感基因(Lith基因)时，促胆囊收缩素(CCK)受体表达被抑制，胆囊动力受损导致胆囊排空障碍；胃大部或全胃切除、迷走神经干切除术后，长期禁食或TPN治疗等也会引起胆囊收缩减少。

3. **其他** 胆囊细菌感染可导致胆汁的成分和理化性质发生改变；雌激素及其水平可能与胆囊结石的形成有关；肥胖、迅速的体重丢失、空腹时间长、不吃早餐等也是胆囊结石的高危因素。

(二)临床表现 大多数患者无症状，可在体检时被发现，称为无症状胆囊结石。也可表现为胆绞痛或急、慢性胆囊炎。患者是否出现症状与结石大小、部位、是否合并感染、梗阻及胆囊功能有关。有症状的胆囊结石临床主要表现为：

1. **胆绞痛** 是胆囊结石的典型表现。表现为突然发生的右上腹或上腹部阵发性剧烈绞痛，合并胆囊炎者，可呈持续性疼痛伴阵发性加剧，可向右肩胛部或背部放射，常伴恶心、呕吐等消化道症状。常见的诱因是饱餐、进食油腻食物后或睡眠时体位改变。胆囊收缩或体位的改变可导致结石移位并嵌顿于胆囊壶腹部或颈部，胆汁排空受阻，胆囊强力收缩，胆囊内压力升高而发生绞痛。

2. **胃肠道症状** 多数患者在进食后，尤其是进食油腻食物后，出现上腹部或右上腹部的隐痛不适、饱胀，嗳气、呃逆等消化不良的表现，易被误诊为"胃病"。

3. **Mirizzi综合征** 表现为反复发作的胆囊炎、胆管炎及梗阻性黄疸。系因较大结石持续嵌顿、压迫胆囊壶腹部和颈部，引起肝总管狭窄或胆囊胆管瘘所致。与肝总管、胆囊管伴行过长或两者汇合位置过低的解剖学变异有关(图4-17-3)。

4. **胆囊积液** 胆囊结石长期嵌顿但未发生感染时，胆汁中的胆色素被胆囊黏膜吸收，胆囊黏膜本身还可分泌黏液性物质，导致胆囊积液，积液呈无色透明，称为"白胆汁"。

5. **其他** 小的结石可经胆囊管排入胆总管形成继发性胆管结石；进入胆总管的结石通过Oddi括约肌可损伤或嵌顿于壶腹部引起胆源性胰腺炎；结石可排至小肠引起胆石性肠梗阻；结石的压迫可导致胆囊十二指肠瘘；结石和炎症的反复刺激可以诱发胆囊癌变。

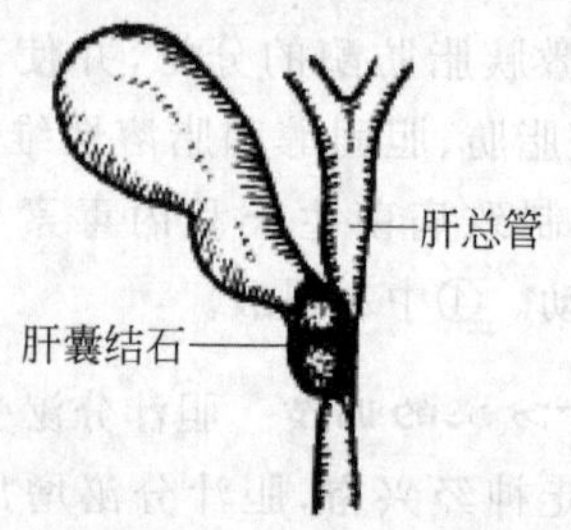

图4-17-3 Mirizzi综合征

6. **体征** 可有右上腹压痛，若继发感染，局部有炎性渗出，腹膜受到刺激，可出现右上腹明显压痛、反跳痛、肌紧张；有时可在右上腹触及肿大胆囊；可出现Murphy征阳性(检查者将左手平放于右肋部，拇指置于右腹直肌外缘与肋弓交界处，嘱其缓慢深吸气，如患者因拇指触及肿大的胆囊引起疼痛而突然屏气，则为阳性)。

(三)实验室及其他检查

1. **B超检查** 是首选方法。正确诊断率接近100%，可显示胆囊内结石。胆囊检查前常规禁食8小时以上；检查前一天晚餐应进食清淡饮食，以保证胆囊和胆管内胆汁充盈；若肠道气体过多，可以事先口服缓泻剂或通便，以减少气体干扰。超声检查应安排在其他内镜和钡餐造影检查前进行，否则，需在钡餐检查3天后，胆系造影2天后进行。

2. **CT及MRI检查** 能显示胆囊结石，但其费用高，临床上不作为常规检查。

(四)诊断要点 临床病史和体检可为诊断提供线索，确诊需依靠影像学检查，首选B超。

(五)治疗要点

1. **手术治疗** 对于有症状或有并发症的胆囊结石，胆囊切除是治疗胆囊结石的首选方法。根据病情可选择经腹或腹腔镜做胆囊切除术。

(1)腹腔镜胆囊切除术(LC)：属微创手术，具有创伤小、痛苦轻、恢复快、瘢痕小等优点，已成为常规手术。适应证为胆囊结石、慢性胆囊炎、胆囊息肉等，但是还不能完全替代开腹胆囊切除术。

(2)行胆囊切除时，若有下列情况应同时行胆总管探查术：①既往有梗阻性黄疸病史；②术前发现胆总管扩张或有结石、肿块；③术中发现胆总管扩张,管壁增厚或造影提示胆总管结石;④术中胆总管穿刺有血性胆汁或有泥沙样胆色素颗粒;⑤有胰腺炎病史或术中发现胰腺呈弥漫性炎症改变而不能排除胆管病变者。

2. **非手术治疗** 对于无症状者,一般认为不需立即手术切除胆囊,可观察和随诊。

二、胆管结石

胆管结石(choledocholithiasis)指发生在肝内、外胆管的结石。根据结石所在部位可分为肝内胆管结石和肝外胆管结石。前者位于肝管分叉部以上,可广泛分布于两叶肝内胆管,也可局限于某肝叶或肝段胆管内,左叶多于右叶,右叶又以右后叶多见;后者位于肝管分叉部以下,多发生在胆总管下端。

(一)病因与发病机制

1. **肝外胆管结石** 根据结石的发病原因可分为原发性和继发性两种。原发性胆管结石是指在胆管内形成的结石,主要为胆色素钙结石,其成因主要与胆管感染、胆管梗阻、胆管异物如蛔虫残体、虫卵、华支睾吸虫、缝线线结等有关;继发性胆管结石主要是由胆囊结石排至胆管所致,主要为胆固醇类结石或黑色素结石,也可能来源于肝内胆管结石。

2. **肝内胆管结石** 绝大多数为含有细菌的棕色胆色素钙结石。病因复杂,主要与胆管解剖变异、胆管感染、胆管寄生虫、胆汁淤滞、营养不良等有关。常呈肝段、肝叶分布,也有多肝段、肝叶结石。多见于肝左外叶及右后叶,与此处的解剖因素易导致胆汁引流不畅有关。

(二)病理变化 胆管结石的病理改变与结石的部位、大小及病程长短等有关。

肝外胆管结石会导致胆管不同程度的梗阻,梗阻近端胆管出现不同程度的扩张、管壁增厚,常有胆汁淤滞,易继发感染;感染发生后,胆管壁的充血、水肿会进一步加重梗阻,可使胆管由不完全性梗阻发展为完全性梗阻,出现梗阻性黄疸;完全梗阻继发感染者,可导致急性梗阻性化脓性胆管炎,胆管内压力进一步升高,脓性胆汁(包括细菌和毒素)逆流入血,引起脓毒血症;当感染导致胆管壁坏死、溃破,甚至形成胆管与肝动脉或门静脉瘘时,可引起胆管大出血;梗阻和感染还可造成肝细胞损害,甚至可发生肝细胞坏死,形成胆源性肝脓肿,反复发作可引起胆汁性肝硬化和门脉高压症;结石嵌顿于胆总管壶腹部时,可引起胰腺的急性或慢性炎症,称胆源性胰腺炎。

肝内胆管结石除具有肝外胆管结石的病理改变以外,还可出现肝内胆管狭窄或扩张,胆管炎,肝纤维组织增生,肝硬化、萎缩,甚至癌变,发生肝胆管癌。

(三)临床表现 取决于胆管有无梗阻、感染及其程度。患者一般无症状,或仅有上腹不适。但是当结石导致胆管梗阻并发感染时,典型的临床表现是Charcot三联征:腹痛,寒战、高热,黄疸。

1. **肝外胆管结石**

(1)腹痛:发生在剑突下或右上腹部,呈阵发性绞痛或持续性疼痛伴阵发性加剧,可向右肩或背部放射,常伴有恶心、呕吐。为结石下移、嵌顿于胆总管下端或壶腹部,引起胆总管平滑肌或Oddi括约肌痉挛所致。

(2)寒战、高热:胆管梗阻继发感染后,细菌与毒素逆行入血,会导致全身性感染。多发生于剧烈腹痛之后,一般呈弛张热,体温可高达39~40℃。

(3)黄疸:胆管梗阻后胆红素反流入血可导致黄疸,而黄疸的轻重程度、发生及持续时间与胆管梗阻的程度、部位、有无合并感染有关。如为不完全梗阻,黄疸程度较轻,完全性梗阻时黄疸较深;合并胆管炎时,黏膜水肿可致梗阻加重,随着炎症的发作和控制,黄疸可出现间歇性和波动性。出现黄疸时,常伴有尿色加深,粪色变浅,完全梗阻时可呈陶土样粪,还可出现皮肤瘙痒。

(4)消化道症状:多数患者有恶心、腹胀、嗳气、厌食油腻食物等。

2. **肝内胆管结石** 可多年无症状,或仅有上腹或胸背部的胀痛不适。患者多以急性胆管炎就诊,主要表现为腹痛、寒战、高热。是否出现黄疸与结石发生的部位有关,合并肝外胆管结石或双侧肝胆管结石者,可出现黄疸;若局限于某肝段或肝叶,可无黄疸。严重者可出现急性梗阻性化脓性胆管炎(详见胆管感染)。反复的梗阻、感染可导致多发的肝脓肿,甚至发生肝硬化、门静脉高压、肝胆管癌(表现为持续性腹痛、进行性消瘦、感染难以控制,腹部可出现肿物或腹壁瘘管流出黏液样液)。患者可因为长时间发热、消耗而出现营养不良。部分患者可有肝大、肝区压痛和叩击痛等体征。有其他并发症者可出现相应的体征。

(四)实验室及其他检查

1. **影像学检查**

(1)超声检查:B超可作为首选的检查方法,能够显示结石及其大小、部位，梗阻近端胆管扩张。内镜超声(EUS)可不受肥胖或肠道气体的干扰，对胆总管远端结石的诊断有重要价值。

(2) CT、MRI检查：能发现胆管扩张和结石的部位。尤其对肝硬化和癌变有重要诊断价值。

(3) 经皮肝穿刺胆管造影(PTC)、内镜逆行胰胆管造影(ERCP)检查：能直接观察胆管树的情况，观察有无结石、胆管狭窄及近端胆管扩张等，但是属有创检查，可能诱发胆管炎、急性胰腺炎，导致出血、胆瘘等并发症的发生。

(4) 磁共振胰胆管造影(MRCP)：可以发现胆管梗阻的部位，有助于诊断，但是观察结石的效果不一定满意。

2. **实验室检查** 合并胆管炎时改变明显，如白细胞计数及中性粒细胞比例升高；血清胆红素、转氨酶、碱性磷酸酶升高；尿中胆红素升高，尿胆原降低或消失；粪中尿胆原减少；糖链抗原(CA19-9)或CEA明显升高者应高度怀疑恶变。

(五) 诊断要点 胆绞痛的患者除胆囊结石外，需考虑胆管结石的可能。若合并胆管炎，有典型的Charcot三联征者，则诊断不难。最终确诊需要依靠影像学检查。

(六) 治疗要点 以手术治疗为主。原则是尽可能地取净结石，解除胆管梗阻或狭窄，去除感染灶，恢复和建立通畅的胆汁引流。

手术治疗

1. **肝外胆管结石** 以手术治疗为主。

(1) 胆总管切开取石、T管引流术(图4-17-4)。可采用腹腔镜或开腹手术。适用于单纯胆总管结石，胆管上、下端均通畅，无狭窄或其他病变者。若伴有胆囊结石或胆囊炎，应同时行胆囊切除术。术中应做胆管镜、胆管造影或超声检查，尽量取净结石；如条件不允许，也可在胆总管内放置T管，其主要目的是：①引流胆汁、减压：防止胆汁排出受阻而导致胆总管内压力增高，胆汁外漏，引起胆汁性腹膜炎；②引流残余结石：胆管内的残余结石，尤其是泥沙样结石，可通过T管排出体外；③支撑胆管：防止胆总管切口处瘢痕狭窄、管腔变小。术后可经T管造影或胆管镜检查、取石。

(2) 胆肠吻合术。又称胆汁内引流术。因该术式废弃了Oddi括约肌的功能，使用渐少。仅适用于，①胆总管扩张，而胆总管远端炎症狭窄造成梗阻无法解除者；②胆胰汇合部异常，胰液直接流入

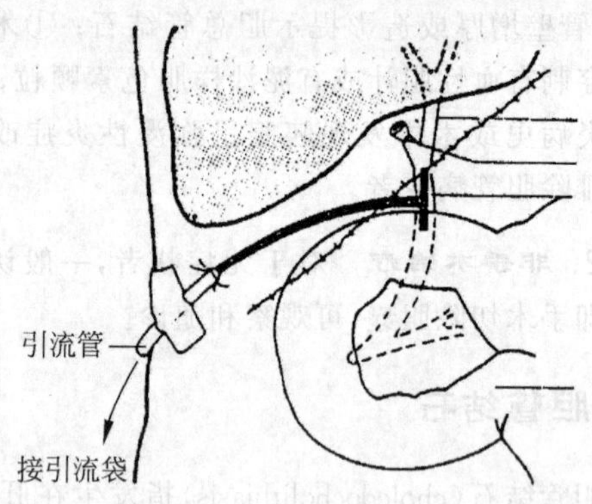

图4-17-4 胆总管切开取石加T管引流术

到胆管者；③胆管因病变，行部分切除，无法再吻合者。常用的手术方式有胆总管空肠Roux-en-Y吻合术等。行胆肠吻合术后，胆囊功能消失，应同时切除胆囊。

(3) 经内镜Oddi括约肌切开取石术。适用于胆石嵌顿于胆总管开口处，或胆总管下端良性狭窄及Oddi括约肌功能障碍者，尤其是已经行胆囊切除的患者。但是禁用于有出血倾向或凝血功能障碍、乳头开口十二指肠憩室、合并肝内胆管结石者。

2. **肝内胆管结石**

其治疗难度明显高于肝外胆管结石，关键问题是结石残余率高、再手术率高、可伴肝功能损害甚至肝衰竭。常用的手术方法包括：

(1) 胆管切开取石。是最基本的方法。争取切开狭窄的部位，沿胆总管向上切开甚至可达二级胆管，在直视下或经术中胆管镜取出结石，直至取净。对病损严重、病变局限者可进行肝部分切除，后可经肝断面胆管开口与高位胆管开口取石。对远离肝门但可在肝表面触及的表浅结石，可切开肝实质直接进入肝内胆管取石。对于泥沙样结石，可在肝断面胆管开口或肝实质胆管切开处置管冲洗、引流。

(2) 肝切除术。肝内胆管结石反复并发感染，可引起肝局限性纤维化、萎缩、功能丧失。切除病变部分的肝，包括结石及感染病灶，既可去除结石的再发源地，又可防止病变肝段、肝叶的癌变，是治疗肝内胆管结石的积极方法。若全肝内胆管充满结石，无法取净，且伴肝功能损害有生命危险者，可施行肝移植术。

(3) 胆肠吻合术。高位胆管切开取石后，可行肝管空肠Roux-en-Y吻合术。

(4) 残留结石的处理。肝内胆管结石术后结石残留比较常见，有20%～40%残留率，因此需行后续治疗来减少结石残留，常用治疗措施包括术后经引流管窦道行胆管镜取石；激光、超声、等离子碎石；中西医结合治疗等。

非手术治疗　也可作为术前准备治疗，包括：①急性期禁食、胃肠减压；②抗生素控制感染；③解痉；④利胆，可选择一些中药和中成药；⑤纠正水、电解质及酸碱平衡紊乱；⑥加强营养支持；⑦保肝及纠正凝血功能异常。

（七）护理要点

1. 术前护理

（1）病情观察。注意动态观察生命体征，腹痛程度与范围，有无畏寒、发热、腹膜刺激征的程度与范围及黄疸程度等方面的情况。监测各项实验室及其他检查结果的变化。患者若出现腹痛加重、范围扩大，畏寒、高热，黄疸进行性加重，血压下降、脉搏细速等，提示病情加重，应及时通知医师进行相应处理。

（2）疼痛护理

1）卧位：可采用半坐卧位、下肢屈曲的仰卧位、侧卧位等舒适的体位，以减轻腹壁紧张，减轻腹痛。

2）嘱患者禁食，必要时行胃肠减压，以减少胆囊收缩及胆汁的排出。

3）对诊断明确、剧烈疼痛的患者，可遵医嘱给予消炎利胆、解痉止痛的药物。但是禁用吗啡，以免引起 Oddi 括约肌收缩，增加胆管压力，加重疼痛。使用后及时评价止痛效果。

（3）改善营养，维持水、电解质和酸碱平衡。应指导和鼓励患者进食低脂、适当蛋白、高碳水化合物、高维生素的饮食。呕吐、禁食、胃肠减压可造成脱水和电解质失衡，需评估患者有无脱水及电解质紊乱的症状，遵医嘱合理补液，维持水、电解质和酸碱平衡。

（4）纠正凝血功能。胆管梗阻导致黄疸者，可因维生素 K 缺乏和凝血酶原合成障碍而有出血倾向，给予维生素 K_1 肌内注射和应用止血药物，预防术后出血。

（5）对症护理。高热者给予物理或药物降温，加强基础护理；若合并严重感染甚至发展为急性梗阻性化脓性胆管炎时，应遵医嘱积极行抗休克治疗，同时应用抗生素控制感染；胆管梗阻者可因胆汁淤滞、胆盐沉积导致皮肤瘙痒，应告诉患者瘙痒的原因，嘱其勿搔抓，防止抓破皮肤，可用温水擦洗皮肤，保持皮肤清洁，减轻瘙痒，瘙痒剧烈者，可遵医嘱应用外用药物或其他药物治疗。

2. 术后护理

（1）一般护理。

1）休息与活动：患者生命体征平稳后，帮助其采取半坐卧位或斜坡卧位，以利于引流和呼吸，预防膈下脓肿的发生。早期鼓励患者进行床上活动，病情允许者，争取尽早下床活动，以利于肠蠕动的恢复，防止肠粘连。

2）饮食护理：禁食期间通过肠外营养补充营养需求，拔除胃管后，根据患者肠道功能恢复情况，由无脂流质逐渐过渡到低脂饮食。

（2）引流管的护理

1）做好标记。尤其是留置多个引流管时，应分别标明，如腹腔引流管、胆囊造口管、胆总管 T 管、胆肠吻合口内支撑管等。

2）妥善固定。用缝线或胶布将引流管固定于腹壁。远端妥善固定，保持引流管适宜的长度，太长容易造成折叠、扭曲，太短则会影响患者的活动，可能因过度牵拉而脱出。

3）保持引流通畅。避免引流管扭曲、折叠或受压，定时从引流管的近端向远端挤捏，以保持引流通畅。

4）观察引流情况。定期观察并记录引流液的量、颜色及性状。①腹腔引流管：术后早期可引流出暗红色血性液，以后颜色逐渐变浅，量逐渐减少。注意观察有无腹腔内出血、胆瘘或肠瘘的发生。②T 管：正常成人每日分泌的胆汁量为 800～1 200mL，呈黄色或黄绿色，清亮、无沉渣。术后 24 小时内引流量为 300～500mL，进食后可增至每日 600～700mL，以后逐渐减少至每日 200mL 左右。术后 1～2 天，胆汁颜色可呈棕黄色混浊状，其中可混有絮状物、结石等，以后逐渐变为黄绿色、清亮。若胆汁突然减少甚至无胆汁流出，可能是引流管发生阻塞、受压、扭曲、折叠或脱出，应及时查找原因并处理；若引流出的胆汁量过多，常提示胆管下端梗阻；若从 T 管中引流出鲜红色血液，提示胆管出血，应及时通知医师，协助医师处理。

5）预防感染。引流管伤口换药及定期更换引流袋时，应严格无菌操作；平卧时引流袋的位置不可高于腋中线，坐位、站立或行走时不可高于腹部切口，以防引流液反流导致感染，但是 T 管引流袋的位置也不宜过低，防止胆汁流失过多；加强引流管周围皮肤的护理，保持局部干燥，尤其是 T 管周围有胆汁样渗出物时，应及时更换浸湿的敷料，局部皮肤涂氧化锌软膏，防止胆汁刺激和损伤皮肤。

6）拔管护理。①腹腔引流管：一般在术后 48～72 小时，引流量逐渐减少时，即可拔除；②T 管：若患者黄疸消退，无腹痛、发热，粪颜色正常；胆汁引流量逐渐减少，颜色呈透明金黄色，无沉渣及絮状物，无脓液、结石，可在术后 10 天左右，试行夹管

1～2天,夹管期间注意观察病情变化,如无腹胀、发热、黄疸等症状,可经T管行胆管造影,造影后须立即持续引流T管24小时以上,充分引流对比剂,以减少造影后反应和继发感染。若造影无异常发现,再夹管1～2天,患者无不适即可拔管。拔管后残留窦道以凡士林纱布填塞,1～2天可自行闭合。若造影发现结石残留,则需保留T管6周以上,再做处理。拔管后一周内,均需警惕胆汁外漏甚至发生腹膜炎,注意观察患者体温、有无黄疸和腹痛再发作,以便及时处理。

(3) 密切观察病情变化,预防和及时处理并发症 密切观察生命体征变化,尤其是血压变化,观察有无休克征象。注意患者腹部症状与体征有无好转,观察各引流管引流液的量、颜色和性状,注意有无出血和胆瘘等情况。观察黄疸程度、消退情况,观察记录粪的颜色,检测胆红素的含量,了解胆汁是否流入十二指肠。

1) 出血的预防和护理:术后早期出血多是由于术中结扎血管线脱落、肝断面渗血或凝血功能障碍所致。护理上应注意,①加强观察:密切观察患者生命体征(尤其是血压)、腹腔引流液的情况及腹部的症状和体征。如果术后早期,患者腹腔引流管内引流出较多的血性液,呈鲜红色,每小时超过100mL,持续3小时以上,或患者出现腹胀、腹围增大,伴有面色苍白、脉搏细速、血压下降等休克表现,提示患者可能存在腹腔内出血;若T管引流出血性胆汁或鲜血,粪便呈柏油样,可伴心率增快、血压下降等,提示胆管内出血或胆肠吻合口出血。一旦出现应及时报告医师,并配合医师处理。②有凝血功能障碍者,术后继续遵医嘱给予维生素K_1肌内注射。

2) 胆瘘的预防和护理:造成胆瘘可能的原因有胆囊管结扎线松脱、术中损伤胆管、胆总管缝合不严密、T管引流不畅、脱出或拔管动作粗暴、拔管后瘘管未形成等。护理上应注意,①加强观察:若患者的腹腔引流管中引流出黄绿色胆汁样液体,患者有腹膜炎的表现,常提示患者发生胆瘘。需要注意的是,有时胆汁积于膈下或腹腔形成脓肿,表现为腹痛、发热、黄疸等,甚至胆汁性腹膜炎的表现,但腹腔引流管无胆汁流出。一旦发现胆瘘,应立即报告医师,配合医师采取相应的处理。②做好T管引流的护理,详见“引流管的护理”。

3) 肺部并发症的预防和护理:术后常见的肺部并发症有肺不张和肺炎,多见于老年人、长期吸烟者、慢性支气管炎患者。手术后因切口疼痛,患者不敢咳嗽,不能将痰液有效地咳出,阻塞支气管导致肺不张、肺炎。主要表现为呼吸急促、病侧呼吸音减弱、发热、白细胞增多。对于肺部并发症应重在预防,术前加强深呼吸的练习,积极治疗呼吸道疾病;术后鼓励排痰,痰液黏稠者可给予雾化吸入,以稀释痰液,必要时可协助排痰。

3. 健康教育

(1) 合理饮食:指导患者定时进餐,以减少胆汁在胆囊中储存的时间,避免暴饮暴食和经常不食早餐;忌吃大量高糖、高脂肪、高胆固醇食物,建议患者以植物油作为摄入油脂的主要来源,且以每日25g为宜,蛋黄、动物内脏、海鲜等高胆固醇食物尽量少吃。但是也不主张患者完全吃素食,因为不吃脂类、蛋白质食物就不能刺激胆囊及时收缩,造成胆汁淤积,而胆汁淤积更易于结石的形成。

(2) 积极防治胆管感染:胆管感染可加速胆石的发生发展。指导患者定期体检,以了解结石的大小、数量及它们的变化。

(3) 及时随诊:告诉患者胆囊切除术后常有大便次数增多,数周或数月后会逐渐减少。如出现腹痛、发热、黄疸等,应及时就诊。

(4) 带T管出院患者的指导:告知患者留置T管引流的目的,指导其进行自我护理。①妥善固定引流管和引流袋,尽量穿宽松、柔软的衣服,避免举重物或过度活动,防止扭曲、受压、脱出或胆汁逆流;②沐浴时应采取淋浴的方式,并用塑料薄膜覆盖引流管处的伤口;③引流管一旦脱出,或引流异常、身体不适,应及时就诊。

第3节 胆管感染

按发病部位可分为胆囊炎和胆管炎,按发病急缓和病程经过可分为急性、亚急性和慢性炎症。胆管感染主要是由胆管梗阻、胆汁淤滞造成,胆管结石是造成梗阻的主要原因,而胆管的反复感染又是结石形成的致病因素和促发因素,进一步加重胆管感染,故胆管感染与胆石症常互为因果。

一、急性胆囊炎

急性胆囊炎(acute cholecystitis)指发生在胆囊的急性化学性和(或)细菌性炎症,是外科常见急腹症,女性多见。根据胆囊内有无结石,又可分为急性结石性胆囊炎和急性非结石性胆囊炎。

(一) 病因与发病机制

1. 急性结石性胆囊炎

(1) 胆囊管梗阻:胆囊结石阻塞胆囊管、嵌顿于胆囊颈，均可引起胆汁排出受阻，胆汁滞留、浓缩。高浓度胆汁酸刺激胆囊黏膜，导致胆囊黏膜充血、水肿、炎症，甚至坏死。另外，结石也可直接损伤受压部位的胆囊黏膜引起炎症。

(2) 细菌感染：致病菌多通过胆管逆行进入胆囊，也可自血循环或淋巴途径入侵。在胆汁排出不畅时，胆囊的内环境有利于细菌的生长、繁殖。致病菌主要为革兰阴性杆菌，以大肠埃希菌最常见，常并发厌氧菌感染。

2. 急性非结石性胆囊炎　病因不甚清楚，通常在严重创伤、感染、烧伤或腹部非胆管手术后等危重患者中发生；长时间TPN、胆囊管扭曲等，也可引起胆囊炎症。一般认为与胆汁淤积和胆囊黏膜缺血等多因素有关。

(二) 病理变化

1. 急性结石性胆囊炎　根据病变发展的程度可分为急性单纯性胆囊炎、急性化脓性胆囊炎和急性坏疽性胆囊炎。

(1) 急性单纯性胆囊炎：病变开始时，胆囊管梗阻，胆汁淤积，黏膜充血、水肿、渗出增多，胆囊肿大。此阶段若治疗及时、恰当，梗阻解除、炎症消退，大部分组织可恢复原来的结构，不遗留瘢痕。

(2) 急性化脓性胆囊炎：如果病情进一步加重，病变可累及胆囊壁的全层，胆囊壁充血、水肿加重，囊壁增厚，出现瘀斑或脓苔，部分黏膜坏死脱落，甚至浆膜层也有纤维素或脓性渗出。若发展到此期，即使治愈也会产生纤维组织增生、瘢痕化，容易再发生胆囊炎症。

(3) 急性坏疽性胆囊炎：若病变继续发展，胆囊内压力进一步增高，胆囊壁血管受压导致血液循环障碍，继而缺血坏疽，即为急性坏疽性胆囊炎。全胆囊坏疽后，胆囊功能消失。坏疽性胆囊炎常并发胆囊穿孔，导致胆汁性腹膜炎，穿孔部位常在颈部和底部。

发生胆囊炎时，可因周围组织粘连包裹形成胆囊周围脓肿。若病变过程中胆囊管梗阻解除，炎症可逐渐消退；若胆囊内脓液进入胆管和胰管，可引起胆管炎或胰腺炎；急性胆囊炎因胆石压迫和炎症浸润，可穿破胃、十二指肠等周围器官形成胆囊胃肠道内瘘，急性炎症可因内瘘减压而迅速消退。

2. 急性非结石性胆囊炎　本病的病理变化与急性结石性胆囊炎相似，但更易发生胆囊坏疽和穿孔，可能与本病的固有特征或易延误诊断和治疗有关。

(三) 临床表现

1. 急性结石性胆囊炎

(1) 症状

1) 腹痛：多数患者有上腹部疼痛史。急性结石性胆囊炎急性发作时，刚开始仅有右上腹部持续性钝痛或胀痛，逐渐发展至呈阵发性加剧，疼痛常放射至右肩、肩胛、背部。常在饱餐、进食油腻食物后或夜间发作。

2) 消化道症状：腹痛发作时，多伴恶心、呕吐、厌食、便秘等消化道症状。

3) 感染、中毒症状：患者常有轻度至中度发热，可有畏寒，通常无寒战。若出现寒战、高热，表明胆囊炎症反应重，可能发生胆囊坏疽、穿孔、胆囊积脓，或合并急性胆管炎。

4) 黄疸：10%～20%的患者可出现轻度黄疸，可能是胆色素通过受损的胆囊黏膜进入血循环或邻近炎症引起Oddi括约肌痉挛所致。Mirizzi综合征的患者可出现反复发作的胆囊炎、胆管炎及梗阻性黄疸。

(2) 体征：右上腹可有不同程度和不同范围的压痛，炎症波及浆膜时，可有反跳痛和腹肌紧张，Murphy征阳性。有些患者可触及肿大的胆囊并有触痛。若胆囊被大网膜包裹，可形成边界不清、固定压痛的肿块；若发生穿孔，可出现弥漫性腹膜炎的表现。

2. 急性非结石性胆囊炎　急性非结石性胆囊炎的临床表现与急性结石性胆囊炎基本相似，但不典型，多发生在男性、老年患者。腹痛症状常被患者伴发的其他严重疾病所掩盖，易误诊和延误治疗。对于危重的、严重创伤或长期胃肠外营养支持的患者，出现右上腹疼痛并伴有发热时，应警惕本病的发生，须进一步检查。

(四) 实验室及其他检查

1. 实验室检查　血常规可提示白细胞计数及中性粒细胞比例升高；部分患者可能有血清转氨酶、血清总胆红素、血清淀粉酶升高。

2. 影像学检查　B超检查可显示胆囊增大，囊壁增厚，明显水肿时可见双边征，并可探及胆囊内结石影像。CT、MRI可协助诊断。

(五) 诊断要点　典型的临床表现，结合实验室和影像学检查，诊断一般没有困难。需要注意与消化性溃疡穿孔、急性胰腺炎、高位阑尾炎、肝脓肿、胆囊癌等疾病相鉴别。

(六) 治疗要点 主要是手术治疗,手术时机及手术方法的选择应根据患者的具体情况而定。

1. **非手术疗法** 既可作为治疗方法,也可作为术前准备。包括禁食,输液,维持水、电解质及酸碱代谢平衡,营养支持,补充维生素;选用对革兰阴性细菌及厌氧菌均有作用的抗生素或联合用药,进行抗感染治疗;使用解痉止痛、抗炎利胆药物等进行对症处理。

2. **手术治疗**

(1) 手术时机的选择。急诊手术的适应证:①发病在48~72小时以内者;②经非手术治疗无效且病情恶化者;③有胆囊穿孔、弥漫性腹膜炎、急性化脓性胆管炎、急性坏死性胰腺炎等严重并发症者。急性非结石胆囊炎一经确诊,也应及早手术治疗,以免发生坏疽穿孔。其他患者,特别是年老体弱的高危患者,应争取在患者最佳状态时行择期手术。

(2) 手术方式。①胆囊切除术:首选腹腔镜胆囊切除术,也可用传统的或小切口的胆囊切除。若分离胆囊床困难或可能出血者,可行部分胆囊切除术。②胆囊造口术:对高危患者,或局部炎症水肿、粘连重,解剖关系不清者,特别是在急诊情况下,可先行造口术进行减压引流,3个月后再行胆囊切除。③超声或CT引导下经皮经肝胆囊穿刺引流术(PTGD):适用于病情危重又不宜手术的化脓性胆囊炎患者,可降低胆囊内的压力,待急性期过后再行择期手术。

二、慢性胆囊炎

慢性胆囊炎(chronic cholecystitis)是胆囊持续的、反复发作的炎症过程。患者多并发有胆囊结石。

(一) 病因与发病机制 大多继发于急性胆囊炎,是急性胆囊炎反复发作的结果。其病理特点是胆囊壁炎性细胞浸润,纤维组织增生。随着炎症的反复发作,胆囊与周围组织粘连、胆囊壁增厚、逐渐瘢痕化,甚至出现胆囊萎缩,完全失去功能。

(二) 临床表现 常不典型,多数患者有胆绞痛病史。可有右上腹隐痛或上腹部闷胀不适,厌油腻,伴嗳气、脂肪泻等消化不良症状。腹部检查可无体征,或仅有右上腹深压痛,Murphy征可呈阳性。

(三) 实验室及其他检查 慢性胆囊炎未急性发作时,白细胞计数、中性粒细胞以及肝功能检查多无明显异常。影像学检查首选B超,可显示胆囊腔缩小、囊壁增厚、胆囊排空功能减退或消失,内常有结石影像。

(四) 诊断要点 有腹痛发作史并胆囊结石的证据提示慢性胆囊炎的诊断。

(五) 治疗要点 对临床症状明显又伴胆囊结石者,或确诊为本病的无结石者,应行胆囊切除,首选腹腔镜胆囊切除。对不能耐受手术者,可采用非手术治疗,包括限制脂肪饮食、口服溶石药物、服用抗炎利胆药物或中药治疗等。

三、急性梗阻性化脓性胆管炎

急性梗阻性化脓性胆管炎(acute obstructive suppurative cholangitis,AOSC)是在胆管梗阻的基础上并发急性化脓性细菌感染所致,是急性胆管炎的严重阶段,故亦称为急性重症胆管炎(acute cholangitis of severe type,ACST)。

(一) 病因与发病机制

1. **病因**

(1) 胆管梗阻:在我国最常见的原因是肝内胆管结石,其他还有胆管寄生虫、胆管良性狭窄、原发性硬化性胆管炎、先天性胆管解剖异常等。随着手术及介入治疗的增多,由胆肠吻合口狭窄、经皮肝穿刺胆管造影(PTC)、内镜逆行胰胆管造影(ERCP)、放置内支架等引起梗阻者也逐渐增多。

(2) 细菌感染:致病菌多来自胃肠道,可以是单一菌种感染,也可以是两种或以上菌种的混合感染,其中以大肠埃希菌最为常见,变形杆菌、铜绿假单胞菌和克雷白杆菌次之。近年来,厌氧菌及革兰阳性球菌在胆管感染中的比例有增高的趋势。

2. **发病机制** 急性梗阻性化脓性胆管炎的基本病理改变是胆管梗阻和化脓性感染。胆管梗阻加上细菌感染,导致梗阻以上胆管扩张、胆管壁黏膜充血水肿、炎性细胞浸润、溃疡形成,管腔内逐渐充满脓性胆汁或脓液,使得梗阻逐渐加重,甚至完全梗阻。以上改变导致胆管内压力不断升高,当胆管内压力超过$40cmH_2O$($1cmH_2O=0.098kPa$)时,肝细胞停止分泌胆汁,脓性胆汁和其中的细菌、毒素反流,引起肝内胆管及肝细胞化脓性感染。若感染进一步加重,可引起肝细胞的坏死,范围与梗阻部位有关;胆管压力增高可导致胆小管溃破,后形成胆小管与肝动脉或门静脉瘘,可在肝内形成多发性脓肿及胆管出血;大量细菌和毒素可从胆汁进入血循环,引起全身脓毒血症、感染性休克,严重者可导致多器官功能障碍综合征(MODS)或多器官功能衰竭(MOF),甚至引起患者死亡。致死的原因常是不可逆转的休克、全身感染、肾功能不全、多发性肝脓肿、肝衰竭、多器官功能衰竭。

(二)临床表现　本病发病急骤,病情进展迅速。多数患者有较长的胆管感染病史和胆管手术史。除具有急性胆管炎的Charcot三联征外,还有休克、中枢神经系统受抑制的表现,称为Reynolds五联征。根据患者胆管梗阻的水平、程度及胆管感染程度的不同,其临床表现也不完全相同。

1. Charcot三联征　主要表现为上腹部剧烈疼痛,寒战、高热和黄疸,是本病的典型症状,见于绝大多数患者,也是胆管炎的基本表现和早期症状。

(1)腹痛:多表现为突发的剑突下或右上腹部持续性疼痛,可伴阵发性加剧,常向右肩或背部放射,常伴恶心、呕吐。但是,腹痛程度因梗阻部位不同而有差别,肝外梗阻者症状明显,肝内梗阻者疼痛较轻。腹痛性质也可因原有的病变不同而不同,如胆总管结石、胆管蛔虫多为剧烈绞痛;肝内胆管狭窄或胆管肿瘤梗阻等可能为右上腹、肝区的剧烈胀痛。

(2)寒战、高热:体温一般在39℃以上,不少患者可达40～41℃,呈弛张热。

(3)黄疸:由胆管梗阻及肝细胞的急性损伤所致,其程度随病程的长短和胆管梗阻的部位而异。病程长者多有明显的黄疸;肝外胆管梗阻者,黄疸多明显;病程短者,黄疸可能较轻或暂未出现;一侧肝胆管阻塞引起者,可能不表现黄疸或黄疸较轻。

2. 感染性休克的表现　患者出现呼吸急促、出冷汗、血压下降、脉搏细速,达120次/分以上,全身发绀或皮下瘀斑,神志恍惚,烦躁不安,甚至昏迷、死亡。低血压是本病的一个重要表现,多发生于病程的晚期,出现在腹痛、寒战、高热之后,但病情严重者也可在发病早期数小时后出现,部分患者尚未出现明显黄疸即已存在感染性休克。

3. 中枢神经系统受抑制的表现　患者表现为神情淡漠、嗜睡、神志不清,甚至昏迷;合并休克者,可表现为烦躁不安、谵妄等。

4. 腹部体征　患者右上腹部及剑突下区压痛明显,可触及明显的反跳痛和肌紧张。常有肝大、压痛,肝区叩击痛。

(三)实验室及其他检查

1. 实验室检查　血常规示白细胞和中性粒细胞均明显增高,白细胞计数可达20×10^9/L以上;血生化检查示肝功能损害、电解质紊乱、尿素氮升高等;凝血酶原时间延长;血气分析可显示血氧分压降低、代谢性酸中毒;尿常规检查可发现蛋白及颗粒管型;寒战时血培养多为阳性。

2. 影像学检查　应根据病情选择简单、实用、方便的检查方法。首选B超检查,可显示肝内、外胆管不同程度的扩张、胆总管或肝内胆管结石、肝和胆囊增大等。必要时可酌情行CT、MRCP、PTC及ERCP等检查。PTC及ERCP还可同时行胆管引流。

(四)诊断要点　既往有胆管病史或手术史,出现右上腹痛、寒战、高热、黄疸、低血压、神经系统受抑制的表现,结合影像学检查,即可作出诊断。

(五)治疗要点　治疗原则是立即解除胆管梗阻并引流,尽早而有效地降低胆管内压力,积极控制感染和抢救患者的生命。

1. 非手术治疗　既是治疗手段,又可作为术前准备。主要包括:①抗休克治疗,尽快恢复血容量;②联合使用足量有效的抗生素;③纠正水、电解质紊乱和酸碱失衡,常见的是等渗性或低渗性脱水及代谢性酸中毒;④对症治疗:禁食、胃肠减压、解痉止痛、降温、支持治疗等;⑤如经短时间治疗后,病情不见好转,可考虑应用肾上腺皮质激素和血管活性药物等,以提高血压、保护细胞膜、对抗细菌毒素,并注意改善通气功能、纠正低氧血症等。非手术治疗期间,应密切观察病情变化,如病情继续恶化,应在抗休克的同时行紧急胆管引流治疗,如经内镜鼻胆管引流术(ENBD)或经皮经肝胆管引流(PTCD)。ENBD比手术创伤小,能够有效减压,并可根据需要放置两周或更长时间,但是高位胆管梗阻引起的胆管炎引流效果不肯定。PTCD操作简单,能够及时减压,对较高位的胆管阻塞或非结石性阻塞效果较好,但引流管容易脱落或被结石堵塞,并且需注意患者的凝血功能。如经PTCD或ENBD治疗效果不佳,应及时改行手术治疗。

2. 手术治疗　目的在于解除梗阻、胆管减压,抢救患者生命。通常采用的是胆总管切开减压、T管引流术。

四、胆管感染患者的护理要点

胆管感染患者的护理与胆石症患者的护理大致相同,可参照本篇第17章第2节“胆石症”患者的护理。但是由于胆管感染患者多为急重症,护理过程中应特别注意观察病情、维持体液平衡、积极防治休克,做好其他并发症的预防和护理。

1. **病情观察** 注意动态观察患者的生命体征,腹痛的情况,有无畏寒、发热,腹膜刺激征的程度与范围、黄疸程度等,并监测各项实验室及其他检查结果的变化。若患者出现腹痛进行性加重、范围扩大,出现压痛、反跳痛、肌紧张或腹膜刺激征的程度加重、范围扩大;黄疸进行性加重;体温过高或不升;血压下降、脉搏细速;烦躁不安、谵妄或神志淡漠、不清;每小时尿量减少或无尿;肝、肾功能异常;血氧分压降低或代谢性酸中毒;凝血酶原时间延长等,均提示病情加重,应及时联系医师进行相应的处理。

2. **防治感染** 遵医嘱及时正确地使用抗生素防治感染,注意观察药物的疗效及副作用。

3. **维持水、电解质及酸碱平衡,改善营养** 禁食期间,可经胃肠外途径补充足够的热量、氨基酸、维生素、电解质,以维持水、电解质,酸碱平衡和良好的营养状态。病情允许后,可指导患者进低脂、适当蛋白、高热量、高维生素易消化的饮食。贫血者,可输浓缩红细胞或全血;低蛋白血症者,可输注白蛋白和全血。

4. **防治休克** 迅速建立两条以上有效的静脉通道,有条件者应放置中心静脉导管,遵医嘱快速补液以恢复有效循环血量。必要时可应用血管活性药物和肾上腺皮质激素,以改善和保证组织灌流和供氧。严密监测患者的生命体征和循环功能,如脉搏、血压、中心静脉压和尿量等,准确记录 24 小时出入水量,为补液提供可靠依据。

5. **降温** 高热者,遵医嘱联合应用足量有效的广谱抗生素,以控制感染;同时给予药物和物理降温,做好基础护理。

6. **复查** 对于非手术治疗或行姑息手术的患者,应遵医嘱服药,并定期到医院检查,以确定是否进行手术治疗及手术的时机。

(卢 颖)

第18章 胰腺疾病患者的护理

第1节　急性胰腺炎

急性胰腺炎(acute pancreatitis)是多种病因导致胰腺分泌的胰酶在胰腺内被异常激活,对胰腺组织自身及其周围脏器产生消化作用而引起的炎症性疾病,是一种常见的急腹症。临床上以急性上腹痛、恶心、呕吐、发热、血胰酶增高等为特点。按病变程度分为轻症急性胰腺炎(mild acute pancreatitis,MAP)和重症急性胰腺炎(severe acute pancreatitis,SAP),后者占10%～20%。前者病情轻、有自限性、预后好,死亡率低于1%;后者病情凶险,死亡率可高达10%～30%。

一、病因及发病机制

引起急性胰腺炎的病因很多,国内以胆管疾病为主,占50%以上,故称为胆源性胰腺炎。

1. **胆管疾病**　下列因素可能与胆源性胰腺炎有关:①胆石、胆管感染、胆管蛔虫致壶腹部狭窄和(或)Oddi括约肌痉挛,胆管内压力超过胰管内压力,使胆汁反流入胰管,胆盐引起腺泡细胞坏死,使消化酶易进入胰实质,导致急性胰腺炎;②胆石在移行过程中损伤胆总管、胰管、壶腹部或胆管炎症引起管道暂时性松弛,使十二指肠液反流入胰管,其中的肠激酶等物质可激活胰液中各种酶,从而引起急性胰腺炎;③胆管有炎症时细菌毒素、游离胆酸、非结合胆红素等通过胆胰间淋巴管交通支扩散到胰腺,激活胰酶引起急性胰腺炎。

2. **过量饮酒和暴饮暴食**　乙醇可直接损伤胰腺组织、降低胰腺血流灌注,还可刺激胰液分泌,引起十二指肠乳头水肿和Oddi括约肌痉挛,从而造成胰腺管梗阻、胰管内压力增高,导致细小胰管破裂、胰液进入腺泡周围组织,进行"自我消化"。暴饮暴食使大量食糜短时间内进入十二指肠,刺激乳头使之水肿,Oddi括约肌痉挛,同时引起胰液过度分泌,导致胰腺炎的发生。

3. **十二指肠液反流**　十二指肠溃疡、十二指肠憩室、环状胰腺、胃大部切除术后输入袢梗阻等可引起十二指肠内压力增高,导致十二指肠液向胰管内反流,胰蛋白酶原被激活而发生胰腺自身消化。

4. **手术与创伤**　腹腔手术特别是胰胆和胃部手术、腹部钝挫伤等可直接或间接损伤胰组织和影响胰腺的血液供应而引起急性胰腺炎;ERCP检查后,少数可因重复注射对比剂或注射压力过高,发生胰腺炎。

5. **内分泌与代谢障碍**　任何引起高钙血症的原因,如甲状旁腺肿瘤、维生素D过多等,均可引起胰管钙化、管内结石致胰液引流不畅,甚至胰管破裂;高脂血症,因胰液内脂质沉着或来自胰外脂肪栓塞均可能引起胰腺炎的发生。

6. **某些药物**　如噻嗪类利尿药、硫唑嘌呤、糖皮质激素、甲硝唑、红霉素、磺胺类等可直接损伤胰腺组织,使胰液分泌增加或黏稠度增加,从而引起胰腺炎,多发生在服药最初2个月,与剂量相关性不大。

7. **其他**　感染、妊娠、遗传和自身免疫性疾病也可能是急性胰腺炎的发病因素。

急性胰腺炎的发生机制尚未完全阐明。已有共识的是,在以上各种病因的作用下,胰腺消化酶原被激活,使胰腺发生自身消化。正常胰腺分泌的消化酶有两种形式:一种是有生物活性的酶,如淀粉酶、脂肪酶和核糖核酸酶等;另一种是以前体或酶原形式存在的无活性的酶,如胰蛋白酶原、糜蛋白酶原、前磷脂酶、前弹力蛋白酶、激肽释放酶原等。在正常情况下,合成的胰酶绝大部分是无活性的酶原。当胰液进入十二指肠后,在肠激酶作用下,首先激活胰蛋白酶原,形成胰蛋白酶,在胰蛋白酶作用下使各种胰消化酶原被激活为有生物活性的消化酶,对食物进行消化。与自身消化理论相关的机制:①各种病因导致腺泡内酶原被激活,发生胰腺自身消化的连锁反应;②胰腺导管内通透性增加,使活性胰酶渗入胰腺组织,加重胰腺炎症。两者在急性胰腺炎发病中可能为序贯作用。近年的研究揭示:

急性胰腺炎时,腺泡细胞释放一系列炎性介质,如肿瘤坏死因子(TNF-α)、IL-1、IF-2、IF-6 等,可引起炎症的级联反应。炎症的级联反应在 80%～90% 的患者中呈自限性,过度的炎症反应则可导致胰腺局部出血、坏死,甚至多脏器功能衰竭。

急性胰腺炎的病理变化一般分为水肿型和出血坏死型两型。水肿型胰腺炎发生胰腺肿大、水肿、胰腺周围有少量脂肪坏死,组织学检查有间质水肿、充血、炎症细胞浸润;出血坏死型胰腺炎有较大范围的脂肪坏死灶和钙化斑,镜下胰腺组织的坏死主要是凝固性坏死、细胞结构消失。由于胰液外溢和血管损害,部分病例可有化学性腹腔积液、胸腔积液和心包积液,并易继发细菌感染。

二、临床表现

水肿型胰腺炎症状相对较轻,呈自限性。出血坏死型胰腺炎起病急骤、症状严重、变化迅速,常伴有休克及多种并发症。

1. 症状

(1) 腹痛:腹痛为本病的主要表现及首发症状。常在胆石症发作不久、酗酒或暴饮暴食后突然发病。程度轻重不一,疼痛部位常位于中上腹,呈持续性钝痛、刀割样痛、钻痛或绞痛,可向腰背部呈带状放射,取弯腰抱膝位可减轻。水肿型患者腹痛 3～5 天后缓解,出血坏死型患者剧痛持续时间较长,病情发展较快。

(2) 恶心、呕吐及腹胀:与腹痛同时存在。起病时有恶心、呕吐,有时剧烈而频繁,呕吐物为十二指肠内容物,呕吐后腹痛并不减轻。同时伴有腹胀,随病情发展,因肠管浸泡在含有大量胰液、坏死组织和毒素的血性腹腔积液中而发生麻痹,甚至出现麻痹性肠梗阻。

(3) 发热:水肿型胰腺炎可有中度以上发热,38℃左右,一般持续 3～5 天;出血坏死型发热较高,多持续不退;并发胆管感染时常伴寒战、高热。

(4) 休克和脏器功能障碍:仅见于出血坏死型胰腺炎。早期以低血容量性休克为主,后期合并感染性休克。伴急性肺功能衰竭时可出现呼吸困难和发绀;有胰性脑病者可引起中枢神经系统症状,如感觉迟钝、意识障碍等;病情严重者可有 DIC 表现。

2. 体征

(1) 腹膜炎体征:轻症急性胰腺炎的患者腹部体征较轻,往往与主诉腹痛程度并非十分相符,可有腹胀和肠鸣音减少,无明显肌紧张和反跳痛。重症急性胰腺炎的患者上腹或全腹压痛明显,并有腹肌紧张和反跳痛,肠鸣音减弱或消失,可出现移动性浊音,并发脓肿时可扪及有明显压痛的腹块。伴麻痹性肠梗阻时,腹胀明显,腹腔积液多呈血性,其中淀粉酶明显升高。

(2) 皮下出血:少数严重出血坏死型胰腺炎患者因外溢的胰液沿组织间隙渗入皮下,溶解皮下脂肪,使毛细血管破裂出血,致腰部、季肋部和腹部皮肤呈暗灰蓝色,称 Grey-Turner 征;还可致脐周皮肤青紫,称 Cullen 征。

(3) 黄疸:胆总管或壶腹部结石、胰头炎性水肿压迫胆总管时,可出现黄疸。

3. 并发症

(1) 局部并发症。①胰腺脓肿:重症胰腺炎起病 2～3 周后,因胰腺及胰周坏死继发感染而形成脓肿;②假性囊肿:常在病后 3～4 周形成,系由胰液和液化的坏死组织在胰腺内或其周围包裹所致。多位于胰体尾部,大小不一,可压迫邻近组织引起相应症状。囊壁无上皮,仅见坏死肉芽和纤维组织,囊肿穿破可致胰源性腹腔积液。

(2) 全身并发症。重症胰腺炎常并发不同程度的多器官功能衰竭(multiple organ failure,MOF):①急性呼吸衰竭:急性呼吸窘迫综合征,突然发作、进行性呼吸窘迫、发绀等,常规氧疗不能缓解。②急性肾衰竭:表现为少尿、蛋白尿和进行性血尿素氮、肌酐增高等。③心力衰竭与心律失常:心包积液、心律失常和急性心力衰竭。④消化道出血:上消化道出血多由应激性溃疡或黏膜糜烂所致,下消化道出血可由胰腺坏死穿透横结肠所致。⑤胰性脑病:表现为精神异常(幻想、幻觉、躁狂状态)和定向力障碍等。⑥败血症及真菌感染:早期以革兰阴性杆菌为主,后期常为混合菌,且败血症常与胰腺脓肿同时存在;病情严重者,机体的抵抗力极低,加上大量使用抗生素,极易产生真菌感染。⑦高血糖:多为暂时性。⑧慢性胰腺炎:少数演变为慢性胰腺炎。

三、实验室及其他检查

1. 实验室检查

(1) 血、尿淀粉酶测定:是最常用的诊断方法。血清(胰)淀粉酶在起病后 6～12 小时开始升高,48 小时开始下降,持续 3～5 天。血清淀粉酶超过正常值 3 倍可确诊为本病。淀粉酶的高低不一定反映病情轻重,出血坏死型胰腺炎淀粉酶值可正常或低于正常。其他急腹症,如消化性溃疡穿孔、胆石症、胆囊炎、肠梗阻等都可有血清淀粉酶升高,但一般不超过正常值2倍。尿淀粉酶升高较晚，在发病后12～14小时开始升高，下降缓慢，持续1～2周，但尿淀粉酶值受患者尿量的影响。胰源性腹腔积液和胸水中的淀粉酶值亦明显增高。

(2) 血清脂肪酶测定：血清脂肪酶常在起病后24～72小时开始上升，持续7～10天，对病后就诊较晚的急性胰腺炎患者有诊断价值，且特异性也较高。

(3) 血清钙测定：暂时性低钙血症(<2mmol/L)，常见于重症急性胰腺炎，低钙程度与临床严重程度平行，若血钙<1.5mmol/L，提示预后不良。

(4) 血糖测定：血糖增高，常为暂时性，可能与胰岛素释放减少和高血糖素释放增加有关。持久的空腹血糖10mmol/L反映胰腺坏死，提示预后不良。

(5) 其他：①白细胞计数常有增多及中性粒细胞核左移；②C反应蛋白(CRP)是组织损伤和炎症的非特异性标志物，有助于评估与监测急性胰腺炎的严重性，在胰腺坏死时CRP明显升高；③高甘油三酯血症，急性胰腺炎时可出现，这种情况可能是病因或是后果，后者在急性期过后可恢复正常；④高胆红素血症，见于少数患者，多于发病后4～7天恢复正常；⑤肝功能异常，血清AST、LDH可增高。

2．影像学检查

(1) 腹部B超检查：经济、简便易行。急性胰腺炎B超可见胰腺肿大，胰内及胰周围回声异常；亦可了解胆囊和胆管情况；后期对脓肿及假性囊肿有诊断意义。

(2) CT检查：对急性胰腺炎的诊断和鉴别诊断、评估其严重程度，特别是对鉴别轻和重症胰腺炎，以及附近器官是否累及具有重要价值。轻症可见胰腺非特异性增大和增厚，胰周围边缘不规则。重症可见胰周围区消失；网膜囊和网膜脂肪变性，密度增加；胸、腹膜腔积液。增强CT是诊断胰腺坏死的最佳方法，疑有坏死合并感染者可行CT引导下穿刺。

(3) MRI及磁共振胆管造影(magnetic resonance cholangiopancreatography，MRCP)：可提供与CT类似的信息。在评估胰腺坏死、炎症范围及有无游离气体等方面具有诊断价值。MRCP有助于判断胆管及胰管的情况。

四、诊断要点

有胆管疾病、酗酒、暴饮暴食等病史，轻症的患者有突发上腹部持续性疼痛并阵发性加重，伴恶心、呕吐、上腹部压痛，但无腹肌紧张；同时有血清淀粉酶、尿淀粉酶显著升高，排除其他急腹症者，即可确诊。重症除具备轻症急性胰腺炎的诊断标准，且具有局部并发症(胰腺坏死、假性囊肿、脓肿)和(或)器官衰竭。由于重症胰腺炎病程发展险恶且复杂，国内外提出多种评分系统用于病情严重性及预后的判断，其中关键是在发病48小时或72小时内密切监测病情和实验室检查的变化，进行综合评判。区别轻症与重症胰腺炎十分重要，因两者的临床预后截然不同。有以下表现应当按重症胰腺炎处置：

1．症状　烦躁不安、四肢厥冷、皮肤呈斑点状等休克症状。

2．体征　腹肌强直、腹膜刺激征、Grey-Turner征或Cullen征。

3．实验室检查　血钙<1.87mmol/L；血糖>11.1mmol/L(无糖尿病史)；血白细胞计数≥16×10^9/L；血尿淀粉酶突然下降。

4．腹腔诊断性穿刺　腹腔积液有高活性淀粉酶。

五、治疗要点

1．非手术治疗

(1) 禁食和胃肠减压：可减少胃酸与食物刺激胰液分泌，并减轻呕吐和腹胀。

(2) 补液、防治休克：静脉输液积极补足血容量，维持水、电解质和酸碱平衡。

(3) 镇静、解痉：诊断明确后，腹痛剧烈者可予山莨菪碱、阿托品等止痛。吗啡可引起Oddi括约肌张力增高，需慎用。

(4) 抑制胰腺分泌：抑酸治疗应用H_2受体拮抗剂或质子泵抑制剂静脉给药，一般认为可通过抑制胃酸而抑制胰液分泌，兼有预防应激性溃疡的作用。生长抑素和胰蛋白酶抑制剂也有抑制胰腺分泌的作用。

(5) 抗生素应用：由于我国急性胰腺炎的发生常与胆管疾病有关，故临床上一般应用抗生素抗感染；如怀疑合并感染，则必须使用。

(6) 营养支持：禁食期间主要进行完全胃肠外营养支持。待病情稳定、肠道功能恢复后给予肠内饮食，逐步恢复饮食。

2．手术治疗

(1) 适应证：①胰腺坏死合并感染；②胰腺脓肿；③胰腺假性囊肿；④胆管梗阻或感染；⑤合并

腹腔脏器穿孔或肠坏死。

(2) 手术方式：最常采用胰腺及胰周坏死组织清除及引流术。若为胆源性胰腺炎，仅有胆囊结石且症状较轻者需做胆囊切除；合并胆管结石且症状较为严重无法耐受手术者，可经纤维十二指肠镜行Oddi括约肌切开取石及鼻胆管引流术。

六、护理要点

1. 非手术治疗护理/术前护理

(1) 疼痛护理。①舒适与安全：协助患者定时变换体位，采取屈膝抱胸位以缓解疼痛，按摩患者背部，增加舒适感。剧烈疼痛时注意安全，必要时加用床挡。②药物治疗：遵医嘱给予抗胰酶药、解痉药或止痛药。观察并记录患者对镇痛药物的反应。观察患者疼痛的特点有无改变，若疼痛持续存在伴高热，则应考虑是否并发胰腺脓肿；如疼痛剧烈，腹肌紧张、压痛、反跳痛明显，提示并发腹膜炎，应及时报告医师并协助处理。③减轻焦虑：护士对护理操作应作详细介绍，鼓励患者表达自己的感受，并指导患者转移注意力，如听音乐、看电视或阅读报纸等以缓解疼痛。

(2) 禁食、胃肠减压。禁食以减少胰液的分泌，进而减轻对胰腺及周围组织的刺激。胃肠减压可减轻胃胀气，并通过阻止胃酸排入十二指肠抑制胰腺分泌。同时给予静脉补液，维持水、电解质平衡。

(3) 维持体液平衡。①补液：遵医嘱静脉补充液体，根据脱水程度、年龄大小和心功能状况调节输液速度，及时补充因呕吐、发热及禁食所丢失的液体和电解质，纠正酸碱失衡。②监测并记录24小时出入液量：尿量低于每小时30mL时，及时报告主管医师。每4小时测定一次胃肠减压抽出量。估计或测量敷料和腹腔引流管体液丢失量，为静脉补液提供依据。③监测实验室检查结果：包括血红蛋白、血细胞比容、尿比重、血清电解质及动脉血气分析，以判断患者水、电解质和酸碱平衡状况，发现异常及时报告医师。

(4) 病情观察。发现神志改变、血压下降、尿量减少、皮肤黏膜苍白、冷汗等低血容量性休克的表现，应配合医师进行抢救。①迅速建立静脉通道，必要时静脉切开，按医嘱补足血容量，根据血压调整给药速度；②患者取平卧位，给予氧气吸入，并注意保暖；③如循环衰竭症状不见好转或有心力衰竭，按医嘱给予升压药物或强心剂；④同时注意有无弥散性血管内凝血的发生，及早治疗。

(5) 营养支持。①注意患者营养状况，如皮肤弹性、体重、上臂肌皮褶厚度等；监测实验室检查结果的变化。②观察有无因脂肪不完全消化引起的腹泻和脂肪泻。③禁食期间，根据医嘱给予营养支持。若病情稳定、淀粉酶恢复正常、肠麻痹消除，可逐步过渡到全肠内营养和经口进食。开始进食少量米汤或藕粉，再逐渐增加营养，但应限制高脂肪膳食。

(6) 心理护理。本病发病突然，病程进展迅速，疼痛剧烈，且多在重症监护病房治疗，患者往往紧张、恐惧。护士应评估患者和家属的焦虑或恐惧程度以及当前应对技巧。由于病程长，病情易反复，患者易产生消极悲观情绪。护士应换位了解患者的感受，耐心解答患者的各种疑问，取得患者家属的配合，帮助患者树立战胜疾病的信心。做好各种治疗、操作、检查的解释工作，认真倾听患者表达内心感受，建立相互信任的关系。

2. 术后护理

(1) 体位。麻醉未清醒前取平卧位，头偏向一侧，以免呕吐物、分泌物吸入导致窒息或并发吸入性肺炎。清醒且血压稳定者，改为半卧位，以利于呼吸和引流。

(2) 病情观察。监护生命体征24～48小时、记录24小时出入量。观察患者腹部体征，了解有无腹痛、腹胀及腹膜刺激征。

(3) 引流管的护理。急性胰腺炎患者术后多留置多根引流管，包括胃管、腹腔双套管、T管、空肠造瘘管、胰引流管、导尿管等。应分清导管的名称和部位，贴上标签后与相应引流装置正确连接固定，以防止引流管扭曲、堵塞和受压。定期更换引流瓶或袋，注意无菌操作，分别观察和记录各引流液的颜色、性质和引流量。护理胃、肠造瘘管及腹腔双套管灌洗引流时应注意：①保持各引流管通畅，妥善固定。②冲洗液常用生理盐水加抗生素，现配现用，维持每分钟20～30滴的速度；维持一定的负压，但吸引力不宜过大，以免损伤内脏组织和血管。若有坏死脱落组织、稠厚脓液或血块堵塞管腔，可用20mL空针进行生理盐水冲洗，无法疏通时需协助医师在无菌条件下更换内套管。③观察和记录引流液的量、色和性质，若为混浊、脓性或粪汁样液体，同时伴有发热和腹膜刺激征，应警惕消化道瘘而引起腹腔感染，需及时通知医师。④保护引流管周围皮肤，可用凡士林纱布覆盖或氧化锌软膏涂抹，防止皮肤侵蚀并发感染。⑤经空肠造瘘给予要素饮食时，营养液要现配现用，注意滴速、浓度和温度。

(4) 伤口的护理。观察伤口敷料是否干燥，有无渗血、渗液，如有渗液应及时更换敷料，有渗血时根据出血量做相应处理。

(5) 并发症的观察与护理。①出血：表现为引流出血性液体，患者出现呕血、黑粪或血便。应密切观察患者的生命体征，特别是血压和脉搏的变化；保持引流管通畅，准确记录引流液的颜色、形状和量；遵医嘱使用止血和抑酸药物；必要时行手术治疗。②胰瘘、胆瘘或肠瘘：部分急性出血性坏死性胰腺炎患者可并发胰瘘、胆瘘或肠瘘。若从腹壁渗出或引流出无色透明或胆汁样液体时应怀疑胰瘘或胆瘘；若腹部出现明显的腹膜刺激征，且引流出粪汁样或输入的肠内营养液时，则要考虑肠瘘。故应密切观察引流液的颜色和性质，动态监测引流液的胰酶值；注意保持负压引流通畅和引流管周围皮肤干燥、清洁，涂抹氧化锌软膏，防止胰液对皮肤的浸润和腐蚀。

3. **健康教育**

(1) 减少诱因：向患者及家属介绍本病的主要诱发因素和疾病发生发展的过程，强调预防复发的重要性。有胆管疾病、十二指肠疾病者宜积极治疗，防治蛔虫感染。出院后4～6周避免举重物和过度疲劳，避免情绪激动，保持良好的精神状态。

(2) 合理饮食：指导患者及家属掌握饮食卫生知识，患者平时应规律进食，避免暴饮暴食和酗酒。症状缓解后从食用低脂、低糖、无刺激性的食物逐渐恢复到正常饮食，同时戒烟戒酒，以预防复发。

(3) 加强自我观察和定期随访：胰腺炎渗出物往往需要3～6个月才能完全被吸收。在此期间，可能会出现胰腺囊肿、胰瘘等并发症。如果发现腹部肿块不断增大，并出现腹痛、腹胀、呕血、呕吐等症状，需及时就医。

第2节　慢性胰腺炎

慢性胰腺炎(chronic pancreatitis)是由各种原因所致的胰腺组织结构和(或)功能出现不可逆的持续性损害。特点为反复发作的腹部疼痛伴不同程度的胰腺内、外分泌功能减退或丧失。

一、病因及发病机制

1. **病因**　胆管疾病，如急性或慢性胆囊炎、胆管炎、胆石症、胆管蛔虫症和Oddi括约肌功能不全障碍，是我国慢性胰腺炎的主要病因，其次是酒精中毒。此外，遗传因素、代谢障碍、胰管梗阻、自身免疫性疾病等也可与本病的发生有关。

2. **发病机制**　目前尚不能用一种机制单独解释慢性胰腺炎的发病。目前较被认可的机制包括，①胰管阻塞：胰管内蛋白质沉淀物、蛋白栓、结石阻塞主胰管或小胰管，使管内压力增高，导致腺泡和小导管破裂，损伤胰腺组织、胰管系统，逐渐形成胰腺慢性炎症和纤维化；②毒性作用：酒精及其代谢产物的细胞毒性作用可直接损伤胰腺实质和胰管系统，同时刺激星状细胞分泌细胞外基质；③坏死纤维化：胰腺组织、胰管系统反复坏死后发生纤维化，最后形成慢性炎症。

3. **病理变化**　典型的病变是胰腺萎缩，呈不规则结节样变硬。显微镜下最突出的病理改变为纤维化，早期可局限于胰腺小叶，以后累及整个胰腺，腺泡组织完全被纤维化组织替代，纤维化区域内可见慢性炎症细胞浸润，包括淋巴细胞、浆细胞、巨噬细胞。随着纤维化发展，腺泡细胞逐渐萎缩或消失，胰实质被破坏，最后影响到胰岛细胞。胰腺导管病变多样，可有变形、狭窄、囊状扩张、胰管钙化、胰管内结石、嗜酸细胞蛋白栓等。后期胰腺假性囊肿形成，以胰头、胰颈部多见。

二、临床表现

早期慢性胰腺炎可无明显临床症状或仅有轻度消化不良症状，晚期除有慢性胰腺炎表现外，还可有胰腺分泌功能不全以及并发症出现。通常将腹痛、脂肪泄、糖尿病、体重下降称为慢性胰腺炎四联征。

1. **症状**

(1) 腹痛：是最常见的症状。多位于中上腹或左上腹，可放射至腰背部，呈束腰带状。疼痛性质可为隐痛、钝痛、剧痛或钻痛，患者常诉深部或穿透性痛，剧烈时可伴恶心、呕吐。早期疼痛多为间歇性，随病情加重发作频率增加、持续时间延长，最后转为持续性腹痛。进食、饮酒、高脂肪餐均可诱发腹痛，往往因惧食而限制食量，导致体重下降。前倾坐位、侧卧屈膝时疼痛可减轻，平卧位加重，被称为胰性疼痛体位(pancreatic posture)。

(2) 消化不良：轻症患者仅有餐后上腹饱胀、嗳气、不耐受油腻食物等症状。脂肪泻(steatorrhea)是后期症状，表现为排便次数增多，可达每日10次，大便量多，泡沫样、有恶臭，表面发油光或含有油滴，镜检可见脂肪滴。患者食欲差、惧食，长期脂肪和蛋白质丢失可导致消瘦和严重营养不良。

(3) 糖尿病：胰腺慢性炎症导致胰岛破坏，使其功能受损，胰岛素分泌减少，表现为糖尿病症状。

(4) 体重下降：早期患者因害怕饮食伴随的疼痛而减少进食，后期则因胰腺功能不足导致吸收不良而引起消瘦。

2. **体征** 无特异性体征。腹部压痛轻，与腹痛程度不相称。胰腺假性囊肿形成时，腹部可扪及表面光整包块，少数可闻及血管杂音，系由假性囊肿压迫脾动、静脉所致。胰头显著纤维化或假性囊肿压迫胆总管下段，可出现持续或逐渐加深的黄疸。

3. **并发症**

(1) 胰腺假性囊肿。25%的患者可有假性囊肿形成，假性囊肿体积大小不等，大囊肿如压迫门静脉或脾静脉，可致脾大、脾静脉血栓形成和肝前性门脉高压；压迫胃、十二指肠和胆总管等周围器官，可分别引起上消化道梗阻和阻塞性黄疸。

(2) 上消化道出血。主要原因有：①胰源性门脉高压后出现曲张静脉破裂出血或胃糜烂；②假性囊肿壁的血管或胰周血管受消化酶侵蚀破裂出血；③合并消化性溃疡；④酒精性慢性胰腺炎常并发出血糜烂性胃炎，剧烈呕吐诱发贲门撕裂而引起出血。

(3) 胰腺癌。3.6%～5%的患者合并胰腺癌，常有进行性腹痛加剧、消瘦、黄疸。

(4) 其他。少数患者可出现胰源性腹腔积液，多由胰腺囊肿破裂所致，腹腔积液淀粉酶显著高于血淀粉酶。个别患者可发生多发性脂肪坏死，皮下脂肪坏死多见于下肢，骨髓脂肪坏死多发生在长骨。少数患者可有抑郁、躁狂、性格改变等精神症状。

三、实验室及其他检查

1. **实验室检查** 急性发作时淀粉酶可显著升高，但胰腺外分泌功能不全时无变化。粪便在显微镜下可见多量脂肪滴和未消化的肌纤维等。部分患者尿糖和糖耐量试验阳性。

2. **影像学检查** ①腹部B超：可显示胰腺体积、胰管结石、胰腺囊肿等；②CT：可发现假性囊肿、胰管结石及胰腺体积改变；③ERCP、MRCP：可探测胰管结石和狭窄、胰腺假性囊肿以及胰瘘，可见胰管扩张或不规则串珠状。

3. **病理学和细胞学检查** 经内镜超声引导细针穿刺吸取活组织行病理学检查，或经ERCP收集胰管分泌液做细胞学检查，可为慢性胰腺炎与胰腺癌的鉴别诊断提供重要依据。

四、治疗要点

慢性胰腺炎的治疗应采用综合措施，包括去除病因、防止急性发作、缓解或减少疼痛、补充胰腺外分泌功能不足、营养支持和治疗并发症。

1. **非手术治疗**

(1) 病因治疗：去除原发病是治疗慢性胰腺炎的基础。积极治疗胆管疾病，长期嗜酒者须完全戒酒，治疗引起高血钙、高血脂的代谢障碍性疾病。

(2) 胰腺功能不全治疗：并发糖尿病者应用胰岛素。严重营养不良者考虑静脉营养。胰腺外分泌功能不全造成脂肪泻要用足量胰酶制剂替代治疗。

(3) 镇痛：及时有效地减轻或缓解腹痛是慢性胰腺炎治疗中的重要部分。先用小剂量非成瘾性镇痛药，如对乙酰氨基酚，无效时可考虑成瘾性镇痛药，但尽量避免长期大量服用。

2. **手术治疗** 目的是减轻疼痛、解除梗阻，改善引流、处理并发症。

(1) 手术指征。①止痛剂不能缓解的严重腹痛；②可能合并胰腺癌；③胰腺假性囊肿形成或出现脓肿；④胰腺肿大压迫胆总管发生阻塞性黄疸；⑤脾静脉血栓形成和门脉高压症引起出血。

(2) 手术方法。①胆管手术，如胆管切开取石、Oddi括约肌切开成形术等；②胰管引流术，胰远端部分切除、胰空肠吻合术和胰管切开取石；③胰腺切除术，胰头十二指肠切除术、胰体尾切除术、胰腺次全切除术和全胰切除术；全胰切除术可用于治疗顽固性疼痛，但术后患者须终生注射胰岛素和服用胰酶片；④腹腔神经丛阻滞或腹腔镜下内脏神经切除术，用于其他方法不能缓解的顽固性疼痛。

五、护理要点

1. **心理护理** 慢性胰腺炎一般病程长，易使患者认为自己健康状况恶化、紧张、恐惧、丧失治疗的信心，医护人员应关心、爱护患者，耐心讲解疾病知识，帮助患者树立战胜疾病的信心。

2. **饮食指导** 必须避免暴饮暴食，进食低脂肪、高蛋白、高维生素饮食。对合并糖尿病者，应按糖尿病饮食进餐。严格戒酒、戒烟，限制茶、咖啡、辛辣食物及过量进食。

3. **疼痛护理** 疼痛剧烈者，遵医嘱给予镇痛药，应注意吗啡和可卡因，以免引起Oddi括约肌收缩，同时应严格控制使用麻醉镇痛药，防止成瘾。

4. **药物指导** 口服胰酶制剂可减少胰腺分泌、降低胰管压力、缓解腹痛。胰酶制剂应与“食”同服，保证脂肪酶与食物充分混合后一起进入十二指肠。糖尿病患者遵医嘱使用胰岛素。

第3节　胰腺肿瘤和壶腹周围癌

一、胰腺癌和壶腹周围癌

胰腺癌(pancreatic carcinoma)是一种发病隐匿、进展迅速、治疗效果和预后都极差的消化道恶性肿瘤，其发病率有明显增高的趋势。40岁以上好发，男性比女性多见。胰腺癌多发于胰腺头部，约占75%，其次为体尾部，全胰癌较少见。

壶腹周围癌(periampullary carcinoma)是指发生于距十二指肠乳头2cm以内的癌肿，主要包括壶腹癌、胆总管下段癌和十二指肠腺癌。壶腹周围癌恶性程度低于胰头癌，手术切除率和5年生存率均明显高于胰头癌。

(一) 病因及发病机制　病因尚不确定，高蛋白、高脂肪饮食及嗜酒、吸烟者，其胰腺癌的发病率明显高于一般人群。糖尿病、慢性胰腺炎、遗传因素、长期职业和环境暴露等可能与胰腺癌的发病有关。

胰腺癌的病理类型以来自导管立方上皮细胞的导管细胞腺癌最多见，约占90%；其次为来自腺细胞的腺泡细胞癌；黏液性囊腺癌和胰母细胞癌较少见。导管细胞腺癌致密而坚硬，浸润性强，与周围胰腺组织没有明显界限；其切面呈灰白或灰黄色，常伴有纤维化增生及炎症反应，与慢性炎症性肿块难以鉴别，易造成误诊。腺泡细胞癌肿瘤常较大，呈分叶状，界限清楚，切面呈黄白色；镜下见癌细胞多呈多角形或未分化的小圆细胞，腺泡样结构大小不等，间质少，并有大量酶原颗粒。胰腺癌的转移和扩散途径主要为局部浸润和淋巴转移，也可经血行转移至肝、肺及椎骨等。

壶腹周围癌的组织类型以腺癌最多见，其次为乳头状癌、黏液癌等。淋巴转移比胰头癌出现晚，远处转移多至肝。

(二) 临床表现　早期无特异症状，仅为上腹部不适、饱胀或有消化不良等症状，极易与胃肠、肝胆等疾病相混淆。

1. 症状

(1) 上腹饱胀不适和上腹痛：是常见的首发症状。由于胰管梗阻而引起胰管内压力增高，甚至小胰管破裂，胰液外溢至胰腺组织呈慢性炎症，出现上腹饱胀不适或上腹痛，并向腰背部放射。而胰体尾部癌出现腹痛症状往往已属晚期，且腹痛常在左上腹或脐周。晚期胰腺癌呈持续性腹痛，并出现腰背痛，腹痛多剧烈，日夜不止，影响睡眠和饮食，常取膝肘位以求缓解。这种疼痛是因为癌肿侵及腹膜后神经组织所致。

(2) 黄疸：是胰腺癌主要的症状。胰头癌浸润或压迫胆总管而造成梗阻性黄疸。约25%的胰头癌患者表现为无痛性黄疸，肝和胆囊因胆汁淤积而肿大，胆囊常可触及，称为库瓦西耶征(Courvoisier sign)。壶腹周围癌位于胰胆管共同通道的开口处，故早期即可出现黄疸，但随着部分肿瘤组织坏死脱落，黄疸呈波动性，是区别于胰头癌的一个重要特征。

(3) 消化道症状：早期食欲不振、消化不良，可出现腹泻。腹泻后上腹饱胀不适并不消失。晚期无食欲，并出现恶心、呕吐、呕血或黑粪，常系肿瘤浸润或压迫胃十二指肠所致。

(4) 消瘦乏力：是胰腺癌患者主要临床表现之一，与消耗过多、饮食减少、消化不良、睡眠不足和恶性肿瘤消耗能量密切相关。随着病程进展，患者消瘦乏力、体重下降，症状越来越严重，同时伴有贫血、低蛋白血症等营养不良症状。

(5) 其他：患者可出现发热、胰腺炎发作、糖尿病、脾功能亢进以及游走性血栓性静脉炎。

2. 体征

肝大、胆囊肿大、腹部肿块。肿块形态不规则，大小不一，质硬且固定，可伴有压痛。晚期可出现腹水或扪及左锁骨上淋巴结肿大。

(三) 实验室及其他检查

1. 实验室检查

(1) 血清生化检查：胆管梗阻时血清总胆红素和直接胆红素、碱性磷酸酶升高，转氨酶可轻度升高。少数患者空腹或餐后血糖升高。血、尿淀粉酶可有一过性升高。

(2) 免疫学检查：血清癌胚抗原(CEA)、胰胚抗原(POA)、糖类抗原(CA19-9)等肿瘤标记物水平可升高，其中CA19-9常用于胰腺癌的辅助诊断和术后随访。

2. 影像学检查

(1) 腹部超声：可以发现2cm以上的胰腺及壶腹部肿块、胆囊增大、胆管扩张。同时可观察有无肝及腹腔淋巴结肿大。

(2) CT：能清楚显示肿瘤部位及与之毗邻器官的关系，目前可作为胰腺癌患者的首选影像学检查手段,具有重要的诊断价值。

(3) ERCP:可直接观察十二指肠乳头部的病变,造影可显示胆管或胰管的狭窄或扩张,并能进行活检。检查的同时可在胆管内植入支撑管,达到术前减轻黄疸的目的。

(4) 经皮肝穿刺胆管造影(percutaneous transhepatic cholangiography,PTC):可显示胆管的变化,了解胆总管下段的狭窄程度。造影后置管引流胆汁可减轻黄疸。

(5) MRI或MRCP:MRI显示胰腺肿块的效果较CT好,MRCP可显示胰胆管梗阻的部位、扩张程度。

(6) 选择性动脉造影:腹腔动脉造影可显示胰腺癌所造成的血管改变,对判断根治性手术的可行性有一定意义。

(四) 治疗要点 因早期缺乏明显症状,大多数病例确诊时已是晚期,手术切除的机会较少。争取手术切除是最有效的方法。不能切除者行姑息性手术,辅以放疗或化疗。需要针对不同病期和肿瘤病灶局部侵犯的范围,采取不同的手术方式。

1. 根治性手术

(1) 胰十二指肠切除术(Whipple手术):适用于胰头癌及无远处转移的壶腹周围癌。手术范围包括胰头、胆囊和胆总管、远端胃、十二指肠及部分空肠,同时清除周围淋巴结,再将胰、胆管和胃与空肠吻合,重建消化道。

(2) 保留幽门的胰十二指肠切除术(PPPD):适用于无幽门淋巴结转移、病变尚未侵犯幽门及十二指肠壶腹部者。保留全胃、幽门和十二指肠球部,其他切除范围同Whipple手术。PPPD最重要的优点是缩短手术时间、减少术中出血,但同时也使患者术后胃溃疡和胃排空障碍的发生有所增加。

(3) 胰体尾部切除术:适应于无远处转移的胰体尾部癌。

(4) 全胰切除术:胰头癌患者、年龄在65岁以下、手术探查显示病灶属于第Ⅰ期或第Ⅱ期(无淋巴结转移)者,可行全胰切除术。

2. 姑息性手术

适用于高龄、已有肝转移、肿瘤已不能切除或合并明显心肺功能障碍不能耐受手术者。术式包括胆管引流术、胃空肠吻合术、胆肠吻合术,用以解除胆管及十二指肠梗阻。

3. 辅助治疗

可在术前做区域性介入治疗、放疗,争取手术机会。手术后可辅助化疗,常用化疗药物有氟尿嘧啶、丝裂霉素等。此外,还可选用免疫疗法、中药等。

(五) 护理要点

1. 术前护理

(1) 心理护理:多数患者就诊时已处晚期,难以接受诊断,常会出现否认、悲哀、畏惧和愤怒等情绪。医护人员应同情和理解患者,讲解与疾病和手术相关的知识,在检查及护理操作前耐心解释,帮助患者和家属进行心理调节。

(2) 疼痛护理:观察疼痛的部位、范围、持续时间和规律,合理使用镇痛药物。对于持续疼痛的中晚期胰腺癌患者,可给予芬太尼透皮贴剂。

(3) 营养支持:通过提供高蛋白、高糖、低脂和丰富维生素的饮食,肠外营养或输注白蛋白等改善营养状态。

(4) 肠道准备:术前3天口服抗生素以抑制肠道细菌,预防术后感染;术前2天给予流质饮食;术前晚行灌肠,以减少术后腹胀和并发症的发生。

(5) 控制血糖:血糖异常者,应通过调节饮食和使用胰岛素进行血糖控制。

2. 术后护理

(1) 病情观察:密切观察患者生命体征、伤口渗血及引流液,准确记录出、入水量。必要时监测CVP及每小时尿量。

(2) 营养支持:术后一般禁食2~3天,静脉补充营养。拔除胃管后给予流质,再逐步过渡到正常饮食,胰腺切除术后,胰外分泌功能严重减退,应根据胰腺功能给予消化酶制剂或止泻剂。

(3) 并发症的护理

1) 出血:是胰十二指肠切除术后最严重的并发症。早期1~2天内的出血可因凝血机制障碍、创面广泛渗血或结扎线脱落等引起,术后1~2周发生的出血可因胰液、胆汁腐蚀以及感染所致。出血量少者可给予止血药、输血等治疗,出血量大者应再次手术止血。

2) 胰瘘:是胰十二指肠切除术后最常见和导致死亡的主要原因。常发生于术后1周左右,表现为突发剧烈腹痛、持续腹胀、发热、腹腔引流液内淀粉酶增高。典型者可自伤口流出清亮液体,腐蚀周围皮肤,引起糜烂、疼痛,应给予早期持续吸引引流,周围皮肤涂以氧化锌软膏保护,多数胰瘘可在2~4周内自愈。

3) 胆瘘:多发生于术后5~7日,表现为发热、腹痛及胆汁性腹膜炎症状,T管引流液突然减少,但可见沿腹腔引流管或腹壁伤口溢出大量胆汁。术后应保持T管引流通畅，做好观察和记录。对胆瘘周围皮肤的护理同胰瘘护理。

4）胆管感染：表现为腹痛、发热，严重者可出现败血症，故进食后宜坐位15～30分钟以利胃肠内容物引流，主要治疗为应用抗生素和利胆药物。

3. **健康教育**

(1) 自我监测：定期监测血糖、尿糖，发生糖尿病时给予药物治疗和饮食控制。40岁以上，短期内出现持续性上腹部疼痛、闷胀、食欲明显减退、消瘦者，应注意对胰腺做进一步检查。

(2) 合理饮食：生活要规律，养成良好的生活习惯，戒烟限酒。饮食宜少量多餐，予以高蛋白、高糖，低脂肪饮食，补充脂溶性维生素。

(3) 复诊指导：定期放疗或化疗。放、化疗期间定期复查血常规，一旦出现骨髓抑制现象，应暂停放、化疗。每3～6个月复查1次，若出现进行性消瘦、贫血、乏力、发热等症状，应及时就诊。

二、胰岛素瘤

胰岛素瘤(insulinoma)是来源于胰岛β细胞的一种罕见肿瘤，在功能性胰腺内分泌肿瘤中较为常见。发病年龄多在40～50岁之间，女性略多于男性，约95%为良性。单发、体积小，直径一般为1～2cm。

(一) 病因及发病机制　患者通常在饥饿、饮酒、感染、活动过度等应激状态下而发病。大多数为单发，少数为多发，甚至为无数微小的肿瘤，可发生在胰腺各部，胰头、体、尾各占1/3。肿瘤直径多在1.0～2.5cm，呈圆形或卵圆形。边界清、质地较正常胰腺组织硬。胰岛素瘤患者丧失血糖浓度的正常生理反馈现象，以致胰岛素持续不断地从胰岛细胞内逸出，从而引起低血糖综合征。机体为维持血糖水平，代偿性加速肾上腺素分泌，患者血中和尿中肾上腺素含量均可增加。

(二) 临床表现　典型临床表现：①阵发性发作的低血糖或昏迷、精神神经症状；②发作时血糖低于2.8mmol/L；③口服或静脉注射葡萄糖后，症状立即消失。这三项称为Whipple三联征或胰岛素瘤三联征。此外还有交感神经兴奋的表现，还可能有癫痫发作、共济失调，甚至昏迷等。

(三) 实验室及其他检查

1. **定性诊断**　Whipple三联征概括了胰岛素瘤的临床表现和诊断要点。此外，也可检测血清胰岛素水平，进行胰岛素与血糖比值测定。如无低血糖发作，可进行饥饿诱发试验。

2. **定位诊断**　腹部超声或CT检查确诊率不高，MRI检查有助于显示直径1cm以上的肿瘤。选择性腹腔动脉造影可发现直径<1cm的肿瘤，阳性率约为75%。

(四) 治疗要点　胰岛素瘤的诊断一经明确，应及早手术切除。手术治疗方式包括单纯肿瘤切除术、远端胰腺切除术、胰十二指肠切除术等。

对少数不能手术的患者，可长期服用美克洛嗪，以抑制胰岛素的分泌。对于恶性肿瘤或已有肝转移者，可采用链佐星素联合5-氟尿嘧啶等进行化学治疗。

(五) 护理要点

1. **术前护理**

(1) 心理护理。该病发病率低，而且病情易反复，患者对自身疾病又缺乏了解，患者极易产生悲观、抑郁及自卑心理。因此首先应对患者做好疾病的宣教工作，使其了解疾病的病因、病程、昏迷的原因，以及手术的预后情况，树立战胜疾病的信心。

(2) 维持血糖正常水平。严密观察病情变化，掌握本病Whipple三联征的特点，通过患者及家属详细了解患者的具体发作规律和时间，制定出患者最佳进食时间，避免低血糖发作。术前做好血糖测定，准确记录。术前12小时静脉输入5%～10%葡萄糖500～1 000mL，维持血糖正常水平以利于手术顺利进行。

2. **术后护理**

(1) 血糖监测。一般患者肿瘤切除后，血糖在1小时左右开始上升，血糖可靠水平为6.5～8.5mmol/L。对出现高血糖的患者，可通过调节糖的输入速度，或应用胰岛素控制。使用胰岛素的患者要定期监测血糖值，以便调节胰岛素的用量。

(2) 病情观察。严密观察生命体征的变化，术后每小时测量体温、脉搏、血压1次，观察面色、四肢末梢循环，注意腹部体征的观察，及时识别内出血征兆，一旦发生立即报告医师处理。

(3) 并发症的预防和护理。①胰瘘：胰腺组织较脆，肿瘤较深的患者极易发生不同程度的胰瘘。通过观察胰管腹腔引流液的性状、引流量及引流液胰淀粉酶情况可早期发现胰瘘。术毕回病房要妥善固定引流管，保持引流管通畅，密切观察引流液颜色,准确记录引流量。若怀疑胰瘘,要留置标本,及时送检。每日更换引流袋一次,严格无菌操作,防止逆行感染。②切口感染的预防:由于术后患者多有反跳性高血糖发生,影响白细胞的功能,术后要保持切口无菌,及时更换敷料,同时加强全身营养,进高营养、易消化食物,增加身体抵抗力。

3. **健康教育**

(1) 对患者及其家属做好卫生宣传教育,指导患者加强低血糖症状的自我观察,加强全身营养,按时服药,定期复查。

(2) 对胰瘘带管回家的患者,要备足一次性无菌引流袋,指导患者更换引流袋的方法和时间,保持引流无菌,防止发生逆行感染。如有不适及时回医院就诊。

第4节 胆管肿瘤

一、胆囊息肉

胆囊息肉(gallbladder polyps)泛指向胆囊腔内突出或隆起的病变,可呈球形、半球形或乳头状,有蒂或无蒂。在病理上可分为两大类:①肿瘤性息肉:包括腺瘤、腺癌、血管瘤、脂肪瘤、平滑肌瘤等;②非肿瘤性息肉:包括胆固醇息肉、炎性息肉、腺肌增生、腺瘤样增生等。因术前难以确诊其性质,常统称为"胆囊息肉样病变"或"胆囊隆起性病变"。

【临床表现】

大部分患者无临床症状,多因体检行超声检查时发现。少数患者可有右上腹不适或疼痛、恶心呕吐、食欲减退等消化道症状。极个别患者可出现阻塞性黄疸、无结石性胆囊炎、胆道出血、胰腺炎等。体检时可能有右上腹压痛。胆囊息肉有恶变的可能,也可能是早期胆囊癌,临床上应予以重视。

【实验室及其他检查】

常规腹部超声检查可见,但很难判断病变性质。内镜超声和超声引导下经皮细针穿刺活检可帮助明确诊断。

【治疗要点】

患者存在胆囊息肉恶变的危险因素(直径超过1cm,单发病变且基底部宽大;息肉逐渐增大;合并胆囊结石和胆囊壁增厚等,尤其是年龄超过60岁、息肉直径大于2cm者),有明显临床症状,并排除精神因素、胃十二指肠和其他胆管疾病时,宜行胆囊切除术。术中最好做快速切片病理检查,以决定手术范围。术后须做石蜡切片病理检查,明确诊断。

患者如无胆囊息肉恶变的危险因素,也无临床症状,可追踪观察,建议每6~12个月进行超声检查一次,观察息肉变化。

二、胆囊癌

胆囊癌(carcinoma of gallbladder)是胆囊恶性肿瘤中最常见的一种。发病年龄多在50岁以上,女性多于男性,发病率为男性的3~4倍。胆囊癌发生率仅占胆道疾病的0.4%~3.8%,却占肝外胆道癌的25%。

【病因与发病机制】

流行病学显示,胆囊癌的发病与胆结石有关,但两者病因学之间的关系尚不明确。可能与胆囊结石对胆囊黏膜长期的物理刺激、黏膜的慢性炎症、细菌产物中的致癌物质等多种因素有关。其他可能的因素还包括:胆囊空肠吻合、"瓷化"胆囊、胆囊腺瘤、胆胰管结合部异常、溃疡性结肠炎等。

【病理】

胆囊癌多发生于胆囊体或胆囊底部,偶可见于胆囊颈。多为腺癌,可分为浸润型及乳头状型。前者表现为胆囊壁弥漫性增厚,可与肝脏发生粘连;后者表现为胆囊腔内大小不等的绒毛状或菜花样包块,常见于胆囊底部。转移途径包括淋巴、静脉、神经或胆管腔转移,直接侵犯邻近器官,腹腔内种植转移。其中,淋巴转移较多见,肝脏是最常受胆囊癌直接侵犯的器官。

【临床表现】

胆囊癌早期无典型的、特异性的临床症状,部分患者可因胆囊切除后行病理检查时意外发现。合并有胆囊结石或慢性胆囊炎者,发作时可出现胆囊结石或胆囊炎的症状。

晚期胆囊癌的主要症状有右上腹痛、黄疸、右上腹硬块、体重下降等。当肿瘤侵犯至浆膜或胆囊床时,可出现右上腹痛,可放射至肩背部;黄疸主要发生于有肝十二指肠韧带处淋巴结转移及肝外胆管受阻的患者;胆囊区能摸到硬块时,病程多已是晚期,常伴腹胀、体重减轻或消瘦、贫血、黄疸、腹水及全身衰竭等。少数肿瘤可穿透浆膜,导致胆囊急性穿孔、腹膜炎、胆道出血等。

【实验室及其他检查】

1. **实验室检查** CA199、CEA、CA125等均可以升高,但无特异性。

2. **影像学检查** 腹部超声、CT检查发现胆囊壁增厚不均匀、胆囊内有位置和形态固定的肿物，或发现肝转移或淋巴结肿大，应考虑胆囊癌的可能；增强CT或MRI可显示肿瘤的血供情况，血供丰富者，胆囊癌的可能性更大；超声引导下细针穿刺抽吸活检，对诊断有一定的帮助。

【诊断要点】

胆囊癌的早期诊断常比较困难，需参考实验室及其他检查结果，最终确诊以病理学检查为准。

【治疗要点】

首选手术切除，切除范围视胆囊癌分期而定，包括单纯胆囊切除术、胆囊癌根治性切除术、胆囊癌根治性切除术等。姑息手术适用于不能切除的胆囊癌，主要用于减轻或解除肿瘤引起的黄疸或十二指肠梗阻，包括肝管空肠Roux－en－Y吻合内引流术，经皮、肝穿刺或经内镜在胆管狭窄部位放置支撑管引流术，胃空肠吻合术等。化学治疗及放射治疗大多无效。

三、胆管癌

胆管癌(cholangiocarcinoma)是指原发于肝外胆管，即左、右肝管至胆总管下端的恶性肿瘤。根据肿瘤生长的部位，胆管癌又可以分为上段、中段、下段胆管癌。其中，上段胆管癌最为多见，位于左右肝管至胆囊管开口以上部位，又称肝门部胆管癌；中段胆管癌位于胆囊管开口至十二指肠上缘之间；下段胆管癌位于十二指肠上缘至十二指肠乳头之间。

【病因】

病因不清楚，可能与下列因素有关：肝胆管结石、原发性硬化性胆管炎、先天性胆管囊性扩张症、胆管空肠吻合术后、溃疡性结肠炎、慢性伤寒带菌者等。

【病理】

按大体形态可分为乳头状癌、结节状癌、弥漫性癌。组织学类型中，95%以上为腺癌，主要为高分化腺癌，癌肿发生缓慢，发生远处转移者少见；低分化癌、未分化癌少见且多发生于上段胆管；其他类型还有鳞癌、腺鳞癌、类癌等。肿瘤扩散方式包括局部浸润、淋巴转移、腹腔种植等。

【临床表现】

1. **黄疸** 为进行加重性无痛性梗阻性黄疸，表现为皮肤巩膜黄染、大便灰白、尿色深黄、全身皮肤瘙痒，可伴厌食、消瘦、贫血、乏力等症状。少数无黄疸者表现为上腹部不适、疼痛。

2. **胆囊肿大** 病变在中、下段胆管者，可触及肿大的胆囊，Murphy征可能为阴性；上段胆管癌的胆囊不肿大，甚至缩小。

3. **肝大** 部分患者可于肋缘下触及肝脏。时间较长者可出现腹水和下肢水肿；晚期可能并发肝肾综合征，出现少尿、无尿。

4. **其他** 合并胆道感染时可出现急性胆管炎的表现；肿瘤侵犯或压迫门静脉，可导致门脉高压症；肿瘤侵犯或压迫十二指肠，可导致消化道梗阻等。

【实验室及其他检查】

1. **实验室检查** 血清胆红素、结合胆红素、ALP均显著升高，血清肿瘤标记物CA19-9可能升高。胆道梗阻导致维生素K吸收障碍时，可出现凝血酶原时间延长。

2. **影像学检查** 首选腹部超声检查，可见肝内胆管扩张或胆管肿物。超声引导下还可行PTC检查，穿刺抽取胆汁行肿瘤标记物检查、细胞学检查或直接穿刺肿瘤活检。CT和MRI胆道成像可显示胆道梗阻的部位、病变性质等。ERCP对下段胆管癌诊断帮助较大，并可放置内支架引流胆汁、减轻黄疸。

【诊断要点】

最终确诊以病理学检查为准。

【治疗要点】

1. **胆囊癌根治性切除手术** 化学治疗和放射治疗的效果不肯定，手术切除仍为本病主要的治疗手段，原则上应争取做根治性切除。

病变部位不同，手术治疗方式亦有所差别。不同分型的上段胆管癌手术切除范围可以不同，但都必须同时清除肝十二指肠韧带内所有淋巴结及结缔组织，之后行胆道重建。中段胆管癌切除范围为肿瘤及距肿瘤边缘0.5cm以上的胆管，同时清除肝十二指肠韧带内所有淋巴结及结缔组织，行肝总管-空肠吻合术。下段胆管癌行胰十二指肠切除术。

2. **姑息性手术** 无法切除的胆管癌可行姑息性手术，改善患者的生存质量。

为引流胆汁、减轻黄疸，可选择经皮肝穿刺胆道置管引流(PTCD)或放置内支架、经内镜鼻胆管引流或放置内支架；为解除消化道梗阻，可行胃空肠吻合术，改善患者生存质量。

四、胆管肿瘤患者的护理要点

1. **胆囊息肉患者的护理要点** 胆囊息肉患

者的术前/术后护理与胆石症患者的大致相同,可参见"胆石症患者的护理"。暂不手术者,嘱其定期复查,以确定是否需要手术治疗。

2. **胆囊癌患者的护理要点** 对于行单纯胆囊切除术的患者,可参见"胆石症患者的护理";行胆囊癌根治性切除术的患者,可参见"肝癌患者的护理"。胆囊癌早期诊断困难,预后差,需注意患者的心理反应。可通过与患者建立良好的护患关系,应用恰当的心理护理技术引导患者正视病情,提高治疗依从性。

3. **胆管癌患者的护理要点** 对于行上段胆管癌根治性切除手术的患者,可参见"肝癌患者的护理";行胰十二指肠切除术的患者,可参见"胰腺癌患者的护理"。

4. **健康教育** 定期复查,以期肿瘤复发时可及时发现、采取相应的治疗。

(高 丽)

第19章 上消化道大出血患者的护理

上消化道出血(upper gastrointestinal hemorrhage)指屈氏(Treitz)韧带以上的消化道,包括食管、胃、十二指肠、胰、胆管病变引起的出血,以及胃空肠吻合术后的空肠病变出血。上消化道大量出血一般指在数小时内上消化道失血量超过1 000mL或循环血容量的20%,临床表现为呕血和(或)黑粪,常伴有血容量减少,导致急性周围循环衰竭,严重者导致失血性休克而危及患者生命。本病是临床常见急症,虽然近年来诊断及治疗水平已有很大提高,但高龄、伴有严重疾患的患者死亡率可达25%~30%。及早识别出血征象,严密观察周围循环状况的变化,迅速准确的抢救治疗和细致的护理,均是抢救患者生命的重要环节。

一、病因及发病机制

上消化道出血的病因可为上消化道疾病或全身性疾病。引起上消化道出血的常见病因有消化性溃疡、食管胃底静脉曲张破裂、急性糜烂出血性胃炎和胃癌。食管贲门黏膜撕裂综合征引起的出血亦不少见。现将病因分类归纳如下:

1. 上消化道疾病

(1) 食管疾病和损伤:①食管疾病,如反流性食管炎、食管憩室炎、食管癌、食管消化性溃疡。②各种物理性和化学性食管损伤,如食管贲门黏膜撕裂综合征,器械检查,食管异物,放射性损伤,强酸、强碱或其他化学剂引起的损伤。

(2) 胃、十二指肠疾病:消化性溃疡、促胃液素瘤、急性糜烂出血性胃炎、胃血管异常、胃黏膜脱垂、胃癌或急性胃扩张、胃手术后病变等。

(3) 空肠疾病:胃肠吻合术后空肠溃疡、空肠克罗恩病。

2. 门静脉高压 引起食管胃底静脉曲张破裂或门脉高压性胃病。

(1) 肝硬化:各种病因引起的肝硬化。

(2) 门静脉阻塞:门静脉炎、门静脉血栓形成及门静脉受邻近肿块压迫。

3. 上消化道邻近器官或组织的疾病

(1) 胆管出血:胆囊或胆管结石或癌症、胆管蛔虫症、术后胆总管引流管造成胆管受压坏死、肝癌、肝脓肿或肝动脉瘤破入胆管。

(2) 胰腺累及十二指肠:胰腺癌、急性胰腺炎并发脓肿破溃入十二指肠。

(3) 其他:主动脉瘤、肝或脾动脉瘤破裂入食管、胃或十二指肠,纵隔肿瘤或脓肿破入食管。

4. 全身性疾病

(1) 血液病:白血病、再生障碍性贫血、血小板减少性紫癜、血友病、弥散性血管内凝血。

(2) 血管性疾病:过敏性紫癜、遗传性毛细血管扩张、动脉粥样硬化等。

(3) 结缔组织病:结节性多动脉炎、系统性红斑狼疮等。

(4) 应激相关胃黏膜损伤:各种严重疾病(如严重感染、休克、创伤、手术、精神刺激等)引起的应激状态下产生的急性糜烂出血性胃炎乃至应激性溃疡统称为应激相关胃黏膜损伤。

(5) 急性感染:肾综合征出血热、钩端螺旋体病、登革热、暴发型肝炎等。

二、临床表现

上消化道大量出血的临床表现取决于出血病变的性质、部位、出血量与速度,并与患者出血前的全身状况,如有无贫血及心、肾、肝功能有关。

1. 呕血和(或)黑粪 是上消化道出血的特征性表现。

(1) 出血部位:病变在幽门以上者常同时出现有呕血和黑粪,在幽门以下者可仅表现为黑粪;但也与出血量和速度有关,如出血量大、速度快的幽门以下的病变可因血液反流入胃,引起呕血。

(2) 颜色、性质:也与出血量和速度有关,出血量大且速度快者,呕血颜色鲜红,由于血液在肠内推进快,粪便可呈暗红色甚至鲜红色;出血量少且速度慢者,呕血呈棕褐色咖啡渣样,因为血液经胃酸作用而形成的正铁血红素为棕褐色。粪便呈现柏油样,黏稠而发亮,是因血红蛋白中的铁与肠内硫化物作用形成硫化铁所致。

2. **失血性周围循环衰竭** 上消化道大量出血时,由于循环血容量急剧减少,而导致急性周围循环衰竭,其程度因出血量大小和失血速度快慢而异。

(1) 一般表现:患者可出现头昏、心悸、乏力、出汗、口渴、晕厥等一系列组织缺血的表现。

(2) 出血性休克:患者表现为面色苍白、口唇发绀、呼吸急促,皮肤湿冷,呈灰白色或紫灰花斑,施压后褪色经久不能恢复,体表静脉塌陷;精神萎靡、烦躁不安,重者意识模糊;收缩压降至80mmHg以下,脉压小于25~30mmHg,心率加快至120次/分以上。

(3) 并发症:老年人因器官储备功能低下,且常伴有各种基础病变,因此即使出血量不大也可引起多器官功能衰竭,增加病死率。

3. **贫血和血常规变化** 主要为正细胞正色素性贫血,急性上消化道大量出血后均有失血性贫血,但在出血的早期,血红蛋白浓度、红细胞计数与血细胞比容可无明显变化。在出血后3~4小时后,组织液渗入血管内,使血液稀释,才出现失血性贫血的血常规改变,出血后24~72小时血液稀释到最大限度。贫血程度取决于失血量、出血前有无贫血、出血后液体平衡状态等因素。出血24小时内网织红细胞即见增高,出血停止后逐渐降至正常,如出血不止则可持续升高。白细胞计数在出血后2~5小时轻至中度升高,可达$(10\sim20)\times10^9/L$,血止后2~3日恢复正常。如同时有脾功能亢进则白细胞计数可不升高。

4. **氮质血症** 上消化道大出血后,肠道中血液的蛋白质消化产物被吸收,引起血中尿素氮浓度暂时增高,称为肠性氮质血症。血尿素氮一般不超过14.3mmol/L(40mg/dL),3~4日后降至正常,如患者血尿素氮持续增高超过3~4天,血容量已被基本纠正且出血前肾功能正常,则提示有上消化道继续出血或再次出血。出血导致周围循环衰竭,使肾血流量和肾小球滤过率减少,以致氮质潴留,是血尿素氮增高的肾前性因素。严重而持久的失血造成急性肾损伤发生肾衰竭,为肾性氮质血症。

5. **发热** 上消化道大出血后患者多在24小时内可出现低热,体温多在38.5℃以下,持续3~5天恢复正常,如体温持续增高,应考虑并发感染等。发热机制可能与周围循环衰竭导致体温调节中枢功能障碍有关。失血性贫血亦为影响因素之一。

三、实验室及其他检查

1. **实验室检查** 测定红细胞、白细胞和血小板计数,血红蛋白浓度、血细胞比容、肝功能、肾功能、便潜血等,有助于估计失血量及动态观察有无活动性出血,判断治疗效果及协助病因诊断。

2. **内镜检查** 是确定上消化道出血病因的首选方法,出血后24~48小时内行急诊内镜检查,可以直接观察病灶的情况,明确出血的病因,同时对出血灶进行止血治疗。急诊胃镜检查前需先纠正休克、补充血容量、改善贫血。胶囊内镜对排除小肠病变引起的出血有特殊价值。

3. **X线钡剂造影检查** 主要用于不宜或不愿行内镜检查者,对明确病因有一定价值,尤其是怀疑病变在十二指肠降段以下的小肠段有特殊的诊断价值。检查一般在出血停止后36~48小时进行。

4. **其他检查** 放射性核素扫描、选择性腹腔动脉造影、胶囊内镜及小肠镜检等主要适用于内镜及X线钡剂造影未能确诊而又反复出血者。不能耐受X线、内镜或动脉造影检查的患者,可作吞线试验,根据棉线有无沾染血迹及其部位,可以估计活动性出血部位。

四、诊断要点

1. **上消化道出血诊断的确立** 根据呕血、黑粪和失血性周围循环衰竭的临床表现,呕吐物及便潜血试验呈强阳性,结合其他的实验室检查及器械检查,能查明多数患者的出血部位及原因。需注意以下几点:①鉴别口、鼻、咽喉部出血时吞下血液引起的呕血与黑粪。②呕血与咯血的鉴别。③排除进食引起粪便变黑,如服用铁剂、铋剂,或进食禽畜血液,注意询问病史可鉴别。④上消化道出血与下消化道出血的鉴别。⑤及早发现出血:部分患者因出血速度快,可先出现急性周围循环衰竭而未见呕血与黑粪,如不能排除上消化道大量出血,应做直肠指检,以及早发现尚未排出的黑粪。

2. **出血病因的诊断** 在上消化道大量出血的众多病因中,常见病因及其特点如下:①消化性溃疡:有慢性、周期性、节律性上腹痛;出血前可有饮食失调、劳累或精神紧张、受寒等诱因,特别是出血前上腹痛加剧,出血后疼痛减轻或缓解。②急性糜烂出血性胃炎:有服用非甾体抗炎药等损伤胃黏膜的药物史或酗酒史，有创伤、颅脑手术、休克、严重感染等应激史。③食管胃底静脉曲张破裂出血：有病毒性肝炎、酗酒病史，并有肝病与门静脉高压的临床表现；大量出血引起失血性休克，可加重肝细胞坏死，诱发肝性脑病。④胃癌：多发生在40岁以上男性，有渐进性食欲不振、腹胀、上腹持续疼痛、进行性贫血、体重减轻、上腹部肿块，出血后上腹痛无明显缓解。

五、治疗要点

上消化道大量出血病情急、变化快，严重者危及生命，应采取积极措施进行抢救，抗休克、迅速补充血容量应放在治疗的首位，再纠正水、电解质失衡、给予止血治疗，同时积极进行病因诊断和治疗。

（一）一般措施

1. 立即取平卧位卧床休息，并将下肢抬高、头偏向一侧，保持呼吸道通畅，以免大量呕血时血液吸入呼吸道引起窒息。

2. 少量出血可适当进流质饮食，大出血时禁食，必要时吸氧。

3. 密切观察生命体征、意识状态、尿量、周围循环状况、呕血与便血情况等。

4. 迅速建立静脉通道，进行中心静脉压测定和心电图监护。

（二）补充血容量　上消化道大出血时，应立即查血型、配血，等待配血时先输入平衡液或葡萄糖盐水、右旋糖酐或其他血浆代用品，以尽快恢复和维持血容量及改善周围循环，防止微循环障碍引起脏器功能衰竭。输血时宜在中心静脉压监测下调节输液（血）速度和量，以免诱发肺水肿。而且肝硬化患者应输新鲜血，因库存血含氨量高而易诱发肝性脑病。

（三）止血

1. 药物治疗

（1）抑制胃酸分泌的药物：常用的有西咪替丁200～400mg；雷尼替丁50mg；法莫替丁20mg；奥美拉唑40mg。因血小板聚集及血浆凝血功能所诱导的止血过程需要pH＞6.0时方能起到有效作用，且新形成的凝血块在pH＜5.0的环境中会被胃液消化，故控制胃酸分泌可有效达到止血的效果。

（2）去甲肾上腺素：对消化性溃疡和糜烂性胃炎出血，可用去甲肾上腺素8mg加入冰盐水100mL中口服或鼻胃管滴注。

（3）血管升压素及其类似物：为食管下段和胃底静脉曲张破裂出血的首选药物，其可使内脏血管收缩，减少门静脉血流量、降低门脉及其侧支的压力，达到止血的目的。联合使用硝酸甘油可协同作用，有效降低门静脉压、控制出血，同时减轻血管升压素引起的不良反应。特利升压素是合成的血管升压素类似物。

（4）生长抑素及其类似物：止血效果肯定，为近年治疗食管胃底静脉曲张破裂出血的最常用药物，此类药能明显减少内脏血流量。临床常用奥曲肽，首剂100μg缓慢静注，后以25～50μg/h持续静滴。

2. 三腔二囊管压迫止血　适用于食管下段和胃底静脉曲张破裂出血经药物止血失败者。即时止血效果明显，但患者痛苦、并发症多、停用后早期再出血率高，故已不作为首选止血措施。

3. 内镜直视下止血　在经抗休克和药物治疗病情基本稳定后，应立即行急诊内镜检查和止血治疗。

（1）有活动性出血或暴露血管的溃疡：可采用激光、热探头、高频电灼、微波、血管夹钳夹、局部喷洒疗法等止血。经内镜高频电凝止血或激光止血，成功率可达90%以上，适用于不宜手术的高危患者，特别是血管硬化不易止血的老年患者。

（2）食管下段和胃底静脉曲张破裂出血：内镜直视下注射硬化剂，使曲张的食管静脉形成血栓，可消除曲张静脉并预防新的曲张静脉形成，硬化剂可选用无水乙醇等；或用橡皮圈套扎曲张静脉，使血管闭合；或注射组织黏合剂，可使出血的曲张静脉闭塞，主要用于胃底曲张静脉。这些方法多能达到止血目的，可有效防止早期再出血，是目前治疗本病的重要止血手段。

4. 手术治疗　经积极的内科治疗仍出血不止危及生命时，应及时选择手术治疗。

（1）手术指征。①严重大出血，短期内出现休克，或较短时间内（6～8小时）需要输入大量血液（＞800mL）方能维持血压和血细胞比容者。②经非手术治疗出血不止或暂时血止后又复发者。③60岁以上伴有动脉硬化者自行止血机会较小，对再出血耐受性差，应及早手术者。④近期发生过类似大出血或合并穿孔或幽门梗阻者。⑤正在进行药物治疗的消化性溃疡患者发生大出血，表明溃疡侵蚀性大，非手术治疗难以止血。⑥胃镜检查发现动脉搏动性出血或溃疡底部血管显露、再出血危险性大者。急诊手术应争取在出血48小时内进行,反复止血无效,拖延时间越长危险越大。

(2)手术方式。①胃大部切除术:适用于大多数溃疡出血者。②贯穿缝扎术:在病情危急、不允许做胃大部切除术时,可采用此法;对切除溃疡有困难时,应贯穿缝扎溃疡底部出血的动脉或结扎其主干。③在贯穿缝扎处理溃疡出血后,做迷走神经干切断加胃窦切除或幽门成形术。

5. **介入治疗** 少数无法进行内镜止血治疗而又不能耐受手术者,可经选择性肠系膜动脉造影寻找出血的病灶,给予血管栓塞治疗。

六、护理要点

1. **一般护理**

(1)休息与体位:少量出血者应注意减少活动,大出血时绝对卧床休息,取平卧位并将下肢略抬高,以保证脑部供血。呕吐时头偏向一侧,防止窒息或误吸。定时变换体位,注意保暖,病情稳定后,逐渐增加活动量。

(2)饮食护理

1)出血量少无呕吐者,选择无刺激性的温凉、清淡流质饮食,出血停止后改为营养丰富、易消化、无刺激的半流质饮食或软食,少量多餐,逐步过渡到正常饮食。

2)出血量大且有明显活动性出血者,应严格禁食,血止后1~2天开始渐进高热量、高维生素、温热的流质饮食(如牛奶、豆浆、米汤、新鲜蔬菜汁等),确定无再出血后改为半流质饮食(如稀粥、蛋羹等),后改为易消化之软食逐渐过渡到正常饮食。

3)食管胃底静脉曲张破裂出血者,食物应以营养丰富、易消化为宜,避免粗糙、坚硬、刺激性食物,且应细嚼慢咽,劝其戒烟戒酒,防止损伤曲张静脉而再次出血。止血后限制钠和蛋白质的摄入,以免加重腹水及诱发肝性脑病。

(3)安全护理:轻症患者可起身稍事活动,可上厕所大、小便。但应注意有活动性出血时,患者常因有便意而至厕所,在排便时或便后起立时晕厥。指导患者坐起、站起时动作缓慢;出现头晕、心慌、出汗时立即卧床休息并告知护士;必要时由护士陪同如厕或暂时改为在床上排泄。重症患者应多巡视,用床栏加以保护。

(4)生活护理:协助患者完成日常生活活动,如进食、口腔和皮肤清洁、排泄等。禁食期间,每天清洁口腔2次,呕血时随时做好口腔清洁护理,保持口腔清洁、无味;及时更换被污染的衣被,卧床者特别是老年人和重症患者注意预防压疮,排便次数多者应注意肛周皮肤清洁和保护。

2. **病情观察** 上消化道大量出血可在短时间内出现休克,为常见急症,需严密观察病情。

(1)监测指标。①生命体征:有无心率加快、心律失常、脉搏细弱、血压降低、脉压变小、呼吸困难、体温不升或发热,必要时行心电监护。②精神和意识状态:有无精神疲倦、烦躁不安、嗜睡、表情淡漠、意识不清甚至昏迷。③观察皮肤和甲床色泽,肢体温暖或是湿冷,周围静脉特别是颈静脉充盈情况。④准确记录出入量,疑有休克时留置尿管,测每小时尿量,应保持尿量大于每小时30mL。⑤观察呕吐物和粪便的性质、颜色及量。⑥定期复查红细胞计数、血细胞比容、血红蛋白、网织红细胞计数、血尿素氮、便潜血,以了解贫血程度、出血是否停止。⑦监测血清电解质和血气分析的变化,急性大出血时,经由呕吐、鼻胃管抽吸和腹泻,可丢失大量水分和电解质,应注意维持水、电解质、酸碱平衡。

(2)出血量估计。详细询问呕血和(或)黑粪的发生时间、次数、量及性状,以便估计出血量和速度。①成人每日消化道出血超过5~10mL便潜血试验阳性。②每日出血量在50~100mL可出现黑粪,一次出血后黑粪持续时间取决于患者排便次数,如每天排便1次,粪便色泽约在3天后恢复正常,故不能以黑粪作为继续出血的指标。③胃内积血量达250~300mL时可引起呕血。④一次出血量400mL以下时,因轻度血容量减少可由组织液与脾储血来补充血容量,一般不出现全身症状。⑤出血量超过400~500mL,可出现头晕、心悸、乏力等症状。⑥短时间内出血量超过1 000mL,可出现急性周围循环衰竭表现,严重者引起失血性休克。

呕血与黑粪的频度与量虽有助于估计出血量,但因出血大部分积存于胃肠道,且呕血与黑粪分别混有胃内容物及粪便,故不能据此准确判断出血量。

(3)周围循环衰竭状态判断。急性上消化道大出血后由于血容量减少常导致周围循环衰竭,而周围循环衰竭常是导致急性大出血死亡的直接原因。因此要把周围循环状态的检查放在首位,重点是15~30分钟动态观察血压和心率。可采用改变体位测量心率、血压并观察症状和体征来估计出血量:如由平卧位改为坐位时出现心率增快每分钟10次以上、血压下降幅度大于15~20mmHg、头晕、出汗甚至晕厥,则表示出血量大,血容量已明显不足,是紧急输血的指征。如收缩压<90mmHg,心率>120次/分、面色苍白、四肢湿冷、烦躁不安或神志不清,提示已进入休克状态,属严重大量出血,需紧急抢救。而皮肤逐渐转暖、出汗停止则提示血液灌注好转。

(4) 判断出血是否停止。出现下列迹象提示有继续出血或再次出血现象:①反复呕血,甚至呕吐物由咖啡色转为鲜红色。②黑粪次数增多且粪质稀薄,色泽转为暗红色,伴肠鸣音亢进。③周围循环衰竭的表现经充分补液输血而未见明显改善,或虽暂时好转而又恶化,血压波动,中心静脉压不稳定。④红细胞计数、血细胞比容、血红蛋白测定不断下降,网织红细胞计数持续增高。⑤补液与尿量足够的情况下,血尿素氮持续或再次增高。⑥门静脉高压的患者原有脾大,在出血后常暂时缩小,如不见脾恢复亦提示出血未止。

(5) 原发病观察。如肝硬化并发上消化道大量出血的患者,应注意观察有无并发感染、黄疸加重、肝性脑病等。

3. 用药护理　立即建立静脉通道,遵医嘱迅速、准确地实施输血、输液、各种止血治疗及用药等抢救措施,并观察治疗效果及不良反应。输液开始滴速宜快,必要时测定中心静脉压作为调整输液量和速度的依据。避免因输液、输血过多、过快而引起急性肺水肿,心肺功能不全者尤应注意。肝病患者忌用吗啡、巴比妥类药物。宜输新鲜血,因库存血含氨量高,易诱发肝性脑病。血管升压素可引起腹痛、血压升高、心律失常、心肌缺血,甚至发生心肌梗死,故滴注速度应准确,并严密观察不良反应。冠心病、高血压、孕妇忌用血管升压素。

4. 三(四)腔二囊管护理

(1) 插管前。仔细检查,确保食管引流管、胃管、食管囊管、胃囊管通畅,并分别做好标记,检查两气囊无漏气后抽尽囊内气体,备用。

(2) 插管中。协助医师为患者做鼻腔、咽喉部局麻,经鼻腔或口腔插管至胃内。插管至65cm时抽取胃液,检查管端确在胃内后,并抽出胃内积血。先向胃囊注气150～200mL,至囊内压约50mmHg并封闭管口,缓缓向外牵引管道,使胃囊压迫胃底部曲张静脉。如单用胃囊压迫已止血,则食管囊不必充气。如未能止血,继续向食管囊注气约100mL至囊内压约40mmHg并封闭管口,使气囊压迫食管下段的曲张静脉。管外端以绷带连接0.5kg沙袋,经牵引架作持续牵引。

(3) 将食管引流管、胃管连接负压吸引器或定时抽吸,观察出血是否停止;并记录引流液的性状、颜色及量;经胃管冲洗胃腔,以清除积血,可减少氨在肠道的吸收,以免血氨增高而诱发肝性脑病。

(4) 出血停止后,放松牵引,放出囊内气体,保留管道继续观察24小时,未再出血可考虑拔管,对昏迷患者亦可继续留置管道用于注入流质食物和药液。拔管前口服液状石蜡20～30mL,润滑黏膜及管、囊的外壁,抽尽囊内气体,以缓慢、轻巧的动作拔管。气囊压迫一般以3～4日为限,继续出血者可适当延长。

(5) 留置管道注意事项。①定时清洁鼻腔、口腔,用液状石蜡润滑鼻腔、口唇。②防创伤,定时测量气囊内压力,以防压力不足而不能止血,或压力过高而引起组织坏死。气囊充气升压12～24小时应放松牵引,放气15～30分钟,如出血未止,再注气升压,以免食管胃底黏膜受压时间过长而发生糜烂、坏死。③防窒息,当胃囊充气不足或破裂时,食管囊和胃囊可向上移动,阻塞于喉部而引起窒息,一旦发生应立即抽出囊内气体,拔出管道。对昏迷患者尤应密切观察有无突然发生的呼吸困难或窒息表现。必要时约束患者双手,以防烦躁或神志不清的患者试图拔管而发生窒息等意外。④防误吸,应用四腔管时可经食管引流管抽出食管内积聚的液体,以防误吸引起吸入性肺炎;三腔管无食管引流管腔,必要时可另插一管进行抽吸。床旁置备弯盘、纸巾,供患者及时清除鼻腔、口腔分泌物,并嘱患者勿咽下唾液等分泌物。

5. 心理护理　突然大量呕血或要留置气囊管,常使患者极度恐惧。反复长期消化道出血,则易使患者产生悲观、绝望的心理反应,对疾病治疗失去信心。应关心、安慰患者,解释病情及本病治疗方法,告诉患者安静休息有利于止血。抢救工作应迅速而不忙乱,以减轻患者的紧张情绪。

6. 健康指导

(1) 疾病知识指导:上消化道出血的临床表现及预后因引起出血的病因而异,应帮助患者和家属掌握有关的病因、诱因、预防、治疗和自我护理的知识,减少再度出血的危险。

(2) 饮食指导:合理饮食是避免诱发上消化道出血的重要环节。注意饮食卫生和规律饮食;进营养丰富、易消化的食物;避免过饥或暴饮暴食;避免粗糙、刺激性食物,或过冷、过热、产气多的食物、饮料;应戒烟、戒酒。

(3) 生活指导：生活起居有规律，劳逸结合，保持乐观情绪，避免长期精神紧张，过度劳累。应严格遵医嘱用药，按时门诊随访。

(4) 指导识别出血并及时就诊：指导患者及家属学会识别早期出血征象及应急措施：出现头晕、心悸等不适，或呕血、黑粪时，立即卧床休息，保持安静，减少身体活动；呕吐时侧卧位以免误吸；立即送医院治疗。慢性病者定期门诊随访。

（许子华）

第20章 急腹症患者的护理

急腹症(acute abdomen)是指腹腔内、盆腔和腹膜后组织和脏器发生急剧的病理变化,从而产生以腹部为主要症状和体征,同时伴有全身反应的临床综合征。常见的急腹症包括:急性阑尾炎、溃疡病急性穿孔、急性肠梗阻、急性胆管感染及胆石症、急性胰腺炎、腹部外伤、泌尿系结石及异位妊娠子宫破裂等。特点为发病急、病情重、进展快、变化多,有一定的死亡率,必须早期诊断和紧急处理。

一、病因及发病机制

1. **病因** 病因繁杂,部分外科和妇产科疾病常成为急腹症的病因。

(1) 感染性疾病。引起急腹症的常见感染性疾病,①外科疾病:如急性胆囊炎、胆管炎、胰腺炎、阑尾炎、消化道或胆囊穿孔、肝或腹腔脓肿破溃;②妇产科疾病:如急性盆腔炎;③内科疾病:如急性胃肠炎或大叶性肺炎。

(2) 出血性疾病。常见于,①外科疾病:如腹部外伤导致的肝、脾破裂,腹腔内动脉瘤破裂,肝癌破裂等;②妇产科疾病:如异位妊娠或巧克力囊肿破裂出血。

(3) 空腔脏器梗阻。常见于外科疾病,如肠梗阻、肠套叠、结石或蛔虫症引起的胆管梗阻、泌尿系结石等。

(4) 缺血性疾病。常见于,①外科疾病:如肠扭转、肠系膜动脉栓塞、肠系膜静脉血栓形成;②妇产科疾病:如卵巢或卵巢囊肿扭转。

2. **病理生理** 急腹症患者除发生与原发疾病相关的病理生理变化(参见相关章节)外,还涉及腹痛所致的病理生理变化,主要与神经因素相关。来自腹部的病理性和生理性刺激经交感、副交感和腹膜壁层的躯体神经传至大脑感觉中枢,产生腹痛感觉;但其感觉可因急腹症的病因、部位和缓急程度不同而不同。

(1) 内脏痛。局部病变的病理性刺激由内脏传入纤维(自主神经)传入中枢神经系统并产生内脏疼痛感觉。其特点为,①疼痛定位不准确;②疼痛感觉特殊;③常伴恶心、呕吐等消化道症状。

(2) 牵涉痛。又称放射痛,指在急腹症发生内脏痛的同时,体表的某一部位也出现疼痛感觉。主要因这些部位的痛觉神经纤维与支配腹腔内急性病变器官的神经通过同一脊髓段的神经根进入脊髓节的后角,甚至汇聚于同一神经元后角向上传递,致大脑皮质误判。

(3) 躯体痛。特点为感觉敏锐,定位准确。系受脊髓神经支配的壁腹膜受到腹腔内炎性渗出物刺激后产生的体表相应部位的持续性锐痛。

二、临床表现

腹痛是急腹症的主要临床症状,常同时伴有恶心、呕吐、腹胀等消化道症状或发热。腹痛的临床表现、特点和程度随病因或诱因、发生时间、始发部位、性质、转归而不同。①腹痛的部位:最先发生的部位可能是病变的原发部位。如胃、十二指肠溃疡穿孔开始在上腹部痛,当穿孔后消化液流向下腹,此时腹痛扩展至右下腹乃至全腹,易与阑尾炎穿孔相混淆。急性阑尾炎为转移性腹痛,开始在脐周或上腹部,为炎症刺激性内脏痛,当炎症波及浆膜或阑尾周围壁腹膜时,则表现为右下腹痛。腹痛最明显的部位,常是病变最严重的部位,如有腹膜刺激征,则常提示该部位有腹膜炎。②腹痛的性质:持续性剧烈钝痛,患者为了减轻腹痛采用侧卧屈膝体位,咳嗽、深呼吸和大声说话均加重疼痛。定位准确,提示该部位壁腹膜炎症刺激。持续性胀痛常为脏腹膜受扩张牵拉所致,按压腹部疼痛加重,如麻痹性肠梗阻、肝肿瘤等。阵发性绞痛,为空腔脏器平滑肌阵发性痉挛所致,常提示消化道、胆管或输尿管存在梗阻因素,如机械性肠梗性,胆管结石、蛔虫、肿瘤,输尿管结石等。持续性疼痛阵发性加剧,表现梗阻与炎症并存,常见于绞窄性肠梗阻早期、胆管结石合并胆管炎、胆囊结石合并胆囊炎等。③腹痛的程度:分轻度(隐痛)、中度和重度(剧痛),表示病变的轻、中、重,但也因个人耐受程度有所差异。

临床习惯将急腹症分为外科急腹症、妇产科急腹症和内科急腹症。

1. **外科急腹症**

(1) 穿孔性疾病

1) 胃十二指肠穿孔：突发性上腹部刀割样疼痛，拒按，腹部呈舟状；十二指肠后壁穿透性溃疡患者可伴有 $T_{11\sim12}$ 右旁区域牵涉痛。病程的第一阶段为化学刺激期，系酸性胃内容物流入腹腔形成化学炎症刺激，腹膜刺激征明显。第二阶段为反应性期，因穿孔几小时后大量腹腔炎性渗出中和了胃酸，腹痛反而减轻，极易忽视而延误手术时机。第三阶段为化脓性感染期，通常病情危重，死亡率高。腹部X线摄片常可见膈下游离气体，有助于诊断。

2) 胃癌急性穿孔：年龄超过40岁，全身情况差，明显消瘦，曾呕吐咖啡样胃内容物，穿孔前疼痛不规律，顽固性腹痛，口服碱性药物无效者，应考虑胃癌的可能。

3) 急性肠穿孔：多见于肠伤寒、肠结核、慢性结肠炎、急性出血坏死性肠炎、结肠阿米巴病等，应注意与急性胃十二指肠溃疡穿孔、急性阑尾炎穿孔、异位妊娠破裂相鉴别。

(2) 感染性疾病

1) 胆管系统结石或感染：急性胆囊炎、胆石症患者为右上腹疼痛，呈持续性，伴右侧肩背部牵涉痛，伴寒战、发热、恶心、呕吐、腹胀等。实验室检查可见白细胞增多、核左移。体格检查 Murphy 征通常为阳性。右上腹可有明显压痛及肌紧张。胆管结石及急性胆管炎患者有典型的 Charcot 三联征外，还可伴有精神神经症状和休克，即 Reynolds 五联征。

2) 急性胰腺炎：急性胰腺炎发病常以饱食、酗酒、胆管梗阻、精神激动为诱因，主要由胆管疾病引起。多表现为急性中上腹痛，常阵发性加剧，并向左腰背部放射。患者在发病早期即伴恶心、呕吐和腹胀。急性出血性坏死性胰腺炎患者可伴有休克症状。体格检查可见腹胀、腹肌紧张。血清、尿淀粉酶测定对确诊有重要意义，但需排除其他可能引起血、尿淀粉酶升高的疾病，如胃十二指肠溃疡穿孔、肠梗阻、胆囊炎、胆石症等。

3) 急性梗阻性化脓性胆管炎：表现为右上腹痛、寒战、发热、黄疸等；出现休克及精神症状时，死亡率高。

4) 急性阑尾炎：以转移性右下腹痛为特点，但并非绝对，常伴有恶心、呕吐、发热。白细胞计数增多，且中性粒细胞比例增加。腹部压痛集中于麦氏点，而左下腹与麦氏点相对应的位置有时压痛亦呈阳性。后位阑尾时，腰大肌刺激试验常为阳性。需注意老人、儿童、孕妇及全身衰弱患者可无明显腹肌紧张。

(3) 梗阻或绞窄性疾病

1) 胆管系统结石：胆总管结石、胆囊结石、肝胆管结石均可引起急性右上腹或右季肋部疼痛，伴发热或黄疸等表现，系结石阻塞了胆管引流，继发感染所致。

2) 肠梗阻、肠扭转和肠系膜血管栓塞：肠梗阻、肠扭转时多为中上腹疼痛，呈阵发性绞痛，随病情进展可表现为持续性疼痛、阵发性加剧，伴呕吐、腹胀和肛门停止排便、排气；肠系膜血管栓塞或绞窄性肠梗阻时呈持续性胀痛，呕吐物、肛门排出物和腹腔穿刺液呈血性。

3) 急性扭转：胃、大网膜、脾、卵巢等均可发生急性扭转，但均少见。

4) 肾或输尿管结石：上腹部和腰部钝痛或绞痛，可沿输尿管向下腹部、腹股沟区或会阴部放射，可伴呕吐和血尿。

(4) 内脏破裂出血。腹腔脏器破裂出血均有类似的急性失血乃至休克表现，常表现为突发性上腹部剧痛、肤色苍白、冷汗、手足厥冷、脉搏细速、进行性红细胞与血红蛋白减少及休克等。腹腔穿刺液为不凝固的血液。有外伤史者应注意肝、脾等实质性脏器破裂出血。有肝区痛、消瘦等表现者，应考虑肝癌破裂出血。生育年龄妇女应注意有无异位妊娠破裂可能。

2. **妇产科急腹症**

常见于异位妊娠或巧克力囊肿破裂。特点为突发性下腹部撕裂样疼痛，向会阴部放射；伴恶心、呕吐和肛门坠胀感，亦可伴有阴道不规则流血等其他症状；出血量大者可出现休克症状。

3. **内科急腹症**

(1) 急性胃肠炎：表现为上腹部或脐周隐痛、胀痛或绞痛，伴恶心、呕吐、腹泻和发热。

(2) 心肌梗死：部分心肌梗死患者表现为上腹部胀痛，伴恶心和呕吐；严重者可出现心力衰竭、心律失常和休克。

(3) 腹型过敏性紫癜：除皮肤紫癜外，以腹痛为常见表现，呈脐周、下腹或全腹的阵发性绞痛，伴恶心、呕吐、呕血、腹泻和黏液血便等。

(4) 大叶性肺炎：少数患者可出现上腹部疼痛。

三、实验室及其他检查

1. **实验室检查**

(1) 血常规：腹腔内出血患者常表现出血红蛋白和血细胞比容降低；腹腔内感染患者的白细胞及

中性粒细胞计数多升高,但老年及危重患者可因应激反应差而无相应变化。

(2) 尿常规:泌尿系统结石患者的尿液中有红细胞;梗阻性黄疸患者的尿胆红素检测为阳性。

(3) 粪常规:急性胃肠炎患者的粪便镜检可见大量红、白细胞;消化道疾病者的粪潜血试验多呈阳性表现。

(4) 血、尿淀粉酶:急性胰腺炎患者可见血、尿淀粉酶值升高。

(5) 肝功能:胆管梗阻和急性胰腺炎患者常有肝功能的损害。

2. 影像学检查

(1) X线检查。①X线透视或平片:消化道穿孔时可见膈下游离气体;机械性肠梗阻时立位腹部平片可见肠管内存在多个气液平面,麻痹性肠梗阻时可见普遍扩张的肠管;胆结石或泌尿系结石时,于腹部X线片可见阳性结石影。②碘油或水溶性对比剂造影:有助于明确部分消化道梗阻的部位和程度。③钡剂灌肠或充气造影:肠扭转时可见典型的鸟嘴征,肠套叠时则可见杯口征。

(2) B超检查。有助于了解有无腹腔内实质性脏器损伤、破裂和占位性病变,亦可明确腹腔内有无积液、积血及其部位和量的估计。胆囊或泌尿系结石时可见回声。

(3) CT或MRI检查。对实质脏器的病变、破裂、腹腔内占位性病变及急性出血坏死性胰腺炎的诊断均有较大价值。

(4) 血管造影。对疑有腹腔内脏(如胆管、小肠等)出血及肠系膜栓塞的诊断有帮助。

3. 内镜检查

(1) 胃镜:可发现屈式韧带以上部位的胃、十二指肠的疾病。

(2) ERCP:有助于明确胆、胰疾病。

(3) 肠镜:可发现小肠、结肠和直肠病变。

(4) 腹腔镜:有助于部分疑难急腹症或疑有妇科急腹症的诊断。

4. 诊断性穿刺

(1) 腹腔穿刺:用于不易明确诊断的急腹症。在任何一侧下腹部,脐与髂前上棘连线的中外1/3交界处做穿刺,若抽出不凝固血性液体,多提示腹腔内脏出血;若抽出混浊液体或脓液,多为消化道穿孔或腹腔内感染;若系胆汁性液体,常是胆囊穿孔;若穿刺液的淀粉酶检测结果阳性即为急性胰腺炎。

(2) 阴道后穹隆穿刺:女性患者疑有盆腔积液、积血时,可经阴道后穹隆穿刺协助诊断。异位妊娠破裂时经阴道后穹隆穿刺可抽得不凝血液。盆腔炎患者的阴道后穹隆穿刺液则为脓性。

四、诊断要点

急腹症具有发病急、病情复杂多变、病情重的特点,能否及时正确诊断、尽早给予有效的治疗,直接影响治疗效果甚或生命安危。因此要遵循迅速、准确、安全的原则,详细询问病史,准确进行身体检查及必要的实验室及其他检查,综合分析判断。

五、治疗要点

1. 非手术治疗

(1) 适应证。①诊断明确、病情较轻者,如单纯性胆囊炎、空腹状态下溃疡针尖样穿孔或不完全性粘连性肠梗阻等;②诊断明确,但病情危重、不能耐受麻醉和手术者;③诊断不明,但病情尚稳定、无明显腹膜炎体征者。

(2) 治疗措施。①观察生命体征和腹部体征。②禁食、胃肠减压,补液,记录出、入水量。③药物治疗:包括解痉和抗感染治疗;出现休克时,应给予抗休克治疗,同时做好手术前准备。④观察实验室及其他检查结果的动态变化,以帮助及时判断病情变化。

2. 手术治疗

(1) 适应证:诊断明确、须立即处理的急腹症患者,如腹部外伤、溃疡穿孔致弥漫性腹膜炎、化脓性或坏疽性胆囊炎、化脓性梗阻性胆管炎、急性阑尾炎、完全性肠梗阻、异位妊娠破裂等。

(2) 对诊断不明,但腹痛和腹膜炎体征加剧,全身中毒症状加重者,应在经非手术治疗的同时,积极完善术前准备,尽早进行手术治疗。

六、护理要点

1. 疼痛的护理

(1) 病情观察:密切观察患者腹痛的部位、性质、程度和伴随症状有无变化,及其与生命体征的关系,并作出护理评估。疼痛程度加重及疼痛部位或类型的改变可能提示有继发感染或其他并发症的发生。

(2) 体位:非休克患者取半卧位,有助于减轻腹壁张力,进而缓解疼痛。

(3) 禁食、胃肠减压:禁食并通过胃肠减压抽吸出胃内残存物,减少胃肠内的积气、积液,减少消化液和胃内容物自穿孔部位漏入腹膜腔，从而减轻腹胀和腹痛。

(4) 药物镇痛：①对疼痛剧烈的急腹症患者或术后切口疼痛患者，可遵医嘱落实止痛措施，如通过PCA和药物镇痛等。②注意评估镇痛效果和观察不良反应：如哌替啶类镇痛药可致Oddi括约肌痉挛、呼吸抑制、头晕、呕吐、出汗、口干、瞳孔放大、呼吸减慢和血压降低等反应。

2. **维持体液平衡**

(1) 补充容量：迅速建立静脉通路，根据医嘱正确、及时和合理地安排晶体和胶体液的输注种类和顺序。若有大量消化液丢失，先输注平衡盐溶液；有腹腔内出血或休克者，应快速输液并输血，以纠正血容量。

(2) 出入量的记录：每小时监测生命体征以评估患者的体液、血容量以及心血管功能状况。准确记录出入量：对神志不清或伴休克者，应留置导尿管，并根据尿量调整输液量和速度。

(3) 病情监测：①监测患者黏膜状况及皮肤弹性、色泽和温暖度。干燥而发亮的黏膜及温暖、干燥但弹性差的皮肤均提示有脱水。②监测实验室检查结果，包括血红蛋白、血细胞比容、尿比重、血电解质及动脉血气分析等，以评估患者体液及酸碱平衡状况，发现异常及时报告医师。

3. **并发症的预防和护理**

(1) 感染：①若体温逐渐上升，同时伴白细胞计数及中性粒细胞比例上升，多为感染征象。患者腹痛加剧、出现腹膜刺激征、伤口及引流口周围红肿加重、脓性引流液增加等亦属感染征象。②更换敷料、进行伤口护理或腹膜灌洗治疗应严格遵循无菌技术原则。③遵医嘱提供肠内或肠外营养，保持体液平衡及营养充足，改善患者免疫系统功能。④遵医嘱合理、正确使用抗生素。⑤腹部或盆腔疾病患者取斜坡卧位，可减轻全身中毒症状并有利于积液或脓液的引流。⑥保持腹腔内置引流管通畅，并观察引流物的量、颜色和性质。

(2) 出血：①若脉搏增快、面色苍白、皮肤湿冷，多为休克征象；若血红蛋白值及血压进行性下降，提示有腹腔内出血。②遵医嘱输液、输血、补充血容量和应用止血药物。③休克患者取头低足高位。

4. **营养支持**

估计7天以上不能恢复正常饮食的患者，尤其年老、体弱、低蛋白血症和手术后可能发生并发症的高危患者，应积极提供肠内、外营养支持护理。

5. **健康指导**

(1) 形成良好的饮食和卫生习惯。

(2) 保持清洁和易消化的均衡膳食。

(3) 积极控制诱发急腹症的各类诱因，如有溃疡病者，应按医嘱定时服药；胆管疾病和慢性胰腺炎者需适当控制油腻饮食；反复发生粘连性肠梗阻者应避免暴饮暴食及饱食后剧烈运动；月经不正常者应及时就医。

(4) 急腹症行手术治疗者，术后应早期开始活动，以预防粘连性肠梗阻。

(高　丽)

第21章 消化系统常见诊疗技术及护理

第1节 胃酸分泌功能检查

胃酸分泌功能检查是收集患者空腹及应用刺激剂后的胃液标本，测定胃液量、胃液酸度及pH值，用以评价胃黏膜的分泌功能。检查项目包括基础胃酸排泌量（basic acid output，BAO），最大胃酸排泌量（maximal acid output，MAO）和高峰胃酸排泌量（peak acid output，PAO）。

适应证

（1）辅助诊断促胃液素瘤、消化性溃疡、慢性萎缩性胃炎及胃癌。

（2）胃大部分切除术和迷走神经切除术前，估计手术的预期效果，或术后判定迷走神经切除是否完全。

（3）制酸剂、抗胃蛋白酶等药物的疗效评价。

禁忌证

（1）食管肿瘤、狭窄或重度静脉曲张者。

（2）上消化道出血止血不足2周者。

（3）心肺功能不全，支气管哮喘发作者。

（4）鼻咽部有急性感染者。

操作前护理

1. **物品准备** 胃管包、试管、液状石蜡、无菌纱布、注射器和胶布等。

2. **患者准备** 向患者介绍检查意义、方法、如何配合等。术前患者24～48小时停用任何影响胃液分泌的药物；术前一晚禁食，检查前当日晨空腹。

操作中护理

1. **体位** 协助患者取坐位或半卧位，取下义齿，胸前铺橡胶单和治疗巾，嘱患者放松。

2. **插管** 术者戴无菌手套，检查胃管通畅后标记插入长度，将胃管涂以液状石蜡，左手垫无菌纱布持胃管，右手用镊子夹胃管前端送入口腔内，当插至14～16cm时，嘱患者进行吞咽动作，随即将胃管插入食管。

3. **抽取胃液** 当胃管插至50cm（经口腔插入）或56cm（经鼻腔插入）标记处时，管末端接注射器进行抽吸，以证明胃管是否在胃内。若未能抽出胃液，可通过改变胃管深度或患者体位后再予抽吸。如能抽出，将胃管用胶布固定于患者面部。

4. **留取胃液检查**

（1）测定总酸度：抽出全部空腹胃液，标记标本号次为“0”，记录总量，取10mL送检。

（2）测定BAO：继续抽吸1小时胃液量。

（3）测定刺激后MAO和PAO：肌内注射五肽促胃液素6μg/kg，然后每15分钟抽尽胃液1次，每次各留10mL送检，标记标本号次，共抽吸胃液标本4次。

操作后护理

1. **洗漱及休息** 术后协助患者漱口、洗脸，并嘱患者卧床休息，不适缓解后可正常进食。

2. **观察** 密切观察患者有无恶心、呕吐、呕血、黑粪等现象，如发现异常及时协助医师进行处理。

第2节 腹腔穿刺术

腹腔穿刺术（abdominocentesis）是为了诊断和治疗疾病，对有腹腔积液的患者进行腹腔穿刺、抽取积液的操作过程。

适应证

1. **诊断性穿刺** 病因不明的内脏疾病，抽取腹水检验，以寻找病因。

2. **减压性穿刺** 对大量腹腔积液患者，适当抽放腹水后可缓急胸闷、气促等症状。

3. **治疗性穿刺** 腹腔内注射药物，以协助治疗疾病。需实行腹水浓缩回输术者。

禁忌证

1. 肝硬化腹腔积液有肝性脑病先兆者。

2. 粘连性结核性腹膜炎、卵巢肿瘤、包虫病等。

操作前护理

1. **物品准备** 腹腔穿刺包、2%利多卡因等。

2. **患者准备**

(1) 向患者介绍检查的目的、方法、注意事项及操作中可能出现的不适等,解除其心理紧张。

(2) 检查前嘱患者排尿,以免穿刺时损伤膀胱。

(3) 穿刺前测量腹围、血压、脉搏,检查腹部体征,以观察病情变化。

操作中护理

1. **体位** 根据穿刺的目的采用不同体位,诊断性穿刺取侧卧位,减压性穿刺采用高半坐卧位,治疗性穿刺取侧卧位或平卧位。

2. **选择适宜穿刺点** 协助患者暴露腹部,注意保暖。①一般常选择左下腹部脐与髂前上棘连线中外1/3交点处,此处不易损伤腹壁动脉。②也可取脐与耻骨联合中点上1cm,偏左或右1.5cm处,此处无重要器官且易愈合。③侧卧位时选择脐水平线与腋前线或腋中线的交点处进行穿刺。④对少量或包裹性腹腔积液,须在B超定位下穿刺。

3. **穿刺部位** 常规消毒,戴无菌手套,铺消毒洞巾,自皮肤至腹膜壁层用2%利多卡因逐层行局部浸润麻醉。根据穿刺目的的不同选择穿刺针。穿刺时,术者左手固定穿刺部位皮肤,右手持针经麻醉处垂直刺入腹壁,待针尖抵抗感突然消失时,示针尖已穿过壁腹膜,即可行抽取和引流腹水,根据需要留样送检。诊断性穿刺可选用7号针头进行穿刺,直接用无菌的20mL或50mL注射器抽取腹水。大量放液时可用针尾连接橡皮管的8号或9号针头,在放液过程中,用血管钳固定针头并夹持橡皮管。放液后拔出穿刺针,穿刺部位用无菌纱布按压5~10分钟,再用胶布固定。并用多头绷带将腹部包扎,如穿刺处继续有腹水渗漏时,可用蝶形胶布封闭。

4. **观察** 密切观察患者有无头晕、恶心、心悸、气短、面色苍白等症状,一旦出现应立即停止操作,并及时处理。记录放液量、性质。放液不宜过快、过多,一次放液量不超过3 000mL为宜,以防腹压骤然降低,内脏血管扩张而发生血压下降甚至休克等现象。

操作后护理

1. **体位护理** 术后平卧休息8~12小时,或卧向穿刺部位的对侧,防止腹水外溢。穿刺点如有腹水外溢,应及时更换敷料。大量放液后,需用多头腹带束紧腹部,以防腹压骤然下降引起内脏血管扩张而引起休克反应。

2. **穿刺点护理** 密切观察穿刺部位有无渗液、渗血,有无腹部压痛、反跳痛和腹肌紧张的腹膜炎征象。测量腹围,观察腹水消长情况。

3. **观察** 密切观察体温、脉搏、血压、神志的变化,防止发生肝性脑病。

第3节 腹腔灌洗术

腹腔灌洗术是借助于套管穿刺器具选择腹部适当部位,应用无菌技术穿刺置管,进行腹腔灌洗引流的一种诊疗技术。其依据目的不同分为诊断性腹腔灌洗术和治疗性腹腔灌洗术两种。诊断性腹腔灌洗术用于急腹症患者诊断未明,腹腔穿刺又未获阳性结果,或腹腔穿刺结果同病史、体格检查及其他资料不符时,其有助于做出正确的判断,还可动态观察腹部病变的变化,为选择手术与非手术疗法及观察非手术疗效提供较为有力的证据。治疗性腹腔灌洗术用于治疗急性重症胰腺炎和腹腔严重感染的患者,其目的是清除或稀释含有大量毒性物质和消化酶的腹腔内液体,减少毒物和酶复合物对局部和全身的损害,冲洗出游离的坏死组织和脓液,预防和控制腹腔内感染。

适应证

1. 急腹症诊断未明者,以协助诊断。

2. 治疗急性重症胰腺炎和腹腔严重感染。

禁忌证

1. 严重心、肺、肾功能障碍,全身极度衰竭患者。

2. 凝血功能障碍者。

操作前护理

1. **物品准备** 腹穿包一个、500mL无菌生理盐水2~3瓶、甲硝唑250mL、阿米卡星0.4g、利多卡因100mg、输液器2套等。

2. **患者准备** 向患者介绍检查的目的、方法及如何配合等；禁食和行胃肠减压；遵医嘱用抗生素防治感染。

操作中护理

1. **灌洗** 常规消毒皮肤，局部麻醉，在腹中线上取穿刺点，采用与腹腔穿刺相同的穿刺方法，把有侧孔的塑料管置入腹腔，塑料管尾端连接一盛有500～1 000mL无菌生理盐水的输液瓶，置低于体平面处，使腹内灌洗液借虹吸作用流回输液瓶中。

2. **涂片、培养** 灌洗后取瓶中液体进行肉眼或显微镜下检查，必要时涂片、培养或测定淀粉酶含量。

操作后护理

1. **休息** 术后卧位，注意休息。切口保持清洁、干燥，一旦潮湿立即更换敷料。

2. **抗感染** 遵医嘱用抗生素防感染。

3. **观察** 严密观察血压的变化、脉压的改变，动脉搏动情况，末梢循环、肢体温度、湿度及颜色，了解外周循环情况，以防止休克的发生。

第4节 十二指肠引流术

十二指肠引流术(duodenal drainage)是用十二指肠引流管将十二指肠液及胆汁引出体外的检查方法。用以协助诊断肝、胆、胰系统疾病，判断胆管系统的运动功能。

适应证

1. 疑有胆管和胆管炎症、结石、肿瘤和梗阻者。

2. 疑有肝、胆寄生虫病变者，如华支睾吸虫、胆管蛔虫等。

3. 疑有胰腺病变者。

禁忌证

1. 重度食管静脉曲张、食管狭窄、食管肿瘤、主动脉瘤、严重高血压、心力衰竭或晚期妊娠者。

2. 胆囊炎、胰腺炎的急性期。

3. 溃疡病出血止血未满2周者为相对禁忌证。

操作前护理

1. **物品准备** 无菌十二指肠引流包、无菌手套、标本瓶、培养瓶、33%硫酸镁等。

2. **患者准备** 向患者介绍检查的目的、方法以及操作中可能出现恶心、呕吐等不适，取得患者配合；术前12小时禁食，检查前空腹。

操作中护理

1. **插管前**

(1) 嘱患者用3%过氧化氢溶液或朵贝氏液漱口，胸前铺橡胶单和治疗巾。

(2) 检查十二指肠引流管是否通畅完好，管上的标记是否清晰。

2. **插管**

(1) 用液状石蜡润滑管道前端，左手用无菌纱布托引流管，右手将管从患者口腔缓缓插入，当插至咽喉部时，嘱患者吞咽，使引流管经食管进入胃内(50～55cm)。当证实引流管在胃内后，抽尽胃液，也可再注入少量温开水，以增强胃蠕动，有利引流管进入十二指肠。

(2) 嘱患者放松，深呼吸，取右侧卧位，并将臀部用枕垫高，每1～2分钟将引流管送下约1cm，30～60分钟可达十二指肠内。送入不可过快，以免管端在胃内迂回。

(3) 当标记线(55cm)到达门牙后，继续下送时应经常抽取少量液体，根据液体性质判断管端位置，如液体为淡黄色、较清澈、黏稠，酚红试纸测试呈红色时，表示管端已进入十二指肠内；若为黄色则引流管仍盘于胃内。可通过下述方法，协助引流管进入十二指肠：①将引流管拔出30cm，重新缓缓间歇吞入。②如因幽门痉挛，使引流管不能通过，可皮下注射阿托品0.5mg。③在X线下将金属头引流管送入十二指肠内。

(4) 确认引流管进入十二指肠后约75cm，用胶布将管固定于面部，管外端置于床面水平以下，液体自然流出，此为十二指肠液。将引流管外口用酒精棉球消毒，对准无菌试管，留十二指肠液10mL，并标记为“D”管。继续引流至十二指肠液流尽，以免残存的胰酶分解、破坏以后采集的胆汁内容物。

(5) 十二指肠液引流毕，将50mL温热的33%硫酸镁溶液缓慢注入引流管内，使胆管口括约肌松弛。用血管钳夹闭引流管外口，5～10分钟后松开血管钳，并用注射器轻抽，再用虹吸原理让液体自然流出。弃去硫酸镁溶液，将来自胆总管的金黄色液体留取10mL于标本瓶中，标记为“A”管；15～30分钟后，将来自胆囊的稍黏稠的棕黄、棕褐色液体30～75mL，标记为“B”管；最后流出来自肝内胆管的稀薄淡黄色的胆汁,留标本记为"C"管,一并送检。

(6) 做细菌培养时,应准备分别标有D、A、B、C的无菌培养瓶4个,以无菌操作留取D、A、B、C液体各1mL立即送检。

(7) 确诊为肿瘤患者,需进行脱落细胞学检查,应冷却标本,然后送检。

(8) 注入33%硫酸镁后仍不能引流出胆汁者,为减轻患者的痛苦,可再注入50mL,若不再有胆汁流出,表示胆管痉挛或梗阻。若引流管在3小时仍不能进入十二指肠,应停做或延期再做。

操作后护理

1. 漱口洗脸拔管后,协助患者漱口洗脸。若有不适可暂禁食,待不适缓解后再进食。

2. 观察病情变化,如有呕血、黑粪等消化道出血现象,配合医师进行处理。

第5节　上消化道内镜检查术

上消化道内镜检查是应用最广、进展最快的内镜检查,亦称胃镜检查,通过此检查可直接观察食管、胃、十二指肠炎症、溃疡或肿瘤等的性质、大小、部位及范围,并可行组织学或细胞学的病理检查。

适应证

(1) 有明显消化道症状,但不明原因者。

(2) 上消化道出血需查明原因者。

(3) 疑有上消化道肿瘤,但X线钡餐检查不能确诊者。

(4) 需要随访观察的病变,如消化性溃疡、萎缩性胃炎、胃手术后及药物治疗前后对比观察等。

(5) 需做内镜治疗者,如摘取异物、局部止血、结扎曲张静脉、摘除息肉等。

禁忌证

(1) 严重心、肺、肝、肾功能不全者。

(2) 各种原因所致休克、昏迷等危重状态。

(3) 急性食管、胃、十二指肠穿孔,腐蚀性食管炎的急性期。

(4) 神志不清、精神失常不能配合检查者。

(5) 严重咽喉部疾病、主动脉瘤及严重的颈胸段脊柱畸形等。

(6) 严重食管胃底静脉曲张者。

(7) 急性传染性肝炎或胃肠道传染病一般暂缓检查。

(8) 慢性乙型肝炎或抗原携带者、艾滋病患者应有特殊的消毒措施。

操作前护理

1. 物品准备

胃镜检查仪一套;喉头麻醉喷雾器,无菌注射器及针头;2%利多卡因、地西泮、肾上腺素等药物;其他如无菌手套、弯盘、牙垫、润滑剂、酒精棉球、纱布、甲醛固定液标本瓶等。

2. 患者准备

(1) 向患者介绍检查的目的、方法、安全性、配合检查方法及可能出现的不适,以消除患者紧张、恐惧的心理状态。

(2) 仔细询问病史和体格检查,以排除检查禁忌证。检查乙、丙型肝炎病毒标志,对阳性者用专门胃镜检查。

(3) 检查前禁饮食8小时,禁烟12小时;估计有胃排空延缓者,应适当延长禁食时间;有幽门梗阻者,检查前2~3日进流质饮食,检查前天晚应抽尽胃内容,必要时洗胃;接受胃肠钡餐检查者,3日内不宜作胃镜检查。指导患者检查前取下义齿,以免检查中误吸或误咽。

(4) 如患者过分紧张,检查前可遵医嘱肌内注射或静脉注射地西泮5~10mg;术前半小时皮下注射阿托品0.5mg或山莨菪碱10mg,以减少唾液、胃液的分泌和减慢胃蠕动。

(5) 了解患者有无麻醉药物过敏史,于检查前5~10分钟用2%利多卡因咽部喷雾2~3次,进行咽喉部的麻醉,以减少呕吐反射及疼痛。

操作中护理

1. 体位准备　协助患者取左侧卧位,头稍后仰,使颈部松弛,松开领口及腰带。患者口边置弯盘,嘱患者咬紧牙垫。

2. 协助插镜　配合医师将内镜从患者口腔缓缓插入,密切观察患者反应,插入15cm到达咽喉部时,嘱患者做吞咽动作。

3. 协助镜检　如患者出现恶心不适,护士应作解释工作。检查过程密切观察患者面色、生命体征,一旦发生异常变化须及时告知医师,积极抢救。经内镜取出标本后护士应妥善保存,及时送检。

4. 协助退镜　术毕退出内镜时尽量抽气,防止患者腹胀,并手持纱布将镜身外黏附的黏液、血迹擦净。

操作后护理

1. **饮食护理** 术后由于咽喉部麻醉仍有作用,嘱患者不要吞咽唾液,防止呛咳。检查后2小时可饮少量水,如无呛咳可进食。当天以流质、半流质为宜,活检的患者应进温凉饮食。

2. **咽部护理** 术后部分患者出现咽痛、咽喉部异物感,嘱患者不要用力咳嗽。

3. **观察并发症** 检查后数天内应密切观察患者有无消化道穿孔、出血、感染等并发症。

4. **腹部护理** 检查完毕退出胃镜时尽量抽气,防止腹胀,可嘱患者坐起哈气,也可进行腹部按摩,促进肠道气体排出。

5. **消毒器械** 彻底清洁、消毒内镜及有关器械,妥善保管,避免交叉感染。

第6节 食管胃底静脉曲张内镜下止血术

食管胃底静脉曲张内镜下止血术主要包括内镜食管静脉曲张硬化剂治疗(endoscopic variceal sclerotherapy,EVS)和内镜食管静脉套扎术(endoscopic variceal ligation,EVL)。前者主要目的是控制急性出血和预防再出血,后者则主要适用于中度和重度静脉曲张的患者,与硬化剂治疗联合应用可以提高疗效。

适应证

(1) 食管静脉曲张和(或)胃底静脉曲张破裂出血药物止血无效者。

(2) 既往曾接受分流术、断流术或脾切除术后再出血者。

(3) 经三腔管压迫和血管升压素或生长抑素暂时止血后数小时。

(4) 重度食管静脉曲张,有出血史,全身状况差,不能耐受外科手术者。

(5) 拟外科手术治疗,术前行EVS。

(6) 预防食管静脉曲张破裂出血的择期治疗。

禁忌证

(1) 心、肺、脑、肾严重功能不全。

(2) 严重出血、出血性休克未纠正。

(3) 全身情况差,不能配合和耐受治疗者。

操作前护理

1. **物品准备**

胃镜或十二指肠镜、2%利多卡因、0.5%~1.0%乙氧硬化醇、5%鱼肝油酸钠、95%乙醇、食管静脉曲张套扎器等。

2. **患者准备**

(1) 观察患者全身情况和生命体征,失血性休克或肝性脑病者需纠正后才能施行内镜下止血术。术前向患者解释止血术的目的、方法、注意事项,解除其顾虑,取得配合。术前常规禁食8小时。

(2) 术前常规检查血常规,出、凝血时间,备足量的新鲜血以备用。

(3) 建立静脉通道(选用静脉留置针),第一次做硬化剂注射或曲张静脉套扎术者,可在术前和术中静脉滴注生长抑素以降低门静脉压力,并在以后酌情应用此类药物。术前半小时按医嘱酌情给予肌内注射或静脉注射地西泮5~10mg以镇静、东莨菪碱20mg以解痉。

操作中护理

1. **内镜食管静脉曲张硬化剂治疗(EVS)**

(1) 患者体位、内镜插入方法等同胃镜检查。用2%利多卡因咽部喷雾局麻后,插入内镜达十二指肠壶腹部,在胃镜顺序退出的同时,观察并记录出血病变部位和(或)静脉曲张的程度、范围。

(2) 内镜食管静脉曲张硬化剂治疗常用的硬化剂有0.5%~1%乙氧硬化醇、5%鱼肝油酸钠、95%乙醇溶液。治疗时协助医师将硬化剂自活检孔道送入注射针,在食管或胃底静脉外选择穿刺点,先远端后近端,不在同一平面上注射,以防止术后狭窄,然后伸出针尖穿刺静脉,可静脉内外结合注入硬化剂。剂量为静脉外每点1mL,静脉内每点3~6mL,总剂量不超过20~30mL,一般共选择4~5个点。注射完成后拔出针头再观察数分钟,有穿刺点出血者立即喷洒肾上腺素、凝血酶,或压迫注射点。

(3) 使用套管、气囊或镜身压迫注射点。注射前压迫曲张静脉的近侧端,可使血管充盈,易于穿刺。注射后压迫针孔,有利于止血,并使血流缓慢,硬化剂与血管壁接触时间延长,使硬化剂更好发挥作用。

(4) 术中监测患者的血压、脉搏,如有异常及时配合医师处理。

2. **内镜食管静脉套扎术(EVL)** EVL是在内镜下用食管静脉曲张套扎器把安装在内镜头端的橡皮圈套扎在被吸入的曲张静脉上,形成息肉状，数天后自行脱落。EVL不影响食管壁肌层，不会导致食管腔狭窄。其操作方法如下：

(1) 患者体位及插镜方法同胃镜检查。协助操作医师将安装好套扎器的胃镜送入食管或胃内确定套扎的部位。套扎器由外罩、内环、装线圆锥、操作钢丝四部分组成。

(2) 直视下使内环全周与套扎部位接触后进行负压吸引，将曲张静脉吸入内环所形成的腔内，此时视野成红色，立即拉操作钢丝，"O"形橡皮圈则从内环脱落自然固定在病变基底部，将病变套扎，然后退镜即完成1次套扎。对静脉扩张范围大的患者可使用多发连续结扎器(有5环、6环)，一次插入可连续结扎多个点。结扎顺序从贲门与食管交界处开始，然后依次向近侧结扎，一般应在距切牙30cm范围内多次结扎。每次结扎数目根据静脉曲张数量与严重程度而定。

(3) 套扎治疗可反复进行，一般需间隔2周，有利于病灶的修复。套扎过程中严密监测血压、脉搏，有无恶心、呕吐，呕吐物是否有血，以防静脉破裂而引起大出血。

操作后护理

1. **禁食、抗感染** 术后禁食24小时，并遵医嘱静脉补液，以后进流质饮食2日。给予抗生素2～3日，并服用氢氧化铝凝胶3日。

2. **密切观察病情** 有无呕血、便血，定时测血压、脉搏，若出现并发症，给予积极处理。常见并发症有：①迟发性出血，套扎治疗1周左右，因局部溃疡可发生出血。②溃疡，EVS发生的溃疡与硬化剂的刺激、注射的次数以及硬化剂黏膜下泄漏程度有关，行EVL治疗者可在套扎部位发生浅表溃疡，一般无症状，可自愈，也可于治疗后根据医嘱常规给予制酸剂和黏膜保护剂。③穿孔，发生与内镜穿破或穿刺针穿透食管及硬化剂反应性组织坏死有关，小穿孔可自愈，大穿孔死亡率极高。④狭窄，发生率约为3%，可能与硬化剂剂型、浓度和注射方法有关。⑤其他并发症，如胸骨后剧烈疼痛、吞咽困难、低热等，一般在术后2～3天内消失；肺部并发症有胸腔积液和ARDS；偶见菌血症、食管旁脓肿、纵隔炎等；偶见异位栓塞，如脑、肺栓塞。

第7节 结肠镜检查术

结肠镜检查主要用于诊断肠道炎症性疾病、溃疡性结肠炎、肿瘤、出血、息肉等，并可行切除息肉、钳取异物等治疗。

适应证

(1) 不明原因的慢性腹泻、下消化道出血及下腹疼痛久治不愈者。

(2) 不明原因的低位性肠梗阻。

(3) 钡剂灌肠有可疑病变需进一步明确诊断者。

(4) 结肠癌术前诊断、术后随访，息肉摘除术后随访观察。

(5) 需做止血及结肠息肉摘除等治疗者。

(6) 大肠肿瘤普查。

禁忌证

(1) 严重心肺功能不全、休克及身体极度衰竭者。

(2) 急性弥漫性腹膜炎、腹腔脏器穿孔、多次腹腔手术、腹内广泛粘连及大量腹腔积液者。

(3) 急性重度结肠炎，如急性细菌性痢疾、急性重度溃疡性结肠炎及憩室炎等。

(4) 肛门、直肠严重狭窄者。

(5) 精神或心理原因不能合作者。

(6) 肠道准备不完全者。

(7) 女性月经及妊娠期。

操作前护理

1. **物品准备** 结肠镜、蓖麻油或50%硫酸镁、温开水、地西泮、哌替啶、阿托品或东莨菪碱等。

2. **患者准备**

(1) 心理指导。向患者讲解检查的目的、方法、注意事项，解除其顾虑，取得合作。

(2) 饮食。检查前2～3日进少渣饮食，检查前1日进流质，检查前当天空腹或饮少量糖水。

(3) 做好肠道准备。根据患者具体情况采用灌肠法或导泻法。①灌肠法。检查前8～10小时口服蓖麻油30～50mL，同时饮水2 000mL，再于术前1小时用8 000～10 000mL温开水高位清洁灌肠，直到无粪渣排出为止。②导泻法。检查前1日晚口服番泻叶10g，用500～1 000mL沸水冲泡当茶饮；检查前4小时口服50%硫酸镁50～60mL，同时饮水1 500～2 000mL或口服20%甘露醇500mL和5%葡萄糖生理盐水1 000mL混合液，导致渗透性腹泻，其对结肠黏膜无刺激作用。因甘露醇在肠内被细菌分解，产生易燃气体，故对行高频电凝手术者禁用，避免发生爆炸意外。肠道准备中注意患者排便情况，如排泄物为水样则可进行结肠镜检查。

(4) 术前用药。术前半小时遵医嘱给患者肌内注射地西泮 5～10mg、哌替啶 50mg、阿托品 0.5mg 或东莨菪碱 10mg,以解除患者紧张、恐惧、腹痛、腹胀等症状。由于此类药物会使患者对疼痛的反应性降低,发生肠穿孔等并发症时腹部症状不明显,应特别注意。有青光眼或明显前列腺肥大者禁用阿托品。

操作中护理

1. **体位护理**　患者换上检查裤,一般取左侧卧位,双腿屈曲,嘱患者尽量在检查中保持身体不要摆动。用 2%利多卡因棉球塞肛麻醉。

2. **协助进镜**　术者先做直肠检查,了解有无肿瘤、狭窄、痔疮、肛裂等,并扩张肛门。助手将镜前端涂上润滑油(一般用硅油,不可用液状石蜡)后,再嘱患者张口呼吸,放松肛门括约肌,以右手示指按镜头,使镜头滑入肛门,此后按术者口令,遵照循腔进镜原则逐渐缓慢插入肠镜。

3. **协助镜检**　密切观察患者反应,如患者有腹胀不适,可嘱其缓慢深呼吸;如有面色、呼吸、脉搏异常时及时停止插镜,同时建立静脉通路以备抢救及术中用药。根据情况可摄像或取活组织进行细胞学检查。

4. **协助退镜**　检查结束退镜时,再次观察病变部位,尽量抽气以减轻腹胀。

操作后护理

1. **生活护理**　检查结束后,做好肛门清洁护理。嘱患者卧床休息,观察 15～30 分钟再离去。术后 3 天内进少渣饮食,注意粪便颜色,必要时连续做 3 次粪潜血试验,以了解有无活动性出血。如行息肉摘除、止血治疗者,应给予抗生素治疗、半流质饮食和适当休息 3～4 日。

2. **密切观察病情**　如腹痛、腹胀、排便情况。如腹胀明显,可行内镜下排气。腹痛明显或排血便者应留院观察。如发现有剧烈腹痛、腹胀、面色苍白、心率与脉率增快、血压下降、大便次数增多呈黑色或暗红色,提示并发肠出血、肠穿孔,应及时通知医师并协助处理。

3. **消毒器械**　彻底清洁、消毒内镜及有关器械,妥善保管,避免交叉感染。

第 8 节　腹腔镜检查术

腹腔镜检查术就是利用人工气腹、腹腔镜及其相关器械进行检查,使用冷光源提供照明,将腹腔镜镜头通过一个空心管插入腹腔内,运用数字摄像技术,腹腔内的影像就会在电视屏幕上显示出来,它可以直接观察盆、腹腔内的脏器,可对某些疾病做出明确的诊断。

适应证

1. **妇产科疾病**　不明原因的盆腔疼痛的鉴别诊断;开腹指征不确切的盆腔包块性质的鉴别诊断;异位妊娠的鉴别和确诊;原发不孕、继发不孕或不育的检查;内生殖器畸形的诊断,如子宫畸形、两性畸形、RKH 综合征等;子宫内膜异位症的诊断、分期及药物治疗后再次腹腔镜检查评估疗效;子宫穿孔的检查及宫腔操作、宫腔镜下电切术等。

2. **甲状腺与疝**　结节性甲状腺肿、甲状腺瘤、Ⅰ～Ⅱ度甲状腺肿大的甲亢、各种腹股沟疝、腹壁切口疝。

3. **肝、胆、胰、脾疾病**　肝囊肿、肝脓肿、肝肿瘤(边缘肿块),肝内、外胆管结石;胆囊结石、胆囊息肉、胆囊炎、胆总管结石;胰囊肿、胰体尾部肿瘤;脾亢等疾病。

4. **胃肠疾病**　胃、十二指肠溃疡并发穿孔,急、慢性阑尾炎,肠粘连,肠梗阻,结肠癌,直肠癌。

禁忌证

1. **绝对禁忌证**　严重出血性疾病、心肺衰竭的患者、急性腹膜炎。

2. **相对禁忌证**　腹盆腔较大的包块;裂孔疝;腹部已做过多次手术,疑腹腔有广泛粘连者。

操作前护理

1. **物品准备**　无菌腹腔镜和剖腹器械、气腹设备、麻醉用品、皮肤消毒剂、万能手术台。

2. **患者准备**

(1) 向患者介绍检查的目的、方法、如何配合等,减轻焦虑和恐惧,取得患者配合。术前 8 小时禁食、禁饮。

(2) 行上腹部检查者,术前应放置胃管;下腹部检查者,术前应留置尿管排空膀胱,防止术中损伤膀胱和影响检查视野。

(3) 术前常规检查血小板计数,出、凝血时间,血型及凝血酶原时间。若有不正常或有出血倾向时,应予适当处理,待凝血机制改善后再做此项检查。

操作中护理

1. **观察病情** 协助麻醉医师进行气管插管全身麻醉。检查过程中观察病情变化。

2. **协助穿刺** 按要求取适当体位,常规消毒皮肤,用气腹针穿刺建立气腹,气腹针穿刺位置及腹腔镜进腹位置一般选择在脐部,此处位于腹腔4个象限的中点,有利于腹腔各个象限的探查。然后再根据具体需要在适当部位酌情增加1~2个穿刺鞘,置入操作钳协助操作。腹腔探查顺序与剖腹探查的原则相同,首先进行全腹观察,根据术中所见进一步进行局部详细探查。

3. **协助缝合** 检查结束,放出腹腔的CO_2气体,取出外套管。协助医师用细肠线或细丝线缝合筋膜和皮肤。

操作后护理

1. **伤口处理** 伤口用透气的创可贴贴合,嘱患者保持伤口清洁、干燥,等伤口完全愈合(约10日),方可淋浴和沾水。

2. **饮食护理** 术后6小时可以进流质饮食,次日可进半流质饮食,第3日起可以进普食。

3. **活动指导** 鼓励患者勤翻身,术后第1日鼓励患者在床上或下床活动,促进肠蠕动。

4. **导尿护理** 保持导尿管通畅和会阴部清洁。腹腔镜检查后需留置导尿管6小时,拔管后鼓励患者多饮水,要在2~4小时内自行排尿。

5. **抗感染** 根据术中情况遵医嘱酌情用抗生素预防感染。

6. **预防并发症** 最常见并发症是出血和感染,腹部脏器、肠、膀胱、血管的损伤比较少见,一旦发生及时配合医师处理。

第9节 肝穿刺活组织检查术

肝穿刺活组织检查术(liver biopsy)简称肝活检,是通过穿刺采取肝组织标本进行组织学检查或制成涂片做细菌学检查,以明确肝疾病诊断,或了解肝病演变过程、观察治疗效果,以及判断预后。

适应证

(1) 原因不明的肝大、肝功能异常、黄疸及门脉高压者。

(2) 协助各型肝炎确定诊断,判定疗效和预后。

禁忌证

(1) 全身情况衰竭者。

(2) 肝外阻塞性黄疸、肝功能严重障碍、腹腔积液者。

(3) 肝包虫病、肝血管瘤、肝周围化脓性感染者。

(4) 严重贫血、有出血倾向者。

操作前护理

1. **物品准备** 肝穿刺包、无菌手套、标本瓶、2%普鲁卡因、甲醛固定液等。

2. **患者准备**

(1) 遵医嘱测定患者肝功能,出、凝血时间,凝血酶原时间及血小板计数,若异常应遵医嘱肌内注射维生素K_1 10mg,口服维生素C及钙片,连用3日后复查,正常者方可检查。测定血型以备必要时输血。行胸部透视,观察有无肺气肿、胸膜增厚。

(2) 向患者解释穿刺的目的、意义和方法,特别是教会患者深呼吸和屏息呼吸(深吸气、呼气,憋住气片刻),消除患者顾虑,以取得配合。情绪紧张者可于术前1小时口服地西泮5mg。穿刺前测定血压、脉搏。

操作中护理

1. **准备体位** 协助患者取仰卧位,身体右侧靠近床沿,右手置于枕后,嘱患者保持固定体位。

2. **确定穿刺点** 一般取右侧腋中线第8~9肋间或腋前线第9~10肋间肝实音处穿刺。如怀疑肝癌、肝脓肿者,应在B超定位引导下选择较突出的结节处穿刺。

3. **消毒与麻醉** 常规消毒局部皮肤,铺无菌孔巾,用2%普鲁卡因由皮肤至肝包膜进行局部麻醉。

4. **备好快速穿刺包** 根据穿刺目的不同选择合适穿刺针(12号或16号,活检时选较粗的穿刺针)。连接10~20mL注射器(内吸3~5mL生理盐水)。

5. **穿刺护理**

(1) 先用皮肤穿刺锥在穿刺点刺孔,在穿刺处将穿刺针沿肋骨上缘与胸壁垂直方向刺入0.5~1.0cm。推注射器注入0.5~1cm盐水,使穿刺针内可能存留的皮肤和皮下组织被冲出,以免针头堵塞。

(2) 将注射器抽成负压,嘱患者深呼吸,在深吸气后屏息呼吸，术者在患者屏气时将穿刺针迅速刺入肝内，穿刺深度不超过6cm，立即进行抽吸，吸得标本后，即刻拔出，穿刺部位以无菌纱布按压5～10分钟，再用胶布固定，压上小沙袋4小时，并以腹带束紧12小时。反复穿刺不得超过3次。

(3) 将抽吸的肝组织标本涂于载玻片上或注入95%乙醇或10%甲醛固定液中送检。

(4) 术者操作时，护士应在患者床旁，协助完成操作，并密切观察生命体征变化，如有异常及时处理。

操作后护理

1. **生活护理**　术后患者卧床24小时。

2. **监测生命体征**　监测血压、脉搏，开始4小时内每15分钟测1次。如有血压下降、脉搏细速、面色苍白、出冷汗、烦躁不安，则为内出血征象，应通知医师立即处理。准备输血、给予止血药，必要时行手术止血。

3. **穿刺部位护理**　注意伤口有无渗血、红肿、疼痛。若穿刺部位疼痛，应查明原因。若为一般组织创伤性疼痛，可给止痛剂；若为气胸、胸膜休克或胆汁性腹膜炎，则应及时处理。

第10节　肝动脉化疗栓塞术

肝动脉化疗栓塞治疗（transcatheter hepatic arterial chemoembolization，TACE）是经皮穿刺股动脉，在X线透视下将导管插至固有动脉或其分支注射抗肿瘤药物和栓塞剂，达到抗肿瘤作用的一种非手术治疗方法。一般6～8周重复TACE治疗1次，可使肝细胞癌肿明显缩小，再行手术切除。是肝癌非手术疗法中的首选方法，可明显提高患者的3年生存率。

适应证

肝癌患者。

禁忌证

碘过敏者。

操作前护理

1. **物品准备**　抗肿瘤药、栓塞剂（碘化油或颗粒吸收性明胶海绵）、2%普鲁卡因、穿刺针及各种抢救用物。

2. **患者准备**

(1) 向患者解释治疗目的、方法和效果，以减轻患者的焦虑，取得患者配合。

(2) 完善各种检查，如血常规，出、凝血时间，肝、肾功能，心电图，B超及胸透等；检查股动脉和足背动脉搏动的强度。

(3) 做碘过敏试验和普鲁卡因试验，碘过敏者改用非离子型对比剂。

(4) 术前6小时禁食、禁水，术前半小时给地西泮10mg肌内注射以镇静，并测量血压。

操作中护理

1. **安慰患者**　术中安慰患者，使其尽量放松。

2. **观察病情**　在术者注射对比剂时，密切观察患者有无恶心、心慌、胸闷、皮疹等过敏症状，监测血压的变化。注射化疗药物时应观察患者有无恶心、呕吐，一旦出现应帮助患者头偏向一侧，口边垫污物盘，指导患者做深呼吸。如胃肠道反应明显，可在用化疗药物前先给予止吐药。观察患者有无腹痛，如出现轻微腹痛，可向患者解释腹痛原因，安慰患者，转移注意力；如疼痛剧烈，患者不能耐受，可遵医嘱给予对症处理。

操作后护理

术后由于肝动脉血供突然减少，可产生栓塞综合征，即出现腹痛、发热、恶心、呕吐、血白蛋白降低、肝功能异常等改变。

1. **饮食护理**　术后禁食2～3日，逐渐过渡到流质饮食，并注意少量多餐，以减轻恶心、呕吐。

2. **压迫止血**　穿刺部位压迫止血15分钟再升压包扎，沙袋压迫6小时，保持穿刺侧肢体伸直24小时，并观察穿刺部位有无血肿及渗血。

3. **观察病情**　密切观察病情变化，多数患者于术后4～8小时体温升高，持续1周左右，是机体对坏死肿瘤组织重吸收的反应。高热者应采取降温措施。注意有无肝性脑病前驱症状，一旦发现异常，及时配合医师进行处理。

4. **排痰、吸氧**　鼓励患者有效深呼吸和排痰，必要时吸氧，以提高动脉血氧分压，有利于肝细胞代谢。

5. **补充蛋白质**　栓塞术1周后，常因肝缺血影响肝糖原储存和蛋白质的合成，应根据医嘱静脉输注白蛋白，适量补充葡萄糖液。

6. **记出入量** 准确记录24小时出入量以作为补液的依据。

第11节 胆管造影术

一、经皮肝穿刺胆管造影术

经皮肝穿刺胆管造影(percutaneous transhepatic cholangiography,PTC)是在X线透视下或B超引导下,用特制穿刺针经皮肝穿刺入肝内胆管,再将对比剂直接注入胆管,使整个胆管系统迅速显影的一种顺行性胆管造影方法。可了解肝内、外胆管的情况,病变部位,范围,程度和性质,必要时可置管引流胆汁。本法为有创检查,有可能发生胆漏、出血、胆管感染等并发症,故术前应作充分的检查和准备,术后注意观察并发症的发生并及时处理。

适应证

(1) 原因不明的梗阻性黄疸行ERCP失败者。

(2) 术后黄疸,疑有残余结石或胆管狭窄者。

(3) B超提示肝内胆管扩张者。

禁忌证

(1) 心、肝、肾功能严重损害或全身情况差者。

(2) 凝血酶原时间明显延长,注射维生素K_1无明显改善者。

(3) 急性胆管感染者;对碘过敏者。

操作前护理

1. **物品准备** 无菌穿刺包1个(内有特制PTC穿刺针1套,金属导丝和塑料导管各一根,并有注射器、针头、剪刀、试管、孔巾等);30%泛影葡胺40mL和等渗盐水500mL;普鲁卡因、皮肤消毒剂和消毒手套等。并将上述物品放在治疗盘内,随患者一起送往放射科。

2. **患者准备**

(1) 检测凝血时间、血小板计数、凝血酶原时间。有出血倾向者,给予维生素K_1注射,待出血倾向纠正后再行检查。

(2) 作碘(30%泛影葡胺1mL)和普鲁卡因过敏试验。

(3) 检查前3天全身预防性使用抗生素。

(4) 术前1日晚口服缓泻剂或灌肠,术日晨禁食。

操作中护理

根据穿刺位置采取相应的体位,经肋间穿刺时患者取仰卧位,经腹膜外肝穿刺时取俯卧位;嘱患者在穿刺过程中平稳呼吸,避免憋气或做深呼吸。

操作后护理

1. **测血压、脉搏** 术后平卧4~6小时,禁食8小时,每小时监测血压,脉搏1次至平稳。

2. **升压包扎** 下胸部及上腹部用腹带升压均衡包扎。

3. **观察病情** 密切观察腹部体征,有无胆汁漏、出血、感染。如发现内出血或腹膜炎征象,须立即通知医师处理;有引流者应注意观察引流是否通畅,引流液的量、色、性质。

4. **用药护理** 遵医嘱继续应用抗生素和维生素K_1,依病情行静脉输液。

5. **并发症护理** 如并发气胸,一般可自行吸收,严重者需立即抽气。

6. **抽取对比剂** 造影后可抽出对比剂,减少刺激反应。

二、经内镜逆行胰胆管造影术

经内镜逆行胰胆管造影(endoscopic retrograde cholangiopancreatography,ERCP)在直视下将纤维十二指肠镜由食管插入十二指肠降部,再经乳头开口处插管至胆总管或胰管内,注入,并行逆行造影。此方法可诊断胆管及胰腺疾病,取活体组织,收集十二指肠液、胆汁和胰液作理化及细胞学检查,取出胆管结石。

适应证

(1) 胆管疾病伴黄疸。

(2) 疑为胆源性胰腺炎,胆、胰或壶腹部肿瘤。

(3) 胆、胰先天性异常。

(4) 可经内镜治疗的胆管及胰腺疾病,如可行Oddi括约肌切开术等进行治疗。

禁忌证

急性胰腺炎、碘过敏者。

操作前护理

1. **物品准备** 50%泛影葡胺、地西泮、东莨菪碱、十二指肠镜等。

2. **患者准备**

(1) 做碘过敏试验,碘试验阳性者不宜做此检查。

(2) 常规检查血清淀粉酶和血常规，血清淀粉酶高或白细胞计数高疑有严重感染者应先对症处理，等恢复正常后，再做此检查。

(3) 检查肝功能，有黄疸者应测血清胆红素。

(4) 检查前6小时禁食，直至检查完毕。

(5) 术前15分钟常规注射地西泮5～10mg，东莨菪碱20mg。

操作中护理

插内镜时指导患者进行深呼吸并放松，造影过程中若发现特殊情况应及时终止操作、留观并做相应处理。

操作后护理

1. **抗感染**　造影后2小时方可进食。常规给予抗生素3天，以防感染。

2. **观察病情**　由于该方法可能诱发急性胰腺炎和胆管炎等并发症，故造影后3小时内及第2日晨各测血淀粉酶1次，并观察体温、白细胞计数和分类、腹部情况，发现异常及时处理。

3. **饮食护理**　血淀粉酶正常者，第一次进食少量低脂流质饮食(以稀饭或无油的面条、米粉为佳)，待观察到无腹痛、恶心、呕吐等症状，体温监测正常，自我感觉良好后，方可逐步过渡到正常饮食。若术后3小时血淀粉酶高于正常，则必须继续禁食、禁饮水，结合输液，消炎处理，每日复测血淀粉酶直至恢复正常。

(王月枫)

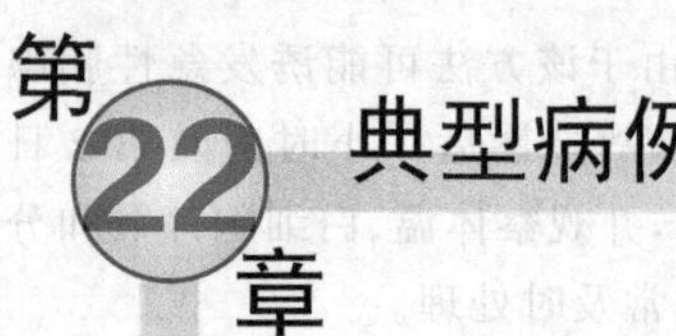

第22章 典型病例分析

第1节 消化性溃疡患者的护理

病例简介

刘某，男，50岁。以“反复上腹部疼痛2年，症状加重，伴呕血、黑粪2天”为主诉入院。2年前出现上腹部疼痛，呈间歇性发作，空腹或夜间明显，进食后可缓解。偶有反酸、嗳气，在厂医务室口服复方氢氧化铝片后缓解。此后每于受凉、劳累、季节变换时发作。但未经系统诊治。2天前出现鼻塞发热，自服阿司匹林1片，次日晨起即感上腹部疼痛不适，随后恶心，呕出咖啡色胃内容物约500mL，解柏油样便2次，每次量约200g，胃镜示十二指肠壶腹部0.3cm×0.7cm的溃疡面，伴出血。门诊以“十二指肠溃疡并上消化道出血”收治入院。入院后静脉使用药物止血，插胃管并经胃管灌注加入去甲肾上腺素的冰生理盐水，持续出血不止，又行手术治疗。术后身体恢复后出院。

×年1月3日

护理评估

查体：体温36.9℃，脉搏96次/分，呼吸22次/分，血压90/60mmHg。神志清，腹软，上腹部轻度压痛，肝、脾未及。血常规：白细胞5.6×10^9/L，其中淋巴细胞22%，中性粒细胞67%，红细胞4.7×10^{12}/L，血红蛋白123g/L，粪潜血试验(+++)。建立静脉通道，补充液体，胃管内灌注加入去甲肾上腺素的冰生理盐水。患者情绪稳定，轻度贫血貌。无紧张、沮丧等心理反应，积极配合治疗和护理。

主要护理问题

潜在并发症：休克。

护理措施

1. **病情观察** 动态观察患者的血压、脉搏变化。观察呕血和黑粪的量、性质、次数、速度，并做好记录。观察有无鲜红色血液持续从胃管引出，以判断有无活动性出血和止血效果。

2. **配合治疗** 建立静脉通道，准确地实施输液、输血、各种止血治疗及用药等措施，并观察治疗效果和不良反应。

3. **一般护理** 患者暂禁食、禁水，取平卧位，卧床休息。呕吐时，头偏向一侧。给予吸氧。

×年1月5日

护理评估

经过2天的内科治疗，胃管内仍引流出鲜红色的血性液200mL，出血不止。今日09：30开始胃管内引流出鲜红色血液，至10：30胃管内引留出血性液达800mL。查体：体温36.0℃，脉搏124次/分，呼吸26次/分，血压75/40mmHg。立即请外科医师会诊后建议转外科手术治疗。于10：40转入外科。患者神志清楚，精神差，表情淡漠，面色苍白，皮肤湿冷，四肢冰凉。转至外科后情绪紧张。

主要护理问题

1. **组织灌注量不足** 与上消化道大量出血致有效循环血容量不足有关。

2. **焦虑** 与消化道持续不断出血及对手术恐惧有关。

护理措施

1. **病情观察** 严密观察血压、脉搏、周围循环情况，每15～30分钟测量生命体征1次，并做好记录。保持呼吸道通畅，并吸氧。

2. **补充血容量** 建立多条畅通的静脉通路，快速输液、输血，必要时可行深静脉血管穿刺输液。开始输液时滴速宜快，待休克纠正后减慢输液速度。

3. **手术准备** 配合医师做好急症手术前的各项常规准备。

4. **心理护理**

(1) 根据患者的情况，及时安慰患者，使其保持安静，并说明安静休息有利于止血。为患者提供信息，说明手术的必要性，增强其对手术治疗的信心，使患者积极配合手术前准备。

(2) 护士应沉着、冷静地接待患者，将患者安置在重症监护室或外科抢救室，在采取各种措施的同时，保持安静，避免在床旁讨论病情。

(3) 按医嘱给予镇静剂，安定患者情绪。做好术前各项准备工作。

×年1月7日

护理评估

患者昨日在全身麻醉下行胃大部切除，术后带有腹腔引流管、胃管和尿管。各引流管均通畅，24小时腹腔引流管引流出暗红色血性液150mL，胃管引流出暗红色液180mL，尿管引流出淡黄色尿液1 800mL。体温36.5℃，脉搏88次/分，呼吸23次/分，血压100/65mmHg。患者精神差，情绪稳定，诉手术切口疼痛，无渗血、渗液。

主要护理问题

1. **疼痛**　与术后切口疼痛有关。

2. **有感染的危险**　与患者出血和机体抵抗力下降有关。

3. **潜在并发症**：术后出血、倾倒综合征等。

护理措施

1. **术后体位**　患者血压平稳后取低半坐卧位，有利于呼吸和循环，减少切口缝合处的张力，减轻疼痛，同时有利于腹腔渗出液积聚于盆腔，便于引流。不时地调整体位，以患者舒适为宜。

2. **镇痛**　遵医嘱给予镇痛药物或镇静药物，必要时使用自控止痛泵。

3. **加强腹腔引流管的护理**　术后放置引流管的目的是及时引流出腹腔内的渗血、渗液，避免腹腔内液体积聚继发感染和脓肿形成。护理时应注意：①保持腹腔引流管通畅，避免引流管受压、扭曲和折叠。②妥善固定引流管，防止脱落。③观察和记录引流液的量、颜色和性质，如果术后数日腹腔引流液变混浊，同时伴有腹痛和体温下降后又上升，应疑为腹腔内感染，需要及时通知医师。④每日更换引流袋，严格无菌操作，防止感染。

4. **术后早期活动**　鼓励患者定时做深呼吸、有效咳嗽和排痰，预防肺不张和坠积性肺炎等肺部并发症的发生。一般术后第1日即可协助患者坐起并做轻微的床上活动，第2日下地和床边活动，第3日可在室内活动。应根据患者的具体情况决定活动量。

5. **预防并发症**　术后出血、倾倒综合征、餐后低血糖综合征、胆汁反流性胃炎。

(1) 病情观察：严密观察患者的生命体征，包括神志的变化。加强对胃肠减压引流液的量和颜色的观察。手术后24小时内可有少量暗红色液或咖啡色液从胃管引出，一般不超过100～300mL。如果术后短期内从胃管引流出大量鲜红色血液，持续不止，应警惕术后出血，需及时通知医师处理。

(2) 腹腔引流液的观察：观察和记录腹腔引流液的量、颜色和性质，若术后持续从腹腔引流管引流出大量的鲜红色液体，应考虑腹腔内出血，需及时通知医师并协助处理。

(3) 倾倒综合征：主要通过指导患者饮食给予护理，包括少量多餐，避免过甜、过咸、过浓的流质饮食，宜进低糖类、高蛋白饮食。进餐时限制饮水及汤，进餐后平卧10～20分钟。多数患者经过饮食调整，症状可减轻或消失。

(4) 餐后低血糖综合征：出现症状时稍进食，尤其是糖类，可缓解。饮食中减少糖类含量，增加蛋白质的比例，少食多餐可防止其发生。

(5) 胆汁反流性胃炎：症状轻者，可服用胃黏膜保护剂、胃动力药及胆汁酸结合药。症状重者需择期手术治疗。

×年1月14日

护理评估

患者精神好，病情稳定，查体：体温36.3℃，脉搏80次/分，呼吸21次/分，血压105/75mmHg。胃管和腹腔引流管已拔除，切口Ⅰ期愈合。经过与患者的沟通了解到：患者日常生活尚规律，饮食无偏好。性格内向，忍耐性极好，有酒烟嗜好。对疾病相关知识了解不多。

主要护理问题

知识缺乏：缺乏疾病相关知识。

护理措施

患者缺乏胃大部切除术后康复保健以及防病

保健知识,故应从以下方面进行健康指导。

(1) 向患者及家属讲解有关十二指肠溃疡的知识,使之能更好地配合术后长期治疗和自我护理。

(2) 指导患者保持乐观的情绪,强调保持乐观的重要性和方法。

(3) 劝导患者避免过度紧张与劳累,生活规律,注意劳逸结合。

(4) 指导患者建立合理的饮食习惯和结构,劝导患者戒除烟酒。

(5) 嘱患者慎用或勿用易致溃疡药物,如阿司匹林、咖啡因、泼尼松等。

(6) 指导患者按医嘱正确服药,学会观察药效及不良反应,不随便停药,以减少复发。

(7) 胃大部切除术后1年内胃容量受限,宜少食多餐,进食营养丰富的食物,以后逐渐过渡到均衡饮食。饮食要定时定量,进食不宜过冷、过热,以温热为度,细软易消化。避免食用生冷、坚硬、辛辣等刺激性强的食物及咖啡、浓茶等饮料。

(8) 要教会患者识别并发症的症状,如有不适,立即就诊。

(张金华)

第2节 肝硬化患者的护理

病例简介

张某,女,54岁。以"突然大量呕血3小时"主诉入院。患者有"肝炎后肝硬化"病史8年,长期以来自觉肝区胀痛,食欲差、厌油腻,严重贫血、乏力。晨起吃烧饼1小时后,突然大量呕血不止,约呕出鲜血600mL,被家人送入当地医院。紧急进行三腔两囊管压迫止血,2天后拔除。拔管后又间断呕鲜血2次,每次约300mL;便血1次,黑色,量约200mL。遂转入我院。急查胃镜诊断食管下段胃底静脉曲张、破裂,即行冰盐水胃内灌注并局部使用止血药止血,仍未能止血,又行曲张静脉套扎止血。后好转出院。

×年3月9日

护理评估

评估患者的自觉症状,有无食欲不振、恶心、呕吐、腹胀、腹泻等情况,有无精神状态、定向力及行为的异常,有无焦虑、抑郁、易怒等不良情绪。查体:体温35.6℃,脉搏116次/分,呼吸24次/分,血压70/50mmHg。表情淡漠,面色苍白,四肢湿冷,巩膜黄染,有肝掌、蜘蛛痣。腹部膨隆,肝肋下2cm,质地较硬,有轻压痛,脾脏肋下未触及,有移动性浊音。

主要护理问题

1. **组织灌注减少** 与食管下段曲张静脉出血致循环血容量不足有关。

2. **有窒息的危险** 与上消化道大量出血致患者紧张、恐惧、憋气有关。

护理措施

1. **病情观察** 严密观察生命体征及尿量的变化。

2. **及时补充血容量** 迅速建立两条以上静脉通道,确保液体的有效输注,有条件者可使用静脉留置针。

3. **三腔两囊管压迫止血的护理**

(1) 用前应先检查三腔管,各段长度标记是否清晰,3个腔通道的标记是否正确,各管腔是否通畅,气囊有无漏气、膨胀是否均匀,并精确测量各囊最大注气量。

(2) 胃囊充气量必须足够,以使胃囊充分膨胀,防止在向外牵引三腔管时因胃囊过小而滑过贲门进入食管。食管囊注气不可太多,以免过分压迫食管黏膜引起坏死。

(3) 定时测压检查气囊压力,以免压力不足不能有效止血,或压力过高使局部组织坏死,同时防止三腔管破损、漏气而不起作用。

(4) 每隔12~24小时应将食管气囊放气、放松牵引1次,以防发生压迫性溃疡。放气前应先口服液状石蜡20mL。每次放气时间为15~30分钟。

(5) 定时抽取胃液和胃内血液,观察出血情况,预防肝昏迷的发生。

(6) 口唇涂擦润滑剂,防止干裂、继发感染。插管鼻腔保持清洁湿润,定时滴入液状石蜡,每日3次,保护鼻黏膜。

(7) 患者床旁放置弯盘、卫生纸,患者可将口腔内分泌物吐入弯盘内,必要时用吸引器抽吸分泌物,防止流入气管引起吸入性肺炎。同时准备一完好的三腔管备用。

(8) 三腔管压迫期限一般为72小时,若出血不止,可适当延长。昏迷患者可将囊内气体放出后保留三腔管,从胃管内注入流质和药物,要注意呼吸道通畅。

(9) 留置三(四)腔气囊管期间，定时测量气囊内压力，以防压力不足而致未能止血，或压力过高而引起组织坏死。当胃囊充气不足或破裂时，食管囊可向上移动，阻塞于喉部而引起窒息，一旦发生应立即抽出食管囊内气体，拔出管道。对昏迷患者尤应密切观察有无突然发生的呼吸困难或窒息表现。

4. **体位** 平卧位并将下肢抬高。头偏向一侧，防止呕吐物误吸导致窒息。

5. **保持气道通畅** 用吸引器清除气道和口腔内血液、分泌物和呕吐物；给予吸氧。

6. **心理护理** 安慰患者，稳定紧张情绪，避免出现屏气窒息情况。

×年3月12日

护理评估

由外院转入，询问本病的有关病因，有无红细胞减少或全血细胞减少；腹水性质如何；有无电解质和酸碱平衡紊乱；有无氮质血症；肝功能检查有无异常及其程度；血氨是否增高；胃镜检查、钡餐造影检查有无食管下段和胃底静脉曲张的表现。

主要护理问题

潜在并发症：上消化道大量出血 与肝硬化失代偿有关。

护理措施

(1) 建立静脉通道保证液体输入，给予凝血酶和巴曲酶(立止血)。

(2) 留置胃管，并经胃管注入8mg去甲肾上腺素加100mL生理盐水。

(3) 查血型和交叉配血实验，根据医嘱输入新鲜血液。

(4) 严密观察病情变化，每30分钟至1小时测量生命体征1次，进行心电监护。观察呕吐物和粪便的性质、颜色及量。准确记录出入量，疑有休克时留置导尿管，测每小时尿量，应保持尿量>30mL/h。定期复查红细胞计数、血细胞比容、血红蛋白、网织红细胞计数，以了解贫血程度及出血是否停止。监测血尿素氮及血清电解质的变化。如烦躁不安、面色苍白、皮肤湿冷、四肢冰凉、尿量<30mL/h提示微循环血液灌注不足；而患者由烦躁转为安静状态、尿量逐渐增多则提示血液灌注好转。

×年3月13日

护理评估

回抽胃液，量300mL，色暗红。入院后解稀薄黑粪3次，色暗红。急查胃镜，诊断食管下段及胃底3处曲张静脉破裂，仍在出血，故行曲张静脉套扎止血。术后安返病房休息。评估患者目前病情与一般状况：有无食欲减退、恶心、呕吐、腹胀、腹痛等情况；呕吐物和粪便的性质及颜色。

主要护理问题

组织灌注不足 与持续上消化道出血致有效循环血容量不足有关。

护理措施

1. **休息和体位** 术后患者绝对卧床休息，制动48小时。

2. **病情观察** 重点观察术后出血，尤其在5～7天套扎的静脉坏死脱落时。术后要严密监测血压、脉搏、神志的变化，定期复查血红蛋白，注意呕吐物及大便的颜色、量，并指导患者和家属配合观察，发现异常应及时报告医师，及时处理，根据需要使用制酸剂及抗生素。

3. **饮食护理** 禁食48小时，静脉补充水分、营养及电解质，注意水、电解质平衡。如无特殊情况，第3天可进流质饮食，以后渐予半流质及普食，饮食以清淡为宜。

×年3月14日

护理评估

患者病情稳定，没有继续出血。查体：体温36.3℃，脉搏116次/分，呼吸24次/分，血压100/75mmHg。评估患者的营养状况，是否有消瘦、乏力、面色晦暗、肌肉萎缩、有无水肿。评估皮肤黏膜：有无皮肤黄染、出血点、蜘蛛痣、肝掌、腹壁静脉曲张。评估腹部体征：有无腹水征，有无腹膜刺激征，有无肝脾肿大及压痛等。

主要护理问题

1. **体液过多** 与门静脉压力高、低蛋白血症等因素有关。

2. **知识缺乏**：缺乏相关疾病的治疗和护理

知识。

护理措施

1. **休息和体位** 多卧床休息,卧床时尽量取平卧位,以增加肝、肾血流量,改善肝细胞的营养,提高肾小球滤过率。可抬高下肢,以减轻水肿。

2. **避免诱因** 大量腹腔积液时,应避免使腹内压突然剧增的因素,如剧烈咳嗽、打喷嚏、用力排便等。合理饮食是避免上消化道出血的重要环节,应注意饮食卫生和饮食的规律,进营养丰富、易消化的食物,避免过饥或暴饮暴食,避免粗糙、刺激性食物,或过冷、过热、产气多的食物、饮料等。

3. **饮食指导** 评估患者有无不恰当的饮食习惯而加重水、钠潴留,应给予低盐或无盐饮食,钠限制在每日 500～800mg(氯化钠 1.2～2.0g),进水量限制在每日 1 000mL 左右。低白蛋白血症是引起腹腔积液的原因,所以要补充蛋白质;若患者出现神志模糊、睡眠昼夜颠倒等神经精神方面的症状和体征,应注意肝性脑病的发生,此时应限制蛋白质的摄入。多食含钾高的食物。

4. **腹腔积液的观察** 观察腹腔积液和下肢水肿的消长,准确记录出入量,测量腹围、体重,并教会患者正确的测量和记录方法。进食量不足、呕吐、腹泻者,或遵医嘱应用利尿剂,放腹水后,更应密切观察。监测血清电解质和酸碱度的变化,以及时发现并纠正水、电解质、酸碱平衡紊乱,防止肝性脑病、功能性肾衰竭的发生。

5. **心理护理** 说明腹腔穿刺放腹水的目的、意义、方法和配合注意事项,以取得患者的合作。安慰患者,减轻其焦虑情绪。

6. **腹腔穿刺的注意事项**

(1) 严格无菌技术操作规程,防止感染。

(2) 患者准备:穿刺前嘱患者排空尿液,避免损伤膀胱。

(3) 穿刺定位:选择脐和髂前上棘间连线外 1/3 和中 1/3 的交点为穿刺点,多选用左侧,此处不易损伤腹主动脉。勿在腹部手术瘢痕部位或肠袢明显处穿刺。

(4) 少量腹腔积液:进行诊断性穿刺时,穿刺前宜令患者先侧卧于拟穿刺侧 3～5 分钟。对腹腔积液量多者,为避免腹水沿针眼外溢,在穿刺时即应注意勿使表皮到腹膜壁层的针眼位于一条直线上。方法是先将其腹壁皮肤向下向外牵拉,然后穿刺,拔针后可使皮肤针眼与腹肌针眼错开。或者当针尖通过皮肤到达皮下后,即在另一手协助下,稍向周围移动一下穿刺针头,而后再向腹腔刺入。如仍有漏出,可用蝶形胶布粘贴。

(5) 术中应密切观察患者,如有头晕、心悸、恶心、气短、脉搏增快及面色苍白等,应立即停止操作,并做适当处理。

(6) 放液不宜过快、过多,初次放腹水不宜超过 3 000mL,但有腹水浓缩回输设备者不在此限。因为大量放腹水可能引起晕厥或休克、水与电解质紊乱、肝性脑病等严重并发症。

(7) 放腹水时若流出不畅,可将穿刺针稍做移动或稍变换体位。

(8) 腹腔积液为血性者,于取得标本后,要辨别是腹腔内出血抑或是穿刺本身所造成的出血。可将全血样液体置玻片上观察,若血液迅速凝固,多为穿刺针误刺血管所致。

7. **腹腔穿刺术后护理** 腹腔穿刺放液术后,患者应平卧休息至少 12 小时,并使穿刺孔位于上方,以免腹腔积液继续漏出。对腹腔积液量较多者大量放液后,需束以多头腹带,以防腹压骤降引发内脏血管扩张引起血压下降或休克。

8. **知识指导** 护士应帮助患者和家属掌握本病的有关知识和自我护理方法,上消化道出血的临床过程及预后因引起出血的病因而异,应帮助患者和家属掌握有关疾病的病因和诱因,预防、治疗和护理知识,以减少再度出血的危险。分析和消除不利于个人和家庭应对的各种因素,树立治病信心,保持愉快心情,把治疗计划落实到日常生活中。

9. **生活指导** 保证身心两方面的休息,保证足够的休息和睡眠,生活起居有规律。活动量应以不加重疲劳感和其他症状为度。应十分注意情绪的调节和稳定;在安排好治疗、身体调理的同时,勿过多考虑病情,遇事豁达开朗。

10. **用药指导** 按医师处方用药,加用药物需征得医师同意,以免服药不当而加重肝负担和肝功能损害。应向患者详细介绍所用药物的名称、剂量、给药时间和方法,教会其观察药物疗效和不良反应。例如,服用利尿剂者,如出现软弱无力、心悸等症状时,提示低钠、低钾血症,应及时就医。

11. **指导家属疾病护理知识** 家属应理解和关心患者,给予精神支持和生活照顾。细心观察,及早识别病情变化,如当患者出现性格、行为改变等可能为肝性脑病的前驱症状,或消化道出血等其他并发症时,应及时就诊。定期门诊随诊。

12. **指导患者自我护理**　患者及家属应学会早期识别出血征象及应急措施，出现呕血或黑粪时立即卧床休息，保持安静，减少身体活动。呕吐时取侧卧位以免误吸，并及时送医院治疗。

（许子华）

第3节　肝性脑病患者的护理

病例简介

黄某，男，46岁。以“间断意识障碍5小时”主诉入院。患者5年前曾经有消化道出血情况，同年确诊“乙肝”，3年前临床诊断“肝硬化”，曾因此反复多次住院治疗。4天前与朋友聚餐时出现呕血，鲜红色，量约800mL，患者出现头晕、恶心、出冷汗。被家人送入医院，初步诊断为肝性脑病而入院。前胸壁有蜘蛛痣，无肝掌，皮肤、巩膜轻度黄染，颈静脉充盈，扁桃体无肿大。扑翼样震颤(＋)，腹膨隆，腹壁静脉显露，肝、脾触诊不满意，剑突下轻压痛，Murphy征(－)，无反跳痛及肌紧张，肠鸣音正常，移动性浊音(－)。给予输血、补液和应用止血药物以及护肝、营养脑细胞等药物治疗。

×年4月12日

护理评估

评估患者的性格、神志、精神状态有无异常。查体：体温36.0℃，脉搏124次/分，呼吸26次/分，血压80/58mmHg。查血型和交叉配血试验，评估此次发病缓急，有无明显乏力、恶心、呕吐、腹胀及低血糖现象。

主要护理问题

组织灌注量不足　与上消化道大量出血致有效循环血容量不足有关。

护理措施

(1) 建立静脉通道保证液体输入，给予垂体后叶素或奥曲肽静脉滴注。

(2) 插入胃管，经胃管注入8mg去甲肾上腺素加100mL生理盐水。

(3) 进行交叉配血实验，并遵医嘱输入新鲜血液。

(4) 严密观察病情变化

1) 进行心电监护，同时每30分钟至1小时测量生命体征1次。

2) 观察呕吐物和粪便的性质、颜色及量。

3) 准确记录出入量，疑有休克时留置导尿管，测每小时尿量，应保持尿量＞30mL/h。

4) 定期复查红细胞计数、血细胞比容、血红蛋白、网织红细胞计数，以了解贫血程度以及出血是否停止。监测血尿素氮及血清电解质的变化。

5) 密切观察症状变化：如烦躁不安、面色苍白、皮肤湿冷、四肢冰凉提示微循环血液灌注不足；而皮肤逐渐转暖、出汗停止则提示血液灌注好转。

(5) 吸氧　持续鼻导管给氧(2～4L/min)，改善缺氧症状。

×年4月15日

护理评估

评估患者的神志及精神状态，是否出现睡眠障碍并出现幻听和言语不清。有无明显的诱发因素，如上消化道出血没得到有效控制、感染、应用镇静药物、进食大量动物蛋白等。有无大量快速利尿及抽取腹腔积液。查体：体温36.8℃，脉搏85次/分，呼吸20次/分，血压100/70mmHg。急诊化验检查：血氨76.31μmol/L，血糖5.6mmol/L，尿素氮7.2mmol/L。

主要护理问题

意识障碍　与血氨透过血脑脊液屏障致中枢神经系统障碍有关。

护理措施

1. **严密观察病情变化**

(1) 观察患者思维及认知的改变。

(2) 监测并记录患者血压、脉搏、呼吸、体温及瞳孔变化。记录24小时出入液量。

(3) 密切观察原发肝病的症状、体征有无加重，如出血倾向、黄疸及上消化道出血、感染等并发症的发生。

(4) 定期复查血氨，肝、肾功能，电解质。

2. **消除和避免诱发因素**

3. **用药护理**　建立静脉通道，遵医嘱用药，注意药物给药方式和不良反应。

(1) 注射门冬氨酸鸟氨酸，剂量为每日20g。不良反应为恶心、呕吐。

(2) 注射支链氨基酸。

(3) 长期服用新霉素的患者中少数可出现听力

或肾损害,故服用新霉素不宜超过1个月,用药期间应监测听力和肾功能。

(4) 应用精氨酸时,滴注速度不宜过快,否则可出现流涎、呕吐、面色潮红等反应。因精氨酸呈酸性,含氯离子,不宜与碱性溶液配伍使用。

4. **加强基础护理**

(1) 及时和患者家属联系,说明病情,让家属有心理准备,并请家属密切陪护,以免发生意外。对没有家属陪护的患者,应安排专人护理。

(2) 消除病房内一切不安全因素,如床头柜上的热水瓶、玻璃杯、刀子、剪子、皮带等,以防伤人。将患者转移到安全的病床,避开窗边,以免医护人员和家属不备时,患者出现爬窗等意外。

(3) 患者清醒时向其讲解意识模糊的原因,训练患者定向力。提供情感支持,切忌伤害患者人格,更不能嘲笑患者的异常行为。

5. **饮食护理** 在发病开始数天内禁食蛋白质,每天供给足够的热量和维生素,以糖类为主,可口服蜂蜜、葡萄糖、果汁、面条、稀饭等。

6. **导泻或灌肠** 可以选择乳果糖、乳梨醇或25%硫酸镁口服或鼻饲导泻,生理盐水或弱酸液(如稀醋酸溶液)清洁灌肠。乳果糖因在肠内产气较多,可引起腹胀、腹绞痛、恶心、呕吐及电解质紊乱等,应用时应从小剂量开始。

(许子华)

第4节 上消化道大量出血患者的护理

病例简介

李某,女,62岁。以"4小时前排黑色糊状便1次"主诉入院。入院前4小时在家中排黑色糊状便1次,量约300g。患者既往有乙肝病史10年,长期以来自觉肝区疼痛、食欲差、厌油腻、乏力。2小时前进食排骨汤后突然觉得恶心,并呕出鲜红色血液,量约700mL,非喷射状,伴心悸、气促、头晕、冷汗,遂急诊入院。在急诊室又呕吐鲜红色血液约300mL。患者已婚丧偶,育一子一女,均体健,家庭关系融洽,经济状况较好,有医保,个性较开朗。入院后立即化验血常规,凝血功能,肝、肾功能。急查胃镜,显示食管下端静脉曲张破裂出血,紧急行冰盐水胃内灌注并局部使用止血药物,未能止血,遂进行三腔两囊管压迫止血处理。

×年5月26日

护理评估

评估患者呕血和(或)黑粪的诱因、发生时间、次数、量及性质,以便估计出血量和速度。查体:体温36.2℃,脉搏122次/分,呼吸26次/分,血压75/56mmHg。表情淡漠,面色苍白,四肢湿冷,巩膜黄染,有肝掌、蜘蛛痣。腹部膨隆,肝大,质地较硬,有轻压痛,脾脏肋下未触及,移动性浊音(一)。身体评估方面注意有无周围循环衰竭的表现。

主要护理问题

1. **组织灌注量不足** 与上消化道大量出血致有效循环血容量不足有关。

2. **有窒息的危险** 与出血量大有关。

护理措施

1. **体位** 平卧位并将下肢抬高,头偏向一侧,防止呕吐物误吸。

2. **保持气道通畅** 用吸引器清除气道和口腔内血液、分泌物和呕吐物。

3. **心理护理** 安慰患者,稳定紧张情绪,避免出现屏气窒息情况。

4. **防止窒息** 留置三(四)腔气囊管期间,定时测量气囊内压力,以防压力不足而致未能止血,或压力过高而引起组织坏死。当胃囊充气不足或破裂时,食管囊可向上移动,阻塞于喉部而引起窒息,一旦发生应迅速抽出食管囊内气体,拔出管道。对昏迷患者尤应密切观察有无突然发生的呼吸困难或窒息表现。

×年5月26日

护理评估

询问原发疾病情况以评估出血的病因,患者有无饮食不当、劳累过度、精神创伤、压力过大、长期酗酒、服用非甾体抗炎药物的情况,有无既往出血史及治疗经过,有无大出血引起的紧张、恐惧等心理反应,患者的社会支持系统如何。

主要护理问题

1. **组织灌注量不足** 与上消化道持续出血

有关。

2. **活动无耐力** 与大量出血致活动耐力下降有关。

护理措施

1. **休息和体位** 术后患者绝对卧床休息，制动48小时。协助患者取舒适体位并每1小时更换一次体位，防压疮。做好床上排便护理，每次排便后，用温水清洁肛门，局部涂红霉素软膏保护。及时更换弄脏的衣服和床单等。口腔护理每天2次，呕血后及时做好口腔清洁。保持皮肤清洁。加强会阴部护理。

2. **病情观察** 严密监测血压、脉搏、神志的变化，定期复查血红蛋白，注意呕吐物及大便的颜色、量，并指导患者和家属配合观察，发现异常应及时报告医生，及时处理，根据需要使用制酸剂及抗生素。

3. **饮食护理** 禁食48小时，静脉补充水分、营养及电解质，注意水、电解质平衡。如无特殊情况，第3天可进流质饮食，以后渐予半流质及普食，饮食以清淡为宜。

4. **用药护理** 迅速建立和维持两条静脉通道，给予止血药和血管升压素。

×年5月29日

护理评估

评估患者是否有继续出血的征象。查体：体温36.6℃，脉搏106次/分，呼吸24次/分，血压103/75mmHg。神志清楚、精神好。

主要护理问题

知识缺乏：缺乏相关疾病知识。

护理措施

1. **指导疾病相关知识** 护理人员应帮助患者和家属掌握本病的有关知识和自我护理方法，上消化道出血的临床过程及预后因引起出血的病因而异，应帮助患者和家属掌握有关疾病的病因和诱因以及预防、治疗和护理知识，以减少再度出血的危险。分析和消除不利于个人和家庭应对的各种因素，树立治病信心，保持愉快心情，把治疗计划落实到日常生活中。

2. **生活指导** 保证足够的休息和睡眠，生活起居有规律。活动量应以不加重疲劳感和其他症状为度。应十分注意情绪的调节和稳定，勿过多考虑病情，遇事豁达开朗。注意保暖和个人卫生，预防感染。

3. **饮食指导** 合理饮食是避免诱发上消化道出血的重要环节。应注意饮食卫生和饮食规律，进营养丰富、易消化的食物，避免粗糙、刺激性食物，或过冷、过热、产气多的食物、饮料等。饮食规律，避免过饥或过饱。

4. **用药指导** 按医师处方用药，加用药物需征得医师同意，以免服药不当而加重肝负担和肝功能损害。应向患者详细介绍所用药物的名称、剂量、给药时间和方法，教会其观察药物疗效和不良反应。例如，服用利尿剂者，如出现软弱无力、心悸等症状时，提示低钠、低钾血症，应及时就医。

5. **病情观察** 及早识别病情变化，如当患者出现性格、行为改变等可能为肝性脑病的前驱症状；出现呕血或黑粪时应立即卧床休息，保持安静，减少身体活动；呕吐时取侧卧位以免误吸，病情严重立即送医院治疗。定期门诊随诊。

6. **情绪指导** 家属应理解和关心患者，给予精神支持和生活照顾。

（许子华）

第5节 大肠疾病患者的护理

病例简介

王某，女，65岁。以“排便次数增多，排便不适、排便不尽半年，加重半个月”为主诉入院。近半年来出现排便次数增多，每日从1～2次增加至5～6次，同时有排便不适、排便不尽及里急后重感，大便表面附有脓血。患者曾在当地医院按慢性痢疾治疗，症状时好时坏。近半个月来症状加重，大便变形、变细，时有腹胀及阵发性腹痛，排便后缓解。到医院就诊，直肠镜检示距肛门4cm处可见一半环形肿物，环肠管3/4生长，突入肠腔致狭窄，表面不平，有一溃疡，取病理3块送检，结果回报“直肠绒毛管状腺癌”，以“直肠癌”收入院。入院后完善各项术前准备，行Miles手术。患者身体恢复出院。

×年7月13日

护理评估

查体：贫血貌，消瘦体质(自发病以来体重减轻5kg)，神志清楚，巩膜无黄染，浅表淋巴结未触及肿大。心、肺检查无明显异常。腹平坦，全腹无压痛、无腹肌紧张，肝、脾未触及，腹部未触及包块。肝区无叩痛，移动性浊音(－)。肠鸣音略亢进，未听到气过水声。肛门无畸形，无外痔，直肠指诊在距肛门约4cm处触及一肿物，肿物长轴约5cm，突出肠腔，使肠腔狭窄，肿物质脆，表面凹凸不平，中心有一溃疡，活动度尚可，退指套血染。患者实验室检查血红蛋白87g/L，红细胞计数略低，其他未见异常。患者得知病情后，极度紧张，焦虑。入院后完善术前各项准备，拟行Miles手术。

主要护理问题

1. **焦虑** 与患者知情癌症诊断、担心预后有关。

2. **营养失调** 低于机体需要量，与肿瘤导致体质消耗有关。

3. **知识缺乏** 缺乏疾病相关知识。

护理措施

1. **和患者建立良好的护患关系** 主动关心患者，通过交谈评估目前主要的心理问题是焦虑，患者主要是考虑治疗效果，对于治疗缺乏足够的信心。护理人员应向患者解释手术治疗对于挽救生命、防止复发和转移的重要意义，让其认识到手术治疗的必要性、安全性和有效性，帮助患者树立信心，解除思想顾虑，积极面对手术。

2. **完善与营养评估相关的各项检查** 如血常规、血生化检查等。

3. **饮食护理** 根据检查结果，纠正患者的营养不良，改善贫血。告知患者应摄入高蛋白、高热量、富含维生素、易于消化的少渣饮食；当经口进食达不到营养需求时，遵医嘱给予肠内或肠外营养支持。

4. **术前准备** 告诉患者手术治疗前需要做一系列的准备，让患者理解并配合。

(1) 肠道准备：①术前3日开始进少渣半流质，逐渐过渡到进流质；②遵医嘱给予口服肠道抗生素：诺氟沙星、甲硝唑；③术前1日给予复方聚乙二醇电解质散溶液清洁肠道；④术前12小时禁食，8小时禁水。

(2) 阴道准备：女性患者应于术前3日每晚阴道冲洗。

(3) 输血准备：配血型，以备术中及术后使用。

(4) 皮肤准备：术前1日备皮，备皮范围是上起乳头水平，两侧至腋中线，包括耻骨联合、会阴部、腹股沟区、臀部和大腿内侧上1/3。

(5) 通过图片或宣传手册讲解手术治疗的大体过程。

(6) 对于术后长期卧床可能出现的坠积性肺炎、下肢静脉血栓形成等并发症，术前教会患者深呼吸、咳嗽的方法，让患者明白术后早期活动的意义。

×年7月16日

护理评估

入院后第4天，经过3天的各项准备工作，生命体征平稳，肝、肾功能，凝血功能良好，仍有轻度贫血，血红蛋白98g/L。患者将于明日在全身麻醉下行腹-会阴联合直肠癌切除、盆腔淋巴结清扫、乙状结肠造口、腹腔引流、盆腔引流术。目前对手术相关信息已经有了大体了解，仍然担心麻醉和手术的风险，入睡较困难且易醒。

主要护理问题

睡眠周期紊乱 与担心麻醉和手术风险有关。

护理措施

睡眠护理

(1) 创造安静的病房环境。

(2) 教会患者可以通过听音乐、聊天等方式减轻疼痛等不适，促进睡眠。

(3) 上述方法无效时，遵医嘱给予镇静剂。

×年7月17日

护理评估

术日晨，查体：体温36.6℃，脉搏80次/分，呼吸19次/分，血压125/90mmHg，略有紧张。

主要护理问题

焦虑 与担心手术及预后有关。

护理措施

安慰患者,做好术前准备。

(1) 安慰患者,尽量让其放松。

(2) 置胃肠减压管、尿管。

(3) 检查各项准备工作是否完成,取下活动的义齿、手表、首饰等个人物品,穿干净衣物,勿穿内衣、袜子。

(4) 遵医嘱肌内注射镇静药物。

(5) 准备好病历、术中用药,随患者带入手术室。

×年7月17日

护理评估

患者在全身麻醉下行 Miles 术,手术顺利,生命体征平稳,苏醒后安返病房。查体:体温 36.0℃,心率 85 次/分,呼吸 23 次/分,血压 115/88mmHg,血氧饱和度 99%,胃肠减压 100mL(黄绿色),腹腔引流液 60mL(血性),盆腔引流液 70mL(血性),尿液 400mL(清亮,浅黄色)。静脉通路通畅,有一自控麻醉镇痛泵(PCA)。

主要护理问题

1. **疼痛** 与手术切口有关。

2. **潜在并发症** 骶前出血、切口感染、尿路感染、造口黏膜坏死、坠积性肺炎等。

护理措施

1. **疼痛护理** 评估疼痛等级。首选非药物方法缓解疼痛,如放松、听音乐等;上述方法无效时,遵医嘱给予吗啡等镇痛药物。

2. **观察病情**

(1) 执行全身麻醉术后护理常规,连接好床旁监护仪,吸氧。密切观察患者的意识、心率、呼吸、血压及血氧饱和度。

(2) 保持胃肠减压管、腹腔引流管、盆腔引流管、尿管等引流通畅,观察引流液的量及性状;每日更换引流袋及尿袋,记录 24 小时出入量。

(3) 全身麻醉清醒、生命体征平稳后改半卧位,以利于会阴部引流,同时使腹腔内脏下坠,利于会阴部伤口的愈合。

(4) 观察腹部切口及会阴部切口的敷料有无渗血,敷料渗透后及时更换。操作时注意无菌操作。

(5) 观察造口黏膜的颜色,正常肠黏膜红润,有光泽,碰触后有出血点;若为暗紫色或黑色并带有恶臭分泌物,则已经出现血运循环障碍。造口开放后,嘱患者向造口一侧侧卧位,或用塑料薄膜将造口与腹壁切口隔开,防止腹壁切口污染。

3. **抗感染** 遵医嘱给予抗生素抗感染治疗。

4. **胃肠减压期间的护理** 口腔护理每日 2 次;禁食,给予肠外营养。若患者感到极度口渴,可适当用沾水的棉签湿润口唇。

5. **活动** 术后早期,鼓励患者在床上多翻身,活动四肢,促进肠蠕动。

6. **雾化吸入** 遵医嘱雾化吸入,每日 2 次,雾化吸入后给予拍背,协助患者排痰。

×年7月21日

护理评估

术后第 4 天,查体:体温 36.8℃,心率 83 次/分,呼吸 22 次/分,血压 119/89mmHg,血氧饱和度 100%。患者已排气,结肠造口已经开放,造口黏膜颜色红润,胃肠减压 15mL,腹腔引流液 20mL(淡血性),盆腔引流液 25mL(淡血性)。患者首次看到腹壁造口,尤其是有稀便从腹壁造口排出时,尚不能接受。

主要护理问题

1. **潜在并发症** 吻合口瘘,便秘、腹泻、尿潴留等。

2. **自我形象紊乱** 与患者术后携带造口袋影响个人形象有关。

护理措施

1. **病情观察** 继续观察患者的生命体征、手术切口、腹腔引流、骶前引流情况等,记录 24 小时出入量。观察进食后胃肠道反应,出现异常及时通知医师,若出现腹胀、恶心、呕吐等不适时,可能为肠梗阻;若有腹膜炎的表现时,可能为吻合口瘘。

2. **饮食护理** 胃肠减压停止后,先饮水,若无腹胀、恶心、呕吐等消化道不适,即可进流质,术后 1 周改为半流饮食,2 周后改普食。进食早期,经口进食不足者,可通过肠外营养补充。饮食原则是高热量、高蛋白、低脂、富含维生素、低渣、易消化饮食。少食洋葱、大蒜、豆类等易产生刺激性气味或胀气的食物；避免生、冷、不洁食品，以免引起腹泻；避免食用麻辣、油炸食品，避免发生便秘。养成定时进食、定时排便的习惯。

3. **尿管的护理** 从术后第4天起夹闭尿管，每4～6小时或有尿意时解除夹闭，以训练膀胱功能。术后7天即可拔除尿管。拔管后观察排尿情况，若出现尿潴留，需再次置管。留置期间，每日清洗会阴部，保持尿道口清洁。若出现尿路感染者，遵医嘱给予膀胱冲洗、抗生素治疗。

4. **帮助患者选择合适的造口器材** 造口袋的选择非常重要，不同时期应选择不同的造口袋，既要考虑无害、舒适，又要考虑经济和更换方便。术后早期宜用透明的造口袋，可以观察造口的情况、排泄物的性质和量、造口周围皮肤的情况。目前两件式造口袋应用较多，它的造口袋与底盘分离，底盘贴于腹壁皮肤，底盘中央有一凸面环，造口袋背面有一凹面环，将两者吻合即可。两件式造口袋密闭作用较强，便于造口局部的清洗、换药和局部换药。

5. **加强造口周围皮肤护理** 及时更换造口袋及底盘，避免粪漏，保持造口周围皮肤的清洁、干燥。每次更换时，用温水清洗造口周围皮肤。单纯红肿者，局部涂抹氧化锌软膏；发生糜烂时，将粉状护肤剂涂在糜烂面上，再在上面贴上皮肤保护剂剪片，采取双重保护；湿疹严重者，可选用3%的硼酸溶液湿敷；对于细菌或真菌引起的皮炎，选用适当的抗生素软膏或抗真菌剂；过敏者，更换其他品牌的造口袋。

6. **定期扩瘘** 术后护理人员以示指或中指扩张造口，防止造口狭窄。扩张方法：扩张的手指带指套，涂润滑剂后徐徐插入瘘口，至第二指关节处，在瘘口内停留5～10分钟，每周1～2次，使造口内径保持在2.5cm为宜。若已经发生狭窄者，每日扩瘘，可持续到术后半年。

7. **训练造口排便** ①自然排便法：将造口袋贴在皮肤上收集粪便，每日更换1～2次；②结肠造口灌洗法：向造口内灌注温水或温盐水来刺激肠蠕动，达到短期内排泄粪便的目的，第1次灌洗时间以术后第5天晚饭后为宜，一次灌注量在500～1 000mL，时间约40分钟，连续灌注10次左右，定期排便习惯即可养成。

8. **活动** 生命体征平稳、允许下床者，先在床周适当活动，促进肠道蠕动、减轻腹胀和避免肠粘连的发生。以后逐渐增加活动的时间和范围。

9. **心理康复护理** 这是结肠造口患者康复的重要环节。以Roy的适应模式和Orem的自理模式学说为理论基础，联合家属，帮助患者正视人工肛门，建立自信心和自尊心。鼓励患者尽早学会造口的护理方法，使其出院前具有自我护理的能力。帮助患者角色的重新适应，及时提供心理咨询和造口护理相关信息。

×年7月27日

护理评估

术后第10天。查体：体温36.0℃，心率85次/分，呼吸23次/分，血压115/88mmHg。患者手术切口愈合良好，造口无并发症发生。精神状态一般，即将出院。患者出院后1个月拟行化疗。

主要护理问题

知识缺乏：缺乏造口护理的相关知识。

护理措施

1. **教会患者使用造口用品** 教会患者选择适合自己的造口用品，学会如何更换造口袋及底盘，能够根据造口选择大小适合的底盘开口，一般底盘的开口大小应比造口直径大1～2cm。

2. **学会除臭方法** 造口周围保持清洁，定时通风透气，造口袋中可放除臭剂。造口袋及本人衣物应经常清洗、更换。饮食上减少产气及气味大的食物。消化不良时，服用助消化药物，减轻粪便臭味。

3. **造口观察** 观察造口黏膜颜色，造口排便情况，造口周围皮肤情况。及时对症处理或到医院检查、治疗。

4. **饮食护理** 饮食原则同7月21日饮食护理。

5. **运动** 术后1～3个月避免重体力劳动，防止腹压增高导致结肠外翻或造口处黏膜脱出。注意劳逸结合，避免过度劳累，根据自己的身体情况，适当户外活动或承担少量家务。

6. **心理社会支持** 鼓励患者多参加社区组织的活动，参加“造口联谊会”，多和同病种的人相互交流，分享治疗及生活中的相关信息，恢复患者自信心，提高造口自我护理能力，改善生活质量。

7. **继续治疗**　介绍化疗的重要性、方法及常见不良反应。嘱患者每次化疗前检查血常规，当出现白细胞和血小板计数减少时，使用生白药，必要时暂停化疗。

8. **随诊**　定期门诊复查或发现异常时及时就医。

（高立硕）

第6节　急腹症患者的护理

病例简介

陈女士，65岁。主诉"突发上腹部刀割样剧痛伴呕吐2小时"而入院。患者既往有溃疡病史，2个月余前开始出现上腹痛并反复发作，未治疗。于今日午餐后突发上腹部刀割样剧痛，伴恶心、呕吐，呕吐物为胃内容物。急诊腹部X线检查见膈下有游离气体，以"胃溃疡穿孔"收入院，急诊手术发现胃溃疡穿孔并发急性弥漫性腹膜炎，行开腹探查、胃大部切除术及腹腔冲洗。术后恢复尚可，治愈出院。

×年2月20日

护理评估

查体：体温38℃，脉搏105次/分，呼吸25次/分，血压85/60mmHg。急性面容，平卧屈膝被动体位。患者神志清，腹平，腹肌紧张呈板状腹，全腹有明显压痛及反跳痛（以右上腹明显）。移动性浊音（+），肝浊音界缩小，肠鸣音消失。

实验室检查：血常规白细胞计数14.0×10^9/L，中性粒细胞比例0.85。

处理措施：立即建立静脉通道，补充液体；禁食、胃肠减压；常规术前皮肤准备、配血、抗生素皮试和实验室检查。

主要护理问题

1. **疼痛**　与溃疡穿孔、消化液漏入腹腔致化学性腹膜炎有关。

2. **焦虑、恐惧**　与担心疾病发展、预后有关。

护理措施

1. **疼痛护理**

（1）病情观察：①腹痛及腹部体征的观察：外科急腹症发展快，如不及时发现，将延误诊断及治疗，甚至危及生命。护理人员必须注意腹痛程度及发作频率变化，注意腹部体征的变化，定时检查有无腹肌紧张等腹膜炎现象的发生，如有变化应及时与医师联系。②伴随症状的观察：严密观察病情，如有呕吐应注意发生的次数、呕吐物的性状及量；如有发热要定时测体温，对高热患者要及时降温；注意大、小便的排泄情况。

（2）体位：患者取半卧位，以减轻腹壁张力和疼痛，有利于漏出消化液的局限，减少毒素吸收。

（3）补液用药：迅速建立静脉通路，遵医嘱给予补液，应用抗生素，并观察治疗效果和不良反应。遵医嘱给予解痉、止痛药物，密切观察患者腹痛情况的变化，做好抗休克护理。

2. **心理护理**　患者对发病缺乏思想准备，对自己病情的不了解使患者常表现为恐惧、躁动和焦虑。护理人员要积极主动了解患者的认知水平和心理状态并安慰患者，以稳定其情绪，适当地向患者和家属说明病情变化以及采取的治疗方法、护理措施的意义，取得他们的配合，以保证治疗的顺利进行。

×年2月22日

护理评估

患者于前日在全身麻醉下行开腹探查、胃大部切除术（毕Ⅱ式吻合）。术后带有腹腔引流管、胃肠减压管和尿管。各引流管均通畅，24小时腹腔引流管引流出淡红色血性液150mL，胃肠减压管引流出咖啡色液体180mL，尿管引流出淡黄色尿液1800mL。伤口敷料清洁干燥，无红肿。查体：体温37.8℃，脉搏100次/分，呼吸20次/分，血压90/60mmHg。患者精神差，情绪稳定，主诉手术切口疼痛，无渗血、渗液。无明显腹胀，肛门未排气。

主要护理问题

1. **疼痛**　与手术所致伤口疼痛有关。

2. **体液不足**　与术后液体丢失有关。

3. **有感染的危险**　与溃疡穿孔及手术致机体抵抗力降低有关。

4. **潜在并发症**　出血、十二指肠残端破裂。

护理措施

1. **疼痛护理**

（1）体位：患者血压平稳后取半坐卧位，有利于呼吸和循环，减少切口缝合处的张力，减轻疼痛。

定期帮助患者调整体位,以患者舒适为宜。

(2) 镇痛:遵医嘱给予解痉、镇痛药物,必要时使用自控止痛泵,保证患者的休息。

(3) 禁食、胃肠减压:术后应用有利于腹部手术切口及胃肠吻合口的愈合。待患者肠蠕动恢复,逐渐恢复正常饮食。注意事项:①要随时保持胃管的通畅和持续有效的负压,经常挤压胃管,勿使管腔堵塞。胃管不通畅时,可用少量生理盐水低压冲洗并及时回抽,避免胃扩张增加吻合张力而并发吻合瘘。胃管脱出后应严密观察病情,不应盲目插入,以免戳穿吻合口。②妥善固定胃肠减压管,避免受压、扭曲,留有一定的长管,以免翻身或活动时胃管脱出。负压引流器应低于头部。③观察引流液的色泽、性质和引流量,并正确记录,如引流出胃肠液过多,应注意有无体液不足和电解质失衡,结合血清电解质和血气分析,合理安排输液种类和调节输液量。胃肠减压的同时,还要密切观察病情变化。④每日给予雾化吸入,插管鼻腔滴液状石蜡,以帮助痰液咳出和减少胃管对鼻黏膜的刺激,减轻患者咽喉部疼痛。鼓励患者深呼吸,有效咳嗽、排痰,预防肺部并发症。⑤做好口腔护理。口腔不洁可能成为术后吻合口感染的危险因素;术后因禁食等因素,细菌容易在口腔内滋生繁殖,易引起吻合口感染,所以做好口腔护理至关重要。⑥当病情好转,无明显腹胀,肠蠕动恢复和肛门排气后应及时停止胃肠减压。拔管时,应先将吸引装置与减压管分离,钳闭减压管,嘱患者屏气,迅速拔除减压管。

2. **静脉补液**

(1) 病情观察和记录出入量:准确观察和记录24小时出入水量,为补液提供有效的依据。如密切观察患者尿液的色、量,必要时记录每小时尿量;观察、记录胃肠减压引流液的色、量和性质。

(2) 补液及营养支持:迅速建立静脉通路,根据出入量和医嘱,继续补充水、电解质、维生素及蛋白质,以维持水、电解质和酸碱平衡,改善患者的营养状况,促进切口愈合。

3. **预防感染**

(1) 体位:患者血压平稳后取低半卧位,以利于腹腔渗出液积聚于盆腔,便于引流。

(2) 加强腹腔引流管的护理:术后放置引流管的目的是及时引流出腹腔内的渗血、渗液,避免腹腔内液体积聚继发感染和脓肿形成。护理时应注意:①保持腹腔引流管通畅,避免引流管受压、扭曲和折叠。②妥善固定引流管,防止脱落。③观察和记录引流液的量、颜色和性质。如果术后数日腹腔引流液变混浊,同时伴有腹痛和体温下降后又上升,应怀疑为腹腔内感染,需要及时通知医师。④每日更换引流袋,严格无菌操作,防止感染。

(3) 术后早期活动:鼓励患者定时做深呼吸、有效咳嗽和排痰,预防肺不张和坠积性肺炎等肺部并发症的发生。一般术后第1日即可协助患者坐起并做轻微的床上活动,第2日下地和床边活动,第3日可在室内活动。应根据患者的具体情况来决定活动量。

4. **并发症的护理**

(1) 术后出血:术后24小时之内的胃出血,多属术中出血不彻底所致。若术后短期内从胃管不断引流出鲜红色血性液体,甚至出现呕血和黑粪,则为术后出血。因此,胃大部切除术后应严密观察患者的生命体征和神志变化,加强对胃肠减压引流液的颜色、性状和量的观察。遵医嘱应用止血药、用冰生理盐水洗胃或输新鲜血等,必要时准备手术止血。

(2) 十二指肠残端破裂:是毕Ⅱ式胃大部切除术后早期严重并发症。应密切观察患者的腹痛情况和腹部体征,如突发上腹部剧痛、出现腹膜刺激征、发热、白细胞计数增加、腹腔穿刺抽得胆汁样液体,则应立即进行术前准备。

×年2月23日

护理评估

术后第3天,查体:体温38.5℃,脉搏124次/分,呼吸26次/分,血压80/60mmHg。全腹出现明显压痛。观察各引流管均固定、通畅,胃肠减压管引流出浅咖啡色液体120mL,尿管引流出淡黄色尿液1650mL,但腹腔引流液变混浊呈脓性且有异味。患者神志清楚,精神差,皮肤潮红,焦躁不安。

主要护理问题

1. **体温过高** 与腹腔感染有关。

2. **感染** 与术后机体抵抗力低下有关。

3. **焦虑** 与病情波动、担心预后有关。

护理措施

1. **发热的护理**

(1) 为发热患者提供合适的环境温度及适宜的衣服、盖被。出汗较多时,及时更换衣服、被服,注意保暖,并协助翻身。给予清淡饮食,同时注意皮肤和口腔的清洁与护理。

(2) 体温过高时,应根据具体情况选择适宜的降温方式，如温水浴、乙醇擦浴、冰敷、冰盐水灌肠及药物降温等。

(3) 出汗较多而进食较少的患者应遵医嘱补充热量、水分及电解质。同时监测体温、血压、脉搏及血清电解质等指标的变化。

2. **有效控制感染**

(1) 密切观察体温、脉搏、伤口及引流口周围红肿加重、脓性引流液增加等感染征象。

(2) 更换敷料、进行伤口护理或腹膜灌洗治疗前应认真洗手，并严格无菌技术操作。

(3) 遵医嘱提供肠内和肠外营养，保持体液平衡和营养充足，改善患者免疫系统功能。

(4) 做脓性引流物的细菌培养，以利于制定恰当的抗感染方案。

3. **心理护理**

(1) 在做各种治疗、操作、检查前，向患者解释取得理解，降低其焦虑程度，建立相互信任关系。

(2) 根据患者的情况，及时关心和安慰患者，保持环境安静，并说明安静休息有利于疾病康复。

(3) 遵医嘱给予镇静剂，稳定患者的情绪。

×年3月1日

护理评估

患者精神好，病情稳定，查体：体温36.5℃，脉搏80次/分，呼吸18次/分，血压90/60mmHg。胃肠减压管和腹腔引流管已拔除，切口Ⅰ期愈合，但易疲惫。经过与患者的沟通了解到，患者日常生活不规律，喜食辣；性格内向，忍耐力强；无酒烟嗜好；对疾病相关知识知之不多。

主要护理问题

1. **知识缺乏** 缺乏术后康复保健以及溃疡病的预防保健知识。

2. **潜在并发症** 倾倒综合征。

护理措施

1. **健康教育**

(1) 向患者及家属讲解有关胃、十二指肠溃疡的知识，使之能更好地配合术后长期治疗和自我护理。

(2) 劝导患者避免过度紧张与劳累，生活要规律，注意劳逸结合。指导患者平常应建立合理的饮食习惯和结构。术后宜少食多餐，进食营养丰富的食物，以后逐渐过渡到均衡饮食。饮食要定时定量，进饮食不宜过冷、过热，温热为宜，细软易消化。避免食用生冷、坚硬、辛辣等刺激性强的食物及咖啡、浓茶等饮料。

(3) 指导患者保持乐观的情绪，强调保持乐观的重要性和方法。

(4) 指导患者遵医嘱正确服药，学会观察药效及不良反应，不随便停药，以减少复发。嘱患者慎用或勿用致溃疡药物，如阿司匹林、咖啡因、泼尼松等。

(5) 教会患者识别本病并发症的症状，如有不适，立即就诊。

2. **倾倒综合征的观察和护理**

(1) 指导患者少量多餐、避免过甜、过咸、过浓的流质饮食，进餐后平卧20分钟，从而避免胃排空过快，高渗性食物快速进入肠道而引起胃肠道功能紊乱。

(2) 指导患者减少饮食中碳水化合物的含量、增加蛋白质的比例，出现低血糖时稍进食可缓解反应性低血糖的发生。

（高 丽）

第7节 胆管疾病患者的护理

病例简介

刘某，女，45岁。以“右上腹痛3小时，寒战、发热1小时”为主诉急诊入院。2个月前间断出现皮肤、巩膜黄染，伴低热，在当地门诊输液治疗好转。3小时前无明显诱因突然出现右上腹部疼痛，呈阵发性绞痛，后呈持续性阵发加剧，向后背部放射，伴恶心、呕吐一次，1小时前出现寒战、发热。既往有胆管结石病史10余年，反复发作，3年前曾行腹腔镜胆囊切除术。确诊为“急性梗阻性化脓性胆管炎”，急行胆总管切开取石、T管引流术，术后行抗感染治疗，切口愈合良好，T管引流通畅，1周后行T管造影显示胆总管内有残余结石，保留T管出院。出院3周后再入院行胆管镜取石术，后治愈出院。

×年4月5日

护理评估

查体：体温39.1℃，脉搏124次/分，呼吸32次/分，血压84/52mmHg。神志清楚，精神差，营养差，全身皮肤黏膜黄染，无出血点，四肢湿冷。上腹部剑突下压痛、反跳痛、肌紧张，Murphy征阴性，肝脾肋下未触及，叩诊呈鼓音，移动性浊音(－)，肝区有叩击痛，脾、双肾区无叩击痛，肠鸣音弱。患者疼痛难忍,能够配合治疗和护理。

主要护理问题

1. **组织灌注不足** 与急性化脓性胆管炎症致大量细菌和毒素进入血液循环引起感染性休克有关。

2. **疼痛** 胆绞痛与梗阻导致胆管内压力增高、化脓性感染等有关。

3. **体温过高** 与急性化脓性感染有关。

护理措施

1. **休克的护理**

(1) 补液扩容:①迅速建立两条及以上通畅的静脉通道,确保液体及药物能够及时、准确地输注;②遵医嘱进行补液、扩容,尽快恢复血容量,必要时可遵医嘱给予肾上腺皮质激素、血管活性药物等,以改善和保证组织器官的血液灌注及供氧。

(2) 密切观察病情变化:严密监护患者的生命体征、皮肤黏膜及尿量等,及时、准确记录 24 小时出、入水量,观察补液效果,并为补液提供可靠依据。若血压回升,脉搏减慢、搏动有力,皮肤转暖、干燥,尿量>30mL/h,提示休克得到纠正。

(3) 协助患者采取中凹卧位,保持呼吸道通畅,吸氧,留置尿管。

2. **疼痛护理**

(1) 禁食水、胃肠减压,可减轻腹胀,使疼痛减轻。

(2) 进行动态地疼痛评估。

(3) 诊断明确后,遵医嘱给予解痉、止痛的药物,禁用吗啡。用药后及时评价止痛效果。

3. **高热护理**

(1) 物理、药物降温:注意观察降温的效果,做好降温的护理。

(2) 控制感染:遵医嘱联合应用足量有效的广谱抗生素,以有效控制感染,使体温恢复正常。

×年4月5日

护理评估

入院后 2 个小时,在积极抗休克、抗感染等治疗的基础上,进一步完善相关检查,B 超显示:胆管结石、胆总管高度扩张、肝轻度肿大。血常规显示:白细胞 18.3×10^9/L,红细胞 4.01×10^{12}/L,血红蛋白 113g/L,血小板 251×10^9/L。结合病史、临床表现及实验室及其他检查结果,确诊为"急性梗阻性化脓性胆管炎",拟行急诊手术。查体:体温 38.5℃,脉搏 110 次/分,呼吸 28 次/分,血压 90/60mmHg。患者神志清楚,精神差,疼痛有所缓解,情绪紧张。

主要护理问题

1. **组织灌注不足** 与急性化脓性胆管炎症致大量细菌和毒素进入血液循环引起感染性休克有关。

2. **焦虑** 与对疾病不了解,担心预后有关。

3. **潜在并发症** 多器官功能障碍或衰竭。

护理措施

1. **液体治疗的护理**

(1) 病情观察:继续严密监护患者的生命体征、皮肤黏膜、尿量等,及时、准确记录 24 小时出入量,观察补液效果。

(2) 遵医嘱继续行补液治疗,以纠正血容量不足,为麻醉和手术创造条件。

(3) 急行术前准备:配合医师做好急诊手术前的各项常规准备。

2. **心理护理** 根据患者的情况,及时安慰患者,解答患者的问题。可以主动为患者提供手术方面的信息,如手术的必要性、术者的水平、以往成功的病例等,增强其对手术治疗的信心,使患者积极配合术前准备。

3. **潜在并发症护理**

(1) 密切观察病情变化:包括神志、生命体征、每小时尿量及血常规、电解质、血气分析、心电图等实验室及其他检查的结果,若患者出现神志淡漠,黄疸加深,每小时尿量减少或无尿,血氧分压降低或代谢性酸中毒,肝、肾功能异常,凝血酶原时间延长等,提示有相应脏器功能障碍,应及时报告医师,并协助处理。

(2) 正确、合理补液:遵医嘱进行补液等支持治疗,维持水、电解质平衡及脏器功能。

×年4月6日

护理评估

昨日患者在全身麻醉下行"胆总管切开取石、T 管引流术",术后带有腹腔引流管、T 管、胃管和尿管。各引流管均引流通畅,24 小时腹腔引流管引流出暗红色血性液 50mL;T 管引流出黄褐色液 500mL,内含少许絮状物;胃管引流出黄绿色混浊液 200mL;尿管引流出淡黄色澄清尿液 1 500mL。

切口及引流管处敷料固定好，无渗血、渗液。体温38℃，脉搏86次/分，呼吸22次/分，血压100/70mmHg。患者精神差，营养差，情绪稳定，诉手术切口疼痛，身上皮肤瘙痒。

主要护理问题

1. **疼痛**　手术切口痛与术后切口疼痛有关。

2. **潜在并发症**　胆瘘、胆管出血、深静脉血栓形成、肺部感染等。

3. **有皮肤完整性受损的危险**　与术后长时间卧床、胆红素增多致皮肤瘙痒、胆汁刺激皮肤等有关。

4. **营养失调**　低于机体需要量与感染及发病至手术后一直禁食有关。

护理措施

1. **疼痛护理**

(1) 体位：患者血压平稳后取半坐卧位，有利于呼吸和循环，减少切口缝合处的张力，减轻疼痛。不时地调整体位，以患者舒适为宜。

(2) 疼痛管理：常规使用自控止痛泵(PCA)，必要时遵医嘱另外给予镇痛或镇静药物。

2. **预防并发症的护理**

(1) 加强各引流管的护理。

(2) 严密观察病情变化：包括神志、生命体征、腹部症状和体征及引流液的量、颜色和性状。若术后患者出现发热、腹痛、腹胀等腹膜炎的表现，或从腹腔引流管引流处黄绿色胆汁样液，提示患者出现胆瘘；若T管引流液呈血性，伴腹痛、发热等症状，提示胆管出血，应及时报告医师，协助处理。

(3) 遵医嘱补充水、电解质及维生素K_1，维持水、电解质平衡，纠正凝血机制障碍。

(4) 指导和鼓励患者早期活动。

(5) 指导和鼓励患者深呼吸、咳嗽、咳痰，痰液黏稠者可给予雾化吸入，必要时可协助排痰。

3. **皮肤护理**

(1) 告知患者皮肤瘙痒的原因，乃因胆汁淤滞，胆盐沉积所致，随着梗阻的解除，瘙痒也会逐渐减轻、消失。嘱其不可用手抓挠，以免抓破皮肤。

(2) 保持皮肤清洁，可用温水擦洗皮肤；瘙痒剧烈者，可遵医嘱使用外用药物。

(3) 注意引流管周围皮肤的护理，若引流管周围有胆汁样渗出物，应及时更换被浸湿的敷料，局部皮肤涂氧化锌软膏，防止胆汁刺激皮肤。

4. **饮食护理**

(1) 胃肠功能恢复之前，通过胃肠外途径补充足够的热量、氨基酸、维生素、水及电解质。

(2) 胃肠道功能恢复之后，指导和鼓励患者进食低脂、适当蛋白、高糖类、高维生素的饮食。

×年4月19日

护理评估

"胆总管切开加T管引流术"后第14天，患者精神好，查体：体温36.4℃，脉搏84次/分，呼吸20次/分，血压90/60mmHg。病情稳定，黄疸明显消退，皮肤瘙痒消失。胃管、腹腔引流管、尿管均已拔除。切口已拆线，愈合良好。于术后第12日行T管造影，显示胆总管下端有残余结石，保留T管出院，拟于8周后行胆管镜取石。

主要护理问题

知识缺乏：缺乏T管护理知识。

护理措施

患者缺乏T管居家护理的相关知识，以及相关的防病保健知识，故应从以下方面进行健康指导。

1. **向患者及其家属讲解T管护理的注意事项**　可以通过口头、演示、书面等多种方法进行教育，注意一定要确保患者学会。

(1) 妥善固定引流管和引流袋，尽量穿宽松柔软的衣服，避免举重物或过度活动，防止扭曲、受压、脱出或胆汁反流。

(2) 沐浴时应采取淋浴的方式，并用塑料薄膜覆盖引流管处的伤口。

(3) 引流管一旦脱出，或引流异常、身体不适，应及时就诊。

2. **休息**　劝导患者避免过度紧张与劳累，注意劳逸结合。

3. **饮食指导**　指导患者规律饮食，定时就餐。忌吃大量高糖、高脂肪、高胆固醇食物，建议患者以植物油作为摄入油脂的主要来源，蛋黄、动物内脏、海鲜等高胆固醇食物尽量少吃。但是也要注意营养的摄入，以改善机体营养不良的状态。

4. **出院指导**　告知患者，若出现腹痛、发热、黄疸加重等症状时，应及时到医院就诊，进行正规的治疗；8周后，回医院复查，行胆管镜取石。

（卢　颖）

第5篇

泌尿系统疾病患者的护理

第1章 概述

泌尿系统的疾病有免疫炎症、感染、肿瘤、结石、结核、梗阻，以及肾病综合征、肾衰竭等，其中以肾脏疾病多见，同时泌尿系统亦可能发生损伤。近年来慢性肾脏病的患病率呈明显上升趋势，已成为继心脑血管疾病、肿瘤、糖尿病之后又一威胁人类健康的重要疾病。泌尿系统疾病患者的治疗主要有药物控制、外科手术、维持性透析或肾移植；护理的进展有循证护理、血液净化护理、肾移植的护理等。

一、泌尿系统的结构与功能

泌尿系统由肾脏、输尿管、膀胱及尿道等组织器官组成，见图5-1-1。其中，肾脏是人体重要的生命器官。泌尿系统的功能主要为生成、储存、排出尿液，调节水、电解质和酸碱代谢的平衡。

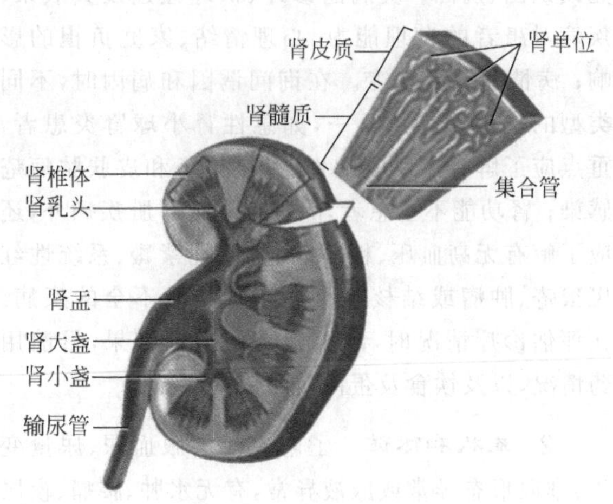

图5-1-1 肾脏结构示意图

（引自：尤黎明，吴瑛.《内科护理学》第5版）

1. **肾脏** 肾脏位于腹腔上部、脊柱两侧、腹膜后面，左右各一。肾单位是肾脏结构和功能单位的基本单位，每个肾脏约100万个，由肾小体和肾小管组成；肾小体内的毛细血管丛称肾小球。

肾脏内部结构分肾实质和肾盂两部分。肾实质外层为皮质、内层为髓质。肾皮质主要由肾小体和肾小管组成，肾小体由肾小球和肾小囊构成。肾小球为肾单位的起始部分，包括入球小动脉、毛细血管丛、出球小动脉及系膜组织；肾小球毛细血管网间结构称为滤过膜，由毛细血管的内皮细胞、基膜及伸出许多足突的上皮细胞（肾小囊的脏层）组成。肾小囊包绕肾小球，分为脏、壁两层，其间为腔，与近曲小管相通。肾小管分近端小管、细段和远端小管，远端小管汇成集合管。近端小管重吸收作用很强，原尿中的葡萄糖、氨基酸、小分子蛋白质、水分、尿酸、尿素、无机盐和维生素几乎全部被重吸收。肾髓质由肾锥体组成，锥体主要组织是集合管，其尖端终止于肾乳头。肾乳头向肾小盏漏斗部开口，相邻2～3个肾小盏合成1个肾大盏，2～3个肾大盏汇合成扁漏斗状的肾盂，肾盂出肾门后减缩变细，移行为输尿管。

肾脏的血液供应直接来自腹主动脉，从腹主动脉分出左、右肾动脉，入肾门后分成两支，再依次分出叶间动脉、弓形动脉、小叶间动脉、入球小动脉与肾小球毛细血管袢相连。血流经肾小球毛细血管袢直接进入出球小动脉，汇总为皮质毛细血管网再依次进入小叶间静脉、弓形静脉经肾静脉回到下腔静脉。流经皮质部位的血液占整个肾脏血液供应的90%。髓质有髓质直小动脉，可接收弓形动脉、小叶间动脉及出球小动脉的血流，从髓质直小动脉流经髓质毛细血管网后进入髓质直小静脉，再进入小叶间静脉或弓形静脉。另外，髓质直小动脉与直小静脉之间有交通支。

肾脏的功能。①生成尿液：以排泄各种新陈代谢的产物，如肌酐、尿素氮等，从而调节水、电解质、渗透压及酸碱平衡，维持内环境的稳定，即肾小球的滤过功能,肾小管的重吸收、分泌、排泄、浓缩及稀释功能。②内分泌功能:可分泌、活化及代谢多种激素,包括产生促红细胞生成素、肾素、前列腺素等多种生物活性物质,以调节血压、钙磷代谢及促进红细胞生成;同时,肾脏是甲状腺激素、血管升压素、降钙素等许多激素的重要靶器官,也是促胃液素、胰岛素、高血糖素等激素的主要降解场所。

2. **输尿管** 输尿管为一对细长的肌性管道,位于腹膜后,上起自肾盂,下止于膀胱,长20~30cm。分3段:①腹段,自肾盂到跨越髂动脉处。②盆段,髂血管处与穿入膀胱之间。③壁内段,膀胱壁内斜行至膀胱黏膜、输尿管开口。有3个狭窄:①肾盂与输尿管移行处。②越过小骨盆入口与髂动脉交叉处。③壁内段,为结石易滞留部位。

输尿管的功能主要为通过规律性蠕动将肾脏生成的尿液排入膀胱。

3. **膀胱** 膀胱为肌性囊性器官;位于骨盆腔内、耻骨联合后方。膀胱充盈时可高出耻骨联合。膀胱空虚时不超过耻骨联合上缘,近似三棱锥,顶端尖细、朝向前上方;底部呈三角形,朝向后下方;尖与底之间部分称膀胱体。两输尿管口与尿道内口连线之间称膀胱三角,是肿瘤和结核的好发部位。

膀胱的功能是储存、排空尿液。

4. **尿道** 男性尿道细长,长16~22cm,分为前列腺部、膜部和阴茎海绵体部3部分,以膜部为界分为前、后尿道。有3个狭窄:尿道内口、膜部和外口;3个扩张部:前列腺部、壶腹部和舟状窝。阴茎下垂时,尿道有2个弯曲,即耻骨下曲、耻骨前曲;上提时耻骨前曲消失。男性尿道的功能为排尿、排精。

女性尿道粗短,长约5cm,起于膀胱内尿道内口,经阴道前方,止于阴道前庭尿道外口。尿道黏膜下有许多腺体。尿道外口呈矢状裂缝,周围环绕尿道、阴道括约肌。女性尿道因较短易逆行感染。女性尿道的功能为排尿。

二、泌尿系统疾病患者的护理评估

(一)健康史

1. **一般资料** 姓名、性别、年龄、职业、工作单位、文化程度、民族及其生活习惯、宗教信仰、籍贯、医疗费支付形式、住址、通信方式等。

2. **既往史** 既往健康问题、所患疾病,尤其是泌尿系统疾病的发生或发病过程、持续时间、诊疗经过与疗效,以及住院史、手术史、外伤史及预防接种史等。

3. **过敏史** 患者对食物、药物及其他物质的过敏时间、反应情况、应对措施和效果等。

4. **遗传史和家族史** 遗传性肾炎、多囊肾等患者,应询问家族中有无同样或类似疾病者。

5. **生活史** 个人史、生活方式和习惯、不良嗜好等,如日常生活是否规律,是否进行规律的运动,个人卫生情况如何;有无特殊的低盐、低蛋白、限水等饮食治疗要求及其依从情况,依从性差者,需评估其原因。

6. **用药史** 用药种类、剂量、用法、疗程、效果、不良反应等,是按医嘱用药,还是自行购买使用;对肾病综合征患者,应了解用过哪种激素或免疫抑制剂、效果如何,有否出现停药后症状复发;有无长期服用对肾脏有损害的药物,如镇痛药物、氨基糖苷类药物。

7. **职业史和社会经济状况** 工作性质是否紧张、有无劳累过度;职业收入如何,医疗保障如何。

(二)病史

1. **发病和诊疗经过** 围绕患者目前的不适主诉,详细询问泌尿系统疾病或损伤的发生、发展及应对的全部过程。包括发病或损伤的时间、缓急、前兆或诱因、病因;疾病的诊疗、护理经过及其效果;疾病对患者的自理能力、心理情绪、家庭负担的影响;病情发展及演变。在询问诱因和病因时,不同类型的疾病侧重点不一,如急性肾小球肾炎患者,重点应了解有无反复咽炎、扁桃体炎和皮肤脓疱疮感染;肾功能不全患者,除重点了解肾脏疾病外,还应了解有无高血压、糖尿病、过敏性紫癜、系统性红斑狼疮、肿瘤或结核等可导致肾功能不全的疾病。在评估诊疗情况时,注重检查的阳性结果,目前用药情况,以及饮食及蛋白质的依从情况。

2. **症状和体征** 了解有无肉眼血尿、尿量变化、排尿形态异常或尿液异常,有无水肿、腰痛、夜尿增加及尿毒症的症状;主要症状的进展、迁延、好转及反复发作情况;有无新症状、伴随症状出现;有无并发症。上述症状或不适对患者的饮食、睡眠及体重等方面有无影响,影响变化多大,如水肿致体重增加,增加的量。泌尿系统疾病患者常见症状、体征如下:

(1) 排尿异常

1) 尿路刺激征：尿频、尿急、尿痛等症状统称为尿路刺激征，也称膀胱刺激征。尿频指排尿次数增多，生理性尿频与个人习惯、饮水量、天气变化、精神紧张等因素有关；病理性尿频见于膀胱炎、前列腺炎、外阴炎等炎性刺激，尿路结石、异物等非炎性刺激，以及膀胱占位病变、妊娠、结核性膀胱挛缩等膀胱容量减少。尿急指排尿迫不及待、不易控制，多见于急性膀胱炎、尿道炎、前列腺炎，可见于膀胱结石、膀胱癌。尿痛指排尿时伴会阴或下腹部烧灼样或刀割样疼痛，排尿开始时尿痛明显，或合并排尿困难，病变多在尿道，常见于急性尿道炎；排尿终末时尿痛明显，且合并尿急，病变多在膀胱，常见于急性膀胱炎；排尿末、后疼痛明显，或不排尿也痛者，病变多在尿道邻近器官，常见于膀胱三角炎、前列腺炎；排尿突然中断，伴疼痛、尿潴留，见于膀胱、尿道结石或尿路异物；排尿不畅伴疼痛，多见于老年男性前列腺增生；排尿刺痛或烧灼痛，见于急性尿道炎、膀胱炎、前列腺炎及肾盂肾炎。

2) 排尿困难：指尿液排出不通畅，表现为排尿延迟、射程短、费力、尿线无力、滴沥或中断。可见于前列腺增生等膀胱以下尿路梗阻。

3) 尿流中断：指排尿过程中尿流突然中断，并伴有疼痛，见于膀胱结石患者。

4) 尿潴留：分为急性与慢性尿潴留。急性尿潴留是指由于各种原因出现膀胱过度充盈，致逼尿肌突发弹性疲劳，暂时失去逼尿功能。慢性尿潴留起病缓慢，表现为膀胱充盈、排尿困难，不引起疼痛。其病因包括尿道狭窄或梗阻、膀胱疾病或功能障碍，可出现充溢性尿失禁。

5) 尿失禁：指尿不能控制而自行由尿道口流出，分为真性尿失禁、假性尿失禁、压力性尿失禁和急迫性尿失禁。真性尿失禁的病因为感染、结石、肿瘤或结核等，导致膀胱逼尿肌过度收缩、尿道括约肌松弛或麻痹，膀胱失去储尿功能，尿液连续不断地从膀胱中流出，膀胱呈空虚状态。假性尿失禁又称“溢出性”尿失禁，实质是慢性尿潴留，指膀胱功能完全失代偿，膀胱过度充盈而致尿液不断溢出。急迫性尿失禁指在严重的尿频、尿急情况下，膀胱不受意识控制而排出尿液的情况。压力性尿失禁也称为应力性尿失禁，指当腹内压力突然增高时，尿液不随意地流出，见于妊娠后期子宫压迫、产伤或盆腔肿瘤压迫等。

(2) 尿液异常

1) 尿量异常：24 小时尿量少于 400mL 称少尿，少于 100mL 称无尿。病因可有肾前性、肾性和肾后性。多尿指 24 小时尿量超过 2 500mL。肾性多尿见于各种原因引起的肾功能不全；非肾性多尿见于糖尿病、尿崩症和溶质性利尿。夜尿增多指夜间尿量超过白天尿量或夜间尿量超过 750mL。

2) 血尿：指尿液中含有血液。根据尿液中含有血量的多少分为镜下血尿和肉眼血尿。引起血尿的主要原因有泌尿系统疾病，如肾小球肾炎、肾盂肾炎、泌尿系统结石、结核及肿瘤等；全身性疾病，如血液病、风湿病及感染性疾病等；药物不良反应；剧烈运动后功能性血尿。①镜下血尿和肉眼血尿：镜下血尿指离心沉淀后的尿液镜检每高倍视野红细胞超过 3 个，或 1 小时尿液红细胞计数超过 10 万；肉眼血尿指尿液外观呈茶色、血样或洗肉水样。1 000mL 尿液中含有 1mL 血液即可有肉眼血尿。②初始血尿：血尿出现在排尿的最初阶段，称初始血尿，提示出血部位在膀胱颈或尿道。临床以尿三杯试验确定血尿发生部位，初始血尿是指仅第 1 杯尿中有血者。③终末血尿：血尿出现在排尿的终末阶段，称为终末血尿，提示出血部位在膀胱三角区或前列腺。尿三杯试验时仅第 3 杯尿有血。④全程血尿：排尿的全过程都有血液，称为全程血尿，提示病变在膀胱以上，多来自肾脏。尿三杯试验时 3 杯均呈血尿。⑤肾小球源性血尿和非肾小球源性血尿：常用尿相差显微镜检查判断肾小球及非肾小球性血尿，若红细胞形态是多种形态畸形，则为肾小球源性血尿，单一形态非畸形性红细胞则为非肾小球源性血尿。⑥血尿颜色及尿中血块形状：暗红色血尿见于肾、输尿管出血或酸性血尿，鲜红色血尿见于膀胱出血或碱性血尿。血尿中的蚯蚓状血块多来自于肾、输尿管的出血，而大小不等的血块多来自于膀胱的出血。

3) 蛋白尿：24 小时尿液尿蛋白定量持续超过 150mg，常规尿蛋白定性试验呈阳性反应，称蛋白尿 (albuminuria)。若持续超过 3.5g 或 50mg/kg，尿蛋白定性试验为(＋＋＋～＋＋＋＋)，称大量蛋白尿。蛋白尿临床主要有 6 种类型，最常见的是肾小球性蛋白尿，是由于肾小球滤过膜通透性增高，导致原尿中蛋白量超过肾小管重吸收能力而引起，一般每 24 小时大于 2g，特点是以白蛋白为主，多见于原发性、继发性肾小球疾病。肾小管性蛋白尿是由于肾小管重吸收功能障碍导致，一般每 24 小时小于 2g，特点以小分子蛋白为主，多见于肾小管-间质损害、肾小管病变，如肾盂肾炎、重金属中毒、肾小管酸性中毒；此外还有混合性、溢出性、组织性及功能性蛋白尿。

4) 脓尿：新鲜离心尿液每高倍视野白细胞超

过5个,或1小时尿液白细胞计数超过40万,称脓尿或白细胞尿,提示泌尿系感染、肾小球肾炎。中段尿涂片镜检每高倍视野均可见细菌,或尿细菌培养菌落数超过10^5/mL,称菌尿,可确诊泌尿系感染。

5)乳糜尿:指尿内含有乳糜或淋巴液,因内含脂肪、蛋白质或凝血因子而颜色乳白。

6)晶体尿:指尿液中盐类呈过饱和状态,其中有机或无机物质沉淀、结晶而形成晶体尿。其特点为排出尿液澄清,而静置后有白色沉淀物形成。

7)管型尿:指尿中含有由蛋白质、细胞或其碎片在肾小管内凝聚而成的管型,12小时尿沉渣计数管型超过5 000个,或镜检发现大量管型,称管型尿。白细胞管型见于活动性肾盂肾炎,红细胞管型见于急性肾小球肾炎,上皮细胞管型见于急性肾小管坏死,蜡样管型见于慢性肾衰竭。

(3)高血压。急性肾小球肾炎、急进性肾小球肾炎发生时就出现显著高血压;慢性肾小球肾炎的高血压常为持久性,部分患者高血压是主要的临床表现;慢性肾盂肾炎、多囊肾在病程中多数发生高血压。高血压可因容量过多所致,此时往往肾功能受损、水钠潴留、循环血量增加;肾组织缺血时球旁细胞分泌肾素增多,血管紧张素Ⅱ产生增多,引起肾素依赖性高血压;多数情况下,两种情况合并存在。

(4)疼痛。肾区深部胀痛。伴压痛,见于肾炎;明显疼痛。伴叩击痛,见于肾盂肾炎;隐痛、钝痛,见于肾肿瘤;单侧腰痛。伴局部肌紧张和压痛为肾脓肿;绞痛。伴剧烈叩痛、并向下腹、外阴放射,见于肾结石。下腹耻骨上区域持续性胀痛见于膀胱炎、结石或肿瘤。下腰骶部、会阴、腹股沟区痛见于前列腺炎或癌。阴囊坠胀疼痛见于睾丸及附睾病变,也可见于肾绞痛、前列腺炎放射痛。

(5)尿道分泌物。淋菌性尿道炎表现为大量黄色、黏稠的脓性分泌物;支原体、衣原体的分泌物具有量少、白色或白色稀薄的特点;而血性分泌物则提示尿道癌。

(6)水肿。肾源性水肿是肾小球疾病最常见的症状,分两类,即肾炎性与肾病性水肿,肾炎性水肿主要系肾小球滤过率下降,导致水钠潴留而产生,水肿多从颜面开始,重者可波及全身,血压可升高;肾病性水肿主要系长期大量蛋白尿,造成血浆胶体渗透压降低而产生,多从下肢开始,常为全身性、体位性和凹陷性水肿。评估时询问水肿出现的初始部位、特点、程度及进展情况,有无伴随尿少、头晕、乏力、呼吸困难、心悸及腹胀等症状,出、入液量情况,尤其是饮水、钠盐摄入、尿量,水肿部位皮肤完好情况等,用药及其效果。

(7)肿块。是泌尿外科疾病重要的体征。肾肿瘤、肾结核、肾积水及肾囊肿等肿块位于腹部,而斜疝、鞘膜积水、精索静脉曲张及睾丸肿瘤肿块多位于阴囊内。

(三)心理社会状况

1. **疾病知识** 患者对所患泌尿系统疾病的性质、过程、预后及防治等方面的了解程度。

2. **心理反应** 患者对目前自身健康状况的评价;情绪、精神状况如何,有无出现焦虑、抑郁等负性情绪及其程度。由于肾脏疾病大多时轻时重、迁延不愈,多数疾病病程的最终转归为慢性肾衰竭,患者常会出现不利于疾病治疗的负性心态,尤其是病情控制不佳、反复发作、预后不良的患者,故需要评估患者的心理反应,以便及时予以针对性心理疏导和支持。

3. **患病对日常生活和工作的影响** 泌尿系统疾病患者的康复大多需要卧床休息、减少体力活动,故需要评估患者的日常生活自理能力、社交活动有无改变及其程度。

4. **社会支持系统** 了解患者家庭的成员组成、经济状况,家属对患者所患疾病的认知、对患者的关心和支持程度;工作单位所能提供的支持,有无医疗保险;出院后社区就医条件。慢性肾衰竭患者常需长期维持性透析治疗和(或)进行肾移植手术,医疗费用昂贵,个人往往难以独自承担全部,故需要评估其社会支持系统。

(四)身体评估

1. **一般状态** 泌尿系统疾病患者的意识、精神、营养状况,体重有无增加,有无高血压和体温升高。

2. **皮肤黏膜** 患者皮肤黏膜有无苍白、尿素沉着、抓痕和色素沉着,有无水肿,评估水肿程度,有无凹陷。

3. **胸部检查** 有无胸腔积液,肺底部有无湿性啰音,心界有无扩大。

4. **腹部检查** 有无移动性浊音,即腹腔积液;肾区有无叩击痛、压痛;下腹部有无膨隆、压痛等。

(五)实验室及其他检查

1. **尿液检查** 一般性状检查包括尿量、颜色、性状、气味、酸碱度及比重等;化学检查包括蛋白质、葡萄糖等；显微镜检查包括细胞、管型和结晶体；此外还有尿沉渣定量、细菌学检查。

(1) 尿常规：可用任何时间段的新鲜尿液，以清晨首次尿为佳；尿标本及时送检，夏天不超过1小时，冬天不超过2小时；收集标本的容器应干燥、清洁；女性患者避开月经期。

(2) 尿蛋白定量：检查应收集24小时尿液，加防腐剂，于最后1次排尿后测总量、摇匀用小瓶留取10～20mL送检。

(3) 尿细胞学检查：取新鲜尿沉渣涂片镜检，阳性提示泌尿系肿瘤。

(4) 尿细菌培养：需清洁外阴、消毒尿道口、用无菌试管留取清晨第1次中段尿、1小时内细菌培养，且要求停用抗生素5天后。菌落数＞10^5/mL，提示尿路感染。

(5) 尿纤维蛋白降解产物(FDP)：尿FDP测定阳性，见于原发性肾小球疾病、肾移植后排斥反应及肾肿瘤。

2. 肾功能检查

(1) 肾小球滤过功能：临床上常用血清尿素氮(BUN)和肌酐(Scr)来判断，二者均在肾功能严重损害时才明显升高，不宜作为早期评估指标；血BUN易受肾外因素的影响，如高蛋白饮食、上消化道大出血或高分解状态等，其特异性不如血Scr；增高程度与病情严重性成正比，对肾衰竭诊断有特殊价值。而内生肌酐清除率(Ccr)是反映肾小球滤过功能最早期、最可靠、最常用的指标，可动态评估肾脏疾病的进展和预后、指导治疗，Ccr＜40mL/(min·1.73m^2)，需限制蛋白质摄入；Ccr＜30mL/(min·1.73m^2)，使用噻嗪类利尿药无效；Ccr＜10mL/(min·1.73m^2)，需透析治疗；要求患者连续3天低蛋白饮食(禁肉、鱼)、禁咖啡和茶兴奋性饮料、避免剧烈运动，第4天晨8:00将尿排尽后收集24小时尿液，并于同一天采血2～3mL送检，根据血、尿肌酐的测定结果，算出Ccr。

(2) 肾小管功能：检查近端肾小管功能常用β_2尿微球蛋白测定，其升高表明近端肾小管重吸收与分解代谢功能障碍。检查远端肾小管功能常用尿浓缩稀释试验和尿渗透压测定。尿浓缩稀释试验通过测定排出的尿量及其比重，判断远端肾小管对水平衡的调节能力，常用昼夜尿比重试验(莫氏试验)和3小时尿比重试验，前者要求患者正常饮食、每餐食物中水含量不宜超过500mL，且不饮任何液体，夜尿量增多提示早期浓缩功能不佳。尿渗透压反映溶质的含量，尿渗透压测定多用于判断肾浓缩—稀释功能，要求前一天晚餐后禁饮8小时，留取晨尿，同时采静脉血送检，尿渗透压与血浆渗透压的比值降低，表明肾浓缩功能受损，比值等于或接近1，功能几乎完全丧失。

3. 前列腺液检查 经直肠指检按摩前列腺(急性炎症时禁忌按摩)、收集由尿道口滴出的前列腺液送检。正常时稀薄乳白色，镜检可见多量磷脂小体、白细胞每高倍视野不超过10个。

4. 精液检查 经体外排精收集标本，20分钟内保温送检。要求前5天未排精。检查量、色、pH、稠度、精子状况及精浆生化测定。有助于男性不育的评估。

5. 流式细胞仪检查 能快速、精确地定量分析尿、血、精液及实体肿瘤标本中细胞的大小、形态、DNA含量，以及细胞表面标志、细胞内抗原和酶活性等。用于男性生殖系统肿瘤的早期评估及预后判断、肾移植急性排斥反应和男性生育能力的判断。

6. 器械检查

(1) 导尿检查：测定膀胱容量、压力、残余尿；注入对比剂，评估膀胱有无损伤、尿道有无狭窄或梗阻。急性尿道炎时禁忌导尿检查。

(2) 尿道膀胱镜检查：见本篇第13章“泌尿系统常用诊疗技术及护理”。

(3) 经尿道输尿管肾镜检查：在麻醉下将硬性或软性输尿管肾镜经尿道、膀胱置入输尿管及肾盂，直视其内有无病变。适用于原因不明的单侧肉眼血尿或细胞学检查、造影显示输尿管充盈缺损的患者。全身出血性疾病、前列腺增生、病变以下输尿管梗阻、不宜膀胱镜检查者禁忌该检查。

7. 影像学检查 可了解泌尿系统组织器官的形态、位置、功能及有无占位性病变。

(1) X线检查：尿路平片显示一侧肾小，见于肾发育不全、肾缺血、慢性萎缩性肾盂肾炎；双侧肾小多见于慢性肾小球肾炎，也见于慢性肾盂肾炎；一侧肾大常见于肾盂积水、脓肾、肾肿瘤、肾囊肿；双侧肾大常见于多囊肾。泌尿系造影检查见本篇第13章“泌尿系统常用诊疗技术及护理”。

(2) CT检查：用于泌尿生殖系统占位性、炎症性和外伤性病变的评估。可确定肾损伤范围和程度；可鉴别肾实质性和囊性病变，肾错构瘤和肾癌；可显示腹部、盆腔转移而肿大的淋巴结、静脉内癌栓。

(3) 磁共振检查：较CT可靠。评估、分期男性泌尿、生殖系统肿瘤，鉴别肾囊肿的性质，诊断肾上腺肿瘤,检查肾血管、肾盏、肾盂及输尿管的结构与形态。

(4) B超检查:常用于肾占位性病变、肾盂积水、输尿管梗阻、肾血管性病变,膀胱、前列腺、精囊、阴茎、阴囊等疾病的评估。可用于测定残余尿量。

8. **其他检查** 免疫学检查有助于肾脏疾病类型及其病因的判断,因为许多原发性肾脏疾病与免疫炎症反应有关,包括血清补体成分测定(总补体、C_3)和抗链球菌溶血素"O"测定,抗"O"滴度增高见于肾小球肾炎。肾活组织检查见本篇第13章"泌尿系统常用诊疗技术及护理"。尿动力学测定为排尿功能障碍性疾病的原因分析、治疗法选择及疗效评定提供客观依据。

(李壮苗)

第2章 肾小球疾病患者的护理

第1节 概 述

肾小球疾病是一组病因、发病机制、病理改变及预后不尽相同，以血尿、蛋白尿、水肿、高血压及肾功能损害等为临床表现，病变主要累及双侧肾小球的疾病。肾小球疾病分为原发性、继发性、遗传性三大类，原发性肾小球疾病大多病因不明，占肾小球疾病绝大多数，在我国是引起慢性肾衰竭的主要疾病；继发性肾小球疾病是继发于全身其他系统疾病如系统性红斑狼疮、糖尿病、高血压等疾病的肾脏损害；遗传性肾小球疾病是遗传基因变异所致的肾脏损害。本章重点介绍原发性肾小球疾病。

一、原发性肾小球疾病的分类

根据临床表现进行临床分型；根据组织形态进行病理分型，反映疾病的本质。目前这两种分类方法均用于临床，但二者属于不同的概念范畴，彼此之间难以有直接、肯定的联系。

（一）临床分型

1. **急性肾小球肾炎** 起病急，以血尿、蛋白尿、水肿和高血压为主要表现，并可有一过性氮质血症。多于链球菌感染后1～3周发病。病情轻重不一，大多数预后良好，一般在数月至1年内痊愈。

2. **急进性肾小球肾炎** 起病急骤、病情重且发展迅速。蛋白尿、血尿、管型尿及水肿等较明显，早期出现少尿或无尿，肾功能快速减退乃至尿毒症。若无有效治疗，多于半年内死于尿毒症。

3. **慢性肾小球肾炎** 起病缓慢，病情迁延，时轻时重，肾功能逐步减退，部分患者后期将发展至终末期肾衰竭。

4. **肾病综合征** 主要表现为“三高一低”，即大量蛋白尿、低蛋白血症、高度水肿及高脂血症。预后主要与病理类型、临床表现、激素治疗效果及并发症有关。

5. **无症状性血尿和（或）蛋白尿** 是以肾小球源性血尿和（或）轻至中度蛋白尿，不伴水肿、高血压及肾损害的一组肾小球疾病，长期迁延，预后较好。

（二）病理分型 病理分型是由肾穿刺活体组织检查和尸检材料，通过光学、电子显微镜及免疫荧光法而做出的形态分类。按病变的性质（渗出、增殖、毛细血管变性、坏死及纤维化等）、病变累及的范围（弥漫、局限）分为4种类型：

1. **肾小球轻微病变**（minor glomerular abnormalities） 包括微小病变型肾病。

2. **局灶节段性肾小球病变**（focal segmental lesions） 包含局灶性肾小球肾炎，局灶节段性肾小球硬化。

3. **弥漫性肾小球肾炎**（diffuse glomerulonephritis） 包括膜性肾病、增生性肾炎及硬化性肾小球肾炎。

4. **未分类的肾小球肾炎**（unclassified glomerulonephritis）。

二、病因及发病机制

原发性肾小球疾病大多数是抗原抗体反应引起的免疫性介导性炎症性疾病，在病变持续或恶化进程中也有非免疫、非炎症机制的参与。

（一）免疫反应

1. **循环免疫复合物沉积** 为最常见的机制类型。外源性、内源性抗原刺激机体产生相应抗体，在血循环中形成抗原抗体复合物，沉积于肾小球系膜区和基底膜的内皮细胞下，激活炎症介质导致肾小球损害。

2. **原位免疫复合物形成** 肾小球固有抗原或外源种植抗原刺激机体产生相应抗体，二者结合形成原位免疫复合物，主要沉积于肾小球基底膜（GBM）上皮细胞侧，导致肾脏损伤。

3. **自身抗体** 自身抗体与中性粒细胞、血管内皮细胞以及补体活化的相互作用引起免疫炎症反应,导致免疫复合物沉积。

上述为体液免疫作用机制已被公认。细胞免疫在某些肾小球疾病的作用也被认可。

(二) 炎症反应 始发的免疫反应需经炎症介导系统引起炎症反应才可导致肾小球损伤。炎症介导系统包括炎症细胞和炎症介质,二者相互作用、共同参与,引起肾脏损害。炎症细胞有中性粒细胞、单核细胞、巨噬细胞、内皮细胞等;炎症介质有补体、白细胞介素、凝血因子及纤溶因子等。

(三) 非免疫非炎症机制 肾小球疾病慢性进程中,该机制起重要作用。包括肾小球毛细血管内高压力,促进肾小球硬化;高脂血症的"肾毒性"作用;以及大量蛋白尿导致肾小球病变进展的独立致病因素等。

三、临床表现

1. **蛋白尿** 肾小球滤过膜分子屏障和(或)电荷屏障受损引起的蛋白尿,主要以血浆白蛋白为主,若尿中出现除白蛋白以外更大分子的血浆蛋白,则提示肾小球滤过膜结构损伤较严重。

2. **血尿** 一般为无痛性、全程性血尿,可呈镜下或肉眼血尿,持续或间断发作。如伴有大量蛋白尿和(或)管型尿,则提示血尿为肾小球源性血尿。通常临床会应用新鲜尿沉渣相差显微镜检查及尿红细胞容积分布曲线两项检查来帮助区分血尿来源。肾小球源性血尿产生的主要原因为肾小球基底膜(GBM)断裂。

3. **水肿** 肾源性水肿的基本病理生理改变为水、钠潴留。临床上根据发生机制不同分为肾炎性水肿(主要见于急、慢性肾小球肾炎)和肾病性水肿(主要见于肾病综合征)两大类。

4. **高血压** 肾小球疾病所致的高血压多数为容量依赖型,少数为肾素依赖型,两型常混合存在,难以分开。其发生机制包括:水、钠潴留;肾素分泌增加;肾内降压物质分泌减少及其他因素(交感神经兴奋、心房利钠肽)等。

5. **肾功能异常** 急性肾小球肾炎为一过性损伤;慢性肾小球肾炎肾功能缓慢下降;急进性肾小球肾炎为急剧恶化。

第2节 急性肾小球肾炎

急性肾小球肾炎(acute glomerulonephritis, AGN)简称急性肾炎。是一组起病急、病程短,以血尿、蛋白尿、水肿及高血压为主要特征的肾小球疾病。临床上绝大多数为急性链球菌感染后肾小球肾炎,其他细菌、病毒、寄生虫感染后也可引起本病。本节只介绍链球菌感染后引起的急性肾炎。本病常见于儿童男性,临床上有自愈倾向。

一、病因及发病机制

本病多为β溶血性链球菌"致肾炎菌株"感染所引起的免疫复合物性肾小球肾炎。感染后,机体对链球菌的某些抗原成分(如胞壁M蛋白或胞质中分泌蛋白)产生抗体,形成循环免疫复合物沉积于肾小球基膜,进而激活补体,造成肾小球局部免疫病理损伤而致病。病理改变为肾小球毛细血管内弥漫性增生,以肾小球内皮细胞和系膜细胞增生为主。

二、临床表现

患者往往于感染后2周起病,起病急,病情轻重不一,轻者除实验室检查异常外,无明显临床表现;重者可发生急性肾损伤,少数并发高血压脑病、严重循环充血和急性肾衰竭。该病预后大多较好。

(一) 前驱感染和潜伏期 患者常有链球菌所致的上呼吸道感染,如急性化脓性扁桃体炎、淋巴结炎及猩红热等,或是脓疱病、疖肿等皮肤感染等前驱感染病史。潜伏期一般1~3周,平均为10天。

(二) 典型急性肾炎综合征的临床表现

1. **水肿** 80%患者的首发症状,为肾炎性水肿。表现为晨起眼睑及颜面部水肿,可伴有双下肢水肿。

2. **尿液异常** ①血尿:是最常见的症状,几乎见于所有患者,常为首发症状,约30%为肉眼血尿;②少尿:见于部分患者,极少数发展为无尿;③蛋白尿:一般为轻、中度,少数为大量蛋白尿。

3. **高血压** 系因水钠潴留、血容量扩大所致。一般为轻、中度增高,严重时可发生高血压脑病。

4. **肾功能异常** 部分患者可出现一过性轻度氮质血症,极少数患者出现急性肾损伤。

(三) 并发症 部分患者可于急性期发生严重

并发症。随医学的发展，其发生率及病死率明显下降。

1. **急性充血性心力衰竭**　与水钠潴留、血容量增多有关。

2. **高血压脑病**　儿童较成年人多见。多发生于病程早期，血压尤其是舒张压急剧增高，表现为剧烈头痛、呕吐，视力模糊、眼花、复视、暂时性黑矇，并有意识模糊、嗜睡或烦躁，如不及时治疗则发生惊厥、昏迷，少数暂时偏瘫失语，严重时发生脑疝。

3. **急性肾损伤**　急性肾炎患者大部分于急性期有程度不一的氮质血症，但进展为急性损伤者仅为极少数。

三、实验室及其他检查

1. **尿液检查**　①镜下血尿：见于所有急性肾炎的患者，尿中红细胞多为扭曲变形的多形性红细胞，尿沉渣中可见红细胞管型；②尿蛋白：通常为每日1～3g，多为非选择性蛋白尿。

2. **细胞学和血清学检查**　①急性肾炎发病后自感染灶培养出β溶血性链球菌的阳性率约30%，早期接受抗生素治疗者不易检出。②抗链球菌溶血素"O"抗体（ASO）测定：通常于链球菌感染后2～3周出现，3～5周滴度达高峰。滴度升高仅提示近期有过链球菌感染，与急性肾炎的严重性无直接相关性，经有效抗生素治疗者其阳性率减低。③补体测定：病程早期血清总补体及 C_3 均明显下降，8周后恢复正常。

四、诊断要点

典型急性肾炎不难诊断。链球菌感染后1～3周，出现水肿、血尿、蛋白尿及高血压等表现，血清 C_3 一过性降低，即可明确诊断。病理类型需肾穿刺活体组织检查确诊。

五、治疗要点

主要通过限盐、利尿消肿对症治疗为主。

1. **一般治疗**　急性期卧床休息至肉眼血尿消失、水肿消退及血压恢复正常。

2. **预防并发症发生**

3. **抗感染治疗**　如无现症感染，不需要使用抗生素，对反复发作的扁桃体炎，待肾炎病情稳定后，可行扁桃体摘除术。

4. **适时透析**　少数病例发生急性肾损伤、有透析指征时，应及时给予透析治疗。

六、护理要点

（一）一般护理

1. **休息**　急性期应绝对卧床休息，以减少并发症的发生。待肉眼血尿、水肿、高血压等症状消失后可逐渐增加活动量，即下床轻微活动或户外散步。2～3个月如病情恢复顺利，尿液检查各项指标正常，可上学，但避免体育活动。病情稳定1～2年后，恢复正常活动。

2. **饮食护理**　根据病情调理，发病初期，患者水肿、血压高、尿少，应给予低盐饮食，每日盐的摄入量应低于3g，避免进食腌制食品、罐头食品、啤酒、汽水、味精、面包、豆腐干等含钠高的食物，可使用醋及柠檬等调味品增加食欲；待水肿消退，血压正常后给予正常饮食。另外，少尿时，应注意减少高钾食物的摄入。优质低蛋白饮食，根据肾功能情况调整蛋白质的摄入量，肾功能正常者，蛋白质摄入量为1.0g/(kg·d)；肾功能下降者，应根据肾功能情况限制蛋白质摄入量，一般为0.6～0.8g/(kg·d)，其中50%以上为优质蛋白，即进食鱼、肉、蛋、奶类食物。水肿严重时限制液体摄入量，按照"量出为入"的原则，减少水分的摄入。

3. **皮肤护理**　水肿时防止皮肤破损，身体受压部位及骨隆突处可给予水胶体敷料保护；长期卧床者，需给予气垫床并协助患者定时翻身；洗脸、洗脚时禁用力擦拭。有渗液或破损时，以无菌纱布覆盖，以防止感染。

（二）病情观察

1. **尿量、尿色**　患者尿量增加，肉眼血尿消失，提示病情好转。如尿量持续减少，出现头痛、恶心、呕吐等，应警惕急性肾损伤的发生。病初1个月内，每周留取尿标本做尿液检查1～2次。

2. **血压**　若逐渐恢复，表明病情好转；若突然增高、剧烈头痛、头晕眼花及呕吐等，提示并发高血压脑病。

3. **呼吸、心率或脉率**　密切观察变化，警惕心力衰竭的发生。

4. **严格记录出入液量，维持水平衡**　每日晨起空腹测量体重1次。

5. **观察各部位水肿消长情况，观察有无胸**

腔、腹腔及心包积液。

(三) 用药护理　按医嘱正确给药,严密观察利尿剂、降压药及抗生素等药物的效果和不良反应;避免应用肾毒性药物,如庆大霉素、卡那霉素、链霉素及磺胺类药物等。

(四) 预防并发症　严密观察尿量、尿色、血压变化,若持续少尿,出现呼吸急促、咳泡沫血痰、头痛及呕吐等,可能是病情恶化,发生了并发症,应立即报告医师及时处置。

(五) 心理护理　恐惧心理或无所谓态度,均不利于疾病康复。应对患者及其家属实施心理护理,耐心解释只要配合治疗、护理,病情就会好转,疾病将会康复。

(六) 健康指导

1. **预防链球菌感染**　平日注意房间通风、身体保暖,加强体育锻炼,保持皮肤清洁卫生,以减少呼吸道或皮肤感染;一旦感染则应及时治疗,并于2～3周后送检尿常规,以及时发现异常。

2. **自我监测病情**　急性肾炎大多4周左右症状消失,但完全康复需要1～2年,故出院后应自我监测病情变化,定期随访或复查,尿常规检查每周1～2次,直至完全康复。

3. **预后指导**　多数患者预后良好。6%～18%的患者遗留尿异常和(或)高血压而转为慢性肾小球肾炎,或于"临床痊愈"多年后再次出现临床症状。一般老年人、持续高血压及大量蛋白尿及肾功能不全者预后较差。

第3节　急进性肾小球肾炎

急进性肾小球肾炎(rapidly progressive glomerulonephritis,RPGN),简称急进性肾炎。是一组在急性肾炎综合征基础上,短时间内肾功能急剧恶化的急性肾小球疾病。

一、病因及发病机制

原发性急进性肾小球肾炎的基本发病机制为免疫反应。根据免疫病理不同可分为3型,Ⅰ型为抗肾小球基底膜(GBM)型,由抗GBM抗体与GBM抗原结合,激活补体而致病;Ⅱ型为免疫复合物型,系循环免疫复合物沉积或种植于肾小球,激活补体而致病;Ⅲ型为少免疫沉积型,多与ANCN相关小血管炎有关。

病理特征为新月体性肾小球肾炎。

约半数患者有前驱上呼吸道感染病史。Ⅰ型往往有接触某些有机化学溶剂、碳氢化合物如汽油等物质病史。丙硫氧嘧啶和肼屈嗪等往往引起的是Ⅲ型急进性肾炎。

二、临床表现

我国以Ⅱ型多见,Ⅰ型好发于中青年,Ⅲ型常见于中老年,以男性多见。

1. **症状**　类似急性肾炎,即少尿、血尿、蛋白尿、水肿、高血压,随病情进展可迅速出现无尿。

2. **病情进展**　多急骤起病,病情迅速进展,肾功能进行性损害,短时间发展至终末期肾衰竭,常伴不同程度贫血。Ⅱ型约半数伴有肾病综合征,而Ⅲ型常有不明原因的发热、乏力、体重下降等血管炎的表现。

三、实验室及其他检查

1. **尿液检查**　常为肉眼血尿,镜下有大量红细胞、白细胞及红细胞管型;尿蛋白定性(+～++++)。

2. **血常规**　血红细胞减少、血红蛋白降低,呈中重度贫血。

3. **肾功能检查**　血肌酐、血尿素氮急进性增高。

4. **免疫学检查**　Ⅰ型抗GBM抗体阳性,Ⅲ型ANCA阳性,Ⅱ型可见血循环免疫复合物及冷球蛋白阳性,血清补体C_3降低。

5. B **超检查**　初期双肾增大,后逐渐缩小。

四、诊断要点

根据急性起病、病程迅速进展、少尿或无尿、肉眼血尿伴大量蛋白尿和进行性肾功能损害等典型临床表现,结合肾穿刺活体组织检查即可诊断。

五、治疗要点

本病治疗的关键在于早期诊断和及时强化免疫抑制疗法。

(一) 强化治疗

1. **冲击疗法**　适用于Ⅱ型、Ⅲ型急进性肾炎。

该疗法需使用大剂量肾上腺糖皮质激素及配合使用细胞毒药物,以抑制炎症反应,减少抗体生成。首选0.5～1.0g甲泼尼龙静脉滴注,每天或隔天1次,3次为1疗程,需3个疗程。可口服泼尼松1mg/(kg·d),6～8周后逐渐减量维持;细胞毒药物环磷酰胺,静脉滴注每个月0.6～0.8g,累积量不超过8g,或者口服2～3mg/(kg·d)。

2. **血浆置换疗法**　主要用于Ⅰ型和Ⅲ型急进性肾炎早期治疗。该治疗方法是用正常人血浆或替代品通过血浆置换机等量置换患者的血浆,每天或隔天1次,每次置换血浆2～4L,直至血中自身抗体转阴。一般需7次。肺出血患者作为首选治疗。

(二) 透析疗法　对于强化治疗无效者或者肾功能无法逆转者,予以长期规律透析。

(三) 肾移植　病情静止半年后可行肾移植术。

六、护理要点

(一) 一般护理　卧床休息,较急性肾炎休息时间长。应给予低盐、优质低蛋白饮食,对于透析患者不限制蛋白质摄入;记录24小时出入液量;定期病室通风、空气消毒,减少探视,加强口腔护理,可每日2次。

(二) 病情观察　观察尿量、血肌酐、尿素氮及内生肌酐清除率的变化。观察有无高钾血症,因为高血钾能诱发各种心律失常,甚至心搏骤停。观察有无食欲减退、呕吐及呼吸困难等。密切注意患者是否发生急性肾衰竭。

(三) 透析疗法护理　见本篇第12章"血液净化治疗的护理"。

(四) 用药护理　严格遵医嘱用药,密切观察激素、免疫抑制剂及利尿剂等药物的疗效和不良反应,必要时实施保护性隔离,以防继发感染。

(五) 健康指导

(1) 积极预防与控制感染,避免感冒和受凉,戒烟;避免接触二手烟、有机化学溶剂和碳氢化合物。

(2) 注意保护肾功能,避免感染、避免摄入大量蛋白质、避免使用肾毒性药物;注意休息、避免劳累。

(3) 不可擅自停药或更改用药,坚持诊疗计划,定期随访复诊。

(4) 预后指导　Ⅲ型预后较好,Ⅰ型预后差,Ⅱ型居中;老年人预后较差;少尿、血肌酐>600μmol/L,病理显示广泛慢性病变时预后差。

第4节　慢性肾小球肾炎

慢性肾小球肾炎(chronic glomerulonepHritis,CGN),简称慢性肾炎,系指各种病因引起的不同病理类型的双侧肾小球弥漫性或局灶性炎症改变,临床起病隐匿,病程冗长,起病时常无明显症状,后病情呈缓慢进行性进展,最终发展为慢性肾衰竭的一组原发性肾小球疾病。

一、病因及发病机制

慢性肾炎是由各种原发性肾小球疾病迁延不愈发展而成,多数患者病因不明,少数由链球菌感染后的急性肾炎演变而来。但起始因素多为免疫介导炎症,而导致病程慢性化。进行性肾单位破坏的机制则主要为:①原发病的免疫介导性炎症导致持续性进行性肾实质损害。②高血压引起肾小动脉硬化性损伤。③健存肾单位代偿性肾小球毛细血管高灌注、高压力、高滤过,促使肾小球硬化。④长期大量蛋白尿致使肾小球、肾小管慢性损伤。⑤脂质代谢异常致使肾小球、肾血管硬化。

慢性肾炎病理改变可表现为系膜增生性肾炎、系膜毛细血管性肾炎、膜性肾病及弥漫性或局灶节段性肾小球硬化等,到晚期均可发展成程度不等肾小球硬化。

二、临床表现

慢性肾小球肾炎可见于任何年龄人群,以中、青年男性多见。起病缓慢、隐匿。早期患者一般无特殊症状,可有乏力、疲倦、腰部疼痛和食欲减退。临床表现呈多样性,个体间差异较大。

1. **水肿**　大多数患者会出现不同程度的水肿。水肿程度可轻可重,轻者仅晨起眼睑及颜面部肿胀,或午后双下肢踝部出现水肿。重者可出现全身水肿。极少数患者在整个病程中始终不出现水肿,容易被忽视。

2. **高血压**　有些患者以高血压为首发症状,多为中度、持续性或间歇性血压增高,以舒张压升高为特点。部分患者出现恶性高血压,严重者伴可见眼底絮状渗出、出血和视盘水肿。

3. **尿液异常**　慢性肾小球肾炎患者必有的症状,几乎所有的患者均会出现不同程度蛋白尿,24小时尿蛋白定量1～3g,亦可有大量蛋白尿。尿沉渣可见红细胞、白细胞、颗粒及透明管型。急性发作时,有镜下血尿,偶可见肉眼血尿,均为肾小球源性血尿。

三、实验室及其他检查

1. **尿液检查** 尿沉渣可见红细胞增多;尿蛋白定量通常为每日1～3g,定性为(+～+++)。

2. **血常规** 早期变化不明显。晚期红细胞、血红蛋白下降,有轻度贫血。

3. **肾功能检查** 肾功能进行性损害,血肌酐、血尿素氮逐渐增高。

4. **B超检查** 早期肾脏大小正常,晚期肾脏缩小、表面不平,肾皮质变薄或肾内结构紊乱。

5. **肾穿刺活体组织病理检查** 确定病理类型,指导治疗,评估预后。

四、诊断要点

凡蛋白尿、血尿持续3个月以上,伴或不伴高血压、水肿和肾功能不全等表现,排除继发性、遗传性肾炎和慢性肾盂肾炎后,可诊断为慢性肾小球肾炎。

五、治疗要点

本病的治疗原则是防止、延缓肾功能进行性恶化,改善现有临床症状,预防严重并发症。

(一)饮食治疗 给予优质低蛋白、低磷饮食,患者蛋白质的摄入量为0.6～1.0g/(kg·d)。该治疗目的是减轻肾小球内高压力、高灌注及高滤过。必要时加服适量必需氨基酸。同时应适当增加碳水化合物的摄入以满足机体对热量的需求。有明显水肿、高血压者应予低盐饮食。

(二)积极控制高血压和减少尿蛋白 高血压和蛋白尿是加速肾小球硬化、促进肾功能恶化的重要因素。积极控制高血压和减少尿蛋白是治疗肾小球肾炎的重要环节。

1. **高血压的治疗目标** 力争把血压控制在理想水平(<130/80mmHg)。而尿蛋白的治疗目标则为力争减少至<1g/d。

2. **降压药物** ①血管紧张素转换酶抑制剂(ACEI)或血管紧张素Ⅱ受体阻滞剂(ARB):常作为首选用药,因为该类药物除具有降压作用外,还有减少尿蛋白和延缓肾功能恶化的作用。该作用的实现主要是通过调节肾小球血流动力学(扩张出球小动脉作用>扩张入球小动脉),以降低肾小球内高压力、高灌注及高滤过,从而减慢肾小球硬化速度,延缓肾功能下降。但当血肌酐>264μmol/L时应慎用。②当血压控制不佳时,应考虑联合应用β受体阻断剂、α受体阻断剂及钙通道阻滞剂等其他类降压药物。

3. **激素与免疫抑制剂** 一般不主张积极应用,如有明显蛋白尿的患者,在无禁忌证的情况下可试用。

4. **积极保护肾功能,避免防治加重肾损害的因素**

(1)防治各种感染:尤其是上呼吸道感染,因其可导致慢性肾小球肾炎急性发作,进而加剧肾损害。

(2)禁忌应用肾毒性药物:如氨基糖苷类抗生素、磺胺类药物及含有马兜铃酸的中药等。

(3)及时治疗高脂血症和高尿酸血症:使用别嘌醇降低血尿酸可改善肾功能,但剂量宜小,用药时间要短,减药要快,不宜用增加尿酸排泄的药物。

5. **中药治疗** 微化中药阻断疗法,通过对受损的肾脏固有细胞的修复,阻断肾脏纤维化,促使肾小球选择性滤过功能得到修复,对蛋白尿的治疗有较好疗效。

6. **新型疗法**

(1)穴位注射:将针刺的机械刺激与药物的作用相结合,激发经络,调整和改善机体功能,治疗慢性肾小球肾炎引起的蛋白尿、血尿等症状疗效良好。选用足三里、三阴交、水道及肾俞等为注射穴位,配合具有免疫解毒作用的中药,加速血液循环,促进尿蛋白转阴,并利用药物的温热性对穴位的刺激,达到温经通络、行气活血的作用。

(2)肾脂肪囊注射:注射内皮素抑制剂于肾脏脂肪囊,抑制内皮素及血管紧张素Ⅱ的分泌,扩张出球小动脉,减轻肾小球内压力及阻止肾间质纤维化,而达到治疗肾衰竭的目的,特点为用量小、起效快、副作用小、疗效显著,对肾性高血压有较好疗效。

六、护理要点

(一)饮食护理 予优质低蛋白、低磷、高维生素饮食。增加碳水化合物的摄入,以保证热量的摄入,减少自体蛋白质的分解。如患者有水肿和(或)高血压则应限制钠盐的摄入。

1. **水和钠**　水肿、高血压严重者，限制钠的摄入，每日摄盐量应低于3g，入液量按前一天的总尿量加上500mL(不显性失水量)计算。

2. **蛋白质**　控制蛋白质的摄入量，每日0.6～1.0g/(kg·d)，50%以上为优质蛋白质，即来自于鱼、肉、蛋、奶及大豆类食物。

3. **热量**　每日125～146kJ/kg(30～35kcal/kg)，其中脂肪供能小于30%，其余除蛋白质外，主要由碳水化合物提供。

4. **补充各种维生素及微量元素**　如维生素A、维生素B、维生素C、维生素D、维生素E、维生素P及微量元素Zn、Fe等。

5. **中医食疗**　忌盲目进补。慢性肾小球肾炎养生粥，如桂圆粥、生姜大枣粥或黑芝麻茯苓粥等；高血压药膳，如夏枯草茶、冬瓜赤豆粥及玉米黄豆粉粥等。

(二)病情观察　严密观察水肿、蛋白尿及高血压等症状的变化；注意观察药物的效果和不良反应；监测患者营养状况以及24小时出入液量、体重、尿量的变化。

(三)健康指导

1. **避免诱发因素**　慢性肾小球肾炎患者的抵抗力与免疫功能低下，体力也较差，尤其是伴有贫血、低蛋白血症、肾功能不全的患者，应告知患者及其家属感染、劳累及妊娠等可诱发慢性肾小球肾炎急性发作、反复发作或肾功能恶化的严重后果，应杜绝或减轻诱发因素的影响。

2. **预防反复发作**　指导患者有效配合和执行治疗护理方案，严格遵照医嘱服用药物、调整饮食，切忌在病理类型未确定的情况下乱投医、迷信偏方。养成良好的生活习惯，劳逸结合、生活起居规律，避免过度劳累。注意女性患者不宜妊娠。

3. **自我监测病情与随访指导**　慢性肾小球肾炎病程长，需定期随访观察病情进展，尤其做好肾功能、血压及水肿的自我监测，及时发现并处置异常变化。

4. **预后指导**　指导患者了解影响慢性肾小球肾炎预后的因素：①病理因素：轻度系膜增生性肾炎、膜性肾病预后良好；重症系膜增生性肾炎、局灶节段性肾小球硬化预后较差；纤维性新月体、肾小球硬化、肾小管萎缩的数量越多，间质纤维化的程度越重，预后越差；肾内血管病变严重者预后较差。②临床表现：长期大量蛋白尿和血尿、血压高且无法控制、肾功能减退和肾小管间质损害明显者预后差。③饮食因素：高蛋白饮食可加速慢性肾小球肾炎病情的发展。

(吴　微)

第3章 肾病综合征患者的护理

肾病综合征(nephrotic syndrome,NS)是由多种肾脏疾病引起的具有以下临床表现的一组综合征,包括:①大量蛋白尿(>3.5g/d);②低白蛋白血症(血浆白蛋白<30g/L);③水肿;④高脂血症。其中前两条是诊断该病的必备条件。临床上分为原发性和继发性两类,本章主要介绍原发性肾病综合征。

一、病因及发病机制

(一)病因 原发性肾病综合征是由原发性肾脏疾病所致,病因不明;继发性肾病综合征继发于其他系统疾病,如系统性红斑狼疮、糖尿病、过敏性紫癜等。

(二)发病机制 原发性肾病综合征为肾小球疾病的一种,因此,也是由于免疫介导性炎症导致的肾小球毛细血管壁的通透性增高引起的。

(三)病理类型 共分5型,不同病理类型的发病率、临床特点及对治疗的敏感性略有差别。

1. **系膜增生性肾小球肾炎** 根据肾小球系膜细胞和系膜基质增生程度不同分为轻、中、重度。根据免疫病理分为IgA肾病和非IgA系膜增生性肾小球肾炎,前者主要以IgA沉积为主。该型发病率占原发性肾病综合征的30%。好发于青少年男性。常于上呼吸道感染后急性起病,其中IgA肾病患者几乎均有不同程度血尿。该型患者对糖皮质激素和免疫抑制剂治疗效果,轻者疗效好,重者疗效差。

2. **微小病变型肾病** 好发于儿童,占成人原发性肾病综合征5%~10%。90%病例对糖皮质激素治疗敏感,部分患者可自愈,预后多良好,但复发率高达60%。

3. **系膜毛细血管性肾炎** 占原发性肾病综合征10%~20%,好发于青壮年,几乎所有患者均有血尿,肾功能损害、高血压、贫血出现早,50%~70%的病例血清C_3持续降低。该型对糖皮质激素和免疫抑制剂治疗效果不理想,病变进展较快,50%的患者10年内会发展成终末期肾衰竭。

4. **膜性肾病** 好发于中、老年男性,病变进展较慢,5~10年后逐渐出现肾功能损害,60%~70%的早期膜性肾病患者糖皮质激素和细胞毒药物治疗可达临床缓解,之后随疾病进展,疗效变差。易发生血栓栓塞性疾病。

5. **局灶性节段性肾小球硬化** 青少年男性多见,占原发性肾病综合征20%~25%。根据硬化部位及细胞增殖的特点分为5种亚型:①经典型;②塌陷型;③顶端型;④细胞型;⑤非特异型,最为常见。其中顶端型对激素治疗有效,预后良好,而塌陷型治疗反应差,2年内进入终末期肾病。该型50%患者对治疗有效,但起效缓慢,平均缓解期为4个月。

二、临床表现

典型原发性肾病综合征的临床表现为“三高一低”,①大量蛋白尿(>3.5g/d);②低白蛋白血症(血浆白蛋白<30g/L);③水肿;④高脂血症。

(一)大量蛋白尿 每日尿蛋白定量>3.5g。主要由于肾小球滤过膜的屏障作用受损,对血浆蛋白的通透性增高,当其超过肾小管重吸收量时,形成大量蛋白尿,主要以白蛋白为主,为选择性蛋白尿。

(二)低蛋白血症 血浆白蛋白<30g/L,原因为大量白蛋白从尿中丢失;肝代偿性合成蛋白不足;胃黏膜水肿导致食欲减退;蛋白质摄入不足及吸收不良加重低蛋白血症。除血浆白蛋白减少外,血浆中的某些免疫球蛋白、补体、抗凝纤溶因子、金属结合蛋白及内分泌激素结合蛋白也可减少。因此,患者易发生感染、高凝状态、微量元素缺乏、内分泌紊乱、发育迟缓等。

(三)水肿 肾病综合征最明显的体征。主要为肾病性水肿,原因为血浆大量白蛋白丢失,血胶体渗透压下降所致。水肿较重,常可波及全身,严重者出现胸腔积液、腹腔积液和心包积液。具有明显的凹陷性和坠积性。

（四）高脂血症 以胆固醇升高最为常见。与肝代偿性合成脂蛋白增加以及脂蛋白分解减少有关。

（五）并发症

1. **感染** 是肾病综合征常见并发症，以呼吸道、泌尿道及皮肤感染多见。其发生与蛋白质营养不良、免疫功能紊乱及糖皮质激素治疗有关，是导致复发和疗效不佳的主要原因。

2. **血栓、栓塞** 以肾静脉血栓最为多见，下肢静脉、肺血管、下腔静脉、脑血管及冠状血管血栓也不少见。其发生与血液浓缩、高脂血症、凝血因子改变引起高凝状态等有关。

3. **急性肾损伤** 较严重并发症。因有效循环血容量减少和高凝状态，肾血流量减少而出现少尿、无尿，严重者出现急性肾损伤。

4. **蛋白质及脂肪代谢紊乱** 长期高脂血症易引起动脉硬化、冠心病。长期大量蛋白尿可导致营养不良、儿童生长发育迟缓。金属结合蛋白、维生素D结合蛋白丢失可致铁、锌、钙等缺乏。

三、实验室及其他检查

1. **尿液检查** 尿蛋白定量24小时>3.5g，定性（＋＋＋～＋＋＋＋）。尿中可有红细胞、颗粒管型。

2. **血液检查** 血浆白蛋白<30g/L，血中胆固醇、甘油三酯、低密度脂蛋白增高。

3. **肾功能检查** 内生肌酐清除率可降低，血肌酐、尿素氮可正常或升高。

4. **肾B超检查** 双肾正常或缩小。

5. **肾活体组织病理检查** 可明确肾脏病变的病理分型，指导治疗，判断预后。

四、诊断要点

主要根据“三高一低”的临床表现，其中前两条必备，排除继发性肾病综合征，即可诊断。

五、治疗要点

肾病综合征因病程长，复发率高，病理变化复杂，临床治疗难度较大。可采用中西医结合的方法，治疗效果较好，因为西医治疗肾病综合征主要是使用激素，而中药可抵消激素的副作用。

（一）一般治疗

1. **休息** 卧床休息，适度床上与床旁活动，以防止血栓形成。待病情缓解后，逐渐增加活动量。

2. **饮食治疗** 给予高热量、低脂、高维生素饮食。依据肾功能情况给予适当蛋白质摄入量。

（二）主要治疗

1. **抑制免疫与炎症反应** 激素及免疫抑制治疗有多种治疗方案，临床上应根据病理类型、患者年龄、肾功能等情况选择恰当的治疗方案，以达到最大的治疗效果和最小副作用的目的。

(1) 糖皮质激素：抑制免疫反应，减轻、修复已受损的滤过膜，并具有抗炎，抑制醛固酮抗利尿激素等作用。①应用原则：起始足量、缓慢减药、长期维持；②常用药物：泼尼松，每日1mg/kg，8～12周后每两周减少原用量的10%，减至20mg/d时，更加缓慢减量，以最小有效剂量维持6～12个月；③临床常采取顿服法，顿服法可减轻药物的不良反应。

(2) 细胞毒药物：目前临床常用环磷酰胺或者异环磷酰胺。常与激素合用，尤其适用对激素依赖、抵抗及经常复发病例。一般每日2mg/kg，口服或隔日静脉注射，或者每月0.8～1g静脉滴注，累积量达6～8g后停药。该类药物对生殖系统有影响，未婚青年慎重使用。

(3) 环孢素：用于激素抵抗、细胞毒药物无效的难治性病例。一般每日5mg/kg，分2次口服，2～3个月后缓慢减量，维持6个月左右。但用药过程中需注意监测、维持血药浓度。

(4) 吗替麦考酚酯：选择性抑制T、B淋巴细胞增殖及抗体形成。一般1.5～2g/d，每日2次口服，疗程3～6个月，减量后维持半年。

2. **对症治疗**

(1) 利尿消肿：经激素、限水、限钠等治疗，如未能达到利尿消肿的目的，应给予利尿剂治疗。①噻嗪类利尿剂，如氢氯噻嗪25mg，每日3次口服；②袢利尿剂，如呋塞米20～120mg静脉注射或者口服；③潴钾利尿剂，如螺内酯20mg，每日2～3次口服，一般此类药物常与噻嗪类利尿剂或袢利尿剂配合使用，不单独使用，以维持钾的平衡；④渗透性利尿药，如低分子右旋糖酐静脉滴注，但尿量<400mL/d的患者慎用；⑤提高血浆胶体渗透压，给予人血白蛋白静脉滴注，多用于低血容量、利尿

剂抵抗或者低蛋白血症的患者。在此基础上应用利尿剂效果良好。

(2) 减少尿蛋白：可以有效地延缓肾功能的恶化。应用血管紧张素转换酶抑制剂或血管紧张素Ⅱ受体阻滞剂,可不同程度减少尿蛋白。

3. **防治并发症**

(1) 感染：不主张使用抗生素,如需使用尽量选择敏感、强效、无肾毒性的抗生素进行治疗。

(2) 血栓及栓塞：应用低分子肝素抗凝治疗,可以辅以双嘧达莫等血小板解聚药进行预防。对已发生血栓时可使用尿激酶或链激酶溶栓,配以抗凝剂进行治疗。

(3) 急性肾损伤：利尿剂有效时可给予大剂量袢利尿剂利尿治疗,必要时给予血液或腹膜透析,同时积极治疗原发病。

4. **中医中药** 雷公藤用于微小病变性肾病综合征疗效较好；其他病理类型,独用疗效欠佳,需与激素合用。

5. **降脂治疗** 如以降低胆固醇为主的羟甲基戊二酰辅酶A还原酶抑制剂或降甘油三酯为主的氯贝丁酯类药物口服。

六、护理要点

1. **一般护理**

(1) 休息：卧床休息,必要时给予半卧位,适度床上、床旁活动,以防止血栓发生,待水肿消退后逐渐增加活动量,但应避免劳累。

(2) 饮食护理：应给予优质蛋白、高热量、高维生素、高膳食纤维、低脂、低盐饮食。蛋白质的摄入量为0.6～1.0g/(kg·d),多食奶类、大豆类、鱼类、瘦肉等富含优质蛋白的食物,以及燕麦、薯类、蔬菜等高纤维素的食物。限制蛋黄、动物内脏等富含胆固醇的食物,以及动物油脂。每日盐的摄入以2～3g为宜,烹饪可采用糖醋、番茄酱等调味,以改善低盐味道的不足。适当补充铁、钙等微量元素。增加碳水化合物的摄入,如麦淀粉、魔芋、粉丝等,以满足机体对热量的需求。减少水的摄入,严格按照“量出为入”的原则控制水的摄入量,包括输液、服药、饮食、饮水等各种途径进入体内的水。

2. **用药护理**

(1) 告知患者应用激素时必须坚持原则按量服用,忌自行减量和停药,以防病情反跳导致不良后果。注意观察有无激素的不良反应发生,如满月脸、水牛背、血糖升高、骨质疏松、股骨头坏死等,告知患者满月脸、痤疮、多毛等不良反应停药后会自行消退。用药期间避免出入人多、拥挤等空气不新鲜场所,预防感染。

(2) 环磷酰胺给药时,选择粗大静脉给予静脉留置针穿刺,避免药液外渗。一旦外渗立即拔针,局部封闭。给药期间指导患者多饮水,观察有无呕吐、脱发、粒细胞减少及出血性膀胱炎等不良反应。

(3) 利尿剂使用时,避免过度利尿。呋塞米静脉注射时速度宜慢,否则可产生耳鸣、出汗、心悸等症状,注意观察有无低钾低钠血症及低氯性代谢性碱中毒等不良反应,避免与氨基糖苷类抗生素共同使用。

(4) 降压药物血管紧张素转换酶抑制剂或血管紧张素Ⅱ受体阻滞剂使用时,注意监测血压,观察有无刺激性干咳及高钾血症的发生。

(5) 抗凝药物使用时,注意观察患者口腔、皮肤及大便等有无出血倾向。

3. **病情观察** 监测患者的生命体征、尿量、体重、水肿的消长等情况,注意体温有无升高,观察有无咳嗽、咳痰,肺部干、湿性啰音等呼吸道感染症状；观察有无尿路刺激征,即尿频、尿急、尿痛等泌尿道感染症状；观察皮肤红肿痛等皮肤感染征象,一旦发现,及时通知医生。必要时测量患者腹围以判断腹水的消减情况。注意观察有无呕血、黑粪,以及精神行为异常等药物相关性不良反应的发生。

4. **腹腔积液的护理**

(1) 轻度腹腔积液者尽量采取平卧位,以增加肝、肾血流量。大量腹腔积液者取半卧位,使膈肌下降,减轻呼吸困难和心悸,并避免剧烈咳嗽、用力排便等使腹压突然剧增的动作,必要时吸氧。

(2) 观察胸闷、腹胀、气促等症状变化,准确记录出入液量。

(3) 腹腔穿刺放腹水护理：术前向患者解释操作过程及注意事项,测量体重、腹围及生命体征,排空膀胱；术中、术后监测生命体征,观察有无不适反应。术后用无菌敷料覆盖穿刺部位,并观察有无渗液。缚紧腹带,以免腹压突然下降。准确记录抽出腹水的量、性质及颜色,标本及时送检。必要时腹水回输。

5. **皮肤护理** 保持皮肤清洁、干燥,温水擦浴时避免用力搓拭。告知患者衣着应宽大柔软、吸汗,床铺平整洁净。经常更换体位,身体受压部位给予水胶体敷料保护,必要时给予气垫床以防止发生皮肤破溃。嘱患者勿用手抓挠皮肤,以免皮肤破损引起感染。眼睑肿胀者,用生理盐水棉球擦拭分泌物。

尽量避免肌内注射，如需要，注射时先将水推至一侧，注射后使用无菌棉签长时间按压，防止渗液。

6. **心理护理**　关爱患者，鼓励其说出内心感受，对所提疑问耐心解答，稳定情绪，增强信心。解释劳累、感染对病情反复、预后的影响。恢复期组织娱乐活动。

7. **健康指导**　告知预后取决于肾小球疾病的病理类型、有无并发症、有无复发及用药的疗效。遵医嘱服药尤其激素类药物，切勿擅自停药或减量；告知饮食控制的重要性，根据患者的饮食习惯帮助患者制定合适的饮食食谱；预防感染，加强室内卫生，定期开窗通风，保持个人卫生，尤其注意会阴部清洁，保护皮肤，防止破溃，加强口腔护理，注意保暖，避免受凉；避免劳累，注意劳逸结合；定期门诊复查、随访。

（吴　微）

第4章 尿路感染患者的护理

尿路感染(urinary tract infection，UTI)，简称尿感，是由于各种病原微生物在尿路生长、繁殖所引起的感染性疾病。本病好发于育龄期女性、老年人、女幼婴、免疫功能低下和尿路畸形者。

尿路感染的分类：根据感染发生的部位可分为上尿路感染和下尿路感染，上尿路感染主要指肾盂肾炎，下尿路感染主要是指膀胱炎；根据患者是否有基础疾病，又可分为复杂性和非复杂性(单纯性)尿路感染。复杂性尿路感染是指患者感染同时伴有尿路结石、畸形、引流不畅及膀胱输尿管反流等结构及功能的异常，或者免疫功能低下。非复杂性尿路感染则主要发生在无泌尿生殖系统异常的育龄期女性，多数为膀胱炎。另外根据尿路感染发作的频次，分为初发、孤立发作及反复发作性尿路感染。反复发作性尿路感染是指一年内发作至少3次以上或6个月发作2次以上。反复发作又可分为复发或再感染，复发指相同病原体停药后2周内再次感染；再感染指不同病原体在停药2周后的再次感染。细菌、病毒、支原体、衣原体等均可以引起泌尿系感染，本章主要介绍由细菌感染所引起的尿路感染。

一、病因及发病机制

(一) 病原微生物 本病最常见的致病菌是革兰阴性杆菌，其中以大肠埃希菌最为常见，约占尿路感染75%～90%，临床上无症状性细菌尿、非复杂性尿路感染或首发的尿路感染常为该细菌感染引起。其次为变形杆菌、克雷白杆菌、产气杆菌及铜绿假单胞菌等。由革兰阳性细菌引起的尿路感染占5%～15%，主要是肠球菌和凝固酶阴性的葡萄球菌(柠檬色和白色葡萄球菌等)。医院内感染、复杂性或复发性尿感多由肠球菌、变形杆菌和铜绿假单胞菌所致。其中铜绿假单胞菌多见于有尿路器械检查史或长期留置导尿管的患者，变形杆菌感染多见于伴有尿路结石者，金黄色葡萄球菌则常见于血源性尿路感染者。近年来，随着抗生素和免疫抑制剂的广泛应用，革兰阳性菌和真菌性尿路感染逐渐增加，耐药甚至耐多药现象呈增加趋势。

(二) 发病机制

1. 感染途径

(1) 上行感染：病原菌从尿道上行至膀胱，甚至输尿管、肾盂引起的感染称为上行感染。占尿路感染的95%，为最常见的感染途径。正常情况下尿道口周围有少量的肠道菌群，通常不致病，但在某些因素如性生活、尿路梗阻、月经期间及侵入性操作等作用下可导致尿道口及其周围的细菌发生上行而感染。

(2) 血行感染：指病原菌通过血液循环到达肾脏或尿路的其他部位引起的感染。临床较少见。多发生于患有长期慢性疾病或接受免疫抑制剂治疗的患者。常见的病原体如金黄色葡萄球菌、沙门菌属、假单胞菌属和白色念珠菌属等。

(3) 直接感染：泌尿系统周围器官、组织发生感染时，其病原菌直接侵入泌尿系统导致直接感染。

(4) 淋巴途径感染：当盆腔器官炎症、阑尾炎或结肠炎时，细菌经淋巴管进入泌尿系统，但很罕见。

2. 机体防御功能 细菌进入泌尿系统后是否引起感染与机体的防御能力和细菌本身的数量和毒力有关。机体的防御功能主要包括：①尿液的冲刷作用；②尿道和膀胱黏膜的抗菌能力；③尿液中高浓度的尿素和酸性环境均不利于细菌生长；④男性前列腺分泌物含有抗菌成分；⑤感染后白细胞很快进入膀胱上皮组织和尿液中清除细菌；⑥输尿管膀胱连接处的活瓣可防止尿液、细菌进入输尿管。

3. 易感因素

(1) 尿流不畅或尿路梗阻：尿流不畅是尿路感染最重要的易感因素。任何妨碍尿液流出的因素，如尿道狭窄、尿道异物、尿路结石、肿瘤及前列腺增生等，均可导致尿液积聚，细菌不易被冲洗清除，在局部停留、生长、繁殖而发生感染。尿路梗阻并发感染时可使肾组织结构快速遭到破坏，因此及时解除梗阻非常重要。

(2) 膀胱输尿管反流：输尿管壁内段及膀胱开口处的黏膜存在阻止尿液从膀胱输尿管口反流至

输尿管的屏障，当其功能、结构异常时可使尿液从膀胱反流到输尿管甚至肾盂，导致细菌在局部定植、感染。

(3) 性别与性生活：女性尿道较男性短而宽，距离肛门较近，尤其在经期、性生活后较易发生感染。前列腺增生所致的尿路梗阻是中老年男性尿路感染的一个重要原因。包茎、包皮过长是男性尿路感染的诱因。

(4) 医源性因素：导尿或留置导尿管、膀胱镜检查及逆行性尿路造影等操作可致尿路黏膜损伤，并可将前尿道或尿道口的细菌带入尿路，引发尿路感染。据文献报道，即使严格消毒，单次导尿后，尿路感染的发生率为1%～2%；留置导尿1天，尿路感染发生率50%；超过3天者，尿路感染发生率可达90%以上。

(5) 机体免疫力低下：如长期卧床的慢性疾病、糖尿病、长期使用免疫抑制剂及艾滋病等免疫力低下的人群易发生尿路感染。

(6) 泌尿系统结构异常：如肾发育不良、肾盂及输尿管畸形、多囊肾及移植肾也是尿路感染的易感因素。

(7) 妊娠：2%～8%妊娠妇女可发生尿路感染，主要与孕期输尿管蠕动功能减弱、暂时性膀胱输尿管活瓣关闭不全及妊娠后期子宫增大引起尿流不畅有关。

(8) 神经源性膀胱：支配膀胱的神经功能障碍，如脊髓损伤、多发性硬化等疾病，因长时间的尿液潴留和(或)应用导尿管引流尿液导致感染。

(9) 遗传因素：近年越来越多的证据表明宿主的基因可影响尿路感染的易感性。如反复发作尿感的妇女，其阴道和尿道黏膜细胞具有特异性的、更多数目的受体，结合大肠埃希菌的数量是其他人群的3倍。

4. **细菌的致病力**　细菌的致病力是决定能否引起尿感、能否产生症状，以及尿感发生部位的重要因素。并不是所有的大肠埃希菌均可以引起尿路感染，只有表达高水平表面培基的大肠埃希菌与尿道上皮细胞上的相应受体结合后，激活免疫反应，释放细胞因子，募集白细胞才产生临床症状。

二、临床表现

1. **膀胱炎**　即下尿路感染，约占尿路感染的60%以上。主要表现为尿频、尿急、尿痛、排尿不适及下腹部疼痛等尿路刺激征，可有耻骨联合上方疼痛或压痛，部分患者出现排尿困难。一般无全身的感染症状。常有白细胞尿，约30%患者出现血尿，偶可见肉眼血尿。

2. **肾盂肾炎**

(1) 急性肾盂肾炎：多为急骤起病，可发生于各年龄段，育龄女性最多见。全身症状明显主要包括：寒战、高热(体温可达38℃以上)，头痛，全身酸痛，疲乏无力，食欲减退，恶心、呕吐等，部分患者可出现败血症。泌尿系统的表现：常有尿频、尿急及尿痛等尿路刺激症状；大多伴腰痛或肾区不适；可见脓尿或血尿；部分患者尿路刺激症状可不明显。常见体征：程度不一腰痛，多为钝痛或酸痛。一侧或两侧肾区有压痛或叩击痛，输尿管点有压痛。

(2) 慢性肾盂肾炎：临床表现多不典型，常复杂多样，甚至表现为无症状菌尿。半数患者有急性肾盂肾炎的病史，然后出现不同程度发热、尿路刺激征及肾小管功能受损的表现，如夜尿增多、低比重尿等，病情持续可发展为慢性肾衰竭。

3. **无症状性细菌尿**　无症状细菌尿指患者有真性细菌尿但无尿路感染的症状。致病菌多为大肠埃希菌，多见于老年人和孕妇。患者可长期无症状，但尿培养有真性菌尿，也可在病程中出现急性尿路感染症状。

4. **导管相关性尿路感染**　导管相关性尿路感染是指留置导尿或先前48小时内留置导尿管者发生的感染。医院内较常见，导管上生物膜的形成是感染的主要原因。

5. **并发症**　尿路感染如能及时治疗，并发症很少。但当细菌毒力强、合并尿路梗阻或机体抵抗力下降时，可发生肾乳头坏死和肾周围脓肿。前者主要表现为高热、剧烈腰痛及血尿，可有坏死组织随尿排出而发生肾绞痛；后者除原有的肾盂肾炎症状加重外，常出现明显的单侧腰痛，在向健侧弯腰时疼痛加剧。

三、实验室及其他检查

1. **尿液检查**

(1) 尿常规：可有白细胞、红细胞和蛋白尿。镜检尿白细胞增多，急性期常布满视野，尿沉渣镜检白细胞>5/HP，称为白细胞尿。几乎所有尿路感染均可见白细胞尿；极少数急性膀胱炎患者可出现肉眼血尿；尿蛋白常为阴性或微量；白细胞管型提示肾盂肾炎。

(2) 白细胞排泄率：准确留取3小时尿液，立即进行白细胞计数，所得白细胞数按每小时计算。正常人白细胞计数<2×10^5/h,白细胞计数>3×10^5/h为阳性,两者之间为可疑。

(3) 尿细菌学检查

1) 涂片细菌检查:将未离心新鲜清洁中段尿尿沉渣经染色涂片镜检,如每个高倍视野见1个以上细菌,提示尿路感染。本法设备简便,阳性率高,可达80%～90%,可初步确定是杆菌或球菌,是革兰阳性或阴性,对及时选用有效药物治疗具有参考价值。

2) 尿细菌培养:目前临床常用清洁中段尿、导尿及膀胱穿刺尿作细菌培养、菌落计数,对确定是否真性细菌尿有重要意义。中段尿细菌定量培养≥10^5 CFU/mL(菌落形成单位/mL)为有意义菌尿。如果患者没有尿感症状,需做两次中段尿培养,细菌菌落均≥10^5 CFU/mL,且为同一种细菌,可诊断为尿路感染;如果患者为女性且有典型的膀胱炎症状,中段尿培养为大肠埃希菌、腐生葡萄球菌≥10^2 CFU/mL,也可诊断为尿路感染;膀胱穿刺尿细菌定性培养有细菌生长也提示真性菌尿。

(4) 硝酸盐还原试验:此方法作为尿感的过筛试验。革兰阴性细菌含硝酸盐还原酶,可以将尿液中的硝酸盐还原为亚硝酸盐,而革兰阳性细菌不含硝酸盐还原酶,该试验对诊断尿感有很高的特异性,但敏感性较差。

(5) 白细胞酯酶试验:中性粒细胞可产生白细胞酯酶,该试验主要检测尿中是否有中性粒细胞或被破坏的中性粒细胞。

2. 影像学检查 对于慢性、反复发作或经久不愈的肾盂肾炎,可行B超、腹部平片、静脉肾盂造影(IVP)、排尿期膀胱输尿管反流造影及逆行性肾盂造影等检查,以确定有无结石、梗阻、泌尿系统先天性畸形及膀胱输尿管反流等导致尿路感染反复发作的因素。但尿路感染急性期不宜做IVP。

3. 血液检查

(1) 血常规检查:急性肾盂肾炎时白细胞常升高,中性粒细胞增多,核左移。红细胞沉降率也可增快。

(2) 肾功能检查:慢性肾盂肾炎可出现持续性肾功能损害,如内生肌酐清除率降低,血尿素氮、肌酐增高等。

四、诊断要点

典型的尿路感染可根据尿路刺激征、全身感染症状及腰部不适等症状,结合尿液改变和尿液细菌学检查,不难诊断。如果尿培养的细菌菌落数不能达到指标,但满足下列指标之一时也可诊断,即:①硝酸盐还原试验和(或)白细胞酯酶试验阳性;②白细胞尿(脓尿);③未离心新鲜尿液革兰染色发现病原体,且一次尿培养细菌菌落数≥10^5 CFU/mL。

五、治疗要点

1. 急性期治疗 注意休息,多饮水,勤排尿,对尿感反复发作者应积极寻找病因,去除诱发因素。

2. 抗感染治疗 用药原则:①根据感染位置,是否存在复杂尿感相关因素选择抗生素种类、剂量及疗程。②选择致病菌敏感的抗生素,无病原学结果前,一般首选对革兰阴性杆菌有效的抗生素,尤其首发尿路感染。治疗3天症状无改善,再根据药敏结果调整用药。③选择在尿和肾内浓度高的抗生素。④选择肾毒性小、副作用少的抗生素。⑤单一药物治疗失败,严重感染、混合感染、耐药菌株出现时应联合用药。

(1) 急性膀胱炎:常采用口服治疗方式如磺胺甲噁唑(SMZ)-甲氧苄啶(TMP)(800mg/160mg,每日2次,疗程3天),呋喃妥因(50mg,每8小时1次,疗程5～7天),磷霉素(3g单剂)被推荐为一线用药。各地区可根据当地细菌耐药情况选择药物。其他药物,如阿莫西林、头孢菌素、喹诺酮类也可以选用,疗程一般3～7天。

停用抗生素7天后,需再行细菌定量培养,如果为阴性则提示已治愈;如果仍为真性细菌尿,应继续抗生素治疗2周。

(2) 肾盂肾炎:首次发生首选对革兰阴性杆菌有效的药物。72小时后症状无改善,应根据药敏结果调整用药。

病情轻者一般于门诊口服药物治疗,常用的药物有喹诺酮类(如氧氟沙星0.2g,每日2次口服,环丙沙星0.25g,每日2次或左氧氟沙星)、半合成青霉素(如阿莫西林0.5g,每日3次)及头孢菌素类(如头孢呋辛0.25g,每日2次)等,疗程14天。若尿细菌培养仍为阳性,应参考药敏试验选择抗生素。

对于再感染和复发的肾盂肾炎的治疗。再感染:治疗方法与首次发作相同。对于半年内发生2次以上的患者,可用长程低剂量抑菌治疗,即每晚临睡前排尿后服用小剂量抗生素1次,如复方磺胺甲噁唑1～2片或呋喃妥因50～100mg或氧氟沙星200mg,每7～10天更换药物一次,连用半年。复发:在去除诱发因素(如梗阻、结石及尿路异常等)的基础上,按药敏选择强有力的杀菌性抗生素,疗程不少于6周。对于反复发作者,可给予长程低剂量抑菌疗法。

(3) 复杂性尿路感染：应根据基础疾病、感染部位、细菌种类和疾病的严重程度个体化治疗，尽量根据药物敏感试验结果选择抗生素，同时积极治疗基础疾病。

(4) 无症状性菌尿：无症状性菌尿是否治疗目前尚有争议。一般认为存在下列情况者应予治疗：①妊娠期；②学龄前儿童；③有症状感染者；④肾移植、尿路梗阻及其他复杂尿路情况者。根据药敏结果选择抗生素，主张短程用药。

(5) 妊娠期尿路感染：应选用肾毒性小的抗生素，如阿莫西林、呋喃妥因及头孢菌素类等。急性膀胱炎疗程一般为3～7天。急性肾盂肾炎应静脉滴注抗生素治疗，可用半合成广谱青霉素或第三代头孢菌素，疗程两周。对于反复发作者，可给予呋喃妥因长程低剂量抑菌治疗。

六、护理要点

1. 一般护理

(1) 休息与活动：注意休息，尤其是急性期患者出现发热、血尿症状时，应卧床休息，休息时宜采取屈曲卧位，护士应为患者提供舒适的休息环境。待体温恢复正常，症状明显减轻后可下床活动。慢性患者不需长期卧床，但应注意劳逸结合，避免过度劳累，以免诱发慢性肾盂肾炎急性发作。

(2) 饮食护理：易进食营养丰富、清淡、易消化的食物，补充多种维生素。多饮水，每日饮水量在2 000mL以上，以增加尿量达到冲洗膀胱、尿道的目的，以减少炎症的刺激、细菌的生长。

2. 病情观察　密切监测患者体温的变化并做好记录。若高热持续不退或体温进一步升高，并出现腰痛加剧等，应考虑是否出现肾周围脓肿、肾乳头坏死等并发症；若患者出现血压降低、脉搏速弱、皮肤湿冷、谵妄或昏迷的表现，应警惕发生中毒性休克。

3. 高热护理　高热患者可采用冰敷、酒精擦浴等物理降温措施，效果不佳者可选用药物降温，并注意观察和记录降温的效果。

4. 疼痛护理　对于伴有腰痛的患者，应注意观察腰痛的部位、性质、程度及伴随症状。对肾区或膀胱区疼痛的患者，可局部按摩或热敷以缓解疼痛，还可转移患者对疼痛的注意力，必要时服用解痉镇痛药物。肾区疼痛明显者应卧床休息，尽量不要弯腰、站立或坐直，以减少对肾包膜的牵拉，有利于缓解疼痛。

5. 用药护理　遵医嘱使用抗生素，注意观察药物的作用、用法、疗程及有无不良反应。口服复方磺胺甲噁唑期间要指导患者多饮水，同时服用碳酸氢钠以增强疗效，减少磺胺结晶的形成。

6. 尿细菌学检查的护理　告知患者留取中段尿的目的和意义，留取过程中应严格无菌操作。作尿细菌定量培养时，最好留取清晨第1次(尿液需停留膀胱6～8小时以上)的清洁、新鲜中段尿液送检。为保证培养结果的准确性，尿菌定量培养应注意：①在应用抗生素之前或停用抗生素5天之后留取尿标本；②留取尿液时要严格无菌操作，先充分清洁外阴、包皮，消毒尿道口，再留取中段尿液，并在1小时内作细菌培养，或冷藏保存；③尿标本中勿混入消毒药液，女性患者留尿时注意勿混入白带。

7. 心理护理　护理人员应解释本病的病因和预后，鼓励患者表达内心的感受，以减轻患者紧张、焦虑的不良情绪，树立战胜疾病的信心和勇气。

8. 健康指导　指导患者日常多饮水、勤排尿，是预防本病的最有效方法。注意个人卫生，尤其是会阴部及肛周皮肤的清洁；与性生活有关者，应于性生活后立即排尿。尽量避免尿路器械的使用，必要时应严格无菌操作。平时避免劳累，坚持体育锻炼，加强营养，以增强机体的抵抗力。避免使用肾毒性药物，如四环素类、氨基糖苷类等，用药时要认真阅读药物说明书，切莫滥用。

(吴　微)

第5章 尿石症患者的护理

尿石症(urolithiasis)又称为尿路结石，是最常见的泌尿系统疾病之一。根据尿路结石发生部位的不同可分为上尿路结石和下尿路结石。上尿路结石包括肾结石(renal calculi)和输尿管结石(ureteral calculi)，下尿路结石包括膀胱结石(vesical calculi)与尿道结石(urethral calculi)，其中肾结石最常见。

一、病因及发病机制

(一) 病因 许多因素影响尿路结石的形成。尿中形成结石晶体的盐类呈超饱和状态，尿中抑制晶体形成的物质不足和核基质的存在，是形成尿路结石的主要因素。

1. **流行病学因素** 包括性别、年龄、职业、地理环境和气候、饮食成分和结构、水分摄入量、代谢和遗传等因素。男性患尿石症者多于女性，约3∶1。好发年龄在25～40岁，儿童尿石症多发生于2～6岁，常与感染、畸形、营养不良有关。男性老年人患尿石症与前列腺增生引起的尿路梗阻有关，可继发产生膀胱结石。某些职业人群，如高温作业者、飞行员、海员、外科医生、办公室工作人员患病率较高。山区、沙漠和热带地域尿石症发病率高，主要与饮食习惯、温度、湿度等环境因素有关。研究表明，饮食中大量摄入动物蛋白和精制糖，而纤维素少的食物可促使上尿路结石的形成。任何破坏水的摄入量与损失量平衡的因素如出汗过多，都会引起尿中的钙和盐超饱和，有利于形成尿路结石。有些遗传性疾病，如胱氨酸尿症、家族性黄嘌呤尿等与尿路结石的形成有关。代谢紊乱如甲状腺功能亢进、高尿酸尿症和高草酸尿症也是尿路结石形成的影响因素。

2. **尿液因素**

(1) 尿液中形成结石的物质增加：尿液中钙、草酸、尿酸的量增加。长期卧床、甲状旁腺功能亢进者尿钙增加；内源性合成草酸增加或肠道吸收草酸增加，可引起高草酸尿症；痛风、慢性腹泻、使用抗结核药物和抗肿瘤药物可使尿中尿酸增加。

(2) 尿pH改变：尿pH值增高，易形成磷酸镁铵及磷酸盐结石；尿pH值降低，易形成尿酸结石和胱氨酸结石。

(3) 尿量减少：尿中盐类和有机物质的浓度相对增高。

(4) 尿中抑制晶体形成的物质减少：如枸橼酸、焦磷酸盐、酸性黏多糖、镁等。

(5) 尿路感染：泌尿系统感染时，细菌、坏死组织、脓块等可成为结石的核心，与磷酸镁铵及磷酸钙结石的形成有关。

3. **泌尿系统解剖结构** 尿路任何部位的狭窄、梗阻、憩室都可使尿液滞留，导致晶体和基质在此处沉积，尿液滞留继发尿路感染，引发尿路结石。

(二) 发病机制 尿路结石多在肾和膀胱内形成，可在原处继续增大，也可随尿液排出，在排出过程中可停留在输尿管和尿道，形成输尿管结石和尿道结石。输尿管结石可停留或嵌顿在输尿管的三个生理狭窄处：肾盂输尿管连接处、输尿管跨越髂血管处、输尿管膀胱连接处。其中以输尿管下1/3处最多见(图5-5-1)。

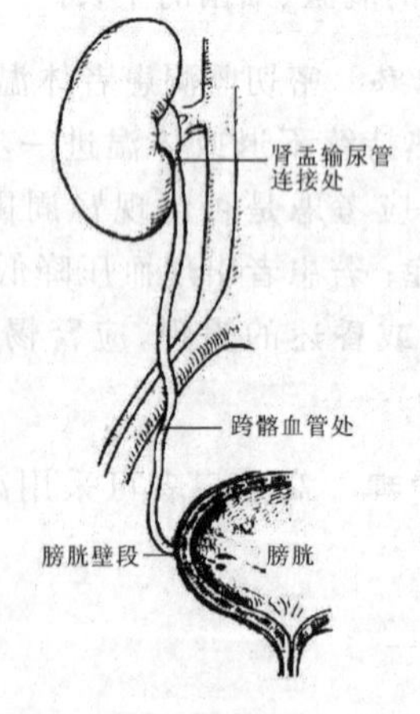

图5-5-1 输尿管的生理狭窄

尿路结石所致的病理生理改变与结石部位、大小、数目、是否有继发性炎症和梗阻的程度等因素有关，主要引起以下三方面的病理损害。

(1) 引起泌尿系统的直接损害：较大的结石或

表面粗糙的结石可损伤尿路黏膜，导致黏膜充血、水肿、破溃、出血，结石的长期慢性刺激有时还可引起尿路上皮发生癌变。

(2) 引起尿路梗阻：上尿路结石常导致肾积水及输尿管扩张，损害肾组织及其功能；膀胱和尿道结石可引起排尿困难或尿潴留，如不及时解除梗阻，最终也可引起双侧输尿管扩张、肾积水，损害肾功能。

(3) 引起尿路感染：尿路结石对尿路上皮的直接损害多伴有感染，特别是引起尿路梗阻时，感染更易发生，严重时可导致肾盂肾炎、肾积脓及肾周围炎。

结石、梗阻和感染三者互为因果，结石引起梗阻，梗阻诱发感染，感染又促进结石形成、加重梗阻，最终破坏肾组织、损害肾功能。

二、临床表现

1. **上尿路结石** 主要症状是疼痛和血尿。其程度与结石部位、大小、活动与否及有无损伤、感染、梗阻有关。

(1) 疼痛：肾结石可引起肾区疼痛伴肋脊角叩击痛。肾盂内大结石及肾盏结石可无明显临床症状，活动后出现上腹或腰部钝痛。输尿管结石活动或引起输尿管完全梗阻时，可导致肾绞痛。典型的肾绞痛位于腰部或上腹部，沿输尿管走向向下腹和会阴部放射，可至大腿内侧。绞痛一般为突然发生、阵发性发作，疼痛剧烈，如刀割样。有时患者伴有面色苍白、出冷汗、恶心、呕吐，严重者出现脉快而弱、血压下降等症状。疼痛时间可持续几分钟到数小时不等。结石处于输尿管膀胱壁段或输尿管口，可伴有膀胱刺激征及尿道和阴茎头部放射痛。

(2) 血尿：由于结石直接损伤肾及输尿管的黏膜，常在剧痛后出现肉眼或镜下血尿，以后者更为常见。有时活动后镜下血尿是上尿路结石的唯一临床表现。血尿的多少与结石对尿路黏膜的损伤程度有关。如果结石引起尿路完全性梗阻或固定不动，则可能没有血尿。

(3) 恶心、呕吐：输尿管结石引起尿路完全梗阻时，输尿管管腔内压力增高，管壁局部扩张、痉挛和缺血。由于输尿管与肠管受相同神经支配而导致恶心、呕吐。

(4) 膀胱刺激征：结石伴感染或输尿管膀胱壁段结石时，可有尿频、尿急、尿痛。

(5) 并发症：结石继发急性肾盂肾炎或肾积脓时，可有发热、畏寒、寒战等全身症状。结石所致的肾积水，可在上腹部扪及增大的肾脏。双侧上尿路结石引起双侧尿路完全梗阻或孤立肾上尿路完全梗阻时，可导致无尿，出现尿毒症。小儿上尿路结石以尿路感染为重要表现，应予以注意。

2. **膀胱结石** 原发性膀胱结石多发于男孩，与营养不良和低蛋白血症有关，其发生率在我国已明显降低。继发性膀胱结石常见于前列腺增生、膀胱憩室、神经源性膀胱、异物或肾、输尿管结石排入膀胱。

典型症状为排尿突然中断，疼痛放射至远端尿道及阴茎头部，伴排尿困难和膀胱刺激症状。小儿常用手搓拉阴茎，跑跳或改变排尿姿势后，能使疼痛缓解，继续排尿。由于排尿费力，腹压增高，可并发脱肛。常有终末血尿。并发感染时，膀胱刺激征加重，并有脓尿。若结石位于膀胱憩室内，仅表现为尿路感染。

3. **尿道结石** 绝大多数来自肾和膀胱。见于男性，多数尿道结石位于前尿道。典型表现为排尿困难，点滴状排尿，伴疼痛，重者可发生急性尿潴留及会阴部剧痛。

三、实验室及其他检查

1. **尿常规** 常能见到肉眼或镜下血尿，伴感染时有脓尿，有时可发现晶体尿。多发性或复发性结石的患者，应测定血、尿的钙、磷值、尿酸、草酸值等，以进一步明确结石的病因。

2. **B超** 结石显示为特殊声影，也能评价肾积水引起的肾包块或肾实质萎缩等，可发现泌尿系平片不能发现的小结石和透X线结石。对造影剂过敏、孕妇、无尿或肾功能不全者，不能作排泄性尿路造影，B超可作为诊断方法。

3. **X线检查** 是诊断尿路结石的重要方法。

(1) 泌尿系平片：约95%以上的尿路结石患者可在泌尿系平片上显影。结石过小或钙化程度不高，纯的尿酸结石和基质结石，则不显示。

(2) 排泄性尿路造影：可以评价结石引起的肾结构和功能改变，有无引起结石的尿路异常如先天性畸形等。如有充盈缺损，提示有透X线的尿酸结石。

(3) 逆行肾盂造影：在其他方法不能确定结石部位或结石以下尿路系统病情不明时采用逆行肾盂造影。

(4) CT和MRI：不是常规诊断尿路结石的方法，常用于尿路结石与肿瘤、血凝块等的鉴别诊断。

(5) 其他检查：如放射性核素检查、内镜(肾镜、输尿管镜、膀胱镜)检查等。内镜检查通常在泌尿系平片未显示结石，排泄性尿路造影有充盈缺损而不能确定诊断时，借助内镜既可明确诊断又可进行治疗。

四、诊断要点

与活动有关的疼痛和血尿，尤其是典型的肾绞痛，有助于此病的诊断确立。结合实验室检查及其他辅助检查可作出诊断。

五、治疗要点

由于尿石症由多种病因引起，结石的性质、形态、大小部位不同，泌尿道局部各异，患者个体差异等因素，对尿石症的治疗必须实施个体化治疗，有时需要综合各种治疗方法。

一般如结石<0.6cm，光滑，无尿路梗阻、无感染，纯尿酸结石及胱氨酸结石，可先采取保守疗法。直径<0.4cm，光滑的结石，90%能自行排出。

1. 病因治疗 少数患者可进行病因治疗，如甲状旁腺功能亢进者，只要切除腺瘤，原有的尿路结石会自行溶解、消失；尿路梗阻者，通过解除梗阻，可以避免结石复发。

2. 药物治疗 根据结石成分分析，决定药物治疗方案。

(1) 尿酸结石：是体内嘌呤代谢紊乱所引起，因此，碱化尿液、口服别嘌醇及饮食调节有治疗作用。

(2) 胱氨酸结石：碱化尿液，同时摄入大量液体。卡托普利有预防胱氨酸结石形成的作用。α-巯丙酰甘氨酸和乙酰半胱氨酸有溶石作用。

在药物治疗过程中，还需要增加液体摄入量，以增加尿量；根据细菌培养及药物敏感试验选用抗菌药物以控制感染。中药和针灸对结石排出有促进作用，常用中药有金钱草或车前子等，常用针刺穴位有肾俞、膀胱俞、三阴交、阿是穴等。肾绞痛的治疗以解痉止痛为主，如注射阿托品、哌替啶，同时应用钙通道阻滞剂、黄体酮等，有时还需输液。

3. 体外冲击波碎石(extracorporeal shock wave lithotripsy，ESWL) 20世纪80年代初应用于临床，是一种无痛、安全、有效的非侵入性治疗方法。通过X线或B超对结石进行定位，利用高能冲击波聚焦后作用于结石，使结石裂解。

(1) 适应证：适用于肾、输尿管上段结石。

(2) 禁忌证：结石远端尿路梗阻、妊娠、出血性疾病、严重心脑血管疾病、安置心脏起搏器者、血肌酐≥265μmol/L、急性尿路感染、育龄妇女输尿管下段结石等。

4. 手术治疗

(1) 非开放手术

1) 经皮肾镜取石或碎石术：经腰背部细针穿刺直达肾盏或肾盂，扩张并建立皮肤至肾内的通道，插入肾镜，直视下取石或碎石。取石后安放肾造瘘管引流尿液。

2) 输尿管镜取石或碎石术：将输尿管镜经尿道插入膀胱，在输尿管镜直视下采用套石或取石。

3) 腹腔镜输尿管取石：手术途径可经腹腔和后腹腔两种。手术时需用导尿管排空膀胱及应用鼻胃管对胃肠道减压，以利于手术。取石后安置双“J”管于输尿管腔内引流尿液。

4) 经尿道膀胱镜取石或碎石：应用碎石钳机械碎石，并将碎石取出。

5) 尿道结石取石：尿道结石位于舟状窝，可向尿道内注入无菌液状石蜡，尔后轻轻推挤，或用小钳子取出。前尿道结石采用阴茎根阻滞麻醉下，压迫结石近端尿道，阻止结石后退。注入无菌液状石蜡，再轻轻地向尿道远端推挤，钩取或钳出。后尿道结石可用尿道探条将结石轻轻推入膀胱，再按膀胱结石处理。

(2) 开放手术治疗：包括肾盂切开取石术、肾实质切开取石术、肾部分切除术、肾切除术、输尿管切开取石术、耻骨上膀胱切开取石术。

六、护理要点

1. 一般护理

(1) 大量饮水：以增加尿量，稀释尿中形成结石物质的浓度，减少晶体沉积，也有利于结石排出。日间多饮水，夜间加饮水一次，保持夜间尿液呈稀释状态，成人24小时尿量应保证在2 000mL以上。

(2) 调节饮食：根据结石成分、代谢状态调节饮食。含钙结石者宜摄入含纤维丰富的食物，限制含钙食物，如牛奶、奶制品、豆制品、巧克力、坚果类食品的摄入。草酸盐结石的患者应限制浓茶、菠菜、番茄、芦笋、花生等草酸含量高的食品的摄入。尿酸结石的患者应避免高嘌呤食物如动物内脏的摄入。

(3) 适当活动：在不增加患者心肺负荷且体力能承受的情况下适当做一些跳跃式或其他体育活动，利于结石排出。

(4) 药物预防：草酸盐结石患者可口服维生素

B_6,以减少草酸盐排出；口服氧化镁可增加尿中草酸溶解度。尿酸结石患者可口服别嘌醇和碳酸氢钠,以抑制结石形成。

2. 疼痛的观察及护理 当患者突发肾绞痛时应嘱其卧床休息、深呼吸,给予局部热敷,减轻患者痉挛性疼痛,并安置适当的卧位,给予软枕支撑。必要时遵医嘱给予解痉止痛药物,如阿托品、哌替啶缓解疼痛。鼓励患者多活动,多饮水,勤排尿。密切观察患者疼痛的部位、性质、程度、伴随的症状及与生命体征的关系,并注意应用药物后患者的疼痛变化情况。

3. 恶心、呕吐的护理 患者呕吐后应及时清理污秽物,保持清洁,给予易消化的清淡饮食；呕吐严重者遵医嘱给予静脉输液,维持体内水、电解质及酸碱平衡。

4. 体外冲击波碎石患者的护理

(1) 术前准备

1) 心理护理：体外冲击波碎石是一种特殊的治疗方法,初次接受治疗的患者由于对这种治疗方法缺乏相应的了解容易产生焦虑、恐惧等各种心理问题,护理人员应向患者解释碎石的原理、过程,参观其他患者的碎石过程,使患者在心理上产生安全感；请其他碎石后康复的患者现身说教,帮助患者树立信心；根据结石的大小、数量说明可能要碎石的次数,使患者思想上重视,从而积极配合治疗,争取早日康复。

2) 术前检查：术前检查肾功能及有无解剖异常,以免结石粉碎后碎石排出受阻；B超检查定位；测血尿常规及出血凝血时间、心电图；有感染者应尽早控制。

3) 询问病史：妊娠者禁止行 ESWL,对心肺功能不全、严重心律失常、有高血压病史者需纠正后方可行此治疗。

4) 肠道准备：术前 3 日禁食豆制品、鸡蛋等产气食物,术前 1 日禁食多渣食物,以减少肠道气体对冲击波的吸收而影响碎石效果。输尿管中下段结石者应排空肠内容物及气体,以免影响结石定位。术日晨禁食水。如果肠道准备不理想,可服用缓泻剂或行清洁灌肠。

5) 膀胱准备：如为输尿管中下段结石,治疗前 40 分钟嘱患者饮水 500mL 从而使膀胱充盈便于结石部位显露和定位,但不能过度膨胀造成术中难以忍受不能配合治疗。

(2) 术中护理

1) 患者体位摆放：要求既要保证结石显示清晰、定位准确,使冲击波发挥最大效能,又要保证患者感觉舒适和安全。肾和输尿管上段结石采用仰卧位或半卧位,输尿管中下段结石采用俯卧位。嘱患者碎石过程中不要随意移动肢体,改变体位。

2) 注意观察：观察患者生命体征、面色、疼痛情况,发现异常可暂停治疗,查找原因。

(3) 术后护理

1) 休息：由于碎石时给予镇静止痛药,加之冲击波的影响,碎石后患者可有不同程度的头昏、疲乏感,因此应扶助患者上、下床,以免发生意外；少数患者伴有恶心、呕吐,应嘱患者卧床休息,一般 1～2 天均可自行恢复。

2) 观察尿液变化：碎石后尿路黏膜受损伤,多会随砂粒样结石排出肉眼血尿,输尿管置管的患者可出现膀胱刺激征,一般无须特殊处理,2～3 天即可自行消失。护理人员应注意血尿颜色深浅程度及血尿消失时间。

3) 多饮水：鼓励患者多饮水,每日 2～3L,以稀释尿液,减少尿盐沉积,亦可起到冲洗尿路的作用,利于碎石排出。

4) 应用药物：根据医嘱给予抗生素及止血药。

5) 体位护理：鼓励患者多进行跳跃运动,叩击腰背,以促进碎石排出,指导患者采用正确的排石体位,肾结石碎石后,卧向健侧以利于结石排出。结石位于中肾盏、肾盂、输尿管上段者,碎石后患者取头高脚低位；结石位于肾下盏,碎石后应采取头低位。左肾结石取右侧卧位,右肾结石取左侧卧位,同时叩击肾区。结石较大,一次粉碎较多,为了避免碎石在短期内积聚于输尿管内形成"石街"而堵塞输尿管,因此碎石后应指导患者多休息,卧向患侧以利结石逐渐排出。

6) 观察是否出现肾绞痛：碎石后,注意观察患者是否有肾绞痛。由于部分患者因碎石在尿路内移动受阻、形成"石街"而引起肾绞痛,可遵医嘱选用山莨菪碱、阿托品及哌替啶等解痉药物；如患者出现高热,应考虑尿路感染的可能,应及时给予抗生素治疗。必要时再次行体外冲击波碎石。

7) 观察排石情况：嘱患者每次排尿于盆内,用纱布过滤,发现有无结石颗粒,并留标本行结石分析,以针对结石成分采取相应的预防措施。术后 3～7 天复查腹部平片了解排石情况。

5. 手术治疗患者的护理

(1) 术前护理

1) 心理护理：了解患者对疾病的认知情况,有针对性地进行心理护理。术前患者常因害怕术后肾脏功能受影响而担忧,如需行一侧肾脏切除者,因失去一个肾脏会产生失落感。应作好患者的解释工作,目的是帮助患者以良好的心态接受手术。

2) 协助医生完成各种术前检查。

(2) 术后护理

1) 卧床休息:肾实质切开者,应卧床2周,以减少出血机会。

2) 严密观察病情:注意观察生命体征及排尿情况,因肾脏血流丰富,术后易发生出血,如发生脉搏增快、血压下降,提示出血征象,应及时报告医生。

3) 做好伤口及引流管的护理:经皮肾镜取石术后常规留置肾盂造瘘管,必要时留置输尿管引流管,开放性手术术后常留置的引流管有伤口引流、尿管、肾盂造瘘管、输尿管支架管、膀胱造瘘管等,应保持通畅,并做好相应的护理。

4) 控制感染:有感染者应用抗菌药控制感染。

6. 健康教育

(1) 大量饮水:多饮水是预防结石形成的一项重要的措施。成人每日尿量应在2 000mL以上,夜间加饮水一次,保持夜间尿液呈稀释状态,减少尿中晶体沉积。

(2) 适当运动:结石患者饮水后在不增加患者心肺负荷且体力能承受的情况下多活动,促进结石排出。

(3) 饮食指导:为了防止结石复发,应根据结石的成分调节饮食。高钙结石者须限制钙的摄入,如乳制品、豆制品、巧克力、坚果类食品;草酸盐结石者禁食含有草酸盐丰富的饮食,如菠菜、青菜、洋葱头、竹笋、浓茶、番茄、花生、豆腐等食物;尿酸结石者禁食高嘌呤食物如动物内脏,菜花含嘌呤较多,高尿酸者忌用。

(4) 药物预防:根据患者结石成分、代谢状态应用药物碱化或酸化尿液、减少有害成分,可预防结石复发。草酸盐结石患者可口服维生素 B_6,以减少草酸盐排出;口服氧化镁可增加尿中草酸溶解度。尿酸结石患者可口服别嘌醇和碳酸氢钠,以抑制结石形成。

(5) 解除尿路局部异常:患有尿路感染、尿路梗阻或尿路异物者,应及时治疗,减少结石发生的机会。

(6) 预防骨脱钙:长期卧床者,应加强功能锻炼,防止骨脱钙,减少尿钙排出。伴甲状腺功能亢进者,必须摘除腺瘤或增生组织。

(7) 定期复诊:定期行尿液检查、X线或B超检查,观察有无复发及残余结石出现异常情况及时治疗。

(王荣梅)

第6章 泌尿系统损伤患者的护理

第1节　肾损伤

肾脏位于腹膜后，在解剖关系上受周围组织的保护，前面有腹壁和腹腔脏器，后面有脊柱、肋骨和厚层肌肉。此外，肾脏可以随呼吸而活动，对于暴力具有一定的缓冲作用，因此不易受伤。肾损伤(injury of kidney)发病率占腹部损伤的7%～20%。

一、病因及发病机制

（一）病因

1. **开放性损伤**　多见于战伤，如弹片及刺刀伤等。常合并有其他脏器损伤。

2. **闭合性损伤**　包括直接暴力(肾区受到直接打击，如伤员跌倒时腰部垫在硬物上，或车辆的撞击等)和间接暴力(自高处跌落，臀部或双足着地时，因腰背肌肉强烈收缩，肾脏受到剧烈震动而受伤)所致的损伤。

（二）发病机制　由于暴力所致的肾组织破坏程度不同，肾损伤大致可分四类。

1. **肾挫伤**　这是一种比较多见的肾损伤，肾组织损伤较轻，肾包膜和肾盂大多保持完整，肾实质内产生瘀血或血肿，并有少量血液流入肾盂导致血尿。一般症状轻微，可以自行愈合。

2. **肾部分裂伤**　肾实质破裂伴有肾包膜破裂，血流入肾周围组织中形成腹膜后血肿。若伴有肾盂黏膜破裂，血流入肾盂引起血尿。多数情况经保守治疗可自行愈合。裂伤范围较大或有多数裂伤，也可造成出血性休克，则需手术治疗。

3. **肾全层裂伤**　肾脏各层破裂，大量血液、尿液渗入肾周围组织或流入肾盂。此类肾损伤症状明显，需手术治疗。

4. **肾蒂损伤**　肾蒂血管破裂，大量血液丧失，是严重的情况，如不及时救治，可立即致命。

二、临床表现

肾损伤的临床表现颇不一致。有其他器官同时受伤时，肾损伤的症状可能不易被觉察。其主要症状有休克、血尿、疼痛、腰腹部肿块、发热等。

1. **休克**　严重肾裂伤、肾蒂裂伤或合并其他脏器损伤时，可因损伤和失血发生休克，可危及生命。

2. **血尿**　多为肉眼血尿，少数仅为镜下血尿。肾挫伤时可出现少量血尿，严重肾裂伤呈大量肉眼血尿，并有血块阻塞尿路。血尿与损伤程度不成比例，肾挫伤或轻微肾裂伤会导致肉眼血尿，而严重的肾裂伤可能只有轻微血尿或无血尿，如肾蒂血管断裂、肾动脉血栓形成等。

3. **疼痛**　表现为伤侧肾区或上腹部疼痛，常为钝痛，因肾包膜张力增高或软组织损伤所致。血液、尿液渗入腹腔或合并腹腔内脏器损伤时，出现全腹疼痛和腹膜刺激症状。当血块通过输尿管时可发生剧烈的肾绞痛。

4. **腰区肿胀**　肾破裂时的血或尿外渗在腰部可形成不规则的弥漫性肿块，有明显触痛和肌强直。

5. **发热**　由于血肿、尿外渗引起继发感染，甚至发生肾周脓肿或化脓性腹膜炎，引起发热等全身中毒症状。

三、实验室及其他检查

1. **实验室检查**　尿常规显示红细胞增多；有活动性出血时，血细胞比容和血红蛋白持续降低；周围白细胞增多提示感染发生。

2. **影像学检查**　B超、CT可了解肾损害程度、对侧肾情况。排泄性尿路造影可有助于评价肾损伤的范围、程度和对侧肾功能。肾动脉造影可显示肾动脉和肾实质损伤情况。

四、诊断要点

肾损伤的诊断一般根据创伤的历史、临床症状与体征,结合尿化验及造影检查即可确定。多数病例根据受伤部位和血尿就可作出诊断。如有腹腔脏器合并损伤,应注意不要忽略肾损伤。

在肾损伤的诊断中不仅需确定有无损伤,并需了解损伤程度、对侧肾的情况及伤肾的发展趋势等。若诊断确有困难,则考虑行泌尿系统特殊检查。

五、治疗要点

1. **紧急处理** 对大出血、休克患者应迅速输血和积极复苏处理。同时明确有无其他脏器的合并伤,并作好手术探查的准备。

2. **非手术疗法** 肾脏修复能力很强,绝大部分肾损伤患者如肾挫伤或部分肾裂伤,可用非手术疗法治愈。

(1) 卧床休息:肾挫裂伤通常在伤后4～6周趋于愈合,过早、过多下床可能引发再次出血,因此,患者必须绝对卧床休息,至少在2～4周,待病情稳定、血尿消失后方可离床活动。下床活动后2～3个月内避免体育活动及体力劳动,以防继发性出血。

(2) 抗感染:应用抗菌药控制感染。

(3) 补充血容量:给予输液、输血,维持水、电解质及酸碱平衡。

(4) 其他:根据病情使用止痛、镇静和止血药物。

3. **手术治疗**

(1) 开放性肾损伤:原则为手术探查,特别是枪伤或从前面腹壁进入的锐器伤,实施手术做清创、缝合、引流并探查腹部脏器有无损伤。

(2) 闭合性损伤:一旦确定为严重肾裂伤、肾碎裂及肾蒂损伤需要尽快手术探查。原则为尽量保留肾组织,依具体情况行肾修补术或肾部分切除术。若患肾无法修复,但对侧肾功能正常,可切除患肾。对肾动脉内膜破裂、内膜剥离的患者,可切除伤段血管,行血管再吻合或搭桥术,但须在伤后12小时内进行。一旦明确肾动脉损伤性血栓形成应立即手术取栓或血管置换术,以挽救肾功能。

第2节 膀胱损伤

膀胱空虚时位于骨盆深处,受骨盆及周围软组织的保护,除贯通伤或骨盆骨折外,很少为外来暴力所损伤。膀胱充盈时,膀胱壁紧张变薄,高出耻骨联合伸展至下腹部,易发生膀胱损伤(injury of bladder)。

一、病因及发病机制

(一) 病因 根据致伤的病因,膀胱损伤可分为三类:

1. **开放性损伤** 主要见于战时,由火器和锐器所致,常合并其他脏器损伤,如直肠损伤和骨盆损伤。

2. **闭合性损伤** 过度充盈或有病变(如肿瘤、溃疡、炎症、憩室)的膀胱易受外界暴力损伤而发生破裂。多见于猛击、踢伤、堕落或意外交通事故。当骨盆骨折时,骨折碎片亦可刺破膀胱。醉酒是引起膀胱破裂的因素之一,酒醉时膀胱常膨胀充盈,腹部肌肉松弛,故易受损伤。任何可以引起尿潴留的疾病,如尿道狭窄、膀胱结石或肿瘤、前列腺肥大,神经源性膀胱也都可成为膀胱破裂的诱因。

3. **医源性损伤** 见于膀胱镜检、碎石、膀胱腔内B超检查、经尿道前列腺切除、分娩、盆腔和阴道手术。甚至腹股沟疝修补时也可发生。主要原因是操作不当,而膀胱本身病变更增加了这类损伤的机会。

(二) 发病机制

1. **膀胱挫伤** 仅伤及膀胱的黏膜层或肌层,局部出血或形成血肿,无尿外渗,可发生血尿。

2. **膀胱破裂** 临床上所遇到的膀胱损伤主要是破裂。按照破裂的位置与腹膜的关系,可分为腹膜内破裂和腹膜外破裂两型。

(1) 腹膜外型膀胱破裂:膀胱壁破裂,但腹膜完整。尿液外渗到膀胱周围组织及耻骨后间隙并延伸到前腹壁的皮下,沿骨盆筋膜到盆底,或沿输尿管周围疏松组织蔓延到肾区。损伤部位多见于膀胱之前壁。腹膜外型膀胱破裂多数伴有骨盆骨折。

(2) 腹膜内型膀胱破裂:膀胱壁破裂伴腹膜破裂,膀胱壁裂口与腹腔相通,尿液流入腹腔,引起腹膜炎。其损伤部位多见于膀胱的后壁和顶部。

二、临床表现

轻度膀胱壁挫伤仅有下腹疼痛,少量终末血尿,并在短期内自行消失。膀胱全层破裂时症状明显。依裂口所在的位置、大小、受伤后就诊时间以及有无其他器官损伤而有不同。腹膜内型与腹膜外型的破裂又有其各自特殊的表现。膀胱破裂一般可有下列症状：

1. **休克**　剧烈的创伤、疼痛和大量失血是休克的主要原因。如为广泛性的创伤，伴有其他脏器的损伤，如骨盆骨折，骨折碎片刺破下腹部和盆腔血管可致严重失血和休克。

2. **腹痛**　腹膜外型膀胱破裂时，尿外渗和血肿引起下腹部疼痛，压痛和肌紧张，直肠指检可触及肿物和触痛。腹膜内型膀胱破裂时尿液进入腹腔可引起急性腹膜炎症状，并有移动性浊音。

3. **血尿和排尿困难**　患者有尿急，但无尿液排出或仅排出少量血性尿液。膀胱破裂后，可因括约肌痉挛、血块堵塞尿道、尿外渗到膀胱周围或腹腔内等情况而无尿液自尿道排出，膀胱全层破裂时导尿仅见少量血性尿液。

4. **尿瘘**　在开放性膀胱损伤，伤口有尿液流出。如与直肠、阴道相通，则可经肛门、阴道排出血性尿液。闭合性损伤当尿外渗感染后破溃，可形成尿瘘。

三、实验室及其他检查

1. **实验室检查**　尿常规可见肉眼血尿，镜下红细胞满视野。

2. **影像学检查**　导尿后由导尿管注入造影剂行膀胱造影，以了解有否膀胱破裂、尿外渗及其渗出部位。

3. **导尿试验**　膀胱损伤时，导尿管可顺利插入膀胱，仅有少量血尿或无尿流出。可注入一定量的灭菌生理盐水 200mL，片刻后重新抽出。如抽出量少于注入量，应怀疑有膀胱破裂和尿外渗。

四、诊断要点

根据病史、体征以及其他检查结果，可以确诊膀胱损伤。但如伴有其他脏器损伤，膀胱损伤可被其隐蔽。故凡下腹部、臀部或会阴部有创伤时，或下腹部受到闭合性损伤时，患者有尿急而不能排尿或仅排出少量血尿时，均应考虑膀胱损伤。

五、治疗要点

实施尿流改道，避免尿液进一步外流；充分引流外渗的尿液；尽早修补膀胱壁的缺损。

1. **紧急处理**　失血性休克者应积极采取抗休克治疗，如输血、输液、镇痛等。尽早使用广谱抗菌药预防感染。

2. **非手术治疗**　膀胱轻度损伤，如挫伤或膀胱造影仅见少量尿液外渗、症状较轻者，可从尿道插入导尿管持续引流尿液 7～10 天，并保持通畅。同时使用抗生素预防感染，破裂可自愈。

3. **手术治疗**　对开放性损伤、经非手术治疗无效及膀胱破裂伴有出血和尿外渗，病情严重者，应尽早实施手术。腹膜外型膀胱破裂，做下腹正中切口，腹膜外显露并切开膀胱，清除外渗尿液，修补膀胱裂口，并做耻骨上膀胱造瘘术。腹膜内型膀胱破裂，应行剖腹探查术，吸尽腹腔内的液体，修补腹膜与膀胱壁，并做腹膜外耻骨上膀胱造瘘术。充分引流膀胱周围尿液，使用足量抗生素预防感染。

第3节　尿道损伤

尿道损伤(urethral trauma)多见于男性。男性尿道长约 20cm，以尿生殖膈为界，可分为前后两段。前尿道包括阴茎部和球部，共长 15cm。后尿道包括膜部和前列腺部，长约 5cm。男性尿道因解剖上的特点，易遭受损伤，是泌尿外科常见的急症，可产生尿外渗、感染、尿道狭窄和瘘管等并发症。女性尿道短，很少被损伤。但难产时，胎头压迫或施放产钳可致损伤而产生尿道阴道瘘。

一、病因及发病机制

(一) 病因

1. 按照尿道损伤是否与体表相通分类

(1) 开放性损伤：多见于战伤和锐器伤，常伴有阴囊、阴茎、会阴部贯穿伤。

(2) 闭合性损伤：为挫伤或撕裂伤。会阴部骑跨伤时，尿道被挤压于硬物与耻骨联合下缘之间，引起尿道球部损伤。骨盆骨折引起尿生殖膈移位，产生强大的剪切力，使穿过其中的膜部尿道撕裂或断裂。经尿道器械操作不当可引起球膜部交界处尿道损伤。

2. 按照尿道损伤的程度分类

(1) 尿道挫伤：尿道内层损伤，仅有出血和水肿，愈后不发生尿道狭窄。

(2) 尿道裂伤：尿道部分全层断裂，尚有部分尿道壁完整，可引起尿道周围血肿和尿外渗，愈合后可引起瘢痕性尿道狭窄。

(3) 尿道断裂：尿道完全离断，断端退缩、分离，血肿较大时可发生尿潴留。

(二) 发病机制

1. 尿道球部损伤时，血液、尿液渗入会阴浅筋膜包绕的会阴袋，引起阴囊肿胀，若继续发展，可沿会阴浅筋膜蔓延，使会阴、阴茎肿胀，并可沿腹壁浅筋膜深层，向上蔓延至腹壁(图 5-6-1)。

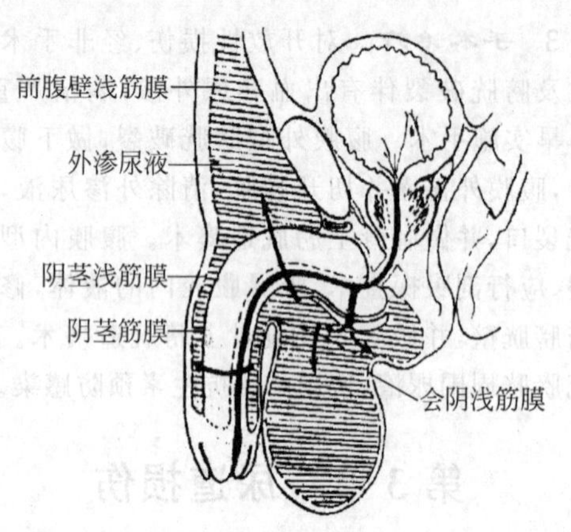

图 5-6-1　前尿道损伤的尿外渗

2. 尿道膜部损伤时，血液、尿液沿前列腺尖处外渗到耻骨后间隙和膀胱周围。若同时有耻骨前列腺韧带断裂，则前列腺向后上方移位(图 5-6-2)。

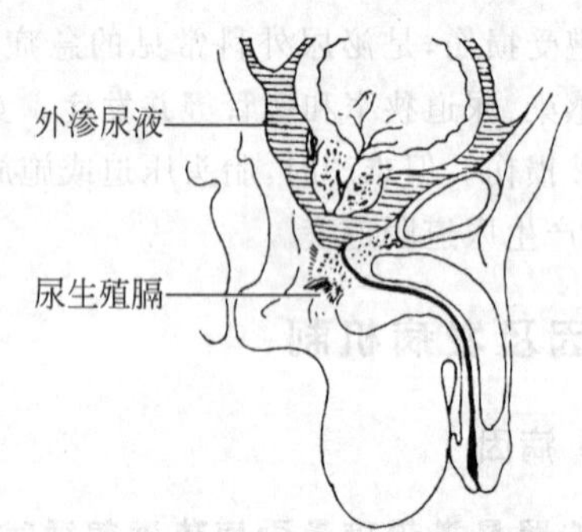

图 5-6-2　后尿道损伤的尿外渗

二、临床表现

尿道损伤的症状取决于损伤的病因，尿道损伤的程度、范围和伴发的其他脏器损伤情况。

1. **休克**　见于严重的损伤，尤多见于伴有骨盆骨折的后尿道损伤。

2. **疼痛**　受损伤处有疼痛，有时可放射到尿道外口。疼痛尤其于排尿时更为剧烈。

3. **尿道出血**　如损伤在尿道膜部的远端，即使不排尿时也可见尿道外口滴血；如损伤在后尿道，则出血多见于排尿时，于排尿前或后有少量血液滴出。

4. **排尿困难和尿潴留**　尿道完全断裂时患者有尿潴留。尿道挫裂伤时可因疼痛而致括约肌痉挛而有排尿困难和尿潴留。

5. **局部肿胀和瘀斑**　受伤处组织出现肿胀和瘀血。如尿道骑跨伤可于会阴部、阴囊处可见肿胀、明显瘀斑。

6. **尿外渗和尿瘘**　尿道全层裂伤后，当患者用力排尿时，尿液可由裂口外渗到周围组织中。前尿道损伤后血、尿外渗范围广，蔓延至会阴、阴囊、阴茎和下腹壁。后尿道断裂后，血、尿外渗至耻骨后间隙和膀胱周围。一旦继发感染可致蜂窝组织炎，出现脓毒血症。如不予及时治疗，可致死亡。如为开放性损伤，则尿液可从皮肤创口、肠道或阴道瘘口流出，最终形成尿瘘。

7. **尿道破裂**　可并发尿道周围脓肿和尿瘘。晚期由于纤维瘢痕的形成，可产生尿道狭窄。

三、实验室及其他检查

1. **诊断性导尿试验**　导尿是检查尿道连续性是否完整的好方法。在无菌条件下，如能顺利插入导尿管，则说明尿道的连续性完整。如导尿管顺利插入膀胱，且经检查膀胱壁完整但伤员有尿外渗现象，应考虑有尿道损伤。但导尿必须在严格无菌条件和满意的麻醉下进行。最好能在手术室中进行。如一次插入困难，不应勉强反复试探，以免加重创伤和导致感染。应立即手术探查。

2. **X 线检查**　骨盆前后位片显示骨盆骨折。必要时可行逆行尿道造影，经尿道口注入造影剂10～20mL 可确定损伤部位及造影剂有无外渗。

四、诊断要点

根据病史、症状和体征，尿道损伤的诊断并不困难。前尿道损伤的征象一般较为明显，诊断较易。后尿道损伤的诊断较困难。

五、治疗要点

首先应纠正休克，然后再处理尿道损伤。治疗尿道损伤的基本原则是引流尿液和恢复尿道的完整性。

1. **非手术疗法**

(1) 紧急处理：损伤严重伴有出血休克者，需要立即采取输血、输液等抗休克措施。骨盆骨折患者须平卧，不能随意搬动。尿潴留不宜导尿或未能立即手术者，可行耻骨上膀胱穿刺吸出尿液。

(2) 对症处理：尿道挫伤及轻度裂伤，症状较轻、尿道连续性存在而排尿不困难者，不需特殊治疗。尿道损伤排尿困难或不能排尿、如导尿管能插入，留置导尿管2～3周。应用抗生素预防感染。

2. **手术治疗**

(1) 前尿道断裂：应立即行经会阴尿道修补术或断端吻合术，留置导尿管2～3周。尿道断裂严重者，会阴或阴囊形成大血肿，可做膀胱造瘘术。也有经会阴切口清除血肿，再做尿道断端吻合术。

(2) 尿外渗：在尿外渗区做多个皮肤切口引流外渗尿液，切口应达浅筋膜以下，并做耻骨上膀胱造瘘，3个月后再修补尿道。

(3) 后尿道损伤：经抗休克治疗病情稳定后，局麻下做耻骨上高位膀胱造瘘。尿道不完全撕裂一般在3周内愈合，恢复排尿。若不能恢复排尿，造瘘后3个月再行尿道瘢痕切除及尿道端端吻合术。为早期恢复尿道连续性，避免尿道端端远离形成瘢痕假道，部分病情不严重者采用尿道会师复位术，并留置尿管3～4周，若患者排尿通畅，则可避免二期尿道吻合术。

(4) 并发症处理：尿道损伤患者拔出导尿管后，需定期做尿道扩张术，避免形成尿道狭窄。对晚期发生的尿道狭窄，可采用腔内技术经尿道切开或切除狭窄部的瘢痕组织，或在受伤后3个月后手术切除尿道瘢痕组织，做尿道端端吻合术。后尿道合并直肠损伤，应早期立即修补，同时做暂时性结肠造瘘。若发生尿道直肠瘘，应等待3～6个月后再施行修补手术。

第4节　泌尿系损伤患者的护理

1. **非手术治疗的护理**

(1) 心理护理：护理人员应以同情、理解、温和的态度来对待患者，让患者感到放心，消除疑虑，增强战胜疾病的信心，主动配合医生做好必要的检查和治疗。

(2) 卧床休息：肾损伤非手术治疗患者出院后应保证伤后绝对卧床休息2～4周，防止损伤部位再次出血。

(3) 静脉输液：对发生失血性休克的患者迅速建立2～3条静脉通路，快速输液保持血压稳定，维持水、电解质及酸碱平衡。

(4) 密切观察病情：应严密观察血压、脉搏、呼吸，记录尿量，尿色。肾损伤患者注意腹部包块的变化，若出现少尿、无尿应及时通知医生。

2. **手术治疗的护理**

(1) 术前护理。向患者做好解释工作，在短时间内进行配血、留置胃肠减压、术区备皮、留置导尿管、麻醉前给药等各项术前准备工作，并协助医生进行必要的辅助检查。

(2) 术后护理

1) 观察生命体征：术后应密切观察血压、脉搏、呼吸的变化，如有异常，及时通知医生。

2) 静脉输液：根据病情合理输液、输血，维持水、电解质及酸碱平衡。

3) 饮食护理：术后患者应加强营养，保持正氮平衡，促进伤口及引流口的愈合。尿道损伤患者手术后饮食要求高营养、高热量、高蛋白、低纤维素。这样既有利于切口的愈合，又能适当控制排便。要反复向患者及其家属讲明限制饮食的必要性。术后过早排便可由于排便用力，增加切口的张力，使尿液通过未完全愈合的尿道伤口，产生尿道瘘；残余尿液滞留于再造的尿道内，易使伤口感染；手术切口距离肛门较近，粪便中的细菌进入到切口的深层组织易引起感染。要鼓励患者多饮水，一方面可维持体内水、电解质平衡，另一方面有利于尿路的清洁，达到内冲洗的目的。

4) 感染的预防和处理：定时测量体温。若患者体温升高、切口处疼痛、血白细胞计数和中性粒细胞计数比例升高、尿常规示有白细胞及引流液或切口渗出物为脓性时多提示有感染，应及时通知医生，遵医嘱应用抗菌药物。

5) 引流管、切口的护理：手术后要妥善固定引流管，并保持引流管的通畅，防止其受压、折叠、扭曲，一旦出现阻塞，要及时处理。注意观察引流尿液的色泽、量，详细记录。尿袋每日更换一次，尿袋的固定位置不可高于床面，患者站立时不可高于膀胱水平面，以防止尿液逆流导致感染。膀胱造瘘或留置导尿管在拔出前要夹闭导尿管，以使膀胱扩张到一定容量，达到训练膀胱的功能的目的后再拔出导尿管。注意保持切口清洁干燥，敷料渗湿时应及时更换，观察有无切口感染发生。

6) 排尿护理：尿道断裂经修补后可并发尿道狭窄，导致排尿困难，应定期行尿道扩张，并根据排尿困难的程度制订尿道扩张的间隔时间。由于尿道扩张有较重的疼痛，除向患者解释尿道扩张的必要性外，还需要采取镇痛措施，以减轻患者的痛苦。

（王荣梅）

第7章 泌尿生殖系统结核患者的护理

泌尿、男性生殖系统结核是全身结核病的一部分，其中最主要的是肾结核。肾结核的病原菌主要来自肺结核，也可来自骨关节结核、消化道结核等其他器官结核。结核杆菌从肺部结核病灶中侵入血流而播散到肾脏，引起慢性、进行性、破坏性病变。

第1节　泌尿系统结核

肾结核常见于20～40岁青壮年，男女发病率之比为2∶1。幼儿和老人发病较少，儿童发病多在10岁以上，约90%为单侧。

一、病因及发病机制

结核杆菌经血行感染进入肾脏，主要在双侧肾皮质的肾小球毛细血管丛内形成多发性微小结核病灶。由于该处血液循环丰富，修复力强，如患者免疫状况良好，感染的细菌数量少、毒力小，这种早期微小结核病灶可以全部自行愈合，临床上不出现症状，称为病理肾结核。如果患者免疫力低下，细菌数量大、毒力强，肾皮质内的病灶不愈合而逐渐扩大，病变在肾髓质内继续发展，穿破肾乳头到达肾盏、肾盂，出现临床症状和影像学改变，称为临床肾结核。

随着病变发展，肾结核也可以直接向下蔓延或者病灶中的结核杆菌经尿液播散可累及输尿管、膀胱和尿道。主要病变包括结核结节、溃疡、肉芽肿和纤维化。纤维化的输尿管呈僵硬条索状，在一部分患者中，若机体抵抗力增强，可使干酪样物质浓缩而不发生液化并引起广泛的纤维组织增生和钙化，此时输尿管常完全闭塞，含有结核杆菌的尿液不能流入膀胱，膀胱继发性结核病变逐渐好转和愈合，膀胱刺激症状也逐渐缓解甚至消失，尿液检查趋于正常，临床上称为“自截肾”。

病变蔓延至膀胱，起初为黏膜充血、水肿，散在的结核结节形成。结核结节互相融合形成溃疡，可累及全膀胱，当病变严重，使膀胱广泛纤维化和瘢痕收缩时，使膀胱壁失去伸缩能力，膀胱容量显著减少(＜50mL)，称为膀胱挛缩，并累及对侧输尿管狭窄和肾脏形成扩张积水。病变向深层蔓延可穿透膀胱壁，形成膀胱阴道瘘或膀胱直肠瘘。

尿道结核常为前列腺结核、精囊结核形成空洞破坏后尿道所致，少数为膀胱结核蔓延引起，其病理改变主要是结核性溃疡、纤维化导致尿道狭窄，引起排尿困难。

二、临床表现

肾结核症状取决于肾脏病变范围及输尿管、膀胱继发结核病变的严重程度。早期常无明显症状及影像学改变，只是尿液检查有少量红细胞、白细胞及蛋白，呈酸性，尿中可发现结核分枝杆菌。随着病情的发展可出现以下典型临床表现。

1. **膀胱刺激症状**　为肾结核最重要、最主要也是最早出现的症状。患者开始先有尿频，是由于含结核杆菌的酸性脓尿刺激膀胱所致，随着膀胱病变的日趋严重，可出现尿急、尿痛。晚期膀胱发生挛缩时，可发生尿失禁。

2. **血尿**　大多来自膀胱病变，表现为终末血尿，主要是由于膀胱的结核性炎症和溃疡在排尿时引起出血所致。若血尿来自肾脏本身，则表现为全程血尿。

3. **脓尿**　多数为镜下脓尿，由肾脏和膀胱的结核性炎症引起，同时尿液中也可混有干酪样物质，使尿液混浊不清，严重者呈米汤样脓尿。

4. **肾区疼痛和包块**　少数患者，因肾结核病变严重引起结核性脓肾时，继发梗阻或感染而表现为腰痛。因肾脏体积可增大，在腰部出现肿块并引起腰部钝痛或绞痛。

5. **全身症状**　早期全身症状不明显，晚期或合并其他器官活动性结核时可出现一般结核病变的各种症状。如食欲低下、午后低热、盗汗、消瘦及乏力等。

6. **男性生殖系统结核**　男性患者中50%～70%合并生殖系统结核。

三、实验室及其他检查

1. 尿液检查

(1) 尿常规：尿液呈酸性反应，含少量蛋白，镜下可见到红细胞和白细胞，在尿液未被污染情况下可呈现典型的"无菌性脓尿"。

(2) 尿沉渣抗酸染色：尿液沉渣涂片抗酸杆菌检查阳性率可达50%～70%，以清晨第一次尿液检查阳性率最高，至少连续检查三次。

(3) 结核杆菌培养：尿结核杆菌培养对肾结核的诊断具有决定意义，阳性率高达90%。但费时较长，且需特殊培养。

2. 影像学检查

(1) 超声检查：简单易行，对中晚期病例可初步判断病变部位，常显示患侧肾结构紊乱，也较容易发现对侧肾积水及膀胱挛缩。

(2) KUB和IVU检查：尿路平片可见肾外形增大，部分可显示肾结核的钙化灶。排泄性尿路造影和逆行性肾盂造影可见肾实质破坏，表现为肾盏周围不光滑，继而肾盏、肾盂不规则扩大变形形成空洞，输尿管僵硬呈虫蛀状，管腔狭窄。

(3) 胸部及脊柱X线可排除陈旧性或活动性肺结核和脊柱结核。

(4) CT和MRI检查：如静脉肾盂造影图像不清时，CT扫描可反映病变程度和范围；MRI成像在肾结核对侧肾积水可有良好显示。

3. 膀胱镜检查 膀胱镜检查是肾结核的重要诊断手段，可以直接看到膀胱内的典型结核变化而确立诊断。早期膀胱结核可见膀胱黏膜有充血、水肿及结核结节，病变范围多围绕在肾脏病变的同侧输尿管口周围，以后向膀胱三角区和其他部位蔓延。较严重的膀胱结核可见黏膜广泛充血、水肿，有结核结节和溃疡，输尿管口向上回缩呈洞穴样变化。膀胱挛缩或有急性膀胱炎症时不宜做膀胱镜检查。

四、诊断要点

① 根据症状与体征，出现尿频、尿急和尿痛等慢性膀胱炎的症状，抗感染治疗无明显好转者，应考虑肾结核的可能。同时可伴随有终末血尿、腰痛以及全身症状。② 根据尿液检查、影像学检查和膀胱镜检查可诊断肾结核。

五、治疗要点

根据患者全身和患肾情况，选择药物治疗或手术治疗。

1. 抗结核药物治疗 泌尿、男性生殖系统结核作为全身结核的一部分，应在加强营养、充分休息和适量活动的基础上，早期应用抗结核药物治疗。目前常用的一线抗结核药有异烟肼、利福平、吡嗪酰胺、乙胺丁醇及链霉素等。适用于病变局限在一组肾大盏以内的单侧或双侧肾结核、孤立肾结核，伴有身体其他部位的活动性结核暂时不宜进行肾结核手术者，双侧重度肾结核而不宜手术者，肾结核兼有其他部位的严重疾病暂时不宜手术者；配合手术治疗，作为手术前用药和肾结核手术后的常规用药。

抗结核药必须按一定方案进行服用，必须坚持早期、联合、足量、全程和规律用药5项原则，才能取得最好的治疗效果。早期病例用药6～9个月，有可能治愈。服药期间需注意药物的毒副作用，因多数抗结核药物对肝有损害，应定期检查肝功能和肾功能。链霉素对听神经有损害，应注意观察用药后的反应，出现恶心、呕吐、耳鸣及听力下降等表现时，要及时就诊。

2. 手术治疗 凡药物治疗6～9个月无效，肾结核破坏严重者，应在药物治疗的配合下行手术治疗。肾切除术前抗结核药物治疗至少2周，肾部分切除术前应抗结核药物治疗至少4周，术后继续抗结核药物治疗6～9个月。

(1) 肾切除术：适用于无功能的结核肾，结核病变累及整个肾脏导致肾实质广泛破坏时，健侧肾功能正常，应切除患肾。

(2) 部分肾切除及肾病灶清除术：适用于局限性钙化病灶，经6周药物治疗无明显改善者，以及钙化病灶逐渐扩大有破坏整个肾脏危险者。目前这类手术已很少采用。

(3) 挛缩膀胱的手术治疗：肾结核并发膀胱挛缩，在患者肾切除及抗结核治疗3～6个月，待膀胱结核完全愈合后可行肠管膀胱扩大术。

六、护理要点

(一) 术前护理/非手术治疗患者的护理

1. 一般护理 指导患者保证充足的睡眠与休息，摄取高蛋白、高维生素、高热量及易消化饮食，以改善全身营养状况。此外，还应多饮水，稀释尿液以减轻结核性脓尿对膀胱的刺激。提供适宜的环境，让患者充分休息。

2. 药物治疗的护理 抗结核治疗时间长，应督导患者严格执行治疗方案的服药要求,系统规律地服用抗结核药物。定期协助做好尿液常规和尿结核杆菌检查、泌尿系统造影,以观察药物治疗效果。同时应密切观察药物的毒副作用。

3. **心理护理** 向患者讲明全身抗结核治疗、保持良好的心理素质等对结核病康复的重要意义。鼓励患者树立能够治愈疾病的信心,消除患者的焦虑情绪。

4. **术前准备** 完善术前检查,做好术前肠道常规准备工作。

(二)术后护理

1. **体位** 患肾切除手术后病情稳定者,可取半卧位,行肾部分切除术患者应卧床休息3~7天。

2. **饮食护理** 一般患者待肛门排气后可进食,进富含维生素及营养素的食物。

3. **病情观察**

(1)观察生命体征、伤口,尿量、尿液的颜色及性质。

(2)观察各引流管引流情况,引流液的颜色、性质及量,术后伤口引流管内若无引流物流出,2~3日即可拔除。

4. **预防感染** 术后注意观察体温及血白细胞计数变化,使用对肾无损害的抗生素。切口敷料渗湿及时更换,充分引流,适时拔管,减少异物刺激及分泌物增加,预防感染发生。

5. **并发症的护理**

(1)肾衰竭:术后准确记录24小时尿量,若术后6小时仍无尿或24小时尿少,应及时报告医师并协助处理。

(2)尿瘘:行肠膀胱扩大术的患者,术后膀胱内吻合口较多,应保持引流管通畅,指导患者避免憋尿及减少腹部用力。

(三)健康教育

1. **康复指导** 术后适当锻炼,加强营养,增强体质。

2. **用药指导** 严格遵医嘱行抗结核治疗,勿随意增减剂量或停药,告知患者可能发生的副作用及相关症状及时与医师沟通。

3. **复诊指导** 术后应定期检查尿常规,5年不复发可认为治愈。

第2节 男性生殖系统结核

男性生殖系统结核可以继发于肾结核,也可以直接通过血行播散发生,大多与泌尿系统结核同时存在。临床症状明显的是附睾结核(epididymal tuberculosis),因其容易被患者自己和临床医师发现;而单纯前列腺、精囊结核,因部位隐蔽,临床症状常不明显,常常不易被发现。

一、病因及发病机制

男性生殖系统结核的结核杆菌主要通过两种途径感染:血行感染和尿路感染。而尿路感染指结核杆菌在肾结核的基础上,可由尿液侵入男性生殖系统,属于肾结核的继发性病变,肾结核病变越严重,合并男性生殖系统结核的机会也越多。在临床上常为尿路感染,血行感染较为少见。

男性生殖系统结核的病理改变主要为结核结节、干酪坏死、空洞形成和纤维化等。附睾结核常从尾部开始,在向体、头部扩展,破溃形成窦道,可蔓延至睾丸。

二、临床表现

附睾结核一般发展缓慢,附睾逐渐肿大,无明显疼痛,肿大的附睾可与阴囊粘连形成寒性脓肿,脓肿破溃流出脓液及干酪样坏死物质后,形成窦道,经久不愈。病变侧输精管增粗,有小结节呈"串珠"样,直肠指诊时,前列腺有硬结。双侧病变则失去生育能力。

前列腺、精囊结核症状常不明显,偶感会阴和直肠内不适。病变严重者可出现会阴部不适、坠胀感、腰骶部隐痛及尿频、尿急、尿痛、尿混浊及排尿困难等慢性前列腺炎的表现。直肠指诊时,前列腺、精囊硬结,但无压痛。

三、实验室及其他检查

1. **精液、前列腺液和精囊液检查** 前列腺液和精囊液中脓细胞增加提示有炎症,但要明确泌尿系是否存在结核病灶,还需作尿液结核菌涂片及培养、精液及前列腺结核菌检查。

2. **肛门指检** 早期可摸到前列腺结节和柔软处,质地常较前列腺炎之结节硬而固定。脓肿或空洞形成时有波动而质地柔软。病变严重时整个前列腺精囊发硬增厚,范围广泛,边缘不整齐。

3. **X线检查**　前列腺后尿道区平片可见钙化阴影。尿道造影显示前列腺部尿道僵直狭窄，边缘不规则。

4. **尿道镜检查**　尿道镜下可见精阜以上的前列腺部尿道扩张，尿道管口、射精管口呈高尔夫球洞状改变。

5. **穿刺检查**　当前列腺硬结的性质无法确定时，可作经会阴的前列腺穿刺活检，一般可以明确诊断。

四、诊断要点

1. 附睾结核多见于青壮年，常与泌尿系统结核同时存在或伴有其他器官结核病灶。发病缓慢，常在附睾尾部有较大的结节，质硬，表面不平，压痛不明显。输精管可有多数结节，常有增粗变硬，呈"串珠"状。前列腺液PCR检查结核杆菌DNA阳性。

2. 了解结核病史，患者有低热、乏力、体重下降及消瘦等结核病的全身表现，同时应对前列腺、附睾、精囊及输精管等作全面检查。如CT检查示精囊有病变，如梗阻、狭窄等结核性改变。

五、治疗要点

前列腺、精囊结核一般用抗结核药物治疗，不需手术，疗程至少6个月，早期附睾结核应用抗结核药物治疗，多数可治愈。如病变较重，疗效不好，已有脓肿或窦道形成，应在药物治疗的配合下做附睾或睾丸切除。

六、护理要点

1. **休息与营养**　指导患者保证充足的睡眠与休息，加强营养，摄取含丰富维生素的食物。

2. **心理护理**　向患者讲明全身抗结核治疗、保持良好的心理素质等对结核病康复的重要意义。鼓励患者树立能够治愈疾病的信心，消除患者的焦虑情绪，积极配合治疗。

3. **预防感染**　附睾结核形成窦道者，应保持局部清洁干燥，及时换药遵医嘱使用抗生素。

4. **积极应对不育**　继发不育时，积极寻找原因，协助医师处理，争取患者尽快恢复生育能力。

5. **健康教育**　强调早期、规律、全程、足量、联合抗结核药物治疗的重要性，提高服药依从性，定期复查。

（刘　英）

第8章 泌尿系统梗阻疾病患者的护理

第1节 概　论

尿液在肾内形成后，经过肾盏、肾盂、输尿管、膀胱和尿道排出体外。自肾至尿道口任何部位的梗阻都将影响尿液的排出，称为泌尿系梗阻，也称尿路梗阻（obstruction of urinary tract）。泌尿系统本身及其周围疾病都可引起尿路梗阻，造成尿液排出障碍，引起梗阻近端尿路扩张积水。若不能及时解除梗阻，终将导致肾积水、肾功能损害，甚至肾功能衰竭。

一、病因及发病机制

（一）病因　引起尿路梗阻的病因包括机械性和动力性的原因。前者是指管腔被结石、肿瘤等机械性病变梗阻；后者是指中枢或周围神经疾病致部分尿路功能障碍，如神经源性膀胱功能障碍。梗阻可以是先天性的，但大多数是后天性的，可以是由泌尿系统本身的疾病所致，也可以是由泌尿系统以外邻近器官病变的压迫或侵犯造成。

1. 不同部位的梗阻原因有一定差别（图5-8-1）

（1）肾：最常见的原因有肾盂输尿管连接部先天性病变及结石、结核、肿瘤等。

（2）输尿管：除各种先天性病因外，后天性疾病以结石最常见，输尿管炎症、结核、肿瘤和邻近器官病变的压迫或侵犯均可造成梗阻。另外，医源性损伤也可引起输尿管狭窄或闭塞。其他如妊娠、盆腔脓肿也可以压迫输尿管，影响尿液的排出。

（3）膀胱：多见于各种原因造成的膀胱出口梗阻，如结石、异物或良性前列腺增生，以及中枢或周围神经病变所致的神经源性膀胱等。

（4）尿道：最常见于尿道炎症或损伤造成的尿道狭窄。

2. 不同年龄和性别的人群其梗阻的病因也有一定区别

（1）小儿：以先天性疾病，如肾盂输尿管连接处狭窄多见。

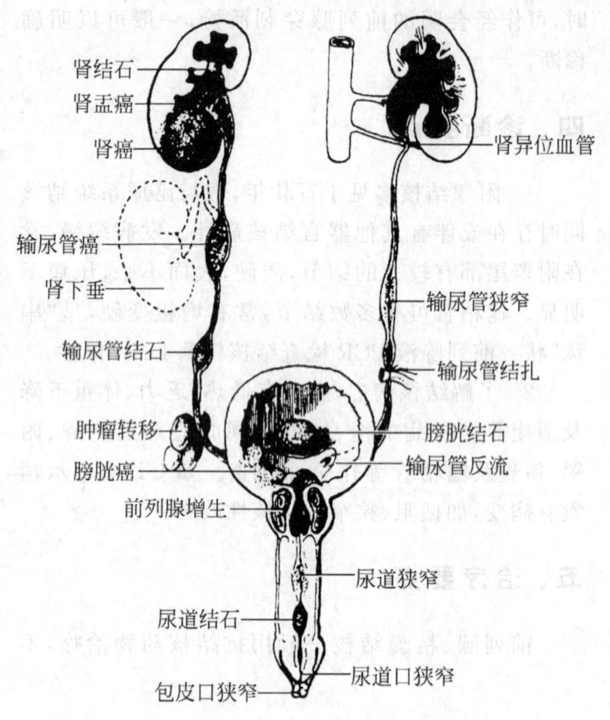

图5-8-1　泌尿系统梗阻的常见病因

（2）青壮年：以结石、损伤、炎性狭窄多见。

（3）老年男性：以前列腺增生最常见，肿瘤次之。

（4）妇女：与盆腔疾病有关。

（二）发病机制　泌尿系统梗阻后，基本病理改变是梗阻以上尿路扩张积水，压力增高。梗阻发生在输尿管膀胱开口以上称为上尿路梗阻；发生在膀胱及其以下部位称为下尿路梗阻。

上尿路梗阻时，因梗阻近侧压力增高，初期输尿管收缩及蠕动增强，管壁平滑肌增生，尚能克服梗阻；后期失去代偿能力，平滑肌逐渐萎缩，管壁变薄，蠕动减弱乃至消失，最终引起肾积水，肾盂内压力逐渐增高，压迫肾小管、肾小球及其附近血管，造成肾组织缺血缺氧，肾实质逐渐萎缩变薄，肾容积增大，最后全肾成为一个无功能的巨大水囊。慢性部分梗阻可致巨大肾积水，容量超过1 000mL。急性完全性梗阻，肾盂扩张常不明显，但肾实质很快萎缩，肾功能丧失。上尿路梗阻后积水发展较快，对肾功能影响也较大。

下尿路梗阻如发生在膀胱，为克服排尿阻力，初期膀胱逼尿肌代偿增生，后期膀胱失去代偿能力时，肌肉萎缩变薄，容积增大，输尿管口的括约肌功能破坏，尿液逆流到输尿管及肾盂，引起肾积水和肾功能损害。下尿路梗阻，由于膀胱的缓冲作用，梗阻后对肾功能影响较慢，但最终会导致双肾积水和肾功能损害。

泌尿系统梗阻后造成尿液滞留与感染，又可促进尿路结石形成。

第2节　肾积水

尿液从肾盂排出受阻，造成肾内压力升高，肾盂肾盏扩张，肾实质受压萎缩，造成尿液积聚在肾内称为肾积水(hydronephrosis)。

一、临床表现

由于梗阻原发病因、部位和程度的差异，不同患者肾积水的临床表现和过程并不一致。

(1) 先天性病变，如肾盂输尿管连接部的狭窄，肾下极异位血管或纤维束压迫输尿管等引起的肾积水，发展比较缓慢，可长期无明显症状，达到一定体积时才出现腹部肿块。

(2) 泌尿系各部的结石、肿瘤、炎症和结核所引起的继发性肾积水，临床表现主要为原发病的症状和体征。当发生完全梗阻且发病急骤时，如肾和输尿管结石嵌顿出现肾绞痛时可被发现。继发性肾积水合并感染时，常表现为原发病症状的加重。

(3) 肾积水有时呈间歇性发作，称为间歇性肾积水。发作时患侧腹部有剧烈绞痛，恶心呕吐、尿量减少；经数小时或更长的时间后，疼痛消失，随后排出大量尿液。这种情况多见于输尿管梗阻。

长时间梗阻所引起的肾积水，终将导致肾功能逐渐减退。双侧肾或孤立肾完全梗阻时可发生无尿，导致肾功能衰竭。

二、实验室及其他检查

1. **实验室检查**　行血液检查，了解有无氮质血症、酸中毒和电解质紊乱。尿液方面，除作常规检查和培养外，必要时需行结核杆菌和脱落细胞的检查。

2. **尿路造影**　在诊断中有重要价值。

(1) 排泄性尿路造影：排泄性尿路造影的典型表现之一是肾实质显影时间延长。由于肾小球滤过率降低，肾小管内尿液流出缓慢和水的重吸收增加，以致造影剂聚集在肾皮质，主要在近曲小管内，而使肾的造影较清晰。因此，出现浓的肾影是急性梗阻的特点。

(2) 逆行性肾盂造影：排泄性尿路造影不够清晰时，可经膀胱镜作输尿管插管，行逆行性肾盂造影；导管插入肾盂后，如有肾积水可抽出大量尿液，同时可测定分侧肾功能情况。如行逆行插管有困难，可改行肾穿刺造影术。在逆行造影和穿刺造影时，都应严格执行无菌技术操作，防止感染。

3. **超声波、CT、MRI检查**　可明确区分增大的肾是积水还是实性肿块，亦可发现压迫泌尿系统的病变。由于超声检查已经普及且为无创伤性，可以在尿路造影之前进行。放射性核素扫描和肾图亦可用于肾积水的诊断。

三、诊断要点

结合病史、症状、各种辅助检查结果，肾积水的诊断一般不困难。首先应确定是否存在肾积水，而后查明肾积水的病因、病变部位、程度、有无感染以及肾功能损害的情况。腹部肿块的鉴别诊断中应注意有肾积水的可能。肾积水肿块的紧张度可不一致，如肿块的紧张度较低或时硬时软，有波动感者则肾积水的可能性很大。有些继发性肾积水，其原发病的症状较显著，如结核、肿瘤等，容易忽略肾积水的存在。

四、治疗要点

要根据其病因、发病急缓、有无感染以及肾功能损害程度，结合患者年龄和心肺功能等综合考虑。

1. **病因治疗**　最理想的治疗是去除肾积水病因，保留患肾。如梗阻尚未引起严重的不可恢复的病变，在去除病因后，可获得良好的效果。先天性肾盂输尿管连接部狭窄可做肾盂成形术，肾、输尿管结石可行碎石或取石术。术后肾积水及肾功能会有所改善。

2. **肾造瘘术**　若情况危急或肾积水病因不能去除时，应在梗阻以上先行引流，待感染控制后，再施行去除病因的手术。梗阻原因不能解除时，肾造瘘则作为永久性的治疗措施。

3. **置双J管**　对于由难以修复的输尿管炎性狭窄、晚期肿瘤压迫等原因造成的梗阻而引起的肾积水,可考虑经膀胱镜放置双J管以长期引流肾盂尿液,保护肾功能,改善患者的生活质量。

4. **肾切除术** 肾积水严重,剩余的肾实质过少,或伴有严重感染即肾积脓时,如对侧肾功能良好,可切除病肾。

五、护理要点

1. **疼痛护理** 注意观察疼痛的部位、程度、诱因等,出现疼痛时遵医嘱给予解痉止痛药。

2. **观察和预防感染** 注意观察患者的体温变化、白细胞计数和中性粒细胞计数。如有感染征象,及时通知医生。

3. **引流管、切口护理** 肾盂成形术后应保持各引流管通畅及切口清洁。若切口处或肾周引流管内流出较多的淡黄色液体,常提示有吻合口瘘发生。肾切除的患者引流管内流出的血性液体24小时后未减少或者每小时超过100mL,甚至达到300～500mL,说明有内出血。护士发现上述情况都应及时通知医师予以处理。

4. **观察健肾功能** 一侧肾切除,另一侧肾能否完成代谢需要,是肾切除手术后护理观察的关键。应连续3日准确记录24小时尿量;观察第一次排尿的时间、尿量、颜色;若手术后6小时仍无排尿或24小时尿量较少,说明健肾功能可能有障碍,应及时处理。

第3节　良性前列腺增生

良性前列腺增生症(benign prostatic hyperplasia,BPH)简称前列腺增生,俗称前列腺肥大,是前列腺细胞增生导致泌尿系统梗阻而出现的一系列临床表现和病理生理改变,是老年男性的常见病。

一、病因及发病机制

(一) 病因 病因不完全清楚。目前一致公认高龄和有功能的睾丸是前列腺增生发病的两个重要因素。研究发现,随着年龄的增长,前列腺也随之增长,男性在45岁以后前列腺可有不同程度的增生,多在50岁以后出现临床症状。此外,前列腺的发育有赖于雄激素,当体内性激素平衡失调以及雌、雄激素的协同效应等,也是前列腺增生的重要病因。

(二) 发病机制 前列腺增生开始于围绕尿道精阜部的腺体,这部分腺体称为移行带。外周腺体因受到增生的腺体挤压而萎缩形成外科包膜,与增生腺体界限明显,易于分离(图5-8-2)。

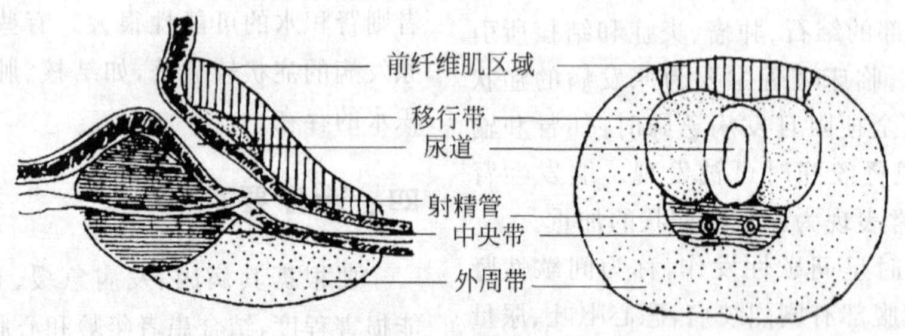

图 5-8-2　前列腺的解剖

增生的前列腺可造成膀胱出口梗阻,梗阻程度与增生腺体的位置和形态有直接关系,如腺体向膀胱内突出,易造成膀胱出口堵塞;如腺体向尿道突出,可使前列腺尿道伸长、弯曲、受压变窄,引起排尿困难。随着长期膀胱出口梗阻,膀胱逼尿肌为克服排尿阻力,增强其收缩能力,并逐渐代偿性肥大,同时由于长期膀胱内高压,膀胱壁出现小梁、小室或假性憩室。逼尿肌退变、顺应性差,可出现膀胱不稳定性收缩,造成输尿管排尿阻力增大,引起上尿路扩张积水。如梗阻长期不能解除,逼尿肌失去代偿能力,逐渐萎缩、无力,导致膀胱出现残余尿,严重时膀胱收缩乏力,出现充溢性尿失禁,尿液反流引起上尿路积水和肾功能损害。长期排尿困难,膀胱内还可继发感染和结石形成。

二、临床表现

前列腺增生的临床表现与前列腺体积大小不成比例,而取决于引起梗阻的程度、病变发展速度以及是否合并感染等。

1. **尿频** 是最常见的早期症状,夜间更为明显。先为夜尿次数增多,但每次尿量不多,随之白天也出现尿频。下尿路梗阻时,多数患者还可出现尿急或急迫性尿失禁。膀胱逼尿肌失代偿后,每次排尿不能将膀胱内尿液排空,膀胱的有效容量因而减少,使排尿的间隔时间更为缩短。

2. **排尿困难** 是前列腺增生最重要的症状。典型表现是排尿迟缓、断续、尿流细而无力、射程短,终末滴沥,排尿时间延长。如梗阻进一步加重,患者常需要用力增加腹压以帮助排尿,排尿终末常有尿不尽感。

3. **尿潴留** 后期膀胱逼尿肌失代偿后出现残余尿。当残余尿量很大时,可使膀胱逼尿肌功能受损,收缩力减弱,逐渐发生尿潴留并出现尿失禁。膀胱过度充盈致使少量尿液从尿道口溢出,称为充溢性尿失禁。夜间睡后,盆底肌肉松弛,尿液更易自行流出,出现夜间遗尿。

前列腺增生的任何阶段中,可因气候变化、劳累、喝酒、便秘等因素,使前列腺突然充血、水肿导致急性尿潴留,患者不能排尿,膀胱胀满,下腹疼痛。

4. **其他**

(1) 膀胱结石:下尿路梗阻,特别在残余尿时,尿液中的晶体在膀胱内停留时间延长,成为核心形成结石。患者可出现明显尿频、尿急、尿痛症状,并可出现血尿。

(2) 血尿:当前列腺增生腺体表面黏膜较大的血管破裂时,可发生不同程度的无痛性肉眼血尿。

(3) 泌尿系统感染:下尿路梗阻易致泌尿系统感染。发生膀胱炎时,尿急、尿频、排尿困难等症状加重,且伴有尿痛;继发上尿路感染时,出现发热、腰痛及全身中毒症状,肾功能也将受到进一步损害。

(4) 肾功能不全:若梗阻引起严重肾积水、肾功能损害时,可出现慢性肾功能不全,如食欲不振、恶心、呕吐、贫血、乏力等症状。

(5) 由于经常用力排尿还可引起疝、内痔、脱肛等。

三、实验室及其他检查

1. **直肠指检** 可触诊到增大的前列腺,表面光滑、质韧、有弹性,中央沟变浅或消失。

2. **B超** 包括经腹壁和经直肠超声(transrectal ultrasound,TRUS)检查。经腹壁超声可明确前列腺大小、前列腺组织是否突入膀胱,还可测定膀胱残余尿量。经直肠超声检查对前列腺内部结构分辨度更为精确,对于异常的病灶可切取组织供病理检查。

3. **尿流率检查** 可确定患者排尿梗阻的程度。检查要求患者排尿量在150~200mL,如最大尿流率<15mL/s,提示排尿不畅;<10mL/s,提示梗阻严重。由于膀胱逼尿肌功能失常导致的排尿困难,应行尿流动力学检查,通过测定排尿时膀胱逼尿肌压力变化,可了解是否存在逼尿肌功能受损、不稳定和膀胱顺应性差等情况。

4. **前列腺特异性抗原(prostate-specific antigen,PSA)测定** PSA是前列腺组织特有的一种蛋白质,男性血液中的PSA正常值不高于4ng/mL。若前列腺发炎或有癌病变时,其数值可能会升高,因此可用于筛检前列腺癌。

四、诊断要点

根据患者性别(男性)、年龄(老年)、尿频、夜尿增加、排尿困难等典型的临床表现,结合上述辅助检查,对前列腺增生可作出诊断。

五、治疗要点

良性前列腺增生进展缓慢,病变早期症状轻微、不影响生活者,可以等待观察,不予治疗,但应密切随诊。症状加重时应及时治疗。

1. **药物治疗** 症状较轻的患者可采用药物治疗,常用的药物有:

(1) α受体阻滞剂。可降低膀胱颈及前列腺平滑肌的张力,减少尿道阻力,改善排尿功能。常用药物为特拉唑嗪。

(2) 5α还原酶抑制剂。是激素类药物,可以阻止睾酮转变为双氢睾酮,使前列腺内双氢睾酮含量降低,一般服药3个月后可以使前列腺缩小,改善排尿功能。停药后易复发,须长期服药。过去常用的雌激素,因副作用大,特别是对心血管系统的危害较大,不再常规使用。

2. **手术治疗** 梗阻严重,多次检查残余尿量超过60mL时应考虑手术治疗。手术治疗的目的是切除增生的前列腺组织。近年来由于内镜技术的进步,经尿道前列腺切除术(transurethral resection of prostate,TURP)已成为前列腺增生患者手术治疗的首选方法。开放手术多采用耻骨上经膀胱前列腺切除术或耻骨后前列腺切除术。

3. **其他疗法** 用于尿道梗阻较重而又不适宜手术者,包括激光治疗、经尿道气囊高压扩张术、经尿道高温治疗、体外高强度聚焦超声、前列腺尿道支架网等。

六、护理要点

(一)非手术治疗护理

1. **心理护理** 由于前列腺增生症患者常有不同程度的尿频、尿急、尿痛、排尿不畅及尿后滴沥等症状,对医学知识不了解的患者会感到紧张和恐慌。同时患者常有不同程度的夜尿增多和排尿费力,导致睡眠减少,睡眠质量下降,常伴有疲劳乏力、精神不振;前列腺增生症是一种慢性疾病,需要长期服药治疗,不少患者未能认真遵医嘱服药,导致病情反复发作,甚至发生尿潴留而不得不到医院诊治,对家属和医护人员依赖性增强,对战胜疾病的自信心下降,表现为情绪激动、容易生气发怒、烦躁不安。护理人员应针对上述心理问题,确定有效可行的解决办法,帮助患者以乐观、积极的态度应对疾病。

2. **预防急性尿潴留发生** 应告知患者避免受凉、劳累、饮酒和便秘。鼓励多饮水,勤排尿。

3. **观察用药的效果** 药物治疗的患者,指导其注意观察用药后排尿的变化。

4. **定期复查** 如症状加重,应到医院复查,及时处理。

(二)手术治疗的护理

1. **术前护理**

(1) 心理护理:护理人员应主动关心患者,耐心解释手术的必要性、治疗方法、效果、术中如何配合及术后注意事项,以解除思想顾虑,使患者术前处于最佳心理状态,积极配合手术,有利于疾病康复。

(2) 完善术前检查:全面了解患者的身体情况,协助为患者做好各项检查。

(3) 肠道准备:为避免术后排便困难,腹压增高引起出血,常规手术前1天晚行清洁灌肠。

2. **术后护理**

(1) 饮食:肠蠕动恢复后可进高蛋白、富有营养的易消化饮食,保持大便通畅,避免因排便用力使前列腺窝出血,多饮水,保持足够尿量。

(2) 做好膀胱冲洗的护理:前列腺术后因有肉眼血尿,因此术后需用生理盐水持续膀胱冲洗3~5日。

1) 冲洗速度:根据尿色而定,色深则快、色浅则慢。血尿颜色应随冲洗时间的延长而逐渐变浅,如尿色深红或逐渐加深,提示有活动性出血,应及时通知医生处理。

2) 保持通畅:冲洗过程中,应保证冲洗及引流管道通畅。如引流不畅应及时做高压冲洗抽吸血块,以免造成膀胱充盈、痉挛而加重出血。

3) 冲洗液的温度:冲洗液温度高低对膀胱痉挛的发生有影响,一般冲洗液温度保持在25~30℃。温度过高,易使膀胱壁血管扩张,加重出血;温度过低,易刺激膀胱平滑肌发生痉挛。

4) 应准确记录尿量、冲洗量和排出量。注意排出量必须多于冲洗量。

(3) 缓解疼痛:术后患者可因膀胱逼尿肌不稳定、导管刺激、血块堵塞冲洗管等原因引起膀胱痉挛,导致阵发性剧痛。术后留置硬膜外导管,按需定时注射小剂量吗啡有良好效果,也可口服硝苯地平、地西泮或用维拉帕米加入生理盐水内冲洗膀胱。

(4) 观察和防止术后出血:注意密切观察血压、脉搏、引流尿量和尿色变化、气囊内充液情况。术后有效固定或牵拉气囊导尿管,防止患者坐起或肢体活动时,气囊移位而失去压迫膀胱颈口的作用,导致出血。拔除气囊导尿管后,应勤解小便,防止膀胱内压力增高继发出血。指导患者术后1周内逐渐离床活动,禁止肛管排气和灌肠、避免增加腹内压的因素。

(5) TUR综合征的预防和护理:行TURP的患者可因术中大量冲洗液被吸收导致血容量剧增,出现稀释性低钠血症。患者在几小时内出现烦躁、恶心、呕吐、抽搐、昏迷,严重者出现肺水肿、脑水肿、心力衰竭等,称为TUR综合征。应加强观察,出现异常征象及时通知医生,遵医嘱给予利尿剂、脱水剂、减慢输液速度、对症处理。

(6) 引流管、切口护理:患者术后均使用带气囊的尿管,引流管应留有患者能翻身的余地,妥善固定并保持其通畅。引流管不畅者,检查尿管是否打折、受压、扭曲、堵塞等,根据情况作适当的调整。对疑有血块阻塞时,用20mL注射器抽取少量生理盐水反复冲洗,切忌抽吸时用力过猛。注意观察和记录引流液的颜色和量,引流液量明显少于冲洗液时,应检查尿管的位置,挤压尿管有无阻塞。留置尿管期间,除术后常规应用抗生素外,应每日更换集尿袋,并用0.5%碘附棉球擦洗尿道口及周围皮肤,每日2次,注意无菌操作,保持会阴部清洁,预防泌尿系感染。保持切口敷料清洁干燥,如有渗湿应及时更换,注意观察有无发热、白细胞计数增高,切口红、肿、痛等切口感染的征象。

(7) 尿频、尿失禁护理:术后2~3天嘱患者练习收缩腹肌、臀肌及肛门括约肌,也可辅以理疗或针灸等，以减轻拔管后出现的尿失禁或尿频现象。一般在术后1～2周内缓解。

(8) 患者出院后指导

1) 预防出血：术后1～2个月内避免剧烈活动，如跑步、骑自行车、性生活等，防止继发性出血。

2) 排尿功能训练：若发现有溢尿现象，患者应有意识地经常锻炼肛提肌，以尽快恢复尿道括约肌功能。

3) 自我观察：前列腺窝的修复需要3～6个月时间，因此术后仍会有异常排尿现象，患者应多饮水，等待自行恢复。TURP术后患者如出现尿线逐渐变细，甚至出现排尿困难，考虑发生尿道狭窄，应及时到医院检查和处理。术后1～4周可能发生附睾炎，若出院后出现阴囊肿大、疼痛、发热等症状应及时到医院检查。

4) 定期复诊：定期门诊行尿液检查、复查尿流率及残余尿量。

第4节　急性尿潴留

膀胱内积有大量尿液而不能排出，称为尿潴留。急性尿潴留(acute retention of urine)是泌尿外科的常见急症，需要及时处理。

一、病因及发病机制

(一) 病因　引起尿潴留的原因很多，一般可分为机械性和动力性两类。

1. **机械性梗阻**　因膀胱颈或尿道阻塞而发生的尿潴留，如前列腺肥大、尿道狭窄、膀胱或尿道结石、肿瘤等疾病。

2. **动力性梗阻**　膀胱和尿道并无器质性病变，尿潴留是由排尿功能障碍引起的，如脑肿瘤、脑外伤、脊髓肿瘤、脊髓损伤、周围神经疾病以及手术和麻醉等均可引起尿潴留。

二、临床表现

发病突然，膀胱充盈膨胀，下腹胀感并膨隆，尿意急迫，而不能自行排尿。耻骨上可触及膨胀的膀胱，用手按压有尿意。

三、诊断要点

诊断时根据病史、膀胱胀满的症状及体征，而尿不能排出或不能完全排空时可确定为尿潴留。通过耻骨上部可见到半球形膨胀的膀胱，用手按压有明显尿意和叩诊为实音等发现尿潴留后，再进一步通过B超检查和导尿来证实。

四、治疗要点

治疗原则是解除病因，恢复排尿。如病因不明或梗阻一时难以解除，可行导尿术引流膀胱尿液，以解除胀痛，然后再作进一步检查，明确病因后再进行治疗。

1. **病因处理**　病因明确并有条件即时解除者，如尿道结石或尿道异物，应立即去除病因，恢复排尿。

2. **诱导、药物或导尿**　对于术后动力性梗阻所致的尿潴留，可采用诱导排尿的方法、针灸、穴位注射新斯的明等方法。若仍不能排尿，应予以导尿。对于尿潴留在短时间不能恢复者，最好放置导尿管持续导尿，1周左右拔除。

3. **耻骨上膀胱穿刺**　急性尿潴留患者在不能插入导尿管时，可采用粗针头耻骨上膀胱穿刺的方法吸出尿液，以暂时缓解患者的痛苦。对需要长期引流者，可采用耻骨上膀胱穿刺造瘘术引流尿液。

五、护理要点

1. **协助解除病因**　协助医师辨明尿潴留的原因，并解除病因。

2. **促进排尿**　对动力性梗阻所致的尿潴留患者予以诱导排尿，必要时在严格无菌操作下导尿，做好尿管和尿道口的护理。对行耻骨上膀胱造瘘术的患者，做好造瘘管的护理。必须注意的是，放置导尿管或膀胱穿刺造瘘引流尿液时，应间歇缓慢放出尿液，一次放尿量不可超过1 000mL，避免快速排空膀胱，导致膀胱内压骤然降低而引起膀胱内大量出血。

(王荣梅)

第9章 泌尿男性生殖系统肿瘤患者的护理

泌尿及男性生殖系统各部分均可发生肿瘤，本章主要讨论肾肿瘤、膀胱肿瘤以及近年来在我国发病率不断增高的前列腺癌。

第1节 肾肿瘤

肾肿瘤在我国泌尿外科肿瘤中占第二位，分为良性肿瘤和恶性肿瘤两类。肾恶性肿瘤占所有肾肿瘤的96%～98%，其中以肾癌最为常见，在原发性肾恶性肿瘤中，肾癌占85%，好发于50～70岁，其中男性患病率高于女性，约为3∶2。

一、病因及发病机制

1. **病因** 肾肿瘤的病因至今尚未明确，流行病学研究显示，与肾肿瘤发病有关的因素包括吸烟、肥胖、长期血液透析、高血压及激素等，某些职业如石油、皮革及石棉等产业工人患病率高，少数肾癌与遗传因素有关。

2. **病理** 肾癌又称肾细胞癌，组织来源为肾近曲或远曲小管的上皮细胞，多数为圆形的实性肿瘤，常为单侧单病灶。肿瘤无组织学包膜，但有被压迫的肾实质和纤维组织形成的假包膜。

3. **组织学分类** 肾癌根据病理形态分为透明细胞癌、乳头状细胞癌和嫌色细胞癌等，其中以透明细胞癌最为常见，占70%～80%。

4. **转移途径** 肿瘤可破坏全部肾脏，并可直接侵犯邻近组织器官。可直接扩展至肾静脉、腔静脉形成癌栓，也可穿透假包膜发生血液和淋巴转移。

二、临床表现

肾癌早期可无任何症状，出现明显症状时往往肿瘤已有广泛进展，甚至已出现远处转移。多年来，血尿、疼痛和肿块称为肾癌的"三联征"，大多数患者就诊时已具有1～2个症状，"三联征"俱全者占10%左右，属于晚期。

1. **血尿** 肾脏位置隐蔽，与外界主要的联系是尿液，因此血尿是肾癌最常见的病状，但血尿一般在肿瘤侵入肾盂后方可出现，因此不属于早期病状。血尿常为无痛性、间歇性、肉眼全程血尿。

2. **腰痛** 腰痛为肾癌另一常见症状，多数为钝痛，局限在腰部，疼痛常因肿块增长牵张肾包膜引起。当肿瘤侵犯肾周围脏器、腹后壁肌肉和腰神经时疼痛较重且为持续性。若血块堵塞输尿管，可出现肾绞痛。

3. **肿块** 肾脏位置较隐蔽，肾癌在达到相当大体积以前肿块很难发现，肿瘤较大时在腹部或腰部可被触及，可随呼吸上下移动。若肿瘤侵及周围脏器或肌肉组织，肿块固定，不易推动，预后不良。

4. **全身表现** 肾癌除以上常见症状之外，尚可出现一系列全身性症状，包括肾癌的肾外表现。

(1) 发热：表现为低热，也可高热，热型为间歇热，与癌组织的致热原有关。

(2) 高血压：其中肿瘤组织使正常肾组织产生肾素是引起高血压的主要原因。其他原因包括肿瘤直接侵犯或压迫肾动脉引起肾缺血。

(3) 贫血：血尿可能是贫血的原因，但有些没有血尿病史的患者也明显贫血，可能与大量肾组织被破坏，导致造血功能障碍有关。

(4) 红细胞沉降率增快：约半数肾癌患者红细胞沉降率加快，致热原可能为红细胞沉降率增快的原因，但无特异性。发热和红细胞沉降率增快为肾癌预后不良的表现，应引起临床重视。

(5) 激素改变：一种肿瘤分泌多种内分泌激素是肾癌的特征。肾癌能分泌多种内分泌激素而出现相应的临床表现。主要表现为红细胞增多症、高钙血症等。红细胞增多症系肾癌分泌促红细胞生成素增多所致，主要表现为血细胞比容超过50%，血红蛋白>155g/L。而高钙血症可能与肾癌能分泌一些甲状腺激素样物质、肾癌溶骨性骨转移灶可破坏骨骼释放大量钙质有关。

(6) 精索静脉曲张：较少见，多见于左侧，特点是卧位时曲张的静脉不见消退。主要原因为肿瘤压迫精索静脉或肾静脉内有癌栓。

(7) 其他：可出现食欲减退、腹泻及便秘等胃肠功能紊乱的症状；也可伴有神经、肌肉病变，肾淀粉样变和血管炎病变。

三、实验室及其他检查

1. **B超检查**　简单易行，适用于健康体检、各年龄组及孕妇。肾脏内超过1cm的肿块就能被B超发现，重要的是鉴别肿块是否为肾实质性肿瘤或囊性病变。肾囊肿一般边界清晰，内部无回声。肾癌边界不清，回声一般为低回声。

2. **X线检查**

(1) X线平片：X线平片可见肾外形不规则增大，腰大肌阴影模糊，偶有钙化影。

(2) 静脉尿路造影(IVU)：是诊断肾肿瘤的基本方法，但对未引起肾盏、肾盂改变的早期肾肿瘤无诊断价值。肿瘤较大时，可表现为肾脏轮廓改变，局限性隆起，肾盂、肾盏受压、变形、拉长或扭转。有时肾盂或肾盏可显示充盈不全。若显影不良或不显影者需施行逆行肾盂造影，可见肾盂受压变形，充盈缺损。

3. **CT检查**　对肾癌的诊断具有重要作用。CT检查可显示肿块的大小、范围、性质及分期，是否侵及邻近器官或淋巴结转移。它不仅能正确分辨病变性质是囊性还是实性，还能够发现未引起肾盂、肾盏改变和无症状的肾癌。

4. **造影检查**　肾动脉造影是肾癌早期诊断和定性诊断的一项重要手段。肾癌表现有新生血管、侧支血管、血管中断、动静脉瘘及病理血管池等征象。较大的肾癌，造影同时即行肾癌动脉栓塞。动脉栓塞后可使瘤体缩小，术中出血减少及癌栓扩散，亦可降低手术难度。

5. **MRI检查**　可十分清楚地显示肾实质肿瘤，受压的肾实质、血管及纤维成分等可形成肿瘤假包膜，在MRI图像上可清楚地显示包围肿瘤的低信号环，是肾癌的特有征象。

四、诊断要点

肾癌的诊断主要依靠影像学检查，明确诊断则需依靠病理学检查。必须进行的影像学检查有腹部B超、X线检查及腹部CT平扫。此外也要结合肾癌的临床表现，包括肾癌的"三联征"及肾外表现。

五、治疗要点

1. **手术治疗**　肾癌的治疗方法主要是手术切除。放疗、化疗及免疫治疗可作为辅助治疗。

(1) 根治性肾切除术：此术式是肾癌的主要治疗方法。其手术切除的范围大致包括肾周筋膜、肾周围脂肪、肾、肾上腺以及局部淋巴结。手术前应系统检查、排除远处器官转移及骨转移。如瘤体较大，术前24小时可行选择性肾动脉栓塞治疗，以减少术中出血。

(2) 保留肾组织的手术(NSS)：随着医学影像学的进步，可以发现早期无症状的肾癌，<4cm的肾癌如果位置表浅或仅在一极，可考虑保留肾组织的肾癌切除术。目前普遍认为肾癌保留肾组织手术的适应证是双肾癌、孤立肾癌或对侧肾功能低下。当对侧肾存在某些良性疾病，如肾结石、慢性肾盂肾炎或其他可能导致肾功能恶化的疾病，可考虑保留肾单位的肾癌切除术。

(3) 腹腔镜手术：近10年来，肾癌手术已由开放手术向微创手术(腹腔镜、机器人辅助腹腔镜)转变。

2. **药物治疗**　肾癌主要药物治疗为免疫治疗，因其对放、化疗不敏感。免疫治疗有效率较其他肿瘤高，因肾癌是一种能够诱发宿主产生免疫功能的肿瘤。特异性免疫治疗适用于根治性肾切除术后的辅助治疗和晚期肾癌。

六、护理要点

(一) 术前护理

1. **一般护理**　调节饮食，给予高蛋白、高热量、高维生素及易消化的食物，以纠正贫血，改善全身营养状况。

2. **心理护理**　护理人员应耐心解释、介绍各种肿瘤诊治的原则及预后，稳定患者情绪，尽可能消除其恐惧、焦虑及绝望的心理，使患者能积极配合治疗。

3. **术前准备**　术前应做好术前肠道常规准备工作。

(二) 术后护理

1. **体位**　术后病情稳定者，可取半卧位。根治性肾切除术后建议早期下床活动，行肾部分切除术患者应卧床休息3～7天。

2. **饮食护理**　一般患者待肛门排气后可进食，进富含维生素及营养素的食物。

3. **病情观察**

(1) 观察生命体征、伤口、尿量、尿液的颜色及性质,分别记录双侧肾功能情况。

(2) 观察各引流管引流情况,引流液的颜色、性质及量,术后伤口引流管内若无引流物流出,2～3日即可拔除。

4. **并发症的护理**

(1) 出血:术中和术后出血是肾部分切除最主要的并发症。若患者术后引流管内引流液较多、色鲜红且很快凝固,同时伴有血压下降、脉搏增快等低血容量休克表现时,应及时通知医生并协助处理,对经处理出血未能停止者,积极做好手术止血准备。

(2) 腹胀:肾脏位于腹膜后,手术时腹膜后神经受到刺激,麻醉抑制胃肠蠕动,可导致患者腹胀。一般术后2～3日胃肠功能恢复,肛门排气后可缓解,如患者腹胀严重,应及时通知医生并协助处理。

(三) 健康教育

1. **康复指导** ①术后适当锻炼,加强营养,增强体质。②向患者及家属介绍疾病相关知识,以避免患者接触一些相关的危险因素。

2. **复诊指导** 定期复查超声、CT和血尿常规,及时发现肾癌复发或转移。

第2节 膀胱肿瘤

膀胱肿瘤是我国泌尿系统最常见的肿瘤,分为尿路上皮肿瘤和非尿路上皮肿瘤两类。尿路上皮肿瘤约占95%,其中90%为移行细胞癌,其他还包括鳞癌、腺癌;非尿路上皮肿瘤很少见,主要是肉瘤。膀胱癌可发生于任何年龄,其中60～70岁发病率最高,男性发病率明显高于女性,约为(3～4)∶1。

一、病因及发病机制

膀胱癌的发生是复杂的,有内在遗传因素和外在环境因素。目前较为明确的两大致病危险因素是吸烟和长期接触工业化学产品。

1. **病因**

(1) 吸烟:是目前最为肯定的膀胱癌致病危险因素。吸烟可使膀胱癌的危险率增加2～4倍,危险率与吸烟强度和时间成正比。主要可能与香烟中所含的多种芳香胺衍生物有关。

(2) 长期接触工业化学产品:从事染料、纺织、皮革、橡胶、塑料、油漆及印刷等职业的人,其发生膀胱肿瘤的危险性显著增加。主要致癌物质是联苯胺、β-萘胺及4-氨基双联苯等。潜伏期可达30～50年。

(3) 遗传易感性:有家族史者发生膀胱癌的危险性明显增加。

(4) 膀胱慢性感染与异物:膀胱慢性感染与异物的长期刺激会增加肿瘤发病率,如细菌、血吸虫及HPV感染等;膀胱结石、膀胱憩室及炎症也易诱发膀胱癌,以鳞癌多见。

(5) 其他:长期大量应用化疗药物,如环磷酰胺;镇痛药,如非那西汀;盆腔放疗;长期饮用砷含量高的水和氯消毒水以及咖啡等均为膀胱癌的病因或诱因。近年大量研究资料表明,多数膀胱癌是由癌基因诱导形成,癌基因可使移行上皮的基因组发生病变,导致细胞增殖,最后形成癌细胞。

2. **组织类型** 正常膀胱尿路上皮为移行上皮细胞。上皮性肿瘤占95%以上,多数为移行细胞癌,少数为鳞癌和腺癌。近1/3的膀胱癌为多发性肿瘤。非上皮性肿瘤少见,多数为肉瘤,好发于婴幼儿。

3. **生长方式** 按照肿瘤的生长方式可将肿瘤分为原位癌、乳头状癌和浸润癌。移行细胞癌多为乳头状,鳞癌和腺癌常有浸润。

4. **分化程度** 2004年,WHO将膀胱等尿路上皮肿瘤分为乳头状瘤、乳头状低度恶性倾向的尿路上皮肿瘤、低级别乳头状尿路上皮癌和高级别乳头状尿路上皮癌。

5. **浸润深度** 是肿瘤临床(T)和病理(P)分期的依据。根据癌浸润膀胱壁的深度(乳头状瘤除外),多采用TNM分期标准分为:Tis原位癌;Ta无浸润的乳头状癌;T_1浸润黏膜固有层;T_2浸润肌层,又分为T_{2a}浸润浅肌层,T_{2b}浸润深肌层;T_3浸润膀胱周围脂肪组织;T_4浸润前列腺、膀胱及子宫等邻近器官。临床上习惯将Tis、Ta和T_1期肿瘤称为表浅膀胱癌。

6. **转移途径** 膀胱癌的扩散途径包括肿瘤在原发部位直接浸润蔓延,或经淋巴、血行及种植转移到其他部位。

(1) 直接扩散:膀胱癌浸润性生长可穿透整个膀胱壁,延伸到膀胱周围组织,与盆壁粘连形成固定肿块,或蔓延到顶部腹膜,也可直接扩散至邻近器官。

(2) 淋巴结转移及血行转移:膀胱癌淋巴转移

较为常见，多为腹腔淋巴结转移。远处转移多见于晚期膀胱癌，常见转移部位是肝、肺、骨、肾上腺、结肠及直肠等。

(3) 种植性转移：可发生在开放手术术后的腹壁切口、前列腺以及尿道，但极为罕见。

二、临床表现

1. **血尿** 肉眼血尿是膀胱癌最常见和最早出现的症状，发生率约85%。常表现为间歇性肉眼血尿，特点为无痛性、间歇发生。血尿可自行减轻或停止，容易给患者以"治愈"的错觉，以致延误病情。间歇时间随病情发展逐渐缩短。镜下血尿较肉眼血尿出现早，为病变的早期表现，同样有重要的临床意义。血尿程度依据出血量的不同而变化。肿瘤的大小、数目及恶性程度与出血量不成比例。

2. **膀胱刺激征** 即尿频、尿急及尿痛，常与弥漫性原位癌和侵袭性膀胱癌有关，因肿瘤坏死、溃疡或并发感染所致，预后不良。癌肿位于或侵入膀胱颈部、癌组织大块坏死脱落及伴发结石等可引起膀胱刺激症状。

3. **排尿困难和尿潴留** 有时尿内混有"腐肉"样坏死组织排出；三角区及膀胱颈部肿瘤可阻塞膀胱出口，造成排尿困难，甚至尿潴留。

4. **其他表现** 浸润癌晚期，在下腹部耻骨上区可触及肿块，质地坚硬，排尿后不消退。浸润盆腔或转移时出现腰骶部疼痛；阻塞输尿管可引起肾积水、肾功能不全；还可有下肢水肿、贫血、消瘦、腹痛或骨痛等恶病质表现。

三、实验室及其他检查

1. **尿脱落细胞学检查** 尿沉渣或膀胱冲洗液中，易发现脱落的肿瘤细胞，简便易行，多用于早期膀胱癌的筛选和术后随访。尿细胞学检查存在一定的局限性，细胞分化较好的肿瘤，细胞形态与正常细胞相似，且细胞黏合较紧不易脱落，故尿脱落细胞检查只在分化差的肿瘤中敏感性高，分化良好者不易检出。

2. **膀胱镜检查** 为诊断膀胱癌最重要而不可或缺的方法。可确定膀胱内肿瘤的存在，直接观察肿瘤的位置、大小、数目及其形态与基底的情况，初步判断肿瘤的性质以及临床分期。同时可取活组织检查以明确病变性质、恶性程度等生物学特性。

3. **影像学检查**

(1) B超检查：可检出直径0.5cm以上的膀胱肿瘤，可作为患者的最初筛选。对肿瘤浸润深度和范围也能做出初步判断。

(2) X线检查：排泄性尿路造影可了解肾盂、输尿管有无肿瘤。如有肾积水或肾显影不良，常提示肿瘤侵犯输尿管口。膀胱造影可见充盈缺损。

(3) CT与MRI检查：二者在诊断晚期肿瘤方面准确性均很高。CT是目前对膀胱癌的诊断和临床分期最准确的无创性检查，除可确定肿瘤的大小和浸润深度外，还可提供肿瘤有无转移的信息。

4. **膀胱双合诊** 了解肿瘤的大小和浸润范围、深度以及与盆壁的关系，目前少用。

5. **其他检查** 近年通过检测膀胱肿瘤细胞的抗原、细胞DNA的含量以及染色体的变化等对肿瘤加以判断。

四、诊断要点

任何40岁以上有无痛性肉眼血尿者均应想到膀胱癌的可能，有镜下血尿或无血尿而有膀胱刺激症状者应结合影像学和膀胱镜检查可诊断膀胱癌，活检可进行病理分级和分期。

五、治疗要点

1. **手术治疗** 根据患者的身体状况和肿瘤病理选择手术方法。原则上早期的肿瘤可采取保留膀胱的手术；较大、多发、复发以及晚期的肿瘤应行膀胱全切术。

(1) 经尿道膀胱肿瘤电切术(TUR-Bt)：是膀胱非浸润性肿瘤的首选治疗方法，具有损伤小，恢复快，可反复进行，不影响膀胱功能等特点。

(2) 膀胱部分切除术：是对经尿道不能完全切除，以前无膀胱肿瘤病史的，实性、侵袭性膀胱癌的主要治疗方法。适用于单发、不伴黏膜病变的浸润性乳头状癌，位置远离三角区及膀胱颈部的肿瘤，或肿瘤位于膀胱憩室内。如肿瘤靠近输尿管口，必要时可行输尿管再植术。

(3) 膀胱全切术：适用于肿瘤范围广泛，不宜做局部切除及肿瘤位于膀胱三角区及其周围者；位于膀胱颈的浸润性癌。

2. **药物治疗**

(1) 膀胱内灌注治疗：适用于浅表多发的膀胱肿瘤或预防电切及膀胱部分切除术后肿瘤复发，并预防浅表肿瘤转变为浸润癌。常用药物有卡介苗、丝裂霉素、多柔比星等。一般疗程1年,每周灌注1次,共4～8次,以后改为每月1次。灌注时注意尿管应插入膀胱,切忌直接从尿道口注入,否则可导致尿道狭窄。

(2) 化学治疗:主要用于膀胱浸润性肿瘤的治疗,尤其是有淋巴结转移和远处转移的患者。化疗方案多以顺铂为核心,多药联合应用。

3. **其他治疗**

(1) 放射治疗:主要用于不能或不宜进行手术的浸润性移行细胞癌。

(2) 激光治疗:激光治疗主要用于小的表浅的肿瘤或年老、全身情况差、不宜做膀胱开放手术者。

六、护理要点

(一) 手术前护理

1. **一般护理** 调节饮食,给予高蛋白、高热量、高维生素及易消化的食物,以纠正贫血,改善全身营养状况。多饮水以稀释尿液,在减轻膀胱刺激征的同时减少血块对尿路的堵塞。

2. **膀胱内药物灌注患者的护理** 准备好药物、稀释液及导尿包等物品,协助医师灌注。灌注时插入导尿管先排空膀胱内的尿液,再将稀释的抗癌药经导尿管灌入膀胱,帮助患者每15分钟更换1次体位,分别取仰卧位、左侧卧位、右侧卧位及俯卧位,使药液能充分接触膀胱各部位。注入药物2小时内嘱患者不饮水或少饮水,避免膀胱内药液稀释而降低疗效,2小时后自行排尿,将药液排出,并嘱患者多饮水。

3. **术前准备** 做好术前各项常规准备工作,如准备实施膀胱全切肠代膀胱,术前应做好肠道准备工作。

4. **心理护理** 泌尿男性生殖系统肿瘤患者常表现为对癌症的否认、对预后的恐惧以及不接受尿流改道等心理反应。护理人员应耐心解释、介绍各种肿瘤诊治的原则及预后,稳定患者情绪,尽可能消除其恐惧、焦虑及绝望的心理。

(二) 手术后护理

1. **体位** 术后病情稳定者,可取半卧位。膀胱全切术后卧床休息8～10天,以免引流管脱落而引起尿瘘。

2. **饮食护理** 一般患者待肛门排气后可进食,进富含维生素及营养素的食物。回肠膀胱术、可控膀胱术后按肠吻合术后饮食,禁食期间给予静脉营养。经尿道膀胱肿瘤电切术后6小时即可正常饮食。多饮水,可起内冲洗作用。

3. **病情观察**

(1) 观察生命体征、伤口,尿量、尿液的颜色及性质,分别记录双侧肾功能情况。

(2) 观察各引流管引流情况,引流液的颜色、性质及量。

(3) 观察腹壁造口肠管的颜色、光泽等,以了解肠管的血运情况。

(4) 肠代膀胱术后应定时测血电解质浓度和血pH值,因尿液中的电解质易被肠黏膜吸收。

4. **引流管的护理**

(1) 回肠膀胱或可控膀胱因肠黏膜分泌黏液,易堵塞引流管,注意及时挤压将黏液排出,保持引流的通畅。

(2) 膀胱癌术后留置气囊导尿管或耻骨上膀胱造瘘管的患者,做好膀胱冲洗,可以用生理盐水每4小时冲洗1次。

(3) 对膀胱全切除肠代膀胱腹壁造口的患者,应辨明各种引流管在体内的部位和作用,并及时接通引流袋。

5. **造口护理** 注意保护造口周围皮肤,及时更换敷料和集尿袋,保持清洁。鼓励患者尽快养成定时排尿的习惯,最终不携带集尿袋。

6. **心理护理** 造口患者存在焦虑、紧张不安等心理反应,应与患者及时沟通,做好心理疏导,减轻焦虑情绪,使其配合治疗和护理。

7. **并发症的护理**

(1) 出血:膀胱全切术创伤大,术后易发生出血,引流管内引出鲜血,每小时超过100mL以上且易凝固,提示有活动性出血,应及时报告医师处理。

(2) 感染:监测体温变化,若患者体温升高、伤口处疼痛、引流液有脓性分泌物,伴有白细胞计数升高。多提示有感染,应及时通知医生并协助处理。

(3) 膀胱穿孔:多发生在膀胱侧壁,由闭孔反射所致,一般适当延长导尿管留置时间可自行愈合。

(4) 尿瘘:包括新膀胱与尿道吻合口瘘、新膀胱与输尿管吻合口瘘、新膀胱自身裂开,与缝合欠佳、吻合口供血不足、膀胱内压力增高有关,表现为盆腔引流管引流出尿液或切口部位渗尿。护理措施主要为保持引流管、尿管通畅,避免膀胱内压力增高,患者取半坐卧位通常可自行愈合。

(5) 尿失禁:原位新膀胱术后,患者由于神经反馈和尿道括约肌反射消失所致，应指导患者定时排尿，睡前完全排空膀胱，坚持盆底肌肉锻炼以辅助控尿。

（6）代谢异常：与肠道黏膜对尿液成分的吸收和使用肠道代替后，肠道功能改变有关，可表现为水、电解质、酸碱平衡失调，膀胱结石，应指导患者定期进行血气分析，定时排空膀胱。

（三）健康教育

1. **自我护理**　术后适当锻炼，加强营养，增强体质。向患者及家属介绍疾病相关知识，以避免患者接触一些相关的危险因素。术后继续免疫治疗、化疗或放疗，定期复查。对尿流改道的患者，非可控膀胱术后应指导患者自我更换尿袋，可控膀胱术后患者应指导患者自我导尿。

2. **原位新膀胱训练**　应教会患者有效排空新膀胱的技巧，通过锻炼逐渐增加新膀胱的容量，增强排尿可控性。

3. **复诊指导**　凡是保留膀胱的手术治疗，半数以上患者在2年内肿瘤易复发。因此术后应严密随诊。在最初2年内，应每3个月做1次膀胱镜检查。2年无复发者，随后2年内，改为每半年1次，接着每年1次。如果随访期间出现肉眼血尿，应随时提早作膀胱镜复查。同时应定期做尿常规及脱落细胞病理学检查。

4. **膀胱癌的预防**　针对病因采取预防措施，如改善染料、橡胶及皮革等工业生产条件，禁止吸烟，避免大量长期服用致膀胱癌的药物。高度重视血尿患者的随访。

第3节　前列腺癌

前列腺癌(carcinoma of prostate)是西方国家中男性第二位常见的恶性肿瘤，在我国及其他亚洲国家前列腺癌的发病率近年也有增高的趋势，多见于老年男性。

一、病因及发病机制

1. **病因**　前列腺癌的发病原因目前尚未明确，若青春期切除睾丸可不发生前列腺癌，应用抗雄激素可使前列腺癌缩小。发病的一个重要因素是前列腺癌存在家族因素，前列腺癌患者直系亲属的前列腺癌易感性高于正常人群。环境因素也可影响从潜伏型前列腺癌到临床型前列腺癌的进程。其他一些因素，包括职业、感染性疾病史、激素及性活动等仍在讨论中，但高动物脂肪饮食是一个重要的危险因素。其他危险因素包括维生素E、硒等物质的低摄入。

2. **病理变化和分型**　95%为腺癌，常从前列腺萎缩的外周带发生，大多数为多病灶。

3. **肿瘤的分期**　分为四期。

（1）T_0、T_1期：T_0期为没有原发肿瘤的证据，T_1期为潜伏癌或偶发癌，不能被扪及和影像学发现的临床隐匿肿瘤。

（2）T_2期：可经直肠指诊触及肿瘤结节，但局限于前列腺包膜内，无远处转移的临床表现。

（3）T_3期：肿瘤突破前列腺包膜，但没有远处转移的临床特征。

（4）T_4期：肿瘤有局部转移、淋巴结侵犯或有远处播散的临床表现。

4. **转移途径**　主要包括直接浸润、血行转移和淋巴转移。

（1）直接浸润：向附近组织或邻近器官浸润，首先侵及两侧叶，穿破前列腺包膜，可侵及输精管壶腹、精囊、膀胱颈和后尿道。

（2）淋巴转移：最常发生于闭孔周围淋巴结，可经淋巴管转移至髂内、髂外及腹主动脉旁淋巴结等。

（3）血行转移：骨转移是最常见的血行播散，最常见为骨盆、脊椎及股骨。剧烈疼痛，可发生病理性骨折。也可转移至肝、肺、胸膜、肾上腺及脑等内脏器官。

二、临床表现

早期前列腺癌通常没有症状，但肿瘤侵犯或阻塞尿道、膀胱颈时，可出现与良性前列腺增生相似的膀胱颈梗阻症状，表现为逐渐加重的尿流缓慢、尿频、尿急、尿流中断、排尿不尽及排尿困难。前列腺癌引起排尿困难和血尿常属于晚期。当晚期肿瘤发生扩散时，如广泛侵犯尿道括约肌时可出现尿失禁，压迫神经可引起疼痛，发生骨转移时可引起持续性的骨痛、病理性骨折等。

三、实验室及其他检查

1. **直肠指诊**(DRE)　对前列腺癌的早期诊断和分级都有重要价值。DRE检查时应注意前列腺大小、外形，有无不规则结节，结节的大小、硬度，前列腺的活动度及精囊情况。

2. **血清前列腺特异性抗原(PSA)检查** PSA是当前从人群中筛选前列腺癌患者的一线方法。它是一种由前列腺上皮细胞分泌的糖蛋白,可以水解精液凝块,与男性生殖有关。前列腺癌患者常伴有血清PSA升高,极度升高提示已有转移病灶。目前国内外比较一致的观点是,血清总PSA(tPSA)大于4.0ng/mL为异常。游离PSA(fPSA)可常规同时检测。两者比值大于0.16为正常参考值。

3. **经直肠超声检查(TRUS)** 可较早发现前列腺内的结节样改变,其典型表现为前列腺外周带的低回声占位。但对前列腺癌诊断特异性较低,在TRUS引导下进行前列腺的系统性穿刺活检,是前列腺癌诊断的主要方法。

4. **前列腺穿刺活检** 为诊断前列腺癌最可靠的检查。

5. **CT、MRI检查** 两种方法都能显示前列腺与周围组织结构的解剖关系,不能做定性诊断,而仅能做分期诊断。

6. **核素骨扫描** 可发现前列腺癌的骨转移灶。

7. **X线检查** 可发现肺及骨转移灶。骨骼转移灶的典型征象为成骨性破坏,骨小梁消失,有时也有溶骨性改变。

四、诊断要点

在老年男性出现一些前列腺癌症状的基础上,最初通常由前列腺直肠指检或PSA检查后,再确认是否进行前列腺活检,通过前列腺系统穿刺活检可以获得组织病理学诊断。直肠指检联合PSA检查是目前公认的早期发现前列腺癌最佳的初筛方法。影像学检查主要用于前列腺癌的分期,单纯的影像学检查无法明确前列腺癌的诊断。

五、治疗要点

目前仅手术和放疗有希望治愈前列腺癌,且只适用于少数有限的患者,很多疗法仅仅是姑息性的,仅能缓解症状。

1. **随诊观察** 由于前列腺癌患者自然病程较长,肿瘤生长速度相对较慢,在选择治疗前,应先估计患者的预期寿命,部分患者可不采用前列腺癌根治术或放射治疗。其适应证包括:A期前列腺癌、预期寿命短的患者以及因治疗伴随的并发症大于延长生命和改善生活质量的晚期前列腺癌患者。随诊观察的患者应每3个月复诊1次,检查PSA、DRE,必要时缩短复诊间隔时间和进行影像学检查。

2. **内分泌治疗** 前列腺癌具有典型的雄激素依赖性,在临床上内分泌治疗可以使前列腺病变和症状明显缓解,但对患者生存情况却无明显影响。目前普遍接受的首选内分泌治疗是最大雄激素阻断疗法,即药物去势(LHRH激动剂)或手术去势(切除睾丸)加服抗雄激素药物。

3. **放射治疗** 放射可达到治愈前列腺癌的目的,国内外均有较广泛的应用。放疗常常可使前列腺肿瘤明显缩小,主要用于手术切除困难或已无法切除但尚无远处转移的患者。放射治疗包括内放射治疗、外放射治疗及姑息性放疗等。

4. **化学治疗** 主要是作为晚期前列腺癌的辅助治疗,主要用于已行手术治疗或放疗后,局部肿瘤已消除的患者,应用化学药物消除潜在的、目前尚无法探测的小病灶。辅助化疗可以延长患者术后生存期。

5. **手术治疗** 手术治疗目前仍是治疗前列腺癌的首选方法,但由于前列腺癌多发现较晚,往往错过手术时机。主要包括根治治疗及姑息性手术。对晚期肿瘤患者为解除其膀胱颈部梗阻可行姑息性的经尿道电切术,目的仅在于缓解梗阻症状,改善患者的生活质量,无治愈意义。对临床分期为A_2期、B期患者均可行根治性前列腺切除术,其中包括保留神经的根治术、扩大根治术等,手术途径可经耻骨后、经会阴开放手术及经腹腔镜下根治切除术。

六、护理要点

(一)手术前护理

1. **一般护理** 调节饮食,给予高蛋白、高热量、高维生素及易消化的食物,改善全身营养状况。

2. **术前准备** 做好术前各项常规准备工作,如准备实施膀胱全切肠代膀胱,术前应做好肠道常规准备工作。

3. **心理护理** 泌尿男性生殖系统肿瘤患者常表现为对癌症的否认、对预后的恐惧。护理人员应稳定患者情绪,尽可能消除其恐惧、焦虑及绝望的心理。

(二)手术后护理

1. **体位** 术后病情稳定者,可取半卧位。

2. 饮食护理　一般患者待肛门排气后可进食，进富含维生素及营养素的食物。

3. 病情观察　①观察生命体征、伤口，尿量、尿液的颜色及性质。②观察各引流管引流情况，引流液的颜色、性质及量。

4. 并发症的护理

(1) 尿失禁：主要由前列腺癌根治术后尿道括约肌功能不全、逼尿肌功能不稳定和顺应性下降引起，通常在术后1年内得到改善。

(2) 勃起功能障碍：术中损伤血管、神经，出现勃起功能障碍。

(3) 内分泌治疗引起性功能障碍：睾酮水平的下降可使患者出现性欲下降。

(4) 血管舒缩症状：典型表现为颜面部一阵潮热，向下扩散到颈部和躯体，原因是雄激素缺乏导致下丘脑负反馈机制改变、儿茶酚胺分泌增加，刺激下丘脑体温调节中枢引发热度增加的感觉。症状较轻者可行物理降温，症状较重者遵医嘱使用雌激素、孕激素、抗抑郁药物。

（刘　英）

第10章 急性肾损伤患者的护理

急性肾损伤(acute kidney injury,AKI)指由于各种原因引起肾功能在短期内急剧下降的临床综合征,主要表现为含氮代谢产物潴留,水、电解质和酸碱平衡失调,以及全身各系统并发症。AKI以往称为急性肾衰竭(acute renal failure,ARF)。根据尿量减少与否分为少尿(无尿)型和非少尿型。可发生在原来肾功能正常或慢性肾脏病(chronic kidney disease,CKD)患者。

AKI有广义和狭义之分,广义的AKI按传统分为肾前性、肾实质性和肾后性三大类,狭义的指急性肾小管坏死(acute tubular necrosis,ATN)。AKI是肾脏病中的常见危重症,在重症监护室发生率为30%～60%,危重患者的死亡率为30%～80%。

一、病因及发病机制

1. **病因**

(1) 肾前性:主要由有效循环血容量减少导致肾血流量急剧降低,肾脏缺血,以至肾小球滤过率下降所致。常见的肾前性因素为:①血容量不足:主要表现为细胞外液的丢失,如胃肠道丢失(呕吐、腹泻)、皮肤丢失(烧伤、出汗)、肾脏丢失(利尿、糖尿病等)、出血或容量转移(如腹膜炎时腹腔大量渗液)等。②心排血量减少:如严重心力衰竭、低心排血量综合征(心肌、瓣膜疾患,严重心律失常,心脏压塞)。③周围血管扩张:如应用降压药物、过敏性休克、败血症及麻醉等。

(2) 肾后性:由于各种原因引起的急性尿路梗阻,如尿路结石、肿瘤、前列腺肥大、血块或坏死的肾组织等。肾后性因素多为可逆性,及时解除病因常可使肾功能得以恢复。

(3) 肾性:由各种肾实质疾患所致,最常见的是肾缺血或肾毒性物质损伤肾小管上皮细胞。①肾小管坏死:是最常见的急性肾损伤类型,占75%～80%,大多可逆;引起肾小管坏死的常见原因有肾缺血或肾中毒(如药物、对比剂及重金属等)、输异型血后的色素肾病等。②肾小球和肾小血管病变:各种病因引起急性肾小球肾炎、急进性肾炎、IgA肾病、肾皮质坏死及多发性小血管炎等。③急性肾间质病变:感染变态反应、药物变态反应和感染自身引起的急性间质性肾炎;急性高尿酸血症等所致的急性间质性肾炎。

2. **发病机制** 急性肾小管坏死的发病机制尚未完全阐明,多数认为不同病因、不同的肾小管病理损害类型,有其不同的始动机制和持续发展因素,而各种机制之间可能是相互联系的。主要涉及肾血流动力学改变、肾毒素、肾缺血-再灌注引起肾小管上皮细胞损伤及脱落、管型形成和肾小管阻塞等。

(1) 肾血流动力学改变:肾缺血可通过血管作用使入球小动脉细胞内Ca^{2+}增加,从而对血管收缩刺激和肾自主神经刺激敏感性增加,引起肾自主调节功能损害、血管舒缩功能紊乱及内皮损伤,也可产生炎症反应。血管内皮损伤和炎症反应均可引起血管收缩因子(如内皮素、肾素-血管紧张素系统及血栓素A_2等)产生过多,而舒张因子(如NO、PGI_2和PGE_2)合成减少。这些变化进一步引起血流动力学异常,肾血流量下降,肾内血流重新分布,表现为肾皮质血流量减少,肾髓质充血等,从而引起肾小球滤过率下降。

(2) 肾小管上皮细胞损伤:低氧或缺血、肾毒性物质可引起近端肾小管损伤,包括亚致死性可逆性功能紊乱、小管上皮细胞凋亡与坏死,并导致小管对钠的重吸收减少,管-球反馈增强,小管管型形成,导致小管阻塞,管内压力增加,肾小球滤过率下降。小管严重受损还可导致肾小球滤过液反漏,通过受损的上皮或小管基底膜漏出,致使肾间质水肿和肾实质进一步损伤。

(3) 炎症因子参与:缺血性ARF也被称为一种炎症性疾病,肾缺血可通过炎症反应直接使血管内皮细胞受损,也可通过小管细胞产生炎症递质(IL-6、IL-18、TNF-α及TGF-β)等导致内皮细胞受损,并通过ICAM-1和P选择素增加,使白细胞黏附及移行增加,炎症反应导致肾组织进一步损伤,肾小球滤过率下降。

3. **病理变化** 病理损害部位和程度随病因和

疾病严重程度不同而有差异。肉眼检查见肾肿大、苍白且重量增加；剖面皮质苍白、肿胀，髓质呈暗红色。典型的缺血性AKI光镜检查可见肾小管上皮细胞变性、脱落，管腔内充满坏死细胞、管型和渗出物，肾小管管腔有管型堵塞。管型由未受损或变性的上皮细胞、细胞碎片、Tamm-Horsfall黏蛋白和色素组成。肾缺血所致者，肾小管基底膜常遭破坏。若基底膜完整性存在，则肾小管上皮细胞可迅速再生，否则上皮细胞不能再生，故缺血性ARF损害恢复时间较长。肾毒性物质引起者，其形态学变化最明显的部位在近端肾小管的曲部和直部，上皮细胞的变性、坏死多累及细胞本身，肾小管基膜完整，故肾小管上皮细胞坏死不如缺血性AKI严重。

二、临床表现

急性肾小管坏死是AKI最常见的类型，通常可按其病因分为缺血性和肾毒性。但临床常与多种因素有关，如发生在危重疾病时，它包括了脓毒病、肾脏低灌注和肾毒性药物等多种综合因素。临床表现主要包括原发疾病、急性肾损伤引起代谢紊乱和并发症3方面。典型病程可分为3期：起始期、维持期及恢复期。

1. **起始期**　此期患者常遭受一些已知的ATN的病因，例如缺血、低血压、脓毒血症和肾毒素等，但未发生明显的肾实质损害，此阶段ARF可逆转。此期以原发病的症状、体征为主要表现，历时短暂，仅数小时至1～2天。但随着肾小管上皮细胞发生明显损伤，GFR突然下降，临床肾损伤综合征的表现更为明显，则进入维持期。

2. **维持期**　又称少尿期。典型者经历7～14天，但也可短至几天或长至4～6周。肾小球滤过率保持在低水平，多数患者可出现少尿。但也有部分患者没有少尿，尿量每天400mL以上，称其为非少尿性ARF，病情大多较轻，预后较好。然而不论尿量减少与否，随着肾功能减退，临床上均可出现一系列尿毒症的表现。

(1) AKI的全身并发症：①消化系统症状：为最早出现的症状，如食欲减退、恶心、呕吐、腹泻及腹胀等，严重者可发生消化道出血。②呼吸系统症状：除肺部感染的症状外，因过度容量负荷，尚可出现咳嗽、呼吸困难、憋气及胸痛等症状。③循环系统症状：多因尿少和未控制饮水，导致体液过多，出现高血压、心力衰竭和肺水肿表现；因毒素滞留、电解质紊乱、贫血及酸中毒而引起各种心律失常及心肌病变。④神经系统症状：可出现意识障碍、谵妄、躁动、抽搐及昏迷等尿毒症脑病症状。⑤血液系统症状：可有轻度贫血和出血倾向现象。⑥其他：常伴感染，是AKI的主要死亡原因之一。其发生与进食少、营养不良及免疫力低下等因素有关。在AKI同时或在疾病发展过程中还可合并多个脏器衰竭，其死亡率可高达70%以上。

(2) 水、电解质和酸碱平衡紊乱：①水过多：见于水摄入量未控制、大量输液时，表现为稀释性低钠血症、高血压、心力衰竭、急性肺水肿和脑水肿等。②代谢性酸中毒：主要由于GFR下降，使酸性代谢产物排出减少，同时又因ARF合并高分解代谢状态，使得酸性产物明显增多。表现为恶心、呕吐、疲乏、嗜睡和深长呼吸。③高钾血症：除肾排钾减少外，酸中毒、组织分解过快也是主要原因。高钾血症是少尿期的重要死因。在严重创伤、烧伤等所致的横纹肌溶解引起的ARF，有时每天血钾可达1.0～2.0mmol/L以上。④低钠血症：主要由于水潴留引起的稀释性低钠血症。⑤其他：还可有低钙、高磷及低氯血症等，但远不如慢性肾衰竭时明显。

3. **恢复期**　此期肾小管细胞再生、修复，肾小管恢复完整性。GFR逐渐恢复至正常或接近正常范围。少尿型患者开始出现利尿，可有多尿的表现，每天尿量可达3 000～5 000mL，甚至更多。所以进行性尿量增多是肾功能开始恢复的一个标志。通常持续1～3周，继而逐渐恢复正常。与GFR相比，肾小管上皮细胞功能(溶质和水的重吸收功能)的恢复相对延迟，常需数月后才能恢复。但部分病例肾小管浓缩功能不全可持续1年以上，少数患者可最终遗留不同程度的肾脏结构和功能的永久性损害。

三、实验室及其他检查

1. **血液检查**

(1) 贫血：可有轻、中度贫血，部分和体液潴留有关。

(2) 血浆肌酐和尿素氮进行性上升：血浆肌酐每日升高≥44.2μmol/L，高分解代谢者上升速度更快，平均每日增加≥176.8μmol/L。

(3) 血清钾浓度升高：常>5.5mmol/L。

(4) 血气分析：血pH<7.35，碳酸氢根离子浓度多低于20mmol/L。

(5) 血清钠浓度可正常或偏低。

(6) 血清钙可降低，血磷升高。

2. **尿液检查**

(1) 尿量改变：少尿期每日尿量在400mL以

下,非少尿型尿量可正常或增多。

(2) 尿常规检查:外观多混浊,尿蛋白多为阳性(+～++),常以中、小分子蛋白质为主;尿沉渣检查可见肾小管上皮细胞、上皮细胞管型和颗粒管型及少许红、白细胞等,有时尚可见色素管型或白细胞管型。

(3) 尿比重降低且较固定,多在1.015以下,由于肾小管重吸收功能损害,尿液不能浓缩所致。

(4) 尿渗透浓度低于350mmol/L,尿与血渗透浓度之比低于1.1。

(5) 尿钠含量增高,多在20～60mmol/L,因肾小管对钠重吸收减少。

(6) 尿肌酐与血肌酐之比降低,常低于10。

(7) 肾衰指数:是尿钠浓度与尿肌酐、血肌酐比值之比,常大于1。由于尿钠排出多,尿肌酐排出少而血肌酐升高,故指数增高。

(8) 滤过钠排泄分数:即尿钠、血钠之比/尿肌酐、血肌酐之比,代表肾清除钠的能力,常大于1。

3. **影像学检查** 尿路超声显像对排除尿路梗阻和慢性肾衰竭很有帮助。必要时行CT等检查可显示是否存在与压力相关的扩张。如怀疑由梗阻所致,可做逆行性或下行性肾盂造影。CT血管造影、MRI或放射性核素检查对确定血管有无阻塞有帮助,但要明确诊断仍需行肾血管造影。

4. **肾活组织检查** 为重要的检查手段。在排除了肾前性及肾后性原因后,没有明确的致病原因(肾缺血或肾毒素)引起肾性AKI都有肾活检指征。活检结果可确定包括急性肾小球肾炎、急进性肾炎、系统性血管炎及急性过敏性间质肾炎等肾脏疾病。

四、诊断要点

急性肾损伤的诊断标准为:血清肌酐48小时内升高≥26.5μmol/L(0.3mg/dL),或7天内血清肌酐升高≥1.5倍基础值,或尿量<0.5mL/(kg·h),持续时间≥6小时。结合原发病因、临床表现和实验室检查,一般不难作出诊断。分期见表5-10-1。

表5-10-1 AKI分期

分期	血清肌酐	尿量
1	升高达基础值的1.5～1.9倍,或升高≥26.5μmol/L(0.3mg/dL)	<0.5mL/(kg·h),持续时间为6～12小时
2	升高达基础值的2.0～2.9倍	<0.5mL/(kg·h),持续时间≥12小时
3	升高达基础值的3倍以上;或升高≥353.6μmol/L(4.0mg/dL);或开始肾脏替代治疗;或年龄<18岁,eGFR<35mL/(min·1.73m²)	<0.3mL/(kg·h),持续时间≥24小时;或无尿≥12小时

五、治疗要点

AKI的治疗原则:早期诊断,及时干预,避免肾脏进一步损伤,维持水、电解质和酸碱平衡,防治并发症,适时进行肾脏替代治疗。

1. **纠正可逆的病因** 早期治疗干预AKI首先要纠正可逆的病因,预防额外损伤。对于各种严重外伤、心力衰竭及急性失血等应给予相关治疗,包括输血、扩容,积极处理血容量不足、休克和感染等情况,停用影响肾灌注或肾毒性药物。

2. **维持体液平衡** 每天补液量应为显性失液量加上非显性失液量减去内生水量,需遵循"量出为入"的原则,控制液体入量。

3. **饮食和营养** 补充营养以维持机体的营养状况和正常代谢,而且有助于损伤细胞的修复和再生,提高存活率。AKI患者所需的能量应为每日147kJ/kg(35kcal/kg),主要由糖类和脂肪供给;蛋白质的摄入量应控制在每日0.8g/kg,对于存在高分解代谢、营养不良及接受透析的患者,蛋白质摄入量可适当放宽。尽可能减少钠、钾及氯的摄入量。不能口服的患者需静脉营养补充葡萄糖及必需的氨基酸。

4. **高钾血症** 最有效的疗法为血液透析或腹膜透析。但高钾血症是临床危急情况,应密切监测血钾的浓度,当血钾超过6.5mmol/L,心电图表现为QRS波增宽等异常变化时,在准备透析治疗前应予以紧急处理:①10%葡萄糖酸钙10～20mL,稀释后缓慢(不少于5分钟)静脉注射。②5%碳酸氢钠或11.2%乳酸钠100～200mL静脉滴注,以纠正酸中毒并同时促使钾离子向细胞内移动。③50%葡萄糖液50～100mL加普通胰岛素6～12U缓慢静脉注射,可促使葡萄糖和钾离子等转移至细胞内合成糖原。④钠型离子交换树脂15～30g口服,每日3次。以上措施无效,或为高分解代谢型ATN的高钾血症患者,透析是最有效的治疗。

5. **代谢性酸中毒** 出现代谢性酸中毒应及时治疗，如 HCO_3^- 低于 15mmol/L,可选用 5%碳酸氢钠 100～250mL 静脉滴注。对于严重酸中毒者应立即开始透析治疗。

6. **感染** 自开展早期预防性透析以来，少尿期患者死于急性肺水肿和高钾血症者显著减少，而感染则成为少尿期常见的并发症和主要死亡原因。一旦出现感染迹象，应尽早使用抗生素。根据细菌培养和药敏试验的结果，选用对肾无毒性或毒性小的药物，并按肌酐清除率调整用药剂量。

7. **急性左心衰的处理** 利尿药和洋地黄对 AKI 并发心力衰竭的疗效较差，且易发生洋地黄中毒，故以扩血管、减轻后负荷为主。尽早进行透析对治疗容量负荷过重的心力衰竭最为有效。

8. **透析治疗** 目前公认早期的预防性血液透析或腹膜透析可减少 AKI 发生感染、出血和昏迷等威胁生命的并发症。明显的尿毒症综合征，包括心包炎、严重脑病、高钾血症、严重代谢性酸中毒及容量负荷过重对利尿剂治疗无效者，都是透析治疗的指征。对于非高分解型、尿量不少的患者，可试行内科保守治疗。重症患者则倾向于早期进行透析治疗，其优点：①对容量负荷过重者可以清除体内过多的水分。②清除尿毒症毒素。③纠正高钾血症和代谢性酸中毒以稳定机体内环境。④有利于肾损伤细胞的修复和再生。⑤放宽对液体、热量、蛋白质及其他营养物质摄入量的限制。⑥减少并发症和病死率。

9. **多尿期治疗** 此期的治疗重点仍为维持水、电解质和酸碱平衡，控制氮质血症，治疗原发病，防止各种并发症。在多尿期的开始阶段，即使尿量已超过每日 2 500mL,但肾小球滤过率尚未恢复，肾小管的浓缩功能仍较差，血尿素氮仍可继续上升，故对已进行透析者应维持透析。多尿期 1 周左右可见血肌酐和尿素氮水平逐渐降至正常范围，饮食中可逐步增加蛋白质的摄入量，病情稳定后方可停止透析。

10. **恢复期治疗** 一般无须特殊处理，定期复查肾功能，避免使用肾毒性药物。

六、护理要点

1. 一般护理

(1) 休息与活动：少尿期要绝对卧床休息，以减轻肾脏的负担，抬高水肿的下肢。对意识障碍者应加床护栏。当尿量增多、病情好转时，可逐渐增加活动量，但要注意利尿后患者会有肌肉无力的现象，应避免独自下床活动。若患者因活动使病情恶化，应恢复到前一天的活动量，甚至卧床休息。

(2) 饮食护理：对于少尿期能进食的患者，给予高生物效价的优质蛋白，摄入量应限制为每日 0.8g/kg,并补充适量的必需氨基酸。对于高分解代谢、营养不良及接受透析的患者，蛋白质摄入量可适当放宽。对多尿期患者，如尿素氮低于 8.0mmol/L,可给予正常量的蛋白质。给予高糖类和高脂饮食，以供给患者足够的热量，保持机体氮平衡。AKI 患者每日所需热量为 147kJ/kg(35kcal/kg),其中 2/3 由碳水化合物提供，1/3 由脂类提供。对少尿期患者尽可能减少钠、钾、磷及氯的摄入量，多尿期时可不必过度限制。对于有恶心、呕吐的患者，可遵医嘱予止吐药，待其舒适时再给予适量食物，并做好口腔护理以增进食欲。不能经口进食者可用鼻饲、静脉补充营养物质。

(3) 维持水平衡：AKI 少尿期常发生水过多的情况，应坚持“量出为入”的原则，严格记录 24 小时出入液量。同时将出入量的记录内容和方法告诉患者，以便得到患者的充分配合。每天补液量应为显性失液量加上非显性失液量减去内生水量。显性失液量即为前 1 日的尿量、粪便、呕吐、出汗、引流液及透析超滤量等，不显性失液量指从皮肤蒸发丢失的水分(300～400mL)和从呼气中丢失的水分(400～500mL),但应注意体温、气温及湿度等的影响。内生水是 24 小时内体内组织代谢、食物氧化和补液中葡萄糖氧化所生成的水总和。在实际应用中，由于非显性失液量和内生水量估计常有困难，补液量计算一般以 500mL 作为基础补液量，加前 1 日的出液量。

2. 病情观察

一旦 AKI 诊断成立，应对患者进行临床监护。包括监测患者的神志、生命体征、尿量、体重、尿常规、肾功能、电解质及血气分析的变化。观察有无高血钾、低血钠及代谢性酸中毒的发生；有无严重头痛、恶心、呕吐及意识障碍等高血压脑病的表现；有无呼吸困难、胸闷及肺部湿性啰音等急性左心衰竭的征象；有无水中毒、稀释性低钠血症的症状，如头痛、嗜睡、意识障碍、共济失调、昏迷及抽搐等。

严密观察患者有无出现体液过多的表现：①皮肤、黏膜水肿。②每日的体重是否增加，若 1 天增加 0.5kg,提示补液过多。③血清钠浓度是否正常，如偏低且无失盐，提示体液潴留。④正常中心静脉压为 6～10cmH_2O,若高于 12cmH_2O,可提示体液过多。⑤胸部 X 线片血管影有无肺充血征象,若有提示体液潴留。⑥若无感染征象,出现心率加快、呼吸加速及血压增高,应考虑体液过多。

3. **预防感染** 感染是 AKI 少尿期的主要死亡原因,故应采取切实有效的措施,在护理的各个环节中预防感染的发生。具体措施如下:①尽量将患者安置在单人房间,做好病室的清洁和消毒,避免与上呼吸道感染患者接触。②避免不必要的检查和留置导尿。③需留置导尿的患者应加强消毒,定期更换尿管,定期检查以确定有无尿路感染。④卧床及虚弱的患者应定期翻身,做好皮肤护理,防止压疮和皮肤感染的发生。⑤意识清醒者,鼓励患者进行深呼吸和有效排痰,意识不清者定期抽取气管内分泌物,以防止肺部感染的发生。⑥口腔中的尿素可引起口角炎及腮腺炎,应协助做好口腔护理,以促进食欲,防止发生感染。⑦对于进行腹膜或血液透析的患者,应按外科无菌技术进行操作。⑧避免其他各种意外损伤。

4. **用药护理** 使用利尿剂治疗时应注意观察有无水、电解质紊乱,乏力及腹胀等副作用;使用血管扩张剂时应注意监测血压的变化;纠正高血钾及酸中毒时,要注意随时监测电解质;使用肝素、双嘧达莫要注意有无皮下或内脏出血;输血要禁用库存血;抗感染治疗时避免使用肾毒性抗生素。

5. **心理护理** AKI 病情急重会使患者产生恐惧,同时因为昂贵的治疗费用加重患者及家属的心理负担。观察了解患者的心理变化和家庭经济状况,讲述各种检查及治疗的进展信息,解除患者的恐惧心理,树立战胜疾病的信心。还应给予患者同情、安慰和鼓励,以高度的责任心认真护理,使患者具有安全感、信任感和良好的配合心态。

6. **健康指导**

(1) 预防指导:慎用氨基糖苷类抗生素,禁用库存血。加强劳动防护,避免接触重金属、工业毒物等。尽量避免使用大剂量对比剂的 X 线检查,尤其老年人及肾血流灌注不良者(如脱水、休克及失血)。误服或误食毒物,应立即洗胃或导泻,并采用有效的解毒剂。

(2) 出院指导:恢复期患者应合理休息,劳逸结合,防止过劳。加强营养,适当锻炼,增强体质。注意个人卫生,防寒保暖,避免受凉。避免妊娠、外伤及手术等。叮嘱患者继续监测尿量、肾功能,教会患者测量和记录尿量的方法,定期门诊随访。

(李壮苗)

第11章 慢性肾衰竭患者的护理

慢性肾衰竭(chronic renal failure,CRF)简称慢性肾衰,是在各种慢性肾脏疾病(包括原发性和继发性)的基础上,出现肾功能进行性减退,主要表现为代谢产物潴留,水、电解质和酸碱平衡失调和全身各系统症状的一组临床综合征。它是各种肾脏疾病持续发展的共同转归和进行性恶化的结果。

慢性肾脏病(CKD)的防治工作已成为世界各国面临的重要公共卫生问题之一。美国肾脏病基金会(National Kidney Foundation,NKF)制定的肾脏病预后生存质量指导(Kidney/Disease Outcomes Quality Initiative,K/DOQI)提出的慢性肾脏病(chronic kidney disease,CKD),是指各种原因导致的慢性肾脏结构和功能异常(肾脏损伤≥3个月),伴或不伴肾小球滤过率(GFR)下降,包括肾脏病理学检查异常或肾脏损伤超过3个月(血、尿成分异常或影像学检查异常);或不明原因的GFR下降[<60mL/(min·1.73m^2)]超过3个月。

根据GFR的下降程度将慢性肾脏病分为1~5期(表5-11-1),慢性肾衰竭则为GFR下降至失代偿阶段。我国以往将慢性肾衰竭分为4期:肾功能代偿期、肾功能失代偿期、肾衰竭期和尿毒症期(相当于CKD2期、3期、4期、5期)(表5-11-2)。

我国慢性肾脏病发病率约为100/百万人口,患者数约为100多万。男女的发病率分别占55%、45%,高发人群年龄为45~50岁。

表5-11-1 慢性肾脏病的分期

分期	特　征	GFR[mL/(min·1.73m^2)]	治疗计划
1	肾损害,GFR正常或稍高	≥90	诊断与治疗,治疗合并疾病,延缓疾病进展,减少心血管患病危险因素
2	肾损害,GFR轻度降低	60~89	评估、减慢疾病进展
3a	GFR轻到中度降低	45~59	评估、预防和诊断并发症
3b	GFR中至重度降低	30~44	治疗并发症
4	GFR重度降低	15~29	准备肾脏替代治疗
5	终末期肾病	<15	替代治疗

表5-11-2 慢性肾衰竭分期

分　期	肌酐清除率(Ccr)(mL/min)	血肌酐(Scr)(μmol/L)	临床症状
肾功能代偿期	50~80	133~177	无症状
肾功能失代偿期	20~50	186~442	轻度贫血、多尿、夜尿增多
肾功能衰竭期	10~20	451~707	轻中度的水、电解质和酸碱平衡紊乱,有明显贫血、消化道症状和神经系统症状
尿毒症期	<10	≥707	严重的水、电解质和酸碱平衡紊乱,多系统的并发症

一、病因及发病机制

(一)病因 CRF的病因主要有糖尿病肾病、高血压肾小动脉硬化、原发性与继发性肾小球肾炎、肾小管间质病变(如慢性肾盂肾炎、梗阻性肾病、慢性尿酸性肾病及药物性肾病等)、肾血管病变及遗传性肾病(如多囊肾、遗传性肾炎)等。在发达国家,糖尿病肾病、高血压肾动脉硬化已成为CRF的主要病因;我国常见的病因依次为原发性肾小球肾炎、糖尿病肾病、高血压肾小球动脉硬化、狼疮性肾炎、梗阻性肾病、多囊肾等。

(二)进展的危险因素 从总体来说,CRF病情进展缓慢而平稳(渐进性),但有时在短期内可急剧加重(进行性);病程进展既有"不可逆"的一方面,也有"可逆"(主要在早中期)的一方面。因此,在临床治疗中(尤其是早、中期阶段)应积极控制危险因素,争取病情好转。

1. **CRF渐进性发展的危险因素** 主要包括血糖控制不满意、高血压、蛋白尿(包括微量白蛋白尿)、低蛋白血症和吸烟等。此外,有研究提示老年、贫血、高脂血症、高同型半胱氨酸血症、营养不良及尿毒症毒素(如甲基胍、甲状旁腺激素及酚类)的蓄积等,可能也在CRF的病程进展中起一定作用。

2. **CRF急性加重的危险因素** 在CRF病程的某一阶段,肾功能可能出现急性加重,有时可进展至终末期,甚至威胁患者的生命。急性恶化的危险因素主要有:①累及肾脏的疾病(如原发性肾小球肾炎、糖尿病、高血压病及缺血性肾病等)复发或加重。②血容量不足(低血压、脱水、大出血及休克等)。③肾脏局部血供急剧减少(如肾动脉狭窄患者应用ACEI、ARB等药物)。④严重的高血压未得到控制。⑤肾毒性药物。⑥泌尿道阻塞。⑦严重感染。⑧其他:如高钙血症、严重肝功能不全等。在上述因素中,因为血容量不足或肾脏局部血供急剧减少所致残余肾单位低灌注、低滤过状态,是导致肾功能出现急剧恶化的主要原因之一。对CRF病程中出现的肾功能急剧恶化,如果处理及时、得当,可能使病情在一定程度上得以逆转;但若诊治延误,或这种急剧恶化极为严重,则病情加重并出现不可逆性发展。

(三)发病机制 本病的发病机制尚未完全阐明,主要有以下一些学说。

1. **CRF进展的发生机制**

(1)肾单位高滤过:研究认为,CRF时残余肾单位肾小球出现GFR增高(高滤过)、血浆流量增高(高灌注)和毛细血管跨膜压增高(高压力)状态是导致肾小球硬化和残余肾单位进行性破坏的重要原因之一。由于高滤过的存在,可以促进系膜细胞增殖和基质增加,导致微动脉瘤形成、内皮细胞损伤、血小板集聚增强、炎性细胞浸润及系膜细胞凋亡等,因而导致肾小球硬化不断进展。

(2)肾单位高代谢:CRF时残余肾单位肾小管高代谢状况,是肾小管萎缩、肾间质纤维化和肾单位进行性损害的重要原因之一。高代谢导致肾小管氧消耗增加、氧自由基增多,肾小管内液Fe^{2+}的生成和代谢性酸中毒,从而引起补体旁路途径激活和膜攻击复合物(C5b-9)的形成,均可造成肾小管-间质的损伤。

(3)肾组织上皮细胞表型转化的作用:研究表明,在某些生长因子(如TGF-β)或炎症因子的诱导下,肾小球上皮细胞、肾小管上皮细胞及肾间质成纤细胞均可转变为肌成纤维细胞(myofibroblast, MyoF),在球性肾小球硬化、局灶节段性或肾间质纤维化过程中起重要作用。

(4)某些细胞因子-生长因子的作用:近年研究表明CRF动物肾组织内某些生长因子(如TGF-β、白细胞介素-1、单个核细胞趋化蛋白-1、内皮素-1及血管紧张素Ⅱ等),均参与肾小球、肾小管间质的损伤过程,并在促进细胞外基质增多中起着重要作用。

(5)其他:在多种慢性肾病动物模型中,研究发现肾脏固有细胞凋亡增多与肾小球硬化、小管萎缩及间质纤维化有密切关系,提示细胞凋亡可能在CRF进展中起作用。此外,近年发现醛固酮过多也参与肾小球硬化和间质纤维化的过程。

2. **尿毒症症状的发生机制**

目前认为,尿毒症的症状和体内各系统损害的原因,主要与尿毒症毒素(uremic toxins)的毒性作用有关,同时也与多种体液因子、肾脏内分泌功能障碍或营养素的缺乏有关。

二、临床表现

在CRF的不同阶段,其临床表现也各不相同。在CRF代偿期和失代偿早期,患者可无任何症状,或仅有腰酸、乏力及夜尿增多等不适;少数患者可有食欲减退、代谢性酸中毒及轻度贫血。CRF中期,上述症状更趋明显。在晚期尿毒症时,可出现急性心力衰竭、严重高钾血症、消化道出血及中枢神经系统障碍等,甚至有生命危险。

(一)水、电解质和酸碱平衡紊乱 CRF患者酸碱平衡失调和各种电解质代谢紊乱相当常见,其中以代谢性酸中毒和水钠平衡紊乱最为常见。

1. **代谢性酸中毒** 在轻中度CRF[GFR>25mL/(min·1.73m^2),或Scr<350μmol/L]时,部分患者由于肾小管分泌氢离子障碍或肾小管对HCO_3^-的重吸收功能下降,因而出现正常阴离子间隙的高氯血症性代谢性酸中毒,即肾小管性酸中毒。当GFR降低至<25mL/(min·1.73m^2)(Scr>350μmol/L)时,代谢产物如磷酸、硫酸等酸性代谢产物因肾的排泄障碍而潴留,可发生高氯血症性(或正氯血症性)的高阴离子间隙性代谢性酸中毒,即“尿毒症性酸中毒”。当动脉血 HCO_3^- <15mmol/L，则可有较明显症状，如食欲减退、呕吐、疲乏无力及呼吸深长等。

2. 水钠代谢紊乱 水钠代谢紊乱主要表现为水钠潴留，有时也可出现低血容量和低钠血症。肾功能不全时，肾脏对水、钠的调节能力下降。水钠潴留可表现为不同程度的皮下水肿和(或)体腔积液，甚至出现血压升高、左心功能不全和脑水肿。低血容量则主要表现为低血压和脱水。低钠血症的原因，既可因缺钠引起(真性低钠血症)，也可因水过多或其他因素引起(假性低钠血症)，以后者更为多见。

3. 钾代谢紊乱 当 GFR 降至 20～25mL/(min·1.73m²)或更低时，肾脏的排钾能力逐渐下降，此时易出现高钾血症；尤其在钾摄入过多、酸中毒、感染、创伤及消化道出血等情况时，更易出现高钾血症。严重高钾血症(血清钾>6.5mmol/L)需及时治疗、紧急处理。有时可由于钾摄入不足、胃肠道丢失过多或应用排钾利尿剂等因素，而出现低钾血症。

4. 钙磷代谢紊乱 主要表现为钙缺乏和磷过多。钙的缺乏主要与钙摄入不足、活性维生素 D 缺乏、高磷血症及代谢性酸中毒等因素有关，明显钙缺乏时可出现低钙血症。血磷浓度主要由肠道对磷的吸收及肾的排泄来调节。当肾小球滤过率下降、尿内排出减少，血磷浓度可逐渐升高。血磷浓度高时与血钙结合成磷酸钙沉积于软组织，使血钙降低，抑制近曲小管产生骨化三醇，并刺激甲状旁腺激素(PTH)升高。在肾衰竭的早期，血钙、磷仍能维持在正常范围，且通常不引起临床症状，在肾衰竭中、晚期[GFR<20mL/(min·1.73m²)]时才出现低钙血症、高磷血症。低钙血症、高磷血症和活性维生素 D 缺乏等可诱发继发性甲状旁腺功能亢进(简称甲旁亢)和肾性骨营养不良。

5. 镁代谢紊乱 当 GFR<20mL/(min·1.73m²)时，由于肾脏排镁减少，常有轻度高镁血症。低镁血症也偶有出现，与镁摄入不足或过多应用利尿剂有关。

(二) 蛋白质、糖类、脂肪和维生素的代谢紊乱

1. 蛋白质代谢紊乱 一般表现为蛋白质代谢产物蓄积(氮质血症)，也可出现血白蛋白水平下降、血浆和组织必需氨基酸水平下降等。上述代谢紊乱主要与肾脏排出障碍、蛋白质合成减少和(或)分解增多及负氮平衡等因素有关。

2. 糖代谢异常 主要表现为糖耐量减低和低血糖症，以前者多见。糖耐量减低主要与高血糖素升高、胰岛素受体障碍等因素有关，表现为空腹血糖水平或餐后血糖水平的升高，但一般较少出现自觉症状。

3. 高脂血症 其中多数患者表现为轻、中度高甘油三酯血症，少数患者表现为轻度高胆固醇血症，或二者兼有；有些患者血浆极低密度脂蛋白(VLDL)、脂蛋白 a[LP(a)]升高，高密度脂蛋白(HDL)降低。

4. 维生素代谢紊乱 如血清维生素 A 水平增高、维生素 B_6 及叶酸缺乏等，常与饮食摄入不足、某些酶的活性下降有关。

(三) 各系统症状体征

1. 心血管系统表现 心血管病变是 CKD 患者的主要并发症和最常见的死因，尤其进入终末期肾病阶段，则心血管死亡率进一步增高(占尿毒症死因的45%～60%)。

(1) 高血压和左心室肥厚：大部分患者有不同程度的高血压，多是由于水钠潴留、肾素-血管紧张素增高及某些舒张血管因子不足所致。高血压可引起动脉硬化、左心室肥厚和心力衰竭。贫血和血液透析用的血管内瘘，可引起高心排血量状态，加重左心室负荷，导致左心室肥厚。

(2) 心力衰竭：是尿毒症患者最常见的死亡原因。随着肾功能的不断恶化，心力衰竭的患病率明显增加，至尿毒症期可高达65%～70%。其原因大多与水钠潴留、高血压及尿毒症心肌病变有关。急性左心衰竭时可出现呼吸困难、不能平卧及肺水肿等症状，但一般无明显的发绀症状。

(3) 尿毒症性心肌病：其病因可能与代谢废物的潴留、贫血等因素有关；部分患者可伴有冠状动脉粥样硬化性心脏病。还可出现各种心律失常，主要与心肌损伤、缺氧、电解质紊乱及毒素蓄积等因素有关。

(4) 心包病变：心包炎可分为尿毒症性和透析相关性，后者主要见于透析不充分者，其表现与一般心包炎相同，但心包积液多为血性。心包积液在 CRF 患者中相当常见，其原因多与尿毒症毒素蓄积、低蛋白血症及心力衰竭等因素有关。轻者可无症状，重者则可有心音遥远、低钝，少数情况下还可出现心脏压塞。

(5) 血管钙化和动脉粥样硬化：近年来发现，

由于钙分布异常、高磷血症和“血管保护性蛋白”(如胎球蛋白A)缺乏所引起的血管钙化,在心血管病变中亦起着重要的作用。动脉粥样硬化进展迅速,血液透析患者的病变程度比透析前为重。除冠状动脉外,脑动脉和周围动脉亦可发生动脉粥样硬化和钙化。

2. **呼吸系统症状** 体液过多或酸中毒患者均可出现气短、气促,严重酸中毒者可致呼吸深长。体液过多或心功能不全可导致肺水肿、胸腔积液。由尿毒症毒素诱发的肺泡毛细血管渗透性增加、肺部充血则可引起“尿毒症肺水肿”,肺部X线检查可出现“蝴蝶翼”征,及时予以利尿或透析可迅速改善上述症状。

3. **胃肠道症状** 主要表现为食欲不振、恶心、呕吐及口腔有尿味。消化道出血也较为常见,其发生率比正常人明显增高,多由于胃黏膜糜烂或消化性溃疡所致,尤以前者为最常见。

4. **血液系统表现** 主要表现为肾性贫血和出血倾向。几乎所有患者均有轻、中度贫血,且多为正细胞、正色素性贫血。其主要原因是促红细胞生成素(EPO)缺乏,故称为肾性贫血。还有如缺铁、营养不良及出血等因素,可加重贫血的严重程度。晚期CRF患者有出血倾向,其原因多与血小板破坏过多、功能降低有关,部分晚期CRF患者也可有凝血因子Ⅷ缺乏。轻度出血倾向者常表现为皮下或黏膜出血点、瘀斑、鼻出血及月经过多,重者则可发生胃肠道出血、脑出血等。

5. **神经肌肉系统症状** 神经系统异常包括中枢和外周神经病变。中枢神经系统异常的早期症状可有疲乏、失眠及注意力不集中,其后出现性格改变、抑郁、记忆力下降及判断力降低,尿毒症时常有反应淡漠、精神异常、谵妄、惊厥、幻觉及昏迷等,称为尿毒症性脑病。外周神经病变则多见于晚期患者,可出现肢体麻木、感觉异常,深反射迟钝或消失。终末期患者常可出现肌肉萎缩和肌无力等。长期血透患者有时会可发生“透析性痴呆”,与透析用水铝含量过多导致铝中毒有关。

6. **内分泌功能紊乱**

(1) 肾脏本身内分泌功能紊乱:如骨化三醇、促红细胞生成素生成不足和肾内肾素-血管紧张素Ⅱ生成过多。

(2) 下丘脑-垂体内分泌功能紊乱:如促皮质素(ACTH)、促黑色素激素(MSH)、促黄体生成激素(FSH)、促卵泡激素(LH)及泌乳素等水平增高。

(3) 外周内分泌腺功能紊乱:大多数患者均有继发性甲旁亢(血PTH升高),部分患者(大约1/4)轻度甲状腺素水平降低;其他还有如胰岛素受体功能障碍、性腺功能减退等。

7. **骨骼病变** 肾性骨营养不良(即肾性骨病)包括纤维囊性骨炎(高转化性骨病)、骨软化症(低转化性骨病)、骨生成不良及骨质疏松症等。在透析前的患者中,骨骼X线发现异常者约35%,而出现骨痛、行走不便和自发性骨折者相当少见(少于10%)。但骨活体组织检查(骨活检)约90%可发现异常,故早期诊断主要靠骨活检。肾性骨病的发生与活性维生素 D_3 不足、继发性甲状旁腺功能亢进等原因有关。

8. **皮肤病变** 常有皮肤瘙痒,面色暗而萎黄,轻度水肿,呈“尿毒症”面容。主要与贫血、尿毒霜沉积等有关。

三、实验室及其他检查

1. **血常规检查** 可出现红细胞计数下降,血红蛋白浓度降低,白细胞的计数升高或降低。

2. **尿液检查** 出现夜尿增多,尿渗透压下降。尿沉渣检查可见红细胞、白细胞、颗粒管型和蜡样管型。

3. **肾功能检查** 内生肌酐清除率(Ccr)降低,血肌酐(Scr)、血尿素氮(BUN)增高。

4. **血生化检查** 血浆白蛋白降低,血钙降低,血磷增高,血钠和血钾可增高或降低,可有代谢性酸中毒。

5. **B超或X线检查** 提示双肾缩小。

四、诊断要点

根据CRF患者的临床表现特点、病史和体格检查及必要的实验室检查,以尽早明确诊断。肾功能的检查主要包括内生肌酐清除率(Ccr)降低,血肌酐(Scr)、血尿素氮(BUN)增高,血电解质和矿物质(Na、K、Cl、Ca及P等)、动脉血气分析及影像学等检查。之后还应进一步查明原发病。

五、治疗要点

(一) 早、中期防治措施

治疗原发疾病,加强早、中期CRF的防治,纠正加重肾衰竭的因素,是促使肾功能有不同程度恢复的关键。首先要提高对 CRF 的警觉，重视询问病史、查体和肾功能检查，努力做到早期诊断。对已有的肾脏疾患或可能引起肾损害的疾患(如高血压、糖尿病等)进行有效、及时的治疗，防止 CRF 的发生。对轻、中度 CRF 进行及时治疗，延缓、停止或逆转 CRF 的进展，防止尿毒症的发生，是 CRF 防治中的另一项重要工作。其基本原则是：①坚持病因治疗：如对肾小球肾炎、糖尿病肾病及高血压病等进行长期合理的治疗。②避免或消除 CRF 急剧恶化的危险因素。③阻断或抑制肾单位渐进性损害的各种途径，保护健存肾单位。具体防治措施主要包括：

1. 及时、有效地控制高血压　控制血压对保护靶器官具有重要作用，是延缓、停止或逆转 CRF 进展的主要因素之一。血压控制目标一般为 130/80mmHg 以下，CKD5 期可控制在 140/90mmHg 以下。血管紧张素转化酶抑制剂(ACEI)和血管紧张素Ⅱ受体拮抗剂(ARB)不但具有良好的降压作用，还能扩张出球小动脉，具有独特的降低高滤过、减轻蛋白尿的作用。同时具有抗氧化、减轻肾小球基底膜损害等作用。

2. 严格控制血糖　研究表明通过严格控制血糖，使糖尿病患者空腹血糖控制在 5.0～7.2mmol/L(睡前 6.1～8.3mmol/L)、糖化血红蛋白<7%，可延缓 CRF 的进展。

3. 控制蛋白尿　将患者的 24 小时尿蛋白控制在<0.5g，或明显减轻微量白蛋白尿，均可改善长期预后，延缓 CRF 病程进展及提高生存率。

4. 饮食治疗　采用低蛋白、低磷饮食，单用或加用必需氨基酸或 α-酮酸(EAA/α-KA)，具有减轻肾小球硬化和肾间质纤维化的作用。大多数的研究结果支持饮食治疗对延缓 CRF 进展有效，但其效果在不同病因、不同阶段的 CRF 患者中存在差别。

5. 其他治疗　如减少尿毒症毒素蓄积、积极纠正贫血、应用他汀类降脂药及戒烟等，很可能对保护肾功能有一定的作用。

(二) 营养治疗

自 20 世纪 80 年代以来，CRF 的营养疗法得到显著改进，在提高患者生活质量、改善预后等方面，发挥着重要作用。CRF 患者蛋白质的摄入量一般为每日 0.6～0.8g/kg，以满足患者的基本需要。磷的摄入量一般应低于每日 600～800mg，对于严重高磷血症者，还应给予磷结合剂。患者饮食中动物蛋白与植物蛋白(包括大豆蛋白)应保持合理比例，一般两者各占 50%左右；对蛋白摄入量限制较严格(每日 0.4～0.6g/kg)的患者，动物蛋白可占 50%～60%，以增加必需氨基酸的摄入比例。

如果条件允许，患者在低蛋白饮食每日 0.4～0.6g/kg 的基础上，可同时补充适量每日 0.1～0.2g/kg 的 EAA 和(或)α-KA。此时饮食中动物蛋白与植物蛋白的比例可不加限制，也可适当增加植物蛋白的摄入比例(占 50%～70%)。α-KA 可与氨基(NH_2^-)生成 EAA，有助于尿素氮的再利用，并改善蛋白营养状况。由于 α-KA 制剂中含有钙盐，对纠正钙、磷代谢紊乱，减轻继发性甲旁亢也有一定作用。

无论应用何种饮食治疗方案，患者都必须摄入足量热量，一般为每日 125.6～146.5kJ/kg(30～35kcal/kg)，以减少蛋白分解并充分利用氮。

(三) 药物治疗

1. 纠正水、电解质和酸碱平衡失调

(1) 水钠平衡失调：为防止出现水钠潴留可适当限制钠摄入量，一般应不超过每日 6～8g。伴明显水肿、高血压者，钠摄入量一般说来每日 2～3g(NaCl 摄入量每日 5～7g)，个别严重病例可限制至每日 1～2g(NaCl 2.5～5g)。可根据需要应用袢利尿剂，如呋塞米、布美他尼(丁尿胺)等，呋塞米每次 20～200mg，每日 2～3 次。噻嗪类利尿剂及保钾利尿剂对 CRF 患者(Scr>220μmol/L)不宜应用。对于急性左心衰竭严重肺水肿者，需及时给予血液透析或持续性血液滤过，以免延误病情。

对轻、中度低钠血症者，一般不必积极处理，只对真性缺钠者谨慎地补充钠盐。对严重低钠血症者，也应按步骤逐渐纠正低钠状态。

(2) 高钾血症：积极预防高钾血症。当 GFR<25mL/(min·1.73m²)(或 Scr>309.4～353.6μmol/L)时，应适当限制钾的摄入；当 GFR<10mL/(min·1.73m²)或血清钾>5.5mmol/L 时，更应严格限制钾的摄入。在限制钾摄入的同时，还应及时纠正酸中毒，并适当应用利尿剂(如呋塞米、布美他尼等)，增加尿钾排出。

对已发生高钾血症者，应采取更积极的措施：①积极纠正酸中毒，除口服碳酸氢钠外，必要时(血清钾>6mmol/L)可静脉滴注或静脉注射碳酸氢钠 10～25g，还可根据病情需要 4～6 小时后重复给予。②给予袢利尿剂，采用静脉或肌内注射呋塞米 40～80mg(或布美他尼 2～4mg)，必要时可将剂量增至每次 100～200mg，予以静脉注射。③应用葡萄糖-

胰岛素溶液输入(葡萄糖4～6g加胰岛素1U)。④口服聚磺苯乙烯,一般每次5～20g,每日3次,以增加肠道钾的排出。其中以聚苯乙烯磺酸钙更为适用,不增加钠负荷。⑤对严重高钾血症(血清钾>6.5mmol/L),而且伴有少尿、利尿效果欠佳者,应及时给予血液透析。

(3) 代谢性中毒:主要予以口服碳酸氢钠($NaHCO_3$),每日3～6g,必要时可予静脉补碱。将纠正酸中毒所需的$NaHCO_3$总量分为3～6次给予,在48～72小时或更长时间后逐渐纠正酸中毒。

2. **高血压** 通过减少血容量,消除水钠潴留,患者血压多数可恢复正常。可选用利尿剂,如口服或静脉注射呋塞米,同时减少水和钠盐的摄入。利尿效果不理想时,可采用透析治疗。另外,可选用血管紧张素转化酶抑制剂(ACEI)、血管紧张素Ⅱ受体拮抗剂(ARB)、钙通道拮抗剂、β阻滞剂及血管扩张剂等,其中以ACEI、ARB及钙通道拮抗剂的应用较为广泛。

3. **贫血和重组人类促红细胞生成素的应用** 自重组人类促红细胞生成素(rHuEPO)问世以来,绝大多数患者均可以免除输血,疗效显著。一般开始用量为每周80～120U/kg,分2～3次皮下或静脉注射(或每次2 000～3 000U,每周2～3次)。影响rHuEPO疗效的主要原因是功能性缺铁,应注意同时补充铁剂、叶酸等,否则疗效常不满意。口服铁剂主要有硫酸亚铁、琥珀酸亚铁等。

4. **钙、磷失调和肾性骨病** 为防止继发性甲旁亢和肾性骨病,应早期积极限磷饮食。当GFR<30mL/(min·1.73m²)时,除限制磷摄入外,可口服磷结合剂,以碳酸钙较好,既可供给机体钙,又可减少肠道内磷的吸收,还可纠正酸中毒。$CaCO_3$一般每次0.5～2g,每日3次,餐中服用。骨化三醇主要用于长期透析的肾性骨病患者,使用过程中要注意观察血钙、磷的浓度,防止异位钙化的发生。对于与铝中毒有关的肾性骨病,主要是避免铝的摄入,并通过血液透析以降低血铝的水平。目前对透析相关性淀粉样骨病尚未有较好的治疗方案。

5. **感染** 平时应积极预防感冒、预防各种病原体的感染。抗生素的选择和应用原则,与一般感染相同,要按GFR来调整药物剂量。在疗效相近的情况下,应尽量选用肾毒性最小的药物。

6. **高脂血症** 透析前CRF患者与一般高血脂者治疗相同。但对维持透析者,高脂血症的标准宜放宽,血胆固醇保持在6.5～7.8mmol/L(250～300mg/dL),血甘油三酯保持在1.7～2.3mmol/L(150～200mg/dL)。

7. **口服吸附疗法和导泻疗法** 如口服氧化淀粉或活性炭制剂、大黄制剂或甘露醇(导泻疗法)等,均是经胃肠道增加尿毒症毒素的排出。这些疗法主要应用于透析前的CRF患者,对减轻氮质血症可起到一定辅助作用。

8. **其他** 糖尿病肾衰竭患者随着GFR不断下降,必须调整胰岛素的用量,一般应逐渐减少。高尿酸血症通常不需药物治疗,但若有痛风,可予以别嘌醇0.1g,每日1～2次口服。皮肤瘙痒者可外用乳化油剂涂抹,亦可口服抗组胺药物、控制高磷血症及强化透析,对部分患者有效。

(四) 替代治疗

1. **透析疗法** 当CRF患者GFR<15mL/(min·1.73m²)时根据原发病、残余肾单位、临床表现及并发症情况,经治疗不能缓解时,则应及早行透析治疗。血液透析和腹膜透析的疗效相近,但各有其优缺点,在临床应用时应综合考虑患者的情况来选用。但透析疗法仅可部分替代肾的排泄功能(对小分子溶质的清除仅相当于正常肾脏的10%～15%),而且不能代替其内分泌和代谢功能。患者通常应先做一个时期的透析,待病情稳定并符合有关条件后,可考虑进行肾移植术。

(1) 血液透析:在血透前3～4周,应预先给患者做动静脉内瘘(一般在前臂),形成血流通道,以便于静脉穿刺。血透治疗一般每周做3次,每次持续4～6小时。在开始血液透析4～8周内,尿毒症症状可逐渐好转;若能长期坚持合理的透析,不少患者能存活15～20年。

(2) 腹膜透析:持续性不卧床腹膜透析疗法(CAPD)的设备简单,易于操作,安全有效,患者可在家中自行操作。即每天将透析液输入腹腔,并交换4次(6小时1次),每次约2L。CAPD是持续地进行透析,尿毒症毒素持续地被清除,血容量不会出现明显波动,故患者感觉较舒适。CAPD在保存残存肾功能上优于血透,费用方面也较血透低。

2. **肾移植** 成功的肾移植可恢复正常的肾功能(包括内分泌和代谢功能),可使患者几乎完全康复。移植肾可由尸体供肾或亲属供肾(由父母或兄弟姐妹供肾),以后者效果更好。而且需在ABO血型和HLA配型合适的基础上选择供肾者。肾移植后需长期使用免疫抑制剂,以防发生排斥反应,常用的药物有糖皮质激素、环孢霉素(或他克莫司)及硫唑嘌呤(或麦考酚吗乙酯)等。

六、护理要点

1. **休息与活动**　CRF患者以休息为主，避免过度劳累。对不同病情程度的患者应有区别：①病情较重或伴心力衰竭者，应绝对卧床休息，并尽量减少对患者的干扰，协助做好各项生活护理。②能够起床活动的患者，则应鼓励其适当活动，做力所能及的生活自理活动，但应避免劳累。活动时要有人陪伴，以不出现气喘、心慌及疲乏为度。③贫血严重者也应卧床休息，并告诉患者坐起、下床动作缓慢，以免引起头晕。④对长期卧床的患者应帮助或指导其进行适当的床上活动，如屈伸肢体、按摩四肢肌肉等，指导家属为患者翻身、进行被动肢体运动，避免发生静脉血栓、压疮或肌肉萎缩。

2. **饮食护理**　饮食治疗在CRF患者的治疗上具有重要的意义，因为合理的营养膳食不仅能减少体内氮代谢产物的积聚及蛋白质的分解，维持氮的平衡，而且还能在保持机体营养，增强机体抵抗力，减缓病情发展，延长患者生命等方面发挥其独特的作用。

(1) 蛋白质：在高热量的前提下，应根据患者的GFR来调整其蛋白质的摄入量。当GFR<50mL/min时，则应限制蛋白质的摄入，而且50%以上的蛋白质必须是富含必需氨基酸的蛋白质(即为高生物价优质蛋白)，如牛奶、鸡蛋、瘦肉及鱼等。一般认为摄入每日0.6～0.8g/kg的蛋白质可以维持患者的氮平衡。①非糖尿病肾病患者，当GFR≥60mL/(min·1.73m^2)时，蛋白质摄入量为0.8g/(kg·d)；当GFR<60mL/(min·1.73m^2)时，蛋白质摄入量为0.6g/(kg·d)；当GFR<25mL/(min·1.73m^2)时，蛋白质摄入量为0.4g/(kg·d)。②糖尿病肾病：从出现蛋白尿起，蛋白质摄入应控制在0.8g/(kg·d)；当出现GFR下降后，蛋白质摄入应减至0.6g/(kg·d)。尽量少摄入植物蛋白，如花生、豆类及其制品。米、面中所含的植物蛋白也要设法去除，可部分采用麦淀粉作为主食。

静脉输入必需氨基酸(EAA)应注意输液速度。在输液过程中若出现恶心、呕吐，应给予止吐剂，同时减慢输液速度。切勿在氨基酸内加入其他药物，以免导致不良反应。

(2) 热量：每天供给患者足够的热量，以防体内蛋白质的消耗。每日供应的热量为125.6～146.5kJ/kg(30～35kcal/kg)，并主要由糖类和脂肪供给。低蛋白饮食若引起患者出现饥饿，可食芋头、苹果、马铃薯等。同时应注意补充富含维生素C和B族维生素的食物。对于已开始透析的患者，应改为透析饮食。

(3) 水、钠：CRF早期，患者无法排出浓缩的尿液，需要比正常人摄入或排出更多的水、钠，以处理尿中溶质；又因肾小管对钠的重吸收能力减退，从尿中流失的钠增加，所以应增加水、钠的摄入。至CRF末期，由于GFR降低，尿量减少，钠的丢失已不明显，应注意限制水、钠的摄入，入液量一般为500mL加上前1日的尿量。已采用透析治疗的患者，同样强调“量出为入”的原则。

(4) 改善食欲：通过采取措施以改善患者的食欲，如适当增加活动量，予以色、香、味俱全的食物，提供整洁、舒适的进餐环境。进食前最好休息片刻，少量多餐。CRF患者胃肠道症状较明显，口中常有尿味，应加强口腔护理以增进食欲。

3. **皮肤护理**　避免皮肤干燥，保持皮肤清洁，采用温和的肥皂和淋浴液进行清洗，然后涂上润肤剂，以避免皮肤瘙痒。指导患者修剪指甲，以防抓破皮肤造成感染。必要时，可按医嘱给予抗组胺类药物和止痒剂，如炉甘石洗剂等。如患者出现水肿，应指导患者抬高水肿部位，且每2小时更换体位1次。

4. **病情观察**　密切观察患者症状和体征的变化；严密监测生命体征、意识状态；每日定时测量体重，准确记录24小时出入量。注意观察有无液体量过多的表现，如短期内体重迅速增加、出现水肿或水肿加重、意识改变、血压升高、心率加快、肺底湿性啰音及颈静脉怒张等。结合肾功能、电解质、血气分析的结果，观察有无心力衰竭、高血压脑病、尿毒症性肺炎、电解质紊乱和酸碱平衡失调等并发症。观察是否出现感染征象，如体温升高、寒战、疲乏、咳嗽、咳痰、肺部湿性啰音、尿路刺激征及白细胞增高等。准确留取各种标本，如尿液、痰液及血液等送检。

5. **预防感染**　具体措施可参照本篇第10章“急性肾损伤患者的护理”，但应注意CRF患者皮肤和口腔护理的特殊性。CRF患者由于尿素霜的刺激出现皮肤瘙痒，可遵医嘱每天温水清洗后用止痒剂，避免用力搔抓。由于患者口腔容易发生溃疡、出血及口唇干裂，故应加强口腔护理，保持口腔湿润，又可增进食欲。接受血液透析的患者乙型和丙型肝炎的发生率要明显高于正常人，故应进行乙肝疫苗的接种，尽量减少血液制品的输入。

6. **电解质紊乱的护理**　监测血清电解质的

变化,如血钾、钠、钙及磷等的变化,发现异常及时通知医师处理。密切观察高钾血症的征象,如肌无力、脉搏不规则及心电图改变等。发生高钾血症时,限制含钾量高食物的摄入,同时积极预防感染及纠正代谢性酸中毒,禁止输入库存血。观察低钙血症的表现,如手指麻木、易激惹、抽搐及腱反射亢进等。若发生低钙血症,可摄入含钙量高的食物,并遵医嘱使用活性维生素 D 及钙剂。

7. **用药护理** 使用 rHuEPO 纠正患者的贫血时,注意观察用药后的不良反应,如头痛、高血压及癫痫发作等,并定期复查血红蛋白、血细胞比容等。使用骨化三醇治疗肾性骨病时,注意观察血钙、磷的浓度,防止内脏、皮下、关节、血管钙化及肾功能恶化。使用强心、降压及降脂等其他药物时,亦应观察其不良反应。

8. **心理护理** CRF 患者的预后不佳,同时身体形象改变,常会有消极、退缩及自杀等行为。护理人员应以关切、热情的态度去照护患者,使其感受到温暖和真诚。让家属理解并接受患者的改变,安排或鼓励患者参加社交活动,使患者意识到自身的价值,勇于接受疾病的挑战。应使患者和家属对患者的病情和治疗有所了解,因为在漫长的治疗过程中,需要获得其家人的支持、鼓励和细心的照顾。

9. **健康指导**

(1) 疾病知识指导:向患者和家属讲解疾病的基本知识,使其理解本病虽然预后较差,但只要坚持积极治疗,避免或消除加重病情的各种因素,可以延缓病情进展,提高患者生存质量。指导家属参与患者的护理,给患者以情感支持,让患者保持积极、稳定的情绪状态。

(2) 饮食指导:强调合理饮食对本病治疗的重要性,严格遵从慢性肾衰竭的饮食原则,尤其是蛋白质和水钠的限制,并强调保证足够热量对本病的重要性,教会患者选择适合病情的食物品种和数量。患者如有高钾血症,应限制含钾量高的食物。

(3) 预防指导:根据病情和活动耐力,适当活动,劳逸结合,避免重体力活动和过度劳累。注意保暖,避免受凉。注意个人卫生,保持皮肤、口腔及会阴部的清洁。注意室内空气清洁,经常开窗通风。教导患者尽量避免去公共场所,避免与呼吸道感染者接触。皮肤痒时切勿用力搔抓。尽量避免妊娠。积极治疗原发病,去除加重肾衰竭的诱因。

(4) 维持出入液量平衡:指导患者准确记录每天的尿量、体重,并根据病情合理控制水钠的摄入。指导患者自测血压,CKD1～4 期血压控制在 130/80mmHg 以下,CKD5 期可控制在 140/90mmHg 以下。血压升高、少尿和水肿时,则应严格限制水、钠的摄入。

(5) 用药指导:遵医嘱给药,不要自行用药,避免使用肾毒性较大的药物,如氨基糖苷类抗生素等。

(6) 透析指导:CRF 患者应注意保护并有计划地使用血管,尽量保留前臂、肘部等部位的大静脉,以备血透治疗。已行透析治疗的患者,如血液透析者应注意保护好动-静脉瘘管,腹膜透析者则保护好透析管道。

(7) 定期随访:定期门诊随访,定期复查尿常规、肾功能及血清电解质等。

(李壮苗)

血液净化治疗的护理

第1节　血液透析

血液透析(hemodialysis,HD)简称血透，是最常用的血液净化方法之一(图5-12-1)。主要是利用半透膜原理，通过溶质交换清除血液中的代谢废物，维持机体内电解质和酸碱平衡，同时清除过多的水分。溶质的清除主要依靠半透膜两侧溶质浓度梯度差、两侧物质的不同浓度及性质，通过弥散、对流及吸附作用来实现，从而达到清除机体内各种内源性和外源性“毒素”的目的。同时通过超滤和渗透的原理清除体内过多的水分，使得机体内环境接近正常。

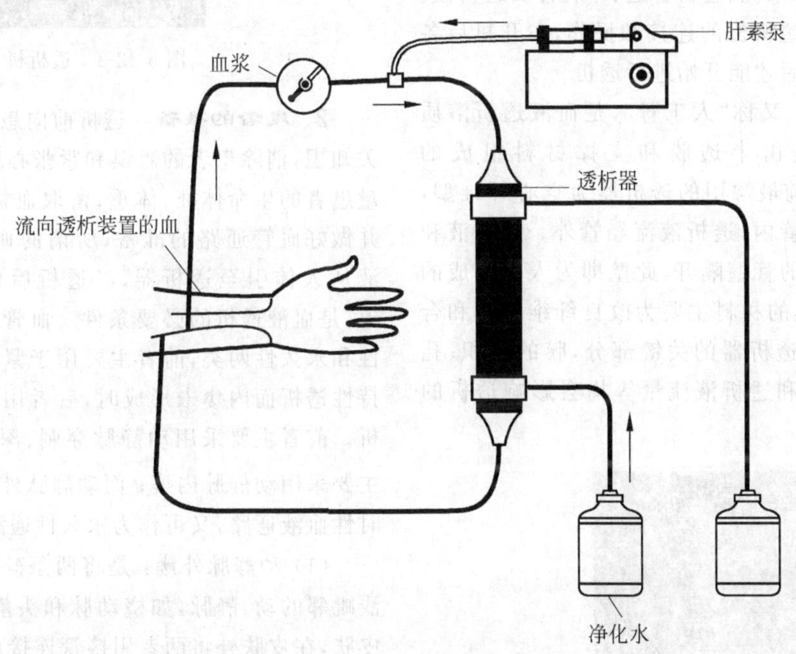

图5-12-1　血液透析示意图

(引自：尤黎明，吴瑛，2017.内科护理学.第六版.北京：人民卫生出版社，420)

一、适应证

1．急性肾损伤

对于高分解代谢者，应立即透析。非高分解代谢者符合下列第一项和其他任何一项者，应立即透析：①无尿或少尿48小时以上；②血肌酐≥530.4μmol/L；③血钾≥6.5mmol/L；④血尿素氮≥35.7mmol/L；⑤二氧化碳结合力＜15mmol/L(pH＜7.15)；⑥有明显水肿、恶心、呕吐、肺水肿、嗜睡及意识障碍者；⑦输血后游离血红蛋白＞12.4mmol/L者。

2．慢性肾衰竭

(1)内生肌酐清除率下降接近5～10mL/min，血肌酐≥707μmol/L，二氧化碳结合力＜13mmol/L，出现严重代谢性酸中毒、高度水肿或伴有肺水肿、水钠潴留性高血压、心包炎及明显贫血等并发症者，药物治疗无效时，可提前开始透析。

(2)可逆性慢性肾衰竭，帮助其渡过病情急性加重期。

(3)肾移植前准备、肾移植后急性排异反应所致肾衰竭或慢性排异反应移植肾功能丧失时，均需透析维持。

3．急性药物或毒物中毒　凡分子量小、水溶性高、与组织蛋白结合低、游离浓度高且能通过透析膜的药物或毒物,可采取透析治疗。

4. **其他疾病** 如严重的水、电解质紊乱及酸碱平衡失调,通过常规治疗难以纠正者。

二、禁忌证

无绝对禁忌证,相对的禁忌证有:严重低血压或休克、心肌梗死、心力衰竭、心律失常、严重感染或出血、恶性肿瘤晚期、极度衰竭及精神病不合作者,均不宜行血液透析。

三、操作前护理

1. **物品的准备** 透析所需物品包括透析机、透析器、透析供水系统、透析管道、穿刺针及透析液。护士应熟练掌握透析机的连接和操作,在开机后各项指标达到稳定后才能开始进行透析。

(1) 透析器:又称"人工肾",是血液透析溶质交换的场所,是由半透膜和支撑材料组成的(图 5-12-2)。目前最常用的透析器为空心纤维型,血液在空心纤维管内,透析液流经管外。透析液和血液由空心纤维的管壁隔开,此壁即为人工合成的半透膜,目前此膜的材料主要为改良纤维素膜和合成膜。透析膜是透析器的关键部分,膜的面积、孔径、厚度、血流量和透析液流量等均会影响透析的效果。

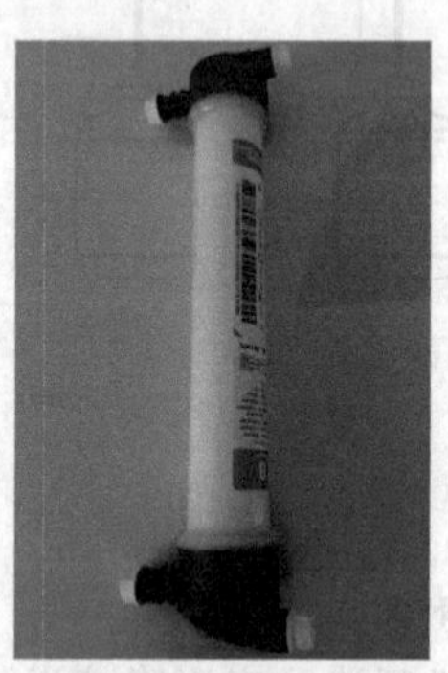

图 5-12-2 透析器

(2) 透析液与透析用水:透析液含 Na^+、K^+、Ca^{2+}、Cl^-、Mg^{2+}、葡萄糖及碱基等,其渗透压与细胞外液相似。根据所含碱基的不同,透析液分为醋酸盐透析液和碳酸氢盐透析液,目前常用的为碳酸氢盐透析液。目前最好的透析用水是反渗水,该水无菌、无离子及有机物,主要用于稀释浓缩透析液。

(3) 透析机:即透析液配制供应装置及透析监测系统(图 5-12-3)。透析机可按一定比例稀释浓缩的透析液以达到生理要求,并按设定的温度和流量供应透析液,调节透析液一侧的负压实现预定的脱水量,采用血泵来维持血流量,应用肝素泵调节肝素的用量;同时对以上各项功能的参数具有相应监护功能,如监测透析液的温度、浓度、流量及压力,监测血流量、血液通路内的压力及透析膜有无破损等。

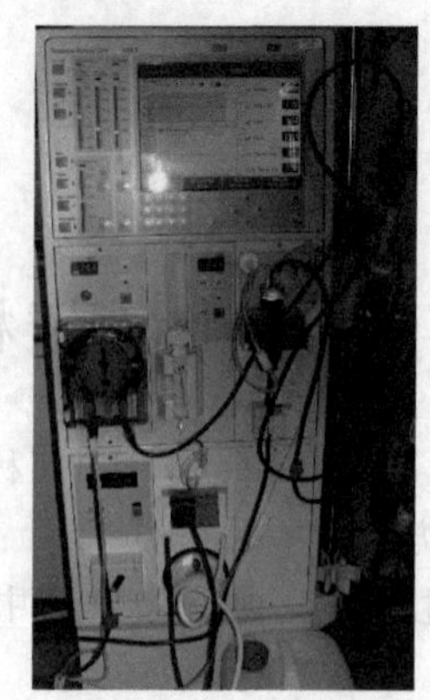

图 5-12-3 透析机

2. **患者的准备** 透析前向患者介绍血透的相关知识,消除患者的恐惧和紧张心理,取得配合。测量患者的生命体征、体重,留取血标本作生化检查。并做好血管通路的准备,所谓的血管通路,是指血液从人体引至透析器,经透析后再返回体内的通道,是血液透析的必要条件。血管通路可分为临时性和永久性两类,前者主要用于紧急透析或慢性维持性透析而内瘘未形成时,后者用于长期维持性透析。前者主要采用动静脉穿刺、深静脉置管;后者主要采用动静脉内瘘;而动静脉外瘘既可用其作临时性血液通路,又可作为永久性通路。

(1) 动静脉外瘘:是将两条硅胶管分别插进表浅毗邻的动、静脉,如桡动脉和头静脉,经皮下穿出皮肤,在皮肤外将两者用接管连接成"U"形,形成动静脉的体外分流。外瘘的优点是手术简单,术后能够立即使用,不需穿刺,血流量大而稳定,但外接导管易滑脱、出血,长期留置易发生感染和血栓。主要用于急诊患者的短期透析。

(2) 动静脉内瘘:包括自体血管和人工血管内瘘。即经外科手术方式将表浅毗邻的动静脉进行直接吻合,使静脉血管血流量增加、管壁动脉化,从而形成皮下动静脉内瘘(图 5-12-4)。常用的血管如桡动脉和头静脉、肘静脉与肱动脉等。对于自体血管条件差,无法建立内瘘时,可考虑建立人工血管内瘘。内瘘需在手术后 2～6 周静脉管壁动脉化后才能使用。内瘘的优点是无导管脱落的危险,患者活动不受限制,感染和血栓的发生率大为降低,如保护得当,可长期使用,是维持性血透患者最常用

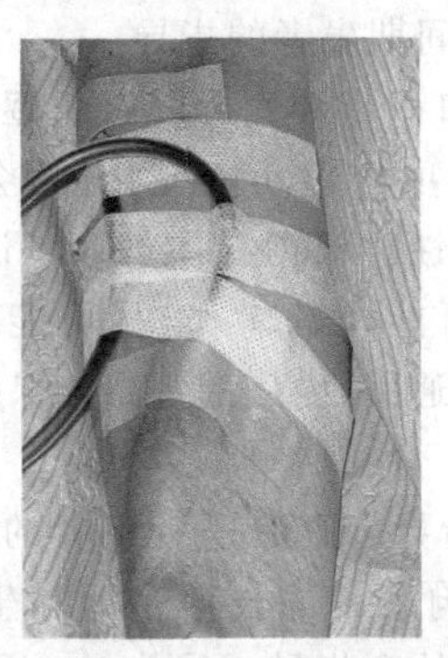

图 5-12-4　动静脉内瘘

的血液通路。其缺点是术后不能立即使用，且每次透析须穿刺血管。

3. **透析药品的准备**　常规透析用药包括生理盐水、肝素及5%碳酸氢钠等。血液透析过程中，肝素是临床常用的抗凝剂，可防止血液在透析器等体外管道中凝集。肝素静脉注射后5分钟可产生全身抗凝作用，经4～6小时排尽。不良反应有脂类代谢紊乱、过敏性休克、骨质疏松及血小板减少等。在血透中肝素的用法有如下几种：

(1) 常规肝素化：即全身肝素化。于透析开始前10分钟首次在瘘管的静脉端注入肝素0.3～0.5mg/kg(根据患者的体重而定)，然后用肝素泵持续每小时注入5～10mg，于透析结束前30～60分钟停止给肝素，使体内凝血时间维持在45～60分钟(试管法凝血时间)。此法最常用，易于达到透析时的抗凝要求，适用于无明显出血倾向和无心包炎的患者，若发生明显出血倾向时可应用鱼精蛋白30～50mL缓缓注入以中和肝素。

(2) 局部肝素化：不给首次量肝素，在透析开始即从透析器的动脉端用肝素泵连续注入肝素，在透析器的静脉端注入鱼精蛋白以中和肝素，使体内凝血机制基本无变化。肝素与鱼精蛋白的用量之比为1∶1，透析过程中应密切观察患者，并调整肝素泵和鱼精蛋白泵的速度。此法仅适于近期手术、活动性出血或尿毒症性心包炎患者。

(3) 边缘肝素化：在透析开始时首次注入小剂量肝素6～8mg，其后每小时注入5mg，直至透析结束。适用于轻、中度出血或有心包炎的患者。在透析过程中应监测凝血时间以调整肝素的用量。

(4) 无肝素透析：在透析前用无肝素生理盐水把含肝素的透析器预充液排除冲净，适用于有明显出血的患者。

(5) 低分子量肝素：为标准肝素分解后提取低分子量的肝素，不仅能够增强抗凝作用，又能减少出血的不良反应。临床上采用局部用枸橼酸及阿加曲班等抗凝方式用于有明显出血倾向的患者。

四、操作中护理

透析过程中应严密观察患者的生命体征、透析机的各项监测指标，及时发现患者的不适或透析并发症、机器故障及监测系统的报警等，并及时处理。

1. **患者方面**　①体位：因透析时间一次约需4小时，应定时帮助患者翻身，或定时将床头摇高或摇低，以增加舒适度、防止压疮；②饮食：透析过程中嘱患者尽量避免进食，以免低血压发生；③病情观察：严密监测患者的生命体征、意识状态，注意有无烦躁不安、呼吸困难及面部潮红等反应。

2. **设备方面**　①透析液温度维持在35.5～36.5℃。②血液流速治疗前15分钟为150mL/min，如无不适反应调血流速度200～400mL/min，最低200mL/min。透析液流速一般为500～600mL/min。③静脉压及透析液压不超过300mmHg。④观察流出的透析液是否有血液，以判断透析器是否破裂；观察机器有无报警，电源是否中断，并准确记录透析时间、脱水量及肝素用量等。

3. **常见并发症的预防及处理**

(1) 症状性低血压：是血液透析常见并发症之一。表现为恶心、呕吐、面色苍白、胸闷不适及出冷汗，甚至一过性意识丧失。其发生可能与有效血容量的不足、心排血量降低、透析器反应以及透析中进食等有关。处理措施包括：①迅速采取平卧，抬高床尾，减慢血流速度，减慢或暂停超滤，并给予吸氧；②输注50%葡萄糖40～60mL或10% NaCl 10mL，或输注生理盐水、林格液、5%碳酸氢钠；③监测血压的变化，必要时加用升压药物，若血压仍不能上升者停止透析；④积极寻找低血压原因，为紧急处理及以后预防提供依据。

(2) 失衡综合征：常见于首次透析的患者。主要症状有头痛、烦躁不安、恶心、呕吐及血压升高，严重者可出现视力模糊、震颤，甚至抽搐、昏迷等。主要由于血透后外周血液中的毒素浓度迅速下降，而肌酐、尿素氮等代谢产物通过血脑脊液屏障较缓慢，导致脑脊液渗透压大于外周血液的渗透压，引起脑水肿、颅内压升高，以及血液与脑脊液间氢离子浓度差等引起的一系列中枢神经系统症状。其预防与处理措施：①对首次透析的患者，采用短时间频繁透析，每次透析时间由2小时逐渐增加至4小时。脱水速度不宜过快。②发生失衡综合征时，首先安慰患者使之平静，卧床休息。其次建立静脉通路，静脉滴注高渗糖、高渗钠等。再给予对症处理，如降颅压、镇静等。

(3) 致热原反应：由于内毒素进入体内所致，表现为发热、寒战，多在透析开始1小时左右发生。其预防与处理措施包括：①严格无菌操作，做好透析管道和透析器的冲洗与消毒、透析用水装置的定期处理等；②若发生致热原反应，应立即停止透析，并给予异丙嗪25mg肌内注射，地塞米松2～5mg静脉注射，还应注意保暖。

(4) 其他：如心绞痛、心律失常、过敏反应、栓塞(如空气、血栓)、失血及溶血等。

五、操作后护理

(1) 透析结束时，应缓慢回血，测量生命体征，如血压正常，叮嘱患者平卧10～20分钟、坐位数分钟后缓慢起床，防止出现直立性低血压。并留取血标本作生化检查等。

(2) 注意观察出血情况，拔针后应适当按压，出血停止即可。避免长时间按压导致内瘘堵塞。

(3) 测量体重，与患者约定下次透析的时间。嘱患者按医嘱服药，对患者进行有针对性的饮食、运动等方面指导。

(4) 动静脉内瘘的护理。动静脉内瘘是规律血液透析患者的生命线，良好的护理可以延长内瘘的使用时间，防止各种内瘘相关并发症的发生。

1) 在患者保守治疗期间，应注意保护一侧上肢(多为左侧上肢)的静脉，尽量避免静脉穿刺或静脉采血。

2) 内瘘术后注意观察血管是否通畅，手术部位有无血肿或出血，以及吻合口远端的血运情况。指导患者尽量抬高术肢30°以上，防止受压，不穿紧袖衣服，不在术肢测血压、戴手表，不能用内瘘血管进行抽血、注射或输液。

3) 早期功能锻炼，促进瘘管成熟，方法如下：采用橡皮握力圈，每日3～4次，每次10～15分钟；用手、止血带或袖带在吻合口上方(如上臂)，轻升压至静脉中度扩张，每次15～20分钟，每日可重复3次。

4) 术后保持术侧肢体干燥、清洁，以防止伤口感染。

5) 护士应熟练掌握内瘘穿刺技术，避免定点穿刺或反复穿刺损伤血管。

6) 教会患者判断内瘘是否通畅，可用手触摸吻合口的静脉端，若扪及震颤则提示通畅；并嘱患者注意保护内瘘，勿持重物，避免碰撞致伤。

(5) 透析间期患者的指导

1) 疾病知识指导：帮助患者逐步适应透析治疗所带来的各项生理功能变化，学会配合治疗，增强治疗的依从性。根据身体健康状况，适当参加社会活动和力所能及的工作，尽可能地提高生存质量。注意血液通路、内瘘的观察与保护，注意病情的自我监测。

2) 饮食指导：血液透析患者的营养问题至关重要，直接影响患者的长期存活和生存质量，所以应加强患者的饮食指导。①热量：透析患者在轻度活动情况下，能量供给为每日147～167kJ/kg(35～40kcal/kg)，其中糖类占60%～65%(以多糖为主)，脂肪占35%～40%。②蛋白质：摄入量以1.2g/(kg·d)为宜，其中50%以上为优质蛋白。③控制液体入量：两次透析之间的体重增加以不超过5%为宜，或每天体重增长不超过1kg。④限制钠、钾及磷的摄入：应给予低盐饮食，无尿时应控制在每日1～2g；慎食含钾高的食物，如蘑菇、豆类、海带、莲子、卷心菜、香蕉、橘子及榨菜等；磷的摄入量应控制在每日800～1 200mg，应避免含磷高的食物，如动物内脏、全麦面包、干豆类、硬壳果类、乳酪、奶粉、蛋黄及巧克力等。⑤维生素和矿物质：透析时水溶性维生素严重丢失，需补充叶酸、维生素C等。脂溶性维生素一般不需额外补充。每天钙摄取入量应达到1 000mg，除膳食中的钙以外，应给予补充钙剂。蛋白质摄入不足可导致锌缺乏，故还应给予补锌。

附：血液滤过

血液滤过(hemofiltration，HF)也是一种血液净化技术。通过模拟正常人肾小球的滤过原理，采用对流的方式清除滤过血液中的水分和尿毒症毒素。血液滤过是一种比血液透析更接近正常肾小球滤过生理功能的肾脏替代疗法，其清除血液中尿毒症毒素的效率优于血液透析，在大量超滤水分时较少发生低血压反应。目前临床多采用血液透析与血液滤过相结合的治疗方式，以取得更理想的透析效果。血液滤过的主要治疗装置包括血液滤过器、血液滤过机和置换液。

血液滤过的适应证包括：急、慢性肾衰竭伴①较高液体量、严重心力衰竭；②透析相关性低血压，改用血滤可有明显改善；③中分子毒素蓄积合并神经病变；④高磷血症；⑤多脏器衰竭。

第2节　腹膜透析

腹膜透析(peritoneal dialysis，PD)简称腹透，是利用腹膜作为透析膜，向患者腹腔内灌注适量透析液并停留一段时间，使腹膜毛细血管内血液和腹膜透析液之间进行水和溶质的交换。每次透析，包括引流、灌注、留置三个阶段(图 5-12-5)。该透析方式具有操作简便，不需要依赖机器或者设备，患者可自行在家中进行操作等优点。近年来，随着腹膜透析技术的发展，腹膜透析逐渐被医务人员及患者所认识和了解，越来越多的尿毒症患者采用此种方式透析，透析人数不断增加。透析时所使用的腹透液内主要含有钠、钙、氯、乳酸盐及维持渗透压所必需的高浓度葡萄糖，利用腹膜的半透膜特性与血液之间进行物质交换，以达到清除体内代谢废物或有毒性物质，纠正水、电解质紊乱和代谢性酸中毒的目的。常用的腹透方式包括持续性非卧床腹膜透析(CAPD)、间歇性腹膜透析(IPD)、持续循环腹膜透析(CCPD)、夜间间歇性腹膜透析(NIPD)及自动化腹膜透析(APD)等。

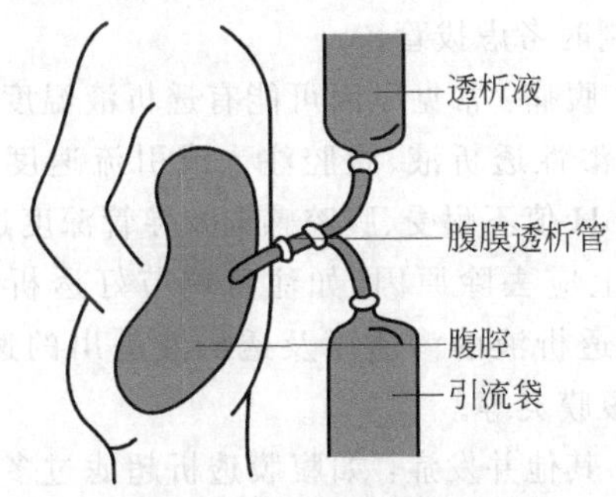

图 5-12-5 腹膜透析示意图

(引自：尤黎明、吴瑛. 2017. 内科护理学. 第六版. 北京：人民卫生出版社，425)

一、适应证

同血液透析，如有下列情况者更适合腹膜透析：老年人；心血管疾病或心血管系统功能不稳定者；糖尿病；儿童；反复血管造瘘失败者；明显出血倾向者。

二、禁忌证

无绝对禁忌证，但有腹膜炎、弥漫性腹腔感染及腹膜广泛粘连或纤维化时不宜进行腹膜透析。相对禁忌证包括腹部大手术不足 3 天、腹腔有局限炎症性病灶、腹腔巨大肿瘤、晚期妊娠、腹膜炎、肠梗阻、肠麻痹、腹部疝未修补、横膈有裂孔、椎间盘疾病、长期蛋白质及热量摄入不足、高分解代谢、全身性血管疾病、过度肥胖、精神病及不合作者。

三、操作前护理

(一) 物品准备 腹膜透析液、恒温箱、碘液微型盖、腹透管路夹、称、点滴挂架、紫外线灯等。

(二) 患者的准备 患者需在透析开始前，在腹部经手术的方式植入腹膜透析导管。

1. 置管术术前护理与宣教 向患者解释腹膜透析置管术的过程、术中配合及注意事项，以消除患者紧张、焦虑的心理。术前按照外口手术要求备皮，清洗腹部皮肤；术前禁食、水 8 小时；有便秘者术前灌肠通便，排空膀胱；术前一小时内静滴抗生素预防感染；保持情绪稳定。

2. 置管术后早期护理

(1) 术后卧床休息，第二天鼓励患者起床活动，尽量避免导致腹压增加的动作，如剧烈咳嗽、长期蹲位、按压腹壁等。

(2) 监测患者生命体征，注意观察体温、血压的变化；观察手术切口有无渗血、渗液等情况发生，如有渗出立即给予换药并予升压包扎，如无效立即通知医生，给予外科处理。妥善固定导管，避免牵、拉、拽。

(3) 腹膜透析液少量多次冲洗腹腔，观察引流液颜色、引流速度及引流量。

(4) 如患者手术切口疼痛明显，可根据医嘱给予止痛药物。

(5) 术后两周内定期切口换药，10～14 天拆线，两周内禁止洗澡。

四、操作中护理

在透析过程中应注意：

(1) 腹透液使用前应加温至 37℃左右。

(2) 透析液称量后将"Y"形管与患者外接短管进行连接，打开开关引流，连接各种管道时要注意严格无菌操作。

(3) 准确记录患者的生命体征、体重及透析液进出腹腔的时间及液体量等。

(4) 观察透析液的性质、颜色，是否混浊，有无异常等。

(5) 引流结束后，冲洗管路，缓慢灌注新鲜透析液，注意观察患者有无腹痛。

(6) 灌注结束，解离"Y"形管，拧紧碘液微型盖。

(7) 称量引流液的量,并记录。

五、操作后护理

1. 病情观察 指导患者测量生命体征及液体的出入量,定期送尿及引流液进行检查。监测患者血常规、血生化及离子的变化。

2. 透析管的护理 妥善固定导管,避免牵、拉、拽,避免在其周围使用锐器观察透析管出口处皮肤有无红肿、渗血及漏液等现象,出现异常及时报告医生做必要的处理。患者淋浴前需将透析管用塑料布包扎好,淋浴后将周围皮肤轻轻拭干,消毒后重新进行包扎。

3. 饮食护理 由于腹透会丢失体内大量的蛋白质及各种营养成分,应通过饮食进行补充。故要求蛋白质的摄入量以 1.2～1.3g/(kg·d)为宜,其中50%以上为优质蛋白。水的摄入量应根据每天的出量来决定。限制高磷食物的摄入。

4. 常见并发症的观察及护理

(1) 引流不畅或透析管堵塞:为常见并发症,一旦发生则影响腹透的顺利进行。常见原因为腹膜透析管移位、受压、扭曲、便秘或膀胱过度充盈、纤维蛋白堵塞及大网膜包裹等。应根据不同病因采取不同处理方法:①改变患者的体位;②教患者行深呼吸或用双手在下腹部升压;③排空膀胱,服用导泻剂或灌肠,促进患者肠道蠕动;④在透析管内注入肝素、尿激酶、生理盐水及透析液等,使堵塞的纤维块溶解;⑤在X线透视下调整透析管的位置或重新手术置管。

(2) 腹膜炎:为主要的并发症,以细菌性腹膜炎多见,大部分感染由于污染所致。常见革兰阳性菌感染。临床表现为腹痛、发热、寒战、腹部压痛、反跳痛及透析液混浊等。处理方法:首先留取混浊引流液做细菌培养及鉴定,然后用透析液连续冲洗腹腔,直至引流液转清;腹透液中加入抗生素及肝素留腹6小时以上;必要时全身使用抗生素;经过2～4周后感染仍无法控制者,应考虑拔除腹膜透析导管。

(3) 导管出口感染或者隧道炎:常见原因为导管固定不良,常被反复牵拉;未按无菌操作原则换药;淋浴时,外口保护不良等。临床表现:出口处红、肿、痛,浆液性或者脓性渗出液、血性结痂甚至肉芽组织增生。处理方法:生理盐水或者浓盐水清洁外口,碘附消毒液消毒,待干后局部涂莫匹罗星,无菌敷贴覆盖,每日一次;如有脓性渗出,需取脓汁行细菌培养及鉴定,必要时根据药敏结果,局部及静脉使用抗生素;难治性出口感染或者隧道炎,感染难以控制时考虑拔管。

(4) 腹痛:常见原因可能有透析液温度过低或过高、高渗性透析液、腹腔注入或引流速度过快或透析液 pH 值不耐受、腹腔感染及导管深度过深等。在处理上应去除原因,如注意调节好透析液的温度,降低透析液的渗透压及透析液进出的速度,积极治疗腹膜炎等。

(5) 其他并发症:如腹膜透析超滤过多引起的脱水、低血压、腹腔出血及透析管滑脱等,慢性并发症如肠粘连、腹膜硬化等。一旦发生,及时通知医师处理。

(吴　微)

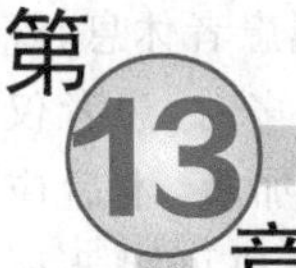

第13章 泌尿系统常见诊疗技术及护理

第1节 肾活组织检查术

经皮肾穿刺活组织检查(简称肾活检)是目前临床上获取肾脏活组织病理标本的主要手段之一。B超引导下肾活检具有定位准确、操作简便、成功率高且并发症少等优点,对了解肾脏疾病的病理类型,修正临床诊断,指导临床治疗,判断疾病预后等具有十分重要的意义。

一、适应证

(1) 伴或不伴肾功能不全的发作期肾病综合征。

(2) 伴或不伴肾功能不全的慢性肾炎综合征。

(3) 疑诊急进性肾炎综合征。

(4) 不明原因或治疗困难的急性肾功能不全。

(5) 确定为弥漫性肾单位疾病所致的各类持续性无症状的尿检异常。

二、禁忌证

1. **绝对禁忌证** 伴有严重出血性疾病或显著出血倾向者,伴凝血功能障碍的严重血小板减低症。

2. **相对禁忌证** 孤立肾,活动性肾脏感染性疾病,肾盂肾炎、肾盂积水,原发性肾脏肿瘤或肾脏动脉瘤,肾脓肿、肾结核,多囊肾或肾脏大囊肿病,慢性肾功能不全代偿期与失代偿期,严重贫血以及未能控制的高血压、低血压。

三、操作前护理

1. **术前检查** 配合医师详细询问家族史,有无出血性疾病史,有无局麻药及碘过敏史;作好抗生素皮试;协助做好有关检查,包括胸片、心电图、双肾超声检查,血常规、尿常规、出凝血时间、血型、肝功能及肾功能等,并做好住院期间的生命体征监测及记录。有高血压的患者应予以有效控制。手术日停用一切抗凝药及活血药物。预计发生出血性并发症的可能性较大的患者术前使用维生素K及抗出血治疗。

2. **用物准备** 肾活检针;局麻药;沙袋;其他如无菌手套、一次性口罩、帽子、手术衣、无菌治疗巾、无菌刀片、标本瓶(内装固定液)、生理盐水、无菌纱布块、无菌敷贴、冰块、酒精棉球、碘伏棉球及无菌镊子缸等。

3. **患者准备** 术前检查排除禁忌证;向患者介绍检查目的、操作程序和操作中密切配合的重要性;指导患者自我放松,进行屏气与卧床排便训练;嘱患者在穿刺前排空二便。

四、操作中护理

1. **体位** 协助患者取俯卧位,上腹部垫以硬枕,使肾脏顶向背部。

2. **穿刺** 当肾脏处于最佳穿刺位置时,嘱患者屏气,遇到不会屏气的患者,嘱其闭口,并协助患者捏住鼻孔进行屏气,以保证圆满完成穿刺检查。

3. **送检** 对检查取到的肾组织测量长度,分割肾组织,分别装入固定液中,并冷冻保存,迅速送检。

五、操作后护理

1. **活动** 穿刺完毕,按压伤口处5分钟,碘伏消毒针眼,用无菌敷贴覆盖,然后用沙袋升压,小心将患者保持俯卧位移至病床上送回病房,嘱患者俯卧4小时,24小时绝对卧床。24小时后无出血者可轻微活动,有出血倾向或肉眼血尿者最好1周内不做剧烈活动。

2. **注意观察生命体征及病情变化** 早期应常规监测血压、脉搏、尿量、尿色、皮肤血色、腰腹部症状及体征。

3. **抗炎及止血** 按医嘱给予抗炎及止血治疗以预防感染和出血;沙袋和腹带压迫止血,一般12～24小时可解除。

4. **术后生活护理** 术后患者卧床期间,应协助做好患者进食、饮水及大小便等生活护理。嘱患者多饮水,防止术后出血致输尿管内形成血凝块,避免或及时处理便秘、腹泻及剧烈咳嗽等。

第2节 尿道探查术

尿道探查用于扩张狭窄尿道,一般首选 18～20F 探条,以免过细探条之尖锐头部损伤或穿破尿道,操作时动作轻柔,不能用暴力推进,以防尿道破裂。避免反复多次扩张,两次尿道扩张的间隔时间不少于 7 天。并发症有尿道出血、假道形成及尿道热。

一、适应证

(1) 探查尿道有无狭窄、部位和程度。

(2) 治疗或预防尿道狭窄。

(3) 探查尿道有无结石。

二、禁忌证

(1) 急性尿道炎、前列腺炎,以免炎症扩散。

(2) 慢性尿道炎有较多脓性分泌物。

(3) 严重的尿道损伤者或出血。

(4) 疑有尿道肿瘤者。

三、操作前护理

1. **心理护理** 理解、关心、体贴患者,耐心解释尿道扩张术是治疗尿道狭窄、解除排尿困难的有效措施,使其消除恐惧心理,积极配合治疗。

2. **抗感染** 尿道或前列腺急性炎症者,应用抗生素控制感染后再行此手术。

3. **清洗** 术前让患者排尿及清洗外生殖器。

4. **用物准备** 持物钳、尿扩包、碘伏及尿道探子等。

四、操作后护理

1. **并发症的预防及护理**

(1) 尿道损伤:行尿道扩张术时,如金属探子直径过大,用力过猛,方向不当可致尿道裂伤;穿透尿道形成假道,甚至穿入毗邻器官。护理中应严密观察会阴、直肠、耻骨上区疼痛及排尿困难。一经发现,应及时行膀胱切开,留置导尿管,行耻骨上膀胱造口等处理。

(2) 出血:尿道黏膜娇嫩且血供丰富,如扩张方法不当,极易引起损伤出血。术后嘱患者休息,观察有无尿道口出血。损伤轻微出血不多时,患者仅感尿道疼痛及轻微血尿,排尿时疼痛加重,术后应留院观察 2～3 小时;大出血时,血凝块可阻塞尿道,造成排尿困难,应及时给予处理并应用止血剂。

(3) 感染:观察患者有无尿频、尿急、尿痛及灼烧感。术后数小时出现寒战、高热、呕吐及全身不适者,应立即静脉应用广谱抗生素。

2. **健康指导** 每日更换内裤,多饮水,以冲洗尿道,同时口服抗生素预防感染。

第3节 膀胱尿道镜检查术

膀胱尿道镜是内镜的一种,外形与尿道探子相似。在表面麻醉或骶麻下,经尿道插入膀胱内。

一、适应证

1. **诊断** 观察后尿道和膀胱内有无病变;逆行肾盂造影,了解肾、肾盂及输尿管情况;取活体组织进行病理检查。

2. **治疗** 放置双 J 管做内引流;电切镜可实施尿道、膀胱、前列腺的电切术;进行膀胱碎石、取石及取异物。

二、禁忌证

(1) 尿道、膀胱处于急性炎症期,不宜进行检查,因可导致炎症扩散,而且膀胱的急性炎症充血,还可使病变分辨不清。

(2) 膀胱容量过小,50mL 以下者多不能耐受这一检查,也易导致膀胱破裂。

(3) 包茎、尿道狭窄及尿道内结石嵌顿等,无法插入膀胱镜者。

(4) 骨关节畸形不能采取截石体位者,妇女月经期或妊娠 3 个月以上,全身出血性疾病者应避免,1 周内不行重复检查。

三、操作前护理

1. **物品准备** 膀胱尿道镜系统,膀胱镜包,碘伏,表面麻醉剂,冲洗器,冲洗盐水。

2. **患者准备** 消除思想顾虑,清洗外阴部,排空膀胱。

四、操作中护理

1. **麻醉** 一般局部黏膜麻醉,男性用 1% 丁卡因5～10mL注入尿道,保留5～10分钟;女性用棉签蘸1%丁卡因留置尿道内10分钟;检查加取活检、电灼及碎石等治疗时宜用硬膜外麻醉。

2. **体位** 协助患者取截石位。外阴部用肥皂水、无菌盐水和消毒液处置。铺消毒洞巾,露出尿道口。

3. **内镜导入** 配合医师用无菌盐水冲洗内镜上的消毒溶液、灭菌甘油滑润,将镜从患者尿道缓缓插入,忌使用暴力。嘱患者哈气以放松尿道括约肌,密切观察患者反应。

4. **协助医师行各种检查或治疗** 经内镜取出的标本应妥善保存,及时送检。检查时间不应超过30分钟。

5. **退镜** 术毕退出膀胱镜,协助患者于舒适体位。

五、操作后护理

1. **健康指导** 指导患者多饮水,保证尿量每日2 000mL以上。遵医嘱应用抗生素,预防、治疗感染。

2. **并发症处理与护理**

(1) 血尿:为术中损伤黏膜所致,一般2～3天自愈。

(2) 尿路感染、发热:见于检查前已有尿路感染,检查时间较长者,应用抗生素控制。

(3) 尿道灼痛及腰痛:给予止痛剂,1～2天即能转轻。

(4) 尿道或膀胱损伤:见于尿道狭窄或前列腺增生或挛缩膀胱者。严重损伤应留院观察,应用抗生素,必要时留置尿管。

第4节 泌尿系统造影术

所谓造影,即将一种特殊的对比剂(也称造影剂)通过各种途径注入体内,X线不能透过对比剂,所以在其充盈部位与可透X线的周围组织形成对比,可以清楚地看到其充盈部位的情况。泌尿系造影术包括以下4种方法。

一、适应证与禁忌证

1. **排泄性尿路造影**(excretory urography) 又称静脉肾盂造影(intravenous urography, IVU),是泌尿系统最常用的造影方法。由静脉注入有机碘溶液,通过肾脏排泄使泌尿系显影,分别于注射后5、15、30、45分钟摄片。此法不仅可显示肾实质、肾盏、肾盂,以及输尿管和膀胱的管腔形态,还可以了解两肾功能。常用对比剂为60%泛影葡胺。有碘过敏,严重肝、肾或心脏功能不全和急性肾炎等禁忌检查。

2. **逆行肾盂造影**(retrograde pyelography, RP) 用于排泄性尿路造影显影不良或不宜者,有急性尿路感染和尿道狭窄者禁用。经膀胱尿道镜向输尿管开口插入输尿管导管,使导管顶端置于肾盂输尿管交接部(可电视透视或摄片定位),每侧缓慢注入12.5%碘化钠或30%泛影葡胺7～10mL,后立即摄片。注意注射压力不可过高,对比剂量不可过多,否则会引起对比剂反流和疼痛。本法显示肾盂、肾盏形态较好,但不能了解肾脏的排泄功能。

3. **膀胱造影**(cystography) 造影前清洁灌肠,并排尿,后经尿道置入尿管,注入10%泛影葡胺150～200mL。有时也可按患者有尿意为准。注入对比剂后,可摄正位片及左、右斜位片,显影后将对比剂排出。

4. **血管造影**(angiography) 主要指肾动脉造影。可以了解肾及肾上腺血管的形态、分布及其变化。适用于肾血管疾病、肾损伤、肾实质肿瘤,数字减影血管造影能清晰显示1mm直径的血管,可发现肾实质内小动脉瘤及动静脉畸形等血管异常。有出血倾向者、造影剂过敏者、严重肝肾及心血管疾病者禁忌。

二、操作前护理

1. **清洁肠道** 为获得清晰的显影,检查前1天服用缓泻剂,以帮助患者尽量排出肠道内的粪便。

2. **造影前6小时患者禁食、禁饮** 使尿液浓缩,增加尿路造影剂浓度。

3. **造影前先做碘过敏试验**。

三、操作中护理

1. **固定、升压** 协助患者上床,摆好体位,做好患者的固定,给予腹部升压。

2. **核对结果** 再次核对患者有无过敏史、碘过敏试验结果,确定试验无误后,方可注射。

3. **注入造影剂** 因离子性对比剂浓度大、渗透压高,对血管刺激较大,同时要求注射速度较快,所以应选择弹性较好、较粗大的静脉穿刺。

4. **严密监测** 先缓慢注射,如无不良反应再快速注射。若患者出现轻微恶心、呕吐及咽部不适等症状,减慢注射速度,嘱其深呼吸、精神放松,一般情况下症状即可缓解。若上述症状加重,并出现心慌、胸闷等症状,应立即停止注射,放松腹部压迫,静脉注射地塞米松10mg,安慰患者,并密切观察,待症状消失后完成检查。若患者出现严重不良反应,伴有血压下降、脉搏细速及呼吸困难,应立即停止检查,就地抢救。

四、操作后护理

1. **观察** 尿路造影术检查结束后,应继续观察10~15分钟,患者无不良反应方可离开检查室,嘱其多饮水,加速对比剂的排泄,减少对比剂的毒副作用。

2. **升压包扎** 血管造影术后,应加强穿刺部位的护理,协助医师用消毒纱布覆盖穿刺部位,绷带升压包扎、沙袋升压6小时,术后严密观察穿刺部位有无出血、渗血及血肿形成。

第5节 膀胱冲洗术

膀胱冲洗术是将药液经导尿管注入膀胱进行冲洗的方法。其目的是冲洗膀胱内异物、保持尿管引流通畅、防止感染,预防和减少泌尿系统术后血凝块形成,解除尿道阻塞,保持尿管通畅。

临床上常规用三腔尿管进行封闭式膀胱冲洗术,首先放出膀胱余尿,排出冲洗器内空气,消毒尿管,将冲洗器与尿管侧腔相连,间断冲洗时先夹闭引流管,药液达到所需量时,夹闭冲洗器调节夹,保留20~30分钟,然后开放引流管放出药液。持续冲洗时注意观察冲洗速度与引流速度是否一致。

一、操作前护理

1. **用物准备** 换药包、碘伏、三腔尿管、膀胱冲洗器、便盆及便盆巾、冲洗溶液温度为38~40℃,膀胱/尿道手术后患者冲洗液温度25~30℃。

2. **患者准备** 了解膀胱冲洗的目的、过程和注意事项,学会在操作时如何配合。

3. **环境准备** 酌情屏风遮挡,为患者保暖。

二、操作中护理

(1) 注意无菌操作,对持续冲洗患者应尽量减少打开密闭引流系统的机会,防止逆行感染。

(2) 持续性膀胱冲洗患者冲洗速度应根据流出液的颜色进行调节,色深则快、色浅则慢,膀胱内用药患者一般为每分钟80~100滴,每次滴完250mL后夹紧调节器,使药液在膀胱内保留20~30分钟,然后放开引流袋,使药液、尿液流出。

(3) 在持续冲洗过程中,注意观察引流管是否通畅,以及患者的反应、冲洗液的量及颜色。评估冲洗液入量和出量,膀胱有无憋胀感。

(4) 由于尿管、冲洗液刺激,在冲洗过程中血块堵塞可引起患者膀胱痉挛。患者自觉尿道烧灼感、疼痛,有强烈尿意,可伴有尿道口溢尿和冲洗液逆流,应及时安慰患者,冲洗液不可温度过低,保持引流通畅,必要时遵医嘱给予解痉、镇痛药物。

三、操作后护理

1. **记录** 准确记录冲洗量和排出量。

2. **健康指导** 嘱患者每日饮水量应维持在2 000mL左右,产生足够的尿量以冲洗尿道,防止感染的发生。

(刘 英)

第14章 典型病例分析

第1节 急性肾小球肾炎患者的护理

病例简介

赵某,男,9岁,汉族,学生。以"突发肉眼血尿、双眼睑水肿5天"为主诉入院。患者3天前无明显诱因发现晨起眼睑水肿、尿色发红,尿量每日1 300~1 500mL。半个月前曾有咽部疼痛病史,未用药。既往曾有"扁桃体炎"病史,无肾病史。2天前于我院门诊查尿常规:尿潜血(++),尿蛋白微量;肾功能正常。为求进一步诊治入院治疗。病来无发热,咽痛,偶有咳嗽,无咳痰,无胸痛,无明显胸闷气短,夜间可平卧;无腹胀、腹痛、腹泻;无关节疼痛、无脱发、无过敏、口腔溃疡;每日尿量约1 500mL,肉眼血尿,无腰痛,无尿急或尿痛,无夜尿增多;精神状态可、大便正常,饮食睡眠可。入院查体:体温36.3℃,脉搏92次/分,呼吸19次/分,血压130/85mmHg。一般状态可,双眼睑略水肿,结膜无苍白,巩膜无黄染;咽红,扁桃体Ⅱ度肿大,未见脓性分泌物,黏膜无出血点;颈静脉无怒张,双肺呼吸音清,未闻及干湿啰音;心率96次/分,律齐,各瓣膜听诊区未闻及病理性杂音;腹平软无压痛,肝脾肋下未触及,Murphy征(-);双肾区无叩痛,双输尿管走行区无压痛。双下肢指压痕(-),病来体重无改变。实验室检查:尿常规尿蛋白(+),尿潜血(++);尿红细胞70个/HP,畸形率80%。血生化:补体C_3 0.45g/L,抗链球菌溶血素"O"抗体(ASO)700U/L。入院后给予抗炎、利尿及降压等处理,病情缓解。

×年5月16日

护理评估

1. **健康史** 评估患者是否有上呼吸道感染或者皮肤感染病史,有无相关其他系统疾病病史,了解患者就诊前有无应用抗生素治疗史。

2. **身体状况** 检查患者有无双眼睑或双下肢水肿,了解有无肉眼血尿,测量生命体征,观察血压有无升高,询问有无药物过敏史。

3. **心理及社会因素** 了解患者心理,评估家属对该疾病的了解程度。

4. **实验室及其他检查** 化验尿常规、尿微量蛋白、24小时尿蛋白定量、血常规、肾功能、血生化、血清C_3及抗链球菌溶血素"O"抗体(ASO)及双肾输尿管膀胱彩超等检查。

5. **生活及饮食习惯** 了解患者的生活及饮食习惯。

主要护理问题

1. **体液过多** 与肾小球滤过率降低致水、钠潴留有关。

2. **潜在并发症** 高血压脑病、急性左心衰竭及急性肾衰竭。

护理措施

1. **休息** 患者处于急性期,应绝对卧床休息,直至眼睑水肿消退,肉眼血尿消失,血压恢复正常。

2. **饮食护理** ①低盐饮食:每日盐的摄入量应低于3g,避免进食腌制食品、罐头食品、汽水、味精、面包、豆腐干等含钠高的食物,可使用醋及柠檬等调味品增加食欲;待水肿消退,血压正常后给予正常饮食。观察患者有无不恰当的吃零食的习惯,以免加重水钠潴留,向家属解释钠、水与水肿发生之间的关系,使之理解饮食中限制钠盐的重要性;②限制水的摄入;③蛋白质的入量:给予优质低蛋白质饮食,蛋白质摄入量为1.0g/(kg·d),其中50%以上为优质蛋白,即进食鱼、肉、蛋、奶类食物,减少植物蛋白质的摄入,如豆制品、坚果类食物;④增加碳水化合物的摄入,保证机体获得足够热量,适当补充维生素。

3. **病情观察** 注意观察患者眼睑水肿的消长情况；观察患者尿量是否增加,肉眼血尿是否消失,监测生命体征,尤其是血压,严密监测有无急性左心衰或高血压脑病的表现；监测肾功能情况。

4. **用药护理** 遵医嘱应用利尿剂、降压药和抗生素治疗,注意观察药物疗效和不良反应,定期测量血压,发现异常及时通知医生。

5. **并发症观察** 严密观察尿量、尿色、血压的变化,若出现少尿,呼吸急促、咳泡沫样血痰、头痛及呕吐等症状,可能是病情恶化,发生了并发症,应立即报告医生及时处置。

×年5月24日

护理评估

1. **身体状况** 评估双眼睑水肿消长情况、观察有无明显肉眼血尿、血压是否正常。

2. **心理及社会因素** 现患者因不能过多活动,每日输液、口服药物,因此有无烦躁等不良情绪。

3. **实验室及其他检查** 复查尿常规。

主要护理问题

焦虑、烦躁 与限制活动有关。

护理措施

1. **休息** 继续卧床休息,可下床轻微活动或户外散步,活动时注意监测过程及其反应,有异常停止活动。

2. **提供良好的病室环境,加强生活护理** 提供优美、洁净的病室,指导、协助家人做好各项生活护理,如进餐、刷牙、洗脸及大小便等。

×年5月30日

护理评估

1. **身体状况** 评估咽部情况、扁桃体有无肿大。

2. **心理及社会因素** 评估家属对疾病的预后及相关知识掌握情况。

3. **实验室及其他检查** 复查尿常规及血清补体 C_3 及ASO是否恢复正常。

主要护理问题

知识缺乏： 缺乏疾病相关知识。

护理措施

为患者家属指导疾病相关知识：

1. 帮助患者家属掌握本病的相关知识和自我护理的方法,如急性肾小球肾炎的相关病因、病程、治疗和护理知识,以减少演变为慢性肾炎的危险。树立治病信心,保持愉快心情,把治疗、护理计划落实到住院、回家及上学等疾病康复生活中。

2. 告知家属要保证患者足够的休息和睡眠,生活起居要有规律。限制活动1～2个月,避免体力活动3个月,红细胞沉降率正常后可恢复上学,但应避免剧烈体力活动,如上体育课,1年后方可正常活动。

3. 告知家属注意给患者及时添加衣物保暖,保持患者口腔、皮肤卫生,平日注意房间通风换气以预防感染。若发生呼吸道感染,及时隔离、治疗。因患者反复扁桃体炎,应适时行扁桃体摘除术。

4. 按医生处方坚持用药。向患者家属介绍所用药物的名称、剂量、给药时间和方法,教会其观察药物疗效和不良反应。服用利尿剂,如出现软弱无力、心悸等症状时,提示低钾、低钠血症,应及时就医。

5. 告知家属注意患者情绪的调节和稳定；细心观察,如当患者出现眼睑水肿、尿少及尿色发红等症状,应及时就诊。出院后1～2年内定期门诊随诊。

(吴　微)

第2节　慢性肾小球肾炎患者的护理

病例简介

杨某,女,32岁,职员。以"尿检异常3年余"为主诉入院。3年前因发热就诊于当地医院化验尿常规：尿蛋白(+++),潜血(+++),诊断为"肾小球肾炎",应用百令胶囊和氯沙坦钾治疗后复查尿常规：尿蛋白(+),潜血阴性。后因妊娠停药2年,9天前因双下肢水肿就诊于我院门诊,化验尿常规：尿蛋白(+++),潜血(+)。现为求进一步治疗入我科。患者发病以来无发热、咳嗽、咳痰,无胸闷、气短,无腹痛、腹泻,无关节疼痛,脱发、皮疹、光过敏及口腔溃疡。24小时尿量约1 700mL,无尿频,无尿急、尿痛,无腰痛及肉眼血尿,无夜尿增多,精神体力尚可,饮食睡眠正常。患者否认高血压、糖尿病及冠心病病史。查体：一般状态可，体温36.5℃，脉搏80次/分，呼吸16次/分，血压130/90mmHg。眼睑无水肿，结膜无苍白，口唇无发绀。咽不红。颈静脉无怒张。双肺呼吸音清，未闻及干湿啰音。心率80次/分，律齐，各瓣膜听诊区未闻及病理性杂音；腹平软无压痛，肝脾肋下未触及，MurpHy征(－)；双肾区无叩痛，双输尿管走行区无压痛。双下肢指压痕(＋)，发病以来体重增加2kg。实验室检查：尿常规尿蛋白(＋＋＋)，尿潜血(＋)；尿红细胞35个/HP，畸形率80%。给予降尿蛋白等治疗，给予肾活组织检查术明确病因，制订治疗方案后出院。

×年4月2日

护理评估

1. **健康史**　了解患者起病急缓，发病时间，有无明显诱因，有无相关病史及治疗经过；了解患者诊治经过，有无其他相关疾病如高血压、糖尿病等病史。

2. **身体状况**　评估水肿部位及程度，测量生命体征，注意有无高血压，询问有无肉眼血尿，观察记录尿量，观察有无恶心、呕吐、乏力等肾功能受损的表现。

3. **心理及社会因素**　了解患者的心理情况，观察有无焦虑、抑郁等不良情绪。评估患病后对工作及日常活动的影响。

4. **实验室及其他检查**　检测尿常规、尿微量蛋白、24小时尿蛋白定量，血常规、血生化及肾功能等，行双肾及输尿管彩超等检查。

5. **评估患者的生活及饮食习惯，了解有无特殊的饮食要求。**

主要护理问题

1. **体液过多**　与肾小球滤过率降低导致水、钠潴留有关。

2. **焦虑**　与疾病反复发作、病房环境不熟有关。

3. **潜在营养失调**　与限制蛋白质摄入等有关。

护理措施

1. **休息**　注意卧床休息，休息时适当抬高下肢以增加静脉回流，减轻水肿。

2. **饮食护理**　给予优质低蛋白、低磷、高维生素饮食。增加碳水化合物的摄入，以保证热量的需求，减少自体蛋白质的分解。应限制钠盐的摄入，低于每天3g，适当减少入液量。控制蛋白质的摄入量，每日0.8g/(kg·d)，50%以上为优质蛋白质即来自于鱼、肉、蛋、奶及大豆类食物。每日热量125.6～146.5kJ/kg(30～35kcal/kg)，其中脂肪供能小于30%，其余除蛋白质外，主要由碳水化合物提供。补充各种维生素及微量元素如维生素A、维生素B、维生素C、维生素D、维生素E、维生素P及微量元素Zn、Fe等。

3. **营养监测**　观察患者饮食情况，评估其膳食中营养成分、结构是否适宜，定期测量体重和上臂肌围；监测血红蛋白、白蛋白浓度等。

4. **心理护理**　向患者介绍病房环境及各种检验标本及检查的注意事项，调节情绪，减轻患者焦虑情绪。

×年4月5日

护理评估

1. **健康史**　了解患者有无服用抗凝药物如阿司匹林肠溶片、低分子肝素等药物史，以及停止使用该类药物的时间。

2. **身体状况**　评估下肢水肿的消长情况，测量生命体征，观察体温及血压情况，了解是否在月经期。

3. **心理及社会因素**　了解患者家庭支持情况，以及患者和家属对肾活检知识的掌握情况。

4. **实验室及其他检查**　肾小球滤过功能、凝血功能及传染病指标。

主要护理问题

肾活检的护理。

护理措施

(1) 向患者介绍肾活检的相关知识及活检的重要意义，消除患者恐惧的心理。

(2) 指导患者练习俯卧位呼吸末屏气，并练习床上排尿。

(3) 监测患者血压，防止血压过高，必要时通知医生，遵医嘱使用降压药物，使血压低于140/90mmHg。

(4) 活检后，穿刺点给予无菌敷料覆盖并升压包扎，必要时给予腹带包扎。

(5) 平车送回病房,小心搬运至床上,嘱患者绝对卧床休息24小时,腰部严格制动,严禁翻身及扭转腰部。

(6) 监测患者生命体征,尤其注意观察血压的变化;注意观察尿色及有无剧烈腰痛、腹痛等。

(7) 嘱患者多饮水,避免进食容易导致腹泻及产气的食物。

(8) 告知患者24小时后可起床活动,但避免剧烈活动。起床动作缓慢,防止发生直立性低血压。3周内避免剧烈活动及重体力活动。

×年4月8日

护理评估

1. **身体状况** 评估患者水肿消减情况。

2. **心理及社会因素** 评估该疾病对患者工作及生活的影响,了解患者和家属对该疾病预后及康复知识的了解。

3. **实验室及其他检查** 检测血、尿常规、24小时尿蛋白定量,必要时行双肾输尿管彩超检查。

主要护理问题

1. **焦虑** 与疾病的反复发作及预后不良有关。

2. **知识缺乏** 缺少疾病相关知识。

3. **潜在并发症** 慢性肾衰竭。

护理措施

(1) 为患者介绍同类成功病例,增强患者信心,减轻患者焦虑。

(2) 为患者讲解疾病康复相关知识,延缓肾功能下降。①注意休息,出院后可从事轻体力的工作,避免劳累;②避免诱发因素,如感染、妊娠、使用肾毒性药物等;③低盐饮食,忌食辛辣和油腻食物,保护肾功能;④遵医嘱使用药物;⑤定期门诊随访,一旦出现中度以上水肿、尿液泡沫增多、血压增高或急性感染时,应及时就医。

(吴 微)

第3节 尿路感染患者的护理

病例简介

孙某,女,65岁,退休教师。以"尿频、尿急、排尿灼热感2天"为主诉入院。患者于2天前突然发热,体温39.8～40.3℃,明显畏寒,时有寒战,并出现尿频、尿急及排尿灼热感,曾自行服用布洛芬混悬液后,体温下降后再次升高,于门诊就诊。化验尿常规白细胞(++++)、红细胞5974.33/HP,白细胞1113.8/HP;血常规白细胞12.93×10^9/L,中性粒细胞比例84.7%,降钙素原0.10ng/mL,C反应蛋白(CRP)148.9mg/L。以"尿路感染"收入本院。患者有脑梗死、脑出血、高血压、糖尿病病史,曾于7天前留置导尿,3天前拔除尿管。查体:体温38.8℃,脉搏106次/分,呼吸20次/分,血压130/80mmHg。一般状态可,乏力,肌肉酸痛,急性病容,神清,肢体活动障碍,全身浅表淋巴结未及。两肺呼吸音清晰,未闻及干、湿性啰音。心率106次/分,律齐,未闻及病理性杂音。腹软,肝、脾未及。双输尿管走行区无压痛,肾区轻度叩击痛,明显肉眼血尿。实验室检查:血常规白细胞20.6×10^9/L,血红蛋白121g/L,中性粒细胞比例85.6%;尿常规上皮细胞(+),白细胞(++++),红细胞5466/HP。入院后予以抗感染、降温及碱化尿液等治疗,症状缓解后出院。

×年1月21日

护理评估

1. **健康史** 询问患者起病时间、起病急缓,了解是否存在导致本病的诱发因素,询问疾病的治疗过程及疗效,有无应用抗生素及其他药物史,有无药物过敏史,了解是否有该病的患病史。

2. **身体状况** 测量生命体征,尤其注意观察体温及血压;观察有无尿频、尿急、尿痛等症状,检查有无输尿管压痛及肾区叩痛。

3. **心理及社会因素** 评估患者的精神状态,了解家属对患者的支持程度。

4. **实验室及其他检查** 尿液检查:尿常规、清洁中段尿细菌培养及鉴定;血常规;以及B超等检查。

主要护理问题

1. **体温过高** 与泌尿系统感染有关。

2. **排尿障碍:尿频、尿急及尿痛** 与炎症刺激膀胱、尿道有关。

3. **焦虑** 与疾病反复发作有关。

护理措施

1. **休息与活动** 卧床休息，限制活动。各项护理措施集中进行，避免过多的干扰患者，为患者提供安静、舒适的休息环境。

2. **饮食护理** 给予营养丰富、清淡且易消化的流质或半流质饮食。鼓励患者多饮水，每天摄入量在 2 000mL 以上，若高热暂不能进食则须静脉补液。

3. **密切观察病情** 监测体温、脉搏、呼吸及血压，体温突升或骤降需随时测量并记录。观察尿液性状的变化、有无腰痛加剧。如高热持续不退或体温升高、腰痛加剧，应考虑可能出现肾周脓肿、肾乳头坏死等并发症。

4. **降温护理** 患者寒战时注意保暖，高热时可给予物理降温，若大量出汗应及时更换衣服和被褥，并注意保持皮肤的清洁、干燥。

5. **做好基础护理** 应在清晨、餐后及睡前协助患者漱口，做好口腔护理；定期协助患者翻身，避免骶尾部等骨突出部位长期受压，给予患者气垫床，防止发生压疮。

6. **用药护理** 按医嘱早期应用足量、有效的抗感染药物，并注意观察疗效及不良反应，发现异常及时报告。

7. **告知患者家属留取中段尿的目的和意义，留取过程中应严格无菌操作** 作尿细菌定量培养时，留取清晨第 1 次（尿液停留膀胱 6 小时以上）的清洁、新鲜中段尿液送检。为保证培养结果的准确性，尿菌定量培养应注意：①在应用抗生素之前留取尿标本；②留取尿液时要严格无菌操作，先充分清洁外阴，消毒尿道口，再留取中段尿液，并在 1 小时内作细菌培养；③尿标本中勿混入消毒药液。

×年 1 月 28 日

护理评估

1. **身体状况** 观察体温是否正常；是否仍有尿路刺激征（尿频、尿急、尿痛）。

2. **心理及社会因素** 了解患者及家属有无焦虑等心理。

3. **实验室及其他检查** 复查化验血、尿常规及血降钙素原、CRP 等感染性指标。

主要护理问题

1. **排尿障碍：**尿频、尿急、尿痛 与炎症刺激膀胱、尿道有关。

2. **潜在并发症：**肾乳头坏死、肾周脓肿。

护理措施

1. **病情观察** 继续监测体温、尿液的变化，并注意是否出现剧烈腰痛等并发症。

2. **增加水分摄入** 嘱患者继续多饮水，勤排尿，以达清洗尿路的目的，减少细菌在膀胱停留的时间，从而减轻膀胱刺激征引起的不适。让患者及家属了解饮水的作用及重要性，指出憋尿会加重病情。

3. **生活指导** 指导患者做好个人全身及外阴部的清洁卫生，必要时给予会阴部护理。

4. **心理护理** 向患者及家属解释本病的病因和预后，鼓励患者表达内心的感受，以减轻患者及家属焦虑的不良情绪。

5. **用药护理** 指导患者按医嘱使用抗生素，注意观察药物疗效及不良反应；并按时、按量及按疗程服药，勿随意停药以达彻底治疗的目的。

×年 2 月 7 日

护理评估

1. **身体状况** 观察体温是否恢复正常；是否有尿路刺激征（尿频、尿急、尿痛）。

2. **心理及社会因素** 了解患者及家属对疾病相关知识的了解与掌握情况。

3. **实验室及其他检查** 复查化验血常规、尿常规及清洁中段尿细菌培养及鉴定。

主要护理问题

知识缺乏：缺乏预防尿路感染的相关知识。

护理措施

指导疾病相关知识：

（1）指导患者日常多饮水、勤排尿，保证每天尿量不少于 2 000mL。此举措是预防尿路感染最简便而有效的方法。

(2) 指导患者及家属注意患者个人卫生，尤其是会阴部及肛周皮肤的清洁，便后及时清洗。

(3) 指导家属为患者加强营养，以增强患者机体的抵抗力。

(4) 告知患者和家属避免使用肾毒性药物，如四环素类、氨基糖苷类等药物，用药时要认真阅读药物说明书，勿滥用。

(5) 告知患者和家属尽量避免使用尿路器械，如必须留置导尿管则需严格无菌操作，并防止损伤，必要时给予膀胱冲洗。

(6) 告知患者按时、按量及按疗程服药，切勿随意停药，并按医嘱定期随访。

(7) 告知患者该病容易复发和再感染，应学会识别尿路感染的临床表现，一旦发生体温升高、腰痛、尿频、尿急及尿痛等表现时尽快就诊。

(吴 微)

第4节 前列腺增生患者的护理

病例简介

李某，男，74岁。以"夜尿增多，排尿困难3年，排不出尿1天"为主诉急诊入院。3年来患者夜尿次数增多，最初每晚起床2～3次，最近数月达每晚5～6次，伴有排尿踌躇，尿线细而分叉，射程短，时间长等症状，有时呈点滴状，最近1天排尿不出，下腹部胀痛不适，不时有尿液渗出，打湿内裤。在急诊室导尿放出尿液930mL。留置导尿管后送入病房。护士与患者沟通过程中，注意到患者因夜尿、排尿困难、尿潴留而感到焦虑及生活不便。

入院检查：肛查，前列腺Ⅲ度增生，表面光滑，质地中等，中央沟消失。经肛B超前列腺大小为54mm×50mm×47mm，泌尿系平片未见阳性结石，静脉尿路造影双肾功能形态大致正常，膀胱影像边缘毛糙，膀胱颈部有负影为导尿管气囊。膀胱镜检可见到倒"V"形改变，中叶突入膀胱，膀胱壁明显小梁增生。入院诊断：良性前列腺增生。择日在连续硬膜外麻醉下行经尿道气化电切术。切除腺体组织称重61g。术后3天拔除导尿管，排尿通畅并出院。

×年5月1日

护理评估

查体：体温36.7℃，脉搏78次/分，呼吸24次/分，血压130/75mmHg。心肺无特殊，腹部(－)。双肾未扪及，肾区无叩击痛，留置导尿管通畅，引流清亮液体。肛查：前列腺Ⅲ度增生，表面光滑，质地中等，中央沟消失。经肛B超前列腺大小为54mm×50mm×47mm，最大尿流率小于15mL/s。患者因夜尿、排尿困难、尿潴留感到焦虑。

主要护理问题

1. **排尿异常** 与膀胱出口梗阻、逼尿肌受损等因素有关。

2. **焦虑** 与尿潴留、胀痛有关。

护理措施

1. **排尿护理**

(1) 导尿术的健康指导：保持留置导尿管的通畅，防止折叠、扭曲和受压。及时观察尿的颜色、尿量的变化，如有异常及时报告医师，使患者能参与配合护士进行导尿管的护理。

(2) 遵医嘱给予抗生素治疗，预防感染。

(3) 完善术前各种准备，争取早日手术。

(4) 预防：避免急性尿潴留的诱发因素，如受凉、过度劳累、饮酒、便秘、久坐；适当限制饮水，但每日摄水量不应少于1 500mL，可在夜间和社交活动前限水；不憋尿，勤排尿，预防便秘。

2. **心理护理**

(1) 向患者介绍主管医师、护士及病室环境，消除患者陌生感。

(2) 及时导尿，解除患者胀痛不适。

(3) 尿频和夜尿既给患者的生活带来不便，又严重影响患者的休息与睡眠；排尿困难与尿潴留也给患者带来极大的身心痛苦。护士应耐心听取患者倾诉，解释前列腺增生的主要治疗方法，鼓励患者树立治疗疾病的信心。还应做好家属工作，解除患者后顾之忧。

×年5月5日

护理评估

今日在连续硬膜外麻醉下行经尿道气化电切术，术后安返病房。查体：体温36.7℃，脉搏78次/分，呼吸24次/分，血压130/75mmHg。心、肝、肾及凝血功能检查无异常，患者局部、全身情况以及心理和社会支持状况良好。术后评估了解到患者及家属缺乏该病的自我护理方法。

主要护理问题

1．**有感染的危险**　与手术有关。

2．**潜在并发症**　出血、尿失禁。

3．**知识缺乏**　缺乏疾病的相关知识。

护理措施

1．**预防感染**

(1) 观察体温及白细胞的变化。

(2) 遵医嘱给予抗生素控制感染，并嘱患者多饮水。

(3) 做好留置导尿管尿道口的护理。

(4) 膀胱持续冲洗要严格执行无菌操作。

(5) 提高患者免疫力：术后1～2日无腹胀即可恢复正常饮食，鼓励患者多进食高蛋白、高热量、高纤维素、易消化饮食。

2．**预防并发症的护理**

(1) 术前为避免急性尿潴留、便秘，鼓励患者进食粗纤维、易消化饮食，并多饮水、适量活动，同时训练患者床上排便习惯。

(2) 术后密切观察患者病情：老年人多患有心血管疾病，加上麻醉和手术刺激，可引起血压下降或诱发心、脑并发症，术后即行心电监护24小时，密切观察血压、脉搏、心率及血氧饱和度等，必要时给予吸氧。观察冲洗液的颜色，同时注意患者有无稀释性低钠血症，主要表现为恶心、呕吐、腹胀及高血压等，甚至发生呼吸困难、发绀、视觉丧失、昏迷及惊厥等。

(3) 体位及活动：术后第1天患者生命体征平稳后，可取半卧位，并可在床上适量活动；术后第2天可下床适量活动，在床边行走。活动时妥善固定或牵拉气囊尿管，防止气囊移位失去压迫作用导致出血。

(4) 膀胱冲洗及引流护理：术后立即接通留置三腔导尿管及持续膀胱冲洗管，引流袋用别针固定于床旁，嘱患者翻身活动时，引流管勿扭曲、打折及受压，保持引流管通畅。用生理盐水持续冲洗膀胱2～3天，冲洗速度可根据尿色而定，色深则快，色浅则慢，如有血块阻塞、引流不畅时，用无菌注射器抽吸生理盐水升压冲洗，通畅后加快冲洗速度，以免造成膀胱充盈、膀胱痉挛而加重出血。24小时后颜色为淡红色或呈尿色，可减慢滴速。如冲洗液为深红色，除加快冲洗速度外，应立即遵医嘱静脉滴注止血药，给予气囊导尿管牵引。

(5) 尿失禁：帮助患者建立排尿反射，有意识地做缩肛、提肛锻炼，协调尿道括约肌的功能。术后3～5日尿液颜色清澈，即可拔除导尿管，拔管前夹闭尿管引流，嘱患者多饮水，待膀胱充盈后再拔除尿管，以尽早恢复患者自然排尿。

3．**指导疾病相关知识**

(1) 耐心做好本病的健康指导，解释可能出现的并发症的治疗、预防知识。

(2) 饮食应多进食高纤维饮食，防止便秘。

(3) 嘱患者多饮水，防止感染、结石的发生。

(4) 禁止饮酒和吸烟。

(5) 术后患者避免剧烈运动，避免引起腹压增高的因素。术后1～2个月内避免剧烈活动，如跑步、骑自行车、性生活等，防止继发性出血。

(6) 排尿功能训练：若发现有溢尿现象，患者应有意识地经常锻炼肛提肌，以尽快恢复尿道括约肌功能。

(7) 如果出现异常，及时复诊。前列腺窝的修复需要3～6个月，因此术后仍会有异常排尿现象，患者应多饮水，等待自行恢复。术后患者如出现尿线逐渐变细，甚至出现排尿困难，考虑发生尿道狭窄，应及时到医院检查和处理。术后1～4周可能发生附睾炎，若出院后出现阴囊肿大、疼痛、发热等症状应及时到医院检查。

(8) 定期复诊：定期门诊行尿液检查、复查尿流率及残余尿量。

（王荣梅）

第5节　慢性肾衰竭患者的护理

病例简介

许某，女，56岁。以“发现肉眼血尿25年，反复水肿10余年，乏力2个月”主诉入院。患者曾于25年前“感冒”后出现肉眼血尿，为全程肉眼血尿，伴有尿频、尿急、尿痛、腰痛、寒战及发热，最高体温达39.5℃，曾就诊于当地乡镇医院，化验尿蛋白(＋＋)、红细胞及白细胞高，诊断为“肾炎”，予以青霉素等药物治疗后上述症状消失，经复查尿常规，尿蛋白(＋＋)。此后多次复查尿蛋白(＋＋)，时有尿潜血阳性。于10多年前开始间断出现双下肢水肿，诊断为“慢性肾小球肾炎”，间断服用中药进行治疗。1年前下肢水肿加重，并出现眼睑水肿，就诊于当地县医院，测得血压170/100mmHg，化验尿蛋白(＋＋)、血肌酐超过208μmol/L，予以排毒、降压等对症治疗1个月,病情好转,复查肾功能指标无明显变化。于2个月前开始出现乏力,时有头晕、恶心,复查血肌酐836μmol/L,为系统治疗入院。既往身体健康,否认肝炎、结核及伤寒等病史,无药物过敏史。入院后给予心理护理,优质低蛋白饮食,控制血压,利尿消肿,纠正水、电解质紊乱及代谢性酸中毒等治疗,症状好转出院。

×年7月6日

护理评估

查体:体温36.6℃,脉搏68次/分,呼吸16次/分,血压190/100mmHg。患者发育正常,营养中等,中度贫血貌,眼睑无水肿,双肺未闻及干性、湿性啰音,心率68次/分,律齐,各瓣膜听诊区未闻及病理性杂音,腹软,无压痛,肝、脾肋下未触及,各输尿管点无压痛,双肾区叩痛阳性,双下肢轻度可凹陷性水肿。实验室检查:血常规:白细胞4.0×10^9/L,红细胞2.68×10^{12}/L,血红蛋白65g/L,血小板178.0×10^9/L;尿常规:蛋白(+++),潜血(++),白细胞(+);血生化:Scr 836μmol/L,BUN 35.1mmol/L,UA680.6μmol/L,K^+ 5.65mmol/L,Na^+ 142mmol/L,Ca^{2+} 1.97mmol/L,Cl^- 96.8mmol/L;血气分析:pH 7.28,PaO_2 80.2mmHg,$PaCO_2$ 28.2mmHg,HCO_3^- 20.5mmol/L,CO_2CP15.5mmol/L。超声检查示双肾缩小。临床初步诊断为慢性肾衰竭(尿毒症期)。评估了解到,患者已婚,家庭关系融洽,经济状况一般。因病程较长,症状时好时坏,患者有消极、抑郁心理。

主要护理问题

1. **营养失调** 低于机体需要量 与限制蛋白质摄入、消化吸收功能紊乱等因素有关。

2. **潜在并发症** 水、电解质及酸碱平衡失调。

3. **活动无耐力** 与心血管并发症、贫血及水、电解质和酸碱平衡失调有关。

4. **抑郁** 与患病时间长、疾病预后差、症状加重有关。

护理措施

1. **防止营养失调**

(1) 蛋白质:在高热量的前提下,应根据患者的GFR来调整其蛋白质的摄入量。当每分钟GFR<50mL,则应限制蛋白质的摄入,而且50%~60%以上的蛋白质必须是富含必需氨基酸的蛋白质(为高生物价优质蛋白),如牛奶、鸡蛋、瘦肉、鱼等。一般认为摄入每天每公斤体重0.6~0.8g的蛋白质可以维持患者的氮平衡。①非糖尿病肾病患者,当GFR≥60mL/(min·1.73m²)时,蛋白质摄入量为0.8g/(kg·d);当GFR<60mL/(min·1.73m²)时,蛋白质摄入量为0.6g/(kg·d);当GFR<25mL/(min·1.73m²)时,蛋白质摄入量为0.4g/(kg·d)。②糖尿病肾病:从出现蛋白尿起,蛋白质摄入应控制在0.8g/(kg·d);当出现GFR下降后,蛋白质摄入应减至0.6g/(kg·d)。尽量少摄入植物蛋白,如花生、豆类及其制品。米、面中所含的植物蛋白也要设法去除,可部分采用麦淀粉作为主食。

(2) 热量:每天供给患者足够的热量,以防体内蛋白质的消耗。每天供应的热量为125.6~146.5kJ/kg(30~35kcal/kg),并主要由碳水化合物和脂肪供给。低蛋白饮食若引起患者出现饥饿,可食芋头、苹果、马铃薯等。同时应注意补充富含维生素C和B族维生素的食物。

(3) 改善食欲:通过采取措施以改善患者的食欲,如适当增加活动量,予以色、香、味俱全的食物,提供整洁、舒适的进餐环境。进食前最好休息片刻,少量多餐。CRF患者胃肠道症状较明显,口中常有尿味,应加强口腔护理以增进食欲。

(4) 必需氨基酸疗法的护理:EAA疗法可用于低蛋白饮食的肾衰患者。EAA有口服和静滴制剂,成人用量为0.1~0.2g/kg,能够口服者以口服为宜。静脉输入EAA应注意输液速度,在输液过程中若出现恶心、呕吐,应给予止吐剂,同时减慢输液速度。切勿在氨基酸内加入其他药物,以免导致不良反应。

(5) 监测肾功能和营养状况:定期监测患者的体重变化、血肌酐、血尿素氮、血白蛋白和血红蛋白水平等,以了解其营养状况。

2. **防止水、电解质及酸碱平衡失调**

(1) 休息与体位:应卧床休息以减轻肾脏负担,抬高水肿的下肢以增加静脉回流,减轻水肿。

(2) 限制水钠:坚持"量出为入"的原则,严格记录24小时的出入液量。同时将出入量的记录方法、内容告诉患者,以能得到患者的充分配合。①钠盐:限制钠的摄入,给予低盐饮食,以每天2~3g为宜。②液体:液体的入量根据水肿程度及尿量而定;若患者每天尿量达1 000 mL以上,一般不需严格限水。若每天尿量小于500mL或严重水肿者需限制水的摄入,重者需"量出为入",每天液体的入量不应超过前一日的尿量加上不显性失水量(约500mL)。

(3) 病情观察：记录24小时出入液量，监测尿量变化；定期测量患者的体重；观察水肿的消长情况，观察有无胸腔、腹腔和心包积液；严密监测生命体征，尤其是血压。注意观察有无液体量过多的表现：如短期内体重迅速增加、出现水肿或水肿加重、意识改变、血压升高、心率加快、肺底湿啰音、颈静脉怒张等。结合肾功能、电解质、血气分析的结果，观察有无心力衰竭、高血压脑病、尿毒症性肺炎、电解质紊乱和酸碱平衡失调等并发症。

(4) 用药护理：遵医嘱给予利尿剂，观察治疗效果及不良反应。长期使用应监测血清电解质和酸碱平衡情况，观察有无出现低钾血症、低钠血症、低氯性碱中毒。低钾血症表现为肌无力，腹胀、恶心、呕吐及心律失常。低钠血症可出现恶心、无力、肌痛性痉挛、嗜睡及意识淡漠等表现。利尿剂过猛(如使用大剂量呋塞米)还可导致有效血容量不足，出现口干、恶心、直立性眩晕、心悸等症状。

(5) 电解质紊乱的护理：监测血清电解质的变化，如血钾、钠、钙、磷等的变化，发现异常及时通知医生处理。密切观察高钾血症的征象，如肌无力、脉搏不规则、心电图改变等。发生高钾血症时，应限制含钾量高食物的摄入。同时积极预防感染、纠正代谢性酸中毒、禁止输入库存血等，可预防高钾血症的发生。观察低钙血症的表现，如手指麻木、易激惹、抽搐、腱反射亢进等；若发生低钙血症，可摄入含钙量高的食物，并遵医嘱使用活性维生素D及钙剂。

3. 活动与用药护理

(1) 评估活动的耐受情况：评估患者活动时有无胸痛、头晕、呼吸困难、疲劳、血压升高，以指导患者控制适当的活动量，并解释活动受限的主要原因。

(2) 休息与活动：患者应卧床休息，避免过度劳累。①若病情较重或伴心力衰竭，应绝对卧床休息，并尽量减少对患者的干扰，协助做好各项生活护理。②若患者症状改善能够起床活动，则应鼓励其适当活动，做力所能及的生活自理活动，但应避免劳累。活动时要有人陪伴，以不出现气喘、心慌、疲乏为度。③贫血严重者也应卧床休息，并告诉患者坐起、下床动作宜缓慢，以免引起头晕。

(3) 用药护理：积极纠正患者的贫血，遵医嘱使用促红细胞生成素，观察用药后的反应，如头痛、高血压、癫痫发作等，定期复查血红蛋白、红细胞计数和血细胞比容等。遵医嘱给予降压药、强心药等。

4. 心理护理

(1) 护士应细心观察患者及家属的心理变化。评估患者的社会支持情况，包括家庭经济状况、医疗保险及类型、家庭成员对疾病的认知、患者工作单位的支持状况等。

(2) 护士应以关心、热情的态度护理患者，使其感受到温暖和真诚。鼓励患者面对疾病，勇于接受疾病的挑战。

(3) 患者预后受原发疾病治疗情况、是否存在加重肾损害的高危因素，如血压、血糖、血脂、营养状况等的影响。应使患者及家属了解疾病相关知识，可帮助患者增强自我管理能力，提高生命质量，也有助于家属支持和细心照顾患者。

×年7月9日

护理评估

查体：体温36.8℃，脉搏70次/分，呼吸18次/分，血压160/90mmHg，双下肢轻度可凹陷性水肿。入院后给予优质低蛋白饮食、控制血压、利尿消肿以及纠正水、电解质紊乱和代谢性酸中毒等治疗，症状有所好转，患者诉皮肤瘙痒，偶有头晕。复查尿常规：蛋白(++)、潜血(+)、白细胞(+)；血常规：白细胞3.8×10^{9}/L，红细胞3.56×10^{12}/L，血红蛋白72g/L；肾功能：血肌酐628μmol/L，尿素氮28.4mmol/L。

主要护理问题

1. **有感染的危险**　与机体免疫力低下、白细胞功能异常有关。

2. **有皮肤完整性受损的危险**　与皮肤水肿、瘙痒及机体免疫力下降有关。

护理措施

1. 预防感染

(1) 监测感染征象：监测患者是否出现体温升高、寒战、食欲下降、疲乏无力、咳嗽、咳痰、尿路刺激征及白细胞计数升高等，如有可疑感染，遵医嘱留取血、尿及痰液标本送检。

(2) 预防感染：①有条件者将患者安置在单人房间，定期通风并作空气消毒。②严格无菌操作，避免不必要的检查，特别注意留置静脉导管和导尿管等部位是否感染。③加强生活护理，尤其是口腔、会阴部皮肤的卫生。④卧床患者应定期翻身，指导有效咳痰。⑤教导患者尽量避免去公共场所，避免与呼吸道感染者接触。⑥指导患者注意防寒、保暖，避免劳累，增强机体的抵抗力。

(3) 用药护理：遵医嘱合理使用对肾无毒性或毒性小的抗生素，观察药物的疗效和不良反应。

2. **皮肤护理**

(1) 评估皮肤情况：评估皮肤弹性、颜色及温、湿度，检查受压部位有无发红、感染、水疱、脱屑及尿素霜等。

(2) 保持床单位平整、清洁。

(3) 皮肤护理：①避免皮肤干燥或潮湿，每天擦浴、更换衣物，保持皮肤清洁，采用温和的肥皂和淋浴液进行清洗，然后涂上润肤剂，以避免皮肤瘙痒。②指导患者修剪指甲，以防抓破皮肤造成感染。③必要时，可按医嘱给予抗组胺类药物和止痒剂，如炉甘石洗剂等。④如患者出现水肿，应指导患者抬高水肿部位，经常变换体位，骨隆突部位可垫气圈。

×年7月16日

护理评估

经治疗患者病情稳定，症状好转。查体：体温36.7℃，脉搏68次/分，呼吸18次/分，血压150/90mmHg，双下肢轻度水肿。复查尿常规：蛋白(+)，潜血(±)，白细胞(±)；血常规：白细胞4.5×10^9/L，红细胞4.26×10^{12}/L，血红蛋白80g/L；肾功能：血肌酐428μmol/L，血尿素氮18.4mmol/L。经评估患者及家属对所患疾病的相关知识了解较少。

主要护理问题

知识缺乏：缺乏延缓疾病进展方面的知识。

护理措施

1. **疾病知识指导** 向患者和家属讲解疾病的基本知识，使其理解本病虽然预后较差，但只要坚持积极治疗，避免或消除加重病情的各种因素，可以延缓病情进展，提高患者生存质量。指导家属参与患者的护理，给患者以情感支持，让患者保持积极稳定的情绪状态。

2. **饮食指导** 强调合理饮食对本病治疗的重要性，严格遵从慢性肾衰竭的饮食原则，尤其是蛋白质和水钠的限制，并强调保证足够热量对本病的重要性，教会患者选择适合病情的食物品种和数量。患者有高钾血症，应限制含钾量高的食物。

3. **预防指导** 根据病情和活动耐力，适当活动，劳逸结合，避免重体力活动和过度劳累。注意保暖，避免受凉。注意个人卫生，保持皮肤、口腔及会阴部的清洁。注意室内空气清洁，经常开窗通风。教导患者尽量避免去公共场所，避免与呼吸道感染者接触。皮肤痒时切勿用力搔抓。尽量避免妊娠。积极治疗原发病，去除加重肾衰竭的诱因。

4. **维持出入液量平衡** 指导患者准确记录每天的尿量、体重，并根据病情合理控制水钠的摄入。指导患者自测血压，CKD1～4期血压控制在130/80mmHg以下，CKD5期可控制在140/90mmHg以下。若血压升高、少尿和水肿时，则应严格限制水钠的摄入。

5. **用药指导** 遵医嘱给药，不要自行用药，避免使用肾毒性较大的药物，如氨基糖苷类抗生素等。

6. **定期随访** 定期门诊随访，定期复查尿常规、肾功能、血清电解质等。向患者解释有计划地使用血管，尽量保护前臂、肘等部位的大静脉，以备血透治疗。

(王荣梅　李壮苗)

第6篇

血液系统疾病患者的护理

第1章 概述

血液病学一直是医学领域最活跃、进展最快的学科之一。血液系统疾病指原发或主要累及血液和造血器官的疾病,包括红细胞疾病、粒细胞疾病、单核细胞和巨噬细胞疾病、淋巴细胞和浆细胞疾病、造血干细胞疾病、脾功能亢进以及出血性和血栓性疾病。各类血液系统疾病多表现为外周血细胞和血浆成分的病理性改变、出凝血机制的障碍以及骨髓、肝、脾、淋巴结等器官的功能异常。近年基础医学的迅速发展,促进了血液疾病在发病机制的阐明、诊断、治疗等方面达到了更高的水平,如对镰状细胞贫血的血红蛋白分子结构的鉴定,确定了医学上第一个分子病;人类白细胞抗原(human leukocyte antigen,HLA)的发现和配型技术极大地促进了骨髓移植及其他实体器官移植。随着新技术、新疗法在临床的广泛开展,如造血干细胞移植、诱导分化及靶向治疗、免疫调节剂及单克隆抗体核细胞因子的临床应用,促使血液疾病的治疗效果有了明显的改善。同时,也促进了血液病患者专科护理的发展,包括各种营养疗法、支持疗法、心理护理、预防和控制感染、防止出血等,使患者的痛苦得以缓解,延长了患者的生存期并改善了患者的生活质量。

一、血液系统的结构与功能

(一)造血器官 造血细胞均发生于胚胎中胚层,根据造血中心的转移,从胚胎至胎儿出生可分为卵黄囊造血、胎肝造血和骨髓造血,随后骨髓成为机体终身造血的场所。卵黄囊造血期大约从人胚胎第3周开始,第4周结束。胎肝造血开始于胚胎第6周,第5个月时逐渐减少,出生时停止,同时尚有脾、胸腺和淋巴结参与造血。在此阶段血容量逐渐扩大,但早期肝仅生成红细胞,至第4个月才明显有粒细胞出现。胸腺造血约开始于胚胎第9周,迁移至胸腺的肝细胞在胸腺素等微环境诱导下,分化为前T淋巴细胞,主要在胎儿后期完成,出生后迅速终止。胎肝造血干细胞和胸腺的前T淋巴细胞迁移至脾脏,第3个月开始了脾脏造血,开始以红细胞为主,逐渐有巨核细胞和粒细胞生成,第5个月出现淋巴细胞和单核细胞造血。骨髓造血始于胚胎第10周,但在胚胎第5个月后才逐渐以骨髓造血为主,此时为骨髓造血期,肝和脾脏造血同时减少。至此,骨髓成为红细胞、粒细胞、单核细胞和巨核细胞的主要产生场所,也生成淋巴细胞,维持机体的终生造血。

(二)血细胞的生成 各类造血细胞的发育、成熟的过程称为造血过程,这是一个连续过程。

1. **造血干细胞阶段** 造血干细胞通过自我复制、分化,形成各类血细胞的祖细胞。造血干细胞(hematopoietic stem cell,HSC)是各种血细胞与免疫细胞的起源细胞,可以增殖分化为各种淋巴细胞、浆细胞、红细胞、血小板、单核细胞及各种粒细胞等,又称多能或全能干细胞。HSC的分化及增殖见图6-1-1。

2. **定向祖细胞阶段** 此阶段的造血细胞已经限定了分化方向,可以区分为红系祖细胞、粒单核系祖细胞、嗜酸和嗜碱粒系祖细胞、巨核系祖细胞及T、B淋巴系祖细胞。

3. **前体细胞阶段** 这一阶段的造血细胞已经成为从形态上可以辨认的各系幼稚细胞,这些细胞进一步发育成熟,随后释放进入血液循环,发挥其各自的功能。

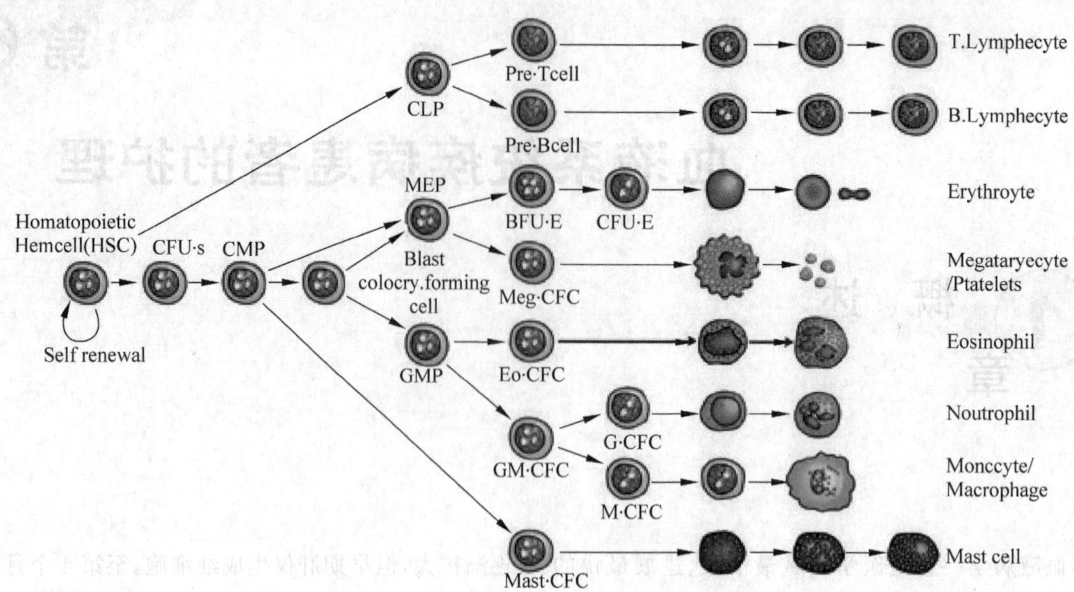

图 6-1-1 造血干细胞分化及增殖示意图

（三）血液组成 血液是由血浆和悬浮于其中的血细胞组成。血浆是一种淡黄色的透明液体，约占血液容积的55%。血细胞包括红细胞、白细胞和血小板，约占血液容积的45%。

1. **红细胞** 是血液中数量最多的血细胞，正常为双凹圆碟形，其主要功能是运输 O_2 和 CO_2。红细胞的双凹圆碟形增大了细胞内外气体交换的面积，缩短了细胞中心到大部分表面的距离，有利于 O_2 和 CO_2 的交换。此外，红细胞内有多种缓冲对和碳酸酐酶，也具有一定的缓冲酸碱度的能力。

2. **白细胞** 是一类有核的血细胞，根据其形态、功能和来源可分为中性粒细胞、嗜酸性粒细胞、嗜碱性粒细胞、单核细胞和淋巴细胞。白细胞具有变形、趋化、游走与吞噬等生理特性，是机体防御系统的重要组成部分。中性粒细胞是机体抵抗病原微生物，尤其是化脓性细菌入侵的第一道防线，具有强大的吞噬功能。嗜酸性粒细胞有微弱的吞噬能力，主要功能为抗过敏和抗寄生虫作用。嗜碱性粒细胞可释放肝素、组胺、嗜酸性粒细胞趋化因子和过敏性慢反应物质。单核细胞具有更强的吞噬作用，单核巨噬细胞在特异性免疫应答的诱导和调解中起关键作用。淋巴细胞分为T细胞和B细胞两大类，T细胞主要与细胞免疫有关，B细胞主要与体液免疫有关。

3. **血小板** 由巨核细胞胞质裂解而来，在生理性止血过程中起着非常重要的作用，血小板的止血功能与其黏附、聚集和释放等生理特性密切相关。

4. **血浆** 血浆中含有多种成分，包括水、低分子物质、蛋白质、O_2 和 CO_2 等。其中水占90%以上。低分子物质由多种电解质和小分子有机化合物组成，如营养物质、代谢产物和激素等。此外，血浆也参与血液的酸碱缓冲。

（四）血液系统疾病的分类

1. **红细胞疾病** 如各类贫血、红细胞增多症等。

2. **粒细胞疾病** 如粒细胞缺乏症、白细胞增多症、中性粒细胞分叶功能不全、类白血病反应等。

3. **单核细胞和巨核细胞疾病** 如炎症性组织细胞增多症、恶性组织细胞病等。

4. **淋巴细胞和浆细胞疾病** 如各类淋巴瘤、急慢性淋巴细胞白血病、浆细胞病、多发性骨髓瘤等。

5. **造血干细胞疾病** 如再生障碍性贫血、阵发性睡眠性血红蛋白尿、骨髓增生异常综合征、急性非淋巴细胞白血病以及骨髓增殖性疾病等。

6. **脾功能亢进。**

7. **出血性及血栓性疾病** 如血管性紫癜、血小板减少性紫癜、凝血障碍性疾病、弥散性血管内凝血以及血栓性疾病等。

二、血液系统疾病患者的护理评估

（一）健康史

1. **一般资料** 包括患者的性别、年龄、民族、婚姻状况、受教育水平等。不同性别、年龄、种族的患者发病率各不相同，如缺铁性贫血在发达国家的发病率儿童高达50%，而成年男性为10%。在地中海国家的高加索人群中，葡萄糖-6-磷酸脱氢酶(glucose-6-phosphate dehydrogenase，G-6-PD)缺乏症最常见。

2. **既往史** 患者既往所患疾病的发病过程、持续时间及治疗经过，重点了解可能与血液病相关的疾病，如系统性红斑狼疮、肝肾疾病等。

3. **过敏史** 是否对某些食物或药物过敏，如G-6-PD缺乏者食用蚕豆后可诱发溶血，大剂量青霉素治疗中也有发生溶血的可能。

4. **遗传史和家族史** 了解家族中是否有相同疾病或类似疾病，如遗传性血小板质量异常、遗传性纤维蛋白原异常、血友病及遗传性易栓塞症等，都有明显的家族遗传倾向。

5. **生活史** 了解患者的居住环境、工作性质、饮食习惯，如长期接触各种电离辐射或化学物质可引起再生障碍性贫血、白血病等，而偏食、素食、有不良饮食习惯的人群可导致各类营养性贫血。

6. **用药史** 患者使用各种药物的情况，如氯霉素、阿司匹林、抗癌药物等，都有可能引起相应的血液系统疾病。

7. **社会支持状况** 了解家庭的经济状况、家庭成员的受教育水平及对患者的关心程度、有无医疗保障等。

8. **其他** 有无吸烟、酗酒等不良嗜好。

（二）病史

1. **患病和治疗经过** 了解患者的发病时间、起病方式，询问可能的诱因、临床主要症状和体征、相关实验室及其他检查的结果，以及临床治疗的主要方法和疗效，判断患者对护理工作的依从性。

2. **症状** 血液系统疾病患者常见症状有贫血、出血和发热。

(1) 贫血：贫血多由于红细胞质或量的异常而引起。贫血患者由于血液携氧能力降低，引起全身组织缺氧。轻度贫血患者一般无症状，中重度贫血可见甲床、口唇、睑结膜及面色苍白。此外，还可出现头晕、耳鸣、全身乏力，活动后心悸、气短，甚至生活无法自理。临床常见的贫血性疾病有缺铁性贫血、再生障碍性贫血和溶血性贫血等。

(2) 出血：临床发生出血或有出血倾向，多与患者血小板数目减少及其功能异常、毛细血管脆性或通透性增加、凝血因子减少或缺乏有关。患者可表现为皮肤黏膜瘀点、瘀斑，皮下软组织血肿、牙龈出血、鼻出血、眼底出血及内脏出血，最严重的可发生颅内出血，导致患者昏迷甚至死亡。临床常见的出血性疾病如特发性血小板减少性紫癜、过敏性紫癜、血友病及急性白血病等，也可由非血液系统疾病引起，如重症肝病肾病、登革热、流行性脑膜炎等。

(3) 发热：血液病患者常由于白细胞数量减少和(或)功能缺陷导致机体免疫力降低，同时伴贫血、化疗等因素影响，使患者易于继发各种感染。感染最常见于呼吸系统、泌尿系统、口腔及肛周等部位，严重者可出现菌血症或败血症表现。常见疾病有再生障碍性贫血、白血病、淋巴瘤等。

3. **身体评估** 针对血液系统疾病的不同症状，评估患者出现的异常体征。如贫血患者皮肤黏膜苍白是主要体征，同时观察心率、心律有无变化，心尖区或肺动脉瓣区有无收缩期吹风样杂音，以及心功能不全的体征。出血患者观察出血部位、范围及出血量，有无因出血造成的生命体征与意识状态的变化。发热患者严密监测生命体征，尤其是体温的变化，观察机体有无感染，如皮肤红肿、口腔溃疡、咽和扁桃体肿大、肺部听诊啰音等。此外，还应观察患者的营养状态、浅表淋巴结情况、神经反射有无异常等。

4. **心理及社会因素** 临床应针对不同的疾病、临床特点、疗效和预后，主动为患者及家属做好必要的疏导和解释工作。如患恶性血液病患者可出现焦虑、抑郁、恐惧，甚至绝望等负面情绪，会严重影响患者的康复信心及对治疗护理的配合程度，因此应对患者及其家属进行耐心地讲解，指导患者进行自我调节，同时家属应学会如何理解和支持患者，共同面对今后的治疗及康复过程。

（三）实验室及其他检查

1. **实验室检查**

(1) 红细胞和血红蛋白测定：贫血患者应注意评估。成人红细胞计数男性正常为$(4.0\sim5.5)\times10^{12}/L$，女性为$(3.5\sim5.0)\times10^{12}/L$。正常男性血红蛋白浓度为120～160g/L，女性为110～150g/L。其中网织红细胞计数可间接反映骨髓红系增生情况，正常外周血中占0.5%～1.5%，绝对值为$(77\pm23)\times10^{9}/L$。

(2) 白细胞计数：正常白细胞计数为$(4\sim10)\times$

10^9/L,可辅助判断有无感染或某些血液疾病。如白细胞增多>10×10^9/L,常见于各种原发或继发感染、白血病等。当白细胞减少,尤其是粒细胞减少时,常见于病毒感染、再生障碍性贫血等。

(3) 血小板计数:血小板是生理性止血的重要组成部分,正常值为$(100\sim300)\times10^9$/L,再生障碍性贫血、急性白血病、特发性血小板减少性紫癜等患者常有血小板减少,而某些骨髓增生性疾病、慢性粒细胞白血病早期可有血小板增多。

(4) 骨髓细胞学检查:骨髓检查可了解骨髓造血功能,判断骨髓的增生程度,观察细胞形态,还可反映各系细胞比例有无改变。成人正常粒细胞占有核细胞的50%~60%;幼红细胞约占有核细胞的20%,以中、晚幼红细胞为主;淋巴细胞约占有核细胞的20%,幼儿偏高,可达40%;其他细胞所占比例相对较少。

2. **影像学检查** 如继发肺部感染,需进行胸部X线或CT检查。骨髓瘤、骨髓纤维化患者也可通过磁共振成像(MRI)辅助诊断。

3. **其他诊断性检查** 不同血液系统疾病有相应的系统检查,如对溶血性贫血的筛查可进行血浆游离血红蛋白检测、血清结合珠蛋白检测,出血、血栓性疾病可做毛细血管抵抗力试验、出凝血时间测定及纤维蛋白溶解检测等。

(闫贵明)

第2章 贫血患者的护理

第1节 概 述

贫血(anemia)是指人体外周血红细胞容量减少,低于正常范围下限的一种常见的临床症状。由于红细胞容量测定较复杂,临床上常以血红蛋白(Hb)浓度来代替。贫血本身并不是一种独立的疾病,几乎各系统疾病均可引起贫血,是临床上最为常见的症状之一。我国血液病学家认为在我国海平面地区,成年人的贫血标准:成年男性血红蛋白<120g/L,成年女性(非妊娠)血红蛋白<110g/L,孕妇血红蛋白<100g/L。

一、分类

引起贫血的原因多种多样,发生的机制也十分复杂,目前常用的分类方法有以下几种。

(一) 按贫血的病因及发病机制分类

1. **红细胞生成减少性贫血** 红细胞的生成主要取决于造血干细胞、造血调节与造血原料三大因素,任一因素发生异常均可导致贫血的发生。

(1) 造血原料不足或利用障碍:铁代谢异常可引起缺铁性贫血、铁幼粒细胞性贫血及转铁蛋白缺乏症等,叶酸、维生素B_{12}代谢异常可导致巨幼细胞性贫血。

(2) 骨髓造血功能衰竭:当造血干细胞出现损伤或功能缺陷时,可导致各种贫血,如再生障碍性贫血、纯红细胞再生障碍性贫血等。

(3) 继发性贫血:临床多种疾病可导致红细胞生成减少,进而发生贫血,如肝性贫血、肾性贫血及恶性肿瘤、内分泌疾病导致的贫血等。

2. **红细胞破坏过多性贫血** 各种原因引起的溶血性贫血均属此类。

(1) 红细胞内在因素:由于红细胞自身缺陷(红细胞膜和酶的缺陷、珠蛋白合成异常、血红素或卟啉代谢异常等),导致红细胞寿命缩短而引起的贫血,如各种异形红细胞增多症、G-6-PD缺乏症、地中海贫血、卟啉病等。

(2) 红细胞外在因素:由于免疫、机械损伤、物理化学等因素导致红细胞大量被破坏所引起的贫血,如阵发性睡眠性血红蛋白尿、化学药品所致的贫血、脾功能亢进等。

3. **失血性贫血** 各种原因造成的失血,导致红细胞数量减少引起贫血,如特发性血小板减少性紫癜、血友病、消化性溃疡出血等。

(二) 按红细胞的形态特点分类

根据红细胞计数、血红蛋白量和血细胞比容值计算出平均红细胞体积(MCV,正常值80~100fl)、平均红细胞血红蛋白浓度(MCHC,正常值32%~35%),将贫血分为三大类(表6-2-1)。

表6-2-1 按红细胞形态的贫血分类

类型	MCV(fl)	MCHC	临床类型
大细胞性贫血	>100	32%~35%	巨幼细胞性贫血
正常细胞性贫血	80~100	32%~35%	再生障碍性贫血、急性失血性贫血、溶血性贫血
小细胞低色素性贫血	<80	<32%	缺铁性贫血、铁粒幼细胞性贫血、珠蛋白生成障碍性贫血

(三) 按红细胞系统生成的过程分类

1. **干细胞增殖和分化过程的障碍** 如多能造血干细胞异常引起的再生障碍性贫血、红系祖细胞异常导致的纯红细胞再生障碍性贫血和肾性贫血等。

2. **已分化的红细胞增生和成熟障碍** 如DNA合成障碍引起的巨幼细胞贫血及嘌呤或嘧啶代谢障碍、血红蛋白合成障碍所致的缺铁性贫血及某些溶血性贫血(地中海贫血、异常血红蛋白病)等。

(四) 按骨髓的病理形态分类

根据骨髓的病理形态可分为增生性贫血和增生不良性贫血两大

类,前者包括缺铁性贫血、急慢性失血性贫血、溶血性贫血等,后者可有原发及继发性再生障碍性贫血。

(五)按血红蛋白浓度分类 根据血红蛋白的浓度可将贫血分为四个程度,见表6-2-2。

表6-2-2 贫血严重度的划分标准

贫血的严重度	血红蛋白浓度(g/L)	临床表现
轻度	>90	症状轻微
中度	60～90	活动后感心悸、气促
重度	30～59	静息状态下仍感心悸、气促
极重度	<30	常并发贫血性心脏病

二、临床表现

贫血的共同特征是红细胞携氧能力降低引起组织缺氧,导致患者出现一系列临床表现。但贫血患者是否出现症状及症状的轻重取决于贫血的严重程度、贫血发生发展的速度、个体的代偿能力及其对缺氧的耐受性(如发病年龄、有无心肺疾病等)等方面。贫血患者共同的临床表现如下:

1. **早期症状** 疲倦、乏力、精神萎靡是贫血最常见、最早出现的症状,可能与组织、肌肉缺氧有关,常易被患者忽略。

2. **皮肤黏膜苍白** 贫血最突出的体征,主要与血红蛋白浓度、毛细血管收缩与扩张的程度、表皮色素沉着的多少和皮下组织液体含量等因素有关,常为患者就诊的主要原因。

3. **呼吸系统** 中度以上贫血患者可表现为呼吸加快以及不同程度的呼吸困难。初期症状主要与机体对缺氧的代偿性反应有关,后期若并发心力衰竭导致肺瘀血,患者的呼吸困难会进一步加剧,并可出现咳嗽、咳痰。如患者肺功能正常,也可出现呼吸的频率和深度增加,每分通气量增加、残气量增加,剧烈活动时,氧的吸收和二氧化碳的产生均下降。

4. **循环系统** 轻中度贫血患者只有在体力活动后或情绪激动时循环系统症状才明显,出现心悸、气短、头晕、乏力等症状。贫血严重或发生迅速时,在休息状态时也可出现上述症状。严重长期贫血患者因心肌收缩过度使左心室肥厚,进而发生充血性心力衰竭,即为贫血性心脏病。慢性贫血患者可触及脉搏洪大,颈动脉处可闻及收缩期杂音。严重贫血者,由于心脏扩大,二尖瓣和三尖瓣相对关闭不全,常在肺动脉瓣听诊区听到2/6级以下柔和的收缩期吹风样杂音。常见的心电图异常是ST段呈U形降低和T波低平、倒置,也可见到室性期前收缩、Q-T间期延长和房室传导阻滞,严重贫血时可发生心房纤颤。各种心脏功能与形态的改变多呈可逆性,贫血纠正后可消失。

5. **神经、肌肉系统** 轻度贫血患者会出现头晕、耳鸣、眼花、眼前出现黑点、精神不振、倦怠思睡、注意力不集中、反应迟钝等症状,长期或严重贫血者可由于脑水肿及颅内压升高,导致患者剧烈头痛、呕吐、眼球震颤、视物模糊等。贫血还可引起周围神经损害、四肢远端感觉麻木和刺痛感。

6. **消化系统** 贫血本身引起的消化道症状以食欲不振最常见,还可出现腹胀、恶心、便秘、舌炎和口腔黏膜炎等表现,可能与胃肠黏膜缺氧致消化液分泌减少和胃肠功能紊乱有关。

7. **生殖、泌尿系统** 可由于肾脏、生殖系统缺氧,导致轻度蛋白尿及尿浓缩功能减退,表现为夜尿增多,溶血性贫血患者可有镜下血尿、酱油色尿(血红蛋白尿)及茶色尿(尿中尿胆原增多)等。女性贫血患者可出现月经失调,表现为闭经、月经减少,偶有月经过多。男性患者可出现性功能减退。

8. **原发病的表现及其他** 可继发于其他系统疾病,一般以原发病的表现为首发症状,也有以贫血表现而就诊的患者,特别是肾脏疾病、免疫风湿性疾病和内分泌疾病患者,可以先出现贫血症状。贫血患者一般营养状态依赖于引起贫血的原因,如恶性肿瘤性贫血可呈恶病质状态。严重贫血者基础代谢率增加,出现无明显原因的低热。

三、诊断要点

通过询问病史、体格检查及相关实验室及其他检查,可确诊贫血程度及细胞类型,在此基础上再查找贫血原因。在诊断贫血时应注意影响因素的干扰,如血液稀释时(如全身水肿)可使血红蛋白值降低,血液浓缩时(严重脱水)血红蛋白值相对增高。

四、治疗要点

治疗贫血最重要的原则是去除和纠正引起贫血的原因。因此，在进行治疗之前需做出准确诊断，如患者病情危重可先采取紧急对症治疗措施。

1. **病因治疗**　消除病因是治疗贫血的首要原则，贫血的病因会决定贫血的治疗效果和预后。如慢性肝肾疾病导致的贫血应以治疗原发疾病为主；慢性失血引起的贫血，通过单纯补铁只能使血常规短时恢复，只有去除出血的原因(月经失血过多、消化性溃疡出血、痔疮出血等)才能根治贫血。

2. **药物治疗**　临床治疗贫血的药物种类较多，应明确贫血的病因及发病机制，选择合适的药物进行治疗。例如，应用铁剂治疗缺铁性贫血，巨幼细胞性贫血补充叶酸及维生素 B_{12}，雄激素、糖皮质激素、免疫抑制剂可治疗再生障碍性贫血及溶血性贫血等。此外，临床对于造血细胞因子(红细胞生成素、重组人粒-单核细胞集落刺激因子等)的应用也开始增多。

3. **对症支持治疗**　输血是改善贫血症状最直接、最有效的措施，可根据病情输注全血或成分血(浓缩红细胞、洗涤红细胞等)进行治疗。但长期多次输血可产生不良反应和并发症，须严格掌握输血指征。急性贫血血红蛋白<80g/L或血细胞比容<24%，慢性贫血血红蛋白<60g/L或血细胞比容<20%伴缺氧症状是输血的指征。

4. **其他治疗**　遗传性球形红细胞增多症、自身免疫性溶血性贫血、脾功能亢进患者可以进行脾切除治疗，重型再障、阵发性睡眠性血红蛋白尿、地中海贫血等可进行造血干细胞移植。此外，应用基因重组技术可替代有缺陷或缺失的基因，从而治疗造血系统遗传性疾病。

第2节　缺铁性贫血

缺铁性贫血(iron deficiency anemia，IDA)是体内贮存铁缺乏，导致血红蛋白合成减少而引起的一种小细胞低色素性贫血。机体铁的缺乏是逐渐发生的，最早期为贮存铁减少期，伴随缺铁越来越严重出现缺铁性红细胞生成期，缺铁性贫血是缺铁晚期的表现。缺铁性贫血是各类贫血中最常见的一种，世界卫生组织的统计资料表明，全世界6亿～7亿人患有缺铁性贫血，男性发病率约10%，女性大于20%，儿童发病率高达50%，发展中国家和(或)经济不发达地区发病率高于发达国家，亚洲发病率高于欧洲。

一、铁的代谢

1. **铁的分布**　铁在体内主要以功能状态铁(包括血红蛋白、肌红蛋白、转铁蛋白、乳铁蛋白及酶和辅因子结合的铁)和储存铁(包括铁蛋白和含铁血黄素)两种形式存在。正常成年男性体内铁的总量为50～55mg/kg，女性为35～40mg/kg。其中，血红蛋白铁约占67%，储存铁29%，其余约4%为组织铁。

2. **铁的来源和吸收**　正常人体每天制造新鲜红细胞所需的铁20～25mg，大部分来自衰老的红细胞破坏后释放的铁，食物中摄取的铁较少，每天需要1～2mg即可维持体内铁的平衡。很多食物中都含有铁，如动物肝、肉、血及海带、紫菜、木耳、香菇等，肉类食物中的铁吸收率约为20%，植物仅为1%～7%。铁的吸收部位主要在十二指肠及空肠的上段，但影响铁吸收的因素较多，如胃内胃酸水平、体内铁储存量、骨髓造血功能及某些药物(如维生素C)等均可影响铁的吸收。

3. **铁的利用与运输**　红细胞在生存约120天后会自然衰老而被破坏，破坏后的血红素铁几乎全部被用于制造相等数量的新鲜红细胞的血红素。进入血浆中的铁(Fe^{2+})被氧化为高铁(Fe^{3+})后，部分与血浆中的转铁蛋白结合成为转铁蛋白复合体，并将铁运送到骨髓和其他组织中，被幼红细胞和其他需铁的组织摄取。

4. **铁的贮存及排泄**　体内的铁除身体能利用的量外，多余的铁是以铁蛋白和含铁血黄素的形式储存于肝、脾、骨髓等器官的单核-吞噬细胞系统中。铁蛋白是以磷酸氧化高铁的形式存在，能溶于水，当身体对铁需要增加时，可被动用。含铁血黄素是铁蛋白部分变性、部分被溶酶体作用分解的降解物，可被亚铁氰化钾染成蓝色，不溶于水，难以再被利用。正常男性的储存铁约为1 000mg，女性仅为300～400mg。正常情况下，人体每天铁的排泄量不超过1mg，主要是从粪便中排出，少数由尿中排泄，随皮肤、汗液排出的铁量极少，哺乳期妇女还可经乳汁排出。

二、病因及发病机制

1. **病因**

(1) 铁摄入不足：成年人每日需铁量1～2mg，

育龄妇女、婴儿和生长发育期的儿童、青少年的需要量增加,而如果食物中铁的含量不足或吸收不良,则易发生缺铁。

(2) 铁吸收障碍:铁吸收部位病变和多种原因造成的胃肠道功能紊乱均可导致铁吸收障碍。食物的组成对铁的吸收有较大影响,如肉类食物中的血红素铁易于被吸收,而蔬菜、谷类、茶叶中的磷酸盐、植酸、丹宁酸等可影响铁的吸收。药物或胃、十二指肠疾病亦可影响铁的吸收,如抗酸药(碳酸钙和硫酸镁)及 H_2 受体拮抗剂等药物可抑制铁的吸收,萎缩性胃炎、胃及十二指肠术后也会减少铁的吸收。

(3) 铁丢失过多:慢性失血是成人缺铁性贫血最常见的病因,尤以消化道慢性失血(消化性溃疡、消化道肿瘤、食管静脉曲张出血、痔出血)或妇女月经过多更为多见,其他如钩虫病、服用阿司匹林后出血等也可引起。此外,反复发作的阵发性睡眠性血红蛋白尿由于血红蛋白从尿中排出可致缺铁。

2. **发病机制**

(1) 缺铁对铁代谢的影响:当体内贮存铁逐渐减少至不足以代偿功能状态的铁时,则出现铁代谢指标的异常,包括血清铁蛋白、血清铁、转铁蛋白饱和度及总铁结合力等。

(2) 缺铁对造血系统的影响:体内缺铁时,大量原卟啉无法与铁结合成为血红素,多以游离原卟啉的形式积蓄于红细胞内,血红蛋白生成减少,从而发生红细胞胞质少、体积小的小细胞低色素性贫血。

(3) 缺铁对组织细胞代谢的影响:缺铁可导致黏膜组织病变和外胚叶组织营养障碍,引起缺铁性贫血的一些特殊临床表现。此外,缺铁可致组织细胞内含铁酶及铁依赖酶的活性降低,进而影响患者的神经精神、行为、体力、免疫功能、少年儿童的生长发育及其智力等。

三、临床表现

1. **贫血的表现** 贫血的发生较为缓慢,患者常能较好地适应,一般早期没有症状或症状很轻,可能会出现头晕、头痛、面色苍白、乏力、易倦、心悸、活动后气短、眼花及耳鸣等。

2. **组织缺铁的表现** 儿童、青少年发育迟缓、体力下降、智商低、容易兴奋、注意力不集中、烦躁、易怒或淡漠、异食癖和吞咽困难(Plummer-Vinson 综合征)。

3. **体征** 除皮肤黏膜苍白外,患者还可出现毛发干燥、指甲扁平无光泽、易碎裂,部分患者指甲呈勺状(反甲)或脾脏轻度肿大。

四、实验室及其他检查

1. **血常规** 表现为典型的小细胞低色素性贫血(MCV<80fl,MCHC<32%)。血涂片中可见红细胞中心淡染色区扩大,网织红细胞大多正常或有轻度增多,白细胞计数正常或轻度减少,血小板计数高低不一。

2. **骨髓象** 骨髓涂片增生活跃。幼红细胞数量增多,早幼红细胞和中幼红细胞比例增高,粒细胞系统和巨核细胞系统常为正常。骨髓涂片做铁染色后,铁粒幼细胞极少或消失,细胞外铁亦减少。

3. **铁代谢生化检查**

(1) 血清铁及转铁蛋白饱和度测定:血清铁降低,<8.95μmol/L(50μg/dL),总铁结合力增高,>64.44μmol/L(360μg/dL),转铁蛋白饱和度降低,<15%。

(2) 铁蛋白测定:缺铁时血清铁蛋白降低,<12μg/L。如遇炎症、肿瘤或肝病时,铁蛋白增高会掩盖缺铁的表现,故应结合临床或骨髓铁染色加以判断。

(3) 红细胞游离原卟啉(FEP)测定:FEP>0.9μmol/L(全血),红细胞游离原卟啉的增高表示血红素的合成有障碍。缺铁或铁利用障碍(如慢性疾病)时,红细胞游离原卟啉都会增高,结合临床及其他检查鉴别。

五、诊断要点

临床主要依据病因、临床表现及相关的实验室及其他检查结果进行诊断,同时应与其他贫血疾病相鉴别,如珠蛋白生成障碍性贫血等。

六、治疗要点

1. **病因治疗** 消除导致缺铁的病因是根治缺铁性贫血的关键。如改变不合理的饮食结构与方式,积极治疗原发病等。

2. **补充铁剂** 治疗性铁剂有无机铁和有机铁两类。无机铁的不良反应较为明显,以硫酸亚铁为代表;有机铁则包括右旋糖酐铁、富马酸亚铁、多糖铁复合物等。铁剂的补充以口服制剂为首选,常用的有琥珀酸亚铁(100mg,每天 3 次)和富马酸亚铁(200mg,每天 2~3 次)等。为减少药物对胃肠道的刺激，可于餐后或餐中服用。服用铁剂后，自觉症状会逐渐消失，网织红细胞逐渐上升，7天左右达高峰。血红蛋白于2周后上升，1～2个月后可恢复正常。在血红蛋白完全正常后，仍需继续补充铁剂3～6个月，或待血清铁蛋白>50μg/L后再停药。

此外，对于部分患者可选择注射铁剂治疗，如口服铁剂后胃肠道症状严重、消化道疾病导致铁吸收障碍、病情要求迅速纠正贫血者。常用的是右旋糖酐铁或山梨醇铁肌内注射。用药前需计算总剂量：所需补充铁总量(mg)=[150－患者Hb(g/L)]×体重(kg)×0.33。首次注射量为50mg，如无不良反应，第二次可增加到100mg，以后每周注射2～3次，直到总量注射完。

七、护理要点

1. **一般护理** 指导患者合理休息，减少机体的耗氧量，重度贫血者应卧床休息，待病情好转后可逐渐增加活动量。

2. **病情观察** 注意观察患者的自觉症状，特别是原发病及贫血的症状和体征，饮食状况与应用药物的反应，红细胞计数及血红蛋白浓度，铁代谢的相关实验室指标等。

3. **饮食护理** 纠正不良的饮食习惯，避免挑食、偏食，保持均衡饮食。增加含铁丰富食物的摄取，鼓励患者多吃含铁丰富且吸收率较高的食物(如动物肝、肉类、蛋黄、海带、黑木耳等)或铁强化食物。富含铁的食物不与牛奶、浓茶、咖啡同服，多吃富含维生素C的食物，促进铁的吸收。

4. **铁剂治疗的护理**

(1) 口服铁剂的护理：口服铁剂的不良反应常见胃部不适、恶心、呕吐及排黑粪，因此建议患者饭后或餐中服用，剂量可由小至大。口服液体铁剂时须使用吸管，避免牙齿染黑。服铁剂期间，粪便会呈黑色，此为铁与肠内硫化氢作用生成黑色的硫化铁所致，应做好解释，以消除患者的顾虑。服药须按剂量、按疗程，定期检查，补足贮存铁，避免药物过量。

(2) 注射铁剂的护理：注射铁剂可能出现注射局部肿痛、硬结形成，皮肤发黑和过敏反应(脸色潮红、头痛、肌肉关节痛、荨麻疹、休克等)，因此需采用深部肌内注射法，并经常更换注射部位，首次注射须备好急救药品(如肾上腺素等)。为避免药液溢出而引起皮肤染色，抽取药液后，更换注射针头，并采用"Z"形注射法或留空气注射法。

第3节 巨幼细胞贫血

巨幼细胞贫血(megaloblastic anemia，MA)是由于叶酸和(或)维生素B_{12}缺乏或其他原因引起细胞核DNA合成障碍所致的贫血。其特点是骨髓呈现典型的"巨幼变"。我国以叶酸缺乏多见，山西、陕西、河南及山东等地多发，欧美国家以维生素B_{12}缺乏及体内产生内因子抗体引起的恶性贫血较多。

一、叶酸和维生素B_{12}的代谢

1. **叶酸的代谢** 叶酸属水溶性B族维生素，由蝶啶、对氨基苯甲酸和谷氨酸组成，亦称蝶酰谷氨酸。其性质极不稳定，容易被光及热分解破坏。人体所需叶酸需从食物中摄取，每天需要量约为200μg，故当食物中缺乏叶酸时，短时间极易导致叶酸缺乏。新鲜蔬菜、水果及肉类食品中叶酸含量较高，但较长时间的烹煮或腌制可使其损失率高达50%～90%。尿液是叶酸的主要排泄途径，胆汁和粪便也可排出少量叶酸。

2. **维生素B_{12}的代谢** 维生素B_{12}又名氰钴胺，同属水溶性B族维生素，每天需要量为2～5μg，自身无法合成，需从食物中摄取。动物的肝、肾、心、肌肉组织及蛋类、乳制品中其含量丰富，但维生素B_{12}必须与胃壁细胞所分泌的内因子结合后才能被回肠黏膜吸收。成人体内维生素B_{12}的贮存量为4～5mg，可用2～5年或更长时间，因此由于维生素B_{12}摄入不足而引起的巨幼细胞贫血少见，多为内因子缺乏导致维生素B_{12}吸收减少的恶性贫血。体内维生素B_{12}主要由尿液排出(约70%)，泪液、唾液、乳汁及胆汁中也可排出少量维生素B_{12}。

二、病因及发病机制

1. **病因** 巨幼细胞贫血的病因主要是由于叶酸和(或)维生素B_{12}缺乏。

(1) 叶酸缺乏的病因：摄入量不足：如食物中缺少新鲜蔬菜、酗酒、小肠炎症等均可导致叶酸摄入不足。需要量增加：妊娠、哺乳、慢性反复溶血、炎症、甲亢及白血病等叶酸的需要量都会增加，如补充不足就会发生叶酸缺乏。药物：甲氨蝶呤、乙胺嘧啶、苯妥英钠、苯巴比妥及柳氮磺吡啶等均可影响叶酸吸收。

(2) 维生素B_{12}缺乏的病因：维生素B_{12}的缺乏多与胃肠道疾病或功能紊乱有关。摄入减少：素食、胃炎等易导致维生素B_{12}缺乏。内因子缺乏：全

胃切除术后和恶性贫血者可见，由于胃黏膜萎缩和内因子抗体存在，导致维生素 B_{12} 重吸收障碍。其他：回肠疾病、感染、外科手术后的盲袢综合征等均可影响维生素 B_{12} 的吸收，先天性转钴蛋白Ⅱ缺乏、长期接触氧化亚氮可影响维生素 B_{12} 的血浆转运和细胞内的转变、利用。

2. **发病机制** 四氢叶酸和维生素 B_{12} 是细胞合成DNA过程中的重要辅酶，而维生素 B_{12} 还可以促进叶酸进入细胞并产生各种化学反应。当叶酸和维生素 B_{12} 缺乏达到一定程度时，细胞核中的DNA合成速度减慢，细胞分裂和增殖时间延长，而胞质内的RNA仍继续成熟，细胞内RNA/DNA比值增大，造成细胞体积变大，细胞核发育滞后于胞质，形成巨幼变。这种巨幼变也可发生在粒细胞和巨核细胞。巨幼变的细胞大部分在骨髓内未成熟就被破坏，称为无效造血。由于红细胞的生成速度变慢，进入血流中的成熟红细胞寿命缩短，故可引起贫血，严重者可造成全血细胞减少。DNA合成障碍也累及黏膜上皮组织，造成局部组织萎缩，从而影响口腔和胃肠道功能。此外，维生素 B_{12} 缺乏还可导致相关依赖酶的催化反应发生障碍，从而引起神经精神异常。

三、临床表现

1. **血液系统表现** 贫血起病大多缓慢，特别是维生素 B_{12} 缺乏者。除一般慢性贫血的症状，如乏力、头晕、活动后心悸、气短外，部分患者可出现轻度黄疸。

2. **胃肠道症状** 常有食欲不振、腹胀、便秘或腹泻，部分患者发生口角炎、舌炎，舌乳头萎缩致舌面光滑呈“镜面样舌”或舌质红绛呈“牛肉样舌”。

3. **神经系统症状** 可有对称性远端肢体麻木、深感觉障碍、共济失调。小儿生长发育迟缓。少数患者可出现肌张力增强、腱反射亢进和锥体征阳性。叶酸缺乏者常有易怒、妄想等精神症状。维生素 B_{12} 缺乏可出现抑郁、幻觉、妄想甚至精神失常、人格变态等。

四、实验室及其他检查

1. **血常规** 大细胞性贫血，MCV>100fl。可呈全血细胞减少。血涂片中红细胞大小不等，以大卵圆形红细胞为主，中性粒细胞分叶过多，可有6叶或更多的分叶。网织红细胞数正常或轻度增多。

2. **骨髓象** 骨髓增生活跃，以红细胞最为显著。各系细胞均可见到“巨幼变”，细胞体积增大，核发育明显落后于胞质。巨核细胞减少，也可见体积增大及分叶过多。

3. **生化检查** 血清胆红素可稍增高，血清叶酸及维生素 B_{12} 水平均可下降，分别低于6.8nmol/L(3ng/mL)及74pmol/L(100ng/mL)。红细胞叶酸水平降低，低于227nmol/L(100ng/mL)。血清铁及转铁蛋白饱和度正常或升高。如果怀疑恶性贫血，可进行内因子抗体测定，如内因子抗体(IFⅡ型抗体)阳性，还应作维生素 B_{12} 吸收试验(Schilling test)来证实。

五、诊断要点

根据患者的病史及饮食习惯，结合贫血的一般及特殊表现、典型的实验室及其他检查，可确定巨幼细胞贫血。

六、治疗要点

1. **病因治疗** 积极治疗基础疾病，针对不同原因采取相应的治疗措施。

2. **补充性药物治疗**

(1) 叶酸：叶酸缺乏者给予叶酸5～10mg口服，每日3次，至血常规完全恢复正常。因胃肠道功能紊乱而吸收障碍者，可用四氢叶酸钙5～10mg，每日1次肌内注射。

(2) 维生素 B_{12}：给予维生素 B_{12} 500μg肌内注射，每周2次。若无吸收障碍者，可口服维生素 B_{12} 片剂500μg，每日1次，至血常规完全恢复正常。若有神经系统表现，还需维持性治疗半年到1年。恶性贫血患者则需终身性维持治疗。

七、护理要点

1. **饮食护理** 改变不良的饮食习惯，多进食富含叶酸和维生素 B_{12} 的食品，如动物肉类、肝、海产品、绿叶蔬菜、水果等，避免长期素食、偏食、酗酒。减少食物性叶酸的破坏，烹调时不宜温度过高或时间过长。

2. **用药护理** 肌内注射维生素 B_{12} 时应注意观察，少数患者可出现过敏反应。治疗过程中，老年人注意血钾含量突然减少，主要是由于大量血细胞生成，细胞外钾离子内移。一般治疗后1～2天患者食欲好转，2～4天网织红细胞增加，1周左右达高峰并开始出现血红蛋白上升，2周内白细胞和血小板可恢复正常，4～6周后血红蛋白恢复正常，半年到1年后患者的神经症状改善。

第4节　再生障碍性贫血

再生障碍性贫血（aplastic anemia，AA）简称再障，是一组由多种原因引起的骨髓造血功能衰竭，以造血干细胞损伤，外周血全血细胞减少为特征的疾病。临床上常表现为较严重的贫血、出血和感染。临床常把再障分为重型再障（SAA）和非重型再障（NSAA），我国学者按病程及表现分为急性再障（重型再障-Ⅰ型）及慢性再障，慢性再障病情恶化时表现似急性再障时称为重型再障-Ⅱ型。我国再障的年发病率为7.4/100万，其中急性再障为1.4/100万，欧美国家为4.7/100万～13.7/100万，日本为14.7/100万～24.0/100万。再障可发生于各个年龄段，青年人和老年人发病率较高；男、女发病率无明显差别。

一、病因及发病机制

1. **病因**　约半数以上患者无法找到明确原因，但可能与下列因素有关。

(1) 药物及化学物质：是引起再障最常见的致病因素。包括各类可以引起骨髓抑制的药物（氯霉素、合霉素及抗肿瘤药、磺胺类）和工业用化学物品（苯及其衍生物）。

(2) 物理因素：X线、镭、放射性核素等可因阻扰DNA的复制而抑制细胞的有丝分裂，从而使造血干细胞数量减少，干扰骨髓细胞的生成。

(3) 病毒感染：各型肝炎病毒、风疹病毒、EB病毒、流感病毒等均可引起再障，其中病毒性肝炎与再障关系密切，临床多见于非甲非乙型肝炎。

(4) 其他：少数阵发性睡眠性血红蛋白尿、系统性红斑狼疮、慢性肾衰竭等疾病可引发再障，部分患者还可能与遗传因素有关。

2. **发病机制**　再障的发病机制目前尚未全面阐明，可能的发病机制包括：

(1) 造血干细胞内在缺陷：造血干细胞内在缺陷包括质或量的改变。各种致病因素直接造成骨髓造血干细胞被破坏，使造血干细胞的自我复制和分化能力减弱或消失，导致骨髓内各系造血细胞明显减少，从而引起外周血液中全血细胞减少。

(2) 造血微环境功能缺陷：造血微环境是指造血组织中支持造血的结构成分，主要由基质细胞及其产生的细胞因子所组成。骨基质细胞通过直接分泌细胞外基质及释放造血因子支持和调节造血细胞的生长与发育。实验证明，再障患者进行骨髓移植治疗时，加用骨髓基质细胞及其幼稚细胞可以使患者的骨髓恢复正常，所以认为发病可能与造血微环境功能缺陷有关。

(3) 免疫异常：异常的T淋巴细胞可通过免疫介导反应直接抑制骨髓细胞的生长，所分泌的细胞因子可抑制造血干细胞/祖细胞的造血。同时，临床应用免疫抑制剂能改善患者的造血功能也是佐证。

二、临床表现

1. **重型再生障碍性贫血**（SAA）　发病急，病情重，进展迅速。

(1) 贫血：呈进行性加重，患者可有皮肤苍白、乏力、头晕、心悸和气短等症状。

(2) 感染：多数患者有发热，体温在38℃以上，以呼吸道感染最为常见，消化道、泌尿生殖系统及皮肤也可发生感染，一般的对症治疗难以奏效。感染主要以革兰阴性杆菌、金黄色葡萄球菌和真菌为主，少数患者自发病至死亡均有难以控制的感染。

(3) 出血：均有不同程度的皮肤黏膜及内脏出血。皮肤出血表现为出血点或大片瘀斑，口腔黏膜有小血泡，还可出现鼻出血、牙龈出血、眼结膜出血等。内脏出血者表现为呕血、便血、血尿、咯血，女性可见阴道出血，严重者有颅内出血。

2. **非重型再生障碍性贫血**（NSAA）　起病和进展较缓慢，病情较重型者轻。

(1) 贫血：慢性过程，常见面色苍白、乏力、头昏、心悸、活动后气短，经输血后症状改善，但维持时间较短。

(2) 感染：高热比重型少见，感染相对易控制。以上呼吸道感染常见，其次为牙龈炎、支气管炎、扁桃体炎、肺炎，败血症等严重感染少见。

(3) 出血：出血较轻，以皮肤出血为主，内脏出血少见。表现为皮肤有出血点，牙龈出血，妇女易有子宫出血，但出血较易控制。

三、实验室及其他检查

1. **血常规**　表现为全血细胞减少。三系细胞减少的程度不一定平行，重型再障的血常规降低程度更为严重。网织红细胞计数明显降低。

2. **骨髓象**　骨髓穿刺中颗粒很少，脂肪滴增多。大多数患者多部位穿刺涂片呈现增生不良，粒系及红系细胞减少,淋巴细胞、浆细胞、组织嗜碱性粒细胞相对增多,巨核细胞很难找到或缺如。

四、诊断要点

临床上有严重贫血,伴有出血、感染和发热的患者,血常规表现为全血细胞减少,网织红细胞绝对值减少,脾不大,骨髓示增生低下,骨髓小粒非造血细胞增多,能除外其他全血细胞减少的疾病(如阵发性睡眠性血红蛋白尿、骨髓增生异常综合征等),可诊断为再障。重型再障血常规诊断标准:网织红细胞百分数<0.005,绝对值<15×10^9/L。中性粒细胞绝对值<0.5×10^9/L。血小板<20×10^9/L。

五、治疗要点

1. 支持及对症治疗

(1) 纠正贫血:输血是防治贫血的主要措施,可根据患者贫血的程度、贫血发生的快慢及对贫血的耐受力,选择输血的量和间隔时间。如单纯为纠正贫血症状,一般可输浓缩红细胞,不会使血容量剧增而加重心血管负荷。也可输入洗涤红细胞,避免患者因多次输全血体内产生白细胞同种抗体而发生输血反应。但多次输血后会影响日后造血干细胞移植的效果,因此要严格掌握输血指征,尽量减少输血的次数。

(2) 控制出血:可使用各种止血药物,如酚磺乙胺、丙酸睾酮等,后者常用于女性子宫出血的治疗。出血严重者,如内脏出血者可输注浓缩血小板、新鲜冷冻血浆(FFP)。

(3) 控制感染:尽可能做好预防措施,如注意口腔卫生、皮肤清洁、病室清洁,控制探视人员。一旦出现感染指征,及早进行治疗。根据细菌培养和药物敏感试验确定抗生素,主张早期、足量用药。长期大剂量使用广谱抗生素治疗要注意继发性真菌感染,应每天观察患者口腔、痰液、呕吐物性状,必要时应做涂片或培养检查,证实真菌感染后可用氟康唑等抗真菌药物。

2. 促进骨髓造血

(1) 雄激素:适用于各型再障,尤其对慢性再障疗效较好,作用机制可能是刺激肾脏产生促红细胞生成素,对骨髓有直接刺激红细胞生成的作用。常用丙酸睾酮,成人剂量100mg肌注,每日1次,需坚持治疗3~6个月,根据网织红细胞或血红蛋白值判断是否有效。还可口服十一酸睾酮(40mg,每日3次)、司坦唑醇(康立龙,2mg,每日3次)、达那唑(0.2g,每日3次)等药物。

(2) 造血细胞因子:多作为一种辅助药物,单用无效,主要用于重型再障,可促进骨髓功能恢复。常用药物包括粒细胞集落刺激因子(G-CSF)、粒-巨噬细胞集落刺激因子(GM-CSF)、促红细胞生成素(EPO)和白细胞介素-3(IL-3)。

3. 免疫抑制剂 抗淋巴细胞球蛋白(ALG)或抗胸腺细胞球蛋白(ATG)是目前治疗重型再障的主要药物。可单用,也可与其他免疫抑制剂(环孢素)同时用。除环孢素外,临床上还常用大剂量甲泼尼龙、大剂量静脉丙种球蛋白治疗重型再障。

4. 造血干细胞移植 包括骨髓移植、脐血输注及胎肝细胞输注等。最佳移植对象是在起病后不久、未经输血、未发生感染、年龄在40岁以下的急性患者。

六、护理要点

1. 病情观察 密切观察血常规及骨髓象,了解网织红细胞、血红蛋白、白细胞变化,同时注意是否有贫血、出血及感染的征象。

2. 预防感染 预防呼吸道、口腔、皮肤及肛周等的感染,如保持病室空气清新、定期消毒,保持皮肤清洁、干燥,勤沐浴、更衣。限制探视人数及次数。养成定时用漱口液漱口的习惯。严格执行各项无菌操作。粒细胞绝对值≤0.5×10^9/L者,应给予保护性隔离。

3. 预防出血 预防皮肤及内脏出血。做好患者的饮食指导,禁食过硬、过于粗糙的食物;防止鼻黏膜干燥而出血。避免过度负重和易致创伤的运动。各项护理操作轻柔。颅内出血是患者死亡的主要原因之一,应做好抢救配合:立即去枕平卧,头偏向一侧。随时吸出呕吐物,保持呼吸道通畅,吸氧。迅速建立两条静脉通道,按医嘱快速静脉滴注或静脉注射20%甘露醇、50%葡萄糖、呋塞米、地塞米松等药物,以降低颅内压,同时进行输血或成分输血。观察并记录患者的生命体征、意识状态及瞳孔、尿量的变化,做好重症交接班。

4. 用药护理 丙酸睾酮为油剂,不易吸收,局部注射常可形成硬块,甚至发生无菌性坏死,故需采取深部、缓慢、分层肌内注射,轮换注射部位,及时观察局部有无硬结。雄激素类药物可对肝造成损害,还可导致面部出现痤疮、毛发增多、声音变粗、女性闭经、乳房缩小、性欲增加等,用前需向患者解释清楚，定期检查肝功能。抗淋巴细胞球蛋白和抗胸腺细胞球蛋白治疗过程中可出现超敏反应、出血加重、血清病（如猩红热样皮疹、发热、关节痛）以及继发感染等，应加强病情观察。

5. **心理护理** 减少身心刺激，让患者处于安静、舒适的环境。鼓励患者倾诉，指导患者正确认识、对待疾病。建立社会支持网，鼓励病友间进行养病经验交流，亲属应给予患者支持，帮助患者减轻或消除不良心态。

第5节 溶血性贫血

溶血性贫血（hemolytic anemia，HA）指红细胞寿命缩短、破坏加速而骨髓造血代偿功能不足时所发生的一组贫血。临床主要表现为贫血、黄疸、脾大、网织红细胞增高及骨髓中红系造血细胞代偿性增生。当红细胞破坏增加而骨髓造血功能足以代偿时，患者不出现贫血，临床称为溶血性疾病。我国溶血性贫血的发病率占贫血的10%～15%，个别类型的溶血性贫血具有较强的民族或区域性分布的特点。

一、临床分类

溶血性贫血可分为遗传性和获得性两大类，遗传性主要是红细胞本身缺陷，获得性主要为红细胞外在因素引起；按溶血发生的场所，可分为血管内溶血和血管外溶血。在临床上较为常用的是按发病机制分为红细胞内结构异常或缺陷的溶血性贫血与红细胞外环境异常所致的溶血性贫血。

二、病因及发病机制

（一）病因 多种因素可导致红细胞形态与内在结构或成分异常，影响红细胞的生理特性与功能，使其寿命缩短、易于被破坏或直接遭受破坏而发生溶血。主要病因见表6-2-3。

表6-2-3 溶血性贫血的病因分类

红细胞内在缺陷所致溶血性贫血	红细胞外因素所致溶血性贫血
红细胞膜异常：遗传性球形细胞增多症 红细胞酶异常：葡萄糖-6-磷酸脱氢酶（G-6-PD）缺乏、丙酮酸激酶缺乏 珠蛋白链异常：海洋性贫血（地中海贫血）、镰状细胞性贫血 获得性溶血性贫血：阵发性睡眠性血红蛋白尿（PNH）	免疫因素：自身免疫性溶血性贫血、新生儿溶血性贫血、血型不合输血 生物因素：蛇毒、毒蕈中毒、细菌、病毒等 物理和机械因素：大面积烧伤、人工心脏瓣膜、微血管病性溶血性贫血 化学及药物因素：苯、铅、磺胺、亚硝酸盐、奎尼丁、青霉素、甲基多巴其他：脾功能亢进

（二）发病机制

1. **红细胞受到破坏寿命缩短**

（1）红细胞膜异常：红细胞膜主要由蛋白质和脂类组成，膜结构正常是保证红细胞可变形和柔韧性的重要条件。溶血性疾病中如遗传性球形细胞增多症是由于红细胞膜支架异常，使红细胞呈球形，易被脾脏破坏；自身免疫性溶血性贫血是红细胞膜上吸附有凝集抗体、不完全抗体或补体，使红细胞易被单核-巨噬细胞系统吞噬而破坏；棘形红细胞增多症是因红细胞膜中胆固醇含量增加而卵磷脂含量降低，导致细胞脆性增加而发生溶血。

（2）红细胞酶异常：参与成熟红细胞ATP生成的酶如丙酮酸激酶、葡萄糖-6-磷酸脱氢酶等发生缺陷，可引起细胞能量代谢异常，导致膜完整性受损而引起溶血。

（3）血红蛋白异常：血红蛋白分子结构异常，使分子间易发生聚集或形成晶体，导致红细胞硬度增加，无法通过直径比它小的微循环而被破坏，如地中海贫血。

（4）物理和机械因素：大面积烧伤可使红细胞变为球形易被破坏。DIC时在微血管内形成纤维蛋白，红细胞黏附在纤维蛋白表面时，血流冲击，红细胞易被破坏，红细胞强行通过变窄的微血管时，也可受到机械损伤而溶血，临床称为微血管病性溶血性贫血。

（5）其他：化学毒物或生物毒素（苯、铅、蛇毒）对红细胞的损害，可直接破坏红细胞膜蛋白和脂类，使红细胞膜溶解。脾功能亢进时，脾脏对红细胞阻留、吞噬增强可致溶血。

2. **血红蛋白的不同降解途径**

（1）血管内溶血：红细胞在血循环中被破坏，血红蛋白直接进入血浆。常见于血型不合的输血、阵发性睡眠性血红蛋白尿、烧伤、输注低渗溶液及化学毒物等所致的急性溶血。患者常有全身症状，如腰背四肢酸痛,可伴血红蛋白血症和血红蛋白尿。

(2) 血管外溶血:红细胞在脾脏、肝和骨髓遭到破坏所引起的溶血,最常见于脾脏。脾脏有识别、破坏和清除异常及衰老红细胞的功能,临床上如遗传性球形细胞增多症、血红蛋白病、自身免疫性溶血性贫血均为血管外溶血,患者多起病缓慢,表现较轻,脾脏多肿大,常无血红蛋白尿。

3. **造血器官或组织的造血功能代偿性增强**

溶血时骨髓红系代偿性增生,红细胞生成可增加10倍以上,外周血可出现大量网织红细胞和有核红细胞。儿童时期骨髓多为红髓,严重溶血时造血组织向髓外扩大,可在脾、肝、淋巴结等部位形成髓外造血。

三、临床表现

溶血性贫血的临床表现与起病急缓、溶血程度及溶血场所有关,临床上可分为急性和慢性两种。

1. **急性溶血** 起病急,病情较重。早期表现为腰背四肢酸痛,且逐渐加重,伴头痛、恶心、呕吐、腹痛、腹泻、高热、寒战等,主要是由于红细胞被大量破坏后分解产物对机体的毒性作用所致。急性溶血主要发生在血管内者可出现血红蛋白尿,患者多有明显贫血、黄疸。严重溶血可引起周围循环衰竭、休克,溶血产物可造成肾小管细胞缺血坏死及管腔阻塞,最终导致急性肾衰竭。

2. **慢性溶血** 起病缓慢,症状轻微,有贫血、黄疸、肝脾肿大三个特征。由于长期高胆红素血症,可合并胆石症和肝功能损害。

四、实验室及其他检查

(一) 提示红细胞破坏的检查

1. **血管外溶血时提示红细胞破坏的检查**

(1) 高胆红素血症:大量溶血时,血清游离胆红素增高。由于肝清除胆红素能力极强,黄疸常为中度或轻度。慢性溶血性贫血患者由于长期高胆红素血症,导致肝功能损害,也可合并肝细胞性黄疸。

(2) 粪胆原和尿胆原排出增多:粪胆原排泄量可达400~1 500mg,但腹泻、便秘、抗生素等可影响其排出量,因此波动较大。急性大量溶血时,尿胆原排出量明显增加,慢性溶血患者仅在肝功能减退时,尿中尿胆原才可能增多。

2. **血管内溶血时提示红细胞破坏的检查**

(1) 血浆游离红蛋白增高:正常血浆中仅有微量游离血红蛋白,1~10mg/L。当大量溶血时,主要是急性血管内溶血,血红蛋白可高达1 000mg/L。

(2) 血清结合珠蛋白降低:结合珠蛋白可结合游离的血红蛋白,因此溶血后其血清中含量会明显降低,急性溶血停止3~4天后才会恢复。

(3) 血红蛋白尿:一般当血浆中游离血红蛋白量大于1 300mg/L时,过多的游离血红蛋白经肾小球滤出,临床上出现血红蛋白尿。

(4) 含铁血黄素尿:被肾小管重吸收的游离血红蛋白,在肾近曲小管上皮细胞内被分解为卟啉、铁及珠蛋白。被分解的铁以铁蛋白或含铁血黄素的形式沉积在上皮细胞内,当超过肾小管上皮细胞所能输送的量时,细胞脱落随尿液排出即为含铁血黄素尿。主要见于慢性血管内溶血,急性血管内溶血须几天后含铁血黄素尿测定才能阳性。

(二) 提示骨髓幼红细胞代偿性增生的检查

1. **网织红细胞增多** 溶血性贫血时,血红蛋白分解产物刺激造血系统,导致骨髓幼红细胞代偿性增生,网织红细胞可达0.05~0.20。

2. **周围血液中出现幼红细胞** 主要是晚幼红细胞,1%左右。此外在严重溶血时可见Howell-Jolly小体和幼粒细胞。

3. **骨髓幼红细胞增生** 以中幼和晚幼细胞为主,形态多正常。严重者可有骨髓腔扩大和骨皮质变薄,常见于海洋性贫血、镰形红细胞贫血,也可见于遗传性球形红细胞增多症。

(三) 提示红细胞寿命缩短的检查

1. **红细胞形态改变** 可见畸形红细胞,如球形、靶形、镰形、椭圆形、口形、棘形、短锯齿形、破裂细胞等。

2. **吞噬红细胞现象及自身凝集反应** 自身抗体、补体等吸附在红细胞膜上后可引起吞噬细胞吞噬红细胞。当血液内发生冷凝集时有红细胞自身凝集现象。

3. **红细胞渗透性脆性增加** 球形红细胞渗透性脆性增加导致对低渗盐水的抵抗力减低,靶形和镰形红细胞对低渗盐水的抵抗力增强,都提示有溶血。

4. **红细胞寿命缩短** 用放射性核素^{51}Cr标记红细胞来检测其半衰期,是诊断溶血最可靠的指标。正常值为25~32天,溶血患者常少于15天。

五、诊断要点

根据贫血、黄疸、脾大或血红蛋白尿等溶血的临床表现，结合实验室及其他检查，可作出初步诊断。同时应询问病史，查找病因，进一步明确溶血性贫血的原因和类型。

六、治疗要点

1. **病因治疗** 如药物诱发的溶血性贫血，停用药物后，溶血很快停止，血红蛋白也迅速恢复正常；感染所致的溶血性贫血，在控制感染后溶血即可停止。

2. **药物治疗** 糖皮质激素及免疫抑制剂可用于自身免疫性溶血性贫血，糖皮质激素还可用于阵发性睡眠性血红蛋白尿。常用的糖皮质激素有泼尼松、氢化可的松，免疫抑制剂有环磷酰胺、硫唑嘌呤、甲氨蝶呤和环孢霉素等。

3. **输血** 可暂时改善患者情况，但可能加重自身免疫性溶血性贫血或诱发阵发性睡眠性血红蛋白尿发作。较重的海洋性贫血需要长期依赖输血，但过多输血可造成血色病，必要时应使用去铁胺以减轻身体的铁负荷。

4. **脾切除术** 对遗传性球形细胞增多症最有价值，贫血可永久消失。此外，需要较大剂量糖皮质激素维持治疗的自身免疫性溶血性贫血、丙酮酸激酶缺乏所致的贫血及部分海洋性贫血，脾切除后红细胞寿命延长，贫血将有所减轻。

七、护理要点

1. **病情观察** 密切注意溶血性贫血患者贫血、黄疸、尿色的变化，发现异常情况及时报告医生。

2. **休息与活动** 严重贫血或正处于疾病发作期的患者应卧床休息，慢性期及轻度贫血者可以适当活动。

3. **用药护理** 糖皮质激素及免疫抑制剂多用于治疗自身免疫性溶血性贫血，定期监测血压、血糖、肝肾功能等，预防可能出现的不良反应。

4. **输血护理**

(1) 避免发生血型不合输血：输血前认真核对配血单姓名、床号、血型，输血后严密观察患者的反应。血型不合输血反应早期表现为腰背四肢酸痛、畏寒发热、头痛、恶心、腹痛，重者出现酱油色尿、血压降低甚至休克，最后可能出现急性肾衰竭（少尿、无尿）。如发生上述症状应立即停止输血，报告医生。

(2) 及早发现溶血加重：免疫性溶血性贫血、阵发性睡眠性血红蛋白尿等输血时，即使血型相合，也可能输入补体或红细胞而致溶血加重，故在输血过程中严密观察患者反应，贫血、黄疸是否加重，可疑时立即报告医生，暂停输血。

5. **健康指导** 可向患者讲述溶血发生的原因，认识到可能的诱因。如G-6-PD缺乏症者，不可食用蚕豆，不能服用氧化性药物，如伯氨喹、磺胺、呋喃类、氯霉素、维生素K等，阵发性睡眠性血红蛋白尿患者忌食酸性食物和药物，如维生素C、阿司匹林、苯巴比妥等。

（闫贵明）

第3章 出血性疾病患者的护理

第1节 概 述

出血性疾病(hemorrhagic diseases)指由于先天性或遗传性及获得性因素，导致血管、血小板、凝血、抗凝及纤维蛋白溶解等止血机制的缺陷或异常，而引起的以自发性或轻度损伤后过度出血为特征的一类疾病。正常情况下，机体的止血、凝血、抗凝、纤溶系统处于一种动态平衡，得以维持血液的循环流动。一旦血管受损后血液流到血管外，机体为防止血液大量丢失，将通过一系列生理、生化反应达到止血目的。

一、正常止血机制

1. **血管因素** 血管受损后，局部血管受到刺激而短暂收缩，导致血管伤口缩小或闭合，出血减少甚至停止。这是人体对出血最早的生理性反应。另外，血液流到血管外，使血管外压力增高，也可促使小血管闭合。血管内皮细胞受损后在止血过程中主要有下列作用：①表达并释放血管性血友病因子(vWF)，导致血小板在损伤部位黏附和聚集；②表达并释放组织因子(TF)，启动外源性凝血途径；③基底胶原暴露，激活凝血因子Ⅻ，启动内源性凝血途径；④表达并释放血栓调节蛋白(TM)，调节抗凝系统。

2. **血小板因素** 血管受损后，血小板通过黏附、聚集及释放反应参与止血过程。①血小板膜糖蛋白Ⅰb(GP-Ⅰb)作为受体，通过vWF使血小板黏附于受损内皮下的胶原纤维，形成血小板血栓，机械性修复血管以暂时止血；②血小板膜糖蛋白Ⅱb/Ⅲa复合物(GP-Ⅱb/Ⅲa)，通过纤维蛋白原互相连接而促使血小板聚集；③聚集后的血小板活化、分泌、释放一系列活性物质，如血小板第3因子(PF_3)、血栓烷A_2(TXA_2)、5-羟色胺(5-HT)，能进一步促进血小板聚集、血管强烈收缩，最终形成血栓而止血。

3. **凝血因素** 血管内皮损伤后，启动了外源性及内源性凝血途径，在PF_3等活性物质的参与下，经过一系列酶解反应，在血小板白色血栓周围形成纤维蛋白网，与多种血细胞共同形成纤维蛋白血栓，填塞在损伤血管部位，达到永久止血作用(图6-3-1)。

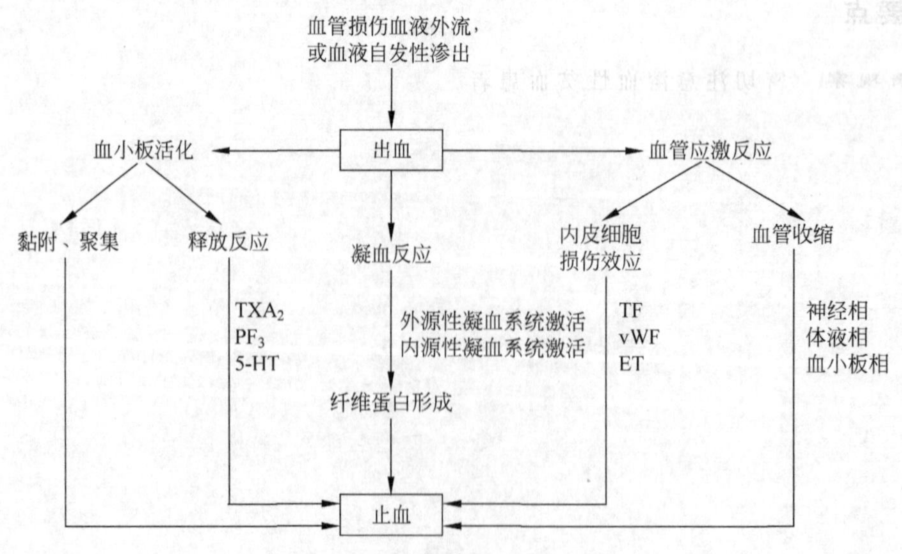

图6-3-1 止血机制及主要相关因素

二、凝血机制

血液凝固是无活性的凝血因子(酶原)被有序、逐级激活,转变为有蛋白降解活性的凝血因子的过程。其最终产物是血浆中的纤维蛋白原转变为纤维蛋白(表 6-3-1)。

表 6-3-1 血浆凝血因子

凝血因子	名称	合成部位
Ⅰ	纤维蛋白原(fibrinogen)	肝、巨核细胞
Ⅱ	凝血酶原(prothrombin)	肝
Ⅲ	组织因子(tissue factor),组织凝血活酶	组织、内皮细胞、单核细胞
Ⅳ	钙离子	
Ⅴ	易变因子	肝
Ⅶ	稳定因子	肝
Ⅷ	抗血友病球蛋白(AHG)	肝、脾、巨核细胞
Ⅸ	血浆凝血活酶成分(PTC)	肝
Ⅹ	Stuart-Prowe 因子	肝
Ⅺ	血浆凝血活酶前质(PTA)	肝
Ⅻ	接触因子(Hageman 因子)	肝
ⅩⅢ	纤维蛋白稳定因子	肝、巨核细胞
PK	激肽释放酶原(前激肽释放酶)	肝
HMWK	高分子量激肽原	肝

(一)经典凝血学说 根据启动环节不同,分为外源性和内源性两种途径,在活化的因子Ⅹ(FⅩa)之后直至纤维蛋白形成是共同通路。

1. **凝血活酶形成**

(1)外源性凝血途径:正常时血液中无组织因子存在。组织损伤后,细胞表达并释放出组织因子,在钙离子的参与下与因子Ⅶa形成复合物,最后激活因子Ⅹ。该复合物还可以激活因子Ⅸ,从而使外源性和内源性凝血途径联系密切。

(2)内源性凝血途径:血管损伤后,凝血因子Ⅻ与血管内皮下暴露的胶原组织或异物等接触后,被激活为具有酶活性的Ⅻa。Ⅻa激活因子Ⅺ为Ⅺa,Ⅺa又激活因子Ⅸ为Ⅸa。同时,因子Ⅷ裂解为Ⅷa。在钙离子的参与下,Ⅸa、Ⅷa、PF_3形成复合物,最后激活因子Ⅹ。

上述两种途径激活因子Ⅹ后,即进入共同途径:在钙离子存在条件下,因子Ⅹa、因子Ⅴ、PF_3形成复合物,即凝血活酶。

2. **凝血酶形成** 血浆中无活性的凝血酶原,在凝血活酶作用下,转变为蛋白分解活性极强的凝血酶。除参与凝血反应外,凝血酶还具有反馈性加速凝血酶原向凝血酶转变,诱导血小板的不可逆性聚集、加速期活化及释放反应,激活因子Ⅻ及ⅩⅢ,加速稳定性纤维蛋白形成,激活纤溶酶原、增强纤溶活性的作用。

3. **纤维蛋白形成** 纤维蛋白原在凝血酶作用下形成纤维蛋白单体,单体自动聚合形成不稳定性纤维蛋白,再经活化的因子ⅩⅢ作用,形成稳定性交联纤维蛋白,完成全部凝血过程。

(二)现代凝血学说 凝血过程分为两个阶段,首先是启动阶段,即通过外源性凝血途径生成少量凝血酶;然后是放大阶段,即少量凝血酶发挥正反馈作用:激活血小板、因子Ⅴ、因子Ⅷ、因子Ⅺ,从而生成足量凝血酶,完成正常的凝血过程(图 6-3-2)。

三、抗凝机制

1. **抗凝血酶(AT)** 人体内最重要的抗凝物质,约占血浆生理性抗凝活性的75%。AT主要在肝及血管内皮细胞生成,主要功能是灭活凝血酶及因子Ⅹa,对因子Ⅸa、Ⅺa、Ⅻa等也有灭活作用。AT与肝素结合后,抗凝活性明显升高。

2. **肝素** 为硫酸黏多糖类物质,主要由肺或肠黏膜肥大细胞合成。其抗凝作用与AT密切相关,主要表现为灭活凝血酶及因子Ⅹa。此外,肝素还可抑制因子Ⅴ、Ⅷ、Ⅸ、Ⅹ等,促进内皮细胞释放t-PA、增强纤溶活性。近年研究发现,低分子量肝素的抗因子Ⅹa作用明显强于肝素。

3. **蛋白C系统** 由蛋白C、蛋白S、血栓调节蛋白(TM)等组成。其中,蛋白C、蛋白S为维生素

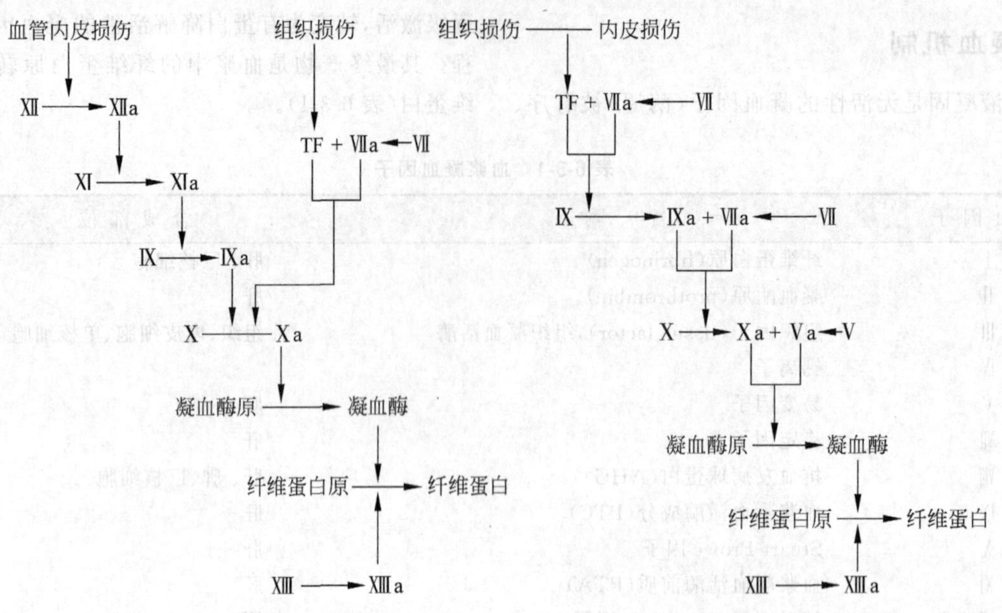

图 6-3-2 凝血过程模式图

K依赖性因子，在肝合成。TM是内皮细胞表面的凝血酶受体，形成复合物后可裂解蛋白C，形成活化的蛋白C(APC)，APC以蛋白S为辅助因子，通过灭活因子Ⅴ、Ⅷ而发挥抗凝作用。

4. **组织因子途径抑制物**(TFPI) 一种对热稳定的糖蛋白，其抗凝机制为：直接对抗因子Ⅹa；在钙离子存在的条件下，可以发挥抗TF/Ⅶa复合物的作用。

四、纤溶机制

纤溶系统(纤维蛋白溶解系统)主要包括纤溶酶原(PLG)、组织型纤溶酶原激活物(t-PA)、尿激酶型纤溶酶原激活物(u-PA)、纤溶酶抑制物(α_2-纤溶酶抑制剂、α_1-抗胰蛋白酶、α_2-抗纤溶酶)等。

纤溶系统的激活也分为内源性和外源性两种途径。内源性途径与内源性凝血过程密切相关，即前激肽释放酶在因子Ⅻa作用下，转化为激肽释放酶，从而使纤溶酶原转变为纤溶酶，启动纤溶过程。外源性途径是在血管内皮及组织受损时，t-PA或u-PA释放入血，裂解纤溶酶原，使之转变为纤溶酶，激活纤溶系统。

在纤溶酶的作用下，纤维蛋白(原)被降解为小分子多肽及一系列碎片，称为纤维蛋白(原)降解产物(FDP)。临床的溶栓疗法就是使用重组组织型纤溶酶原激活物(rt-PA)等，激活纤溶酶原形成纤溶酶，从而溶解血管内血栓，常用于治疗急性心肌梗死、脑梗死等(图 6-3-3)。

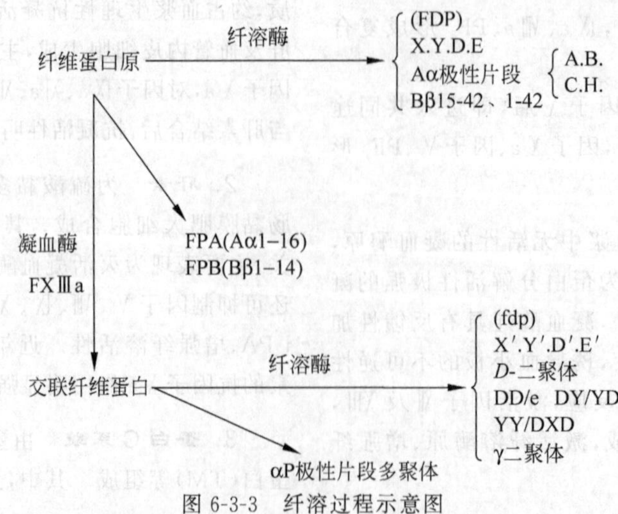

图 6-3-3 纤溶过程示意图

五、出血性疾病分类

按病因及发病机制，可分为以下几种主要类型：

（一）血管壁异常

1. **先天性或遗传性** 如遗传性出血性毛细血管扩张症、家族性单纯性紫癜等。

2. **获得性** 如败血症、过敏性紫癜、药物性紫癜、维生素C缺乏症、糖尿病等。

（二）血小板异常

1. **血小板数量异常**

（1）血小板减少：①血小板生成减少：如再生障碍性贫血、白血病等；②血小板破坏过多：如免疫性血小板减少症（ITP）；③血小板消耗过多：如弥散性血管内凝血（DIC）；④血小板分布异常：如脾功能亢进。

（2）血小板增多（伴血小板功能异常）：如原发性血小板增多、脾切除术后等。

2. **血小板质量异常**

（1）先天性或遗传性：如血小板无力症、巨大血小板综合征等。

（2）获得性：如尿毒症、抗血小板药物、感染等。

（三）凝血异常

1. **先天性或遗传性** 如血友病、遗传性凝血因子Ⅺ缺乏症、遗传性凝血酶原缺乏症等。

2. **获得性** 如维生素K缺乏症、肝病、尿毒症等。

（四）抗凝或纤溶异常

主要为获得性疾病，如肝素过量、溶栓药物过量、香豆素类药物过量、蛇咬伤等。

（五）复合性止血机制异常

1. **先天性或遗传性** 如血管性血友病（vWD）。

2. **获得性** 如弥散性血管内凝血。

六、实验室及其他检查

（一）筛选试验

1. **血管异常** 毛细血管脆性试验、出血时间（BT）等。

2. **血小板异常** 血小板计数、血块收缩试验、出血时间（BT）等。

3. **凝血异常** 凝血酶时间（TT）、凝血酶原时间（PT）、活化部分凝血活酶时间（APTT）、纤维蛋白原浓度（FBG）等。

（二）确诊试验

1. **血管异常** 血vWF、内皮素-1（ET-1）、TM测定等。

2. **血小板异常** 血小板数量及形态、黏附及聚集功能测定，血小板相关抗体检测等。

3. **凝血异常**

（1）凝固异常：凝血因子测定，凝血酶原抗原及活性测定，纤维蛋白原及单体测定，凝血活酶试验，PT纠正试验，APTT延长纠正试验等。

（2）抗凝异常：AT抗原及活性测定，凝血酶-抗凝血酶复合物测定，蛋白C测定等。

（3）纤溶异常：鱼精蛋白副凝（3P）试验，FDP、D-二聚体、纤溶酶原、t-PA测定等。

七、诊断要点

出血性疾病的诊断应先根据病史、体格检查和筛选试验的结果，判断是否为出血性疾病（初步判断为血管壁异常、血小板异常或凝血障碍性疾病），之后进一步行确诊试验以明确诊断，并确定为先天性、遗传性或获得性疾病。常见出血性疾病的临床特点详见表6-3-2。

表6-3-2 常见出血性疾病的临床特点

	血管性疾病	血小板疾病	凝血障碍性疾病
性别	女性多见	女性多见	男性多见
家族史	少见	罕见	多见
出生后脐带出血	罕见	罕见	常见
皮肤紫癜	常见	多见	罕见
皮肤大块瘀斑	罕见	多见	可见
血肿	罕见	可见	常见

续表

	血管性疾病	血小板疾病	凝血障碍性疾病
关节腔出血	罕见	罕见	多见
内脏出血	偶见	常见	常见
月经过多	少见	多见	少见
手术或外伤后渗血不止	少见	可见	多见
血小板计数	正常	正常或异常	正常
BT	正常或异常	正常或异常	正常或异常
PT/APTT/TT	正常	正常	正常或异常
纤维蛋白原/FDP	正常	正常	正常或异常
病程与预后	短暂,预后较好	迁延,预后一般	常为终身性,预后不定

八、治疗要点

(一)病因防治

主要适用于获得性出血性疾病。

1. 加强预防

(1) 凝血障碍性疾病如血友病,应避免受伤,慎用华法林、肝素等抗凝药物,尽量避免肌内注射及手术治疗。

(2) 血管壁或血小板异常者,应避免使用抗血小板药物,如阿司匹林、双嘧达莫、吲哚美辛、保泰松等。

(3) 获得性出血性疾病如过敏性紫癜,已知由某种异体蛋白或药物引起,故今后必须避免接触或食用。

2. 防治基础疾病 如控制感染,积极治疗肝病、肾病,抑制异常免疫反应等。

(二)止血治疗

1. 止血药物

(1) 增加血管致密度、降低通透性、收缩血管的药物:如垂体后叶素、卡巴克洛、曲可芦丁、维生素C、维生素P、糖皮质激素等。

(2) 合成凝血因子所需的药物:如维生素K等。

(3) 抗纤溶药物:如氨基己酸、氨甲苯酸等。

(4) 局部止血药物:如吸收性明胶海绵、巴曲酶、凝血酶等。

(5) 促进止血因子释放的药物:如去氨升压素。

2. 补充凝血因子和(或)血小板 根据病情需要予以补充,如甲型血友病可补充抗血友病球蛋白浓缩制剂,ITP急性发作时可输注血小板悬液。

3. 局部处理 用弹性绷带或纱布进行局部升压包扎,必要时局部固定以限制活动。严重者可手术结扎局部血管。

4. 促血小板生成的药物 如血小板生成素(TPO)、IL-11等。

(三)其他治疗

包括免疫治疗、基因治疗、血浆置换、中医中药、手术治疗等手段。

第2节 原发免疫性血小板减少症

原发免疫性血小板减少症(primary immune thrombocytopenic,ITP),既往也称特发性血小板减少性紫癜(idiopathic thrombocytopenic purpura,ITP),是由多种机制共同参与的获得性自身免疫性疾病。由于患者对自身血小板抗原免疫失耐受,产生体液免疫和细胞免疫介导的血小板过度破坏和血小板生成受抑制,导致血小板减少,伴或不伴皮肤黏膜出血。发病率约为(5～10)/10万,无明显性别差异,育龄期女性发病率高于男性,60岁以上人群发病率为60岁以下人群的2倍。

一、病因及发病机制

病因未明,发病机制如下。

1. 免疫介导的血小板过度破坏 半数以上患者血浆和血小板表面可检测到抗血小板膜糖蛋白自身抗体,被自身抗体致敏的血小板会被单核-巨噬细胞系统吞噬破坏。另外,ITP患者的细胞毒T细胞可以直接破坏血小板。

2. 免疫介导的血小板生成受抑制 上述自身抗体还可损伤巨核细胞,或抑制巨核细胞释放血小板。另外,$CD8^+$细胞毒T细胞可以通过抑制巨核细胞凋亡,导致血小板生成障碍。

二、临床表现

成人ITP多起病隐匿;常表现为反复发作的皮

肤黏膜瘀点、紫癜、瘀斑，以四肢远端多见；外伤后止血不易；鼻衄、牙龈出血、月经过多；乏力；如出血过多可致失血性贫血；严重内脏出血较少见。病情可因感染等因素而突然加重，如严重的皮肤黏膜及内脏出血，甚至颅内出血。部分患者仅有血小板减少而无出血症状。一般无肝、脾、淋巴结肿大。

三、实验室及其他检查

1. **血常规检查**　血小板计数减少，平均体积偏大；可有不同程度的正常细胞或血小板低色素性贫血；白细胞多正常。

2. **骨髓象检查**　巨核细胞数正常或增多，伴成熟障碍，表现为体积变小，胞质内颗粒减少，幼稚巨核细胞增多，产血小板型巨核细胞显著减少（<30%）；红系、粒系、单核系正常。

3. **其他检查**　凝血功能正常，出血时间延长，血块收缩不良，束臂试验阳性；抗血小板自身抗体阳性，但血小板功能一般正常。

四、诊断要点

需满足下列条件：①至少2次化验血小板计数减少，血细胞形态无异常；②脾脏一般不大；③骨髓巨核细胞数正常或增多，伴成熟障碍；④排除其他继发性血小板减少症。

分型与分期如下：

新诊断ITP：确诊后3个月以内的ITP患者；

持续性ITP：确诊后3～12个月血小板持续减少的ITP患者；

慢性ITP：超过12个月血小板持续减少的ITP患者；

重症ITP：血小板<10×10^9/L，就诊时存在需要治疗的出血症状，或常规治疗中发生新的严重出血症状，需要采用其他升高血小板的药物或增加现有治疗的药物剂量。

难治性ITP：满足以下3个条件：①脾切除后无效或者复发；②仍需要治疗以降低出血风险；③除外其他原因引起的血小板减少症，确诊ITP。

五、治疗要点

尚无根治方法，治疗目的是提高血小板计数至安全水平，降低病死率。

1. **一般治疗**　如患者无明显出血倾向，血小板>30×10^9/L，无增加出血风险的因素者，一般无须治疗。止血治疗见本章第1节。禁用抗血小板的药物。

2. **糖皮质激素**　一般为首选治疗，近期有效率约80%。作用机制：①减少自身抗体生成及减轻抗原抗体反应；②抑制单核-吞噬细胞系统吞噬和破坏血小板；③改善毛细血管通透性；④刺激骨髓造血及血小板向外周血的释放。

常用方案：①泼尼松1mg/(kg·d)，分次或顿服，待血小板接近正常后，1个月内逐渐减至最小维持量（≤15mg/d）；若减量过程中不能维持血小板计数，应考虑其他治疗方案；若治疗4周仍无效，应迅速减量至停用。②大剂量地塞米松40mg/d×4天，口服用药，无效者半个月后可重复一次。

3. **丙种球蛋白**　常规剂量0.4g/(kg·d)×5天或1.0g/(kg·d)×2天。主要用于ITP急症、不能耐受糖皮质激素者、脾切除术前准备、妊娠或分娩前的一线治疗。

4. **脾切除**　适应证：①糖皮质激素治疗4～6周无效，病程迁延6个月以上；②糖皮质激素虽有效，但维持剂量>30mg/d；③有糖皮质激素使用的禁忌证。近期有效率约70%，即使无效者，也可减少糖皮质激素的用量。

5. **其他药物**　对于糖皮质激素、丙种球蛋白治疗无效，或糖皮质激素需要较大的维持量（>15mg/d），可考虑选择下列药物：①促血小板生成药物：重组人血小板生成素、非肽类血小板生成素类似物、血小板生成素拟肽等；②抗CD20单克隆抗体；③免疫抑制剂：长春新碱、环孢素、环磷酰胺、硫唑嘌呤等；④达那唑。

6. **急症处理**　对于内脏或颅内有活动性出血，或需要急诊手术的重症ITP患者，可采用输注血小板、静脉输注丙种球蛋白、大剂量甲泼尼龙静脉滴注、促血小板生成药物、重组人活化因子Ⅶ。

六、护理要点

1. **休息与活动**　出血严重者注意休息，血小板<20×10^9/L者严格卧床，避免外伤。

2. **饮食护理**　少量多餐，给予易消化、少渣、软食，不要吃干硬和刺激性的食物，尤其在吃含有骨刺的食物时要特别谨慎，避免口腔及消化道黏膜受伤。同时，避免食用影响血小板功能的食物，如金枪鱼、沙丁鱼等。如合并贫血，应注意补充高热量、高蛋白质、高维生素的食物。

3. **病情监测** 密切观察血压、心率及神志变化,注意出血部位、范围及出血量,治疗后出血是否改善,监测血小板计数、出凝血指标等化验结果的变化。一旦可疑严重内脏出血或颅内出血者,应迅速通知医生救治。如患者突发严重头痛、恶心、呕吐、意识障碍、视力改变等,可能为颅内出血的表现。

4. **局部出血症状的护理** 参见本篇第1章。

5. **用药护理**

(1) 糖皮质激素:应按时、按剂量、按疗程服用,不可自行减量或停药。长期服用者易出现代谢紊乱(水钠潴留、低血钾、高血压、血糖增高、血脂升高、满月脸、向心性肥胖、痤疮等)、胃肠道反应或出血、诱发或加重感染、骨质疏松等副作用,应指导其餐后服药,观察粪便颜色,定期监测血压、血糖、血脂、血常规、电解质、骨密度等,积极预防感染,遵医嘱使用胃黏膜保护剂等。

(2) 其他药物:如大剂量免疫球蛋白、免疫抑制剂可引起静脉炎,应注意保护局部血管;氨甲苯酸的副作用是形成血栓,静滴速度宜慢。

6. **健康指导** 做好疾病知识指导,注意避免加重出血的各种诱因,如避免外伤、预防感染、避免使用引起血小板减少或功能抑制的药物(如阿司匹林、保泰松、右旋糖酐等)。尤其有颅内出血风险者,应严格控制血压,保持充足睡眠、情绪稳定、多卧床休息,减少头部活动,避免用力排便、剧烈咳嗽等可能引起颅内压升高的因素,必要时遵医嘱使用缓泻剂、镇静剂、抗生素、镇咳药等积极治疗。

第3节 过敏性紫癜

过敏性紫癜(allergic purpura)是一种常见的血管变态反应性疾病。由于机体对某些致敏物质发生变态反应,导致毛细血管脆性及通透性增加,血液外渗,产生紫癜、黏膜及器官出血,可同时伴发血管神经性水肿、荨麻疹等过敏表现。本病多见于青少年,男性发病率较高,春秋季发病较多。

一、病因及发病机制

1. **病因** 本病与多种致敏因素密切相关。

(1) 感染:如β溶血性链球菌引起的呼吸道感染,风疹、水痘、流感、麻疹病毒感染,蛔虫感染等。

(2) 食物:如鱼、虾、蟹、蛋、奶制品等。

(3) 药物:抗生素(青霉素、头孢菌素)、解热镇痛药(水杨酸类、保泰松、吲哚美辛、奎宁)、磺胺、阿托品、异烟肼、噻嗪类利尿药等。

(4) 其他:花粉、尘埃、昆虫咬伤、寒冷刺激、疫苗接种等。

2. **发病机制** 不明,与免疫异常有关。各种致敏原激活T细胞,使其功能紊乱,导致B细胞多克隆活化,分泌大量IgA、IgE、TNF-α、IL-6等炎症因子,形成IgA免疫复合物,引发异常免疫应答,导致系统性血管炎,造成组织和脏器损伤。

二、临床表现

多数患者发病前1～3周有上呼吸道感染等前驱症状。病程一般2周左右,多数预后良好,少数肾型患者预后较差。根据病变累及部位不同,可分为以下5型:

1. **单纯型(紫癜型)** 最常见,主要表现为皮肤紫癜成批反复出现,多见于下肢及臀部,大小不等,对称分布;初呈深红色,按之不褪色,可融合成片,数日内渐变成紫色、黄褐色、浅黄色,经7～14天逐渐消退。可同时伴发皮肤水肿、荨麻疹。

2. **腹型** 主要表现为脐周、下腹或全腹的阵发性绞痛,可伴呕吐、腹泻、便血等,易误诊为外科急腹症;可并发肠套叠、肠梗阻、肠穿孔。腹部症状多与皮肤紫癜同时发生。

3. **关节型** 反复发作关节肿胀、疼痛、压痛、功能障碍,多见于膝、踝、肘、腕等大关节,呈游走性,数日后可愈,不遗留关节畸形。关节症状多发生于皮肤紫癜之后。

4. **肾型** 为本病最严重的类型,表现为蛋白尿、血尿、管型尿,多发生于紫癜出现后2～4周,多数患者能完全恢复,少数患者因病情迁延发展为慢性肾炎或肾病综合征。

5. **混合型** 皮肤紫癜合并两种以上类型。

三、实验室及其他检查

(1) 除出血时间可能延长外,血小板计数及其他凝血指标均正常。

(2) 血清IgA、IgE增高。

(3) 白细胞正常或增多,中性粒细胞和嗜酸性粒细胞可增高。

(4) 腹型过敏性紫癜者大便潜血可阳性。

(5) 肾型过敏性紫癜者可有蛋白尿、血尿、管型尿,血尿素氮升高、内生肌酐清除率下降等。

四、诊断要点

(1) 发病前1～3周有上呼吸道感染等前驱症状。

(2) 典型四肢皮肤紫癜,可伴腹痛、关节肿痛及血尿。

(3) 血小板计数、功能及凝血功能检查多正常。

(4) 注意排除其他原因所致的血管炎及紫癜,并与外科急腹症、风湿性关节炎、肾小球肾炎等疾病进行鉴别。

五、治疗要点

1. **消除病因**　防治感染,驱除肠道寄生虫,避免接触可疑的过敏原等。

2. **抗组胺药**　如盐酸异丙嗪、苯海拉明、氯苯那敏、阿司咪唑、氯雷他定、西咪替丁、静脉注射钙剂等。

3. **改善血管通透性的药物**　如维生素C、曲克芦丁、卡巴克络等。

4. **糖皮质激素**　具有抑制抗原抗体反应、减轻炎症渗出、降低血管壁通透性的作用,主要用于关节肿痛、严重腹痛合并消化道出血、严重肾脏病变者。常用泼尼松1～2mg/(kg·d)分次或顿服;重症者可用甲泼尼龙5～10mg/(kg·d)或地塞米松10～15mg/d静脉滴注,症状减轻后改口服。

5. **对症治疗**　腹痛者可予阿托品或山莨菪碱口服或皮下注射;呕吐者可予止吐药;呕血、便血者可用奥美拉唑;关节痛可酌情用止痛药。

6. **其他**　上述疗效不佳或近期内反复发作者,可酌情使用免疫抑制剂、抗凝治疗(肝素、华法林)、中医中药。

六、护理要点

1. **生活护理**　发作期增加卧床休息,选择清淡、少刺激、易消化的普食、软食或半流食。

2. **根据受累部位不同,给予相应护理**

(1) 紫癜型:观察紫癜部位、范围、新发及消退情况,保持皮肤清洁,勿用手搔抓,避免外伤。

(2) 腹型:观察腹部症状,腹痛时可遵医嘱给予阿托品等;观察粪便颜色,记录便血量;观察肠鸣音变化,亢进或减弱可能提示再次便血或肠梗阻。

(3) 关节型:观察关节肿痛部位及程度,有无压痛、功能障碍等;关节应摆放合适位置,减少活动可减轻关节疼痛,促进出血的吸收。

(4) 肾型:观察尿色、性状、尿量变化,定期作尿常规、肾功能检查。

3. **药物护理**　部分抗组胺药有中枢抑制作用,服药后可能引发困倦,不适合在从事危险工作时服用,如驾驶车辆、高空作业等。糖皮质激素的用药护理,参见本章第2节。

4. **健康指导**　本病重在预防,指导患者避免接触各种致敏原,注意休息,增强体质,预防感染。加强自我监测,一旦病情复发或加重,应及时就诊。

第4节　血友病

血友病(hemophilia)是一组遗传性凝血活酶生成障碍引起的出血性疾病,以阳性家族史、幼年发病、自发或轻度外伤后出血不止、血肿形成、关节出血为临床特征。发病率为(5～10)/10万,包括血友病A和血友病B,其中血友病A较常见,占80%～85%。

一、病因及遗传方式

1. **病因**　血友病A缺乏凝血因子Ⅷ,而血友病B则缺乏凝血因子Ⅸ,两型都会导致内源性凝血途径障碍及出血倾向。

2. **遗传方式**　由于凝血因子Ⅷ基因和凝血因子Ⅸ基因均位于X染色体长臂末端,故血友病A、B两型均属于性染色体(X连锁)隐性遗传性疾病。遗传规律如下:

(1) 男性患者与正常女性结婚,所生男孩均正常,所生女孩均为携带者。

(2) 正常男性与女性携带者结婚,所生男孩50%为患者,50%正常;所生女孩50%为携带者,50%正常。

(3) 男性患者与女性携带者结婚,所生男孩50%为患者,50%正常;所生女孩50%为患者,50%为携带者。

(4) 正常男性与女性患者结婚,所生男孩均为患者,所生女孩均为携带者。

(5) 男性患者与女性患者结婚,所生子女均为患者。

3. **部分血友病患者无家族遗传史,可能是由于基因突变或隔代遗传所致。**

二、临床表现

1. **出血** 为本病主要临床表现,多为自发性或轻微外伤、小手术(如拔牙)后出血不止。出血程度与血友病类型及相关因子缺乏程度密切相关。如血友病A出血较重,血友病B出血较轻。重症患者发病早,轻症患者多在青年或成年才发病。出血部位以负重关节为著,尤其膝关节受损最多见。若反复多次出血,可致关节僵硬变形、活动受限、肌肉萎缩,甚至丧失功能。也可见皮肤黏膜、内脏出血。

2. **血肿压迫** 软组织、深部肌肉可出现血肿,如压迫神经可致局部疼痛、麻木及肌肉萎缩;压迫血管可致供血部位坏死;口腔底部、咽后壁、喉、颈部出血可压迫呼吸道,出现呼吸困难。

三、实验室及其他检查

1. **筛选试验** 血小板计数、功能正常,出血时间、凝血酶原时间正常,APTT延长,但不能鉴别血友病的类型。

2. **确诊试验**

(1) 凝血因子FⅧ、FⅨ活性及抗原测定,可确诊血友病的类型;并根据血浆FⅧ:C活性结果,将血友病A分为轻、中、重三型:①重型:FⅧ:C活性低于正常人的1%;②中型:FⅧ:C活性位于正常人1%~5%范围内;③轻型:FⅧ:C活性位于正常人6%~30%范围内。

(2) vWF抗原测定可与血管性血友病鉴别,血友病患者结果正常。

3. **基因诊断试验** 血友病分子水平存在显著的遗传异质性,基因诊断血友病是一种有效精确快速的方法,目前主要采用PCR进行基因分析。

四、诊断要点

根据起病年龄、性别、自发性或轻微外伤后出血不止、X染色体隐性遗传家族史等临床特征,结合实验室检查结果,可明确血友病诊断及临床分型。

五、治疗要点

本病尚无根治方法,以替代治疗为主,预防极为重要。

如预防外伤、避免剧烈活动、建立遗传咨询、加强产前诊断等。

1. **替代治疗** 补充缺乏的凝血因子,常用制剂包括基因重组的纯化FⅧ、FⅨ或浓缩制剂、新鲜冷冻血浆、冷沉淀物、凝血酶原复合物等。所需补充剂量一般采用下列公式计算:

FⅧ剂量(U)=体重(kg)×所需提高的活性水平(%)÷2

FⅨ剂量(U)=体重(kg)×所需提高的活性水平(%)

2. **去氨升压素**(DDAVP) 一种半合成的抗利尿激素类似物,有促进内皮细胞释放FⅧ、vWF的作用,可用于轻症血友病A患者。常用剂量为0.3μg/kg,于30~50mL盐水内快速滴入,每12小时1次。幼儿慎用,2岁以下儿童禁用。

3. **抗纤溶药物** 保护已形成的纤维蛋白凝块不被溶解,达到止血目的。常用药物有氨基己酸、氨甲环酸等。泌尿系统出血时禁用。避免与凝血酶原复合物同时使用。

4. **外科治疗** 关节出血局部可进行压迫止血、固定及理疗等处理。关节强直及畸形者,可行关节成形或人工关节置换术。

5. **基因治疗** 已有临床试验成功将正常的凝血因子基因转导入人体,临床应用有待进一步探索。

6. **家庭治疗** 内容包括疾病知识指导,注射技术传授,血液病学、矫形外科、精神心理、理疗、血液传播疾病的预防等。

六、护理要点

1. **预防出血的护理** 血友病为终身疾病,应指导患者对疾病有正确的认识,解释说明反复关节腔出血的危害,掌握预防出血的措施,减少出血次数。

(1) 限制活动范围和程度,避免从事易引起受伤的工作、重体力活动、危险的接触性运动(足球、篮球、拳击等)、关节过度负重(持举重物、久站等)。

(2) 避免外伤,不要穿硬底鞋或赤脚走路;使用刀、剪、针、锯等工具时应小心操作,必要时佩戴防护手套;尽量避免不必要的穿刺,必须时注意拔针后延长按压时间;尽量不采用手术等有创治疗手段,必须时需术前补充凝血因子。

(3) 禁用阿司匹林、双嘧达莫等影响血小板功能或使血小板减少的药物。

(4) 有出血倾向时,应尽早去医院输注凝血因子。

2. **局部出血的护理** 发生关节腔出血、深部组织血肿时，应卧床休息，将患肢放置于合适位置。对于出血局部可用冰袋或绷带升压固定，待局部出血停止、血肿消失后可少量活动。颈部或喉部软组织出血时，护理人员应在床边护理，密切观察呼吸道是否通畅，发现可疑气道阻塞，应立即通知医生抢救。其余局部出血护理的内容，参见本篇第1章。

3. **输血护理**　遵医嘱输入血浆及其他血制品前，必须认真核对血型、姓名等信息；为预防过敏反应，可遵医嘱提前给予异丙嗪、地塞米松等药物；输入后需严格观察输血反应。

4. **遗传咨询**　严格婚前检查和产前诊断，减少本病的遗传。

第5节　弥散性血管内凝血

弥散性血管内凝血（disseminated intravascular coagulation，DIC）是在许多疾病基础上，致病因素损伤微血管体系，导致凝血活化，全身微血管血栓形成，凝血因子大量消耗并继发纤溶亢进，从而引起以出血、微循环衰竭为特征的临床综合征。多起病急骤、病情复杂、进展迅速，因此死亡率较高，是临床常见急危重症之一。

一、病因及发病机制

1. **病因**

(1) 严重感染：诱发DIC最主要病因之一。细菌感染多见大肠埃希菌、铜绿假单胞菌、金黄色葡萄球菌、脑膜炎球菌等；病毒感染多见重症肝炎、流行性出血热等；立克次体感染（斑疹伤寒）、脑型疟疾等亦可引起。

(2) 恶性肿瘤：主要病因之一，常见如白血病、淋巴瘤、前列腺癌、胰腺癌等。

(3) 病理产科：见于羊水栓塞、感染性流产、重症妊高征、胎盘早剥、前置胎盘等。

(4) 手术及创伤：见于脑、前列腺、胰腺、子宫等器官手术或创伤，大面积烧伤、严重挤压伤、骨折等。

(5) 严重中毒或免疫反应：如毒蛇咬伤、输血反应、移植排斥等。

(6) 其他：如恶性高血压、重症肝炎、休克、酮症酸中毒、中暑、系统性红斑狼疮、溶栓抗凝治疗等。

2. **发病机制**

(1) 组织损伤：感染、肿瘤溶解、病理产科、严重或广泛创伤、大型手术等因素，导致组织因子等物质释放入血，激活外源性凝血系统。蛇毒等外源性物质还可激活外源性凝血途径，或直接激活FⅩ及凝血酶原。研究表明，组织因子的过度表达及释放，是DIC最重要的始动机制，外源性凝血途径在DIC发病中占主导地位，尤其凝血酶的生成是关键环节。

(2) 血管内皮损伤：感染、休克、大面积烧伤、变态反应等可损伤血管内皮细胞，使血管基底膜及胶原纤维暴露，激活因子Ⅻ，从而激活内源性凝血系统。

(3) 血小板活化：炎症反应、药物、缺氧等可诱发血小板聚集和释放，从而激活凝血途径。

(4) 纤溶系统激活：各种因素激活纤溶系统，导致凝血-纤溶的平衡失调。

3. **病理生理**

(1) 微血栓形成：DIC最基本和特异性的变化，发生部位广泛。

(2) 凝血功能异常：可分为高凝期、消耗性低凝期、继发性纤溶亢进期。

(3) 微循环障碍：由于微血栓形成、血容量减少、血管舒缩功能失调、心功能受损等因素造成。

二、临床表现

除原发病临床表现外，DIC有以下临床特点。

1. **出血**　自发性、多发性出血，可遍及全身，常见于皮肤黏膜、伤口和穿刺部位，严重者可发生内脏出血，甚至颅内出血。出血的广泛程度和严重程度常常不能用原发病解释。

2. **休克或微循环障碍**　一过性或持续性血压下降，表现为肢体湿冷、少尿、呼吸困难、发绀及神志改变等，早期即出现肾、肺、脑等器官的功能不全。休克程度与出血量常不成比例。顽固性休克是病情严重、预后不良的先兆。

3. **微血管栓塞**　深部器官由于微血管栓塞常出现器官衰竭，表现为顽固性休克、呼吸衰竭、意识障碍、颅内高压、肾衰竭等。也可发生在浅层皮肤、消化道黏膜处。

4. **微血管病性溶血**　由于微血管内血栓使管腔变窄，红细胞通过时与管腔内纤维蛋白条索相互作用，导致机械性损伤，出现红细胞变形、破裂，发生溶血。表现为进行性贫血，贫血程度与出血量不成比例。

三、实验室及其他检查

1. **血小板检查** 血小板计数进行性下降。

2. **凝血功能检查**

(1) 纤维蛋白原含量进行性下降或低于1.5g/L。

(2) PT缩短或延长3秒以上,APTT缩短或延长10秒以上。

3. **纤溶功能检查**

(1) 纤维蛋白降解产物(FDP)增多,FDP>20mg/L,或D-二聚体阳性。

(2) 血浆鱼精蛋白副凝固试验(3P试验)阳性。

四、诊断要点

1. 存在易引起DIC的基础疾病。

2. 有下列一项以上的临床表现:①多发性出血倾向;②不易用原发病解释的微循环衰竭或休克;③多发性微血管栓塞的表现。

3. 实验室检查指标 同时有下列3项以上异常:①血小板计数<100×10^9/L或进行性下降,肝病、白血病则<50×10^9/L;②血浆纤维蛋白原含量<1.5g/L或进行性下降,或>4g/L,肝病<1.0g/L,白血病及其他恶性肿瘤<1.8g/L;③3P试验阳性或血浆FDP>20mg/L,肝病、白血病FDP>60mg/L,或D-二聚体水平升高或阳性;④PT缩短或延长3秒以上,肝病、白血病延长5秒以上,或APTT缩短或延长10秒以上。

五、治疗要点

1. **治疗基础疾病,去除诱因** 最关键和最根本的治疗措施,如控制感染,治疗肿瘤、病理产科、外伤、休克,纠正缺氧、酸中毒等。

2. **抗凝治疗** 终止病理过程、减轻器官损伤、重建凝血-抗凝平衡的重要措施。

(1) 常用药物:包括普通肝素和低分子量肝素。①普通肝素:急性DIC一般10 000~30 000U/d,静脉滴注,每6小时用量不超过5 000U根据病情可连续使用3~5天。②低分子量肝素:与肝素相比,抑制FXa作用较强,较少依赖AT-Ⅲ,较少引起血小板减少,出血并发症较少,半衰期较长,生物利用度较高。常用剂量为75~150IUAXa(抗活化因子X国际单位)/(kg·d),皮下注射,连用3~5天。

(2) 补充凝血因子:由于肝素主要作用机制是增强抗凝血酶Ⅲ(AT-Ⅲ)的活性,因此应同时补充凝血因子。

3. **替代治疗** 适用于有明显血小板或凝血因子减少的证据,已进行病因及抗凝治疗,效果不佳者。可输注新鲜冰冻血浆、血小板悬液、纤维蛋白原、凝血因子及凝血酶原复合物等。

4. **纤溶抑制剂** 适用于纤溶亢进状态,宜与抗凝剂同时应用。常用药物有氨基已酸、氨甲苯酸等。

六、护理要点

1. **预防病因** 对于容易诱发DIC的基础疾病,如感染性疾病或病理产科,医护人员应积极治疗及护理,提高警惕,预防DIC的发生。若发生异常,应及早发现并及时处理。

2. **病情观察** 定时监测生命体征,注意观察原发病的病情变化情况,动态观察全身各部位出血、栓塞、休克及溶血表现。同时,配合医生及时为患者抽血化验检查,以便了解病情变化,调整用药,如血小板计数、纤维蛋白原、凝血时间、3P试验等。

3. **症状护理** 局部出血护理参见本篇第1章。随时清理干净血渍,给予局部止血处理;皮肤应避免受压而导致坏死;呼吸困难者应吸氧;肾栓塞者配合透析护理;脑栓塞者给予溶栓护理。

4. **药物护理** 大剂量普通肝素易引起自发性出血或加重出血,使用时应严密观察抗凝效果。监测指标常用APTT,正常值为(40±5)秒,肝素治疗使其延长为正常值的1.5~2.0倍为合适剂量。如果过量可用鱼精蛋白拮抗(1mg鱼精蛋白中和肝素100U)。低分子量肝素常规剂量下无须监测。

(江 华)

第4章 白血病患者的护理

白血病(leukemia)是一类起源于造血干细胞的恶性克隆性疾病。由于克隆中的白血病细胞自我复制增强、增殖失控、分化障碍和凋亡受阻,而停滞在细胞发育的不同阶段,在骨髓及其他造血组织中,白血病细胞大量累积,导致正常造血功能受抑制,并浸润其他器官和组织使其功能受损。临床上主要表现为持续发热或反复感染、进行性贫血、出血、组织器官浸润等,外周血中出现有幼稚细胞。

我国白血病发病率约为(3～4)/10 万,在我国恶性肿瘤所致的死亡率中,白血病分别居第 1 位(在儿童及 35 岁以下人群中)、第 6 位(在男性中)和第 7 位(在女性中)。我国白血病发病率与亚洲其他国家接近,低于欧美国家。

一、病因及发病机制

人类白血病的病因迄今尚不完全清楚,可能与下列因素有关。

1. **生物因素** 主要是病毒感染和免疫功能异常。研究已证实,人类 T 淋巴细胞病毒Ⅰ型(HTLV-Ⅰ)可致成人 T 细胞白血病(ATL)。EB 病毒、HIV 病毒也与人类淋巴细胞白血病的发生有一定关系。其可能机制是:病毒感染机体后,作为内源性病毒整合并潜伏在宿主细胞内,在某些理化因素作用下,可被激活表达而诱发白血病。

2. **物理因素** 电离辐射包括 X 射线、γ 射线均可致白血病,其作用与放射剂量、时间和年龄等有关。因强直性脊柱炎而接受放疗的患者及日本长岛和长崎原子弹爆炸的幸存者中,白血病发病率均明显增高。

3. **化学因素** 苯及其衍生物、甲醛、氯霉素、保泰松、乙双吗啉(治疗银屑病)、抗肿瘤药物如烷化剂和拓扑异构酶Ⅱ抑制剂等多种化学物质和药物均可诱发白血病。如早年制鞋工人(接触含苯胶水)的发病率是正常人群的 3～20 倍。由于药物治疗所继发的白血病,称为治疗相关性白血病,多为急性髓细胞白血病。

4. **遗传因素** 研究发现,家族性白血病占白血病总数的 7‰。单卵双胞胎中若一个患白血病,另一人患白血病的概率则为 1/5,比双卵孪生者高 12 倍。Down 综合征(唐氏综合征)、先天性再生障碍性贫血(Fanconi 贫血)等遗传病的白血病发病率也高于正常人群。

5. **其他** 某些血液病如阵发性睡眠性血红蛋白尿、淋巴瘤、多发性骨髓瘤、骨髓增生异常综合征等可能发展为白血病。

白血病的发生可能是多步骤的,一般认为,理化因素先引起单个细胞突变,而后因机体遗传易感性和免疫力低下,病毒感染、染色体畸变激活了癌基因,并使抑癌基因失活及凋亡抑制基因过度表达,导致突变细胞凋亡受阻、在骨髓中恶性增殖,一方面使骨髓正常造血功能受抑制,另一方面可从骨髓腔溢入外周血,浸润全身多种组织和器官,进而引起相应的临床症状。

二、分类

根据细胞分化程度和病程缓急,白血病可分为急性白血病(acute leukemia,AL)和慢性白血病(chronic leukemia,CL)两大类。

1. **急性白血病** 起病急,病情发展快,细胞分化停滞在较早阶段,多为原始及早期幼稚细胞,骨髓原始细胞一般≥30%,自然病程仅数月。

2. **慢性白血病** 起病隐匿,病情发展慢,细胞分化停滞在较晚阶段,多为较成熟幼稚细胞(中幼、晚幼细胞)和成熟细胞。自然病程为数年。

第 1 节 急性白血病

急性白血病(acute leukemia,AL)是造血干细胞的恶性克隆性疾病,其特征是骨髓中异常的原始细胞及早期幼稚细胞(称为白血病细胞)大量增殖,抑制正常造血,并广泛浸润肝、脾、淋巴结等各种脏器,导致临床上出现贫血、出血、感染和浸润等征象。

在我国,急性白血病比慢性白血病多见(约5.5∶1),其中急性髓细胞白血病(acute myeloid leukemia,AML)发病率最高,为1.62/10万,急性淋巴细胞白血病(简称急淋白血病或急淋,acute lymphoblastic leukemia,ALL)次之,为0.69/10万。男女发病率之比为1.81∶1。急性白血病中,成人以AML多见,儿童以ALL多见。

一、分类和分型

1. FAB分类 法美英FAB分类法目前国际上仍在通用。它根据细胞形态学和细胞化学染色,将AL分为急性淋巴细胞白血病和急性非淋巴细胞白血病(简称急非淋,acute non-lymphoblastic leukemia,ANLL)两大类,后者又称急性髓细胞白血病。各类又分为若干亚型。

(1) ALL:共分为3个亚型。L_1:原始和幼淋巴细胞以小细胞(直径≤12μm)为主;L_2:原始和幼淋巴细胞以大细胞(直径>12μm)为主;L_3(Burkitt型):原始和幼淋巴细胞以大细胞为主,大小较一致,细胞内有明显空泡,胞质嗜碱性,染色深,核形规则、核仁清楚。

(2) AML:共分为M_0～M_7 8个亚型,包括M_0(急性髓细胞白血病微分化型)、M_1(急性粒细胞白血病未分化型)、M_2(急性粒细胞白血病部分分化型)、M_3(急性早幼粒细胞白血病)、M_4(急性粒-单核细胞白血病)、M_5(急性单核细胞白血病)、M_6(急性红白血病)和M_7(急性巨核细胞白血病)。

2. MICM分型 由于FAB分类的局限性,WHO髓系和淋巴肿瘤分类法将AL的临床特点与形态学、免疫学、细胞遗传学和分子生物学特征结合起来,形成MICM分型。在FAB分类基础上,增设了伴重现性遗传学异常的AML、AML伴骨髓增生异常相关改变、治疗相关AML、非特殊类型AML(AML,NOS)、髓系肉瘤和Down综合征相关的髓系增殖六组AML亚型。并将ALL分为原始B淋巴细胞白血病、原始T淋巴细胞白血病两个亚型。

3. 根据外周血白细胞总数分类 白细胞总数超过$10×10^9$/L时,称为白细胞增多性急性白血病;当$>100×10^9$/L时,则称为高白细胞性白血病;若白细胞计数正常或减少,称为白细胞不增多性急性白血病。

二、临床表现

包括骨髓正常造血功能受抑制和白血病细胞增殖浸润两方面表现。多数起病急骤,以高热、难以控制的感染或严重出血为首发症状。少数起病缓慢,以进行性疲乏无力、月经过多或拔牙后出血难止而就医时被发现。

1. 骨髓正常造血功能受抑制的表现

(1) 发热:发热是AL患者最常见症状之一。超过半数的患者以发热起病,可低热,亦可高热。当体温>38.5℃时,常提示继发感染,感染是AL的主要死因。感染可发生于全身各部位,以口腔炎、牙龈炎、咽峡炎最多见,可发生溃疡或坏死;肺部感染、肛周炎及肛周脓肿亦常见,严重时可合并败血症。多为细菌感染,最常见的致病菌为革兰阴性杆菌,如铜绿假单胞菌、肺炎克雷白杆菌、大肠埃希菌等。近年革兰阳性菌如金黄色葡萄球菌、表皮葡萄球菌感染有所上升。伴免疫功能缺陷者,可发生病毒感染,如单纯疱疹病毒、带状疱疹病毒、巨细胞病毒感染等。长期应用抗生素者,可合并真菌感染。偶见卡氏肺孢子虫病。感染的主要原因是中性粒细胞数量减少和功能低下。

(2) 出血:以出血为首发症状者约40%。出血可发生在全身各部位,以皮肤瘀点、瘀斑、紫癜、鼻出血、牙龈出血及月经过多常见,严重时可有眼底、内脏及颅内出血。M_3易合并弥散性血管内凝血而发生全身广泛性出血。当患者突发头痛、呕吐、双侧瞳孔不等大、意识障碍甚至昏迷时应警惕颅内出血的可能。颅内出血是AL主要死因之一。出血的主要机制是血小板减少、白血病细胞在血管中淤滞及浸润、凝血异常等。

(3) 贫血:呈进行性加重,2/3患者就诊时已有中、重度贫血。年老体弱患者可诱发心血管症状。贫血的主要原因是红细胞生成减少。

2. 白血病细胞增殖浸润的表现

(1) 肝、脾肿大:以ALL多见,常为轻至中度的肿大,除CML急性变外,巨脾罕见。

(2) 淋巴结肿大:以ALL多见,常发生于颈部、腋下、腹股沟等部位。60%～80%的T-ALL患者可有纵隔淋巴结肿大。

(3) 骨骼、关节疼痛:多见于儿童。疼痛常发生于胸骨下段,也可见于四肢长骨、肋骨、脊椎骨等其他部位。压痛阳性。

(4) 眼部粒细胞肉瘤:2%～14%AML患者出现粒细胞肉瘤或称绿色瘤,常累及骨膜,以眼眶部位最常见,可致眼球突出、复视甚至失明。

(5) 口腔和皮肤异常:由于白血病细胞浸润可使牙龈增生、肿胀,舌体肥大。皮肤出现蓝灰色斑丘疹、脓疱、肿块、结节等。多见于 M_4 和 M_5。

(6) 中枢神经系统白血病(central nervous system leukemia,CNSL):可发生于疾病各个时期,以治疗后缓解期最常见,其原因是大部分化疗药难以通过血脑脊液屏障,隐藏在中枢神经系统内的白血病细胞不能被有效杀灭且大量增殖,进而引起CNSL,是白血病髓外复发的根源。表现类似于脑膜炎,如头痛、头晕、呕吐、颈项强直,甚至抽搐、昏迷。以ALL最常见,儿童尤甚,其次为 M_4、M_5 和 M_2。

(7) 睾丸白血病:是仅次于CNSL的白血病髓外复发的根源。多见于化疗缓解后的幼儿和青年ALL患者,多为一侧睾丸无痛性肿大,另一侧虽无肿大,但在活检时往往也发现有白血病细胞。

(8) 其他:白血病细胞亦可浸润心、肺、胃肠道等脏器,但多无症状或有非特异性症状。

三、实验室及其他检查

1. **血常规** 大多数患者白细胞计数增高,多在 $(10\sim100)\times10^9$/L 之间,少数可正常或低于正常。血涂片可见数量不等的原始和早期幼稚细胞,但白细胞不增多性白血病多无。大多数患者有不同程度的正常细胞性贫血和血小板减少,早期可轻度改变,晚期多严重。

2. **骨髓象** 是确诊AL的必查项目和主要依据。多数患者骨髓象表现为增生明显至极度活跃,有核细胞显著增生,以原始和幼稚细胞为主,而较成熟中间阶段细胞缺如,并残留少量成熟粒细胞,形成所谓"裂孔"现象,正常的巨核细胞和幼红细胞减少。少数患者骨髓增生低下,但原始细胞仍≥30%,称为低增生性急性白血病。AL的骨髓诊断标准:原始细胞占全部骨髓有核细胞≥30%(FAB分型标准)或≥20%(WHO分型标准)。Auer仅见于急非淋,有独立诊断意义。

3. **细胞化学** 将细胞学和化学相结合,在结构完整的白血病细胞中原位显示其化学成分和分布状况,为鉴别各类AL提供重要依据。常用方法有糖原染色(PAS)、过氧化物酶染色(MPO)、中性粒细胞碱性磷酸酶(NAP)及非特异性酯酶(NEC)测定等。

4. **免疫表型** 检查对AL的MICM分型诊断有重要意义。根据白血病细胞表达的相关抗原,确定其系列来源。造血干细胞表达CD34抗原,髓系和单核系细胞表达CD13抗原和CD33抗原。

5. **细胞遗传学和分子生物学检查** 白血病常伴有特异的染色体和基因改变。如90%的 M_3 患者可检测到t(15;17)(q22;q12)染色体和PML/RARa融合基因。

6. **血液生化及其他** 血清尿酸浓度增高,尿液中尿酸排泄量增加,甚至出现尿酸结晶,特别是化疗期间。并发弥散性血管内凝血者,有凝血功能异常。合并CNSL者,脑脊液压力升高,白细胞数增加,蛋白质增多,而糖定量减少,涂片有白血病细胞。

四、诊断要点

根据各型的临床表现如急性起病、发热、感染、出血和贫血、肝脾和淋巴结肿大,外周血中出现白血病细胞,骨髓中原始细胞≥有核细胞的30%,一般即可作出诊断。但还须根据细胞形态学、细胞化学、免疫表型、染色体和基因检查,进行FAB分类和MICM分型诊断。

五、治疗要点

(一) 一般治疗

1. **紧急处理高白细胞血症** 高白细胞血症(指外周血白细胞数超过 100×10^9/L)不仅会增加患者的早期死亡率,而且也会增加髓外白血病的发病率和复发率。当循环血液中白细胞极度增高($>200\times10^9$/L)时患者还可发生白细胞瘀滞症(leukostasis),表现为呼吸困难、低氧血症、反应迟钝、言语不清、颅内出血等。病理学显示白血病血栓栓塞与出血并存。当血白细胞 $>100\times10^9$/L 时,就应紧急使用血细胞分离机,单采清除过高的白细胞,同时辅以化疗和水化治疗,并防治高尿酸血症、酸中毒、电解质紊乱、凝血障碍等并发症。

2. **防治感染** 白血病患者常伴有粒细胞减少或缺乏,特别是在化疗、放疗后粒细胞缺乏将持续相当长时间,同时化疗常导致黏膜损伤,故此时患者宜住层流病房或消毒隔离病房。对于发热患者,应积极寻找感染灶,及时做细菌培养和药敏试验,迅速进行经验性广谱抗生素治疗。必要时可用粒细胞集落刺激因子(G-CSF)或粒细胞输注。

3. **控制出血** 因血小板计数过低而出血者,予输注单采血小板,同时辅以全身和局部止血。并发DIC者,可予相应处理。

4. **纠正贫血** 严重贫血可吸氧、输浓缩红细胞,维持Hb>80g/L;但白细胞淤滞时不宜马上输注,以免增加血黏度。

5. **防治高尿酸血症肾病** 由于白血病细胞的大量破坏，特别是化疗期间，血清及尿中尿酸浓度常明显增高，阻塞肾小管引起高尿酸血症肾病，严重者可致急性肾衰竭。应鼓励患者多饮水，静脉补液促尿酸排出(每小时尿量＞150mL/m^2)、碳酸氢钠碱化尿液、口服别嘌醇(每次100mg，每日3次)阻断尿酸形成等措施。出现少尿和无尿时，按急性肾衰竭处理。

(二) 抗白血病治疗 抗白血病治疗可分为诱导缓解治疗和缓解后治疗两个阶段。

1. **诱导缓解治疗** 是抗白血病治疗的第一阶段，主要方法是化学药物治疗(简称化疗)。其目标是使患者在最短时间内获得完全缓解(complete remission，CR)。所谓CR，即临床症状和体征消失，外周血无原始细胞，无髓外白血病；骨髓三系造血恢复，原始细胞＜5%；外周血中性粒细胞＞1.0×10^9/L，血小板≥100×10^9/L。理想的CR应为初诊时的免疫学、细胞遗传学和分子生物学异常标志均消失。一般来说，达CR所用的诱导时间越长，患者长期无病生存时间越短。

IA和DA方案是AML(M_3除外)诱导缓解治疗的常用方案，60岁以下患者的总CR率为50%～80%。M_3多采用全反式维A酸(ATRA)＋蒽环类药物，或在ATRA＋蒽环类的基础上加用砷剂(如三氧化二砷)能缩短达CR时间。对M_3低/中危组和不能耐受蒽环类药物者可采用ATRA＋三氧化二砷双诱导方案。长春新碱(VCR)和泼尼松(Pred)组成的VP方案是ALL诱导缓解治疗的基本方案。VP加蒽环类药物(如柔红霉素，即DNR)组成DVP方案，再加门冬酰胺酶(L-ASP)或培门冬酶(PEG-ASP)即DVLP是ALL患者常用的诱导方案。常用诱导缓解方案见表6-4-1。

表6-4-1 急性白血病常用诱导缓解方案

类　型	诱导联合化疗方案
AML诱导缓解方案	IA方案：去甲氧柔红霉素(IDA)＋阿糖胞苷(Ara-C)
	DA方案：柔红霉素(DNR)＋阿糖胞苷(Ara-C)
	HA方案：高三尖杉酯碱(HHT)＋阿糖胞苷(Ara-C)
M_3	全反式维A酸(ATRA)＋三氧化二砷(ATO)＋蒽环类
	双诱导方案：全反式维A酸(ATRA)＋三氧化二砷(ATO)
ALL诱导缓解方案	DVLP方案：柔红霉素(DNR)＋长春新碱(VCR)＋左旋门冬酰胺酶(L-ASP)＋泼尼松(Pred)

2. **缓解后治疗** 诱导缓解后，体内尚残留10^8～10^9个白血病细胞(称为微小残留病)。若此后停止治疗，则复发(指CR后在身体任何部位出现可检出的白血病细胞)几乎不可避免。故达到CR后应进行第二阶段的治疗，包括缓解后强化巩固和维持治疗。主要方法为化疗和造血干细胞移植。

(1) 强化巩固和维持化疗：AML年龄＜60岁者，根据相关染色体及分子学的检测结果对预后进行危险度分组，选择相应的治疗方案。M_3在获得分子学缓解后可采用化疗、维A酸及砷剂等药物交替维持治疗2年。非M_3者缓解后治疗方案多采用大剂量Ara-C为基础的化疗，造血干细胞移植适用于因年龄、并发症等原因无法采用上述治疗者，也可予常规剂量的不同药物组成化疗方案轮换巩固维持，但仅有10%～15%的患者能长期生存。ALL强化巩固治疗主要为化疗和造血干细胞移植两种方式，其中化疗目前多采取间歇重复原诱导方案，定期给予其他强化方案的方式。最常用的方案包括6～8个疗程的治疗，其中2～4个疗程为高剂量甲氨蝶呤(HD MTX)、Ara-C、L-ASP方案，1～2个疗程诱导方案。强化治疗时化疗药剂量宜大，为避免药物毒性蓄积不同种类药物应交替轮换使用。ALL患者强调维持治疗，维持治疗基本方案：6-巯基嘌呤(6-MP)60～100mg/m^2每日一次，MTX15～30mg/m^2每周一次。另外，Ph阳性ALL在化疗时可联合使用酪氨酸激酶抑制剂(TKIs，伊马替尼或达沙替尼)靶向治疗。

(2) 造血干细胞移植：目前主张，高危AML、成人ALL、儿童高危ALL均应在第一次CR后，尽早行造血干细胞移植(hemopoietic stem cell transplantation，HSCT)。首先考虑异基因HSCT，必要时可行自身HSCT。其他患者视情况而定。

3. **防治髓外白血病** CNSL的预防应贯穿于ALL治疗的整个过程，措施包括鞘内注射化疗药(如MTX、Ara-C、糖皮质激素)和(或)高剂量的全身化疗(如HD MTX、Ara-C)，颅脊椎照射因有认知障碍、继发肿瘤等不良反应，因此仅作为CDSL发生时的挽救治疗。对于睾丸白血病者，即使仅有单侧睾丸白血病也要进行双侧照射和全身化疗。

六、护理要点

1. 一般护理

(1) 休息与活动：化疗期间或有感染、出血、贫血征象时，应限制活动，卧床休息。缓解期保持规律、良好的生活方式，根据病情适当活动，不去人群聚集的地方，保证充足的休息与睡眠，避免劳累，定期复诊。

(2) 饮食护理：向患者及其家属说明 AL 系严重消耗性疾病，特别是化疗、放疗期间，故应进食高蛋白、高热量、富含维生素、清淡、易消化饮食，必要时经静脉补充营养，提高对化疗的耐受性。

(3) 皮肤及口腔的护理：保持全身皮肤清洁，特别是外阴部的清洁。由于白血病细胞的浸润及化疗药特别是 MTX 的应用，AL 患者易发生口腔黏膜损害甚至溃疡。故应加强口腔护理，一般情况下可选用生理盐水、复方硼砂含漱液(朵贝液)等交替漱口；若疑为厌氧菌感染可选用 1%～3% 过氧化氢溶液；真菌感染可选用 1%～4% 的碳酸氢钠溶液、制霉菌素溶液、1∶2 000 的氯己定溶液。每次含漱时间为 15～20 分钟，至少每天 3 次。疼痛严重时，可用 2% 利多卡因生理盐水稀释液含漱止痛。

2. 病情观察 观察有无贫血、出血、感染、浸润的症状和体征，警惕颅内出血和 DIC 的发生，定期监测血常规及骨髓象。

3. 用药护理 严格遵守化疗用药的次序、时间、剂量，并观察疗效及不良反应。常用化疗药的不良反应见表 6-4-2。

表 6-4-2 治疗白血病常用的化疗药物及其不良反应

药名	缩写	给药途径	主要不良反应
柔红霉素	DNR	静注	骨髓抑制、心脏损害、消化道反应
阿霉素	ADM	静注	骨髓抑制、心脏损害、消化道反应
去甲氧柔红霉素	IDA	静注	消化道反应、骨髓抑制
阿糖胞苷	Ara-C	静滴、皮下注射、鞘内注射	消化道反应、肝损害、骨髓抑制、口腔溃疡
高三尖杉酯碱	HHT	静滴、肌注	骨髓抑制、心脏损害、消化道反应
米托蒽醌	NVT	静滴	骨髓抑制、消化道反应、心脏毒性
6-巯基嘌呤	6-MP	口服	骨髓抑制、消化道反应、肝损害
氟达拉滨	FLU	静滴	神经毒性、骨髓抑制、免疫抑制
羟基脲	HU	口服	消化道反应、骨髓抑制
环磷酰胺	CTX	口服、静注	骨髓抑制、消化道反应、出血性膀胱炎、脱发
苯丁酸氮芥	CLB	口服	骨髓抑制、免疫抑制
阿克拉霉素	ACM	静滴	骨髓抑制、消化道反应
甲氨蝶呤	MTX	口服、静注、鞘内注射	口腔溃疡、肝损害、骨髓抑制
长春新碱	VCR	静注	末梢神经炎、共济失调
左旋门冬酰胺酶	L-ASP	静滴	肝损害、过敏反应
泼尼松	Pred	口服	类库欣综合征、高血压、糖尿病等
全反式维 A 酸	ATRA	口服	皮肤黏膜干燥、消化道反应、肝损害
伊马替尼	IM	口服	骨髓抑制、消化道反应、肌痉挛、肌肉骨骼痛、水肿、头痛
达沙替尼		口服	体液潴留、消化道反应、头痛、皮疹、呼吸困难、出血、感染等

(1) 保护局部静脉：某些化疗药如 DNR、ADM 对局部组织刺激性大，同一部位多次注射或药液渗漏会引起静脉及周围组织炎症，甚至坏死。故静脉给化疗药时应注意：①合理选用静脉，勤更换穿刺部位：刺激性强、药物剂量大时，宜选富有弹性、粗而直的血管。反复多次用药时，建议留置深静脉导管。②避免药液外渗：穿刺要做到准确熟练，避免穿透血管。静脉注射或静脉滴注化疗药前，先用生理盐水冲管，确保针头在静脉内后才可注入或输入药物。静脉注射时，边回抽血液边注药，速度要慢。输注完毕，先用生理盐水冲管后再拔针。拔针后，局部按压时间要长，直至出血停止。③药液外渗时的处理：输注过程中疑有药液外渗时，立即停止注入，不要拔针，尽量回抽渗入皮下的药液再拔针，以降低局部药液浓度。同时遵医嘱局部皮下注射地塞米松或相应拮抗剂如硫代硫酸钠。也可予局部冷

敷或利多卡因封闭。④静脉炎的护理：发生静脉炎时，禁用局部血管，患处勿受压，遵医嘱予药物外敷或紫外线灯照射。

(2) 骨髓抑制的预防及护理：是多种化疗药共有的不良反应。骨髓抑制最严重的时间一般为化疗开始后的第7～14天，恢复时间多为之后的第5～10天，但存在个体差异。故此期间应加强血常规和骨髓象的监测，一旦出现骨髓抑制，需加强感染与出血的预防、观察及护理。同时护理人员做好自身防护，在配药及给药时戴口罩和橡皮手套，以免药液被吸入人体或沾染皮肤。

(3) 消化道反应的预防及护理：多数化疗药均可引起恶心、呕吐、食欲减退等消化道反应，且不同个体反应出现的时间及程度不同。一般在第1次给药后，患者反应较强烈，此后逐渐减轻。故用药期间应进食清淡、可口的食物，少量多餐。恶心、呕吐时暂停进食，及时清理呕吐物，保持口腔清洁。必要时，遵医嘱用止吐药。

(4) 心、肝、肾等脏器受损的预防与护理：CTX可致出血性膀胱炎，用药期间应鼓励患者多饮水，保证入量，观察有无血尿。L-ASP、6-MP等药可损害肝，需定期复查肝功能，观察有无黄疸。ADM、HHT等药可损害心肌，故给药时要慢，≤40滴/分；注意询问有无心前区不适、监测心率，必要时查心电图。

(5) 其他不良反应的预防及护理：多种化疗药均可引起脱发，但化疗结束后多数患者头发可再生，应向患者解释以缓解其心理负担。为减轻脱发不良反应，予用药前后半小时戴冰帽。指导患者戴帽子或假发套，以降低身体意象障碍。VCR可致末梢神经炎如手足麻木，停药后逐渐消失，应告知患者。

(6) 鞘内注射化疗药的护理：协助患者取屈颈抱膝侧卧位。推注药物时，速度宜慢，边回抽脑脊液边推药，以减少对局部的刺激。注射完毕，嘱患者去枕平卧4～6小时，注意观察有无头晕、头痛、呕吐、局部渗血等。

4. **心理护理** 应权衡患者知情权和保护性医疗制度，在适当的时机以适当的方式告知患者和家属，必要时执行保护性医疗制度。评估患者在疾病不同时期的心理反应：未确诊时患者主要表现为焦虑；确诊后主要表现为恐惧、悲观失望、绝望；经治疗病情好转后，恐惧感会逐渐消失，能正视、接受自己的疾病；病情恶化或复发时，恐惧等负性情绪会再次出现。针对其心理需求，给予相应的心理支持。稳定患者及家属情绪，鼓励其表达内心情感，帮助寻求社会资源，介绍治疗成功的典型病例，组织病友之间进行经验交流，甚至可请长期无病生存的患者进行现场说教，增强其战胜疾病的信心。

5. **感染的预防及护理** 加强感染预防工作，当患者有感染迹象时，协助医师做好血液、尿液、粪便、咽部、肛拭子等感染局部分泌物的细菌培养和药敏试验，严格遵医嘱应用抗生素。

6. **出血的预防及护理** 血小板低时，预防出血，详见本篇第2章第4节“再生障碍性贫血”。

7. **贫血的护理** 加强营养，给予贫血相关护理，详见本篇第2章“贫血患者的护理”。

8. **高尿酸血症肾病的护理** 加强预防，鼓励患者多饮水，勤排尿，化疗期间每天饮水量宜达3 000mL以上，以利尿酸和化疗药代谢产物的稀释和排出；必要时可给予静脉补液。遵医嘱口服别嘌醇和碳酸氢钠，在化疗前后给予利尿剂，注意观察尿量和尿色，记录24小时出入量，出现少尿、无尿时，及时通知医师。少数患者对别嘌醇会出现严重皮肤过敏，应注意。

9. **高白细胞血症的护理** 当循环血液中白细胞数超过100×10^9/L，尤其达200×10^9/L时，可发生“白细胞淤滞症”，表现为呼吸困难、低氧血症、呼吸窘迫、反应迟钝、言语不清、颅内出血等。应嘱患者多饮水，注意观察，有异常及时报告医师并协助处理。

第2节 慢性白血病

根据主要受累的细胞系列，慢性白血病可分为慢性粒细胞白血病(简称慢粒)、慢性淋巴细胞白血病(简称慢淋)及少见类型的白血病如毛细胞白血病、幼淋巴细胞白血病等。慢性白血病中，我国以慢粒最多见，占90%，而欧美国家则以慢淋更多见。

一、慢性粒细胞白血病

慢性粒细胞白血病(chronic myelocytic leukemia，CML)是一种发生在多能造血干细胞的恶性克隆性疾病，主要涉及髓系。其临床特征为外周血粒细胞显著增多且不成熟、脾脏明显肿大、95%以上患者骨髓Ph染色体和(或)BCR/ABL融合基因阳性。

我国CML年发病率为(0.39～0.99)/10万，各年龄组均可发病,中位发病年龄45～50岁,男性多于女性。

(一) 临床表现 起病缓慢,早期常无自觉症状,可因体检或其他疾病就诊时被发现。整个病程可分为慢性期(chronic phase,CP)、加速期(accelerated phase,AP)和急变期(blastic phase or blast crisis,BP/BC)。

1. **慢性期** 患者可无症状,或有乏力、低热、自汗、体重减轻、左上腹坠胀感等非特异性症状。90%患者有脾脏肿大,脾大是CML最突出体征。肿大程度不一,常显著,可达脐平面、盆腔或越过腹中线,质地坚实,平滑,无压痛。如发生脾梗死,则压痛明显。40%～50%患者有轻至中度肝大。相对AL,易发生高尿酸血症肾病和白细胞淤滞症。本期一般持续1～4年。

2. **加速期** 患者出现发热、明显乏力、进行性体重下降、骨骼疼痛,甚至贫血、出血及脾持续或进行性肿大,外周血中幼稚细胞比例增多,对原来治疗有效的药物发生耐药。本期可维持数月到数年。

3. **急变期** 为CML的终末期。表现与AL类似,多数为急粒变,少数为急淋变和急单变,患者往往在数月内死亡。

(二) 实验室及其他检查

1. **慢性期**

(1) 血常规:白细胞数$>20\times10^9$/L,甚至$>100\times10^9$/L。血涂片粒细胞显著增多,可见各阶段粒细胞,以中性中幼、晚幼和杆状核粒细胞居多,原粒细胞<10%,嗜酸、嗜碱性粒细胞增多。早期血小板多正常,部分可增多,晚期血小板渐减少,并出现贫血。

(2) 骨髓象:骨髓增生明显至极度活跃,以粒细胞为主,粒、红比例明显增高,其中中性中幼、晚幼及杆状核粒细胞明显增多,原粒细胞<10%。嗜酸、嗜碱性粒细胞增多。红系细胞减少。巨核系细胞早期正常或增多,晚期减少。

(3) 中性粒细胞碱性磷酸酶(NAP):活性减低或呈阴性反应。

(4) 染色体和基因改变:95%以上的CML患者骨髓细胞中出现Ph染色体(小的22号染色体),显带分析为t(9;22)(q34;q11),该易位形成BCR-ABL融合基因。

(5) 其他:血清乳酸脱氢酶(LDH)及尿酸增高,尿尿酸增高,骨髓细胞免疫分型为髓系表型。

2. **加速期** 外周血或骨髓中原始细胞≥10%,外周血嗜碱性粒细胞超过20%,不明原因的血小板进行性增加或减少,出现Ph染色体以外的其他染色体异常,骨髓活检示胶原纤维增生。

3. **急变期** 外周血中原粒+早幼粒细胞>30%,骨髓中原粒+早幼粒细胞>50%,骨髓中原始细胞或原淋+幼淋或原单+幼单>20%。

(三) 诊断要点 凡有不明原因的外周血白细胞持续性增高,根据典型的血常规与骨髓象变化、脾大、Ph染色体和(或)BCR-ABL融合基因阳性,即可作出诊断。

(四) 治疗要点 治疗着重于CP,避免疾病转化,力争细胞遗传学和分子生物学水平的缓解,一旦进入加速期或急变期则预后不良。

1. **分子靶向治疗** 第一代酪氨酸激酶抑制剂(tyrosine kinase inhibitor,TKI)甲磺酸伊马替尼(IM)能抑制BCR-ABL阳性细胞的增殖,是第一个用于CML的靶向药物,也是目前CML首选治疗药。IM治疗CML患者完全细胞遗传学缓解率为92%,10年总生存率可达到85%～90%。服药依从性和严密监测是获得此药最佳疗效的重要前提与保障。第二代TKI如尼洛替尼、达沙替尼治疗CML能够获得更快、更深的分子学反应,可用于对IM耐药或IM不能耐受的CML者。

2. **干扰素α(IFN-α)** 是分子靶向药物出现之前的首选药。具有抗肿瘤细胞增殖、抗血管新生及细胞毒等作用。用于不适合TKI和allo-HSCT的患者。常用剂量为每日300万～500万U/m^{2}皮下或肌内注射,每周3～7次,持续数月至数年不等。CP患者用药后约70%获得血液学缓解,1/3患者Ph染色体减少或消失。

3. **化学治疗**

(1) 羟基脲(HU):为细胞周期特异性抑制DNA合成的药物,起效快,用药后2～3天白细胞即下降,但停药后又很快回升。常用剂量为每日3g,分2次口服,待白细胞减至20×10^9/L时剂量减半,降至10×10^9/L时改为每日0.5～1g维持治疗。

(2) 其他药物:白消安(马利兰)、阿糖胞苷、高三尖杉酯碱、靛玉红、异靛甲、巯嘌呤、美法仑、环磷酰胺、二溴卫茅醇、砷剂及其他联合化疗亦有效。

4. **异基因造血干细胞移植(allo-HSCT)** 是目前公认的根治CML的方法,但在CML慢性期不作为一线选择,仅用于移植风险很低且对TKI耐药、不耐受以及进展期的CML患者。

5. **CML晚期的治疗** 加速期患者,如既往未使用过TKI治疗,可采用IM600～800mg/d,或尼洛替尼800mg/d或达沙替尼140mg/d,使患者回到CP,及早行allo-HSCT。急变期患者,参照患者既往治疗史、基础疾病及突变情况,可在加量TKI基础上,加以联合化疗使患者回到CP后尽快行allo-HSCT。

6. **其他治疗** 紧急处理白细胞淤滞症,防治尿酸性肾病。

二、慢性淋巴细胞白血病

慢性淋巴细胞白血病(chronic lymphoblastic leukemia,CLL)是一种进展缓慢的B淋巴细胞增殖性肿瘤。其特征是克隆性B淋巴细胞以正常或高于正常的速率在体内复制增殖,且凋亡受阻,大量积聚在骨髓、外周血、淋巴结和其他器官,最终导致正常造血功能受抑制。这类细胞形态上类似成熟淋巴细胞,但是免疫学上不成熟、功能异常,CLL一般仅限于肿瘤B细胞疾病,而既往的T细胞CLL(T-CLL)现称为T幼稚淋巴细胞白血病(T prolymphocytic leukemia,T-PLL)。本病在欧美国家是最常见的成人白血病,在我国相对少见。

(一)临床表现 起病缓慢,早期多无自觉症状,常因无痛性淋巴结肿大或不明原因的淋巴细胞绝对值升高而就诊。有症状者早期可有乏力、易疲劳,消瘦、发热、自汗等。60%～80%患者有无痛性淋巴结肿大,多见于颈部、锁骨上、腋窝及腹股沟等处,质地较硬,可移动,无压痛。亦可累及肺门、腹膜后、肠系膜淋巴结,压迫局部组织或器官时可出现相应阻塞症状。50%～70%患者有轻至中度的脾大,轻度肝大。晚期可出现反复感染、贫血、出血和自身免疫现象(如自身免疫性溶血性贫血、免疫性血小板减少性紫癜)。部分患者可出现幼淋巴细胞白血病。

(二)实验室及其他检查

1. **血常规** 淋巴细胞持续增多,白细胞$>10\times10^9$/L,淋巴细胞绝对值$\geqslant5\times10^9$/L、比例$\geqslant$50%,以成熟的小淋巴细胞为主。血涂片破损细胞(涂抹细胞或"篮状细胞")增多。早期血红蛋白和血小板多正常,晚期逐渐减少,发生溶血时贫血明显加重。

2. **骨髓象** 骨髓增生明显活跃或极度活跃,淋巴细胞比例$\geqslant$40%,以成熟淋巴细胞为主。红系、粒系及巨核系细胞均减少,伴有溶血时,幼红细胞可增多。

3. **免疫学** 检查肿瘤性B淋巴细胞具有单克隆性。CD5、CD19、CD23、CD43、CD79a阳性,SmIg(细胞膜表面免疫球蛋白)阴性或弱阳性。60%患者有低γ球蛋白血症。

4. **染色体和基因改变** 1/3～1/2的患者有染色体异常,部分患者有基因突变或缺失。

(三)诊断要点 根据患者全身无痛性淋巴结肿大等临床表现,外周血中持续性单克隆性淋巴细胞$\geqslant5\times10^9$/L,骨髓中淋巴细胞$\geqslant$40%,结合免疫学标志,即可作出诊断和分类。

目前临床上多采用Binet分期标准将CLL分为三期:

A期:血和骨髓中淋巴细胞增多,在头颈部、腋下、腹股沟、肝、脾5个区域中,$<$3个区域的淋巴组织肿大,无贫血和血小板减少。

B期:血和骨髓中淋巴细胞增多,在以上5个区域中,$\geqslant$3个区域的淋巴组织肿大,无贫血和血小板减少。

C期:与B期相同外,出现贫血(血红蛋白:男性$<$110g/L,女性$<$100g/L)或血小板减少(血小板$<100\times10^9$/L)。

(四)治疗要点 据临床分期、症状和疾病活动情况而定。一般A期患者无须治疗,定期复查即可。当出现下列情况时,提示疾病高度活动,应积极治疗:①体重减少$\geqslant$10%、发热(38℃)$>$2周、盗汗、极度疲劳。②淋巴结进行性肿大或直径$>$10cm。③进行性淋巴细胞增生,倍增时间$<$6个月,或2个月内增加$>$50%。④进行性脾肿大或脾区疼痛。⑤贫血或血小板减少出现或加重。⑥出现幼淋变等。

1. **化学治疗** 常用药物有苯丁酸氮芥(CLB)和氟达拉滨(Flu)。CLB是烷化剂,常用剂量为每日4～8mg/m^2,连用4～8周,CR率低于10%,总反应率50%～60%。Flu是嘌呤类似物,常用剂量为每日25～30mg/m^2,静脉滴注,连续3天,每4周重复一次,CR率20%～30%,总反应率约80%。

2. **免疫治疗** 抗CD52单克隆抗体阿来组单抗、抗CD20单克隆抗体利妥昔单抗可用于CLL的维持治疗。Rituximab(美罗华,抗CD20单克隆抗体)能增强嘌呤类似物的抗肿瘤活性,与Flu联合应用可提高CR率和生存率。

3．**造血干细胞移植**　高危或复发难治者可作为二线治疗。allo-HSCT可使部分患者长期存活甚至治愈，但相关并发症多，采取减低强度预处理可降低移植相关死亡率。

4．**并发症治疗**　积极治疗感染，反复感染者可静脉输注免疫球蛋白。并发自身免疫性溶血性贫血或ITP时可用糖皮质激素治疗。

三、慢性白血病患者的护理要点

1．**一般护理**

(1) 休息与活动：慢性期患者病情稳定后，可适当锻炼，继续工作、学习，但生活要规律，保证充足的休息和睡眠，避免过劳。加速期护理同急性白血病。

(2) 饮食护理：由于机体处于代谢亢进状态，故予高热量、高蛋白、富含维生素、易消化的饮食。鼓励患者多饮水，尤其是化疗期间，保证每日尿量在3 000mL以上。

2．**病情观察**　注意观察有无不明原因的发热、骨骼疼痛、进行性体重下降、贫血、出血及脾肿大。定期监测血常规、骨髓象。CLL患者用药期间应每周查血常规。

3．**用药护理**　用羟基脲者，注意观察血小板及白细胞计数。用干扰素者，注意观察有无流感样不良反应(畏寒、高热、头痛、疲劳、厌食、恶心、全身肌肉关节痛)，必要时遵嘱用对乙酰氨基酚等预防，定期查肝、肾功能。用格列卫可出现粒细胞缺乏、血小板减少、贫血及水肿、恶心、腹痛、腹泻、肌痉挛、肌肉骨骼关节痛、头痛、皮疹、乏力等不良反应，应密切观察，一旦出现及时处理。

4．**心理护理**　患者经历过多次住院、疾病痛苦及化疗不良反应的折磨、昂贵的医疗花费等，易产生焦虑、绝望等负面心理。注意及时了解其心理变化，随时与其沟通，及时疏导，鼓励坚持治疗，尽量减少其心理压力。

5．**脾大及胀痛的护理**　嘱患者以左侧卧位卧床休息，以减轻不适。避免弯腰和碰撞腹部，以免发生脾破裂。鼓励少量多餐，以减轻腹胀。每天测量并记录脾的大小和质地，注意有无压痛。有疼痛时，可采用放松技术(如缓慢深呼吸)和转移注意力(如听音乐)等非药物疗法缓解，必要时用镇痛药。若脾区突发剧痛或疼痛突然加重、拒按，明显触痛，有摩擦音，出现发热、多汗甚至休克，警惕脾梗死、脾破裂的可能。

6．**其他**　尿酸性肾病的护理详见本章第1节“急性白血病”。急变期的护理同急性白血病。

(从继妍)

第5章 淋巴瘤患者的护理

淋巴瘤(lymphoma)是起源于淋巴结和淋巴组织的免疫系统恶性肿瘤。按组织病理学改变,可分为霍奇金淋巴瘤(Hodgkin lymphoma,HL)和非霍奇金淋巴瘤(Non-Hodgkin lymphoma,NHL)两大类,后者居多。我国淋巴瘤的总发病率为男性1.39/10万、女性0.84/10万,低于欧美地区及日本;死亡率为1.5/10万。临床以无痛性、进行性淋巴结肿大为典型表现。

一、病因及发病机制

目前尚不完全清楚,可能因素如下。

1. 感染因素 病毒学说颇受重视。①用免疫荧光法检查HL患者血清,可发现高效价抗EB病毒抗体;淋巴结在电镜下可见EB病毒颗粒;好发于非洲儿童的Burkitt淋巴瘤组织培养中可分离出EB病毒,且血清中EB病毒抗体滴度明显增高;普通人群中EB病毒抗体滴度高者发生Burkitt淋巴瘤的机会也明显增多。以上提示EB病毒可能是Burkitt淋巴瘤的病因。②人类T淋巴细胞病毒Ⅰ型(HTLV-Ⅰ)和Ⅱ型(HTLV-Ⅱ)与T细胞淋巴瘤的发病有关。③Kaposi肉瘤病毒被认为是原发于体腔的淋巴瘤的病因。④幽门螺杆菌抗原的存在与胃MALT淋巴瘤发病密切相关。

2. 免疫因素 免疫功能低下与淋巴瘤发病有关。如遗传性或获得性免疫缺陷患者伴发淋巴瘤较正常人多见;某些自身免疫性疾病(如干燥综合征)淋巴瘤发病率比一般人群高;长期接受免疫抑制剂治疗(如器官移植患者),均为淋巴瘤的高危因素。

3. 理化因素 3核爆炸及核反应堆意外的幸存者、接受放疗和化疗的患者、长期服用苯妥英钠等药物的患者,淋巴瘤发病危险增加。

4. 遗传因素 日本的成人T细胞淋巴瘤有明显家族集中趋势。

二、病理和分型

病理特点为病变部位正常淋巴组织结构全部或部分被破坏,具体特征如下。

1. 非霍奇金淋巴瘤 大部分为B细胞性,特点为呈现大量单一异型淋巴细胞,浸润破坏被膜及邻近正常组织,出现较多病理分裂象。以下是WHO(2016)分型方案中较常见的亚型:

(1) 弥漫性大B细胞淋巴瘤:NHL中最常见的一种类型,占35%~40%。多数为原发性,也可由惰性淋巴瘤进展或转化而来。根据细胞起源,可分为生发中心型与活化细胞型。

(2) 边缘区淋巴瘤:边缘区指淋巴滤泡及滤泡外套之间的结构,从此部位发生的淋巴瘤系B细胞来源,属于惰性淋巴瘤的范畴。

(3) 滤泡性淋巴瘤:系生发中心淋巴瘤,为B细胞来源,属于惰性淋巴瘤。多于老年发病,常有脾和骨髓累及。

(4) 套细胞淋巴瘤:来源于滤泡外套$CD5^+$的B细胞,发展迅速,属侵袭性淋巴瘤。老年男性多见。

(5) Burkitt淋巴瘤/白血病:由形态一致的小无裂细胞组成,侵犯血液和骨髓时即为ALL-L_3型。增生极快,属于严重的侵袭性NHL。流行区儿童多见,颌骨累及是其特点。

(6) 血管免疫母细胞性T细胞淋巴瘤:侵袭性T细胞淋巴瘤,好发于老年人,预后较差。

(7) 间变性大细胞淋巴瘤:属于侵袭性淋巴瘤,好发于儿童,临床进展迅速。

(8) 外周T细胞淋巴瘤(非特指型):起源于成熟的T细胞和NK细胞的一组异质性较大的恶性肿瘤,呈侵袭性,预后较差。我国发病率显著高于欧美国家,占NHL的25%~30%。

(9) 蕈样肉芽肿/Sézary综合征:增生的细胞为成熟的辅助性T细胞,属于惰性淋巴瘤。侵及末梢血液者称为Sézary综合征。

2. 霍奇金淋巴瘤 主要原发于淋巴结,特点为R-S(Reed Stemberg)细胞存在于不同类型反应性炎症细胞的特征背景中,并伴有不同程度纤维化。R-S细胞来源于B淋巴细胞,典型表现为巨大双核或多核细胞,核仁嗜酸、大而明显,胞质丰富。

目前采用 WHO(2016)分型方案中的分类。

(1) 结节性淋巴细胞为主型 HL：95%以上为结节性，镜下以单一小淋巴细胞为主，其内散在大瘤细胞(爆米花样)。免疫学表型为大量 $CD20^+$ 的小B细胞。

(2) 经典 HL：分为结节硬化型、富于淋巴细胞型、混合细胞型、淋巴细胞消减型。

三、临床表现

无痛性进行性淋巴结肿大或局部肿块是淋巴瘤共同的临床特点，可发生在身体的任何部位，其中以淋巴结、扁桃体、脾及骨髓最易受累。此外，常伴发热、消瘦、盗汗等全身症状，最终可出现恶病质。

1. **非霍奇金淋巴瘤** 随年龄增长而发病率增加，男性多发，除惰性淋巴瘤外，一般进展迅速。易发生早期远处扩散，可以越过邻近淋巴结向远处淋巴结跳跃式转移，并且常早期发生血行播散。具有如下特点：①全身性：可发生在身体任何部位，其中淋巴结、扁桃体、脾、骨髓最易受累，常伴全身症状。②多样性：组织器官不同，受压迫或浸润的范围和程度不同，引起的症状也不同。③对各器官的压迫和浸润较 HL 多见，常以高热或各器官系统症状为主要临床表现。如胃肠道受累表现为腹痛、呕吐、腹泻等；呼吸道受累表现为胸痛、咳嗽、咯血、呼吸困难等；咽淋巴环受累表现为鼻塞、血涕、耳鸣、咽部不适等；中枢神经系统受累表现为头痛、呕吐、麻痹、意识障碍等；肾脏受累表现为肾肿大、高血压、肾功能不全等；骨骼受累表现为骨痛、活动受限或病理性鼓掌；骨髓受累表现为贫血、出血，甚至发展成急性淋巴细胞白血病；皮肤受累表现为斑丘疹、肿块、皮下结节、溃疡等。

2. **霍奇金淋巴瘤** 多见于青年，儿童少见。通常从原发部位沿淋巴路向邻近淋巴结有规律地依次播散，晚期发生血行播散。①首发症状常为无痛性颈部或锁骨上淋巴结进行性肿大，其次为腋下淋巴结、纵隔淋巴结。肿大淋巴结可以活动，也可互相粘连融合成块，触诊有软骨样感觉。②淋巴结外器官受累症状较 NHL 少见，如纵隔淋巴结肿大可致咳嗽、胸闷、上腔静脉压迫等。③发热、盗汗、瘙痒、消瘦等全身症状较多见。④其他：可发生带状疱疹；饮酒后淋巴结疼痛是 HL 患者特有的表现，但并非所有患者均出现。

3. **临床分期** 目前采用在 Rye 会议基础上，经 Ann Arbor 会议(1971)修订后确定的分期方案，有助于治疗方案选择及预后判断(表 6-5-1)。

表 6-5-1 淋巴瘤分期

分期	临床表现
Ⅰ期	单个淋巴结区(Ⅰ)或淋巴结外单个器官(ⅠE)受侵犯
Ⅱ期	膈肌同侧两组或多组淋巴结受侵犯(Ⅱ)，或淋巴结外单个器官及其区域淋巴结受侵犯，伴或不伴横膈同侧其他淋巴结区受侵犯(ⅡE)
Ⅲ期	横膈两侧淋巴结区同时受侵犯(Ⅲ)，可伴有单个结外器官受累(ⅢE)、脾受累(ⅢS)，或两者均有(ⅢE+S)
Ⅳ期	弥漫性(多灶性)单个或多个结外器官受侵犯，伴或不伴淋巴结肿大，或孤立性结外器官受侵犯伴远处(非区域性)淋巴结肿大。如肝或骨髓受累，即使局限也属于Ⅳ期

以上各期又可按患者有无全身症状分组，无以下症状者为A组，有以下症状之一者为B组：不明原因发热大于 38℃，半年内体重减轻 10%以上，盗汗。

四、实验室及其他检查

1. **血常规、骨髓象检查** NHL 白细胞数多正常，伴有淋巴细胞增多。部分患者骨髓涂片可见淋巴瘤细胞。如晚期并发白血病，则呈现白血病样血常规和骨髓象特点。HL 常有轻或中度贫血，部分患者嗜酸性粒细胞升高。骨髓涂片找到 R-S 细胞是诊断 HL 骨髓浸润的依据。

2. **化验检查** 活动期红细胞沉降率加快；血清 LDH 升高提示预后不良；如血清碱性磷酸酶活力或血钙增加，提示累及骨骼；B细胞 NHL 可并发抗人球蛋白阳性或阴性的溶血性贫血；中枢神经系统受累时，脑脊液蛋白升高。

3. **影像学检查** B超、CT、MRI、PET-CT 等，有助于诊断浅表淋巴结、纵隔及肺门淋巴结、腹腔及盆腔淋巴结、肝脾的受累情况。

4. **病理学检查** 选取较大的淋巴结，做细胞病理形态学检查和组织病理学检查。还可采用组织切片免疫组化染色及 FISH 检测，免疫酶标和流式细胞仪检测。

五、诊断要点

对原因不明的无痛性进行性淋巴结肿大,应考虑本病可能。经淋巴结活检,结合病理形态学、免疫学、遗传学检测结果,即可作出淋巴瘤的诊断和分型。进一步根据淋巴瘤的分布范围,进行临床分期。

六、治疗要点

(一)非霍奇金淋巴瘤 NHL多中心发病和跳跃性播散的特点,决定了其治疗策略是以化疗为主、放疗结合的综合方案。

1. 以化疗为主、放疗结合的综合方案

(1) 惰性NHL:①早期(Ⅰ期和Ⅱ期)患者化疗和放疗效果相近,存活可达10年,部分患者有自发性肿瘤消退,故主张观察和等待的姑息治疗原则。如病情有所进展,可用苯丁酸氮芥或环磷酰胺口服单药治疗。②晚期(Ⅲ期和Ⅳ期)化疗后虽多次复发,但中位生存时间可达10年。常采用联合化疗方案,如COP方案(环磷酰胺、长春新碱、泼尼松)、CHOP方案(环磷酰胺、阿霉素、长春新碱、泼尼松)。进展不能控制者,可试用FC方案(氟达拉滨、环磷酰胺)。

(2) 侵袭性NHL:不论分期,均以化疗为主。标准化疗方案为CHOP方案,每2~3周为1个疗程,4个疗程不能缓解者应改变化疗方案。完全缓解后再巩固2个疗程,但总疗程不应少于6个。长期维持治疗并无益处。化疗前加用利妥昔单抗(R-CHOP)可获得更好疗效。对于Burkitt淋巴瘤等进展较快的亚型,应给予积极的强化联合化疗方案,包括大剂量环磷酰胺、甲氨蝶呤、阿糖胞苷以及联合阿霉素、长春新碱、依托泊苷、泼尼松等,并予中枢神经系统预防治疗。

(3) 有白血病倾向或已转化成白血病的患者,可试用VDLP等方案。参见本篇第4章。

(4) 新药:包括组蛋白去乙酰化酶(HDAC)抑制剂(西达本胺)、免疫调节剂(来那度胺)、布鲁顿酪氨酸激酶(BTK)抑制剂(伊布替尼)等。

(5) 放疗:①惰性NHL早期患者,多推荐区域照射,存活可达10年。②侵袭性NHL,有化疗残留肿块、局部巨大肿块或中枢神经系统累及者,可行局部放疗扩大照射,作为化疗的补充。

2. 生物治疗

(1) 单克隆抗体:凡$CD20^+$的B细胞淋巴瘤,均可在每一周期化疗前,采用利妥昔单抗治疗,可明显提高完全缓解率及无病生存时间;还可在移植前用利妥昔单抗做体内净化,提高移植疗效。

(2) 干扰素:对蕈样肉芽肿有部分缓解作用。

(3) 抗Hp药物:部分胃MALT淋巴瘤患者经抗Hp治疗后症状改善,淋巴瘤消失。

3. 造血干细胞移植 55岁以下、重要脏器功能正常、缓解期短、难治易复发的侵袭性淋巴瘤、4个CHOP方案能使淋巴结缩小超过3/4者,可于大剂量联合化疗后,进行自体或异基因异体造血干细胞移植。

4. 手术治疗 合并脾功能亢进者如有切脾指征,可行脾切除术以提高血常规,为化疗创造条件。

(二)霍奇金淋巴瘤 HL已成为化疗可治愈的肿瘤之一,治疗策略是化疗加放疗的综合治疗。化疗首选ABVD方案(多柔比星、博来霉素、长春地辛、达卡巴嗪),缓解率和5年无病生存率均优于传统的MOPP方案(氮芥、长春新碱、丙卡巴肼、泼尼松),且对生育功能影响小,不引起继发性肿瘤。

1. 结节性淋巴细胞为主型HL:此型多预后良好,ⅠA期可单纯淋巴结切除等待观察或受累野照射20~30Gy,Ⅱ期以上的治疗同早期HL。

2. 早期HL(Ⅰ、Ⅱ期):给予适量全身化疗,首选ABVD方案;放疗趋向于减少放疗的总剂量,缩小照射野范围。①预后良好组:ABVD方案2~4个疗程+受累野放疗30~40Gy;②预后较差组:ABVD方案4~6个疗程+受累野放疗30~40Gy。

3. 晚期HL(Ⅲ、Ⅳ期):首选ABVD方案6~8个疗程,如化疗前有大肿块或化疗后有肿瘤残存,可行放疗。化疗中进展或早期复发者,应考虑挽救性高剂量化疗及造血干细胞移植。

4. 复发难治性HL:①首期放疗后复发者,可采取常规化疗;②化疗抵抗或不能耐受者,按照临床分期行放疗;③常规化疗缓解后复发者,可行二线化疗或高剂量化疗及自体造血干细胞移植;④免疫疗法PD-1可用于治疗复发性或难治性的经典型HL。

近年来研究显示,为防止和减少远期严重并发症、提高生存质量,应根据临床分期结合预后因素制定不同的治疗策略。如适当减少放射剂量及缩小放射野,可减少实体瘤发生、心脏损害、放射性肺炎及不育等。

七、护理要点

1. **支持护理**　保证充分休息，进食高蛋白、高维生素、高热量饮食，补充机体消耗，增强抵抗力，从而有效配合化疗、放疗。定期采用紫外线消毒病室空气，消毒液消毒地面和物品，严格无菌操作，预防感染。

2. **化疗护理**　丙卡巴肼及博来霉素易引起胃肠道反应、皮炎、脱发、骨髓抑制，偶有肝、肾功能损害。出现上述反应，及时告知医生，遵医嘱对症处理。其他化疗药物副作用的防治及护理，可参见本篇第4章。

3. **放疗护理**　放疗期间患者易出现疲劳、恶心、呕吐、脱发、食欲减退、皮肤受损、放射性肺炎等不良反应，遵医嘱对症处理，上述症状在放疗停止后一般会逐渐恢复。尤其注意评估放疗局部皮肤，避免其受到强热或冷的刺激，避免阳光直射，避免使用刺激性化学物品（如肥皂、乙醇、胶布等），避免毛巾衣物等摩擦皮肤，保持皮肤清洁干燥。皮肤护理的注意事项包括：①如皮肤发红、有痒感时，应尽早涂抹油膏保护；②如皮肤为干反应，有灼痛，可给予0.2%薄荷淀粉或氢化可的松软膏外涂；③如皮肤为湿反应，有渗液、水疱，可用2%甲紫、冰片蛋清、氢化可的松软膏外涂，渗出明显时可用3%硼酸溶液湿敷，或硼酸软膏外敷后升压包扎1～2天，待渗液吸收后暴露局部；④如皮肤有溃疡坏死，应全身抗感染治疗，局部清创、植皮。

4. **健康指导**　①缓解期或全部疗程结束后，患者仍应保证充分休息，适当参与室外锻炼，加强营养，以提高机体免疫力。②避免油腻、生冷、易产气的食物；若唾液分泌减少，可饮用柠檬汁、乌梅汁等。③保持个人卫生，预防感染。④向患者及家属解释病情，避免过度悲观等消极情绪，给予心理支持，帮助其树立信心配合治疗。⑤注意监测病情变化，如出现疲乏无力、发热、盗汗、消瘦、咳嗽、气促、腹痛腹泻、口腔溃疡，或发现肿块，应尽早就诊。

（江　华）

第6章 多发性骨髓瘤患者的护理

多发性骨髓瘤(multiple myeloma,MM)又称浆细胞骨髓瘤,是浆细胞的恶性肿瘤。其特征为恶变的浆细胞(称骨髓瘤细胞)在骨髓内恶性增生,广泛浸润髓内外组织,并分泌大量单克隆免疫球蛋白(M蛋白),从而引起骨质破坏、反复感染、贫血、高钙血症、肾功能不全、本周蛋白尿等一系列临床改变。

随着老龄人口的逐年增加,MM发病率已达2/10万左右,但低于西方发达国家的5/10万。发病年龄多在50～60岁,40岁以下较少见,男女之比为3∶2。

一、病因及发病机制

MM的确切病因尚不清楚。病毒感染、电离辐射、遗传因素、化学物质如苯、农业除害剂如除草剂和杀虫剂等均可能参与了MM的发病,如在遭受原子弹爆炸影响的人群及职业性接触或治疗性接受放射线的人群中,MM的发病率明显增高。

MM发病机制复杂,其发生与癌基因如C-MYC、H-RAS、细胞因子特别是白介素-6(IL-6)等有关。研究发现,IL-6是B细胞的生长因子和调节因子,可促进骨髓瘤细胞生长,进展性MM患者骨髓中IL-6水平异常升高,提示以IL-6为中心的细胞因子网络失调导致骨髓瘤细胞增生。

二、临床表现

MM的临床表现多种多样,多数起病隐匿。其表现主要与骨髓瘤细胞增生和M蛋白(指瘤细胞分泌的大量单克隆免疫球蛋白)血症有关。瘤细胞在骨髓内过度增生,导致骨髓造血功能、正常多克隆浆细胞增殖和多克隆免疫球蛋白生成受抑制,引起贫血、中性粒细胞和血小板生成减少,机体免疫力降低,易继发感染和出血。刺激成骨细胞过度表达IL-6,激活破骨细胞,导致骨质疏松及溶骨性破坏。广泛浸润肝、脾脏、淋巴结、呼吸道等部位,引起受累组织器官病理改变和功能异常。M蛋白的游离轻链沉积于组织器官造成淀粉样变性,自肾脏排泄引起肾脏损害。

(一)骨髓瘤细胞浸润骨髓、骨组织和髓外组织所引起的表现

1. 骨髓内浸润

(1) 骨质破坏:一般累及脊柱、头颅、肋骨和长骨近端。主要表现为骨痛和病理性骨折及高钙血症。约70%患者有骨痛,多见于腰骶部,其次为胸廓和下肢。疼痛程度轻重不一,一般随病情的发展而加重。骨质破坏处易发生病理性骨折,多发生在肋骨、锁骨、胸腰椎等部位,可多处骨折同时存在。活动或扭伤后骤然剧烈疼痛者,有病理性骨折的可能。瘤细胞可自骨髓向外浸润,在局部形成肿块,以胸、肋、锁骨连接处串珠样结节多见。

(2) 贫血:见于90%患者。程度常不一,一般早期较轻,晚期逐渐加重,故临床上以贫血为首发症状的就诊者仅占10%～30%。与骨髓瘤细胞浸润抑制造血、肾功能不全等有关。

2. 髓外浸润

(1) 肝、脾肿大:见于部分患者,一般为轻、中度肿大。

(2) 神经损害:症状多样,以胸、腰椎破坏脊髓受压而致截瘫较常见,其次为神经根受累。少数患者可有多发性神经病变,其特征为非对称性感觉和运动障碍,表现为肌肉无力、麻木和痛性感觉迟钝。其损害的主要机制是瘤细胞浸润、瘤块压迫、神经髓鞘淀粉样变性、病理性骨折所致的机械性压迫。

(3) 髓外浆细胞瘤:瘤细胞浸润骨外或髓外部位可引起髓外浆细胞瘤,常见于头颈部,特别是上呼吸道。MM患者可在诊断时即合并髓外浆细胞瘤,也可在其治疗过程中,随疾病进展而出现。

(二)骨髓瘤细胞分泌大量M蛋白所引起的表现

1. 反复感染　急性细菌感染是MM患者的首位死因。以细菌性肺炎最多见,其次是尿路感染和败血症。也可发生病毒感染,以带状疱疹多见。主要是由于正常的多克隆免疫球蛋白及中性粒细胞减少,而恶性浆细胞分泌的单克隆免疫球蛋白为异常免疫球蛋

白，缺乏免疫活性，故患者易发生各种感染。

2. **高黏滞综合征** 其主要原因是血清中大量M蛋白的存在。以视网膜、脑和心血管最易受累，表现为头昏、眼花、耳鸣、眩晕、视力障碍、肢体麻木，严重者可发生意识障碍、充血性心力衰竭。

3. **出血倾向** 主要原因是血小板生成减少，M蛋白抑制血小板功能、干扰凝血因子的活性和功能及瘤细胞浸润血管壁，多表现为皮肤紫癜、鼻或牙龈出血。

4. **淀粉样变性** 发生率约为10%，尤其多见于IgD型的患者。M蛋白轻链和多糖复合物沉积于组织器官，导致相应的临床表现及功能损害，一般表现为乏力、水肿、体重下降、皮肤苔藓样变、舌及腮腺肿大，严重者可出现心脏扩大、充血性心力衰竭以及肝肾功能损害。若M蛋白为冷球蛋白，可引起雷诺现象。

（三）肾损害 50%以上患者早期出现血尿、蛋白尿和管型尿。其中半数患者可发展为急性或慢性肾衰竭，为仅次于感染的第二大死因。其主要机制：游离轻链（本周蛋白）被肾近曲小管吸收后沉积在上皮细胞内，使肾小管细胞变性；高血钙引起肾小管和集合管的损害；尿酸过多，导致尿酸性肾病；肾脏淀粉样变性，高黏滞综合征和骨髓瘤细胞直接浸润等。脱水、感染、静脉肾盂造影、肾毒性抗生素的应用等均可致肾功能不全加重。

三、实验室及其他检查

1. **血常规** 几乎所有患者均有不同程度的正常细胞性贫血，后期常有白细胞和血小板减少，晚期可出现大量骨髓瘤细胞。红细胞沉降率显著增快。

2. **骨髓象** 浆细胞系异常增生，并伴有质的改变。骨髓瘤细胞常呈灶性分布，多部位穿刺可提高阳性率。

3. **免疫化学异常** 80%患者血白蛋白电泳可见单一的M蛋白带。血清免疫球蛋白测定可见单株免疫球蛋白增多，其他正常免疫球蛋白减少。固定免疫电泳可确定M蛋白的型别和类别（κ链、λ链）。

4. **血液生化检查**

（1）血钙、磷测定：因骨质广泛破坏，发生高钙血症。晚期肾功能减退时，血磷可升高。

（2）肿瘤负荷和严重程度的标记：β_2-微球蛋白是由浆细胞分泌的，与全身骨髓瘤细胞总数有显著相关性，在肾功能不全时会使其增高更加显著。血清乳酸脱氢酶（LDH）与肿瘤细胞活动有关，也反映肿瘤负荷。骨髓瘤患者血清C反应蛋白（CRP）浓度受血清IL-6水平调控，可间接反映IL-6的活性，CRP可反映疾病的严重程度。

（3）血清总蛋白、白蛋白：约95%患者血清总蛋白超过正常，球蛋白升高，白蛋白正常或降低。

（4）尿素氮（BUN）和肌酐（Cr）：肾功能损害时，尿素氮和肌酐可增高。

5. **尿检查** 90%患者有蛋白尿，半数患者有本周蛋白尿，部分患者有镜下血尿。

6. **影像学检查骨质破坏X线表现**

（1）早期为弥漫性骨质疏松：在脊柱、肋骨和骨盆易见到。

（2）典型为溶骨性损害：表现为虫蚀样骨质缺损，多见于头颅、骨盆、脊柱、股骨、肱骨等处。

（3）病理性骨折：少数早期患者可无骨骼X线表现，对怀疑多发性骨髓瘤但全身X线检查正常者，可做CT、MRI或PET/CT检查。

四、诊断要点

MM的诊断主要依靠骨髓中单克隆性浆细胞增生、M蛋白血症和骨质破坏。诊断明确后，还要进行分型和分期。

1. **国际诊断标准** 诊断MM至少要具备1项主要指标和1项次要指标，或具备必须包括①和②项次要指标在内的3项次要指标。主要指标：①骨髓中浆细胞＞30%。②活组织检查证实为骨髓瘤。③血清中M蛋白：IgG＞35g/L，或IgA＞20g/L，或IgD＞2.0g/L，或IgE＞2.0g/L，或尿中本周蛋白≥1.0g/24h。次要指标：①骨髓中浆细胞：10%～30%。②血清中有M蛋白，但未达上述标准。③出现溶骨性病变。④正常免疫球蛋白减少，低于正常值的50%。

2. **临床分型** 据M蛋白的种类，分为IgG型、IgA型、IgD型、IgM型、IgE型、轻链型、双克隆型及和不分泌型。每一种再依据轻链类型可分为κ型和λ型。

3. **临床分期** 由于β_2-微球蛋白和白蛋白具有很强的预后判断价值，2005年国际骨髓瘤工作组（IMWG）提出了基于β_2-微球蛋白和白蛋白的预后临床分期标准（international staging system ISS），2015年IMWG对其进行修订，发布了修订后的国际分期系统(R-ISS),见表 6-6-1。

表 6-6-1　国际分期系统(ISS)及修订的国际分期系统(R-ISS)

分期	ISS 标准	R-ISS 标准
Ⅰ	血清 β_2-微球蛋白<3.5mg/L,白蛋白≥35g/L	ISSⅠ期和非细胞遗传学高危同时 LDH 水平正常
Ⅱ	不符合 ISSⅠ和Ⅲ期的所有患者	不符合 R-ISSⅠ和Ⅲ期的所有患者
Ⅲ	血清 β_2-微球蛋白≥5.5mg/L	ISSⅢ期同时细胞遗传学高危* 或者 LDH 水平高于正常

* 细胞遗传学高危指间期荧光原位杂交检出 del(17p),t(4; 14),t(14; 16)。

五、治疗要点

对于无症状或无进展的 MM 患者,不治疗,定期随访。但若出现症状或病情有进展,则需治疗。

1. **化学治疗**　MM 常用联合治疗方案有美法仑/醋酸泼尼松/沙利度胺(MPT)、长春新碱/阿霉素/地塞米松(VAD),硼替佐米/阿霉素/地塞米松(PAD),硼替佐米/沙利度胺/地塞米松(VTD),沙利度胺/地塞米松(TD)等。

2. **骨质破坏的治疗**　二膦酸盐能抑制破骨细胞的活动,促进骨质修复,常用帕米膦酸钠。

3. **对症治疗**　镇痛、控制感染、防治高钙血症及高尿酸血症。

4. **干细胞移植**　自体造血干细胞移植(ASCT)仍是适合移植的 MM 者的标准一线治疗方案。ASCT 可提高缓解率,改善患者无事件生存期。年轻、高危、复发、难治患者可考虑异基因造血干细胞移植(allo-HSCT)。

六、护理要点

1. **一般护理**

(1) 休息与活动:病情无进展者可适当活动,以促进肢体血液循环和血钙在骨骼的沉积,减少骨骼脱钙。避免剧烈活动,避免负载过重和快速转体,防止跌伤、碰伤。卧床休息时,保持舒适卧位,加强床边护理,避免坠床,以防病理性骨折。严重骨质破坏者绝对卧床休息,视具体情况用腰围、夹板,防止脊椎压缩性骨折。

(2) 饮食护理:予高热量、高蛋白、富含维生素、易消化饮食,保持排便通畅。如无禁忌证,鼓励患者多饮水,保持每日尿量 2 000～3 000mL,并碱化尿液,以促进钙与尿酸的排泄。

(3) 皮肤及口腔护理:保持床单位干燥平整,皮肤清洁、干燥。肾功能损害者易因代谢物积累过多而产生口臭,应加强口腔护理。

2. **病情观察**　定期监测血常规、肾功能和血钙,准确记录 24 小时出入量,维持水电解质平衡。积极预防各种感染、出血和高尿酸血症。对于疼痛患者,注意观察疼痛部位、性质、程度、发作特点、持续时间、引起疼痛加剧或缓解的因素。若疼痛突然出现或加剧提示病理性骨折可能,立即报告医师。病情缓解后仍需定期复查。

3. **化疗用药护理**　患者多 50 岁以上,肝的解毒作用和肾脏的排泄能力都不如青壮年,易出现化疗药不良反应,注意观察。具体措施参见本篇第 4 章"急性白血病"的护理。

4. **心理护理**　注意执行保护性医疗制度,重视心理卫生宣教。鼓励患者表达自身感受,尽量减轻其精神压力和躯体上的痛苦。密切观察有无情绪变化和行为异常,以防意外。

5. **疼痛的护理**

(1) 关心体贴患者,向其解释疼痛的原因,减少其恐惧感。

(2) 评估疼痛部位,正确引导患者对疼痛的性质定级,制订适合的护理计划。

(3) 采用非药物性措施,如放松技术、转移注意力,协助患者取舒适体位,适当按摩患者病变部位等方法,减轻其痛苦。

(4) 根据疼痛的规律,遵医嘱予药物止痛,告诉其用药剂量和方法,观察止痛效果,注意防止药物成瘾。

6. **躯体活动障碍的护理**

(1) 评估患者日常活动能力和水平,制订适合的护理计划。

(2) 将经常使用的物品和呼叫器放在床旁易取处,便于使用。

(3) 适当使用气圈、气垫，定时协助翻身，动作要轻柔，以免造成骨折，保持肢体功能位。

(4) 协助患者洗漱、进食、大小便及个人卫生，每日用温水擦洗全身皮肤，受压处皮肤给予温热毛巾按摩或理疗，防止压疮发生。

(5) 增进患者自我照顾的能力和信心，病情平稳后，鼓励并帮助患者早日进行功能锻炼，以防骨骼进一步脱钙。对于因脊椎压缩性骨折而截瘫者，执行瘫痪患者护理常规。

7. **其他**　贫血、出血及感染的护理，参见本篇第2章“贫血患者的护理”。

（从继妍）

第7章 造血干细胞移植的护理

造血干细胞移植(hematopoietic stem cell transplantation,HSCT)是指对患者进行全身照射、化疗和免疫抑制剂预处理后,将正常供体或自体的造血细胞(hematopoietic cell,HC)注入患者体内,使之重建正常的造血和免疫功能。造血细胞包括造血干细胞(hematopoietic stem cell,HSC)和祖细胞(progenitor),其中造血干细胞具有增殖、分化为各系成熟血细胞的功能和自我更新能力,维持终身持续造血。

一、分类

1. **按造血干细胞的提取部位** 分为骨髓移植(bone marrow transplantation,BMT)、外周血干细胞移植(peripheral blood stem cell transplantation,PBSCT)和脐血移植(placenta cord blood transplantation,PCBT)。

2. **按造血细胞的来源**

(1) 异体造血干细胞移植:又分为①同基因移植(Syn-HSCT):指遗传基因完全相同的同卵孪生者间的移植,不存在移植物排斥和移植物抗宿主病。②异基因移植(allo-HSCT):指供者为非同卵孪生的其他人。

(2) 自体造血干细胞移植(auto-HSCT):指将未被肿瘤细胞污染的自体造血干细胞冷冻保存,待患者接受预处理后再回输,以重建自身造血。

3. **按供者和受者有无血缘关系** 分为血缘移植和无血缘移植。

4. **按人白细胞抗原(HLA)配型相合的程度** 分为HLA相合、部分相合、单倍型相合移植。

二、适应证

1. **遗传性疾病** 如遗传性联合免疫缺陷病(SCID)和重症地中海贫血患者,可采用Syn-HSCT或allo-HSCT。凡有合适的供者,应尽早移植。

2. **重型再生障碍性贫血** Syn-HSCT是最理想的治疗方法,allo-HSCT亦为年轻重型再生障碍性贫血患者的适应证。

3. **恶性肿瘤** Syn-HSCT并发症最少,应为首选,但供者较少,故allo-HSCT实际应用更广泛。auto-HSCT更适用于尚无骨髓浸润的恶性淋巴瘤与某些实体瘤。PCBT更适用于儿童。

(1) 白血病:一般白血病患者都适宜在第一次缓解期或慢性期进行HSCT,愈早接受,效果愈好。白血病复发后HSCT仍是最好的治疗办法。

(2) 其他恶性疾病:如多发性骨髓瘤、骨髓增生异常综合征、恶性淋巴瘤等血液系统恶性疾病,乳腺癌、卵巢癌、睾丸癌、小细胞肺癌等实体瘤,凡有骨髓浸润者皆为allo-HSCT的适应证。

三、基本过程及护理要点

(一) 移植术前准备

1. **供者选择** auto-HSCT供者是患者本人;allo-HSCT供者首选HLA相合的同胞,次选HLA相合的无血缘供者、单倍型相合亲缘供者、脐带血干细胞。若有多个HLA相合者,则选择身体健康、年轻、男性、巨细胞病毒(CMV)阴性和红细胞血型相合的供者。

2. **造血细胞准备**

(1) 骨髓:为采集尽可能多的骨髓血,一般在采髓前2周预先保存供者自身血600~800mL,供采髓时回输,避免输注异体血的并发症,还可刺激骨髓造血干细胞的生长。

(2) 外周血:由于外周血中造血细胞数量很少,采集前需用造血细胞生长因子G-CSF动员,皮下注射4天,使骨髓中的造血细胞进入外周血中,第5天开始采集造血细胞。auto-PBSCT一般先采用化疗清除病灶并促使干细胞增殖,待白细胞开始回升时,采用G-CSF作为动员剂,采集造血细胞。

(3) 脐带血:采集前需进行血型、HLA配型、有核细胞和$CD34^+$细胞计数,各类病原体检测,并确定新生儿无遗传性疾病。

3. **受者准备**

(1) 全面身体检查：移植前复查患者血常规、骨髓象、血生化、肝肾功能、心电图等。所有感染灶都必须在移植前清除，尤其注意口腔、呼吸道、肛门、会阴部等处有无病灶。

(2) 全身消毒准备：入室前1～2天，剃净全身毛发，修剪指（趾）甲，当天清洁灌肠，淋浴后经1：2 000氯己定药浴20分钟，并用棉签洗鼻腔、耳朵（勿将氯己定流入耳内）、肛周、脐部。药浴后手不要触及浴缸以外的任何部位，待浴缸内水流净后，更换无菌衣裤、拖鞋，方可进入无菌层流室。

(3) 肠道消毒：入室前3天开始口服肠道不吸收的抗生素，如新霉素、小檗碱、复方新诺明及制霉菌素等，进行肠道消毒，进无菌饮食。

(4) 预处理：除Syn-HSCT治疗再生障碍性贫血及SCID外，其余患者在移植前需接受预处理。allo-HSCT预处理的目的是杀灭残存肿瘤细胞或骨髓中的异常细胞群，抑制受体免疫功能，减少排斥反应；auto-HSCT预处理的目的仅为杀灭残存肿瘤细胞。预处理主要采用全身照射、细胞毒物、免疫抑制剂。对于多数患者，尤其年轻的恶性肿瘤患者，以传统清髓性预处理为主。

预处理期间液体量较多，应有计划地调整输液速度，保证药液按时准确输入。口服给药者若发生呕吐，应注意观察呕吐物中是否有药物残渣，必要时追加剂量。全身照射后常有恶心呕吐、发热、腮腺肿胀、腹泻等不良反应，密切观察并给予对症处理。所用化疗药物毒副反应的预防及护理，参见本篇第4章。

(5) 中心静脉插管：入室后第二天行中心静脉插管，以确保化疗药、营养物质的输入。

(6) 心理护理：护士应重视HSCT患者的紧张及恐惧心理。主动关心体贴患者，多与其交流并耐心解答疑问。通过介绍无菌层流室内制度、环境，减轻患者因陌生感所产生的焦虑情绪。说明HSCT治疗的重要意义和程序、入住无菌层流室的必要性，以及术后出现并发症的可能性，教会患者如何配合治疗和护理工作。

4. **无菌层流室准备**　室内设有空气净化器；用福尔马林熏蒸24小时后，通风排气1～2天，再用1%氯己定擦洗全室即可；定期进行空气细菌培养，以监测消毒效果。

（二）造血细胞的采集、输入及护理

1. **骨髓**　采集通常于移植当天在手术室进行。采髓部位主要为两侧髂前、髂后上棘，一般在硬膜外麻醉下进行。采集骨髓做有核细胞计数，目标值为$(4\sim6)\times10^8$/kg（受者体重）。采出的骨髓液应立即用肝素抗凝，经不锈钢网或尼龙网过滤，滤出骨髓小粒，目前多采用离心方法分离后装入血袋备用。造血干细胞4℃保存时最好于60小时内输入，深低温－80℃可保存1年，－196℃可保存数年至数十年。

采集到的骨髓血由中心静脉或外周静脉输入（输血器中不应有过滤网），造血干细胞会自动在骨髓定居。输注前静脉注射地塞米松10mg以减少输髓反应。冻存的自体骨髓应在40℃水浴中快速解冻，一般从解冻到输完不超过10分钟。异基因骨髓应尽量在采髓后6小时内输完，以避免造血干细胞活性降低。由于骨髓中的脂肪可能引起肺栓塞，所以每袋骨髓液输至最后5mL时弃去。另建一条静脉通路输注鱼精蛋白，以中和骨髓液中的肝素。

2. **外周血**　auto-PBSCT一般在化疗动员结束后2～3周、外周血白细胞和血小板有所上升、外周血$CD34^+$细胞的最高峰，采用血细胞分离机多次采集单个核细胞，采集量一般为2×10^6/kg，回输方法同骨髓输注。allo-PBSCT在动员后的第4或5天开始采集，一般采集2～3次，每次采集后立即经静脉输给患者。采集量同auto-PBSCT。

3. **护理**　造血干细胞输入期间，护士应在床旁监护，输注速度宜先慢后快，注意控制在一定时间内完成。输入异体造血干细胞时，应密切观察患者有无发热、过敏等不良反应，血型不合时应观察有无溶血反应，注意尿色、尿量变化，给予对症处理。

（三）移植术后护理　防治各类并发症，是影响移植成败的关键因素。

1. **预防感染**　HSCT患者易发生感染的原因包括：①为预防GVHD，应用免疫抑制剂后粒细胞可降至零，免疫力极度低下；②超大剂量的放、化疗预处理，可使口腔和其他黏膜屏障受损；③留置中心静脉导管，使机体的天然屏障受到破坏。感染发生率高达60%～80%，可发生于任何部位，病原体包括细菌、病毒（疱疹病毒、CMV）、真菌（曲霉菌、毛霉菌）、卡氏肺孢子虫等。因此，应及早应用广谱、足量的抗生素和抗病毒药物，预防和治疗感染。

(1) 环境和物品的消毒：空气净化器可使空气感染率降低，但无灭菌功能，不能解决接触传染。患者入无菌层流室后，应每天用氯己定液擦洗天花板、墙壁、家具、地面2次；紫外线消毒每天3次，每次30分钟；每周进行空气、物体表面细菌监测培养1次；入室的所有物品(包括被褥、卫生纸、书刊、水杯、脸盆、便器等)必须经高压灭菌或化学消毒；每天更换床单、枕套、衣裤、拖鞋并浸泡消毒。

(2) 患者的无菌护理：保证无菌饮食，饭菜用微波炉加热5分钟以上，水果用氯己定浸泡15分钟后去皮食用，口服药片每面紫外线照射15分钟后服用；晨起及进餐前后用0.02%氯己定液、3%碳酸氢钠交替漱口；如治疗中使用了甲氨蝶呤，需用亚叶酸钙漱口；鼻腔用氯己定擦拭，每天3次；氯霉素和利福平眼药水交替点眼，每天3次；饭前便后用75%酒精擦手；每天用氯己定液皮肤擦浴2次；便后用氯己定或高锰酸钾液坐浴，女患者每天会阴清洁2次，必要时由护士协助会阴冲洗。

(3) 中心静脉导管的护理：保证BMT治疗顺利进行的重要环节，必须严格无菌操作，保持局部清洁干燥，每天换药，避免局部感染；输液时加强巡视，避免液体滴空，造成空气栓塞；输液完毕用肝素封管，导管接头用酒精消毒，无菌纱布包裹并固定，以防脱出。

(4) 医护人员的无菌处理：入室前要剪指甲、沐浴，五官同患者消毒法消毒，消毒水洗手泡手，更换无菌口罩、帽子、拖鞋，穿无菌隔离衣，经风淋室风淋1～2分钟入无菌室；入患者房间接触患者前，需再次消毒手，穿隔离衣、袜套，戴无菌手套；尽量避免不必要的接触，患上呼吸道感染者不得入室，以免增加患者感染机会。

(5) 密切观察病情变化：每天询问有无不适，监测生命体征，听诊心律及肺部有无啰音，观察血常规变化；移植后1周内患者白细胞可降至最低，易发生细菌、病毒和真菌感染，护士应注意观察患者体内有无感染灶及白细胞计数变化情况，及时向医生报告；如血小板计数允许，可指导患者适量床旁活动，如伸展、扩胸运动，以促进呼吸道分泌物排出，防止肺部感染。

2. 预防出血 由于预处理等原因导致骨髓功能低下，血小板极度减少，患者易发生出血。注意监测血小板计数，如<20×10^9/L，应嘱患者多卧床休息。密切观察皮肤黏膜有无出血，有无鼻出血、牙龈出血，注意尿液、大便及痰液的颜色，有无颅内出血的征象，必要时输注经25Gy照射后的单采血小板。进软质饮食，避免食用辛辣刺激及带刺食物；保持大便通畅，避免排便用力；不要用力打喷嚏、擤鼻涕，防止鼻出血。避免使用刀剪等锐器扎伤自己。

3. 移植物抗宿主病(graft versus host disease, GVHD)的护理 是allo-HSCT最严重的并发症，由供者T淋巴细胞攻击受者同种异型抗原所致。轻者可治愈，重者可导致死亡。

(1) 病情观察：①100天内发生者为急性GVHD，尤其易发生在移植后20天左右、白细胞逐渐回升时。主要累及肝、皮肤及胃肠道，表现为皮肤红色斑丘疹、瘙痒、腹泻、肝功能异常等；发生在1～2周内者，又称超急性GVHD。②100天以后发生者为慢性GVHD，也可由急性GVHD延续而来，其发生率低于急性GVHD。慢性GVHD可局限于皮肤，也可广泛损害内脏，尤其是肝、胃肠道和肺，表现为局限性硬斑或全身性硬皮病、肝功能异常、口腔、眼干燥、呼吸困难等。注意观察耳后、手掌、脚心等部位的皮肤改变，以便及时发现及时处理。首先出现的是皮疹，皮疹严重或发生表皮坏死、皮肤剥脱和水泡形成时，应保持皮肤和床单位清洁，每日温水擦浴，衣物质地柔软，以防出血、感染。腹泻者注意观察大便次数及量，记录出入量，加强肛周护理，防止感染。患者应进少渣清淡半流质饮食，以防加重腹痛。注意皮肤、巩膜有无黄疸，及时报告医师。

(2) 用药护理：GVHD预防重于治疗，单独或联合应用免疫抑制剂(MTX、CSA、他克莫司、吗替麦考酚酯、ATG等)和清除T淋巴细胞是最常用的预防方法。对已经发生的GVHD，可局部用药或大剂量甲泼尼龙冲击治疗。用药过程中注意观察免疫抑制剂、激素的副作用，监测生命体征、皮肤黏膜、血糖、尿量、大便等变化情况，及时复查肝肾功能，防治感染和消化道溃疡出血，注意有无过敏反应。

4. 肝静脉闭塞病(VOD)的护理 亦称肝窦阻塞综合征，因肝血管和窦状隙内皮细胞的细胞毒损伤并在局部呈现高凝状态所致，以肝内小静脉纤维性闭塞为主要病理改变。临床表现为体重增加、黄疸、肝区疼痛、肝大、腹水等。遵医嘱应用小剂量肝素100U/(kg·d)持续静滴30天、前列腺素E_2、熊去氧胆酸，可预防VOD的发生。若已经发生，以支持治疗为主。移植后应每天监测体重变化，必要时测量腹围，观察有无上述症状出现。

5. 心理护理 患者单独居住在无菌层流室，缺少亲人陪伴。再加上预处理的毒性反应、术后并发症的威胁，移植效果的不确定性，患者易产生孤独、焦虑、恐惧甚至悲观绝望的心理。护士不但应具备熟练的护理技能，还应关心爱护患者，给他们温暖，并向其介绍移植后长期存活的病例，增强其战胜疾病的信心。

(江 华)

第8章 血液系统常见诊疗技术及护理

骨髓穿刺术

骨髓穿刺术(bone marrow puncture),简称骨穿,即用骨髓穿刺针在髂前上棘、髂后上棘等穿刺点进行选择性穿刺,抽取骨髓颗粒和骨髓血,进行细胞形态学、遗传学、免疫学、分子生物学等方面的检查和分析,为血液病的诊断和疗效判断提供主要依据。也可行原虫、细菌学等方面的检查,以协助某些感染性疾病的诊断。

一、适应证

(1) 各种血液病如贫血、白血病、再障、多发性骨髓瘤等的诊断和疗效观察。

(2) 某些感染性疾病如伤寒、疟疾、黑热病的诊断。

(3) 骨髓移植时骨髓液的采集和骨髓内给药。

二、禁忌证

血友病等出血性疾病。

三、操作前护理

1. **物品准备** 骨髓穿刺包1套(内含骨髓穿刺针、无菌洞巾、注射器、纱布等),常规消毒用具1套,2%利多卡因或1%普鲁卡因注射液1支,玻片5~6张。

2. **患者准备** 检查血小板计数和出、凝血时间,排除禁忌证。向患者介绍骨髓穿刺的意义、方法和风险,征得其签字同意。用普鲁卡因局麻者给予皮试。

四、操作中护理

1. **确定穿刺部位和穿刺点** 常用髂前上棘、髂后上棘、腰椎棘突和胸骨(胸骨角上方0.5cm)穿刺点。注意:选择穿刺点时,应避开局部感染处。

2. **帮助患者取适当体位** 以髂前上棘和胸骨为穿刺点者,取仰卧位;以髂后上棘为穿刺点者,取侧卧位或俯卧位;以腰椎棘突为穿刺点者,取坐位,尽量弯腰,头俯屈于胸前。

3. **消毒、局麻** 穿刺部位擦洗干净后,常规消毒皮肤,戴无菌手套,铺无菌洞巾,2%利多卡因或1%普鲁卡因局部皮肤、皮下和骨膜麻醉。

4. **穿刺、进针** 将骨髓穿刺针的固定器固定在适当长度(一般距针头1~1.5cm处),术者左手拇指和示指固定穿刺部位皮肤,右手持纱布包好的穿刺针,向骨面垂直刺入(胸骨穿刺应与骨面成30°~40°角),当针尖接触骨质后,则左右旋转缓慢进针,阻力消失后(提示针尖已入骨髓腔)则停止进针,检查穿刺针尖是否在骨髓腔内。若穿刺针在骨内不再晃动,表明针尖已刺入骨髓腔。注意:刺针进入骨质后不可用力摇动,以免断针。胸骨穿刺勿用力过猛,以防刺入纵隔,损伤心脏、大血管。

5. **抽吸骨髓液** 拔出针芯,见针尖附有血迹时,接上10mL或20mL的干燥注射器,缓慢抽吸骨髓液0.1~0.2mL。注意:抽取骨髓液时,患者有酸痛感,注意询问、观察。骨髓液可见颗粒样物及脂肪滴。

6. **涂片、送检** 将骨髓液滴在载玻片上,立即制成均匀薄片。若需做细菌培养,再抽取骨髓液1~2mL,并将注射器针座及培养基开启处通过酒精灯火焰灭菌。注意:玻片必须干燥,涂片要均匀一致,厚薄适宜,立即风干并送检。

7. **结束穿刺** 还原针芯,拔出穿刺针。无菌纱布覆盖穿刺点,按压片刻,胶布固定。注意:整个术程要严格遵守无菌操作规程,拔针后局部要按压至出血停止,有血小板减少、出血或出血倾向者,一般至少5分钟。

五、操作后护理

(1) 卧床休息2~4小时。

(2) 保持穿刺部位干燥,3天内禁止洗澡,以免穿刺点受污染。

(3) 观察穿刺处有无渗血和感染。

(从继妍)

第9章 典型病例分析

第1节 再生障碍性贫血患者的护理

病例简介

王某，女，24岁。以“头晕、乏力伴出血倾向6个月，加重1周”主诉入院。6个月前患者无明显诱因出现面色苍白伴头晕、乏力，间断下肢皮肤出血点，刷牙出血，服中药不见好转，1周来加重。病后无鼻出血和黑粪，二便正常，进食好，无挑食和偏食，无酱油色尿，睡眠可，体重无变化。既往体健，无放射线和毒物接触史，无药敏史，为明确诊断遂入我院。实验室检查：血红蛋白45g/L，红细胞1.5×10^{12}/L，网织红细胞0.1%，白细胞2.5×10^{9}/L，分类：中性分叶30%，淋巴细胞65%，单核细胞5%，血小板35×10^{9}/L，中性粒细胞碱性磷酸酶阳性率80%，血清铁蛋白210μg/L，血清铁30.4μmol/L(170μg/dL)，铁结合力50.1μmol/L(280μg/dL)，尿常规未见异常。诊断：再生障碍性贫血(慢性)。予输血、丙酸睾酮、环孢素治疗后患者好转出院。

×年8月12日

护理评估

查体：体温36℃，脉搏100次/分，呼吸20次/分，血压120/70mmHg。贫血貌，双下肢散在出血点，浅表淋巴结未触及，眼结膜苍白，无黄染，舌乳头正常。胸骨无压痛，心肺无异常，肝脾未触及。四肢关节无红肿，双下肢不肿。嘱患者卧床休息，并核血配血。

主要护理问题

1. **活动无耐力** 与再障致贫血有关。

2. **有损伤的危险：出血** 与再障致血小板降低有关。

3. **焦虑** 与患者对疾病不了解，担心预后有关。

护理措施

1. **活动无耐力的护理**

(1) 病情观察：观察患者的症状，及时了解各项化验、检查结果。

(2) 合理安排休息活动：①制订合理的休息与治疗计划，取得患者配合：虽然贫血较严重，但由于是缓慢发生，因此可进行一些轻度的活动，活动量以患者不感到疲劳，不加重症状为标准，病情好转后再逐渐加量。同时教会患者在活动中自测脉搏，若脉搏≥100次/分则需停止活动。②合理安排治疗、护理操作时间，使患者有充分时间休息。

(3) 给氧。

(4) 输血的护理：遵医嘱及时核血型配血。输血时密切观察患者反应，并严格控制滴速：由于患者贫血严重，因此输血量需<1mL/(kg·h)，以防止患者出现心力衰竭。若患者出现其他不良反应如寒战等需及时处理。

2. **防止出血**

(1) 病情观察：观察皮肤、黏膜是否有损伤。监测皮下出血的量、范围变化，同时监测各项化验结果，如血红蛋白、白细胞、血小板计数等。此外，还须密切观察患者是否会出现其他部位出血，如鼻出血、便血、阴道出血等。

(2) 预防组织损伤：①嘱患者活动时需防止身体外伤如跌倒、碰撞，必要时予患者适当的辅助与保护。②饮食：鼓励患者进食高蛋白、高维生素、易消化软食或半流质，禁食过硬、粗糙的食物。保持排便通畅，必要时用开塞露等协助排便，避免腹压过高引起出血。

(3) 皮肤出血的护理：①保持床单位、被服平整柔软，避免皮肤摩擦及肢体挤压加重出血。②嘱患者勤剪指甲，尽量减少人为创伤如各种注射、穿刺，必须注射时拔针后延长局部升压时间。③指导患者保持皮肤清洁，定期洗澡，擦洗时不可用力。④定期检查患者出血部位，注意出血点的消长情况。

(4) 牙龈出血的护理：①指导患者用软毛牙刷刷牙，刷牙应尽量轻柔。②尽量避免食用油炸食品或质硬的水果。③保持口腔清洁，进餐前后用生理盐水或漱口水漱口，加强口腔护理，防止口腔中细菌滋生，以预防感染。

3．**焦虑的护理**

(1) 心理护理：评估患者的心理活动。患者认识到疾病的严重性后，可能出现坐立不安、悲观失望等情绪表现。护理人员应主动接近患者，倾听患者的诉说、抱怨，了解患者的焦虑程度，并予以适当的安慰。

(2) 增强患者的信心：帮助患者了解目前病情程度与疾病相关知识，告诉患者慢性再障一般预后较好，增强患者战胜疾病的信心。

(3) 家庭支持：指导患者家属了解治疗的过程及注意事项，给予患者心理、生活及经济支持。

×年8月17日

护理评估

患者病情稳定，体温36.3℃，脉搏92次/分，呼吸18次/分，血压125/75mmHg，眼结膜苍白但较前次减轻，双下肢仍散在出血点。实验室检查：血红蛋白65g/L，红细胞2.1×10^{12}/L，网织红细胞0.2%，白细胞2.8×10^{9}/L，分类：中性分叶35%，淋巴细胞60%，单核细胞5%，血小板38×10^{9}/L。遵医嘱使用丙酸睾酮、环孢素治疗。

主要护理问题

1．**活动无耐力** 与再障致血红蛋白减少有关。

2．**有感染的危险** 与再障致白细胞减少有关。

护理措施

1．**活动无耐力的护理** 同前期护理措施。

2．**预防感染**

(1) 病情监测：观察患者有无体温升高、咽痛、咳嗽、尿痛、肛周疼痛等感染征象，若发现有以上征象需及时通知医生进一步检查、治疗。

(2) 饮食护理：鼓励患者食用高蛋白、高热量清淡食物以增强营养，提高机体抵抗力。同时指导患者多饮水，注意饮食卫生，不吃生冷食物。

(3) 指导患者养成良好的卫生习惯：①坚持饭前、饭后、晨起用生理盐水或氯己定漱口，必要时加强口腔护理。②嘱患者保持皮肤清洁，定期沐浴，每日清洗会阴及肛周，穿柔软清洁的内衣裤。

(4) 预防外源性感染：保持病室整洁，定时开窗通风、紫外线消毒。嘱患者注意保暖，避免与有感染迹象的其他人员接触，尽量减少探视。

(5) 各项治疗、护理措施严格无菌操作。

×年9月8日

护理评估

患者病情稳定，体温36.1℃，脉搏88次/分，呼吸17次/分，血压125/80mmHg，贫血貌有所改善，双下肢出血点减少。实验室检查：血红蛋白85g/L，红细胞2.7×10^{12}/L，网织红细胞0.3%，白细胞3.5×10^{9}/L，分类：中性分叶40%，淋巴细胞60%，单核细胞5%，血小板58×10^{9}/L。患者病情好转出院，出院后嘱患者遵医嘱继续使用丙酸睾酮治疗。

主要护理问题

1．**自我形象紊乱** 与应用丙酸睾酮致外形改变有关。

2．**知识缺乏**：缺乏疾病相关知识

护理措施

1．**自我形象紊乱的护理**

(1) 心理护理：评估患者的心理状态，了解患者的想法，鼓励患者倾诉。向患者解释丙酸睾酮是治疗慢性再障的有效药物，虽然会出现面部痤疮、毛发增多、声音变粗、闭经等不良反应，但如果病情好转后可逐渐减药，不良反应可逐渐消失。同时鼓励患者多与亲人、朋友交流，减少孤独感，增强恢复的信心。

(2) 长期用药护理：由于长期应用丙酸睾酮注射部位可形成硬块，因此要深部缓慢分层注射，并注意轮换注射部位，同时每次注射前检查局部是否有硬结，如果发现需及时处理。指导患者经常用温水洗脸，不要用手抓挠痤疮。

(3) 督导用药：告知患者使用雄激素治疗疗程至少需要4个月，因此要长期配合治疗，不可因为出现副作用或病情好转而自行停药。

2．**指导相关疾病知识**

(1) 向患者及家属说明慢性再障治疗周期较长，因此要注意生活护理，使患者有一个卫生、愉悦的环境，以有利于疾病的康复。

(2) 指导患者自我护理，注意休息、饮食及个人卫生,保持心情舒畅,适当参加户外活动,但要避免去人多的地方,并注意安全,防止外伤。

(3)指导患者坚持按医嘱用药,定期复查以了解疾病变化情况,若发现疾病有加重的征象需及时入院治疗。

(闫贵明)

第2节 特发性血小板减少性紫癜

病例简介

王某,女,27岁。因"全身散在出血点4天"来我院就诊。患者2周前(×年4月初)出现感冒症状,自行对症治疗后好转。4天前(×年4月14日)无明显诱因全身出现散在出血点,不伴痒感,无鼻出血或牙龈出血,就诊于社区医院,给予抗过敏等治疗后无明显好转。昨日(×年4月16日)就诊于我院急诊,急查血常规示血小板总数2×10^9/L,血红蛋白158g/L,白细胞总数4.77×10^9/L,给予输注血小板治疗。今晨(×年4月17日)化验示血小板总数5×10^9/L,血红蛋白148g/L,白细胞总数6.26×10^9/L,考虑特发性血小板减少性紫癜,为进一步诊治入住我科。患者自发病以来精神状态可,睡眠可,食欲可,大小便正常,体重无明显变化。

既往史:否认肝炎、结核等传染病史,否认高血压等病史,否认外伤、手术史,否认输血史。

个人史:生于山东,久居北京,否认疫区、疫水接触史,否认毒物、放射性物质接触史,否认吸烟、饮酒史。预防接种随当地进行。已婚,未育,配偶体健。

过敏史:否认药物、食物过敏史。

家族史:父母体健,家族中无传染病及遗传病史。

体格检查:体温36.6℃,脉博68次/分,呼吸18次/分,血压110/70mmHg,身高162cm,体重56kg。

患者神志清楚,查体合作,发育正常,营养中等,表情自然。全身皮肤黏膜散在出血点,无黄染、蜘蛛痣、皮疹,无肝掌,口唇无苍白、发绀,皮肤有弹性,未见明显水肿,全身浅表淋巴结无肿大及压痛。双肺叩诊清音,呼吸音清,未闻及干湿啰音及胸膜摩擦音。心界不大,心率68次/分,心律齐,各瓣膜听诊区未闻及杂音及心包摩擦音,周围血管征(-)。腹软,无压痛、反跳痛及肌紧张,肝脾肋下未及,Murphy征(-),腹部叩诊鼓音,肝区、肾区无叩击痛,移动性浊音(-),肠鸣音5次/分。脊柱四肢无畸形,关节无红肿及压痛。双侧膝腱反射对称引出,双侧Babinski征(-)。

实验室检查:

血常规(×-04-16):PLT 2×10^9/L,Hb 158g/L,WBC 4.77×10^9/L。

(×-04-17):PLT 5×10^9/L,Hb 148g/L,WBC 6.26×10^9/L。

心理社会状态:表情自然,语言平和,焦虑。家庭支持状况好,有医保。

×年4月17日

护理评估

患者今日入住我科病房,生命体征平稳。2周前出现感冒症状,可能与本病发病有关。否认既往史、个人史、过敏史、家族史等本病可能相关因素。

补充评估患者月经史:初潮13岁,平时月经周期规律,约28天,每次持续4~5天,量适中。2天前开始月经,量偏多,超过300mL。

补充评估患者日常生活型态及自理能力:荤素搭配,平时饮食较清淡,食欲可,主要饮白开水,1 500mL/d;平时作息不规律,睡眠质量可,夜间睡眠约8小时,无午睡习惯;平时小便4~5次/日,约1 500mL,色淡黄清亮,无尿频尿急等症状;大便1次/日,量约200mL,黄色软便,易于排出;生活完全自理,无规律运动习惯。

体格检查除全身皮肤黏膜散在出血点外,无明显异常。

实验室检查显示血小板计数明显降低,血红蛋白浓度和白细胞总数正常。今日进一步行骨髓穿刺检查和凝血功能等血液化验检查,以明确诊断。

由于对疾病知识完全不了解,且病情限制活动,患者明显感到焦虑;否认经济压力和社会支持方面的压力。

主要护理问题

1. **有受伤出血的危险** 与血小板减少有关。

2. **焦虑** 与患者对疾病知识完全不了解,且病情限制活动有关。

护理措施

1. **有受伤的危险:出血。**

(1)一般护理:患者目前血小板计数$<20\times10^9$/L,应严格卧床休息,避免外伤,护士协助做好

生活护理。为预防口腔黏膜、齿龈及消化道出血，应给予易消化的软食或半流质，禁食干硬、粗糙、有刺、刺激性的食物，进餐前后可含漱冷的苏打漱口水。

(2) 病情观察：注意观察出血的部位、范围、出血量，发展或消退情况，监测生命体征、神志、自觉症状、血小板计数、凝血功能等变化情况，及时发现新的出血和先兆。

(3) 皮肤出血的护理：保持床单位平整，衣着柔软宽松；剪短指甲，避免搔抓皮肤；避免肢体碰撞或外伤；沐浴时避免水温过高和用力摩擦皮肤；各项护理操作宜轻柔，尽可能减少穿刺和注射次数，治疗结束后适当延长按压时间直至止血。

(4) 预防口腔、牙龈出血的护理：嘱患者用软毛牙刷刷牙，忌用牙签剔牙；避免食用煎炸、带刺或骨头的食物(如鱼、排骨)、带硬壳的食物(如坚果)、质硬的水果(如甘蔗)等；可用凝血酶或肾上腺素棉球、吸收性明胶海绵片贴敷口腔、牙龈出血部位，或局部压迫止血；及时用生理盐水或过氧化氢清除口腔内陈旧血块，以免引起口臭或继发感染。

(5) 内脏出血的护理：患者2天前开始出现月经量增多，严密观察持续时间和月经量的变化情况，必要时遵医嘱给予三合激素(苯甲酸雌二醇、黄体酮、丙酸睾酮)治疗。消化道出血的预防和护理，参见本篇第1章，尤其注意观察有无腹痛、呕血、便血等表现，及时发现立即通知医生。

(6) 预防眼底、颅内出血的护理：患者目前血小板计数$<20\times10^9$/L，有发生颅内出血的危险。应严格卧床休息，头部少活动，保持情绪平稳，避免揉擦眼睛。因用力排便、剧烈咳嗽等会引起颅内压升高，诱发脑出血，故一旦发生便秘，应用缓泻剂或开塞露处理，一旦剧咳可遵医嘱用抗生素及镇咳药积极治疗。严密监测血压、心率及血小板计数变化，观察有无头痛、呕吐、视物模糊、意识障碍等表现，一旦发现立即通知医生，并给予患者吸氧、去枕平卧、保持呼吸道通畅、开放静脉通道、留置尿管，做好抢救准备。

(7) 输注血小板浓缩液的护理：输注前认真核对血型、姓名等信息，输入后注意观察输血反应。

2. 焦虑

(1) 由于起病急，对疾病知识完全不了解，患者对突然患病表现出焦虑情绪。护士应耐心解释该病患可能发生ITP的相关因素，如育龄女性、发病前2周呼吸道感染史等；并解释ITP的发病机制、临床表现、主要治疗方法；向患者说明确诊还需等待进一步的检查结果，确诊后即可制定治疗方案，以取得患者的配合。

(2) 患者无明显主观不适，但入院后被要求严格卧床休息，患者不理解而产生焦虑情绪。护士应向患者解释血小板计数极低的现状，有发生严重内脏出血和颅内出血的风险，必须避免各种可能诱发出血的危险因素，包括体力活动、情绪激动、用力排便、剧烈咳嗽等。护士协助患者完成日常生活自理活动，减轻患者焦虑。

×年4月19日

护理评估

患者睡眠可，饮食可，二便正常，主诉乏力。生命体征平稳，T 36.7℃，P 80次/分，R 16次/分，BP 105/70mmHg。全身皮肤黏膜出血点增多，上下肢显著；口腔黏膜与牙龈开始出血，口唇无苍白；月经量持续增多；无呕血、黑粪；肝、脾、淋巴结无异常肿大。

实验室检查：

血常规(×-04-18)：PLT 8×10^9/L，Hb 128g/L，WBC 7.3×10^9/L。血生化检查：APTT、PT、D-dimer正常，出血时间延长。血小板相关抗体：阳性。

尿常规(×-04-18)：正常。尿液妊娠检查(×-04-17)：阴性。

骨髓穿刺检查(×-04-19)：增生活跃，粒/红＝1.81/1；粒系占比48%，各阶段比值大致正常；红系占比26.5%，形态未见异常；淋巴细胞占比24%；巨核细胞50个，其中幼稚巨核细胞8个，余为颗粒巨核细胞，血小板少见。

主要护理问题

1. **潜在并发症** 颅内出血、内脏出血。

2. **组织完整性受损** 与血小板减少有关。

3. **活动无耐力** 与出血量多引起组织缺氧有关。

护理措施

1. 潜在并发症：颅内出血、内脏出血

患者目前血小板计数仍$<20\times10^9$/L，有发生颅内出血和严重内脏出血的危险。具体措施见上文。

2. 组织完整性受损

(1) 皮肤出血的护理：见上文。

(2) 口腔、牙龈出血的护理：见上文。

(3) 月经量过多的护理：及时更换和清理衣物及床单位，保持整洁。必要时遵医嘱给予相应止血治疗。

(4) 应用激素的护理：遵医嘱给予糖皮质激素治疗，嘱患者按时、按剂量、按疗程服用，不可自行减量或停药。长期服用者易出现代谢紊乱(水钠潴留、低血钾、高血压、血糖增高、血脂升高、满月脸、向心性肥胖、痤疮等)、胃肠道反应或出血、诱发或加重感染、骨质疏松等副作用，应指导其餐后服药，观察粪便颜色，定期监测血压、血糖、血脂、血常规、电解质、骨密度等，积极预防感染，遵医嘱使用胃黏膜保护剂等。

(5) 必要时遵医嘱给予输注血小板、促血小板生成药(如重组人血小板生成素、非肽类血小板生成素类似物、血小板生成素拟肽等)、止血药物的治疗。

3. 活动无耐力

(1) 评估目前体格检查和实验室检查结果，患者全身出血点增多，口腔黏膜与牙龈开始出血，月经量持续增多，口唇无苍白；血小板计数略有上升，但仍然具有出血的高风险；血红蛋白浓度暂时正常，但有明显下降趋势。

(2) 嘱患者严格卧床休息，减少机体耗氧，保证患者安全。补充高蛋白、高维生素、易消化的食物，但应注意避免引起口腔和消化道出血的食物。护士主动协助患者完成日常生活自理活动。

(3) 严密观察病情变化和实验室指标变化，如出现严重贫血，可遵医嘱吸氧、输血或成分血，以改善组织缺氧。

(4) 待病情好转后，可逐渐增加活动量。

×年4月27日

护理评估

患者睡眠可，饮食可，二便正常，主诉乏力感明显改善。生命体征平稳，查体：T 36.2℃，P 72次/分，R 16次/分，Bp 110/75mmHg。全身皮肤黏膜出血点逐渐消退，口腔黏膜与牙龈出血停止，阴道出血停止。

实验室检查：血常规(×-04-26)：PLT 56×10^9/L，Hb 120g/L，WBC 8.5×10^9/L。

患者目前病情平稳，遵医嘱今日出院。

主要护理问题

1. 知识缺乏 缺乏ITP院外护理及预防复发的相关知识。

护理措施

健康教育

(1) 告知患者目前治疗效果较好，院外应继续遵医嘱按时、按剂量、按疗程服用糖皮质激素，不可自行减量或停药。如出现相关严重副作用，及时就医。

(2) 恢复初期注意休息，勿做较强体力活动，待血小板恢复逐渐增加活动量。

(3) 日常生活中注意避免加重出血的各种诱因，如避免外伤，预防感染，保持充足睡眠、情绪稳定、排便通畅，避免使用可能引起血小板减少或功能抑制的药物(如阿司匹林、潘生丁、消炎痛、保泰松、右旋糖酐等)。

(4) 定期门诊复查各项实验室指标，如血常规、便常规、血糖、骨密度等，如有异常及时就诊。

(江 华)

第3节 白血病患者的护理

病例简介

姚某，女，52岁。以"全身乏力、发热11天"主诉入院。患者于11天前无明显原因出现全身乏力，多见于活动后，休息后缓解。有时感头昏，自感发热，当时未测体温。无畏寒、寒战、头痛、肌肉关节痛，无恶心、呕吐、腹痛、腹泻、尿频、尿急、尿痛，无视物旋转，在当地诊所诊为"感冒"。予输液治疗(具体不详)，症状未见好转。血常规：白细胞37×10^9/L，血红蛋白60g/L，血小板13.4×10^9/L，可见大量幼稚细胞。

入院后经骨髓检查，确诊为急性淋巴细胞白血病，予DVLP方案化疗1个疗程，并予输血、抗感染等支持治疗后，复查骨髓象达CR而出院。

×年10月10日

护理评估

查体：体温37.4℃，脉搏116次/分，呼吸20次/分，血压120/70mmHg。贫血貌，浅表淋巴结未触及肿大。面色苍白，双肺呼吸音低，未闻及干湿性啰音，心率116次/分，律齐，未闻及杂音，肝脾肋下未触及，双下肢无水肿。

主要护理问题

1. ***活动无耐力*** 与贫血致全身组织缺氧有关。

2. ***有皮肤完整性受损的危险*** 与血小板减少有关。

3. ***有感染的危险*** 与正常白细胞数量减少、机体免疫力下降有关。

护理措施

1. 活动无耐力的护理

(1) 休息：嘱患者卧床休息，减少耗氧量，必要时抬高床头，以缓解缺氧症状；告知变换体位时要慢，以防晕厥。

(2) 吸氧：予间断或持续低流量氧气吸入。

(3) 输液及输血护理：输液、输血时，速度宜慢至$<1mL/(kg \cdot h)$，防止因心脏负荷过重而诱发心力衰竭，同时密切加强观察，及时发现和处理输液、输血反应。

2. 皮肤的护理

(1) 病情观察：观察有无皮肤黏膜、鼻腔、牙龈出血、呕血、黑粪、血尿及月经过多等各部位出血征象，警惕颅内出血的发生。定期监测血小板计数与血凝系列。

(2) 休息与饮食：嘱患者绝对卧床休息。予高热量、高蛋白、高维生素、少渣或半流质饮食。禁食粗糙、质硬、带骨、带刺及刺激性食物。保持排便通畅，必要时用液状石蜡或开塞露等协助。避免剧烈咳嗽，必要时遵医嘱予镇咳治疗。

(3) 各部位出血的预防及护理

1) 皮肤：①预防出血：保持床单位平整，被褥轻软，穿宽松、棉质衣物，避免皮肤摩擦、肢体受压。勤剪指甲，定期洗澡，勿用澡巾、粗糙的毛巾及刺激性强的浴液，以免皮肤受损。避免或尽量减少创伤性的诊疗操作，必要时，尽可能选用细针，避免用力拍打及揉擦局部，止血带捆扎忌过紧，时间不可过长，拔针后适当延长局部升压时间。②出血护理：定期检查出血部位，注意观察瘀点、瘀斑的消长情况，防止感染。

2) 鼻：①预防出血：嘱患者勿用手掏鼻孔，避免用力擤鼻，保持鼻黏膜湿润，防止因干燥而出血，可用液状石蜡或抗生素软膏涂搽鼻黏膜。②出血护理：少量出血时，可局部冷敷，用酚磺乙胺棉球或吸收性明胶海绵填塞，无效可用1‰肾上腺素棉球填塞。后鼻腔出血时，可用凡士林油纱条行后鼻腔填塞术，术后定时用无菌液状石蜡滴入，3天取出油纱条。

3) 口腔：①预防出血：保持口腔清洁，指导患者用氯己定或生理盐水含漱，勿用牙签剔牙或刷牙。②出血后处理：牙龈渗血时，可用肾上腺素棉球或吸收性明胶海绵片贴敷局部。已结痂的新鲜血块不宜擦掉，定时清洁口腔，避免口腔异味与感染。

4) 眼底及颅内：①预防出血：嘱患者避免揉擦眼睛。②出血后处理：疑有颅内出血时，立即通知医师。

5) 消化道：①预防出血：避免进食可能损伤消化道黏膜的食物。②出血后处理：少量出血时，可进食温凉流质饮食。大量出血时，禁食，并迅速建立静脉输液通道，做好配血和输血的准备，监测生命体征及意识，准确记录出入量，防止失血性休克的发生。

3. 防止感染

(1) 卧床休息。

(2) 加强营养支持：予高热量、高蛋白、高维生素、富有营养、清淡、易消化饮食。必要时遵医嘱静脉补充营养素，以满足机体需要，提高患者的抵抗力。

(3) 病情观察：密切观察患者的体温变化。观察询问患者有无咽痛、咳嗽、咳痰、恶心、呕吐、腹痛、腹泻、尿频、尿急、尿痛、肛周不适等各系统感染征象，反复查体，寻找感染灶，协助医师行血、尿、便及局部分泌物培养。发现感染灶后，注意局部及全身征象，警惕败血症的发生。

(4) 用药护理：遵医嘱按时按量用抗生素。

(5) 预防外源性感染：实行保护性隔离，置单间病房或无菌层流室。保持病室清洁，定时开窗通风，每日用紫外线消毒2次，每次30分钟，定期用消毒液擦拭家具和地面。限制陪侍、探视的人数及次数。严格执行各项无菌操作，加强常见感染部位的护理。

(6) 常见感染部位的护理

1) 皮肤：保持皮肤清洁，干燥，勤洗澡(淋浴，每周不少于2次)，勤换衣裤，女性患者尤其要注意会阴部的清洁。蚊虫叮咬时应正确处理，避免抓伤引起感染。进行各种创伤性操作时，严格消毒，操作完毕后保持局部干燥至少24小时，以防污染。

2) 口腔：保持口腔清洁，督促患者每日进餐前、餐后、睡前、晨起用生理盐水等漱口。有感染时，进行局部分泌物涂片、细菌培养及药敏试验，遵医嘱局部和全身用药。合并真菌感染时，可用2.5%

制霉菌素含漱或局部涂敷克霉唑甘油。并发溃疡时,局部用维生素E、甲紫或溃疡膜涂敷。

3) 肛周及会阴部:保持排便通畅,防止痔疮与肛裂。每日睡前、便后用1∶5 000高锰酸钾溶液坐浴,每次20分钟。有肛周感染或脓肿时,及时通知医生。

4) 消化道:强调饮食卫生,避免进食生冷食物。合并感染时,协助行粪培养或呕吐物培养,记录24小时出入量,防止低血容量和感染性休克的发生。

×年10月12日

护理评估

今日开始DVLP方案(DNR 60mg静脉注射,第1～3,15～17天;VCR 2mg静脉注射,第1、8、15、22天;L-ASP10 000u,静滴,第19～28天;Pred 60mg口服第1～28天),化疗。

主要护理问题

1. **潜在并发症** 化疗药物不良反应。

护理措施

1. **注射局部组织受损的预防及护理**

(1) 合理使用静脉:给药时选用富有弹性、粗而直的血管,必要时留置深静脉导管。

(2) 静脉注射或静脉滴注化疗药前,先用生理盐水冲管,确保针头在静脉内后再注入药物。滴注完毕,先用生理盐水冲管后再拔针。拔针后,局部按压至出血停止。静脉注射时,边回抽血液边注药,速度要慢。

(3) 联合化疗时,先输入对血管刺激性较小的药物,后输入刺激性强的药物,化疗过程中加强巡视,防止药液外渗,做好患者的相关教育,输注过程中疑有药液外渗时,立即停止注入,不要拔针,尽量回抽渗入皮下的药液再拔针,以降低局部药液浓度,可予局部皮下注射地塞米松。

2. **骨髓抑制的预防及护理** 化疗期间遵医嘱定期复查血常规,初期每周两次,若患者出现骨髓抑制则需根据病情随时进行检查,或增加检查次数;化疗结束后仍需复查骨髓象,以便评价疗效及了解骨髓抑制情况,并根据情况给予对症支持治疗。护理人员做好自身防护,在配药与给药时戴口罩和橡胶手套。

3. **消化道反应的预防及护理** 予清淡、可口的食物。恶心、呕吐时暂停进食,及时清理呕吐物。必要时,遵医嘱给予止吐药,如甲氧氯普胺、昂丹司琼等药物。

4. **脏器受损的预防与护理** L-ASP对肝功能有损害作用,用药期间注意观察患者有无黄疸,并定期监测肝功能。DNR可损害心肌,给药时要慢,注意询问患者有无心前区不适、监测心率。长春新碱可引起末梢神经炎如手足麻木,停药后可消失,应告知患者。

5. **脱发的预防及护理** 向患者说明化疗结束后头发会再生,以解除其顾虑。用药前后半小时给患者戴冰帽。脱发后,指导患者戴帽子或假发套。

×年10月18日

护理评估

患者化疗第7天。出现高热,体温39℃,皮肤黏膜新鲜瘀点、瘀斑。查血常规:白细胞1.05×10^9/L,中性粒细胞40%,血红蛋白50g/L,血小板9.1×10^9/L。予输单采血小板1U和浓缩红细胞2U。

主要护理问题

1. **体温过高** 与机体代谢亢进、细胞大量坏死及感染有关。

2. **活动无耐力** 与贫血致全身组织缺氧及化疗有关。

3. **潜在并发症**:输血反应。

护理措施

1. **体温过高的护理** 监测体温,观察热型,帮助寻找可疑感染灶。维持室温在20～24℃,湿度在55%～60%。指导患者穿棉质、透气衣服,寒战时,注意保暖。高热时予冰块降温,禁用酒精擦浴。物理降温无效时,遵医嘱药物降温。注意补充营养,鼓励患者进食高热量、高维生素、营养丰富的流质饮食或软食,鼓励患者多饮水,以防发生低血容量性休克。

2. **活动无耐力的护理** 同前期的护理措施。

3. **输血护理**

(1) 遵医嘱申请输血:①向患者及家属说明输血目的、过程及可能发生的不良反应,征得患者或家属的签字同意。②持医师所填写的《临床输血申请单》和贴好标签的试管，到患者床旁当面核对患者的姓名、年龄、性别、住院号、病室、床号、血型和诊断后，抽取血样，然后将血样与输血申请单一并送交输血科，与血库人员逐项核对，完成输血申请。

（2）取血：①领血时：凭取血单与血库人员共同做好"三查八对"。"三查"即查血的有效期、质量及输血装置是否完好；"八对"即核对受血者的姓名、床号、住院号、血袋号、血型、交叉配血试验结果、供血种类和剂量。确信无误后，签字领血。②领回科室后：与另一名医护人员再次逐项核对供血是否符合《临床输血申请单》要求（包括供血成分、数量、性状、血型、贮存时间、处理方式等；受血者姓名、年龄、性别、血型、住院号、病室、床号、疾病诊断、预定输血时间等）。确认无误后，完整记录并签字。

（3）输血：输血前再次在受血者床头核实受血者姓名、住院号、床号、年龄、性别、血型、血液成分及剂量。严格无菌操作，采用标准输血器输血，严禁向血液中加入生理盐水以外的药物，输血速度要慢，每袋血液输完后均用生理盐水冲管。输血过程中观察有无输血反应，疑有异常时，立即停止输血，保持静脉通畅，保留输血用具和余血，通知医师。

（4）输血后：检查受血者穿刺局部有无渗血、血肿。

（从继妍）

第7篇

内分泌系统疾病患者的护理

第1章 概述

内分泌系统是由内分泌腺及存在于机体某些脏器的内分泌组织和细胞所组成的一个体液调节系统。人体必须依赖于神经、内分泌和免疫系统的相互配合和调控，使各器官系统的活动协调一致，共同担负起机体的代谢、生长、发育、生殖、运动、衰老和病态等生命现象，以适应不断变化的外界环境，保持机体内环境的相对稳定。机体在遗传因素、自身免疫疾病、先天缺陷、感染、肿瘤、出血、梗死、放射线、药物、营养障碍、精神刺激及不良健康行为的作用下，直接或间接引起内分泌腺体疾病，出现内分泌功能亢进或减退的现象。

新陈代谢是人体生命活动的基础，通过物质的合成代谢和分解代谢两个过程不断为人体的生存、劳动、生长、发育、生殖和维持内环境稳定提供物质和能量。代谢疾病是由于代谢中间某一环节障碍为主所致的疾病。机体在先天缺陷、遗传、不良的进食行为、药物、理化因素、创伤、感染等因素的作用下，引起某些物质的代谢障碍而出现相应的表现。

内分泌及代谢疾病大多为慢性过程，对患者的神经调节、生长发育和营养代谢有着明显的影响，常出现营养失调、水电解质平衡紊乱、外貌体态改变，甚至精神异常等。因此细致有效的日常生活护理、心理疏导和健康教育在内分泌及代谢疾病的护理中有特别重要的意义。此外，内分泌及代谢疾病的诊断较为复杂，常需进行大量的功能性试验，标本采集的方法和要求与常规标本留取差异较大，因此需要向患者做好解释，保证标本采集准确无误。

一、内分泌系统的结构与功能

（一）内分泌腺和激素分泌细胞 主要的内分泌腺有下丘脑、垂体、甲状腺、肾上腺、性腺、甲状旁腺等；主要的内分泌组织有胰岛等。

1．下丘脑 下丘脑位于间脑的中央部位，是内分泌系统的指挥中心。通过下丘脑和垂体，人体将神经与内分泌系统的信息联系在一起。下丘脑通过分泌多种激素来传递中枢神经系统的信息，用以调节垂体前叶激素的合成及释放，主要包括促甲状腺激素释放激素（TRH）、促性腺激素释放激素（GnRH）、促肾上腺皮质激素释放激素（CRH）、生长激素释放因子和生长激素抑制激素、泌乳素释放激素和抑制激素。下丘脑还主要合成两种激素：抗利尿激素（升压素）和催产素。

2．垂体 是一个椭圆形的小体，约重0.6g，位于颅底垂体窝内，借漏斗状的垂体柄与丘脑下部相连。垂体包括垂体前叶（腺垂体）和垂体后叶（神经垂体），是中枢性内分泌腺。垂体前叶占腺体重量的80%。垂体前叶分泌的激素有促甲状腺激素（TSH）、促肾上腺皮质激素（ACTH）、促性腺激素（Gn）、生长激素（GH）、泌乳素（PRL）、黑色素细胞刺激素（MSH）等。垂体后叶激素包括抗利尿激素即升压素和催产素。

（1）促甲状腺激素：作用于甲状腺，使甲状腺增大、甲状腺素的生成与分泌增多。

（2）促肾上腺皮质激素：主要作用于肾上腺皮质的束、网状带，促使肾上腺皮质激素的分泌。

（3）促性腺激素：包括尿促卵泡素和黄体生成素，可促进雄、雌激素的分泌，卵泡和精子的成熟。

（4）生长激素：该激素与骨的生长有关，幼年时期如缺乏，则使长骨的生长中断，形成侏儒症；如过剩，则使全身长骨发育过盛，形成巨人症。

（5）催乳素：可以催进乳腺增殖和乳汁生成及分泌。

(6) 抗利尿激素：是下丘脑某些神经细胞产生,并运输贮藏在垂体的一种激素。它作用于肾脏,促进水的重吸收,调节水的代谢。缺乏这种激素时,发生多尿,称为尿崩症。在大剂量时,它能使血管收缩,血压升高,又称血管升压素。

(7) 催产素：与抗利尿激素相似,也由下丘脑某些神经细胞产生。它能刺激子宫收缩,并促进乳汁排出。

3. **甲状腺** 是人体最大的内分泌腺体。甲状腺由许多大小不等的滤泡组成。滤泡上皮细胞是腺体的分泌细胞。主要分泌甲状腺激素,甲状腺激素的主要功能有促进能量代谢、物质代谢和生长发育,提高神经系统的兴奋性。儿童若在生长发育期,甲状腺激素不足则会导致发育不全、智力迟钝、身体矮小,临床上称为呆小症。甲状腺激素还有提高神经系统兴奋性的作用,特别是对交感神经系统的兴奋作用最为明显,甲状腺激素可直接作用于心肌,使心肌收缩力增强,心率加快。

4. **甲状旁腺** 有四颗,位于甲状腺两侧的后缘内。甲状旁腺分泌的甲状旁腺素起调节机体钙磷代谢的作用,它一方面抑制肾小管对磷的重吸收,促进肾小管对钙的重吸收；另一方面促进骨细胞放出磷和钙进入血液,提高血液中钙的含量,所以甲状旁腺的正常分泌使血液中的钙不致过低,血磷不致过高,因而使血液中钙与磷保持适宜的比例。

5. **肾上腺** 分为皮质和髓质两部分。皮质是腺垂体的一个靶腺。肾上腺皮质主要分泌盐皮质激素、糖皮质激素、少量性激素。肾上腺糖皮质激素对糖代谢的作用：一方面促进蛋白质分解,使氨基酸在肝中转变为糖原；另一方面又有对抗胰岛素的作用,抑制外周组织对葡萄糖的利用,使血糖升高。糖皮质激素使四肢脂肪组织分解增加,使腹部、面部、两肩及背部脂肪合成增加。盐皮质激素能促进肾远曲小管和集合管重吸收钠、水和排出钾；性激素具有促进蛋白质合成及骨骺愈合的作用。肾上腺髓质主要分泌肾上腺素和去甲肾上腺素。肾上腺素可使皮肤、黏膜、肾血管收缩,骨骼肌动脉和冠状动脉扩张,而改善心肌供血,提高心肌兴奋性；扩张支气管平滑肌；参与体内物质代谢。去甲肾上腺素有强烈收缩血管的作用,使血压升高。

6. **胰岛** 胰岛是散在胰腺腺泡之间的细胞团。胰岛细胞主要分为五种,其中A细胞占约25%,分泌胰高血糖素；B细胞约占60%,分泌胰岛素。胰岛素的作用是：促进葡萄糖的利用及肝糖原合成,抑制糖异生,促进三羧酸循环而使血糖下降；促进脂肪、蛋白质、DNA和RNA等的合成,抑制脂肪、糖原及蛋白质分解,从而调节血糖以维持其稳定。胰高血糖素促进肝糖原分解和糖异生,促进脂肪、蛋白质分解使血糖升高,对胰岛素起拮抗作用。

血糖浓度是调节胰岛素分泌的最基本的因素。血糖浓度升高时可以直接刺激B细胞,使胰岛素的分泌增加,使血糖浓度恢复到正常水平；血糖浓度低于正常水平时,胰岛素的分泌减少,可促进胰高血糖素分泌增加,使血糖水平上升。另外,氨基酸、脂肪酸也有促进胰岛素分泌的作用。

7. **性腺** 男性性腺为睾丸,主要分泌雄激素；女性性腺为卵巢,主要分泌雌激素和孕激素。性激素的作用是刺激性器官发育和第二性征的出现,并维持其成熟状态；孕激素的作用是促进子宫内膜进入分泌期,准备受精卵着床,促进乳腺生长发育,并有致热作用,使排卵后基础体温升高,在水钠代谢方面有抗醛固酮作用。

(二) 激素及激素的作用机制

1. **激素分泌方式**

(1) 内分泌(endocrine)：激素释放后直接进入毛细血管,经血液运输至远距离的靶细胞而发挥作用,这种方式称为内分泌。

(2) 旁分泌(parocrine)：激素释放后进入细胞外液,通过扩散到达邻近的靶细胞,这种方式称为旁分泌。

(3) 自分泌(autocrine)：如果内分泌细胞所分泌的激素在局部扩散而又返回作用于该内分泌细胞而发挥反馈作用,这种方式称为自分泌。

(4) 神经分泌(neurocrine)：下丘脑有许多具有内分泌功能的神经细胞,这类细胞既能产生和传导神经冲动,又能合成和释放激素,故称神经内分泌细胞,它们产生的激素称为神经激素(neurohormone)。神经激素沿神经细胞轴突借轴浆流动运送到所连接的组织,或从神经末梢释放入毛细血管,由血液运送至靶细胞,这种方式称为神经分泌。

(5) 胞内分泌(introcrine)：在细胞质合成的激素不出细胞,直接运送至细胞核而影响靶基因的表达。

2. **激素分泌的调节** 激素分泌的适量是维持机体正常功能的一个重要因素,故机体在接受信息后,相应的内分泌腺是否能及时分泌或停止分泌非常重要。这就需要机体调节,使激素的分泌能保证机体的需要，又不至过多而对机体有损害。内分泌活动由特殊的机制所控制，这种机制是复杂物质的浓度改变。包括正反馈、负反馈等。

(1) 负反馈：指物质的浓度增高可抑制激素的合成和分泌，低浓度可刺激激素的合成和分泌。例如，在生理状态下，血中葡萄糖浓度增加可以促进胰岛素分泌，使血糖浓度下降；当血糖浓度下降后，则对胰岛分泌胰岛素的作用减弱，这样胰岛素分泌减少，血糖浓度又升高，从而保证了血中葡萄糖浓度的相对稳定。

(2) 正反馈：指物质的浓度增高可刺激激素的合成和释放，例如：在月经期时，刺激黄体生成素分泌增加，同时卵巢雌二醇也分泌。

(3) 复合反馈：如甲状腺激素的调节，由下丘脑分泌的促甲状腺激素释放激素可刺激前垂体的促甲状腺激素合成和分泌。甲状腺激素(即 T_3 和 T_4)对下丘脑分泌的促甲状腺激素释放激素和垂体前叶分泌的促甲状腺激素均有抑制作用。

3. **神经系统控制** 除化学调节外，一些内分泌腺直接受神经系统影响。疼痛、情绪变化、性兴奋和应激，能够刺激神经系统调节激素分泌。神经冲动由中枢神经系统开始并由自主神经系统完成。例如，应激被中枢神经系统感知，自主神经系统分泌儿茶酚胺来抑制胰岛素分泌，由此肝产生葡萄糖，从而使机体应对应激。

4. **激素分泌节律** 激素分泌节律起源于脑部结构。一个普遍的生理节律是昼夜节律，24 小时内激素水平的波动是有规律的。这些节律与睡眠—觉醒或者昼夜循环有关。例如，皮质醇在上午分泌增加，夜晚减少，在清晨睡醒前再一次达到高峰。生长激素和泌乳素在睡眠时分泌达到高峰。促甲状腺激素分泌也在睡眠时达高峰而清晨睡醒 3 小时后减退。月经周期是机体节律超过 24 小时(超昼夜节律)的例子。在解释激素水平的实验室结果时要考虑到这些节律变化。

5. **激素的代谢** 激素从分泌入血，经过代谢到消失(或消失生物活性)所经历的时间长短不同。为表示激素的更新速度，一般采用激素活性在血中消失一半的时间，称为半衰期，作为衡量指标。有的激素半衰期仅几秒；有的则可长达几天。半衰期必须与作用速度及作用持续时间相区别。激素作用的速度取决于它作用的方式；作用持续时间则取决于激素的分泌是否继续。激素的消失方式可以是被血液稀释、由组织摄取、代谢灭活后经肝肾随尿、粪排出体外。

二、护理评估

1. **健康史**

(1) 一般资料：包括姓名、性别、年龄、职业、婚姻史、民族、种族、文化程度、医疗费支付形式等。

(2) 既往史：既往有无颅脑手术或外伤史，有无结核感染、肿瘤或自身免疫性疾病、冠心病、高血压病史，有无产后大出血史，有无激素类药物服用史。

(3) 过敏史：是否过敏体质，过去有无过敏情况，过敏时身体表现，一过性还是反复发作，因何种因素过敏。

(4) 遗传史和家族史：许多内分泌与代谢性疾病有遗传和家族倾向性，如糖尿病、甲状腺疾病、肥胖症等，应询问患者家族中有无类似疾病的发生及有无糖尿病、甲状腺疾病、高血压、肥胖、生长发育异常等疾病史。

(5) 生活史：了解患者的出生地及生活环境，如单纯性甲状腺肿常与居住地缺碘有关。评估婚姻状况及生育情况，了解患者是否有性功能异常等问题；日常生活是否规律，有无烟酒嗜好、特殊的饮食喜好或禁忌。

(6) 用药史：何种情况下用过哪些药物，有无不良反应。

(7) 社会支持状况：家庭经济状况、家庭成员支持情况、医疗保障等。

2. **病史**

(1) 患病和治疗经过：患病经过：详细了解患者患病的起始时间，有无诱因，发病的缓急，主要症状及其特点。注意评估患者有无生长异常，进食或营养异常，排泄功能异常，体力减退，身体外形改变，视力障碍，性功能异常及失眠、思睡，记忆力下降、注意力不集中等。既往治疗经过：评估患者既往检查情况，是否遵从医嘱治疗，用药及治疗效果。目前使用药物的种类、剂量、用法、疗程。有无与内分泌与代谢性疾病相关的疾病，如冠心病、高血压等，是否已进行积极的治疗。

(2) 身体评估：本系统的常见症状有身体外形改变、肥胖、消瘦、进食营养异常、性功能异常、疲乏、排泄功能异常、骨痛与自发性骨折等，进行身体评估时应重点检查询问。

1) 一般状况：患者的意识、精神和情绪状态，生命体征、面容、体态、身高、体重、体型/营养状态等有无异常。如甲状腺功能亢进症患者常有烦躁、易激动、脉搏增快，而甲状腺功能减退的患者常有精神淡漠、脉搏减慢；血压增高见于Cushing综合征、糖尿病；巨人症体格可异常高大，侏儒症体格可异常矮小，呆小症病儿身高不能随年龄而正常长高，上半身与下半身的比例失调等。

2）皮肤黏膜：有无皮肤干燥、粗糙、痤疮、潮热、多汗、感染、溃疡、皮肤黏膜色素沉着，紫纹、毛发分布等异常。如肾上腺皮质疾病患者可表现为皮肤、黏膜色素沉着，尤以摩擦处、掌纹、乳晕、瘢痕处明显；Cushing综合征患者可出现痤疮、多毛。

3）头颈部检查：有无头颅、面容、甲状腺肿大及突眼、眼球运动障碍、视力或视野异常等改变。肢端肥大症表现为头颅耳鼻增大、眉弓隆起；甲状腺功能亢进症可有突眼、眼球运动障碍、甲状腺肿大。

4）胸腹部检查：有无乳房溢乳、腹部皮肤紫纹。如Cushing综合征患者可有腹部皮肤紫纹，垂体瘤患者常有闭经溢乳。心脏、血管：有无心悸、心尖部收缩期杂音、心律失常等。有无周围血管征。

5）消化系统：有无食欲亢进、稀便、排便次数增加等。

6）骨骼肌肉：有无肌无力、肌萎缩等。

7）四肢/脊柱、骨关节检查：有无疼痛、畸形，肌力、腱反射有无异常。骨质疏松症可导致脊柱、骨关节疼痛、变形，甚至驼背；痛风可引起急性关节疼痛。

8）外生殖器检查：有无性征异常改变等。

(3）心理社会状况

1）疾病知识：注意评估患者及家属对疾病的性质、发展过程、预后、保健、防治知识的认知程度。

2）心理状况：内分泌患者常伴有精神兴奋、情绪不稳定、易激怒或情绪淡漠、抑郁、失眠，自我贬低等症状，而慢性病程和长期治疗又常引起焦虑、性格改变、应对能力下降、家庭和人际关系紧张、社交障碍、自我概念紊乱等心理社会功能失调。护士应注意评估患者患病后的精神、心理变化，患病对日常生活、学习或工作、家庭的影响。

3）社会支持系统：包括家庭成员的组成、家庭经济、文化、教育背景，对患者所患疾病的认知和对患者的关怀和支持程度；患者医疗费用的来源和支付方式；出院后继续就医的条件，如居住地有无比较完善的初级卫生保健设施等资源。

3．实验室及其他检查 主要用于内分泌腺的功能诊断和定位诊断。

(1）实验室检查

1）血液和尿生化测定：各种激素可以影响不同的物质代谢，包括糖、脂质、蛋白质、电解质和酸碱平衡，可测定基础状态下血糖、血脂谱、血钠、钾、钙、磷、碳酸氢根等。如糖皮质激素和血清钠、钾、醛固酮；甲状旁腺激素与钙、磷、镁；胰岛素和胰高血糖素与血糖等，测定血清电解质可间接了解相关激素的分泌功能。

2）激素及其代谢产物测定：临床上测定空腹8～12小时后血中激素和24小时尿中激素及其代谢产物(GH、PRI、ACTH、TSH、LH/FSH、总T_3、总T_4、游离T_3、游离T_4、皮质醇、睾酮、雌二醇、黄体酮、甲状旁腺素、胰岛素、C肽、醛固酮、儿茶酚胺等)，用于对内分泌紊乱和疾病状况的推断。一般在基础状态下，测定垂体和靶腺两方面的激素水平，如ACTH和皮质醇、TSH和T_4水平，LH和睾酮水平，可帮助了解其功能和发病部位；测定尿碘排出量能了解体内是否缺碘。但因激素呈脉冲性分泌，尤其是促性腺激素和性腺激素，最好相隔15～30分钟抽一次血，共3次并等量混合后，测定其值。测定24小时尿游离皮质醇(UFC)，17羟17酮类固醇，醛固酮，香草基杏仁酸(VMA)等，应同时测定肌酐量，使测定结果具有可比性。

测定垂体前叶促激素和其靶腺激素，对一些内分泌疾病的定位诊断有帮助。如血浆ACTH和皮质醇均升高提示病变在垂体；ACTH降低，皮质醇升高提示病变在肾上腺皮质；再如血TSH和T_3、T_4均升高，则可能为垂体TSH瘤或不敏感综合征；如TSH明显降低，而T_3、T_4升高则为甲状腺病变所致的甲状腺功能亢进症。如血清FSH和LH均升高，提示病变在性腺；减低则提示病变在垂体或下丘脑。

3）动态功能测定主要有两类。

兴奋试验：多适用于分泌功能减退的情况，可估计激素的贮备功能，应用促激素试验探测靶腺的反应，如ACTH、TSH、hCG、TRH、CRH试验，胰岛素低血糖兴奋试验，胰高血糖素兴奋试验，左旋多巴、精氨酸兴奋试验等。例如基础TSH升高，注射TRH后有过分反应，提示病变在甲状腺；基础TSH低，注射TRH后无升高反应，提示病变在垂体；如果注射TRH后有TSH升高反应，但高峰延迟，则病变在下丘脑。

抑制试验：多适用于分泌功能亢进的情况，观察其正常反馈调节是否消失，有无自主性激素分泌过多，是否有功能性肿瘤存在，如地塞米松抑制试验。葡萄糖耐量试验可作为兴奋试验(胰岛素、C肽)又可作为抑制试验(GH)。可乐定抑制试验观察儿茶酚胺(CA)分泌情况。

判断激素水平时，应考虑年龄、性别、营养状况、有无用药或是否处于应激状态以及取血时间等，并应结合临床状况，力求正确。

(2) 影像学检查

1) X线、CT和MRI：对某些内分泌疾病有定位诊断价值。

2) 同位素检查：甲状腺摄^{131}I率可用于评价甲状腺功能。

3) 选择性动脉造影：对于病灶直径较小，不能用CT和MRI等方法作出定位时，可采用此类方法。

4) B超检查：可用于甲状腺、肾上腺、胰腺、性腺和甲状旁腺肿瘤的定位诊断。

(3) 病因检查：自身抗体检测，如血清TSH受体抗体、抗甲状腺球蛋白抗体及抗微粒体抗体测定，分别有助于Graves病和桥本甲状腺炎的病因分析。

（谢　虹）

第2章 腺垂体功能减退症患者的护理

腺垂体功能减退症(Simmonds Sheehan syndrome)是指腺垂体激素分泌减少或缺乏所致的综合征,属临床常见疾病,是由各种病因引起的腺垂体激素分泌功能部分或全部丧失的结果。因垂体分泌细胞受下丘脑各种激素的直接影响,其功能减退可原发于垂体病变,也可继发于下丘脑病变。因病因不同,累及激素的种类和数量不同,故临床表现复杂多变,但经补充所缺乏的激素后,症状可迅速缓解。

成人腺垂体功能减退症又称为西蒙病(Simmond disease)。生育期妇女因产后腺垂体缺血性坏死所致者称席汉综合征(Sheehan syndrome)。儿童期发生腺垂体功能减退症可因生长发育障碍而导致垂体性矮小症。

如果患者同时存在神经垂体激素不足,则称为全垂体功能减退症。临床上以各种垂体腺瘤(包括腺瘤的手术治疗和放射治疗继发的损伤)引起的最常见,但以产后大出血引起的腺垂体坏死,即Sheehan综合征最典型、最严重。

一、病因与发病机制

由垂体本身病变引起的称为原发性腺垂体功能减退症,由下丘脑以上神经病变或垂体门脉系统障碍引起的称为继发性腺垂体功能减退症。常见病因如下:

1. **遗传因素** 由于基因缺陷或基因突变导致腺垂体激素合成障碍或无生物活性激素产生,如垂体先天发育缺陷、漏斗部缺失,PROPI基因突变等。常伴有垂体生长激素(GH)、催乳素(PRL)、促甲状腺激素(TSH)和促性腺激素(Gn)缺乏。

2. **肿瘤** 为成人最常见原因,大都属于良性肿瘤,其中垂体腺瘤最为常见。腺瘤增大可压迫正常垂体组织,引起腺垂体功能减退。若垂体瘤突然出血、增大,压迫正常垂体组织和邻近神经组织,呈现急症危象,称为垂体卒中。

3. **垂体缺血性坏死** 指垂体组织的缺血坏死或出血。常发生于产后大出血、产褥感染、羊水栓塞或感染性休克等。因妊娠期间垂体生理性增生肥大,代谢旺盛,对缺血、缺氧极为敏感,在急性缺血肿胀时极易受损。糖尿病病变使垂体供血障碍也可导致垂体缺血性坏死。

4. **垂体感染和炎症** 各种细菌性(垂体结核、垂体脓肿等)、真菌性、病毒性(脑炎、流行性出血热等)及螺旋体(梅毒等)感染均可引起下丘脑-垂体损伤而导致功能减退。

5. **下丘脑病变** 肿瘤、炎症、浸润性病变(如淋巴瘤、白血病)、肉芽肿(如结节病等),可直接破坏下丘脑神经内分泌细胞,使释放激素分泌减少,从而减少腺垂体分泌各种促靶腺激素、生长激素和催乳素等。

6. **外伤、手术或放射性损伤** 垂体瘤切除、术后放疗以及乳腺癌做垂体切除治疗等,均可导致垂体损伤。颅骨骨折可损毁垂体柄和垂体门静脉血液供应。鼻咽癌放疗也可损坏下丘脑和垂体,引起垂体功能减退。

7. **其他疾病** 动脉硬化、空鞍综合征、颈内动脉瘤、海绵窦血栓等亦可引起腺垂体功能减退。长期大剂量糖皮质激素也可抑制相应垂体激素的分泌,突然停药可出现单一性垂体激素分泌不足表现。

二、临床表现

1. **腺垂体功能减退症** 主要表现为各靶腺(性腺、甲状腺、肾上腺)功能减退,取决于原发疾病、腺垂体破坏程度、各种垂体激素减退的速度及相应靶腺萎缩的程度。腺垂体组织破坏50%以上才出现症状,破坏75%以上症状明显,破坏95%以上症状常较严重。最早表现为Gn、GH和PRL缺乏,TSH缺乏次之,随后可伴有ACTH缺乏。垂体及鞍旁肿瘤所致本病还伴有占位性病变的症状和体征,如头痛、视力减退、视野缺损甚至失明等。

2. **性腺(卵巢、睾丸)功能减退** 由Gn、PRL分泌不足所致。女性多有产后大出血、休克、昏迷病史，产后无乳、乳腺萎缩、长期闭经与不育的特征。毛发脱落，尤以腋毛、阴毛明显，眉毛稀少或脱落。男性胡须稀少，性欲减退、阳痿等。

3. **甲状腺功能减退**　由TSH分泌不足所致。表现与原发性甲状腺功能减退相似，但程度较轻。患者怕冷、嗜睡、思维迟钝、精神淡漠，皮肤干燥粗糙、苍白、少汗、弹性差等。

4. **肾上腺功能减退**　由ACTH分泌不足所致，与原发性慢性肾上腺皮质功能减退症相似。患者常有乏力、厌食、恶心、呕吐、体重减轻、血压低，重症者出现低血糖等。但由于本症黑色素细胞刺激激素（MSH）减少，故出现皮肤色素减退，面色苍白，乳晕色素浅淡，而原发性慢性肾上腺皮质功能减退症则有皮肤色素加深的表现。

5. **垂体功能减退性危象**　简称垂体危象。在全垂体功能减退症的基础上，各种应激（如感染、腹泻、呕吐、脱水、饥饿、受寒、中暑、手术、外伤等）、麻醉及镇静催眠药、降血糖药的应用均可诱发垂体危象及昏迷。临床表现为低血糖、高热（体温＞40℃）、循环衰竭、水中毒等，甚至出现精神异常、谵妄、昏迷等症状。

三、实验室及其他检查

1. **性腺功能检查**　男性患者血睾酮水平降低或为正常低值，精液检查精子数量少，形态改变，活动度差，精液量少；女性患者血雌二醇水平降低，没有排卵及基础体温改变，阴道涂片未见雌激素作用的周期性改变。

2. **甲状腺功能检查**　T_3、T_4通常低于正常。TT_3、FT_3可正常或降低。

3. **肾上腺皮质功能检查**　24小时尿17羟皮质类固醇降低，游离皮质醇及血皮质醇均低于正常水平，血ACTH可降低。CRH兴奋试验有助于确定病变部位。葡萄糖耐量试验血糖可呈低平曲线改变。

4. **腺垂体激素测定**　FSH、LH、TSH、ACTH、PRL、GH等水平均有不同程度的降低。

5. **垂体储备功能测定**　可作GnRH、TRH、CRH等兴奋试验，药物刺激后相应垂体激素不升高提示垂体病变，延迟升高提示病变在下丘脑。

6. **影像检查**　对于腺垂体-下丘脑病变，高分辨率CT或MRI是首选方法。蝶鞍的头颅X线可提示肿瘤是否存在。

四、诊断要点

根据病史、临床表现，结合实验室检查，可做出诊断。

五、治疗要点

1. **一般治疗**　患者应加强营养，宜进高蛋白、高能量、富含维生素的食物。平时应注意休息，防止感染，避免精神刺激，避免过度劳累和激动，保持心情愉快，冬季加强保暖。

2. **病因治疗**　肿瘤患者可通过手术、化疗或放疗等措施治疗。缺血性垂体坏死，关键在于预防，应加强产妇围生期监护，及时纠正产科病理状态。

3. **激素替代治疗**　采用相应靶腺激素替代治疗，需要长期，甚至终身维持治疗。所有替代治疗宜口服给药，治疗过程中应先补充糖皮质激素，再补充甲状腺激素，以防肾上腺危象发生。

(1) 糖皮质激素：首选氢化可的松，剂量应个体化，生理剂量为每日20～30mg。服药方法模仿生理分泌，可将一日量的2/3于早餐后服，1/3量于午后服。遇有发热、感染、手术时应酌情加量。在并发症缓解后数日内递减至原来的维持量。

(2) 甲状腺激素：生理剂量为左甲状腺素50～150μg/d或甲状腺片40～120mg/d，宜由小剂量开始，缓慢递增。定期通过监测血清FT_3、FT_4水平调整用药剂量，因其长期超生理水平会导致骨质疏松，增加骨折和房颤的发生概率。对于老年、心功能欠佳者，应避免甲状腺激素过量诱发心绞痛。

(3) 性激素：育龄期妇女、病情较轻者可行人工周期性月经治疗，可维持第二性征及性功能。必要时用人绝经期尿促性腺激素（hMG）和绒毛膜促性腺激素（hCG）以促进生育。男性患者用丙酸睾酮治疗，可促进蛋白质合成、促进第二性征发育、改善性功能；也可联合应用hMG和hCG以促进生育。

4. **垂体危象的处理**　首先给予静脉注射50%葡萄糖液40～60mL，以抢救低血糖。继而补充5%葡萄糖盐水，每500～1 000mL中加入氢化可的松50～100mg，静脉滴注，以解除急性肾上腺功能减退危象。有循环衰竭者按休克原则治疗，有感染败血症者应积极抗感染治疗，有水中毒者主要应加强利尿，可给予泼尼松或氢化可的松口服。低温与甲状腺功能减退有关，可给予小剂量甲状腺激素，并用保暖毯逐渐加温。高热者应给予物理降温，并及时去除诱发因素,慎用药物降温。禁用或慎用麻醉剂、镇静药、催眠药或降糖药等,以防诱发昏迷。

六、护理要点

1. **饮食护理** 给予高热量、高蛋白、高维生素饮食,血压低时适当补充钠盐,不宜过度饮水,以免加重低钠血症。便秘者增加纤维素的摄入,鼓励体育锻炼,养成按时排便习惯。

2. **病情观察** 密切观察患者的生命体征和意识状态,重点监测低血压、低血糖、低体温等情况,以便早期发现垂体危象。

3. **药物护理** 在应用糖皮质激素时要观察患者的情绪变化,注意有无兴奋、烦躁以及夜间失眠症状,同时观察患者有无反酸、胃痛及有无黑粪等消化道出血征象。在应用左甲状腺素钠(优甲乐)时应观察患者有无心悸、心前区疼痛的症状,指导患者及家属自己监测脉率的变化,如脉率、心率超过100次/分时,应立即报告医生,以便及早发现心力衰竭、心绞痛的发生。

4. **心理护理** 患者长期患病,心理上压抑、悲观,对预后缺乏信心;由于毛发脱落,感到自己有明显的生理缺陷,从而产生羞辱感和自卑心理。护士应关注患者情绪的变化,鼓励患者,帮助患者树立治疗信心。

5. **健康指导** 指导患者保持情绪稳定、生活规律,避免劳累过度。注意保暖,保持皮肤清洁,避免感染、饥饿、外伤等应激状态发生。外出时应随身携带识别卡,表明其特殊身份(激素缺乏患者),还应备有糖皮质激素口服制剂,以便意外发生时使用。指导患者进食高热量、高蛋白、高维生素、易消化食物,进食粗纤维食物,预防便秘。教会患者认识所服药物的名称、剂量、用法及不良反应,让患者知道要严格遵医嘱按时按量服用药物,不能随意停药和增减药物剂量。指导患者识别垂体危象的征兆,若出现感染、发热、外伤、腹泻、呕吐、头痛等情况,应立即就医。

(蔡春凤)

第3章 甲状腺疾病患者的护理

甲状腺是人体内一个重要的内分泌器官。它位于颈前部第1～3气管环前方，由左右两叶和中央峡部组成，呈"H"形。上极平甲状软骨，下极多位于第5～6气管软骨。甲状腺表面共有两层被膜，由内层甲状腺固有被膜和外层甲状腺外被膜所包裹。腺体借外层被膜固定于气管和环状软骨，并借左、右两叶上极内侧的甲状腺悬韧带悬吊于环状软骨。吞咽时，甲状腺可随喉上下移动，以此鉴别甲状腺肿块与颈部其他肿块。甲状腺常见的疾病有单纯性甲状腺肿、甲状腺功能亢进症、甲状腺功能减退症、甲状腺癌等。

第1节　单纯性甲状腺肿

单纯性甲状腺肿(simple goiter)也称为非毒性甲状腺肿(nontoxic goiter)，是指由非炎症、非肿瘤原因引起的，不伴有临床甲状腺功能异常的良性甲状腺上皮细胞增生而引起的甲状腺肿大。单纯性甲状腺肿以散发多见，也可呈地方性分布。在人群中发病率约为5%，女性是男性的3～5倍。如果在一个地区儿童单纯性甲状腺肿的患病率超过10%，称为地方性甲状腺肿(endemic goiter)。

一、病因与发病机制

1. **散发性甲状腺肿**　引起散发性甲状腺肿的原因很多，包括：①外源性因素：如食物中的碘化物，致甲状腺肿的药物和物质如磺脲类、磺胺类药物及对羟基苯丙酮等；②内源性因素：如先天性甲状腺激素合成障碍造成甲状腺激素合成减少，促甲状腺激素(TSH)反馈性分泌增加，导致甲状腺肿。

2. **地方性甲状腺肿**　引起地方性甲状腺肿的原因主要是环境因素，碘缺乏是最常见原因，常见于山区和远离海洋的内陆地区。在轻度碘缺乏地区，人群在机体碘需要量增加的状态下，如妊娠期和哺乳期等，可出现甲状腺肿。

二、临床表现

单纯性甲状腺肿临床上可无明显症状，或因甲状腺肿大影响外观，严重者可出现压迫症状。

1. **甲状腺肿大**　常呈轻度或中度肿大，表面光滑，质地较软，无压痛。

2. **压迫症状**　重度肿大的甲状腺可出现压迫症状，压迫气管可出现咳嗽、呼吸困难和气管偏移等；压迫食管可出现吞咽困难；压迫喉返神经可出现声音嘶哑；胸骨后甲状腺肿可使头部、颈部和上腔静脉回流受阻出现晕厥等表现。当甲状腺结节内出血时，可引起急性疼痛和肿大。

3. **自主功能性甲亢**　病程较长者，甲状腺内形成的结节可有自主分泌甲状腺激素，并可出现甲状腺功能亢进。

4. **地方性状况**　在地方性甲状腺肿流行区域，如严重缺碘，可引起地方性呆小病。

三、实验室及其他检查

1. **甲状腺功能检查**　血清促甲状腺激素(TSH)是反映甲状腺肿患者甲状腺功能最敏感的指标。单纯性甲状腺肿患者血清TSH、总甲状腺素(TT_4)和总三碘甲状腺原胺酸(TT_3)正常。

2. **血清甲状腺球蛋白(Tg)检测**　Tg水平增高，且增高的程度与甲状腺肿的体积呈正相关。

3. **甲状腺摄^{131}I率及T_3抑制试验**　摄^{131}I率增高，但摄取高峰时间正常，可被T_3所抑制。当甲状腺结节有自主功能时，可不被T_3抑制。

4. **影像学检查**　超声是最主要的检查方法。B超可显示甲状腺大小、形态、结构、确定有无结节及血流情况等。

5. **细针穿刺细胞学检查**　有助于确定结节的良恶性。

四、诊断要点

诊断主要依据患者有甲状腺肿大而甲状腺功能基本正常。地方性甲状腺肿地区的流行病史有助于本病的诊断。甲状腺肿分Ⅲ度：①Ⅰ度：看不到但能触及者；②Ⅱ度：既能看到，又能触及，但肿大不超过胸锁乳突肌外缘者；③Ⅲ度：肿大超过胸锁乳突肌外缘者。

五、治疗要点

单纯性甲状腺肿一般无须治疗，以改善碘缺乏状态为主。有明确病因的，应针对病因治疗。

1. **非手术治疗**

(1) 碘剂治疗：碘缺乏者应补充碘剂。食盐加碘是预防碘缺乏病的有效措施。妊娠期和哺乳期妇女是防治碘缺乏病的重点对象。但碘与甲状腺肿患病率呈"U"形曲线，即碘缺乏和碘过量均可引起甲状腺肿。因此，补充碘剂的同时要注意防止碘过量。结节性甲状腺肿患者，应避免大剂量碘剂，以免出现碘甲亢。

(2) 甲状腺制剂治疗：对甲状腺肿大明显者，可予以甲状腺制剂治疗，以抑制 TSH 的分泌，缓解甲状腺肿大。常选用左甲状腺素片($L\text{-}T_4$)或干甲状腺片。

2. **手术治疗** 有以下情况时，应予以手术治疗：甲状腺肿明显，影响生活和工作；有压迫症状；胸骨后甲状腺肿；结节性甲状腺肿继发功能亢进；疑有恶变者。术后需长期使用甲状腺制剂替代治疗。

六、护理要点

1. **一般护理** 嘱患者注意休息，避免过度劳累。告知患者单纯性甲状腺肿的病因和防治知识。

2. **饮食护理** 鼓励患者多进食含碘丰富的食物，如海带、紫菜等海产品，食用碘盐等。避免摄入过多含抑制甲状腺激素合成的食物，如卷心菜、木薯、花生等。

3. **病情观察** 观察患者甲状腺肿大的程度、质地、进展情况、有无结节、压痛和压迫症状。如结节在短期内迅速增大，应予以重视。

4. **用药护理** 嘱患者遵医嘱按时、按量服药，不可自行增减剂量或停药。注意观察药物疗效和不良反应。忌服硫脲类、磺胺类等阻碍甲状腺激素合成或释放的药物。如患者出现心动过速、食欲亢进及怕热多汗等甲亢症状，应及时向医生汇报并予以相应的处理。

5. **心理护理** 患者可因甲状腺肿大导致颈部增粗而引起自卑等不良心理情绪，可告知患者在补碘等治疗后甲状腺肿可逐渐缩小或消失，以减轻患者的精神压力，树立自信心。通过指导患者用服饰等进行外表装饰，完善自我形象，可增加患者心理舒适度和美感。

第2节　甲状腺功能亢进症

甲状腺功能亢进症(hyperthyroidism)简称甲亢，是指由各种原因引起甲状腺腺体本身产生甲状腺激素过多而引起的甲状腺毒症。甲状腺毒症(thyrotoxicosis)指由于血液循环中甲状腺激素过多，引起以神经、循环、消化等系统兴奋性增高和代谢亢进为主要表现的一组临床综合征。根据甲状腺的功能状态，甲状腺毒素可分为甲状腺功能亢进型和非甲状腺功能亢进型，见表7-3-1。引起甲亢最常见的病因是弥漫性毒性甲状腺肿(Graves disease, GD)，又称 Graves 病，本节主要讨论 Graves 病。

Graves 病(简称 GD)以甲亢、弥漫性甲状腺肿大为特征，伴有 Graves 眼病(Graves ophthalmopathy, GO)和经前黏液性水肿等。Graves 病好发于女性，男女比例为1∶(4～6)。

表7-3-1　甲状腺毒症的常见病因

甲状腺功能亢进症	非甲状腺功能亢进症
1. 弥漫性毒性甲状腺肿(Graves 病)	1. 亚急性甲状腺炎
2. 多结节性毒性甲状腺肿	2. 无症状性甲状腺炎
3. 甲状腺自主高功能腺瘤	3. 桥本甲状腺炎
4. 碘致甲状腺功能亢进症	4. 产后甲状腺炎
5. 桥本甲亢	5. 外源性甲状腺激素替代
6. 新生儿甲状腺功能亢进症	6. 异位甲状腺激素产生
7. 垂体 TSH 腺瘤	

一、病因及发病机制

GD的发病机制尚未完全阐明，目前公认是遗传因素和环境因素共同作用的自身免疫性疾病。

1. **免疫因素** GD是器官特异性自身免疫疾病之一。突出特征为血清中存在TSH受体抗体(TSH recepter antibodies，TRAb)。TRAb有两种类型：TSH刺激性抗体(TSH stimulating antibody，TSAb)和TSH刺激阻断性抗体(TSH stimulating-blocking antibody，TSBAb)。TSAb与TSHR结合，使甲状腺激素过度分泌，引起甲亢和甲状腺肿。TSAb是GD主要致病性抗体。而TSBAb与TSHR结合，阻断了TSH对甲状腺的刺激，甲状腺素分泌减少，使甲状腺萎缩。

2. **遗传因素** GD遗传倾向较显著，部分患者有家族史。GD与组织相容性复合体(MHC)基因有关。

3. **环境因素** 环境因素包括细菌感染、性激素、精神因素和应激等，都与GD的发生和发展有关。GO的发病危险因素还包括吸烟、药物、^{131}I和局部创伤等。

二、临床表现

临床表现与循环中甲状腺激素增高有关。

1. **甲状腺毒症**

(1) 高代谢综合征：由于甲状腺激素(TH)增多导致交感神经兴奋性增高和新陈代谢加速，表现为疲乏无力、怕热多汗、皮肤潮湿、低热(甲亢危象时可高热)。TH增多可导致糖耐量异常或糖尿病加重；蛋白质负氮平衡导致体重下降；尿钙、磷的排出增多等。

(2) 精神神经系统：多言好动、焦躁易怒、紧张失眠、注意力不集中、记忆力减退等症状，有时出现幻觉。伸舌或双手平举时有震颤，腱反射活跃。

(3) 心血管系统：心悸、持续性心动过速，心率常大于100次/分，静息状态下有所缓解但仍高于正常。心律失常以房性期前收缩常见。第一心音亢进收缩压升高、舒张压下降和脉压增大是本病的特征性表现。当出现甲状腺毒症性心脏病(thyrotoxic heart disease)时，可表现为严重的心律失常、心力衰竭、心脏扩大和心绞痛或心肌梗死。心力衰竭可分为两种类型：一类是心动过速和心排血量增加导致的心力衰竭，又称为“高排血量型心力衰竭”，多见于年轻患者，在甲亢症状控制后，心力衰竭多能恢复。另一类是诱发和加重已有或潜在缺血性心脏病者发生的心力衰竭，多见于老年患者，属于心脏泵衰竭。

(4) 消化系统：食欲亢进、多食消瘦，肠蠕动加快，大便次数增多或腹泻。可出现肝功能异常，转氨酶升高，偶伴黄疸。

(5) 肌肉与骨骼系统：主要表现为甲状腺毒症性周期性瘫痪(thyrotoxic periodic paralysis，TPP)，亚洲青年男性多见。发病诱因主要为运动、饱餐、高糖饮食等。病变主要累及下肢，常伴有低钾血症。TPP为自限性，甲亢控制后可痊愈。慢性甲亢性肌病以近端肌群的肩、髋部肌群受累为主，部分累及远端肌群。肌无力为进行性，伴肌萎缩，尿肌酸排泄量增高，少数可伴有重症肌无力。爬楼梯、蹲位起立或梳头困难，对新斯的明无效。甲亢可引起骨骼脱钙导致骨质疏松。

(6) 生殖系统：女性可有月经减少，周期延长，严重者可出现闭经。男性可有阳痿。

(7) 造血系统：可出现白细胞总数减少，淋巴细胞比例增加，单核细胞增加。可伴发血小板减少性紫癜。

(8) 皮肤、毛发及肢端：皮肤温暖湿润，颜面潮红。毛发可有脱落。少数出现杵状指、软组织肿胀，指甲或趾甲和甲床分离，称为指端粗厚症。胫前黏液水肿(pretibial myxedema)为GD特异性皮肤表现，水肿好发于下肢胫骨前下1/3处，偶见足背和膝部、上肢甚至头部。皮损以对称性多见，初起时呈暗紫红色，继而出现皮肤粗厚，呈片状或结节状叠起，最后呈树皮状，下肢粗大似象皮腿。

(9) 甲状腺危象：也称甲亢危象，是甲状腺毒症急性加重的表现。与短时间内大量T_3、T_4释放入血有关。诱因包括感染、应激、严重躯体疾病、口服过量甲状腺激素(TH)制剂和甲状腺手术准备不充分或术中过度挤压甲状腺等。临床表现为原有甲亢症状加重，高热(39℃以上)，大汗，心动过速(140次/分以上)，烦躁不安，恶心呕吐，腹痛腹泻，严重者可有心衰、休克和昏迷等。病死率大于20%。

2. **甲状腺肿** 甲状腺呈弥漫性肿大、质地中等，无压痛，随吞咽上下移动。肿大程度与甲亢病情轻重无明显关系。甲状腺可触及震颤，听诊可闻及血管杂音，此为GD特异性体征。

3. **眼部表现**

(1) 单纯性突眼：与交感神经兴奋性增高有关。可表现为：①眼球轻度突出，突眼度不超过

18mm；②上眼睑挛缩，眼裂增宽(Dalrymple 征)；③瞬目减少或凝视(Stellwag 征)；④上眼睑移动滞缓(von Graefe 征)：向下看时上眼睑不能随眼球下落，出现白色巩膜；⑤向上看时，前额皮肤不能皱起(Joffroy 征)；⑥两眼内聚减退或不能(Mobius 征)。

(2) 浸润性突眼：即 Graves 眼病(GO)。本病的发生与眶周组织的自身免疫炎症反应有关。多见于男性，单眼受累的病例占10%～20%。GO由于累及的部位和程度不同，表现为眼内异物感、畏光、流泪、复视、视力减退、眼部静息或运动后疼痛等。查体可见眼球明显突出，常不对称，超过眼球突度参考值上限的3mm以上(中国人群突眼度男性18.6mm，女性16mm)，眼睑肿胀，眼睑不能闭合，结膜充血水肿，眼球活动受限甚至固定，视野缩小，角膜外露可引起角膜溃疡，严重者可导致全角炎甚至失明。

4. 特殊类型GD

(1) 淡漠型甲亢：老年人多见，起病隐匿，临床症状不典型，70%的患者无甲状腺肿大。主要表现为明显消瘦，心悸、乏力、头晕、腹泻、厌食、抑郁淡漠，神志模糊，甚至昏迷。可伴有心房颤动、震颤和肌病等体征。

(2) 妊娠期甲亢：常见以下两种临床类型：①妊娠合并甲亢。如孕妇体重不随妊娠月份而相应增加，或四肢近端肌肉消瘦，或休息时心率大于100次/分时，应考虑甲亢。妊娠期雌激素刺激甲状腺激素结合蛋白(TBG)增加，引起血清 TT_3 和 TT_4 增高，因此妊娠期甲亢的诊断应根据 FT_4、FT_3 和 TSF。GD与妊娠可相互影响，GD可导致流产、早产及死胎；而妊娠可加重甲亢患者的心肺负荷。②妊娠一过性甲状腺毒症：人绒毛膜促性腺激素(hCG)与TSH的 α-亚基相同，故hCG可与TSHR结合。大量hCG刺激TSHR而出现甲亢，主要发生在妊娠早期，病情较轻。

(3) 亚临床甲亢：其特征是血清 T_3、T_4 正常，TSH降低。不伴有或仅有轻微的甲亢临床症状，诊断主要依赖实验室检查结果。

三、实验室及其他检查

1. 促甲状腺激素(TSH)测定 血清TSH浓度的变化是反映甲状腺功能最敏感的指标。甲亢时TSH通常<0.1mU/L。敏感TSH测定即sTSH是筛查甲亢的第一线指标，尤其对亚临床型甲亢的诊断有重要意义。

2. 血清甲状腺激素测定

(1) 血清总甲状腺素(TT_4)和血清总三碘甲状腺原氨酸(TT_3)：T_4 全部由甲状腺产生。TT_4 稳定、重复性好，是诊断甲亢的主要指标之一。10%～20% T_3 由甲状腺产生，80%～90% T_3 在外周组织由 T_4 转换而来。TT_3 为早期GD、治疗中疗效观察及停药后复发的敏感指标。T_3 型甲状腺毒症仅有 TT_3 增高。TT_4 和 TT_3 受TBG的影响。

(2) 血清游离甲状腺素(FT_4)和游离三碘甲状腺原氨酸(FT_3)：FT_4、FT_3 不受血中TBG影响，直接反映甲状腺功能状态，其敏感性和特异性高于 TT_4 和 TT_3，是临床诊断甲亢的首选指标。

3. 甲状腺摄^{131}I率 为诊断甲亢的传统方法，但不能反映病情严重程度与治疗中的病情变化，现已被激素测定技术所替代。

4. TSH受体刺激抗体(TSAb) 是鉴别甲亢病因、诊断GD的重要指标之一。新诊断的GD患者血中TRAb阳性率可达85%～100%。可判断病情活动、停药后是否复发，以及治疗停药的重要指标。TSAb不仅能与TSH受体结合，而且还可以对甲状腺细胞产生刺激作用。

5. 甲状腺放射性核素扫描 对诊断甲状腺自主高功能腺瘤有意义。

6. 影像学检查 B超、CT和MRI等有助于甲状腺、异位甲状腺肿和评估眼外肌受累情况。

四、诊断要点

诊断应首先确定是否有甲亢。根据高代谢症状和体征，甲状腺肿大，以及血清TSH降低，TT_4、FT_4 升高即可诊断为甲亢。然后确定病因。GD的诊断标准是：①甲亢；②甲状腺弥漫性肿大；③Graves眼病；④胫前黏液性水肿；⑤TRAb、TSAb、TPOAb或TgAb阳性。其中，前两项为必备条件，后三项为辅助条件。

五、治疗要点

目前尚无针对GD的病因治疗。针对甲亢有抗甲状腺药物(antithyroid drugs，ATD)、^{131}I及手术治疗三种，各有利弊。

1. 一般治疗 适当休息，补充足够的热量，加强营养，限制碘的摄入。精神紧张、失眠者可根据需要予以镇静剂。

2. 药物治疗

(1) 抗甲状腺药物(ATD)治疗：ATD是甲亢的基础治疗，也是手术和^{131}I治疗前的准备治疗。

ATD主要作用机制为抑制甲状腺素的合成。ATD疗效肯定，不会导致永久性甲减，方便、经济，使用较安全。但是疗程长、治愈率低、停药后复发率高，主要的药物不良反应为粒细胞缺乏和肝毒性。

1）适应证：①轻、中度患者；②甲状腺轻、中度肿大；③年龄小于20岁，妊娠甲亢、年老体弱或合并其他严重疾病不能耐受手术者；④手术前或[131]I治疗前的准备；⑤手术后复发且不宜进行[131]I治疗者。

2）常用药物：ATD分为硫脲类和咪唑类。硫脲类有丙硫氧嘧啶(PTU)和甲硫氧嘧啶(MTU)。咪唑类有甲巯咪唑(MMI，他巴唑)和卡比马唑(CMZ，甲亢平)。目前常用PTU和MMI。由于MMI肝毒性小于PTU，所以优先选用MMI。但是PTU血浆半衰期短，可在外周组织抑制T_4转换为T_3，控制甲亢症状快，可作为严重病例和甲亢危象的首选药物；且PTU通过胎盘和进入乳汁的量少于MMI，所以妊娠甲亢或哺乳时优先选用PTU。

3）剂量和疗程：①初治期：MMI 10～20mg/d，每天1次口服。每4周复查甲状腺功能，至症状缓解或血TH回复正常时减量。②减量期：每2～4周减量一次，MMI每次减5～10mg，每4周复查甲状腺功能，待TSH正常后再减至最小维持量。③维持期：MMI 5～10mg/d或更少，维持时间为12～18个月，每2个月复查血甲状腺激素(TH)。疗程中除非发生药物不良反应，一般不宜中断，并定期随访。疗程不能少于一年。

(2) 其他药物

1）β受体阻滞剂：能减轻许多甲状腺毒症症状，尤其是心悸、震颤、焦虑、易怒和怕热等症状。普萘洛尔还可以减少外周组织中T_4向T_3的转化。支气管哮喘和喘息型支气管炎患者禁用。

2）复方碘液：仅用于手术前准备和甲状腺危象。

3. [131]I治疗　利用[131]I被甲状腺摄取后释放的β射线，破坏甲状腺滤泡上皮细胞，从而减少甲状腺激素的分泌。具有简便、安全、疗效明显等优点，是目前较常用的方法。但妊娠、哺乳期妇女禁用。引起的并发症有：①甲状腺功能减退：是[131]I治疗的主要并发症，需用TH替代治疗；②放射性甲状腺炎：多见于[131]I治疗后7～10天，个别可诱发危象；③GO恶化：[131]I治疗后使用糖皮质激素有一定预防作用。

4. 手术治疗　对内科治疗不能有效控制的甲亢，手术是一种常用而有效的治疗方法，能使90%～95%的患者获得痊愈，手术死亡率低于1%。但有一定的并发症，术后复发率约为4%。手术方式首选甲状腺全/近全切除术。

(1) 适应证：①中度以上的原发性甲亢；②继发性甲亢或高功能腺瘤；③腺体较大，伴有压迫症状的甲亢或有胸骨后甲状腺肿；④抗甲状腺药物或[131]I治疗治疗后复发者；⑤妊娠早、中期具有上述指征者，应争取手术治疗，妊娠后期的甲亢，可待分娩后再行手术。

(2) 禁忌证：①青少年患者；②症状较轻者；③老年患者或有严重器质性疾病不能耐受手术治疗者。

(3) 术前准备：行甲状腺切除术前需先用ATD和β受体阻滞剂治疗至症状控制，心率＜80次/分，甲状腺功能恢复正常；术前2周开始使用复方碘溶液，减少甲状腺血流、改善血管分布，以减少术中出血。

(4) 术后并发症：可发生出血、呼吸道压迫、喉返神经和喉上神经损伤、甲状旁腺功能减退、感染、低钙血症等并发症。

5. 甲状腺危象的防治　避免诱因，积极治疗甲亢是预防甲状腺危象的关键。

(1) 抑制TH合成：首选PTU，首剂500～1 000mg，口服或经胃管灌入。以后250mg，每4小时一次。待症状缓解后减至常规治疗剂量。

(2) 抑制TH释放：服PTU 1小时后加用复方碘口服溶液5滴，每6小时1次。或用碘化钠0.5～1.0g溶于5%葡萄糖盐水中静脉滴注12～24小时，以后根据病情变化逐渐减量。

(3) 抑制T_4转换为T_3：PTU、普萘洛尔、碘剂等均可抑制T_4转换为T_3。普萘洛尔60～80mg/d，每4小时口服1次，或1mg经稀释后缓慢静脉注射。有心衰者禁用β受体阻滞剂。

(4) 降低应激：氢化可的松100mg加入5%～10%葡萄糖盐水中静脉滴注，每8小时1次。

(5) 降低血TH的浓度：若上述效果不佳时，可选用血液透析、腹膜透析或血浆置换等措施，降低血TH浓度。

(6) 对症支持治疗：积极治疗各种并发症，包括降温、供氧、防治感染等。保证足够热量摄入及液体补充，防止水、电解质失衡。避免使用水杨酸类药物。

六、护理要点

(一) 一般护理

1. 休息与活动　保持环境安静，避免刺激。

应保持通风,避免室温过高。评估患者的活动量及生活习惯,制定个体化活动计划,不宜过劳。保持充足的睡眠,防止病情加重。有心力衰竭或严重感染者应卧床休息。

2. **饮食指导** 患者处于高代谢状态,能量消耗大,要保证营养供给。除适当增加进餐次数外,要提供高蛋白、高热量、富含维生素的饮食。每天饮水2 000~3 000mL,补充足够的水分。但有心脏疾病者应避免过多摄入水分,以免加重心脏负担。避免吃含碘丰富的食物,如海带、紫菜等,食用无碘盐,以免导致甲状腺素合成增加。避免进食辛辣等刺激性的食物,禁用对中枢神经系统有兴奋作用的浓茶、咖啡等刺激性饮料。减少粗纤维的摄入,以减少排便次数。监测体重,根据患者体重制定饮食计划。

(二)眼部护理 预防眼睛受到刺激和伤害。佩戴有色眼镜,以防光线刺激和灰尘、异物的侵害。复视者戴单侧眼罩。以眼药水湿润眼睛,避免干燥。眼睑不能闭合者,用无菌生理盐水纱布覆盖双眼。睡前涂抗生素眼膏预防感染。睡觉或休息时,抬高头部,使眶内液回流减少,减轻球后水肿。指导患者在眼睛有异物感、刺痛或流泪时,勿用手直接揉眼睛。发生角膜溃疡或全眼球炎时,应配合医生按医嘱及时给予治疗和护理。

(三)药物护理

1. **ATD** 指导患者遵医嘱用药,不可自行减量或停药,并密切观察药物不良反应。服用ATD最初3个月,每周查血常规1次,每隔1~2个月查甲状腺功能。常见不良反应及处理措施:①粒细胞减少:多发生在用药后2~3个月内,严重可导致粒细胞缺乏。嘱患者定期复查血常规,如白细胞低于3×10^9/L或中性粒细胞低于1.5×10^9/L需停药,并遵医嘱予以促白细胞生成药物。②药疹:轻者给予抗组胺药物可缓解,无须停药。当皮疹加重,应立即停药,以免剥脱性皮炎。③中毒性肝炎:转氨酶显著上升,死亡率高,应立即停药。使用ATD前应了解肝功能情况,以鉴别是否为药物引起的肝损害。其他不良反应还包括肝坏死、精神病、胆汁淤积症等。

2. **普萘洛尔** 普萘洛尔用药过程中应注意观察心率,防止心率过慢,有支气管哮喘或喘息型气管炎的患者禁用。

(四)^{131}I治疗护理

1. **治疗前** 避免服用含碘的药物和食物2周左右。如近期有恶心呕吐,可先服止吐药。^{131}I治疗前至少禁食2小时。

2. **治疗后** 一般采用1次口服法。服^{131}I后2小时内禁食(可适量饮水),以免引起呕吐而造成^{131}I的丢失。治疗后2~3日,宜适量增加饮水,及时排尿。嘱患者注意休息,不要经常按压颈部,注意保暖和预防感染。^{131}I治疗后1周内应避免与他人近距离、长时间接触。密切观察病情,注意治疗并发症的发生,如甲状腺功能减退、放射性甲状腺炎、甲状腺危象和浸润性突眼加重等。如有发热、心动过速、大量出汗、神经过度兴奋等,需考虑有发生甲状腺危象的可能,及时与医生联系,并做好抢救准备。

(五)手术护理

1. **术前护理**

(1) 休息:保持病室安静,建议患者卧床休息,减少体力消耗。

(2) 饮食护理:予以高热量、高蛋白质以及富含维生素的食物,加强营养,保证足够的热量摄入以满足机体代谢亢进的需求。鼓励患者多喝水,补充发热、大汗等丢失的水分。但有心脏疾病的患者应避免大量摄入水分,以免加重心脏负荷。禁用浓茶、咖啡等对中枢神经系统有兴奋作用的饮料。禁食富含粗纤维的食物,以免促进肠蠕动加重腹泻。

(3) 用药护理:术前通过药物降低基础代谢率是甲亢患者术前准备的重要环节。

1) ATD:术前甲亢控制不佳是甲亢危象的高危因素。先用硫脲类药物治疗,待甲亢症状控制后停药,服用碘剂2周左右手术。

2) 复方碘溶液:硫脲类药物能使甲状腺肿大充血,手术时易发生出血,而碘剂能减少甲状腺充血,使腺体缩小变硬,因此使用硫脲类药物治疗后必须加用碘剂。同时碘剂可以抑制甲状腺激素的释放,有利于避免术后甲状腺危象的发生。复方碘溶液,3次/日,服药2周。但由于碘剂不能抑制甲状腺激素的合成,一旦停用,会使甲亢症状重新出现甚至加重。因此,不准备施行手术治疗的甲亢患者不宜服用碘剂。

3) β受体阻滞剂:用于控制甲亢症状,且用药后不引起腺体充血,有利于手术操作,缩短术前准备时间。用法:剂量从60mg/d开始,6小时一次,剂量逐日增加,随心率而调节,一般至160mg/d,服药4~7日后待心率降至正常,方可手术。最后一次服用须在术前1~2小时,术后继续口服4~7日。哮喘及心动过缓者禁用。术前不使用阿托品,以免引起心动过速；钙剂及维生素D术前应评估是否需要预防性地使用钙剂及维生素D，以减少术后发生低钙血症的风险。

(4) 术前适应性训练：指导患者练习头颈过伸位、深呼吸和有效咳嗽的办法。

(5) 心理护理：向患者解释手术的必要性和注意事项，消除患者顾虑和恐惧。对精神过度紧张者，可遵医嘱适当应用镇静剂或安眠药，使患者以最佳状态接受手术。

2. 术后护理

(1) 体位和引流：术后取平卧位；待麻醉清醒、血压平稳后取半卧位，有利于呼吸和引流。

(2) 病情观察：监测生命体征的变化、切口渗血的情况；鼓励患者发音，注意有无声调降低或声音嘶哑；观察饮食及饮水有无呛咳或误咽。

(3) 保持呼吸道通畅：注意保持引流管通畅，以免引流不畅引起血肿压迫气管而导致呼吸不畅。指导患者进行深呼吸和有效咳嗽，必要时可予以雾化使痰液稀释易于排出。如因切口疼痛而不敢或不愿意咳嗽排痰者，可遵医嘱予以镇痛药。

(4) 饮食指导：术后清醒、病情平稳的患者可少量饮水。若无呛咳等不适，可逐步予以少量温凉流质饮食，再逐步过渡到半流质饮食和软食。禁忌摄入过热的食物，以免引起手术部位血管扩张，加重伤口渗血。鼓励患者克服吞咽时的不适，少量多餐进食，加强营养，利于康复。

(5) 药物护理：术后继续服用复方碘化钾溶液，由3次/日，16滴/次开始，逐日每次减少1滴，直至病情平稳。口服甲状腺素，30～60mg/d，连服6～12个月，以抑制TSH的分泌和预防复发。

(6) 并发症的护理

1) 呼吸困难和窒息：是最危急的并发症。常发生在术后48小时内。常见原因及处理措施为：①出血及血肿压迫气管：主要表现为引流量增多，呈血性，颈部肿胀，患者自觉呼吸困难。多为手术时止血不完善，偶尔为血管结扎线滑脱所致。切口常规放引流管24～48小时，注意观察引流液的量、颜色和性状，保持引流通畅。及时更换切口处敷料，评估并记录出血情况。如果引流量＞100mL/h，考虑存在活动性出血，应及时行清创止血术。患者出现呼吸窘迫时应首先保持气道通畅，急诊情况下可床旁打开切口，首先缓解血肿对气管的压迫。②喉头水肿：可因手术创伤或气管插管所致轻度喉头水肿无须处理，中度可遵医嘱予以激素治疗，严重者可行环甲膜穿刺或气管切开。③气管塌陷：气管壁长期受肿大甲状腺压迫而发生软化，在切除甲状腺大部分腺体后，软化气管壁失去支撑所致。气管软化者一般不宜行气管切开。④痰液阻塞：密切观察患者，做好保持呼吸道通畅的护理，帮助和鼓励患者咳痰或做雾化吸入。

2) 喉返神经损伤：多为手术损伤所致。一侧喉返神经损伤，术后同侧声带麻痹，出现声音嘶哑、饮水呛咳。双侧喉返神经损伤，术后可出现呼吸困难，危及生命。血肿压迫或术中钳夹、牵拉等导致的暂时性损伤，经理疗等处理后，3～6个月可逐渐恢复。若严重损伤所致呼吸困难和窒息者应立即做气管切开。

3) 喉上神经损伤：多因处理甲状腺上极时损伤所致。患者术后声音变低沉，或在进食、特别是饮水时，患者因喉部反射性咳嗽的丧失而易发生误咽或呛咳。术中处理甲状腺上动静脉时应注意紧贴甲状腺腺体精细解剖，可降低喉上神经损伤的概率。一般通过理疗后可自行恢复。

4) 甲状旁腺功能减退：多见于甲状旁腺被误切、挫伤等。主要表现为术后低钙血症。多数患者症状轻且短暂，常在术后1～2日出现面部、唇或手足部的针刺、麻木或强直感，严重者可出现面肌和手足伴有疼痛的持续性痉挛。每天发作多次，每次持续10～20分钟或更长，甚至可发生喉、膈肌痉挛和窒息。预防关键在于切除甲状腺时，注意保留腺体背面的甲状旁腺。术后护理应加强血钙浓度动态变化的监测。适当限制肉类、乳品和蛋类等含磷较高食品的摄入，以免影响钙的吸收。轻症患者可口服或静脉注射钙剂，严重低血钙、手足抽搐时，静脉注射钙剂并同时服用维生素D_3。为减轻患者术后症状，可考虑预防性给药。

(六) 甲状腺危象的护理

1. 避免诱因 避免诱发甲亢患者甲状腺危象的因素，如感染、应激、严重精神刺激、口服过量甲状腺激素制剂以及手术中过度挤压甲状腺等。

2. 病情监测 密切观察生命体征和神志变化。如出现原有甲亢症状加重，并出现高热（体温＞39℃）、心率加快（心率＞140次/分）、多汗、极度乏力、食欲减退、恶心呕吐、腹泻、烦躁不安，甚至昏迷等，应警惕甲状腺危象发生，应立即报告医生并协助治疗。

3. 配合治疗

(1) 立即吸氧：患者绝对卧床休息，呼吸困难时予以半卧位，立即吸氧。

(2) 准确给药：迅速建立静脉通路。遵医嘱使用PTU、复方碘溶液、β受体阻滞剂、氢化可的松等药物。严格掌握药物剂量，严密观察药物的不良反应。并准备好抢救药物。

(3) 密切观察病情变化：监测生命体征，观察神志变化，记录24小时出入量。

4. **对症护理** 体温过高者给予冰敷或酒精擦浴以降低体温。躁动不安者使用床栏保护患者安全。昏迷者加强皮肤、口腔护理，定时翻身，防止压疮、肺炎的发生。

(七) 心理护理 向患者解释本病病程较长，但经积极治疗后预后较好。与患者多沟通，解除患者的疑虑和担忧，鼓励患者配合治疗。

第3节 甲状腺功能减退症

甲状腺功能减退症(hypothyroidism)简称甲减，指由各种原因引起的甲状腺激素合成和分泌减少，或组织利用不足而引起的全身性低代谢综合征。成人甲减是常见的内分泌疾病，主要分为临床甲减和亚临床甲减。女性患病率高于男性，随年龄增长患病率升高。我国甲减年发病率为2.9‰。

一、病因及发病机制

(一) 根据病变部位分类

1. **原发性甲减** 此类甲减占全部甲减的约99%。其中自身免疫、甲状腺手术和甲亢^{131}I治疗三大原因占90%以上。

2. **中枢性甲减** 由下丘脑和垂体病变引起的促甲状腺激素释放激素(TRH)或者促甲状腺激素(TSH)产生和分泌减少所致。

3. **甲状腺激素抵抗综合征(RTH)** 由于甲状腺激素在外周组织实现生物效应障碍引起的甲减。

(二) 根据病变的原因分类 包括自身免疫性甲减、药物性甲减、^{131}I治疗后甲减、甲状腺手术后甲减、特发性甲减、垂体或下丘脑肿瘤手术后甲减等。

(三) 根据甲状腺功能减低的程度分类 包括临床甲减和亚临床甲减。

二、临床表现

成年型甲减常隐匿起病，进展缓慢。

1. **低代谢症候群** 乏力、畏寒、体重增加、行动缓慢。体温可低于正常。

2. **精神神经系统** 嗜睡、记忆力减退、理解力下降、反应迟钝。严重者可出现痴呆、幻想、木僵，甚至昏睡。

3. **皮肤改变** 皮肤黏液性水肿为非凹陷性，好发于眼周、手和脚的背部和锁骨上窝。典型黏液性水肿面容为颜面和(或)眼睑水肿，表情呆滞，呈“假面具脸”。唇厚舌大，常见齿痕，发音不清，声音嘶哑，皮肤干燥、粗糙、脱屑，皮温低，毛发稀疏干燥，眉外1/3脱落。指甲厚而脆，表面可见裂纹。手脚掌皮肤可呈姜黄色。

4. **心血管系统** 心肌收缩力减弱，每搏输出量减少和心率减慢，心排血量降低，组织血供减少。由于心肌耗氧量和心排血量的下降相平行，较少发生心绞痛和心力衰竭。严重者可出现心肌间质水肿，心肌纤维肿胀，心脏扩大、心包积液，称为甲减性心脏病。

5. **消化系统** 食欲下降，腹胀、便秘，极少数可出现黏液水肿性巨结肠或麻痹性肠梗阻。

6. **内分泌系统** 长期甲减可导致腺垂体增大，高催乳素血症和泌乳。儿童甲减可引起生长发育迟缓。

7. **生殖系统** 婴儿期甲减可导致性腺发育不全。幼儿期甲减可导致性发育延迟。成年女性重度甲减可伴有性欲减退，月经周期紊乱，月经过多，排卵障碍，甚至闭经不孕。成年男性患者可伴有性欲减退，阳痿和精子减少。

8. **黏液性水肿昏迷** 是较为罕见的危及生命的重症，多见于老年患者。常见诱因有寒冷、应激、严重躯体疾病、中断甲状腺激素治疗、使用麻醉、镇静药物等。临床表现为嗜睡、精神异常，木僵甚至昏迷，皮肤苍白，低体温(体温<35℃)，呼吸减慢，心动过缓，血压下降等。预后差，病死率达20%。

三、实验室及其他检查

1. **血细胞与生化检查** 可有轻、中度正细胞正色素性贫血。血清总胆固醇、甘油三酯、低密度脂蛋白升高，高密度脂蛋白降低。严重的原发性甲减时可有高催乳素血症。

2. **甲状腺功能评估**

(1) TSH、TT_4和FT_4：血清TSH升高，TT_4

和FT_4降低是诊断原发性甲减的一线指标。TSH升高先于T_4降低，是评估原发性甲状腺功能异常最敏感和最早期的一线指标。TT_4和FT_4降低是诊断甲减的必备指标。严重时血清TT_3、FT_3下降。亚临床甲减仅有血清TSH升高，TT_4和FT_4正常。

(2) TRH兴奋试验：主要用于病变部位的鉴定。静脉注射TRH后，血清TSH不升高提示垂体性甲减；延迟升高为下丘脑性甲减；如血清TSH基值已升高，TRH刺激后进一步升高，提示原发性甲减。

(3) 甲状腺自身抗体测定：甲状腺过氧化物酶抗体(TPOAb)、甲状腺球蛋白抗体(TgAb)阳性，提示甲减是由自身免疫甲状腺炎导致。

四、诊断要点

病史有助于本病诊断，如甲状腺手术、甲亢^{131}I治疗和家族史等。早期、轻型患者缺乏临床特异性症状和体征，易漏诊或误诊。需与贫血、特发性水肿和心包积液等疾病鉴别。临床表现以代谢率降低和交感神经兴奋性下降为主，诊断主要依赖实验室检查。

五、治疗要点

原发性临床甲减的治疗目标是甲减的症状和体征消失，TSH和TH值维持在正常范围。

1. 替代治疗　甲减一般不能治愈，需要甲状腺激素终身替代治疗。左甲状腺素(L-T_4)是甲减的主要替代治疗药物。

2. 对症治疗　有贫血者可补充铁剂、维生素B_{12}、叶酸等。胃酸低者补充稀盐酸，与L-T_4合用才能取得疗效。

3. 亚临床甲减的治疗　可导致血脂代谢异常和其导致的动脉粥样硬化。部分亚临床甲减可发展为临床甲减。重度亚临床甲减(TSH≥10mU/L)患者，建议予以L-T_4替代治疗。治疗的目标和方法与临床甲减一致。

4. 黏液性水肿昏迷的治疗

(1) 去除或治疗诱因：控制感染，治疗原发疾病。

(2) 补充甲状腺激素：予以静脉注射甲状腺激素替代治疗，直至患者临床症状改善后改为口服给药或其他肠道给药。

(3) 保暖，吸氧，保持呼吸道通畅。

(4) 补充糖皮质激素：静脉滴注氢化可的松每天200～400mg，待患者清醒及血压稳定后减量。

(5) 对症治疗：伴发呼吸衰竭、低血压和贫血采取相应的抢救治疗措施。

六、护理要点

1. 一般护理

(1) 室温维持在22～23℃。加强保暖，避免使用电热毯，因其可以导致血管扩张，血容量不足。

(2) 饮食护理：给予高蛋白、高维生素，低钠、低脂肪饮食，细嚼慢咽、少量多餐。注意色、香、味俱全，以增加患者食欲。增加膳食纤维摄入，促进肠蠕动。鼓励患者多喝水，以补充足够的水分防止脱水。桥本甲状腺炎所致甲状腺功能减退症者应避免摄取含碘食物和药物，以免诱发严重黏液性水肿。

(3) 皮肤护理：每日观察皮肤弹性与水肿情况，观察皮肤有无发红、发绀、水疱或破损等。若有皮肤干燥、粗糙，可局部涂抹乳液和润肤油以保护皮肤，洗澡时避免使用肥皂。保持皮肤清洁，卧床患者需经常翻身，避免血液循环不良而造成压疮。

(4) 排便护理：指导患者每天定时排便，养成规律的排便习惯，为卧床患者创立良好的排便环境。可适当运动、按摩腹部、肛周按摩以增加肠蠕动，促进便意。

2. 病情观察　监测生命征，观察神志及全身黏液性水肿情况。记录患者体重变化。观察有无体温过低(<35℃)、心动过缓、呼吸减慢等表现，及时向医生报告病情变化。

3. 用药护理　L-T_4的服药方法首选早饭前1小时，与其他药物和某些食物的服用间隔应当在4小时以上。指导患者注意观察有无甲状腺激素服用过量的症状，如出现易饥多食、体重下降、脉率>100次/分、发热、大量出汗、易怒、腹泻等，应及时报告医生。应向患者解释终身替代治疗的重要性，不可随意增减药物剂量或停药。治疗达标后，至少需要每6～12个月复查TSH和FT_4水平。必要时遵医嘱予以轻泻药，观察大便的次数、性质和量。

4. 心理护理　鼓励患者倾诉自己的思想，说出自己的感受。鼓励家属与患者沟通，提供心理支持。安排安静及安全的环境，尽可能安排单人病房和固定的医护人员，以减少环境的压力与刺激。制订活动计划，由简单活动开始，逐渐增加活动量或复杂的活动。鼓励患者参与社交活动，以降低社交障碍的危机。

5. **黏液性水肿昏迷的护理** 迅速建立静脉通道,予以静脉注射甲状腺激素,持续静滴氢化可的松。注意保暖,保持呼吸道通畅,及时吸氧,必要时配合医生行气管插管或气管切开术。监测生命体征和意识的变化,记录24小时出入量,注意维持水、电解质和酸碱平衡。必要时配合医生抢救处理。

第4节 甲状腺癌

甲状腺癌(thyroid carcinoma)是一种起源于甲状腺滤泡上皮细胞或滤泡旁上皮细胞的恶性肿瘤,是头颈部最常见的恶性肿瘤,约占全身恶性肿瘤的1%。近年来,全球范围内甲状腺癌发病率增长迅速。

一、病理变化及分类

1. **乳头状癌** 约占成人甲状腺癌的70%和儿童甲状腺癌的全部。多见于中青年女性,恶性程度较低,生长缓慢。较早出现颈部淋巴结转移,预后较好。

2. **滤泡状癌** 约占15%。多见于50岁左右妇女,中度恶性,肿瘤生长较快,有血管侵犯倾向,主要经血液循环转移至肺、肝、骨及中枢神经系统,预后不如乳头状腺癌。

3. **未分化癌** 占5%～15%。好发于70岁左右的老年人。是甲状腺癌中恶性程度最高的一种,发展迅速。约半数患者早期即可发生颈部淋巴结转移,常经血液循环向肺、骨等远处转移,预后很差。

4. **髓样癌** 仅占7%,患者多有家族史。来源于滤泡旁细胞,可分泌大量降钙素。中度恶性,可经淋巴结转移和血液循环转移,预后不如乳头状腺癌及滤泡状癌,但略好于未分化癌。

乳头状癌和滤泡状癌合称分化型甲状腺癌(differentiated thyroid carcinoma,DTC)

二、临床表现

1. **甲状腺肿大或结节** 为最常见的临床表现。甲状腺内可触及结节,形状不规则,固定,质硬,边界不清,初期可随吞咽运动上下移动,后期多不能移动。髓样癌因肿瘤本身能产生激素样活性物质(5-羟色胺和降钙素等),可引起腹泻、心悸、颜面潮红、多汗和低钙血症等症状。

2. **压迫和侵犯** 随着病情进展,肿块增大,压迫或侵犯周围组织。压迫气管和食管,可出现不同程度的呼吸困难和吞咽困难。侵犯喉返神经,可导致声音嘶哑;侵犯交感神经可出现霍纳综合征(Horner syndrome);侵犯颈丛浅支时可有耳、枕、肩等部位的疼痛。

3. **转移症状**

(1) 区域淋巴结转移:若伴颈部淋巴结转移,可触及颈部淋巴结肿大。淋巴结肿大最常见于颈深上、中、下淋巴结。

(2) 远处转移:多见于肺和扁骨(颅骨、椎骨和骨盆等)。

三、实验室及其他检查

1. **影像学检查**

(1) 超声检查:是甲状腺最常用且首选的影像学检查方法。可明确甲状腺结节的大小、数量、位置、质地、形态、边界、钙化、血供及和周围组织的关系等。同时可评估颈部有无异常淋巴结及其部位、大小、形态、血流和结构特点。

(2) X线检查:颈部正、侧位片可了解甲状腺肿瘤内钙化灶,气管有无受压、移位。胸片可了解有无肺、纵隔和骨的转移。

(3) CT:CT扫描对评价甲状腺肿瘤的范围,与周围重要结构如气管、食管、颈动脉的关系及有无淋巴结转移有重要价值。

2. **放射性核素扫描** 直径>1cm且伴有血清TSH降低的甲状腺结节,应行甲状腺 ^{131}I 或 ^{99m}Tc 核素显像,判断结节是否有自主摄取功能。甲状腺癌的放射性核素扫描多提示为冷结节。

3. **细针穿刺细胞学检查** 是明确可疑结节性质的敏感度和特异度最高的方法。凡直径>1cm的甲状腺结节,均可考虑该项检查。

4. **血清降钙素测定** 有助于诊断髓样癌。

四、诊断要点

结合病史,如家族史、头颈部放射史等有助于诊断此病。甲状腺结节形状不规则、质硬、与周围组织粘连固定,结节生长迅速,恶性可能性大。有声音嘶哑、呼吸和吞咽困难等局部压迫症状要高度重视。本病术前诊断手段最准确的是穿刺病理诊断。

五、治疗要点

甲状腺癌以外科治疗为主,辅以术后内分泌治疗、放射性核素治疗等。

1. **手术治疗**　包括甲状腺本身的切除和淋巴结的清扫。甲状腺切除术式主要包括甲状腺全/近全切除术和甲状腺腺叶＋峡部切除术等。全甲状腺切除术即切除所有甲状腺组织，无肉眼可见的甲状腺组织残存；近全甲状腺切除术即切除几乎所有肉眼可见的甲状腺组织（保留＜1g 的非肿瘤性甲状腺组织）。不同的手术方式各有利弊，确定手术的切除范围，应考虑肿瘤大小、有无侵犯周围组织、有无淋巴结和远处转移、病灶数、家族史和接触史、性别、年龄、病理类型、肿瘤分期和患者意愿等因素，进行综合评估。

2. **非手术治疗**

（1）内分泌治疗 DTC 术后要长期接受甲状腺激素治疗，以预防甲状腺功能减退和抑制 TSH。治疗首选左甲状腺素（L-T_4）口服制剂。TSH 抑制治疗最佳目标值应满足：既能降低 DTC 的复发、转移率和相关死亡率，又能减少外源性亚临床甲亢导致的副作用。TSH 抑制治疗的 L-T_4 剂量需根据 TSH 抑制目标调整，存在个体差异。

（2）放射性核素治疗：分化型甲状腺癌细胞具有摄^{131}I 的功能。分化型甲状腺癌术后^{131}I 治疗的目的包括：清除 DTC 术后残留的甲状腺组织；清除手术不能切除的 DTC 转移灶。

（3）放射外照射治疗：不同类型的甲状腺癌对放射性的敏感性差异很大，分化越好，敏感性越差。外照射放疗仅在很小一部分患者中使用。放射治疗原则上应配合手术使用，主要为术后放射治疗。

六、护理要点

1. **术前护理**　告知患者甲状腺癌的相关知识，向患者解释手术的必要性、手术的方法、术后恢复过程及预后等，鼓励患者配合治疗。帮助患者进行术前适应性训练，包括演练头颈过伸位，以适应术中体位的改变等。必要时，剃除其耳后毛发，以便行淋巴结清扫术。术前可予以镇静安眠类药物，使患者以最佳的身心状态接受手术。

2. **术后护理**

（1）体位和引流：术后予以平卧位，血压平稳或麻醉清醒后取半卧位，有利于呼吸和引流。切口常规放引流管 24～48 小时，注意观察引流液的量、颜色和性状，保持引流通畅。及时更换切口处敷料，评估并记录出血情况。

（2）饮食指导：术后清醒、病情平稳的患者可少量饮水。若无呛咳等不适，可逐步予以少量温凉流质饮食，再逐步过渡到半流质饮食和软食。禁忌摄入过热的食物，以免引起手术部位血管扩张，加重伤口渗血。鼓励患者克服吞咽时的不适，少量多餐进食，加强营养，利于康复。

（3）保持呼吸道通畅：注意保持引流管通畅，以免引流不畅引起血肿压迫气管而导致呼吸不畅。指导患者进行深呼吸和有效咳嗽，必要时可予以雾化使痰液稀释易于排出。如因切口疼痛而不敢或不愿意咳嗽排痰者，可遵医嘱予以镇痛药。

（4）并发症护理：术后常见并发症有出血、切口感染、呼吸道梗阻、喉返神经损伤、喉上神经损伤、甲状旁腺损伤和麻醉相关的并发症等。护理具体内容见本章第 2 节"甲状腺功能亢进症"的甲状腺手术治疗的术后护理。

（5）功能锻炼：鼓励卧床患者床上活动，促进血液循环和切口愈合。头颈部在制动一段时间后，可开始逐步练习活动，促进颈部的功能恢复。颈淋巴结清扫术者，斜方肌不同程度受损，因此，切口愈合后应开始肩关节和颈部的功能锻炼，随时注意保持患肢高于健侧，以纠正肩下垂的趋势。功能锻炼应至少持续至出院后 3 个月。

（蒋　莉）

第4章 肾上腺皮质疾病患者的护理

肾上腺由皮质层和髓质层组成,皮质层占肾上腺总重量的80%~90%。皮质层由外向内又分为三层,外层为球状带,约占皮质的15%,主要分泌盐皮质激素,以醛固酮为主;中层为束状带,约占皮质的78%,主要分泌糖皮质激素,以皮质醇为主;内层为网状带,约占皮质醇的9%,分泌性激素,如雄激素、雌激素和黄体酮。各种病因可造成肾上腺皮质分泌过多或过少,而导致肾上腺皮质功能亢进或减退性疾病。

第1节 Cushing综合征

各种病因(皮质增生、腺瘤或腺癌等)造成肾上腺分泌过多糖皮质激素(主要是皮质醇)所致的以满月脸、向心性肥胖、皮肤变薄并出现紫纹、多毛、痤疮、高血压、糖耐量降低、骨质疏松等为表现的临床综合征称为皮质醇增多症。为纪念 Harvey Cushing 教授于1921年首次诊断垂体嗜碱性微小腺瘤所引起的皮质醇增多症,因此也被称库欣综合征(Cushing syndrome)。其中由垂体促肾上腺皮质激素(ACTH)分泌亢进引起的Cushing综合征称为Cushing病,最为多见。本症多见于女性,男女之比约为1∶(3~8),年龄以20~45岁居多。

一、病因与发病机制

1. **ACTH依赖性Cushing综合征** 包括:①Cushing病:最为常见,约占Cushing综合征的70%。主要由垂体ACTH分泌过多引起,伴双侧肾上腺皮质增生,呈弥漫性中度肥大。绝大多数为垂体微腺瘤,少数为大腺瘤,也有未发现腺瘤者。②异位ACTH综合征:垂体以外的恶性肿瘤分泌大量ACTH,刺激肾上腺皮质增生,分泌过量的皮质醇。约占Cushing综合征的15%。国外文献报道最多的是肺癌(约占50%),其次是胸腺癌、胰腺癌(各占10%)和甲状腺髓样癌等。

2. **ACTH非依赖性Cushing综合征** 包括:①肾上腺皮质腺瘤:占Cushing综合征的10%,多见于成人,男性相对更多。②肾上腺皮质癌:约占6%,病情重,进展快。③不依赖ACTH的双侧性肾上腺小结节性增生,患者血中ACTH低或测不到,大剂量地塞米松不能抑制,可能与遗传和免疫有关。④不依赖ACTH的双侧性肾上腺大结节性增生:目前认为与ACTH以外的激素和神经受体在肾上腺皮质细胞上的异位表达有关,这些受体被激活后使肾上腺皮质产生过量的皮质醇。

3. **其他类型Cushing综合征** 医源性皮质醇增多症长期使用糖皮质激素类药物(如地塞米松)或ACTH所致。其他包括儿童Cushing综合征、应激性Cushing综合征和糖皮质激素过度敏感综合征等。

二、临床表现

(一) Cushing综合征有多种表现

1. **典型病例** 表现主要为主要表现为向心性肥胖,患者呈满月脸、多血质、紫纹等,多见于垂体性库欣病、肾上腺瘤、异位ACTH综合征中的缓进型。

2. **早期病例** 以高血压为主,肥胖,但向心性不显著,尿游离皮质醇明显增高。

3. **重型** 主要体征为体重减轻、高血压、水肿等。因癌肿所致重症者,病情重,进展迅速。

4. **以并发症为主的病例** 如心衰、脑卒中、病理性骨折、精神症状或肺部感染等,Cushing综合征往往被忽略。

(二) 典型病例的具体表现

1. **Cushing外貌** 主要表现为向心性肥胖,患者呈满月脸、水牛背、腹部膨隆,而四肢相对瘦小,是本病的主要症状。由于皮质醇可以促进脂肪的动员和合成,引起脂肪代谢紊乱及重新分布,出现患者面部和躯干部的脂肪堆积,而四肢对皮质醇的脂肪动员作用较面部和躯干部敏感,同时由于蛋白质的分解作用导致四肢肌肉萎缩。

2. **代谢障碍**　大量皮质醇促进肝糖原异生，拮抗胰岛素，减少外周组织对葡萄糖的利用，肝葡萄糖输出增加，引起糖耐量减低，约20%患者出现继发性糖尿病。皮质醇有保钠排钾和促进盐皮质激素分泌增加的作用，可以出现低血钾，患者乏力加重，引起肾浓缩功能障碍。明显的低血钾性碱中毒主要见于肾上腺皮质癌和异位ACTH综合征。另外，由于糖皮质激素抑制骨基质蛋白形成、增加胶原蛋白分解、抑制维生素D的作用、减少肠道钙吸收、增加尿钙排泄等，病程长者可出现骨质疏松，患者可有明显的骨痛、脊椎压缩畸形、身材变矮，有时出现佝偻、骨折。

3. **皮肤表现**　皮肤菲薄，呈多血质外貌，与皮质醇促进蛋白质分解增加、刺激骨髓造血使红细胞数和血红蛋白增多有关。微血管脆性增加，轻微损伤即可引起瘀斑。下腹两侧、大腿外侧等处出现紫纹，主要由于肥胖、皮肤薄、蛋白质分解亢进、皮肤弹性纤维断裂所致。手、脚、指(趾)甲、肛周常出现真菌感染。异位ACTH综合征者及较重Cushing病患者皮肤色素沉着加深。

4. **心血管表现**　高血压常见，80%的患者有高血压症状，与皮质醇的保钠排钾和盐皮质激素分泌增加有关。患者还可同时伴有动脉硬化和肾小动脉硬化。长期高血压可并发左心室肥大、心力衰竭和脑血管意外。由于凝血功能异常、脂代谢紊乱，易发生动静脉血栓，使心血管并发症发生率增加。

5. **感染、抵抗力减弱**　长期皮质醇分泌增多使免疫功能减弱，使患者易于发生各种感染。以肺部感染多见。因巨噬细胞对抗原的固定、吞噬和杀伤能力减弱，以及中性粒细胞向血管外炎症区域的移动减少，其运动能力、吞噬作用减弱等因素，导致化脓性细胞感染不容易局限化，可发展成蜂窝织炎、菌血症、败血症。患者在感染后，炎症反应往往不显著，发热不高，易于漏诊而造成严重后果。

6. **性功能障碍**　大量皮质醇可直接影响性腺功能，还可抑制垂体促性腺激素的释放。因此女性患者可出现月经减少、不规则或停经。痤疮常见，但明显男性化(乳房萎缩、生须、喉结增大、阴蒂肥大)者少见，如出现，要警惕肾上腺癌。男性患者表现为性欲减退，阴茎缩小，睾丸变软。儿童表现为腋毛和阴毛的提早出现。

7. **全身及神经系统**　表现肌无力，下蹲后起立困难，与低血钾有关。常有不同程度的精神、情绪变化，如情绪烦躁、失眠，严重者精神变态，个别可发生类偏狂。

三、实验室及其他检查

1. **皮质醇测定**　血浆皮质醇测定表现为血浆皮质醇水平升高、24小时昼夜节律消失。患者早晨8时血浆皮质醇浓度高于正常，晚上不明显低于早晨，甚至午夜浓度超过晨8时水平。24小时尿游离皮质醇测定明显升高。

2. **地塞米松抑制试验**

(1) 小剂量地塞米松抑制试验：皮质醇增多症不受抑制，其他反应性或功能性皮质醇增多症均可使血皮质醇浓度或24小时尿17羟皮质类固醇含量下降超过基础值的50%，主要用于与单纯性肥胖症鉴别。

(2) 大剂量地塞米松抑制试验：尿17羟皮质类固醇或尿游离类固醇能降到对照值的50%以下者，表示被抑制，可诊断为垂体性库欣病，肾上腺腺瘤、腺癌或异位ACTH分泌综合征则不能达到满意的抑制。

3. **ACTH兴奋试验**　正常人、单纯性肥胖症和肾上腺皮质增生症于注射ACTH后可使血皮质醇浓度或尿17羟皮质类固醇含量升高2倍以上，肾上腺腺瘤或腺癌则无明显升高。

4. **影像学检查**　肾上腺B型可发现肾上腺增生或肿瘤。肾上腺部位病变CT检查较敏感，垂体部位病变MRI检查为佳。

四、诊断要点

典型病例根据临床表现即可做出诊断。但要注意与单纯性肥胖、异位ACTH综合征、2型糖尿病相鉴别。早期及不典型病例有赖于实验室及影像学检查。

五、治疗要点

本病主要是病因治疗，在病因治疗前，对病情严重的患者，宜先对症治疗。

(一) 病因治疗

1. **手术治疗**　适用于Cushing病、肾上腺肿瘤、肾上腺皮质结节性增生、异位ACTH综合征的原发癌肿等的切除。垂体腺瘤：首选经蝶窦切除垂体微腺瘤。垂体大腺瘤者需行开颅手术，尽可能切除肿瘤，并辅以术后放射治疗。肾上腺皮质肿瘤：经检查明确部位后，可采取肾上腺肿瘤切除术。肾上腺腺癌者应尽可能早期手术治疗，未能根治或有转移者，辅以药物治疗。异位 ACTH 综合征：切除原发肿瘤，必要时应行双侧肾上腺切除。若行双侧肾上腺切除，则应终生应用激素替代治疗。

2. **非手术疗法** 包括垂体放射治疗和药物治疗。

(1) 放射治疗：垂体放射治疗可用于垂体腺瘤引起的皮质醇增多症，有 20% 病例可获持久疗效。但大多数病例疗效差且易复发，常作为手术治疗后的辅助治疗，故一般不作首选。注意放疗前必须确定肾上腺无肿瘤。另外，经蝶窦手术未发现垂体微腺瘤，或不宜做垂体手术者，可在行一侧肾上腺全切，对侧肾上腺大部或全部切除，术后行激素替代治疗和垂体放疗。

(2) 药物治疗：主要用于缓解症状，可应用于 Cushing 病的药物包括：5-羟色胺拮抗剂(如赛庚啶)，多巴胺激动剂(如溴隐亭)，GABA 激动剂(如二丙戊酸钠)和生长抑素类似物(如奥曲肽)等。

(二) 对症治疗

使用胰岛素控制高血糖；补充钾以纠正低血钾；使用苯丙酸诺龙或丙酸睾酮促进蛋白合成；控制感染。

六、护理要点

1. **一般护理**

(1) 卧床休息，双腿抬高，以促进静脉回流，减轻水肿。轻者可适当活动。

(2) 饮食护理：宜给予高蛋白、高维生素、低脂、低钠、高钾的食物，鼓励患者食用全麦食品、土豆、大豆、红枣、花生、柑橘类、香蕉、菠菜等含钾高的食物。

(3) 观察病情变化：有无发热、水肿情况，每天测量体重变化，记录 24 小时液体出入量，及时监测电解质和心电图变化。

2. **预防感染** 患者由于皮质醇增多导致机体抵抗力下降，要注意预防感染。将患者置于单间，保持病室环境清洁，温度、湿度适宜，限制探视。由于 Cushing 综合征损害机体正常的免疫反应，可能不会出现通常的炎性表现，感觉不适常常是感染的主要临床表现。因此，护理人员要注意倾听患者有关生理状况的主诉。严格执行无菌操作技术，避免交叉感染，尽量减少侵入性治疗护理措施。注意保暖，减少或避免到公共场所，以防止呼吸道感染。做好皮肤护理，避免皮肤擦伤和感染。长期卧床者定期翻身，注意预防压疮发生，病情严重者做好口腔护理。

3. **安全护理** 由于代谢异常引起钙吸收障碍，患者容易发生骨质疏松。因此，要给患者提供安全、舒适的环境，移除环境中不必要的家具或摆设，浴室应铺上防滑脚垫。避免剧烈运动，防止因跌倒或碰撞引起骨折。观察患者有无关节或腰背痛等情况，及时报告医师，必要时请骨科评估是否需要助行器辅助行动。

4. **药物治疗及护理** 在药物治疗期间注意观察药物副作用，较常见的副作用包括厌食、恶心、呕吐、消化道出血、抑郁、眩晕、皮疹和腹泻等。长期激素治疗者注意观察激素的副作用。

5. **心理护理** 由于疾病导致身体外观改变，脂肪分布异常、满月脸、水牛背、紫纹、痤疮和女性长胡须，均会导致自我形象的紊乱。自我形象改变会增加患者的无助、愤怒、抑郁和自卑感。护士应细心观察患者情绪的变化，耐心解答患者提出来的问题，主动、热情地与患者沟通，共同探讨应对的方法，寻求来自家庭和他人的支持，帮助患者树立治疗信心。

6. **手术治疗及护理**

(1) 术前护理：术前患者应保持良好的身体状态，纠正血糖和电解质紊乱，监测血糖、钾、钠、氯的水平。肾上腺切除手术前对患者进行有关锻炼、咳嗽和深呼吸方面的健康教育。此外，由于疾病造成患者不同程度恐惧心理并伴有情绪波动，应稳定患者情绪，消除恐惧心理。手术前常规备皮，但要注意皮质醇增多症患者皮肤菲薄、多毛，备皮时一定要仔细轻柔，以免损伤皮肤或备皮不干净造成感染。

(2) 术后护理：术后患者要卧床休息，直到血压稳定。皮质醇增多症患者术后行常规激素补充治疗，由于激素的波动，血压、体液和电解质水平会不稳定。术中和术后几天要使用大剂量糖皮质激素以耐受应激，患者在感冒、感染、活动量较大等应激状态下更要注意增加激素量。同时密切观察肾上腺危象的出现，如心率加快、血压下降、发热等，立即静脉注入氢化可的松 100～200mg 或甲泼尼龙 40～80mg，加快输液速度。

大剂量糖皮质激素增加感染和愈合延迟的可能。由于患者正常的免疫功能和炎症反应受到抑制，要警惕术后感染。术后若糖皮质激素减量过快，可出现急性肾上腺功能不全，出现呕吐、脱水和低血压，还可能主诉关节痛、瘙痒或脱皮，也可以出现严重的情绪紊乱。护理人员要及时报告这些症状和体征，持续监测糖皮质激素不稳定的表现。

7. **健康指导**　指导患者了解有关疾病相关知识，学习心理调适以适应身体外形的改变，管理情绪，避免加重病情的诱因。指导患者正确用药并掌握对药物疗效和不良反应的观察，如胃肠道反应、皮肤潮红、嗜睡、头痛、乏力等。了解激素替代治疗的有关注意事项，尤其是识别激素过量或不足的症状和体征，并告诫患者随意停用激素会引起致命的肾上腺危象。出现虚弱、头晕、发热、恶心、呕吐等应立即就诊。

第2节　原发性慢性肾上腺皮质功能减退症

慢性肾上腺皮质功能减退症（chronic adrenocortical hypofunction），可分原发性和继发性。原发性慢性肾上腺皮质功能减退症又称 Addison 病，因多种原因导致双侧肾上腺绝大部分被破坏引起肾上腺激素分泌不足和反馈性血浆 ACTH 水平增高所致。继发性慢性肾上腺皮质功能减退症主要由于下丘脑和垂体功能减退致肾上腺激素分泌不足伴血浆 ACTH 水平正常或降低。慢性肾上腺皮质功能减退症多见于中年人，而急性肾上腺皮质功能减退症及发育垂体和下丘脑病变或慢性患者在应激、感染、创伤和手术等情况下诱发。本节只阐述 Addison 病。

一、病因与发病机制

1. **感染**　肾上腺结核是本病最常见的病因，约占20%。结核菌通过血行播散，导致肾上腺发生干酪样坏死而发病。现已随着结核病的控制而减少。此外，肾上腺真菌感染、巨细胞病毒感染或严重败血症、艾滋病后期也可引起肾上腺皮质功能减退。

2. **自身免疫性肾上腺炎**　因自身免疫致双侧肾上腺皮质破坏所致，表现为双侧肾上腺皮质纤维化，髓质一般不被毁坏。近半数患者伴有其他器官特异性自身免疫病，称为自身免疫性多内分泌综合征（APS），多见于女性。

3. **其他病因**　恶性肿瘤转移、淋巴瘤、白血病浸润、真菌感染、双侧肾上腺切除、放射治疗的破坏作用、肾上腺酶系抑制药的长期应用、血管栓塞等也可致本病。艾滋病也已成为引起本病的原因之一。

二、临床表现

除肾上腺危象发作外，起病多缓慢，早期表现为易于疲劳、衰弱无力、精神萎靡、食欲不振、体重明显减轻，似神经官能症。病情发展后，可有以下典型临床表现：

1. **低血钠症**　由于盐皮质激素减少，肾脏排泄水负荷能力减退，大量饮水后可出现稀释性低血钠症；糖皮质激素缺乏及血容量不足时，抗利尿激素释放增多，也是造成低血钠症的原因。

2. **色素沉着**　全身皮肤、黏膜色素沉着为最具特征性的表现，系垂体 ACTH、促黑素细胞激素分泌增多所致。皮肤外露部位、关节皱褶处尤为显著，如面部、手、掌纹、乳晕、足背和束腰带部位。色素深者如焦煤，浅者为棕黑、棕黄或古铜色。黏膜色素沉着见于牙龈、舌表面、颊黏膜等处。

3. **循环系统**　由于血容量降低，心排血量减少，患者常表现为头晕目眩，血压降低，甚至休克。体征可见心脏缩小、心音低钝。

4. **消化系统**　食欲不振为早期症状之一，较重者有恶心、呕吐、腹胀及腹痛，偶有腹泻，便秘较少见。当患者因手术、外伤、分娩或中断糖皮质激素治疗时，特别是合并感染时易发生肾上腺危象，此时则可见严重恶心，伴频繁吐、泻，以至循环衰竭危及生命。

5. **生殖系统**　女性阴毛腋毛减少或脱落、稀疏，月经失调或闭经，男性性功能减退。

6. **神经-精神系统**　乏力、淡漠、疲劳，重者嗜睡、意识模糊，可出现精神异常。有时因血糖过低而发生神经精神症状，严重者有昏厥，甚而昏迷。

7. **代谢障碍**　皮质醇分泌减少，影响糖、脂肪和蛋白质的代谢，导致低血糖，疲乏无力。

8. **肾上腺危象**　各种原因导致本病急骤加重，常发生于感染、创伤、手术、分娩、过劳、大量出汗或突然中断治疗等应激情况下。表现为高热、恶心、呕吐、腹泻或腹痛，严重脱水，血压降低，心率快、脉细弱，常有高热、低血糖症、低钠血症，精神失常等，如不及时抢救，可致休克、昏迷，甚至死亡。

三、实验室及其他检查

1. **血常规检查**　可见正细胞正色素性贫血，白细胞分类计数中性粒细胞减少，淋巴细胞增多，嗜酸性粒细胞明显增多。

2. **血生化检查**　血钠降低，血钾升高，空腹血糖降低，血尿素氮水平可轻度升高。

3．肾上腺皮质功能检查

(1) 血浆皮质醇：常降低，晨间血皮质醇≤30μg/L可确诊本病，≥200μg/L可排除本病。

(2) 血浆ACTH水平：对本病的诊断与鉴别诊断有重要意义。原发性肾上腺皮质功能减退时水平升高，常超过22pmol/L(1 000pg/mL)，但继发性肾上腺皮质功能减退时下降或在正常值低限。

(3) ACTH兴奋试验：目前成为筛查本病的标准方法，不受饮食或药物的干预，可应用于任何年龄的患者，结果可靠，无明显副作用。ACTH刺激肾上腺皮质分泌激素，可反映肾上腺皮质贮备功能；用于鉴别原发性与继发性肾上腺皮质功能不全。

4．其他检查　头颅影像学检查有助于发现颅内病变是否影响垂体，有无垂体腺瘤、动脉瘤。肾上腺区X线及CT检查可示肾上腺增大及钙化阴影。

四、诊断要点

患者有皮肤黏膜色素沉着、乏力、食欲减退、体重减轻、血压血糖偏低，结合皮质醇测定或ACTH兴奋试验可确诊。其中最具诊断价值者为ACTH兴奋试验，肾上腺皮质功能减退症患者显示储备功能低下，而非本病患者经ACTH兴奋后，血、尿皮质醇明显上升。同时需与一些慢性消耗性疾病鉴别。

五、治疗要点

1．基础治疗　诊断明确的患者需要肾上腺皮质激素(可的松类)终身替代治疗，遇到感染等应激状况还需要加量。

(1) 糖皮质激素替代治疗：应尽早给予，一般需终身补充。根据患者的身高、体重、性别、体力劳动强度等，确定合适的基础量，以小剂量开始逐步递增。宜模仿激素分泌周期在清晨睡醒时服用全日量的2/3，下午2～3时服用剩余的1/3。依症状改善程度、尿24小时皮质醇值、血压、工作量和活动量等情况做适当调整。在增加工作量和活动量、感染、手术、创伤等应激时适当加量。

(2) 钠盐及盐皮质激素：钠盐摄入要充足，至少每天8～10g，有腹泻、大量出汗等情况时应酌情增加。如患者仍有头晕、乏力、血压偏低等，必要时加服盐皮质激素。

2．病因治疗　有活动性结核者在替代治疗的同时积极给予抗结核治疗。因自身免疫引起者应检查是否伴有其他腺体功能减退，并应同时治疗。

3．肾上腺危象的抢救与治疗　此危象为内科急症，应积极抢救。主要措施为静脉注射糖皮质激素，补充盐水、葡萄糖，并积极治疗存在的应激情况。

(1) 补充液体：典型的危象患者液体损失量约达细胞外液的1/5，故发病第1、2天内应迅速补充生理盐水每日2 000～3 000mL，可按体重的6%估计，纠正低血容量和电解质紊乱，次日再根据症状改善程度、年龄、心肾功能等情况酌情给予补充。对于以糖皮质激素缺乏为主，失水不严重者，补盐量适当减少。补充葡萄糖以免发生低血糖。

(2) 糖皮质激素：在补液的同时，立即给予氢化可的松100mg静脉推注，使血皮质醇浓度达到正常人在发生严重应激时的水平。以后每6小时100mg加入液体中静脉滴注，最初24小时总量可给400mg，第2～3天可减至300mg分次静脉滴注。如病情好转，渐减至每日100～200mg。

(3) 其他：防治诱因，积极治疗感染等。

4．外科手术或其他应激时的治疗　正常人在较严重的应激状态时，每日皮质醇分泌总量可达100～300mg，因此Addison病患者在发生严重应激时，每日应给予氢化可的松总量不少于300mg。外科手术多为短暂应激，可根据手术种类，在数日内每日减少用量1/3～2/3，直到维持量。较轻的短暂应激，可每日给予氢化可的松100mg，以后按情况递减。

六、护理要点

1．休息与活动　保证环境安全，避免患者摔倒和受伤，并保证充分休息。指导患者下床活动，改变体位时动作宜缓慢，防止发生直立性低血压。

2．饮食护理　进食高糖类、高蛋白、高维生素、高钠饮食。在病情允许时，鼓励患者每日摄取水分3 000mL以上，注意避免进食含钾高的食物，以免加重高血钾，诱发心律失常。摄取足够的食盐(每日8～10g)以补充丢失的钠。如有大量出汗、腹泻时，应酌情增加食盐摄入量。

3．病情观察　观察患者生命体征的变化与精神状况及恶心、呕吐、腹泻情况并记录。每日同一时间称体重，记录液体出入量，观察皮肤的颜色、湿度及弹性，及时发现体液不足的征象，如低血压、心动过速和呼吸急促，应监测并报告每小时尿量。监测有无低血钠、高血钾、高血钙、低血糖及氯化物降低。给予心电图监护，观察心电图变化，注意有无心律失常的发生。

4. **用药护理**　使用盐皮质激素的患者要密切观察血压、水肿、血清电解质等的变化，为调整药量和电解质的摄入量提供依据。

5. **预防肾上腺危象**

(1) 避免诱因：积极控制感染，避免创伤、过度劳累和突然中断治疗。手术和分娩时要做好充分的准备。当患者出现恶心、呕吐、腹泻和大量出汗时应及时处理。

(2) 病情监测：注意患者意识的改变，体温、脉搏、呼吸、血压的变化，定时监测血糖、血电解质、酸碱平衡情况。

(3) 抢救配合：迅速建立两条静脉通道并保持静脉输液通畅，按医嘱补充生理盐水、葡萄糖和糖皮质激素。注意观察药物疗效。

6. **健康指导**

(1) 疾病知识指导：指导患者要避免感染、创伤、过度劳累等加重病情的因素。告诉患者外出时避免阳光直晒，以免加重皮肤黏膜色素沉着。随身携带识别卡，写明病情、姓名、地址、家属联系方式，以期获得及时救治。

(2) 用药指导与病情监测：教育患者及家属了解此病需终生治疗，应积极配合。指导患者服药方法，按时定量服用，切勿自行增减药量或停药，以免发生危险。指导患者将药物与食物或制酸剂一起服用，避免单独或饭前服用，以免损伤胃黏膜。定期到医院复查，调整药物剂量。如有情绪变化、感染、消化不良、失眠、高血压等症状，应及时复诊。

(3) 社区-家庭支持：社区护士应建立完善的随访制度，以了解患者的用药情况、心理状态等，做出针对性的健康指导。因需终身激素替代治疗，患者的心理压力较大，应鼓励其家属给予心理上的安慰与支持，使患者保持情绪稳定并增加信心，配合治疗。

（蔡春凤）

第5章 嗜铬细胞瘤患者的护理

嗜铬细胞瘤起源于肾上腺髓质、交感神经节或其他部位的嗜铬组织。由于瘤组织持续或间断地释放大量儿茶酚胺，引起持续或阵发性高血压和多个脏器功能和代谢紊乱。本病可发生于任何年龄，以20～50岁最多见，男女发病率无明显差异。

一、病因与发病机制

嗜铬细胞瘤位于肾上腺者占80%～90%，且多为一侧性，肾上腺外的瘤主要位于腹膜外腹主动脉旁（占10%～15%），少数位于肾门、肝门、膀胱、直肠后等特殊部位，多为良性，恶性者占10%。多发性嗜铬细胞瘤较多见于儿童和家族性患者。散发型嗜铬细胞瘤的病因仍不清楚，家族性嗜铬细胞瘤则与遗传有关。

肾上腺髓质的嗜铬细胞瘤可产生去甲肾上腺素和肾上腺素，以前者为主，极少数只分泌肾上腺素，家族性嗜铬细胞瘤以肾上腺素为主。肾上腺外的嗜铬细胞瘤除主动脉旁嗜铬体所致外，只产生去甲肾上腺素，不能合成肾上腺素，因为将去甲肾上腺素转变为肾上腺素的苯乙醇胺 N-甲基转移酶需一定浓度的皮质醇才能激活，只有肾上腺髓质及主动脉旁嗜铬体才具备此条件。

二、临床表现

嗜铬细胞瘤可产生多种肽类激素如舒血管肠肽、P物质、鸦片肽、生长抑素、血管活性肠肽、神经肽Y等，可引起面色潮红、便秘、腹泻、面色苍白、血管收缩及低血压或休克等不典型症状。本病的临床表现个体差异很大，可从无症状和体征至突然发生恶性高血压、心力衰竭或脑出血等。常见症状和体征如下。

1. 心血管系统表现

（1）高血压：为本症最主要的临床症状，有阵发性和持续性两种。①阵发性高血压型：阵发性高血压发作是嗜铬细胞瘤患者的特征性表现。与大量儿茶酚胺间歇进入血循环有关。可因剧烈运动、体位改变、情绪波动、饮酒、吸烟、挤压或按摩腹部、灌肠、排尿、某些药物等诱发。发作时血压骤升，收缩压可达200～300mmHg，舒张压可达130～180mmHg（以释放去甲肾上腺素为主者更明显），伴有剧烈头痛、心悸、恶心、呕吐、出汗、面色苍白、心动过速（以释放肾上腺素为主者更明显），可有心前区疼痛、恶心、呕吐、视物模糊、复视。特别严重者可并发急性左心衰竭或脑血管意外。发作终止后皮肤潮红，全身发热，流涎，瞳孔小等迷走神经兴奋症状，并可有尿量增多。一般发作历时数秒、数分钟、1～2小时或更久。早期发作次数较少，间隔时间较长，以后逐渐加频，甚至一日十余次。②持续性高血压型：对以下高血压患者应考虑嗜铬细胞瘤的可能性。常用降压药效果不佳，但α受体阻断药、钙通道阻滞剂有效。交感神经过度兴奋（多汗、心动过速）、高代谢（低热、体重降低）、头痛、焦虑、烦躁，伴直立性低血压或血压波动大。如上述情况见于儿童或青年人，则更应考虑本病的可能性。发生直立性低血压的原因，可能为循环血量不足，以及维持站立位血压体位反射的张力下降所致。部分儿童或少年病情发展迅速，呈急进型（恶性）高血压过程，表现为：舒张压高于130mmHg，眼底损害严重，短期内出现视神经萎缩，以至失明，可发生氮质血症、心力衰竭、高血压脑病。

（2）低血压、休克：少数患者也可发生低血压或直立性低血压，甚至发生休克或高血压与低血压交替出现。低血压和休克的发生有以下原因：①肿瘤骤然发生出血、坏死，以致停止释放儿茶酚胺；②大量儿茶酚胺引起严重心律失常或心力衰竭，使血管收缩致心排血量锐减；③肿瘤分泌肾上腺素，兴奋肾上腺素能β受体，使周围血管扩张；④大量儿茶酚胺使血管强烈收缩、组织缺氧、微血管通透性增加，血浆外溢，血容量减少；⑤肿瘤分泌多种扩血管物质，如舒血管肠肽、肾上腺髓质素等。高血压和低血压、休克的交替发生可能与肿瘤释放的缩血管物质（去甲肾上腺素、肾上腺素）和舒血管物质（肾上腺髓质素）的比例变化有关。

（3）心脏表现：大量儿茶酚胺可致儿茶酚胺性心肌病，出现心律失常，如期前收缩、阵发性心动过速、心室颤动。部分病例可致心肌退行性变、坏死、炎性改变等心肌损害，而发生心力衰竭。长期、持续的高血压可致左心室肥厚、心脏扩大和心力衰竭。

2. **代谢紊乱**

(1) 基础代谢增高：表现为发热、消瘦，主要由于高浓度的肾上腺素作用于中枢神经系统，尤其是交感神经系统，而使耗氧量增加，基础代谢率增高。

(2) 糖代谢紊乱：肝糖原分解加速及胰岛素分泌受抑制而使糖耐量减退，肝糖原异生增加、血糖升高及出现尿糖。

(3) 脂代谢紊乱：大量儿茶酚胺可加速脂肪分解，使血游离脂肪酸增高而致血脂异常。

(4) 电解质紊乱：儿茶酚胺可促使血钾进入细胞内及肾素和醛固酮分泌增加、排钾过多，少数可出现低钾血症。另外，也可因肿瘤分泌甲状旁腺激素相关肽而致高钙血症。

3. **其他表现**

(1) 消化系统：过多的儿茶酚胺使肠蠕动及张力减弱，引起便秘、腹胀、腹痛，甚至肠扩张。儿茶酚胺可使肠壁内血管发生增殖性或闭塞性动脉内膜炎，造成肠坏死、出血或穿孔。儿茶酚胺使胆囊收缩减弱，Oddi 括约肌张力增强，可致胆汁潴留、胆结石。

(2) 泌尿系统：病情严重而病程长者可致肾功能减退，膀胱内嗜铬细胞瘤患者排尿时常引起高血压发作，可出现膀胱扩张、无痛性肉眼血尿，膀胱镜检查有助于诊断。

(3) 血液系统：可出现血容量减少、外周血中白细胞增多，有时红细胞也可增多。与大量肾上腺素作用下血细胞发生重新分布有关。

(4) 腹部肿块：少数患者可出现左或右侧中上腹肿块，扪及时要注意可能诱发高血压。恶性嗜铬细胞瘤可转移至肝，引起肝大。

(5) 其他：可伴发一些基因突变所致的遗传学疾病，如2型多发性内分泌腺瘤、1型多发性神经纤维瘤等。

三、实验室及其他检查

1. **血、尿儿茶酚胺及其代谢物测定**　持续性高血压情况下尿儿茶酚胺及其代谢产物香草基杏仁酸(VMA)、甲氧基肾上腺素(MN)和甲氧基去甲肾上腺素(NMN)及其总和(TMN)均可升高，常在正常高限的2倍以上。阵发性者平时不升高，仅在发作后才高于正常水平。摄入咖啡、可乐类饮料及左旋多巴、拉贝洛尔(柳安苄心定)、普萘洛尔(心得安)、四环素等药物可导致假阳性结果。休克、低血糖、高颅内压可使内源性儿茶酚胺增高。对高血压及儿茶酚胺偏高者可采用可乐定试验，即口服可乐定0.3mg后2～3小时检测血儿茶酚胺水平，嗜铬细胞瘤患者血儿茶酚胺仍升高。

2. **胰高血糖素激发试验**　对于阵发性发作者，如果一直等不到发作，可考虑作胰高血糖素激发试验。给患者静脉推注胰高血糖素1 mg，注射后1～3分钟内，观察血浆儿茶酚胺水平及血压。如为嗜铬细胞瘤患者，血浆儿茶酚胺增加3倍以上或升至2 000pg/mL，血压上升。

3. **影像学检查**　①B超作肾上腺及肾上腺外肿瘤定位检查，直径1cm以上者阳性率较高。②CT扫描，90%以上的肿瘤可准确定位。③MRI有助于鉴别嗜铬细胞瘤和肾上腺皮质肿瘤，可用于孕妇。④放射性核素标记定位和静脉导管术等，有助于定位诊断。

四、诊断要点

本病的早期诊断甚为重要。诊断必须建立在尿儿茶酚胺或其代谢产物增加的基础上。对于儿童和青年人，呈阵发性或持续性发作，应考虑本病的可能性。根据家族史、临床表现、实验室检查等做出诊断，并判断其类型、病情严重程度及有无并发症存在。同时要与原发性高血压及其他继发性高血压相鉴别。

五、治疗要点

1. **手术治疗**　大多数嗜铬细胞瘤为良性，手术切除可得到根治，为首选的治疗方法。但手术有一定的危险性，麻醉和手术当中对肿瘤的挤压，极易造成血压波动，诱发高血压危象、心律失常和休克。肿瘤血运丰富，与大的血管贴近，容易引起大量出血。因此，术前、术中及术后的正确处理极为重要。嗜铬细胞瘤患者，由于儿茶酚胺的分泌增加，血管长期处于收缩状态，血压虽高，但血容量往往不足。术前应予足够疗程的药物准备，达到舒张血管、降低血压、扩充血容量的目的。血压骤升时可先静脉推注酚妥拉明，继以静脉滴注，或以硝普钠静脉滴注控制血压。嗜铬细胞瘤切除后，血压一般降至90/60mmHg。若血压骤降，周围循环不良，应补充全血或血浆，必要时可静脉滴注适量去甲肾上腺素，但不可用缩血管药物来代替补充血容量。

2. **药物治疗**　手术前应采用α受体阻滞剂，

如酚苄明(苯苄胺)10mg,每日1～2次,哌唑嗪,每日4～12mg,使血压下降,减轻心脏负担,并使原来缩减的血容量扩大。术前不常规使用β受体阻滞剂,仅在患者出现心律失常和心动过速时使用,但是使用之前必须给予α受体阻滞剂使血压下降。

3. **恶性嗜铬细胞瘤的治疗** 一般来说对放疗和化疗不敏感,可用肾上腺素能阻滞剂做对症治疗。无广泛转移者应手术切除,若无法切除或完全切除,可用抗肾上腺素药物对症治疗。

4. **并发症的治疗** 当患者发生高血压危象时,应立即予以抢救,主要措施:给氧;酚妥拉明1～5mg,以5%葡萄糖稀释后缓慢静脉注射;继之用5%葡萄糖生理盐水500mL加酚妥拉明10～15mg静脉滴注,并监护其血压、脉搏和心电图。有心律失常、心力衰竭者做相应处理。

六、护理要点

1. 一般护理

(1) 休息:急性发作时应绝对卧床休息,保持环境安静,避免刺激;室内光线宜偏暗,减少探视。

(2) 饮食护理:给予高热量、高蛋白质、高维生素、易消化饮食,避免饮含咖啡因的饮料。

(3) 病情观察:密切观察血压变化,观察有无头痛及头痛的程度、持续时间,是否伴随其他症状。记录液体出入量,监测水电解质变化。观察是否有其他伴随症状,以及是否有诱发因素。

2. 用药护理

(1) 使用α受体阻滞剂者要密切观察患者血压变化及药物不良反应。嘱患者服药期间不要随意走动,改变体位时动作尽量缓慢,酚苄明可引起直立性低血压、鼻黏膜充血、心动过速等;哌唑嗪有直立性低血压、低钠倾向等。用药后要注意观察心率变化,指导患者预防跌倒,及时发现异常情况并处理。

(2) 镇静药物:嗜铬细胞瘤患者可能因高血压危象而出现神志恍惚、躁动、抽搐等,需给予地西泮(安定)、苯巴比妥类、水合氯醛类等镇静、解痉等药物治疗。要注意镇静药物的不良反应,加强保护措施,防止患者发生意外损伤,并注意监测患者的血压、心率,观察患者意识。巴比妥类安全性较差,易致中毒,反复使用时还可成瘾。应用此类药物必须严格控制使用时间及剂量。

3. 高血压危象的护理

(1) 病情监测:评估并指导患者识别有无高血压危象的症状和体征,如剧烈头痛、面色苍白、大汗淋漓、视物模糊、恶心、呕吐等,出现上述表现及时处理。同时注意有无心力衰竭、高血压脑病、肾衰竭的表现。

(2) 急救护理:按高血压危象的护理原则护理患者,见第3篇第7章"原发性高血压患者的护理"。

4. **心理护理** 因本病起病急,症状重,患者常常感到恐惧。护士要关心患者,主动介绍疾病有关知识、治疗方法及注意事项,减轻心理负担。患者症状发作时,要及时到达床边处理并安抚患者,消除恐惧和紧张心理。

5. 手术护理

(1) 术前护理:术前降压扩容是关键。血压能否控制在正常范围,血容量是否补足,是手术成功的前提。确保按时准确服药,并注意观察药物的疗效。另外,要做好术前心理护理,避免因情绪刺激导致血压升高。

(2) 术中护理:手术中因为手术挤压,大量的儿茶酚胺进入血液,容易引起迅速的血压升高;当肿瘤切除,又因为血液中的儿茶酚胺骤然下降,可使全身血管扩张,而引起相对的血容量不足,出现血压下降。因此在麻醉前应协助麻醉师建立有创动脉测压、中心静脉压、心电监护,并配好降压药及升压药。如果采用硝普钠,应注意避光保存。

(3) 术后护理:①低血压和心力衰竭是肾上腺嗜铬细胞瘤术后常见的死亡原因,因此术后要设专人护理,绝对卧床24～48小时,连续监测血压、脉搏、呼吸,减少不必要的体位搬动。要记录24小时出入量,预防液量过多,导致心功能不全或肺水肿。②常规建立2条静脉通路,一路用于输液、输血;另一路给予升压药。③预防压疮护理:每2小时翻身1次,并进行局部按摩,血压平稳后可采用半卧位。④密切观察肾上腺危象,并给予及时处理。

(蔡春凤)

第6章 糖尿病患者的护理

糖尿病(diabetes mellitus,MD)是一组由胰岛素分泌和(或)作用缺陷所引起的以慢性高血糖为特征的多病因性的代谢性疾病。长期碳水化合物以及脂肪、蛋白质代谢紊乱可引起多系统损害,导致心脏、肾、眼、神经、血管等组织器官的慢性进行性病变、功能缺陷及衰竭。病情严重或应激时可发生酮症酸中毒、高渗性昏迷等急性严重代谢紊乱。本病使患者生活质量降低,寿命缩短,病死率增高。

糖尿病是世界性常见病、多发病,患者数随着人们生活水平的提高、生活方式的改变、人口老化而迅速增加,已成为继心血管病和肿瘤之后的第三大非传染性疾病,是严重威胁人类健康的世界性公共卫生问题。据国际糖尿病联盟统计,2017 年全球糖尿病患者已达 4.51 亿,较 2010 年 2.85 亿增加近 60%,预计到 2045 年可能达到 6.29 亿,其中 2 型糖尿病约占所有糖尿病患者的 90%。

近 40 年来,随着经济的高速发展、生活方式改变、人口老龄化、肥胖率上升等,我国糖尿病患病率也呈快速增长趋势:1980 年全国 14 省市 30 万人的流行病学调查显示,患病率仅为 0.67%;1994 年全国 19 省市约 21 万人口的调查显示,25~64 岁中国人口总的糖尿病标化患病率为 2.51%,糖耐量减低标化患病率为 3.20%;到 1996 年流行病学调查显示患病率已上升为 3.62%。2007-2008 年再次调查提示:我国 20 岁以上成年人患病率达 9.7%,糖尿病前期的比例达 15.5%;而 2013 年中国慢性病以及危险因素监测研究项目数据提示糖尿病患病率又上升到 10.9%,糖尿病前期为 35.7%。据 2017 年国际糖尿病联盟统计,目前我国糖尿病患者达 1.14 亿,占全球成人糖尿病患者总数的 1/4。同时,用于糖尿病治疗和相关并发症的医疗保健支出费用在我国的增长也很显著。糖尿病带来的生命损失、经济负担和卫生服务压力已不堪重负。

一、糖尿病分型

目前国际上通用 WHO 糖尿病专家委员会 1999 年发布的病因学分类标准。

1. **1 型糖尿病**(T1DM) 是由于胰岛 B 细胞被破坏导致胰岛素绝对缺乏所引起的糖尿病,不包括已阐明病因的 B 细胞破坏所致的糖尿病,又分为自身免疫性和特发性两类。自身免疫性糖尿病指存在自身免疫机制参与发病的糖尿病。尚有很少一部分 T1DM 无自身免疫参与证据,其胰岛 B 细胞自身抗体检查始终为阴性,称特发性糖尿病。

2. **2 型糖尿病**(T2DM) 从以胰岛素抵抗为主伴胰岛素相对不足到以胰岛素分泌不足为主伴胰岛素抵抗所致的各种原因的糖尿病。

3. **其他特殊类型糖尿病** ①胰岛 B 细胞功能基因缺陷。②胰岛素作用基因缺陷。③胰腺外分泌疾病:胰腺炎、创伤/胰腺切除术、肿瘤、囊性纤维化病、血色病、纤维钙化性胰腺病等。④内分泌疾病:如肢端肥大症、库欣综合征、胰高血糖素瘤、嗜铬细胞瘤、甲状腺功能亢进症、生长抑素瘤、醛固酮瘤等均可引发糖尿病。⑤药物或化学品所致糖尿病:很多药物可致胰岛素分泌功能受损,如吡甲硝苯脲、喷他脒、烟酸、糖皮质激素、甲状腺激素、二氮嗪、β 肾上腺素受体激动剂、噻嗪类利尿药、苯妥英钠、干扰素等。吡甲硝苯脲(vacor,一种毒鼠药)和静脉应用喷他脒可永久性破坏 B 细胞;⑥感染:先天性风疹、巨细胞病毒等。⑦其他:不常见的免疫介导糖尿病、可能与糖尿病相关的遗传性综合征。

4. **妊娠糖尿病**(gestational diabetes mellitus,GDM) 妊娠过程中初次发现的任何程度的糖耐量异常,均可认为是 GDM,已知有糖尿病又合并妊娠者不包括在内。

二、病因及发病机制

糖尿病的病因和发病机制较为复杂,至今尚未完全阐明。不同类型糖尿病的病因和发病机制各异,即使在同一类型中也不尽相同。总的来说,遗传因素及环境因素共同参与了发病过程。

(一) 1 型糖尿病

1. **遗传因素** 遗传在 T1DM 的发病中有一定

作用。对T1DM同卵双胎长期追踪,发生糖尿病的双生一致率可达50%。然而,从父母到子女的垂直传递率却很低,如双亲中一人患T1DM,其子女患病的风险仅为2%～5%。遗传学研究显示T1DM是多基因、多因素共同相互作用的结果。迄今发现与发病有关的基因位点至少有17个,分布在不同的染色体上。

2. 环境因素 ①病毒感染:已知与T1DM发病有关的病毒有柯萨奇B_4病毒、腮腺炎病毒、风疹病毒、巨细胞病毒、脑炎心肌炎病毒及传染性单核细胞增多症病毒等。病毒可直接损伤、破坏胰岛B细胞,使其数量逐渐减少;受损的B细胞暴露了抗原成分,启动了自身免疫反应,从而进一步损伤B细胞。②化学因素:对胰岛B细胞有毒性的化学物质或药物侵入胰岛B细胞后,会导致B细胞的破坏,如果B细胞表面有T1DM的易感基因,就可能诱发自身免疫反应。③饮食因素:据报道牛奶喂养的婴儿以后发生T1DM的风险性高,有人认为牛奶与胰岛B细胞表面某些抗原相似有关,这样就可能诱发交叉免疫反应,甚至产生自身免疫性疾病。

3. 自身免疫因素 绝大多数T1DM为自身免疫性。

(1) 体液免疫:约90%新发病的患者循环血中有多种胰岛B细胞自身抗体,目前发现至少有10种,其中重要的有胰岛细胞自身抗体(ICA)、胰岛素自身抗体(IAA)、谷氨酸脱羧酶自身抗体及酪氨酸磷酸酶自身抗体等。这些抗体均为胰岛B细胞自身免疫和损伤的标志,这对T1DM的预测有一定意义。

(2) 细胞免疫:在T1DM发病中其作用比体液免疫更为重要。目前认为T1DM是一种由淋巴细胞介导的、以免疫性胰岛炎和选择性胰岛B细胞损伤为特征的自身免疫性疾病。

4. 自然史 T1DM的发生发展经历以下阶段:①个体具有遗传易感性,在其生命的早期阶段并无任何异常;②某些触发事件如病毒感染引起少量胰岛B细胞破坏并启动自身免疫过程;③出现免疫异常,可检测出各种胰岛细胞抗体;④胰岛B细胞数目开始减少,仍能维持糖耐量正常;⑤胰岛B细胞持续损伤达到一定程度时(通常只残存10%的B细胞),胰岛素分泌不足,糖耐量降低或出现临床糖尿病,需用胰岛素治疗;⑥最后胰岛B细胞几乎完全消失,需依赖胰岛素维持生命。

(二) 2型糖尿病 T2DM的发病涉及胰岛素作用和胰岛素分泌两方面缺陷,二者均与遗传因素和环境因素有关,环境因素通过遗传因素起作用。

1. 遗传因素与环境因素 大多数T2DM是多个基因及多种环境因素共同参与的复杂病。T2DM的遗传特点为:①参与发病的基因很多,分别影响了糖代谢有关过程中的某个环节,而对血糖值无直接影响;②每个基因参与发病的程度不等,可能有个别为主效基因;③每个基因只是赋予个体某种程度的易感性,并不足以致病,也不一定是致病所必需;④多基因异常的总效应形成遗传易感性。肥胖(尤其是中央型肥胖)、高热量饮食、体力活动不足及人口老龄化、现代生活方式是T2DM最主要的环境因素。

2. 胰岛素抵抗和B细胞功能缺陷 胰岛素抵抗:指胰岛素作用的靶器官(主要是肝、肌肉和脂肪组织)对胰岛素作用的敏感性降低。B细胞功能缺陷主要表现为:①胰岛素分泌量的缺陷。②胰岛素分泌模式异常:静脉葡萄糖耐量试验(IVGTT)中第一时相胰岛素分泌减弱或消失;口服葡萄糖耐量试验(OGTT)中早期胰岛素分泌延迟、减弱或消失等。在存在胰岛素抵抗的情况下,如果B细胞能代偿性增加胰岛素分泌,则可维持血糖正常;当B细胞功能有缺陷、对胰岛素抵抗无法代偿时,就会发生T2DM。胰岛素抵抗和胰岛素分泌缺陷是T2DM发病机制的两个要素。

3. 葡萄糖毒性和脂毒性 在糖尿病发生发展过程中所出现的高血糖和脂代谢紊乱可进一步降低胰岛素敏感性和损伤胰岛B细胞功能,分别称为"葡萄糖毒性(glucose toxicity)"和"脂毒性(lipotoxicity)",是糖尿病发病机制中最重要的获得性因素。

4. 自然史 ①有糖尿病遗传易感性的个体,早期即存在胰岛素抵抗。②在漫长的生活过程中,由于不利环境因素的影响,疾病本身的演进,胰岛素抵抗逐渐加重。B细胞代偿性分泌胰岛素增多,出现高胰岛素血症。③B细胞分泌能力不足以代偿胰岛素抵抗时,出现餐后血糖升高。④胰岛素抵抗进一步加重,B细胞因代偿过度而衰竭,血糖进一步升高,终致糖尿病。

三、病理生理

胰岛素分泌和(或)胰岛素作用缺陷致胰岛素绝对或相对不足,引起一系列的代谢紊乱。

1. **碳水化合物代谢** 糖尿病时,肝、肌肉和脂肪组织摄取利用葡萄糖的能力降低,空腹及餐后肝糖原输出增加;又因葡萄糖异生底物的供给增多及磷酸烯醇型丙酮酸激酶活性增强,肝糖原异生增加,因而出现空腹及餐后高血糖。胰岛素缺乏使丙酮酸脱氢酶活性降低,葡萄糖有氧氧化减弱,能量供给不足。

2. **脂肪代谢** 由于胰岛素不足,脂肪组织摄取葡萄糖及从血浆移除甘油三酯的能力下降,脂肪合成减少,脂蛋白脂酶活性降低,血游离脂肪酸和甘油三酯浓度增高。此外,在胰岛素极度缺乏时,脂肪组织动员分解加速,产生大量乙酰乙酸、丙酮和β-羟丁酸、三者统称酮体。若超过机体对酮体的氧化利用能力时,酮体堆积形成酮症,进一步可发展至酮症酸中毒。胰岛素抵抗还导致了肝对胰岛素清除能力降低而致高胰岛素血症,肝合成 VLDL、TG 增加,影响 VLDL 和 HDL 及 VLDL 和 LDL 间的转变,而致小而密 LDL 增高和 HDL 降低。这些改变都与心血管病危险性增高有关联。血脂异常是胰岛素抵抗的重要后果。

3. **蛋白质代谢** 肝、肌肉等组织摄取氨基酸减少,蛋白质合成能力降低,分解代谢加速,糖异生旺盛,导致患者乏力、消瘦、组织修复和抵抗力降低,儿童生长发育障碍和延迟。

同时还有胰高血糖素分泌增加,且不为高血糖所抑制。胰高血糖素具有促进肝糖原分解、糖异生、脂肪分解和酮体生成作用,对上述代谢紊乱起促进作用。

四、临床表现

(一) 基本临床表现

1. **代谢紊乱症候群** 血糖升高后因渗透性利尿而导致多尿,每日尿量可达 3~5L,甚至 10L 以上。因多尿而体内水分丢失,患者口渴思饮,引起多饮。由于胰岛素不足,肝糖原和肌糖原贮存减少,细胞摄取和利用葡萄糖不足,大部分葡萄糖随尿排出,体内缺乏能源,患者常感饥饿、多食。因糖利用障碍,脂肪和蛋白质消耗增多,引起乏力和体重减轻,儿童患者生长发育受阻。此为糖尿病的典型"三多一少"症状,即多尿、多饮、多食和体重减轻。

2. **其他症状** 有头昏、乏力、四肢酸痛、麻木等。高血糖和周围神经病变可导致皮肤干燥和瘙痒,女性患者还可因尿糖刺激局部皮肤而引起阴部瘙痒。血糖升高较快时由于眼房水、晶体渗透压改变而引起屈光改变可导致视物模糊。

(二) 急性并发症

1. **糖尿病酮症酸中毒** 多发生于 T1DM 和 T2DM 的严重阶段。T1DM 有自发倾向,T2DM 常有诱发因素。常见诱因有:胰岛素治疗不适当减量或突然中断,饮食不当,合并感染,合并其他严重疾病,如外伤、麻醉、手术、妊娠、分娩、心肌梗死、严重精神刺激等。由于胰岛素严重不足或不能发挥作用,糖代谢紊乱加重,脂肪分解加速,大量脂肪酸在肝氧化产生大量酮体(乙酰乙酸、β-羟丁酸和丙酮),当高至超出机体调节能力时,便形生代谢性酸中毒,称酮症酸中毒。

酮症酸中毒早期常无明显表现。早期代偿阶段的临床表现为多尿、口渴、多饮、乏力、疲劳等原有糖尿病症状加重或首次出现。当酸中毒发展至失代偿后,病情迅速恶化,出现食欲减退、恶心、呕吐或有腹痛(易误诊为急腹症)、极度口渴、尿量显著增多等症状,常伴有头痛、烦躁、嗜睡、呼吸深快有烂苹果味(呼气中含有丙酮)、面颊潮红、口唇樱红。后期患者呈严重失水、尿量减少、皮肤黏膜干燥、弹性差、眼球松软下陷、眼压降低、声音嘶哑、脉搏细数、血压下降、四肢厥冷、并发休克或心、肾功能不全。当病情发展至晚期,各种反射迟钝甚至消失,终至昏迷。

2. **高渗性非酮症糖尿病昏迷(简称高渗性昏迷)** 多见于老年患者,好发年龄为 50~70 岁,约 2/3 病例在发病前无糖尿病病史或仅有轻度症状。常见诱因有感染、不合理限水及利尿剂的使用、口服某些药物(如糖皮质激素、免疫抑制剂、噻嗪类利尿剂等)、合并其他严重疾病(如脑血管意外、严重肾疾病、血液和腹膜透析、急性胰腺炎、严重呕吐、腹泻等)。有时在病程早期因误诊而输入葡萄糖,口服大量饮料、糖水等而诱发或促使病情恶化,病死率高,必须及早抢救。起病早期常先有多尿、多饮,但多食不明显,以后逐渐出现神经精神症状,如迟钝、嗜睡、谵妄、抽搐,重者昏迷。

3. **高渗高血糖综合征(HHS)** 临床以严重高血糖、高血浆渗透压、脱水为特点,无明显酮症酸中毒,常有不同程度的意识障碍和昏迷。多见于老年 2 型糖尿病患者,起病比较隐匿,超过 2/3 的患者发病前无糖尿病病史或仅为轻症。常见诱因包括急性感染、外伤、手术、脑血管意外等应激状态,使用糖皮质激素、利尿药、甘露醇等药物,水摄入不足或失水,透析治疗,静脉高营养等。少数患者因病程早期误诊而输入大量葡萄糖或因口渴大量饮用含糖饮料而诱发或使病情恶化。起病缓慢,最初表现为多尿、多饮,但多食不明显或反而食欲减退。随病程进展逐渐出现严重脱水和神经精神症状。

4. **糖尿病乳酸酸中毒** 主要是葡萄糖无氧酵解的产物乳酸在体内大量堆积,导致高乳酸血症,进一步出现血 pH 降低和乳酸性酸中毒。发病率较低,但病死率很高。表现为疲乏无力、厌食、恶心或呕吐、呼吸深大、嗜睡等,酸中毒表现明显。

(三) 慢性并发症 糖尿病的慢性并发症可遍及全身各重要器官,各种并发症可单独出现或以不同组合出现,有些患者因并发症作为线索而发现糖尿病。大多数糖尿病患者死于心、脑血管动脉粥样硬化或糖尿病肾病。

1. **大血管病变** 与非糖尿病人群相比较,糖尿病人群中动脉粥样硬化的患病率较高,发病年龄较轻,病情进展较快。已知动脉粥样硬化的易患因素如肥胖、高血压、脂代谢异常等在糖尿病(主要是T2DM)人群中的发生率均明显增高。动脉粥样硬化主要侵犯主动脉、冠状动脉、脑动脉、肾动脉和肢体外周动脉等,引起冠心病、缺血性或出血性脑血管病、肾动脉硬化、肢体动脉硬化(以下肢为主,表现为下肢疼痛、感觉异常和间歇性跛行,严重时形成坏疽)等。

2. **微血管病变** 微血管是指微小动脉和微小静脉之间、管腔直径在 100μm 以下的毛细血管及微血管网。微循环障碍、微血管瘤形成和微血管基底膜增厚是微血管病变的典型改变。机体全身遍布微血管,故其损害几乎累及全身各组织器官,视网膜、肾、神经和心肌组织是主要的累及组织器官,其中尤以糖尿病肾病和视网膜病为重要。

(1) 糖尿病肾病:又称肾小球硬化症,因肾血管硬化所致,特征性改变是肾微血管病变所引起的肾小球硬化症,早期尿蛋白增高且逐渐增多,出现水肿、高血压,晚期有氮质血症,最终发生肾衰竭。病程 10 年以上的 T1DM 患者累积有 30%~40%发生肾病,是首位死亡原因。约 20%T2DM 患者累积发生肾病,在死因中列在心、脑血管动脉粥样硬化疾病之后。

(2) 糖尿病性视网膜病变:其发病率随年龄和糖尿病病程增长而增加,糖尿病病史超过 10 年者,半数以上有视网膜病变,是成年人失明的重要原因。

(3) 其他:心脏微血管病变和心肌代谢紊乱可引起心肌广泛灶性坏死,称为糖尿病性心肌病,可诱发心力衰竭、心律失常、心源性休克和猝死。

3. **神经病变**

(1) 单一神经病变:主要累及脑神经(Ⅲ动眼神经、Ⅳ滑车神经、Ⅵ外展神经),第Ⅲ颅神经瘫痪表现为同侧上眼睑下垂和眼球运动障碍,第Ⅵ脑神经瘫痪表现为同侧眼球内斜视;也可累及股神经、腓神经、尺神经、正中神经。单一神经病变常急性起病,呈自限性,多于两个月内痊愈。

(2) 周围神经病变:最为常见,通常为对称性,下肢较上肢严重,病情进展缓慢。常见症状为肢端感觉异常(麻木、针刺感、灼热及或踏棉垫感等),呈手套或短袜状分布,有时痛觉过敏;随后出现肢痛,呈隐痛、刺痛或烧灼样痛,夜间及寒冷季节加重;震动感减弱或消失,触觉和温度觉有不同程度减弱。由于感觉迟钝易受创伤或灼伤致皮肤溃疡,因神经营养不良和血液供应不足,溃疡较难愈合,若继发感染,可引起急性或慢性骨髓炎甚至败血症。后期可累及运动神经,出现肌力减弱以至肌萎缩和瘫痪。

(3) 自主神经病变:也较常见,并可较早出现,影响胃肠、心血管、泌尿生殖系统功能。临床表现为瞳孔改变(缩小且不规则、光反射消失、调节反射存在),排汗异常(无汗、少汗或多汗),胃排空延迟(胃轻瘫)、腹泻(饭后或午夜)或便秘、体位性低血压、持续心动过速等,以及残尿量增加、尿失禁、尿潴留、阳痿等。

(4) 由于神经营养不良及外伤,还可引起营养不良性关节炎(Charcot 关节炎),受累关节有广泛骨质破坏和畸形。

4. **糖尿病足** 指由于下肢远端神经病变、不同程度周围血管病变等因素引起的足部溃疡、感染和(或)深层组织破坏。轻者表现为足部畸形、皮肤干燥和发凉、胼胝(高危足);重者可出现足部溃疡、坏疽。糖尿病足是截肢、致残的主要原因。

5. **感染** 糖尿病患者常发生疖、痈等皮肤化脓性感染,易反复发生,有时可引起败血症和脓毒血症。皮肤真菌感染(体癣、足癣、甲癣)很常见,若继发化脓性感染可导致严重后果。真菌性阴道炎和巴氏腺炎是女性患者常见的并发症,多为白色念珠菌感染,血糖控制不佳时易反复发生,其临床症状如外阴瘙痒、白带过多,是糖尿病的首发症状。男性外生殖器白色念珠菌感染导致龟头包皮炎,好发于包皮过长者。红癣系微小棒状杆菌引起的皮肤感染,表现为境界清楚的红褐色斑片,广泛分布于躯干和四肢。膀胱炎和肾盂肾炎常见于女性患者,尤其是并发自主神经病变者,常反复急性发作,大多转为慢性。糖尿病合并肺结核的发病率高于非糖尿病人群，病变多呈渗出干酪样，易形成空洞，扩展播散较快，下叶病灶也较多。

（四）常见类型糖尿病的临床特点

1. **1型糖尿病**　多见于青少年。起病较急，三多一少症状常较明显，未及时诊断治疗或病情进展较快时，可出现糖尿病酮症酸中毒（DKA），儿童和青少年常以此为首发症状。成年患者，起病缓慢，早期临床表现不明显。尽管起病急缓不一，1型糖尿病一般很快进展到需用胰岛素控制血糖或维持生命阶段。10～15年以上长期高血糖者，常出现各种慢性并发症，后果严重。

2. **2型糖尿病**　多见于40岁以上成年人和老年人，但近年来发病趋向低龄化。患者多肥胖，体重指数（body mass index，BMI）常高于正常。起病常隐匿、缓慢，三多一少症状轻或只有其中一、二项，不少患者可长期无代谢紊乱症状，有些是在体检、患其他疾病时或出现并发症时才被发现。急性应激可诱发非酮症高渗性糖尿病昏迷或糖尿病酮症酸中毒。久病可出现各种慢性并发症，心、脑血管病变尤为突出。在长期病程中，胰岛B细胞功能逐渐减退，以致对口服降糖药失效，后期也需胰岛素治疗，但常对外源胰岛素不敏感。

3. **妊娠期糖尿病（GDM）**　需有效处理，以降低围生期疾病的患病率和病死率。对具有GDM高危因素的孕妇（明显肥胖、糖尿、GDM史或异常孕产史和糖尿病家族史），在初次就诊时应做血糖检测。如未发现有GDM，则在妊娠的第24～28周经过空腹8～14小时后，做诊断性口服葡萄糖耐量试验（oral glucose tolerance test，OGTT）复查。GDM妇女分娩后血糖可恢复正常，但有若干年后发生T2DM的高度危险性。此外，GDM患者中可能存在各种类型糖尿病，因此，应在产后6周复查，确认其归属及分型，并长期追踪观察。

五、实验室及其他检查

1. **尿糖测定**　因肾糖阈（大约10mmol/L）的影响，尿糖不能准确反映血糖的变化情况，尤其是并发肾脏病变时，肾糖阈升高，虽然血糖升高，但尿糖阴性。妊娠期肾糖阈降低时，虽然血糖正常，尿糖可阳性。尿糖阴性不能排除糖尿病可能。在监测血糖条件不足时，每日4次尿糖定性检查（留取三餐前和晚上9～10时尿液进行测定），或分段尿糖定性测定，或24小时尿糖定量测定，可作为判断疗效指标，并供调整降血糖药物剂量的参考，是发现和诊断糖尿病的重要线索。

2. **血糖测定**　血糖升高是诊断糖尿病的主要依据，也是判断糖尿病病情和评价糖尿病控制状况的主要指标，常用指标有空腹血糖（FPG）和餐后2小时血糖（2hPG）。血糖值反映的是瞬间血糖状态，常用葡萄糖氧化酶法测定。抽静脉血或取毛细血管血，可用血浆、血清或全血。如血细胞比容正常，血浆、血清血糖比全血血糖可升高15%。诊断糖尿病时必须用静脉血浆测定血糖，治疗过程中随访血糖控制程度时可用便携式血糖计（毛细血管全血测定）。

3. **口服葡萄糖耐量试验（OGTT）**　当血糖高于正常范围而又未达到诊断糖尿病标准时，须进行OGTT。做OGTT前三天每天进碳水化合物不能少于150g，试验前禁食至少10小时，试验日清晨，空腹取血后，成人口服75g无水葡萄糖（WHO建议），溶于250～300mL水中，5分钟内饮完，空腹及开始饮葡萄糖水后1小时、2小时测静脉血浆葡萄糖。

4. **糖化血红蛋白A1（glycated hemoglobin A1，GHbA1）和果糖胺（fructosamin，FA）测定**　GHbA1可反映取血前8～12周血糖的总水平，是糖尿病控制情况的监测指标之一；FA可反映近2～3周内血糖的总水平，为近期病情监测的指标，但不能作为诊断糖尿病的依据。

5. **胰岛素释放试验和C肽释放试验**　反映基础和葡萄糖介导的胰岛素释放功能，有助于了解B细胞功能（包括储备功能）和指导治疗。前者测定受血清中胰岛素抗体和外源性胰岛素干扰。后者不受干扰。

6. **其他检测B细胞功能的方法**　如静脉注射葡萄糖-胰岛素释放试验可了解胰岛素释放第一时相，胰高血糖素-C肽刺激试验反映B细胞储备功能等，可根据患者的具体情况和检查目的而选用。

7. **其他**　糖尿病时常伴脂质代谢紊乱，血浆总胆固醇、低密度脂蛋白胆固醇，高密度脂蛋白胆固醇和甘油三酯应列为常规检测项目，并定期复查，作为了解病情控制情况及饮食和调脂治疗措施的依据。有条件时，尿微量白蛋白排泄率也应列为常规，以便能早期发现糖尿病肾病。急性严重代谢紊乱时要做酮体、电解质、酸碱平衡检查。定期进行心、肝、肾、脑、眼科以及神经系统的各项实验室及其他检查，以早期发现并发症倾向。自身抗体测定，胰岛素敏感性检查，基因分析等有助于区分糖尿病类型。

六、诊断要点

血糖异常升高作为诊断依据。应注意单纯空腹血糖正常不能排除糖尿病的可能性，应加验餐后血糖，必要时进行 OGTT。

1. **诊断线索** ①三多一少症状。②以糖尿病的并发症或伴发病首诊的患者；原因不明的酸中毒、失水、昏迷、休克；反复发作的皮肤疖或痈、真菌性阴道炎、结核病等；血脂异常、高血压、冠心病、脑卒中、肾病、视网膜病、周围神经炎、下肢坏疽以及代谢综合征等。③高危人群：血糖调节受损(IGR)空腹血糖调节受损(CIFG)和(或)糖耐量减低(IGT)、年龄超过 45 岁、肥胖或超重、巨大胎儿史、糖尿病或肥胖家族史。此外，30～40 岁以上健康体检或因各种疾病、手术住院时应常规排除糖尿病。

2. **诊断标准** 目前国际上通用 WHO 糖尿病专家委员会提出的诊断标准(1999)。糖尿病诊断是基于空腹(FPG)、任意时间或 OGTT 中 2 小时血糖值(2hPG)。空腹指 8～10 小时内无任何热量摄入；任意时间指一日内的任何时间，无论上一次进餐时间及食物摄入量；OGTT 采用 75g 无水葡萄糖负荷。糖尿病症状指多尿、烦渴多饮和难于解释的体重减轻。

(1) 空腹静脉血浆葡萄糖(FPG)的分类：3.9～6.0mmol/L(70～108mg/dL)为正常，6.1～6.9mmol/L(110～125mg/dL)为空腹血糖调节受损(IFG)，≥7.0mmol/L(126mg/dL)考虑为糖尿病(需要另一天再次证实)。

(2) OGTT：2 小时血浆葡萄糖(2hPG)<7.7mmol/L(139mg/dL)为正常糖耐量，7.8～11.1mmol/L(140～199mg/dL)为糖耐量减低，≥11.1mmol/L(200mg/dL)考虑为糖尿病(需要另一天再次证实)。

(3) 糖尿病的诊断标准：症状＋任意时间血糖水平≥11.1mmol/L 或 FPG≥7.0mmol/L，或 OGTT 2hPG≥11.1mmol/L。症状不典型者，需另一天再次证实。随机血糖指不考虑上次用餐时间，一天中任意时间的血糖，不能用来诊断 IFG 或 IGT。

诊断糖尿病还需要综合性考虑各种情况。比如在急性感染、外伤、其他应激情况时，严重高血糖可能是短暂的，不能作为诊断糖尿病的依据。对于难以确诊的患者，还要定期复查，直至诊断明确为止。

七、治疗要点

由于糖尿病缺乏病因治疗，目前尚无根治的办法。多项研究结果显示糖尿病防治策略应该是全面治疗心血管危险因素，积极控制高血糖，纠正脂代谢紊乱、严格控制血压、抗血小板治疗(例如阿司匹林)、控制体重和戒烟等并要求达标。血糖除控制空腹高血糖外，还应注意餐后血糖和 HbA1c 达标，减少全天血糖波动，如表 7-6-1。

表 7-6-1 中国 2 型糖尿病的控制目标

指标	目标值
血糖(mmol/L)	空腹：3.9～7.2mmol/L(70～130mg/dL) 非空腹：<10.0mmol/L(180mg/dL)
HbA1c(%)	<7.0%
血压(mmHg)	<130/80
HDL-C(mmol/L)	男性：>1.0(40mg/dL) 女性：>1.3(50mg/dL)
TG(mmol/L)	<1.7(150mg/dL)
LDL-C(mmol/L)	未合并冠心病：<2.6(100mg/dL) 合并冠心病：<1.8(70mg/dL)
体重指数(BMI，kg/m^2)	<24
尿白蛋白/肌酐比值(mg/mmol)	男性：<2.5(22mg/g) 女性：<3.5(31mg/g)
尿白蛋白排泄率	<20μg/min(30mg/d)
主动有氧活动时间(分钟/周)	≥150

(一) 治疗目标　纠正体内代谢紊乱,控制高血糖。消除症状,防止和延缓并发症发生、发展,降低病死率。维持正常体力和体重,维持正常学习和工作能力,提高患者生活质量。保障儿童、青少年的生长发育。保证孕妇及胎儿的健康,减少围生期并发症。

(二) 治疗原则　强调早期、长期、个体化原则,具体情况,具体处理。坚持国际糖尿病联盟(IDF)提出的糖尿病综合治疗,5个要点分别为糖尿病教育、饮食疗法(营养疗法)、运动疗法、药物治疗、自我监测。

(三) 健康教育　是重要的基础治疗措施之一,被公认是治疗成败的关键。良好的健康教育可充分调动患者的主观能动性,积极配合治疗,有利于疾病控制达标、防止各种并发症的发生和发展,降低相关费用和负担,使患者、家庭和国家均受益。健康教育包括糖尿病防治专业人员的培训,医务人员的继续医学教育,患者及其家属和公众的卫生保健教育。教育的目的一是提高医务人员的综合防治水平,二是将科学的糖尿病知识、自我保健技能深入浅出地传授给患者,使患者切实发挥自我防治功能,做到医患长期密切合作,以达到正常的生活质量。

(四) 饮食治疗　是糖尿病治疗的基本措施,对任何一种糖尿病都行之有效。一旦患有糖尿病,不论病情轻重,不论病程长短、有无并发症,不论用药还是不用药,均应执行并终生坚持饮食调节。T1DM患者,在合适的总热量、食物成分、规律的餐次等要求的基础上,配合胰岛素治疗,有利于控制高血糖和防止低血糖的发生;T2DM患者,尤其是超重或肥胖者,饮食治疗有利于减轻体重,改善高血糖、脂代谢紊乱、高血压和胰岛素抵抗,减少降糖药物的用量。

(五) 运动疗法　运动能增强身体对胰岛素的敏感性,降低血糖、血脂和血黏度,减轻体重,有利于对慢性并发症的控制,调适心理。根据年龄、性别、体力、病情及有无并发症等不同条件,选择合适的运动,长期坚持。运动前应仔细检查有无糖尿病并发症,在医生指导下制定运动方案。糖尿病运动适应证是:①T2DM血糖在16.7mmol/L以下者,尤其是肥胖者;②T1DM病情稳定者,宜在餐后进行,时间不宜过长,餐前胰岛素应在腹壁皮下注射,运动时不至于使胰岛素过快吸收。有下列情况时不宜进行较剧烈的体育锻炼:①T1DM病情未稳定或伴有慢性并发症者;②合并严重糖尿病肾病者;③伴严重高血压或缺血性心脏病者;④伴有眼底病变者;⑤糖尿病足者;⑥脑动脉硬化、严重骨质疏松或机体平衡功能障碍者。对不能主动进行体育活动者,应由他人协助进行,或进行必要的被动运动。

(六) 病情监测　是糖尿病治疗的重要内容和进展。定期监测血糖,并建议患者应用便携式血糖计进行自我监测血糖;每3～6个月定期复查GHbA1,了解血糖总体控制情况,及时调整治疗方案。每年1～2次全面复查,了解血脂以及心、肾、神经和眼底情况,尽早发现有关并发症,给予相应治疗。

(七) 口服药物治疗

1. 胰岛素促泌剂

(1) 磺脲类(sulfonylureas,SUs):主要作用是刺激胰岛素的分泌,其降血糖作用有赖于尚存的相当数量有功能的胰岛B细胞组织,亦可增强靶组织细胞对胰岛素的敏感性。SUs作为单药治疗主要选择应用于新诊断的T2DM非肥胖患者及用饮食和运动治疗血糖控制不理想时。年龄>40岁、病程<5年、空腹血糖<10mmol/L时效果较好。随着疾病的进展,需与其他作用机制不同的口服降糖药或胰岛素联合应用。常用药物:第1代有甲苯磺丁脲(D-860)、氯磺丙脲等,已较少使用,第2代有格列本脲、格列吡嗪、格列齐特、格列波脲、格列喹酮、格列苯脲等。

(2) 格列奈类:其作用机制类似磺脲类药物,是一类快速作用的胰岛素促分泌剂,能改善胰岛素第一时相分泌。其降血糖作用快而短,主要用于控制餐后高血糖,低血糖发生率低,为速效餐时血糖调节剂,有"进餐服药,不进餐不服药"的特点,有利于患者灵活进餐方式。较适合于T2DM早期餐后高血糖阶段或以餐后高血糖为主的老年患者。可单独使用,也可与磺脲类、双胍类等降糖药物联合应用。于餐前或进餐时口服。药物主要通过肝代谢,90%从胆汁排泄,有肾功能不全时亦可用。常用药物有瑞格列奈,常用剂量为每次0.5～4mg;那格列奈,常用剂量为每次60～120mg。

2. 双胍类　主要作用机制为抑制肝葡萄糖输出,也可改善外周组织对胰岛素的敏感性、增加对葡萄糖的摄取和利用。可用于T2DM和T1DM,尤其是肥胖和超重T2DM患者以及伴血脂异常、高血压或高胰岛素血症患者的第一线药物;与胰岛素联合应有可能减少胰岛素用量和血糖波动。常用药物为二甲双胍,500～1 500mg/d,分2～3次口服,最大剂量不超过2g/d。苯乙双胍的副作用大,现已少用,有些国家已禁用。

3. **噻唑烷二酮类** 也称格列酮类,胰岛素增敏剂。其作用机制为提高肌肉、脂肪对葡萄糖的摄取和利用,明显减轻胰岛素抵抗,还可改善血脂谱、提高纤溶系统活性、改善血管内皮细胞功能、使C反应蛋白下降等,对心血管系统和肾脏显示出潜在的器官保护作用。应用于其他降糖药物疗效不佳的T2DM,特别是有胰岛素抵抗者。可单独或与磺脲类或胰岛素联合使用。常用药物有罗格列酮,用量为4～8mg/d,每天1次或分2次口服。吡格列酮,用量为15～30mg/d,每天1次口服。

4. **α葡萄糖苷酶抑制剂(AGI)**:食物中淀粉、糊精和双糖(如蔗糖)的吸收需要小肠黏膜的α葡萄糖苷酶,AGI通过抑制这一类酶而延缓碳水化合物的吸收,降低餐后高血糖,可作为T2DM的第一线药物。常用药物有阿卡波糖,每次50～100mg,2～3次/天;伏格列波糖每次0.2mg,2～3次/天。

(八)胰岛素治疗 主要用于T1DM、糖尿病急性并发症或严重慢性并发症、严重并发症、手术、妊娠和分娩以及T2DM经饮食和口服降糖药物治疗未获得良好控制者。按来源分,胰岛素有基因重组人胰岛素、猪胰岛素、胰岛素类似物。胰岛素类似物目前已在国内上市的有:①速效胰岛素类似物:赖脯胰岛素、门冬胰岛素,皮下注射后吸收加快,通常15分钟起效,30～60分钟达峰,持续2～5个小时;②长效胰岛素类似物:甘精胰岛素、胰岛素Detemir。按起效快慢和维持时间,胰岛素制剂可分为短(速)效、中效和长(慢)效三类,如表7-6-2。速效有普通(正规)胰岛素(regular insulin,RI),皮下注射后起效快,但持续时间短;中效胰岛素主要控制两餐饭后高血糖,以第二餐饭为主;长效胰岛素无明显作用高峰,主要提供基础水平胰岛素。对T2DM患者,可选用中效胰岛素,每日早餐前30分钟皮下注射1次,开始剂量为4～8U,以后根据血糖测定结果调整胰岛素剂量。T1DM一般选用短效胰岛素,每日3～4次,于三餐前或睡前注射。无论哪一种类型的糖尿病,胰岛素剂量的调整应建立在先调整饮食和体力活动待血糖稳定的基础上,以餐前尿糖测定的结果来决定剂量增减。

表7-6-2 胰岛素各类制剂皮下注射作用时间(小时)

分类	剂型	起效	高峰	持续
速效	门冬胰岛素	15分钟	0.5～1	2～5
	赖脯胰岛素			
短效	普通胰岛素	0.5	2～4	6～8
中效	低精蛋白胰岛素	1.5	4～12	16～24
	慢胰岛素锌混悬液			
长效	精蛋白锌胰岛素	3～4	14～24	28～36
	特慢胰岛素锌混悬液			
	甘精胰岛素			
	地特胰岛素			

注:受多种因素影响,个体差异大,仅供参考。

(九)胰腺与胰岛移植 治疗对象主要为T1DM患者。成功的移植可纠正代谢异常,可望防止微血管病变的发生发展。但移植技术还不成熟,尚处于临床实验阶段。

(十)糖尿病酮症酸中毒的治疗

1. **补液** 输液是抢救DKA首要的、极其关键的措施。一般开始2小时输入1 000～2 000mL,第1个24小时输入总量4 000～6 000mL或更多。

2. **同时使用小剂量胰岛素(RI)治疗方案** 每小时每千克体重0.1U加生理盐水中静脉滴注,尿酮体消失后,根据病情调节胰岛素剂量或改为胰岛素皮下注射。

3. **纠正电解质及酸碱平衡失调。**

4. **处理诱因和并发症。**

(十一)高渗性非酮症糖尿病昏迷的治疗 多主张先用等渗溶液,并同时应用小剂量胰岛素治疗。如治疗前已有休克,宜先输生理盐水和胶体溶液尽快纠正休克。还要积极消除各种诱因和处理并发症。

八、护理要点

(一) 饮食护理

1. **计算每日所需总热量** 按患者的性别、年龄、身高查表或用简易公式计算理想体重,理想体重(kg)=身高(cm)-105。参照理想体重和活动强度计算每日所需总热量,如表7-6-3。儿童、孕妇、乳母、营养不良或消耗性疾病者应酌情增加,使患者体重恢复至理想体重的±5%左右。

表7-6-3 糖尿病患者每日每千克体重所需热量(kcal)

体型	卧床	轻体力劳动	中体力劳动	重体力劳动
肥胖	15	20~25	30	35
正常	15~20	30	35	40
消瘦	20~25	35	40	40~45

注:① 轻体力劳动:如家务劳动、办公室职员、售货员、司机、教师、医务人员、公务员、钟表修理工。② 中体力劳动:如纺织工、机械工、电工、体育活动、一般农活。③ 重体力劳动:如搬运工、装卸工挖土工、手工收割、插秧、舞蹈者。④ 肥胖者应先减少热量的摄入,减轻体重。消瘦者应提高热量的摄入,增加体重,使之接近标准体重。

儿童、孕妇、乳母、营养不良者可适当增加。

2. **营养素的热量分配** 用严格控制碳水化合物的摄入量,同时却增加脂肪和蛋白质摄取量以达控制血糖的目的,是错误和无益的。低碳水化合物饮食可抑制内源胰岛素的释放;但摄入过多的碳水化合物对胰岛B细胞功能也不利,且可导致糖异生过度。碳水化合物摄入量通常应占总热量的50%~60%,提倡食用粗制米、面和适量杂粮,忌食蔗糖、葡萄糖、蜜糖及其制品,如各种糖果、甜糕点、冰淇淋及含糖软饮料等。

长期高脂肪饮食可导致胰岛素抵抗和促进动脉粥样硬化,脂肪的摄入量要严格限制在总热量的20%~25%,其中饱和脂肪酸<10%。尽量食用含不饱和脂肪酸的植物油,如橄榄油、花生油,忌食或少食含饱和脂肪酸的动物油。如已有高胆固醇血症,还应限制胆固醇的摄入量(<300mg/d),选择低脂或脱脂食物,远离高脂、高胆固醇食物,如肥肉、动物内脏、蛋黄及奶酪等,少食煎、炸食品。

一般糖尿病患者(无肾病及特殊需要者)每日蛋白质摄入量占总热量的15%~20%(每日每千克理想体重0.8~1.2g),其中动物蛋白占1/3,以保证必需氨基酸的供给。糖尿病肾病时,早期即应减少蛋白质的摄入量,血尿素氮升高者,应限制摄入量。生长发育期青少年、妊娠或哺乳、营养不良和伴消耗疾病时,蛋白质摄入量可适当增加。

3. **制定食谱** 每日总热量及营养素组成确定后,根据各种食物的产热量确定食谱。每克碳水化合物和蛋白质分别产热16.8kJ,每克脂肪产热37.8kJ,可根据生活习惯、病情和配合药物治疗的需要进行安排。或者用大致估计法:按体力需要,休息者每日主食200~250g,轻、中、重体力劳动者分别是250~300g、300~400g及400g以上。每日荤菜150g左右,蔬菜250~500g或更多,烹调用油3~4匙。可按每日三餐分配为1/5、2/5、2/5或1/3、1/3、1/3;也可按4餐分配为1/7、2/7、2/7、2/7。提倡少食多餐,减轻餐后胰岛负担,也可避免餐后高血糖及药物高峰时出现低血糖。

4. **特殊需要及其他** 饮食中应增加纤维含量,每日的饮食所提供的纤维素要不低于40g。如粗粮,蔬菜、水果、魔芋等都是高纤维素食品。食物纤维不被小肠消化吸收,但能带来饱腹感,能延缓糖和脂肪的吸收,有助于少食减重;可溶性食物纤维(谷物、麦片、豆类中含量较多)能吸附肠道内的胆固醇,延缓碳水化合物的吸收,有助于降低血糖和胆固醇水平。糖尿病患者每日的食盐摄入量不应超过7g,伴肾病者应<6g,有高血压者应<3g。糖尿病患者应忌酒,饮酒可干扰血糖控制和饮食治疗计划的执行,大量饮酒可诱发酮症酸中毒,长期饮酒可引起酒精性肝硬化、胰腺炎等。

5. **根据病情适时调整** 如肥胖患者在治疗措施适当的前提下,体重不下降,应进一步减少饮食总热量;体型消瘦的患者,在治疗中体重有所恢复,其饮食方案也应适当调整,避免体重继续增加。

(二) 运动锻炼

1. **运动方式** 提倡"有氧运动",如步行、慢跑、骑自行车、打乒乓球、健身操、太极拳、游泳、跳交谊舞等。

2. **运动时间和运动量** 以早餐或晚餐后0.5~1小时后为运动最佳时间。通常用测量心率的方法来衡量运动量。一般认为运动中的心率保持在(220－年龄)×60%～(220－年龄)×85%的范围之内为宜,运动时宜出汗而不能大汗。运动时间自30分钟左右,逐步延长至1小时或更久。

3. **运动注意事项**

(1) 运动前后应有准备活动和整理活动,以免因血管调节功能障碍而发生晕厥。

(2) 血糖＞14mmol/L、血酮增高、有应激情况、较重的心脑血管病变、眼底和肾脏病变及1型糖尿病患者,应避免运动或减少运动量。因为运动会加重心、脑血管的负担,使血浆容量减少,血管收缩,导致血压上升,诱发心绞痛、心肌梗死、心律失常、眼底出血等。

(3) 若运动中出现胸闷、胸痛、视物模糊等,应立即停止并及时处理。

(4) 运动时要随身携带糖果,当出现低血糖症状时及时服用。

(5) 运动要避开恶劣天气;要随身携带糖尿病卡。

(三) 口服降糖药护理

1. **磺脲类** 应在餐前半小时服用。小剂量可于早餐前一次口服,大剂量时为早、晚餐前2次口服。应用SUs时,要注意与其他药物的相互作用。一些药物,如水杨酸制剂、磺胺类药物、保泰松、氯霉素,胍乙啶、利舍平、β肾上腺素能拮抗剂、单胺氧化酶抑制剂等,可增强SUs的降糖效应;另一些药物,如噻嗪类利尿药、呋塞米、依他尼酸、糖皮质激素、雌激素、钙拮抗剂、苯妥英钠、苯巴比妥等,可减低SUs的降糖作用。

SUs的主要副作用是低血糖反应,与药物剂量过大、饮食不妥、体力活动过度、饮含酒精饮料、使用长效制剂(如格列本脲和格列美脲)或同时应用增强降糖作用药物等有关,尤其是长效制剂所引起的低血糖持续时间长及停药后仍可反复发作。糖尿病患者随病程延长和自主神经系统损伤,对低血糖的对抗调节能力会越来越差,低血糖症状也会越来越不明显、不易被察觉。严重低血糖可诱发心绞痛、心肌梗死或脑血管意外;反复或持续低血糖可导致神经系统不可逆损伤,甚至昏迷、死亡。其他副作用有消化道症状(恶心、呕吐、消化不良等,偶见肝功能损害、胆汁淤滞性黄疸),血液系统症状(白细胞减少、粒细胞缺乏、再生障碍性贫血、溶血性贫血、血小板减少),皮肤过敏反应(皮肤瘙痒、皮疹和光敏性皮炎等),这些副作用少见,一旦出现,应立即停药。

2. **双胍类** 常见副作用是胃肠道反应,表现为口干苦和金属味、厌食、恶心、呕吐、腹泻等,进食中服药及由小剂量开始可减轻。偶有过敏反应,表现为皮肤红斑、荨麻疹等。双胍类药物最严重的副作用是可能诱发乳酸性酸中毒,但少见。二甲双胍极少引起乳酸性酸中毒,但须注意严格按照推荐用法。儿童不宜服用本药,除非明确为肥胖的T2DM及存在胰岛素抵抗。年老患者慎用,药量酌减,并监测肾功能。准备作静脉注射碘造影剂检查的患者应事先暂停服用双胍类药物。

3. **α葡萄糖苷酶抑制剂** 应在进食第一口食物时嚼服,主要副作用是腹胀、腹泻、肠鸣音亢进等。

4. **噻唑烷二酮类** 一般在餐前30分钟服用,服药要按时、按量,不得随意增减。常见副作用有头痛、头晕、乏力、恶心、腹泻,少见有轻至中度贫血、水肿、体重增加和高胆固醇血症等。部分患者可出现肝功能异常,少数可发生肝损害,服药期间需监测肝功能。与其他类降糖药合用时有发生低血糖的危险,必要时可减少合用药的剂量。

(四) 胰岛素治疗护理

1. **给药途径** 胰岛素最常用的给药途径为皮下注射,也可以通过静脉给药,唯一可经静脉注射的胰岛素是普通胰岛素。近来,人们研发了胰岛素吸入剂:有经肺、口腔黏膜和鼻腔黏膜吸收3种方式,目前已开始上市。胰岛素皮下注射的常用部位有上臂、腹壁、臀部及大腿前外侧。通常腹壁注射吸收最快,其次分别为上臂、大腿和臀部。皮下给药的注射器有胰岛素专用注射器、胰岛素笔和胰岛素泵3种。胰岛素专用注射器消除了普通1mL注射器注射无效腔较大的缺点,并且注射器上直接标注胰岛素单位,有利于减少发生剂量错误;胰岛素笔是一种笔式注射器,胰岛素笔芯直接装入笔内,不需抽取,易于携带,对老年患者、经常外出的患者尤为方便。

持续皮下胰岛素输注(又称胰岛素泵)是用可调程序的微型电子计算机控制胰岛素输注的一种皮下给药方式,由微电脑、注射泵组成。它模拟胰岛素的持续基础分泌和进餐时的脉冲式释放,泵内的胰岛素通过长期置入皮下的小针或软管注入体内。其常用注射部位为腹部皮下组织。通常要定期更换导管和注射部位以避免感染及针头堵塞。

人工胰由血糖感受器、微型电子计算机和注射泵组成。葡萄糖感受器能敏感地感知血糖浓度的动态变化,将信息传给电子计算机,指令胰岛素泵输出胰岛素,模拟胰岛B细胞分泌胰岛素的模式。

目前尚未得到广泛应用。

2．**胰岛素制剂的保存**　胰岛素不能冰冻保存，应避免温度过高、过低（不宜>30℃或<2℃）及剧烈晃动。通常保存在低于25℃室温内1个月，效价不会受到影响，保存在2～8℃时，活力可维持2～3年。已开封者只需保存于室内阴凉处即可。

3．**胰岛素的混合**　我国常用制剂有每毫升含40U和100U两种规格。某些患者需要混合使用速效、中效胰岛素，混合时，应先抽吸短效胰岛素，再抽吸长效胰岛素，然后混匀，不可相反，以免将长效胰岛素混入短效胰岛素而影响其速效性。市场上也有各种比例的预混制剂，最常用的是含30％短效和70％中效胰岛素的制剂。

4．**胰岛素疗效的观察**　通过定期监测空腹和（或）夜间血糖及早、中、晚尿糖，观察血糖控制情况。对采用强化胰岛素治疗或T2DM应用胰岛素者应加强观察有无低血糖反应和早晨空腹血糖较高的情况（如"黎明现象"，即夜间血糖控制良好，仅于黎明一段时间出现高血糖；"Somogyi现象"，即在夜间曾有低血糖，因在睡眠中未被察觉，继而发生低血糖后反应性高血糖）。发现以上情况应及时报告医生，配合医生进行夜间多次血糖测定并遵医嘱调整晚间胰岛素的用量。部分T1DM患者在胰岛素治疗一段时间内病情可部分或全部缓解，胰岛素用量可减少或完全停用，称"糖尿病蜜月期"，但缓解是暂时的，其持续时间自数周至数月不等，一般不超过1年。对这种患者应加强对其病情的动态观察。

5．**胰岛素的副作用**

（1）低血糖反应：是主要不良反应。与剂量过大和（或）饮食不调有关。如血糖低于2.8mmol/L时，患者即有饥饿感、心慌、疲乏、头晕、大汗、面色苍白；如低血糖持续较久或继续下降，会有精神症状、意识障碍甚至昏迷、死亡。老年糖尿病患者应特别注意观察夜间低血糖症状的发生。急救措施：应尽快给予糖分补充；可立即静脉注射50％葡萄糖或给予糖果、饼干等。

（2）脂肪营养不良：为注射部位皮下脂肪萎缩或增生，停止在该部位注射后可缓慢自然恢复。经常更换注射部位，两次注射部位要相距2cm以上，选择无硬结的部位，可预防发生。

（3）胰岛素过敏反应：通常表现为注射部位瘙痒，继而出现荨麻疹样皮疹，全身性荨麻疹少见，可伴恶心、呕吐、腹泻等胃肠道症状，罕见严重过敏反应（如血清病、过敏性休克）。处理措施包括更换胰岛素制剂，使用抗组胺药、糖皮质激素以及脱敏疗法等。严重者停用或暂时中断胰岛素治疗。随着胰岛素制剂的改进，目前过敏反应和脂肪营养不良已甚少发生。

（4）其他副作用：胰岛素治疗初期可因钠潴留而发生水肿，可自行缓解而无须特殊处理。部分患者胰岛素治疗后可出现视力模糊，为晶状体屈光度改变，多于数周内逐渐恢复。

6．**使用胰岛素的注意事项**　准确用药，熟悉各种胰岛素的名称、剂型及作用特点。准确执行医嘱，按时注射。

（五）心理护理　糖尿病是一种心身疾病，精神紧张、焦急、忧虑、愤怒、恐惧等都会使交感神经兴奋增强，体内的肾上腺素和肾上腺皮质激素等生血糖激素浓度急剧升高，血糖水平上升，甚至会造成酮症，稳定患者的思想情绪，对治疗效果至关重要。教育患者明确糖尿病虽是终身性疾病，但又是能控制好的疾病，既不要过分紧张，也不能掉以轻心，只要做到医患长期密切合作，血糖就会得到控制，并发症的产生会延缓或减少，从而达到正常的生活质量。鼓励参加有益的活动，多与人交往，如糖尿病知识讲座、糖尿病病友联谊会。通过参加活动，多了解防病治病知识，学会科学地对待疾病、轻松愉快地生活。

（六）并发症护理

1．**感染**　糖尿病患者免疫力差，抵抗力降低，易并发各种感染，如皮肤、呼吸系统、泌尿道的感染。而一旦感染又不易控制，且可使糖尿病病情加重及诱发酮症酸中毒。因此，预防感染十分重要。①要注意个人卫生，保持全身和局部清洁，做到勤擦洗、勤更衣；因尿糖的刺激，会阴部常有瘙痒，尤其是女患者，要经常清洗外阴并保持干燥；保持口腔卫生，预防上呼吸道感染。②如有因自主神经功能紊乱而造成的尿潴留，尽量采取热敷、按摩等方法排尿，避免导尿，必须导尿时要严格执行无菌操作。③饮食控制合理而不过分，保证足够的热量和蛋白供给，以增强机体抵抗力。④各项操作均应严格无菌要求实施消毒；发现有感染的表现及时报告医生处理。

2．**糖尿病足**

（1）评估危险因素：①足溃疡史；②神经病变、缺血性血管病变症状（如运动引起的腓肠肌疼痛、足发凉）；③神经病变体征（足发热、皮肤不出汗、肌肉萎缩、鹰爪样趾、压力点的皮肤增厚或胼胝形成,但足背动脉搏动和血液充盈良好)、周围血管病变体征(足发凉、皮肤发亮变薄、足背动脉搏动减弱或消失、皮下组织萎缩);④足畸形;⑤其他危险因素,如视力下降,膝、髋或脊柱关节炎,鞋袜不合适等;⑥个人因素,如社会经济条件差、老年人、独居生活、拒绝治疗和护理等。

(2) 足部检查:每天1次;了解足部有无感觉减退、麻木、刺痛;观察皮肤颜色、温度及足背动脉搏动情况;注意检查趾甲、趾间、足底部有无胼胝、鸡眼、甲沟炎、甲癣,是否发生红肿、青紫、水疱、溃疡、坏死等损伤。定期做足部感觉的测试,主要测试关节位置觉、振动觉、痛觉、温度觉、触觉和压力觉。

(3) 保持足部清洁:每天清洗足部,若足部皮肤干燥,清洁后可涂用羊毛脂。

(4) 预防外伤:不能赤脚走路,以防刺伤;不可穿拖鞋外出,以免踢伤;每天检查确保鞋内无异物和里衬平整,鞋袜平软、宽松、清洁,以棉袜为佳;有视力障碍的患者,应由他人帮助修剪指甲,指甲要与脚趾平齐,避免修剪太短;有鸡眼或胼胝时,要找皮肤科医师诊治;冬天使用热水袋、电热毯或烤灯时谨防烫伤,同时应注意预防冻伤。

(5) 促进肢体血液循环。腿部运动包括:①提脚跟:将脚跟提起、放下,每次连续做20次;②甩腿:一只脚踩于一块砖上,手扶椅子,前后甩动另一只脚,甩动10次后脚尖着地,踝关节顺时针、逆时针方向旋转20次,然后再换另一只脚,重复做上述动作;③坐椅运动:双臂交叉于胸前,双腿分开与肩宽,然后做坐下、起立动作10次;④毕格尔氏运动法:让患者平躺,双腿同时举高45°~60°,架在墙壁或棉被上,直到脚部皮肤发白、刺痛1~3分钟,然后坐起,移到床沿,双腿自然下垂,左右摆动,并施行脚板上下运动及脚趾屈伸运动直到发红刺痛为止,再回复平躺并盖上棉被保温,卧床休息3分钟,一天可做2~3次。此外,还可按摩,方法是从趾尖开始向上至膝关节按摩,早、中、晚各1次,每次10分钟。上述方法在足部皮肤出现溃疡或坏疽后禁用,避免伤口恶化。

(6) 积极控制血糖,说服患者戒烟:发生足溃疡的危险性及足溃疡的发展均与血糖密切相关,血糖值是评价干预效果的最敏感指标。足溃疡的预防教育应从早期指导患者控制和监测血糖开始,同时要说服患者戒烟,防止因吸烟导致局部血管收缩而导致恶化。

(7) 有破溃、感染及时处理。难以治愈的溃疡可用生物制剂、生长因子等;血管病变者用活血化瘀、扩血管治疗,改善血液循环;有水肿、溃疡不易愈合,可用利尿剂、ACEI等。

3. 酮症酸中毒、高渗性非酮症糖尿病昏迷

(1) 预防:定期监测血糖,在应激状态下每天监测血糖;合理用药不要随意减量或停用药物保证充足的水分摄入,鼓励患者主动饮水,特别是呕吐、腹泻、严重感染时。需要脱水治疗时应监测血糖、血钠、渗透压。

(2) 急救配合与护理:①立即建立2条静脉通路,确保液体和胰岛素的输入。②患者绝对卧床休息,注意保暖,给低流量吸氧。③严密观察和记录患者的神志、血压、呼吸、脉搏、心率及每日出入液量;每12小时留取标本送检尿糖、尿酮、血糖、血酮、电解质及二氧化碳结合力。④告知患者糖尿病酮症酸中毒和高渗性非酮症糖尿病昏迷发生的诱因和早期征兆,以避免其发生并及早发现、及早治疗。⑤加强生活护理和昏迷护理。

(谢　虹)

第7章 血脂异常和脂蛋白异常血症患者的护理

血脂是血浆中的胆固醇、甘油三酯(TG)和类脂(如磷脂)等的总称。血脂异常(dyslipidemia)是由于脂肪代谢或转运异常,使一种或几种脂质高于或低于正常水平的代谢紊乱状态。由于脂质不溶或微溶于水,在血浆中必须与蛋白质结合以脂蛋白的形式存在,因此,血脂异常实质为脂蛋白异常血症(dyslipoproteinemia)。临床上,以高总胆固醇(TC)血症、高甘油三酯(TG)血症、高低密度脂蛋白(LDL)血症和高密度脂蛋白(HDL)降低多见。

血脂异常少数为全身性疾病所致,多数是遗传缺陷与环境因素相互作用的结果。血脂异常作为代谢综合征的组分之一,与多种疾病如高血压、冠心病、肥胖症、2型糖尿病、脑卒中密切相关。长期血脂异常可导致动脉粥样硬化、增加心脑血管病的发病率和死亡率。我国人群血脂平均水平低于发达国家,但近年来由于生活方式改变等因素的影响,我国血脂异常的患病率已明显升高。据《2004年中国居民营养与健康现状》报道,我国成人血脂异常患病率为18.6%,估计患病人数1.6亿。2012年全国调查结果显示,高胆固醇血症的患病率为4.9%,高TG血症的患病率为13.1%;低HDL-C血症的患病率为33.9%。成人血脂异常总患病率高达40.40%,较2002年呈大幅上升。因此积极检出、预防和控制血脂异常已成为经济发达地区心血管病预防工作的主要内容之一。我国人群的血脂理想与合适水平见表7-7-1。

表7-7-1 血脂水平分层标准[mmol/L(mg/dL)]

分层	TC	LDL-C	HDL-C	非HDL-C	TG
理想水平		＜2.6(100)		＜3.4(130)	
合适水平	＜5.2(200)	＜3.4(130)		＜4.1(160)	＜1.7(150)
边缘升高	≥5.2(200)且＜6.2(240)	≥3.4(130)且＜4.1(160)		≥4.1(160)且＜4.9(190)	≥1.7(150)且＜2.3(200)
升高	≥6.2(240)	≥4.1(160)		≥4.9(190)	≥2.3(200)
降低			＜1.0(40)		

摘自:中国成人血脂异常防治指南修订联合委员会,中国成人血脂异常防治指南(2016年修订版).中国循环杂志,2016,31(10):939。

一、血脂和脂蛋白概述

(一)血脂、脂蛋白和载脂蛋白 血脂是血浆中的中性脂肪(甘油三酯和胆固醇)和类脂(磷脂、糖脂、固醇、类固醇)的总称。血浆脂蛋白是由载脂蛋白(apoprotein,Apo)和甘油三酯、胆固醇、磷脂等组成的球形大分子复合物。应用超速离心方法,可将血浆脂蛋白分为5大类:乳糜微粒(chylomicron,CM)、极低密度脂蛋白(VLDL)、中间密度脂蛋白(IDL)、低密度脂蛋白(LDL)和高密度脂蛋白(HDL)。载脂蛋白已发现有20多种,按载脂蛋白的组成分为Apo A、B、C、D、E。

(二)脂蛋白及其代谢 人体脂蛋白有两条代谢途径:外源性代谢途径指饮食摄入的胆固醇和甘油三酯在小肠中合成CM及其代谢过程;内源性代谢途径是指由肝合成的VLDL转变为IDL和LDL,以及LDL被肝或其他器官代谢的过程。

1. **乳糜微粒** 颗粒最大,密度最小,富含甘油三酯。主要功能是把外源性甘油三酯运送到体内肝外组织。由于颗粒大,不能进入动脉壁内,一般不致引起动脉粥样硬化;但CM残粒可被巨噬细胞表面受体所识别而摄取,可能与动脉粥样硬化有关。

2. **极低密度脂蛋白** 颗粒比CM小,富含甘油三酯。其主要功能是把内源性甘油三酯运送到体内肝外组织,也向外周组织间接或直接提供胆固醇。目前多认为VLDL水平升高是冠心病的危险因素。

3. **低密度脂蛋白** 颗粒比VLDL小,密度比VLDL高,胆固醇所占比例特别大。其主要功能是将胆固醇转运到肝外组织。因颗粒小,容易进入动脉壁内,为导致动脉粥样硬化的重要脂蛋白。它也容易被氧化修饰,氧化或其他化学修饰后的LDL具有更强的致动脉粥样硬化作用。

4. **高密度脂蛋白** 颗粒最小,密度最高,蛋白质和脂肪含量约各占一半。其生理功能是将外周组织包括动脉壁在内的胆固醇转运到肝进行代谢,这一过程称为胆固醇的逆转运,可能是HDL抗动脉粥样硬化作用的主要机制。

二、病因和发病机制

(一) 分类

1. **表型分类与临床分型** 目前国际通用世界卫生组织(WHO)制定的分类系统。根据各种脂蛋白升高的程度将脂蛋白异常血症分为6型(Ⅰ、Ⅱa、Ⅱb、Ⅲ、Ⅳ、Ⅴ型),称为表型分类。表型分类法有助于血脂异常的诊断和治疗,但较烦琐。临床上常将其分为高甘油三酯血症、高胆固醇血症和混合性高脂血症(甘油三酯和胆固醇均升高和低高密度脂蛋白胆固醇血症)。

2. **按是否继发于全身性疾病分类** 分为原发性和继发性血脂异常两大类。由先天性基因缺陷所致者称为原发性血脂异常,又称为原发性家族性血脂异常;全身性疾病或某些药物所致者称为继发性血脂异常。

(二) 病因与发病机制

1. **获得性因素**

(1) 高脂饮食:饮食中的脂肪含量过多是引起血脂异常的常见原因。每日饮食中的胆固醇从200mg增至400mg时,可使TC水平上升0.13mmol/L(5mg/dL)。如果饱和脂肪酸的热量达到饮食总热量的14%,TC可升高0.52mmol/L(20mg/dL)。

(2) 体重增加:原发性肥胖和以肥胖及胰岛素抵抗为特征的代谢综合征是血浆TC和TG升高的常见原因。肥胖时,肝合成的LDL和TC增加,而LDL受体的功能被抑制。

(3) 增龄:血浆TC随年龄增长而不断升高。

(4) 雌激素缺乏:雌激素可以增加LDL受体表达,促进LDL分解。绝经后的女性因雌激素缺乏而致血浆TC升高。

(5) 药物:长期应用糖皮质激素后,VLDL和LDL的生成增多,血浆TC和TG升高。噻嗪类利尿剂和β受体阻滞剂亦可导致血脂异常。

(6) 不良生活习惯:摄入大量单糖可增加胰岛素分泌,促进TG合成,减慢TG的分解,引起高TG血症。酒精抑制脂肪酸氧化,增加TG的合成。吸烟可通过降低脂蛋白脂酶活性而使血浆TG升高。运动增加脂蛋白脂酶活性,降低血浆TG,升高HDL;长期的体力锻炼还可促进TG的清除。相反,体力活动过少者易发生血脂异常。

2. **先天性因素** 脂蛋白酯酶的缺陷,载脂蛋白B基因突变,LDL受体和apoE基因突变均可导致家族型血脂增高。

3. **全身性疾病** 继发性血脂异常常见病因有,①高胆固醇血症:主要见于糖尿病、肾病综合征、甲状腺功能减退症、Cushing综合征;②高甘油三酯血症:主要见于糖尿病(未控制时)、肾病综合征、肾衰透析者、肥胖症、长期雌激素治疗、系统性红斑狼疮、异常广球蛋白血症、慢性乙醇中毒、痛风;③高异常脂蛋白血症:各种原因引起的肝内外胆管梗阻、胆汁淤积性肝胆病(包括肝内淤胆性肝炎)、胆汁性肝硬化。

1型糖尿病未控制时,血浆TG和TC升高;高血糖使LDL过度糖化和氧化,是糖尿病慢性血管病变的发病机制之一。甲减时,肝脂蛋白脂酶合成减少,VLDL清除减慢,同时伴中密度脂蛋白(IDL)增多。胆管阻塞时,因胆酸、TC排入胆管障碍,可引起血浆游离胆固醇和TG升高。肾脏疾病引起的血VLDL和LDL增高往往伴有脂蛋白的分解减慢。进行透析治疗的尿毒症和肾移植后患者常伴有血浆TC升高。系统性红斑狼疮患者体内的自身抗体与肝素结合,抑制脂蛋白脂酶活性。多发性骨髓瘤的异型蛋白可抑制血浆CM和VLDL的清除。脂肪营养不良者的脂蛋白脂酶活性降低,多伴有VLDL的合成增多。

三、临床表现

血脂紊乱可在相当长时间无明显的症状和体征,常于血生化检验时被发现。血脂异常的临床表现主要包括:

1. **黄色瘤、早发性角膜环和脂血症眼底改变** 由脂质在皮内沉积引起,其中以黄色瘤较为常见。黄色瘤是一种异常的局限性皮肤隆起,颜色可为黄色、橘黄色或棕红色，多呈结节、斑块或丘疹形状，质地一般柔软，最常见的是眼睑周围扁平黄色瘤。早发性角膜环出现于40岁以下，多伴有血脂异常。严重的高甘油三酯血症可产生脂血症眼底改变。

2．**动脉粥样硬化**　脂质在血管内皮沉积引起动脉粥样硬化，引起早发性和进展迅速的心脑血管和周围血管病变。多数家族性血脂异常在成年期发病，少数可于青春期前发生冠心病，甚至心肌梗死。血脂异常可作为代谢综合征的一部分，常与肥胖症、高血压、冠心病、糖耐量异常或糖尿病等疾病同时存在或先后发生。严重的高胆固醇血症有时可出现游走性多关节炎。严重的高甘油三酯血症可引起急性胰腺炎，应予重视。继发性血脂异常还有原发病的临床表现。

四、实验室及其他检查

血脂异常症的诊断主要依靠实验室检查，其中最主要的是血TC和TG测定。测定空腹状态下(禁食12～14小时)血浆或血清TC、TG、LDL-C和HDL-C是最常用的实验室检查方法。TC是所有脂蛋白中胆固醇的总和，TG是所有脂蛋白中甘油三酯的总和。LDL-C和HDL-C分别指LDL和HDL中的胆固醇含量。

检查的重点对象包括：①已有冠心病、脑血管病或周围动脉粥样硬化病者；②有高血压、糖尿病、肥胖、吸烟者；③有冠心病或动脉粥样硬化家族史者，尤其是直系亲属中有早发冠心病或其他动脉粥样硬化证据者；④有皮肤黄色瘤者；⑤有家族性高脂血症者。决定治疗前，至少有两次血脂检查的结果，通常在首次发现血脂异常2～4周内，再次复查。

五、诊断要点

病史、家族史、黄色瘤和眼底检查对本症有一定诊断意义，但确诊和分型依赖于血脂测定和分析。根据中国成人血脂异常诊断标准(表7-7-2)，确定为血脂异常症后，应进一步查找血脂异常可能引起的并发症，如动脉硬化、冠心病等。血脂异常症的分子病因诊断有赖于相关基因的突变分析或酶活性测定。

表7-7-2　中国成人血脂异常诊断标准[mmol/L(mg/dL)]

血清临床分型升高	减　低	合适范围	边缘升高
TC	＜5.18(200)	5.18～6.19(200～239)	≥6.22(240)
TG	＜1.70(150)	1.70～2.25(150～199)	≥2.26(200)
LDL-C	＜3.37(130)	3.37～4.12(130～159)	≥4.14(160)
HDL-C	＜1.04(40)	≥1.04(40)	≥1.55(60)

注：根据中国成人血脂异常防治指南(2007年)。

六、治疗要点

1．**治疗原则**

(1) 继发性血脂异常应以治疗原发病为主。原发病控制后，血脂有可能恢复正常。如原发病治疗正常后，血脂仍然异常，考虑同时有原发性血脂异常的可能，需给予相应治疗。

(2) 采取综合性治疗措施。治疗性生活方式改变(therapeutic lifestyle changes，TLC)为首要的基本的治疗措施，药物治疗需严格掌握指征，必要时考虑血浆净化疗法或外科治疗，基因治疗尚在探索之中。

(3) 防治目标水平：治疗血脂异常最主要的目的在于防治缺血性心血管疾病。

2．**治疗性生活方式改变(TLC)**

(1) 医学营养治疗(饮食治疗)：为首要的基本治疗措施，需长期坚持。根据患者血脂异常的程度、分型以及性别、年龄和劳动强度等制订食谱。

1) 控制能量摄入：血脂异常的患者每天能量摄入不能超过需要量，产能营养素供能合适的比例为：碳水化合物50%～65%，蛋白质15%～20%，脂肪不超过30%。伴超重和肥胖的患者能量摄入要更加严格，一般1 500～2 000kcal/d。高TG血症者尤其要注意减少每日摄入脂肪总量，每日烹调油应少于30g。

2) 饮食中要减少饱和脂肪酸摄入：通常饱和脂肪酸＜总能量的10%。高胆固醇血症患者饱和脂肪酸限制在＜7%，胆固醇摄入＜300mg/d，并适量补充植物固醇(2～3g/d)和可溶性膳食纤维(10～25g/d)。

(2) 增加有规律的体力活动，控制体重，保持合适的体重指数(BMI)。

(3) 其他：戒烟；限盐；限制饮酒，禁烈性酒。

3. **药物治疗**

(1) 羟甲基戊二酸单酰辅酶A(HMG-CoA)还原酶抑制剂：又称他汀类药。它能阻断胆固醇合成，降低血胆固醇。适应证为高胆固醇血症和以胆固醇升高为主的混合性高脂血症。目前是临床上最重要、应用最广的降脂药。常用药物有洛伐他汀、辛伐他汀、普伐他汀、氟伐他汀等。

(2) 氯贝丁酯类：又称贝丁酸、纤维酸类或贝特类。这类药物能增强脂蛋白酯酶活性，促进甘油三酯的水解，减少肝中富含甘油三酯的VLDL的合成和分泌。此类药能有效降低血浆甘油三酯水平。适应证为高甘油三酯血症和以甘油三酯升高为主的混合性高脂血症。常用药物有苯扎贝特、非诺贝特、吉非贝齐、氯贝丁酯等。

(3) 胆酸螯合树脂类：通过阻止胆酸或胆固醇从肠道吸收，促进胆固醇降解。适应证为高甘油三酯血症和以甘油三酯升高为主的混合性高脂血症，对任何类型的高甘油三酯血症无效。主要制剂有考来烯胺(消胆胺)、考来替泊等。

(4) 烟酸类及其衍生物：烟酸属B族维生素，其用量超过维生素作用的剂量时，有明显的调脂作用。作用机制未明，可能与抑制脂肪组织脂解和减少肝中VLDL合成和分泌有关。能使血清TG、VLDL-C降低，TC和LDL-C也降低，HDL-C轻度升高。适应证为高甘油三酯血症和以甘油三酯升高为主的混合性高脂血症。主要制剂有：烟酸、阿昔莫司。

(5) 其他：亚油酸及其复方制剂、肠道胆固醇吸收抑制剂有不同程度的降胆固醇和甘油三酯的作用。

4. **其他治疗措施**

(1) 血浆净化治疗：通过滤过、吸附和沉淀等方法选择性去除血清LDL。为有创治疗，并需每周重复，且价格昂贵，仅用于极个别对他汀类药物过敏或不能耐受的严重难治性高胆固醇血症者。

(2) 手术治疗：少数情况下，对非常严重的高胆固醇血症，如纯合子家族性高胆固醇血症或对药物无法耐受的严重高胆固醇血症患者，可考虑手术治疗，包括部分回肠末段切除术、门腔静脉分流术和肝移植术等。

5. **基因治疗** 可能成为未来根治基因缺陷所致血脂异常的方法。

七、护理要点

1. **治疗性生活方式改变护理**

(1) 饮食护理

1) 低热量饮食：减少总热量摄入，可减少胆固醇合成，促使超体重的患者增加脂肪消耗，有利于降低血脂。控制碳水化合物的摄入量，防止多余的糖分转化为血脂。

2) 食物的选择：①烹饪油提倡以不饱和脂肪酸含量高的植物油为主，如橄榄油、豆油、花生油等。忌用肥肉、黄油、油炸食品等高脂肪食物。②吃适量的鱼、禽、蛋、瘦肉，膳食动物蛋白质摄入过多时，往往也会增加动物性油脂和胆固醇摄入；提倡多食不饱和脂肪酸含量高的食物，如海鱼和大豆类等，忌用动物内脏等高胆固醇食物。动物性和植物性食物来源的蛋白质比例为1∶1。③主食粗细搭配。选择使用富含膳食纤维和低血糖指数的碳水化合物。主食多选用全谷、燕麦、玉米、高粱米等加工粗糙的谷类，以增加膳食纤维的摄入量和B族维生素的摄入量。加工食品中添加糖摄入不应超过总能量的10%(对于肥胖和高TG血症者要求比例更低)，食物添加剂如植物固醇/烷醇，水溶性/黏性膳食纤维则有利于血脂控制。④多吃蔬菜水果。蔬菜水果中含有丰富的β-胡萝卜素、维生素C、钾、膳食纤维和植物化学物质等成分，有助于降低血脂和保护血管。每天应食用蔬菜400～500g、水果200～400g。

(2) 运动锻炼：超重患者应酌情增加体育锻炼，如快步行走、慢跑、做体操、太极拳、骑自行车等，每天坚持20～30分钟，有利于减轻体重、降低TC和TG，升高HDL-C。

2. **病情观察** 调脂治疗一般是长期的，甚至是终生的。不同个体对同一治疗措施或药物的疗效和副作用差异很大，应监测血脂水平以指导治疗。在药物治疗时，必须监测不良反应，定期检查肌酶、肝功能、肾功能和血常规等。

3. **用药护理**

(1) 他汀类药：除阿托伐他汀可在任何时间服药外，其余制剂均为晚上一次口服。他汀类副作用较轻，少数病例服用大剂量时可引起胃肠道反应、转氨酶升高、肌肉疼痛，严重者可引起横纹肌溶解、急性肾衰竭等。他汀类与其他调节血脂药(如烟酸、氯贝丁酯类等)合用时应特别小心。用药期间定期测肝功能。不宜与环孢霉素、雷公藤、环磷酰胺、大环内酯类抗生素以及吡咯类抗真菌药(如酮康唑)等合用。儿童、孕妇、哺乳期妇女和准备生育的妇女不宜服用。

(2) 贝特类药物：一般较轻微，主要有恶心、腹胀、腹泻等胃肠道反应，有时有一过性血清转氨酶升高。主要副作用为胃肠道反应；少数出现一过性肝转氨酶和肌酸激酶升高，如有明显异常应及时停药；可见皮疹、血白细胞减少。此类药能增强抗凝药物作用，两药合用时需调整抗凝药物剂量。肝肾功能不全者、孕妇、哺乳期妇女忌用。

(3) 烟酸类药物：烟酸主要副作用为面部潮红、瘙痒和胃肠道症状，偶见肝功能损害，有可能使消化性溃疡恶化，糖尿病患者一般不宜用烟酸。可指导患者饭后服用。烟酸缓释片能显著改善药物耐受性及安全性，从低剂量开始，渐增至理想剂量，推荐剂量为1～2g，每晚一次用药。阿昔莫司副作用较少。

(4) 胆酸螯合树脂类：主要副作用为恶心、呕吐、腹胀、腹痛、便秘。也可干扰其他药物的吸收，如叶酸、地高辛、贝特类、他汀类、抗生素、甲状腺素、脂溶性维生素等，可在服用本类药物前1～4小时或4小时后服其他药物，必要时补充维生素A、D、K。

(谢　虹)

第8章 肥胖症患者的护理

肥胖症(obesity)指体内脂肪堆积过多和(或)分布异常,通常伴有体重增加。是由遗传和环境因素在内的多种因素相互作用所引起的慢性代谢性疾病。肥胖症既是一个独立的疾病,又是心血管病、糖尿病、某些癌症和其他一些慢性疾病的重要危险因素。肥胖症目前在全球呈流行趋势。WHO 的数据显示,2014 年全球共有超过 19 亿成人超重,其中超过 6 亿人为肥胖。根据《2014 年国民体质监测公报》显示,2014 年我国成年人和老年人的超重率分别为 32.7%和 41.6%,肥胖率分别为 10.5%和 13.9%,超重与肥胖问题已经成为影响我国成年人、老年人群体质的突出问题。因此预防和控制肥胖症已刻不容缓。

一、病因及发病机制

1. **遗传因素** 肥胖症有家族聚集倾向,但具体遗传方式和分子机制不明,其遗传机制尚待深入研究。不能排除相同生活方式和饮食习惯的影响。

2. **环境因素** 主要是饮食和体力活动。个体的饮食习惯如喜爱甜食、油腻食物、进食过多等不良的饮食习惯导致能量摄入过多。坐位生活方式、体育运动少、体力活动不足使能量消耗减少。机体能量的存储大于消耗,使得多余的能量以脂肪的形式储存起来,发生肥胖。

3. **神经-内分泌-代谢紊乱** 体重受神经系统和内分泌系统的双重调节。中枢神经系统通过调节摄食行为和能量代谢过程影响体重变化。大多数学者认为,在下丘脑中存在一个与摄食行为和能量代谢调节过程有关的调节网络,在生理条件下处于动态平衡。当调节网络中某些环节的错误产生可导致肥胖的产生。内分泌代谢系统中瘦素的分泌调节与胰岛素、糖皮质激素、甲状腺激素等激素有关。近年来的研究表明,脂肪细胞不仅具有贮存能量的功能,也是一个内分泌器官,能分泌数十种脂肪细胞因子和激素等,在机体代谢中发挥着重要作用。

4. **其他** 节俭基因和节俭表型假说。遗传和环境因素如何引起脂肪积聚尚未明确,学者普遍接受的是"节俭基因假说"。节俭基因指参与"节俭"的各个基因的基因型组合,它使人类在食物短缺的情况下能有效利用食物能源而生存下来,但在食物供应极为丰富的社会环境下却引起(腹型)肥胖和胰岛素抵抗。近年来,学术界提出了一个观点:在胎儿期的营养缺乏如宫内营养不良环境下,个体产生适应性调节,引起机体的组织结构、生理功能和代谢等的持续性变化,即"程序化"过程,称为节俭表型。

二、临床表现

1. **肥胖症症状** 轻度肥胖多无自觉症状。中、重度肥胖可有不耐热、活动性气促、活动能力下降、打鼾和关节疼痛等表现。肥胖症可以引起脂肪堆积和分布异常,分为中心型肥胖和外周型肥胖两种。男性脂肪主要分布在腹腔和腰部,称为中心型肥胖,又称苹果型肥胖。女性脂肪主要分布在下腹部、臀部和大腿,称为外周型肥胖,也称梨形肥胖。其中,中心型肥胖发生代谢性综合征的危险性较大,而外周型肥胖者减肥难度更大。临床上与肥胖相关的代谢紊乱和相关疾病主要有血脂异常、脂肪肝、高血压、冠心病、糖耐量异常或 2 型糖尿病等,即代谢综合征。

2. **肥胖症并发症症状** 肥胖症可并发阻塞性睡眠呼吸暂停、胆囊疾病、高尿酸血症和痛风、骨关节病、静脉血栓、生育功能受损(女性出现多囊卵巢综合征)以及某些恶性肿瘤(男性前列腺癌、结直肠癌、女性子宫内膜癌、乳腺癌等)发病率增高,且麻醉或手术并发症增多。

三、实验室及其他检查

1. **体重指数**(body mass index,BMI) 是诊断和评估肥胖症最重要的指标。计算公式:BMI(kg/m^2)=体重(kg)/身高的平方(m^2)。根据 2003 年《中国成年人超重和肥胖症预防控制指南(试用)》,判断标准为:24.0≤BMI<28.0 为超重,BMI

≥28.0为肥胖。

2. **理想体重**(ideal body weight,IBW) 用于测量身体肥胖程度。IBW(kg)=身高(cm)-105或IBW(kg)=[身高(cm)-100]×0.9(男性)或0.85(女性)。

3. **腰围**(waist circumference,WC) 可评估脂肪分布情况。腰围是衡量脂肪在腹部蓄积(即中心型肥胖)程度的最简单、实用的指标。成年WC男性≥85cm,女性≥80cm为腹部肥胖标准。

4. **CT或MRI** 计算皮下脂肪厚度或内脏脂肪量,是评估体内脂肪分布最准确的方法,但不作为常规检查。

四、诊断要点

根据病史,包括个人的饮食结构、生活习惯、运动量、家族史等,结合临床表现和判断指标即可诊断。2014年美国临床内分泌医师学会(AACE)和美国内分泌学会(ACE)建议肥胖诊断应采用下列四个步骤:①采用BMI进行初筛;②对肥胖相关并发症进行临床评估;③对肥胖相关并发症的严重程度进行分级;④根据不同肥胖并发症选择预防和(或)干预策略。

五、治疗要点

治疗的两个主要环节是减少热量摄取及增加热量消耗。强调以行为、饮食、运动为主的综合治疗,必要时辅以药物或手术治疗。继发性肥胖症应针对病因进行治疗,各种并发症及伴随病应给予相应处理。AHA/ACC/TOS指南建议在减重的最初6个月内的目标为减轻实际体重的5%~10%。

1. **行为治疗** 生活方式改善为减重的起点,最为有效的方法包括饮食干预、体育活动和行为方式干预。应根据每位患者的具体情况,制订个体化的行为治疗方案,包括自我管理、目标设定、教育、解决问题的策略、心理评估、认知调整以及社会支持等。

2. **营养治疗** 减少能量的摄入是减重治疗中最主要的部分,原则为使患者能量代谢处于负平衡状态。控制总能量的摄入,同时应注意保证蛋白质、碳水化合物、脂肪、维生素和膳食纤维等营养素的合理摄入。尽管目前有多种膳食模式,但尚无证据证实某种膳食模式独具优势,应根据患者的喜好及健康状态制订个体化膳食方案。例如,若肥胖伴有高脂血症,则应选择低脂-低热量膳食。

3. **运动治疗** 饮食治疗与运动治疗相结合,并长期坚持,可使减重效果更明显。每周至少进行5天中等强度身体活动,累计150分钟以上,必要时可增加运动量。运动方式和运动量应结合患者的具体情况,运动量和强度应当逐步递增。

4. **药物治疗** 药物治疗只是生活行为方式治疗的辅助治疗方法,不应单独应用。当综合生活行为方式干预无法达到或维持减重目标时,可使用减肥药物联合生活方式的干预治疗。我国指南建议的药物减重适应证为:①食欲旺盛,餐前饥饿难忍,每餐进食量较多;②合并高血糖、高血压、血脂异常和脂肪肝;③合并负重关节疼痛;④肥胖引起呼吸困难或有睡眠中阻塞性呼吸暂停综合征;⑤BMI≥24有上述并发症情况,或BMI≥28不论是否有并发症,经过3~6个月单纯控制饮食和增加活动量处理仍不能减重5%,甚至体重仍有上升趋势者,可考虑用药物辅助治疗。

目前美国食品药品管理局(FDA)批准的长期治疗肥胖的药物有五种,包括奥利司他、芬特明/托吡酯缓释剂、氯卡色林、纳曲酮缓释剂/安非他酮缓释剂和利拉鲁肽。但目前在我国,有肥胖治疗适应证获得批准的药物只有奥利司他和利拉鲁肽。

5. **手术治疗** 重度肥胖、减重失败而又有严重并发症的患者,减重手术已成为有力的治疗手段,包括Roux-en-Y胃旁路术、腹腔镜袖状胃切除术、腹腔镜可调式胃束带、胆胰分流并十二指肠转位术等。减重手术术后并发症主要有消化道并发症出血、消化道漏、胃食管反流病等。应综合考虑患者年龄、肥胖程度等,针对个体差异选择适合的减重手术方式并辅以相应的治疗措施,可以提高疗效、减少术后并发症。

六、护理要点

1. **饮食护理**

(1) 制订饮食计划:采用平衡饮食,即碳水化合物、蛋白质和脂肪提供能量的比例分别占总热量的60%~65%、15%~20%和25%左右,每天的膳食应包括谷薯类、蔬菜水果类、畜禽鱼蛋奶类、大豆坚果类等食物。

(2) 指导饮食习惯:指导患者避免油煎食品、方便食品、快餐、巧克力和零食等,少吃甜食,少吃盐。适当增加膳食纤维以满足饱腹感,减少主食的摄入。每日定时定量进食,用小容量的餐具,进食时细嚼慢咽。

2. **合理运动** 根据患者的年龄、性别、肥胖程度及兴趣爱好制订个性化活动计划。适合的运动方式为有氧的中、低强度体力活动，如游泳、慢跑、自行车、散步、太极、跳舞和爬山等。运动量要逐渐增加，避免用力过度过猛。运动要长期坚持，否则体重会反弹。因高强度剧烈运动不易长时间坚持，而且在高强度运动的短期内，主要以消耗体内糖类(肌糖原、肝糖原等)提供的能量为主，而不是首先消耗脂肪。尽量创造多活动的机会，减少静坐时间，鼓励多步行。

3. **病情观察** 定期评估患者营养状况和体重的控制情况，动态观察实验室有关检查的变化。以每周体重下降 0.5～1.0kg 为宜。注意热量摄入过低可引起的衰弱、抑郁、脱发，甚至心律失常的发生，应及时发现并上报医生做相应的处理。

4. **心理护理** 予以患者足够的心理支持，鼓励和督促患者坚持饮食控制行为和体育锻炼。对因焦虑、抑郁等不良情绪导致摄食量增加的患者，应针对其精神心理因素予以治疗。

(蒋　莉)

第9章 痛风患者的护理

痛风(gout)是慢性嘌呤代谢障碍所致的一组异质性疾病，主要表现为血尿酸增高和反复发作的痛风性关节炎，约75%发生在跗趾关节，其他为膝关节。尿酸盐沉积在关节、肾脏或其他组织中，引起器官组织的损害，并致痛风石的形成。可分为原发性痛风和继发性痛风，以原发性居多。痛风在我国过去少见，近年来发病率有上升趋势。

一、病因及发病机制

原发性痛风10%～60%有家族遗传特点，由先天性嘌呤代谢异常所致，大多数有阳性家族史，属多基因遗传缺陷，但其确切原因未明。继发性痛风可由血液病、肾脏病、滥用药物、高嘌呤食物等多种原因引起。

血液中尿酸长期增高是痛风发生的关键原因。人体内尿酸的80%来源于内源性嘌呤代谢，20%来源于富含嘌呤或核酸蛋白食物。因此，内源性嘌呤代谢紊乱对高尿酸血症的发生更为重要。高尿酸血症发生是由于尿酸(嘌呤的氧化代谢产物)的合成增加或排出减少造成。仅有5%～15%的高尿酸血症者发展为痛风。当血尿酸浓度过高时，尿酸可析出结晶，沉积在关节、软组织、软骨和肾脏中，引起组织的病理学改变。其损害方式为渐进行的：高尿酸血症→急性痛风关节炎反复发作→痛风石沉积→痛风石性慢性关节炎→痛风性肾结石、肾损害。急性关节炎是尿酸盐结晶沉积引起的急性炎性反应。痛风性肾病也是痛风的特征性病理变化之一。

二、临床表现

痛风患者中95%为男性，初次发作年龄一般为40岁以后，但近年来有年轻化趋势；女性患者大多出现在绝经期后。常有家族遗传史。

1. **无症状期** 患者仅有血尿酸持续性增高或波动性增高，而无临床表现。从血尿酸增高至出现症状的时间可长达数年至十多年，有些甚至终生不出现症状。但随着年龄增长，痛风的患病率增加，并与高尿酸血症的水平和持续时间有关。

2. **急性期痛风性关节炎期** 表现为突然发作的单个、偶尔双侧或多个关节红肿热痛、功能障碍，患者常在半夜突然起病，因关节疼痛而惊醒。以第一跖趾关节为多见，其次为踝、手、腕、膝、肘及足部其他关节。病情反复，可发展为多关节炎，大关节腔亦可有渗出，常有发热、疲倦、厌食、头痛、白细胞增多，红细胞沉降率增快，1～2天或数周后症状缓解。受寒、劳累、感染、关节创伤、手术、饮酒、食物过敏或进食嘌呤含量高的食物、精神刺激等因素常可诱发急性发作。

3. **痛风石及慢性关节炎期** 主要表现为痛风石、慢性关节炎、尿路结石及痛风性肾炎。痛风石(tophi)是痛风的一种特征性损害，由于尿酸盐沉积于结缔组织所致。常出现于耳轮、手、足、肘、膝、眼睑、鼻唇沟等部位。初期形成的结石较软，表皮红色，内含乳白色液体。数周内，形成坚硬的痛风石，并逐渐增大，使关节受到破坏，导致关节强直、畸形、关节活动受限。严重时痛风石处皮肤溃烂，排出白色尿酸盐结晶，形成瘘管，且不易愈合。由于痛风石的不断增大增多，软骨及关节周围结缔组织尿酸盐沉着，纤维增殖，骨质破坏，导致关节强直、畸形，可出现假性类风湿关节炎样关节，使功能完全丧失。

4. **肾病变期** 主要表现有两方面。

(1) 痛风性肾病：起病隐匿，临床表现为尿浓缩功能下降，出现夜尿增多、低比重尿、白细胞尿等。进一步发展，可出现高血压，最后导致氮质血症，肾衰竭。

(2) 尿酸性肾石病：10%～25%的痛风患者有尿酸性尿路结石，呈泥沙样，常无症状，较大者引起肾绞痛、血尿等。

三、实验室及其他检查

1. **血尿酸测定** 正常男性血尿酸为150～380μmol/L(2.5～6.4mg/dL)；正常女性为100～300μmol/L(1.6～5.0mg/dL)，绝经后接近男性。血尿酸存在反复波动，应反复监测。

2. **尿尿酸测定** 限制嘌呤饮食5天后,每天尿液中尿酸排出量>3.57mmol(600mg),则提示尿酸生成增多。

3. **滑液及痛风石检查** 在偏振光显微镜下可见针形尿酸盐结晶。

4. **其他检查** X线检查、CT检查、关节镜等有助于发现骨、关节的相关病变或尿酸性尿路结石影。

四、诊断要点

男性或绝经后女性>420μmol/L(7.0mg/dL),绝经前女性>350μmol/L(5.8mg/dL)可确定为高尿酸血症。中老年男性如出现特质性关节炎表现、尿路结石或肾绞痛发作,伴有高尿酸血症应考虑痛风,关节液穿刺或痛风石活检证实为尿酸盐结晶可做出诊断。急性关节炎期诊断有困难者,秋水仙碱试验性治疗有诊断意义。

五、治疗要点

原发性痛风治疗的目的是:①迅速控制痛风性关节炎的急性发作。②预防急性关节炎复发。③纠正高尿酸血症,以预防尿酸盐沉积造成的关节破坏及肾脏损害。

1. **一般治疗** 控制饮食总热量,限制嘌呤含量高的食物,严禁饮酒;适当运动,防止超重和肥胖;每日饮水应在2 000mL以上以增加尿酸的排泄;避免使用抑制尿酸排泄的药物,如噻嗪类利尿药;避免各种诱发因素如受凉受潮、过度疲劳、精神紧张等并积极治疗相关疾病。

2. **高尿酸血症的治疗** 目的是使尿酸维持在正常水平。①促进尿酸排泄的药物:抑制近端肾小管对尿酸盐的重吸收,从而增加尿酸的排泄,降低尿酸水平,适合肾功能良好者。常用丙磺舒(羧苯磺胺)、磺吡酮(苯磺唑酮)、苯溴马隆等。②抑制尿酸生成的药物:通过抑制黄嘌呤氧化酶,使尿酸的生成减少,适用于尿酸生成过多或不适合使用排尿酸药物者。常用药物为别嘌醇。③碱性药物:可碱化尿液,使尿酸不易在酸性的尿液中积聚形成结晶。常用药物是碳酸氢钠。

3. **急性痛风性关节炎期的治疗** 应绝对卧床休息,抬高患肢,避免受累关节负重,持续至关节疼痛缓解后72小时左右方可逐渐活动。应尽早应用下列药物控制关节炎,缓解症状。

(1) 非甾体抗炎药(NSAIDs):各种非甾体抗炎药均可有效缓解急性痛风症状,为急性痛风性关节炎的一线用药。常用药物有吲哚美辛、吡罗昔康(炎痛喜康)、萘普生、布洛芬、保泰松和羟布宗等。其中以吲哚美辛应用最广。

(2) 秋水仙碱:是治疗痛风急性发作的传统药物。因其可能有骨髓抑制、肾衰竭等严重药物毒性,现已少用。常规剂量为每小时0.5mg或每2小时给1mg口服,24小时总量不超过6mg。

(3) 糖皮质激素:对急性关节炎的发作具有迅速缓解作用,但停药后容易出现症状"反跳"。通常用于秋水仙碱、非甾体抗炎药治疗无效、不能耐受或肾功能不全者。

4. **发作间歇及慢性期的治疗** 治疗目标是使血尿酸<360μmol/L(6mg/dL),以减少或清除体内沉积的单钠尿酸盐晶体。使用降尿酸药物的指征是:急性痛风发作、多关节受累、出现痛风石、慢性痛风石性关节炎、受累关节出现影像学改变以及并发尿酸性肾石病等。应在急性发作缓解2周后从小剂量开始,逐渐加量,根据血尿酸的目标水平调整至最小有效剂量并长期维持。在开始使用降尿酸药物时,服用非甾体抗炎药2~4周,以预防急性关节炎复发。

5. **急性肾衰竭的治疗** 由尿酸性肾病所致者应尽早给予别嘌醇。同时静脉补充足够的水分,适量滴注1.25%碳酸氢钠溶液,给予利尿剂增加尿量。血尿素氮和肌酐升高显著者,可行血液透析或腹膜透析。肾盂或输尿管尿酸性结石所致尿路梗阻引起的急性肾衰竭,除使用别嘌醇和碱化尿液外,可先行经皮肾造口术,缓解尿路梗阻,待病情稳定后再去除尿路结石。

六、护理要点

1. **一般护理** 急性发作时绝对卧床休息,抬高患肢,避免负重。至疼痛缓解后72小时,可恢复活动。局部破溃者按一般外科处置。

2. **局部护理** 手腕或肘关节受累时,可用夹板固定制动,也可在受累关节处给予冰敷或硫酸镁湿敷,以消除关节的肿胀和疼痛。痛风石破溃时,注意保持患处清洁,避免感染。

3. **饮食护理** 每天进食总热量限制在1 200~1 500kcal。蛋白质控制在1g/(kg·d),过多蛋白质摄入可使体内尿酸形成增加。饮食宜清淡,易消化。多进食碱性食物如青菜、水果、鸡蛋、乳类及马铃薯等，以提高尿酸盐的溶解度，加速其排泄。禁食辛辣刺激性食物与强烈的香料及调味品，如酒、浓茶、咖啡、辛辣调味品等。避免进食嘌呤含量高的食物如动物内脏、鱼虾类、肉类、黄豆、豌豆、菠菜、蘑菇、浓茶等。

4．**用药护理** 指导患者准确用药，观察药物疗效，及时处理不良反应。秋水仙碱一般口服，但常有胃肠道反应。若患者一开始口服即出现恶心、呕吐、水样腹泻等有严重胃肠道反应，应立即停药。使用丙磺舒、磺吡酮、苯溴马隆者，为避免用药后因尿中尿酸排泄量急剧增多而引起肾脏损害及肾结石，嘱患者口服碳酸氢钠碱化尿液，多饮水，保持每日尿量在2 000mL以上。使用别嘌醇者除有皮疹、胃肠道反应等外，还有肝损害、骨髓抑制等；肾功能不全者，宜减半量应用。应用NSAIDs时，应注意观察有药物活动性溃疡或消化道出血发生。使用糖皮质激素时，应观察其疗效，注意有无症状的“反跳”现象。

5．**心理护理** 由于疼痛影响日常活动及睡眠，加上疾病导致关节畸形和肾功能损害，患者思想负担重，常表现情绪低落、忧虑、孤独，护理人员要及时解释痛风的有关知识、饮食与疾病的关系，对患者进行心理安慰和鼓励，增加其配合治疗的信心。

6．**健康指导** 指导患者认识本病的发生、发展过程，解释痛风虽是终身性疾病，但经积极有效治疗，可正常生活和工作。应保持精神愉快，避免过度紧张、劳累、受寒、感染、关节损伤等诱发因素。穿鞋要舒适，勿使关节损伤。严格控制饮食，避免进食高蛋白和高嘌呤的食物，禁饮酒，每天饮水2 000mL以上，在服用降尿酸药时更应注意多饮水，有助于尿酸随尿液排出。指导患者日常生活中注意适度运动及保护关节。若运动后疼痛超过1～2小时，应暂停。尽量使用大肌群，如能用肩部负重则不用手提，能用手臂就不用手指。避免长时间持续进行重体力劳动。经常改变姿势，保持受累关节舒适，若有局部温热和肿胀，尽可能避免活动。加强病情监测指导，平时用手触摸耳轮及手足关节处，检查是否产生痛风石；并定期复查血尿酸，门诊随访。

（蔡春凤）

第10章 骨质疏松症患者的护理

世界卫生组织将骨质疏松症(osteoporosis,OP)定义为一种以骨量低下和骨微结构破坏为特征,导致骨骼脆性增加和易发生骨折的代谢性疾病。根据中华医学会骨质疏松和骨矿盐疾病分会制定的《原发性骨质疏松症诊治指南(讨论稿)》将骨质疏松症分为两类:第一类为原发性骨质疏松症,是随年龄增长必然发生的一种生理性退行性病变。该型又分两种亚型,Ⅰ型为绝经后骨质疏松症,发生于妇女绝经后5～10年内。Ⅱ型为老年性骨质疏松症,多在70岁以后发生。第二类为继发性骨质疏松症,是由其他疾病(如肾衰竭、过量甲状腺素或白血病)或药物(如类固醇)等一些因素所诱发的骨质疏松症。以原发性OP最为常见。在中国,65岁以上的老年人半数以上患有骨质疏松症。还有一类为特发性骨质疏松症,多见于8～14岁的青少年或成人,多伴有家族遗传史,起病时多见腰部、髋部和足部疼痛,行路困难,甚至伴有骨折。大多数儿童在青春发育期后自发痊愈,少数人遗留肢残畸形。

一、病因及发病机制

当前对骨质疏松的发病机制、病因尚未完全清楚。一般认为正常成人骨代谢的主要形式是骨重建,在正常情况下,静止状态的骨组织在某些部位被激活,从而引起破骨细胞在此部位吸收一定数量的骨组织,然后成骨细胞到达此部位分泌相同数量的骨样组织,以填充所形成的缺陷,最后骨样组织矿化,形成新骨组织。在破骨细胞不断吸收旧骨,成骨细胞又再合成新骨,这种骨吸收和骨形成的协调活动形成了体内骨转换的稳定状态,骨质净量无改变。凡使骨吸收增加和(或)骨形成减少的因素都会导致骨丢失和骨质量下降而发生骨质疏松,甚至骨折。一切影响破骨细胞和成骨细胞数目和功能的因素,都与骨质疏松的发生有关。

1. 骨吸收及其影响因素

(1) 妊娠和哺乳:妊娠期间钙的分布容量增加1倍,当摄入不足或有矿物质吸收障碍时,则需动用骨盐以维持钙离子的水平。妊娠期间食钙摄入量不足,会导致骨质疏松症。

(2) 性激素缺乏:通过影响钙调节激素和直接作用于成骨细胞和破骨细胞对骨代谢起着重要的调节作用。雌激素缺乏使破骨细胞功能增强,引起骨的吸收和重建平衡失调,是引起绝经后骨质疏松症的重要原因。而雄激素缺乏在老年性骨质疏松发病中起了重要作用。

(3) 细胞因子:骨组织的IL-1、IL-6、肿瘤坏死因子(TNF)等分泌增加,可促进破骨细胞形成,加速骨吸收。

2. 骨形成及其影响因素

(1) 衰老因素:骨骼在人的一生中始终处于动态平衡。青少年期骨吸收和骨形成处于骨钙正平衡,人体骨量增加最快,30岁左右达到峰值骨量。随着年龄的增大,骨吸收快于骨形成,造成了骨质疏松的发生。

(2) 遗传因素:16%～62%的骨密度由遗传因素决定。人类基因组连锁分析已经确定了几个染色体基因位点和骨密度有明确的或可能的连锁关系。

(3) 物理因素:骨骼发育程度和骨量大小与运动密切相关。运动负荷可以使疏松骨骼骨量增加,如果运动负荷停止则增加的骨量可以再度丢失。此外,户外运动减少和日照减少,使维生素D合成减少,从而使肠道钙磷的吸收下降,使骨形成和骨矿化降低,导致骨质疏松。

(4) 营养因素:营养缺乏在骨质疏松性骨折的病理生理机制中起重要作用。目前饮食中钙摄入量不足是一个全球性问题,我国及大部分亚洲国家,由于传统饮食以谷类为主,钙的摄入量更低。另外,血磷过高和过低均会导致骨质疏松的发生。

(5) 不良生活习惯:吸烟是骨质疏松骨折的一个重要的危险因素。长期饮酒将导致体内包括雌激素在内的多种激素分泌紊乱、维生素D等代谢异常,而影响了钙的吸收与代谢。经常饮用咖啡及茶也会增加骨质疏松的发生,其中所含的咖啡因可增加钙、镁、钠、氯化物的排出量。

二、临床表现

原发性骨质疏松症发展缓慢，早期一般没有明显的症状，约有30%的患者没有症状。骨质疏松症最典型的临床表现是骨痛、脊柱变形和发生脆性骨折。

1. **骨痛和肌肉痉挛或无力** 轻症患者可无任何症状，多数患者在无外伤史为诱因下出现腰背疼痛，是原发性骨质疏松症最常见的症状。有时某些患者可能以腰背酸痛为主诉来院就诊。这种疼痛在早期多表现为保持某一固定姿势时间过长出现疼痛，经过轻微活动之后，疼痛可以缓解；在后期多表现为持续性疼痛，尤其是在坐、立时间较长或负重后，疼痛可加剧，严重时翻身、起坐行走都骨痛难忍。体检压痛点较为广泛，在棘突、横突、棘间韧带、脊柱旁肌、骶棘肌、骶髂关节、坐骨神经等部位均能出现触痛。负重能力下降或不能负重。下肢肌肉痉挛常是骨质疏松症较为早期的症状，女性多于男性。下肢肌肉痉挛可在运动中发生，也可出现于休息甚至睡眠中。一般痉挛持续1～3分钟后可自行缓解。

2. **骨折** 骨折是退行性骨质疏松症最常见和最严重的并发症。特点是缺乏明显的外伤史，有时在负重、推拉物品、因失足而臀部蹲坐地面、日常生活中弯腰取物甚至推拉门窗等情况下，发生骨折。骨质疏松症所致骨折在老年前期以桡骨远端骨折(Colles骨折)多见，老年期以后腰椎和股骨上端骨折多见。一般骨量丢失20%以上时即可发生骨折。骨矿密度(BMD)每减少1.0DS，脊椎骨折发生率增加1.5～2倍。脊椎压缩性骨折多见于女性绝经后骨质疏松，可引起驼背、身高减少，有20%～50%的患者无明显症状。

3. **并发症** 由于胸、腰椎压缩性骨折，致脊椎后弯、胸廓畸形、呼吸功能下降，患者往往出现胸闷、气短、呼吸困难等症状，容易并发上呼吸道和肺部感染。髋部骨折者常因长期卧床加重骨丢失，骨折不易愈合，出现感染、泌尿系感染、静脉栓塞、压疮或慢性衰竭而死亡。

三、实验室及其他检查

1. **骨转换的生化检测** 骨转换的生化标志物，是检测骨质疏松症的直接指标，直接反映骨重建过程中破骨(骨吸收)和成骨(骨形成)状态，又分为骨形成指标和骨吸收指标两类。

(1) 骨形成指标：包括血清碱性磷酸酶、骨钙素和护骨素等。

(2) 骨吸收指标：空腹尿钙或24小时尿钙排量是反映骨吸收状态最简易的方法，但受钙摄入量、肾功能等多种因素的影响。尿羟脯氨酸、骨Ⅰ型胶原降解产物、Ⅰ型胶原分子α_1链螺旋区肽、血清或血浆抗酒石酸酸性磷酸酶等都是反映骨吸收的生化指标。

2. **骨量测定** 骨矿含量(bone mineral content, BMC)和骨矿密度(bone mineral density, BMD)的测量是判断低骨量、确定骨质疏松的重要手段，是评价骨丢失率和疗效的客观指标。包括单光子吸收测定法(SPA)、双能X线吸收测定法(DEXA)、外周定量CT高分辨磁共振和超声检查等。

3. **检测骨质疏松症的间接指标** 全身性骨代谢调节激素如甲状旁腺激素、降钙素、雌激素、前列腺素等。与骨形成有关的细胞因子，如转化生长因子、骨形态蛋白、成骨生长肽等。与骨吸收有关的因子如白介素、肿瘤坏死因子、集落刺激因子、骨桥蛋白等都是观察骨代谢的间接指标。

4. **X线检查** 是一种简单也容易普及的检查骨质疏松的方法。

四、诊断要点

详细的病史和体检是诊断的基本依据，但确诊有赖于X线检查和BMC或BMD测定。根据测定结果，可确定是低骨量、骨质疏松或严重骨质疏松，然后确定是原发性还是继发性骨质疏松。

五、治疗要点

对骨质疏松症的治疗已经从推迟骨质疏松症的发生和恶化的治疗进展到积极地恢复骨骼健康的治疗。

1. **一般治疗** 包括适当运动、合理膳食、避免使用致骨质疏松药物等。

(1) 加强运动：可增加和保持骨量，使骨强壮，增强抗骨折能力，同时也提高老年人躯干和四肢的协调性和应变力，减少意外的发生。运动类型、方式和量根据患者具体情况而定。建议经常参加体育锻炼，如散步、游泳、打太极拳等，并持之以恒。

(2) 合理膳食：应摄入低磷、低盐、低糖饮食及含钙丰富的食物，如小虾皮、芝麻、瘦肉、蛋、奶等，要戒烟、限酒、少喝咖啡和浓茶。若饮食中钙摄入不足,应每天补钙剂 500～1 000mg。补钙同时,补充微量元素锌和铜,比单纯补钙效果好。活性维生素 D_3 对骨健康作用是双重的,补充足够维生素 D,不仅可以提高骨密度,也可提高骨强度。维生素 A 参与骨有机质胶原和黏多糖的合成,对骨骼钙化有利,饮食不足时,应再额外补充维生素 A。

(3) 避免使用致骨质疏松药物：如苯妥英钠、苯巴比妥、扑米酮等。

2. **药物治疗** 一般分为三大类。

(1) 性激素补充治疗：按患者个体情况选择性激素的种类、剂量和给药方式。雄激素可用于老年患者；女性绝经后 OP 可用雌激素补充治疗,如无禁忌证可用雌激素替代治疗 5 年。

(2) 二膦酸盐：可抑制破骨细胞生成和骨吸收,主要用于骨吸收明显增强的代谢性骨病、绝经后骨质疏松症。常用药物有依替膦酸二钠、帕米膦酸钠和阿仑膦酸钠等。用药期间需补充钙剂。有血栓疾病和肾功能不全者禁用。

(3) 介入治疗：又称为椎体成形术,指向压缩的椎体内注入混有造影剂的骨水泥(聚甲基丙烯酸甲酯),使其沿骨小梁分布至整个椎体,达到重建脊柱稳定性、增强椎体强度、缓解患者疼痛的目的。适用于有疼痛症状的新鲜或陈旧性骨质疏松性椎体压缩性骨折。

3. **对症治疗** 有疼痛者可给予适量的非甾体抗炎药。有畸形者应局部固定或采用其他矫形措施防止畸形加剧。有骨折时应给予牵引、固定、复位或手术治疗,同时应尽早辅以物理治疗和康复治疗。对继发性 OP 应针对病因治疗。

六、护理要点

1. 一般护理

(1) 饮食护理：多食用含钙丰富的食物,如牛奶、豆浆、鱼、虾皮、豆制品、骨汤、小米等；多食含维生素 B、维生素 D 丰富的食物,如牛奶、蛋黄、酵母等。钙是骨骼中最主要的成分。根据 FAO/WHO 专家委员会建议,规定每日钙需要量为：绝经期妇女每日 1 200～1 500mg、老年人每日 1 000～1 200mg。避免酗酒、吸烟、饮过量的咖啡等。

(2) 适当运动：适当的运动可增加和保持骨量,并使老年人的躯体及四肢运动的协调性和应变力增强,减少意外发生。在活动及运动时要注意防止跌倒和意外损伤：保证住院环境安全,灯光充足,光线柔和且分布均匀。室内物品合理摆放、容易拿到。地面应平坦不滑,走廊、厕所、浴室需设扶手。上厕所最好使用坐厕而不用蹲厕。通道不应有障碍物等。患者应在可能的情况下少走台阶,避免在黑暗中或有障碍的地面上行走,晚上在床旁使用便器,穿舒适、耐磨、防滑的鞋,必要时应使用手杖或腋杖,增加身体的稳定性,防止骨折的发生。

2. 用药护理

(1) 钙剂：服用钙剂时要增加饮水量,以增加尿量,减少泌尿系结石形成的机会,空腹服用效果最好。同时服用维生素 D 时,不可与绿叶蔬菜一起服用,以免形成钙螯合物而减少钙的吸收。

(2) 性激素：必须在医师的指导下使用,剂量要准确,与钙剂、维生素 D 同时使用。雌激素服用期间应定期进行妇科检查和乳腺检查,反复阴道出血应减少用量,甚至停药。使用雄激素应定期监测肝功能。

(3) 二膦酸盐：应空腹服用,同时饮清水 200～300mL。至少在半小时内不能进食或喝饮料,也不能平卧,应采取立位或坐位,以减少对食管的刺激,如果出现咽下困难、吞咽痛或胸骨后疼痛,警惕可能发生食管炎、食管溃疡和食管糜烂情况,应立即停止用药。同时,应嘱患者不要咀嚼或吮吸药片,以防发生口咽部溃疡。注意服药期间不加钙剂。

(4) 其他：降钙素服用期间应注意观察不良反应,如食欲减退、恶心、颜面潮红等。吲哚美辛、阿司匹林等应餐后服用,以减轻胃肠道反应。

3. **疼痛护理** 准确评估疼痛的程度,按医嘱给予用药。为减轻疼痛,可使用硬板床,卧床休息,取仰卧位或侧卧位。使用骨科辅助器械,必要时使用背架、紧身衣等,给予脊椎支持,并限制脊椎的活动度,从而减轻疼痛。使用物理疗法,对疼痛部位给予湿热敷,以促进血液循环,减轻肌肉痉挛,缓解疼痛。给予局部肌肉按摩,减少因肌肉僵直所引发的疼痛。也可用超短波、微波或低频、中频电疗法、磁疗和激光等。

4. 介入手术护理

(1) 术前准备：指导患者练习俯卧位姿势及训练患者床上大小便；忌食糖类、豆类等易产气的食物；讲解手术相关知识及注意事项,消除患者的紧张情绪。

(2) 术后护理：术后 24 小时内严密监测患者生命体征；仰卧休息 2～4 小时,有利于骨水泥进一步硬化,达到最大强度,减少并发症及穿刺部位出血；注意观察创口疼痛、渗液情况；观察患者双下肢感觉和运动功能,逐步进行肢体功能锻炼。

5. **心理护理**　患者由于疼痛、害怕骨折、发生骨折后限制活动等，容易出现焦虑等不良心理反应。医护人员要关心患者，并请其家属陪伴，以消除孤独感。

6. **健康指导**　讲解疾病相关知识，指导患者摄入高钙、高蛋白、高维生素饮食，动物蛋白不宜过多。少饮碳酸饮料，少吃糖及食盐，戒烟酒，避免咖啡因的摄入。多进行户外运动，循序渐进、持之以恒，避免剧烈、有危险的运动。预防跌倒，指导患者维持良好姿势，改变姿势时动作应缓慢。必要时可建议患者使用手杖或助行器，以增加活动时的稳定性。指导患者按时正确服用各种药物，学会自我监测药物不良反应。应用激素治疗的患者应定期检查，以早期发现可能出现的不良反应。

（蔡春凤）

第11章 典型病例分析

第1节 甲亢患者的护理

病例简介

李某，女，38岁。以“易怒、怕热、多汗半年余，突眼2个月”主诉入院。半年前，患者出现易饥，多食，食量从原来的5两/日增至1斤/日，并伴有心悸、易怒、怕热、多汗，伴有排便次数增多，每日2至4次，体重下降。逐渐发现双眼突出，梳头时抬手困难，蹲下时站起困难。近日因感冒后，出现发热、心悸加重、呼吸急促、烦躁不安、四肢无力等症状。初步诊断：甲状腺功能亢进症、甲状腺危象、房颤。

×年9月10日

护理评估

查体：体温39.2℃，脉搏145次/分，呼吸33次/分，血压100/60mmHg，心律不齐，心率大于脉率，身体消瘦，患者躁动不安，大声尖叫，全身皮肤湿润。甲状腺双侧呈弥漫性Ⅱ°肿大，未触及结节，未闻及血管杂音。突眼，突眼度为17mm，瞬目减少；上眼睑挛缩，睑裂增宽；向下看，上眼睑不能随眼球下落，向上看，前额皮肤不能皱起；看近物，眼球辐辏不良。实验室检查：FT_4、FT_3升高，TSH降低。紧急抢救，并建立静脉通道，补充液体。

主要护理问题

1. **营养失调**：低于机体需要量 与基础代谢率增高有关。

2. **活动无耐力** 与蛋白质分解增加、甲状腺肌无力等有关。

3. **潜在并发症**：甲亢危象。

4. **有组织完整性受损的危险** 与单纯性突眼有关。

护理措施

1. **营养失调的护理**

(1) 给予高热量、高蛋白、富含维生素以及低膳食纤维的饮食，以满足机体营养需要量，减少胃肠道蠕动，缓解腹泻。

(2) 禁食含碘类食品，如海产品等。

(3) 避免生冷、刺激、油腻食物，避免摄入刺激性食物及饮料，如浓茶、咖啡等，以免引起患者精神兴奋，加重症状。

(4) 补充所丢失的水分：因患者出汗较多、腹泻、呼吸较快，常有失水，需每日饮水2 000～3 000mL，以补充所丢失的水分。

(5) 密切监测患者体重，根据体重变化来调整饮食方案。

2. **活动无耐力的护理**

(1) 休息与活动：患者应卧床休息，防止病情加重。

(2) 环境：保持环境安静，避免光线、噪声等不良刺激。因患者基础代谢亢进，怕热、多汗，应安排通风良好、干燥凉爽的环境，室温维持在20℃左右。

(3) 生活护理：协助患者完成日常的生活自理，如洗漱、梳头、进餐等。患者大量出汗，应及时更换衣服和床单，保持皮肤的干净。

3. **预防甲亢危险**

(1) 绝对卧床休息，保持病室安静、温度适宜，避免刺激。吸氧。

(2) 迅速建立静脉通路，及时准确给药。遵医嘱使用PTU、复方碘溶液、β受体阻滞剂和氢化可的松等药物。服用PTU后1～2小时再加用复方碘溶液。严格掌握药物剂量，严密观察药物的不良反应，并准备好抢救药物。

(3) 饮食指导：予以高热量、高蛋白、富含维生素的饮食，鼓励患者多喝水，每天饮水2 000～3 000mL。

(4) 对症护理：予以冰敷或酒精擦浴等物理降温，避免使用水杨酸类药物。使用床挡保护患者安全，避免坠床。

(5) 病情观察：密切监测生命体征的变化，准确记录24小时出入量，观察神志变化。监测心率的变化，注意有无心力衰竭等并发症。

(6) 告知患者及家属尽量避免诱发甲亢危象的诱因，如感染、精神刺激、创伤等。

4. **组织完整性受损护理措施**

(1) 避免眼睛受到刺激和伤害。外出时可戴深色太阳镜，减少光线、灰尘等异物的入侵。

(2) 经常以眼药水湿润眼睛，预防角膜干燥。睡前涂抹抗生素眼膏，睡眠时抬高头部，减少眼睛胀痛和球后水肿。若出现眼睑不能闭合，可用无菌纱布或眼罩覆盖双眼。

(3) 叮嘱患者如有眼部异物感、刺痛或流泪时，勿用手直接揉搓眼睛。

(4) 限制水钠摄入，可遵医嘱使用利尿药，减轻眼部组织水肿。使用利尿药应注意记录24小时出入量。

×年9月20日

护理评估

患者常常出现情绪不稳定、焦躁多虑、多言好动、记忆力减退、注意力不集中、失眠等症状。手、舌、眼睑细颤等表现。不能遵医嘱服药。

主要护理问题

1. **个人应对无效**：与性格及情绪改变有关。

2. **知识缺乏**：缺乏本病及用药知识。

护理措施

1. **应对无效的护理**

(1) 保持环境安静，嘱患者注意休息，避免过劳和精神刺激。护士在护理患者时要更耐心细致，尽量避免有可能引起患者情绪激动的语言和行为，防止发生矛盾冲突。

(2) 应耐心向患者及家属解释病情，让他们对疾病有更进一步的了解，让家属知道患者性格、情绪的变化是疾病导致的，可以在治疗后得到改善，让家属予以患者更多的支持。同时鼓励患者树立信心，与患者共同探讨控制情绪和减压的方法，指导患者正确面对不良情绪。

(3) 密切观察患者的精神状态和震颤的情况，注意焦虑、烦躁的情绪的变化，必要时可遵医嘱使用镇静药。

2. **疾病知识指导**

(1) 告知患者有关甲亢的知识和保护眼睛的方法，教会其自我护理。指导患者衣领不宜过紧，避免压迫肿大的甲状腺，严禁用手挤压甲状腺以免甲状腺激素分泌过多，加重病情。鼓励患者保持身心愉快，避免过度劳累。

(2) 指导患者坚持遵医嘱服药，切勿随意减量或停药。服用抗甲状腺药物者在用药最初3个月，每周查1次血常规。每日清晨起床前自测脉搏，定期测量体重，脉搏减慢、体重增加是治疗有效的标志。每隔1～2个月做一次甲状腺功能测定，定期复查肝功能。指导患者识别甲状腺危象的表现，若出现高热、恶心、呕吐、腹泻、突眼加重等，应及时就诊。

(3) 指导患者合理饮食。

（蒋 莉）

第2节 糖尿病患者的护理

病例简介

张某，男，38岁。口干、多饮、多尿、体重减轻10个月，近2天因劳累，食欲减退、恶心、呕吐、腹痛。体检：体温36℃，脉搏98次/分，呼吸18次/分，血压100/70mmHg，呼吸深大，可闻到烂苹果味，皮肤干燥，烦躁和嗜睡交替。空腹血糖：8.7mmol/L，餐后2h血糖：13.4mmol/L，甘油三酯、胆固醇升高，高密度脂蛋白胆固醇降低。pH<7.0，尿酮(++)。初步诊断：1型糖尿病，酮症酸中毒。

×年8月20日

护理评估

1. **健康史** 患者，男，42岁，既往无颅脑手术或外伤史，无结核感染、冠心病、高血压、糖尿病病史，无激素类药物服用史、过敏史，其母亲患有糖尿病12年。平时不吸烟，喜欢喝酒，饮食口味较重。

2. **身体状况** 主诉口干、多饮、多尿、体重减轻10个月，近2天因劳累引起食欲减退、恶心、呕吐、腹痛。体检：体温36℃，脉搏98次/分，呼吸18次/分，血压100/70mmHg，呼吸深大，可闻到烂苹果味。恶心、呕吐、皮肤干燥，眼球下陷。

3. **心理及社会因素** 患者神志不清，呈烦躁和嗜睡交替状态。家人对疾病相关认知很少，没有关注过生活方式与所患疾病的关系。

4. **实验室检查** 发现血糖明显升高达30.3mmol/L。甘油三酯、胆固醇升高,高密度脂蛋白胆固醇降低。pH<7.0,尿量减少,尿酮(++)。

主要护理问题

1. **体液不足** 与酮症酸中毒导致水电解质平衡失调有关。

2. **营养失调**:高于机体需要量或低于机体需要量 与胰岛素分泌绝对或相对不足,导致糖、脂肪、蛋白质代谢紊乱有关。

护理措施

1. **酮症酸中毒导致体液不足的护理**

(1) 遵医嘱用药:立即建立两条静脉通道,保证液体及小剂量胰岛素快速输入。第一阶段:迅速输液、补充胰岛素是抢救 DKA 首要、关键的措施。开始 2 小时,生理盐水 1 000~2 000mL+RI0.1U/(kg·h);第 2~6 小时,生理盐水 1 000~2 000mL+RI0.1U/(kg·h);第 7~24 小时,生理盐水 1 000~2 000mL+RI0.1U/(kg·h)。若血糖下降幅度小于治疗前血糖水平的 30%,胰岛素剂量可加倍。第二阶段:当血糖降至 13.9mmol/L 左右时,改输 5% GS 500mL + RI 6-8U 维持输液。尿酮体消失后,根据患者尿糖、血糖及进食情况调节胰岛素剂量。从静滴胰岛素到皮下注射胰岛素,到恢复平时治疗。纠正电解质及酸碱平衡失调:根据治疗前血钾水平及尿量决定补钾时机、补钾量及速度。一般在输液和胰岛素治疗的同时即开始补钾。若患者有肾功能不全,治疗前血钾水平高于正常(≥6.0mmol/L)或无尿,则暂缓补钾。补钾过程中需定时监测血钾水平,并结合心电图、尿量,调整补钾量和速度。pH≤7.0 的严重酸中毒者应予小剂量的碳酸氢钠静滴。

(2) 密切观察病情变化:严密监测血糖、尿糖、尿酮及电解质和酸碱平衡情况,遵医嘱随时调整用药剂量。尤其注意观察快速补液时,心功能情况,及时采血送检,注意患者生命体征及意识状态,监测记录 24 小时出入液量。

(3) 加强基础护理:卧床休息、保暖、口腔护理、吸氧、吸痰、防止压疮。指导患者合理饮食,预防感染。

(4) 避免诱因:如了解患者是否按医嘱用药,近期饮食情况,有无合并感染或其他疾病等。提高患者治疗依从性。

(5) 告知患者及家属了解酮症酸中毒的表现,以便及时识别,及时抢救。

2. **营养失调的护理**

(1) 科学计算饮食量:饮食量一般由营养师进行。护理人员要协助提供资料,向患者进行宣传,让患者了解糖尿病患者饮食的重要性。

(2) 严格控制热量总摄入量,限制各种甜食。控制饮食的关键在于控制总热量,可增加蔬菜、豆制品等热量较低的副食,缓解患者饥饿感。为满足患者口感,可给予甜味剂,如蛋白糖、木糖醇、甜菊片等。注意少食多餐。

(3) 主、副食数量基本固定:指导患者使用相对固定的餐具,以便衡量、控制摄入量。尽量不外出就餐、聚餐,以免打乱饮食规律。

(4) 食物选择:不食油炸食物;少食动物脂肪、动物内脏、蟹黄、虾子、鱼子等含胆固醇高的食物;限制饮酒,每日食盐<6g,以免增加心、肾负担。多食纤维素,加速食物通过肠道,减少糖的吸收。纤维素体积较大,含糖、含脂低,进食后有饱食感,有利于控制脂肪、糖类食物的摄入。

(5) 用降糖药时,严格按时就餐:口服降糖药或注射胰岛素前要了解患者是否能按时、按量进餐。若患者食量明显减少,要遵医嘱酌情减少降糖药用量。若用过降糖药,患者不能按时进餐,要及时补充糖类物质。

(6) 根据血糖、体重及时调整饮食。

×年 8 月 25 日

护理评估

护理体检:面部有疖皮肤化脓性感染的表现,自述经常发生。上午 10 点左右出现饥饿、心慌、冷汗、颤抖、脉速等症状,血糖为 3.8mmol/L。

主要护理问题

1. **潜在并发症**:低血糖。

2. **有感染的危险** 与血糖增高可抑制吞噬细胞功能有关。

护理措施

1. **潜在并发症低血糖的护理**。

(1) 评估低血糖反应的诱因:低血糖反应主要与降糖药用量过大、进食过少、运动过度(糖尿病患者正用降糖药时)有关。

(2) 用降糖药(包括胰岛素)时,要及时按量进食。按时、按量与进餐配套规律使用降糖药。

(3) 教育患者认知低血糖症状及低血糖危害。有饥饿感、心慌，疲乏、头晕、大汗、面色苍白时及时报告床位护士。

(4) 当出现低血糖症状时，可采取如下急救措施：神志清楚时可给予口服、口含、吞咽含糖物质。如进食糖果1～2粒、面包1～2片或饼干4块、果汁或汽水1/3杯。神志不清楚时，应立即给予静脉注射50%葡萄糖40～60mL。多数患者能立即清醒，继而进食。未恢复者可反复注射直至清醒。处理后即使意识完全恢复，仍需继续观察直至病情稳定。经上述处理仍未清醒者必要时可选用氢化可的松100mg静脉推注后视病情需要再以100mg加入500mL葡萄糖中缓慢滴注，一日总量在200～400mg；胰高血糖素0.5～1.0mg皮下、肌内或静脉注射，一般20分钟内生效，但维持时间仅1～1.5小时。

2. **有感染的危险**　与血糖增高可抑制吞噬细胞功能有关。

(1) 预防感染：做好皮肤护理，避免感冒。

(2) 积极治疗感染：如有骨髓炎和深部脓肿者，在血糖控制良好的情况下加强抗感染治疗。

(3) 足部护理：勤检查双足，观察足部皮肤颜色、温度改变、足背动脉搏动情况，做足部感觉测试等。促进清洁，避免足部受压、损伤、继发感染。及时到医院处理足部疾患，即使微小伤口也不可大意，不可随意处理，以免延误治疗。在治疗外伤的同时还要注意及时纠正血糖。促进足部血液循环：如步行运动、保暖、轻轻按摩等。鼓励患者戒烟。

×年8月27日

护理评估

患者对糖尿病的病因、饮食、运动及服药等相关知识缺乏。

主要护理问题

知识缺乏：缺乏有关糖尿病的基本知识和自我护理知识。

护理措施

1. **讲解糖尿病基本知识**　以个人教育等方式，告知患者积极配合治疗的重要性，使患者认识到糖尿病是一种终身性疾病，其预后与血糖的控制效果和有无并发症有关；告知引起糖尿病的常见致病因素；倡导改变不健康的生活方式，如不吸烟、少饮酒、合理膳食、经常运动、防止肥胖等；指导患者正确应用口服降糖药并注意药物的不良反应；必要时教会患者正确注射胰岛素的技术。

2. **指导患者合理饮食。**

3. **指导患者合理运动**　运动开始时间宜选在餐后1小时后进行，避免空腹运动引起低血糖反应。每次运动可持续30～60分钟，1型糖尿病患者运动持续时间不宜过长，一般每日运动锻炼一次。一般以运动时的心率来衡量，以不感到明显疲劳为宜，运动后的心率=170－年龄，运动强度比较适宜。在医生指导下选择运动项目。对不能主动活动者，应由他人协助进行必要的被动运动。以有氧运动(在运动时以有氧代谢作为供能形式的运动方式)为主。一般根据患者年龄、病情、兴趣爱好等选择不同的有氧运动项目，如散步、慢跑、快走、骑自行车、做广播操、太极拳、游泳、球类运动等。

4. **指导防治并发症**　如预防感染、糖尿病足、低血糖的方法等，以及如何避免急、慢性并发症的诱因。

5. **自我监测血糖**　教会患者自我监测血糖方法(无条件时可测尿糖)，学会记糖尿病日记。自我监测血糖主要是应用便携式血糖仪监测血糖。为及时调整降糖药剂量及饮食量提供依据。

(1) 监测时间：四点法：三餐前+睡前；七点法：三餐前+睡前，再加上三餐后2小时。必要时加测3AM血糖。

(2) 监测频率：初始治疗、病情不稳定：每日测血糖。当病情稳定：1～2周监测1天。

(3) 定期复查：自我监测血糖还包括每2～3个月定期复查糖化血红蛋白，了解糖尿病病情控制程度，以便及时调整治疗方案。每年1～2次全面复查，并着重了解血脂水平，心、肾、神经功能和眼底情况，以便尽早发现大血管、微血管并发症，给予相应的治疗。

(4) 定期复查：提醒患者除自我监测血糖外，还要定期到医院检查，每年全面检查1～2次。检查血压、血脂、糖化血红蛋白、24小时尿白蛋白定量等化验指标，检查眼底、神经、心功能、肾功能，及时发现并发症，及时治疗。

(5) 识别低血糖反应：告知患者和家属低血糖症状、诱因，及时发现低血糖表现：心悸、出汗、饥饿、乏力、头晕、面色苍白、颤抖、脉速而弱等，严重时神志改变、认知障碍、昏迷、死亡。

(6)用药指导：磺脲类：最常见的严重副作用是低血糖，此外还有胃肠反应、肝损害、再障等。治疗应从小剂量开始，根据血糖测定结果每周逐渐增加剂量一次，直至病情取得良好控制。一般于餐前半小时服用。各种磺脲类不宜联合应用。双胍类：有较明显的胃肠道反应，宜餐中、餐后服用。因有时会发生乳酸性酸中毒，休克、心衰、缺氧患者禁用。α葡萄糖苷酶抑制剂：服药时要和第一口糖类食物同时摄入，才能发挥效果。主要副作用有腹胀、腹泻。

(谢　虹)

第8篇

运动系统疾病患者的护理

第1章 概　述

第1节　总　论

运动系统疾病包括骨及关节损伤、退行性改变、感染、肿瘤等，往往会不同程度地影响患者的运动功能、日常生活和劳动。护理人员应该了解运动系统的结构与功能，对运动系统疾病患者进行全面、准确的评估，得出正确的护理诊断。

一、运动系统的结构与功能

运动系统包括脊柱和四肢，由骨、关节、肌、肌腱、筋膜、滑膜、神经、血管、淋巴等组织和器官组成。其主要的功能是运动，另外，还有支撑、维持体姿和保护脏器的功能。

二、运动系统疾病患者的护理评估

1. 健康史

(1) 一般资料：包括患者的性别、年龄、种族、职业特点和运动爱好等

(2) 既往史：了解患者受伤的原因、部位和时间，受伤时的体位和环境，伤后患者功能障碍及伤情发展情况、急救处理经过等；既往健康状况有助于判断骨折的相关因素及愈合。

(3) 药物过敏史：患者近期有无服用激素类药物及药物过敏史等。

(4) 生活史：了解患者的个人史、日常饮食结构、生活方式和习惯、不良嗜好；是否到过疫区等。

(5) 职业史和社会经济状况：职业暴露情况、工种及劳动时间和强度；患者及家属对疾病的认知程度和支持态度，能否积极配合治疗等。

(6) 遗传史和家族史：了解亲属的健康与疾病情况，特别应询问是否有同样的疾病。

(7) 其他：饮酒史、吸烟史、婚姻史等。

2. 病史

(1) 患病和治疗经过：了解起病情况是否急骤、患病时间的长短、病因与诱因、病情的发展与演变等；询问患者是否接受过其他的诊治，如使用过的药物名称、剂量和疗效等。

(2) 症状和体征：观察肢体有无出血、肿胀、畸形、内旋或外旋、肢体短缩、触痛或被动伸指(趾)疼痛、活动障碍、反常活动等；皮肤有无挫伤、瘀斑或皮下气肿，破损处是否与骨折处相通；骨折远端肢体的皮温、有无感觉异常、有无脉搏减弱或消失等；评估骨折患者有无威胁生命的其他并发症，如头部、胸部、腹部及泌尿系统的损伤等。

(3) 身体评估：评估患者的精神及体力状态、生命体征、食欲及睡眠等情况，观察患者关节活动度及功能改变的程度，有无脉搏加快、呼吸浅快、皮肤湿冷、血压下降、尿少、意识障碍等低血容量性休克的症状。

(4) 心理社会评估：患者对疾病和治疗有无充分的认识，能否积极配合治疗；对突发事件或疾病造成的疼痛不适有无焦虑、恐惧、抑郁悲观及孤独感；因住院和手术等治疗形成的压力是否影响与家庭成员的相互关系，评估家庭经济情况能否给予患者心理和经济支持。

3. 辅助检查　对某些疾病，单一的检查往往难以做出正确诊断，因此，运动系统的检查应按医学、理学诊断要求进行，此过程中最基本、最主要的是理学检查(physical examination)；其次要根据病史，将一般理学检查与特殊的辅助检查相结合，进行综合分析判断。

(1) 理学检查：常用检查方法包括视诊、触诊、叩诊、听诊、动诊和量诊六项以及神经系统检查。检查内容有肩部检查、肘部检查、手部检查、脊柱检查、骨盆和髋部检查、膝部检查、踝和足部检查、上、下肢神经检查、脊髓损伤检查以及特殊检查。

(2) 影像学检查：包括 X 线摄片检查、电子计算机断层扫描(CT)、螺旋 CT 三维重建(CT-3D)、磁共振成像(MRI)、放射性核素骨扫描(ECT)、关节造影、超声检查等。

(3) 电生理检查：包括肌电图、体感诱发电位等。

(4) 实验室检查：血液、尿液、关节液、浆液等的化学检验。

(5) 组织学检查：包括病理切片、免疫组化、细胞化学、分子病理学等。

(6) 其他诊断性检查：关节内镜检查、基因诊断技术等。

第 2 节　运动系统的常用检查

一、理学检查的原则

1. **检查用物齐备**　骨科专科检查物品包括叩诊锤、双规仪、卷尺、各部位关节量角器、前臂旋转测量器、足度量仪、骨盆倾斜度测量计、枕骨粗隆垂线等。

2. **患者体位得当**　患者一般采取卧位，上肢及颈部检查取坐位，下肢和腰背部检查取下蹲位，特殊检查采取特殊体位。

3. **部位充分暴露**　根据检查需要充分暴露检查部位，以及对可能有关而无症状的部位也要暴露，同时还要显露健侧肢体作对比，如长度、宽度、周径、活动度、步态等。

4. **检查顺序正确**

(1) 先行全身检查，再着重局部检查。

(2) 先检查健侧，后检查患侧。先查病变远处，后查病变近处。

(3) 先自主运动，后被动运动。

(4) 危重患者应首先进行抢救，避免因不必要的检查和处理而延误治疗。

(5) 检查步骤：按视、触、叩、听、动、量顺序进行。

5. **检查手法规范**

(1) 轻柔：检查时动作规范、轻巧，尽量不给患者增加痛苦。对创伤患者要注意保护，避免加重周围组织损伤。

(2) 重复：每一次主动、被动或对抗运动都应该重复几次，以明确症状有无加重或减轻。

(3) 到位：检查关节活动范围时，主动或被动活动都应达到最大限度，检查肌力时，肌肉收缩至少保持 5 秒钟，以确定有无肌力减弱。

(4) 全面：检查时不能放过任何异常体征，避免漏诊。

二、理学检查的内容与方法

检查步骤按视、触、叩、听、动、量顺序进行。

1. **视诊**(inspection)　观察姿势、步态与活动有无异常；脊柱有无侧弯、前后凸；肢体有无畸形。患处皮肤有无发红、创面、窦道、色素沉着或静脉曲张；软组织有无肿胀、肌肉有无萎缩、与健侧相应部位是否对称。

2. **触诊**(palpation)　检查病变部位有无压痛、压痛程度及性质；骨性标志有无异常，有无异常活动及骨擦感；病变部位有无包块、包块大小、硬度、活动度、有无波动感；皮肤感觉及温度有无异常等。

3. **叩诊**(percussion)　为明确骨折、脊柱病变或进行反射检查时常用此法，四肢骨折常有纵向叩击痛，脊柱病变常有棘突叩痛、脊柱间接叩痛等。

4. **听诊**(auscultation)　检查有无骨擦音、弹响，是否伴有相应临床症状；借助听诊器可检查骨传导音和肢体有无血流杂音。

5. **动诊**(mobility)　检查关节的活动范围和肌收缩力，先观察患者的主动运动，再进行被动检查和异常活动的检查。注意有无活动范围减小、超常或假关节活动等异常活动情况。如神经麻痹或肌腱断裂可导致关节不能主动活动，但可以被动活动。而关节强直、僵硬或有肌痉挛、皮肤瘢痕挛缩时，则主动和被动活动均受限。

6. **量诊**(measurement)　测量肢体的长度、周径、轴线、关节的活动范围。

(1) 肢体长度测量(measurement of limb length)：将患肢与健肢放在对称位置。以相同的解剖标志为起止点，双侧对比测量。①上肢长度：肩峰至桡骨茎突或中指尖；②上臂长度：肩峰至肱骨外上髁；③前臂长度：肱骨外上髁至桡骨茎突或尺骨鹰嘴至尺骨茎突；④下肢长度：自髂前上棘至内踝下缘（棘踝线）或大转子至外踝下缘；⑤大腿长度：大转子至膝关节外侧间隙；⑥小腿长度：膝关节内侧间隙至内踝下缘或外侧间隙至外踝下缘。

（2）肢体周径测量（measurement of limb circumference）：原则上两侧肢体取相对应的同一水平测量比较，若有肌萎缩或肿胀，应选取表现最明显的平面测量。①上肢周径：通常在双侧肩峰下10cm或15cm处，测量两侧肱二头肌腹周径；②大腿周径：通常在双侧髌骨上10cm或15cm处测量；③小腿周径：通常在双侧胫骨结节下10cm或15cm处，测量腓肠肌腹周径。

（3）轴线测量：测量躯干、肢体的轴线是否正常。正常人站立时背面相，枕骨粗隆垂线通过颈、胸、腰、骶椎棘突以及双下肢间；前臂旋前位伸肘时上肢呈一直线；下肢伸直时髂前上棘与第1、2趾间连线经过髌骨中心前方。

（4）关节活动范围测量（measurement of joint motion）：可用量角器测量，以目前国际通用的中立位作为0°，测量关节各方向的活动度。人体各主要关节正常活动范围是：①肩关节前屈70°～90°、后伸40°、外展80°～90°、内收20°～40°、内旋45°～70°、外旋45°～60°；②肘关节屈曲135°～150°，后伸10°；③髋关节屈曲130°～140°，后伸10°，外展30°～45°，内收20°～30°；④膝关节屈曲130°～140°，伸展5°～10°；⑤脊柱颈椎前屈、后伸均35°～45°，左、右侧屈45°。

7. **神经系统检查**（examination of nervous system）

（1）肌张力检查（examination of the muscular tension）：肌张力指静息状态下的肌肉紧张度，即当外力牵拉肌肉时产生的收缩反应。肌张力增高可见于锥体束病变和锥体外系病变，前者表现为痉挛状态，即被动伸屈肢体时起始阻力大，然后迅速减小，也称折刀现象；后者表现为铅管样强直，即伸肌和屈肌的肌张力均增高，做被动运动时向各方向的阻力是均匀一致的。肌张力减低可见于下运动神经元病变及肌源性病变等。

（2）肌力检查（examination of the myodynamia）：肌力是指肌肉运动时的最大收缩力。结合视、触、动诊来了解随意运动肌的功能状态。根据对抗引力或抗阻力的程度，临床上通常将肌力分为0～5级。

0级：无肌肉收缩，无关节活动；

1级：有轻度肌肉收缩，无关节活动；

2级：有肌肉收缩，关节有活动，但不能对抗引力；

3级：可对抗引力，但不能抗拒阻力；

4级：对抗中度阻力时，有完全关节运动幅度，但肌力较弱；

5级：肌力正常。

（3）感觉检查：包括浅感觉和深感觉的检查，即痛觉、触觉、温度觉、位置觉、两点辨别觉等，并用不同的标记描绘出人体感觉异常区域。常用注射针头测痛觉；用棉签测触觉；用分别盛有冷热水的试管测温度觉。并分别以“——”“VVVV”“～～～”记录触觉、痛觉、温度觉的障碍边界，以了解神经病损的部位和程度。

（4）反射检查：在肌和关节放松体位下进行，两侧对比，检查深、浅反射和病理反射三大类。常用的有：①深反射：肱二头肌反射（$C_{5\sim6}$，肌皮神经），肱三头肌反射（$C_{6\sim7}$，桡神经），桡骨膜反射（$C_{5\sim6}$，桡神经），膝反射（$L_{2\sim4}$，股神经），跟腱反射（$S_{1\sim2}$，胫神经）；②浅反射：腹壁反射：上方（$T_7\sim T_8$），中部（$T_9\sim T_{10}$），下方（$T_{11}\sim T_{12}$）；提睾反射（$L_1\sim L_2$）；跖反射（$S_1\sim S_2$）；肛门反射（$S_4\sim S_5$）；球海绵体反射；③病理反射：常见的有霍夫曼征（Hoffmann sign）、巴宾斯基征（Babinski sign）、髌阵挛、踝阵挛，往往是中枢神经系统受损的表现。

（5）自主神经检查：①皮肤、毛发、指甲营养状态：自主神经损害时，表现为皮肤粗糙、失去正常的光泽，表皮脱落、发凉、无汗，毛发脱落，指（趾）甲增厚、失去光泽、易裂。②皮肤划痕试验：钝针快划皮肤，数秒后首先出现白色划痕（血管收缩）高出皮面，若变红，属正常反应；若白色划痕持续时间超过5分钟，提示有交感神经兴奋性增高。

（6）上、下肢神经检查

1）桡神经：为上肢手术中最易损伤的神经之一。在肘关节以上损伤，出现垂腕畸形（drop wrist deformity），手背“虎口”区皮肤麻木，掌指关节不能伸直。

2）正中神经：损伤多发生于肘部和腕部，大鱼际萎缩可导致拇指伸直与其他手指在同一水平面上，且不能对掌，称为“平手”或“猿手”畸形。

3）尺神经：肘部尺神经损伤，尺侧腕屈肌瘫痪可出现典型的“爪形手”（claw fingers）。

4）腋神经：肌支支配三角肌和小圆肌，皮支分布于肩部和上臂后部的皮肤。腋神经受损可导致三角肌瘫痪，臂不能外展、肩部感觉丧失。如三角肌萎缩，则出现“方肩”畸形。

5）坐骨神经：受损可导致下肢后侧、小腿前外侧、足底和足背外侧皮肤感觉障碍，不能屈伸足踝各关节。

6）胫神经：受损可出现仰趾畸形，不能主动跖屈踝关节，足底皮肤感觉障碍。

7）腓总神经：受损可导致足下垂内翻，不能主动背屈和外翻，小腿外侧及足背皮肤感觉障碍。

（7）脊髓损伤检查：脊髓损伤的检查包括感觉、运动、反射、交感神经和括约肌功能等。检查时注意尽量不要搬动患者，去除衣服，注意观察呼吸、伤肢姿势、阴茎可否勃起等。检查躯干、肢体的痛觉、触觉。触诊脊柱棘突及棘突旁有无压痛及后凸畸形，详细检查肌力、腱反射和其他反射如腹壁反射、提睾反射、肛门反射、球海绵体反射。肛门反射、肛周感觉、球海绵体反射和屈趾肌自主运动的消失，合称为脊髓损伤四征。

三、运动系统各部位物理学检查法

1．**肩部检查** 肩部的运动常常是肩关节、肩锁关节、胸锁关节及肩胛骨-胸壁连接均参与的复合运动。

（1）肩的正常外形呈圆弧形，两侧对称。三角肌萎缩或肩关节脱位后弧度变平，称为“方肩”；斜方肌瘫痪时肩胛骨内上角稍升高，表现为垂肩；前锯肌瘫痪向前平举上肢时表现为翼状肩胛。

（2）杜加征（Dugas sign）：正常情况下将手搭在对侧肩部，肘部能紧贴胸壁。肩关节前脱位时肘部内收受限，即将患肘紧贴胸壁，则手搭不到健侧肩部，或患侧手掌搭在健侧肩上，肘部无法贴近胸壁，称为Dugas征阳性。

（3）疼痛弧：冈上肌腱受损后，在肩外展60°～120°范围内有疼痛，常用于肩周炎的诊断。

2．**肘部检查** 肘关节包括肱尺关节、肱桡关节和上尺桡关节，具有肘部屈伸功能和前臂旋转功能。

（1）正常情况下，肘关节伸直时肱骨内、外上髁和尺骨鹰嘴在一直线上；屈曲时，则构成肘后三角。肘关节脱位时，肘后三角关系发生改变；肱骨髁上骨折时，三角关系不变。

（2）伸肌腱牵拉试验（Mills sign）：患者伸肘、握拳，腕部屈曲，前臂旋前时，肱骨外上髁处出现疼痛为Mills征阳性，常见于肱骨外上髁炎，或称网球肘（tennis elbow）。

3．**腕部检查** 腕关节是前臂与手之间的移行区，包括桡尺骨远端、腕骨掌骨基底、桡腕关节、腕中关节、腕掌关节及有关的软组织。腕部保持有力并容许广泛的运动以适应手的多种复杂功能。

（1）鼻烟窝是腕背侧的明显标志，舟骨骨折时该窝变浅、消失或肿胀；腕关节结核和类风湿关节炎时则全关节肿胀；腱鞘囊肿时腕背皮下出现半球形肿物；月骨脱位腕背或掌侧可有肿胀。

（2）握拳尺偏试验（Finkelstein试验）：患者拇指握于掌心，腕关节被动尺偏时，桡骨茎突处出现疼痛，称为Finkelstein试验阳性。为桡骨茎突狭窄性腱鞘炎的典型体征。

（3）腕关节尺侧挤压试验：腕关节中立位，被动尺偏并挤压时，下尺桡关节疼痛为阳性。多见于腕三角软骨损伤或尺骨茎突骨折。

4．**手部检查** 观察手部外形，爪形手系因前臂肌群缺血性挛缩所致；梭形指多见于结核、内生软骨瘤等；手指近侧指间关节背面中央腱束断裂形成钮孔畸形。类风湿关节炎早期可见双侧多发性掌指、指间和腕关节肿大，晚期掌指关节尺偏。若发生屈肌腱鞘炎，用力屈伸患指可产生弹拨动作和响声，并伴有疼痛，称为弹响指或扳机指。

5．**脊柱检查** 脊柱由7个颈椎、12个胸椎、5个腰椎、5个骶椎、4个尾椎构成。

（1）观察脊柱是否有异常的前凸、后凸和侧凸，记录其方向和部位。常见的脊柱畸形有：角状后凸（结核、肿瘤、骨折等），圆弧状后凸（强直性脊柱炎、青年圆背等），侧凸（特发性脊柱侧凸、先天性脊柱侧凸、椎间盘突出症等），先天性肌性斜颈等。

（2）棘突压痛见于棘上韧带损伤、棘突骨折；棘间韧带压痛见于棘间韧带损伤；腰背肌压痛见于腰肌劳损；腰部肌痉挛见于腰椎结核、急性腰扭伤及腰椎滑脱等。

（3）上肢牵拉试验（Eaton sign）：患者坐位，检查者一手握住患侧腕部，另一手将患者头部推向健侧，此时臂丛神经被牵张，如患肢出现麻木感或放射痛为阳性，见于神经根型颈椎病（图8-1-1）。

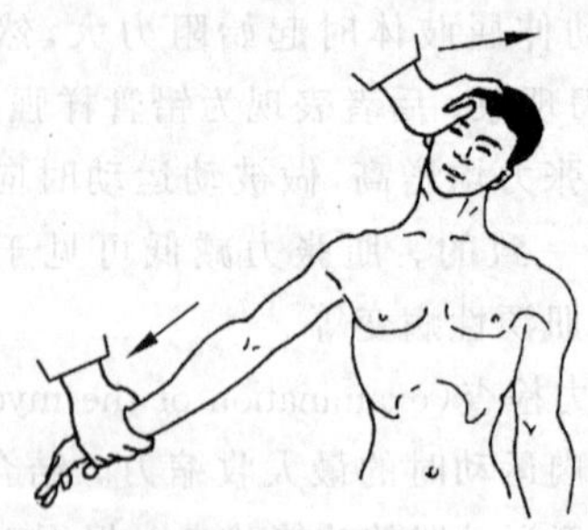

图8-1-1 上肢牵拉试验

（4）压头试验（Spurling sign）：患者端坐，头后仰并偏向患侧，检查者用手掌置于患者头顶并加压，出现颈痛并向患侧手臂放射为阳性，见于神经根型颈椎病（图8-1-2）。

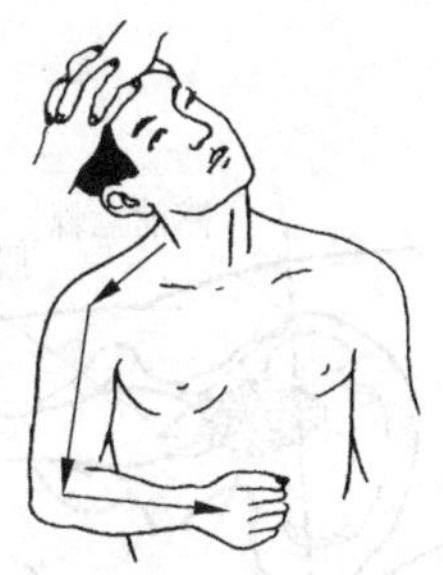
图 8-1-2 压头试验

(5) 幼儿脊柱活动检查法：患儿俯卧，检查者双手提起患儿双足，将双下肢及骨盆轻轻上提，由于椎旁肌痉挛，腰部板样强直，脊柱生理前凸消失为阳性，见于脊柱结核患儿(图 8-1-3)。

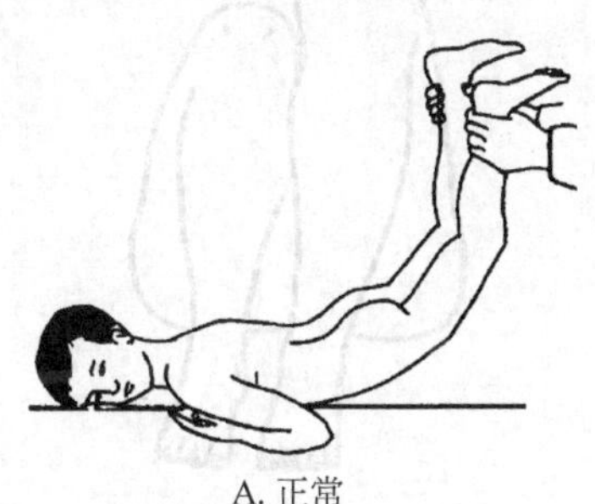
A. 正常

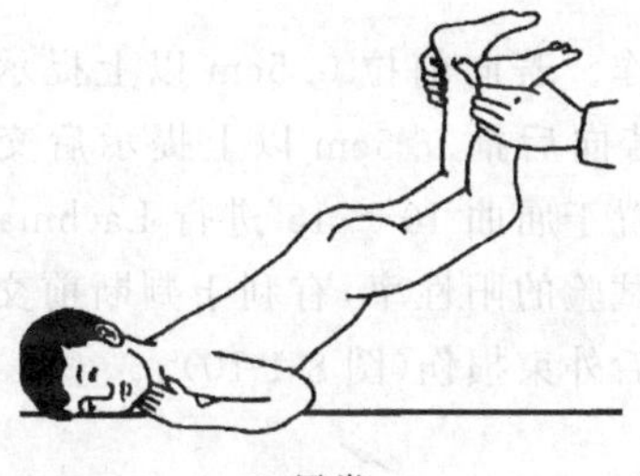
B. 异常

图 8-1-3 幼儿脊柱活动检查验

(6) 拾物试验：嘱患者去拾地上一物品，如骶棘肌有痉挛，患者拾物时只能屈曲两侧髋、膝关节而不能弯腰，多见于下胸椎及腰椎病变(图 8-1-4)。

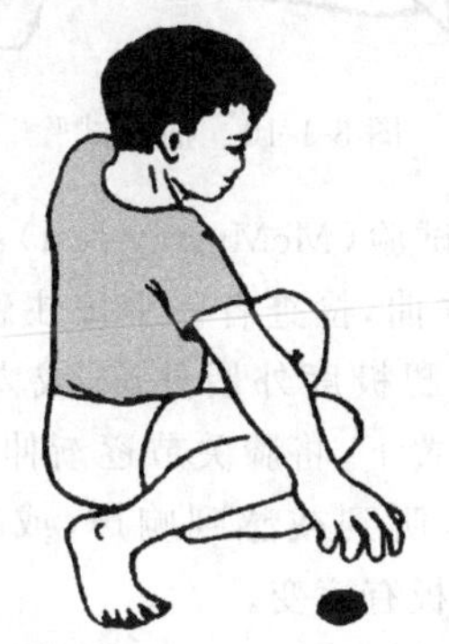
图 8-1-4 拾物试验阳性

(7) 髋关节过伸试验(Yeoman sign)：患者俯卧，检查者一手按住患者骶部，另一手屈曲患侧膝关节至 90°，握住踝部并向上提起使髋过伸，此时必扭动骶髂关节，如有疼痛即为阳性。见于髋关节及骶髂关节的病变。

(8) 直腿抬高试验(Lasègue sign)：患者仰卧，检查者一手保持膝关节伸直，另一手托患者足跟，缓慢抬高患肢，若小于 60°便出现坐骨神经的放射痛，称为直腿抬高试验阳性。在直腿抬高试验阳性时，缓慢降低患肢高度，待放射痛消失时，再被动背屈踝关节以牵拉坐骨神经，如再度出现放射痛为直腿抬高加强试验(Bragard sign)阳性。此二试验阳性见于腰椎间盘突出症(图 8-1-5)。

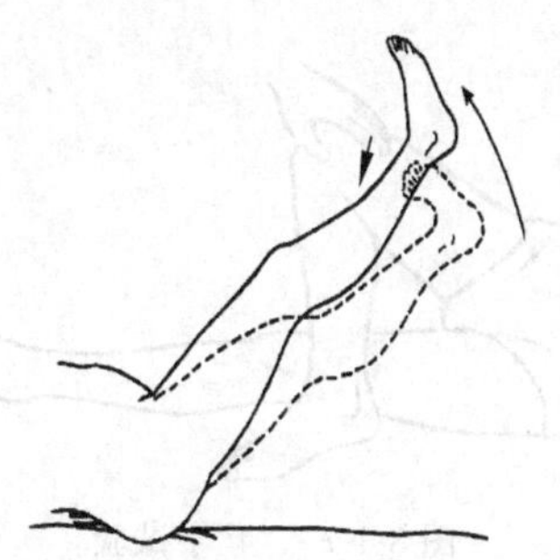
图 8-1-5 直腿抬高试验(实线)和加强试验(虚线)

6．骨盆和髋部检查 髋关节由股骨头、髋臼和股骨颈形成，是人体最大、最稳定的关节之一。

(1) 观察畸形：观察患者行走、站立和卧位时出现的畸形，髋关节慢性感染可出现屈曲内收畸形；后脱位时呈屈曲内收内旋畸形；股骨颈及转子间骨折时可有外旋畸形。臀肌挛缩症的患者，双膝并拢不能下蹲，活动髋关节时会出现弹响，常称为弹响髋(snapping hip)。

(2) 观察移位：发生髋脱位、髋关节结核、股骨颈骨折或化脓性关节炎破坏股骨头时，大转子向上移位。测定方法有：①Shoemaker 线：大转子尖与髂前上棘的连线延伸，正常时在脐上与腹中线相交，大转子上移后在脐下与腹中线相交。②Nelaton 线：患者侧卧并半屈髋，在髂前上棘和坐骨结节之间画线。正常时大转子在此线之上，大转子上移后超过此线。③Bryant 三角：患者仰卧，从髂前上棘向水平面画垂线，再从大转子向该垂线画一水平线，与髂前上棘和大转子之间的连线构成一个三角形，大转子上移时此三角底边比健侧缩短(图 8-1-6)。

(3) "4"字试验(Patrick sign)：患者仰卧，健肢伸直，患侧髋与膝屈曲，大腿外展、外旋，将外踝置于健肢髌骨上方，形成一个"4"字，检查者一手下压患侧膝部，若患髋出现疼痛而使膝部不能接触床面为阳性(图 8-1-7)。见于髋关节、骶髂关节内有病变或内收肌有痉挛者。

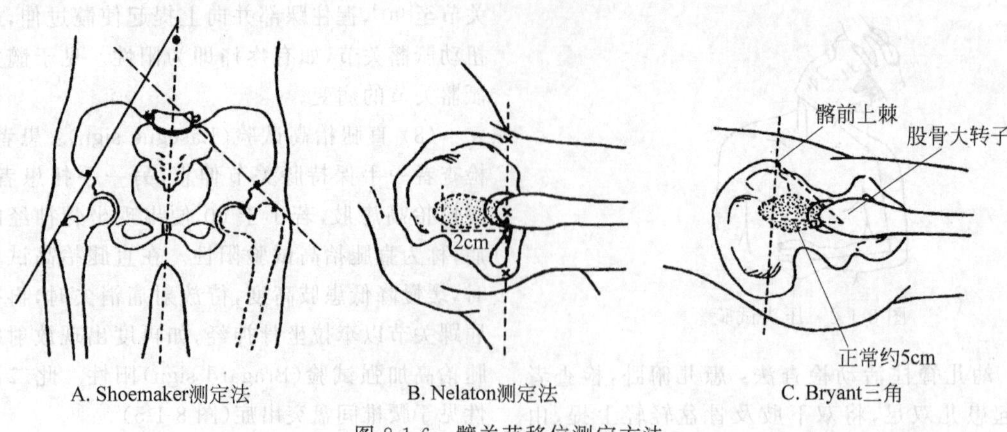

图 8-1-6 髋关节移位测定方法

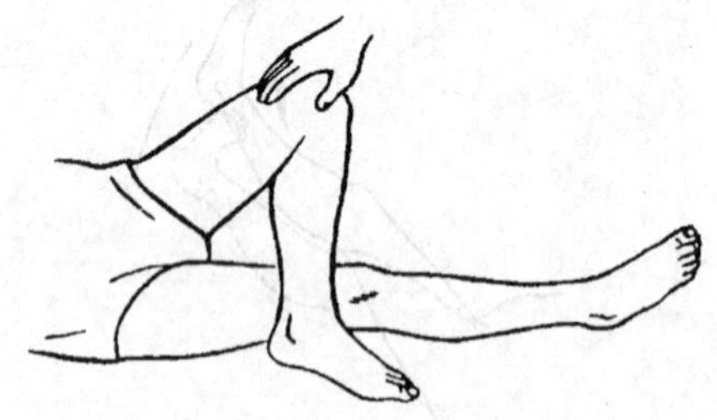

图 8-1-7 "4"字试验

(4) 托马斯征(Thomas sign)：患者仰卧，完全屈曲健侧髋、膝关节，膝部尽可能贴近前胸，使腰部前凸完全消失而平贴于床面，若患肢自动抬离床面，髋关节出现屈曲畸形；或迫使患髋伸直则腰部出现代偿性前凸，称托马斯征阳性(图 8-1-8)。见于髋部病变和腰肌挛缩。

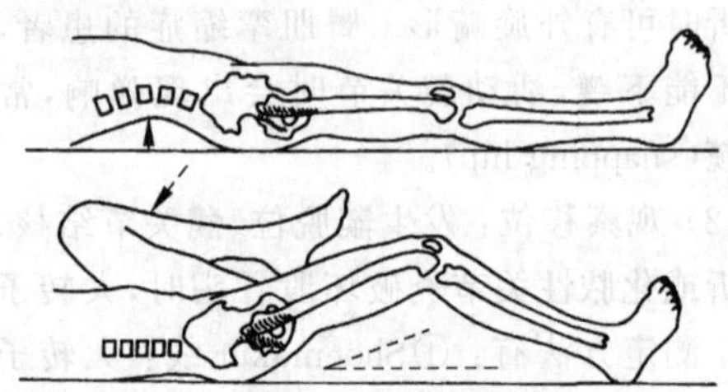

图 8-1-8 托马斯征

(5) 骨盆挤压分离试验：患者仰卧，检查者双手对向挤压双侧髂前上棘，或向后外撑开两侧髂前上棘，引起骨盆疼痛为阳性。见于骨盆骨折。注意手法须轻柔，以免加重骨折端出血。

(6) 艾利斯征(Allis sign)：患者仰卧，双下肢屈髋、屈膝，两足平放于床面，足跟对齐，观察双膝高度，如一侧膝比另一侧高，即为阳性。见于髋关节脱位、股骨或胫骨短缩(图 8-1-9)。

7. **膝部检查** 膝关节由膝部内外侧韧带、关节囊、半月板和周围软组织构成。

(1) 抽屉试验(drawer test)：患侧膝关节屈曲 90°，检查者固定患足，双手握住胫骨上段做拉前和推后的动作。若向前拉 0.5cm 以上提示前交叉韧带断裂；若向后推 0.5cm 以上提示后交叉韧带断裂。将膝置于屈曲 10°～15°进行 Lachman 试验，则可增加本试验的阳性率，有利于判断前交叉韧带的前内束或后外束损伤(图 8-1-10)。

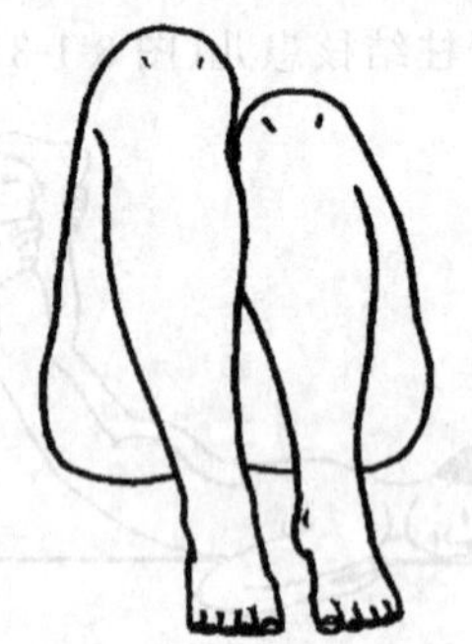

图 8-1-9 艾利斯征

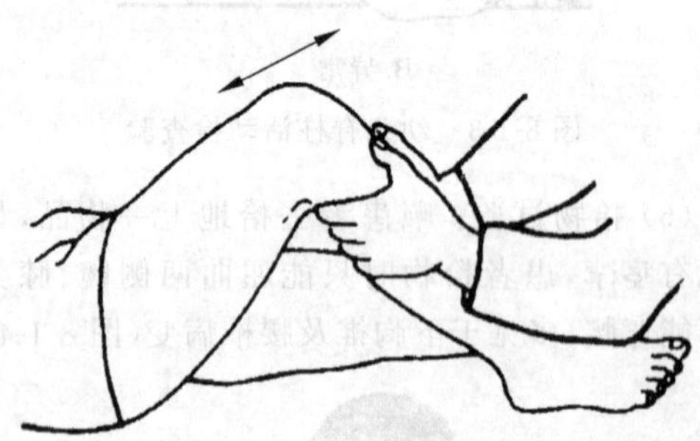

图 8-1-10 抽屉试验

(2) 麦氏试验(McMurray test)：患者仰卧，患侧髋、膝完全屈曲，检查者一手按住患膝，另一手握住足跟后作小腿极度外展外旋，或内收内旋，在保持这种旋转位置下，将膝关节逐渐伸直到 90°，在伸直过程中若能听到或感到响声，或出现疼痛为阳性。提示半月板有病变。

(3) 研磨试验(Apley test)：患者仰卧于床面，患侧膝关节屈曲 90°，将小腿先用力下压，后上提，同时作内旋和外旋运动，使胫骨关节面与股骨产生摩擦，出现疼痛为阳性。提示内侧半月板或副韧带损伤。

(4) 浮髌试验(floating patella test)：患者仰卧位，患侧膝关节伸直，放松股四头肌，检查者一手虎口置于髌骨上极，并将髌上囊的液体挤向关节腔，同时另一手示指急速垂直下压髌骨并迅速抬起。若按压时感到髌骨碰击股骨髁部，抬起时髌骨浮起，为浮髌试验阳性。提示关节腔内有中等量(50mL)以上的积液(图 8-1-11)。

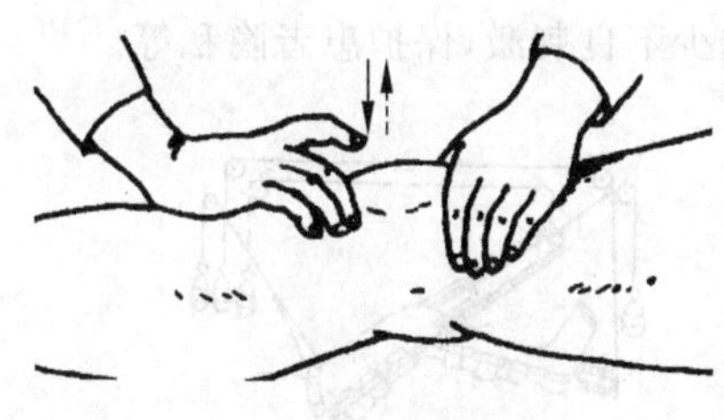

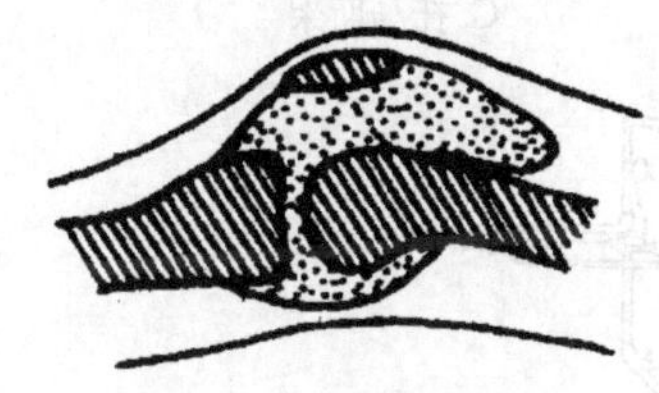

图 8-1-11 浮髌试验

8. **踝和足部检查** 踝关节的主要功能是负重，活动范围小，但更为稳定。主要限于屈伸运动，可有部分内外翻运动。观察双足大小和外形，常见的畸形有：马蹄内翻足、高弓足、平足、拇外翻等。注意检查足背动脉，一般在足背第 1、第 2 跖骨之间触及其搏动，以了解足和下肢的血循环状态。

四、影像学检查

1. **X线检查** X线检查对骨折的诊断和治疗具有重要价值，摄片时应注意：

(1) X线拍摄部位：一般应包括邻近一个关节在内的正、侧位片，必要时摄特殊位置的X线片。如髌骨、跟骨及尺骨鹰嘴等摄轴心位片，腕舟状骨、腕大多角骨及脊柱等摄斜位片，寰枢关节摄开口位片。

(2) 有些轻微的裂缝骨折，急诊摄片未见明显骨折线，若临床症状明显，须在伤后 2 周摄片复查。此时，骨折端的吸收可见骨折线，如腕舟状骨骨折。

(3) 拍摄时，标出投照方向；四肢疾病摄片时需要两侧对比。

2. **CT 检查** 适用于脊柱骨折、脱位，脊柱及四肢肿瘤、结核、炎症，椎间盘突出及普通 X 线定位不明者运动系统疾病的诊断。对运动系统疾病的定位、诊断及鉴别诊断有辅助诊断价值。

3. **关节造影** 将对比剂注入关节腔内，以观察关节软骨、关节内软组织及关节囊的改变。常用的对比剂有空气、O_2、CO_2、有机碘溶液等。注入对比剂后，采取最佳的体位进行 X 线摄片。其他造影包括椎管造影，动、静脉造影及窦道造影等。

4. **ECT 检查** 将亲骨性核素引入体内，积聚于骨骼和关节部位而显现。ECT 既能明确病变部位，显示骨关节形态，又可反映局部代谢和血供状况，早期发现骨关节疾病。其对骨转移瘤、急性血源性骨髓炎等有早期诊断价值。

5. **MRI 检查** 可提供不同断面的图像，是目前检查软组织的最佳手段。在脊柱、脊髓的检查方面如骨质疏松、肿瘤、感染、创伤有诊断价值，对关节病变也有较好的诊断价值。

第 3 节 牵引术的护理

牵引术(traction)是骨科常用的治疗方法，是根据力学原理，利用持续牵引力和反牵引力作用于骨折部，达到复位或维持复位固定的目的。临床上常用的牵引方法包括皮牵引、骨牵引和兜带牵引 3 种。皮牵引又称间接牵引，是用贴敷于患肢皮肤上的胶布(胶布牵引)或包压于患肢皮肤上的牵引带(海绵带牵引)，利用其与皮肤的摩擦力，通过滑轮装置及肌肉在骨骼上的附着点，将牵引力传递到骨骼。由于胶布会对患者的皮肤产生刺激作用，故目前临床上胶布牵引已少见。骨牵引又称直接牵引，是将克氏针穿入骨骼的坚硬部位，安置好牵引弓后，通过牵引绳及滑轮连接秤砣而组成的牵引装置，使牵引力直接作用于骨骼上。兜带牵引是利用布带或海绵兜带兜住身体突出部位施加牵引力。

一、适应证

(1) 整复骨折与关节脱位并维持复位后的稳定。

(2) 矫正关节挛缩畸形。

(3) 手术前的准备(改善静脉回流、消除肢体肿胀和肌痉挛)。

(4) 固定病变关节和骨骼，避免发生挛缩畸形或病理性骨折。

(5) 炎症肢体的制动和抬高，防止感染扩散。

二、禁忌证

对胶布、泡沫塑料过敏者和局部皮肤受损者禁用皮牵引。

三、操作前护理

1. **与患者及家属良好沟通** 了解患者的心理状态，向患者及家属解释牵引的意义、目的、步骤和注意事项，以取得配合。

2. **了解患者局部或全身状况和药物过敏史** 有无糖尿病、高血压、心脏病和其他并发症或损伤；骨牵引前应询问患者的药物过敏史，尤其是普鲁卡因过敏史，如过敏，可改用1%利多卡因。

3. **做好术前准备** 被牵引的肢体局部皮肤必须用肥皂和清水擦洗干净，去除油污，必要时剃毛等。

4. **准备牵引用物** 牵引床、牵引架、牵引绳、重锤等，骨牵引还需要备好牵引弓、牵引包(包内有手摇钻、克氏针、无菌巾、空针等)、克丝钳等。根据不同部位的骨牵引(如股骨髁上牵引、胫骨结节牵引、跟骨牵引等)准备相应的牵引架(图 8-1-12)。

5. **摆好患者体位**，协助医师操作，注意为患者保暖，减少不良刺激，保护患者隐私等。

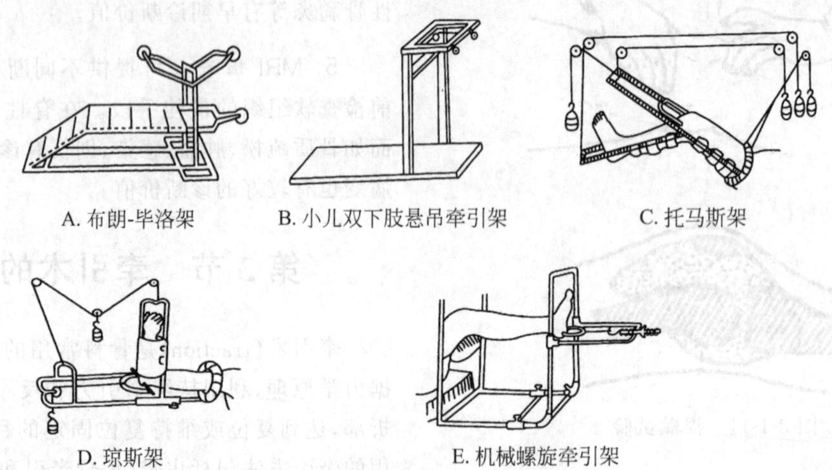

图 8-1-12 牵引架

四、操作中护理

1. **皮牵引** 多用于四肢牵引。无创、简单易行，但牵引重量小，一般不超过 5kg，牵引时间为 2～4 周(图 8-1-13)。

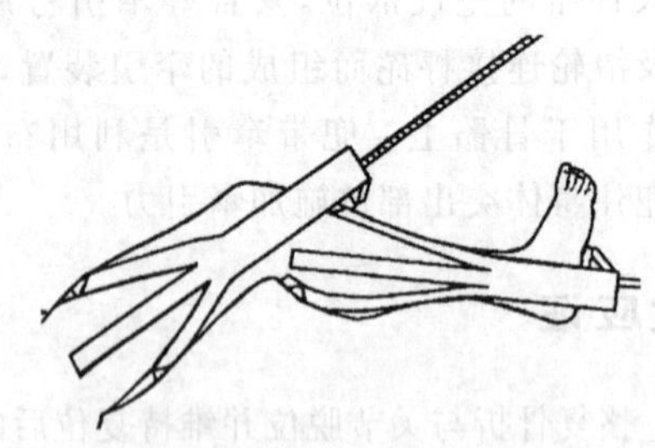

图 8-1-13 持续皮牵引

(1) 胶布牵引：伤肢局部皮肤涂拭苯甲酸酊(婴幼儿除外)，以增加黏合力及减少对胶布过敏。在骨隆突处加衬垫，防止局部压迫。根据肢体的粗细及粘贴部位选择适当宽度的胶布，将胶布沿肢体纵轴粘贴于肢体两侧，并使之与皮肤紧贴平整无皱褶。皮牵引的胶布两头分叉劈开，以扩展其宽度。在胶布长度中点黏着面上放置比肢端稍宽的中央有孔的扩张板。胶布外用绷带缠绕，防止松脱。加上重锤借牵引绳通过滑轮施加持续牵引力。

(2) 牵引带牵引：将海绵带平铺于床上，用大毛巾包裹需牵引的肢体，骨突处垫以棉垫或纱布，将肢体包好，扣上尼龙搭扣，连接牵引绳和重锤。行下肢皮牵引时，牵引带不能压迫腓骨头部，以免压迫腓总神经，导致肢体麻痹。

2. **骨牵引** 常应用于颈椎骨折或脱位、四肢骨折(股骨骨折、胫骨骨折、肱骨骨折)。牵引力量大、持续时间长，可达 2～3 个月。骨牵引属有创牵引方式，故可能发生感染。

(1) 进针

1) 四肢牵引：穿针的部位有股骨髁上、胫骨结节、跟骨、尺骨鹰嘴。局部皮肤消毒麻醉后，做皮肤小切口，协助医师用手摇钻将牵引针垂直于骨干纵轴钻入，并穿过骨质从对侧皮肤穿出，安装相应的牵引弓，旋紧固定螺丝，以防滑脱。针孔处皮肤用75%乙醇纱布覆盖，牵引针两端套上软木塞或有胶皮盖的小瓶，以免刺伤皮肤或划破被服。

2) 颅骨牵引：用安全钻头钻入颅骨外板，将牵引弓两侧的钉夹插入此孔，旋紧固定螺丝，以防滑脱。

(2) 牵引：系上牵引绳，通过滑轮，加上所需重量的重锤进行牵引(图 8-1-14)。牵引重量根据病

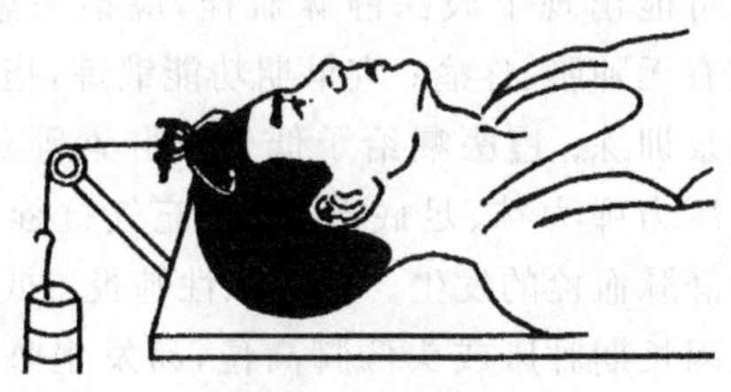
图 8-1-14　颅骨牵引

情、部位和患者体重确定。下肢骨牵引重量一般为体重的 1/10～1/7，颅骨牵引重量一般为 6～8kg，不超过 15kg。

3. **兜带牵引**

（1）颌枕带牵引：常用于颈椎骨折或脱位、颈椎间盘突出症及颈椎病等。分为卧位牵引和坐位牵引。用颌枕带托住下颌和枕骨粗隆部，向头顶方向定时、间歇牵引。卧床持续牵引时，牵引重量一般为 2.5～3kg；坐位牵引时，牵引重量自 6kg 开始，可逐渐增加至 15kg，每日 1～2 次，每次 30 分钟。牵引时，避免颌枕带滑向喉部或压迫两耳及头面两侧（图 8-1-15）。

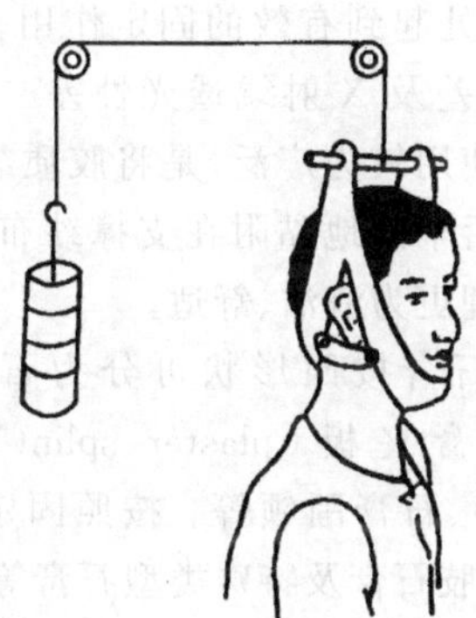
图 8-1-15　颌枕带牵引

4. **骨盆水平牵引**　常用于腰椎间盘突出症的治疗。将骨盆兜带包托于骨盆，两侧各一个牵引带，施加适当重量，将床尾抬高 20～25cm 行反牵引，可定时间歇牵引，也可将特制胸部兜带固定在床架上行反牵引（图 8-1-16）。

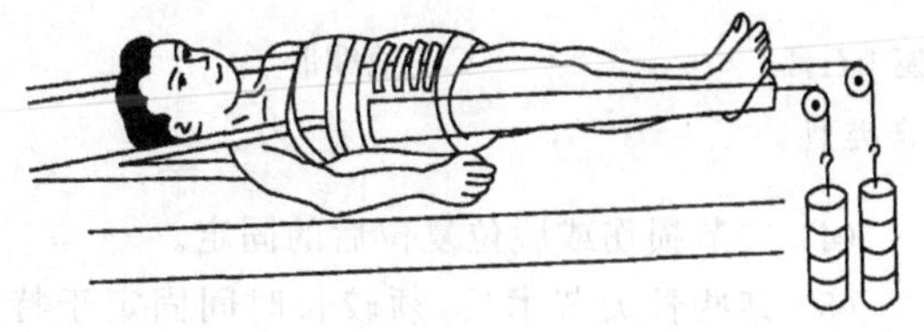
图 8-1-16　骨盆水平牵引图

5. **骨盆悬吊牵引**　常用于骨盆骨折的复位与固定。患者仰卧位，臀部置于骨盆兜带上，将兜带从后方包托于骨盆，前方两侧各系牵引绳，交叉至对侧上方通过滑轮及牵引支架进行牵引（图 8-1-17）。牵引重量以将臀部抬离床面 2～3cm 为准。

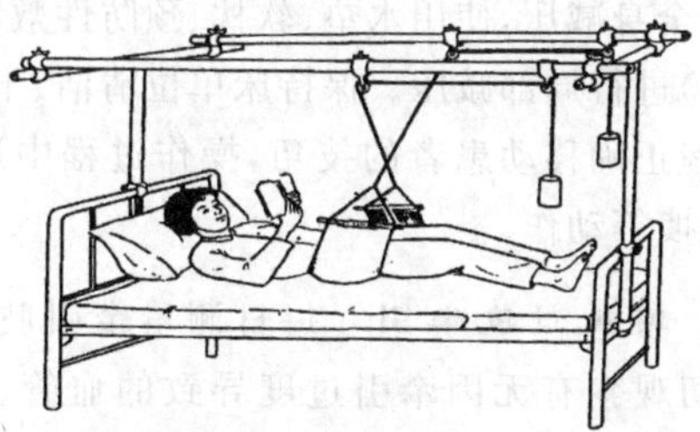
图 8-1-17　骨盆悬吊牵引

五、操作后护理

1. **首次行牵引术的患者，应进行重点监护。**

2. **加强生活护理和心理护理**　持续牵引者由于制动造成活动不便，生活不能完全自理，应协助患者满足正常生理需要，如协助洗头、擦浴，教会患者床上使用拉手、便盆等。注意患者是否产生焦虑、紧张等心理变化，并及时沟通和疏导，积极配合治疗。

3. **保持有效的牵引**　①适当抬高患者的床头、床尾或一侧作反牵引，以保持体重与牵引力的平衡。②每日检查皮牵引绷带或胶布是否松脱，扩张板位置是否移位。颅骨牵引时，定期拧紧牵引弓的螺母，防止牵引脱落。③牵引重锤保持悬空，牵引重量根据病情决定，不可随意增减。④经常巡视患者，不可随意放松牵引绳，也不应有被褥、衣服等其他外力作用，以免影响牵引力。⑤告知患者和家属牵引时不能擅自改变体位，牵引方向与肢体长轴应成直线，以达到有效牵引。若身体移位，应及时调整。

4. **维持有效血液循环**　随时观察肢端血液循环情况。检查局部包扎有无过紧、牵引重量是否过大。经常观察伤肢末端的皮肤色泽和温度，有无青紫、肿胀、发冷、麻木、疼痛、运动障碍以及脉搏细弱，及时查明原因并告知医师。

5. **皮肤护理**　皮肤牵引时应定时清洗患肢。注意观察有无胶布过敏性皮炎，如皮疹、红疹等；若因过敏出现水疱时，应及时处理，可用注射器抽吸并予换药；若水疱面积较大，应立即去除胶布，暂停牵引或换用其他牵引方法；持续牵引的长期卧床患者在骨隆突部位，如肩胛部、骶尾部、双侧髂嵴、股骨大粗隆和足跟等处易形成压疮，故应及时评估皮肤情况，保持皮肤清洁、干燥；妥善安置患者体位，根据病情、皮肤情况、床垫材质等调整体位，正确变换体位,教会患者在床上练习抬臀;密切关注皮肤受压情况,正确应用减压工具,比如:使用交替充气床垫进行全身减压,使用水垫、软枕、预防性敷料(如泡沫敷料)进行局部减压。保持床单位清洁、干燥和平整,掌握正确移动患者的技巧,操作过程中避免拖、拉、推、拽等动作。

6. **避免过度牵引** 每日测量牵引肢体的长度,密切观察有无因牵引过度导致的血管、神经损伤的症状和体征。通过X线了解骨折对位情况,并及时调整。牵引重量根据病情决定,遵从医嘱,不可随意增减。股骨骨折时为体重的1/10～1/7,小腿骨折时为体重的1/15～1/10,上臂骨折时为体重的1/20～1/15。

7. **并发症的预防和护理** ①预防感染:穿针处皮肤应保持干燥、清洁,以无菌敷料覆盖,每天用75%乙醇消毒。穿针处有分泌物时,应用无菌棉签擦拭,并定期换药处理。若牵引针有滑动移位,应消毒后予以调整,切不可随手将牵引针推回,以免发生感染。②足下垂:膝关节外侧受压时,可压迫表浅的腓总神经而引起足下垂,表现为足背伸无力。下肢水平牵引时,应在膝外侧垫棉垫,用足底托板将距小腿关节置于功能位。若病情许可,加强足部的主动和被动运动,预防足下垂。③关节僵硬:因患肢长期处于被动体位、缺乏功能锻炼,关节内易发生纤维粘连和软骨变性而致。因此,牵引期间应鼓励和协助患者主动和被动活动,以促进血液循环,保持肌肉和关节的正常功能。④下肢深静脉血栓(deep vein thrombosis,DVT):下肢骨折患者长期卧床可能出现下肢深静脉血栓,应抬高患肢,观察患肢有无肿胀、疼痛;宜早期功能锻炼,指导患者进行踝泵训练;遵医嘱给予低分子肝素等药物,应用梯度压力弹力袜、足底泵、升压充气抗栓泵等措施预防静脉血栓的发生。⑤坠积性肺炎:抵抗力差的老人因长期卧床或头低脚高位,易发生坠积性肺炎。鼓励患者每日做深呼吸运动及有效咳嗽,促进肺部扩张;协助患者变换体位、拍背,促进痰液排出。⑥便秘:与长期卧床、肠蠕动减慢、水分摄入不足有关。鼓励患者多饮水,多摄入膳食纤维;每日做腹部按摩,刺激肠蠕动。若已发生便秘,则遵医嘱服用缓泻剂等。

第4节 石膏绷带固定术的护理

石膏绷带(plaster bandage)是常用的外固定材料之一,适应于骨关节损伤及术后的固定。传统的石膏绷带是将无水硫酸钙(熟石灰)的细粉末撒在特制的稀孔绷带上,用温水浸泡后包在需固定的肢体上,5～10分钟吸水结晶即可硬结成形,并逐渐干燥坚固,对患处起到有效的固定作用。其缺点是较沉重、透气性差及X射线透光性差。近年来,粘胶石膏绷带的使用较为广泛,是将胶质黏合剂与石膏粉完全混合后牢固地黏附在支撑纱布上制成,使石膏绷带的处理更为清洁、舒适。

常用的石膏按照形状可分为石膏托(plaster support)、石膏夹板(plaster splint)、石膏管型(plaster cast)、石膏围领等。按照固定部位可分为躯干石膏、四肢石膏及特殊类型石膏等(图8-1-18)。

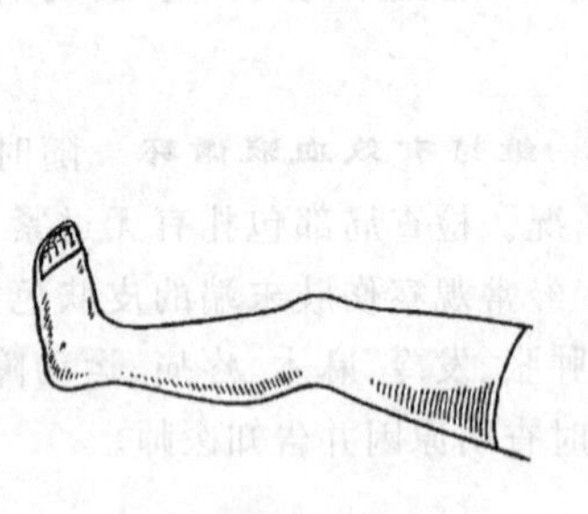
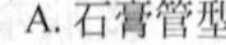
A.石膏管型

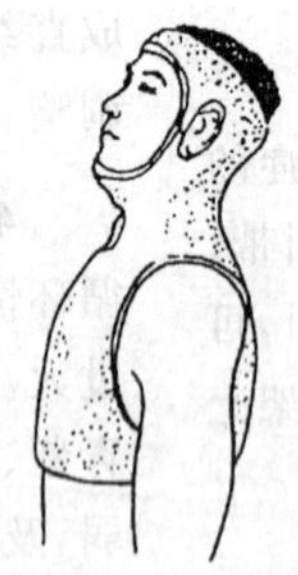
B.躯干石膏

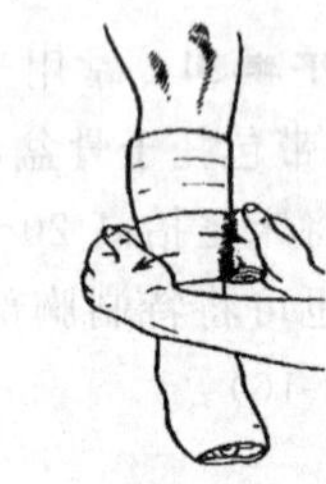
C.石膏绷带

图8-1-18 石膏类型

一、适应证

(1) 小夹板难于固定的某些部位的骨折。

(2) 开放性骨折清创缝合术后,创口尚未愈合,软组织不宜受压,不适合小夹板固定者。

(3) 病理性骨折。

(4) 关节损伤或脱位复位后的固定。

(5) 某些骨关节术后,须较长时间固定于特定位置者。

(6) 畸形矫正术后,为了维持和固定矫正术后的位置者。

(7) 化脓性骨髓炎、关节炎,用以固定患肢,减轻疼痛，控制炎症。

(8) 周围神经、血管、肌腱断裂缝合术后以及韧带损伤，需在松弛位固定者。

二、禁忌证

(1) 全身情况差，如心、肺、肝、肾功能不全，进行性腹水等。

(2) 伤口发生或疑有厌氧菌感染。

(3) 孕妇禁忌作躯干部大型石膏固定。

(4) 新生儿、婴幼儿、体弱多病者及身体衰弱的老年人不宜作大型石膏固定。

三、操作前护理

1. **做好解释** 向患者及其家属说明石膏固定的目的与意义。解释操作过程中石膏散热属正常现象，并告知患者肢体关节必须固定在功能位或所需的特殊体位，中途不能随意变动，以取得患者的配合。

2. **影像学检查** 石膏固定前，患处需行X线检查，以备术后对照。

3. **用物准备** 备齐石膏固定所需用物，如石膏绷带、内盛35～45℃温水的水桶或水盆、石膏刀、剪、衬垫、支撑木棍、卷尺和有色铅笔等。

4. **皮肤准备** 用肥皂及清水清洁石膏固定处的皮肤并擦干；有伤口者更换敷料；检查患处皮肤有无破损、溃疡等，若发现异常，记录并报告医师。

四、操作中护理

1. **摆好体位** 将患者置于关节功能位，特殊情况根据需要摆放。注意患者的舒适、保暖；肢体由专人维持或置于石膏牵引架上，切不可中途变换体位。

2. **覆盖衬垫** 在石膏固定处的皮肤表面覆盖一层衬垫，可用棉织筒套、棉垫或棉纸，以防局部受压形成压疮(图8-1-19)。

3. **石膏卷处理** 浸泡石膏卷时，须平放并完全浸没在水中，待石膏卷完全浸透并停止冒气泡后，两手持石膏卷两头取出并向中间轻挤，以挤出过多水分。

4. **石膏包扎技术及注意事项**

(1) 包扎：将绷带卷围绕肢体由近侧向远侧向前滚动，同时保证绷带各层贴合紧密且要保持平整；切勿将绷带卷扭转包扎，不可过紧或过松。

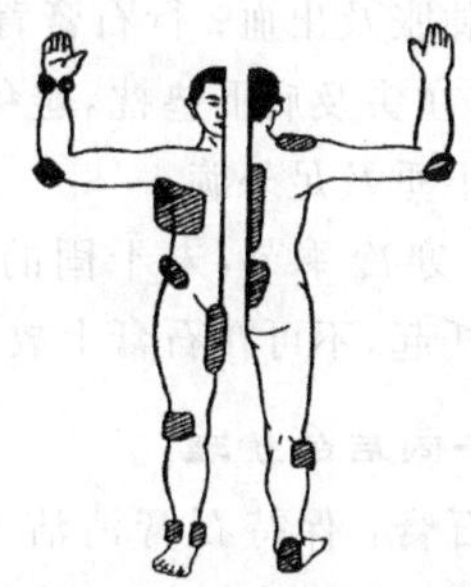

图8-1-19 身体需要加垫的骨隆凸部位

(2) 捏塑成型：石膏未硬固时，根据局部解剖特点适当捏塑及整理，使石膏绷带干硬后能完全符合肢体的轮廓。捏塑部位一般在骨突部上方凹陷处，足部应注意足弓的塑形。为便于观察肢体远端血液循环、感觉和运动，四肢石膏绷带应露出手指、足趾，同时可做功能锻炼。

(3) 包边：将衬垫从内面向外拉出一些包在石膏边缘，并进行修理使边缘整齐；在石膏表面涂上石膏糊，使表面平滑。

(4) 标记：包扎完毕用红记号笔在石膏外注明石膏固定的日期和类型。如有创口，需要标明位置或直接开窗，便于局部检查、伤口引流或更换敷料等。

(5) 干燥：石膏一般自然风干，未干固前不要覆盖盖被，局部保持良好通风或阳光照射，天气较冷时可用热风机吹干；搬运时用力要均匀，托起时应用手掌而非手指，以防局部向内凹陷，形成压迫点。

五、操作后护理

1. **石膏干固前的护理**

(1) 加快干固：石膏一般从硬固到完全干固需24～72小时；若要加快干固可创造条件，天气冷时可通过适当提高室温、灯泡烤箱、红外线照射等烘干及热风机吹干等方法，但须石膏传热，温度不宜过高，且经常移动仪器位置，避免灼伤。

(2) 搬运：石膏干固后脆性增加，搬运患者或协助患者翻身或移位时，用手掌平托石膏固定的肢体切忌抓捏，以免留下指凹点，干固后形成局部压迫。注意维持肢体的位置，避免石膏折断。

(3) 体位：潮湿的石膏容易变形，故须维持石膏固定的位置直至石膏完全干固，患者需卧硬板床，用软枕妥善垫好石膏。患者在石膏固定后8小时内勿翻身，8～10小时后协助翻身，翻身时注意保护石膏，避免折断。四肢包扎石膏时抬高患肢，适当支托以防肢体肿胀及出血；行石膏背心及“人”字形石膏固定者，勿在头及肩下垫枕，避免胸腹受压；下肢石膏应防足下垂及足外旋。

(4) 保暖：寒冷季节，未干固的石膏需覆盖毛毯时应用支架托起，不可在石膏上放置重物。

2. 石膏干固后的护理

(1) 观察石膏：保持石膏清洁干燥，注意石膏有无变形或断裂、过紧或过松以及异常“热点”等。保持有效固定，及时更换断裂、变形和严重污染的石膏；注意石膏内出血或渗出，若石膏外有血液或渗出液渗出，用笔标记出范围、日期，并报告医师。必要时协助医师开窗以彻底检查。注意有无感染迹象，石膏内有无异味，有无血常规异常等。

(2) 皮肤护理：注意观察石膏边缘处皮肤色泽、温度的改变，有无压疮。保持石膏末端暴露的手指和(或)足趾、指和(或)趾甲清洁。髋人字形石膏及石膏背心固定者，大小便后应清洁臀部及会阴。避免患者将异物伸至石膏内抓痒。协助患者翻身、更换体位，保持床单位清洁平整，以防骨隆突部位发生压疮。

(3) 观察血循环情况：注意评估“5P”征，即疼痛(pain)、苍白(pallor)、感觉异常(paresthesia)、麻痹(paralysis)及脉搏消失(pulseless)。若患者出现以上任何一种异常，应立即通知医师行石膏剪开减压、局部开窗减压、更换石膏，甚至拆除全部石膏探究病因对症处理，以避免严重并发症。

(4) 预防并发症：石膏绷带包扎过紧时可发生严重的骨筋膜室综合征，肌肉缺血、坏死，进而发生缺血性肌挛缩，甚至肢体坏死，注意观察肢体末端血液循环。还应预防其他并发症如压疮、坠积性肺炎、废用综合征、失用性骨质疏松及化脓性皮炎，注意保护骨隆突部位，定时翻身、叩背、咳痰，指导患者进行功能锻炼等。

(5) 石膏综合征：躯体石膏包扎过紧时患者出现持续恶心、反复呕吐、腹胀及腹痛等症状称为石膏综合征。包扎时应注意胸腹不宜过紧，嘱患者避免进食过饱，少吃多餐。若发生恶心、呕吐、腹痛、面色苍白等症状，应立即通知医师并协助拆除石膏、给予胃肠减压等处理。

(6) 功能锻炼：鼓励患者每日坚持主动和被动活动，加强未固定部位的功能锻炼和固定部位的肌肉等长收缩活动，防止肌萎缩、关节僵硬、失用性骨质疏松。病情许可时，鼓励患者尽量生活自理，以增进患者的独立感及自尊。

(7) 石膏拆除：拆除后，石膏下的皮肤可有一层死皮或油脂等，其下新生皮肤较为敏感应避免搔抓，可用温水清洗再涂一些润肤霜等，每日按摩局部并加强肢体功能锻炼，争取早日康复。

（曹　虹）

第2章 骨折患者的护理

第1节 概 述

骨折(fracture)是指骨的完整性破坏或连续性中断。

一、病因与发病机制

骨折是由创伤或骨骼疾病所致，如车祸、爆炸、跌倒以及骨肿瘤、骨髓炎等。临床上以创伤性骨折多见。

1. **直接暴力** 暴力直接作用于局部骨骼使其发生骨折，常伴有不同程度的周围软组织损伤。如小腿被车碾压后，胫腓骨骨干部位发生骨折(图 8-2-1)。

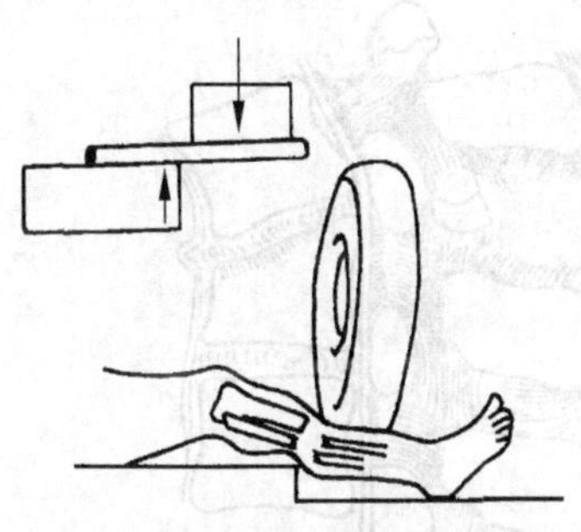

图 8-2-1 直接暴力

2. **间接暴力** 暴力通过传导、杠杆、旋转或肌肉收缩使受力点以外的骨骼部位发生骨折。如跌倒时以手掌撑地，暴力向上传导，可发生桡骨远端骨折(图 8-2-2)。骤然跪倒时，股四头肌猛烈收缩，可引起肌肉附着点撕脱致髌骨骨折。

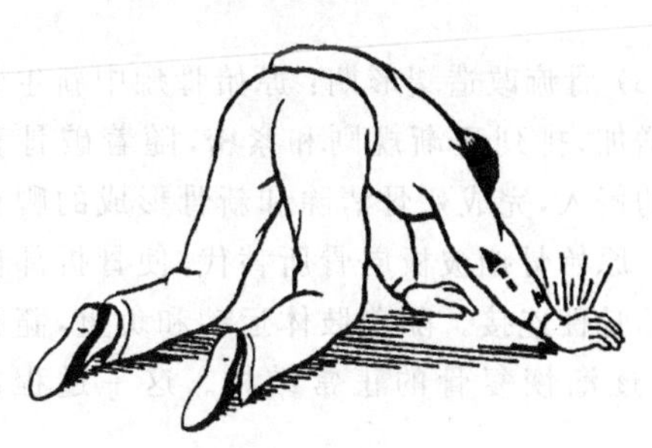

图 8-2-2 间接暴力

3. **积累劳损** 长期、反复、轻微的直接或间接外力可导致某一特定部位发生骨折，称为疲劳性骨折，又称应力性骨折。此类骨折多无移位，愈合缓慢。如远距离行军可造成第 2 跖骨及腓骨下 1/3 骨干骨折。

4. **骨骼疾病** 骨髓炎、骨肿瘤、严重骨质疏松症等骨骼疾病导致骨质破坏，在轻微外力作用下即可发生的骨折，称为病理性骨折。

二、分类

1. **依据骨折处皮肤、黏膜的完整性分类**

(1) 闭合性骨折：骨折处皮肤或黏膜完整，骨折端不与外界相通。

(2) 开放性骨折：骨折附近皮肤或黏膜破裂，骨折端与外界相通。

2. **依据骨折的程度及形态分类**

(1) 不完全性骨折：骨的完整性或连续性部分破坏或中断。①裂缝骨折：骨质出现裂隙，无移位，像瓷器上的裂纹。②青枝骨折：发生于儿童的长骨，受到外力作用后，骨干变弯，主要表现为骨皮质和骨膜的部分断裂，类似于青嫩的树枝被折断。

(2) 完全性骨折：骨的完整性或连续性全部中断(图 8-2-3)。①横形骨折：骨折线与骨干纵轴几乎垂直。②斜形骨折：骨折线与骨干纵轴不垂直，呈一定角度。③螺旋形骨折：骨折线呈螺旋形，由于外力扭转所致。④粉碎性骨折：骨折碎块达三块以上，其中骨折线呈 T 形或 Y 形者称为 T 形或 Y 形骨折。⑤嵌插骨折：密质骨嵌插入松质骨内，多见于股骨颈骨折。⑥压缩骨折，骨质因外力压缩而变形，多见于脊椎骨。⑦骨骺损伤：通过骨骺的骨折，骨骺断面可带有部分骨组织。

3. **根据骨折端的稳定程度分类**

(1) 稳定性骨折：骨折端不易移位或复位后不易再移位者，如裂缝骨折、青枝骨折、横形骨折、嵌插骨折和压缩骨折等。

(2) 不稳定性骨折：骨折端易移位或复位后仍易

再移位者，如斜形骨折、螺旋形骨折和粉碎性骨折等。

4．**骨折段的移位** 由于暴力的大小、作用的方向及性质，骨折远侧端肢体的重量，骨折周围肌肉牵拉力，不恰当的搬运或治疗，多数骨折均有不同程度的移位。常见的移位有以下5种：

（1）成角移位：两骨折端的纵轴线交叉形成前、后、内或外侧成角。

（2）侧方移位：以近侧骨折端为准，远端骨折端移向前、后、内或外的侧方移位。

（3）缩短移位：两骨折端互相重叠或嵌插，使骨缩短。

（4）分离移位：两骨折端在纵轴上分离，形成间隙。

（5）旋转移位：骨折端围绕骨的纵轴发生旋转。

三、骨折愈合

1．**骨折愈合过程** 从组织学和细胞学的变化，通常将其愈合过程分为三个相互交织、逐渐演进的阶段（图8-2-4）。

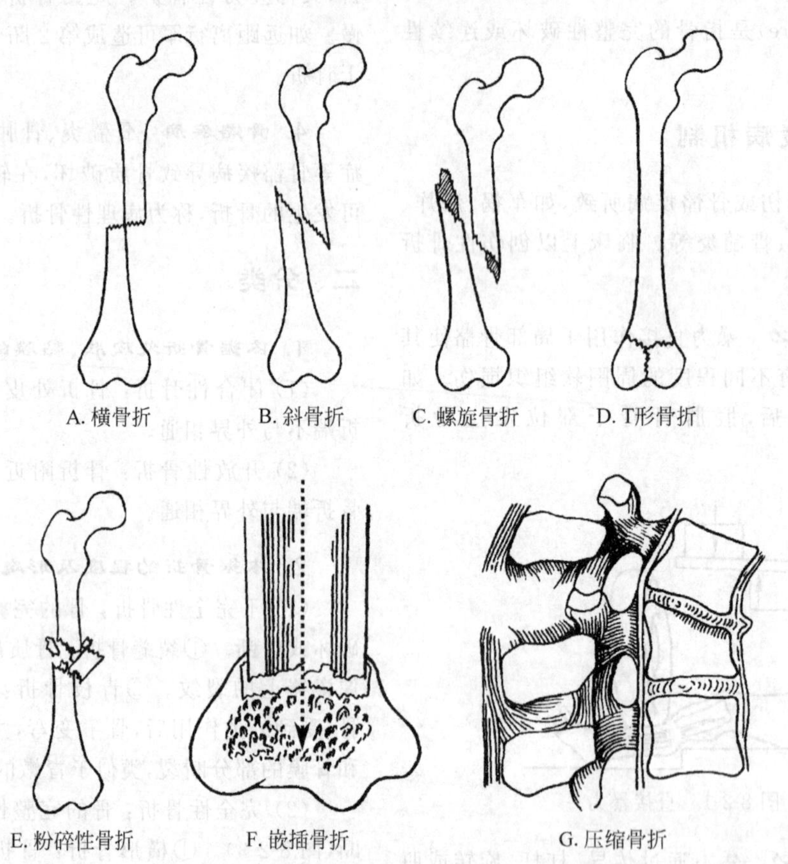

图8-2-3 完全性骨折

（1）血肿炎症机化期：骨折导致骨髓腔、骨膜下组织破裂出血，伤后6～8小时在骨折断端及其周围形成血肿，凝结成血块。由于创伤部位部分组织坏死引发无菌性炎症反应，刺激周围毛细血管增生、成纤维细胞、吞噬细胞等侵入，使血肿机化形成肉芽组织。进而演化为纤维结缔组织，连接骨折两断端，称为纤维连接。该过程在骨折后2～3周完成。

（2）原始骨痂形成期：骨内、外膜的成骨细胞在骨折端内外形成的骨样组织逐渐骨化，形成新骨，即膜内成骨。由骨内、外膜紧贴骨皮质内、外形成的梭形新骨，称为内骨痂和外骨痂。填充于骨折断端纤维组织逐渐转化为软骨组织，并增生钙化形成桥梁骨痂，标志着原始骨痂的形成。这些骨痂不断钙化加强，达到临床愈合，该过程一般需3～6个月。

（3）骨痂改造塑形期：原始骨痂中新生骨小梁逐渐增加，排列逐渐规则和紧密，随着破骨和成骨细胞的侵入，完成死骨清除和新骨形成的爬行替代过程。原始骨痂被板层骨所替代，使骨折部位形成坚强的骨性连接。随着肢体运动和负重，髓腔重新沟通，逐渐恢复骨的正常结构。这一过程需1～2年。

骨折的愈合可分为一期愈合（直接愈合）和二

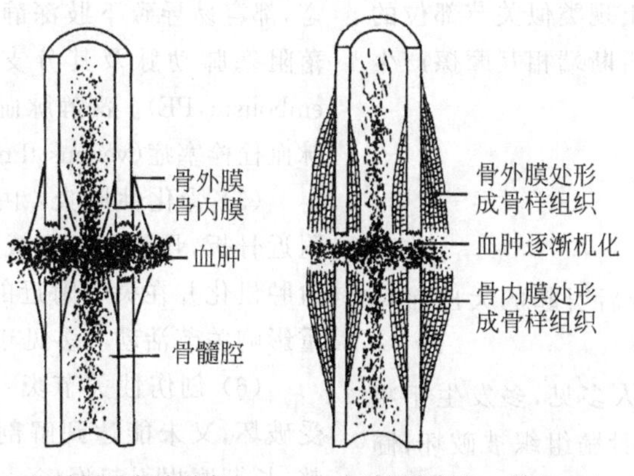

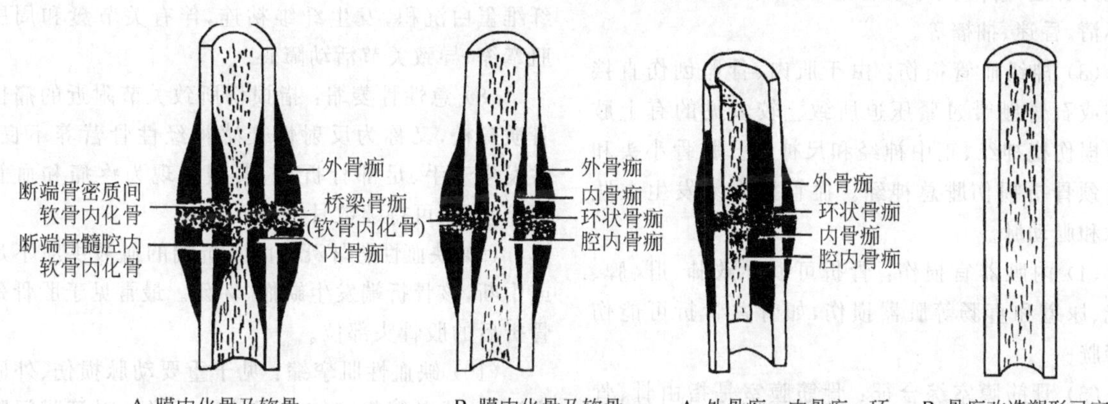

图 8-2-4 骨折的愈合过程

期愈合(间接愈合)。前者是指骨折断端通过哈弗斯系统重建直接发生连接的情况,X线检查无明显外骨痂形成,骨折线逐渐消失。后者是通过内外骨痂的形成、改建使骨折愈合的过程。临床骨折愈合过程多为二期愈合。

2. **骨折临床愈合** 临床愈合是骨折治疗的重要阶段,其标准为:①局部无压痛及纵向叩击痛;②局部无反常活动;③X线显示骨折线模糊,有连续性骨痂通过骨折线。

3. **影响愈合的因素** 主要包括:①全身因素:如年龄、健康情况等;②局部因素:如骨折类型、局部血供、组织损伤程度、感染等情况;③治疗方法:如复位方法、固定措施、功能锻炼等。

四、临床表现

多数骨折只引起局部症状,严重骨折可导致全身性反应。

(一)全身表现

1. **休克** 多由出血所致,常见于股骨骨折、骨盆骨折及多发性骨折,严重时出血可超过2 000mL。

2. **发热** 骨折后发生严重损伤伴大量内出血时,血肿吸收可致体温升高,一般不超过38℃。开放性骨折出现持续性发热时,应考虑继发感染。

(二)局部表现

1. **一般表现** ①疼痛和压痛:骨折及合并其他组织损伤引起疼痛,移动患肢时加剧,骨折处可有固定压痛。②局部肿胀、瘀斑:骨折时,骨髓、骨膜及周围软组织内出血、肿胀,可产生张力性水疱和皮下瘀斑。严重时可使骨筋膜室内压力增高。③功能障碍:局部疼痛和肿胀使患肢受限,完全骨折时患肢活动功能可完全丧失。

2. **特有体征** ①畸形:骨折段移位致使患肢形态发生改变,多表现为短缩、成角或旋转畸形。

②反常活动：非关节肢体部位出现类似关节部位的活动。③骨擦音或骨擦感：骨折断端相互摩擦产生的声音及摩擦感。

(三) 并发症

1. 早期并发症

(1) 休克：严重创伤，骨折后引起的大出血可导致休克。

(2) 脂肪栓塞综合征：成人多见，多发生于粗大的骨干骨折。指骨折部位的骨髓组织被破坏，髓腔内血肿张力过大，脂肪滴经破裂的静脉窦进入血液循环，引起肺、脑、肾等部位的栓塞。典型的临床表现为肺通气障碍、呼吸窘迫、进行性低氧血症、神志不清、昏迷、抽搐等。

(3) 神经血管损伤：由于肌肉、骨骼创伤直接损伤或石膏绷带过紧压迫所致。较多见的有上肢骨折损伤桡神经、正中神经和尺神经。腓骨小头和腓骨颈骨折损伤腓总神经。血管损伤易发生在肱动脉和腘动脉。

(4) 内脏器官损伤：骨折可以导致肺、肝、脾、膀胱、尿道和直肠等脏器损伤，如骨盆骨折可能伤及膀胱。

(5) 骨筋膜室综合征：骨筋膜室是指由骨、骨间隙、肌间隔和深筋膜形成的密闭腔隙。骨筋膜室综合征指由于骨折部位的骨筋膜室内压力增加，导致肌和神经因急性缺血、水肿、血液循环障碍而产生的一系列早期综合征。多见于前臂掌侧和小腿。典型表现为骨折肢体持续性剧烈疼痛、进行性加重、麻木、肤色苍白，以及肢体活动障碍，被动活动时肢体剧痛。骨筋膜室压力增高来源于两方面：一方面是骨折出血所致的血肿及组织水肿；另一方面因局部包扎过紧或石膏压迫所致。若不及时处理，可发生神经组织损害、缺血性肌挛缩、坏疽等，甚至可并发休克、感染、急性肾衰竭。

2. 中晚期并发症

(1) 坠积性肺炎：主要发生于骨折长期卧床的患者，特别是年老、体弱和伴有慢性病的患者。

(2) 压疮：严重骨折，长期卧床，身体骨隆凸部位受压，局部血循环障碍可引起压疮。

(3) 感染：开放性骨折，尤其是污染较重或伴有严重的软组织损伤者，若清创不彻底，极易发生感染。

(4) 下肢深静脉血栓(deep vein thrombosis, DVT)：多见于下肢骨折和骨盆骨折者。因下肢长时间制动，静脉血流缓慢，以及创伤所致的血液高凝状态，都容易导致下肢深静脉血栓的形成。若血栓脱落阻塞肺动脉及其分支可引起肺栓塞(pulmonary embolism, PE)。深静脉血栓形成和肺栓塞合称为静脉血栓栓塞症(venous thromboembolism, VTE)。

(5) 骨化性肌炎：由于关节扭伤、脱位或关节附近骨折，骨膜剥离形成骨膜下血肿，若血肿较大，血肿机化并在关节附近的软组织内广泛骨化，会严重影响关节活动。多见于肘关节。

(6) 创伤性关节炎：关节内骨折时，关节面遭受破坏，又未能达到解剖复位，愈合后关节面不平整，长期磨损引起疼痛。

(7) 关节僵硬：是指患肢长时间固定，静脉和淋巴回流不畅，关节周围组织中浆液纤维性渗出和纤维蛋白沉积，发生纤维粘连，伴有关节囊和周围肌挛缩，导致关节活动障碍。

(8) 急性骨萎缩：指损伤所致关节附近的痛性骨质疏松，又称为反射性交感神经性骨营养不良。常发生于手、足部骨折后，典型表现为疼痛和血管舒缩紊乱，可持续数月之久。

(9) 缺血性骨坏死：因骨折端的血液供应不足或中断，该骨折端发生缺血、坏死。最常见于股骨颈骨折后的股骨头部位。

(10) 缺血性肌挛缩：见于重要动脉损伤、外固定过紧，或骨筋膜室综合征处理不当。因筋膜间隙压力过高，造成肌肉和神经缺血引起坏死和功能障碍，是骨折最严重的并发症之一。一旦发生，难以有效治疗，常致严重残疾。典型畸形为爪形手和爪形足。

五、实验室及其他检查

1. X线检查 是最常用的检查方法，对骨折的诊断和治疗具有重要价值。X线摄片能显示骨折的类型和移位等。X线摄片需要正、侧位，并包括邻近关节，必要时拍摄健侧对应部位的X线片。

2. CT和MRI检查 有些部位的损伤仅依靠普通X线片难以确诊，需行CT、MRI检查，如复杂骨折或深在部位的损伤，如髋关节、骨盆、脊柱的骨折脱位。MRI对明确脊柱骨折合并脊髓损伤、关节软骨损伤等具有独特优势。

3. 实验室检查 血常规、尿常规、血钙磷水平的检查可帮助确诊，监测术前、术后生理过程变化，早期发现并发症等。

六、诊断要点

根据X线、CT、MRI、实验室检查结果，以及症状和体征予以诊断。

七、治疗要点

骨折的治疗包括院前急救和院内治疗。

1. **急救** 目的在于抢救生命,保护患肢,安全而迅速地运送,以便及时治疗。

(1) 抢救休克:监测生命体征,输血输液,保持呼吸道通畅,减少搬动,注意保暖。

(2) 伤口包扎:开放性骨折宜采用升压包扎止血,必要时用充气止血带。

(3) 妥善固定:避免血管、神经及重要脏器损伤,减轻患者疼痛。原则上现场不予复位。

(4) 迅速转运患者:经初步处理,妥善固定后,应尽快转运至就近的医院进行治疗。

2. **骨折的复位** 复位是将移位的骨折端恢复正常或接近正常的解剖关系,重建骨骼的支架作用。早期复位是骨折愈合的必要条件,也是骨折固定及功能锻炼的基础。

(1) 复位标准:①解剖复位,是指骨折端恢复了正常的解剖关系,对位(两骨折端的接触面)、对线(两骨折端在纵轴上的关系)完全良好。②功能复位,是指骨折端虽未恢复正常的解剖关系,但愈合后对肢体功能无明显影响。

(2) 复位方法:①闭合复位:是指通过非手术方法,达到骨折端复位,包括手法复位和牵引复位。②切开复位,是指通过手术切开骨折部位的软组织,暴露骨折端,在直视下将骨折复位。

3. **骨折的固定** 是将骨折端复位后的位置维持至愈合的方法,可分为外固定和内固定两类。

(1) 外固定:借助于身体外的器材进行固定,适用于经闭合复位后的患者。常用外固定方法有夹板、石膏绷带、牵引、外展架和外固定器等。骨外固定器适用于开放性骨折,或骨折合并感染和骨折不愈合。其优点是固定可靠,易于处理伤口、不限制关节活动,可行早期功能锻炼。

(2) 内固定:用金属或可降解材料,将切开复位的骨折固定在适当位置。采用的金属内固定物有接骨板、螺丝钉、髓内钉、升压钢板等。

4. **功能锻炼**

(1) 骨折早期:伤后1~2周内。功能锻炼主要形式是患肢肌肉等长舒缩运动,其目的是促进患肢血液循环,消除肿胀,防止肌萎缩。

(2) 骨折中期:一般在骨折2周后,即手术切口愈合、拆线到解除牵引或外固定支具之间的时间。该阶段可在医护人员和健肢的帮助下,配合康复器械,逐渐增加患肢的活动范围,并适当加大活动量及活动时间。

(3) 骨折后期:骨折已基本愈合,外固定已拆除。功能锻炼的方式是加强患肢和关节的主动活动,消除肢体肿胀和关节僵硬,并配合各种物理和药物治疗,尽快恢复各关节正常功能。

八、护理要点

1. **骨科患者的一般护理**

(1) 预防和纠正休克:注意调节室温并保暖,以改善微循环。根据医嘱补液、输血、积极处理出血部位,维持正常血压。

(2) 取合适体位:根据骨折的部位、程度、治疗方式、有无合并其他损伤等采取不同的体位。患肢肿胀时,遵医嘱垫软枕或悬吊牵引抬高患肢,促进静脉回流、减轻水肿。患肢制动时,需固定关节于功能位,如股骨转子间骨折牵引者,患肢需取外展中立位,足踝保持于功能位,避免受压,以免长时间固定造成足下垂。长期卧床患者,如无禁忌者可经常变更卧姿,预防压疮和坠积性肺炎的发生。

(3) 加强观察:观察患者的意识和生命体征,患肢固定和愈合情况,患肢远端末梢循环情况,如皮温、脉搏、有无感觉和运动障碍等。如有休克、脂肪栓塞综合征、骨筋膜室综合征、深静脉血栓、感染等并发症征象,应及时告知医生,并采取相应的处理措施。

(4) 减轻疼痛:①院外急救时,应及时对患肢进行妥善固定,以减少骨折端移动所导致的疼痛。②药物镇痛,遵医嘱给予镇痛药物,并注意观察药物的效果和不良反应。③物理方法止痛,受伤早期可用局部冷敷、抬高患肢等方法减轻患肢水肿,起到减轻疼痛的作用。病情稳定后热疗和按摩可减轻肌痉挛引起的疼痛。④护理操作时应注意轻柔准确,严禁动作粗暴。

(5) 预防感染:①监测患者的体温和脉搏。体温升高和脉搏明显增快时,提示有感染发生。若骨折处疼痛减轻后又进行性加重或呈搏动性疼痛,皮肤红、肿、热,伤口有脓液渗出时,应考虑继发感染,及时报告医师处理。②加强伤口护理:严格按无菌技术清洁伤口和更换敷料,保持敷料清洁干燥。③遵医嘱合理应用抗生素。

2. **健康指导**

(1) 安全指导:指导患者及家属注意居家环境的安全性,如避免地面湿滑、物品摆放散乱等,并指导患者能够安全使用双拐等器械辅助行走。

(2) 功能锻炼:告知患者出院后继续进行功能锻炼的意义及方法,指导家属督促并协助患者进行锻炼。

(3) 饮食指导:指导患者进食高钙、高蛋白和高铁食物。适当增加晒太阳的时间,以促进钙和磷的吸收。

(4) 复诊复查:告知患者若患肢出现肿胀或疼痛加重,肢体麻木、肢端发凉,及夹板、石膏等外固定器具松动等情况,应及时到医院复诊。行骨折内固定术的患者,遵医嘱定期来院复查。

第2节 四肢骨折

四肢骨折包括上肢骨折和下肢骨折,常见的有锁骨骨折、肱骨干骨折、肱骨髁上骨折、尺桡骨骨折、股骨颈骨折、股骨干骨折和胫腓骨骨折。

一、锁骨骨折

锁骨是上肢与躯干的连接和支撑装置,呈S形。中外1/3是锁骨的力学薄弱部位,骨折时容易受损。锁骨后方有锁骨下血管、臂丛神经,骨折可损伤这些血管、神经。

(一) 病因与发病机制 锁骨骨折(fracture of clavicle)多数由间接暴力引起。多见于侧方摔倒时,肩手或肘部着地,力传导至锁骨,发生斜形或横形骨折。直接暴力可由胸上方撞击锁骨,导致粉碎性骨折,较少见。骨折后若移位明显,可引起臂丛神经及锁骨下血管的损伤。

(二) 临床表现 锁骨骨折后,出现肿胀、瘀斑和局部压痛,为减少肩部活动导致的疼痛,患者常用健手托住肘部;头部偏向患侧,以减轻胸锁乳突肌牵拉骨折近端而导致的疼痛。查体时,常有局限性压痛和骨摩擦感。

(三) 实验室及其他检查 上胸部的正位和45°斜位X线检查可发现骨折移位情况。CT可查锁骨外端关节面。

(四) 诊断要点 根据理学检查和临床症状,可对锁骨骨折作出诊断。在无移位或儿童的青枝骨折时,单靠物理检查有时难以诊断,须经X线或CT进一步检查。

(五) 治疗要点

1. **非手术治疗** 儿童的青枝骨折及成人的无移位骨折可不作特殊治疗,采用三角巾悬吊患肢3～6周。成人有移位的中段骨折,采用手法复位后横形"8"字绷带固定6～8周。

2. **手术治疗** 当骨折移位明显,手法复位困难,有骨片刺入深部组织时,手法复位可能造成严重后果,或手法复位失败,对肩部活动要求高者,多采取手术治疗。切开复位时,根据骨折部位、类型及移位情况选择钢板、螺钉或克氏针进行固定。

(六) 护理要点

1. **保持有效的固定** 横形"8"字绷带或锁骨带固定者,宜睡硬板床,采取平卧或半卧位,使两肩外展后伸。同时注意观察皮肤颜色,如苍白发紫,温度降低,感觉麻木,提示绷带固定较紧。要尽量使双肩后伸外展,并双手叉腰,症状一般能缓解,不缓解者,应及时调整绷带。

2. **健康指导**

(1) 功能锻炼:骨折复位2～3天后可开始做掌指关节、腕肘关节的旋转舒缩等主动活动。受伤4周后,外固定被解除,此期功能锻炼的常用方法有关节牵伸活动,肩的内外摆动,手握小杠铃做肩部的前上举、侧后举和体后上举等动作。

(2) 出院指导:告知患者有效固定的重要意义,横形"8"字绷带或锁骨带固定后,经常做挺胸、提肩、双手叉腰动作,以缓解对腋下神经、血管的压迫。强调坚持功能锻炼的重要性,循序渐进地进行肩关节锻炼。定期复查,监测骨折愈合情况。

二、肱骨干骨折

肱骨外科颈下1～2cm至肱骨髁上2cm段内的骨折称为肱骨干骨折(fracture of humeral shaft)。常见于青年和中年人。

(一) 病因与发病机制 肱骨干骨折可由直接暴力或间接暴力所致。直接暴力是指暴力从外侧肱骨干中段打击,致横形或粉碎性骨折,多为开放性骨折。间接暴力多见于手或肘部着地,力向上传导,加上身体倾倒时产生的剪式应力,可导致肱骨中下1/3的斜形或螺旋形骨折。骨折后是否移位取决于外力作用的大小、方向、骨折的部位和肌肉牵拉方向等。大多数有成角、短缩及旋转畸形。

(二) 临床表现 骨折后,出现上臂疼痛、肿胀、畸形和皮下瘀斑,功能障碍。肱骨干可有假关节活动、骨摩擦感、骨传导音减弱或消失和患肢缩短。合并桡神经损伤时,可出现垂腕、拇指不能伸直、手指掌指关节不能背伸、前臂不能旋后、手背桡侧皮肤感觉障碍等。

(三) 实验室及其他检查 正、侧位X线片可确定骨折类型、移位方向。应包括骨折的近端及肩关节,或远端及肘关节。

(四) 诊断要点 根据伤后患者的症状和体征,以及X线正侧位片可明确骨折的类型和移位方向。

(五) 治疗要点

1. **手法复位外固定** 在局麻或臂丛神经阻滞麻醉的基础上,沿肱骨干纵轴持续牵引,按骨折移位的相反方向,行手法复位。X线摄片确认复位成功后,减少牵引力,小夹板或石膏固定维持复位。儿童固定4～6周,成人固定6～8周。

2. **切开复位内固定** 手术可以在臂丛阻滞麻醉或高位硬膜外麻醉下进行。在直视下达到解剖对位后,并用升压钢板螺钉内固定,也可用带锁髓内针或Ender针固定。

3. **康复治疗** 复位后均应早期进行功能锻炼。术后抬高患肢,进行手指主动屈伸活动。2～3周后,即可做腕、肘、肩关节的主动活动。

(六) 护理要点

1. **固定患者的护理** 可平卧,要保持固定不移位,悬垂石膏固定患者取坐位或半卧位,以保证下垂牵引作用。内固定术后宜取半卧位,患肢下垫枕,减轻肿胀。伴有桡神经损伤者,注意观察神经恢复情况。石膏或夹板固定者,密切观察患肢血运。术后注意观察伤口渗血情况。

2. **功能锻炼** 骨折1周内,做患侧上臂肌肉的主动舒缩活动,握拳、伸曲腕关节、小幅度的耸肩运动。伴桡神经损伤者,可被动进行手指屈曲活动。早期禁止做上臂旋转运动。2～3周后可做肘关节屈伸活动和肩关节内收外展活动,逐渐增加活动量。4周后可做肩部外展、外旋、内旋、后伸,手爬墙等运动以恢复患肢功能。

3. **健康指导** 向患者解释,肱骨干骨折复位后可能会遗留20°以内向前成角,30°以内向外成角,但不影响功能。伴桡神经损伤者伸指伸腕功能障碍,要鼓励坚持功能锻炼。嘱其分别在术后第1、第3、第6个月复查X线,伴桡神经损伤者,应定期复查肌电图。

三、肱骨髁上骨折

肱骨髁上骨折(supracondylar fracture of humerus)是指在肱骨干与肱骨髁交界处发生的骨折。多发生于10岁以下儿童,占儿童肘部骨折的30%～40%。易损伤神经和血管,导致前臂缺血性肌挛缩,引起爪形手畸形。

(一) 病因与发病机制

1. **伸直型骨折** 肘关节处于伸直位或半屈曲跌倒时,手掌着地,暴力经前臂向上,加上身体前倾,向下产生剪式应力,尺骨鹰嘴向前的杠杆力,使肱骨干与肱骨髁交界处发生骨折。骨折远端向后上移位,近折端向前下移位,尺神经、桡神经可因肱骨髁上骨折的侧方移位受伤。

2. **屈曲型骨折** 此型较少见,由间接暴力引起。跌倒时,肘关节屈曲,肘后方着地,暴力向上传导至肱骨下端,导致髁上屈曲型骨折。较少合并血管和神经损伤。

(二) 临床表现 肘部明显疼痛、肿胀、皮下瘀斑和功能障碍,伸直型骨折肘部向后突出,近折端向前移,并处于半屈位。局部明显压痛,有骨摩擦音及假关节活动,与肘关节脱位相比较肘后三角关系正常。如果合并有正中神经、尺神经、桡神经、肱动脉损伤,则出现前臂和手相应的神经支配区的感觉减弱或消失,以及相应的功能障碍。如复位不当可致肘内翻畸形。

(三) 实验室及其他检查 肘部正、侧位X线摄片可以明确骨折部位、类型、移位方向,为选择治疗方法提供依据。

(四) 诊断要点 根据X线片和受伤病史可以明确诊断。

(五) 治疗要点

1. **手法复位外固定** 若受伤时间短,局部肿胀不明显,没有血液循环障碍者,可行手法复位后外固定。给予局部麻醉或臂丛神经阻滞麻醉。在持续牵引下,行手法复位,使患肢肘关节屈曲60°～90°,给予后侧石膏托固定4～5周。X线摄片证实骨折愈合良好,即可拆除石膏。

2. **持续牵引** 对于手法复位不成功,受伤时间较长,肢体肿胀明显者,可行尺骨鹰嘴牵引,牵引重量1～2kg,牵引时间控制在4～6周。

3. **手术复位** 对于骨折移位严重,手法复位失败,有神经、血管损伤者,采取手术复位,在切开直视下复位后用交叉克氏针作内固定。

(六) 护理要点

1. **保持有效的固定** 随时观察固定的屈曲角度,离床活动时要用三角巾悬吊患肢于胸前。发现固定体位改变时,应及时予以纠正。

2. **严密观察** 重点观察患肢的血液循环、感觉和活动情况,以利于及时发现外伤后肱动脉、正中神经、尺桡神经的损伤,并警惕骨筋膜室综合征的发生。

3. **康复锻炼** 复位固定后当日可做握拳、屈伸手指练习,1周后可做肩部主动活动,并逐渐加大运动幅度。3周后去除外固定,可做腕、肘、肩部的屈伸练习。伸直型骨折注意恢复屈曲活动,屈曲型骨折注意恢复增加伸展活动。若患者为小儿,应耐心向患儿及家属解释功能锻炼的意义,并指导其练习方法,使家属能协助患儿进行锻炼。

四、尺、桡骨干双骨折

尺、桡骨干骨折(compound fractures of the shaft of the ulna and radius)可由直接暴力、间接暴力、扭转暴力引起,青少年多见,占各类骨折的6%。

(一) 病因与发病机制

1. **直接暴力** 由重物打击、机器或车轮的直接碾压,导致同一平面的横形或粉碎性骨折。多伴有不同程度的软组织损伤,如肌肉肌腱断裂、神经血管损伤等。

2. **间接暴力** 跌倒时手掌着地,因桡骨负重较大,暴力通过腕关节向上传导后首先使桡骨骨折。若暴力较强,则通过骨间膜向内下方传导,可引起低位尺骨斜形骨折。

3. **扭转暴力** 跌倒时手掌着地,同时前臂旋转,或手遭受机器扭转暴力,导致不同平面的尺桡骨螺旋形骨折或斜形骨折,尺骨骨折线多高于桡骨骨折线。可并发软组织撕裂、神经血管损伤,或合并他处骨折。

(二) 临床表现 伤侧前臂出现疼痛、肿胀、成角畸形及功能障碍,主要不能进行旋转活动。局部明显压痛,严重者出现剧痛、患肢肿胀、手指屈曲。可扪及骨折端、骨摩擦感及假关节活动。听诊骨传导音减弱或消失。严重者可发生骨筋膜室综合征。

(三) 实验室及其他检查 正位及侧位X线片可见骨折的部位、类型以及移位方向,以及是否合并有桡骨头脱位或尺骨小头脱位。

(四) 诊断要点 可依据临床检查、X线正侧位片确诊。

(五) 治疗要点

1. **手法复位外固定** 可在局部麻醉或臂丛神经阻滞麻醉下进行,重点是矫正旋转移位,恢复骨膜紧张度,紧张的骨间膜牵动骨折端复位。复位成功后,用小夹板或石膏托固定。一般8～12周可达到骨性愈合。

2. **切开复位内固定** 不稳定骨折或手法复位失败者倾向于切开复位,螺钉钢板或髓内针内固定术治疗。

(六) 护理要点

1. **保持有效的固定** 注意观察石膏或夹板是否有松动和移位。

2. **维持患肢良好血液循环** 术后抬高患肢,观察患肢皮肤的颜色、温度、有无肿胀及桡动脉搏动情况。如出现剧痛,手部皮肤苍白、发凉、麻木,被动伸指疼痛,桡动脉搏动减弱或消失等表现时,提示骨筋膜室综合征的发生,应立即通知医生处理。

3. **康复锻炼** 复位固定后尽早开始手指屈伸活动,并进行上肢肌肉的主动舒缩运动。术后2周开始练习手指屈伸活动和腕关节活动。4周后开始练习肘、肩关节活动。8～10周后X线片证实骨折愈合后,可进行前臂旋转活动。

五、桡骨远端骨折

桡骨远端骨折(fracture of distal radius)是指距桡骨远端关节面3cm内的骨折,占全身骨折的6.7%～11%,多见于有骨质疏松的中老年人。

(一) 病因与发病机制 多由间接暴力引起,如跌倒时手部着地,暴力向上传导所致。

(二) 分类 根据受伤机制不同,可分为伸直型桡骨远端骨折(Colles骨折)和屈曲型桡骨远端骨折(Smith骨折)。Colles骨折多因跌倒时手掌着地、前臂旋前,骨折远端向背侧和桡侧移位,较为常见。Smith骨折是由于跌倒时手背着地,骨折远端向掌侧和桡侧移位，又称为反Colles骨折。

（三）临床表现　骨折部疼痛、肿胀、皮下瘀斑和功能障碍。Colles骨折可出现典型畸形，由于骨折远端向背侧移位，侧面看呈“银叉”畸形，骨折远端向桡侧移位，并有缩短桡骨茎突上移畸形，正面看呈“枪刺刀样”畸形（图8-2-5）。Smith骨折腕部则可能会出现下垂畸形。

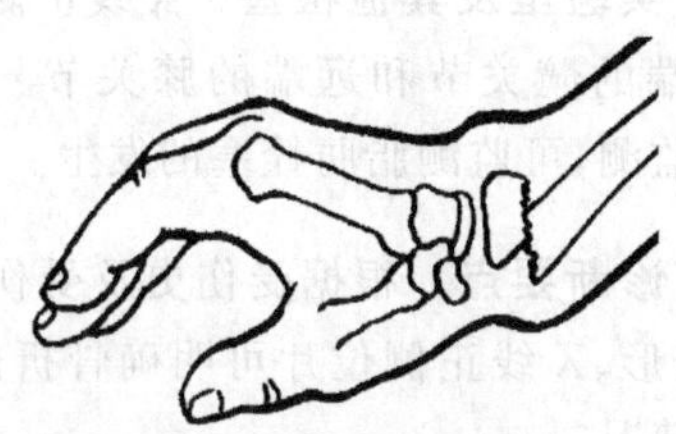

图8-2-5　骨折后典型移位

（四）实验室及其他检查　X线片可见骨折端移位表现有：骨折远端向背侧（或掌侧）和桡侧移位。可同时有下尺桡关节脱位及尺骨茎突撕脱骨折。

（五）诊断要点　根据X线检查结果和受伤史可明确诊断。

（六）治疗要点

1. **手法复位外固定**　局部麻醉下手法复位，Colles骨折用超过腕关节的小夹板固定或石膏夹板在屈腕、尺偏位固定2周，消肿后，腕关节中立位继续用小夹板或改用前臂管型石膏固定。Smith骨折的处理原则基本相同，复位手法相反。

2. **切开复位内固定**　严重粉碎性骨折有明显移位者，桡骨下端关节面破坏；手法复位失败，或复位后不能维持固定者，应切开复位，用松质骨螺钉或钢针固定。

（七）护理要点

1. **保持有效的固定**　骨折复位固定后不可随意移动位置，如Colles骨折者需注意维持远端骨折端旋前、掌曲、尺偏位。避免腕关节旋后或旋前。肿胀消除后要及时调整石膏或夹板的松紧度。

2. **密切观察**　患肢血液循环情况，如有无腕部肿胀、疼痛、颜色异常、皮温降低等。

3. **康复锻炼**　复位固定后尽早开始手指屈伸和用力握拳活动，并可做肩部的前后摆动练习，2～3天后可做肩肘部的主动活动，2～3周后可进行手和腕部的抗阻力练习，后期做腕部的主动屈伸练习和前臂的旋前、旋后牵引练习。

六、股骨颈骨折

股骨颈骨折（fracture of the femoral neck）是指由股骨头下到股骨颈基底的骨折，多见于中、老年人，女性多于男性。由于局部血供特点，骨折治疗中易发生骨折不愈合，并且常出现股骨头坏死，易发生严重的全身并发症。

（一）病因与发病机制　患者多是站立或行走时发生跌倒，间接暴力向上传导致股骨颈骨折。老年人多有骨质疏松，轻微扭转暴力即可造成骨折。青壮年骨折较少见，常在受到高能暴力时发生。

1. **按骨折线部位分类**　分为股骨头下骨折、经股骨颈骨折、股骨颈基底骨折。前两种属于关节囊内骨折，因股骨头的血液供应大部分中断，易发生骨折不愈合或股骨头缺血坏死，而基底骨折由于两骨折端的血液供应受干扰较小，愈合较为容易。

2. **按骨折线的倾斜角分类**　分为外展骨折、中间型骨折、内收型骨折。

3. **按骨折移位程度分类**　分为不完全骨折和完全骨折。不完全骨折是指骨的完整性有部分中断，股骨颈部分出现裂纹。完全骨折是指骨折线贯穿股骨颈，骨结构完全破坏，包括无移位的完全骨折、部分移位的完全骨折、完全移位的完全骨折，最后一型的关节囊和滑膜破坏最严重。

（二）临床表现　患侧髋部疼痛，下肢活动受限，不能站立或行走。患肢成典型的外展、外旋、缩短畸形，大转子明显突出。嵌插骨折患者，有时仍能行走或骑自行车，易漏诊。

（三）实验室及其他检查

1. **X线检查**　髋部正侧位X线摄片显示骨折的部位、类型和方向。

2. **CT或MRI检查**　不清楚或骨折线隐匿时进行，或卧床休息2周后再行X线检查。

（四）诊断要点　有移位的股骨颈骨折诊断不难。外伤史不明显，仅有局部微痛或不适，而且髋关节可屈伸，甚至可以步行时，X线检查则不易发现骨折线，应进一步进行CT或MRI检查，以明确诊断。

（五）治疗要点

1. **非手术治疗**　适用于年龄过大、全身情况差，或合并有严重心、肺、肾、肝等功能障碍者。①持续皮牵引、骨牵引或石膏固定患肢于轻度外展位，牵引治疗。后卧硬板床6～8周。②手法复位。

2. **手术治疗** 对于内收型骨折和有移位的骨折在给予皮牵引或骨牵引复位后，经皮多枚骨圆针或升压螺纹钉内固定术。内收型有移位的骨折，手法、牵引难以复位的，应采取切开复位内固定治疗。青少年股骨、颈骨折应尽量达到解剖复位，采用切开复位内固定治疗。

3. **人工股骨头或全髋关节置换术** 适用于60岁以上老年人，全身情况较好，有明显移位或股骨头旋转、陈旧性骨折或股骨头缺血坏死者。

（六）护理要点

1. **维持正确的体位** 正确的体位是治疗股骨颈骨折的重要措施，应解释清楚，取得配合。平卧硬板床，保持患肢外展30°中立位，并用牵引维持，防止外旋、内收。尽量避免搬动髋部。

2. **保持有效的牵引** 患肢做皮牵引或骨牵引时，应保持患肢和牵引力在同一轴线上。不能随意加减重量。牵引时间一般为6～8周。复查X线，无异常情况可去除牵引后在床上坐起。

3. **预防并发症** 股骨头骨折患者行非手术治疗时需长期卧床，易发生坠积性肺炎、泌尿系统感染、压疮等并发症。因此要鼓励患者深呼吸、有效咳嗽，嘱其多喝水，骨隆突处垫软垫。

4. **功能锻炼** 非手术者早期可在床上做股四头肌等长收缩、踝关节和足趾屈伸、旋转活动。去掉牵引后，可做直腿抬高运动。3个月后骨折基本愈合，可借助双拐行走。6个月后根据愈合情况决定是否去除双拐。对于术后内固定者，2天后可扶患者床上坐起，3～4周后可借助拐行走，3个月后可稍负重行走，6个月后可负重行走。

七、股骨干骨折

股骨干骨折(fracture of the femoral shaft)是指由小转子下至股骨髁上部位骨干的骨折。

（一）病因与发病机制 由强大的直接暴力或间接暴力所致，多见于青壮年男性。直接暴力可引起横形或粉碎性骨折，间接暴力多为坠落伤，可引起斜形骨折或螺旋形骨折。

（二）临床表现 股骨干骨折后出血多，常导致低血容量性休克。发生高能损伤时，软组织破坏严重，出血和液体外渗较多，肢体明显肿胀。患侧肢体短缩、成角、旋转和功能障碍，可有骨擦感。如损伤腘窝血管和神经，可出现远端肢体的血液循环、感觉、运动功能障碍。常见的并发症有低血容量性休克、脂肪栓塞综合征、深静脉血栓、创伤性关节炎等。

（三）实验室及其他检查 X线正侧位摄片应包括其近端的髋关节和远端的膝关节。骨折早期进行血气监测，可监测脂肪栓塞的发生。

（四）诊断要点 根据受伤史及受伤后患肢缩短、外旋畸形、X线正侧位片可明确骨折的部位、类型和移位情况。

（五）治疗要点

1. **儿童股骨干骨折的治疗** 多采用手法复位、小夹板固定、皮牵引等方法治疗。3岁以下儿童股骨干骨折常用Bryant架行双下肢垂直悬吊牵引。牵引重量以臀部稍悬空为宜，牵引时间为3～4周。由于儿童骨骼愈合塑形能力强，骨折断端即使重叠1～2cm，轻度向前外成角也是可以自行纠正的。但不能有旋转畸形。

2. **成人股骨干骨折的治疗** 一般采用骨牵引，持续股骨髁上或胫骨结节骨牵引，直到骨折临床愈合，一般需8～10周。牵引过程中要复查X线，了解复位情况。非手术治疗失败或合并有神经、血管损伤或伴有多发性损伤不宜卧床过久的老年人，可采用切开复位内固定，钢板、螺钉、带锁髓内针固定。

（六）护理要点

1. **牵引的护理** 小儿垂直悬吊牵引时，经常触摸患儿足部温度、颜色及足背动脉搏动情况，以防血液循环障碍及皮肤破损。为保持有效的反牵引力，注意牵引时臀部要离开床面，两腿牵引重量要相等。成人牵引时要抬高床尾，保持牵引力方向与股骨干纵轴成直线。定期测量下肢长度和力线以保持有效牵引。骨牵引针处每日消毒，严禁去除血痂。注意检查足背伸肌功能，腓骨头处加垫软垫，以防腓总神经受损伤，并注意防止发生压疮。

2. **功能锻炼**

(1) 小儿骨折：炎性期卧床进行股四头肌的静力收缩。骨痂形成期，患儿从不负重行走过渡到负重行走。骨痂成熟期，由部分负重行走过渡到完全负重行走。

(2) 成人骨折：除疼痛减轻后进行股四头肌等长收缩外，还要练习踝关节、足关节等小关节的活动。去除外固定后，可进行行走训练，适应下床行走后，逐渐进行负重行走。

八、胫腓骨干骨折

胫腓骨干骨折(fracture of the shaft of tibia and fibula)指胫骨平台以下到踝上的部分发生的骨折。在长骨骨折中最多见，双骨折、粉碎性骨折及开放性骨折居多。

(一) 病因与发病机制

1. **直接暴力**　多由重物撞击、直接暴力打击、车轮碾轧等因素所致。胫腓骨骨折线在同一平面，呈横形、短斜形，高能损伤时有严重肢体软组织损伤，骨高度粉碎。常见开放性骨折。

2. **间接暴力**　常见于弯曲和扭转暴力，如高处坠落足着地、滑倒等。局部软组织损伤轻，可发生长斜形、螺旋形骨折，双骨折时腓骨的骨折线高于胫骨骨折线，亦可造成开放性骨折。

3. **胫骨骨折分类**　胫骨骨折可分为三类：胫骨上1/3骨折，骨折远端向上移位，腘动脉分叉处受压，可造成小腿缺血或坏疽，也易损伤腓总神经，出现相应感觉和运动功能障碍；胫骨中1/3骨折，可导致骨筋膜室综合征；胫骨下1/3骨折，由于血运差，软组织覆盖少，容易发生延迟愈合或不愈合。

(二) 临床表现　疼痛、肿胀、畸形和功能障碍。伴有腓总神经、胫神经损伤时，出现足下垂。如果继发有骨筋膜室综合征，远端肢体出现疼痛、肿胀、麻木、肢体苍白、感觉消失。但儿童青枝骨折及成人腓骨骨折后尚可负重行走。

(三) 实验室及其他检查　正侧位的X线检查可明确骨折的部位、类型、移位情况。

(四) 诊断要点　根据受伤史，膝踝关节和胫腓骨X线片进行诊断。对小腿肿胀明显者，警惕有无骨筋膜室综合征。

(五) 治疗要点

1. **非手术治疗**　适合于稳定性骨折。熟悉骨折软组织损伤情况，包括可能的重要血管、神经损伤，可按逆创伤机制实施手法复位，复位后长腿石膏外固定，利用石膏塑形维持骨折的对位、对线。对于骨折手法复位失败，软组织损伤严重，合并骨筋膜室综合征者，可行跟骨牵引。

2. **手术治疗**　切开复位内固定适用于不稳定骨折，多段骨折及污染不重、受伤时间较短的开放性骨折。切开复位后，螺丝钉或升压钢板、带锁髓内钉内固定。

(六) 护理要点

1. **牵引和固定的护理**　石膏固定要密切观察患肢的疼痛程度和足趾背伸和跖屈以及末梢循环情况。如怀疑神经受压，应立即减压。保持有效牵引，做好皮肤护理，预防压疮。外固定后要把小腿抬高置于中立位，每日2次消毒固定针针眼周围皮肤，预防固定针感染。内固定时要观察伤口渗血渗液，以防感染。采用螺丝钉或钢板固定后，要注意预防关节僵硬。

2. **功能锻炼**　早期进行股四头肌的等长收缩，足趾和髌骨的被动及主动活动。行夹板外固定者可进行踝关节和膝关节活动，但是禁止在膝关节伸直时旋转大腿，以防止发生骨不连。跟骨牵引者，要进行髌骨被动活动和抬臀运动，以防跟腱挛缩。内固定早期做膝关节屈曲活动，术后4～6周可扶双拐部分负重行走。去除牵引或外固定后，进行踝关节和膝关节的屈伸练习和髋关节的各种运动，逐渐下地行走。

第3节　脊柱骨折与脊髓损伤

脊柱骨折(fracture of the spine)占全身骨折的5%～6%，以胸腰段脊柱(T_{10}～L_2)骨折发生率最高，其次为颈、腰椎，胸椎最少。脊髓损伤(spinal cord injury)常由脊柱骨折、脱位所致，我国因脊髓损伤所致的截瘫发病率为(6.7～23)/百万。脊髓损伤或马尾神经损伤是脊柱骨折的严重并发症，常导致患者完全性截瘫或不完全性截瘫，造成终生残疾，严重时可危及患者生命。

一、脊柱骨折

(一) 病因　间接暴力是导致脊柱骨折的主要原因，少数因直接暴力所致。脊柱运动有六种：在X轴上有屈、伸和侧方移动；在Y轴上有压缩、牵拉和旋转；在Z轴上有侧屈和前、后方向的移动。暴力的方向可以通过X、Y、Z轴，有三种力量作用于中轴，即轴向的压缩、轴向的牵拉和在横断面上的移动。间接暴力多见于从高处坠落后头、肩、臀或足部着地,因地面对身体的阻挡,使暴力传导至脊柱造成骨折。直接暴力则多见于直接撞伤、爆炸伤、战伤等。

(二) 分类

1. **颈椎骨折** 根据患者受伤时颈椎所处的位置分为4种类型。

(1) 屈曲型损伤:颈椎在屈曲位时遭受暴力作用,导致前柱压缩、后柱牵张损伤。临床常见压缩骨折和骨折-脱位。

1) 压缩骨折:较为多见,尤其是骨质疏松患者。除有椎体骨折外,还有不同程度的后方韧带结构破裂。

2) 骨折-脱位:因过度屈曲导致后纵韧带断裂,暴力使脱位椎体的下关节突移行于下位椎体上关节突前方,称为关节突交锁。关节突交锁时有不同程度的椎体脱位。大部分患者会有脊髓损伤,部分出现小关节突骨折。

(2) 垂直压缩型骨折:颈椎处于直立位时受到垂直应力打击所致,多见于高空坠落或高台跳水者。

1) Jefferson 骨折:第一颈椎前、后弓双侧骨折。

2) 爆破骨折:下颈椎(C_3～C_7)椎体粉碎性骨折,多见于C_5和C_6椎体。破碎的骨折片不同程度凸向椎管内,其瘫痪发生率可达80%。

(3) 过伸型损伤

1) 无骨折-脱位的骨折:多因患者跌倒时额面部着地,颈部过伸所致。也可见于撞车或急刹车时,惯性迫使头部过度仰伸后又过度屈曲,颈椎发生严重损伤,也称为 whiplash 损伤或"挥鞭伤"。严重时可导致脊髓完全损伤。

2) 枢椎椎弓骨折:来自颏部方向的暴力使颈椎过度仰伸,在枢椎后半部形成强大剪切力,枢椎椎弓无法承受而发生垂直状骨折。以往多见于缢死者,因此又称为缢死者骨折。现在多见于高速公路上的交通事故。

(4) 齿状突骨折:受伤机制尚不清楚,暴力可能来自水平方向,自前至后经颅骨至齿状突。

2. **胸腰椎骨折** 胸腰段脊柱(T_{10}～L_2)处于两个生理弧度交汇处,为应力集中部位,此处骨折最常见。

(1) 按照骨折的稳定性分类

1) 稳定性骨折:包括后柱完整的轻、中度椎体压缩骨折,以及单纯横突、棘突和椎板等附件骨折。

2) 不稳定性骨折:①三柱中有两柱骨折;②爆裂骨折:中柱骨折后骨折块突入椎管,可能损伤神经;③累及三柱的骨折-脱位:常伴有神经损伤。

(2) 按照骨折形态分类

1) 压缩骨折:多因高处坠落时身体猛烈向前屈曲引起,椎体通常呈楔形,后方结构影响很少,脊柱仍保持稳定(图 8-2-6)。

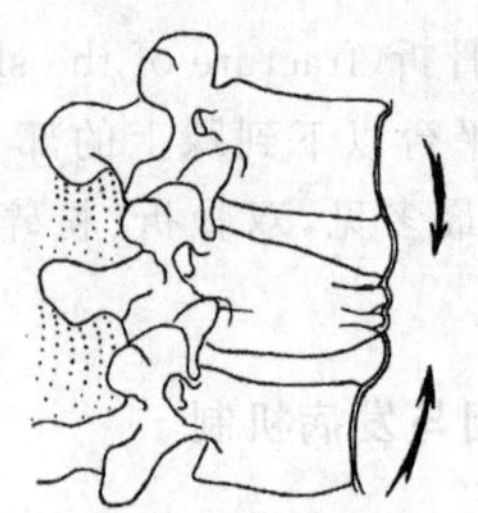

图 8-2-6 压缩性骨折

2) 爆裂骨折:椎体呈粉碎性骨折,骨折块向四周移位,向后可压迫脊髓、神经。

3) 屈曲-分离骨折:为椎体水平状撕裂性损伤。此型损伤产生前柱压缩,而中、后柱产生张力性损伤,可伴韧带或椎间盘的脊柱三柱均发生损伤,又称为 Chance 骨折(图 8-2-7)。

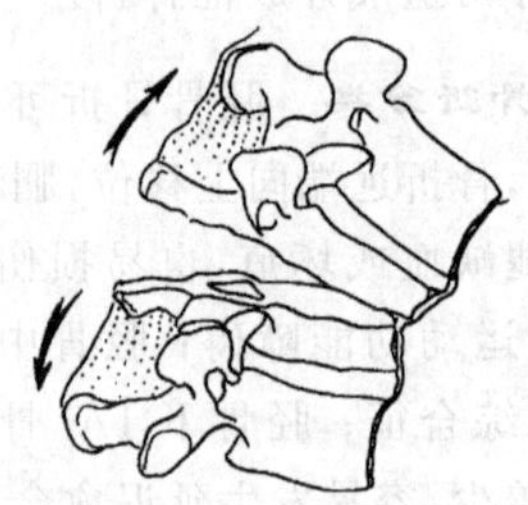

图 8-2-7 屈曲-分离骨折

4) 骨折-脱位:可以是椎体向前或向后移位,可伴有关节突关节脱位或骨折。

(三) 临床表现

1. **一般情况** 受伤部位局部疼痛、肿胀、瘀血;脊柱可有畸形,活动受限;脊背部肌痉挛。

2. **颈椎骨折表现** 屈伸运动或颈部回旋运动受限;合并脊髓损伤时,可致患者四肢瘫或截瘫,出现四肢感觉、运动、肌张力、腱反射及括约肌功能异常等。

3. **胸、腰椎损伤表现** 站立、翻身困难或疼痛加剧,出现后突畸形,棘突间隙加宽。若伴肋骨骨折时可有呼吸受限;若腹膜后血肿刺激了腹腔神经节,可使肠蠕动减慢,表现为腹痛、腹胀,甚至出现肠麻痹症状。

4. 其他表现　注意多发伤，若合并有颅脑、胸部、腹部脏器的损伤，可出现相应症状。

（四）实验室及其他检查

X线片提示损伤部位、类型、移位和骨折-脱位的严重程度等。CT可从轴状位清楚地显示椎体、椎弓和关节损伤情况以及椎管容积的改变。MRI对于有脊髓和神经损伤者可显示椎骨、椎间盘对脊髓的压迫，脊髓损伤后的血肿、液化和变性等情况。

（五）治疗要点

1. 急救处理　脊柱损伤患者伴有严重多发伤如颅脑、胸腹腔器官损伤或休克时，应优先处理。待病情稳定后再处理脊柱骨折。正确的急救搬运方法是采用担架或木板等运送，使伤员头、颈、躯干、四肢保持平直状态，避免躯干扭曲而加重脊柱的损伤。

2. 颈椎骨折的治疗

(1) 稳定型颈椎骨折：轻者可用枕颌带悬吊卧位牵引复位，有明显压缩脱位者，采用持续颅骨牵引复位。牵引重量3～5kg，复位并牵引2～3周后用头胸石膏固定3个月。

(2) 爆裂型骨折并有神经症状者：原则上应早期手术切除碎骨片、减压、植骨及内固定。但若有严重并发伤，需待病情稳定后再手术。

3. 胸、腰椎骨折的治疗

(1) 单纯压缩性骨折：①椎体压缩不到1/5或年老体弱不能耐受复位及固定者可仰卧于硬板床上，骨折部位垫厚枕使脊柱过伸，3天后开始锻炼腰背肌。②椎体压缩超过1/5的青少年和中年伤者，可采用两桌法或双踝悬吊法复位，复位后石膏背心固定3个月。

(2) 爆裂型骨折、Chance骨折等不稳定性骨折：均需手术去除突入椎管的骨折片及椎间盘组织，做植骨和内固定术。

（六）护理要点

1. 病情监测　评估患者生命体征和意识，对有颅脑损伤的患者应用格拉斯哥昏迷量表评估意识障碍程度。评估排尿和排便情况，有助于判断脊髓损伤的平面。评估感觉和运动情况，注意双侧对比。

2. 保持皮肤完整性，预防压疮

(1) 轴式翻身：间歇性解除压迫，每2～3小时翻身一次，可采取仰卧和左右侧卧位交替，侧卧时两腿间垫软枕或气垫，以有效预防压疮。翻身时注意保持身体平直。避免在床上拖拽患者，以减少皮肤剪切力。

(2) 保持床单位清洁：床单位应清洁、平整、干燥和舒适，并注意保持皮肤干燥，定时按摩受压部位。

(3) 增强营养：保证足够的营养摄入，提高机体抵抗力。

3. 功能锻炼　根据骨折部位、程度和功能锻炼计划，鼓励和指导患者早期活动和功能锻炼。单纯压缩骨折患者卧床3日后即开始腰背部肌肉锻炼，开始时使臀部左右移动，然后作背伸动作，使臀部抬离床面。而后随着腰背肌力量的增加，臀部离开床面的高度也逐渐增高。第3个月可下床少量活动，但仍以卧床休息为主，后期逐渐增加活动时间。除了腰背肌锻炼，还应定时进行全身各关节的全范围被动或主动活动，每日数次，促进血液循环，以预防关节僵硬和肌肉萎缩。

二、脊髓损伤

（一）病因与发病机制

脊髓损伤是脊柱骨折、脱位的严重并发症，多发生于颈椎下部和胸腰段，常由交通、工伤事故所致，在战时或地震伤中尤为多见。脊髓损伤最常见的原因是闭合性钝性外伤，多为脊髓受压、挫伤，较少为脊髓横贯性完全断裂。

（二）病理

1. 脊髓震荡　是最轻微的脊髓损伤，其发生机制与脑震荡类似。脊髓受到强烈震荡后发生超限抑制，脊髓处于生理停滞状态。在组织形态学上并无病理变化，仅为暂时性功能抑制。

2. 不完全性脊髓损伤　脊髓损伤轻者只有脊髓中心小坏死灶，保留大部分神经纤维。损伤严重者的脊髓中心可出现坏死软化灶，并由胶质或瘢痕替代，仅保留小部分神经纤维。

3. 完全性脊髓损伤　脊髓实质完全性横贯性损伤。脊髓内病变呈进行性加重，从中心出血至全脊髓水肿，从中心坏死到大范围脊髓坏死。晚期脊髓由胶质组织所替代。

（三）临床表现

1. 脊髓震荡　脊髓损伤平面以下发生弛缓性瘫痪，感觉、运动、反射及括约肌功能全部或大部分丧失。一般在数小时到数日后感觉和功能开始恢复,不留任何神经系统后遗症。

2. **不完全性脊髓损伤** 脊髓损伤平面以下感觉和运动功能部分丧失。

(1) 前脊髓综合征：颈脊髓前方受压严重,有时可引起脊髓前中央动脉闭塞,出现四肢瘫痪,下肢重于上肢。但下肢和会阴部仍保持位置觉和深感觉,有时甚至还保留有浅感觉。在不完全性损伤中预后最差。

(2) 后脊髓综合征：脊髓受损平面以下运动功能和痛、温觉、触觉存在,深感觉全部或部分消失。

(3) 脊髓中央管周围综合征：多发生于颈椎过伸性损伤。颈椎管因颈椎过伸而发生急剧性容积减小,颈髓受黄韧带皱褶、椎间盘或骨刺的前后挤压,使脊髓中央管周围的传导束受到损伤。患者损伤平面以下四肢瘫痪,上肢重于下肢,无感觉分离。

(4) 脊髓半切综合征：为脊髓的半横切损伤。损伤平面以下同侧肢体的运动及深感觉消失,对侧肢体痛觉和温觉消失。

3. **完全性脊髓损伤** 脊髓损伤平面以下发生弛缓性瘫痪,感觉、运动、反射及括约肌功能完全丧失,包括肛门括约肌的收缩运动及肛门周围的感觉丧失,称为脊髓休克期。是由于脊髓失去高级中枢控制所导致的病理生理现象。2～4周后逐渐演变成痉挛性瘫痪,表现为肌张力增高,腱反射亢进,并出现病理性锥体束征。胸腰段脊髓损伤时下肢感觉和运动功能发生障碍,称为截瘫。颈段脊髓损伤时双上肢也同时出现神经功能障碍,称为四肢瘫。上颈椎损伤时四肢均为痉挛性瘫痪；下颈椎损伤时因脊髓颈膨大部位和神经根的损毁,上肢表现为弛缓性瘫痪,下肢表现为痉挛性瘫痪。

4. **脊髓圆锥损伤** 第12胸椎和第1腰椎骨折可致脊髓圆锥损伤,出现会阴部皮肤鞍状感觉缺失,括约肌功能丧失,大小便不能控制和性功能障碍,而双下肢感觉和运动功能仍保留正常。

5. **马尾神经损伤** 自第2腰椎的骶脊髓至第1骶椎下缘为马尾神经,完全损伤者较少见。表现为损伤平面以下的弛缓性瘫痪,有感觉和运动功能障碍及括约肌功能丧失,肌张力降低,腱反射消失。

(四) 实验室及其他检查

1. **X线、CT检查可以明确脊柱骨折及脱位部位。**

2. **MRI检查** 清晰显示X线、CT等不能发现的脊髓形态学变化,尤其能观察脊髓信号强度、改变范围和脊髓萎缩等情况,显示椎管内软组织的病变轮廓。

3. **脊髓造影** 椎管内注入对比剂,摄影检查对比剂的流动是否有阻断现象。

4. **脊髓损伤电生理检查** 包括体感诱发电位检查和运动诱发电位检查,了解脊髓功能。

(五) 诊断要点

1. **脊髓损伤平面的诊断** 按照深浅感觉、运动、深浅反射、病理反射顺序仔细检查,以确定脊髓损伤平面。

2. **脊髓损伤性质的诊断** 需要鉴别是上神经元瘫痪还是下神经元瘫痪；是脊髓震荡还是脊髓休克；是完全性还是不完全性脊髓损伤。

(六) 治疗要点

1. **非手术治疗**

(1) 固定和制动：采用颌枕带牵引或持续颅骨牵引,以防止因损伤部位移位导致脊髓的再损伤。

(2) 药物治疗：伤后8小时内应用类固醇药物大剂量疗法,减轻脊髓水肿和神经细胞的变性。甲基泼尼松龙冲击疗法,首次剂量30mg/kg,15分钟静脉输入；间隔45分钟后,再以每小时5.4mg/kg静脉输入,持续23小时。

(3) 高压氧治疗：可于伤后4～6小时内进行,以增加脊髓血氧饱和度,改善脊髓缺氧。高压氧按照0.2MPa氧压,每次应用时间为1.5小时,10次为一个疗程。

2. **手术治疗** 包括脊柱骨折的复位,目的是解除脊髓压迫,重建脊柱的稳定性。

3. **防治脊髓损伤并发症** 积极预防压疮、泌尿系统感染和呼吸道感染等并发症。

(七) 护理要点

1. **急救护理** 脊髓损伤多伴有严重的并发症,要首先抢救生命,然后作局部处理。

(1) 保持呼吸道通畅和有效通气,必要时行气管切开或呼吸机辅助呼吸。

(2) 迅速建立输液通道,输液或输血,保证有效的循环血量。

(3) 准备好急救药品和器械,如升压药、强心药、呼吸兴奋剂、氧气及电动吸引器等。

2. **密切观察病情变化**

(1) 观察生命体征,尤其对于颈椎骨折合并脊髓损伤者，注意体温和呼吸的变化。

(2) 观察患者情绪、神志，有无烦躁不安和淡漠等异常现象。

(3) 观察患者瘫痪肢体感觉、运动、反射等功能的恢复情况，观察脊髓休克的发生情况。

3．排尿护理　脊髓损伤患者，常失去自主控制排尿的能力，应帮助其进行膀胱功能训练。详细记录尿量，注意保持导尿引流管通畅，定期冲洗膀胱以防感染，并定时做夹管以训练膀胱逼尿肌功能，拔除尿管后鼓励患者自行排尿。

4．积极预防并发症

(1) 预防便秘：脊髓损伤后，易发生麻痹性肠梗阻而出现腹胀、便秘等症。指导患者多进食膳食纤维丰富的食物、蔬菜和新鲜水果等，多饮水。每日按摩腹部3～4次，从右到左，沿大肠方向走行。必要时使用开塞露和灌肠疗法。

(2) 做好皮肤护理防止压疮：由于患者长期卧床，需定时协助其翻身、更换体位并按摩受压部位，并注意保持皮肤清洁干燥，保证床铺整洁，避免潮湿刺激。

(3) 维持正常体温：颈脊髓损伤患者，自主神经系统功能紊乱，对环境温度的变化丧失调节和适应能力，常产生高热或低温，应注意予以对症处理。

(4) 预防静脉血栓：适当抬高下肢以促进静脉回流，鼓励患者及早做下肢屈伸运动。

(5) 积极预防感染：定期翻身、拍背，以防止肺部感染；每天多饮水、定期更换尿管，以防止泌尿系统感染；必要时使用抗菌药物。

5．功能锻炼　指导患者坚持康复锻炼和理疗，防止关节僵硬和肌萎缩，促进身体功能的恢复。病情允许时，指导患者练习床上坐起，学会使用轮椅、拐杖或助行器等辅助工具。

第4节　骨盆骨折

骨盆骨折(fracture of the pelvis)主要由直接暴力挤压骨盆所致。常合并动脉或静脉丛的大量出血，及骨盆内脏器损伤。闭合性骨盆骨折死亡率为10%～15%，开放性死亡率为30%～50%。

一、病因与分类

导致骨盆骨折的常见原因有交通事故、高处坠落和跌倒，其中跌倒是导致老年人骨盆骨折的最常见原因，年轻人骨盆骨折多见于高处坠落和交通事故。

1．按骨折位置与数量分类

(1) 骨盆边缘撕脱性骨折：肌肉剧烈收缩后导致骨盆边缘肌附着点撕脱性骨折，骨盆环不受影响。常发生于青少年足球运动员运动中所致的创伤，最常见的类型有髂前上棘撕脱骨折、髂前下棘撕脱骨折、坐骨结节撕脱骨折等。

(2) 髂骨翼骨折：多为侧方挤压暴力所致，可为粉碎性。移位不明显，不影响骨盆环。

(3) 骶尾骨骨折：包括骶骨骨折和尾骨骨折。骶骨骨折常是复合性骨折的一部分，尾骨骨折常于滑倒跌坐时发生，移位不明显。

(4) 骨盆环骨折：单处骨盆环骨折不会引起骨盆环变形，包括骶骨骨折、闭孔环骨折、轻度耻骨联合分离和轻度骶髂关节分离。双处骨折时常伴有骨盆变形，多见于交通事故，暴力较大，包括双侧耻骨上、下支骨折，一侧耻骨上、下支骨折合并耻骨联合分离，耻骨上、下支骨折合并骶髂关节脱位，耻骨上、下支骨折合并髂骨骨折，髂骨骨折合并骶髂关节脱位，耻骨联合分离合并骶髂关节脱位等。

2．按暴力的方向分类　暴力主要包括外旋、内旋和垂直剪力。每一种外力可造成不同类型的骨盆骨折，通常可分为4种：

(1) 侧方挤压损伤(lateral compression injury，LC骨折)：骨盆受侧方挤压及内旋暴力损伤，Ⅰ型发生同侧骶骨翼部压缩性骨折；Ⅱ型为耻骨支横形骨折，同侧骶骨翼部压缩性骨折及髂骨骨折；Ⅲ型发生髂骨骨折，对侧耻骨骨折，骶结节和骶棘韧带断裂以及对侧骶髂关节轻度分离等。

(2) 前方挤压损伤(antero-posterior compression injury，APC骨折)：骨盆受前后方向的挤压暴力作用，如暴力较大，使髂骨外旋，造成骶棘韧带和骶髂前韧带撕裂，骨盆呈翻书状分离。此类型占骨盆骨折的一半。

(3) 垂直剪力损伤(vertical shear injury，VS骨折)：由高处跌下，重力落于骨盆的前下方伸向后侧，造成骨盆后侧所有韧带完全撕裂，耻骨联合分离，髂骨明显移位，骨盆环极不稳定。

(4) 混合暴力损伤(combined mechanical injury，CM骨折)：骨盆受前后方向、侧方及垂直暴力联合作用，导致骨盆损伤。

二、临床表现

1．全身症状　LC骨折、APC骨折和VS骨折合并有关节分离和韧带断裂者多为严重多发伤，常合并有低血压和休克,如为开放性损伤,病情更加严重。

2. **局部症状** 肿胀、皮肤擦伤、疼痛或伴皮下瘀血。若两侧的耻骨棘不在同一平面或上下有移位,则提示耻骨联合分离或移位。

3. **特有体征** 骶髂关节脱位时,两侧髂前上棘不在同一个平面上,骨盆变形,常有下列体征:

(1) 骨盆分离试验与挤压试验阳性:压缩型骨盆后环损伤,其脐棘距变短,髂后上棘更为突出且压痛;分离型伤侧髂骨外翻时脐棘距变长,髂后上棘较对侧为低平,亦有压痛。

(2) 肢体长度不对称:胸骨剑突与两髂前上棘之间的距离或脐孔与两侧内踝之间的距离不对称。向上移位的一侧长度较短。

(3) 会阴部瘀斑:是耻骨和坐骨骨折的特有体征。

4. **并发症** 常伴有严重并发症,如腹膜后血肿、腹腔内脏损伤如肝脾破裂、膀胱或后尿道损伤、直肠损伤、骶髂神经丛和坐骨神经损伤。

三、实验室及其他检查

1. **X线检查** X线平片可确定骨折的部位、类型、移位情况和损伤程度。

2. **CT检查** 显示局部微小损伤较X线平片可靠,如骶骨裂缝骨折、骶髂关节粉碎性骨折和坐骨结节撕脱骨折等;还能显示软组织阴影,有助于进一步判断骨盆损伤的稳定性。

3. **螺旋CT检查** 螺旋CT三维重建技术应用于骨盆骨折的诊断,暴露病变的最佳视角观察。

四、治疗要点

1. **治疗原则** 根据全身情况决定抢救顺序,应先处理颅脑、胸部、腹部等重要脏器以及盆腔大血管的损伤;积极救治创伤性休克,待生命体征稳定后再进行其他处理。注意腹腔手术时,切勿打开后腹膜血肿。

2. **早期救治** 重度骨盆骨折患者应送入重症监护室治疗,积极抢救危及生命的合并伤。急诊抢救措施可按McMurtry(1980)提出的ABCDEF救治方案顺序进行,即A(airway 气道):开通气道;B(bleeding 出血):控制出血,快速补液;C(CNS 中枢神经系统):保持 $PaCO_2$ 在 30～35mmHg;D(digest 消化):消化系统损伤的处理;E(excretion 排泄):泌尿生殖系统损伤的处理;F(fracture 骨折):骨折的处理。

3. **骨盆骨折的处理** 稳定型骨盆骨折,可采用非手术治疗,包括卧床、手法复位、下肢骨牵引和骨盆悬吊牵引等;不稳定型骨盆骨折,主要采用手术治疗(外固定器和切开复位)。

(1) 骨盆边缘性骨折:无移位者不必特殊处理,少数骨折片移位明显者需手术处理。

(2) 骨盆环单处骨折:此类骨折无明显移位,不影响骨盆稳定性,卧床休息数周即可。疼痛严重者可用多头带做骨盆环形固定以减轻疼痛。

(3) 耻骨联合分离:若为单纯性耻骨联合分离且较轻者,可用骨盆兜悬吊固定,但本方法治疗时间长、愈合差。目前多主张手术治疗,在耻骨弓缘用重建钢板进行内固定。

(4) 骶尾骨骨折:轻者非手术治疗,以卧床休息为主。有移位的骶骨骨折,将手指插入肛门内向后推挤骨折片复位,亦可采用2枚骶骨棒进行内固定。近几年欧美国家采用Jackson腰骶部内固定技术治疗骶尾骨骨折,取得了较好的效果。

(5) 骶髂关节脱位:对髂骨移位不大者,可持续牵引复位。对移位较大者,需行闭合复位,必要时可采用松质骨螺钉于骶髂关节后侧固定。

(6) 骨盆环双处骨折:不稳定性骨折,多采用手术复位及内固定,减少骨盆骨折后遗症的发生。

(7) 骨盆外固定器的应用:对于合并重要器官或盆腔大血管损伤而有生命危险的骨盆骨折,早期行骨盆外固定器固定可使骨折端稳定、控制出血、迅速减轻疼痛。另外,对垂直剪力型骨折及难复位的骶髂关节脱位,还可采用骨盆外固定器结合股骨髁上牵引治疗。

五、护理要点

1. **急救护理** 协助医师先处理危及生命的并发症,及时处理腹腔脏器的损伤,迅速建立静脉通道,积极进行输液、输血、抗休克等处理。

2. **病情观察** 严密观察患者的生命体征和意识状态,及时发现和处理并发症。骨盆骨折常合并静脉丛和动脉出血,应注意观察患者心率、血压、意识、尿量等情况,及时发现和处理低血容量性休克。

3. **维持排尿、排便通畅** 注意患者有无血尿、少尿及无尿;有无腹胀和便秘。对留置导尿管者,注意加强尿道口和导尿管的护理,保持尿管通畅;鼓励患者多食膳食纤维、新鲜蔬菜等以利通便。

4. **保持皮肤完整性**　预防压疮,保持床单位和个人卫生清洁,注意皮肤干燥;协助患者定时更换体位并按摩受压部位;保证足够的营养摄入。

5. **预防感染**　定期翻身、拍背以防止肺感染;每天多饮水、定期更换尿管以防止泌尿系统感染;骨盆外固定器应注意防止针道处感染,必要时使用抗菌药物。

6. **协助和鼓励患者适当的活动**　在病情允许下,制订适当的锻炼计划并指导其实施。长期卧床的患者,须练习深呼吸、进行肌肉的等长舒张和收缩等。行牵引的患者需12周以后才能持重。

第5节　手外伤

一、病因与发病机制

1. **刺伤**　多由钉、针、竹尖、玻片等刺伤。伤口小而深,可伤及深部组织,并造成异物存留及深部组织感染。

2. **切割伤**　由日常生活工作中的刀、玻璃、电锯等切割所致。伤口一般较整齐,污染较轻,但出血较多,常造成神经、肌腱、血管的切断伤或指端缺损、断指或断肢。

3. **钝器伤**　重物或高速旋转的叶片,如轮机、电扇等导致组织挫伤,严重者可导致皮肤撕脱,肌腱、神经损伤和骨折,甚至手指或全手严重毁损。

4. **挤压伤**　多因门窗、车轮、机器滚轴等挤压引起,导致甲下积血、甲床破裂、多发性开放性骨折和关节脱位等。

5. **火器伤**　鞭炮、雷管爆炸伤和枪弹伤等引起。伤口不整齐,损伤范围广泛,污染严重,坏死组织多,容易发生感染。

二、检查与诊断

1. **创口的检查**　了解创口的部位和性质,判断皮肤缺损和活力情况,如皮肤的颜色、温度、血流以及皮瓣的形状、大小等。

2. **肌腱检查**　手部肌腱分为屈肌腱、伸肌腱,断裂后手的休息位发生改变,屈肌腱断裂表现为该手指伸直角度加大,而伸肌腱断裂则表现为屈曲角度增大。

3. **血管损伤的检查**　了解手的主要血管,如尺、桡动脉的搏动是否消失,通过观察手指的颜色、温度、毛细血管回流试验和血管搏动来判断动脉、静脉血流循环情况。

4. **神经损伤的检查**　手部的运动和感觉功能分别由正中神经、尺神经和桡神经支配。观察患肢手指的感觉和运动功能,判断神经损伤情况,如环指尺侧及小指掌背侧感觉障碍,则提示尺神经受损。

5. **骨与关节损伤的检查**　发生骨折时,除有局部出现肿痛、功能障碍外,手指有明显短缩、旋转、成角畸形及异常活动,应摄X线片协助诊断。

三、处理原则

1. **急救处理**　局部升压包扎止血、减少创口污染、防止加重损伤,并迅速转送。

2. **早期清创**　开放性创口,应争取在伤后6～8小时内进行清创,减少感染机会。清创时要切除失去活力的组织,力求保存健康的皮肤;深部组织应既要保证清创彻底,又尽可能保留肌腱、神经、血管等重要组织;骨折和脱位者必须复位固定,以恢复手部的支架。

3. **创口处理**　创口整齐,无明显皮肤缺损者采用直接缝合,但若创口纵行越过关节者,不能直接缝合,需采用“Z”字形缝合法。张力过大或有皮肤缺损,而基底部软组织良好者,可采用自体游离皮肤移植修复。皮肤缺损而伴有重要深部组织外露者,可根据情况,选择应用带蒂皮瓣或吻合血管的游离皮瓣移植修复。污染严重,感染可能性大的创口,可在清除异物和坏死组织后用生理盐水纱布湿敷,敞开引流观察3～5天后做延期缝合或植皮。

4. **术后处理**　用石膏托将手固定于功能位,同时露出指端便于观察血液循环、感觉及运动情况。应用抗生素控制感染和对症治疗。

四、护理要点

1. **急救护理**　迅速监测患者的生命体征。对出血较多的患者,做好血型测定、交叉配血、输血及各种药物敏感试验,并在术前注射破伤风抗毒素。抬高患肢,减轻肿胀。

2. **局部血液循环观察**　密切观察指端皮肤的颜色、温度、色泽、感觉及毛细血管回流等情况。如发现皮肤苍白或青紫、皮温降低或指腹萎陷,应立即报告医生。

3. **保持有效固定** 手术后患肢固定于功能位，但掌侧神经、肌腱缝合术后，关节需维持在最大限度的屈曲位，使缝合处张力最小，有利于神经再生和肌腱愈合。石膏托固定未干前要注意避免变形，患手消肿后如石膏松动，应及时更换，以免影响治疗效果。严格遵守限定固定的时限，如血管吻合后固定2周，肌腱缝合后固定3～4周，神经修复后根据有无张力固定4～6周，关节脱位3周，骨折4～6周。

4. **及时发现感染征象** 注意观察创口周围有无发红、肿胀、渗出液，渗出液的质和量，必要时作细菌培养和抗生素药敏试验。敷料处有无异味，患者有无主诉伤口剧痛等。

5. **功能康复** 功能锻炼，避免关节僵硬、肌肉萎缩、影响手功能康复。在石膏固定期间，活动未固定的手指及上肢各关节。

（姜　贺）

第3章 关节脱位患者的护理

关节稳态结构受到损伤，使关节面失去正常的对合关系，称为关节脱位(dislocation of joint)。除了骨端对合失常外，其病理表现还有相应的骨端骨折、关节周围软组织损伤、关节腔的血肿及后期关节粘连异位骨化，丧失功能，可并发神经血管损伤。关节脱位一般有外伤史，患处可出现程度不等的疼痛、肿胀、关节功能障碍等，其体征为畸形、弹性固定、关节盂空虚。按照脱位程度分类，可分为全脱位、半脱位；按照脱位发生的时间分类，可分为新鲜性脱位、陈旧性脱位；按照脱位后关节腔是否与外界相通分类，可分为闭合性脱位、开放性脱位；按照远侧骨端的移位方向进行分类，可分为前脱位、后脱位、侧方脱位、中央脱位。关节脱位多见于青壮年和儿童；临床上以创伤性脱位最多见，上肢关节脱位较下肢关节脱位常见。发生脱位的部位以肩关节、肘关节脱位最为常见，髋关节次之，膝、腕关节脱位则少见。

第1节　肩关节脱位

肩关节脱位(dislocation of the shoulder joint)最为常见，约占全身关节脱位的1/2。参与肩关节运动的关节包括盂肱关节、肩锁关节、胸锁关节及肩胸关节，但以盂肱关节的活动最为重要。临床上习惯将盂肱关节脱位称为肩关节脱位。盂肱关节由肱骨头与肩胛盂构成，属球窝关节。肱骨头大呈球行，肩胛盂关节面小而浅，面积仅占肱骨头面积的1/4～1/3。关节囊和韧带松弛薄弱，故肩关节是人体运动范围最大而又最灵活的关节，可做前屈、后伸、内收、外展、内旋、外旋及环转等运动。肩关节也是全身最不稳定的大关节，其周围有很多肌肉通过，这些肌肉维护了肩关节的稳定性，但肩关节的前下方肌肉较少，关节囊最松弛，是关节稳定性最差的薄弱点。

一、病因及发病机制

肩关节脱位分为前脱位、后脱位、下脱位、盂上脱位，前脱位又分为喙突下脱位、盂下脱位、锁骨下脱位(图8-3-1)，由于肩关节前下方组织薄弱，以前脱位最为多见。

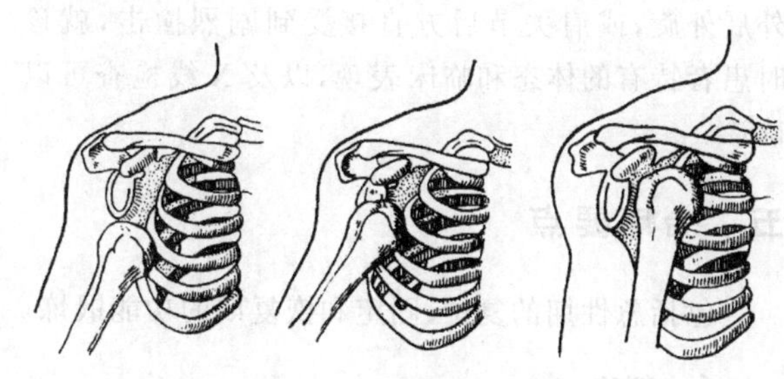

A. 盂下脱位　　B. 喙突下脱位　　C. 锁骨下脱位

图8-3-1　肩关节脱位类型

创伤是肩关节脱位的主要原因，多由间接暴力所致。患者跌倒时手掌或肘着地，肩关节处于外展、外旋和后伸位，肱骨头滑出肩胛盂窝，位于喙突的下方，发生最常见的喙突下脱位。当肩关节极度外展、外旋和后伸，以肩峰作为支点通过上肢的杠杆作用发生盂下脱位。前脱位除了前关节囊损伤外，可有前缘的盂缘软骨撕脱，称Bankart损伤。也可造成肩胛下肌近止点处肌腱损伤，造成关节不稳定，成为脱位复发的潜在因素。肱骨头后上骨软骨塌陷骨折称Hill-Saehs损伤，肩关节脱位还常合并肱骨大结节撕脱骨折和肩袖损伤。

二、临床表现

1. 一般表现　外伤性肩关节前脱位主要表现为肩关节疼痛，周围软组织肿胀，关节活动受限。健侧手常用以扶持患肢前臂，头倾向患肩，以减少活动及肌牵拉，减轻疼痛。

2. 局部特异体征

(1) 弹性固定：上臂保持固定在轻度外展前屈位，任何方向上的活动都导致疼痛；Dugas征阳性：患肢肘部贴近胸壁，患手不能触及对侧肩部，反之，患手放到对侧肩，患肘不能贴近胸壁。

(2) 畸形：从前方观察患者，患肩失去正常饱满圆钝的外形，呈“方肩”畸形，患肢较健侧长。是肱骨头脱出于喙突下所致。

(3) 关节盂空虚：除方肩畸形外，触诊肩峰下有空虚感,可在肩关节盂外触到脱位肱骨头。

三、实验室及其他检查

影像学检查 X线检查可以了解脱位的类型,还能明确是否合并骨折。必要时行 MRI 检查,可进一步了解关节囊、韧带及肩袖损伤。

四、诊断要点

结合外伤病史,如跌倒时手掌撑地,肩部出现外展外旋,或肩关节后方直接受到剧烈撞击,就诊时患者特有的体态和临床表现,以及 X线检查可以确诊。

五、治疗要点

包括急性期的复位、固定和恢复期的功能锻炼。

1. **复位**

(1) 手法复位:新鲜脱位应尽早进行复位,以便早期解除病痛。切忌暴力强行手法复位,以免损伤神经、血管、肌肉,甚至造成骨折。经典方法有:①Hippocrates 法:医生站于患者的患侧,沿患肢畸形方向缓慢持续牵引的同时以足蹬于患侧腋窝,逐渐增加牵引力量,轻柔旋转上臂,借用足作为支点,内收上臂,完成复位(图 8-3-2)。②Stimson 法:患者俯卧于床,患肢垂于床旁,用布带将 2.3～4.5kg 重物悬系患肢手腕自然牵拉 10～15 分钟,肱骨头可在持续牵引中自动复位。该法安全、有效(图 8-3-3)。

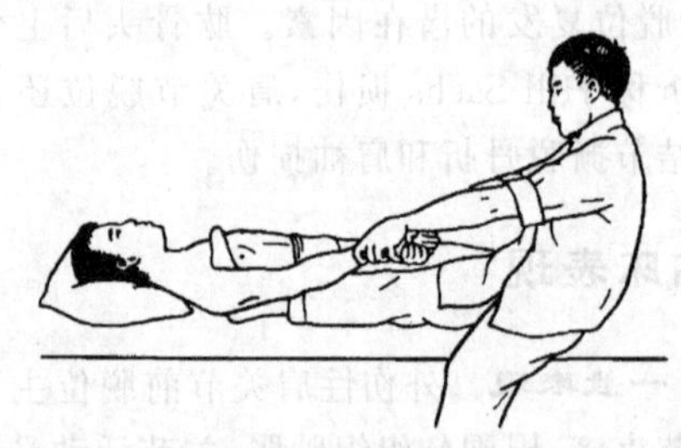

图 8-3-2 肩关节前脱位 Hippocrates 法复位

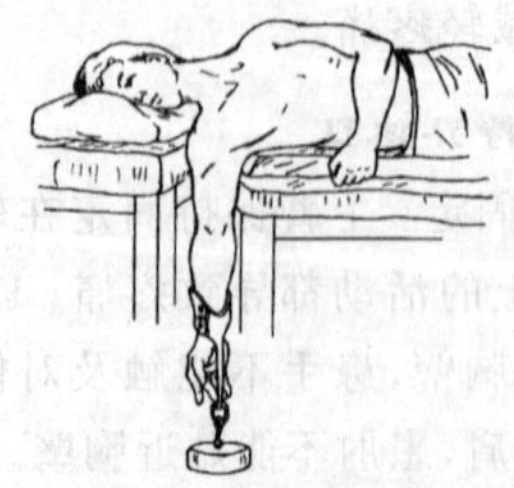

图 8-3-3 肩关节脱位 Stimson 法复位

(2) 切开复位:如手法正确仍不能完成复位者,可采用切开复位。切开复位指征:软组织阻挡、肩胛盂骨折移位、合并大结节骨折、肱骨头移位明显,影响复位和稳定者。

2. **固定** 复位成功后,损伤的关节囊、韧带、肌腱、骨与软骨必须通过制动来修复。应使患肢内旋肘关节屈曲 90°于胸前,腋窝垫棉垫,以三角巾悬吊或将上肢以绷带与胸壁固定。关节囊破损明显或仍有肩关节半脱位者,将患侧手置于对侧肩上,上肢贴胸壁,腋窝垫棉垫,用绷带固定于胸壁前。40 岁以下患者宜制动 3～4 周;40 岁以上患者,制动时间可相应缩短,因为年长者复发性肩关节脱位发生率相对较低,而肩关节僵硬却常有发生。

3. **功能锻炼** 肩关节的活动锻炼应开始于制动解除以后,而且应循序渐进,切忌操之过急。固定期间,活动腕部和手指,症状缓解后指导患者用健手被动外展和内收患肢。3 周后指导患者锻炼患肢。方法:弯腰 90°患肢自然下垂,以肩为顶点做圆锥环转,范围逐渐增大。4 周后,指导患者手指爬墙外展、举手摸头顶、借力臂上举等,使肩关节功能恢复。

六、护理要点

1. **心理护理** 给予患者生活上的照顾,及时解决困难,精神安慰,缓解紧张心理。

2. **病情观察** 移位的骨端可压迫邻近的血管和神经,引起患肢缺血、感觉、运动障碍。对皮肤感觉功能障碍的肢体要防止烫伤。定时检查患肢末端的血液循环状况,若发现患肢苍白、发冷、大动脉搏动消失,提示有大动脉损伤的可能,应及时处理。动态观察患肢的感觉和运动,以了解患肢神经损伤的程度和恢复情况。

3. **复位** 做好复位前的身体与心理准备。复位前给予适当的麻醉,以减轻疼痛,同时使用肌肉松弛剂,利于复位。复位成功后被动活动。

4. **固定** 向患者及家属讲解复位后固定的目的、方法、意义、注意事项。使之充分了解关节脱位后复位固定的重要性。固定期间,要保持固定有效,经常观察患者肢体位置是否正确;固定时间不宜过长,固定时间过长易发生关节僵硬;固定时间过短,损伤得不到充分修复,且易发生再脱位。一般固定 3 周左右,若合并骨折、陈旧性脱位、习惯性脱位,应适当延长固定的时间。由于肩关节脱位患肢固定于胸壁,注意腋窝下要垫棉垫以保护腋窝胸壁皮肤。40 岁以上患者可适当缩短制动时间,注意肩关节僵硬的发生。

5. **缓解疼痛**　早期正确复位固定可使疼痛缓解或消失。受伤24小时内局部冷敷，达到消肿止痛的目的；受伤24小时后局部热敷，以减轻肌肉痉挛引起的疼痛；移动患者时，帮患者托扶固定患肢，动作轻柔，避免因活动患肢加重疼痛；应用心理暗示、转移注意力或松弛疗法等非药物镇痛方法缓解疼痛；遵医嘱应用镇痛剂，促进患者舒适与睡眠。

6. **健康指导**　向患者及家属讲解关节脱位治疗和康复知识。说明复位后固定的目的、方法、重要意义及注意事项；讲述功能锻炼的重要性和必要性，指导患者进行康复锻炼，使其能自觉地按计划实施。固定期间进行关节周围肌肉收缩活动及邻近关节主动或被动运动；固定拆除后，逐步进行肢体的全范围关节功能锻炼，防止关节粘连和肌肉萎缩。习惯性脱位者，须保持有效固定并严格遵医嘱坚持功能锻炼，避免各种导致再脱位的因素。

第2节　肘关节脱位

肘关节由肱骨下端、尺骨鹰嘴窝、桡骨头及关节囊、内外侧副韧带构成。主要完成屈伸活动及轻度的尺偏、桡偏活动。在肩、肘、髋、膝四大关节中发生脱位的概率位列第二，仅次于肩关节。好发于10～20岁青少年，多为运动损伤，占肘关节的3%～6%，发病高峰年龄在12～13岁，即骺板闭合后。

一、病因及发病机制

外伤是导致肘关节脱位(dislocation of elbow joint)的主要原因。肘关节脱位可有后脱位、侧方脱位和前脱位，其中后脱位最常见(图8-3-4)，多为间接暴力所致。当跌倒时肘关节处于伸直位、前臂旋后位，手掌着地，暴力沿尺、桡骨向近端传导，在尺骨鹰嘴处产生杠杆作用，导致前方关节囊撕裂，使尺、桡骨近端同时向肱骨远端后方脱出，形成肘关节后脱位，当肘关节处于内翻或外翻位时遭受暴力，可发生尺侧或桡侧侧方脱位；当肘关节处于屈曲位

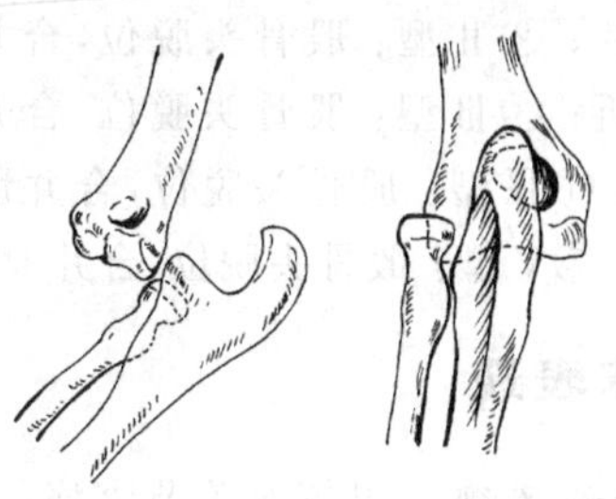

图8-3-4　肘关节后脱位

时，肘后方遭受暴力可使尺、桡骨向肱骨前方移位，产生尺骨鹰嘴骨折和肘关节前脱位，此类相对少见。肘关节脱位常会引起内外侧副韧带断裂，导致肘关节不稳定。

二、临床表现

1. **一般表现**　伤后肘关节局部疼痛、肿胀、功能和活动受限。

2. **特异体征**

(1) 畸形：肘后突，前臂短缩，肘后三角关系发生改变，鹰嘴突出内外髁，肘前皮下可触及肱骨下端。

(2) 弹性固定：肘处于半屈近于伸直位，屈伸活动有阻力。

(3) 关节窝空虚：肘后侧可触及鹰嘴的半月切迹。

3. **并发症**　若患肢前臂或手麻木、胀痛、运动不灵活等则可能出现正中神经或尺神经损伤，亦可出现动脉受压的临床表现。

(1) 正中神经损伤：成“猿手”畸形，拇指、示指、中指感觉迟钝或消失，不能屈曲，拇指不能外展和对掌。

(2) 尺神经损伤：成“爪状手”畸形，表现为手部尺侧皮肤感觉消失，小鱼际及骨间肌萎缩，掌指关节过伸，拇指不能内收，其他四指不能外展及内收。

(3) 动脉受压：患肢血循环障碍，表现为患肢苍白、发冷、大动脉搏动减弱或消失。

三、实验室及其他检查

X线检查 用以证实脱位及发现合并的骨折。

四、诊断要点

有外伤史，以跌倒手掌撑地最常见，根据临床表现和X线检查可明确诊断。

五、治疗要点

1. **复位**　一般均能通过闭合方法完成复位。助手沿畸形关节方向对前臂和上臂作牵引和反牵引，术者从肘后用双手握住肘关节，以指推压尺骨鹰嘴向前下，同时矫正侧方移位，助手在复位过程中配合维持牵引并逐渐屈肘，出现弹跳感则表示复位成功。

2. **固定**　用长臂石膏或超关节夹板固定肘关

节于功能位,再用三角巾悬吊于胸前,2～3周后去除固定。

3. **功能锻炼** 要求主动渐进活动关节,避免超限和被动牵拉关节。固定期间,可主动伸掌、握拳、屈伸手指等,去除固定后练习肘关节屈伸旋转以利功能恢复。

六、护理要点

1. **固定** 注意观察固定的正确有效,固定期间保持肘关节的功能位不可随意放松。

2. **保持清洁、平整** 肘关节周围皮肤保持清洁,石膏夹板内衬物保持平整。

3. **指导活动** 指导患者活动患侧掌指,按摩患肢,防止肌肉萎缩。

第3节 桡骨小头半脱位

桡骨头呈椭圆形,最近端为浅凹状关节面,与肱骨小头凸面形成关节,与肱尺关节一起完成屈伸运动。桡骨头的尺侧与尺骨鹰嘴半月切迹形成上尺桡关节,有环状带包绕,与下尺桡关节一同完成前臂旋转运动。桡骨头及颈位于肘关节囊内,没有韧带、肌腱附着,因此稳定性较差。桡骨头半脱位(subluxation of head of radius)是小儿多见的日常损伤,俗称牵拉肘。多发生在5岁以内,以2～3岁最常见。

一、病因及发病机制

患儿肘关节处于伸直位,前臂旋前时突然受到牵拉致伤。前臂旋前时,桡骨头容易从环状韧带的撕裂处脱出,使环状韧带嵌于肱桡关节间隙内。一般环状韧带滑脱不到桡骨头周径的一半,所以屈肘和前臂旋后容易复位。5岁以后,环状韧带增厚,附着力渐强,不易发生半脱位。

二、临床表现

患儿的手、腕有被动向上牵拉受伤的病史,肘部疼痛,因疼痛哭闹,不让触动患部,不肯使用患肢,特别是举起前臂。检查发现前臂多呈旋前位,半屈;桡骨头处可有压痛,但无肿胀和畸形;肘关节活动受限。

三、实验室及其他检查

X线检查无阳性发现。

四、诊断要点

诊断主要依靠牵拉病史、症状和体征。

五、治疗要点

1. **复位** 闭合复位多能成功。方法是一手握住患儿的前臂和腕部,另一手握住肘关节,拇指压住桡骨头,使前臂旋后多能获得复位。

2. **固定** 复位后无须特殊固定,用三角巾或布带悬吊患肢于功能位1周即可。

六、护理要点

嘱患儿家属勿强力牵拉患儿手臂,复位后症状不能立即消除者,要密切观察一段时间来明确复位是否成功。

第4节 髋关节脱位

髋关节由股骨头和髋臼构成,是身体最大的杵臼关节。髋臼为半球形,深而大,周围有强大韧带和肌肉附着,结构相当稳固,只有高能暴力才能导致髋关节脱位(dislocation of the hip joint)。常见于车祸伤,暴力往往是高速和高能量的,因此多为多发性创伤。约50%髋脱位同时合并骨折。按股骨头脱位的方向,可分为:前脱位、后脱位和中心脱位,其中后脱位最多见,占85%～90%。以髋关节后脱位为例详细阐述。

一、病因及发病机制

髋关节后脱位一般发生于交通事故时,患者处于坐位,膝、髋关节屈曲内收和屈膝体位,强力使大腿急剧内收、内旋时,迫使股骨颈前缘抵于髋臼前缘形成支点,因杠杆作用股骨头冲破后关节囊,滑向髋臼后方形成后脱位。如暴力自前方作用于屈曲的膝,沿股骨纵轴传达到髋,也可使股骨头向后方脱位。临床上多采用Epstein分类法,将髋关节后脱位分为五型:①Ⅰ型:单纯脱位或伴有髋臼后壁小骨折片;②Ⅱ型:股骨头脱位,合并髋臼后壁一大块骨折;③Ⅲ型:股骨头脱位,合并髋臼后壁粉碎骨折;④Ⅳ型:股骨头脱位,合并髋臼后壁和顶部骨折;⑤Ⅴ型:股骨头脱位,合并股骨头骨折。

二、临床表现

1. **一般表现** 患侧髋关节疼痛,主动活动功能受限,被动活动时引起剧烈疼痛。

2. **特异特征**　患肢短缩，髋关节呈屈曲、内收、内旋畸形。臀部可触及脱位后向后上突出移位的股骨头。如合并坐骨神经损伤者，多表现为以腓总神经损伤为主的体征，出现足下垂、趾背伸无力、足背外侧感觉障碍等，足部出现神经营养性改变，如早期出现皮肤潮红、皮温增高、干燥无汗等；晚期出现皮肤苍白、皮温降低、自觉寒冷及皮纹变浅等。

三、实验室及其他检查

X线正位、侧位和斜位像可明确诊断。应注意是否合并骨折，特别是容易漏诊的股骨干骨折。CT可清楚显示髋臼后缘及关节内骨折情况。

四、诊断要点

根据明显暴力外伤史，临床表现有疼痛、髋关节不能活动等确定诊断。

五、治疗要点

对于Ⅰ型损伤，脱位后力争在24小时内、麻醉状态下进行闭合复位治疗。对于Ⅱ～Ⅴ型损伤，多主张早期切开复位和对并发的骨折进行内固定。

1. **闭合复位方法**　应充分麻醉，使肌肉松弛。

(1) Allis法(图8-3-5)：患者仰卧于地面垫上，助手双手向下按压两侧髂前上棘以固定骨盆。术者一手握住患肢踝部，另一前臂置于小腿上端近腘窝处，使髋、膝关节屈曲90°，再向上用力提拉持续牵引。待肌松弛后，再缓慢内旋、外旋，当听到或感到弹响，表示股骨头滑入髋臼，然后伸直患肢。若局部畸形消失、关节活动恢复，表示复位成功。

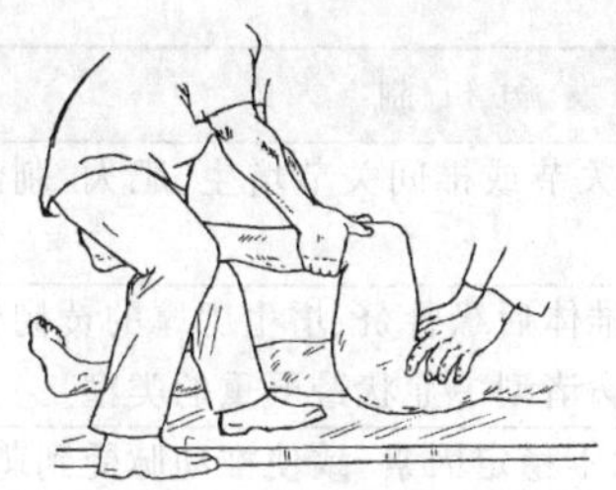

图8-3-5　Allis法复位

(2) Stimson法：患者俯卧于检查床上，患侧下肢悬空，髋及膝各屈曲90°。助手固定骨盆，术者一手握住患者的踝部，另一手置于小腿近侧，靠近腘窝部，沿股骨纵轴向下牵拉，即可复位(图8-3-6)。

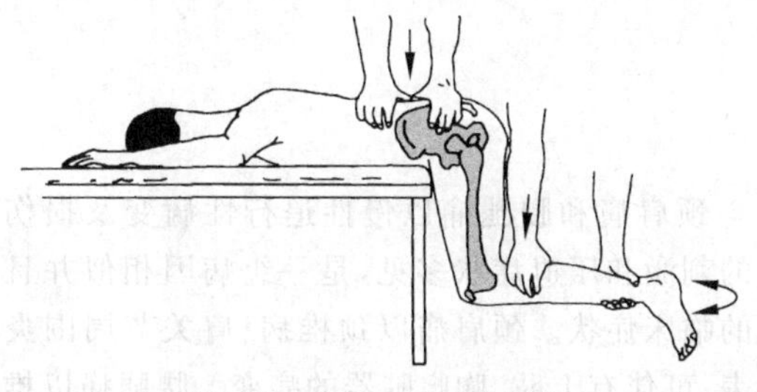

图8-3-6　Stimson法复位

2. **切开复位术**　当有梨状肌阻挡、关节囊嵌闭或骨软骨碎片卷入关节时，手法复位多失败。合并髋臼骨折片较大，影响关节稳定时，应手术切开复位，同时将骨折复位内固定。

3. **固定**　复位后用绷带将双踝暂时捆在一起，于髋关节伸直位下将患者搬运至床上，患肢作皮牵引或穿丁字鞋2～3周，保持患肢处于伸直、外展位，防止髋关节屈曲、内收、内旋。4周后可持双杖下地活动，

4. **功能锻炼**　固定期间进行股四头肌收缩训练、未固定关节的活动。2～3周后开始活动关节。4周后，指导患者扶双拐下地活动。3个月后可完全承重。

六、护理要点

1. **指导活动**　髋关节脱位后常需皮牵引，牵引期间指导患者行股四头肌收缩训练，防止肌肉萎缩。

2. **预防压疮**　需长期卧床者注意做好皮肤护理以预防压疮。

3. **饮食护理**　注意合理膳食，保持排便规律，预防便秘。

（曹　虹）

第4章 颈肩痛和腰腿痛患者的护理

颈肩痛和腰腿痛以慢性退行性病变及损伤引起的刺激和压迫症状多见，是一组病因相似并且常见的临床症状。颈肩痛以颈椎病、肩关节周围炎为代表，可伴有上肢、胸腹脏器的病变。腰腿痛以椎间盘突出症为代表，指发生在腰、骶、骶髂和臀部的疼痛，可伴有单侧或双侧下肢痛、马尾神经症状。

第1节 颈椎病

颈椎病(cervical spondylosis)指因颈椎间盘本身退变及其继发性改变，刺激或压迫相邻脊髓、神经、血管和食管等组织，引起相应的症状或体征。依次以 $C_{5\sim6}$、$C_{4\sim5}$、$C_{6\sim7}$ 为好发部位。

一、病因及发病机制

(一)病因与发病机制

1. **颈椎间盘退行性变** 是颈椎病发生和发展中最基本的原因。

颈椎是脊椎骨中体积最小、活动度最大的椎体，很容易引起退行性变。退变导致椎间盘生物力学性能改变，继而纤维环的胶原纤维变性，出现裂隙。在外力作用下髓核可从此裂隙向后方突出。由于纤维环血运缺乏和生物力学改变，断裂的纤维难以愈合，使髓核营养障碍。同时，椎间盘高度下降，颈椎出现不稳，形成凸向椎体前方或凸向椎管内的骨赘。逐渐累及软骨下骨发生创伤性关节炎，引起颈痛和颈椎运动受限。在椎间盘、椎骨退变的基础上，连接颈椎的前、后纵韧带、黄韧带及项韧带发生松弛，使颈椎失去稳定性，逐渐增生、肥厚，特别当后纵韧带及黄韧带增生情况下，椎管和椎间孔容积变小。颈椎间盘退变进展到一定程度，就会影响脊髓、神经和椎动脉等，产生相应的症状。

2. **颈椎骨慢性劳损** 长期的屈颈工作姿势和不良的睡眠姿势导致颈椎骨慢性劳损。而慢性劳损是颈椎关节退行性变的主要影响因素。

3. **发育性颈椎椎管狭窄** 颈椎先天性椎管狭窄者更易发生退变，而产生临床症状和体征。

4. **其他因素** 颈椎外伤、运动型损伤、交通意外等都可引起颈椎病。

(二)分型

颈椎病根据受压部位和临床表现可分为以下几型(表8-3-1)：

表8-3-1 颈椎病的临床分型

分型	发病率	发病机制
神经根型颈椎病	50%～60%	颈椎间盘向后外侧突出、钩椎关节或椎间关节增生、肥大，刺激或压迫神经根
脊髓型颈椎病	10%～15%	颈椎退变致中央后突之髓核、椎体后缘骨赘、增生肥厚的黄韧带及钙化的后纵韧带等压迫脊髓，为颈椎病诸型中症状最严重的类型
椎动脉型颈椎病		颈椎退变机械性与颈椎节段性不稳定因素，致使椎动脉受到刺激或压迫
交感神经型颈椎病		可能和颈椎各种结构病变刺激或压迫颈椎旁的交感神经节后纤维所致

二、临床表现

1. **神经根型颈椎病** 表现为：①神经干性痛或神经丛性痛：神经末梢受到刺激时，出现颈痛和颈部僵硬。病变累及神经根时，则有明显的颈痛和上肢痛。患者表现为颈肩痛、前臂桡侧痛、手的桡侧3指痛。②感觉障碍、感觉减弱和感觉过敏等。上肢有沉重感，可有皮肤麻木或过敏等感觉。③神经支配区的肌力减退，肌萎缩，以大小鱼际和骨间肌为明显。压头试验阳性，表现为颈痛并向患侧手臂放射等诱发根性疼痛。

2. **脊髓型颈椎病** 表现为：①颈痛不明显，

主要表现为手足无力、麻木，双手持物不稳，握力减退，手不能做精细活动。走路不稳，有足踏棉花感。胸腹部有紧束感。后期可出现大小便功能障碍。②体征：上、下肢感觉、运动和括约肌功能障碍，肌力减弱，四肢腱反射活跃，而腹壁反射、提睾反射、肛门反射减弱甚至消失。Hoffmann征、Babinski征、髌阵挛、踝阵挛等阳性。

3. **椎动脉型颈椎病**　表现为一过性脑或脊髓缺血症状，如头痛、眩晕、听力减退、视力障碍、语言不清、猝倒等。头部活动时可诱发或加重，体位改变或血供恢复后症状可缓解。椎动脉周围的交感神经纤维受压后，也可出现自主神经症状。

4. **交感神经型颈椎病**　交感型颈椎病多与长期低头、伏案工作有关，体征较少，症状较多，表现为颈痛、头痛头晕，面部或躯干麻木发凉、痛觉迟钝、无汗或多汗，眼睛干涩或流泪，瞳孔扩大或缩小，听力减退，视力障碍或失眠，记忆力减退，也可以表现为血压不稳定、心悸、心律失常、胃肠功能减退等症状。

三、实验室及其他检查

1. **X线检查**　可示颈椎曲度改变，生理前凸减小、消失或反常，椎间隙狭窄，椎体后缘骨赘形成，椎间孔狭窄。在过伸、过屈位拍片可示颈椎节段性不稳定。表现为在颈椎过伸和过屈位时椎间位移距离大于3mm。颈椎管测量狭窄，矢状径小于13mm。

2. **CT检查**　可示颈椎间盘突出，颈椎管矢状径变小，黄韧带肥厚，硬膜间隙脂肪消失，脊髓受压。

3. **MRI检查**　T2像硬膜囊间隙消失，椎间盘呈低信号，脊髓受压或脊髓内出现高信号区。T1像示椎间盘向椎管内突入等。

四、治疗要点

1. **非手术治疗**　椎动脉型、神经根型和交感型颈椎病一般能经非手术治疗而治愈。

(1) 颈椎牵引：临床常用的是枕颌带牵引，取坐位或卧位，头微屈，牵引重量3～5kg，每日2～3次，每次20～30分钟。也可行持续牵引，每日6～8小时，2周为一疗程。脊髓型一般不采用此方法。

(2) 理疗按摩：可以改善局部血循环，减轻肌痉挛，次数不宜过多，手法不宜过重，脊髓型颈椎病不宜采用推拿按摩。

(3) 改善不良工作体位和保持良好的睡眠姿势。

(4) 可以对症服用复方丹参片和硫酸软骨素等。

2. **手术治疗**　经保守治疗半年后效果不明显影响到正常生活和工作，神经根性疼痛剧烈，保守治疗无效，上肢一些肌肉无力萎缩，经保守治疗后仍有发展趋势者，则应采取手术治疗。

对于脊髓型颈椎病，应在确诊后及时手术治疗。根据颈椎病变情况可选择颈椎前路手术、前外侧手术和后路手术。手术包括切除压迫脊髓、神经的组织，行颈椎融合术，以增加颈椎的稳定性。

五、护理要点

1. **病情观察**　重点观察患者有无眩晕、头痛、耳鸣、视物模糊、猝倒、颈肩痛、肢体萎缩等症状，以及患者的工作姿势、休息姿势。

2. **非手术治疗的护理**

(1) 病情观察：观察患者颈部及上肢是否有麻木、压痛，活动是否受限。牵引过程中保持牵引的有效性，观察有无头晕、心悸、恶心等症状，如发现上述症状及时调整牵引。

(2) 心理护理：颈椎病病程缓慢，治疗过程漫长，并且没有特效药物。应鼓励患者说出内心感受，积极解答其提出的问题，增加信心，消除焦虑、悲观的心理。

3. **手术护理**

(1) 术前护理：①心理护理，向患者介绍手术全过程，指导患者调节情绪缓解焦虑以配合医师手术。②拟行颈椎后路手术的患者，术中需要俯卧时间较长，因此要在术前进行体位训练，以适应术中卧位。拟行颈椎前路手术的患者，为适应术中牵拉气管，可做正确系统的气管推移训练。③训练床上大小便。④进行深呼吸及有效咳嗽训练，防止术后肺不张、坠积性肺炎的发生。

(2) 术后护理：①密切观察生命体征的变化，尤其是呼吸功能，及时发现因颈椎前路手术牵拉气管后产生黏膜水肿，呼吸困难。②术后搬动患者时保持颈部平直，切忌扭转，术后患者平卧位，维持脊柱平直，颈肩两侧沙袋固定。颈部垫软枕，保持颈部稍前屈的生理弯曲。③观察伤口敷料渗血情况，引流液的颜色、性质、量，准确记录。发现切口肿胀、发音改变、呼吸困难，要迅速配合医师拆开缝线、取出血肿。如症状不缓解可行气管切开。

4. **健康指导** 对于非手术治疗患者,指导其保持正确的工作姿势,经常变换体位。卧床休息时枕头高低适宜,不要太高,以保持脊椎的生理弯曲。根据患者情况做肢体的主动和被动活动,增强肌肉的力量,防止肌肉萎缩和关节僵硬。对手术患者在术后第一天可指导进行上、下肢的小关节主被动功能锻炼。术后2~3天可进行上肢的抓握训练,下肢的屈伸训练。术后3~5天可戴托下床活动。颈围固定要延续到术后3~4个月,逐步解除固定。注意寒冷季节保暖。

第2节 肩周炎

肩周炎(scapulohumeral periarthritis)表现为肩痛及运动功能障碍的综合征,包括肩关节、滑囊、肌腱及肩周肌的慢性炎症,俗称"冻结肩",由于好发于50岁左右的人群,又被称为"五十肩"。

一、病因及发病机制

对各种外力的承受能力减弱是发病的基本因素。中老年人软组织发生退行性改变、肩部急性损伤治疗不当、长期过度活动、姿势不良等所致的慢性损伤是主要诱发因素。上肢外伤、手术时肩部固定时间过长,肩关节周围组织继发萎缩、粘连,也是诱发因素。

病理变化包括滑囊渗出性炎症、粘连和钙质沉积。根据其发病部位及病理变化分为肩周围滑液囊病变、盂肱关节腔病变、肌腱和腱鞘的退行性病变及肩周围其他病变。肩周围炎可累及肩峰下滑囊、喙突表面滑囊。

二、临床表现

肩周炎是中老年常见的肩关节疼痛症,是自限性疾病。经数月乃至数年时间炎症逐渐消退,症状得到缓解。疾病过程分为急性期、慢性期和功能恢复期三个阶段。

1. **急性期** 又称冻结进行期。疼痛剧烈,起病急,肌肉痉挛、关节活动受限。夜间疼痛加重影响睡眠。肩部有广泛压痛,急性期可持续2~3周。

2. **慢性期** 又称冻结期。此期疼痛相对减轻,压痛范围仍广泛,发生关节挛缩性功能障碍,关节僵硬,举臂托物等动作均感困难。肩关节周围肌肉萎缩,软组织呈"冻结"状态。慢性期可持续数月至1年。

3. **功能恢复期** 关节腔和滑囊的炎症逐渐吸收,关节容积和功能状态逐渐得到恢复,但肌肉萎缩尚需长期功能锻炼才能恢复。

三、实验室及其他检查

1. **X线检查** 一般无改变,偶可见局部骨质疏松。

2. **关节镜检查** 可见滑膜充血,绒毛肥厚、增殖,关节腔狭窄。

四、诊断要点

依据辅助检查结果和临床症状体征进行诊断。

五、治疗要点

1. **非手术治疗** ①急性期疼痛剧烈,治疗原则是止痛并缓解肌痉挛。三角巾悬吊制动,选择镇静止痛药物,也可进行肩胛上神经封闭治疗。②慢性期可在止痛的前提下做适当功能锻炼,防止关节挛缩加重。③功能恢复期,要坚持有效的关节功能锻炼,如爬墙训练、弯腰垂臂做前后、左右钟摆式运动、滑车带臂上举运动等(图8-4-1)。

2. **手术治疗** 适宜冻结期患者,重度关节挛缩严重影响关节功能,经非手术治疗无效,可手术剥离粘连,松解关节囊。

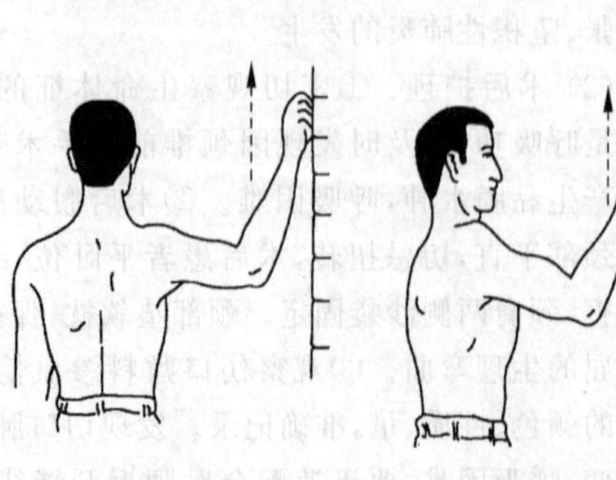

A. 爬墙外展　B. 爬墙上举

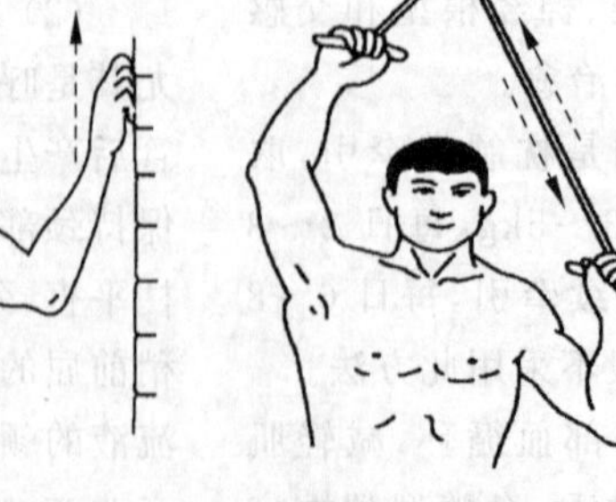

C. 滑车带臂上举

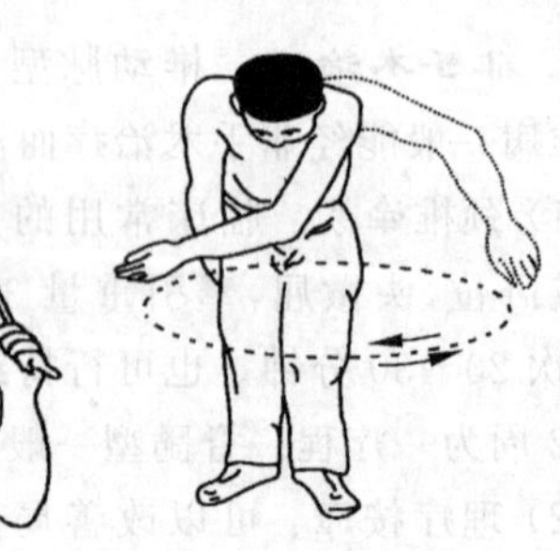

D. 垂臂旋转

图8-4-1 肩关节功能锻炼

六、护理要点

1. **日常生活能力的训练** 肩周炎疼痛缓解后可以指导患者进行日常生活能力的训练。

2. **肩关节功能锻炼** 功能锻炼贯穿治疗全过程，早期以被动活动为主，保持肩关节活动度。恢复期以主动锻炼肩关节为主，制订合理训练计划，坚持锻炼，争取最大程度恢复肩关节功能。

第3节 腰椎间盘突出症

腰椎间盘突出症（herniation of the lumbar intervertebral disc）指由于腰椎间盘变性、纤维环破裂、髓核突出致使相邻的组织神经受到压迫或刺激而引起的一种临床综合征。多发生在20～50岁。

一、病因及发病机制

随年龄增长，纤维环和髓核水分减少，弹性降低，椎间盘变薄，易于脱出，因此腰椎间盘退行病变是腰椎间盘突出症的基本病因。腰椎间盘大约从18岁就开始发生退变，腰椎间盘在脊柱的负重与运动中承受强大力量，致使腰椎间盘发生力学、生物化学的一些改变。腰椎间盘突出诱发因素有以下几点：

1. **损伤** 是引起腰椎间盘突出的重要原因，在儿童与青少年期的损伤与椎间盘突出的发病密切相关。如投掷铁饼或标枪时，脊柱轻度负荷时躯干快速旋转，纤维环可水平破裂，椎间盘突出。

2. **遗传** 腰椎间盘突出症家族发病也有报道，印第安人、爱斯基摩人和非洲黑人发病率较低。

3. **妊娠** 妊娠期间整个韧带系统处于松弛状态，腰骶部又要承受大于平时的重力，加上后纵韧带松弛，增加了椎间盘膨出的机会。

4. **职业** 职业与腰椎间盘突出症也有密切关系，如驾驶员长期处于坐位和颠簸状态，重体力劳动者和举重运动员，因过度负荷可造成椎间盘病变。

二、病理生理

椎间盘由髓核、纤维环和软骨终板构成。在日常生活工作中，椎间盘承受了人体大部分重量，劳损程度严重；椎间盘血液供应不丰富，营养物质不易渗透；另外，随着年龄增长，椎间盘中蛋白多糖、硫酸软骨素、Ⅱ型胶原含量明显下降，极易发生退行性变。

腰椎间盘突出可分为4种类型

1. **椎间盘膨出型** 纤维环部分破裂，呈环状凸起，表面完整，无断裂，均匀性的向椎管内膨出，可压迫神经根。

2. **椎间盘突出型** 椎间盘纤维环断裂，髓核突向纤维环薄弱处或突入椎管，到达后纵韧带前方，引起临床症状。

3. **椎间盘脱出型** 纤维环完全破裂，髓核突出到后纵韧带下抵达硬膜外间隙，突出的髓核可位于神经根内侧、外侧或椎管前方。

4. **游离型** 纤维环完全破裂，椎间盘髓核碎块穿过后纵韧带，游离于椎管内或位于相邻椎间隙平面，有马尾神经或神经根受压的表现。

三、临床表现

1. **症状**

(1) 腰腿痛：是椎间盘突出的主要症状，咳嗽、喷嚏、排便等腹压增高时，疼痛加重。腰椎间盘突出症95%发生在$L_{4\sim5}$或$L_5\sim S_1$，多有腰痛和坐骨神经痛。疼痛常为放射性神经根性痛，$L_{4\sim5}$突出时，疼痛沿大腿后外侧经腘窝小腿外侧到足背及踇趾，$L_5\sim S_1$突出时，疼痛沿大腿后侧，经腘窝到小腿后侧、足背外侧。患者常取弯腰、屈髋、屈膝位。不能长距离步行。

(2) 麻木：当椎间盘突出刺激了本体感觉和触觉纤维，可仅出现下肢麻木而不疼痛，麻木区为受累神经支配区。

(3) 马尾神经受压症状：多见于中央型腰椎间盘突出症。纤维环和髓核组织突出压迫马尾神经，出现左右交替的坐骨神经痛和会阴区的麻木感，大、小便和性功能障碍。

(4) 间歇性跛行：由于受压，神经根充血、水肿、炎性反应，患者长距离行走时，出现腰背痛或患侧下肢痛或麻木感加重。取蹲位或坐位休息后症状可缓解，再行走症状又出现，称为间歇性跛行。由于老年人腰椎间盘突出多伴腰椎管狭窄，易引起间歇性跛行。

(5) 肌瘫痪：神经根受压时间长、压力大时神经麻痹，肌瘫痪。表现足下垂或足跖屈无力。

2. **体征**

(1) 脊柱变形和腰椎运动受限：腰椎前凸减小或消失或反常，常出现腰椎侧凸，腰椎各方向的活动度都会受到影响而减低。以前屈受限最明显。因腰椎前屈时，促使更多的髓核物质从破裂的纤维环向后方突出，加重了对神经根的压迫。

(2) 压痛：在病变间隙的棘突旁有不同程度的压痛，疼痛可向同侧臀部和下肢放射，放射性的压痛点对腰椎间盘突出症有诊断和定位价值。压痛点在 L_{4-5} 椎间盘较明显。

(3) 感觉、肌力与腱反射改变：感觉障碍按受累神经根所支配的区域分布，可表现为主观和客观的麻木。受累神经根所支配的肌肉有不同程度的肌萎缩与肌力减退。膝反射、跟腱反射减弱或消失。

3. **特殊体征**

(1) 直腿抬高试验和加强试验：检查时，患者仰卧，患肢轻度内收、内旋位，膝关节伸直，抬高患肢，出现坐骨神经痛时为直腿抬高试验阳性。将患肢直腿抬高直到出现坐骨神经痛，然后将抬高的肢体稍降低，使其放射痛消失，然后再突然被动屈曲踝关节，出现坐骨神经放射痛为加强试验阳性。

(2) 健肢抬高试验：患者仰卧，直腿抬高健侧肢体时，患侧出现坐骨神经痛者为阳性。

(3) 股神经牵拉试验：患者俯卧位，患肢膝关节完全伸直。检查者上提患肢使髋关节处于过伸位，出现大腿前方疼痛者为阳性。

四、实验室及其他检查

1. **X线检查** 腰椎间盘突出症患者，部分患者腰椎平片可示正常，部分患者腰椎正位片可示腰椎侧弯；侧位片腰椎生理前凸变小或消失，甚至反常，病变椎间隙宽度失去规律性。X线检查对腰椎间盘突出症的诊断和鉴别诊断有重要参考价值。

2. **CT检查** CT诊断椎间盘突出，除观察椎间盘对神经的影响外，还能判断出椎间盘是否突出及突出的程度和范围。

3. **MRI检查** 通过不同层面的矢状像及椎间盘的轴位像，可以观察腰椎间盘突出的部位、类型、变性程度、神经根受压情况。MRI对诊断椎间盘突出有重要意义。

五、诊断要点

影像学检查是诊断腰椎间盘突出症不可缺少的手段，可与临床表现相结合作出正确诊断。

六、治疗要点

1. **非手术治疗** 适用于初次发作后症状缓解，影像学检查显示病变不严重者。

(1) 卧床休息：使用硬板床休息，可以减少椎间盘承受的压力，减轻临床症状。是基本的治疗方法。一般卧床3～4周就能缓解症状。

(2) 牵引：可使腰椎间隙增大，后纵韧带紧张纤维环外层纤维张力减低，利于突出的髓核部分还纳。一般采用骨盆牵引，牵引重量7～15kg，抬高床脚进行反牵引，每日2次，每次1～2小时，持续10～15天。

(3) 理疗按摩：适宜发病早期的患者，局部按摩和热疗可增加血液循环，缓解肌痉挛，但中央型椎间盘突出者不宜进行推拿按摩。

(4) 药物治疗：可减轻神经根无菌性炎性水肿，以消除腰腿痛。镇痛药物常用非甾体抗炎药，如阿司匹林、布洛芬等；硬膜外注射类固醇和麻醉药物，可起到消炎止痛作用。常用的硬膜外注射药物有醋酸泼尼松龙75mg、2%利多卡因4～6mL，每周注射1次，共3～4周；髓核化学溶解法，将胶原酶注入椎间盘内，以溶解髓核和纤维环，使其内压降低或突出髓核缩小。

2. **手术治疗** 有10%～20%的腰椎间盘突出症患者需手术治疗，其适应证有：腰椎间盘突出症病史大于半年，症状或马尾神经损伤严重，经过保守治疗无效。腰椎间盘突出症并有腰椎椎管狭窄。治疗方法有后路经椎板间髓核切除术、经腹膜后椎间盘前路切除术、经皮髓核切除术、脊柱植骨融合术等。

七、护理要点

1. **非手术护理**

(1) 心理护理：腰腿疼痛会影响患者正常生理功能，给患者带来极大的痛苦。所以要倾听患者的倾诉，正确疏导，消除其疑虑。

(2) 卧床休息：急性期绝对卧硬板床休息3～4周，症状缓解后可戴腰围下床活动。

(3) 保持正确睡眠姿势：枕头高度适宜，仰卧位时腰部、膝部垫软枕使其保持一定曲度，放松肌肉。

(4) 保持有效的骨盆牵引：牵引重量可在7～15kg之间调整，以不疼痛为标准。牵引期间注意观察患者体位、牵引是否有效，注意预防压疮的发生。

2. **手术护理**

(1) 术前护理：向患者及家属解释手术方式及术后可能出现的问题，训练患者正确翻身、练习床上大小便，以适应术后的卧床生活。

(2) 术后护理：①用3人搬运法移动患者，保持患者身体轴线平直。术后24小时内要保持平卧。②密切观察生命体征，保持呼吸道通畅。注意下肢颜色、温度、感觉及运动情况。③保持引流管通畅，观察并记录引流液的颜色、性质、量的变化。观察切口敷料渗液情况。④每2小时为患者进行轴式翻身一次，在骨隆凸处加垫保护，并适当按摩受压部位。⑤术后给予清淡、易消化、富含营养适当粗纤维的饮食，如新鲜蔬菜、水果、米粥，预防便秘。

(3) 并发症的护理：椎间隙感染是术后严重并发症，表现为发热、腰部疼痛、肌肉痉挛。遵医嘱正确应用抗生素。术后开始腰部和臀部肌肉的锻炼和直腿抬高训练，以防肌肉萎缩和神经根粘连。

3. **健康指导**　指导患者正确功能锻炼，防止肌肉萎缩、肌力下降。术后早期，可做深呼吸和上肢的运动，以防并发肺部感染和上肢失用综合征。下肢可做舒缩运动、屈伸移动、直腿抬高练习，以防发生神经根粘连。根据患者情况进行腰背肌的锻炼。术后7天开始进行“飞燕式”锻炼，循序渐进，持之以恒。指导患者出院后注意腰部保暖，减少腰部扭转承受挤压，拾物品时，要保持腰部的平直，下蹲弯曲膝部，尽量不要做踮脚伸腰的动作，以保护腰椎。加强自我调理保持心情愉快，调理饮食，增强机体抵抗力。出院后继续卧硬板床，3个月内多卧床休息。控制体重减少腰椎负担。

第4节　腰椎管狭窄症

腰椎管狭窄(stenosis of the lumbar spinal canal)是指由于先天或后天原因造成的椎管、神经根管和神经孔狭窄，使马尾神经或神经根受压而引起的一系列临床表现。临床上以退行性椎管狭窄多见。

一、病因及发病机制

腰椎退变发生椎间盘膨出，黄韧带肥厚，致使椎体后外侧骨赘形成，关节突关节增生，使椎管容积缩小，马尾受压缺血。神经根受压或被增生组织摩擦充血水肿，炎性介质释放，发生炎性反应产生疼痛，引起马尾神经或神经根症状。

按病因分类为：①先天性椎管狭窄，由于先天软骨发育不良所致。②后天性椎管狭窄，由于退行性变或医源性所致。

按腰椎管狭窄发生的部位分为：①中央型椎管狭窄。②神经根管狭窄。③侧隐窝狭窄。

二、临床表现

由于退行性椎管狭窄多见，患者以中老年和重体力劳动者居多。

1. **腰腿痛**　患者有腰痛、一侧或两侧下肢痛或麻木感，站立、行走后疼痛加重。平卧、坐、蹲位疼痛自行缓解。

2. **间歇性跛行**　间歇性跛行腰椎管狭窄症诊断的重要依据，其特点是，活动行走数百米甚至数十米后，下肢出现疼痛、麻木、酸胀、乏力，休息、下蹲可缓解，继续行走症状重复出现。

3. **体征**　检查时表现为体征不如症状严重，仅有腰椎前凸减小，背伸受限。下肢肌或臀肌可萎缩，一般无感觉障碍，跟腱反射减弱或消失，直腿抬高试验阴性。

三、实验室及其他检查

1. **X线检查**　示腰椎退行性改变，如椎间隙狭窄、腰椎生理前凸减小或反常，X线平片上也可测腰椎管管径变小。

2. **CT检查**　腰椎CT可示腰椎间盘膨出，关节突关节增生、关节突内聚，黄韧带肥厚，椎管管径变小，马尾神经和神经根受压变形情况。可显示侧隐窝狭窄。

3. **MRI检查**　腰椎MRI可示多个椎间盘突出、多个椎间盘信号减低，可明确骨性椎管与硬膜囊、脊髓的关系，但不能显示侧隐窝狭窄。

四、诊断要点

依据临床症状和体征，再根据情况选择X线平片、CT及MRI影像学检查，即可确诊。

五、治疗要点

轻症腰椎管狭窄可非手术治疗，患者尽量卧床休息，疼痛严重者可行腰椎管硬膜外封闭。经非手术治疗无效，症状明显，影像学检查示椎管狭窄严重，行手术治疗，包括椎管减压和脊柱骨融合术，以减小椎管狭窄对神经根和马尾神经的压迫，保持脊柱的稳定性。

六、护理要点

见本章第3节“腰椎间盘突出症”的护理。

(吴黎明)

第5章 骨与关节感染患者的护理

第1节 化脓性骨髓炎

化脓性骨髓炎(suppurative osteomyelitis)是由化脓性细菌感染引起的骨组织炎症。

根据病情,化脓性骨髓炎可分为急性骨髓炎和慢性骨髓炎。急性化脓性骨髓炎反复发作,可进入慢性骨髓炎阶段。80%以上急性血源性骨髓炎病例为12岁以下的儿童,男女患病比约为4∶1。

感染途径有三种,见表8-5-1。

表8-5-1 化脓性骨髓炎感染途径

感染途径	原因	举例
血源性骨髓炎	血源性感染致病菌来源于身体其他部位的感染灶	皮肤疖肿、呼吸道感染、泌尿生殖系统感染等经血液循环播散至骨组织内
创伤后骨髓炎	创伤后出现的骨组织感染	开放性骨折或骨折手术后而出现的骨组织感染
邻近感染灶	邻近组织感染蔓延至骨组织	贯通伤、异物、压疮等感染蔓延至邻近骨骼引起骨髓炎

一、急性血源性骨髓炎

多数的儿童骨髓炎为血源性,原发病灶多为长骨干骺端,以胫骨近端、股骨远端为好发部位,胫骨远端、肱骨近端、髂骨等也可发生。

(一)病因及发病机制 最常见的致病菌是金黄色葡萄球菌,约占75%;其次是β溶血性链球菌,约占10%。在急性血源性骨髓炎发病前,身体其他部位常有感染性病灶,当处理不当或机体抵抗力下降时,病灶内致病菌经血液循环滞留在骨内而引起骨组织急性感染,免疫功能缺陷会使骨髓炎发病增加。

(二)病理变化 主要病理改变是骨质破坏、骨吸收、死骨形成。骨髓炎原发于血流缓慢的干骺端,细菌在干骺端的松质骨内停留繁殖,引起局部急性炎症反应。局部骨内压升高,引起剧痛,高压的脓液可沿哈弗斯管至骨膜下,形成骨膜下脓肿,又可经哈弗斯管侵入髓腔。而后骨基质被破坏形成脓肿,脓肿可向骨干髓腔、密质骨、密质骨外层骨板、软组织间隙、关节内、皮肤方向扩张蔓延,形成脓肿或窦道。干骺端脓肿及炎性肉芽组织扩展,骨膜下脓肿可使骨膜血管栓塞,加上细菌毒素的作用可引起局部密质骨或大块密质骨或整段骨干的坏死。骨坏死未与周围活组织脱离时,炎症被控制,病变骨有可能复活。若已经与周围组织脱离,则形成死骨,若无脓肿形成,可长期在体内存留。骨膜下新骨形成:骨膜在未被感染破坏时,在骨膜下形成新骨包绕死骨及其上下活骨表面,成为包壳。包壳可以保持骨干使其不会发生病理性骨折。如骨膜被感染破坏,无新骨壳形成,可发生感染性骨缺损及病理性骨折。

(三)临床表现

1. **全身中毒症状** 起病急,常伴有高热;体温常在39~40℃,伴寒战、精神不振、消化道症状等,可出现惊厥,病情严重者可发生中毒性休克。

2. **局部表现** 早期,局部剧痛,不敢活动,长骨干骺端有深压痛。皮温升高,患肢呈屈曲制动状态,拒绝活动。当骨脓肿形成至穿破密质骨到骨膜下时,常伴剧痛,之后骨内压缓降,疼痛随之减轻。当脓肿穿至皮下时,局部红、肿、热、痛明显,并有波动感。

(四)实验室及其他检查

1. **实验室检查** 显示白细胞总数升高,中性粒细胞比值增大,红细胞沉降率加快;血中C反应蛋白水平在骨髓炎的诊断中比红细胞沉降率更有价值、更敏感;患者高热或应用抗生素治疗之前,行血培养检查,有助于诊断和指导用药。

2. **分层穿刺**　在肿胀及压痛最明显处，用粗针头逐层穿刺，边抽边吸，即使仅抽出几滴血性穿刺液也必须送检。涂片结果有脓细胞或细菌可明确诊断，同时作细菌培养和药敏试验。

3. **影像学检查**　早期X线片一般正常，发病7～14天可显示有骨破坏，出现松质骨虫蛀样散在骨破坏，并有新骨形成等；病变继续发展，可见分层骨膜增生，游离致密的死骨，形成的骨包壳，转为慢性骨髓炎。CT有助于诊断骨膜下脓肿、软组织脓肿及骨破坏的定位。MRI对病灶敏感性高、特异性强，对于早期诊断有价值。

（五）诊断要点　依据上述典型症状、体征、实验室检查、分层穿刺结果和影像学等辅助检查，可基本明确诊断。应注意和软组织炎症相鉴别。

（六）治疗要点　要做到早诊断、早治疗，以防发生中毒性休克、感染蔓延、骨髓炎向慢性阶段发展及死骨形成。局部治疗也应及早进行，力争在急性期获得治愈。

1. **全身支持疗法**　可少量多次输入新鲜血或球蛋白，提高机体免疫力。给予高蛋白、高维生素饮食。高热时物理降温，保持水、电解质的平衡，纠正酸中毒。

2. **合理选用抗生素**　根据细菌培养及药敏实验结果，调整并使用对细菌敏感的抗生素。抗生素应用一般大于3周，直到体温恢复正常，局部红、肿、热、痛等减轻。另外，实验室检查显示红细胞沉降率和C反应蛋白水平正常或明显下降后才可以停用抗生素。

3. **局部处理**　抗生素治疗2～3天仍不能控制炎症，并且局部分层穿刺抽到炎性液体，应尽早手术。早期行骨开窗减压、引流，以防炎症扩散和死骨形成，进而转变成慢性骨髓炎。方法：在病灶一侧切开显露病变骨，在骨膜外钻孔，如有脓液溢出，沿骨孔方框凿开一个骨窗，在骨窗内放置两根导管，以便术后灌洗，一根导管连续滴注抗生素，另一根持续负压引流。2周后，如引流液连续3次细菌培养为阴性，可先将滴注管拔除，3日后再拔出引流管。

4. **肢体制动**　患肢用石膏托或皮牵引制动，有利于炎症消散和减轻疼痛，防止病理性骨折和关节挛缩。

（七）护理要点

1. **术前护理**

（1）心理护理：该病常见于儿童、青少年，护士要对患儿多加鼓励，维护其自尊心增强其信心。利用其好学心理循循善诱，为他们讲解疾病和手术知识。急性化脓性骨髓炎起病急骤，因持续高热，肢体红肿剧痛，患者非常痛苦。护士要理解患者和家属的心情，尽量满足他们的需求。

（2）用药护理：遵医嘱应用抗生素，观察疗效及不良反应。

（3）疼痛的护理：遵医嘱合理使用镇痛药物，缓解疼痛；局部制动抬高患肢，减轻局部肿胀或疼痛，必要时用石膏或皮牵引固定于功能位，以此缓解肌痉挛、预防病理性骨折的发生。搬动时要注意轻和稳。尽量减少刺激。

（4）高热的护理：严密监测体温变化，如果超过39℃，应在物理降温或药物降温的同时观察有无大汗、血压下降、虚脱等现象。

（5）维持营养和体液平衡：指导患者进食高热量、高蛋白、高维生素、易消化饮食；鼓励多饮水，加强毒物及代谢产物排出。每日饮水量达2 500～3 000mL为宜。根据病情并遵医嘱给予少量多次输入新鲜血、氨基酸、白蛋白等；指导患者多卧床休息。

2. **术后护理**　见“慢性化脓性骨髓炎患者术后护理”。

3. **健康指导**　指导患者进行踝关节主动屈伸及股四头肌等长收缩锻炼。循序渐进，最后可行直腿抬高运动训练。进行出院指导，注意休息加强营养，保持皮肤清洁，定期复查。

二、慢性化脓性骨髓炎

如果急性血源性骨髓炎在急性期不能彻底控制或者反复发作，留有死骨、死腔、窦道，可形成慢性骨髓炎。

（一）病因及发病机制　小儿慢性化脓性骨髓炎多由于急性化脓性骨髓炎演变而来；成人由于继发感染后形成。如果感染的细菌毒力低或机体抵抗力比较强，起病便呈慢性骨髓炎的表现。另外，手术后感染、动脉闭锁、糖尿病患者发生长期不愈合的溃疡，成为致病菌侵入邻近骨的条件。

（二）病理变化　慢性骨髓炎的病理特点：①死骨和骨死腔：骨死腔内有坏死的肉芽组织和脓液，死骨浸泡在其中，成为经久不愈的感染源。②包壳：骨膜不断地向周围生长形成板层状骨包壳，内有多处开口与内部死腔相通，向外与窦道相通。③窦道：脓液或死骨经窦道排出后，炎症暂时缓解，窦道口闭合。骨死腔内脓液积聚后可再次穿破。反复发作,窦道壁周围产生大量的炎性纤维瘢痕,窦道口周围皮肤色素沉着,可形成鳞状上皮癌。

(三) 临床表现 静止期症状不明显。病情反复可导致患肢粗大,组织厚硬,色素沉着等。年幼者反复发病可造成患肢增长或短缩,关节屈曲畸形。急性发作时可有全身中毒症状,如消瘦、贫血,局部红、肿、疼痛。患肢可见窦道口有异味脓液流出,偶可流出小死骨。

(四) 实验室及其他检查 X线检查显示骨形态变形、骨密度不均,骨干内可见密度增高的死骨,边缘不规则,与周围有分界透光带,形成死腔,髓腔变小甚至消失。个别发生病理性骨折。发育过程可出现骨干短缩或发育畸形。

(五) 诊断要点 依据临床表现,X线提示有脓腔或死骨,慢性骨髓炎一般不难诊断。与结核性骨髓炎、骨样骨瘤、成骨细胞瘤相鉴别。

(六) 治疗要点 慢性化脓性骨髓炎治疗原则:清除死骨及周围增生的肉芽组织,消灭骨死腔,切除窦道,根治感染源。

1. **病灶清除术** 摘除死骨及空腔边缘,吸出脓液,彻底去除窦道、异物、肉芽和瘢痕组织。

2. **消灭死腔手术** 也称碟形手术,切除骨死腔潜行边缘,使之成为一口大底小的碟形创口,创口内置入冲洗引流管,进行彻底冲洗及引流,以期创面一期愈合。如果创口很大可用带蒂肌瓣填充死腔。

3. **充分引流** 于创口内放置引流管两根,一根用以连续抗生素滴注,一根用以持续负压吸引(图 8-5-1)。

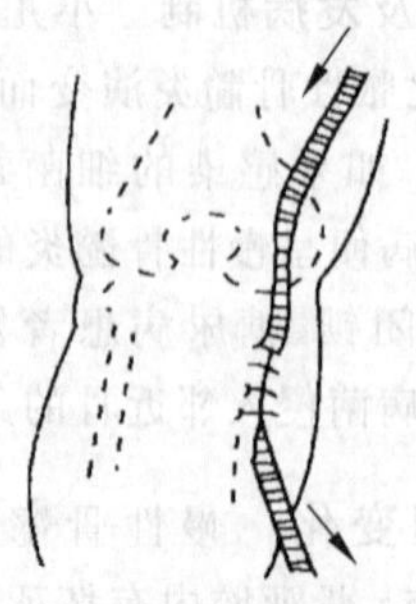

图 8-5-1 骨髓炎引流

4. **抗生素珠链填充** 采用敏感抗生素骨水泥(聚甲基丙烯酸甲酯)串珠放置在骨死腔内,随着骨死腔底部新鲜肉芽生长的进程,逐步抽出串珠。近来临床上已开始应用替代骨水泥的可降解的生物材料作载体。

5. **术后患肢制动** 有病理骨折或清创后骨缺损较大者,可用外固定装置进行骨延长治疗,有助于获得治愈。

6. **截肢** 对于慢性炎症刺激窦道口继发癌变者可行截肢术。

(七) 护理要点

1. **术前护理**

(1) 心理护理:由于慢性骨髓炎长期不愈合,对手术后效果担忧,患者心理负担较重。护士应充分理解患者心情,尽量满足他们的要求,解释手术的必要性,以增强他们战胜疾病的信心。

(2) 高热的护理:患者发热体温较高时,可行物理降温,如擦浴、冰枕、冷水灌肠。遵医嘱给予退热药物。

(3) 加强饮食和营养:进食高蛋白、高维生素、高热量食物,必要时静脉高营养液输入。

(4) 疼痛的护理:抬高患肢,限制肢体活动,促进静脉回流,固定患肢于功能位。按医嘱给予镇痛药物,加强对创口的护理,保持创面清洁干燥。

(5) 术前准备:于术前2周给予敏感抗生素,使手术部位有足够抗生素浓度。做好术前备皮,加强伤口换药,做好切口周围皮肤清洁消毒。遵医嘱备血。

2. **术后护理**

(1) 监测生命体征:密切观察术后患者血压、脉搏、呼吸、体温、血氧饱和度的变化,同时注意观察患者意识状态,并做好记录。

(2) 体位护理:患肢抬高略高于心脏水平,以利回流,减轻水肿。皮瓣修复后需制动,密切观察皮瓣血运情况,搬动时要轻、稳,以免刺激患肢。

(3) 伤口冲洗引流的护理:术后留置冲洗管和引流管,冲洗液常用量为生理盐水 3 000～5 000mL 加适量抗生素,每日持续冲洗;观察引流液的量、颜色、性状,并做好记录;保持冲洗管和引流管的通畅,及时倾倒引流液以防其倒流,保持引流管的负压和密闭,引流瓶低于患肢 50cm;如引流液清亮透明,连续3次细菌培养阴性,视病情1～2周后拔管,拔管前1天停止冲洗,只负压吸引,无症状可拔除冲洗管,伤口无渗出再拔除引流管。

(4) 并发症的护理:术后观察有无皮瓣出血、坏死,一旦发现及时通知医生,并做好手术探查的准备;观察石膏固定的边缘及骨隆突处皮肤有无红肿、擦伤等,保持石膏、敷料等干燥、整洁,以预防压疮的发生。

3. **健康指导**

(1) 功能锻炼:术后为防止骨髓腔出血,以向心性肌肉按摩为主,术后3～7天练习肌肉等长收缩,以感到轻度疲劳为宜,循序渐进,直至完全恢复。

(2) 出院指导:鼓励患者和家属树立信心。对于出院带药者,指导用药。嘱患者不宜过早剧烈活动,防治发生病理性骨折。卧床患者经常做深呼吸、有效咳嗽及引体向上运动,改善肺部功能,减少并发症的发生。进食优质蛋白,多饮水,多食水果蔬菜,防止便秘。定期复诊。

第2节　化脓性关节炎

化脓性关节炎(septic arthritis)指发生于关节腔内的化脓性感染。多见于儿童,以髋、膝关节为多发,其次为肘、肩及踝关节。

一、病因及发病机制

85%的致病菌是金黄色葡萄球菌,其次是β溶血性链球菌和革兰阴性杆菌。患者常因化脓病灶内细菌进入血流,停留在关节滑膜上引起急性血源性感染。关节穿刺、假体置换或开放性创伤,可直接引起关节内感染。

二、病理变化

化脓性关节炎的病理大致分为三个阶段:

1. **浆液性渗出期**　炎症在滑膜浅层,毛细血管扩张充血,滑膜肿胀,白细胞浸润。关节液呈稀薄浆液状,内有大量白细胞和红细胞,纤维蛋白量少。因关节软骨未遭破坏,本期病变可逆,渗出液可完全吸收,无关节功能障碍。

2. **浆液纤维素性渗出期**　滑膜炎症加重,渗出液为浆液纤维素性,黏稠,内含大量炎症细胞、脓细胞和纤维蛋白。炎症反应产生大量的酶和毒性物质,蛋白溶解酶使关节软骨开始降解,加之滑膜肿胀增厚、纤维蛋白沉积等,使关节软骨破坏。此期可遗留部分关节功能障碍。

3. **脓性渗出期**　关节腔渗出浓稠的脓性液,内含大量的脓细胞,炎症进一步发展,可侵入骨端松质骨,形成骨髓炎。炎症向外扩展,周围软组织发生化脓性感染。后期可发生病理性关节脱位、关节纤维性强直或骨性强直。

三、临床表现

1. **症状**　起病急,高热、寒战,体温可达39～40℃,可出现惊厥、谵妄、中毒性休克和多处感染灶等。病变关节疼痛剧烈。

2. **体征**　关节半屈曲位,不愿活动;局部皮温升高、肿胀、压痛。髋关节的位置较深,肿胀、压痛多不明显,但会有活动受限,遇到不能解释的膝疼痛时,提示疼痛可能来自髋关节。

四、实验室及其他检查

1. **实验室检查**　白细胞总数增高,中性粒细胞比例增高,常有核左移或中毒颗粒。

2. **关节穿刺检查**　可为浆液性、纤维蛋白性或脓性。镜检可有大量白细胞、脓细胞。穿刺液应进行细菌培养及药敏试验。

3. **影像学检查**　早期X线检查显示关节肿胀、积液、关节间隙增宽。CT、MRI和放射性核素扫描可鉴别关节周围软组织炎症及骨髓炎。后期可见关节软骨破坏,软骨下骨质疏松,骨质破坏,骨增生、硬化。

五、诊断要点

化脓性关节炎的诊断是早期治疗的关键,关节穿刺关节液的检查是确诊的重要依据。

六、治疗要点

治疗原则是早诊断、早治疗,积极保全生命和关节功能。

1. **全身支持疗法**　高热应予降温,注意维持水电解质的平衡及纠正酸中毒。进食高蛋白、高维生素饮食。

2. **抗生素治疗**　早期应用有效足量抗生素联合治疗,获得药敏结果后,依药敏结果选用敏感抗生素。

3. **局部治疗**

(1) 浆液渗出期:采取重复关节穿刺减压术;抽净积液后可注入抗生素。此后每日1～2次,直到关节液清亮,镜检正常。

(2) 灌洗:用抗生素液关节腔内持续点滴和负压引流治疗。

(3) 浆液纤维性渗出期:采用关节镜下手术,

在关节镜下清除脓苔,彻底冲洗关节腔,并配合灌洗引流处理。

(4) 脓性渗出期:采用关节切开,清除病灶,同时安置灌洗引流装置。

(5) 患肢制动:用皮牵引或石膏固定关节于功能位,以减轻疼痛,控制感染扩散,预防畸形。

七、护理要点

1. 术前护理

(1) 心理护理:化脓性关节炎患者起病急,病情重,易产生紧张心理。护士要耐心解释病情,关心患者,取得配合。

(2) 高热的护理:采取有效的物理或药物降温措施。

(3) 制动护理:用石膏托或皮牵引固定关节于功能位,防止关节挛缩或僵直,减轻疼痛,预防感染。

(4) 应用抗生素的护理:有效足量地应用抗生素是治疗化脓性关节炎的措施之一,遵医嘱按时给药,保证药物的有效浓度和剂量。观察用药后反应,及时通知医生调整抗生素。

(5) 观察关节肿胀情况:对于较小且表浅的肿痛关节,每日配合医生行关节腔穿刺抽出渗液,然后注入抗生素。观察关节液颜色、性质和量的变化,如关节液混浊量多呈脓性,应做好手术准备。

2. 术后护理

(1) 体位护理:术后抬高患肢 20cm,以减轻肿胀,保持 10°~20°关节功能位,预防感染扩散的同时减轻关节面的压力。

(2) 引流冲洗的护理:及时更换创口敷料,保持创面清洁干燥。观察引流液的颜色、质量,做好记录,保持冲洗引流管的通畅,及时倾倒引流液,注意遵守无菌操作。

3. 健康指导 指导功能锻炼:炎症急性期只进行股四头肌等长舒缩运动;炎症消退后,体温平稳2周,进行关节屈伸练习。冲洗管拔出后,可进行关节的主动活动。出院后进行适当户外活动,避免剧烈运动,可散步、上下楼梯、骑固定自行车;因拔牙、扁桃体摘除可引起疾病复发,应尽量避免并定期复查。

第3节 骨与关节结核

骨与关节结核(tuberculosis of bone and joint)常继发于肺结核(约 90%),少数继发于消化道或淋巴结结核。好发于儿童及青少年,30 岁以下患者占80%以上。好发部位为脊柱,其次为膝、髋及肘关节。随着科技的进步、抗结核药物的出现,骨与关节结核的发病率明显下降。但是由于流动人口的大量增加以及耐药菌的出现,骨与关节结核的发病率又有所回升,应引起重视。

一、脊柱结核

脊柱受累占骨关节结核病 50%左右,其中腰椎为最高,胸椎、胸腰段其次,颈椎及骶尾椎较少见,但颈椎结核致残率较高。男性比女性略多见;儿童、成人均可发生,应引起注意。

(一) 病因及发病机制 该病主要继发于肺或胃肠道结核,人型结核分枝杆菌是主要病原菌。当机体抵抗力下降时,潜伏的结核菌引起感染。椎体因为承重大、骨松质多、肌肉附着少、血液供应差,容易被感染。

(二) 病理变化 椎体结核可分为中心型和边缘型两种(图 8-5-2)。①中心型椎体结核:多见于儿童,好发于胸椎。病变进展快,一般只侵犯一个椎体,椎体被压缩成楔形。可穿透椎间盘累及邻近椎体。②边缘型椎体结核:多见于成人,好发于腰椎。病变部位局限在椎体的上下缘,很快侵犯椎间盘和相邻的椎体。本病的特征是椎间盘被破坏、椎间隙变窄。

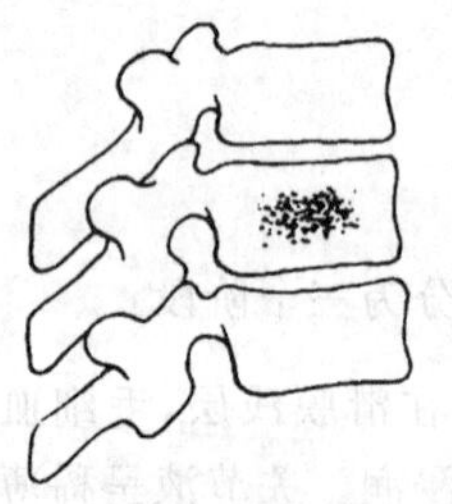

A. 中心型

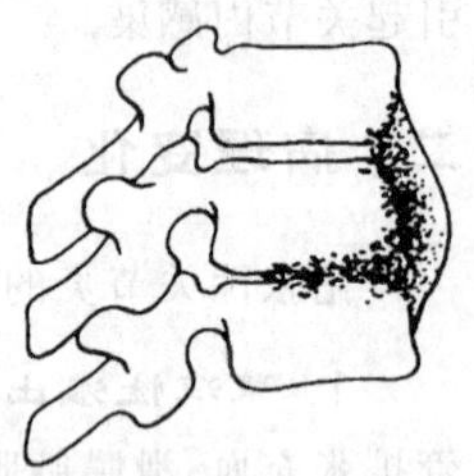

B. 边缘型

图 8-5-2 椎体结核的类型

椎体被破坏以后出现脓肿并伴干酪样物质,因缺乏急性化脓性感染的红、热,形成寒性脓肿,有两种表现:①椎旁脓肿,脓液多汇集椎体两侧和前方,进入椎管内可压迫脊髓和神经根。②流注脓肿:椎旁脓液积聚至一定量后可穿破骨膜,向下方流动,在远离病灶的部位出现脓肿。下胸椎及腰椎病变所致的椎旁脓肿穿破骨膜后,形成腰大肌脓肿。浅层腰大肌脓肿向下流动积聚在髂窝内,成为髂窝脓肿。甚至脓液还可下流至膝上部位(图 8-5-3)。

(三) 临床表现

1. 症状 起病缓慢,早期症状不明显,可有低热、盗汗、消瘦、食欲不振、全身不适等。病变部位钝

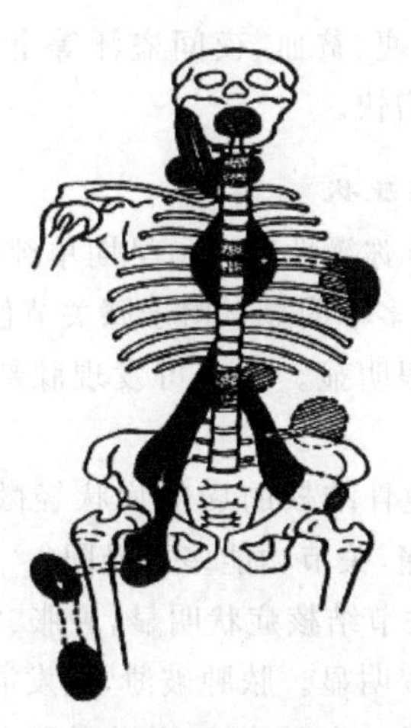
图 8-5-3　脊柱结核寒性脓肿流注途径

痛，休息时减轻，劳累时加重。

2. **体征**　局部肌痉挛和脊柱活动受限，患者可有姿势异常，如拾物试验阳性、托马斯试验阳性、颈椎结核时抬头困难。可伴有脊柱后凸、侧凸，腰椎生理前凸消失、胸椎后凸可引起驼背等畸形。

寒性脓肿和窦道的形成，脓肿破溃后出现窦道与体外相通，可有干酪样分泌物排出。结核的脓液、干酪样坏死、死骨、被破坏的椎体和椎间盘都可压迫脊髓，出现截瘫。其中以胸椎和颈椎结核截瘫发生率高。

（四）实验室及其他检查

1. **影像学检查**

(1) X线检查：早期表现为骨质变薄。随着病情进展，表现为骨质破坏和椎间隙变窄，与化脓性脊柱炎相似。前方椎体多个节段受累，椎体被侵蚀为扇贝状。中央型的病变与肿瘤类似，表现为椎体中央变薄和骨质破坏，接着出现椎体塌陷。偶见小死骨，椎体呈楔状改变。边缘型的骨质破坏集中在椎体上缘或下缘，椎间隙变窄或消失，脊柱各段结核可见寒性脓肿的阴影。

(2) CT检查：清晰显示软组织病灶的界限、骨质破坏的程度以及小脓肿。

(3) MRI检查：在多个切面水平上显示骨和软组织的病变，以及脊髓受压情况。另外，增强的MRI可以区别脓肿与肉芽组织。

2. **结核菌素试验**　在机体免疫力严重低下时可为阴性。

3. **血常规检查**　仅约10%患者有血白细胞升高。红细胞沉降率可检测病变是否静止和活动，活动期明显增快，静止期一般正常。

4. **脓肿穿刺或病变部位的组织学检查**　是结核感染确诊的重要途径。通过培养或组织学检查，70%～90%的病例可以确诊，但混合性感染时结核杆菌培养阳性率极低。

（五）诊断要点　根据上述临床表现及影像学检查，结合患者红细胞沉降率增快、结核菌素试验阳性，应考虑本病。确诊需要作椎体病灶或软组织的活检。CT引导下的细针穿刺活检非常有诊断价值。皮下脓肿穿刺发现病原菌，可不必再做脊柱活检。

（六）治疗要点　脊柱结核治疗的目的是彻底清除病灶，解除神经压迫，重建脊柱稳定性，矫正脊柱畸形。抗结核药物化疗是治疗脊柱结核的重要部分。

1. **非手术治疗**

(1) 一般处理：改善全身营养状况，加强休息。局部制动：适用于病变静止而脊柱尚不够稳定者，如颅骨牵引、石膏背心、腰围等。

(2) 抗结核药物治疗：①有效的药物治疗是杀灭结核分枝杆菌、治愈脊柱结核的根本措施。绝大多数脊柱结核采用全身营养支持和合理的抗结核药物治疗可获得治愈。异烟肼、利福平、链霉素、乙胺丁醇等一线抗结核药物治疗。②遵循早期、联合、适量、规律和全程应用的原则，以增强药效，降低细菌的耐药性。按规定疗程用药是确保疗效的前提。脊柱结核一般要用药2年左右。有窦道出现混合感染者，应结合药敏试验，应用敏感的抗生素。

2. **手术治疗**　手术适应证为死骨、脓肿较大不易吸收和窦道经久不愈；结核病灶压迫脊髓出现症状；晚期结核引起的迟发性瘫痪。

(1) 病灶清除术：结核病灶的彻底清除是控制感染的关键。把死骨和干酪样坏死物完全清除，直至露出正常松质骨。

(2) 脊柱功能重建：通过植骨或结合内固定。早期重建的效果主要通过内固定维持，后期（一般1年以后）主要依靠植骨融合完成。自体骨植骨可靠并且愈合率高。

（七）护理要点

1. **术前及非手术治疗的护理**　包括局部制动、遵医嘱抗结核、加强营养和休息。

(1) 用药护理：可同时使用2～3种抗结核药物，密切观察用药反应，定期监测血常规。

(2) 体位的护理：严格平卧硬板床，选择适合的石膏固定或牵引,石膏或牵引带内面加垫小毛巾,保证患者舒适,防止局部长期受压,产生压疮。为患者翻身时,注意要有2人以上合作,保证其颈、胸、腰椎的平直,预防脊柱的再损伤。

(3) 术前训练:训练床上大小便、有效咳嗽、深呼吸,为手术后适应做好准备。

2. **术后护理**

(1) 体位:术后6~8小时可翻身,翻身时应防止脊柱扭曲,3人协助患者轴式翻身。

(2) 病情监测:脊柱结核患者椎管狭窄,椎管内神经易受压,术后24小时内应密切观察上下肢感觉、有无异常,运动、排尿有无障碍。

3. **健康指导**

(1) 主动活动:腰椎结核患者术后第一天,可做双下肢直腿抬高训练,每天3~5次,每次10分钟。可指导患者1周后做床上抬臀运动以锻炼腰背肌,预防神经根粘连。

(2) 被动活动:颈椎结核截瘫患者,对四肢肌肉进行向心按摩,做上、下肢各关节的被动活动,以防肌肉萎缩。

(3) 出院指导:出院在家仍需要卧硬板床,可平卧或侧卧。颈椎结核者,避免头颈用力转动;腰椎胸椎结核者,避免久坐,防止胸腰部屈曲或极度扭曲。行骨融合术者,一般颈椎术后3个月,腰椎术4~5个月后方可下床活动。

二、膝关节结核

膝关节结核(tuberculosis of knee joint)发病率占全身骨与关节结核的第二位,仅次于脊柱结核。患者多为儿童及青壮年。

(一) 病因及发病机制 膝关节病变以滑膜结核多见,滑膜结核发病缓慢,症状轻微,很多患者就诊时滑膜已完全被结核性肉芽组织破坏,关节面软骨、骨质受到不同程度的侵犯和破坏,发展为全关节结核。形成死骨、空洞。脓液可侵入髌上囊、腘窝或膝关节两侧,后期形成脓肿。若脓肿破溃,继发混合感染,可形成经久不愈的窦道。儿童膝关节结核骨骺遭到破坏后,影响下肢的发育,可引起明显肢体短缩畸形。病变累及关节韧带时,可出现膝关节病理性半脱位或脱位,病变静止后,可有膝关节挛缩畸形。

(二) 临床表现

1. **全身症状** 起病缓慢,有低热、乏力、疲倦、食欲不振、消瘦、贫血、夜间盗汗等全身症状。红细胞沉降率可增快。

2. **局部症状**

(1) 关节弥漫性肿胀是早期单纯滑膜结核的症状,局部疼痛多不明显。由于膝关节位置表浅,肿胀和积液通常很明显。检查可发现膝部肿胀饱满,浮髌试验阳性。

(2) 单纯骨结核的局部症状轻微,仅有病灶周围肿胀和压痛,关节功能多不受限。

(3) 全关节结核症状明显,肿胀、疼痛和关节功能受限都比较明显。脓肿破溃,继发混合感染,形成窦道。晚期股四头肌萎缩,关节肿胀、骨质破坏和韧带松弛,可发生膝外翻畸形。骨骺破坏后,骨生长受到影响,致使患肢发生短缩畸形。

(三) 实验室及其他检查

1. **X线检查**

(1) 单纯性滑膜结核放射学表现常不典型,仅病程较长者可见软组织肿胀和骨组织疏松。

(2) 在单纯骨结核中,中心型表现为骨质模糊,呈磨砂玻璃样,后期可形成死骨及空洞;边缘型则表现为边缘骨质被侵蚀破坏。

(3) 在全关节结核,表现为骨质广泛疏松,骨质被侵蚀破坏,关节间隙变窄。窦道长期不愈可出现骨硬化。

2. **CT、MRI检查** 可较早地发现局部小脓肿、软组织增厚、死骨块等,对关节内早期病变有诊断价值。

3. **关节镜检查** 对诊断早期膝关节滑膜结核有重要价值,可取关节液培养做组织活检,也可进行滑膜切除术。

(四) 诊断要点 根据结核接触史、患病史,临床表现、X线检查、关节镜及实验室检查可明确诊断。

(五) 治疗要点

1. **局部制动** 局部制动十分重要,制动时间一般不少于3个月。

2. **抗结核治疗** 单纯滑膜结核者,多可以通过应用全身抗结核药治愈,并能够保留基本正常的关节功能。

3. **局部治疗**

(1) 抽出关节积液并注入抗结核药物。

(2) 若治疗无效,可施行滑膜切除术。

(3) 单纯骨结核当骨质破坏较重时,应施行病灶清除术,病灶清除后可用松质骨填充。术后管型石膏固定3个月。

(4) 对全关节结核,15岁以下的患者仅做病灶清除术;15岁以上者在清除病灶后,可同时行膝关节升压融合术,术后4周拔除升压钢针,改用管型石膏固定2个月。

(六) 护理要点

1. 术前及非手术患者护理

(1) 心理护理:因为病程长,患者心理负担重,医护人员要鼓励患者及家属正确认识疾病,增加战胜疾病的信心,积极配合治疗。

(2) 局部制动:肿胀、疼痛明显者,可用石膏托固定。固定期间,石膏托可以每日解下1～2次,并适当活动膝关节,以防关节粘连,肌肉萎缩。可在伸膝位做股四头肌收缩训练。

2. 术后护理

(1) 制动:患者术后回病室时要注意平稳搬移,防止石膏变形或折断。

(2) 伤口引流护理:观察伤口渗血及引流管的通畅情况,防止引流管脱落及管内引流液倒流,注意无菌操作。记录引流液的颜色、性质、量,发现异常及时通知医师并妥善处理。引流液正常为淡红色,每日引流液≤200mL。引流管持续引流24～48小时后,引流液≤50mL,可拔管。

(3) 术后用软枕抬高患肢20°～30°,以促进血液循环,减轻肿胀。密切观察患肢血液循环、皮肤温度、神经感觉情况,并与健侧进行比较。发现问题及时处理。

(4) 行关节升压融合术者,应注意保持关节夹的松紧度,预防升压针眼感染。

3. 健康指导

(1) 预防深静脉血栓形成:手术第一天,可行健侧肢体和患侧踝关节的主动运动。

(2) 指导肢体活动:滑膜切除术后,皮牵引1～2周后可在床上练习屈伸膝关节,1个月后可下床拄双拐活动;单纯骨结核清除病灶松质骨填充术后,石膏固定2～3周,早期行股四头肌静力收缩,1个月后拄双拐练习行走;全关节结核行关节升压融合术后,4周可除去石膏和关节夹,在床上练习肢体抬高,35天后可拄双拐下地活动。

(3) 出院后嘱患者继续加强患肢的功能锻炼,劳逸结合,避免过早负重。定期复查。

三、髋关节结核

髋关节结核(coxo tuberculosis)发病率在骨与关节结核中居第三位,仅次于脊柱和膝关节。多为单侧发病,多见于儿童和青少年。

(一) 病因及发病机制 早期髋关节结核以单纯滑膜结核和单纯骨结核多见,大多发展成全关节结核。单纯骨结核的病灶常位于髋臼上缘、股骨头和靠近骺板处的股骨颈。病灶处骨质破坏,出现死骨和空洞,易形成脓肿。随着病变发展,可穿破关节面软骨,进入关节腔,造成全关节感染。股骨头部分被破坏、吸收后可发生病理性脱位,多为后脱位。髋臼结核产生的脓液可向周围流注,向后常形成臀部脓肿。穿破骨盆内壁,形成盆腔内脓肿。

(二) 临床表现

1. 全身症状 起病缓慢,可有低热、盗汗、食欲缺乏、消瘦、乏力、倦怠、贫血等。

2. 局部症状

(1) 典型的临床表现有跛行和放射至膝的患髋疼痛。

(2) 早期仅表现为跛行和患髋不适感。患儿常有"夜啼",因为熟睡后髋部保护性肌痉挛消失,患髋移动时引起疼痛所致。髋关节活动因疼痛而受限,托马斯征阳性。

(3) 可出现髋关节屈曲、内收、内旋畸形,患肢短缩,于腹股沟或臀部可出现肿胀或肿块,有压痛。患肢及臀部肌萎缩。

(三) 实验室及其他检查

1. X线检查 X线片早期显示有局限性的骨质疏松,疾病后期,全关节结核可见关节间隙变宽,出现空洞和死骨。严重者股骨头几乎完全消失,可出现病理性脱位。

2. CT与MRI检查 有助于早期诊断,可清楚显示髋关节内积液量和微小的骨破坏病灶。

(四) 诊断要点 髋关节结核的早期诊断极为重要,根据病史、症状、体征和X线检查,不难诊断。骨盆正位片对两侧髋关节进行反复比较,仔细观察,关节间隙轻度狭窄应引起注意,以防漏诊。

(五) 治疗要点

1. 支持疗法 休息,增加营养以增强机体抵抗力,改善患者的全身状况。

2. **局部处理**

(1) 单纯滑膜结核：早期行关节穿刺抽液并注入抗结核药物，对患肢进行皮牵引、石膏固定。无效者行滑膜切除术。术后用皮牵引和"丁字鞋"制动3周。

(2) 单纯骨结核：有死骨或死腔者，应尽早行病灶清除术，清除死骨、清理死腔，遗留的空腔可用松质骨充填，术后皮牵引或髋"人"字石膏固定4～6周。

(3) 全关节结核：早期及时进行病灶清除术，术后皮牵引3～4周。晚期则行病灶清除术，同时作关节植骨融合术，术后髋人字石膏固定3～6个月。病情稳定者可选择全髋关节置换术。

(六) 护理要点

1. **术前及非手术治疗的护理**

(1) 关节腔抽液、注入抗结核药物时，要严格执行无菌操作。

(2) 关节疼痛皮牵引时，保持患肢外展30°中立位。严格卧床休息，预防病理性骨折。

2. **术后护理**

(1) 注意观察生命体征的变化，必要时进行心电监护。

(2) 由于髋关节手术后出血较多，要注意观察伤口敷料渗血情况，保持引流管的通畅。

(3) 对于石膏固定者，观察患肢血液循环情况，倾听患者主诉，如有肢体远端苍白、厥冷、疼痛、麻木等异常及时通知医生妥善处理。行石膏"人"字形固定者，注意保护石膏周围的皮肤，尤其是女患者会阴部皮肤的清洁干燥。

(4) 定时翻身、按摩皮肤防治压疮。指导有效咳嗽，经常深呼吸，预防肺感染肺不张。

3. **健康指导**

(1) 术后第1天，上肢、健侧下肢的主动活动，以防深静脉血栓形成。术后2～3天可进行股四头肌等长收缩，但要避免主动屈髋练习。

(2) 皮牵引3～4周后可去除，患者可进行髋、膝关节的主动锻炼。石膏固定6～8周后，X线摄片复查，病变愈合，可拆除石膏，持双拐下床练习行走，但患肢不能负重。

(3) 指导患者及家属正确用药、合理饮食、有计划的功能锻炼、定期复查。

(吴黎明)

第6章 骨肿瘤患者的护理

骨肿瘤(bone tumor)指发生于骨内或起源于各种骨组织成分的肿瘤,无论是原发性、继发性还是转移性肿瘤统称为骨肿瘤。分为原发性和继发性两种。原发性骨肿瘤源自骨及其附近组织,发病率占全部肿瘤的2%左右,以良性肿瘤居多。继发性骨肿瘤是由身体其他组织或器官的肿瘤转移而来,发病率为原发性骨肿瘤的35～40倍,属于恶性肿瘤。男性比女性稍多。

骨肿瘤的发病与年龄和解剖部位有关,如骨肉瘤多发生于儿童和青少年(10～30岁),骨巨细胞瘤多见于20～40岁的成年人。骨肿瘤好发于长骨生长活跃的干骺端,如股骨下端、胫骨上端和肱骨上端。

一、病因及发病机制

1. **遗传因素** 研究表明骨肉瘤的形成与病灶粘连激酶、抑癌基因有关,如骨肉瘤患者中15%～35%伴有视网膜母细胞癌基因改变,28%～65%患者伴有TP53基因突变。

2. **骨骼生长迅速** 骨肿瘤在儿童及青少年中发病率高,尤其是发生在骨骼生长较快的干骺端。

3. **延迟生长或超刺激代谢** 骨肿瘤的形成与延迟生长或超刺激代谢存在一定的相关性,如Paget病与骨巨细胞瘤、骨肉瘤的形成;甲状旁腺功能亢进与棕色肿瘤等。

4. **骨结构异常压应力** 骨肿瘤发病以股骨下端、胫骨上端的膝关节为主,而膝关节是人体骨关节在直立体位时承受压力最大的部位,此部位的高发病率说明异常压应力是骨肿瘤发病的影响因素。

5. **环境因素** 环境因素辐射、感染与骨肿瘤的形成有关。如放疗后骨肿瘤多发生于放疗部位的骨骼,多见于放疗强度大的患者。

二、分类与外科分期

(一) **骨肿瘤分类** 根据肿瘤组织学分化,主要将其分为以下几种,见表8-6-1。

表8-6-1 骨肿瘤分类

分　类	举例	
	良　性	恶　性
成软骨性肿瘤	骨软骨瘤、软骨瘤	软骨肉瘤、软骨母细胞瘤
成骨性肿瘤	骨样肿瘤、成骨细胞瘤	骨肉瘤
成纤维源性肿瘤	促纤维增生性纤维肿瘤	纤维肉瘤
组织来源不明的肿瘤	巨细胞瘤	尤因肉瘤

1. **良性骨肿瘤**

(1) 骨软骨瘤:骨软骨瘤是一种多发于长骨干骺端的骨性突起,又称外生骨疣。其发病率约占良性骨肿瘤的40%,多见于未成年男性。单发或多发,以单发多见,多发性患者常有家族史,常合并骨骼发育异常。单发骨软骨瘤的恶变率小于1%,而多发遗传性骨软骨瘤其单个瘤体恶变率达5%～10%。该肿瘤多见于四肢长骨的干骺端,当骨骺线闭合后,骨软骨瘤的生长也停止。

患者长期自觉无症状,多因发现骨性肿块而就诊,肿块多见于股骨下端、胫骨上端及肱骨上端。当肿块增长到一定程度时,即压迫肌腱、血管、神经等,可产生疼痛。X线检查特点为:长骨干骺端有骨性突起,由骨皮质和骨松质构成,分为有蒂和无蒂两种(图8-6-1)。

(2) 软骨瘤:软骨瘤是以透明软骨病变为主的良性肿瘤。任何年龄、男女均可发病,可累及任何骨骼,如肋骨、胸骨、脊柱等,但好发于手或足部管状骨。其中位于骨干中心(如髓腔)的肿瘤,称为内生软骨瘤,较多见,其占原发良性骨肿瘤的15%,仅次

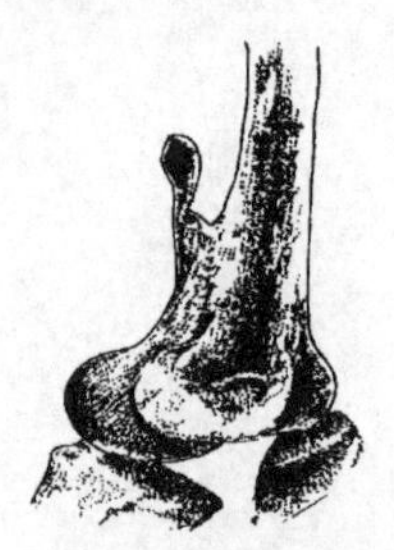
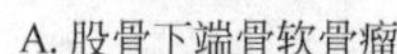
A. 股骨下端骨软骨瘤

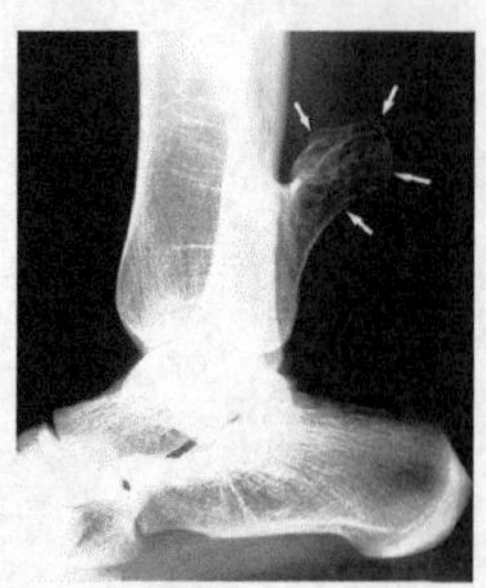
B. 踝部骨软骨瘤

图 8-6-1 骨软骨瘤

于骨软骨瘤和骨巨细胞瘤。

软骨瘤生长较慢,患者常因无痛性肿块或病理性骨折就诊。X线检查特征:内生软骨瘤可见髓腔内出现椭圆形透亮点,溶骨区内有点状或条纹状钙化斑(图 8-6-2)。

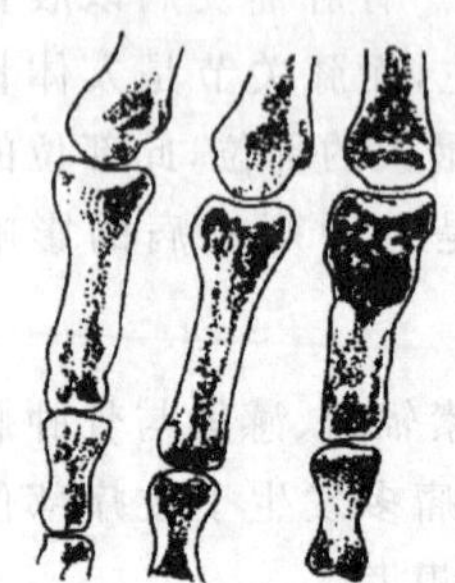
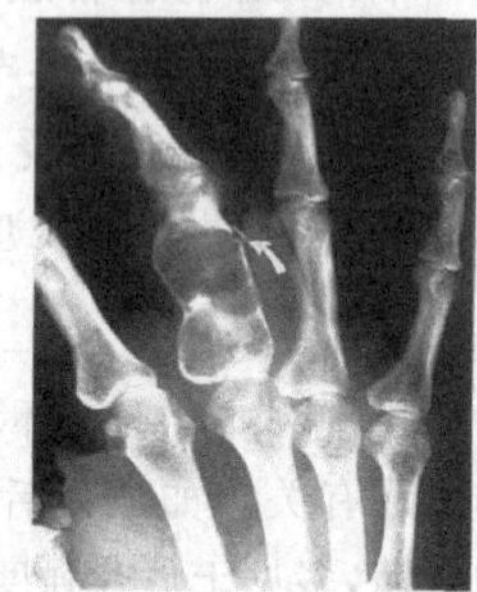

图 8-6-2 指骨的内生性软骨瘤

(3) 骨巨细胞瘤:骨巨细胞瘤是一种侵袭性强,起源不明的介于良恶性之间的溶骨性肿瘤,WHO将其定位为侵袭性潜在恶性肿瘤。好发年龄为 20～40 岁,女性多于男性,好发部位为股骨下端、胫骨上端等。

患者以进行性加重性疼痛为主要症状,增大的肿瘤使局部触诊呈乒乓球样感觉,可使关节活动受限。可发生肺部转移。X线检查特征为:骨端偏心溶骨性破坏而无骨膜反应,骨皮质膨胀变薄,可见"肥皂泡"样变(图 8-6-3)。

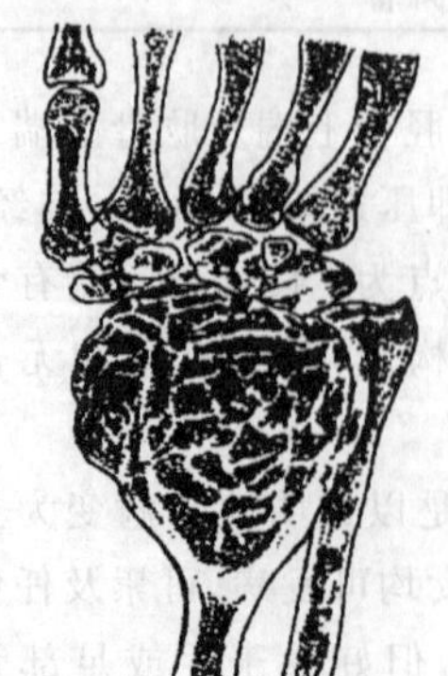
A. 桡骨远端骨巨细胞瘤

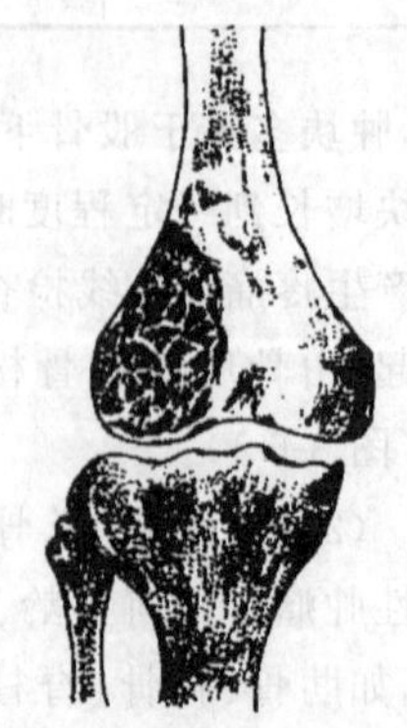
B. 股骨下端骨巨细胞瘤

图 8-6-3 骨巨细胞瘤

2. 恶性骨肿瘤

(1) 骨肉瘤:骨肉瘤是最常见的原发性恶性骨肿瘤。其好发年龄为 10～30 岁,其中男女患病比例为(1.5～2):1。好发部位依次为股骨远端、胫骨近端和肱骨近侧干骺端。

骨肉瘤恶性程度高,病损较大,表现为瘤细胞直接形成骨样组织或未成熟骨。骨密质或髓腔中有成骨性、溶骨性或混合性骨质破坏,骨膜反应明显。当新生骨与长骨纵轴呈直角时,可见 Codman 三角或呈"日光射线"状(图 8-6-4)。患者主要表现为疼痛,逐渐加剧,尤以夜间为甚。肿瘤表面皮温升高,静脉怒张,可导致病理性骨折。肺转移是患者死亡的主要原因。

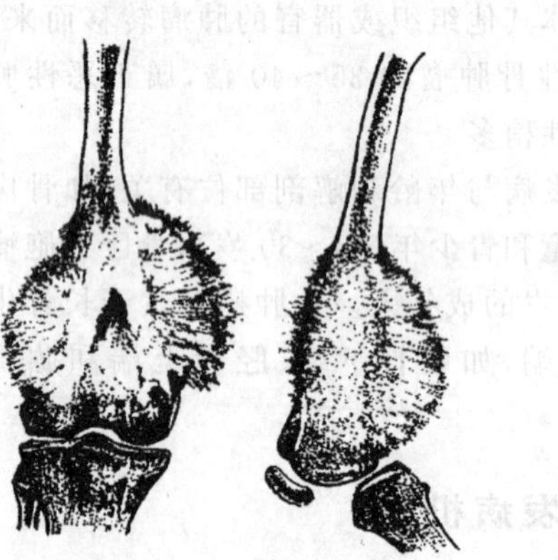
A. 日光放射现象

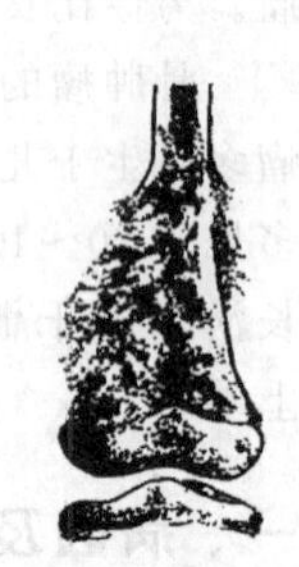
B. 可见骨破坏和骨膜增生

图 8-6-4 股骨下端骨肉瘤

(2) 尤因肉瘤:尤因肉瘤是一种高度恶性且来源不明的骨肿瘤,仅次于骨肉瘤的青少年好发原发恶性骨肿瘤,男性多于女性。好发部位为股骨、胫骨、腓骨、髂骨等。患者除常见疼痛、肿胀外,部分患者可出现全身症状,如间断低热、白细胞升高、核左移、贫血等。由于较广泛的溶骨性浸润性骨破坏,骨皮质呈现虫蛀样,新生骨沿骨膜长轴生长,呈现"板层状"或"葱皮状"骨膜反应(图 8-6-5)。晚期通过血行播散或直接侵犯骨骼其他部位,90%的患者在一年内因肺转移而死。

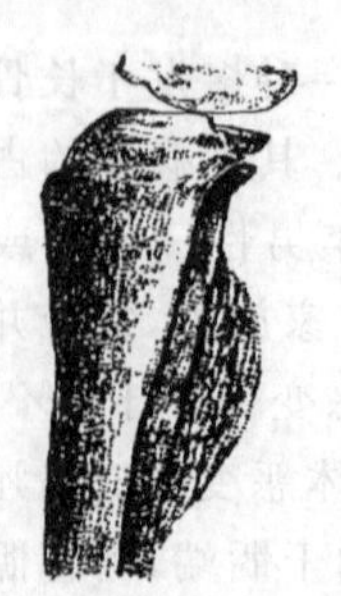
A. 腓骨尤文肉瘤

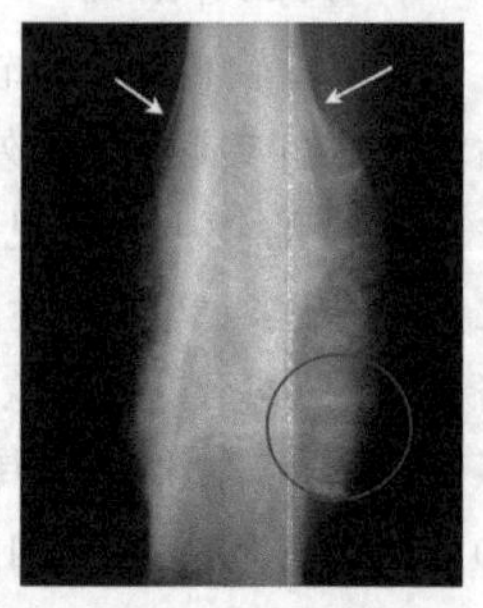
B. 股骨尤文肉瘤

图 8-6-5 尤因肉瘤

（3）转移性骨肿瘤：转移性骨肿瘤是指原发于骨外器官或组织的恶性肿瘤，通过血行或淋巴转移至骨骼，形成子瘤。好发年龄为40～60岁，好发于躯干骨。成人转移肿瘤的来源多为乳腺癌、肺癌、肾癌、直肠癌等；儿童多由神经细胞瘤转移。患者主要症状为疼痛、病理性骨折和脊髓压迫，尤以疼痛常见。

（二）骨肿瘤外科分期　目前骨肿瘤外科分期多用来指导治疗方案制定。包括：①肿瘤病理分级G(grade)：分为三级，即G_0为良性、G_1为低度恶性及G_2为高度恶性。②肿瘤解剖定位T(territory)：T_0囊内、T_1间室内及T_2间室外。③远处转移M(metastasis)：M_0无远处转移及M_1有远处转移。

三、临床表现

骨肿瘤的临床表现与肿瘤类型、疾病进程等有关。

1. **疼痛**　恶性肿瘤的早期症状是疼痛，随着病程进展可表现为持续性剧痛，局部压痛明显，常影响患者休息、睡眠和工作。夜间痛是骨肿瘤疼痛的一个重要特征。疼痛多由肿瘤破坏骨组织或肿瘤对周围组织刺激引起。良性肿瘤多无疼痛，但骨样肿瘤则可表现为持续性剧烈疼痛；良性肿瘤疼痛加剧，应考虑病理性骨折及恶变的可能。

2. **肿胀及压迫症状**　良性肿瘤生长缓慢，多以肿块为首发症状，质硬而无压痛。恶性肿瘤生长迅速，局部皮温增高和静脉怒张。当肿块巨大时，可压迫长骨干骺端、关节周围组织而引起相应症状，如位于盆腔肿瘤可引起便秘和排尿困难。由于疼痛、肿胀及压迫，可致患者受累关节功能障碍。

3. **病理性骨折**　病理性骨折是骨肿瘤、骨转移瘤的常见并发症，其与单纯外伤骨折症状体征相似。临床上如果患者因轻微外伤导致骨折，要考虑骨肿瘤致病理性骨折的可能。

4. **复发及转移**　晚期恶性肿瘤多发生远处转移，以血行转移常见，偶见淋巴转移。患者可出现贫血、消瘦、食欲不振、体重下降、发热等。良性肿瘤复发后，有恶变的可能，恶性肿瘤治疗后可复发。

四、实验室及其他检查

1. **影像学检查**　X线检查显示肿瘤的位置、大小、形态及骨与软组织的病变。良性肿瘤生长缓慢，以形成界限清楚、密度均匀的膨胀性骨病损为特点。恶性肿瘤则病灶多不规则、密度不均、边界不清，骨破坏区可呈虫蛀样或筛孔样，可见骨膜反应阴影，如骨肉瘤呈现"Codman三角"或"日光射线"现象，尤因肉瘤表现为"葱皮"现象。CT检查有助于识别肿瘤对周围软组织的浸润程度及与邻近器官组织的关系。MRI对判断骨肿瘤与血管、脊髓的关系有一定的帮助。DSA可显示肿瘤的血供，并能进行选择性血管栓塞和注入化学治疗药物。

2. **实验室检查**　除常规血常规检查外，恶性肿瘤患者可有血钙增高，提示骨质迅速被破坏并持续进行。血清碱性磷酸酶(ALP)升高是骨肉瘤患者肿瘤活动度的重要标记，提示机体新骨形成活跃。肿瘤相关因子检查，如Bence-Jones蛋白为浆细胞骨髓瘤的实验室依据。肿瘤抑制基因（如Rb基因、P53基因）等与肿瘤的形成相关。

3. **组织病理学检查**　病理组织学检查是确诊骨肿瘤的唯一可靠手段。有穿刺活检和切开活检两种方法。病理切片制作方法也有两种，冷冻活检和石蜡活检，石蜡活检可获得准确的病理结果，而冷冻活检可快速获得病理结果。

4. **其他检查**　免疫组化技术、流式细胞学、电子显微镜技术等在提高骨肿瘤诊断、治疗中很有前景。

五、诊断要点

骨肿瘤诊断主要根据临床表现，如疼痛、肿胀、病理性骨折等，结合影像学、实验室及病理学检查、患者存在的病因进行诊断。

六、治疗要点

根据骨肿瘤的外科分期，选择不同的治疗方法。尽量达到既切除肿瘤，又可保全肢体的目的。对于良性肿瘤以手术切除为主，恶性肿瘤则采用手术、放疗、化疗等综合治疗手段。

1. **手术治疗**

（1）良性骨肿瘤：手术方式主要包括刮除植骨术和单纯性骨肿瘤切除术。若瘤体较小，可采用保守治疗并观察；若肿瘤生长较快或较大时，应手术切除以缓解压迫症状及由其引起的功能障碍。对于刮除术患者，可填充自体骨、生物活性骨修复材料，重建受损骨质。单纯性骨肿瘤切除术后应防止复发。

（2）恶性骨肿瘤：①保肢术，大量病例对照实验表明，保肢术和截肢术的3年、5年生存率和复发率相同,这奠定了保肢术在恶性骨肿瘤患者治疗中的重要地位。通过采用合理的手术方式,在正常组织中完整切除肿瘤,包括瘤体、包膜、反应区及周围部分正常组织。由于瘤段骨切除而导致的骨缺损,可通过肢体功能重建术,如肿瘤骨灭活重建术、人工假体置换术等完成保肢。②截肢术,对晚期骨质破坏严重且治疗无效,已失去保肢条件的患者,则考虑截肢。

2. **化学治疗** 目前骨肉瘤的5年生存率可达70%~80%。化疗可单独使用,亦可结合手术或放疗,多采用联合化疗的方法。常用骨肿瘤化疗的药物包括:烷化剂(环磷酰胺、丙氨酸氮芥)、抗代谢药物(甲氨蝶呤、氟尿嘧啶)、抗生素(多柔比星、博来霉素)、植物生物碱(长春新碱、足叶乙苷)、激素类(雌激素、雄激素)及其他类(顺铂、卡铂)。

3. **放射疗法** 适用于对其敏感的肿瘤,如尤因肉瘤;也适用于术前治疗,使瘤体缩小,为保肢及肢体重建术创造条件。对于恶性肿瘤广泛切除后,局部可以辅助放疗。需要注意放疗在治疗肿瘤的同时,也可对骨及其周围软组织带来损害。

4. **其他治疗** 免疫治疗,如肿瘤疫苗治疗、细胞因子治疗等,对骨肿瘤治疗有一定前景。

七、护理要点

1. **疼痛护理** 对于骨肿瘤患者的,护理人员可以采用"症状管理模式"对患者的疼痛进行管理,即了解患者疼痛的感受,并采取恰当的护理措施,最后对疼痛干预效果进行评价。

(1) 疼痛评估:常用自我描述疼痛评估工具,如NRS、VAS、Wong-Baker疼痛量表等。

(2) 药物性疼痛管理:根据WHO推荐的癌症三阶段疼痛疗法来缓解患者的疼痛。护理人员应对疼痛症状的控制进行连续监测。

(3) 非药物性疼痛管理:教会患者及家属配合非药物疼痛管理措施来缓解疼痛,如听音乐、指导性意念疗法、放松技巧(呼吸练习、肌肉放松等)、按摩和针灸等疗法。

2. **化疗、放疗患者的护理**

(1) 化疗患者的护理:护理人员应做好健康宣教工作,增加患者的用药依从性。密切观察药物的毒性作用,严密监测患者的相关身体状况,如体重、营养饮食特点、实验室检查等,尤其注意化疗患者常见不良反应的观察及护理:①胃肠道反应:主张联合用药,增强止吐效果。指导患者在餐后服用化疗药。②骨髓抑制及严重感染:若白细胞降至3×10^9/L,血小板降至80×10^9/L,应停止用药。密切观察有无感染征象,严格无菌操作规程。③心、肝及肾损害:定期监测心电图及肝肾功能。④皮肤及黏膜损害:化疗药物对血管、皮肤等刺激性较大,静脉给药最好行中心静脉置管,如PICC。避免化疗药物外渗,一旦外渗,立即停药,局部50%硫酸镁湿敷。

(2) 放疗患者的护理:①护理人员应向患者及其家属解释放疗作用的原理、作用目的及可能的副作用。提供心理支持,缓解其对放疗的不确定感。②护理人员应按时观察患者的皮肤、黏膜情况。指导患者注意皮肤清洁干燥,保护照射部位皮肤。③护理人员应告知患者定期复诊的重要性,指导患者对轻微症状进行处理,必要时联系医护人员。

3. **围术期护理**

(1) 术前护理:①心理准备,护理人员应向患者提供疾病治疗、护理相关知识;同时,医护人员应鼓励患者表达其感受,给予与疾病相关的咨询和支持,为手术做好准备。②全面评估,完善患者的健康史采集、全身健康评估、相关实验室及影像学等检查。护理人员要告诉患者全面健康评估的重要性,以增加配合。③健康指导,教会患者如何使用拐杖、助行器、轮椅等辅助术后康复训练。

(2) 术后护理:①了解患者麻醉、手术情况,监测生命体征,观察全身情况。②抬高患肢,减轻患肢肿胀,注意观察肢体末梢血液循环,有无包扎固定过紧及神经损伤等。③疼痛护理:对于应用自控性镇痛泵者,观察有无恶心、呕吐、呼吸功能异常等;对于中重度疼痛者,遵医嘱联合使用其他镇痛药,如吗啡、双氯芬酸钠等。④改善营养状况:鼓励患者摄入蛋白、能量及维生素丰富的食物,尽量经口进食;同时可据医嘱提供肠内或肠外营养,增强身体抵抗力。⑤制订功能锻炼计划:麻醉清醒后,患者即可做患处肌肉的等长收缩,活动正常关节,促进血液循环,增强肌力,防止失用性肌萎缩。持续性被动运动(CPM)可借助CPM机于术后数日进行,根据医嘱执行,循序渐进,逐渐增大角度。术后2~3周后开始患处远侧和近侧关节的活动。患者下床活动时,护理人员应辅助患者使用拐杖、助行器等。

(3) 截肢患者护理:①体位,术后患肢抬高,预防肿胀。②残端观察,观察截肢残端渗血、渗液情况,伤口引流液的性质、量等。③疼痛,大多数患者在截肢术后一段时间内主观感觉已切除的肢体仍然存在,并有不同程度、不同性质疼痛的幻觉现象,称为幻肢痛,对于此类患者护士应该指导患者面对现实，可采用各种非药物镇痛来减轻疼痛。④早期功能锻炼，一般术后1周开始协助患者坐起活动，2周拆线后指导患者开始下床活动。残端可用弹性绷带包扎，按摩、拍打及踩蹬，增加其负重能力，为使用假肢做准备。

4. 恶性骨肿瘤临终前护理　①护理人员主要是预防各种并发症的发生，如呼吸道（常见为坠积性肺炎）、泌尿道感染、压疮。②有效地缓解患者的疼痛。③护理人员应采取措施缓解家属悲哀、压抑的情绪。和家属一起做好患者晚期的护理，如翻身、清洁，尽力帮助患者达成最后的心愿，使其安详、舒适地离开人世。

（吴黎明）

第7章 典型病例分析

第1节 股骨颈骨折的护理

病例简介

曹某，女，74岁。以“摔倒后右髋疼痛、活动受限”主诉入院。患者晨起锻炼时摔倒。伤后即感右髋部疼痛、畸形、活动受限。被人救起后送至我院，急诊检查摄片以“右股骨颈骨折”收入院。患者伤后无昏迷，无头晕、头痛，无恶心、呕吐，无胸闷、呼吸困难，伤后饮食、二便正常。查体：右下肢呈屈曲、内收、外旋、缩短畸形，右髋部无肿胀，皮肤无破损及瘀斑，右腹股沟韧带中点处剧烈压痛，大粗隆叩击痛（＋）。右髋关节活动受限，膝关节能轻度活动。足背动脉搏动好，足趾活动及末梢血运、皮肤感觉正常。右踝关节活动正常。双下肢长度（髂前上棘至内踝）：左侧83cm，右侧81cm。X线片骨盆正位：右股骨颈头颈型骨折线，骨小梁连续性中断，大粗隆上移，髂颈线、耻颈线均不连续。入院诊断为：右股骨颈闭合性骨折。给予右下肢皮牵引。

×年4月6日

护理评估

查体：体温36.6℃，脉搏82次/分，呼吸21次/分，血压150/80mmHg。右下肢呈屈曲、内收、外旋、缩短畸形，右髋部无肿胀，皮肤无破损及瘀斑，右腹股沟韧带中点处剧烈压痛，大粗隆叩击痛（＋）。右髋关节活动受限，膝关节能轻度活动。足背动脉搏动好，足趾活动及末梢血运、皮肤感觉正常。右踝关节活动正常。双下肢长度（髂前上棘至内踝）：左侧83cm，右侧81cm。X线片骨盆正位：右股骨颈头颈型骨折线，骨小梁连续性中断，大粗隆上移，髂颈线、耻颈线均不连续。入院诊断：右股骨颈闭合性骨折给予右下肢皮牵引。

主要护理问题

1. **疼痛** 与骨折、肌痉挛有关。

2. **潜在并发症：**骨折移位。

3. **躯体活动障碍** 与骨折、牵引有关。

护理措施

1. **心理护理** 老年人意外受伤，常有自责，担心骨折预后和手术效果。会产生焦虑和恐惧，应该给予安慰、开导，讲解骨折的特殊性，让患者了解治疗方法，消除其紧张焦虑心理。

2. **减轻疼痛**

（1）可用冷敷来减轻伤肢水肿，按摩和热疗可减轻肌痉挛。

（2）药物镇痛：按医嘱给予镇痛药，并注意服用后的效果和不良反应。

3. **保持正确的体位防止骨折移位**

（1）卧硬板床：保持正确的体位是治疗骨折的重要措施，嘱患者维持患肢外展30°中立位，患肢下垫软枕。忌外旋、内收，以免加重骨折移位。

（2）正确搬动患者：尽量不搬动患者，如有需要，移动时要保持平托髋部与肢体。

（3）保持有效的牵引：皮牵引时，要保持患肢和牵引力在同一轴线上，牵引重量为身体的1/10～1/7。保持有效的牵引重量，不能随意增减。牵引时间在5～7天，并为手术做准备。

4. **躯体活动障碍的护理**

（1）要鼓励患者在床上做患肢的股四头肌的静力舒缩，小腿、足部的小关节活动，每天多次活动，以不疲劳为宜。防止深静脉血栓，关节僵硬，肌肉萎缩等。

（2）指导患者进行健侧下肢及双上肢主动活动和功能锻炼。

×年4月10日

护理评估

查体：体温36.6℃，脉搏80次/分，呼吸20次/分，血压145/75mmHg。患者于今日上午在全身麻醉下行右侧髋关节置换术。患者神志清楚，术区已备皮，今晨已禁食水，留置导尿。于上午 9：00 进入手术室，手术过程顺利，苏醒后返病房，术后生命体征平稳。给予骨科术后护理常规，Ⅰ级护理。

主要护理问题

1. **焦虑**　与担心术后功能恢复有关。

2. **潜在并发症**　感染、脱位、深静脉血栓形成。

3. **有皮肤完整性受损的危险**　与骨折或长期卧床有关。

护理措施

1. **心理护理**　关心照顾患者，多与患者沟通，告知手术情况。耐心解答患者提出的问题，使其心理上能够得到足够的支持和安慰。介绍成功病例，消除患者焦虑情绪，鼓励其积极配合后续治疗。

2. **预防并发症的护理**

(1) 预防感染：密切观察伤口敷料，如有渗血渗液及时更换，保持手术切口干燥，换药时严格遵守无菌技术操作规程；保持引流管通畅，以免局部瘀血引流不畅引起感染；密切观察体温变化，如连续 3 天体温在 38.5℃以上，切口疼痛加重者，有感染的可能，通知医生及时处理。

(2) 预防脱位：向患者说明脱位的危害性，保持正确的卧位和搬运方式是预防脱位的重要措施。患肢于 30°外展中立位，侧卧时，大腿之间放置软枕，避免置换的关节外旋内收，从而预防脱位。导尿管拔除后，使用简易接尿器以免移动髋关节。放置便盆时，要从健侧放置，减少患侧的移动。

(3) 预防深静脉血栓形成：密切观察下肢血运、肿胀、疼痛等情况，如有异常及时通知医生。鼓励患者多饮水，每日至少饮水 2 500mL。加强患肢肌肉的收缩和健侧肢体的主动运动。

3. **保持皮肤完整，预防发生压疮**　患者为老年人，骨折后长期卧床，容易引起皮肤破损。要保持床单干燥平整，定时协助患者变换体位。便器边缘要光滑无破损，以防划伤皮肤，临床常使用特制便盆，适于长期卧床老年人。

4. **功能锻炼及出院指导**

(1) 局部锻炼：麻醉清醒后，即可进行踝关节主动趾屈和背伸活动。术后 1～2 天指导患者做股四头肌的等长收缩训练。护士手放在患者收缩的肌肉上，观察、评价、指导患者训练。

(2) 术后 6～8 天患者可在有人陪伴的前提下，慢慢坐起并在助步器帮助下原地踏步练习，逐渐进行卧、坐、立的体位转换训练。要注意髋关节屈曲不能超过 90°。术后 2 周在巩固前期训练的基础上，指导患者适应独立行走，注意不要弯腰捡东西，不要突然转身。

(3) 人工关节长时间磨损会松动，须遵医嘱定期复查，康复后要每年复查一次。

5. **饮食指导**　饮食宜清淡易消化，要多食含钙质的食物，以促进骨折的愈合。

6. **抗骨质疏松治疗**　患者因跌倒致股骨颈骨折，其主要原因为骨质疏松。故应该进行抗骨质疏松干预：补充钙和维生素 D，钙剂应注重元素钙含量，推荐补充元素钙 1 000 mg/d；普通维生素 D 补充剂量推荐为 800 IU/d；同时，尽早应用抗骨质疏松药物治疗。对患者及家属进行骨质疏松相关的健康教育，取得患者及家属的配合，共同维护骨骼健康。

7. **预防跌倒及再次骨折**　对患者进行跌倒的危险因素评估，内容包括环境因素、生理因素和神经骨骼肌肉系统因素等，对危险因素的干预需要个体化，如力量和平衡能力的训练、视力评估后的治疗、服用药物的调整、居住环境安全性的评估和处理等。通过健康宣教使患者及照顾者了解预防跌倒及再次骨折的重要性。

第 2 节　创伤性骨折的护理

病例简介

王某，女，32 岁。以“被车撞伤致右大腿疼痛，活动受限 2 小时”主诉入院，急诊行 X 线检查示：右股骨干骨折，骨折对位对线欠佳。遂以“右股骨干骨折”收入院。伤后无昏迷、无恶心、呕吐，无腹痛。入院查体：右下肢外旋畸形，患肢较对侧短缩约 2cm，右大腿中、下段局部肿胀，压痛(＋)，未见明显青紫，右大腿后方见 1cm×1cm 大小皮擦伤，于股骨中下段可及骨擦音及骨擦感，右小腿中上段见多处皮肤擦伤，内侧软组织青紫、肿胀，局部压痛(＋)，未及骨擦音及骨擦感。右膝内外翻实验(－)，麦氏征、抽屉试验因患者疼痛无法查及，左下肢及左膝关节未见明显异常。初步诊断：①右股骨干骨折。②右小腿软组织挫伤。

×年9月23日

护理评估

查体：体温36.5℃,呼吸18次/分,脉搏68次/分,血压90/60mmHg。右下肢外旋畸形,患肢较对侧短缩约2cm,右大腿中下段局部肿胀,压痛(+),未见明显青紫,右大腿后方见1cm×1cm大小皮擦伤,与股骨中下段可及骨擦音及骨擦感,右小腿中上段见多处皮肤擦伤,内侧软组织青紫、肿胀,局部压痛(+),未及骨擦音及骨擦感。

主要护理问题

1. **移动障碍** 与骨折有关。

2. **疼痛** 与骨折和软组织损伤水肿有关。

3. **潜在并发症** 低血容量性休克、血管神经损伤。

护理措施

1. **心理护理** 患者遭受强大撞击力后骨折并伴软组织损伤,会产生恐惧不安的心理,解释病情,安慰鼓励患者积极配合治疗,争取早日康复。

2. **体位** 骨折后取平卧位,卧硬板床,患肢抬高15°～30°,保持中立位。

3. **疼痛护理** 护理操作时要做到轻柔、准确。需要移动患者时,要重点托扶保护患肢;明确诊断后,如疼痛剧烈可适当用镇痛药,以缓解疼痛。

4. **注意观察病情变化**

(1) 股骨干骨折后常出现大量出血,早期应密切观察生命体征的变化,如异常及时通知医生进行处理。

(2) 严密观察骨折局部情况,如足背动脉搏动、足趾颜色、温度和皮肤感觉等情况。

×年9月24日

护理评估

查体：体温36.3℃,呼吸18次/分,脉搏72次/分,血压95/60mmHg。患者于今日上午在全身麻醉下行右股骨干骨折闭合复位。患者神志清楚,术区已备皮,今晨已禁食水,情绪稳定,给予鼓励,夜间睡眠6小时。患者于上午9：35在全身麻醉下行股骨干骨折切开复位术,骨髓内钉内固定术,现术毕回病房,给骨科术后护理常规,Ⅱ级护理,禁食水6小时后改普食。患者神志清楚,多功能监护仪显示窦性心律。

主要护理问题

1. **焦虑** 与担心术后伤口愈合情况,功能是否恢复有关。

2. **躯体移动障碍** 与术后平卧有关。

3. **潜在并发症** 脂肪栓塞。

护理措施

1. **心理护理** 多与患者沟通,倾听患者的倾诉,耐心解答患者提出的问题,护理操作认真、熟练,及时向患者报告病情好转的佳音。使患者积极配合医生治疗,早日康复。

2. **饮食护理** 鼓励患者进食高蛋白、富含钙、铁的食物,如肉类、牛奶或酸奶、菠菜等。多晒太阳以促进体内维生素D的合成,有利于钙的吸收和骨折的愈合。

3. **体位** 术后1周内宜取平卧位,卧硬板床。1周后肿胀消退可取半卧位或坐位。注意观察患者体位变化,及时纠正患者错误体位,防止患肢畸形愈合。

4. **功能锻炼**

(1) 术后锻炼：术后当日,麻醉清醒后,将患肢以50°～70°置于下肢多功能架上,夜间伸直膝关节,抬高患肢15°～30°,以促进静脉回流,消除肿胀。术后1～3天,指导患肢做股四头肌的静力舒缩活动。术后4～10天,增加股四头肌等长收缩训练的次数和强度,指导患者进行直腿抬高练习。被动伸屈膝关节,以患者不感到疲劳疼痛为宜。术后11～21天,此时伤口愈合,肿胀消退,训练患者主动屈曲患肢,循序渐进,直到恢复到正常屈曲范围。

(2) 出院指导：继续加强功能锻炼,行走和负重时间要严格遵医生指导。2～3个月后摄X线片复查骨折愈合情况。

第3节 骨肿瘤患者的护理

病例简介

张某,男,19岁,学生。2个月前,因左膝关节疼痛以"左膝关节炎"在当地医院物理治疗后未见好转。左膝关节上方肿块明显增大,关节不能伸直,无法自行走路，1周前疼痛加剧，夜间不能入睡而入院。查体：左膝部弥漫性包块，边界不清，压痛明显，局部皮温高，左膝关节屈曲不能伸直。X线检查：左股骨下端骨质浸润性破坏，有溶骨现象，可见明显的“Codman三角”。肺纹理清晰。

X年10月2日

护理评估

查体：体温36.8℃，脉搏85次/分，呼吸19次/分，血压120/75mmHg。发育正常，营养中等，痛苦面容。左膝上方内侧一肿块突起，皮肤表面色暗，局部皮温较周围升高，有明显的静脉怒张，触之肿块约5cm×6cm，与周围皮肤无粘连，质硬，压痛(+)。膝关节屈伸活动明显受限。肢体末端血运、感觉和运动均无明显异常。X线检查：示右股骨下端内侧有一骨性包块突出于软组织，骨质破坏明显，密度不均，内侧骨皮质破坏消失，可见“Codman三角”和“日光放射”状的骨膜反应。

护理诊断

1. **疼痛** 与肿瘤浸润、压迫周围软组织有关。

2. **躯体移动障碍** 与肿瘤浸润、关节活动受限及疼痛有关。

3. **焦虑与恐惧** 与疼痛、肢体功能障碍及疾病状况有关。

护理措施

1. 疼痛护理

(1) 疼痛评估：评估患者疼痛部位、性质及程度。应用视觉模拟量表(VAS)评估，显示患者疼痛分数为6分，即中度疼痛。

(2) 药物性疼痛护理

1) 遵医嘱给予患者口服镇痛药，如可待因，必要时加用阿司匹林等非阿片类镇痛剂。在使用阿片类镇痛剂前，应向患者及家属解释其作用机制及途径，避免患者担心阿片类镇痛剂的成瘾作用。研究显示，使用阿片类止痛剂可明显抑制肿瘤转移，其不会导致成瘾。

2) 为了将患者的疼痛程度维持在满意水平，在用药24小时内进行多次个体化护理评估，包括用药时间、剂量、途径，并做好护理记录。在选择镇痛剂时，应遵循三阶梯复合给药的原则，并根据疼痛的程度变换不同强度的止痛药，在充分缓解疼痛的前提下尽可能减少麻醉性止痛药的用量。密切监测用药后疼痛效果，若达不到止痛效果，应及时与医生协商增加剂量、改变镇痛剂使用途径或更换其他药。

3) 止痛剂易引起胃肠道反应，一般应于饭后服用。遵医嘱给予镇痛剂剂量，达到镇痛效果即可。密切观察镇痛剂副作用，如呼吸抑制、恶心、呕吐、便秘、嗜睡、谵妄等。

4) 教会患者及家属正确使用VAS疼痛评估量表，当疼痛加剧时及时通知医务人员采取疼痛护理干预。

(3) 非药物性疼痛护理

1) 设置安静、光线柔和的病房环境，根据患肢情况给予舒适卧位。

2) 物理治疗：不定时为患者提供冷、热敷，刺激皮肤，减少疼痛。根据需要也可以采用针灸等方法缓解疼痛。

3) 转移注意力：行为干预可转移患者疼痛的注意力，缓解患者的疼痛症状，如房间设置花、提供患者感兴趣的杂志、小说、电脑游戏等，同时可以采用听音乐、看电视、意念联想等方法。

4) 放松技巧：疼痛加剧时指导患者放松，有意识地训练患者的意志和毅力，短暂性疼痛可采用换气、打哈欠的方法缓解；持续性疼痛可指导患者屈膝、屈髋、放松全身肌肉、深呼吸等。

5) 建立支持系统：与家属及相关组织或团体沟通，给予患者足够的陪伴和支持，以增强患者对疾病治疗的信心。

2. 促进肢体活动

(1) 协助患者摆放舒适的体位，必要时抬高患肢，促进静脉回流。

(2) 疼痛减轻后，患者在床上可活动相关肌肉、关节等；若患者下床活动，患肢应加以保护，如夹板固定，避免发生病理性骨折。

3. 心理护理

(1) 护士应有高度的同理心，经常巡视病房，和患者及家属进行亲切的交谈，了解他们的身心需要、对疾病的认识程度等。请家属密切合作，共同关心、体贴、安慰、尊重患者，并鼓励患者保持积极乐观的态度，树立战胜疾病的信心。

(2) 身体情况允许情况下，患者可以在病房继续学习，医护人员应提供适宜的环境，给予鼓励和支持。

(3) 从社区、学校寻求有关患者学习方面的帮助，以免患者由于担心学习而影响疾病的护理与治疗进程。

×年 10 月 12 日

护理评估

查体：体温 37.2℃，脉搏 90 次/分，呼吸 20 次/分，血压 115/70mmHg。患者已给予大剂量 MTX+CF 合并多柔比星联合化疗，患者情绪低落，主诉枕头上可见脱发，食欲下降。

护理诊断

1. **预感性悲哀** 与担心疾病预后、自我形象紊乱等有关。

2. **自我形象紊乱** 与化疗后外表改变有关。

3. **有感染的危险** 与化疗、身体抵抗力低下有关。

护理措施

1. **心理护理**

(1) 倾听患者的感受：疾病的确诊，患者及其家属均难以接受。对疾病的接受度是影响患者治疗护理的关键，护理人员应根据心理转变过程，即怀疑-承认-适应，给予相关支持。

(2) 帮助患者营造一个"群体抗癌"的氛围，让已经获得良好临床治疗的患者，给予患者鼓励、坚定抗肿瘤治疗的决心。

(3) 解释心理疗法对肿瘤转归的意义，参加"癌症俱乐部"的患者，因为其乐观、积极的心态增加了其预后及生活质量。医护人员鼓励支持患者通过积极的心态来对抗疾病。

(4) 加强家属、医护人员、同学及学校等在患者生活、学习、治疗等方面的支持。

2. **指导改善自我形象**

(1) 与患者讨论化疗及手术可能导致的身体变化，评估自我形象对患者感受的影响程度。识别患者的自身特点对自体形象的影响，如处于青春期、性别等。评估自我形象变化给患者的学习带来的影响，积极给患者提供可能给其帮助的群体。

(2) 解释脱发、面部色素沉着等为暂时现象，停药后即可恢复再生和消退。建议患者使用帽子、假发等进行修饰。

3. **预防感染**

(1) 按时监测患者的体温，护理实践严格遵循无菌操作。

(2) 定期检查血常规，若白细胞降至 3×10^9/L，血小板降至 80×10^9/L 时，应停止用药，遵医嘱给予支持疗法。

(3) 化疗患者黏膜溃疡与白细胞下降的时间接近，容易诱发细菌和真菌感染。鼓励患者多喝水、多漱口，饮用酸奶等改善菌群失调，预防黏膜溃疡和泌尿系统感染。

(4) 鼓励患者多食富含能量、蛋白质、维生素等食品，以增强抵抗力。由于化疗药物会导致胃肠道反应，应在饭后给予化疗药物；对于恶心呕吐严重者，必要时服用止吐药物。

(5) 必要时遵医嘱给予抗生素治疗。

×年 10 月 25 日

护理评估

X 线检查：化疗后，肿瘤大小明显缩小及硬化，拟于全身麻醉下施行保肢手术+膝关节带股骨下端置换术。术前给予头孢类抗生素 2～3 天。心、肺、肝、肾和血液方面的检查提示无异常。

主要护理问题

焦虑 与手术治疗及担心预后有关。

护理措施

术前准备及心理护理

(1) 提供舒适、安静的环境，增进患者术前睡眠，必要时给予镇静剂，如地西泮。

(2) 做好备皮、术前各项检查，以确保患者手术的安全性。

(3) 术前宣教：讲解手术治疗的目的和主要过程、可能存在的不适等。介绍患者结识同类康复者，增加其对手术治疗的信心。

(4) 巡视病房，与患者沟通，鼓励患者表达其内心的感受，尽量满足患者的合理要求。

×年 10 月 26 日

护理评估

患者于上午 9:00 入手术室，在全身麻醉下施行保肢手术(膝部瘤段切除+膝关节带股骨下端置换术)。手术顺利，术后生命体征平稳，全身麻醉苏醒后返病房。

主要护理问题

1. **疼痛** 与手术伤口、假体植入有关。

2. **自理缺陷**　与手术、躯体移动障碍及躯体衰弱有关。

3. **潜在并发症**　病理性骨折、肌萎缩、关节僵硬等。

护理措施

1. **疼痛护理**

(1) 休息和体位：术后患者抬高患肢，减轻肿胀。保持膝屈曲10°，两侧可放置沙袋，保持中立位。

(2) 伤口部位给予冰块冷敷，缓解疼痛，防止出血及肿胀。

(3) 麻醉清醒后，护理人员应用VAS评估患者的疼痛，并做好记录。

(4) 指导患者及家属对疼痛进行评估，必要时按压患者自控性镇痛(patient controlled analgesia，PCA)泵缓解疼痛。对于应用PCA的患者，监测患者有无恶心、呕吐、呼吸功能异常等。对于应用PCA镇痛后，仍存在中重度疼痛的患者，应遵医嘱加用其他镇痛剂，如口服吗啡、双氯芬酸钠经肛门纳入等。

(5) 局部红外线理疗，每日2次，每次30分钟，红外线被人体吸收后可转化为热能，使局部温度升高、血管扩张、新陈代谢及免疫力增强，可缓解肌痉挛，消肿镇痛。

2. **制订功能锻炼计划**

(1) 根据Orem自理模式及时评估患者的自理能力，协助患者做好生活护理。

(2) 指导和协助患者合理进行功能锻炼，促进躯体移动，遵循以下功能锻炼原则：

1) 麻醉清醒后，患者即可进行患肢肌肉等长收缩，防止失用性肌萎缩。肌肉等长收缩在床上进行，锻炼方式为患膝保持伸直，绷紧肌肉20秒。直腿抬高方法为患者平卧，足尖朝上，绷紧腿部肌肉，缓慢抬高，高度为足跟距床面20cm，或保持悬空10秒左右，可双下肢交替进行。肌肉训练应集中练习，直至肌肉有酸胀、疲劳为度。

2) 术后第2天起在CPM机上行患肢被动锻炼。角度从30°开始，运动时速度宜慢，每次30分钟，每日1～2次。以后逐日增加角度5°～10°，术后1周内被动屈膝角度达到或接近90°，以预防挛缩和粘连形成，为主动运动做准备。若疼痛剧烈或有皮温较高时，应适当降低度数或局部冰敷，缓解疼痛。

3) 膝关节屈伸训练：①床上屈膝练习，即患者平卧，伸直下肢，主动或由他人辅助慢慢屈曲患肢，使足跟尽量靠近臀部，并在最大角度处保持几秒钟至几分钟。②床边屈膝练习，即患者坐于床边或椅上，双腿下垂，主动或由他人辅助弯曲膝关节。③站立位屈膝练习，即患者站立，将足抬起，尽可能靠近臀部并坚持几分钟。

4) 术后患者下地训练：患者于术后2周左右开始下地。先下健肢，上床时应自扶患肢先上床，健肢再跟上。首先进行站立平衡练习，少量多次；再行步行动作分解训练，由家属搀扶下床站立，扶拐试行下床活动，但拐杖应承担体重的50%。在患者无头晕的情况下，可扶其在病室内行走10步左右。原则为患肢不负重行走，遵医嘱进行患肢负重训练。

5) 预防病理性骨折：注意保护患肢，功能锻炼循序渐进，患者开始站立或练习行走时，要进行扶持，做好跌倒预防，避免发生病理性骨折。

（吴黎明　姜　贺）

第9篇 风湿性疾病患者的护理

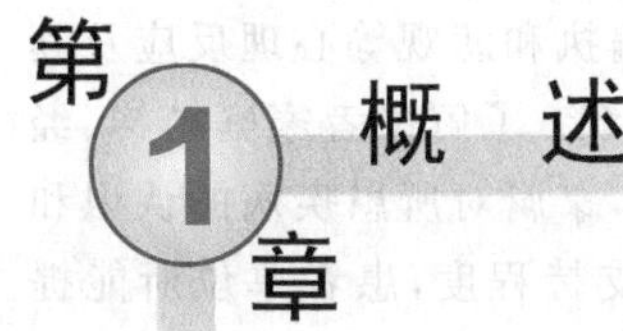

第1章 概述

风湿性疾病(rheumatic diseases)简称风湿病,是指病变累及骨、关节及其周围软组织的一组疾病。本组疾病病因复杂,主要与感染、免疫、代谢、内分泌、环境、遗传、肿瘤等因素有关。根据疾病的发病机制、病理及临床特点,分为十大类(表9-1-1)。弥漫性结缔组织病简称结缔组织病,是风湿病的重要组成部分,以血管和结缔组织的慢性炎症为病理基础,可引起多器官多系统损害,大多呈慢性、进行性病程,发作与缓解交替出现,最终导致残疾或死亡。具有较复杂的免疫学异常或生化改变、同一疾病的临床表现和治疗效果个体差异大的特点。国外描述结缔组织病转归时,称为"五D",即残疾(disability),痛苦(discomfort),死亡(death),经济损失(dollar lost)及药物中毒(drug toxicity)。

风湿病是全球范围内的常见病变,发病率高,致残率高,给社会和家庭造成沉重负担。随着社会发展,卫生水平的提高和生活方式的改变,链球菌感染相关的风湿热已明显减少,而骨关节炎、痛风性关节炎的发病率呈上升趋势。早期诊断、正确治疗对改善预后有很大的帮助,对于风湿病患者合理及正确的护理有助于症状的缓解及病情控制。

表9-1-1 风湿性疾病的分类

分类	范畴
1. 弥漫性结缔组织病	类风湿关节炎、红斑狼疮、硬皮病、多肌炎、重叠综合征、血管炎病等
2. 脊柱关节病	强直性脊柱炎、反应性关节炎、炎性肠病性关节炎、银屑病关节炎、未分化脊柱关节病等
3. 退行性变	骨关节炎(原发性,继发性)
4. 代谢和内分泌相关的风湿病	痛风、假性痛风、马方综合征、免疫缺陷等
5. 感染相关的风湿病	反应性关节炎、风湿热等
6. 肿瘤相关的风湿病	原发性(滑膜瘤、滑膜肉瘤等);继发性(多发性骨髓瘤、转移瘤等)
7. 神经血管疾病	神经性关节病、压迫性神经病变(周围神经受压、神经根受压等)、雷诺病等
8. 骨与软骨病变	骨质疏松、骨软化、肥大性骨关节病、弥漫性原发性骨肥厚、骨炎等
9. 非关节性风湿病	关节周围病变、椎间盘病变、特发性腰痛、其他疼痛综合征(如精神性风湿病)等
10. 其他有关节症状的疾病	周期性风湿、间歇性关节积液、药物相关的风湿综合征、慢性活动性肝炎等

一、风湿性疾病患者的护理评估

1. 健康史

(1) 一般资料:评估患者的性别、年龄等。类风湿关节炎多见于青壮年女性,强直性脊柱炎多见于男性,SLE多见于育龄妇女。

(2) 既往史:评估患者既往所患疾病的发病过程、持续时间、诊疗和护理经过及用药情况;既往外伤史、手术史、各种疫苗接种史。

(3) 过敏史:询问患者有无药物和食物过敏史及过敏的表现。

(4) 遗传史和家族史:评估患者直系亲属的健康状况,特别注意有无遗传病、传染性疾病;询问患者亲属中是否有类似疾病的发生,多数风湿性疾病都具有家族史。

(5) 生活史：评估患者出生地、居住地，是否到过疫区；患者生活方式、饮食睡眠习惯，有无烟酒嗜好等。

(6) 用药史：询问患者既往有无特殊的药物摄入史，如普鲁卡因胺、异烟肼、氯丙嗪、甲基多巴等，这些药物与 SLE 的发生关系密切。

(7) 职业史和社会经济状况：询问患者的职业、工作环境等，这些因素与风湿病的发生有密切关系，如长期生活工作在寒冷、阴暗、潮湿环境中者，发病率较高。

(8) 其他：评估患者自我概念、认知状况、情绪状态、对疾病的认识等。

2. 病史

(1) 患病与治疗经过：评估患者发病急缓，持续时间，主要症状特点，发病的病因或诱因及对机体的影响；患病以来曾做过的检查及结果，采取的诊疗、护理措施及效果，应用药物的种类、剂量、用法及是否出现不良反应等；目前主要临床表现及病情变化，主要的诊疗、护理措施及效果。

(2) 症状：评估患者有无关节疼痛与肿胀，关节疼痛、肿胀的部位、数目、程度、持续时间，伴随的症状；关节疼痛呈游走性还是固定性，呈持续性还是阵发性；关节病变是否影响关节的附属结构(肌腱、韧带、滑囊)，是否有关节畸形和功能障碍。评估患者是否存在关节僵硬与活动受限，关节僵硬与活动受限发生的时间、部位、持续时间和缓解方式，关节僵硬与活动的关系，活动受限是突发的还是渐进的。评估患者有无皮肤受损，皮损的起始时间、演变特点，是否伴有瘙痒、日光过敏、口眼干燥、胸痛等。评估上述症状对患者日常活动的影响。

(3) 身体评估：评估患者全身状况，了解患者的生命体征、精神状态、营养状况，有无消瘦、发热等。评估患者皮肤、黏膜有无损伤，损伤部位的颜色、大小、形状及分布，有无皮下结节、雷诺现象及光过敏现象。评估患者的肌肉、关节状况，了解肌肉有无萎缩、肌力减退及肌肉捏痛，关节有无红、肿、热、痛、活动受限以及畸形等。评估患者心、肺、肝、肾、眼等脏器功能，了解患者有无胸闷、咯血、呼吸困难，有无心律和心率异常，有无肝、脾肿大及肾区叩击痛，有无眼部疾患等。

(4) 心理社会状况：评估患者对疾病的认识：了解患者对疾病的性质、过程、预后及防治知识的掌握情况，疾病对患者日常生活、工作的影响及患者的应对方式。评估患者的心理状态，了解患者有无敏感、多疑、易激动等负性情绪，有无性格幼稚化、自我中心、焦虑、抑郁、偏执和悲观等心理反应及其程度。评估社会支持系统：了解患者家庭结构、经济状况，文化、教育背景，家属对所患疾病的认识和态度，对患者的关心和支持程度，患者单位所能提供的支持，出院后继续就医条件，以及社区所能提供的医疗服务等。

3. 实验室及其他检查

(1) 实验室检查：自身抗体检测：对风湿病的诊断和鉴别诊断，尤其是对结缔组织病的早期诊断至关重要。常用的检测项目有：抗核抗体(ANA)及 ANA 谱，对诊断 SLE、干燥综合征有特异性。类风湿因子(RF)：RF 阳性主要见于 RA，但特异性较差，不过 RF 的滴度可判断明确诊断的 RA 患者的活动性和预后。抗中性粒细胞胞质抗体：可用于血管炎尤其是 Wegener 肉芽肿的诊断和其活动性的判断。抗磷脂抗体：可以出现在 SLE，也可见于其他风湿病如干燥综合征、混合性结缔组织病等。抗角蛋白抗体谱：主要包括抗环瓜氨酸肽抗体、抗角蛋白抗体，对 RA 特异性较高，有助于 RA 的早期诊断。关节液检查：在一定程度上反映了关节滑膜炎症。若滑液中找到尿酸盐结晶或病原体，分别有助于痛风和感染性关节炎的确诊。行滑液检查时，注意标本应及时送检，以免晶体溶解和细胞自溶。

(2) 影像学检查：X 线检查是最常用的影像学诊断方法，有助于骨关节病变的诊断和病程分期。当 X 线平片阴性而临床高度怀疑有病变时，应用电子计算机体层显像(CT)。磁共振和血管造影等有利于疾病的早期诊断。

(3) 其他：关节镜、肌电图、活组织检查，对不同病因所致的风湿病各具不同的诊断价值。如皮肤狼疮带试验、结节活检、肾活检、肌肉活检等所见病理改变，不仅对诊断有决定性意义，同时指导治疗。

第2章 系统性红斑狼疮患者的护理

系统性红斑狼疮(systemic lupus erythematosus，SLE)是一种多系统受损的慢性自身免疫性疾病，体内存在以抗核抗体为代表的多种自身抗体。病程迁延不愈，反复发作。SLE患病率因人群而异，全球平均患病率(12～39)/10万，黑人患病率100/10万。我国患病率约(30～70)/10万。以女性多见，尤其20～40岁的育龄期女性。通过早期诊断及综合性治疗，本病预后较前明显改善。

一、病因与发病机制

(一)病因 本病病因未明，可能与遗传、环境、雌激素水平有关。

1．遗传因素

(1)流行病学及家系调查：有资料表明SLE患者第一代亲属中患SLE者8倍于无SLE患者家庭，单卵双胞胎患SLE者5～10倍于异卵双胞胎的SLE发病率。然而，大部分病例不显示有遗传性。

(2)易感基因：多年研究证明SLE是多基因相关疾病。推测多个基因在某种条件(环境)下相互作用而改变了正常免疫耐受性而致病。基因与临床亚型及自身抗体有一定相关性。在实验动物中看到有保护性基因。

2．环境因素

(1)日光：40%SLE患者对日光过敏，紫外线使皮肤上皮细胞凋亡，新抗原暴露而成为自身抗原，成为诱发因素。

(2)食物：含补骨脂素的食物有增强光敏感的作用，如芹菜、油菜、无花果、黄泥螺等；含联胺基团的食物可诱发SLE发病，如烟熏食品、蘑菇等；猕猴饲以苜蓿(含L刀豆素)可产生狼疮样症状。

(3)药物、化学制剂、微生物：普鲁卡因胺、青霉胺、异烟肼、甲基多巴等的应用，可出现狼疮样症状，停药后多消失。SLE症状与病毒感染相似，患者肾小球内皮及组织中可找到包涵体，血清中抗病毒滴度增高，提示与病毒感染有关。

3．雌激素 SLE以年轻女性多见，其中育龄妇女约占90%，男性与女性之比约1∶9。无论是男性还是女性患者体内的雌酮羟基化产物皆增高，提示本病与X性染色体及雌激素水平有关；另外，妊娠可诱发本病或加重病情，也显示SLE的发病与性激素有关。

(二)发病机制 外来抗原(如病原体、药物等)引起人体B细胞活化。易感者因免疫耐受性减弱，B细胞通过交叉反应与模拟外来抗原的自身抗原相结合，并将抗原呈递给T细胞，使之活化，在T细胞活化刺激下，B细胞得以产生大量不同类型的自身抗体，造成大量组织损伤。

1．致病性自身抗体 这类自身抗体的特性为：①以IgG型为主，与自身抗原有很高的亲和力，如DNA抗体可与肾组织直接结合导致损伤。②抗血小板抗体及抗红细胞抗体导致血小板和红细胞破坏，临床出现血小板减少和溶血性贫血。③抗SSA抗体经胎盘进入胎儿心脏引起新生儿心脏传导阻滞。④抗磷脂抗体引起抗磷脂抗体综合征(血栓形成、血小板减少、习惯性自发性流产)。⑤抗核糖体抗体与神经精神性狼疮相关。

2．致病性免疫复合物 SLE是一个免疫复合物病。免疫复合物由自身抗体和相应自身抗原结合而成，它能够沉积在组织中造成组织的损伤。

3．T细胞和NK细胞功能失调 SLE患者的$CD8^+$ T细胞和NK细胞功能失调，不能产生抑制$CD4^+$ T细胞作用，此在$CD4^+$ T细胞的刺激下，B细胞持续活化而产生自身抗体。T细胞的功能异常以致新抗原不断出现，使自身免疫持续存在。

二、病理变化

主要病理改变为炎症反应和血管异常，它可以出现在身体任何器官。受损器官的特征性改变有：

1．狼疮小体 即苏木紫小体，指细胞核受抗体作用变性为嗜酸性团块，是特征性改变。

2．“洋葱皮样”病变 即小动脉周围有显著向心性纤维增生,明显表现于脾中央动脉,以及心瓣膜的结缔组织反复发生纤维蛋白样变性,而形成赘生物。

3. **狼疮性肾炎** 几乎所有患者均有肾损伤,WHO将病变分为轻微病变型、系膜病变型、局灶增殖型、弥漫增殖型、膜性病变型和肾小球硬化型。

三、临床表现

1. **全身症状** 90%以上患者可出现各种热型的发热,以低度、中度发热常见,此外尚可有疲倦、乏力、体重下降、淋巴结肿大等。

2. **皮肤与黏膜表现** 约80%患者有皮疹,包括蝶形红斑、盘状红斑、狼疮性脂膜炎、肿胀性狼疮、冻疮样皮损等,最具特征的是面部蝶形红斑,典型表现为从鼻梁向两侧面颊部展开呈蝶形红斑。SLE皮疹多无瘙痒,口腔和鼻黏膜的痛性溃疡较常见,常提示疾病活动。病情缓解时,红斑可消退,留有棕黑色色素沉着。此外,还有各种非特异性的皮肤表现,如光过敏、甲周红斑、网状青斑、雷诺现象等。

3. **肌肉关节表现** 多数患者有关节受累,常表现为对称性多关节疼痛、肿胀,一般不引起关节畸形。常见受累部位有近端指间关节、腕关节、膝关节、踝关节等。10%的患者出现Jaccoud关节病,其特点为非侵蚀性关节半脱位,可以维持正常关节功能,X线片多无关节骨破坏。患者可有肌痛和肌无力,5%~10%有肌炎。小部分患者病程中出现股骨头无菌性坏死,目前尚不能肯定是本病所致或应用糖皮质激素的不良反应。

4. **肾脏表现** 肾脏是SLE最常受累的脏器,27.9%~70%的患者在病程中会出现肾脏受累。肾脏受累表现为急慢性肾炎、肾病综合征、远端肾小管酸中毒和尿毒症,可有不同程度的水肿、高血压、蛋白尿、管型尿、血尿,最终导致肾衰竭,是SLE死亡的常见原因。

5. **心血管表现** 患者常出现心包炎,可为纤维蛋白性心包炎或渗出性心包炎,但心包填塞少见。患者可出现疣状心内膜炎(Libman-Sack心内膜炎),病理表现为瓣膜赘生物,常见于二尖瓣后叶的心室侧,且并不引起心脏杂音性质的改变。通常疣状心内膜炎不引起临床症状,但可以脱落引起栓塞,或并发感染性心内膜炎。约10%患者有心肌损害,可有气促、心前区不适、心律失常,严重者可发生心力衰竭导致死亡。冠状动脉受累者,表现为心绞痛和心电图ST-T改变,甚至出现急性心肌梗死。

6. **肺部表现** 约35%的患者可出现中小量胸腔积液,多为双侧性;SLE引起的肺间质性病变主要是急性、亚急性的磨玻璃样改变和慢性期的纤维化,表现为活动后气短、干咳、低氧血症,约2%患者合并弥漫性肺泡出血,病死率高达50%以上,表现为咳嗽、咯血、低氧血症、呼吸困难;肺动脉高压在SLE患者中也很常见,主要表现为进行性加重的干咳和活动后气短,是SLE预后不良因素之一。

7. **神经系统表现** 神经精神狼疮(neuropsychiatric lupus,NP-SLE)又称狼疮脑病。中枢神经系统的表现包括无菌性脑膜炎、脑血管病变、脱髓鞘综合征、头痛、呕吐、昏迷、癫痫样发作、横贯性脊髓炎、周围神经炎、幻觉、抑郁等。外周神经系统可表现为吉兰-巴雷症状、自主神经病、重症肌无力、颅神经病变、多发性神经病等。出现中枢神经系统症状表示病情活动且严重,预后不佳。脑脊液检查、磁共振及CT等检查有助于诊断。

8. **消化系统表现** 患者可表现为食欲减退、腹痛、呕吐、腹泻或腹腔积液等,其中部分患者以上述症状为首发,若不警惕,易于误诊。早期出现肝损伤提示预后差。少数可并发急腹症,如胰腺炎、肠坏死、肠梗阻等,均提示SLE活动。

9. **血液系统表现** 活动性SLE中常见血红蛋白下降、白细胞和(或)血小板减少。其中10%属于coombs试验阳性的溶血性贫血。部分患者有无痛性轻或中度淋巴结肿大,以颈部和腋下为多见。淋巴结病理往往表现为淋巴组织反应性增生,少数为坏死性淋巴结炎。少数有脾大。

10. **抗磷脂抗体综合征**(antipHospHolipid antibody syndrome,APS) 可以出现在SLE的活动期,其临床表现为动脉和(或)静脉血栓形成,习惯性自发性流产,血小板减少,患者血清不止一次出现抗磷脂抗体。

11. **干燥综合征** 有约30%的SLE合并有继发性干燥综合征,有唾液腺和泪腺功能不全。

12. **眼部表现** 约15%患者有眼底变化,如出血、视盘水肿、视网膜渗出等。其原因是视网膜血管炎。另外血管炎可累及视神经,均可影响视力,重者可数日内致盲。早期治疗,多数可逆转。

四、实验室及其他检查

1. **一般检查** 血常规可有白细胞减低、贫血、血小板减少、溶血性贫血。尿常规可见尿蛋白、管型、白细胞及红细胞增高、红细胞沉降率、CRP增快。

2. **自身抗体**　是SLE诊断的标记、疾病活动性的指标。常见的自身抗体依次为抗核抗体谱、抗磷脂抗体和抗组织细胞抗体。

(1) 抗核抗体谱

1) 抗核抗体(ANA)：几乎见于所有的SLE患者，由于它特异性低，其阳性不能作为SLE与其他结缔组织病的鉴别。

2) 抗dsDNA抗体：诊断SLE的标记抗体之一，多出现在SLE的活动期，抗dsDNA抗体的含量与疾病活动性密切相关。

3) 抗ENA抗体谱：是一组临床意义不相同的抗体。①抗Sm抗体：诊断SLE的标记性抗体之一。特异性99%，但敏感性仅25%，它与病情活动性不相关。②抗RNP抗体：阳性率40%，对SLE诊断特异性不高，往往与SLE的雷诺现象和肌炎相关。③抗SSA(Ro)抗体：往往出现在亚急性皮肤型红斑狼疮，SLE合并干燥综合征时有诊断意义。④抗SSB(La)抗体：其临床意义与抗SSA抗体相同，但阳性率低于抗SSA(Ro)抗体。⑤抗rRNP抗体：血清中出现本抗体代表SLE的活动，同时往往提示有NP-SLE或其他重要内脏的损害。

(2) 抗磷脂抗体：包括抗心磷脂抗体、狼疮抗凝物、梅毒血清试验假阳性等对自身不同磷脂成分的自身抗体。可用于判断是否合并继发性抗磷脂综合征。

(3) 抗组织细胞抗体：抗红细胞膜抗体，现以Coombs试验测得。抗血小板相关抗体导致血小板减少，抗神经元抗体多见于NP-SLE。

(4) 其他：有少数的患者血清出现RF和抗中性粒细胞胞质抗体。

3. **补体**　目前常用的有总补体(CH50)、C3和C4的检测。补体低下，尤其是C3低下常提示有SLE活动。

4. **狼疮带试验**　用免疫荧光法检测皮肤的真皮和表皮交界处有无免疫球蛋白(Ig)沉积带。必须采取腕上方的正常皮肤做检查，可提高本试验的特异性。狼疮带试验阳性代表SLE活动性。

5. **肾活检病理**　对狼疮肾炎的诊断、治疗和预后估计均有价值，尤其对指导狼疮肾炎治疗有重要意义。

6. **影像学检查**　有助于早期发现器官损害。

五、诊断要点

目前普遍采用美国风湿病学会1997年推荐的SLE分类标准。该分类标准的11项中，符合4项或4项以上者，在除外感染、肿瘤和其他结缔组织病后，可诊断SLE。

美国风湿病学会1997年推荐的SLE分类标准：

1. **颊部红斑**　固定红斑，扁平或高起，在两颧凸出部位。

2. **盘状红斑**　片状高起于皮肤的红斑，黏附有角质脱屑和毛囊栓；陈旧性病变可发生萎缩性瘢痕。

3. **光过敏**　对日光有明显的反应，引起皮疹，从病史中得知或医生观察到。

4. **口腔溃疡**　经医生观察到的口腔或鼻咽部溃疡，一般为无痛性。

5. **关节炎**　非侵蚀性关节炎，累及2个或更多的外周关节，有压痛、肿或积液。

6. **浆膜炎**　胸膜炎或心包炎。

7. **肾脏病变**　24小时尿蛋白＞0.5g或(＋＋＋)，或管型(红细胞、血红蛋白、颗粒或混合管型)。

8. **神经病变**　癫痫发作或精神病，除外药物或已知的代谢紊乱。

9. **血液学疾病**　溶血性贫血，或白细胞减少，或淋巴细胞减少，或血小板减少。

10. **免疫学异常**　抗dsDNA抗体阳性，抗Sm抗体阳性，抗磷脂抗体阳性(包括抗心磷脂抗体、狼疮抗凝物或至少持续6个月的梅毒血清试验假阳性三者中具备一项阳性)。

11. **抗核抗体**　在任何时候和未用药物诱发"药物性狼疮"的情况下，抗核抗体滴度异常。

六、治疗要点

SLE目前尚不能根治，治疗要个体化，但经合理治疗后可以达到长期缓解病情，尤其是早期患者。治疗原则是急性期积极用药物诱导缓解，尽快控制病情活动；病情缓解后则调整用药，并维持缓解治疗使其保持缓解状态，保护重要器官功能并减少药物副作用。重视伴发病的治疗，对患者及家属教育甚为重要。

1. **一般治疗** ①教育患者正确认识疾病,消除恐惧心理,树立战胜疾病的信心。②避免过多的紫外光暴露,使用防紫外线用品,避免过度疲劳,自我认识疾病活动的征象,配合治疗,遵从医嘱,定期随诊。③适当休息与锻炼：重症活动期患者应卧床休息,缓解期和轻症患者可适当运动或从事非体力性工作,但注意避免劳累。④避免各种诱因：如避免强光和紫外线照射,避免使用各种诱发 SLE 的药物和食物等。⑤预防感染：合理地运用糖皮质激素及免疫抑制剂,及时调整用量和时间能减少感染的风险；缓解期注射疫苗,且尽量避免使用活疫苗。

2. **对症治疗** 发热及关节痛者可辅以非甾体抗炎药,对有高血压、血脂异常、糖尿病、骨质疏松等给予相应治疗。对有精神神经症状者可给予降颅压、抗癫痫、抗抑郁等治疗。

3. **药物治疗**

(1) 糖皮质激素：是治疗 SLE 的基础药。根据病情用泼尼松 0.5～1mg/kg,病情稳定后 2 周或疗程 6 周内,缓慢减量。如果病情允许,以每日小于 10mg 的泼尼松长期维持。如有重要脏器急性进行性损伤,如急进性肾衰竭、明显的精神神经症状、严重溶血等,可用甲泼尼龙冲击治疗,即泼尼龙 500～1 000mg/d 静点,连用 3～5 天为 1 疗程。如病情需要,1～2 周后可重复使用。

(2) 免疫抑制剂：多数 SLE 患者尤其是活动期患者需要联合应用免疫抑制剂。加用免疫抑制剂有利于更好地控制疾病活动,保护重要脏器功能和减少长期应用糖皮质激素的副作用。有重要脏器损伤的患者中,建议首选环磷酰胺或霉酚酸酯治疗,如无明显的不良反应,建议至少应用 6 个月以上。在维持治疗中,可根据病情选择 1～2 种免疫抑制剂长期维持。常用免疫抑制剂见表 9-2-1。

表 9-2-1 常见免疫抑制剂用法及不良反应

免疫抑制剂	用法	不良反应
环磷酰胺(CTX)	0.4g,每周一次入液静注；或每日 1～2mg/kg 口服	胃肠道反应、脱发、骨髓抑制、诱发感染、肝功能损伤、致畸、出血性膀胱炎
霉酚酸酯(MMF)	每日 1.5 ～2g	胃肠道反应、骨髓抑制、诱发感染、致畸
环孢素 A(CsA)	每日 3～5mg/kg	胃肠道反应、多毛、肝肾功能损伤、高血压、高尿酸血症、高血钾
甲氨蝶呤(MTX)	10～15mg,每周 1 次	胃肠道反应、口腔黏膜糜烂、肝功能损害、骨髓抑制
他克莫司(FK506)	每日 3～5mg	高血压、胃肠道反应、高尿酸血症、肝肾功能损伤、高血钾
硫唑嘌呤(AZA)	每日 50～100mg	胃肠道反应、骨髓抑制、肝肾功能损伤
来氟米特(LEF)	每日 20mg	腹泻、肝肾功能损伤、皮疹、脱发、致畸、白细胞下降
羟氯喹(HCQ)	0.2g,每日 2 次	眼底病变、胃肠道反应、神经系统症状

4. **其他治疗** 病情危重或治疗困难的患者,可选用大剂量免疫球蛋白、血浆置换、造血干细胞移植等。合并抗磷脂抗体综合征的患者,根据病情应用阿司匹林或华法林抗血小板聚集治疗。对于反复血栓患者,可能需长期或终身抗凝。另外,近年生物制剂也逐渐应用于 SLE 的治疗。

七、护理要点

1. **皮肤护理**

(1) 光过敏：床位应安排在没有阳光直射的地方。禁止日光浴,外出时穿长袖衣裤,戴保护性眼镜、太阳帽或打伞。病室进行紫外线消毒时,患者应避开,注意保护患者皮肤。

(2) 保持皮肤清洁卫生：皮损处可用清水冲洗,用 30℃左右温水湿敷红斑处,每日 3 次,每次 30 分钟,可促进局部血液循环,有利于鳞屑脱落。禁用碱性强的肥皂清洁皮肤,避免化妆品或其他化学药物,防止对局部皮肤刺激引起过敏。

(3) 脱发患者的护理：避免引起脱发加重的因素,如染发烫发剂、定型发胶、卷发。减少洗头次数,每周用温水洗头 2 次,边洗边按摩。脱发患者建议剪成短发,或用适当方法遮盖脱发,如头巾、帽子、假发等。

(4) 注意保持口腔清洁,预防感染：有口腔黏膜破损时,避免食用辛辣等刺激性食物,在漱口后用中药冰硼散或锡类散涂敷溃疡部,可促进愈合。细菌性感染可用 1∶5 000 呋喃西林液漱口,真菌感染可用 1%～4%碳酸氢钠液漱口。

2. **饮食护理** 选择高糖、高蛋白、高维生素、易消化的饮食。忌食芹菜、无花果、烟熏食品、蘑菇和辛辣食物,戒烟、禁饮咖啡。肾功能不全者给予低盐、优质低蛋白饮食,同时限制水、钠摄入;意识障碍者可鼻饲流质饮食,必要时遵医嘱给予静脉补充营养。

3. **休息与活动**　急性活动期应卧床休息,以减少能量消耗,保护脏器功能,预防并发症发生。缓解期或病情稳定的患者可以适当活动或做轻体力工作,避免劳累。

4. **环境**　病室朝北,温湿度适宜,通风良好,温度可保持在25～28℃,湿度保持在50%以上。

5. **预防感染**　注意自身卫生,在感冒流行季节,尽量少去公共场所。手术及创伤性检查前宜用抗生素等预防感染。

6. **用药护理**

(1) 非甾体抗炎药:常用药物有阿司匹林、双氯芬酸、布洛芬等,药物间没有协调作用,通常只选用一种,足量使用2～3周后无效再更换另一种药物。教育患者遵医嘱服药,不可自行换药,有肾炎、胃炎者慎用。长期应用非甾体抗炎药,注意观察有无上腹部不适,甚至疼痛、食欲不振、呕血、大便潜血阳性等应激性溃疡的发生。

(2) 糖皮质激素:详细向患者说明药物应用的剂量、用药时间,强调按医嘱服药的必要性,告诫患者不可自行减量或停药,以免引起病情反复或出现停药反应或反跳现象。用药期间应定期监测患者血压,观察血糖、尿糖变化,以便及早发现药物性糖尿病及医源性高血压,做好皮肤和口腔黏膜的护理,预防感染的发生。长期应用糖皮质激素,还应注意观察有无咳嗽、低热等肺结核症状。

(3) 免疫抑制剂:应用时鼓励患者多饮水,静脉注射注意保护外周静脉血管,防止外渗。定期检查血常规和肝肾功能,必要时行骨髓检查。

(4) 其他:环孢霉素A对上述免疫抑制剂无效的肾炎患者有效,可减少糖皮质激素用量,但此药可引起不可逆性肾损害,应注意监测肾功能。抗疟药氯喹或羟氯喹对光过敏和关节症状也有一定疗效,但长期应用可在体内蓄积,引起视网膜退行性病变,应定期检查眼底。

7. **心理护理**　本病反复发作、迁延不愈,易造成脏器损害,使患者产生焦虑、悲观、失望情绪,另外,本病常发生于育龄期女性,可能导致容貌的改变及生育计划被迫改变,给患者造成严重的心理负担,因此心理护理尤为重要。护理人员应与患者建立良好的护患关系,向患者介绍治疗成功的病例及治疗与护理的新进展,积极鼓励患者,使患者树立起战胜疾病的信心。同时向患者说明消极情绪对疾病的不良影响,教会患者采用积极的应对方式调节自己的情绪状态。与患者一起制定护理计划,让患者明确目标,积极配合治疗护理工作。引导患者亲属多给予关心、理解,使患者获得良好的社会支持。

8. **健康指导**

(1) 向患者及家属讲明疾病的有关知识和自我护理的方法,使患者树立战胜疾病的信心,保持心情舒畅,创造一个有利于疾病恢复的环境。

(2) 用药指导:向患者解释长期服药的重要性,指导患者严格按医嘱治疗,不可擅自改变药物剂量或突然停药,保证治疗计划得到落实。

(3) 注意个人卫生,学会皮肤护理,切忌挤压皮肤斑丘疹,预防皮损和感染。

(4) 告知患者要避免一切可能诱发本病的因素,如阳光照射、妊娠、分娩、药物及手术等。

(5) 定期门诊复查:指导患者和家属正确认识疾病,消除恐惧心理,明白规律用药的意义,学会自我认识疾病活动的征象,配合治疗,遵从医嘱,定期随诊,懂得长期随访的必要性。避免过多的紫外光暴露,使用防紫外线用品,避免过度疲劳。

第3章 类风湿关节炎患者的护理

类风湿关节炎(rheumatoid arthritis，RA)是以侵蚀性、对称性、周围性多关节炎为主要临床表现的慢性、全身性自身免疫性疾病。基本病理改变为滑膜炎、血管翳形成，并逐渐出现软骨和骨质破坏，最终导致关节畸形和功能障碍。早期诊断，早期治疗至关重要。

RA呈全球性分布，是造成人类丧失劳动力和致残的主要原因之一。我国RA的患病率为0.32%～0.36%。RA可见于任何年龄，80%发病于35～50岁，女性患者约为男性的3倍。

一、病因与发病机制

目前尚无定论，可能是异常易感因素、环境因素及免疫系统失调等多种因素共同作用的结果。

1. **环境因素** 未证实有导致本病的直接感染因子，但目前认为某些细菌、支原体、病毒等可能通过感染激活T、B等淋巴细胞，分泌致炎因子，产生自身抗体，影响RA的发病和病情进展。感染因子的某些成分也可通过分子模拟导致自身免疫反应。

2. **遗传因素** 流行病学调查显示，RA的发病与遗传因素密切相关。家系调查发现单卵双生子同时患RA的概率为12%～30%，而双卵孪生子同患RA的概率只有4%。

3. **免疫因素** 多数人认为RA是一种自身免疫性疾病。当抗原进入人体后，首先被巨噬细胞吞噬，经消化、浓缩后与细胞膜的HLADR分子结合形成复合物，若此复合物被T细胞的受体识别，则该T辅助淋巴细胞被活化，通过其分泌细胞因子、生长因子及各种介质，引起一系列免疫反应，从而诱发关节出现炎症反应和破坏。活化的巨噬细胞能分泌细胞因子IL1、IL6、TNF等，活化的淋巴细胞则分泌细胞因子IL2、IL3、IL4等。细胞因子一方面使活化的巨噬细胞、淋巴细胞持续活化，造成慢性病程；另一方面也产生很多临床表现，如IL1是引起RA低热、乏力、急性期蛋白合成增多的主要细胞因子，是造成C反应蛋白和红细胞沉降率升高的主要因素。TNFα破坏关节软骨和骨质，造成关节畸形。

二、病理变化

RA的基本病理改变是滑膜炎和血管炎，滑膜炎是关节表现的基础，血管炎是关节外表现的基础及RA预后不良的因素之一。急性期滑膜炎表现为渗出性和细胞浸润性，滑膜下层小血管扩张，内皮细胞肿胀、细胞间隙增大，间质有水肿和中性粒细胞浸润。病变进入慢性期，滑膜变得肥厚，形成许多绒毛样突起，突向关节腔内或侵入到软骨和软骨下的骨质。增生的滑膜细胞有很强的破坏性，是造成关节破坏、畸形、功能障碍的病理基础。

血管炎可累及患者关节外任何组织，使血管腔狭窄或堵塞。类风湿结节是血管炎的一种表现，结节中心为纤维素样坏死组织，周围有上皮样细胞浸润，外被以肉芽组织。肉芽组织间有大量的淋巴细胞和浆细胞。

三、临床表现

多数患者隐匿起病，在出现明显关节症状前可有低热、乏力、全身不适、体重下降等症状，以后逐渐出现典型关节症状。少数患者急性起病，数天内便出现多个关节症状。

1. **关节表现** 典型患者表现为对称性多关节炎。可分滑膜炎症状和关节结构破坏的表现，前者经治疗后有一定的可逆性，但后者一经出现很难逆转。

(1) 晨僵：早晨起床后病变关节及其周围组织感觉僵硬，称“晨僵”，日间长时间静止不动后也可出现，晨僵持续时间和关节炎症的程度呈正比。95%以上的RA患者可出现晨僵，它常被作为观察本病活动指标之一。

(2) 痛与压痛：关节痛往往是最早的症状，初期可以是单一关节或呈游走性多关节肿痛，呈对称性、持续性，时轻时重，伴有压痛。最常侵犯小关节，主要以腕关节、掌指关节、近端指间关节为主，其次是足趾、膝、踝、肘、肩等关节。受累关节的皮肤可出现褐色色素沉着。

(3) 肿胀：凡受累的关节均可肿胀，多因关节腔内积液或关节周围软组织炎症引起，病程较长者可因滑膜慢性炎症后的肥厚而引起肿胀。常见部位与关节疼痛部位相同，亦多呈对称性。

(4) 畸形：见于较晚期患者。因滑膜炎的绒毛破坏软骨和软骨下的骨质结构而造成关节纤维性或骨性强直，关节周围肌肉的萎缩、痉挛则使畸形更为加重。最为常见的畸形有腕和肘关节强直；近端指间关节梭行肿大；近端指间关节过伸；远端指关节屈曲畸形，形成"天鹅颈"样畸形等。

(5) 功能障碍：关节活动障碍主要由关节肿痛、结构破坏和畸形引起。关节失去正常功能，最终导致生活不能自理。

(6) 特殊关节：常见的有颈椎的可动小关节及周围腱鞘受累出现颈痛、活动受限，有时甚至因颈椎半脱位而出现脊髓受压；肩、髋关节其周围有较多肌腱等软组织包围，由此很难发现肿胀。最常见的症状是局部痛和活动受限，髋关节往往表现为臀部及下腰部疼痛。1/4 的 RA 患者出现于颞颌关节，早期表现为讲话或咀嚼时疼痛加重，严重者有张口受限。

2. **关节外表现**

(1) 类风湿结节：20%～30%的 RA 患者有类风湿结节，多位于关节隆突部及受压部位的皮下，如前臂伸面、肘鹰嘴突附近、枕、跟腱等处。结节大小为 0.2～3cm、圆形或卵圆形、数量不等、质硬、无压痛、对称性分布。此外，几乎所有脏器均可累及。其存在提示本病的活动；但有时结节也会出现在关节炎好转时，与病情发展和关节表现不一致。

(2) 类风湿血管炎：RA 患者的系统性血管炎少见，多影响中小血管，可发生于任何部位。多见于甲床梗死、指端坏死、小腿溃疡或末端知觉神经病变。侵犯肺部可出现胸膜炎、肺间质性病变。心脏受累最常见的是心包炎，冠状动脉炎可引起心肌梗死。神经系统受累可出现脊髓受压、周围神经炎的表现。

(3) 肺：肺脏受累很常见，其中男性多于女性，有时可为首发症状。可出现胸膜炎、肺间质病变、肺动脉高压等表现。

(4) 心脏：受累最常见于心包炎，多数患者无相关临床表现，部分可出现少量心包积液。

(5) 眼：受累多为巩膜炎，严重者因巩膜软化而影响视力。

(6) 神经系统：受累多因神经受压引起，受压的周围神经病变与相应关节滑膜炎的严重程度相关，可出现腕管综合征、脊髓受压、周围神经炎的表现。

(7) 血液系统：受累主要表现为贫血、血小板增多。贫血程度常与病情活动度相关，尤其是和关节的炎症程度相关。

(8) 干燥综合征：30%～40%的患者可继发干燥综合征，出现口干、眼干的症状。需结合自身抗体检查进一步明确诊断。

四、实验室及其他检查

1. **血常规**　有轻中度贫血，活动期患者血小板可增高，白细胞及分类多正常。

2. **免疫学检查**

(1) 活动期可有红细胞沉降率增快、C 反应蛋白升高。

(2) 类风湿因子：RF 主要检测 IgM 型。约 70%的患者血清 RF 阳性，其滴度一般与本病的活动性和严重性呈正比。但 RF 并非 RA 的特异性抗体，RF 阳性者必须结合临床表现，方能诊断本病。

(3) 抗角蛋白抗体谱：包括抗核周因子(APF)抗体、抗角蛋白抗体(AKA)，抗聚角蛋白微丝蛋白抗体(AFA)及抗环瓜氨酸肽(CCP)抗体等，这些抗体有助于 RA 的早期诊断和鉴别诊断，尤其是血清 RF 阴性、临床症状不典型者。而其中抗 CCP 抗体对 RA 的诊断敏感性和特异性高，已在临床普遍使用。

(4) 免疫复合物和补体：70%患者血清中出现各种类型的免疫复合物。急性期和活动期患者血清补体均有升高，只在少数有血管炎者出现低补体血症。

3. **关节滑液**　关节有炎症时滑液增多，滑液中的白细胞明显增多，且中性粒细胞占优势，含糖量低于血糖。

4. **关节影像学检查**　X 线检查对 RA 诊断、关节病变分期、病变演变监测都很重要。早期可见关节周围软组织肿胀影、关节端骨质疏松(Ⅰ期)；进而关节间隙变窄(Ⅱ期)；关节面出现虫蚀样改变(Ⅲ期)；晚期可见关节半脱位和关节破坏后的纤维性和骨性强直(Ⅳ期)。其他包括关节 X 线数码成像、CT 及 MRI，对诊断早期 RA 有帮助。

5. **类风湿结节的活检**　其典型的病理改变有助于本病的诊断。

五、诊断要点

目前 RA 的诊断仍沿用美国风湿病学会(ACR)

1987年修订的分类标准：①关节内或周围晨僵持续至少1小时。②至少同时有3个关节区软组织肿胀或积液。③腕、掌指、近端指间关节区中，至少1个关节区肿胀。④对称性关节炎。⑤有类风湿结节。⑥血清RF阳性(所用方法正常人群中不超过5%阳性)。⑦X线片改变(至少有骨质疏松和关节间隙狭窄)。符合以上7项中的4项者可诊断为RA(第一项至第四项病程至少持续6周)。该标准容易遗漏一些早期或不典型的病例，对此，应根据本病的特点，结合辅助检查进行全面综合考虑。

六、治疗要点

目前本病尚不能根治，治疗的主要目标是达到临床缓解或疾病低活动度，临床缓解是指没有明显的炎症活动症状和体征。具体包括：①减轻或消除关节和关节外症状。②控制疾病发展，防止和减少骨的破坏，最大限度地保护受累关节功能。③促进受累关节修复，改善功能，提高患者生活质量。治疗措施包括：一般性治疗、药物治疗、外科手术治疗等，其中以药物治疗最为重要。

1. **一般性治疗** 包括休息、关节制动(急性期)、关节功能锻炼(恢复期)、物理疗法等。卧床休息只适于急性期、发热以及内脏受累的患者。待患者炎症控制、病情改善两周后应逐渐增加活动，避免卧床过久导致关节废用。

2. **药物治疗** 根据药物性能，治疗RA的常用药物分为五大类，即非甾体抗炎药(NSAID)、改变病情抗风湿药(DMARDs)、糖皮质激素、生物制剂和植物药。

(1) 非甾体抗炎药：NSAID具有镇痛抗炎作用，可改善关节炎症状，但不能控制病情，应与改变病情的抗风湿药物同服。常用的药物有阿司匹林，每天4～6g，分3～4次服用。此外还可选用塞来昔布、吲哚美辛、布洛芬等。此类药物应避免两种或两种以上同服，因其药效不叠加，不良反应却增多。

(2) 改变病情抗风湿药(DMARDs)：该类药物起效慢，临床症状的明显改善需1～6个月，有改善和延缓病情进展的作用。RA一经诊断，都应尽早使用DMARDs，药物选择和应用要根据患者的病情而定。常用的药物有甲氨蝶呤、来氟米特、柳氮磺胺吡啶、羟氯喹和氯喹、金制剂、青霉胺等。

(3) 糖皮质激素：有强大的抗炎作用，能迅速缓解关节肿痛和全身症状。治疗原则应小剂量、短疗程，症状控制后递减，以每日10mg或低于10mg维持。常用药物泼尼松，使用时应注意补充钙剂和维生素D，警惕感染、高血压、血糖增高等副作用。

(4) 生物制剂靶向治疗：是目前治疗RA快速发展的治疗方法，疗效显著，目前使用最普遍的是TNF-α拮抗剂、IL-6拮抗剂、CD20单抗等。其主要副作用有注射部位局部的皮疹，易诱发肿瘤、感染，尤其是结核感染。注意生物制剂宜与MTX等慢作用药物合用。

(5) 植物药：常有的药物有雷公藤总苷、青藤碱、白芍总苷。其中雷公藤总苷最常用，应注意其明显性腺抑制、骨髓抑制、肝损伤等副作用。

3. **手术治疗** 包括关节置换和滑膜切除手术，适用于晚期有畸形并失去功能的关节。滑膜切除术可以使病情得到一定的缓解，但当滑膜再次增生时病情又趋复发，所以必须同时应用改变病情抗风湿药。

七、护理要点

1. **休息与活动** 急性活动期应卧床休息，减少体力消耗，保护关节功能，避免脏器受损。限制受累关节活动，保持关节功能位，如膝下放一平枕，使膝关节保持伸直位；足下放置足板，避免足下垂；肩部两侧顶枕头等物品以维持肩关节外展位；膝、腕、指、趾关节不易做到维持功能位，可借助可塑夹板固定。病情恢复期，要及时尽早进行关节功能锻炼，防止关节废用。

2. **饮食护理** 患者应选用高蛋白、高维生素、营养丰富、易消化的食物，避免辛辣、刺激性食物，如辣椒、茶叶、咖啡等。有贫血者给予含铁丰富的食物。但应防止蛋白质和能量摄入过多而引起肥胖，加重关节负担。因此RA患者应尽量选择富含多不饱和脂肪酸的食物，如核桃、大豆、豌豆、金枪鱼等。

3. **病情观察**

(1) 关节症状：观察关节疼痛与肿胀的部位、性质、程度、持续时间及其与活动的关系；晨僵持续时间与程度；关节有无活动受限、畸形和功能障碍。了解患者对关节症状的反应与应对方法。

(2) 关节外症状：观察患者有无胸闷、心前区疼痛、腹痛、消化道出血、头痛、发热、咳嗽、呼吸困难等，出现上述症状提示病情严重，应尽早给予适当的处理。

(3) 辅助检查结果：随时监测各项辅助检查结果，借以了解患者的病情进展，并随之调整护理措施。

4. **用药护理**

(1) 非甾体抗炎药：此类药最常见的不良反应

为胃肠道反应，患者可有消化不良、上腹痛、恶心、呕吐等表现，并可引起胃黏膜损伤。宜在饭后服用，反应严重者可遵医嘱服用质子泵抑制剂，以减轻胃黏膜损伤。

(2) 改变病情抗风湿药：该类药物有骨髓抑制、肝肾功能损害、胃肠道反应等毒副作用，停药后多能逐渐恢复。用药时应向患者讲述所用药物的名称、用法、剂量、用药时间及不良反应，指导患者严格遵医嘱用药，鼓励患者多饮水以促使药物代谢产物排出，胃肠道反应明显者宜饭后服药，用药期间严密观察药物的疗效及不良反应，定期检测血、尿常规及肝肾功能等，一旦发现严重不良反应，如严重皮疹、骨髓抑制、肝损害等应立即报告医生，并及时处理。

(3) 糖皮质激素：应详细告知药物的名称、剂量和服药时间，强调按医嘱服药的必要性，告诫患者不可自行减量或停药，以免引起病情反复或出现停药反应和反跳现象。治疗期间注意监测血压、血糖变化，注意口腔真菌感染或其他部位感染。

(4) 生物制剂：主要副作用有注射部位局部的皮疹、过敏反应，应加强观察。

(5) 植物药制剂：其主要副作用为性腺抑制、骨髓抑制、肝损伤等，应加强观察，发现应立即报告医生给予及时处理。

5. 对症护理

(1) 晨僵的护理：指导患者晨起或睡醒时进行温水浴或用热水浸泡僵硬的关节；夜间睡觉时戴弹力手套保暖，减轻晨僵。晨僵时避免安排活动、治疗或检查。缓解期可进行关节功能锻炼，从事力所能及的工作和活动，避免关节长时间不活动。

(2) 关节疼痛、肿胀的护理：急性期避免过度活动，卧床休息为主，可采用水疗、磁疗、针灸、按摩等局部理疗方法缓解疼痛。遵医嘱用药使用非甾体抗炎药等，观察药物的不良反应，指导患者饭后服用，同时观察疗效。

(3) 预防关节失用：在病情控制、症状缓解情况下，鼓励患者尽早活动，必要时提供辅助工具。可以从日常生活活动训练开始，如进食、更衣、洗漱等基本动作技巧。活动应循序渐进，不断强化，让患者尽可能地发挥健康肢体的功能，鼓励自理。由被动向主动活动渐进，必要时配合按摩、理疗，增加局部血液循环，松弛肌肉，防止关节失用。注意活动强度以患者能耐受为度。

6. 心理护理　患者因病情反复发作、顽固的关节疼痛、疗效不佳等原因，常表现出情绪低落、忧虑、孤独，对生活失去信心。护士在与患者的接触中要以和蔼的态度，采取心理疏导、解释、安慰、鼓励等方法做好心理护理。建立社会支持体系，嘱家属亲友给患者以物质支持和精神鼓励。亲人的关心会使患者情绪稳定，从而增强战胜疾病的信心。

7. 健康指导

(1) 疾病知识：帮助患者和家属了解疾病知识，鼓励患者坚持治疗，遵医嘱服药，不可随意减量或停药。强调关节功能锻炼的重要意义，教会患者功能锻炼的方法，防止关节功能废用和肌肉萎缩。对于出现关节功能障碍的患者教会其生活自理的技巧和方法。

(2) 用药指导：指导患者用药方法和注意事项，严格遵医嘱用药，不可自行停药、换药或增减药量，坚持规则治疗。用药期间应注意观察药物疗效和不良反应，定期检测血、尿常规及肝、肾功能等，如有严重不良反应，应立即停药并及时就医处理。

(3) 疾病预防：指导患者在日常生活中避免各种诱发因素，如潮湿、寒冷、阴雨天气、过劳、精神刺激及生活不规律等。

第4章 特发性炎症性肌病患者的护理

特发性炎症性肌病(idiopathic inflammatory myositis,IIM)是一组病因未明的以四肢近端肌无力为主的骨骼肌非化脓性炎症性疾病。包括多发性肌炎、皮肌炎、包涵体肌炎、非特异性肌炎和免疫介导的坏死性肌炎等。

国外报道本病的发病率为(0.5～8.4)/10万,其发病年龄有两个高峰,即10～15岁和45～60岁。成人发生肌炎与皮肌炎占特发性炎症性肌病的70%左右。我国尚无确切流行病学资料。

一、病因与发病机制

本病病因与发病机制未明,目前多认为是在某些遗传易感个体中,感染与非感染环境因素所诱发,由免疫介导的一组疾病。

1. **遗传因素** 对HLA的研究发现,具有HLA-DR3的人患炎症性肌病的风险高,抗Jo-1抗体阳性的患者均有HLA-DR52,包涵体肌炎可能与HLA-DR、DR6和DQ1关系密切。IIM还可能与其他非HLA免疫反应基因、补体C4、C2等有关。

2. **病毒感染** 动物模型发现了病毒在特发性炎症性肌病中的作用。患者在感染了细小核糖核酸病毒后,可逐渐发生慢性肌炎。

3. **免疫异常** IIM患者体内常可检测到高水平的自身抗体,其中抗Jo-1抗体最常见;多发肌炎/皮肌炎常伴发其他自身免疫病,如突眼性甲状腺肿、重症肌无力、系统性红斑狼疮、系统性硬化病等。

二、病理变化

本病的病理改变为肌纤维肿胀,横纹消失,肌浆透明化,肌纤维膜细胞核增多,肌组织内炎症细胞浸润。稍晚期肌纤维分离、断裂,进而肌纤维呈玻璃样、颗粒状、空泡状变性,甚至坏死,或肌结构完全消失,代之以纤维组织。有时可见钙质沉着。皮肤病理改变无显著特异性,主要表现为表皮轻度棘层增厚或萎缩,基底细胞液化变性。

三、临床表现

典型表现是对称性四肢近端肌无力。全身症状可有发热、关节痛、乏力、体重减轻。肌力判定有助于对肌肉受损的程度、范围作出估算,从肌力的变化可以得知肌炎的活动度和所用药物的疗效。

1. **多发性肌炎**(PM) 本病可发生于任何年龄,女性为多,男女之比约为1∶2。常隐袭起病,病情于数周至数年发展至高峰。主要表现近端肢体肌无力,有些患者伴有自发性肌痛与肌肉压痛。骨盆带肌受累,出现抬腿、蹲下、起立等困难;肩胛带肌群受累,出现举臂、梳头、穿衣等困难;半数发生颈部肌肉无力,1/4可见吞咽困难。四肢远端肌群受累者少见,眼肌及面部肌肉几乎不受影响。肺脏受累可出现间质性肺炎、肺纤维化、吸入性肺炎等。心脏受累,可出现无症状性心电图改变、心律失常,甚至继发于心肌炎的心力衰竭。

2. **皮肌炎**(DM) 在多发性肌炎临床表现的基础上,出现典型皮疹即可诊断皮肌炎。皮疹与肌肉受累程度常不平行,有时皮疹可非常广泛而仅有轻度肌炎。典型皮疹:以上眼睑为中心的眶周水肿性紫红色斑;四肢肘、膝关节伸侧面和内踝附近、掌指关节、指间关节伸面紫红色丘疹,逐渐融合成斑片,有毛细血管扩张、色素减退,上覆细小鳞屑,称Gottron征;颈前及上胸部"V"字形红色皮疹,肩颈后皮疹(披肩征);部分患者双手外侧掌面皮肤出现角化、裂纹,皮肤粗糙脱屑,如同技术工人的手,称"技工手"。此外,甲根皱襞可见不规则增厚,毛细血管扩张性红斑,其上常见瘀点。本病皮疹通常无瘙痒及疼痛,缓解期皮疹可完全消失,或遗留皮肤萎缩、色素沉着或脱毛、毛细血管扩张或皮下钙化。皮疹多为暂时性,但可反复发作。

3. **包涵体肌炎**(IBM) 多见于中老年人,起病隐袭,进展缓慢,是原因未明的特发性慢性炎症性肌病,四肢远、近端肌肉均可累及,多为无痛性,可表现为局限性、远端、非对称性肌无力,通常腱反射减弱或消失，可有心血管受累，以高血压为最常见。20%患者出现吞咽困难，随着肌无力的加重，常伴有肌萎缩。特征性病理改变是肌细胞质和(或)核内嗜碱包涵体和镶边空泡纤维，电镜下显示肌纤维内有管状细丝或淀粉样细丝包涵体。

四、实验室及其他检查

1. **一般检查血常规**　可见白细胞正常或增高，红细胞沉降率增快，血肌酸增高，肌酐下降，血清肌红蛋白增高，尿肌酸排泄增多。

2. **血清肌酶谱**　这些酶对肌炎诊断虽然敏感性高但特异性不强。肌酸激酶(CK)、醛缩酶(ALD)、天门冬氨酸氨基转移酶(AST)、乳酸脱氢酶(LDH)等增高，尤以CK升高最敏感。CK可以用来判断病情的进展情况和治疗效果，但是与肌无力的严重性并不完全平行。

3. **自身抗体检测**　多数患者ANA阳性，部分RF阳性。特异性抗体包括：抗氨酰tRNA合成酶抗体(Jo-1、EJ、PL-12和OJ抗体)，其中Jo-1检出率较高；抗信号识别颗粒自身抗体(抗SRP抗体)；抗MI-2抗体：是DM特异性抗体。

4. **肌电图**　本病约90%病例出现肌电图异常，典型肌电图呈肌源性损害：表现为低波幅，短程多相波；插入(电极)性激惹增强，表现为正锐波，自发性纤颤波；自发性、杂乱、高频放电。

5. **肌活检**　约2/3病例呈典型肌炎病理改变；另1/3病例肌活检呈非典型变化，甚至正常。

五、诊断要点

诊断多发性肌炎/皮肌炎应具备：①四肢对称性近端肌无力。②肌酶谱升高。③肌电图示肌源性改变。④肌活检异常。⑤皮肤特征性表现。以上5条全具备为典型皮肌炎；仅具备前4条为多发性肌病；前4条具备2条加皮疹为“很可能皮肌炎”；具备前4条中3条为“很可能多发性肌病”；前4条中1条加皮疹为“可能皮肌炎”；仅具备前4条中2条者为“可能多发性肌病”。在诊断前应排除肌营养不良、肉芽肿性肌炎、感染、横纹肌溶解、代谢性疾病、内分泌疾病、重症肌无力、药物和毒物诱导的肌病症状等。

六、治疗要点

炎症性肌病的治疗应遵循个体化原则，治疗开始前应对患者的临床表现进行全面评估。治疗用药首选糖皮质激素，对重症者可用甲泼尼龙静脉滴注，一般病例可口服泼尼松，每日1～2mg/kg，经治1～4周病情即可见改善，经3～6个月治疗后缓慢减量，治疗时间常需1年以上，约90%病例病情明显改善，50%～75%患者可完全缓解，但易复发；对糖皮质激素反应不佳者可加用甲氨蝶呤每周5～25mg，口服、肌内注射或静脉注射。环磷酰胺有一定疗效。皮肤损害者可加用羟氯喹，对危重症状可用大剂量免疫球蛋白静脉冲击治疗。近年来，生物制剂如CD20安康等应用于少数病例并取得较好效果，但还需进一步临床验证。

急性期有肌痛、肌肉肿胀和关节疼痛者，应绝对卧床休息，但应早期进行被动运动和功能训练，随着肌炎好转，应逐渐增加运动量，以促进肌力恢复。有心脏、肺受累者预后较差，应给予相应的治疗。

七、护理要点

1. **休息与活动**　急性期有肌痛、肌肉肿胀和关节痛者，应绝对卧床休息，以减轻肌肉负荷和损伤。病情稳定后，有计划地进行锻炼，活动量由小到大，对肌无力的肢体应协助被动活动和功能训练。

2. **饮食护理**　对吞咽困难者给予半流质或流质饮食，少量缓慢进食，以免呛咳、引起吸入性肺炎，必要时给予鼻饲。

3. **病情观察**　IIM主要累及肌肉组织，应注意评估患者的肌力、肌肉疼痛的部位、关节症状，是否伴有发热、呼吸困难、心律失常等变化，若有明显异常应做好急救准备。

4. **皮肤护理**　保持患者皮肤清洁干燥，避免擦伤。有水疱时可涂炉甘石洗剂；有渗出时可用3%硼酸溶液；伴感染者，根据情况对症消炎、清创换药处理。

5. **健康指导**

(1) 向患者和家属说明本病相关知识和自我护理的方法，做好长期治疗的思想准备。注意安慰患者，使其心情舒畅，避免焦虑、恐惧等不良情绪的影响。

(2) 指导患者避免各种诱因，如感染、寒冷刺激、创伤、情绪受挫、免疫接种等。有皮损者，避免日光照射。育龄女性应避孕，以免加重病情。

(3) 指导患者遵医嘱用药和病情观察 患者出院后应继续执行治疗方案，规律服药，不要因为症状暂时减轻就停止服药。向患者及家属说明病情危重的表现，如呼吸肌、咽肌无力等，一旦病情变化，及时就诊。

第5章 典型病例分析

病例简介

李某，女，25岁。间断发热、关节疼痛半年，加重伴面部红斑1周，于2019年3月16日入院。患者半年来间断发热、关节疼痛，服用“解热镇痛药”能缓解。1周前上述症状加重，并发现面部红斑。为进一步诊治入院。入院时体温37.8℃，脉搏90次/分，呼吸18次/分，血压135/80mmHg。神志清，精神差，鼻梁和颊部蝶形红斑，皮肤巩膜无黄染，心肺检查未见异常，腹平软，肝、脾未触及，双侧腕关节、膝关节轻压痛，无红肿。血常规检查：RBC 4.5×10^{12}/L，WBC 3.5×10^{9}/L，Hb 116g/L，PLT 96×10^{9}/L；尿液检查：蛋白(++)，红细胞(+)，便常规未见异常。入院诊断：发热原因待查，给予对症处理并完善各项检查。

×年3月16日

护理评估

患者神志清，精神差，体格检查同上。自述周身乏力、关节疼痛。本次发病无明显诱因，未进行系统的诊治，日常生活及工作未受严重影响。患者为小学教师，既往体健，未到过疫区，无食物及药物过敏史，父母、兄弟姐妹无相同疾病。目前饮食、排泄、睡眠正常。

主要的护理问题

1. **皮肤完整性受损** 与面部红斑有关。

2. **疼痛** 关节疼痛与关节炎症有关。

护理措施

1. **皮肤完整性受损的护理**

(1) 保持皮肤清洁：每日用温水清洁皮肤，禁用碱性肥皂。

(2) 减少刺激：避免应用化妆品或其他刺激性物品，以免加重皮肤损伤。

(3) 减少紫外线照射：患者床位应安排在没有阳光直射的地方。患者外出时穿长袖衣裤、戴防护镜、打遮阳伞等，避免太阳直接照射皮肤，忌日光浴。病室进行紫外线消毒时，应避开患者。

(4) 饮食护理：鼓励患者进食高糖、高维生素、易消化饮食，少量多餐，减少刺激性食物的摄入，以促进组织愈合。

(5) 病情观察：观察皮损的部位、颜色、是否有瘙痒、脱屑等。皮损发生变化及时报告护士或医生进行处理。

2. **关节疼痛护理**

(1) 急性期护理：避免过度活动，卧床休息为主，可采用水疗、磁疗、针灸、按摩等局部理疗方法缓解疼痛。遵医嘱应用非甾体抗炎药，并于饭后服用以减少消化道不良反应，同时观察药物疗效。

(2) 缓解期护理：鼓励患者尽早活动，必要时提供辅助工具。活动应循序渐进，不断强化，由被动逐渐过渡到主动活动，必要时配合按摩、理疗，增加局部血液循环，松弛肌肉，防止关节失用。

×年3月18日

护理评估

体温37.5℃，脉搏96次/分，呼吸20次/分，血压135/80mmHg，颜面轻度水肿，其他体格检查同前。自觉乏力，食欲不振。实验室检查：血肌酐271.0μmol/L，血尿素34.0mmol/L，白蛋白19.1g/L，胆固醇9.0mmol/L，甘油三酯5.12mmol/L，ESR 22m/h，ANA(+)1∶640，ENA抗体(+)，抗Sm抗体(−)，抗RNP抗体(+)1∶32，抗SSA抗体(+)，抗SSB抗体(−)，抗dsDNA(−)，抗心磷脂抗体(−)，白细胞抗体(+)。尿红细胞4～5/HP，尿白细胞8～10/HP，尿蛋白(++)。肾穿刺活检，病理免疫荧光染色示：IgA(+)，IgM(+)，IgG(−)，C3(+)；光镜下可见26个肾小球，系膜细胞和基质轻度弥漫增生伴少量嗜复红蛋白沉积，基膜节段性空泡变性，肾小管上皮细胞空泡及颗粒变性，肾间质无明显病变，小动脉管壁增厚，电镜见肾小球脏层上皮细胞足突广泛融合，基膜无明显病变，未见电子致密物沉积。疾病诊断为系统性红斑狼疮并伴有原发性肾病综合征。给予低盐、优质低蛋白饮食，泼尼松50mg/d口服，并给予利尿、抗凝及保护胃黏膜等治疗。

主要的护理问题

1. **体液过多**　与肾功能损伤有关。

2. **潜在并发症**　慢性肾衰竭。

护理措施

1. 体液过多的护理

(1) 休息与活动：卧床休息为主，减轻心脏、肾脏负担。适当活动，劳逸结合，以不引起不适为宜。

(2) 饮食护理：给予优质低蛋白、高热量、高维生素易消化饮食，遵医嘱限制水、钠摄入。禁食芹菜、无花果、蘑菇等光敏感食物。

(3) 用药护理：遵医嘱应用利尿剂，观察其疗效和不良反应。监测患者的血清电解质和酸碱平衡的情况。

(4) 病情观察：观察患者生命体征尤其血压变化，水肿消长情况，有无胸腔积液、腹腔积液等表现。记录24小时出入液量，定期测量患者体重，监测各项辅助检查结果。

2. 预防肾损伤的护理

(1) 休息与活动：急性活动期应卧床休息，以减少消耗，保护脏器功能，预防并发症发生；缓解期适当活动，劳逸结合。

(2) 饮食护理：给予低盐、优质低蛋白、高热量、高维生素饮食，必要时遵医嘱给予静脉补充营养。

(3) 病情观察：测量生命体征、体重及水肿消长情况，观察尿量、尿色、尿液检查结果变化，监测血清电解质、血肌酐、血尿素氮的改变。

(4) 用药护理：指导患者遵医嘱用药，观察药物的作用及不反应。

×年3月23日

护理评估

体温36.2℃，脉搏82次/分，呼吸18次/分，血压130/80mmHg，颜面水肿减轻，双侧腕关节、膝关节疼痛减轻，未述其他不适。实验室检查：血肌酐70.7μmol/L，血尿素9.0mmol/L。今日准备出院，但对于该疾病的相关知识了解较少。

主要的护理问题

知识缺乏：缺乏疾病相关知识。

护理措施

1. **疾病知识指导**　向患者及家属介绍本病的发生、发展特点，并说明及时准确的治疗可使病情长期缓解。鼓励患者配合治疗和护理，树立战胜疾病的信心。

2. **用药护理**　指导患者遵医嘱用药，说明泼尼松维持用药的重要性，不可自行减量或停药，以免引起病情反复或反跳现象。用药期间应定期监测血压、血糖、尿糖变化，及时发现不良反应并处理。

3. **皮肤护理**　保持皮肤清洁，避免各种不良刺激，预防感染。

4. **避免诱发因素**　禁食芹菜、无花果、蘑菇等光敏感食物；避免日光直接照射皮肤；尽可能不接种活疫苗；在医生指导下避孕或怀孕。

（秦殿菊）

第10篇

神经系统疾病患者的护理

第1章 概述

神经系统疾病指由于血管性病变、感染、肿瘤、遗传因素、外伤、营养缺陷和代谢障碍等原因所致的一系列疾病，具有高死亡率和高致残率的特点。神经系统疾病中以脑血管病多发。青少年或中年发病者，例如癫痫、脑外伤和多发性硬化，均会引起慢性残疾，给个人和家庭带来沉重的终身负担。老年期发病者，如脑血管病、痴呆和帕金森病，在当前老龄化社会的公共卫生问题中也越来越受到社会的重视。

一、神经系统的结构与功能

神经系统是人体最精细，结构和功能最复杂的系统，由中枢神经系统和周围神经系统两大部分组成。前者主管传递神经冲动，后者主管分析、综合体内外环境传来的信息。各种信息由感受器接收后，通过周围神经传递到脑和脊髓的各级中枢进行整合，再经周围神经控制和调节机体各系统器官的活动，以维持机体与内、外界环境的相对平衡。周围神经系统包括脑神经和脊神经。根据神经功能的不同又分为自主神经和躯体神经系统，前者具有稳定内环境的功能，后者主要调节人体适应外界环境变化。

二、中枢神经系统

中枢神经系统(central nervous system，CNS)是人体神经系统的最主要部分，包括脑和脊髓。脑分大脑、间脑、脑干、小脑等部分，脊髓由含有神经细胞的灰质和含上、下行传导束的白质组成。其主要功能是传递、储存和加工信息，产生各种心理活动，支配与控制人的全部行为。不同的神经结构受损后，其临床症状各有特点。

(一) 脑

1. **大脑** 由大脑半球、基底核和侧脑室组成。大脑半球的表面由大脑皮质所覆盖，形成脑沟和脑回。大脑半球分为额叶、颞叶、顶叶、枕叶、岛叶和边缘系统。

大脑双侧半球的功能不完全对称，按功能分优势半球和非优势半球。如言语中枢一般在左侧半球，而习惯左利手者则位于右侧。目前研究认为左侧大脑半球决定言语、逻辑思维、分析能力和计算能力等，而右侧大脑半球主要在音乐、美术、短暂的视觉记忆、空间和形状的识别、综合能力等方面发挥决定作用。

(1) 额叶：位于中央沟前方，外侧裂上方，由中央前沟、额上沟和额下沟分为中央前回、额上回、额中回和额下回。额叶的功能与躯体运动、语言及高级思维活动有关，所以额叶受损时主要引起言语、随意运动、精神活动等方面的障碍。左半球的三角部和盖部合称为布罗卡区(Broca)，是控制言语运动的皮质中枢，损害时可出现运动性失语。额叶前部以精神症状为主，额中回后部与两侧眼球协同运动有关，前者表现为记忆力和注意力减退、反应迟钝、感情淡漠和强握、摸索等精神行为障碍，思维和综合能力下降，表现为人格改变或痴呆。后者受损时引起两眼向病灶侧同向斜视，刺激性病变时则向病灶对侧斜视。如果一侧额叶底部发生占位性病变(如肿瘤)就会引起同侧嗅觉丧失以及原发性视神经萎缩，对侧视盘水肿(称 Foster Kenndey 综合征)。

(2) 顶叶：位于中央沟后，顶枕沟前和外侧裂延线的上方。由中央后沟和顶内沟分为中央后回、顶上小叶和顶下小叶，顶下小叶又分为缘上回和角回。中央后回为皮质感觉中枢，主管对侧躯体感觉。

顶叶的功能与躯体感觉、味觉、语言等有关。精细感觉障碍常因破坏性病变导致,如两点辨别觉、皮肤定位觉和实体觉丧失,而一般感觉不受影响,如触觉、痛觉、温度觉等其他感觉仍然存在。刺激性病灶可出现对侧肢体局限性的感觉性癫痫发作,为电击样、针刺样感觉异常,同时伴有局部抽搐的发作。损害优势半球角回可出现古茨曼综合征。

(3) 颞叶:位于大脑外侧裂的下方,顶枕沟前方。颞叶的功能与听觉、语言和记忆有关。颞叶内侧面主要与行为、精神和内脏功能有关,如刺激或破坏性病灶可出现精神和行为的异常。颞叶中回后部颞横回处是听觉代表区,破坏性病灶可产生听不明白别人讲话而不伴有肢体的瘫痪或产生感受性失语。颞叶的前部病变影响内侧面的嗅觉中枢(沟回)时出现特殊的症状,称为沟回发作,患者可有幻味或幻嗅,作咀嚼、舔舌的动作。

(4) 枕叶:位于顶枕沟和枕前切迹连接的后方,为大脑半球后部的小部分。枕叶功能与视觉信息的整合有关,故枕叶损害主要引起视觉障碍。一侧视觉中枢损害可产生偏盲,对光反射存在,但并不影响黄斑区视觉。

(5) 岛叶:又称脑岛,隐藏在外侧裂内,四周有环状沟,被额叶、顶叶、颞叶、岛盖所覆盖,岛叶与内脏的运动和感觉有关。

(6) 边缘系统:位于大脑半球内侧面接近脑干和胼胝体的皮质及皮下结构,包括上丘脑、下丘脑、杏仁核、隔核、丘脑前核和中脑被盖的一些结构等,边缘系统内部互相连接,与神经系统其他部分也有广泛的联系。边缘系统参与感觉、内脏活动的调节,并与情绪、行为、学习和记忆等心理活动密切相关。

2. **间脑** 位于中脑和端脑之间,与端脑共同起源于前脑泡。间脑分为背侧丘脑、上丘脑、下丘脑、后丘脑和底丘脑五部分。间脑的背面和两侧面被高度发育的大脑半球所掩盖,仅部分腹侧面露于脑底。间脑的内腔为一正中矢状位的窄隙,称第三脑室。破坏性病灶出现对侧偏身各种感觉减退或消失,刺激性病灶引起偏身疼痛,称为丘脑性疼痛。下丘脑位于丘脑下方,构成第三脑室的下壁和底壁。下丘脑是神经内分泌中心,通过垂体的密切联系,将神经调节和激素调节融为一体;下丘脑也是皮质下自主神经中枢,对体温、生殖、摄食、代谢、饮食、睡眠和觉醒的生理调节起重要作用;下丘脑与边缘系统也有密切联系,参与人的情绪行为反应。

3. **脑干** 位于颅后窝的前部,包括中脑、脑桥和延髓。延髓尾端在枕骨大孔处与脊髓延续,中脑头端与间脑相接。脑桥与中脑以脑桥上缘分界。

(1) 脑神经核:包括第Ⅲ～Ⅻ对脑神经核。①中脑内的脑神经主要有滑车神经核、动眼神经副核、动眼神经核、三叉神经脑核。②延髓内的脑神经主要有迷走神经背核、副神经核、舌下神经核、疑核。③脑桥内的脑神经主要有三叉神经运动核、面神经核、展神经核、上泌涎核、三叉神经脑桥核。④脑桥下部及延髓内的脑神经主要有前庭神经核、蜗神经核、三叉神经脊束核、孤束核。

(2) 脑干的功能:主要是维持个体生命,包括心跳、呼吸、消化、体温、睡眠等重要生理功能。

(3) 脑干损伤特点:①意识障碍:脑干网状结构的上行网状激动系统(ascending reticular activating system,ARAS)可以使大脑皮质兴奋,保持意识清醒。ARAS受损可导致不同程度的意识障碍,甚至深度昏迷。②去皮质强直:中脑上丘和下丘之间,横断脑干,可出现伸肌紧张、亢进的角弓反张状态。脑干横断后,脑干网状结构易化区占优势,网状结构抑制区处于弱势,可致肌肉紧张亢进。③定位体征:循环呼吸功能严重障碍提示延髓损伤,如果两侧瞳孔极度缩小,同侧偏斜则提示脑桥损伤。

4. **小脑** 位于颅后窝,脑桥和延髓的背面,上面以小脑幕与大脑相隔。两侧膨隆的部分称为小脑半球,中间较窄的部分称为小脑蚓部。小脑蚓部下面由前向后为小结、蚓垂和蚓椎体。小脑在腹侧面借三对小脑脚与脑干相连:小脑上脚(薄板状)位于中脚上内侧与中脑相连;小脑中脚位于外侧与脑桥相连;小脑下脚位于中脚下内侧(二者边界不易区分)与延髓相连。小脑可以维持身体平衡,调控肢体远端肌的肌张力和肌协调,调控上下肢精确运动的计划和协调。小脑半球病变可表现为肌张力低下和运动性共济失调等。

(二) 脊髓 脊髓是中枢神经系统的低级部分,是四肢和躯干的初级反射中枢。脊髓位于椎管内,呈圆柱形,前后略扁。上端平枕骨大孔和脑相延续,下端呈圆锥状。脊髓两侧的前、后方各有一排由神经纤维组成的神经根,位于前方的称前根,位于后方的称后根。前根与后根在椎间孔处合成脊神经。与每一对脊神经相连的一段脊髓,称为一个脊髓节。因此,脊髓有相应的31个脊髓节,但其表面无节段界限,即颈段8节,胸段12节,腰段5节,骶段5节,尾段1节,主要分布到四肢和躯干。当这些神经受到损伤时,会引起所支配的肌肉感觉麻木或者疼痛,甚至瘫痪,如坐骨神经痛就是常见的神经从受损伤的症状。脊髓的主要功能包括传导和反射。

1. **传导功能** 脊髓是感觉和运动神经冲动传导的重要通路,其结构基础为脊髓内的上、下行纤维束。除头、面部外,全身的深、浅感觉和大部分内脏感觉冲动,都经脊髓白质的上行纤维束传达到脑;由脑发出的冲动,也要通过脊髓白质的下行纤维束才能调节躯干、四肢骨骼肌以及部分内脏的活动。如果脊髓白质损伤,将导致损伤平面以下出现运动和感觉的功能障碍。

2. **反射功能** 脊髓可执行一些简单的反射活动,包括躯体反射和内脏反射。脊髓的各种反射都是在脑的控制下,通过脊髓节内和节间的反射弧完成。其中,躯体反射可分为节段内反射和节段间反射,又可分为浅反射和深反射;内脏反射是指排尿、排便反射等。

三、周围神经系统

周围神经系统包括脑神经和脊神经。

(一)脑神经 与脑相连接的神经称为脑神经。脑神经有感觉纤维和运动纤维,主要支配人的头、面部。

脑神经共有12对:嗅神经(Ⅰ),视神经(Ⅱ),动眼神经(Ⅲ),滑车神经(Ⅳ),三叉神经(Ⅴ),外展神经(Ⅵ),面神经(Ⅶ),听神经(Ⅷ),舌咽神经(Ⅸ),迷走神经(Ⅹ),副神经(Ⅺ),舌下神经(Ⅻ)。其中,部分脑神经只含感觉神经纤维,如第Ⅰ、Ⅱ、Ⅷ对脑神经属于感觉神经;有些只含运动神经纤维,如第Ⅲ、Ⅳ、Ⅵ、Ⅺ、Ⅻ对脑神经则是运动神经;还有一些兼有运动和感觉两种神经纤维,是混合神经,如第Ⅴ、Ⅶ、Ⅸ、Ⅹ对脑神经。脑神经概况见表10-1-1。

表10-1-1 脑神经概况

名称	性质	连接的脑部位	分布和功能	损害症状
Ⅰ嗅神经	感觉	大脑嗅球	鼻腔上部的鼻黏膜;传导嗅觉	嗅觉障碍及脑脊液鼻漏
Ⅱ视神经	感觉	间脑	眼球视网膜;传导视觉	视觉障碍
Ⅲ动眼神经	运动 副交感	中脑腹侧	上睑提肌、上直肌、下直肌、内直肌、下斜肌、瞳孔括约肌和睫状肌;上提眼睑和使眼球上下、内运动	眼球外斜,上睑下垂,瞳孔散大,对光反射消失
Ⅳ滑车神经	运动	中脑背面	支配上斜肌;调节眼球运动	眼不能向外下方斜视
Ⅴ三叉神经	感觉 运动	脑桥中部腹外侧	分布于大部分面部皮肤、牙齿和咀嚼肌等处;支配面部、牙的感觉和咀嚼运动	病侧头面、口腔黏膜、牙及牙龈的感觉障碍、角膜反射消失;痛、咀嚼障碍
Ⅵ外展神经	运动	脑桥和延髓交界处的腹侧	分布至眼外直肌;支配眼球运动	外直肌瘫痪,产生眼内斜视
Ⅶ面神经	运动 感觉 副交感	同上面稍居外侧	表情肌的活动,舌前2/3的味觉;支配味觉和颜面表情	同侧面肌瘫痪,味觉障碍
Ⅷ听神经	感觉	脑桥和延髓交界处的腹外侧	耳蜗、内耳前庭;传导听觉和保持平衡	听力障碍、前庭平衡障碍,可出现眩晕和眼球震颤
Ⅸ舌咽神经	运动 感觉 副交感	延髓上部外侧	舌后1/3的味觉、咽部黏膜的感觉;主管味觉、唾液的分泌、吞咽及呕吐反射	味觉障碍,舌咽困难,腮腺分泌障碍
Ⅹ迷走神经	运动 副交感	延髓外侧舌咽神经下方	软腭、咽及喉部肌肉、胸腹腔脏器;主管咽部的感觉和运动,调节内脏活动记忆与呕吐反射活动有关	声音嘶哑,呛咳,喉、咽感觉障碍,吞咽困难,心动过速及内脏活动障碍
Ⅺ副神经	运动	延髓和脊髓上端外侧	胸锁乳突肌及斜方肌上部;支配头部转动和举肩运动	头不能转向对侧,斜方肌瘫痪
Ⅻ舌下神经	运动	延髓腹侧	舌肌;支配舌肌运动	舌肌瘫痪、萎缩,伸舌时舌尖偏向患侧

(二)脊神经 人的脊神经有31对,其中包括8对颈神经,12对胸神经,5对腰神经,5对骶神经,1对尾神经。每条脊神经的开始部分都有前根(也叫腹根)和后根(也叫背根)。后根由传入神经纤维

组成,神经冲动由这些纤维从各个有关器官传入脊髓,因此后根亦称感觉根(即传入神经)。后根上有一膨大处,称为脊神经节,是感觉神经元胞体聚集部位。脊神经出椎间孔后,分为前、后两支,每支都属混合神经。后支细小,分布到颈部和背部的皮肤和肌肉。除第2～11对胸神经外,其余脊神经前支在颈、腰、骶等处互相交织成神经丛,再由此发出分支,分布到颈部、部分腹壁、会阴和四肢的皮肤和肌肉。神经丛有颈丛、臂丛、腰丛和骶丛。

1. **颈丛** 颈丛由第1～4颈神经的前支组成,位于胸锁乳突肌的深面,发出皮支与肌支,其主要分支有膈神经等。

2. **臂丛** 臂丛由第5～8颈神经的前支和第1胸神经前支的大部分构成,主要分布于胸背部和上肢的肌肉和皮肤。其主要分支有肌皮神经、正中神经、尺神经、桡神经和腋神经。

3. **胸神经前支** 胸神经前支共12对,第1～11对各自走行于相邻两肋骨之间,故名肋间神经。

4. **腰丛** 由第12胸神经前支的一部分,第1～3腰神经前支和第4腰神经前支的一部分组成。腰丛位于腰椎两侧,腰大肌的深面,其主要分支有股神经和闭孔神经。

5. **骶丛** 骶丛由第4腰神经的一部分、第5腰神经与全部骶神经及尾神经的前支组成。其主要分支有坐骨神经。

四、神经系统疾病患者的护理评估

(一) 健康史

1. **一般资料** 姓名、性别、年龄、种族等。

2. **既往史** 既往所患疾病的发病过程、持续时间、治疗经过、用药情况等。神经系统应着重询问以下几项:

(1) 外伤及手术:有否头部或脊柱外伤、手术史,当时情况有无骨折、昏迷、抽搐或瘫痪,有无后遗症等。

(2) 感染:是否患过流行病、传染病或地方病,如脑炎、脑膜炎、脑脓肿或寄生虫病,以及上呼吸道感染、腮腺炎、麻疹或水痘等。

(3) 内科疾病:有无高血压、各类心脏病、心肌梗死、心律不齐、动脉硬化、糖尿病、血液病、癌症、大动脉炎及周围血管栓塞等病史。

3. **过敏史** 有无食物、药物过敏史,金属及化学毒物如汞、锰、砷、苯、有机磷等接触和中毒史,放射性物质、工业粉尘接触和中毒史。

4. **遗传史和家族史** 神经系统遗传性疾病并不少见,如进行性肌营养不良症、遗传性共济失调症、小脑萎缩等在临床都较常见。家族史对神经系统遗传性疾病的诊断非常重要,应询问患者家族成员中有无患同样疾病及家族遗传分布情况,还应注意家族中有无与患者疾病有关的癫痫、肿瘤、周期性瘫痪、偏头痛等病史。

5. **生活史** 个人史、生活方式、生活习惯、不良嗜好、是否到过疫区。

6. **用药史** 治疗相关疾病而使用过的药物。

7. **其他** 如吸烟、饮酒史等。

8. **职业史和社会经济状况** 职业暴露情况及社会经济状况。

(二) 病史

1. **患病和治疗经过**

(1) 起病的形式:注意询问患者是急性起病还是慢性起病,是突发性还是渐进性发病,是阵发性发作还是持续性发作。

(2) 主要症状和体征:出现的起始时间、持续时间、出现的顺序、累及范围以及严重程度等。

(3) 病因或诱因:有无明显的诱发因素及致病因素,是否能得到缓解以及如何缓解。

(4) 伴随的症状:有无头痛、头晕、恶心、呕吐、发热、抽搐等症状。

(5) 并发症:有无外伤、感染等的发生。

2. **症状**

(1) 意识障碍(disorders of consciousness):正常意识状态指正常人在清醒时的意识状态,具有觉醒状态和意识内容,能感知自我和外界环境的存在。意识障碍指人对外界环境刺激缺乏反应的一种精神状态。任何原因引起脑干网状上行激活系统、大脑皮质以及皮质下结构等部位发生功能抑制或损害,均可以发生意识障碍。临床上可以通过观察患者的言语反应,睁眼活动,对痛觉,感觉的反应,运动等来判断意识障碍的程度。意识障碍的程度可以分为嗜睡、昏睡、浅昏迷、深昏迷。嗜睡是最轻的意识障碍,呼之能应,能正确回答问题;昏睡较嗜睡重,处于持续睡眠状态,强烈刺激方能唤醒,回答不准确;浅昏迷是对针刺和压眶表现痛苦表情及能作出躲避反应,无语言应答,各种反射无明显改变;深昏迷是对任何刺激均无反应,各种反应均消失,生命体征常有改变。

(2) 头痛(headache)：是神经系统常见的症状之一。各种原因刺激颅内外的疼痛敏感结构均可以引起头痛。头痛主要分为偏头痛、高颅压性头痛、颅外局部因素所致的头痛、神经性头痛(又称紧张性头痛)。①偏头痛：是原发性头痛，颅内血管收缩与血管功能障碍引起的偏头痛，常为一侧搏动性头痛，也可以是两侧头痛或一侧头痛后发展为两侧头痛，可伴有恶心、呕吐，反复发作。患者在安静或服用止疼药物后略缓解，多有偏头痛家族史。②高颅压性头痛：主要指颅内占位性病变如脑血肿、脑脓肿、脑肿瘤等使颅内压增高刺激疼痛敏感结构出现的疼痛。疼痛性质多为胀痛和撕裂痛。③颅外局部因素所致的头痛：可急性也可慢性持续发作。常见的局部因素有眼源性头痛、耳源性头痛和鼻源性头痛。④紧张性头痛：无固定部位，目前认为是由精神因素、姿势不良或头颈部其他疾病等多种因素引起的，多为双侧疼痛，性质为钝痛、胀痛，可伴有精神紧张、心悸、焦虑等。

(3) 言语障碍：可分为失语症和构音障碍两类。①失语症：是由于脑损害所致的语言交流能力障碍，即后天获得性的，是对各种语言符号的表达及认识能力的受损或丧失。大脑病变导致的失语症可表现为听语理解、自发谈话、复述、阅读、命名、书写等基本方面的障碍。②构音障碍：是因为神经肌肉的器质性病变，造成运动不协调及发音器官的肌无力。

(4) 感觉障碍：指机体对痛、触、压、温度、震动等各种形式的刺激物感知减退、异常的一组临床综合征。临床上可分为抑制性症状和刺激性症状两类。抑制性症状表现为感觉减退或感觉缺失，而感觉过敏、感觉过度、感觉异常、感觉倒错、疼痛为刺激性症状。

(5) 运动障碍：指肢体出现僵硬、不随意运动、共济失调，甚至瘫痪等运动障碍。①僵硬：是由于肌张力增高而引起的肌肉僵硬、活动受限或不能活动的一组综合征。临床上包括痉挛、僵直、强直等几种不同的表现。②不随意运动：是由锥体外系病变引起的不受意志控制的无规律、无目的的面、舌、肢体、躯干等骨骼肌的不自主活动。可以分为震颤、舞蹈、手足徐动、扭转痉挛、投掷动作等。③共济失调：指由本体感觉、前庭迷路、小脑系统损害所引起的机体维持平衡和协调不良所产生的临床综合征。根据病变部位可分为小脑性共济失调、大脑性共济失调、脊髓性共济失调三种类型。④瘫痪：是肢体因为肌力下降而出现的运动障碍。按病变部位分上运动神经元性瘫痪和下运动神经元性瘫痪，按肌张力高低分软瘫(周围性瘫痪和弛缓性瘫痪)与痉挛性瘫痪(中枢性瘫痪)，按肌力丧失程度分完全性瘫痪和不完全性瘫痪，按临床表现又可分为偏瘫、交叉性瘫痪、四肢瘫、截瘫、单瘫和局限性瘫痪。

3. 身体评估

(1) 一般状态：对患者的生命体征、精神、营养状况及意识进行评估。观察体温是否正常，有无明显的体温升高。体温升高常见于继发感染、脑干受损引起的中枢性高热，血压升高、脉搏缓慢、呼吸深而慢多为颅内压增高的表现。意识是否清楚，检查是否合作，有无认知、情感和意志行为方面的异常，如幻觉、错觉、情绪不稳、情感淡漠、兴奋躁动等。有无体重减轻、消瘦或肥胖等。

(2) 皮肤与黏膜：全身皮肤黏膜是否完好，有无皮疹、发红、破溃或水肿。

(3) 头颈部检查：观察双侧瞳孔的大小是否等大等圆，直接或间接对光反射是否灵敏，检查头颅大小、有无形状异常，注意头颅有无畸形，颅骨有无内陷，有无局部肿块或压痛。婴幼儿应检查囟门的大小及闭合情况，注意颅缝有无分离，囟门有无隆起及张力；观察面部有无口眼歪斜、疱疹等，鼻唇沟和额纹是否对称或变浅，有无吞咽困难或饮水呛咳，伸舌是否居中，舌肌是否有萎缩，有无声音嘶哑或其他言语障碍；注意头部有无活动受限，颈椎有无压痛，颈部能否抵抗外力。

(4) 四肢及躯干：注意观察脊柱有无畸形、压痛及叩击痛，有无活动受限；肌肉是否震颤、抽搐等不自主运动或瘫痪；关节运动是否灵活，站立或行走时姿势步态是否有异常。

(5) 神经反射：有无脑膜刺激征、病理反射，有无深、浅反射的异常。脑膜炎症或蛛网膜下腔出血可表现为脑膜刺激征阳性，脑出血会出现巴宾斯基征阳性。

4. 心理社会状况　评估患者的文化程度、民族、宗教信仰、心理状态、家庭经济状况、人格类型、与周围环境及人际关系是否融洽及社会家庭支持系统的状态；评估患者对疾病的认识和理解程度，对围术期检查、化验、术后并发症的知晓程度；以及患者对医护人员的信任程度，对治疗护理的配合程度，对疾病的康复信心等。

(三) 实验室及其他检查

1. 实验室检查　血常规检查对查出神经系统疾病的病因有一定的价值，如颅内感染、脑血管疾病及脑寄生虫病。血糖、血脂的检测有助于诊断脑血管疾病的病因。血清肌酶学检测如肌酸磷酸酶、乳酸脱氢酶等对肌肉疾病的诊断有重要意义。乙酰胆碱受体抗体测定对重症肌无力的确诊有重要的价值。

2. **影像学检查**

(1) X线检查：通过头颅平片可观察头颅的大小、形状、颅骨结构，颅缝是否裂开，颅底有无变形、破坏及扩大等。

(2) 数字减影血管造影(digital subtraction angiography，DSA)检查：是一项通过计算机进行辅助成像的X线血管造影技术，20世纪70年代以来逐渐应用于临床。在检查过程中，应用计算机对两帧不同时相的数字化图像进行减影处理，消除两帧图像中骨骼、软组织等相同成分，得到只有造影剂充盈的血管图像。由于DSA检查能全面、精确、动态地显示脑血管的结构和相关病变，被认为是诊断脑血管病的"金标准"。

(3) CT检查：利用各种组织对X线的不同吸收系数，通过电子计算机处理，显示不同平面脑池、脑室及脑实质的形态和位置。主要用于颅内肿瘤、脊柱和脊髓病变、脑血管疾病的诊断。

(4) MRI检查：能多方位、多层面显示中枢神经正常解剖和病变的形态。对脑肿瘤、脑梗死、脑白质病变、脑血管病变、颅脑外伤、颅内感染以及脊髓空洞症的诊断具有较高价值。因其对大脑皮质和髓质的对比度明显，在对脑干、脊髓、幕下区和椎间盘等病变的显示及诊断方面目前公认为优于CT。MRI检查是在几乎密闭的环境中进行的，检查的时间相对较长，在患者检查前务必要告知整个检查的过程，劝慰患者放松，安静平卧，消除恐惧。检查前指导患者摘除身上的金属物和有磁性的物品，如手机、钥匙、首饰、手表等，以免影响检查效果及图像成像。

(5) 放射性核素检查：通过单光子发射计算机断层扫描(SPECT)可以对脑血管疾病进行诊断，也可用于研究各种痴呆、癫痫和脑肿瘤等疾病，尤其是对脑膜瘤和恶性程度高的脑瘤诊断尤为重要。正电子发射断层扫描(PET)临床上常用于脑部病灶的良、恶性的鉴别，对老年性痴呆可进行早期的诊断和鉴别诊断，适用于癫痫的定位诊断。在检查前应指导患者禁食6小时以上，禁食期间可以适量饮水，水中不含糖，检查前2小时禁止做任何剧烈运动，显像前30分钟需要安静休息。

3. **其他诊断性检查**

(1) 脑脊液检查：通过腰椎穿刺术获取脑脊液标本检查是神经系统疾病的一个重要实验室及其他检查。正常成人仰卧时脑脊液压力为70～200mmH_2O(1mmH_2O = 0.009 8kPa)。如高于200mmH_2O为颅内压增高，低于70mmH_2O则为颅内压降低。通过压腹试验可了解穿刺针头是否在椎管蛛网膜下腔内。如怀疑颅后窝肿瘤或有颅内压增高者，避免做压颈试验(queckenstedt test)，以免诱发脑疝。另外，脑脊液常规、生化检查、细胞学及免疫等检查对神经系统疾病，特别是中枢神经系统感染性疾病的诊断以及预后判断具有重要的意义。

(2) 组织活检：包括脑活组织、肌肉活组织、神经活组织检查。其中，脑活组织检查可以作为放、化疗方案或内科治疗方案的依据。目前主要用于急慢性、进行性加重的脑部病变的诊断。肌肉活组织检查是疾病定性诊断的唯一标准，可鉴别神经源性肌萎缩和肌源性损害。而神经活组织检查可以在一定程度上帮助周围神经系统疾病进行定性诊断，对某些遗传性疾病的诊断有较大的参考价值。

在进行脑活组织检查、肌肉活组织检查或神经活组织检查时，均要严格遵守无菌操作，掌握其适应证和禁忌证，并注意观察局部有无肿胀、渗血和疼痛等症状。

(3) 电生理检查：可通过脑电图、肌电图和脑诱发电位检查来进行。脑电图检查(EEG)是将脑部自发的生物电活动经脑电图描记仪放大描记出来的曲线图，主要是为了检查基础性脑功能活动和了解异常脑功能。其临床最大应用价值在于可以帮助癫痫的诊断和分型，根据异常脑电波的出现可以帮助判断病变的范围。EEG检查前24小时需要停用镇静剂、兴奋剂和其他影响神经系统的特殊药物，宜在饭后3小时内进行并避免空腹。肌电图检查(EMG)是记录神经肌肉的自发电活动和随意运动伴随的电活动，借以判定神经肌肉所处的功能状态。临床上EMG检查主要是帮助诊断神经源性损害、肌源性损害和神经肌肉接头病变以及鉴别诊断。由于该检查需要针刺局部皮肤，在检查前应告知患者可能会引起疼痛，取得患者同意后方可进行。脑诱发电位检查(CEP)指身体的某些感受器在接受刺激时，大脑皮质相应区域产生的、呈一定空间分布的、与刺激有固定锁时关系的电位变化。脑诱发电位的类型有体感诱发电位、视觉诱发电位、脑干听觉诱发电位、事件相关电位和运动诱发电位，前三种类型在临床中经常应用到。可用于诊断和发现亚临床的感觉系统的病灶、脊髓监护和脑死亡的判断、视神经或视神经交叉附近的动脉瘤或脑肿瘤手术的监测等。

(赵士宏)

第2章 周围神经病患者的护理

第1节 概 述

周围神经病(disease of peripheral nerves)是由各种原因引起的周围神经系统结构或者功能损害的疾病总称,旧称神经炎。实际上绝大多数周围神经疾病并非感染或炎症所致,故此现在逐渐改称为周围神经病,临床上较常见。1994 年中国六个城市居民的患病率为 824.4/10 万,占神经系统疾病的 15.3%。

周围神经是由除嗅神经与视神经以外的 10 对脑神经和 31 对脊神经、自主神经及其神经节组成。周围神经疾病病因复杂,可能与血管炎、机械压迫、外伤、营养代谢、遗传、变性、免疫、药物及中毒、肿瘤等原因相关。周围神经的再生能力很强,不管何种原因引起的周围神经损伤,只要保持神经元完好,均有可能因再生而修复。

一、病因与发病机制

(一)病因

1. **感染因素** 麻疹、水痘、天花、流行性感冒、伤寒、痢疾、结核、破伤风、斑疹伤寒、疟疾等均会成为周围神经疾病的病因。

2. **营养缺乏与代谢障碍** 各种营养缺乏,如慢性酒精中毒、B族维生素缺乏、胃切除后导致营养吸收障碍、维生素 E 缺乏、妊娠等;各种代谢障碍疾病,如糖尿病、低血糖、肝病、尿毒症、淀粉样病变、痛风、恶病质等。

3. **毒物和药物** 工业毒物如丙烯酰胺、一氧化碳、四氯化碳等,金属中毒如铅、钾、汞、金等;药物如氯霉素、链霉素、乙胺丁醇、金制剂、长春新碱、保泰松等。

4. **感染后或变态反应** 血清注射或疫苗接种后、吉兰-巴雷综合征等。

5. **结缔组织病变** 如系统性红斑狼疮性、硬皮病等。

6. **肿瘤** 淋巴癌、肺癌等。

7. **遗传因素** 一些遗传性疾病会直接导致周围神经病的发生。

(二)发病机制

1. **前角细胞和运动神经根破坏** 可致运动轴索 Wallerian 变性,后根破坏可致脊髓后索的变性。

2. **结缔组织病变** 可压迫周围神经或神经滋养血管而使周围神经受损。

3. **中毒性和营养缺乏病变** 通过损坏神经轴索或髓鞘而致周围神经受损。

4. **遗传代谢性疾病** 变性疾病使轴索代谢发生障碍而影响周围神经。

5. **自身免疫性周围神经病** 可引起小静脉周围炎性细胞浸润和神经损伤。

二、病理变化

周围神经在外伤、炎症、中毒、营养缺乏、免疫障碍等致病因素的作用下出现明显的病理改变,常见的有以下几种:

1. **沃勒变性**(wallerian degeneration) 任何外伤使轴突断裂后,远端神经纤维均可发生一系列变化,表现为断端远侧的轴突和髓鞘迅速自近端向远端发生变性、解体。

2. **轴突变性**(axonal degeneration) 由代谢、中毒等病因引起,从神经元开始,由近端向远端发展的变性。

3. **节段性脱髓鞘**(segmental demyelination) 由感染、中毒等原因引起的节段性髓鞘脱失,而轴突相对保存完整。

4. **神经元变性**(neuronal degeneration) 是轴突参与的周围神经的神经细胞的原发性损害。神经细胞体损害坏死后,其轴突的全长在短期内迅速发生变性、解体。

三、临床表现

1. **感觉障碍** 主要表现为感觉缺失、感觉异常、疼痛、感觉性共济失调。

2. **运动障碍** 包括运动神经刺激(异常兴奋)和麻痹症状。刺激症状主要表现为肌束震颤、肌纤维抽搐、痛性痉挛等,而弛缓性瘫痪、肌力减退或丧失、肌萎缩则属于运动神经麻痹症状。

3. **反射障碍** 周围神经疾病患者常伴有深、浅反射和腱反射减弱或消失。

4. **自主神经功能障碍** 自主神经受损常表现为无汗、竖毛反射障碍及直立性低血压,严重者可出现无泪、无涎、阳痿及膀胱直肠功能障碍等。

5. **其他** 如共济失调的表现和步态,亦可出现于糖尿病多发性神经病及慢性感觉性神经病。

四、实验室及其他检查

周围神经病变损伤后,除仔细而全面地采集病史、进行全身体格检查外,应进行功能检查与评定,以了解周围神经病损的程度,做出预后判断,确定康复目标,制订康复计划,评定康复效果等。除血常规、尿常规、生化全项、肌电图等项目的检查外,还需要以下神经病学的特殊检查:

1. **电生理检查** 神经传导速度测定结合肌电图检查,在诊断周围神经病中有很大价值。可发现亚临床型神经病;神经传导速度测定可协助病变的定位;对鉴别轴突病变和脱髓鞘性神经病有很大的帮助;可鉴别运动性神经病和肌病的肌萎缩;为鉴别和预后提供依据。

2. **脑脊液检查** 对周围神经病的诊断有很大价值。脑脊液特征性改变为蛋白细胞分离,即蛋白含量增高而细胞数正常。起病初期蛋白含量正常,至病后3周,蛋白含量增高最明显。

3. **免疫检查** 对疑有免疫疾病者,可做免疫球蛋白、类风湿因子、抗核抗体、抗磷脂抗体等检测以及淋巴细胞转化试验和EA玫瑰花环形成试验等。

4. **神经活检** 如怀疑为遗传患者,可做腓神经活检。但此种检查为侵入性检查,要严格掌握指征。一般适用于经实验室检查病因仍不明确的多数性单神经病,特别是疑为血管炎、结缔组织病或各种沉积病时。目前多用半薄切片,必要时配合单神经纤维分离术或电镜检查。

五、治疗要点

对这些疾病的处理有药物治疗、手术治疗及康复治疗等。一般药物治疗主要用于疾病损伤早期,手术治疗用于保守治疗无效而又适合或需要手术治疗的损伤,康复治疗的目的是消除或减轻疼痛,预防与解除肌肉肌腱挛缩、关节僵硬、防止肌肉萎缩、增强肌力、恢复运动与感觉功能,最终恢复患者的生活和工作能力。故康复治疗无论在周围神经病损的早期与恢复期还是在手术治疗前后均应进行。

第2节 三叉神经痛

三叉神经痛(trigeminal neuralgia)是指三叉神经分布区内发生的短暂的、反复发作的极为剧烈的疼痛,而三叉神经功能未被破坏。三叉神经是第5对脑神经,支配同侧面部的感觉和咀嚼运动。三叉神经由眼支(第一支)、上颌支(第二支)和下颌支(第三支)汇合而成,分别支配眼裂以上、眼裂和口裂之间、口裂以下的感觉和咀嚼肌收缩。三叉神经损害后可出现面部感觉和咀嚼运动的障碍。

一、病因与发病机制

病因尚未完全明确,近年文献报道三叉神经痛的发病有多种学说或假设,如三叉神经根因血管或占位受压迫、三叉神经纤维损伤发生脱髓鞘病变、脑干三叉神经束核和感觉核的异常兴奋性放电、多发性硬化等参与发病。另外,研究发现多种神经递质类和神经肽类物质与三叉神经痛发作有密切关系。因此,三叉神经痛是一个非常复杂的病理过程,可由多因素致病,普遍认为在免疫因素参与下发生的周围神经脱髓鞘改变是其病理基础,三叉神经脊束核抑制作用的受损以及血液中生化物质的作用是致病的重要条件。

二、临床表现

(1) 成年及老年人多见,40岁以上患者占70%~80%,女性多于男性。

(2) 疼痛部位累及三叉神经分布区域的一支或两支,以第二、三支常见,三支同时受累极为罕见。大多数人为单侧发作。疼痛以面颊、上下颌及舌部最为明显,口角、鼻翼、颊部或舌部为敏感区,轻触可诱发,称为“激痛点”。

(3) 疼痛特点

1) 疼痛发作常无预兆,开始和停止都很突然,间歇期完全正常。

2) 典型疼痛发作时呈电击样、针刺样或刀割样剧烈疼痛,为时短暂,每次持续数秒或1～2分钟。

3) 诱发因素:诱发第二支疼痛发作多为触及激痛点,如洗脸、刷牙等。诱发第三支可为咀嚼、打哈欠和讲话等,以至于患者不敢做这些动作,表现为面色憔悴、精神抑郁和情绪低落。

4) 疼痛发作时可伴有同侧面肌抽搐、面部潮红、流泪和流涎,故又称痛性抽搐。疼痛发作时患者常用手揉搓同侧面部,久之面部皮肤粗糙、增厚、眉毛脱落,再因不敢吃饭、洗脸、不修边幅,患者往往显得消瘦、面容憔悴、蓬头垢面、情绪抑郁。严重者伴有面部肌肉反复性抽搐、口角牵向患侧。可昼夜发作,夜不成寐或睡后疼醒。

(4) 病程呈周期性,病程越长,发作越频繁、越重。

(5) 客观检查　多无三叉神经功能缺损表现及其他局限性神经体征,但偶因面部皮肤粗糙、增厚或已作过封闭治疗,面部痛觉、触觉可有减退。

诊断要点三叉神经痛根据疼痛发作的典型症状和分布范围进行诊断。但应注意与牙疼、偏头痛等疾病进行鉴别。

三、治疗要点

1. 药物治疗　首选卡马西平,其次可选用苯巴比妥等,循序渐进,不可突然停药。

2. 射频神经调控治疗　可缓解疼痛至数月或数年,射频电流刺激神经,可选择性调控三叉神经的感觉纤维,可以不损害运动纤维。方法简便,疗效高,适应证广,并发症少。

3. 化学阻断治疗　可试行三叉神经无水乙醇注射治疗,一般用于服药无效或不适于手术治疗者。方法以纯乙醇注射于疼痛的神经支或其分支。操作简易安全,但疗效不持久。乙醇注射到半月神经节,可达到较持久的效果,但可能引起出血、角膜炎、失明等严重并发症。乙醇注射前宜先用普鲁卡因阻滞以观察效果。

4. 手术治疗　治疗长达数年仍无效且又能耐受开颅手术者可考虑三叉神经终末支或半月神经节内感觉支切断术,或行微血管减压术。手术治疗止痛效果好,但可能产生严重并发症,术后复发,甚至危及生命。因此,只有通过以上几种治疗无效后才考虑手术治疗。

四、护理要点

1. 讲究卫生,防止感染　三叉神经痛与三叉神经节内的炎性浸润有关,还可能与某些感染性疾病,如急性化脓性鼻窦炎、急性中耳炎、牙髓炎等有关,故要求患者做好个人卫生,防止感染。

2. 心理支持　三叉神经痛的患者应该避免过劳和情绪抑郁,护士应该体贴、理解、关心患者,帮助患者减轻心理压力,增加战胜疾病的信心和勇气。

3. 减少刺激因素　指导患者规律生活,合理休息和娱乐。鼓励患者运用指导式想象、听音乐、阅读报刊和杂志等分散注意力,消除患者的紧张焦虑情绪。避免猛烈咀嚼和大声说话,而引起或加重疼痛。同时患者最好能住单间,保持室内安静,避免干扰,护士在操作过程中要做到"四轻"。

4. 用药护理　指导患者遵医嘱正确服用止痛药,注意观察药物的不良反应,如卡马西平的不良反应有:头晕、嗜睡、恶心、步态不稳、口干等。及时和患者沟通,让患者了解药物的不良反应,避免患者因药物不良反应而自主停药。

5. 健康指导　帮助患者及家属掌握本病的有关知识和自我护理方法,生活规律,避免诱发疼痛的因素,防止受凉、感冒等。患者动作要轻柔,进食软食,避免过硬、过凉、过热以及刺激性食物。对于面部出现的改变,护士可鼓励患者使用适当的修饰,提高自我认同感。

第3节　吉兰-巴雷综合征

吉兰-巴雷综合征(Guillain-Barras syndrome,GBS)主要损害周围神经和多数脊神经根,也常累及脑神经,是一种自身免疫介导的周围神经病。临床特点为急性起病,症状多在2周左右达到高峰,表现为多发神经根及周围神经损害,脑脊液常有蛋白-细胞分离现象。近年来,本病发病率有增高趋势,有些地区曾出现散发流行。

一、病因与发病机制

病因未明。临床及流行病学资料显示患者发病可能与空肠弯曲菌(campylobacter jejuni,CJ)感染有关。CJ是革兰阴性微需氧弯曲菌,有多种血清型,患者常在腹泻停止后发病。分子模拟

(molecular mimicry)是目前认为可能导致GBS发病的最主要的机制之一。该学说认为病原体的某些组分与周围神经某些成分的结构相同,导致机体免疫系统发生错误的识别,自身免疫性细胞和自身抗体对正常的周围神经组分进行免疫攻击,导致周围神经脱髓鞘。不同类型的GBS可识别不同部位的神经组织靶位,临床表现也不尽相同。

一、临床表现

1. **任何年龄、任何季节均可发病。**

2. **前驱症状** 多有呼吸道或消化道感染症状,以空肠弯曲菌感染多见。

3. **急性起病** 多在2周左右达到高峰。

4. **感觉异常** 发病时多有对称性肢体无力,重症者可出现呼吸肌无力。

5. **脑神经受累** 部分患者可有脑神经受累症状,多以面神经麻痹常见,部分患者以脑神经损害为首发症状就诊。

二、诊断要点

急性起病,常有前驱感染史,以空肠弯曲菌感染多见。感觉异常,可有脑神经损害。脑脊液和电生理检查可辅助GBS的诊断。

三、治疗要点

1. **抗感染** 考虑有胃肠道CJ感染者,可用大环内酯类抗生素治疗。

2. **辅助呼吸** 呼吸肌麻痹是危及患者生命的主要问题,对呼吸肌麻痹的抢救成功与否是增加本病的治愈率和降低病死率的关键。因此严密观察病情,对有呼吸困难者及时行气管切开术。当呼吸肌麻痹时,立即进行人工呼吸,呼吸机的使用是呼吸肌麻痹抢救成功的关键。

3. **血浆交换疗法** 发病2周内采用血浆交换疗法,可迅速降低患者血浆中存在的相关抗体、补体、细胞因子等,缩短临床症状及呼吸机应用时间,降低并发症的发生。

4. **免疫球蛋白** 应用大剂量免疫球蛋白治疗急性病例,安全、有效,但可复发。

5. **糖皮质激素** 曾长期应用于本病的治疗,但由于其副作用,目前国内外指南均不推荐此法。

6. **免疫抑制剂** 对激素无效,又无条件应用血浆交换疗法及大剂量丙种球蛋白治疗者,可酌情选用环磷酰胺或硫唑嘌呤等治疗,但要注意有毒副作用。

7. **综合治疗** 急性期轻症患者以口服泼尼松,配合神经营养剂如B族维生素为主。早期重症患者应选择静脉滴注糖皮质激素或血浆交换疗法或大剂量丙种球蛋白治疗为主,辅以神经营养药物,注意支持、对症治疗。

四、护理要点

1. **病情观察** 给予心电监护,观察生命体征和意识的变化,重点监测呼吸频率和节律、动脉血氧饱和度的变化,及时发现胸闷、气短、呼吸困难等症状,评估呼吸困难程度和血气分析变化,判断是否出现呼吸肌麻痹,及时采取措施。

2. **做好急救准备** 准备抢救药物,患者床旁备吸痰器、气管切开包及机械通气设备,以利于随时抢救。

3. **给氧** 给予持续低流量氧气吸入,当动脉血氧饱和度下降时及时提高吸入氧气流量。

4. **保持气道通畅** 指导患者半卧位,协助患者翻身、拍背,指导患者进行深呼吸和有效咳嗽或体位引流,以清除呼吸道内分泌物,必要时吸痰。

5. **呼吸机的管理** 见第2篇第15章"机械通气患者的护理"。

6. **饮食护理** 延髓麻痹不能吞咽者,应及时插胃管,保证患者的营养供给。要求患者进食高热量、高维生素、高蛋白的饮食,如奶类、动物蛋白及瘦肉等,进食和进食后30分钟内应抬高床头,防止出现窒息。

7. **生活护理** 帮助患者保持正确的体位,采取舒适的卧位,保持患者床单位的整洁、干燥,同时每日进行口腔护理,温水擦浴,保持患者皮肤的清洁。定时给患者皮肤按摩,以促进患者的血液循环。保证肢体的轻度伸展,帮助患者被动运动,防止肌肉萎缩,维持运动功能及正常功能位置,防止足下垂,必要时"T"字形固定双足。能自理的尽量要求患者进行生活自理,清洁、干净的环境会增加患者战胜疾病的信心和勇气。向患者及家属说明翻身及肢体运动的重要性,每2小时翻身1次,预防压疮的发生。

8. **心理护理** 急性期患者意识清醒,常因呼吸、咳痰和翻身困难而心情烦躁、紧张、周身疲乏不适。护士应多安慰鼓励患者,帮助其翻身咳痰,增强其战胜疾病的信心。由于本病病程缓慢,恢复时间较长,患者会产生失望和无助心理,甚至不配合治疗和护理,护士应及时了解患者的内心感受,主动关心患者,耐心倾听患者的感受,帮助患者分析病情、了解疾病,树立信心。

9. **康复护理** 与患者及其家属共同制订康复计划,并及时评价和修改;告知患者及其家属功能锻炼的重要性,指导患者在急性时做患侧肢体的摆放、翻身、床上移动;协助患者进行床上的桥式主动运动、日常生活的主动运动;教会患者及家属康复训练的注意事项,使患者掌握正确的功能锻炼模式;指导患者使用自助工具;必要时选择理疗、针灸、按摩等辅助治疗。

第4节 面神经炎

面神经炎(facial neuritis)是因茎乳孔内面神经非特异性炎症所致的周围性面瘫,又称特发性面神经麻痹(isopathic facial palsy),或称为贝尔麻痹(bell palsy)。任何年龄均可发病,男性略高于女性。

一、病因与发病机制

面神经炎病因未明,目前认为本病与嗜神经病毒感染有关。常在受凉或上呼吸道感染后发病。风寒、病毒感染和自主神经功能不稳定引起局部神经的自身免疫反应及营养血管痉挛,神经缺血、水肿出现面肌瘫痪。

二、临床表现

1. **急性起病** 常于数小时至数天达到高峰。

2. **主要表现** 一侧面部表情肌突然瘫痪,额纹消失,眼裂扩大,不能皱额、蹙眉、闭眼,闭眼时患侧眼球向上外方转动露出白色巩膜,称 Bell 现象。患侧鼻唇沟变浅,口角下垂,鼓腮、吹口哨漏气,进食及漱口时汤水从患侧口角漏出。由于颊肌瘫痪,食物易滞留患侧齿龈。

3. **其他症状** 发病前 1～3 天患侧外耳道、耳后乳突区或下颌角疼痛,常于清晨洗漱时发现或被他人发现口角歪斜。若病变波及鼓索神经,除上述症状外,尚可有同侧舌前 2/3 味觉减退或消失。镫骨肌神经以上部位受损时,因镫骨肌瘫痪,同时还可出现同侧听觉过敏。膝状神经节受累时,除周围性面瘫、味觉障碍和听觉过敏外,还有同侧唾液、泪腺分泌障碍,耳内及耳后疼痛,外耳道及耳郭部位带状疱疹,称膝状神经节综合征。

4. **预后** 轻症、年轻患者、有受凉病史起病、面瘫 4 天后镫骨肌反射仍存在者,预后较好。通常于起病 1～2 周后开始恢复 2～3 个月内痊愈。

三、诊断要点

根据急性起病、临床表现主要为单侧周围性面瘫,无其他神经系统阳性体征,排除颅内器质性病变,即可确诊。

四、治疗要点

治疗原则为改善局部血液循环,减轻面神经水肿,缓解神经受压,促进神经功能恢复。

1. **急性期治疗** 应尽早使用糖皮质激素,可用地塞米松每日 10～15mg,疗程 7～10 天;或口服泼尼松 30～60mg/d,每日一次顿服,连用 5 天,之后于 7 天内逐渐停用。同时给予大剂量维生素 B_1、维生素 B_{12} 肌内注射,每日一次,促进神经髓鞘恢复。有病毒感染者,可给予抗病毒治疗。急性期还可采用红外线照射或超短波透热疗法、半导体激光等物理治疗,有利于改善患者局部血液循环,减轻神经水肿。

2. **康复治疗** 康复治疗是促进面瘫恢复的一个重要手段。可进行面部肌肉的被动和主动训练,也可用碘离子透入理疗,以及针刺或电针治疗。

3. **其他治疗** 2 个月后,对恢复较差的患者可行面神经减压术,争取恢复机会。发病后一年仍未恢复者,可考虑整容手术或面舌下神经或面副神经吻合术。

五、护理要点

1. **生活护理** 指导患者保持口腔清洁,饭后及时漱口,清除患侧口腔滞留的食物。外出时可戴口罩、围巾或使用其他可以改善自身形象的装饰。减少用眼,外出时戴墨镜,同时滴一些有润滑、消炎、营养作用的眼药水,睡觉时可戴眼罩或盖纱布予以保护。面神经炎在季节变换、冷热骤变的气候或流行性感冒期间更容易发病,故面瘫患者应注意不能使用冷水洗脸,避免直接吹风,注意天气变化,及时添加衣物,防止感冒。

2. **心理护理** 根据患者的心理特征，耐心做好解释和安慰疏导工作，缓解其紧张情绪，使其正确对待疾病，积极配合治疗。指导患者通过学会精神转移法，通过听音乐，交谈等方法分散注意力，以减轻焦虑情绪，使患者身心处于最佳状态接受治疗及护理，提高治疗效果。同时观察患者有无心理异常的表现，鼓励患者表达对面部形象改变的自身感受和对疾病预后担心的真实想法，告诉患者本病大多预后良好，并提供本病现已治愈的病例，以增加患者的信心。同时护士在和患者谈话时要语气柔和、态度亲切，避免嘲笑患者面部改变等不妥行为。

3. **功能训练** 指导患者尽早开始面肌的主动和被动训练，并辅助面部肌肉的按摩，以促进早日康复。

(1) 局部热敷：以生姜敷于患侧面部，每日半小时。温湿毛巾热敷面部，每日2～3次。

(2) 面肌主动训练：患侧面肌能运动就可自行对镜子做皱额、闭眼、吹口哨、示齿等动作，每个动作做2个8拍或4个8拍，每日2～3次，对于防止麻痹肌肉的萎缩及促进康复是非常重要的。

(3) 局部按摩：急性期患者可自己对着镜子用手按摩瘫痪的面肌，每天数次，每次5～10分钟，可促进局部血液循环，并可减轻健侧对瘫痪肌的过度牵引，是简单有效的体疗方法。由于面瘫的表现是患侧额纹变浅或消失，眼裂大和眼睑不能闭合，患侧鼻唇沟平坦，口角下垂或歪斜，故可根据以上4个瘫痪点进行穴位按摩。当神经功能开始恢复时，即可对镜练习瘫痪侧各单个面肌的随意运动，加速瘫痪肌的早日恢复。应当注意的是：因面肌非常薄，按摩力度应柔软、适度、持续、稳重，每天上、下午各按摩1次为宜。

4. **健康指导** 帮助患者及家属掌握本病的有关知识和自我护理方法，如面肌的自我训练法，避免空调、电扇直吹身体，及时调整风向或关掉电器。遇到大风和寒冷天气，出门时要轻拍、轻按面部、耳后、颈部的一些重要穴位，增加御寒能力。要以乐观平和的心态面对工作和生活，减轻心理压力，避免过度劳累。

(赵士宏)

第3章 脊髓疾病患者的护理

第1节 概 述

一、脊髓结构

脊髓是中枢神经系统的重要组成部分，是周围神经与脑之间的通路，其活动受脑的控制。脊髓是脑干向下延伸的部分，上端于枕骨大孔水平与延髓相接，下端至第1腰椎下缘形成脊髓圆锥。全长40～50cm(男性较女性长约2cm)，新生儿脊髓下端可平第三腰椎，占椎管的上2/3。

二、脊神经

根据脊髓功能，把每对脊神经前、后根附着范围划分为1个脊髓节，则可分为31个节段，其表面无分节现象。包括颈髓8节，胸髓12节，腰髓5节，骶髓5节和尾髓1节。脊髓全长粗细不均，有2个膨大，颈髓膨大处($C_5 \sim T_2$)称颈膨大，腰骶髓膨大处($L_1 \sim S_2$)称腰膨大，分别支配上、下肢运动。

三、脊髓被膜

脊髓的被膜由三层组成，最外为硬膜，中间为蛛网膜，内层紧贴脊髓表面为软膜，对脊髓起保护和支持作用。

1. **硬膜** 位于最外层，质较厚、坚韧。硬脊膜与椎管骨膜间的狭窄腔隙，称硬膜外腔。腔内含神经丛、淋巴管、椎静脉丛、动脉血管和脊神经根，形成网样结构。为硬膜外麻醉的注药部位，以阻断脊神经根传导。

2. **蛛网膜** 是一薄而透明的结缔组织，包绕脊髓，呈蛛网状，其外面与硬膜间有很小的间隙称硬膜下腔，内面与软膜之间有一较宽大的腔隙，称蛛网膜下腔，内部充满脑脊液。在脊髓末端扩大，称为终池。临床上常在此部位进行腰椎穿刺抽取脑脊液、注射麻醉药物或碘剂进行麻醉及脊髓造影，不易损伤脊髓，是腰穿的安全部位。

3. **软膜** 紧贴在脊髓表面，是一层富有血管的膜。

四、脊髓功能

脊髓的功能包括五个方面：

1. **感觉传导功能** 来自四肢和躯干的各种感觉冲动，可通过脊髓的上行纤维束进行传导。传导浅感觉，即皮肤及浅表黏膜感觉，包括痛觉、温度觉和部分触觉。深感觉包括关节的位置觉、肌腱和皮下组织的压觉、运动觉和痛觉、振动觉和细触觉。内脏觉包括内脏、浆膜、血管的痛、胀、压、空等感觉，以及如位置觉、两点辨距觉、实体觉和重量觉等的复合感觉。

2. **运动传导功能** 脊髓内上、下纤维束是进行传导功能的重要结构。脊髓可以调整肌张力、协调肌肉活动、维持姿势和习惯性动作，使动作协调、准确。

3. **躯体营养功能** 脊髓前角细胞对其所支配的肌肉、骨骼有营养作用。

4. **支配内脏活动功能** 脊髓通过交感神经和副交感神经对血管的舒缩、腺体的分泌、立毛肌的收缩发挥作用。

5. **反射活动功能** 脊髓的反射功能是对来自内、外刺激所产生的不随意性反应，如膝反射等。

五、脊髓损害

脊髓损害的临床表现主要为运动障碍、感觉障碍和自主神经功能障碍。由于脊髓灰质、白质的功能结构特征，不同部位的脊髓损害的表现也有所不同。

1. **灰质损害**

(1) 前角损害：前角受损时，出现相应节段的骨骼肌下运动神经元性瘫痪，而感觉正常。常见于脊髓灰质炎、运动神经元疾病等。

(2) 后角损害：后角损伤时产生与后根一样的

节段性感觉障碍,有同侧节段性的痛觉、温度觉障碍,而深感觉和触觉仍保留(分离性感觉障碍)。可见于脊髓空洞症。

(3) 灰质前连合损害:表现为两侧对称性节段性痛、温觉缺失或减退,触觉和深感觉可以没有明显障碍(分离性感觉障碍)。可见于脊髓空洞症、髓内肿瘤等。

(4) 侧角损害:引起相应节段的自主神经功能障碍,如血管运动、发汗、竖毛反应障碍及皮肤指甲的营养改变等。

2. **传导束损害**

(1) 后索损害:后索内有薄束、楔束,传导本体感觉。病变除引起受损节段以下同侧的深感觉缺失外,还有触觉的缺失或减退。行走时两足如踩于棉花上,有感觉性共济失调。

(2) 皮质脊髓束损害:损害后引起同侧损害平面以下的上运动神经元性瘫痪。见于运动神经元病,如原发性侧索硬化症。

(3) 脊髓丘脑束损害:一侧脊髓丘脑束损害,在损害平面以下对侧出现痛觉、温度觉缺失或减退,深感觉及触觉仍保留。

(4) 半侧损害:产生脊髓半切综合征(brown sequard syndrome)。表现为同侧损害节段以下的上运动神经元性瘫痪及深感觉障碍。

(5) 横贯性损害:当脊髓某一节段有横贯损害时,该节段平面以下出现双侧上运动神经元性瘫痪、各种感觉均缺失和大小便障碍等。病变急性期可出现脊髓休克症状,表现为损害平面以下腱反射消失、肌张力低、弛缓性瘫痪和尿潴留。休克期越长,患者的预后越差。

第2节 急性脊髓炎

急性脊髓炎(acute myelitis)是指各种感染后引起自身免疫反应所致的急性横贯性脊髓炎性病变,又称急性横贯性脊髓炎,是临床上最常见的一种脊髓炎,以病损平面以下肢体瘫痪、传导束性感觉障碍和尿便障碍为特征。根据不同的临床综合征可分为感染后脊髓炎、疫苗接种后脊髓炎、脱髓鞘性脊髓炎、坏死性脊髓炎和副肿瘤脊髓炎等。

一、病因

病因不明,多数患者在出现脊髓症状前1～4周有上呼吸道感染、发热、腹泻等病毒感染症状或疫苗接种史,但研究表明脑脊液中抗体正常,神经组织亦未分离出流感病毒,其发生可能为病毒感染后诱发的异常免疫应答,而不是感染因素的直接作用。外伤和过劳可能为其诱因。

二、病理变化

病变可累及脊髓的任何节段,但以 T_3～T_5 节段最为常见,其次为颈段和腰段,骶段少见。肉眼观察脊髓可见受累节段软脊膜充血或有炎性渗出物,脊髓肿胀、质地变软。切面可见病变脊髓软化,灰质与白质界限不清。镜检可见软脊膜和脊髓血管扩张、充血,血管周围炎性细胞浸润,以淋巴细胞和浆细胞为主。灰质内神经细胞肿胀、尼氏小体溶解,并可出现细胞破碎、溶解、消失;白质内髓鞘脱失、轴索变性,可见大量吞噬细胞和胶质细胞增生。

三、临床表现

急性脊髓炎的临床特点是病变水平以下肢体瘫痪,各种感觉缺失,膀胱、直肠、自主神经功能障碍。如病变迅速上升波及延髓,称为上升性脊髓炎;如脊髓内有两个以上散在病灶,称为播散性脊髓炎。

(1) 本病可见于任何年龄,但以青壮年多见。男女均可罹患,一年四季散在发病。

(2) 发病前1～2周常有上呼吸道感染、消化道感染症状,或有疫苗接种史。受凉、外伤、过劳常为发病诱因。

(3) 急性起病,多数患者常在数小时至2～3天内发展为完全性截瘫,以双下肢麻木无力、病变部位神经根痛或节段束带感为首发症状,进而发展为脊髓完全性横贯性损害,胸髓最常受累。典型表现为病变以下肢体运动、感觉、自主神经功能障碍,严重者可出现脊髓休克表现。脊髓休克期多为2～4周,如并发肺部及尿路感染或压疮者可延长至数月。若无并发症,恢复期肢体肌力由远端开始逐渐恢复。

(4) 上升性脊髓炎起病急骤,病变常在1～2天甚至数小时内上升至延髓,瘫痪由下肢迅速波及上肢或延髓支配肌群,可出现吞咽障碍、构音不清、呼吸肌麻痹,甚至死亡。

四、实验室及其他检查

急性期仅外周血白细胞正常或稍增高。压颈试验通畅,少数脊髓水肿严重者可出现不完全梗阻。脑脊液压力正常,外观无色透明,白细胞数正常或增高(10～100)×10^6/L,淋巴细胞为主,蛋白质含量正常或轻度增高(0.5～1.2g/L)。脊髓 MRI 显示病变部位脊髓增粗，病变节段髓内斑点状或异常信号，常为多发，或有融合，强度不均，但也有脊髓MRI始终未显示异常者。

五、诊断要点

根据急性起病，病前有感染或疫苗接种史，迅速出现的脊髓横贯性损害的临床表现，结合脑脊液检查和MRI检查可进行诊断。需与急性硬脊膜外脓肿、脊柱结核及转移性肿瘤、脊髓出血疾病进行鉴别。

六、治疗要点

急性脊髓炎应早期诊断、早期治疗、精心护理，早期康复训练对预后也十分重要。主要包括药物治疗和康复治疗。

1. **药物治疗** ①皮质类固醇激素，急性期以糖皮质激素为主，可减轻脊髓水肿，控制病情发展。可采用大剂量甲泼尼龙短程冲击疗法，500～1 000mg静脉滴注，每日1次，连用3～5天；其后可改用泼尼松口服，按每公斤体重1mg或成人每日剂量60mg，维持4～6周逐渐减量停药。②抗生素，用于预防和治疗感染。③维生素B族的应用，有助于神经功能恢复。

2. **康复治疗** 早期宜进行肢体被动活动、按摩、针灸、理疗等康复治疗，以改善肢体血液循环，也可以高压氧、中医药等作为辅助治疗。部分肌力恢复时，应鼓励患者进行主动活动。对患者进行日常生活能力和语言功能训练，让其多与外界接触，参与一定的社交活动，提高生活质量。

七、护理要点

1. **一般护理**

(1) 日常生活护理：协助患者进行皮肤护理和保持清洁，督促患者养成定时排便的习惯并训练床上大小便，保证充足的睡眠，提高机体抵抗力。

(2) 饮食护理：尽量选择患者喜爱的食物，并注意色、香、味俱全，提供良好的进食环境，促进患者食欲。给予高蛋白、富含纤维素、维生素丰富的饮食，供给机体足够需要的热量与水分，以刺激肠蠕动，减轻便秘和肠胀气，保持排便通畅。

(3) 安全护理：提供必要的安全防护设施，给予患者舒适体位，最好使用硬板床，保持床铺干燥、平整、柔软。翻身搬动患者时动作轻柔，采用轴式翻身，动作协调，使患者头、颈、肩、腰成为一条直线，活动时避免牵拉躯体，注意清除活动范围内的障碍物。

2. **病情观察** 严密监测患者，及早发现异常情况，积极配合抢救。观察患者意识、血压的变化，按时监测四肢肌力、感觉平面并做记录，观察患者是否存在呼吸困难、吞咽及构音障碍等。

3. **用药护理** 嘱患者遵医嘱按时、按量服用药物，告知服药的注意事项，观察用药后的疗效及药物不良反应。

4. **心理护理** 由于感觉障碍、肢体活动受限或大小便障碍等，患者承受躯体和心理双重痛苦，易产生恐惧、悲观心理。应主动关心患者，耐心倾听患者的主观感受，协助日常生活。鼓励其以乐观的心态积极配合治疗和护理，指导亲友安慰患者，帮助其树立生活的信心。

5. **并发症护理** 对于排尿困难或尿潴留的患者可给予膀胱区按摩、热敷或穴位封闭等治疗。当膀胱功能恢复，残余尿量少于100mL时不再导尿，以防膀胱挛缩，体积缩小。尿失禁的患者保持外阴部及臀部皮肤清洁，免受尿液刺激，必要时应用体外接尿器或留置导尿管。对留置导尿的患者应每日清洁、消毒尿道口，定期更换尿袋，观察尿的颜色、性质和量，注意有无血尿、脓尿或结晶尿。在留置尿管期间要定时夹闭、开放尿管，以锻炼膀胱收缩功能，并鼓励多饮水，增加尿量。由于患者感觉减退或消失，应慎用热水袋或冰袋，在洗脸、洗脚时须测量水温或进行手背试温。鼓励、指导患者进行有效咳嗽和深呼吸的方法，协助进行口腔护理，保持口腔清洁，预防口腔及肺部感染等并发症的发生。

6. **康复护理** 本病恢复时间长，卧床期间应定时翻身，预防压疮的发生，卧位时保持肢体功能位，防止关节畸形。给患者进行知觉训练，如用砂纸、丝绸等刺激触觉，用冷水、温水刺激温度觉，用针尖刺激痛觉。在肌力开始恢复时根据患者具体病情，制订肢体功能锻炼计划，加强肢体被动与主动运动，锻炼肌肉的力量和耐力，防止肌萎缩。鼓励和指导患者最大限度地发挥活动水平，增强自理能力，注意劳逸结合，避免受伤。

第3节 脊髓压迫症

脊髓压迫症(compressive myelopathy)是一组椎管内或椎骨占位性病变所引起的脊髓受压综合征，随病变进展出现脊髓半切综合征、横贯性损害及椎管梗阻，脊神经根和血管可不同程度受累。

一、病因与发病机制

(一) 病因

1. **脊膜病变** 是导致脊髓压迫症的最常见原因,如其他部位的化脓性病灶或寄生虫经血行播散可引起硬膜外脓肿、慢性肉芽肿、脊髓蛛网膜炎等,脊髓血管性病变如脊髓血管畸形、硬膜外或硬膜下血肿等可致脊髓压迫。

2. **脊髓和神经根病变** 肿瘤为最常见,占总数的1/3以上,绝大多数起源于脊髓组织及邻近结构。位于髓外硬膜内最常见的肿瘤是神经鞘膜瘤,脊髓内肿瘤以神经胶质细胞瘤常见,硬膜外以转移瘤多见,脊柱恶性肿瘤可沿椎管周围静脉丛侵犯脊髓,淋巴瘤和白血病少见。

3. **脊柱疾病** 可由椎骨骨折、脱位、椎间盘脱出、类风湿关节炎、强直性脊柱炎、脊椎结核、后纵韧带钙化和黄韧带增厚等引起。

4. **先天性疾病** 如 Arnold Chiari 畸形、脊髓空洞症、脊髓积水等。

(二) 发病机制 脊髓受压早期可通过移位、排挤脑脊液和表面静脉血流得以代偿,外形虽有明显改变,但神经传导路径并未中断,可不出现神经功能受累的表现;后期代偿可出现骨质吸收,使局部椎管扩大,此时通常有明显的神经系统症状和体征。脊髓受压产生病变的性质和速度可影响代偿机制发挥的程度,急性压迫时,通常没有充分代偿的机会,导致脊髓损害较重;而受到慢性压迫时则能够充分发挥其代偿机制作用,病情相对较轻,预后也较好。此外,由于脊髓内的占位性病变直接侵犯神经组织,脊髓受压的症状出现早;髓外硬膜内的占位性病变则进展较慢,对脊髓的压迫作用较轻。脊柱和脊髓的炎性病变、肿瘤等浸润脊髓、脊神经根,而引起脊髓充血、水肿、肿胀,使脊髓出现受压症状。供应脊髓的血管受到压迫后引起相应节段的脊髓出现缺血性改变,使脊髓坏死、软化而出现脊髓压迫症状。如动脉受压而供血不足,可引起脊髓变形萎缩,如静脉受压而瘀血可引起脊髓水肿。

二、临床表现

急性脊髓压迫症病情进展迅速,多表现为脊髓横贯性损害,常伴有脊髓休克。慢性脊髓压迫症呈缓慢进行性发展,可分为根痛期、脊髓部分受压期和脊髓完全受压期。三期的表现并非绝对孤立,常常相互重叠。

1. **刺激期** 病变早期因一条或多条神经根受刺激,产生根性疼痛,常如刀割、针刺、电击、烧灼痛、撕裂痛或钻痛等异常感觉,并可放射到相应的皮肤节段。当活动脊柱、屏气、咳嗽、打喷嚏或排便时均可加剧疼痛。疼痛在活动时和白天减轻,平卧或睡眠时加重,有时可表现为"束带感""蚁行感"。

2. **脊髓部分受压期** 神经根、脊髓后角受压,出现病侧肢体无力和对侧肢体的传导束感觉障碍,称为脊髓半切综合征(brown sequard syndrome)。压迫逐渐发展至脊髓侧束受压,表现为上运动神经元性瘫痪(痉挛性瘫痪),出现病变节段的肌无力、感觉缺失、分离性感觉障碍。

3. **脊髓完全受压期** 病变压迫使两侧脊髓同时受压,出现脊髓完全横贯性损害,即出现运动、感觉、反射和自主神经功能障碍及脊椎症状。

(1) 运动障碍:除急性脊髓压迫症外,一般无脊髓休克期。当皮质脊髓束受损时,引起受压平面以下肢体的痉挛性瘫痪,表现为瘫肢肌张力增高、腱反射亢进、一侧或双侧 Babinski 征阳性。脊髓前角受压可引起病变节段性下运动神经元性瘫痪(弛缓性瘫痪)症状,表现为肢体或躯干肌束颤动、无力、肌肉萎缩。

(2) 感觉障碍:感觉减退从远端向近端发展,但感觉水平不整齐而且低于实际病变节段2~3节。2~3节段以下会出现躯体痛觉、温觉减退或缺失,晚期病变水平以下的各种感觉均缺失。

(3) 反射异常:受压节段可出现腱反射减弱或消失,脊髓休克时各种反射均不能引出。

(4) 自主神经功能障碍:病变节段以下水平皮肤干燥、汗液少、脱屑、指甲粗糙及肢体水肿。腰骶髓以上的慢性压迫病变,早期排尿急迫不宜控制。急剧受损的休克期则自动排尿和排便功能丧失,尿、便潴留均在晚期出现。腰骶髓病变也会出现尿、便潴留。

(5) 脊椎症状:病变压迫部位可出现脊膜刺激症状,表现为脊柱局部压痛、叩击痛,活动受限,如颈部抵抗和直腿抬高试验阳性等。

三、实验室及其他检查

通过脑脊液检查、影像学及脊髓造影可以明确病变的节段、性质和压迫程度,作为实验室及其他检查来进行确诊。

1. **脑脊液检查** 压颈试验(queckenstedt

test)可以证明有无椎管梗阻，但试验结果正常不能排除梗阻。椎管严重梗阻时脑脊液蛋白-细胞分离，细胞数正常，蛋白含量超过10g/L时，黄色的脑脊液流出后自动凝结，称为Froin征。通常梗阻愈完全、时间愈长、梗阻的平面愈低，蛋白含量愈高。需注意的是，在梗阻平面以下进行腰椎穿刺并作压颈试验时可能会使压迫症状加重，高颈段脊髓压迫症不宜做此试验。

2. **脊髓造影**　可显示脊髓梗阻界面。

3. **影像学检查**　X线平片可发现脊柱的骨折、脱位、错位、结核、骨质增生及椎管狭窄，而CT和MRI能充分显示脊髓压迫的位置及性质，尤其是MRI能清晰显示脊髓的解剖层次、椎管内软组织的病变轮廓。

四、诊断要点

根据急性脊髓压迫症的脊髓横贯性损伤的临床表现，结合脑脊液检查、压颈试验、影像学检查等可以确定诊断。

五、治疗要点

1. **病因治疗**　脊髓压迫症的治疗原则之一是尽快去除脊髓受压的病因，针对病因进行手术或药物治疗。急性脊髓压迫症的手术应在起病6小时内进行手术减压；硬脊膜外脓肿应进行紧急手术并给予足量抗生素；脊柱结核可在进行根治术的同时配合抗结核治疗；恶性肿瘤或转移瘤应酌情施行手术，并根据情况进行放射治疗和化学治疗，不适宜手术者也可辅以放疗和化疗。

2. **对症治疗**　对瘫肢应积极进行按摩、功能锻炼及康复治疗，防止肢体出现挛缩等并发症。对长期卧床者应保持皮肤干燥，定时翻身，防止压疮发生，保持二便通畅，防止尿路感染和肺部感染。

六、护理要点

见本章第2节“急性脊髓炎”的护理要点。

（赵士宏）

第4章 脑血管疾病患者的护理

脑血管疾病(cerebral vascular diseases,CVD)是指脑血管病变所引起的脑功能障碍。它包括由于栓塞和血栓形成导致的血管腔闭塞、血管破裂、血管壁损伤或通透性发生改变、血黏度增加或血液成分异常变化引起的疾病。

脑血管疾病的分类方法有多种。按病程发展可分为短暂性脑缺血发作、进展性卒中和完全性卒中。按脑的病理改变可分为缺血性脑卒中和出血性脑卒中,前者包括脑血栓形成和脑栓塞,后者包括脑出血和蛛网膜下腔出血。

我国脑血管病的发病率和死亡率均极高,城市脑卒中的年发病率、年死亡率分别为219/10万、116/10万;农村地区分别为185/10万、142/10万。据估算,全国每年新发脑卒中的患者约为200万人;每年死于脑卒中的患者约150万人;存活的患者人数为600万~700万人。

第1节 短暂性脑缺血发作

短暂性脑缺血发作(transient ischemic attack,TIA)指由于某种因素造成的脑动脉一过性或短暂性供血障碍,导致相应供血区局灶性神经功能缺损或伴有视网膜功能障碍。症状可反复发作,持续数分钟到数小时不等,24小时内完全恢复,不遗留神经功能缺损的症状和体征。

TIA患者脑卒中的发生概率显著高于一般人群,TIA患者在第1年内的卒中发病率是一般人群的13~16倍,5年内仍高居7倍之多。

一、病因及发病机制

目前多数学者认为TIA是由多种因素导致的综合征,其中主要病因是动脉粥样硬化改变。其发病机制也有多种学说,但每种学说不能解释所有病例的发病机制。

1. 微栓塞 来源于颈部和颅内大动脉的动脉粥样硬化斑块,加之附壁于血栓或心脏的微栓子脱落,随血液流入脑中,引起颅内供血动脉闭塞,产生临床症状和体征。当微栓子崩解或在酶的作用下分解或其向血管远端移动,则局部血流恢复、症状消失。

2. 脑血管痉挛、狭窄或受压 脑动脉粥样硬化导致血管腔狭窄,或脑血管受各种刺激出现血管痉挛时,可引起脑缺血发作。

3. 血流动力学改变 在脑血管壁动脉粥样硬化或管腔狭窄的基础上,出现低血压或血压波动时,导致病变部位血管的血流量减少,发生一过性脑缺血症状,血压回升后,局部脑血流恢复正常,TIA症状消失。血液中的有形成分在脑部微血管中淤积,阻塞微血管,导致TIA。

4. 其他 颅内血管炎、脑盗血综合征可引起一过性脑缺血发作。锁骨下动脉狭窄或闭塞时,上肢活动可引起椎动脉的锁骨下动脉盗血现象,导致椎-基底动脉系统TIA。

二、临床表现

表现多种多样,取决于受累血管的分布。

1. 临床特征 TIA起病突然,常迅速出现局灶性神经系统或视网膜的功能缺损,持续数分钟至数小时,多在1小时之内恢复,最长不超过24小时,不遗留任何后遗症状。常反复发作,每次发作时的症状基本相似。

2. TIA症状

(1) 颈内动脉系统TIA:多表现为单眼(同侧)或大脑半球症状。视觉症状表现为一过性黑矇、雾视、视野中有黑点,或有时眼前有阴影。大脑半球症状多为一侧面部麻木或肢体的无力,可出现言语困难(失语)和认知及行为功能的改变。

(2) 椎-基底动脉系统TIA:典型表现为一侧脑神经麻痹、对侧肢体瘫痪或感觉障碍。最常见的症状有眩晕、恶心和呕吐,为脑干前庭系统缺血的表现,多数患者不伴有耳鸣。如脑干网状结构缺血可表现为突然出现双下肢无力而倒地,但可随即自行站起,整个过程中意识清醒。脑干和小脑缺血可引起复视、交叉性瘫痪、吞咽困难、共济失调及平衡障碍等。

除上述常见的症状外，颈内动脉系统及椎-基底动脉系统 TIA 还可有精神症状、意识障碍、半侧肢体舞蹈样发作成偏身投掷，短暂性全面遗忘症等。

三、实验室及其他检查

1. 颈动脉超声检查　对颈动脉和椎-基底动脉进行颅外检查，是 TIA 患者的基本检查手段。

2. 头部 CT 和 MRI　头部 CT 和 MRI 可正常，在 TIA 发作时，MRI 弥散加权成像（DWI）和灌注加权成像（PWI）可显示脑局部缺血性改变。SPECT 和 PET 检查可见局部脑血流量减少和脑代谢率降低。

3. 血常规、血流变和血脂检查　对 TIA 的诊断意义不大，但有助于查找病因及判定预后。

四、诊断要点

对 TIA 的诊断主要依靠病史。中老年人突然出现局灶性脑损害症状，符合颈内动脉系统与椎-基底动脉系统及其分支缺血后表现，持续数分钟或数小时，24 小时内完全恢复。应高度怀疑 TIA 的诊断，头部 CT 和 MRI 可以正常，在排除其他疾病后，可以诊断 TIA。

五、治疗要点

1. 药物治疗

（1）抗血小板聚集治疗：临床常用药为阿司匹林，50～150mg，每日 1 次。阿司匹林通过抑制血小板黏附和聚集，防止血栓形成，减少 TIA 复发。也可用噻氯匹定，125～250mg，每日 1～2 次，其疗效优于阿司匹林。

（2）抗凝治疗：TIA 患者经抗血小板治疗效果不佳时，应考虑抗凝治疗；对于伴发房颤和冠心病的 TIA 患者（感染性心内膜炎除外），建议采取抗凝治疗。有出血倾向、溃疡病、严重高血压及肝肾疾病的患者禁忌抗凝治疗。临床上常应用肝素 100mg 加入 5%葡萄糖或 0.9%生理盐水 500mL 中，每分钟 10～20 滴缓慢静脉滴注，同时要监测部分凝血活酶时间（APTT）。亦可选用低分子肝素 4 000～5 000U，腹壁皮下注射，每日 2 次，连用 7～10 天。或口服华法林 6～12mg，每日一次，3～5 天后改为 2～6mg 维持，服药过程中监测凝血酶原时间。

（3）钙通道阻滞剂：临床上常用尼莫地平或盐酸氟桂利嗪口服，能阻止细胞内钙超载，防止血管痉挛，增加脑部血流量，改善微循环。

2. 病因治疗　病因治疗是预防 TIA 复发的关键。对于 TIA 患者要积极查找病因，针对可能存在的脑血管病的危险因素，如高血压、糖尿病、血脂异常、心脏疾病等进行积极有效的治疗。

3. 手术治疗　单次或多次发生 TIA 的患者如抗血小板药物治疗效果不佳，且颈动脉狭窄程度超过 70%，可进行颈动脉内膜切除术。

六、护理要点

1. 一般护理

（1）休息与活动：发作时卧床休息，枕头不宜过高（15°～20°为宜）。仰头或头部转动时应缓慢动作轻柔，转动幅度不要太大，防止因颈部活动过度或过急 TIA 发作而跌伤。频繁发作的患者应有人陪护，以免跌倒和受伤。

（2）运动指导：体育锻炼可有效改善心脏功能、增加脑血流量、改善微循环，亦可降压，控制血糖水平，降低体重。应鼓励患者保持适当的有氧运动，如散步、慢跑、踩脚踏车等，指导患者注意运动和运动方式，选择适合个体的活动。

（3）饮食护理：选择低盐、低脂、充足蛋白质、丰富维生素的饮食，如多食谷类和鱼类、新鲜蔬菜、水果、豆类、坚果。限制能量的摄入，以维持标准体重为宜，少食糖类。限制钠盐，每日不高于 6g。戒烟、限酒。

2. 病情观察　对于首次发作的患者应及时了解发作的症状和体征。对于频繁发作者应指导观察和记录患者每次发作的持续时间、间隔时间和伴随症状，观察患者有无肢体瘫痪和脑功能受损的表现，并及时警惕完全性缺血性脑卒中的发生。

3. 用药护理　应用肝素进行抗凝治疗时，应密切观察有无出血倾向；应用阿司匹林、氯吡格雷或扎格雷等抗血小板聚集药物治疗时，应注意观察有无胃肠道症状、皮疹或白细胞减少等不良反应。指导患者医嘱正确服药，不能随意更改或突然终止服用。

4. 心理护理　长期精神紧张状态时不利于血压的控制，甚至可诱发某些心脑血管病。鼓励患者积极调整心态，稳定情绪，培养自己的兴趣爱好，增加社交机会，多参加有益身心健康的活动。

5. 健康指导　指导患者了解疾病相关知识发

展、预后,积极主动采取预防措施,降低发展为完全性脑卒中的风险。指导患者学会监测血压、血糖等方法,学习自我监测 TIA 发作,指导患者制订合理的饮食计划,及时调整心态,减少 TIA 发作。

第2节　脑梗死

脑梗死(cerebral infarction)又称缺血性脑卒中(cerebral ischemic stroke)指由于各种原因引起的脑部血液供应障碍,使局部脑组织发生不可逆性的损伤,导致脑组织缺血、缺氧性坏死。临床上按发病机制将脑梗死分为动脉粥样硬化性血栓性脑梗死、腔隙性脑梗死、脑栓塞等。

一、动脉粥样硬化性血栓性脑梗死

动脉粥样硬化性血栓性脑梗死(atherosclerotic thrombotic cerebral infarction)是脑梗死中最常见的类型。基于脑动脉粥样硬化等原因引起的血管壁病变的基础上,管腔狭窄、闭塞或有血栓形成,造成局部脑组织因血液供应中断而发生缺血、缺氧性坏死,引起相应的神经系统症状和体征。

(一) 病因及发病机制

1. **病因**

(1) 动脉粥样硬化:为最常见的病因,其次为高血压、糖尿病和血脂异常等。

(2) 脑动脉炎症:如巨细胞动脉炎、系统性红斑狼疮、多结节性动脉炎、梅毒性动脉炎及 AIDS 等引起的感染性血管炎。

(3) 血液学异常改变:如红细胞、血小板或白细胞增多等有关的细胞性血液高黏度综合征;高纤维蛋白原血症、抗凝血酶Ⅲ缺乏、肿瘤、妊娠等多种病因引起的血液高凝状态。

2. **发病机制**

由于动脉粥样硬化斑块破裂或形成溃疡,血小板和血液中其他有形成分及纤维黏附于受损的粗糙血管内膜上,形成附壁血栓,在血压下降、血流缓慢、血流量减少、血液黏度增加和血管痉挛等情况影响下,血栓逐渐扩大,最后导致动脉完全闭塞,其供血区域脑组织因缺血、缺氧而发生软化、坏死。

脑血栓形成的好发部位为颈总动脉、颈内动脉、基底动脉下段、椎动脉上段、椎-基底动脉交界处、大脑中动脉主干、大脑后动脉和大脑前动脉等。

(二) 病理变化

1. **大体形态改变**　脑动脉闭塞数小时后可见缺血中心区发生肿胀、软化,灰白质分界不清,大面积脑梗死时,脑组织高度肿胀并可向对侧移位,最终导致脑疝的形成。

2. **组织学改变**　脑神经元出现急性缺血性改变,如皱缩、深染及炎细胞浸润等,胶质细胞破坏,神经轴突和髓鞘崩解,脑部小血管坏死,周围有红细胞渗出液及组织间液的积聚。于发病后的4～5天脑水肿达到高峰,7～14天脑梗死区液化成蜂窝状囊腔。3～4周后,小的梗死灶可被肉芽组织所取代,形成胶质瘢痕;大的梗死灶中央液化成囊腔,周围由增生的胶质纤维包裹,变成卒中囊。

(三) 临床表现

1. **好发人群**　见于50～60岁有动脉硬化史的中老年人,病前往往存在高血压、糖尿病、冠心病或血脂异常等脑梗死危险因素。

2. **起病**　常在安静或睡眠状态下中起病,1～3天内症状逐渐达到高峰,意识多清楚,颅内压增高表现不明显。有些患者发病前已有一次或多次短暂性缺血发作。

3. **临床表现**　决定于梗死灶的大小和部位,主要为局灶性神经功能缺损的症状和体征,如偏瘫、半侧肢体障碍、肢体麻木、偏盲、失语,或交叉性瘫痪、交叉性感觉障碍、外眼肌麻痹、眼球震颤、构语困难、语言障碍、记忆力下降、口眼歪斜、吞咽困难、呛食呛水、共济失调、头晕头痛等,部分患者可有头痛、呕吐、昏迷等全脑症状。

4. **临床分型**　依据其发病的快慢和病程特点分为四种类型。

(1) 可逆型:又称可逆性缺血性神经功能缺损。患者脑缺血症状超过24小时,常伴有脑梗死存在,但尚未导致不可逆的神经功能损害,或因侧支循环及时代偿而得到改善,或因栓子溶解患者的症状和体征一般在24～72小时内得到恢复,最长可持续3周而完全缓解而不留后遗症,是一种预后好的脑梗死。

(2) 进展型:局灶性脑缺血症状和体征由轻转重,迅速进展,持续6小时至数天,直到患者完全偏瘫或意识障碍。如起病2周后症状和体征仍呈缓慢进展状态,类似颅内占位性病变,又称肿瘤型。常与全身或局部所致的脑灌注血流量减少,侧支循环系统代偿不良,血栓向近心端逐渐扩展等有关。

(3) 完全型：又称暴发型(约占30%)，起病突然，病情于6小时内达到高峰，见于颈内动脉或中动脉主干等较大动脉的急性血栓。常呈完全性偏瘫，伴癫痫发作，有意识障碍或很快进入昏迷，或出现病灶侧颞叶沟回疝。

(4) 普通型：占大多数，局灶性症状多在数小时或3～5天内达高峰，不再呈进行性改变。如侧支循环建立较好，梗死区周围水肿消退，症状可减轻。

(四) 实验室及其他检查

1. 血液学检查　包括血常规、血液流变学、肾功能、血电解质、血糖及血脂等。

2. 影像学检查

(1) CT检查：对于急性发病患者，头颅CT是最常用的影像学检查手段。脑梗死发病后的24小时内，一般无影像学改变。在24小时后，影像学梗死区出现低密度病灶。

(2) MRI检查：MRI可以发现脑干、小脑梗死及小病灶梗死。功能性MRI，如弥散加权成像(DWI)和灌注加权成像(PWI)，可以在发病后的数分钟内检测到缺血性改变。

(3) 血管造影：数字减影血管造影、CT血管造影可显示脑部大动脉的狭窄、闭塞及其他脑血管病变，以及血栓形成的部位、程度及侧支循环状况。

(4) 彩色多普勒超声检查(TCD)：对评估颅内外血管的闭塞、痉挛或侧支循环建立的程度有帮助。

(五) 诊断要点　脑梗死的诊断主要依据有动脉粥样硬化及高血压等脑卒中的危险因素，安静状态下或活动中起病，可有反复的TIA发作，症状常在数小时或数天内达到高峰，出现局灶性的神经功能缺损，梗死的范围与某一脑动脉的供应区一致，并有头颅CT或MRI异常等。

(六) 治疗要点　针对不同发病时间及不同病因，采取针对性的治疗措施。急性期治疗主要通过溶解血栓和脑保护治疗。有手术适应证者选择时机进行手术治疗，恢复期要重视康复治疗。

1. 急性期治疗

(1) 溶栓治疗：急性脑梗死溶栓治疗的目的是通过溶解缺血半暗带的血栓，使闭塞的脑动脉恢复血液供应，防止缺血脑组织发生不可逆性损伤。溶栓治疗的时机是影响疗效的关键。临床常用的溶栓药物包括：组织型纤溶酶原激活剂(tissue type plasminogen activator，rt-PA)和尿激酶(urokinase，UK)等。

1) 适应证：①年龄不超过75岁；②发病后6小时之内；③血压低于180/110mmHg；④无意识障碍；⑤瘫痪肢体肌力在3级以下，持续时间超过1小时；⑥头部CT排除脑出血，未出现与本次症状相对应的低密度梗死灶；⑦患者或家属知情同意。

2) 禁忌证：①有出血倾向或易出血体质。②近3个月内有脑卒中、脑外伤史和心肌梗死病史，3周内有胃肠道或泌尿系统出血病史，2周内有接受过较大的外科手术史，1周内有在无法压迫部位进行动脉穿刺的病史，体检发现有活动出血或者外伤(如骨折)的证据。③血压高于180/110mmHg。④CT有大片的低密度病灶(低密度影大于大脑半球的1/3)。⑤体温39℃以上并伴有意识障碍。⑥有严重的心、肝、肾功能障碍。此外，既往有颅内出血、蛛网膜下腔出血和出血性脑梗死病史。

3) 溶栓治疗的药物：①UK：100万～150万U，溶于生理盐水100～200mL中，持续静脉滴注30分钟。②rt-PA：剂量为0.9mg/kg(最大剂量90mg)，先静脉注射10%rt-PA(1分钟)，其余剂量连续静脉滴注，60分钟滴完。

4) 注意事项：①将患者收入ICU或者卒中单元进行监测。②定期进行神经功能评估，静脉点滴溶栓药物过程中每15分钟评估1次；随后6小时内每30分钟评估1次；此后每60分钟评估1次，直至24小时。③患者出现严重的头痛，急性血压增高、恶心或呕吐，应立即停用溶栓药物，紧急进行头颅CT检查。④血压监测：溶栓最初2小时内每15分钟监测1次，随后6小时内为每30分钟监测1次，此后，每60分钟监测1次，直至24小时。如果收缩压≥185mmHg或者舒张压≥105mmHg，应多次监测血压。可酌情选用β受体阻滞剂，如拉贝洛尔、压宁定等。如果收缩压＞230mmHg或舒张压＞140mmHg，可静脉滴注硝普钠。⑤静脉溶栓后，继续进行综合治疗，根据病情选择个体化方案。⑥溶栓治疗后24小时内一般不用抗凝、抗血小板药，24小时后无禁忌证者可用阿司匹林每日300mg，共10天，以后改为维持量每日75～100mg。⑦不宜过早放置鼻胃管、导尿管或动脉内测压导管。

(2) 抗凝、抗血小板聚集治疗：目的是阻止血栓的进展，防止脑卒中复发，并预防脑梗死患者发生深静脉血栓和形成肺栓塞。临床常用的药物有肝素、低分子肝素、华法林、阿司匹林等。具体方法见本章第1节“短暂性脑缺血发作”的治疗。

(3) 降纤治疗：降解血液中的纤维蛋白原，增加纤溶系统的活性，抑制血栓形成。常用的药物包括巴曲酶、降纤酶及安克洛酶。巴曲酶用法：首次剂量为 10BU,之后隔天 5BU,静脉注射,共用 3 次。用药之前进行纤维蛋白原的检测。

(4) 脑保护治疗：①脑神经保护剂：目前常用的有胞磷胆碱等；②亚低温治疗：可以降低脑氧代谢率,抑制兴奋性氨基酸释放和细胞内钙超载,减少自由基的生成。

(5) 降颅压治疗：脑水肿发生在缺血性脑梗死最初的 24～48 小时之内,水肿的高峰期为发病后的 3～5 天,大面积脑梗死时有明显颅内压升高的表现,应进行脱水降颅压治疗。常用的降颅压药物有甘露醇、呋塞米和甘油果糖。甘露醇常用剂量为 0.25～0.50g/kg,每 4～6 小时使用一次；呋塞米 10mg,每 2～8 小时一次；甘油果糖常用 250～500mL 静脉滴注,每日 1～2 次。

(6) 中医中药治疗：传统中医治疗：脑血管病治疗原则主要是活血化瘀、通经活络。药物有三七、丹参、川芎、葛根素、水蛭及银杏叶制剂等,还可行针灸治疗。

2. **手术治疗** 对于大脑半球的大面积脑梗死,可施行开颅减压术和(或)部分脑组织切除术；较大面积的小脑梗死,尤其是影响到脑干功能或引起脑脊液循环阻塞的,可行颅后窝开颅减压或直接切除部分梗死的小脑,以解除脑干压迫,伴有脑积水或有脑积水危险的患者应进行脑室引流。

3. **恢复期治疗** 应重视脑梗死患者的康复治疗,现主张康复与治疗并进,即患者意识清楚,生命体征平稳,病情不再呈进展状态,48 小时后即可进行康复治疗；积极处理各项可进行干预的脑卒中危险因素,应用抗血小板聚集药物,降低脑卒中复发。

(七) 护理要点

1. **一般护理**

(1) 休息、活动与体位：急性期卧床休息,如患者有意识障碍、呕吐等症状,可将头部偏向一侧,以免呕吐物误吸入肺。对偏瘫患者,定时翻身、拍背,并按摩受压部位,尤其是骨隆突出部位,如脊柱、骶尾部等,防止压疮的发生。病情平稳患者早期进行肢体被动运动,以促进瘫痪肢体的血液循环,防止深静脉血栓形成,促进肌力和关节活动度提高,防止肢体挛缩变形。不活动时应使瘫痪肢体处于抗痉挛体位；仰卧时患侧上肢稍呈外展、外旋,肘关节微弯曲,腕关节稍背伸,手握适当大小的圆柱物体。垫起背部,使之向前向上；下肢外侧臀部垫起使髋关节内收,骨盆前挺,膝关节垫起使膝关屈曲,踝关节保持 90°,以防止足下垂,可让患者足顶在床或墙上或自制夹板,仰卧时头高 30°为宜。侧卧位时应采取瘫痪肢体在上的体位,在胸前及下肢前各放置枕头,上肢伸展、下肢屈曲放在枕上。

(2) 运动指导：指导患者进行功能锻炼,从简单屈伸开始,要求活动充分,合理适度,避免损伤关节和肌肉,每日 2～4 次,每次 5～30 分钟；并配合药物治疗。按摩患侧肢体,针刺曲池、合谷、足三里等,注意开发健肢的功能。

(3) 饮食护理：①饮食原则：低蛋白、低脂、低热量的清淡饮食,每天总热量在 6277.5kJ (1 500kcal)左右。②鼓励能吞咽的患者进食,选择软食、半流质或糊状黏稠食物,避免粗糙、干硬、辛辣等刺激性食物,少食多餐。进食后应保持坐位或半坐位 30～60 分钟,防止食物反流。③对于吞咽功能困难患者,注意防止误吸,如果患者呛咳、误吸或呕吐,应立即取头侧卧位,及时清理口鼻分泌物和呕吐物,保持呼吸道通畅,预防窒息和吸入性肺炎。④患者不能进食时,遵医嘱给予胃管鼻饲,并做好护理。

(4) 语言障碍的护理：尽早对患者进行语言康复训练,指导患者进行唇、舌、齿、咽、喉等肌群的训练；遵循由易到难的训练原则,指导从患者唇音、唇齿音、舌音等单音节训练,反复练习,逐步增加单词、词汇等训练。并配合针刺哑门、通里、廉泉等穴,促进语言功能的恢复。

2. **病情观察** 监测脉搏、血压、呼吸、体温等有无异常。颈内动脉狭窄或闭塞可使整个大脑半球缺血、水肿而导致严重症状。观察患者有无意识障碍,动脉硬化性脑梗死的患者一般大多意识清楚,如果起病时意识不清,应考虑椎-基底动脉系统脑梗死；大面积脑梗死、缺血、水肿可影响间脑、脑干的功能而致起病不久后出现意识障碍。注意有无眼球运动受限,眼球震颤及眼睑闭合不全,有无面部表情异常；有无饮水呛咳、吞咽困难或咀嚼无力；有无呐吃或失语等,优势半球病变时常呈现不同程度的失语,大脑后动脉脑梗死可出现对侧同向偏盲,椎-基底动脉系统动脉硬化性脑梗死可出现眩晕、眼球震颤、复视、眼肌麻痹、构音不清、吞咽困难等。

3. **用药护理** 脑梗死患者常联合应用溶栓、抗凝、血管扩张药及脑代谢活化剂等治疗,护士应掌握各类药物注意事项,密切观察不良反应。

(1) 溶栓抗凝药物：严格把握药物剂量,密切观察意识和血压变化,监测出凝血时间、凝血酶原时间,观察有无皮肤及消化道出血倾向,如出现黑粪、牙龈出血、皮肤青紫瘀斑等。如患者出现严重头痛、急性血压增高、恶心或呕吐，应警惕是否并发颅内出血，立即停用溶栓、抗凝药物，紧急行头颅CT检查。观察有无栓子脱落引起的小栓塞等，发现异常应及时通知医生。

(2) 血管扩张药：应用尼莫地平等钙通道阻滞剂时，应注意调慢输液滴速，一般每分钟小于30滴。监测血压变化，观察患者有无头部胀痛、颜面部发红、血压降低等不良反应。应用低分子右旋糖酐时，应密切观察有无发热、皮疹、过敏性休克等不良反应。

4. **心理护理**　重视监控脑梗死患者精神情绪变化，提高对抑郁、焦虑状态的认识，及时发现患者的心理问题，进行解释、安慰、鼓励、保证等针对性心理治疗，以消除患者思想顾虑，稳定情绪，增强战胜疾病的信心。

5. **预防复发**　指导患者正确服用降压、降糖和降脂药物。定期门诊检查，动态了解血压、血糖和血脂变化和心脏功能情况；预防并发症和脑卒中的复发。当患者出现头晕、头痛、一侧肢体麻木无力、讲话吐字不清或进食呛咳、发热时，应及时就诊。

二、脑栓塞

脑栓塞(cerebral embolism)指血液中的各种栓子，如心脏内的附壁血栓、动脉粥样硬化的斑块、脂肪、肿瘤细胞、纤维软骨或空气等，随血流进入脑动脉而阻塞血管，当侧支循环不能代偿时，可引起局灶性神经功能缺损。

(一) 病因及发病机制

1. **心源性脑栓塞**　约75%的心源性栓子于脑部栓塞，是脑栓塞中最常见的病因。引起脑栓塞的心脏病以风湿性心脏病二尖瓣狭窄合并心房颤动最为常见，其他包括心瓣膜病、感染性心内膜炎、心肌梗死、心肌病、先天性心脏病、心脏手术、心导管检查等。

2. **非心源性栓塞**　动脉粥样硬化性病变，斑块破裂及粥样化物从裂口溢入血流，能形成栓子导致栓塞。同时损伤的动脉壁易形成附壁血栓，当血栓脱落时，亦可致脑栓塞。其他少见的栓子有脂肪滴、空气、肿瘤细胞、寄生虫卵和异物等。

3. **来源不明**　少数病例查不到栓子的来源。

(二) 病理变化　脑栓塞的发病部位多见于左侧大脑中动脉，脑栓塞常突然阻塞脑动脉，无足够的时间建立侧支循环，易引起脑血管痉挛。病变范围与发生在同一动脉的血栓形成相比较大，脑组织的缺血程度较重。脑栓塞引起的脑组织缺血性坏死可以是贫血性、出血性或混合性梗死，以出血性常见，占30%～50%。

(三) 临床表现

1. **病史**　任何年龄均可发病，多有风湿性心脏病、心房颤动及大动脉粥样硬化等病史。

2. **起病**　一般发病无明显诱因和前驱症状。脑栓塞起病迅速，症状常在数秒或数分钟之内达到高峰，多为完全性脑卒中。

3. **主要表现**　起病后多数患者有意识障碍，但持续时间常较短。发生于颈内动脉系统的脑栓塞约占80%，而发生于椎-基底动脉系统的栓塞约占20%，临床症状取决于栓塞的血管及阻塞的位置，表现为局灶性神经功能缺损(见本节“动脉血栓性脑梗死”部分)。大约30%的脑栓塞为出血性梗死，可出现意识障碍突然加重或肢体瘫痪加重，应注意识别。

(四) 实验室及其他检查

1. **头部CT及MRI检查**　可显示脑栓塞的部位和范围。CT检查在发病后24～48小时内病变部位可出现低密度改变，发生出血性梗死时可见在低密度梗死区出现一个或多个高密度影。

2. **脑脊液检查**　颅内压正常或升高，在出血梗死时红细胞计数增多。亚急性细菌性心内膜炎产生含细菌的栓子，故脑脊液中白细胞计数增加。蛋白质含量增高，糖含量正常。

3. **其他检查**　应常规进行心电图、胸部X片和超声心动图检查。怀疑亚急性感染性心内膜炎者，应进行血常规、红细胞沉降率、血细菌培养等检查。

(五) 诊断要点　有心脏病史，如风湿性心脏病、心房颤动、动脉粥样硬化等，或以往有脑栓塞史。起病急，无征兆，症状常于数秒或数分钟内达到高峰，表现偏瘫、失语等局灶性神经功能缺损等，有时可迅速昏迷和出现急性颅内压增高症状。头颅CT和MRI检查有助于明确诊断。

(六) 治疗要点　脑栓塞的治疗与动脉粥样硬化性血栓性脑梗死的治疗方式相同，包括急性期的综合治疗及物理治疗和康复治疗。

1. **脑栓塞所致脑部病变的治疗**　脑栓塞的

治疗主要在于改善脑循环,减轻缺血缺氧所致的脑栓塞。各种治疗措施与动脉粥样硬化性血栓性脑梗死的治疗相同,严重病变者应积极脱水、降颅压,减轻脑水肿,预防脑疝形成,降低病死率。必要时行颅骨片切除减压术。

2. **原发疾病的治疗** 消除栓子来源,防止脑栓塞复发。根据不同的栓子来源,采取不同的方法。来源于心脏的栓子,如房颤患者可采用抗心律失常药物或电复律,细菌性心内膜炎所致者应用抗生素治疗,对感染性栓塞应使用抗生素,并禁用溶栓和抗凝治疗,防止感染扩散;脂肪栓塞时,可采用肝素、右旋糖酐、5%的碳酸氢钠及脂溶剂等,有助于脂肪颗粒的溶解;空气栓塞处理时患者应取头低、左侧卧位;如减压病应尽快行高压氧治疗,减少空气栓塞,增加脑含氧量。

3. **抗凝治疗** 有助于预防心内的血栓形成,防止血管内血栓继续增殖扩展,促进血栓溶解。主要包括抗血小板凝聚药物、抗凝治疗以及溶栓治疗,如对慢性风湿性心脏病伴心房颤动者,较长期应用抗凝治疗有助于防止脑栓塞复发,且有预防心脏手术并发脑栓塞的作用。由于心源性脑栓塞的出血性梗死区极易出血,应严格掌握抗凝治疗的适应证;若发生出血性脑梗死,应立即停用溶栓药、抗凝药和抗血小板聚集的药物,防止出血加重和血肿扩大;适当应用止血药物,治疗脑水肿,调节血压;若血肿量较大,内科保守治疗无效时,考虑手术治疗。

4. **其他治疗** ①血管扩张剂:部分患者于发病2~3小时内应用血管扩张剂可取得满意效果,严格掌握适应证,有意识障碍、颅内压增高或脑脊液有红细胞者,禁忌应用。②亚低温治疗:可减轻梗死后脑损害程度,促进神经功能恢复,减少严重并发症的产生,应尽量在发病6小时内给予治疗。③交感神经节封闭:可阻滞交感神经节后纤维,能使脑血管扩张,以解除梗死灶周围的血管痉挛,也可使栓子移向小血管而缩小脑梗死的范围。治疗应于早期进行,疗效最佳。④神经保护剂:如钙通道阻滞剂。

(七)护理要点 见“动脉粥样硬化性血栓性脑梗死”的护理。

第3节 脑出血

脑出血(intracerebral hemorrhage,ICH)指原发性非外伤性脑实质内出血,也称自发性出血,占急性脑血管病的20%~30%。年发病率为(60~80)/10万,急性期的病死率为30%~40%,在急性脑血管病中病死率最高。在脑出血中,大脑半球出血约占80%,脑干和小脑出血约占20%。

一、病因及发病机制

1. **病因**

(1)高血压合并细小动脉硬化:是导致脑出血的最常见病因。见于50岁以上有高血压病史者。

(2)颅内动脉瘤:多数为先天性动脉瘤所致出血。

(3)脑动静脉畸形:畸形的脑动静脉血管壁发育异常且易出血。多见于年轻人。

(4)其他:梗死后出血、脑淀粉样血管病、脑动脉炎、抗凝或溶栓治疗、原发性或转移性脑肿瘤破坏血管、血液病等。

2. **发病机制** 长期高血压使脑内细、小动脉发生玻璃样改变及纤维素性坏死,管壁弹性减弱,血压骤然升高时血管易破裂出血。在血流冲击下,血管壁病变也可致微小动脉瘤形成,当血压剧烈波动时,微小动脉瘤破裂而致脑出血。

二、病理变化

脑出血的最常见部位是壳核,其次为丘脑、脑叶、脑桥、小脑及脑室等。出血侧大脑半球肿胀,脑回增宽,脑沟变浅,血液可破入脑室系统或流入蛛网膜下腔。同时脑出血致颅内压升高,使脑组织受压移位形成脑疝,是导致患者死亡的直接原因。

三、临床表现

1. **病史** 高血压脑出血常发生于50岁及以上的患者,多有高血压病史。

2. **起病情况** 多在活动中或情绪激动时突然起病,少数患者在安静状态下起病。患者一般无前驱症状,少数可有头晕、头痛及肢体无力等。

3. **主要表现** 起病突然,发病时患者血压多超过180/105mmHg。表现为突然剧烈性头痛、头晕、呕吐、失语、意识障碍、大小便失禁等。脑干和小脑少量出血者,主要症状为眩晕。少量出血者,患者意识可保持清醒,严重者可能很快出现意识障碍、偏瘫、偏身感觉障碍、失语及大小便失禁,还可出现癫痫发作,患者呼吸加深伴鼾声,脉搏缓慢而有力。血肿破入脑室时常有脑膜刺激征和体温明显升高。

如出血量大而迅速，可在短时间内发生脑疝而死。

4. **神经系统功能丧失症状**　因出血量和出血部位的不同，可表现出不同的神经系统功能丧失症状：

(1) 壳核出血：是最常见的脑出血，占50%～60%，出血部位波及内囊。表现为：①对侧肢体偏瘫，优势半球出血常出现失语；②对侧肢体感觉障碍，主要表现为痛、温觉减退；③对侧偏盲；④凝视麻痹，呈双眼持续性向出血侧凝视；⑤尚可出现失用、记忆力和计算力障碍、意识障碍等。

(2) 丘脑出血：约占20%。表现为：①丘脑性感觉障碍：对侧半身深浅感觉减退，感觉过敏或自发性疼痛；②运动障碍：出血侵及内囊可出现对侧肢体瘫痪，下肢多重于上肢；③丘脑性失语：言语缓慢而不清、重复言语、发音困难、复述差，朗读正常；④丘脑性痴呆：记忆力减退、计算能力下降、情感障碍、人格改变；⑤眼球运动障碍：眼球向上注视麻痹，常向内下方凝视。

(3) 脑干出血：约占10%，绝大多数为脑桥出血，偶见中脑出血，延髓出血极为罕见。

1) 中脑出血：表现为：①突然出现复视、眼睑下垂；②一侧或两侧瞳孔扩大、眼球不同轴、水平或垂直眼震、同侧肢体共济失调，也可表现为Weber或Benedikt综合征；③严重者很快出现意识障碍，去大脑强直。

2) 脑桥出血：表现为突然头痛、呕吐、眩晕、复视、眼球不同轴、交叉性瘫痪或偏瘫、四肢瘫等。出血量较大时，患者很快进入意识障碍、针尖样瞳孔、去皮质强直、呼吸障碍，多迅速死亡，并可伴有高热、大汗、应激性溃疡等。出血量较少时可表现为一些典型的综合征，如Foville、Millard～Gubler和闭锁综合征等。

3) 延髓出血：表现为：①突然意识障碍，血压下降，呼吸节律不规则，心律失常，继而死亡；②轻者可表现为不典型的Wallenberg综合征。

(4) 小脑出血：约占10%。表现为：①突发眩晕、呕吐，脑后部疼痛，无偏瘫；②有眼球震颤、站立和步态不稳，肢体共济失调、肌张力降低及颈项强直；③头颅CT扫描示小脑半球或蚓部高密度影及第四脑室、脑干受压。

(5) 脑叶出血：占5%～10%。

1) 额叶出血：表现为：①前额痛、呕吐、癫痫发作较多见；②对侧偏瘫、共同偏视、精神障碍；③优势半球出血时可出现混合性失语。

2) 顶叶出血：表现为：①偏瘫较轻，偏侧感觉障碍显著。②对侧下象限偏盲。③优势半球出血时可出现混合性失语。

3) 颞叶出血：表现为：①对侧中枢性面舌瘫及上肢为主的瘫痪；②对侧上象限偏盲；③优势半球出血时可出现感觉性失语或混合性失语；④可有颞叶癫痫、幻嗅、幻视。

4) 枕叶出血：①对侧同向性偏盲，并有黄斑回避现象，可有一过性黑矇和视物变形；②多不伴有肢体瘫痪。

(6) 脑室出血：占3%～5%。表现为：①突然头痛、呕吐，迅速进入昏迷或昏迷逐渐加深；②双侧瞳孔缩小，四肢肌张力增高，病理反射征阳性，早期出现去皮质强直，脑膜刺激征阳性；③常出现丘脑下部受损的症状及体征，如上消化道出血、中枢性高热、大汗、应激性溃疡、急性肺水肿、血糖增高、尿崩症等；④脑脊液压力增高，常呈血性；⑤轻者仅表现头痛、呕吐、脑膜刺激征阳性，无局限性神经体征。临床上易误诊为蛛网膜下腔出血，需通过头颅CT扫描确诊。

四、实验室及其他检查

1. **头颅CT检查**　是确诊脑出血的首选检查。早期血肿在CT上表现为圆形或椭圆形的高密度影，边界清楚。CT可准确显示出血的部位、大小、脑水肿情况及是否破入脑室等。

2. **头颅MRI检查**　幕上出血的诊断价值不如CT，而幕下出血的检出率优于CT。另外，MRI比CT更易发现脑血管畸形、肿瘤及血管瘤等。

3. **脑血管造影**　适用于中青年非高血压性脑出血者。可显示脑血管的位置、形态及分布等，并易于发现脑动脉瘤、脑血管畸形等脑出血病因。

4. **脑脊液检查**　80%的患者在发病6小时内脑脊液呈血性，对确诊脑出血有一定的参考价值。颅内压较高者，有加重病情、诱发脑疝的危险，检查时应慎重。

5. **其他检查**　血常规、尿常规、血糖、肝功能、肾功能、凝血功能、血电解质及心电图等检查，有助于了解患者的全身状态。

五、诊断要点

有高血压病史的50岁以上中老年患者，常于活动中或情绪激动时突然发病，血压常明显升高，出现头痛、恶心、呕吐等颅内压升高的表现，有偏瘫、失语等局灶性神经功能缺损症状和脑膜刺激征，伴有意识障碍者，可高度怀疑脑出血。头部CT检查有助于明确诊断。

六、治疗要点

治疗原则：脱水降颅压，减轻脑水肿；调整血压；防止继续出血；减轻血肿造成的继发性损害，促进神经功能恢复，预防并发症。

1. **降低颅内压** 颅内压升高是导致脑出血病死亡的主要原因，是由于早期血肿的占位病变和血肿周围脑组织的水肿所致。脑出血后3～5天，脑水肿达到高峰。药物治疗的目的是减轻脑水肿、降低颅内压，防止脑疝形成。临床常用20%的甘露醇125～250mL，快速静脉滴注，每6～8小时一次，应用5～7天。同时应用呋塞米20～40mg，静脉注射，两者交替使用，以维持渗透梯度。用药过程中应监测肾功能和维持水电解质平衡。20%血白蛋白50～100mL静脉滴注，每天1次，以提高血浆胶体渗透压，减轻脑水肿。甘油果糖500mL静脉滴注，每日1～2次，脱水作用温和，适用于肾功能不全的患者。

2. **调控血压** 脑出血患者血压的控制，视患者的年龄、既往有无高血压、有无颅内压增高、出血原因、发病时间等情况而定。一般不急于降低血压，因为脑出血后的血压升高是对颅内压升高的一种反射性自我调节，应先降低颅内压后，再根据血压情况决定是否进行降血压治疗。在脱水降颅压的基础上，如血压仍过高，收缩压＞200mmHg，舒张压＞110mmHg，则给予降压治疗，如口服依那普利、美托洛尔等，使血压维持在略高于原发病前的水平；收缩压在170～200mmHg或舒张压在100～110mmHg，尚可不必使用降压药，先脱水降颅压，并严密观察血压情况，必要时再用降压药；收缩压＜165mmHg或舒张压＜95mmHg时，可不必使用降压药。降压治疗时避免使用利血平等强降压药物，注意血压降低幅度不宜过大，防止因血压下降过快而造成脑血流低灌注，加重脑损害。血压过低者应升压治疗，以保持脑灌注压。

3. **亚低温治疗** 局部亚低温治疗能够减轻脑水肿，减少氧自由基产生，促进神经功能恢复，改善患者预后，是脑出血的一种新型辅助治疗方法，一般于脑出血发病6小时内给予低温治疗，治疗时间应至少持续48～72小时。

4. **防治并发症** ①感染：意识障碍的老年患者易合并肺部感染，或因尿潴留或导尿等易合并尿路感染，可预防性给予抗生素；同时保持气道通畅，加强口腔护理和气道管理；痰多不易咳出者可及时气管切开；尿潴留时留置尿管定时进行膀胱冲洗。②应激性溃疡：可导致上消化道出血，预防应用西咪替丁、雷尼替丁、奥美拉唑等药物；一旦出血按上消化道出血的常规进行治疗，应用止血药，如去甲肾上腺素口服；若内科治疗无效可在内镜下止血。防止因呕血引起的窒息。③稀释性低钠血症：发生率约为10%，每天应限制摄水量为1 000mL，每天补钠9～12g，缓慢纠正低钠血症，否则可导致脑桥中央髓鞘溶解症。④癫痫性发作：以全面发作为主，频繁发作可给予地西泮或苯妥英钠等药物。⑤中枢性高热：物理降温效果不佳者可应用药物降温，如溴隐亭、丹曲林等。⑥下肢深静脉血栓形成：勤翻身、被动活动或抬高瘫痪肢体可预防发生。一旦发生，表现为肢体进行性水肿及发硬，可给予肝素或低分子肝素药物治疗。

5. **手术治疗** 目的在于消除血肿、降低颅内压，解除脑疝的发生和发展，改善脑循环，促进受压脑组织及早恢复。适应证：①出血部位：浅表部位出血如皮质下、壳核及小脑出血者，应优先考虑手术疗法；②出血量：通常大脑半球出血量多于30mL、小脑出血量多于10mL即可考虑手术治疗；③意识障碍程度：发病后轻微意识障碍，以后缓慢加深者，发病后中度意识障碍者，应积极进行手术治疗。手术方法：开颅血肿清除术、小骨窗血肿清除术、颅骨钻孔血肿穿刺引流术、脑室内血肿清除术。手术时机：目前主张在脑出血后6～7小时内清除血肿，其临床意义：预防脑水肿和脑疝，防止血肿压迫周围组织造成继发性损害，在水肿高峰期前手术，更有利于手术操作。

6. **康复治疗** 患者生命体征平稳，病情不再进展时，即可进行康复治疗。最初3个月内，是治疗的最佳时机，神经功能恢复最快。在患者处于昏迷状态时，被动活动可以防止关节挛缩和疼痛，降低压疮和坠积性肺炎发生率。

七、护理要点

1. **一般护理**

(1) 休息与活动：急性期绝对卧床休息，床头抬高15°～30°，以利于静脉回流，减轻脑水肿；发病24～48小时内尽量减少搬动，以防加重出血。做好皮肤和排便护理，每2～3小时协助变换体位，按摩受压部位，防止压疮发生。瘫痪肢体保持功能位，协助肢体被动运动，预防关节僵硬和肢体挛缩畸形，预防下肢静脉血栓形成。

(2) 饮食护理：摄入低脂、低盐、高蛋白、高维生素清淡的流质或半流质饮食；忌刺激性食物、药物，以保护胃黏膜，预防发生应激性溃疡。昏迷或有吞咽障碍者，早期置入胃管，鼻饲营养，做好口腔护理。有意识障碍、上消化道出血者。宜禁食24～48小时，然后酌情放置胃管。

(3) 预防再出血：①监控血压：保持血压稳定，如应用硝酸甘油等药物时，及时调节泵入量，每5～15分钟监测血压1次，维持血压在140/90～160/100mmHg。②控制高热：物理降温、冰盐水加阿司匹林保留灌肠，控制体温在37℃以下，对中枢性高热患者采用冰帽冰毯降温，实施亚低温疗法。③加强呼吸道管理，给予氧气吸入。定时翻身、拍背，促进痰液排出。意识障碍者头偏向一侧，及时清理呼吸道分泌物，必要时气管切开。④避免躁动引起颅内压增高，必要时应用镇静药物，并用约束带适当约束，防止坠床。⑤预防便秘，鼓励患者多摄入含粗纤维的蔬菜、水果等，并给予足够水分，定时定点排便，必要时应用通便药物、灌肠。

2. **用药护理**　应用脱水降颅压药物时注意输液的速度和量，监测尿量与水电解质的变化，预防肾功能损伤。应用降压药物时，注意药物的副作用，监测血压，防止血压下降过快。

3. **病情观察**　定时监测生命体征、意识、瞳孔并做详细记录。使用脱水降颅压药物时注意监测尿量与水电解质的变化，防止低钾血症和肾功能受损。严密观察患者有无脑疝的先兆表现，一旦发现应及时通知医生。注意观察患者有无呃逆、上腹部饱胀不适、胃痛、呕血、便血等症状和体征。胃管鼻饲患者，观察胃液颜色，观察有无黑粪，如有异常及时报告医生并留取标本进行潜血试验。

4. **脑出血术后护理**

(1) 体位：麻醉未清醒前应采取去枕平卧，头偏向健侧，以防呕吐物进入呼吸道。清醒后，血压平稳者，抬高床头15°～30°，以利于颅内静脉回流。

(2) 饮食：术后24小时意识清晰者给予清淡、低脂、低钠饮食；意识障碍者48小时后给予鼻饲流质，并观察有无消化道出血情况。有吞咽障碍的患者，喂饭喂水时不宜过急，遇呕吐或呛咳应暂停喂食喂水，防止食物呛入气管引起窒息或吸入性肺炎。

(3) 安全护理：对神志不清、躁动或有精神症状的患者，应加床挡，适当约束，防止坠床。

(4) 生活护理：保持床单位干燥整洁，保护皮肤，按时翻身，预防压疮。大小便失禁的患者，注意及时温水擦洗外阴及臀部。有闭眼障碍的患者应涂四环素眼膏，并用纱布盖眼，每日2次。

(5) 保持呼吸道通畅：及时清除口鼻分泌物，翻身、拍背，以促进痰痂的脱落、排出。急性期后应刺激咳嗽，必要时可给予负压吸痰、吸氧及定时雾化吸入。

(6) 中枢性高热护理：先行物理降温，如擦浴、酒精(25%～30%)拭浴、冰敷等，效果不佳时再给予退热药物，同时监测和记录体温。

(7) 病情观察：观察生命体征、神志、瞳孔变化，及早发现脑疝。

(8) 保持瘫痪肢体功能位置，防止足下垂，运动关节和按摩患肢，防止手足挛缩、变形及麻痹，病情稳定后指导患者尽早肢体功能锻炼，语言康复训练，以促进神经功能的早日康复。

(9) 脑室引流管护理：见“颅内压增高患者的护理”。

第4节　蛛网膜下腔出血

蛛网膜下腔出血(subarachnoid hemorrhage, SAH)分为原发性和继发性。前者指脑底部血管破裂后，血液流入蛛网膜下腔引起相应症状的一种脑卒中。后者指脑实质内出血、硬膜外或硬膜下血管破裂，血液流入蛛网膜下腔者。蛛网膜下腔出血占所有脑卒中的10%，年发病率为(6～20)/10万。各年龄组发病，以青壮年更常见，女性多于男性。20～40岁人群多发生先天性动脉瘤破裂，50岁以上人群常合并动脉硬化。本节仅叙述原发性蛛网膜下腔出血。

一、病因及发病机制

1. **病因**

(1) 颅内动脉瘤：是导致SAH的最常见原因，动脉瘤可能由动脉壁先天性肌层缺陷或后天获得性内弹力层变性或二者的联合作用所致，好发于Willis环的血管及附近的分支。吸烟、高血压、过量饮酒等均是导致动脉瘤破裂出血的危险因素。

(2) 脑血管畸形：脑动静脉畸形是发育异常形成的畸形血管团，血管壁薄弱易破。主要是动静脉畸形(AVM)所致，以青少年多见，约占2%。

(3) 脑底异常血管病：约占1%。

(4) 其他：夹层动脉瘤、血管炎、颅内静脉系统血栓形成、结缔组织病、血液病、颅内肿瘤、凝血障碍性疾病等。

2. **发病机制** 动脉瘤或病变血管可因血压突然增高或其他不明显的诱因而致破裂,血液进入蛛网膜下腔,通过脑脊液迅速播散,刺激脑膜引起脑膜刺激征,使颅内容物体积增大引起颅内压增高,甚至脑疝。凝固的血液可阻塞脑脊液循环通路,使其吸收和回流受阻引起梗阻性脑积水,或引起蛛网膜粘连,血细胞释放的血管活性物质可引起血管痉挛,严重者发生脑梗死。同时凝固的血液刺激下丘脑可引起血糖升高、发热等内分泌和自主神经功能紊乱等。

二、临床表现

1. **临床表现**

(1) 起病时突然,常见的起病方式在数秒或数分钟之内发生剧烈头痛,也可以头昏、眩晕等症状起病。情绪激动、剧烈运动,如用力、咳嗽、排便、性生活等都是常见的发病诱因。

(2) 典型表现:表现为突发剧烈头痛,呈胀痛或爆裂样疼痛,持续不能缓解或进行性加重。可为局限性或全头痛,有时上颈段也可出现疼痛。多伴有恶心、呕吐,可有意识障碍或烦躁、谵妄、幻觉等精神症状,少数出现部分或全面性发作癫痫。患者常能清楚地描述发病时间和情景。注意老年患者发病其头痛、呕吐、脑膜刺激征等临床表现常不典型,精神症状可较明显。

(3) 发病数小时后可有脑膜刺激征阳性体征。眼底检查时可见玻璃体膜下出血,视盘水肿或视网膜出血,可出现局灶性神经功能缺损体征,如动眼神经麻痹、轻偏瘫、失语或感觉障碍等。

2. **并发症** 常见的并发症为再出血、脑血管痉挛、脑积水等。

(1) 再出血:再出血的病死率约为50%,是一种严重的并发症。发病后24小时内再出血的风险最大,一般高峰期为5~7天。入院时昏迷、高龄、女性及收缩压超过170mmHg者再出血的风险较大。表现为:在病情稳定或好转的情况下,突然发生剧烈头痛、恶心、呕吐、意识障碍加深、抽搐、原有症状和体征加重或重新出现等。主要根据上述临床表现确诊、CT显示原有出血的增加或腰椎穿刺脑脊液含血量增多等。

(2) 脑血管痉挛:20%~30%的SAH患者出现脑血管痉挛,引起迟发性缺血性损伤,可继发脑梗死。血管痉挛一般于蛛网膜下腔出血后3~5天开始,5~14天为高峰期,2~4周后逐渐减少。临床表现为意识改变,伴有局灶性神经功能损害体征。动脉瘤附近脑组织损害的症状通常最严重。

(3) 脑积水:15%~20%的患者可出现急性梗阻性脑积水,多发生于出血后1周内,轻者表现为嗜睡、精神运动迟缓和近记忆力损害。重者出现头痛、呕吐、意识障碍等。SAH晚期可出现正常颅压脑积水,表现为精神障碍、步态异常、尿失禁等。

三、实验室及其他检查

1. **CT检查** 头颅CT是诊断SAH的首选方法,诊断敏感性在24小时内为90%~95%,3天为80%,1周为50%。CT平扫常表现为基底池弥散性高密度影像。CT还可显示局部脑实质出血或硬膜下出血、脑室扩大及较大血栓形成的动脉瘤和血管痉挛引起的脑梗死。

2. **MRI检查** 发病后1~2周,CT显示不能提供蛛网膜下腔出血的证据时,MRI可作为诊断蛛网膜下腔出血和了解破裂动脉瘤部位的一种重要方法。

3. **脑脊液检查** 如果出血量少或距起病时间较长,CT检查无阳性发现时,如果临床疑为蛛网膜下腔出血而且病情允许时,需行腰椎穿刺检查脑脊液,最好于发病12小时后进行腰椎穿刺检查。

4. **脑血管造影** 是确诊SAH病因,特别是颅内动脉瘤最有价值的方法。注意把握造影时机,宜避开脑血管痉挛和再出血的高峰期,适宜时间为出血3天内或3周后。

四、诊断要点

根据突然发生的剧烈头痛、呕吐、脑膜刺激征阳性及头颅CT相应改变可诊断为蛛网膜下腔出血。如果CT未发现异常或没有条件进行CT检查时,可根据临床表现结合腰椎穿刺脑脊液呈均匀一致性、血性、压力增高等特点考虑蛛网膜下腔出血的诊断。确定蛛网膜下腔出血的诊断后,应进一步进行病因诊断,如安排脑血管造影、MRI及血液等检查,以便进行病因治疗。

五、治疗要点

治疗目的是防治再出血、血管痉挛及脑积水等并发症,降低病死率和致残率。

1. **脱水降颅压** 有颅内压增高者,适当限制液体入量,防治低钠血症等有助于降低颅内压。临床常用脱水剂有甘露醇、呋塞米、甘油果糖。伴发体积较大的颅内血肿时，可手术清除血肿。

2. **防治再出血**

(1) 安静休息：绝对卧床4～6周，保持环境安静，尽量避光。避免用力和情绪波动。及时应用镇静、镇痛、镇吐、镇咳等药物。

(2) 调控血压：去除疼痛等诱因后，如果平均动脉压＞120mmHg或收缩压＞180mmHg，可选用钙离子拮抗制、β受体阻滞剂或ACEI类等短效降压药物。避免突然将血压降得太低，保持血压稳定在正常或起病前水平。

(3) 抗纤溶药物：为防止动脉瘤周围的血块溶解引起再出血，可酌情选用抗纤维蛋白溶解剂。如6-氨基己酸(EACA)，剂量4～6g，静脉滴注，持续7～10天；氨甲苯酸0.1～0.2g，静脉滴注，每日2～3次，共用2～3周。

3. **防治脑动脉痉挛及脑缺血**　维持正常血容量和血压，早期使用钙通道阻滞剂如尼莫地平，进行早期手术，防止脑动脉痉挛。起病1～3天内行腰椎穿刺引流脑脊液或脑脊液置换术，可预防脑血管痉挛，对缓解头痛、减少出血引起的脑膜刺激症状有一定疗效。

4. **防治脑积水**

(1) 药物治疗：轻度的急、慢性脑积水可药物治疗，给予乙酰唑胺0.25g，每日3次，减少脑脊液分泌。还可选用甘露醇、呋塞米等药物。

(2) 脑室穿刺脑脊液外引流术：脑脊液外引流术适用于SAH后脑室积血扩张或出现急性脑积水，经内科治疗后症状仍进行性加剧，伴有意识障碍者，或因年老，有心、肺、肾等内脏严重功能障碍，不能耐受开颅手术者。

(3) 脑脊液分流术：慢性脑积水经内科治疗无效、CT或MRI显示脑室明显扩大者。可行脑室-心房或脑室-腹腔分流术，以免脑损害加重。

5. **外科手术**　动脉瘤的消除是防止动脉瘤性SAH再出血的最好方法。手术方式可选择夹闭动脉瘤、介入栓塞动脉瘤、动脉瘤切除术等。

六、护理要点

1. **一般护理**

(1) 休息与活动：绝对卧床休息4～6周，保持环境安静、安全、舒适，控制探视，避免频繁接触和打扰患者休息。卧床期间协助患者进行肢体主动或被动活动，每日2～3次，每次15～20分钟，并鼓励患者穿弹力袜，以预防下肢深静脉血栓的形成。根据患者实际情况1～2小时翻身拍背一次，以防发生坠积性肺炎。经治疗护理1个月左右，患者症状好转。头颅CT检查显示血液基本吸收，可遵医嘱逐渐抬高床头、床上坐位、下床站立和适当活动。

(2) 饮食护理：清淡易消化的饮食，鼓励患者多进食水果、蔬菜等纤维素含量多的食物，保持排便通畅。

(3) 预防再出血：见本章第3节“脑出血”患者的护理要点。

2. **用药护理**　遵医嘱使用甘露醇等脱水剂治疗时应注意滴速，必要时记录24小时尿量，使用尼莫地平等缓解脑血管痉挛的药物时可能出现皮肤发红、多汗、心动过缓或过速、胃肠不适等反应，适当调节输液速度，密切观察有无不良反应发生。

3. **病情观察**　严密观察意识、瞳孔、脉搏、呼吸、血压的变化。观察有无再出血的临床表现，如发现患者病情稳定好转的情况下，突然再次出现剧烈头痛、恶心呕吐、意识障碍加重等症状和体征时应及时报告医生。

4. **术后护理**　见“脑出血”术后护理。

第5节　颅内动脉瘤

颅内动脉瘤(intracranial aneurysm)指颅内动脉壁瘤样异常突起，尸检发现率为0.2%～7.9%。因动脉瘤破裂所致的SAH约占70%。脑血管意外中，动脉瘤破裂出血仅次于脑血栓和高血压性脑出血，居第三位。本病高发年龄为40～60岁。80%的颅内动脉瘤发生在大脑动脉环的前部及其邻近的动脉主干上。

一、病因及发病机制

1. **先天性动脉瘤**　最为常见，占80%～90%，常发生在颅内各动脉的分叉部，主要由于动脉管壁中层缺少弹力纤维，平滑肌较少及血流动力学方面可使动脉瘤形成所致。

2. **动脉硬化性动脉瘤**　占10%～18%，常发生于40～60岁，主要由于动脉壁粥样硬化，破坏动脉壁的内弹力层和中层，动脉瘤多呈梭形扩张。

3. **感染性动脉瘤**　占0.5%～2.0%，由于细菌栓子经血液播散停留在脑动脉终末分支或动脉分叉部，动脉周围炎性病灶如颅骨感染、脑脓肿、脑膜炎等侵蚀动脉壁形成感染性动脉瘤。

4. **外伤性动脉瘤** 约占0.5%，是颅脑损伤、手术创伤直接伤及动脉管壁形成假性或真性动脉瘤。

二、病理变化

囊性动脉瘤呈球形或浆果状，外观紫红色，瘤壁极薄，术中可见瘤内的血流漩涡；顶部最为薄弱，98%的动脉瘤出血位于瘤顶。巨大动脉瘤内常有血栓形成，甚至钙化，血栓分层呈"洋葱"状。直径小的动脉瘤出血机会较多。

三、临床表现

在动脉瘤未破裂之前，绝大多数患者无临床症状，及少数可因体积较大，压迫相邻神经与脑组织产生相应的症状和体征。动脉瘤破裂导致蛛网膜下腔出血或脑内血肿。

1. **出血症状** 颅内动脉瘤最常见的症状是单纯性蛛网膜下腔出血，主要是动脉瘤壁薄，而发生血液渗出，血流入蛛网膜下腔。表现为突然剧烈头痛，头痛部位可局限在前额、枕部或遍及全头，伴有恶心呕吐，烦躁不安，面色苍白，颈项强直，全身盗汗，有短暂不同程度的意识障碍。一般无肢体瘫痪，感觉障碍和失语等局灶体征。由于动脉瘤部位不同，可发生硬脑膜下血肿、脑内血肿、脑室内血肿。临床可出现颅内压增高，严重者发生脑疝。动脉囊壁破裂可造成大出血，患者深昏迷，瞳孔散大，呼吸骤停，在几分钟或几小时内死亡。颅内动脉瘤的再出血占15%，死亡率为40%～60%，再出血时间7～10天最多见。

2. **局部症状**

(1) 动眼神经麻痹：在颈内动脉-后交通支动脉瘤有30%～53%的患者可出现病侧动眼神经麻痹。表现为病侧眼睑下垂，瞳孔扩大，光反射消失，眼球固定。

(2) 偏头痛：常见于颈内动脉瘤，表现为病侧或前额部的搏动性疼痛，压迫同侧颈总动脉。

(3) 单侧眼球突出：多见于病变侧海绵窦内动脉瘤，大型动脉瘤可压迫海绵体引起眼静脉回流障碍，眼球结膜充血水肿，常见于Ⅲ、Ⅳ、Ⅵ脑神经不完全麻痹。小型动脉瘤破裂可形成海绵窦内动脉瘤；大型动脉瘤可压迫海绵体内动静脉窦，甚至出现搏动性突眼，伴有血管杂音，球结膜水肿，眼底静脉增粗和搏动增强。

(4) 视野缺损：多发生于大脑前交通动脉瘤，可压迫视神经或视交叉，表现病侧不同视野缺损，如单侧颞侧偏盲，单侧鼻侧偏盲，出现不典型双颞侧偏盲等。

(5) 其他症状：椎动脉、小脑后下动脉、脊髓前后动脉瘤可引起小脑体征及后组脑神经损害，上颈髓压迫症状。

3. **脑血管痉挛所致脑缺血** 颅内动脉瘤破裂引起的蛛网膜下腔出血可引起脑血管痉挛。严重脑血管痉挛可造成脑缺血，如脑梗死。其发生率占21%～62%，其中34%～46%的患者出现神经系统病理体征。脑血管痉挛使脑组织缺血性梗死而发生脑水肿，颅内压增高，出现不同的神经功能障碍，表现为偏瘫、感觉减退、失语、大小便失禁、昏迷等症状。

四、实验室及其他检查

1. **CT检查** 头颅CT可以确定SAH、血肿部位大小、脑积水和脑梗死，多发动脉瘤中破裂出血的动脉瘤。但直径小于1cm的动脉瘤，CT不易查出；直径大于1.0cm者，注射对比剂后，CT扫描可检出。计算机断层扫描血管造影(CTA)能显示动脉瘤的部位、大小、形态、数目，囊内有无血栓，动脉痉挛程度，侧支动脉供应情况，为手术治疗提供更多资料。

2. **数字减影血管造影(DSA)** 是确诊颅内动脉瘤的"金标准"，对判断动脉瘤的位置、数目、形态、内径、瘤蒂宽窄、有无血管痉挛、痉挛的范围及程度和确定手术方案十分重要。

3. **腰椎穿刺** 怀疑蛛网膜下腔出血时可行腰椎穿刺检查，脑脊液多呈粉红色或血色。

4. **MRI检查** 颅内动脉瘤多位于颅底Willis环。头颅MRI明显优于CT，动脉瘤内可见流空影。磁共振造影(MRA)和CTA可提示不同部位动脉瘤，常用于颅内动脉瘤筛查，有助于从不同角度了解动脉瘤与载瘤动脉之间的关系。

五、诊断要点

突发眶周剧烈头痛或面都逐渐加重性头痛、单盲可伴面神经麻痹，伴恶心、呕吐、眼球突出、视野缺损、意识障碍、癫痫发作和脑膜刺激征等症状。腰椎穿刺、头颅CT、MRI等检查有助于明确诊断。

六、治疗要点

1. **非手术治疗** 主要目的在于控制再出血和

防止动脉痉挛。

(1) 绝对卧床休息14～21天，头部抬高，保持患者安静，减少不良的声、光刺激，避免情绪激动。镇痛、抗癫痫治疗。便秘者给缓泻剂。

(2) 预防和治疗脑动脉痉挛：应用经颅多普勒超声(TCD)监测脑血流变化，及时发现脑血管痉挛，应用钙离子拮抗剂改善微循环。

(3) 根据病情采取退热、防感染、加强营养、维持水电解质平衡、心电监测等护理措施，严密观察生命体征及神经功能变化。

(4) 降低血压：通常降低血压10%，并密切观察病情，如有头晕、意识障碍等缺血症状，应给予适当的升压治疗。

(5) 降低颅内压：见本章第3节"脑出血"降低颅内压治疗。

(6) 抗纤溶治疗：可选6-氨基己酸，抑制纤溶酶原形成，肾功能障碍者慎用。

2. **手术治疗**　手术的目的是阻断动脉瘤的血液供应、避免发生再出血，保持载瘤及供血动脉通畅，维持脑组织正常血液循环。首选治疗方法为开颅夹闭动脉瘤蒂。手术时间，动脉瘤破裂出血后48～96小时内为早期手术，出血后10～14天后为晚期手术。

3. **介入治疗动脉瘤**　将可脱卸的球囊或弹簧圈，置在动脉瘤内，闭塞动脉瘤，并保持载瘤动脉通畅。适用于开颅手术失败或复发动脉瘤的患者；没有能完全夹闭动脉瘤者；动脉瘤难以夹闭，或因全身情况不适合开颅手术者，如风心病、血小板减少症、肝肾功能不全等。

七、护理要点

1. **一般护理**

(1) 休息与活动：未发生破裂出血时，患者勿单独外出活动或锁上门洗澡，以免发生意外时影响抢救。出血发生后应卧床休息，保持安静。

(2) 避免诱因：控制血压处于稳定状态，避免血压大幅波动造成动脉瘤破裂、保持排便通畅，必要时使用缓泻剂，避免情绪激动和剧烈运动。

(3) 饮食护理：见"蛛网膜下腔出血"的饮食护理。

2. **用药护理**　遵医嘱给予止血剂、镇静剂、脱水剂，维持血压正常，降低颅内压。使用药物降血压时，注意观察患者有无头晕、意识改变等脑缺血症状。使用6-氨基己酸时，观察有无血栓的形成。

3. **病情观察**　密切观察生命体征、神志、瞳孔、伤口及引流等变化，注意有无颅内压增高迹象；如为动脉瘤栓塞治疗后有无脑缺血并发症。

4. **颈动脉压迫试验**　颈内动脉瘤位于Willis环前部的患者，术前应进行预动脉压迫试验及练习，以利于侧支循环的建立。方法：用特制的颈动脉压迫装置或用手指按压患侧颈总动脉，直到同侧颞浅动脉搏动消失。开始每次压迫5分钟，以后压迫时间逐渐延长，直至持续压迫20～30分钟患者仍能耐受，不出现头昏、黑矇、对侧肢体无力和发麻等表现时，可实施手术治疗。

第6节　颅内动静脉畸形

颅内动静脉畸形(arteriovenous malformations, AVM)是先天性脑血管发育异常，是由一团发育异常的动脉、静脉及动脉化的静脉样血管组成，动脉和静脉直接交通，动脉血不经毛细血管床直接引流入静脉。畸形血管团小至直径1cm，大至直径10cm，内有脑组织，体积可随人体发育而增长，其周围脑组织可因缺血而萎缩，呈胶质增生带。有时伴陈旧性出血。畸形血管表面的蛛网膜色白且厚，颅内AVM可发生在大脑半球任何部位，呈楔形，其尖端指向侧脑室。本病男性稍多于女性，发病年龄多在20～40岁。

一、临床表现

1. **颅内出血**　是最常见的首发症状。畸形血管破裂可导致脑内、脑室内或蛛网膜下腔出血，出现意识障碍，头痛、呕吐等症状，但少量出血时临床症状不典型，其中1/3引起蛛网膜下腔出血。

2. **癫痫**　年龄越小出现的概率越高，约1/3发生在30岁前，多见于额、颞部的AVM。癫痫可在颅内出血时发生，也可单独发生。脑AVM诱发癫痫的原因：①AVM盗血，引起局部脑组织缺血缺氧；②由于出血或含铁血黄素沉着，导致AVM周围的神经胶质增生形成癫痫灶；③AVM的点燃作用，特别是额、颞部AVM，可见远隔部位的癫痫病灶。

3. **头痛**　50%AVM患者有头痛史，头痛可呈单侧局部性，也可全头痛，呈间断性或迁移性。头痛可能与供血动脉、引流静脉以及窦的扩张有关，有时与AVM少量出血、脑积水和颅内压增高有关。

4. **神经功能障碍**　脑AVM可产生一过性或

进行性神经功能障碍,约见于40%的病例,其中10%左右以神经功能障碍为AVM首发症状。7%~12%的患者有进行性偏瘫,其他症状可表现为偏盲、肢体麻木、有视野缺损及语言功能障碍。引起神经功能障碍的原因:①脑盗血引起的脑缺血发作:常见于较大的AVM病例中,多在患者活动(如跑步、驾车等)时发作。开始时神经功能障碍短暂,但随发作次数增多,发作时间延长,瘫痪程度加重。②脑水肿、脑萎缩:继发于脑灌注不足或盗血的缺氧神经元死亡所致的神经功能障碍,见于较大的AVM。③出血引起的脑损害或压迫:当血肿逐渐被吸收,肢体瘫痪可逐步减轻甚至完全恢复正常。

5. **其他表现** 可出现颅内杂音、智力减退、眼球突出、视盘水肿、心血管系统损害及脑积水。儿童脑内大静脉畸形也称大脑大静脉动脉瘤,可以导致心力衰竭和脑积水。

二、实验室及其他检查

1. **CT检查** 在急性出血期,头部CT可以确定出血的部位及程度。

2. **MRI检查** 头部MRI能显示良好的病变与脑解剖关系,为切除AVM选择手术入路提供依据。

3. **脑血管造影** 全脑血管造影并连续摄片,可了解畸形血管团大小、范围、供血动脉、引流静脉以及血流速度。有时还可见由对侧颈内动脉或椎-基底动脉系统的盗血现象。

4. **脑电图检查** 患侧大脑半球病变区及其周围检查可见慢波或棘波。

三、治疗要点

1. **手术切除** 为治疗颅内AVM的最根本方法,不仅能杜绝病变部位再出血,还能阻止畸形、血管盗血现象,从而改善脑部血流供应。应用显微技术,手术切除效果较满意。对AVM出血形成血肿的急诊患者,有条件者应在术前完成脑血管造影,以明确畸形血管情况。患者已发生脑疝,无条件者行脑血管造影,可紧急开颅手术,先清除血肿、降低颅压,抢救生命,待二期手术再切除畸形血管。未行血管造影切除畸形血管是危险的。对脑深部重要功能区如脑干、间脑等部位AVM,不宜手术切除。

2. **介入神经放射治疗** 术前1~2周应用IBCA胶、球囊栓塞巨大动静脉畸形令其体积缩小,为手术切除创造条件,也可治愈某些小型的AVM。

四、护理要点

1. 颅内出血的护理

(1) 病情观察:观察意识及瞳孔变化,术前若患者意识不清,且伴有瞳孔散大或忽大忽小,对光反射消失,需警惕患者脑疝形成,病情危重者应立即手术,术后仍应严密监测病情变化,动态CT检查。

(2) 呼吸功能监护:AVM引发颅内出血,对脑部缺氧缺血的耐受性差,易受血肿压迫而出现脑梗死,故术前、术后均应吸氧以减轻脑组织缺氧,并给予血氧监测。保持呼吸道通畅,预防口腔异物误吸,及时清除呕吐物及分泌物,以防呼吸道梗阻。吸痰时动作要轻柔,避免损伤支气管黏膜。

(3) 高热的护理:AVM术后高热,应头部降温,如头枕冰袋、大动脉冷敷、降低室温等。

(4) 抽搐的护理:AVM出血患者出现抽搐时,应观察抽搐发作的先兆症状、持续时间、次数,按医嘱使用镇静剂;做好安全护理;保持呼吸道通畅,给予吸氧;保持输液管道通畅,确保药物及时输入。

2. 栓塞术后护理

(1) 病情观察:穿刺部位升压包扎1小时,观察有无出血、渗血情况。穿刺侧肢体制动8小时以上,注意观察穿刺肢体肢端血运情况、皮温、伤口敷料渗血情况,观察生命体征及神志瞳孔变化情况,如有异常,及时通知医生并做好详细记录。

(2) 对症处理:癫痫发作时及时吸氧,按医嘱予地西泮10mg肌内注射或静脉注射。头痛发作剧烈时可适量止痛药物或酌情予甘露醇快滴以降低颅压。剧烈呕吐时遵医嘱给予止吐药物。

(3) 保持呼吸道通畅:及时清除呼吸道分泌物,以保持呼吸通畅,必要时行气管插管或气管切开、呼吸机辅助呼吸。

(4) 生活护理:神志清醒者嘱其穿刺侧肢体制动,对侧肢体无须制动。昏迷患者做好口腔、皮肤护理,定时翻身按摩拍背,促进受压部位血液循环,防止压疮发生。鼻饲患者应合理选择膳食,加强营养。留置尿管者每天进行尿道口护理、膀胱冲洗等,以防泌尿系统感染。

(赵雅宁)

第5章 多发性硬化患者的护理

一、概述

多发性硬化(multiple sclerosis,MS)是以中枢神经系统(central nervous,CNS)白质炎性脱髓鞘病变为主要特征的一种疾病,属自身免疫性疾病。病变最常累及的部位包括脑室周围白质、视神经、脊髓、脑干及小脑。本病多发于成年早期,女性较男性多见,大多患者表现为多次缓解与复发的神经功能障碍。

本病于世界各地均有发生,各地区间发病率有所不同,距赤道越远发病率越高,加拿大南部、美国北部、新西兰及北欧等地区为高发病区发病率(30～60)/10万人。有研究表明,15岁前从MS高发病区移至低发病区的移民,其发病率明显降低。此外,MS的发病呈现种族差异,人种不仅影响本病的易感性,也影响其病变部位、病程及预后等。与西方国家相比,我国患者常出现视神经与脊髓严重受累,易发生神经脊髓炎(Devic病)。

二、病因及发病机制

多发性硬化的病因及其发病机制至今尚未阐明,目前认为其与自身免疫反应、病毒感染、遗传因素和环境因素等有关。

1. **自身免疫反应** MS是由细胞免疫和体液免疫共同参与的,主要累及CNS。MS的组织损伤及神经系统症状被认为是由直接针对髓鞘抗原的免疫反应所导致的。比如针对自身髓鞘碱性蛋白产生的免疫进攻,导致中枢神经系统白质髓鞘脱失,使临床上出现各种神经功能障碍。

2. **病毒感染** 在MS患者的脑脊液或血清中,可以检测到人类疱疹病毒-6、单纯疱疹病毒、水痘带状疱疹病毒、内源性反转录病毒、巨细胞病毒、流行性腮腺炎病毒、犬瘟热病毒、冠状病毒等的抗体滴度升高,提示在MS的发生发展中病毒感染起着重要作用。

3. **遗传因素** MS发病有家族倾向,15%的患者有1个或以上亲属患病。MS患者的一级亲属患病危险性比普通人群高12～15倍。MS的遗传易感性可能是受到多数微效基因的相互作用的影响,与6号染色体组织相容性抗原HLA-DR位点有关。

4. **环境因素** MS发病率与纬度高低、是否为寒冷气候有关。高纬度的寒冷地区其发病率较高;而生活环境、生活方式、食物种类及饮食习惯等也可能对其发病及复发产生影响。

三、临床表现

1. **发病情况** 20～40岁起病较多,10岁以下和50岁以上发病者少。男女患病比例有差别,约为1∶2。大约半数患者存在发病诱因,以上呼吸道感染最为常见,过度劳累和应激次之,外伤、感染、手术、妊娠、分娩、精神紧张、寒冷等也可诱发。

2. **起病形式** 临床以亚急性起病多见,急性起病和隐匿起病仅见于少数病例。

3. **临床特点** 病程的时间多发性与病灶的空间多发性共同构成MS的临床特点。病程的时间多发性是指缓解-复发的病程,病灶的空间多发是指病变部位的多发。整个病程可反复发作数次甚至十余次,且每次复发均可残留不同程度的神经功能损害。

4. **临床症状与体征** 由于患者大脑、小脑、脑干和脊髓可同时或相继受累,其临床症状和体征具有多样性。

(1) 肢体无力:最常见,约50%的患者其首发症状为一个或多个肢体无力。一般上肢较下肢运动障碍更为明显,可表现为偏瘫、截瘫或四肢瘫,其中以不对称瘫痪最常见。早期腱反射正常,以后可发展为亢进,腹壁反射消失,病理反应呈阳性。

(2) 感觉异常:浅感觉障碍表现为面部、肢体或躯干的针刺感、麻木感、瘙痒感、蚁走感或为异常的肢体发冷、烧灼样疼痛及定位不明确的感觉异常。其疼痛感可能与神经根部的脱髓鞘有关,极具特征性。

(3) 眼部症状：常表现为急性视神经炎或者球后视神经炎。多数为急性起病导致的单眼视力下降,有时双眼可同时受累。眼底检查早期视盘正常或水肿,以后出现视神经萎缩。大约30%的病例出现复视及眼肌麻痹；核间性肌麻痹被认为是MS重要体征之一,其表现为向病变对侧注视时患侧眼球不能内收,对侧眼球外展时伴眼震,双眼内聚正常；出现旋转性眼球震颤常高度提示本病。

(4) 共济失调：西方国家报告其发生率为70%～80%,我国为50%。患者存在不同程度的共济运动障碍,部分晚期患者可见典型的Charcot三主征(眼球震颤、意向性震颤及吟诗样语言)。眼球震颤常提示病变位于脑桥的前庭神经核、小脑及其联系纤维。意向性震颤可反映小脑或小脑传出通路存在病变,常提示控制随意协调运动的齿状核红核丘脑通路继发受损。

(5) 自主神经功能障碍：一般不会单独出现,常伴感觉和肢体运动障碍。常见症状为尿频、尿失禁、便秘或腹泻与便秘交替,也可以出现半身多汗、流涎和性欲减退等。

(6) 精神症状：多表现为抑郁、脾气暴躁或者易怒,部分患者可出现兴奋、欣快感,也可以表现为淡漠、嗜睡、重复语言及被害妄想等。大约50%的患者可能会出现认知功能障碍,如反应迟钝、记忆力减退和判断力下降等。

(7) 发作性症状：强直痉挛、感觉异常、构音障碍、共济失调、疼痛不适和癫痫是较常见的多发性硬化的发作性症状。一般可持续数秒或数分钟,可在频繁或过度换气时、焦虑或维持肢体某种姿势时诱发。

(8) 其他症状：可能伴有周围神经损害及多种自身免疫性疾病,如类风湿综合征、风湿病、干燥综合征、重症肌无力等。

四、实验室及其他检查

1. **脑脊液** 单核细胞数正常或轻度增高,一般在15×10^6/L以内,大约1/3急性起病或恶化的病例可轻至中度升高,但通常不会超过50×10^6/L,若超出此值则应考虑其他疾病。CSF-IgG指数是反映IgG鞘内合成的一个定量检测指标,IgG指数>0.7则提示有CSF内的IgG合成及MS的可能。CSF-IgG寡克隆区带(oligoclonal bands,OB)是IgG鞘内合成的定型测量指标,OB阳性率可达95%以上。需要同时检测CSF和血清,只有CSF中存在OB而血清中缺如时才支持MS诊断。

2. **诱发电位**(EP) 包括视觉诱发电位(VEP)、脑干听觉诱发电位(BAEP)及体感诱发电位(SEP)等,50%～90%的MS患者可有1项或多项异常。

3. MRI 是检测MS最有效的辅助诊断,其阳性率可达62%～94%。其特征性改变如下：①脑白质内多发长T1、长T2异常信号且大小不一；小脑、脑干和脊髓存在斑点状不规则斑块。②若患者病程较长可伴有脑室系统扩张和脑沟增宽等脑白质萎缩改变。

五、诊断要点

诊断须基于临床资料和实验室检查：①神经系统症状或体征显示中枢神经系统白质内存在2个以上的病灶；②年龄常在10～50岁之间；③存在缓解与复发交替的病史,且每次发作持续时间大于24小时,或病程呈缓慢进展且至少1年以上；④脑脊液、诱发电位及MRI检查。

六、治疗要点

治疗一般包括急性期发作治疗、缓解期治疗及对症治疗。急性期治疗通常以减轻症状、尽快减轻残疾程度为主。缓解期治疗以减少复发次数、延缓残疾累积和提高生活质量为主。

1. **发作期治疗** 大剂量的甲泼尼龙冲击治疗是MS急性发作期的首选治疗方案。治疗的原则为短疗程、大剂量。①病情较轻者,给予甲泼尼龙1g/d,加入生理盐水500mL,静脉滴注3～4小时,3～5天后停药。②病情较重者,可从1g/d开始,共冲击3～5天,以后剂量按阶梯依次减半,每个剂量使用2～3天,直至停药,原则上总疗程不应超过3周。在激素减量过程中,若出现病情再次加重或出现新的体征及MRI病灶,可再次应用甲泼尼龙1g/d进行冲击治疗。对于糖皮质激素治疗无效者,可以选择血浆置换或者静脉注射大剂量免疫球蛋白进行治疗。

2. **缓解期治疗** 缓解期治疗的主要目的是预防复发和治疗残留症状。其治疗措施包括：①应用免疫抑制剂如硫唑嘌呤、环磷酰胺等；②应用转移因子及免疫球蛋白；③应用β-干扰素。

3. **对症治疗** 痛性痉挛是造成MS患者行走困难的主要原因,药物治疗首选巴氯芬。膀胱直肠功能障碍、尿潴留的患者可选择拟胆碱药物,尿失禁者应选用抗胆碱药；药物治疗无效或严重尿潴留患者可采用间接性导尿，严重便秘者可间断灌肠。多数MS患者会有疲乏感，可选用莫达非尼、金刚烷胺等药物。

七、护理要点

1．**休息与活动指导**

（1）提供方便安全的住院环境：呼叫器应置于患者床头伸手可及处，日常用品如水、餐具、便器、纸巾等应放于床旁固定位置，便于患者随时取用。应保持患者活动范围内灯光明暗适宜，灯光过强会造成对眼睛的刺激，过暗则对视力障碍患者不利；指导患者出现眼疲劳或复视时应尽量闭眼休息或双眼交替休息；卫生间、走廊、楼道间应设置扶手；病房及浴室地面应保持平整且防湿防滑；患者活动空间内不留有障碍物；有条件可将患者安置于可水平升降的床位，夜间应保持床位于最低水平并支起护栏防护；应配备手杖、轮椅等必要的辅助工具来增加活动时的安全性。

（2）活动与休息指导：急性期应卧床休息，协助患者保持舒适体位，变换体位有困难者应协助翻身，防止局部长时间受压。患者应合理休息与活动，防止过度疲劳，可为患者制订作息时间表。对于存在脊髓平面受损、肢体运动障碍的卧床患者，应当保持肢体的功能位，并指导其进行主动或被动运动；对于肌张力增高或共济失调的患者，应给予辅助支持并指导步行训练；进行活动或康复训练时应注意劳逸结合，避免体力活动过度或受凉，因大量活动可使患者体温升高导致症状暂时恶化。

2．**疾病相关知识指导** 与患者及其家属共同讨论病情，选择简单、直接的方式告知本病的病因、病程特点以及病变常累及的部位，患者常见的症状体征，治疗的目的、方法及预后如何。应鼓励患者树立信心，掌握自我护理的方法，并坚持配合治疗，坚持功能锻炼以及坚持日常生活活动训练，使患者最大限度地维持生活自理能力；增强机体免疫力及个人体质，以防复发。

3．**饮食护理** 给予高蛋白、低糖、低脂、富含多种维生素，易消化吸收的清淡食物，同时应维持足够的液体摄入量（每天约2 500mL）。此外，饮食中还应含有足量的纤维素，因纤维素有亲水性，可吸收水分，使食物残渣膨胀继而形成润滑凝胶，在肠内易于推进，并能刺激肠蠕动，对于激发便意和排便反射有利，可预防或减轻便秘的症状。

4．**用药护理** 指导患者了解本病的常用药物及其用法、可能出现的不良反应及用药的注意事项。①糖皮质激素是多发性硬化急性发作期和复发的主要治疗药物，具有抗炎和免疫调节作用，可以减轻水肿，改善轴索传导，缩短急性期和复发期的病程。通常采用大剂量短程疗法，但因其易出现钠潴留、低钙、低钾等电解质紊乱，故用药期间应加强对血钠、血钙及血钾的监测。②β-干扰素常见的不良反应为流感样症状，可持续24～48小时，通常2～3个月后不再发生；部分患者可出现注射部位红肿疼痛；严重者可导致肝损害及过敏反应等，应及时发现并报告医生处理。

5．**指导患者自我护理** MS患者的免疫调节异常加上反复应用免疫抑制剂进行治疗，患者机体抵抗力降低。应当注意营养均衡，增强体质；鼓励患者进行适当的体育锻炼，同患者一起制订作息时间，根据体力及时自我调整活动量和活动范围；避免发热、感冒、外伤、感染、外科手术、妊娠、分娩、拔牙、精神紧张、过度劳累、预防接种、热疗、寒冷刺激及药物过敏等诱因或其他引起复发的因素。

6．**尿潴留/尿失禁** 护理措施详见“急性脊髓炎”的护理。

八、健康指导

1．**疾病知识指导** ①告知患者及家属MS易在疲劳、感冒、感染、体温升高及手术创伤后复发，应加以注意和避免。②急性复发期最常见症状为疲劳，应保证患者有足够的卧床休息时间，避免各种增加疲劳的因素；疾病缓解期应注意生活有规律，可坚持适当的运动锻炼，但应劳逸结合，防止过劳。③避免导致体温升高的因素，如不使用热敷，沐浴时水温不宜过高等。④通常认为女性在分娩后3个月左右易复发，故女性患者首次发作后2年内应避免怀孕。

2．**预防并发症** 督促患者落实各项治疗和护理措施，如有吞咽障碍的患者应给予糊状饮食或软食，防止误吸和窒息；平衡障碍及视力障碍患者应防止受伤；尿失禁患者应注意保持外阴清洁干燥，勤换洗，保持个人卫生；排尿困难或尿潴留患者应指导其检测残余尿量，观察尿液的颜色以及性质，防止出现尿路感染。认知障碍和精神障碍的患者应由专人看护，防止意外发生等。

3．**用药指导** 指导患者遵医嘱正确服药和定期门诊检查。应详细告知患者其所用药物的名称、剂量、用法，教会其观察药物的疗效及不良反应。如口服激素治疗时应严格遵医嘱用药，严禁随意减量或突然停药。

4. **照顾者指导** MS的病程特点为多次复发-缓解的过程，且呈现进行性加重的趋势，患者易丧失治疗信心，产生消极悲观的厌世情绪和焦虑心理，应指导患者家属及照顾者多关心、体贴患者，给予生活照护和精神支持，细心观察并及时识别病情变化。当患者出现发热、上腹不适、胃痛、黑粪、视力障碍加重及全身倦怠无力时，应考虑其可能出现感染、应激性溃疡或合并低血钾等，应协助其及时就医。

九、预后

本病多数病例呈现缓解-复发的阶梯式恶化病程；可有少数患者首次发作后临床症状完全缓解，且不再复发；少部分患者可出现病情迅速恶化，并无缓解期的出现；个别暴发型的病例可在初次发病时死亡；大约半数病例存活期可达20～30年。女性患者、40岁前发病、临床表现为体感或视觉障碍者通常预后良好；出现锥体系或小脑功能障碍的患者提示其预后较差。

（唐启群）

第6章 运动障碍性疾病患者的护理

运动障碍性疾病(movement disorders)又称为锥体外系疾病(extrapyramidal diseases),主要表现为随意运动调节功能障碍,肌力、感觉以及小脑功能不受影响。锥体外系是运动系统的一个组成部分,与锥体系共同完成调节肌张力、控制随意动作、协调身体姿势的功能。

锥体外系包括锥体系以外的所有运动神经核及运动传导束,主要的组成部分是基底神经节(basal ganglia),简称基底节。基底节包括尾状核、豆状核(壳核和苍白球)、丘脑底核和黑质等。运动障碍性疾病系基底节功能紊乱,通常分为肌张力增高-运动减少和肌张力降低-运动过多两大综合征。前者以运动缺乏为特征,帕金森病是其中典型疾病;后者以异常不自主运动为主要特征,表现为舞蹈症、手足徐动症、抽动秽语综合征等。

第1节 帕金森病

帕金森病(Parkinson disease,PD)又名震颤麻痹(paralysis agitans),是一种常见于中老年人的神经系统变性疾病,临床上以静止性震颤、运动迟缓、肌强直和姿势平衡障碍为主要特征。由英国医师James Parkinson于1817年首先报道并系统描述。我国65岁以上人群患病率为1700/10万,与欧美国家相似,患病率随年龄增加而升高,男性稍高于女性。

一、病因及发病机制

主要病理改变为黑质多巴胺(DN)能神经元变性坏死,但为何会引起黑质多巴胺能神经元变性死亡尚未完全明了。

1. **环境因素** 大量的流行病学调查结果显示,环境中与1-甲基4-苯基1,2,3,6-四氢吡啶(MPTP)分子结构相类似的工业或农业毒素是本病发病因素之一。故长期接触某些工业化学品及农药等是发病的危险因素。

2. **遗传因素** 大多数帕金森病患者为散发病例,10%的患者有家族史。家族性帕金森病患者多具有不完全外显的常染色体显性遗传或隐性遗传特征。目前研究证明α-突触核蛋白(α-synuclein)基因、Parkin基因等是导致帕金森病发病的易感基因。

3. **神经系统老化** 帕金森病主要发生于中老年人,40岁以前发病少见,60岁以上发病明显增多。有资料显示:30岁以后,随年龄增长,黑质多巴胺能神经元、纹状体内多巴胺递质渐进性减少,当黑质多巴胺能神经元减少50%以上,纹状体内多巴胺递质水平降至70%~80%时则出现临床症状。而正常神经系统老化不会达到这一水平,所以神经系统老化只是帕金森病的促发因素。

4. **多因素交叉作用** 目前认为帕金森病并非单因素所致,而是多因素交互作用下发病。除基因突变导致少数患者发病外,基因易感性可使患病概率增加,但不一定发病,只有在环境因素、神经系统老化等因素的共同作用下,通过氧化应激、线粒体功能紊乱、蛋白酶体功能障碍、炎症和(或)免疫反应、钙稳态失衡、兴奋性毒性、细胞凋亡等机制导致黑质多巴胺能神经元大量变性、丢失,才会导致本病。

二、临床表现

帕金森病多起病缓慢,呈进行性发展。首发症状以震颤最多见(60%~70%),其次为步行障碍(12%)、肌强直(10%)和行动迟缓(10%)。

1. **运动症状**(motor symptoms) 常始于一侧上肢,逐渐累及同侧下肢,再波及对侧上肢及下肢,呈"N"型进展。

(1) 静止性震颤(static tremor):常为首发症状,多始于一侧上肢远端,呈规律的拇指对掌和手指屈曲的不自主震颤,类似"搓丸样"(pill-rolling)动作,频率多为4~6Hz。具有静止时明显震颤,紧张或激动时加剧,运动时减轻,入睡后消失的显著特征。随病程进展发展为下颌、唇、面和四肢的震颤。少数患者无震颤,尤其是发病年龄在70岁以上者。

(2) 肌强直(rigidity):表现为屈肌和伸肌肌张力均增高,被动运动关节时始终保持阻力增高,如弯曲软铅管的感觉,故称"铅管样肌强直"(lead-pipe rigidity)。部分患者因伴有震颤,检查时感到均匀的阻力中伴有断续停顿,如同转动齿轮感,称为"齿轮样肌强直"(cogwheel rigidity),是静止性震颤与肌强直叠加所致。

(3) 运动迟缓(bradykinesia):随意动作减少,动作缓慢、笨拙。面部表情肌活动减少,表现为面容呆板、双眼凝视、瞬目减少,酷似"面具脸"(masked face);臂肌和手部肌肉的强直,致手指无法完成系扣子、鞋带等精细动作;书写时字越写越小,呈现"小字征"(micro graphia);口、咽、腭肌运动徐缓时,表现语速变慢,语音低调。

(4) 姿势步态障碍(postural instability):表现为头前倾,躯干俯屈,肘、髋、膝关节屈曲,前臂内收的屈曲体姿。早期走路拖步,呈小步态,上肢协同动作减少或消失,转弯时平衡障碍明显,晚期更改体位困难。行走时起步困难,迈步后碎步前冲,越走越快,不能立即停步,称为"慌张步态"(festination)。

2. **非运动症状**(non-motor symptoms) 也是十分常见和重要的临床症状,可以早于或伴随运动症状而发生。

(1) 感觉障碍:疾病早期即可出现嗅觉障碍或睡眠障碍。中、晚期常有肢体麻木、疼痛。有些患者可伴有不安腿综合征(restless leg symptom,RLS)。

(2) 自主神经功能障碍:临床常见,如皮脂腺分泌亢进时出现脂颜(oily face),消化道蠕动障碍所致顽固性便秘,直立性低血压等。

(3) 精神和认知障碍:近半数患者伴有抑郁,并常伴有焦虑。15%~30%的患者在疾病晚期发生认知障碍乃至痴呆,以及幻觉,其中视幻觉多见。

三、实验室及其他检查

血、脑脊液常规化验无异常,CT、MRI检查无特征性改变,可显示不同程度的脑萎缩。

1. **生化检测** 采用高效液相色谱法(high performance liquid chromatography,HPLC)可在脑脊液和尿中检测到高香草酸(homovanillic acid,HVA)含量降低。

2. **基因检测** DNA印记技术(southern blot)、PCR、DNA序列等可能会检测出基因突变。

3. **功能显像检测** 采用SPECT和PET进行特定的放射性核素检测,可发现脑内多巴胺转运体功能显著降低,多巴胺受体活性早期超敏、晚期低敏,多巴胺递质合成减少等。

四、诊断要点

中老年发病,缓慢进行性加重的静止性震颤、肌强直、运动迟缓、姿势步态障碍等典型症状和体征,左旋多巴治疗有效,有帕金森病家族史等。

五、治疗要点

(一) 治疗原则

1. **综合治疗** 包括药物治疗、手术治疗、运动疗法、心理疏导及照料护理。药物治疗作为首选,且是整个治疗过程中的主要治疗手段。手术治疗则是药物治疗的一种有效补充手段。目前应用的治疗手段,无论药物或手术,只能改善症状,不能阻止病情的发展,更无法治愈。因此,治疗不仅立足当前,而且须长期管理,以达到长期获益。

2. **用药原则** 以达到有效改善症状,提高工作能力和生活质量为目标。提倡早期诊断、早期治疗,不仅可以更好地改善症状,而且可能达到延缓疾病的进展。治疗应遵循一般原则,也应强调个体化特点。尽量避免、推迟或减少药物的副作用和运动并发症。

(二) 药物治疗

1. **抗胆碱能药** 协助维持纹状体的递质平衡,对震颤和肌强直有效。常用药物:苯海索(benzhexol)、丙环定、甲磺酸苯扎托品、东莨菪碱、环戊哌丙醇等。主要用于震颤明显且年轻患者、老年患者慎用,闭角型青光眼及前列腺肥大患者禁用。常见副作用有口干、唾液及汗液分泌较少、视物模糊、尿潴留、便秘等。严重者出现中枢神经症状,如情绪不稳、精神错乱等。

2. **金刚烷胺** 适用于轻症患者,可与其他药物合用,促进神经末梢释放多巴胺,并减少其再吸收。对少动、强直、震颤均有改善作用,对改善异动症有帮助。副作用较少,如头晕、头痛、恶心等。肾功能不全、癫痫、严重胃溃疡、肝病患者慎用,哺乳期妇女禁用。

3. **复方左旋多巴(苄丝肼左旋多巴、卡比多巴左旋多巴)** 是治疗本病最基本、最有效的药物。对强直、少动、震颤均有良好疗效。由于多巴胺不能透过血脑脊液屏障,故应用其前体左旋多巴替代脑部多巴胺的缺乏。复方左旋多巴有标准片、控释片和水溶片等不同剂型。应用左旋多巴要注意观察药物的副作用，常见的副作用为：神经系统可出现失眠、不宁、幻觉等；消化系统不良反应有恶心、呕吐、肝功能变化等；心血管系统可有心律失常、直立性低血压等；泌尿系统可有尿潴留、尿失禁、血尿素氮增高等。前列腺肥大和青光眼患者禁用。

4．多巴胺受体（DR）激动剂　通过直接刺激突触后膜多巴胺受体，产生和多巴胺相同作用的药物，如溴隐亭、培高利特、普拉克索等。可以减少或推迟运动并发症的发生。副作用与复方左旋多巴相似，不同之处是症状波动和异动性发生率低，而体位性低血压和精神症状发生率较高。

5．单胺氧化酶B（MAO）抑制剂　能阻止脑内多巴胺降解，增加多巴胺浓度，与左旋多巴制剂合用可增加疗效，同时对多巴胺能神经元有保护作用。常用药物有司来吉兰和雷沙吉兰。副作用有口干、恶心、疲倦、失眠、多梦等。

6．儿茶酚-氧位-甲基转移酶（COMT）抑制药　通过抑制左旋多巴在外周的代谢，使血浆左旋多巴浓度保持稳定，并能增加其入脑的剂量。COMT抑制药与复方左旋多巴合用，可增加后者的疗效，改善症状波动。常用药物有恩他卡朋。副作用有腹泻、头痛、多汗、口干、转氨酶升高、腹痛、尿色变黄等。

（三）外科治疗　适用于药物治疗效果不佳，不良反应严重者，并非都有效。手术方法主要有神经核毁损术和脑深部电刺激术（DBS），后者因其相对微创、安全和可调控性而作为主要选择。

（四）康复及心理治疗　通过语言功能训练和日常生活训练来改善患者的生存质量，减少并发症的发生。教育与心理疏导也是不容忽视的辅助措施。

六、护理要点

1．一般护理　满足患者的生活需求，鼓励患者进行自护，预防并发症。

（1）生活护理：鼓励患者做力所能及的事情，协助其进食、洗漱、更衣等，床单位保持整洁、干燥，定时更换体位，防止压疮发生。

（2）安全护理：做好安全防护，床铺有保护性床栏，走廊、卫生间设扶手。地面干燥、防滑，无门槛。房间宽敞、明亮，无障碍物。须有人陪伴，防止意外发生。

（3）饮食护理：以高热量、高纤维素、高维生素、低盐、低脂、适量优质蛋白、易消化的食物为主，摄取充足的水分，忌烟、酒。取坐位或半卧位，集中注意力，进食时间充分，进食细软、无刺激、不易反流的食物，少食多餐。如吞咽困难或饮水呛咳的患者可给予鼻饲饮食，做好相应的护理。定期评估营养状况。

（4）保持二便通畅：排尿困难者，指导其放松精神，提供隐蔽环境，给予腹部按摩、热敷、听流水声等刺激排尿，必要时行导尿或留置导尿。便秘者指导其多饮水、多食含纤维素多的食物，给予腹部按摩，适量服用蜂蜜、麻油等，遵医嘱给予口服番泻叶、果导片等，必要时遵医嘱给予灌肠、人工排便等。

（5）沟通方式指导：鼓励患者采取有效的沟通方式表达自己的感受，可采用手势、卡片、纸笔等方式进行交流。

2．运动护理　告知患者锻炼的目的及重要性，制订切实可行的锻炼计划。

（1）疾病早期：患者表现为震颤，鼓励患者参加多种形式的活动，维持业余爱好，坚持适当锻炼，保持身体各关节的活动强度和最大活动范围。如太极拳、散步、体操等。

（2）疾病中期：鼓励患者尽量做力所能及的事情，有目的、有计划地进行锻炼，如当出现起立、坐下困难时，可在做完一般活动后反复练习起坐动作，活动应适量，注意安全。

（3）疾病晚期：帮助患者取舒适体位，活动关节，按摩四肢肌肉，动作应轻柔，勿造成疼痛及损伤。

3．用药护理

（1）服药原则：需长期或终生服药，应遵循小剂量开始、缓慢递增的原则。

（2）疗效观察：观察用药后的反应，以确定药物的疗效，及时发现不良反应。

（3）药物不良反应的观察及处理：①开-关现象（on-off phenomenon）：指症状每天在突然缓解与加重间波动，其发生与患者服药时间、药物血浆浓度无关，无法预测发生时间。多见于病情严重长期服用左旋多巴的患者。使用多巴胺受体激动剂或复方左旋多巴控释片可改善症状。②异动症：又称运动障碍（dyskinesia），指各种各样的不自主运动，包括剂峰运动障碍、双相运动障碍和肌张力障碍。减少左旋多巴的服药剂量，加强病情的监测。③剂末恶化（end of dose deterioration）：指用药后作用时间逐渐缩短，症状随血药浓度发生波动。可根据患者的具体情况增加服药次数或剂量,或改用复方左旋多巴控释剂。④精神症状:如抑郁、幻觉、躁狂等,遵医嘱停药或减药,防止发生意外。

4. **心理护理** 护理人员应理解和同情患者,细心观察患者的心理反应,鼓励患者说出心中的感受,告知患者疗效与精神情绪紧密相关,为患者营造良好治疗氛围,减轻其心理压力。

5. **手术后的护理**

(1) 病情监测:生命体征、意识状态及伤口的引流情况监测等,并及时记录。

(2) 生活护理:患者卧床2天及以上,满足患者的基本生活需要。

(3) 预防并发症:观察患者有无出血、感染、压疮发生,做好预防工作,一旦发生,及时报告医生,并做好配合工作。

第2节 肝豆状核变性

肝豆状核变性(hepatolenticular degeneration,HLD)亦称威尔逊病(Wilson disease,WD),于1912年由Wilson首先描述,是一种遗传性铜代谢障碍所致的肝硬化和以基底核为主的脑部变性疾病。临床特征为进行性加重的锥体外系症状、精神症状、肝硬化、肾功能损害、角膜色素环(Kayser-Fleischer ring,K-F环)。本病的肝豆状核变性属于常染色体隐性遗传性疾病,患病率为(0.5~3)/10万。

一、病因及发病机制

正常人每天从饮食中摄入铜2~5mg,从肠道吸收进入血液的铜大部分先与血白蛋白疏松结合,然后进入肝。在肝细胞中,铜与α_2球蛋白紧密结合成具有氧化酶活性的铜蓝蛋白(ceruloplasmin,CP)。循环中90%的铜结合在铜蓝蛋白上,铜参与多种重要生物酶的合成。铜在各脏器中形成各种特异的铜蛋白结合体,剩余的铜通过胆汁、尿和汗液排出。致病因子造成铜蓝蛋白合成障碍及铜在胆管中排泄障碍,导致血清中过多的游离铜沉积在肝内,引起小叶性肝硬化,直至肝细胞溶酶体无法容纳,铜通过血液散布和沉积到各个器官。

病变主要累及肝、脑、肾、角膜等。首先造成的损害是肝,铜在肝中大量沉积,引起小叶性肝硬化。神经系统损害的主要部位是基底核,其神经元和正常酶的转运对无机铜的毒性特别敏感,大脑皮层和小脑齿状核受累后也可产生症状。肾脏损害主要在近端小管,可引起氨基酸、蛋白质、钙等的流失。角膜弹力层铜沉积可产生角膜色素环。

二、临床表现

本病多发于5~35岁,少数可迟至成年期,男性稍多于女性。以肝病症状起病者年龄较轻,平均年龄约11岁,以神经系统症状起病者平均年龄约19岁。

1. **神经症状** 因尾状核、壳核、大脑皮层和小脑不同程度受损,表现各异。神经系统症状在儿童期表现为舞蹈样动作、手足徐动、肌张力障碍、面部怪容、张口流涎等,成年期多见肌强直、动作减少等。

2. **精神症状** 主要表现为情感障碍和行为异常,如淡漠、抑郁、欣快、兴奋躁动、动作幼稚或怪异、攻击行为、生活懒散等,少数可有各种幻觉、妄想、人格改变、自杀等。

3. **肝症状** 80%左右患者发生肝损害症状,表现为倦怠、无力、肝区疼痛、黄疸、腹腔积液甚至肝昏迷。重症损害时可出现呕血、急性肝衰竭、急性溶血性贫血,短期内死亡。

4. **眼部症状** K-F环是本病最重要的体征,见于95%~98%的患者,绝大多数双眼,个别为单眼。此环为铜沉积于角膜后弹力层所致,位于角膜与巩膜交界处,角膜内表现为绿褐色或暗棕色,宽约1.3mm,通常用裂隙灯检查发现。

5. **其他** 大部分患者有皮肤色素沉着,以面部及双小腿伸侧明显。肾损害时可出现肾功能改变,如肾性糖尿、蛋白尿等。钙、磷代谢障碍时出现骨质疏松、骨和软骨变性等。

三、实验室及其他检查

1. **血清铜、铜蓝蛋白及尿铜检测** 血清铜降至正常的50%以下(正常14.7~20.5μmol/L),血清铜蓝蛋白低于0.2g/L(正常0.26~0.36g/L),血清铜氧化酶活性低于0.2光密度(正常0.2~0.532光密度),24小时尿铜排泄量高于200μg(正常低于50μg/24h)。血清铜蓝蛋白降低是重要的诊断依据之一。

2. **影像学检查** 头部CT显示双侧豆状核区低密度灶,MRI显示T1低信号、T2高信号;多为大脑皮质萎缩。骨关节X线平片可见骨质疏松、骨关节炎或骨软化。

3. **肝、肾功能检测** 肝功能损害可表现为血清总蛋白降低、γ-球蛋白增高等，穿刺活检显示铜过剩。肾损害时出现血尿素氮、肌酐增高及蛋白尿等。

四、诊断要点

青少年起病，具有锥体外系症状、肝病体征、角膜色素环，家族史等支持本病，诊断困难者，可行肝穿刺做肝铜检查。

五、治疗要点

1. **减少铜的摄入**　限制进食含铜多的食物，选择低铜饮食。

2. **阻止铜的吸收**　常用药物为锌剂：可竞争性抑制铜在肠道的吸收，促进铜从尿、便排出，同时增加肠细胞与干细胞合成金属硫蛋白而减弱游离铜的毒性。

3. **促进铜的排泄**　常选用的药物：①D-青霉胺：为本病首选药物，在肝中与铜形成无毒复合物，促使其在组织沉积部位被清除，减轻游离状态铜的毒性，口服容易吸收，但需终身服药；②三乙基四胺：与D-青霉胺药理作用相似，用于不能耐受青霉胺治疗的患者。

4. **手术治疗**　严重肝功能障碍时可行肝移植治疗，脾功能亢进患者可行脾切除术。

5. **其他治疗**　护肝治疗药物应长期应用，肌强直及震颤者可选用苯海索或金刚烷胺，症状明显者可用复方左旋多巴。精神症状明显者服用抗精神病药。

六、护理要点

1. **一般护理**

(1) 日常生活护理：生活起居规律，睡眠充足，坚持适量运动和锻炼，避免疲劳和过度紧张。

(2) 饮食护理：告知患者及家属饮食治疗的原则和意义，避免含铜量高的食物的摄入，不用铜制食具和炊具等。饮食原则：低铜、高蛋白、高热量、高维生素、低脂、易消化饮食。有肝损害合并食管静脉曲张者给予少渣饮食，避免食用油炸食品和粗纤维食品。食用含大量维生素C及B族维生素的食物，进行护肝治疗。常见含铜高的食物，如肝、血、猪肉、蛤贝类(蛤蜊、牡蛎、田螺)、鱼类、乌贼、鱿鱼、坚果类(如花生、核桃)、干豆类(豌豆、蚕豆、黄豆、黑豆、小豆、扁豆、绿豆)、芝麻、可可、巧克力、明胶、樱桃和一些含铜高的蔬菜(蘑菇、荠菜、菠菜、油菜、芥菜、茴香、芋头、龙须菜)等。

(3) 安全护理：床铺有保护性床栏，走廊、卫生间设扶手，地面干燥、防滑，无门槛。房间宽敞、明亮，无障碍物，须有人陪伴，防止意外发生。

2. **病情观察**　监测患者的生命体征、意识、血清电解质及尿铜的变化，评估肝损害有无明显加重，防止急性肝衰竭和肝性脑病的发生。

3. **用药护理**　指导患者遵医嘱正确用药，告知服药的注意事项，观察用药后的不良反应。使用D-青霉胺治疗的患者，青霉素过敏试验阴性者方可服用，注意补充维生素B_6，出现过敏反应时应暂时停药，少数患者早期服药时神经系统症状加重，继续服药可改善。常见的不良反应有胃肠道反应、皮肤易损、自身免疫性疾病等。

4. **心理护理**　本病多为家族性遗传病，患者心理压力大，护士应给予正确的心理疏导，关心体贴患者，提供疾病治疗用药的正确信息，指导患者保持心态平和，避免焦虑、恐惧、悲观等不良情绪，树立战胜疾病的信心。

5. **并发症护理**　监测患者有无肝区疼痛、肝脾大、腹腔积液及意识障碍等情况，有无出血征象，有无精神行为异常表现。若出现异常，应及时报告医生，以便采取救治措施。出现肝、肾损害时应卧床休息，轻度腹腔积液患者尽量采取平卧位，以增加肝、肾血流量。大量腹腔积液者可取半卧位，以使膈肌下降，有利于呼吸运动，减轻呼吸困难和心悸。

6. **健康指导**

(1) 饮食指导：指导患者避免食用含铜高的饮食，如坚果类、豌豆、蚕豆、蕈类、玉米、茄子、香菜、动物肝、血制品，以及咖啡、可可、蜂蜜等。指导患者选用低铜饮食，如精白米面、萝卜、土豆、白菜、苹果、橘子、牛奶、瘦猪肉等。

(2) 婚育指导：提倡婚前检查，避免杂合子(基因携带者)之间的婚配，以免其子代发生纯合子，有家族史者严禁近亲结婚。长期服药的妇女应避孕。

(刘丽娟)

第7章 发作性疾病患者的护理

第1节 癫 痫

癫痫(epilepsy)是由多种原因导致的脑部神经元高度同步化异常放电所致的临床综合征,临床表现具有发作性、短暂性、重复性和刻板性的特点。异常放电神经元的位置不同及异常放电波及的范围差异,导致患者的发作形式不一,可表现为感觉、运动、意识、精神、行为、自主神经功能障碍或兼有之。临床上每次发作或每种发作的过程称为痫性发作(seizure),一个患者可有一种或数种形式的痫性发作。在癫痫发作中,一组由相似症状和体征所组成的特定癫痫现象统称为癫痫综合征。

癫痫是神经系统常见疾病,流行病学资料显示癫痫的年发病率为(50～70)/10万;患病率约为5‰;死亡率(1.3～3.6)/10万,为一般人群的2～3倍。我国目前约有900万以上癫痫患者,每年新发癫痫患者65万～70万,30%左右为难治性癫痫,我国的难治性癫痫患者至少在200万以上。

一、病因及发病机制

1. **病因** 癫痫不是独立的疾病,而是一组疾病或综合征。引起癫痫的病因非常复杂,根据病因学不同,癫痫可分为三大类。

(1) 症状性癫痫(symptomatic epilepsy):又称继发性癫痫。由各种明确的中枢神经系统结构损伤或功能异常引起,如脑外伤、脑血管病、中枢神经系统感染、脑肿瘤、寄生虫、遗传代谢性疾病、皮质发育障碍、神经系统变性疾病、药物和毒物等。

(2) 特发性癫痫(idiopathic epilepsy):又称原发性癫痫。病因不明,未发现脑部有足以引起癫痫发作的结构性损伤或功能异常,可能与遗传因素密切相关,常在某一特定年龄段起病,具有特征性临床及脑电图表现。

(3) 隐源性癫痫(cryptogenic epilepsy):临床表现提示为症状性癫痫,但现有的检查手段不能发现明确的病因。其占全部癫痫的60%～70%。

2. **发病机制**

癫痫的发病机制仍不完全清楚。神经元异常、过度的同步放电是癫痫的病变基础,而异常放电与离子通道结构和功能异常有关,是调控离子通道的神经递质或调质功能障碍引起离子异常跨膜运动所致。如异常电流的传播被局限在某一脑区,临床上就表现为局灶性发作;放电波及双侧脑部则出现全面性癫痫;异常放电在边缘系统扩散,可引起复杂部分性发作;放电传到丘脑被抑制,则出现失神发作。

3. **影响癫痫发作的因素**

(1) 年龄:年龄对癫痫的发病率、发作类型、病因和预后均有影响。癫痫的初发年龄60%～80%在20岁以前。婴儿痉挛症在1岁内起病,6～7岁为儿童失神发作的发病高峰,肌阵挛发作在青春期前后起病。各年龄段癫痫的病因也不同,婴儿期首次发作者多为脑器质性,特别是围生前期疾病;其后至20岁以前开始发作者常为原发性者,青年至成年则颅脑外伤是一重要原因;中年期后颅脑肿瘤为多;老年者以脑血管病占首位。

(2) 遗传因素:可影响癫痫易患性,如症状性癫痫患者的近亲患病率为15‰,高于普通人群。有报告单卵双胎儿童发生失神和全面强直-阵挛的一致率很高。

(3) 睡眠:癫痫发作与睡眠-觉醒周期有密切关系,如全面强直-阵挛发作常在晨醒后发作;婴儿痉挛症多在入睡前和睡醒后发作。

(4) 内环境改变:内分泌失调、电解质紊乱和代谢异常等均可影响神经元放电阈值,导致痫性发作。如全面强直-阵挛性发作及部分性发作常在月经初潮期发病;少数患者仅在月经期或妊娠早期发作,为月经期癫痫和称妊娠性癫痫;疲劳、睡眠缺乏、饥饿、便秘、饮酒、闪光感情冲动和一过性代谢紊乱等都可导致痫性发作。

二、临床表现

癫痫的临床表现具有发作性、短暂性、重复性、刻板性等特征。发作性指癫痫突然发生，持续一段时间后迅速恢复，间歇期正常；短暂性指患者发作持续的时间都非常短，数秒钟、数分钟或数十分钟，除癫痫持续状态外，很少超过半小时；重复性指第一次发作后，经过不同间隔时间会有第二次或更多次的发作；刻板性指每种类型发作的临床表现几乎一致。

（一）痫性发作　癫痫每次发作及每种发作的短暂过程称为痫性发作。依据发作时的临床表现和脑电图特征可将痫性发作分为不同临床类型（表10-7-1）。

表10-7-1　国际抗癫痫联盟（ILAE，1981）癫痫发作分类

1．部分性发作
(1) 单纯部分性发作：无意识障碍
(2) 复杂部分性发作：有意识障碍
(3) 部分继发全面性发作
2．全面性发作
(1) 全面强直-阵挛性发作
(2) 强直性发作
(3) 阵挛性发作
(4) 失神发作
(5) 肌阵挛性发作
(6) 失张力发作
3．不能分类的发作

1．**部分性发作**（partial seizure）　是指源于大脑半球局部神经元的异常放电，包括单纯部分性、复杂部分性、部分性继发全面性发作三类。

（1）单纯部分性发作（simple partial seizure）：发作时意识始终存在，发作后能复述发作的生动细节是单纯部分性发作的主要特征。可分为以下四型：①部分运动性发作：表现为身体的某一局部发生不自主抽动。多见于一侧眼睑、口角、手或足趾，也可涉及一侧面部或肢体。②部分感觉性发作：表现为一侧面部、肢体或躯干的麻木，刺痛。特殊感觉性发作则出现味、嗅、听、视、幻觉。③自主神经性发作：表现为上腹部不适、恶心、呕吐、面色苍白、出汗、竖毛、瞳孔散大等。④精神性发作：可表现为各种类型的遗忘症（如似曾相识、似不相识、强迫思维、快速回忆往事）、情感异常（恐惧、忧郁、欣快、愤怒）、错觉（视物变形、变大、变小，声音变强或变弱）、复杂幻觉等。

（2）复杂部分性发作（complex partial seizure，CPS）：占成人癫痫发作的50%以上。复杂部分性发作的主要特征是有意识障碍，发作时患者对外界刺激没有反应，发作后不能或部分不能复述发作的细节，以精神障碍和自动症为特征。也称为精神运动性发作，病灶多在颞叶，又称为颞叶癫痫。

（3）部分继发全面性发作：单纯部分性发作可发展为复杂部分性发作，单纯或复杂部分性发作均可泛化为全面性强直阵挛发作。

2．**全面性发作**（generalized seizure）　最初的症状学和脑电图提示发作起源于双侧脑部，多在发作初期就有意识障碍。

（1）全面强直-阵挛性发作（generalized tonic-clonic seizure，GTCS）：主要临床特征是意识丧失、双侧强直后出现阵挛是此型发作的主要临床特征。可由部分性发作演变而来，也可初始起病即表现为全面强直-阵挛发作。早期出现意识丧失，跌倒。发作分为三期：①强直期：表现为全身骨骼肌持续性收缩。眼肌收缩出现眼睑上牵、眼球上翻或凝视。咀嚼肌收缩出现口强张，随后猛烈闭合，可咬伤舌尖。喉肌和呼吸肌强直性收缩致患者尖叫一声，呼吸停止。颈部和躯干肌肉的强直性收缩使颈和躯干先屈曲，后反张。上肢由上举反旋转为内收前旋，下肢先屈曲后猛烈伸直，持续10～20秒后进入阵挛期。②阵挛期，患者从强直转成阵挛，每次阵挛后都有一短暂间歇，阵挛频率逐渐变慢，间歇期延长，本期可持续30～60秒或更长。在一次剧烈阵挛后，发作停止，进入发作后期。以上两期均伴有呼吸停止、血压升高、瞳孔扩大、唾液和其他分泌物增多，Babinski征可为阳性。③发作后期，此期尚有短暂阵挛，可引起牙关紧闭和大小便失禁。呼吸首先恢复，随后瞳孔、血压、心率渐至正常。肌张力松弛，意识逐渐恢复。从发作到意识恢复历时5～15分钟。醒后患者常感头痛、全身酸痛、嗜睡，部分患者有意识模糊，此时强行约束可能发生伤人和自伤。

（2）强直性发作（tonic seizure）：多见于弥漫性脑损害的儿童，睡眠中发作较多。表现为与强直-阵挛性发作中强直期相似的全身骨骼肌强直性收缩，常伴有明显的自主神经症状，如面色苍白等。如发作时处于站立位可剧烈摔倒。发作持续数秒至数十秒。

（3）阵挛性发作（clonic seizure）：几乎都发生在婴幼儿，特征是重复阵挛性抽动伴意识丧失，之前无强直期。双侧对称或某一肢体为主的抽动，幅度、频率和分布多变，为婴儿发作的特征，持续1分钟至数分钟。

（4）失神发作（absence seizure）：突然发生和突然终止的意识丧失是失神发作的特征。典型失神发作表现为活动突然停止、发呆、呼之不应、手中物体落地。部分患者可机械重复原有的简单动作，每次发作持续数秒钟，每日可发作数次至数百次。发作后立即清醒，无明显不适，可继续先前的活动。醒后不能回忆发病情况。

(5) 肌阵挛性发作(myoclonic seizure)：表现为快速、短暂、触电样肌肉收缩，可遍及全身，也可限于某个肌群，常成簇发生，声、光等刺激可诱发。

(6) 失张力发作(atonic seizure)：是姿势性张力丧失所致。表现为肌张力突然丧失，可致患者跌倒。局限性肌张力丧失可仅引起患者头或肢体下垂。

3. 癫痫持续状态(status epilepticus，SE) 又称癫痫状态，传统意义认为癫痫持续状态指癫痫连续发作之间意识尚未完全恢复又频繁再发，或癫痫发作持续30分钟以上未自行停止。目前观点认为，如果患者出现全面强直-阵挛性发作持续5分钟以上即可有可能发生神经元损伤，对于GTCS的患者若发作持续时间超过5分钟就该考虑癫痫持续状态，需用抗癫痫药物(antiepileptic drugs，AEDs)紧急处理。癫痫持续状态是内科常见急症，若不及时治疗可因高热、循环衰竭、电解质紊乱或神经元兴奋毒性损伤导致永久性脑损害，致残率和死亡率均很高。任何类型的癫痫均可出现癫痫持续状态，其中全面强直-阵挛发作最常见，危害性也最大。

癫痫持续状态最常见的原因是不恰当地停用AEDs或因急性脑病、脑卒中、脑炎、外伤、肿瘤和药物中毒等引起，个别患者原因不明。不规范AEDs治疗、感染、精神因素、过度疲劳、孕产和饮酒等均可诱发。

4. 难治性癫痫 是指频繁的癫痫发作至少每月4次以上，适当的AEDs正规治疗其药物浓度在有效范围以内，至少观察2年仍不能控制，并且影响日常生活，除外进行性中枢神经系统疾病或颅内占位性病变者。

三、癫痫综合征

1. 与部位有关的癫痫

(1) 特发性癫痫：①伴中央-颞部棘波的良性儿童癫痫：好发于2～13岁，通常为局灶性发作，可不经治疗于16岁前自愈。脑电图在中央-颞区可见一侧或双侧的局灶性棘波。②伴有枕区放电的良性儿童癫痫：好发年龄1～14岁。发作开始出现视觉症状，随之出现眼肌阵挛、偏侧阵挛，也可合并全面强直-阵挛性发作及自动症。脑电图示一侧或双侧枕区有棘-慢波或尖波。③原发性阅读性癫痫：由阅读诱发，无自发性发作，临床表现为阅读时出现下颌阵挛，常伴有手臂的痉挛，如继续阅读则会出现全面强直-阵挛性发作。

(2) 症状性癫痫：①颞叶癫痫：起于颞叶，可为单纯或复杂部分性发作及继发全面性发作，40%以上有热性惊厥史。②额叶癫痫：与颞叶癫痫一样，也可表现为单纯或复杂部分性发作，常有继发性全面性发作。临床表现为丛集性出现，每次发作时间短暂，刻板性突出，强直或姿势性发作及下肢双侧复杂的运动性自动症明显，易出现癫痫持续状态。③枕叶癫痫：主要为伴有视觉症状的单纯部分性发作，可有或无继发性全面性发作。④顶叶癫痫：单纯部分性发作，主要表现为感觉刺激症状，偶有烧灼样疼痛感。

2. 全面性癫痫症

(1) 与年龄有关的特发性癫痫：①良性家族性新生儿惊厥：常染色体显性遗传。出生后2～3天发病，表现为阵挛或呼吸暂停，脑电图无特异性改变。②良性新生儿惊厥：见于出生后5天左右，表现为频繁而短暂的阵挛或呼吸暂停性发作，脑电图上有尖波和δ波交替出现。③良性婴儿肌阵挛癫痫：1～2岁发病，有癫痫家族史。表现为发作性、短暂性、全面性肌阵挛。脑电图可见阵发性棘-慢波。④儿童失神性癫痫：6～7岁起病，女性为多，与遗传因素关系密切。表现为频繁的典型失神，一天多次。⑤青少年失神癫痫：青春期发病，男女间无差异，发作频率少于儿童失神癫痫，80%以上出现全面强直-阵挛性发作。⑥青少年肌阵挛癫痫：好发于8～18岁，表现为肢体的阵挛性抽动，多合并全面强直-阵挛性发作和失神发作，常为光敏性，对AEDs反应良好，但停药后常有复发。⑦觉醒时全面强直-阵挛性癫痫：好发于10～20岁，清晨醒来或傍晚休息时发病，表现为全面强直-阵挛性发作，可伴有失神和肌阵挛发作。

(2) 隐源性或症状性：①West综合征：又称婴儿痉挛症。出生后一年内发病，男孩多见。波及头、颈、躯干或全身的频繁肌痉挛、精神发育迟滞和脑电图上高幅失律构成本病特征性的三联征。②Lennox-Gastaut综合征：好发于1～8岁，少数出现在青春期。强直性发作、失张力发作、肌阵挛发作、非典型失神发作和全面强直-阵挛性发作等多种发作类型并存、精神发育迟缓、脑电图上棘-慢复合波(1～2.5Hz)和睡眠中10Hz的快节律是本综合征的三大特征，易出现癫痫持续状态。③有肌阵挛-失张力发作的癫痫：2～5岁发病，首次发作多为全面强直-阵挛性发作，持续数月后，出现所谓的"小运动性发作"，它由肌阵挛发作、失神发作、每日发作数次的跌倒发作组成，持续1～3年。脑电图早期表现为4～7Hz的慢波节律，以后出现规则或不规则，双侧同步的2～3Hz棘-慢复合波和(或)多棘-慢复合波。④伴有肌阵挛-失神发作的癫痫：约在7岁起病，男孩多见，特征性表现为失神伴随严重的双侧节律性阵挛性跳动。脑电图可见双侧同步对称、节律性的3Hz棘-慢复合波，类似失神发作，但治疗效果差，且有精神发育不全。

(3) 症状性或继发性：包括无特殊病因的早发性肌阵挛性脑病，伴爆发抑制的婴儿早期癫痫性脑病，其他症状性全面性癫痫和有特殊病因的癫痫。

四、实验室及其他检查

1. **脑电图(EEG)**　是诊断癫痫最重要的辅助检查方法。EEG对发作性症状的诊断有很大价值，有助于明确癫痫的诊断及分型和确定特殊综合征。癫痫典型脑电图特点是棘波、尖波、棘-慢或尖-慢复合波。但实际常规头皮脑电图仅能记录到49.5%患者的痫样放电，重复检查3次可将阳性率提高到52%。采用过度换气、闪光刺激等诱导方法可进一步提高脑电图的阳性率，但仍有部分癫痫患者多次进行脑电检查仍正常。部分正常人中偶尔也可记录到痫样放电。因此，不能单纯依据脑电活动的异常或正常来确定或否定癫痫。

2. **神经影像学检查**　头颅CT、MRI、DSA检查可发现相应的病灶，对继发性癫痫的病因诊断有一定帮助。CT、MRI检查可发现脑部器质性病变、占位性病变和脑萎缩等。DSA检查可发现颅内血管畸形、动脉瘤、血管狭窄或闭塞等病变。

3. **血液检查**　血常规、血寄生虫、血糖等检查对继发性癫痫的病因诊断有一定意义。

五、诊断要点

病史是诊断癫痫的主要依据，详细了解病史及发作时的症状，有发作性、短暂性、重复性、刻板性等特征；发作时伴有意识障碍、全身抽搐、舌咬伤、跌伤和尿失禁等；结合脑电图的异常发现即可诊断。同时通过神经系统检查、头颅CT、MRI、生化检验、脑血管造影等检查进一步明确病因。

六、治疗要点

目前仍以药物治疗为主，药物治疗应达到三个目的：①控制发作或最大限度地减少发作次数。②长期治疗无明显不良反应。③使患者保持或恢复其原有的生理、心理和社会功能状态。

1. **病因治疗**　有明确病因者应首先行病因治疗，如手术切除颅内肿瘤、药物治疗寄生虫感染，纠正低血糖、低血钙等。

2. **发作时治疗**　立即使患者就地平卧，防止跌伤，保持呼吸道通畅，吸氧。抽搐发生时，在关节部位垫上软物可防止发作时的擦伤，不可强压患者的肢体，以免引起骨折和脱臼。应用地西泮或苯妥英钠预防再次发作。

3. **发作间歇期治疗**　服用抗癫痫药物

(1) 药物治疗原则：①确定是否用药：半年内发作2次以上者，一经诊断即应用药。②正确选择药物：根据癫痫发作类型和药物不良反应情况选择药物。③尽可能单药治疗，且从小剂量开始，缓慢增量，以尽可能控制癫痫发作，又不致引起毒性反应的最小有效剂量为宜。④合理联合用药，但应尽可能减少不良反应的发生。⑤长期规律用药：控制发作后必须坚持长期服药，不宜随意减量或停药。

(2) 常用抗癫痫药物：常用抗癫痫药物有卡马西平、苯妥英钠、托吡酯、拉莫三嗪、加巴喷丁等。强直性发作、部分性发作和部分性发作继发全面性发作首选卡马西平；全面强直-阵挛性发作、典型失神、肌阵挛发作、阵挛性发作首选丙戊酸。拉莫三嗪、非尔氨酯、托吡酯和加巴喷丁等，可单一剂量用于难治性癫痫，或传统抗癫痫药物联合应用等。

4. **癫痫持续状态的治疗**　治疗目标是保持稳定的生命体征和进行心肺功能支持；终止持续状态的癫痫发作；减少发作对脑部的损害；寻找并尽可能去除病因及诱因，处理并发症、迅速控制发作是治疗的关键，否则可危及生命。

(1) 控制发作：①首先地西泮10～20mg静脉注射，速度不超过2mg/min。有效者，再将60～100mg地西泮溶于5%葡萄糖生理盐水中，于12小时内缓慢静脉滴注。儿童首次静脉剂量为0.25～0.5mg/kg，一般不超过10mg。如出现呼吸抑制，需停止注射，必要时加用呼吸兴奋剂。②先用地西泮10～20mg静脉注射取得疗效后，再用苯妥英钠0.3～0.6g加入生理盐水500mL中静脉滴注，速度不超过50mg/min。用药中如出现血压降低或心律不齐时需减缓静脉滴注速度或停药。③10%水合氯醛成人20～30mL/d，儿童0.5～0.8mL/kg，加等量植物油保留灌肠。④发作控制后，可考虑使用苯巴比妥0.1～0.2g肌内注射,每日2次,巩固和维持疗效。

(2)对症治疗:保持呼吸道通畅,吸氧,必要时作气管插管或切开,对患者进行心电、血压、呼吸、脑电的监测,定时进行动脉血气分析、血液生化等项目检查;查找诱发癫痫持续状态的原因并进行治疗。

(3)防止并发症:脑水肿者用20%甘露醇125mL快速静脉滴入;应用抗生素预防或控制感染;高热患者给予物理降温;纠正代谢紊乱(如低血糖、低血钠、低血钙、高渗状态等)和酸中毒;加强营养支持治疗。

5. **手术治疗**

(1)手术适应证:①频发癫痫经正规和充分药物治疗无效或不能耐受药物毒副作用者。②局灶性癫痫经实验室及其他检查证实脑部有局限性致病灶,部位恒定而且可以手术者。③继发性癫痫的病灶可以手术切除者。④无恒定致病灶的顽固性癫痫。

(2)手术方法:①癫痫病灶切除术:如局灶癫痫的脑皮质切除、颞前叶切除和选择性海马杏仁核切除等。②癫痫扩散途径的切断:如胼胝体切断术、软脑膜下横切术等。③癫痫放电的抑制:如小脑皮质电刺激、脑表面冷水(5～10℃)灌洗等。根据癫痫的表现、致病灶、患者的具体情况等,上述手术可选用开颅、立体定向或放射外科等方式进行治疗。

七、护理要点

1. **一般护理**

(1)休息与活动:告知患者有前驱症状时立即平卧,采取保护措施,避免意外受伤;发作时照顾者应立即将患者置于平卧位,以防自伤及碰伤;抽搐时勿用力按压身体,以免发生骨折、脱臼;用压舌板或筷子、纱布、手绢、小布卷等置于患者口腔一侧上下臼齿之间,防止舌、口唇和颊部咬伤;对于癫痫持续状态、极度躁动的患者,均应专人守护,放置保护性床挡,必要时给予约束带适当约束;在发作间歇期,休养环境要安全、安静,保持室内光线柔和、无刺激,做好安全防护护理,随时提醒患者、家属及照顾者做好防止意外的准备。

(2)保持呼吸道通畅:全面强直-阵挛性发作和癫痫持续状态的患者,置患者于头低侧卧或平卧位头偏向一侧;松开领带、衣扣和裤带;取下活动性义齿,及时清除口腔和鼻腔分泌物;立即放置压舌板,必要时用舌钳将舌拖出,防止舌后坠阻塞呼吸道,以利呼吸道通畅;备好吸引器、气管插管或气管切开等抢救物品。

2. **病情观察** 严密观察生命体征及神志、瞳孔变化,注意发作过程有无心率增快、血压升高、呼吸减慢或暂停、瞳孔散大、牙关紧闭、大小便失禁等;观察发作的类型,记录发作的持续时间与频率;观察发作停止后患者意识完全恢复的时间,有无头痛、疲乏及行为异常。

3. **用药护理** 严格遵照医嘱用药,间断不规则服药不利于癫痫控制,且易导致癫痫持续状态发生及成为难治性癫痫;向患者和家属讲解用药原则、所用药物的常见不良反应(表10-7-2)和需要注意的问题,不能随意增减剂量和停药;抗癫痫药物宜在饭后服用,以减少胃肠道反应;用抗癫痫药前应进行血尿常规和肝、肾功能检查,用药期间须监测血药浓度并定期复查相关项目,以及时发现药物不良反应,如出现肝损伤、神经系统损害、智能和行为改变等严重不良反应。

表10-7-2 常用抗癫痫药物及不良反应

药物	不良反应
苯妥英钠(PHT)	胃肠道症状、毛发增多、齿龈增生、小脑征、粒细胞减少、肝损害
卡马西平(CBZ)	胃肠道症状、嗜睡、体重增加、小脑征、骨髓与肝损害、皮疹
苯巴比妥(PB)	嗜睡、小脑征、认知与行为异常
丙戊酸钠(VPA)	肥胖、毛发减少、嗜睡、震颤、骨髓与肝损害、胰腺炎
托吡酯(TPM)	震颤、头痛、头晕、胃肠道症状、体重减轻、小脑征、肾结石
拉莫三嗪(LTG)	恶心、皮疹
加巴喷丁	嗜睡、头晕、复视、健忘、感觉异常

4. **心理护理** 了解患者心理反应,关心、理解、尊重患者,向患者讲解癫痫疾病知识,鼓励患者表达自己的感受,指导患者面对现实,采取积极的应对方式,配合长期药物治疗。

5. **健康指导** 进行疾病相关知识讲解,帮助患者积极应对疾病。饮食方面注意进食清淡、无刺激饮食,戒除烟、酒、咖啡、辛辣食物,避免过饥过饱。注意休息和适当活动,保持良好的生活习惯,睡眠充足，禁忌游泳和蒸汽浴。帮助患者识别和避免促发因素，常见的诱发癫痫的因素如疲劳、饥饿、精神紧张、情绪波动、饮酒等，而诱发癫痫持续状态的因素有强烈的刺激、突然停药、发热、感冒、劳累等。指导患者正确用药，应遵医嘱用药，避免突然停药、减药和自行换药，定期复查，监测血药浓度以指导用药。建议患者禁止从事有危险性的工作，如高空作业、游泳、驾驶等。特发性癫痫且有家族史的女性患者，婚后不宜生育，如双方均有癫痫，或一方有癫痫，另一方有家族史者不宜结婚。患者应随身携带写有姓名、年龄、所患疾病、家庭住址、家属联系方式的信息卡片。

第2节　头　痛

头痛(headache)是临床常见的症状，通常指局限于头颅上半部(眉弓、耳轮上缘、枕外隆突连线以上部位)的疼痛，分原发性头痛和继发性头痛两大类。前者不能归因于某一确切病因，也可称为特发性头痛，常见的如偏头痛、紧张型头痛；后者由某些疾病诱发，病因可涉及各种颅内病变如脑血管疾病、颅脑外伤、颅内感染、全身性疾病、如发热、内环境紊乱以及滥用精神活性药物等。本节主要叙述原发性头痛。

一、偏头痛

偏头痛(migraine)是临床常见的原发性头痛，其特征是发作性、多为偏侧、中重度、搏动样头痛，一般持续4～72小时，可伴有恶心、呕吐，声、光刺激或日常活动均可加重头痛，处于安静环境、休息可缓解头痛。偏头痛是一种常见的慢性神经血管性疾病，患病率为5%～10%。

(一)病因及发病机制　偏头痛的病因尚不明确，可能与下列因素有关。

1. 内因　偏头痛具有遗传易感性，有60%的患者有家族史，其亲属出现偏头痛的风险是一般人群的3～6倍。此外偏头痛与大脑神经细胞的兴奋性紊乱有关。本病在女性较多见，常始于青春期，发作多在月经期，妊娠期或绝经期后偏头痛发作减少或停止，这也提示内分泌和代谢因素参与偏头痛的发作。

2. 外因　环境因素也参与偏头痛的发作。偏头痛发作可由某些食物和药物所诱发，包括富含酪胺或苯乙胺的食物(奶酪、巧克力、红酒、柑橘)、含谷氨酸钠的食品添加剂、含亚硝酸盐的肉类和腌制食品，以及强光、应激、抑郁、紧张、焦虑和过劳也是偏头痛的诱发因素。

3. 偏头痛的发病机制　偏头痛的发病机制尚不十分清楚，有以下学说：①血管学说：认为偏头痛是原发性血管疾病，由血管舒缩功能障碍引起。②神经学说：认为偏头痛是原发性神经功能紊乱性疾病。③三叉神经血管学说：认为偏头痛的发作和三叉神经血管复合体与丘脑的神经功能紊乱有关。④视网膜-丘脑-皮质机制：偏头痛是一种与感觉模式失调有关的疾病，如偏头痛患者在发作前后对声、光、触觉和嗅觉敏感。

(二)临床表现　多数起病于儿童和青春期，中青年期达发病高峰，女性多于男性，女性患者为男性的2～3倍，部分患者有家族史。根据临床表现可分为：

1. 有先兆的偏头痛(migraine with aura)　比例较小，约占10%，多有家族史，最大特点是头痛前有先兆症状。视觉先兆最为常见，多为暗点、闪光和黑矇，部分有短暂的单眼或双眼的一侧视野偏盲。其他可有嗜睡、烦躁和偏侧肢体感觉或运动障碍。先兆症状持续10～20分钟，一般不超过60分钟。头痛的部位可以是眶上、眶后或额颞部，偶尔出现在顶部或枕部。性质多为钝痛，可以有搏动感，程度逐渐增强，达到最高峰后持续数小时或1～2日。头痛时常伴有面色苍白、恶心、畏光、出汗，重者伴有呕吐。头痛可持续4～72小时，消退后常有疲劳、烦躁、无力等表现，1～2日后常可好转。间歇期多无症状。

2. 无先兆的偏头痛(migraine without aura)　为常见的偏头痛类型，约占80%。常有家族史，无明确的先兆，持续时间较长，可以持续数天，程度较轻。主要为一侧搏动性头痛，伴恶心、呕吐、出汗、畏光等症状。本型发作频率高，影响患者工作和生活。

以上两型偏头痛女性患者多见。头痛的诱发因素包括强烈的情绪刺激，进食某些食物如乳酪、巧克力、饮酒及月经来潮等。

3. 慢性偏头痛(chronic migraine)　偏头痛每月头疼发作超过15天，连续3个月或3个月以上，且每月至少有8天的头痛具有偏头痛性头痛特点，并排除药物过量引起的头痛，可考虑为慢性偏头痛。

4. **偏头痛并发症** 常见的偏头痛并发症有偏头痛持续状态(status migraine)、无梗死的持续先兆、偏头痛性脑梗死、偏头痛先兆诱发的痫性发作。

5. **常为偏头痛前驱的儿童周期性综合征** 可视为偏头痛等位症,临床可见周期性呕吐、反复发作的腹部疼痛伴恶心呕吐即腹型偏头痛、良性儿童期发作性性眩晕。发作时不伴有头痛,随着时间的推移可发生偏头痛。

(三)诊断要点 偏头痛的诊断主要依据家族史、典型的临床特征,以及神经系统检查,通常可以做出诊断。通过实验室及其他检查如头颅CT、MRI、CTA、MRA等可以排除脑血管疾病、颅内动脉瘤和占位性病变等颅内器质性疾病。

(四)治疗要点 治疗目的是减轻或终止头痛发作、缓解伴发症状和预防头痛复发。

1. **防预危险因素** 针对危险因素进行预防,避免各种理化因素刺激。

2. **预防性治疗** 中度或严重偏头痛每月发作3次以上者,可在头痛发作先兆期或早期口服药物预防发作。常用预防药物:①5-HT受体拮抗剂,如苯噻啶;②β肾上腺素受体阻滞剂,如普萘洛尔、美托洛尔;③钙通道阻滞剂,如氟桂利嗪、维拉帕米等。

3. **发作期的治疗** 临床治疗偏头痛通常应在症状起始时立即服药。

(1) 轻度偏头痛:可选用地西泮、阿司匹林、对乙酰氨基酚以及其他非甾体抗炎药如布洛芬、吲哚美辛和萘普生等。伴有中度和重度恶心的患者可用异丙嗪和甲氧氯普胺镇吐。

(2) 中度偏头痛:可应用非甾体抗炎药的复方制剂或强效的抗偏头痛药物如麦角胺等,必要时使用镇吐药。

4. **严重偏头痛的治疗** 可选用以下药物:①麦角碱类药物:常用复方制剂麦角胺咖啡因,先兆或头痛发生时服1~2片,半小时后如无效可再服1片。每日用量不超过4片,每周总量不超过12片。本药不能长期或过量应用,孕妇以及有严重心血管、肝、肾病者忌用。②曲普坦类药物:舒马普坦25~50mg口服,每日最大剂量不超过300mg。佐米曲坦2.5mg口服,2小时头痛未缓解者再服2.5mg,每日最大剂量不超过10mg。③其他药物:如阿司匹林、苯噻啶、普萘洛尔,以及抗癫痫药物、钙离子拮抗剂、抗过敏药物等,疼痛较重时可给泼尼松20~30mg,1次口服,再配合其他镇静剂等。

(五)护理要点

1. **发作期护理** 患者卧床休息,病室内保持安静,避免各种刺激,护士要语言温和。遵医嘱给予阿司匹林、麦角胺制剂等药物,向患者详细介绍常用止痛药物的名称、剂量和使用方法,强调不能自行加大药物剂量,防止造成药物依赖性,并观察药物不良反应。给予心理支持,消除偏头痛带来的恐惧、失眠、焦躁不安、精神不振、抑郁等。

2. **恢复期护理** 帮助患者分析和寻找诱发或加重头痛的各种因素,选择缓解或减轻头痛的有效方法。注意合理饮食,避免过饱或过饥,忌食高脂肪食物和酒类,避免奶酪、巧克力、熏鱼等激发性食物。注意气候变化,避免强光、噪声等刺激,防止诱发。女性患者在月经前或月经期,应特别注意避免情绪紧张,以减少发作。建立健康的生活方式,注意劳逸结合,保持平和心态,避免精神紧张和过度疲劳,保持充分休息和充足睡眠,防止因睡眠不足等而诱发头痛,加重焦虑。对经常发作的偏头痛患者,给予预防性用药,如钙离子拮抗剂、可乐定、吲哚美辛等药物。

二、紧张型头痛

紧张型头痛(tension-type headache,TTH)以往称紧张性头痛(tension headache)或称肌收缩性头痛(muscle contraction headache),是慢性头痛中最常见的一种,是双侧枕部或全头部紧缩性或压迫性头痛,约占头痛患者的40%,是原发性头痛中最常见的类型。

(一)病因及发病机制 引起紧张型头痛的因素有口、颌部功能异常,心理社会的应激、焦虑不安、抑郁、妄想、急性应激、对紧张型头痛的治疗药物过量使用,由其他的器质性疾病导致紧张型头痛加重等。病理生理学机制尚不十分清楚,可能与肌肉、肌筋膜的血液循环障碍,细胞内外钾离子转运障碍,5-HT、乳酸和缓激肽等致痛物质的局部聚集有关。和焦虑、情绪障碍、应激等因素导致头部及颈肩部肌肉持久收缩、痉挛和缺血亦有关。

(二)临床表现 多在20岁左右发病,发病高峰40~49岁,终身患病率约为46%,女性略多于男性,男女比例约为4∶5。紧张型头痛的临床特征是头部呈钝痛,无搏动性,头痛位于顶、颞、额及枕部,有时上述几个部位均有疼痛，头痛程度属轻度或中度，不因体力活动而加重。转颈时较为明显，无畏光或畏声。一般患者在早晨起床后不久即感到头部不适，以后疼痛呈持续性，常诉其头痛多年来从未缓解过。头痛期间日常生活与工作常不受影响。

（三）诊断要点 根据病史及临床表现，并排除脑部、颈部疾病如颅内占位性病变、炎症、外伤以及颈椎病等，通常可确诊。诊断标准：发作性TTH，发作至少10次以上，头痛时间每年少于180天，每月少于15天；慢性TTH，头痛时间每年超过180天，每月超过15天。

（四）治疗要点 紧张型头痛强调治疗的个体化特点，根据患者的不同体质特点，予以综合治疗。药物包括非甾体抗炎类药物、适量的肌松剂、轻型的镇静剂及抗抑郁剂等。心理治疗以及物理治疗对部分患者有一定疗效。

（五）护理要点

1. **休息和情绪调节** 紧张型头痛多数由精神压力引起，指导患者注意休息，自我调节情绪并适当参加一些娱乐活动。坚持体育锻炼，以减轻由于长时间相同姿势或不自然姿势造成的头肩部肌肉、神经紧张。

2. **缓解疼痛** 紧张型头痛发作时，活动全身可使患者感到轻松、头痛减轻，指导患者做局部按摩、肌肉拉伸训练、洗水浴等活动。

3. **指导用药** 紧张型头痛发作早期应尽早使用镇静剂。

（刘丽娟）

第8章 神经-肌肉接头和肌肉疾病患者的护理

神经-肌肉接头疾病是指神经-肌肉接头间传递功能障碍所引起的疾病，主要包括重症肌无力和Lambert-Eaton肌无力综合征等。肌肉疾病是指骨骼肌疾病，主要包括周期性瘫痪、多发性肌炎、进行性肌营养不良症、强直性肌营养不良症和线粒体疾病等。

骨骼肌是执行人体运动功能的主要器官，受运动神经支配。神经-肌肉接头亦称为神经-肌肉突触，它由突触前膜（突入肌纤维的神经末梢）、突触后膜（肌膜的终板）与两者之间的突触间隙构成。组成突触前膜的神经末梢无髓鞘包绕，终端呈杵状膨大，终末含有大量的囊泡，内含乙酰胆碱(acetylcholine，ACh)。突触后膜由肌膜表面的终板构成，肌膜向肌浆内垂直凹陷形成皱褶样，乙酰胆碱受体(acetylcholine receptor，AChR)分布于这些皱褶表面。突触间隙充满细胞外液，内含乙酰胆碱酯酶可以降解ACh。支配骨骼肌的神经末梢在神经肌肉接头处将神经兴奋转换为化学冲动和生物膜电位的改变，导致突触后膜的去极化与肌纤维收缩。

神经-肌肉接头的传递过程是电学和化学传递相结合的复杂过程，当电冲动从神经轴突传到神经末梢，电压门控通道开放，Ca^{2+}内流使突触囊泡与突触前膜融合，囊泡中的ACh以量子形式释放进入突触间隙。其中1/3 ACh与AChR结合，促使阳离子通道开放，引起细胞膜钾、钠离子通透性改变，Na^+内流，K^+外溢，导致肌膜去极化产生终板电位，达到一定幅度时产生动作电位，最终引起肌纤维收缩。另1/3 ACh被突触间隙的胆碱酯酶水解灭活，生成乙酸和胆碱，后者可被突触前膜摄取重新合成ACh。其余1/3 ACh分子释放后即被突触前膜重新摄取，准备另一次释放。肌纤维收缩后由肌质网释放到肌浆中的钙迅速被肌质网重吸收，肌浆中Ca^{2+}浓度下降，粗细肌丝复位，引起肌肉舒张。与此同时，肌细胞Na^+外流，K^+内流，静息膜电位恢复，一次肌肉收缩周期完成。整个过程中任何一个环节的异常均可导致肌肉收缩与舒张障碍，引发神经肌肉疾病。

第1节 重症肌无力

重症肌无力(myasthenia gravis，MG)是由乙酰胆碱受体抗体(acetylcholine receptor antibody，AChR-Ab)介导的，细胞免疫依赖及补体参与的神经-肌肉接头处传递障碍的获得性自身免疫疾病。主要由于神经肌肉接头突触后膜上AChR受损引起。临床主要表现为部分或全身骨骼肌无力和易疲劳，常于活动后症状加重，经休息和胆碱酯酶抑制剂(cholinesterase inhibitors，ChEI)治疗后症状减轻。发病率约为(8～20)/10万，患病率为50/10万，估计我国有60万MG患者，南方发病率较高。

一、病因及发病机制

重症肌无力的发病与自身抗体介导的突触后膜AChR的损害有关。主要依据有：①动物实验发现，将电鳗鱼放电器官提纯的AChR作为抗原，注入家兔，可制成重症肌无力的实验性自身免疫动物模型(experimental autoimmune myasthenia gravis，EAMG)，其血清中可检测到AChR抗体，其结合部位在突触后膜AChR上。免疫荧光发现AChR的数目大量减少。证明重症肌无力的发病机制可能为体内产生的AChR-Ab，在补体参与下与AChR发生免疫应答。②80%～90%重症肌无力患者外周血中可检测到烟碱型AChR抗体，在其他肌无力患者通常不能检出，并且其肌无力症状可以经血浆交换治疗得到暂时改善。③重症肌无力患者常有胸腺异常，80%患者有胸腺肥大，淋巴滤泡增生，10%～20%的患者有胸腺瘤。胸腺切除后70%患者的临床症状可得到明显改善或痊愈。④重症肌无力患者常合并其他自身免疫性疾病，如甲状腺功能亢进、系统性红斑狼疮、类风湿关节炎和天疱疮等。

引起重症肌无力免疫应答始动环节仍不清楚。由于几乎所有的重症肌无力患者都有胸腺异常，并且增生的胸腺中B细胞可产生AChR抗体，T细胞可与AChR反应，故推断胸腺可能是诱发免疫反应的起始部位。另外，家族性重症肌无力的发现以及

与人类白细胞抗原(human leukocyte antigen, HLA)的密切关系提示重症肌无力的发病与遗传因素有关。

二、临床表现

本病可见于任何年龄,小至数个月,大至70～80岁。发病年龄有两个高峰:20～40岁发病者女性多于男性,约为3:2;40～60岁发病者以男性多见,多合并胸腺瘤。本病发病诱因有感染、手术、精神创伤、全身性疾病、过度疲劳、妊娠、分娩等,这些因素可以使病情加重,有时甚至诱发重症肌无力危象。

(一) 临床特征

1. **受累骨骼肌病态疲劳**　受累肌肉连续收缩后出现病态疲劳,休息后症状可减轻。肌无力于下午或傍晚劳累后加重,晨起或休息后减轻,呈规律性的"晨轻暮重"波动性变化。

2. **受累肌的分布和表现**　全身骨骼肌均可受累,多以脑神经支配的肌肉最先受累。通常从一组肌群首先出现无力,逐步累及其他肌群。多数患者的首发症状常为一侧或双侧眼外肌麻痹,如上睑下垂、斜视和复视,重者眼球运动明显受限,甚至眼球固定,但瞳孔括约肌一般不受累。面肌受累时出现表情淡漠、苦笑面容。咀嚼肌受累出现连续咀嚼困难,引起进食经常中断。延髓肌受累时出现饮水呛咳、吞咽困难、声音嘶哑或说话带鼻音。颈肌受累出现颈软、抬头困难。四肢肌肉受累以近端无力为重,表现为抬臂、梳头、上楼梯困难。

3. **重症肌无力危象**　指呼吸肌受累时出现咳嗽无力甚至呼吸困难,需用呼吸机辅助通气,是致死的主要原因。口咽肌无力和呼吸肌乏力者易发生危象,诱发因素包括呼吸道感染、手术、精神紧张、全身疾病等。心肌偶可受累,可引起突然死亡。大约10%的重症肌无力出现危象。

4. **胆碱酯酶抑制剂治疗有效**　这是重症肌无力一个重要的临床指征。

5. **病程特点**　本病起病隐匿,整个病程有波动,疾病早期常可自发缓解和复发,晚期患者休息后不能完全恢复。少数病例可自然缓解,多数患者迁延数年或数十年,靠药物维持。少数病例可自然缓解。

(二) 临床分型

1. **成年型**(Osserman分型)

Ⅰ眼肌型(15%～20%):病变仅限于眼外肌,表现为上睑下垂和复视。

ⅡA轻度全身型(30%):可累及眼、面、四肢肌肉,生活多可自理,无明显咽喉肌受累。

ⅡB中度全身型(25%):四肢肌群受累明显,除伴有眼外肌麻痹外,还有较明显的咽喉肌无力症状,如说话含糊不清、吞咽困难、饮水呛咳、咀嚼无力,但呼吸肌受累不明显。

Ⅲ急性重症型(15%):急性起病,常在数周内累及延髓肌、肢带肌、躯干肌和呼吸肌,肌无力严重,有重症肌无力危象,需做气管切开,死亡率较高。

Ⅳ迟发重症型(10%):病程达2年以上,常由Ⅰ、ⅡA、ⅡB型发展而来,症状同Ⅲ型,常合并胸腺瘤,预后较差。

Ⅴ肌萎缩型:少数患者肌无力伴肌萎缩。

2. **儿童型**　约占我国重症肌无力患者的10%,大多数病例仅限于眼外肌麻痹,双眼睑下垂可交替出现,呈拉锯状。约1/4病例可自然缓解,仅少数病例累及全身骨骼肌。

(1) 新生儿型:约有10%的MG孕妇可将AChR抗体IgG经胎盘传给胎儿,患儿出生后即哭声低、吸吮无力、肌张力低、动作减少。经治疗多1周至3个月缓解。

(2) 先天性肌无力综合征:出生后短期内出现持续的眼外肌麻痹,常有阳性家族史,但其母亲未患MG。

3. **少年型**　多在10岁后发病,多为单纯眼外肌麻痹,部分伴吞咽困难及四肢无力。

三、实验室及其他检查

1. **血、尿、脑脊液检查**　一般正常,常规肌电图检查基本正常,神经传导速度正常。

2. **重复神经电刺激**(repetitive nerve stimulation, RNS)　为常用的具有确诊价值的检查方法。用低频(3～5Hz)和高频(10Hz以上)重复刺激尺神经、正中神经或副神经等运动神经。MG典型改变为动作电位波幅第5波比第1波在低频刺激时递减10%以上或高频刺激时递减30%以上。约90%MG患者在低频刺激时为阳性,且与病情轻重相关。应在停用抗胆碱酯酶药17小时后进行检查,否则可出现假阴性。

3. **单纤维肌电图**(single fibre electromyography,SFEMG) 通过特殊的单纤维针电极测量并判断同一运动单位内的肌纤维产生动作电位的时间是否延长来反映神经-肌肉接头处的功能,该病表现为间隔时间延长。

4. **AChR抗体滴度的检测** 对MG的诊断具有特征性意义。85%以上全身型重症肌无力患者的血清中AChR抗体浓度明显升高,但眼肌型患者的抗体升高可不明显,且抗体滴度的高低与临床症状的严重程度并不完全一致。

5. **胸腺CT、MRI检查** 可发现胸腺增生和肥大。

6. **其他检查** 5%重症肌无力患者有甲状腺功能亢进,表现为T_3、T_4升高。部分患者抗核抗体和甲状腺抗体阳性。

四、诊断要点

根据病变主要累及肌肉,症状的波动性,活动后出现疲劳无力,经休息和胆碱酯酶抑制剂治疗后可以缓解及"晨轻暮重"的特点,通常可以确诊。可疑病例可结合药物试验、肌电图以及免疫学检查等帮助确诊。下述试验有助于MG的诊断:

1. **疲劳试验(Jolly试验)** 嘱患者持续上视出现上睑下垂或两臂持续平举出现上臂下垂,休息后又恢复则为阳性。

2. **抗胆碱酯酶药物试验**

(1) 新斯的明试验:新斯的明0.5~1mg肌内注射,20分钟后肌无力症状明显减轻者为阳性。一般可持续2小时。可同时注射阿托品0.5mg以对抗新斯的明的毒蕈碱样作用(瞳孔缩小、心动过缓、流涎、多汗、腹痛等)。

(2) 依酚氯铵试验:依酚氯铵10mg用注射用水稀释至1mL,静脉注射2mg,观察20秒,如可耐受再给予8mg,1分钟内症状迅速缓解为阳性,一般仅持续10分钟后又恢复原状。

五、治疗要点

1. **药物治疗**

(1) 胆碱酯酶抑制剂:通过抑制胆碱酯酶的活性,抑制ACh的水解,改善神经-肌肉接头间的传递,增加肌力。常用的药物为溴吡斯的明60~120mg口服,每日3~4次。应在饭前30~40分钟服用,口服2小时达高峰,作用时间为6~8小时,作用温和、平稳,不良反应小。不良反应为毒蕈碱样反应,可用阿托品对抗。应从小剂量开始,逐步加量,根据患者症状确定个体化剂量。辅用氯化钾、麻黄碱可加强胆碱酯酶抑制剂的作用。

(2) 肾上腺糖皮质激素:可抑制自身免疫反应,减少AChR抗体的生成,适用于各种类型的MG。①冲击疗法:适用于病情危重的患者,尤其是已用气管插管或呼吸机辅助呼吸的患者。甲泼尼龙1 000mg静脉滴注,1次/日,持续3~5天,然后改为地塞米松10~20mg静脉滴注,1次/日,连用7~10日。临床症状缓解后,停用地塞米松,改为泼尼松60~100mg隔日顿服。当症状基本消失后,逐渐减量至5~15mg长期维持,至少一年以上。②小剂量递增法:从小剂量开始,隔日每晨顿服泼尼松20mg,每周递增10mg,直至隔日每晨顿服60~80mg,当症状持续好转后逐渐减量至隔日5~15mg,维持数年。大剂量使用肾上腺糖皮质激素初期,注意观察有无危象的发生。

(3) 免疫抑制剂:适用于对肾上腺糖皮质激素疗效不佳或不能耐受的患者。首选硫唑嘌呤,25~100mg口服,每日2次。或选用环磷酰胺、环孢素A等免疫抑制剂治疗。

2. **血浆置换** 通过正常人血浆或血浆替代品置换重症肌无力患者血浆,以去除患者血浆中AChR抗体,起效快,但疗效持续时间短,一般仅维持1周至2个月左右,需重复进行。

3. **大剂量静脉注射免疫球蛋白** 适用于各种危象,IgG每日0.4g/(kg·d)静脉滴注,5天为1个疗程。

4. **胸腺治疗** ①胸腺切除:适用于伴有胸腺肥大或胸腺瘤的重症肌无力患者;年轻女性全身型MG患者;对抗胆碱酯酶药治疗反应不满意者。约70%的患者术后症状缓解或治愈。②胸腺放射治疗:对于不适于做胸腺切除者可行胸腺深部^{60}Co放射治疗。

5. **危象的处理**

(1) 肌无力危象(myasthenic crisis):为最常见的危象,疾病本身发展所致,多由于抗胆碱酯酶药量不足引起。如静脉注射滕喜龙后症状减轻则可诊断。

(2) 胆碱能危象(cholinergic crisis):非常少见,由于抗胆碱酯酶药物过量引起,患者肌无力加重,并且出现明显胆碱酯酶抑制剂的不良反应如肌束颤动及毒蕈碱样反应,静脉注射滕喜龙症状加重。

(3) 反拗危象(brittle crisis)：由于对抗胆碱酯酶药物不敏感所致,可出现严重的呼吸困难。滕喜龙试验无反应,此时应停止抗胆碱酯酶药,改用其他的方法或经过一段时间后,待运动终板功能恢复后重新调整抗胆碱酯酶药物剂量。

六、护理要点

1. 一般护理

(1) 休息与活动：保持环境安静,使患者得到充分休息,并自我调节活动量,以不感到疲劳为原则。平时可进行适当活动,应自我调整活动量,以省力和不感到疲劳为原则。

(2) 饮食护理：评估患者的营养状态及吞咽功能,与患者共同制订进食计划并随时调整。予以高维生素、高蛋白、高热量、富含钾钙的软食或半流食。可以自行进食者,指导患者在用药后15～30分钟药效加强时进餐,患者进餐感到疲劳时,应指导患者适当休息后再继续进食。进餐时尽量取坐位,保持进餐环境安静,尽量减少环境中影响患者进食的不利因素,如交谈、听音乐等。不打扰和催促患者进食,给予患者充足的进食时间,必要时遵医嘱静脉营养或给予鼻饲饮食。

(3) 生活护理：评估患者日常生活活动的能力,加强巡视,及时解决患者的生活需要。肌无力症状明显时,应协助做好洗漱、进食、如厕等,增加患者的舒适感。将患者经常使用的物品及呼叫器放在易取拿的地方,以减少患者的体能消耗。恢复期活动时注意劳逸结合,鼓励患者做力所能及的事情,尽量生活自理。地面要平整干燥,保证患者安全。

(4) 有效沟通：鼓励患者用讲话表达自己的感受,耐心倾听,不打断不催促患者的表述。为有严重语言障碍的患者准备几种交流工具,如笔、纸、画板等。指导患者应用肢体语言来表达自己的需求。

2. 病情观察　密切观察病情,如肌张力、呼吸频率、呼吸节律改变。观察有无出现肌无力及呼吸困难加重、发绀、唾液或喉头分泌物增多、咳嗽无力、痰无法咳出等现象。一旦出现上述情况,应立即通知医生,配合抢救。

3. 用药护理　本病病程长,需长期服药治疗。指导患者了解MG的常用治疗方法,告知患者正确的服药方法、不良反应及注意事项。避免因服药不当而诱发肌无力危象和胆碱能危象。

(1) 抗胆碱酯酶药物：自小剂量开始治疗,以防止出现胆碱能危象。如患者出现瞳孔缩小、心动过缓、流涎、多汗、腹痛、腹泻和呕吐等毒蕈碱样副作用,可用阿托品拮抗。抗胆碱酯酶药物必须按时服用,有咀嚼和吞咽无力者应在餐前30分钟口服,在患者出现感染、处于月经前或其他应激状况时,常需增加给药剂量,故应及时发现并报告医生。

(2) 肾上腺糖皮质激素：可通过抑制免疫系统而起作用。长期应用激素者应注意不良反应：胃溃疡出血、血糖升高、库欣综合征、股骨头坏死、骨质疏松等。

(3) 免疫抑制剂：应注意药物不良反应,定期检查血常规,并注意肝、肾功能的变化,若出现血白细胞减少、血小板减少,脱发,胃肠道反应,出血性膀胱炎等患者应停药。加强对患者的保护性隔离,减少医源性感染。

(4) 注意用药禁忌：避免应用可能使肌无力症状加重甚至诱发危象的药物,如氨基糖苷类抗生素(庆大霉素、链霉素、卡那霉素、阿米卡星等)可加重神经-肌肉接头传递障碍；奎宁、奎尼丁等药物可以降低肌膜兴奋性；另外咖啡因、地西泮、苯巴比妥、苯妥英钠、普萘洛尔等药物也应禁用或慎用。

4. 重症肌无力危象的防治　应避免感染、外伤、过度紧张等,以免诱发肌无力危象。鼓励患者做深呼吸和咳嗽训练,但不要过度疲劳,及时吸痰,清除口鼻分泌物,遵医嘱吸氧。备好吸痰器、气管切开包、气管插管和呼吸机。一旦发生危象,应积极抢救和治疗。

5. 心理护理　患者因病程长、病情重又常反复,影响面部表情、视力、吞咽、发育等而产生自卑情绪,常为自己的病情担忧、焦虑。护士应鼓励患者说出自己的感受和顾虑,指导患者掌握并积极避免和去除诱发因素,帮助患者树立信心,使其积极配合治疗和护理。

6. 健康指导　帮助患者认识疾病,保证充分休息和睡眠,规律生活。少去公共场所,预防感染。避免过劳、外伤、精神创伤,保持情绪稳定。指导患者遵医嘱正确服用抗胆碱酯酶药,避免漏服、自行停药和更改药量。育龄女性应避孕。

第2节　周期性瘫痪

周期性瘫痪(periodic paralysis)是一组以反复发作的骨骼肌弛缓性瘫痪为特征的疾病,与钾代谢异常有关。发作时常伴血钾水平异常,发作间歇期肌力正常。根据发作时血清钾的水平,将本病分为低钾型、高钾型和正常钾型周期性瘫痪三种类型,临床上以低钾型者多见。由甲状腺功能亢进、醛固酮增多症、肾衰竭和代谢性疾病所致低钾而瘫痪者称为继发性周期性瘫痪。本节重点介绍低钾型周期性瘫痪。

低钾型周期性瘫痪(hypokalemic periodic paralysis)为常染色体显性遗传病,我国多为散发病例。临床表现为发作性肌无力、血清钾降低、补钾后能迅速缓解,是周期性瘫痪中最常见的类型。

一、病因及发病机制

低钾型周期性瘫痪为常染色体显性遗传性疾病,其致病基因主要位于1号染色体长臂(lq31-32),是由lq31-32染色体编码二氢吡啶受体的基因突变引起的,提示存在遗传异质性。该致病基因编码肌细胞二氢吡啶敏感的L型钙离子通道蛋白,通过调控肌质网钙离子的释放而影响肌肉的兴奋-收缩偶联。其发作与血清 K^+ 浓度降低密切相关,肌无力在饱餐后或激烈活动后的休息中最易发作,能促使 K^+ 转入细胞内的因素如注射胰岛素、肾上腺素或大量葡萄糖也能诱发。

本病发病机制尚不清楚,可能与骨骼肌细胞膜内、外 K^+ 浓度的波动有关。在正常情况下,K^+ 浓度在肌膜两侧维持正常比例时,肌膜才能维持正常的静息电位,才能为ACh的去极化产生正常的反应。而周期性瘫痪患者的肌细胞内膜常处于轻度去极化状态,且较不稳定,电位稍有改变即产生 Na^+ 在膜上的通道受阻,导致电活动传导障碍。在疾病发作期间,受累肌肉对一切电刺激均不起反应,处于瘫痪状态。

二、临床表现

(1) 任何年龄均可发病,以20～40岁男性多见,随年龄增长而发作次数减少。常见的诱因有疲劳、饱餐、寒冷、酗酒、精神刺激等。

(2) 发病前可有肢体疼痛、感觉异常、口渴、多汗、少尿、嗜睡、恶心等。常于饱餐后夜间睡眠或清晨起床时发现肢体肌肉对称性不同程度的无力或完全瘫痪,肌无力常由双下肢开始,逐渐累及上肢,近端重于远端,瘫痪肢体肌张力低,腱反射减弱或消失,可伴有肢体酸胀、针刺感。脑神经支配肌肉一般不受累,膀胱直肠括约肌功能也很少受累。少数严重病例可发生呼吸肌麻痹、尿便潴留、心动过速或过缓、心律失常、血压下降等情况,甚至危及生命。

(3) 发作一般经数小时或数日逐渐恢复,发作频率也不相同,一般数周或数月一次,个别病例每天均有发作,也有数年一次甚至终身仅发作一次者。发作间期一切正常。伴发甲状腺功能亢进者发作频率较高,每次持续时间短,常在数小时至1天内。甲亢控制后,发作频率减少。

三、实验室及其他检查

1. **电解质检查** 发作期血清钾常低于3.5mmol/L,间歇期正常。

2. **心电图** 呈典型的低钾性改变,U波出现,T波低平或倒置,P-R间期和Q-T间期延长,QRS波增宽,ST段下降。

3. **肌电图** 示运动电位时限短、波幅低,完全瘫痪时运动单位电位消失,电刺激无反应,膜静息电位低于正常。

四、诊断要点

根据常染色体显性遗传或散发,突发四肢弛缓性瘫痪,近端为主,无脑神经支配肌肉损害,无意识障碍和感觉障碍,数小时至一日内达高峰,结合检查发现血钾降低,心电图低钾性改变,经补钾治疗肌无力迅速缓解等确诊。

五、治疗要点

发作时给予10%氯化钾或10%枸橼酸钾溶液40～50mL顿服,24小时内总量为10g,分次口服。也可静脉滴注氯化钾溶液以纠正低血钾状态。对发作频繁者,发作间期可口服钾盐1g,3次/日;螺内酯200mg,2次/日,以预防发作。严重心律失常者应在心电监护下积极纠正,呼吸肌麻痹者应予辅助呼吸。

六、护理要点

1. 一般护理

(1) 活动与休息:为患者营造安全、舒适的休息环境,指导患者在发作期卧床休息,肌力恢复后初期活动时避免过急、过猛、防止跌伤,有心功能损害者应适当限制活动量。发作间期鼓励患者正常工作和生活,劳逸结合,适当运动,去除不良的生活习惯。

(2) 生活护理:提供进餐环境,指导患者进食高钾、低钠的饮食,少量多餐。肢体乏力、限制活动或卧床休息的患者应协助其洗漱、服药和做好个人卫生,以增进患者舒适。鼓励患者摄取足够的水分和均衡膳食,便秘者给予缓泻剂。

(3) 避免诱因:向患者讲解本病的诱发因素,

帮助患者建立健康的生活方式，坚持体育锻炼，避免受寒、酗酒、过劳、感染和创伤。发作频繁者遵医嘱补钾或口服保钾药物进行预防治疗。

2. **病情监测** 密切观察患者运动障碍的程度、范围。注意呼吸频率、节律和深度的变化，观察有无呼吸肌麻痹和心律失常的表现。注意血清钾浓度的变化与肢体肌力改善的情况。

3. **安全护理** 创造一个设施简单、地面平整干燥的环境，防湿、防滑，去除门槛，防止跌倒，确保患者安全。床铺要有保护性床栏，走廊、厕所要装扶手。呼叫器和经常使用的物品应置于床头患者伸手可及处。患者活动时需有家人的陪伴，随时做好防受伤的准备。

4. **健康指导**

(1) 心理护理：此病好发于青壮年，尤其是初次发病的患者即表现为肢体无力甚至瘫痪，患者对疾病认识不足，担心预后等，容易产生恐惧感。应及时向患者介绍治疗方法及效果，提供相关的疾病知识、药物作用、检查过程，帮助患者解除心理压力，保持乐观心态，树立治疗信心。

(2) 饮食指导：指导患者多吃一些含钾高的食物，如香蕉、橘子、橙汁等。饮食应多食蔬菜水果，适当控制摄入矿类，减少钠盐的摄入，避免过饱、受寒、酗酒、过劳等。

(3) 用药指导：指导患者正确服药，观察用药后效果和反应，定时监测血钾浓度。

（刘丽娟）

第9章 颅脑损伤患者的护理

颅脑损伤(craniocerebral injury)是外科急症的一种，主要包括头皮损伤(scalp injury)、颅骨损伤(skull injury)和脑损伤(brain injury)，这三类损伤可单独或合并存在。损伤占全身损伤的15%～20%，仅次于四肢伤，平时主要因交通事故、坠落、跌倒等所致，战时则多因火器伤造成。颅脑损伤的伤情轻重不一，病理变化和伤后演变过程不同，治疗措施有异。严重的颅脑损伤常伴有神经系统功能受损的表现，可能导致患者的残疾或死亡。良好的急救护理措施对患者至关重要，本章将对处理原则和护理措施重点阐述。

第1节 头皮损伤

头皮各层组织的解剖结构特点：①皮肤组织：厚而且致密，内含大量的汗腺、皮脂腺、毛囊，具有丰富的血管，外伤时容易致出血；②皮下组织：由致密的结缔组织和脂肪组织构成，前者交织成网状，内有血管、神经在此穿行；③帽状腱膜：前连额肌，后连枕肌，两侧达颞肌筋膜，坚韧、富有张力；④帽状腱膜下层：是位于帽状腱膜与骨膜之间的疏松结缔组织，范围较广，前至眶上缘，后达上项线，其间隙内的静脉经静脉导管与颅内静脉窦相通，是颅内感染和静脉窦栓塞的途径之一；⑤骨膜：由致密结缔组织构成，骨膜在颅缝处贴附紧密，其余部位贴附较疏松，故骨膜下血肿易被局限。

一、病因及发病机制

头皮损伤因外力直接造成，分为三大类：头皮血肿、头皮裂伤和头皮撕脱伤。其损伤的类型与致伤物的种类紧密相关。钝器导致头皮挫伤、不规则裂伤或血肿，锐器大多导致整齐的裂伤，发辫卷入运行的机器引起撕脱伤。单纯头皮损伤造成的后果一般不严重，但头皮血运丰富，伤后容易失血，部分伤员尤其是小儿可出现休克。同时，尽管头皮抗感染和愈合能力较强，若处理不当可引起感染，存在向深部蔓延引起颅骨骨髓炎和颅内感染的风险。

二、临床表现

头皮损伤是颅脑损伤中最常见的损伤，严重程度差别较大，可能是单纯损伤，也可能是合并颅骨及脑损伤。常见的头皮损伤如下：

1. **头皮血肿**(scalp hematoma)　多由钝器伤所致。按照血肿出现在头皮的层次分为，皮下血肿(subcutaneous hematoma)、帽状腱膜下血肿(subgaleal hematoma)、骨膜下血肿(subperiosteal hematoma)：

(1) 皮下血肿：在产伤或者撞击伤中常见。血肿较局限，没有波动，有时可因周围组织肿胀较中心硬，被误诊为凹陷性骨折。

(2) 帽状腱膜下血肿：血肿位于帽状腱膜与骨膜之间。因头部受到斜向暴力，头皮产生剧烈滑动，撕裂该层间血管所致而成；出血在帽状腱膜下疏松结缔组织层内弥散，出血易于扩散，甚至充满整个帽状腱膜下层，触诊时有波动感。

(3) 骨膜下血肿：因颅骨骨折或产伤所致。血肿局限在某一颅骨，以骨缝为界限，血肿的张力较高，触诊有波动感。

2. **头皮裂伤**(scalp laceration)　多为锐器或钝器打击所致而成，是常见的开放性头皮损伤。由于头皮血管丰富，出血较多，头皮裂伤可引起失血性休克。锐器所致的裂伤较平直，创缘整齐，少数锐器可进入颅内造成开放性脑损伤，大多数裂伤仅局限在头皮，虽然可深达骨膜，但是颅骨完整。由锐器或头部碰撞造成的裂伤大多不规则，创缘有挫伤的痕迹，会有颅骨骨折或者脑损伤。如果帽状腱膜未破裂，伤口可呈线状；若已破，头皮伤口可能全裂开。

3. **头皮撕脱伤**(scalp avulsion)　是最为严重的头皮损伤。多因长发被卷入转动的机器所形成。皮肤、皮下组织和帽状腱膜三层联系紧密，由于受到机器的强烈牵拉，头皮自帽状腱膜下被撕脱，有时可连同部分骨膜，严重者合并颈椎损伤。分为完全撕脱和不完全撕脱。

4. **并发症**

(1) 头皮感染：急性头皮感染多为伤后初期处理不当所致，常发生于皮下组织，局部伴有红、肿、热、痛，耳前、耳后或枕下淋巴结有肿大及压痛，由于头皮有纤维隔与帽状腱膜相连，故炎症区张力较高，患者常疼痛难忍，并伴有全身的畏寒、发热等中毒症状，严重时感染可通过血管侵入颅骨及(或)颅内。

(2) 帽状腱膜下脓肿：帽状腱膜下组织疏松，化脓性感染容易扩散，但常限定在帽状腱膜的附着缘。脓肿源于伤后头皮血肿感染或颅骨骨髓炎，在小儿偶尔可因头皮输液或穿刺引起。表现为头皮肿胀、疼痛、眼睑水肿，严重时可伴发全身症状。

(3) 骨髓炎：颅盖部位的急性骨髓炎，多表现为头皮水肿、疼痛、局部触痛，感染向颅骨外板骨膜下扩散时，可出现波状水肿包块。颅骨骨髓炎早期容易忽略，X线平片也只有在感染2～3周之后，才能看到明显的脱钙和破坏征象。慢性颅骨骨髓炎常表现为经久不愈的窦道，反复破溃排脓，有时可排出脱落的死骨碎片。此时X线片较易显示虫蚀状密度不均的骨质破坏区，有时其间可见密度较高的片状死骨影像，发生时间较长的慢性颅骨骨髓炎，也可在破坏区周围出现骨质的硬化和增生表现，需通过X线片以确诊。

三、实验室及其他检查

头颅X线可判断有无颅骨骨折。

四、治疗要点

1. **头皮血肿**

(1) 较小的头皮血肿：数日后可自行吸收，无需特殊处理，早期可给予升压冷敷以减少出血和疼痛，24～48小时后改用热敷以促进血肿吸收，切忌用力揉搓。

(2) 帽状腱膜下血肿：血肿较小者可通过升压包扎的方式，等待其吸收；如果血肿较大，应在严格皮肤准备和消毒下进行穿刺抽吸，然后进行升压包扎。对反复穿刺升压包扎后血肿仍不能缩小的患者，需寻找是否有凝血功能障碍或其他原因。有感染的血肿，需切开引流。

(3) 骨膜下血肿：与帽状腱膜下血肿的处理原则类似。但是对于有颅骨骨折的患者不能强力升压包扎，防止血液通过骨折进入颅内，导致硬脑膜外的血肿发生。

2. **头皮裂伤**　处理时须着重检查有无颅骨和脑损伤。

现场急救：采用局部压迫止血的方式，争取在24小时内实施清创缝合。若伤口超过24小时，且无明显感染征象，仍然可以进行彻底清创一期缝合。常规注射抗生素和破伤风抗毒素(TAT)。

3. **头皮撕脱伤**　根据伤后时间、撕脱是否完全、撕脱头皮的条件、颅骨是否裸露、创面有无感染征象等情况对头皮撕脱伤采用不同的处理方法：

(1) 头皮不完全撕脱：尽量在伤后6～8小时内，进行细致清创后原位缝合。

(2) 头皮已完全撕脱：在清创后行头皮血管吻合或将撕脱的头皮切成皮片植回；若撕脱的头皮已不能再利用，可在裸露的颅骨做多处钻孔至板障层，在钻孔处长出肉芽后再植皮。在急救的过程中，用无菌敷料或者干净的布包裹撕脱后的头皮，避免引起污染，隔水放置在有冰块的容器内，随患者一同送至医院，在争取清创后再进行植皮。

4. **并发症的防治**

(1) 头皮感染：早期可给予抗菌药物及局部热敷，后期形成脓肿时，则实施切开引流，持续全身抗感染治疗1～2周。

(2) 帽状腱膜下脓肿：除抗菌药物应用外，帽状腱膜下脓肿均应切开引流。

(3) 骨髓炎：在抗菌治疗的同时施行手术，切除已失去活力和没有血液供应的病骨。

五、护理要点

1. **观察病情**　密切监测生命体征，及早发现休克的征象。若发生休克，遵医嘱进行开放静脉通路、补液等抗休克治疗。同时在治疗期间，监测出入水量、尿量、CVP、脉搏、呼吸、血压等的变化。

2. **疼痛护理**　对于头皮血肿患者早期给予冷敷以减少出血和疼痛，24～48小时后改用热敷，以促进血肿的吸收。

3. **伤口和皮瓣护理**　注意创面有无渗血，保持敷料清洁干燥。观察皮瓣是否出现坏死和感染，为了增强植皮的存活率，避免植皮区受压。

4. **镇静、止痛**　给予镇痛、镇静药物以减轻疼痛，合并脑损伤者禁用吗啡类药物。

5. **心理护理**　稳定患者情绪，给予精神和心理上的支持，寻求有效的缓解紧张、恐惧的方法。

第2节　颅骨骨折

颅骨骨折(skull fracture)指颅骨受到暴力的作用所致的颅骨结构的改变。其严重程度并不在于骨折的本身,而在于可能同时存在的颅内血肿和脑、神经、血管损伤而危及生命健康。颅骨骨折按骨折部位不同分为颅盖骨折(fracture of skull vault)和颅底骨折(fracture of skull base);按骨折的形态不同分为线性(linear fracture)、凹陷性(depressed fracture)、粉碎性骨折多呈凹陷性,一般被列入凹陷骨折等;按骨折的部位是否与外界相通分为开放性骨折(open fracture)与闭合性骨折(closed fracture)。

一、病因及发病机制

颅腔近似球体,颅骨有一定的弹性,具有抗压缩和抗牵张能力。颅骨骨折是暴力作用于头部产生反作用力的结果。颅骨受到外力时是否会造成骨折,主要取决于外力的大小、作用的方向和致伤物与颅骨接触面积的大小以及颅骨解剖结构的特点。外力作用于头部的瞬间,颅骨可产生弯曲变形;外力作用消失以后,颅骨又立即弹回。假如外力较大,使颅骨的变形超过其弹性的限度,会发生骨折(图10-9-1)。

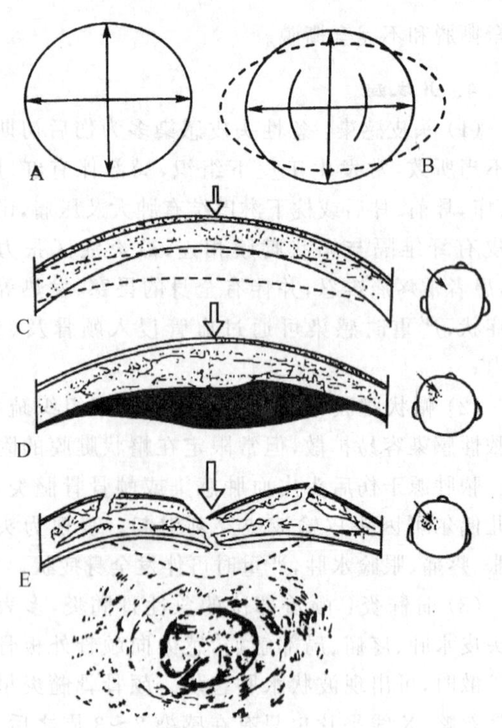

图10-9-1　颅骨局部变形

A. 颅腔类似球体,骨质富有一定弹性;B. 当球体受压时,直径会发生变化,垂直径变短,而横径出现加大;C. 颅骨穹隆局部受暴力打击时,如暴力较小,或者未持续作用,造成局部颅骨变形可自动恢复;D. 颅骨的抗牵张强度小于抗压缩强度时,颅骨发生折裂,常从内板开始发生,而外板仍可保持完整性;E. 当暴力强大并持续作用于颅骨时,可形成内外板同时折裂,最后呈圆锥形内陷

致伤物的大小和速度造成颅骨骨折的性质和范围有所不同:若致伤物体积大、速度慢,引起其整体变形较严重,多发生在较为薄弱的颞骨鳞部或颅底发生线形骨折,局部骨折线往往沿外力作用的方向和颅骨脆弱部分延伸;致伤物体积大、速度快,容易造成凹陷骨折;致伤物体积小、速度快,可造成圆锥样凹陷骨折或穿入性骨折。外力作用于头部的方向与骨折的性质及部位也有很强的联系:垂直打击于颅盖部的外力常引起着力点处的凹陷或者粉碎骨折;斜向外力打击于颅盖部,通常引起线形骨折。

二、临床表现

1. 颅盖骨折

(1) 线形骨折:局部有压痛、肿胀,患者可能伴有局部骨膜下血肿。

(2) 凹陷性骨折:该类型骨折多见于额部和顶部,多为全层凹陷,如果范围较大,多可触及凹陷区。如果骨折片陷入颅内,使局部脑组织受到压迫或者产生挫裂伤,临床上可出现受损害的部位产生大脑局灶性损害症状和局灶性癫痫等。如果并发颅内血肿,会发生颅内压增高的症状。凹陷性骨折刺破静脉窦会引起致命性的大出血。

2. 颅底骨折

颅底骨折大部分是由颅盖骨折发展而来,少数是因为头部挤压伤或者着力部位于颅底水平的外伤所致。以线形骨折为主,颅底部的硬脑膜与颅骨贴附紧密,故颅底骨折时容易撕裂硬脑膜,使脑脊液外漏而发展成为开放性骨折。根据骨折的部位不同可分为颅前窝、颅中窝、颅后窝骨折。

(1) 颅前窝骨折:若骨折累及眶顶和筛骨,可有鼻出血、眶周"熊猫眼"征及球结膜下瘀血斑。若脑膜、骨膜均破裂,可合并脑脊液鼻漏。如果筛板或视神经管骨折,可合并嗅神经或视神经损伤。

(2) 颅中窝骨折:骨折累及蝶骨,可有鼻出血或合并脑脊液鼻漏。如果累及颞骨岩部,且脑膜、骨膜及鼓膜均破裂时,则合并脑脊液耳漏,即脑脊液经中耳由外耳道流出。如果鼓膜完整,脑脊液则经咽鼓管流向鼻咽部,常被误认为是鼻漏。颅中窝骨折常合并第Ⅶ、Ⅷ脑神经损伤。如果累及蝶骨和颞骨的内侧部,还可能损伤垂体或第Ⅱ、Ⅲ、Ⅳ、Ⅴ、Ⅵ脑神经。如果骨折伤及颈动脉海绵窦段,可因动静脉瘘的形成而出现搏动性突眼及颅内杂音。破裂孔或颈内动脉管处的破裂,可发生致命性的鼻出血或耳出血。

(3) 颅后窝骨折:如果骨折累及颞骨岩部后外侧,在伤后 1～2 天出现乳突部皮下瘀血斑(Battle 征)。如果累及枕骨基底部,可在伤后数小时出现枕下部肿胀及皮下瘀血斑。枕骨大孔附近的骨折,可合并后组脑神经(第Ⅸ～Ⅻ脑神经)损伤。

三、实验室及其他检查

1. **X 线检查**　颅盖骨折依靠头颅正侧位 X 线检查确诊;但是颅底骨折做 X 线检查的价值不大。普通 X 线片可显示颅内积气,但仅 30%～50%病例能显示骨折线。如果凹陷性骨折时,骨折线为低密度,呈线状、星状或分叉状。凹陷骨折若为颅骨全层向颅内凹陷,骨折线呈不规则状或环状。

2. **CT 线检查**　有助于眼眶及视神经管骨折的诊断,利于了解有无合并脑损伤。

3. **葡萄糖定量测定**　如果对脑脊液漏有疑问时,可收集流出液做葡萄糖定量测定,以鉴别脑脊液性质。

四、诊断要点

根据患者的外伤史、临床表现特征和颅骨 X 线摄片、CT 检查等基本可以明确诊断和定位,对脑脊液漏有疑问时,可收集流出液做葡萄糖定量测定。

五、治疗要点

(一) 颅盖骨折

1. **线形骨折**　常伴有骨膜下血肿,注意观察出血量和血肿的范围,按照医嘱给予止血和镇痛药物。

2. **凹陷性骨折**　可因骨折患者脑组织受损而发生癫痫。为了减轻癫痫进一步加重对颅脑的损伤程度,应及时给予抗癫痫药物,同时注意观察病情和药物的作用。

3. **颅内压增高和脑疝**　颅盖骨折患者合并脑挫伤、颅内出血,同时继发脑水肿导致颅内压增高。严密观察病情的同时及时发现颅内压增高及脑疝早期的迹象。如果出现相应的表现,立即脱水、降颅压等治疗,预防脑疝的发生。

(1) 手术适应证与禁忌证:适应证:①凹陷超过 1cm 者;②骨折位于重要功能区;③骨折片刺入脑内;④骨折引起瘫痪、失语等功能障碍或者局灶性癫痫者,手术主要是将陷入的骨折片撬起后复位,或摘除碎骨片后做颅骨成形。禁忌证:非功能区的轻度凹陷,或者无脑受压症状的静脉窦处凹陷骨折,不应选择手术治疗。

(2) 手术方法:碎骨片摘除术、颅骨修补术或人工材料修补术。

(二) 颅底骨折

颅底骨折　本身无须进行特殊的处理,治疗的重点主要是预防颅内感染,脑脊液漏一般在 2 周内愈合。如果脑脊液漏在 4 周未自行愈合者,需进行硬脑膜修补术。如果有脑脊液漏属于开放性损伤,应及时使用 TAT 及相应的抗生素预防感染。

六、护理要点

(1) 病情观察:存在脑脊液漏者,应严密观察是否出现颅内感染迹象。

(2) 脑脊液的护理措施:护理的重点是防止逆行性颅内感染的发生。

1) 鉴别脑脊液:其与血液、脑脊液及鼻腔分泌物的区别,可将血性液滴在白色滤纸上,如果血迹外周有月晕样淡红色的浸渍圈,则为脑脊液漏;进行红细胞计数与周围血的红细胞比较,可以明确诊断;也可以采用脑脊液中含糖而鼻腔分泌物中不含糖的原理,用尿糖试纸测定或葡萄糖定量检测以鉴别是否存在脑脊液漏。

2) 体位:患者采取半卧位,头偏向患侧;维持该体位至停止漏液后 3～5 天,目的是借重力作用使脑组织移至颅底硬脑膜裂缝处,促使局部粘连而封闭漏口。如果脑脊液过多,采取平卧位,患者头稍抬高,以防止颅内压过低。

3) 清洁护理:每日 2 次进行清洁、消毒前庭或外耳道,同时注意棉球不可过湿,以免液体逆流到颅内。同时在外耳道口或鼻前庭放置疏松的干棉球,若棉球渗湿应及时更换,并记录 24 小时浸湿棉球的总数,依此来估计漏出液量。

4) 预防脑脊液的逆流:避免用力咳嗽、打喷嚏、擤鼻涕及用力排便,以免颅内压骤然升高导致脑脊液逆流。脑脊液鼻漏者不可经鼻腔吸痰或放置胃管,禁止耳、鼻滴药、冲洗和堵塞,禁忌做腰椎穿刺。防止发生颅内感染。

5) 药物:遵医嘱使用抗生素及 TAT 或者破伤风类毒素。

(3) 颅内低压综合征的护理:①体位:主要是因为脑脊液外漏导致的颅内低压的发生。患者常表现为直立性头痛,发生的部位主要是额部、枕部,且头痛与体位关系密切,当坐位或站立,头痛剧烈,平卧位后很快减轻或者消失。合并的症状主要是恶心、呕吐、头昏或者眩晕、厌食及短暂的晕厥等;②护理措施:发生时,患者应卧床休息,体位主要是头低足高位。遵医嘱静脉滴注生理盐水或者嘱患者多饮水以补充大量水分。

(4) 心理护理:向患者介绍其病情、治疗的方法及注意事项,增强其治疗的信心,缓解焦虑的情绪。

(5) 健康教育:通过指导患者和家属,在发生剧烈的头痛,频繁呕吐、意识模糊、发热等症状时,及时就医。

第3节　脑损伤

脑损伤指由于暴力作用出现脑膜、脑组织、脑血管以及脑神经的损伤,是颅脑损伤中最为重要、最易引起患者出现神经功能障碍的损伤类型。根据损伤后脑组织是否与外界相通,将其分为开放性和闭合性两类,开放性脑损伤多有硬脑膜破裂、脑组织与外界相通,多因为直接锐器或者火器损伤,伴有头皮裂伤、颅骨骨折。闭合性脑损伤属硬脑膜完整的损伤类型,多是因头部碰撞钝性物体或者间接的暴力导致。根据损伤发生的时间和机制进行分类:原发性脑损伤主要指暴力作用于头部时立刻发生的脑损伤,如脑震荡、脑挫裂伤;继发性脑损伤指头部在受伤一段时间后才表现出脑受损的病变,主要见于脑水肿和颅内血肿两类。

一、病因

根据外力作用的部位和方向,可推测损伤的部位和性质,可以更好地指导临床进行护理操作。一般认为引起脑损伤的外力包括两类:①外力作用在头部,由于颅骨内陷以及迅速回弹或骨折引起脑损伤,通常发生的部位是着力点。②头部遭受外力后,脑与颅骨间的相对运动造成着力部位的损伤,同时着力部位对侧发生对冲伤。除可以直接导致颅骨变形外,还可以使头颅产生加速或减速运动,致使脑组织受到压迫、牵张、滑动或负压吸附等多种力的作用。由于暴力作用部位的不同,脑在颅腔内产生超常运动也有所差别,其运动方式可以是直线性也可能是旋转性。例如,在人体坠落时,运动的头颅撞击在地上,在受伤的瞬间头部会产生减速运动,脑组织因惯性撞击于受力侧的颅腔内壁,造成减速性损伤(图 10-9-2)。大而钝的物体向静止的头部撞击时,引起头部的加速运动而产生惯性力。当暴力过大,同时伴有旋转力时,可使脑组织在颅腔内产生旋转运动,不仅使脑组织表面在颅腔内摩擦、撞击造成脑损伤,更严重的是,脑组织内不同结构间产生剪切力,引起脑组织更严重的创伤。惯性力引起的脑损伤分散、广泛,常有早期昏迷的特征。由于颅前窝和颅中窝的凹凸不平,各种不同部位和方式的头部损伤,均易在额、颞极及其底面发生惯性力的脑损伤(图 10-9-3)。

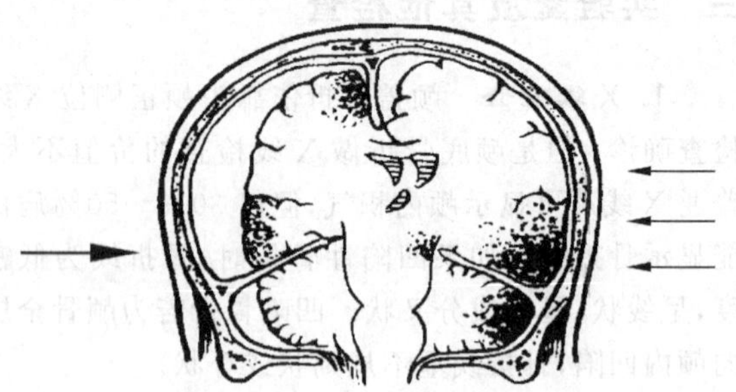

图 10-9-2　头部作减速运动时的脑损伤机制粗箭头表示头部运动的方向,细箭头表示头部受到外界物体的阻止

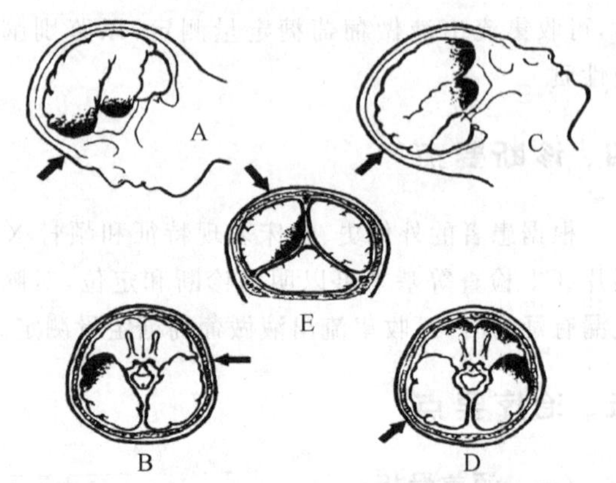

图 10-9-3　闭合性脑损伤时脑挫裂伤的形成机制与好发部位

A. 前额受力所致的额颞叶伤灶;B. 受力所致的对侧颞叶伤灶;C. 枕部受力所致的额颞叶伤灶;D. 颞部受力所致的额颞叶伤灶;E. 顶盖部受力所致的额颞叶伤灶

脑震荡(cerebral concussion)是最轻的脑损伤类型。主要特点是在伤后即可发生短暂的意识障碍、近事遗忘等表现。同时,无肉眼可见的神经病理改变。

二、发病机制

脑震荡的机制,目前尚无统一的说法。一般认为脑震荡引起的意识障碍,大部分是由于脑干网状结构受损所致。损害与颅脑损伤时脑脊液的冲击(脑室液经脑室系统骤然移动)、外力打击的瞬间产生颅内压力变化、脑血管功能紊乱、脑干的机械性牵拉或扭曲等因素有一定关系。

原有观念认为,脑震荡仅仅是中枢神经系统出现的暂时性功能障碍,不会发生可见的器质性的损害。但是,近年来的大量研究发现,受力部位的神经元线粒体、轴突肿胀,间质水肿。同时,脑脊液中乙酰胆碱与钾离子的浓度升高,会影响轴突传导或者脑组织代谢的酶系统发生紊乱。相关的临床资料也证实,有半数脑震荡患者的脑干听觉诱发电位检查提示,存在器质性损害。也有学者指出,脑震荡可能是最轻的弥漫性轴索损伤的一种类型。

三、临床表现

在受伤后,立刻出现短暂的意识丧失,持续数分钟到数十多分钟,一般不超过30分钟。患者可表现出瞬间意识混乱或者恍惚,不会出现昏迷。在此期间存在自主神经、脑干功能紊乱的表现:瞳孔变化、皮肤苍白、出冷汗、血压下降、脉搏减弱、浅慢呼吸、肌张力减低。神志清醒后大多不能回忆受伤当时乃至伤前一段时间的情况,但是对往事记忆十分清楚,临床称为逆行性遗忘(retrograde amnesia)。患者也可伴有头痛、头昏、无力、失眠、畏光等症状,少数患者持续时间较长,一般情况下持续数日或者数周。

四、实验室及其他检查

1. **腰椎穿刺行脑脊液检查** 结果显示颅内压正常和脑脊液正常。

2. **CT检查** 颅内无异常表现。

五、治疗要点

脑震荡无须特殊治疗,一般卧床休息5~7日,同时适当给予镇痛、镇静等对症处理,多数患者在半个月内可恢复正常生活,疾病预后良好。

六、护理要点

1. **心理护理** 给患者讲解疾病预后的相关知识,积极看待疾病,减轻患者的焦虑情绪。对于有疑问的患者,认真解答,开展心理疏导,重建信心。

2. **镇痛、镇静** 对于疼痛严重的患者,按照医嘱适当给予镇痛、镇静的药物。

3. **病情观察** 少数的患者可能发生严重的颅脑损伤,如颅内血肿。应严密观察患者的意识、生命体征及神经系统表现。

4. **健康宣教** 合理的生活及睡眠方式对于脑疾病的康复意义重大。指导患者睡眠充足,作息规律,避免用脑过度,同时注意增加有氧运动的时间,加强营养,食用健脑的食品等。

第4节 脑挫裂伤

脑挫裂伤(cerebral contusion and laceration)是常见的原发性脑损伤的一种,主要受损面积是着力部位和对冲部位,分为脑挫伤和脑裂伤两类。脑挫伤者是指脑组织受到较轻的破坏,软脑膜是完整的。脑裂伤则发生软脑膜、血管以及脑组织的破坏,可伴有外伤性蛛网膜下腔的出血(traumatic subarachnoid hemorrhage)。两者经常同时存在,共同称为脑挫裂伤。

一、病因及发病机制

轻型患者仅有局部软脑膜下皮质散在的点片状出血;病情较重者损伤范围较广泛,常发生软脑膜撕裂,深部白质受累;严重的患者脑皮质及其深部的白质发生广泛的挫碎、破裂、坏死,局部有出血、水肿,甚至形成血肿。继发性改变的临床意义更为重要,例如:脑水肿和血肿的发生。脑水肿早期多为血管源性,在伤后的3~7天达到高峰,脑疝是此期最容易发生的颅内压增高的表现。若患者情况较轻,脑水肿会逐渐减退,但是在病灶部位,会有瘢痕、囊肿或者与硬脑膜发生粘连,也是外伤性癫痫的主要原因之一;脑挫裂伤发生的范围广泛,数周后可形成外伤性的脑萎缩;如果蛛网膜和软脑膜发生粘连,使脑脊液的循环受阻,可发生外伤性脑积水。

二、临床表现

脑挫裂伤患者的表现因损伤的部位、范围以及严重程度而有所差别。轻型患者症状轻微,严重的患者发生深昏迷或者死亡。

1. **意识障碍** 是脑挫裂伤最突出的临床表现。伤后立即出现,持续的时间各不相同。多数患者在0.5小时以上,数小时、数日不等,严重者可长期持续昏迷,与脑损伤程度轻重有关。

2. **局灶症状和体征** 当脑皮质功能区受损,立即出现神经功能障碍症状或体征,与脑挫裂伤部位的功能相同,如运动区损伤出现对侧肢体瘫痪,语言中枢受损出现失语的表现。但是,若额叶、颞叶前端等"哑区"受损,不会出现局灶症状和体征。

3. **头痛、恶心和呕吐** 是脑挫裂伤中最常见的症状。疼痛可能与蛛网膜下腔出血、颅内压增高或者脑血管的运动功能障碍等有关,主要表现是:疼痛的部位局限,多为着力的部位,或者可能是全头性的呈间歇或者持续性头痛,伤后1～2周明显,逐渐减轻。因为第四脑室底的呕吐中枢受到脑脊液的冲击或者蛛网膜下腔的出血对脑膜的刺激或前庭系统受到刺激,引起伤后早期的恶心、呕吐。晚期的恶心、呕吐症状主要是因颅内压力变化所致。

4. **生命体征变化** 轻、中度的脑挫裂伤患者,其血压、脉搏、呼吸变化不明显;严重脑挫裂伤患者,因脑水肿和颅内出血导致颅内压增高,表现为血压升高、脉搏缓慢、呼吸深慢,病情严重的患者出现呼吸及循环功能衰竭。若患者伴有下丘脑损伤,会出现持续的高热。

三、实验室及其他检查

1. **影像学检查**

(1) CT检查:可清楚地显示脑挫裂伤的部位、范围以及程度,是目前最常用的且最有价值的检查手段之一。脑挫裂伤的典型CT表现为局部脑组织内有高低密度混杂影,点片状的高密度影为出血灶,低密度影则为水肿区。

(2) X线检查:虽不能显示脑挫裂伤,但有助于了解有无骨折的发生,对着力的部位、致伤机制、判断伤情有一定的指导意义。

(3) MRI检查:该检查很少用于急性颅脑损伤的诊断。但是对于较轻的脑挫伤灶的显示情况,MRI优于CT。

2. **腰椎穿刺** 该检查主要是针对脑脊液中是否含有血液,可与脑震荡相鉴别。同时可以测定颅内压或者引流血性脑脊液使临床症状得到改善。但是对颅内压明显增高的患者,禁忌使用腰椎穿刺。

四、诊断要点

根据伤后立刻出现意识障碍、局灶症状及体征,和较明显的头痛、恶心、呕吐等症状,脑挫裂伤的诊断多可成立。仍需依靠必要的实验室及其他检查进行确定。

五、治疗要点

1. **脑保护治疗** 巴比妥类药物(戊巴比妥或硫喷妥钠)具有清除自由基、降低脑代谢率的作用,改善脑缺血缺氧的症状,适用于重型脑损伤的治疗。大剂量使用此类药物时,可引起呼吸抑制和呼吸道引流不畅,在使用的过程中应严密观察患者的意识、脑电图、血药浓度以及呼吸情况。神经节苷脂、胞磷胆碱、乙酰谷酰胺等药物及高压氧治疗,有助于患者的苏醒和功能的恢复。应用此类药物时应缓慢静脉滴注,使用过程中及时观察药物作用及不良反应。

2. **防止脑水肿或脑肿胀** 是治疗脑挫裂伤的关键。可采用脱水、激素或过度换气等治疗对抗脑水肿、降低颅内压。吸氧、限制液体入量。冬眠低温疗法降低脑代谢率等。

3. **手术治疗** 出现下列情况时应考虑手术治疗:①继发性脑水肿严重,脱水治疗无效,病情日趋恶化;②清除颅内血肿后,颅内压无明显缓解,脑挫裂伤区继续膨出,而又出现了颅内其他部位血肿;③脑挫裂伤灶或血肿清除后,伤情一度好转,以后又恶化出现脑疝。手术方法包括脑挫裂伤灶清除、额极或颞极切除、颞肌下减压或骨瓣切除减压等。

六、护理要点

1. **一般护理**

(1) 体位:意识清醒者,抬高床头3°～5°,以利于静脉回流。有吞咽功能障碍或者昏迷患者取侧卧位或侧俯卧位,以免发生分泌物、呕吐物的误吸。

(2) 保持呼吸道通畅:清除口腔和咽部血块或呕吐物,呕吐时将头转向一侧以免误吸。深昏迷患者应抬起下颌或放置口咽通气道,以免舌根后坠阻碍呼吸。行气管插管、气管切开患者保持湿化气道,避免呼吸道分泌物黏稠、不易排出。按医嘱使用抗菌药防治呼吸道感染。

(3) 躁动的护理:颅内压增高、呼吸道不通畅导致缺氧、尿潴留导致膀胱过渡充盈、粪便干硬导致排便反射,冷、热、饥饿等不适均可引起躁动。寻找并解除躁动的原因,不盲目使用镇静剂及强制性约束,以免导致颅内压增高。适当地加以保护以防意外。若躁动患者变安静或由原来安静变躁动,常提示病情变化。

(4) 高热和颅内压增高的护理:采用降低室温、头戴冰帽、使用降温毯等物理降温的方式;当患者发生寒战或者物理降温无效果时,可根据医嘱采取亚低温冬眠的方法或者药物降温的方式。

2. **饮食护理** 早期可采用肠外营养,肠蠕动恢复后,逐步过渡至肠内营养支持。无消化道出血的患者尽早恢复肠内营养更有利于患者的康复。如患者肌张力增高或癫痫发作时,应预防肠内营养液反流所致呕吐、误吸。如患者出现应激性上消化道出血,应暂禁食。定期评估患者营养状况,以便及时调整营养素的供给量和配方。

3. 并发症的预防和护理

(1) 压疮：加强皮肤护理,保持皮肤清洁、干燥,预防压疮的发生,必须定时翻身,同时,注意隆突部位的受压情况,例如：骶尾、足跟、耳郭等部位。消瘦者伤后初期及高热者常需每小时翻身一次,长期昏迷、一般情况较好者可每3～4小时翻身一次。

(2) 泌尿系统感染：长期留置导尿管是引起泌尿系感染的主要原因,昏迷患者有排尿功能紊乱,需要留置导尿管,因此,需要预防泌尿系感染的发生。在导尿的过程中要严格执行无菌操作,在留置尿管过程中,每日定时进行尿道口的消毒；需长期导尿者,宜行耻骨上膀胱造瘘术,以减少泌尿系统感染。

(3) 肺部感染：保持室内的温度及湿度适宜,加强呼吸道护理,保持口腔的清洁卫生,定期翻身、拍背和吸痰,保持呼吸道通畅,防止因呕吐物误吸引起的窒息及呼吸道感染。

(4) 暴露性角膜炎：眼睑不能完全闭合者,角膜给予眼药膏保护。无须随时观察瞳孔的患者,可用纱布遮盖上眼睑,甚至可行眼睑缝合术。

(5) 废用综合征：脑损伤患者因意识不清或肢体功能障碍,可发生关节挛缩和肌萎缩。因此,应保持患者肢体于功能位。每日做四肢关节被动活动及肌按摩3次,防止关节僵硬和肌肉挛缩的发生。

(6) 蛛网膜下腔出血：因脑裂伤所致。患者可有头痛、发热、颈强直的表现。按医嘱给予解热镇痛药物对症处理。病情稳定、排除颅内血肿以及颅内压增高、脑疝后,为解除头痛可以协助医生行腰椎穿刺,放出血性脑脊液。

(7) 外伤性癫痫：脑损伤的任何部位均可能导致癫痫的发生,早期癫痫发生的原因是颅内血肿、蛛网膜下腔出血及脑挫裂伤；晚期癫痫主要由脑瘢痕、脑萎缩、异物和感染等引起。可使用药物苯妥英钠100mg,每日服用3次,以预防发作。在发作时可使用地西泮10～20mg,缓慢静脉推注,直至抽搐停止,并坚持服用抗癫痫的药物控制发作。保证患者的睡眠质量,避免情绪激动,防止因意外导致的伤害。

4. 病情观察

(1) 意识状态：意识障碍是脑损伤患者最常见的症状之一,主要是反映大脑皮质和脑干的功能状态。原发性脑损伤主要是指伤后立即出现昏迷；颅内压增高形成脑疝患者的主要表现是：伤后由清醒转为昏迷或者意识障碍不断加深；患者病情发生变化的主要表现：躁动患者突然昏睡。

(2) 生命体征：为避免患者躁动对测量的准确性产生影响,测量的顺序应该是,先测呼吸,再测脉搏,最后测血压。①脉搏、呼吸、血压：颅内压增高时,可有“两慢一高”以及进行性的意识障碍,其属于代偿期,应注意警惕颅内血肿或脑疝发生；若发生枕骨大孔疝,患者突发呼吸心脏停搏；发生休克征象的闭合性脑损伤患者,应注意检查是否发生内脏出血,如脾破裂等。②体温：在创伤后早期,由于组织发生创伤反应,可存在中等程度发热；如果累及间脑或脑干,可造成体温调节紊乱,出现体温不升或者中枢性高热。在伤后立即发生高热,多是由于视丘下部或者脑干损伤；伤后数日体温升高,多提示有感染性的并发症。

(3) 神经系统症状：有定位意义。原发性脑损伤引起的局灶性症状,在受伤时立即出现,且不再继续加重；继发性脑损伤引起的则在伤后逐渐出现,表现为继发加重的肢体偏瘫,同时意识和瞳孔发生变化,主要原因由于小脑幕切迹疝压迫了中脑的大脑脚,使锥体束受损所致。

(4) 瞳孔变化：可因动眼神经、视神经以及脑干部位的损伤引起。注意两侧眼裂的大小、眼球的运动及位置情况,对比两侧瞳孔的形状、大小及对光反射的变化。若伤后立即一侧瞳孔散大,是原发性动眼神经受损伤所致；若伤后瞳孔正常,之后,一侧瞳孔先缩小后发生进行性散大的现象,并且对光反射减弱或者消失,属于小脑幕切迹疝。双侧瞳孔散大、对光反射消失、眼球固定伴深昏迷或者去皮质强直,多为原发性脑干损伤或者临终的表现；如果双侧瞳孔大小形状多变,光反射消失,伴有眼球分离或异位,多属于中脑损伤；如果眼球不能外展并且发生复视,多因展神经受损所致；眼球发生震颤多是由于小脑或者脑干损伤。同时应注意伤后使用的药物会影响瞳孔的观察,如吗啡、氯丙嗪可使瞳孔缩小,阿托品、麻黄碱致瞳孔散大。

(5) 其他：颅内压增高时,表现为剧烈疼痛及频繁呕吐。若有脑疝发生,在患者躁动时脉搏不会加快。注意CT和MRI的检查结果,并进行颅内压监测。

第5节　颅内血肿

颅内血肿(intracranial hematoma)是最常见、最严重、可逆性的继发性颅脑损伤类型。根据血肿的部位进行分类可分为：硬脑膜外血肿(epidural hematoma,EDH)、硬脑膜下血肿(subdural hematoma,SDH)和脑内血肿(intracerebral hematoma,ICH)。根据血肿症状出现的时间分类可以分为:急性血肿(3日内出现症状)、亚急性血肿(伤后3天至3周出现症状)、慢性血肿(伤后3周以上才出现症状)。其发生率约占闭合性颅脑损伤的10%,占重型颅脑损伤的40%～50%。

一、硬脑膜外血肿

硬脑膜外血肿指血液积聚在颅骨与硬脑膜之间。约占外伤性颅内血肿的30%,多属于急性型,在任何年龄均可发生,但小儿的发生率较低。多见于颅盖骨折,其中,颞部、额顶部和颞顶部较多发生。

(一)病因及发病机制 硬脑膜外血肿与颅骨损伤关系密切,可因骨折或颅骨的短暂变形撕裂位于骨沟内的硬脑膜中动脉或静脉窦造成出血,或者骨折部位的板障出血。少数患者未发生骨折,血肿可能与外力造成的硬脑膜和颅骨间的分离,硬脑膜表面的小血管发生撕裂有关系。

(二)临床表现

1. **意识障碍** 进行性意识障碍是其主要症状。意识变化过程与原发性脑损伤的轻重和血肿形成的速度有关。包括如下三种类型:如果原发脑损伤轻,伤后无原发昏迷,待血肿形成后开始出现意识障碍(清醒→昏迷);如果原发脑损伤略微严重,伤后一度发生昏迷,随后完全清醒或好转,存在"中间清醒期",经过一段时间,颅内血肿形成,患者再度出现昏迷,并且呈进行性加重(昏迷→中间清醒或者好转→昏迷);如果原发脑损伤较重,伤后昏迷进行性加重或持续昏迷。因硬脑膜外血肿患者的原发脑损伤病情一般较轻,大部分患者属于前两种类型。

2. **颅内压增高和脑疝的表现** 患者在昏迷前或中间清醒期常发生头痛。幕上血肿大多先形成小脑幕切迹疝,除发生意识障碍,会有瞳孔改变,疾病初期,因为动眼神经受到刺激,患侧的瞳孔缩小,随后由于动眼神经受压,患侧瞳孔散大,对侧肢体偏瘫呈进行性加重的表现。如果脑疝持续加重,脑干受到严重的压迫,中脑动眼神经核受损,那么双侧瞳孔会散大。幕上血肿的患者先经历小脑幕切迹疝,再合并枕骨大孔疝,因此严重的呼吸循环衰竭通常发生在意识障碍和瞳孔改变的后期。幕下血肿的患者会直接发生枕骨大孔疝,较早的发生呼吸骤停。

3. **神经系统的体征** 伤后立即出现局部病灶的症状和体征,主要是原发脑损伤的表现类型。单纯的硬脑膜外血肿,除非血肿压迫了脑的功能区,否则在早期较少出现症状和体征。当血肿增大引起小脑幕切迹疝时,会出现对侧锥体束征。脑疝持续发展,当脑干受压严重时可导致去大脑强直。

(三)实验室及其他检查 CT检查有助于明确诊断,可直接显示硬膜外血肿,表现为颅骨内板与硬脑膜之间的双凸镜形或弓形高密度影,也可了解脑室受压和中线结构移位的程度以及并存的脑挫裂伤、脑水肿等情况。应及早针对可能存在颅内血肿的患者进行检查。

(四)诊断要点 根据患者的头部受伤史,伤后当时清醒,之后昏迷,或出现中间清醒(好转)期的意识障碍过程,结合相关的CT结果,可以早期诊断。

(五)治疗要点

1. **手术治疗** 原则上一经确诊即应手术。可根据CT检查采用骨瓣或骨窗开颅术清除血肿,妥善止血。要求在24～48小时内进行手术,多主张采用CT定位钻孔加尿激酶溶解血肿碎吸引流术,该方法简单易行,且对脑组织的损伤小,但是清除积血不彻底,必要时进行开颅血肿清除术加去骨瓣减压术。血肿清除后,如硬脑膜张力高或者可能有硬膜下血肿时,应切开硬膜探查。对少数病情危急的患者,来不及进行CT检查时,可直接进行手术钻孔探查,再扩大成骨窗清除血肿。

2. **非手术治疗** 伤后病情稳定,无明显意识障碍,CT检查幕上血肿量<40mL,幕下血肿量<10mL,中线结构移位<1.0cm的患者,在密切观察病情的情况下,可采用脱水降颅压等非手术治疗的方式。若在治疗的过程中出现进行性的颅内压增高,伴有局灶性脑损害和脑疝等早期症状,应紧急采取手术进行治疗。

二、硬脑膜下血肿

硬脑膜下血肿指出血积聚于硬脑膜下腔,是最常见的颅内血肿类型,约占外伤性颅内血肿的40%。多属急性或亚急性。

(一)病因及发病机制 硬脑膜下血肿的出血来源主要是脑皮质血管,大多是因为对冲性脑挫裂伤所致,多发于额极、颞极及其底面,是脑挫裂伤的并发症，称为复合型硬脑膜下血肿。另一种比较少见的血肿是由于大脑表面回流到静脉窦的桥静脉或静脉窦本身撕裂所致，范围较广。慢性硬脑膜下血肿，出血的来源及发病机制尚不完全清楚，发生人群主要是老年人，多数有轻微头部外伤史。部分患者虽无外伤，但可能与营养不良、VC缺乏、硬脑膜出血性或者血管性疾病等有关。该类血肿常有厚薄不一的包膜。

（二）临床表现

1. **急性或者亚急性硬膜下血肿**　因多数与脑挫裂伤、水肿同时存在，故主要表现是伤后持续昏迷或者昏迷进行性加重。"中间清醒期"较少，颅内压增高和脑疝的症状出现较早。

2. **慢性硬脑膜下血肿**　进展缓慢，病程较长。临床表现的差异很大：①慢性颅内压增高症状；②偏瘫、失语和局限性癫痫等局灶症状；③头昏、记忆力减退、精神失常等智力障碍和精神症状等。

（三）诊断要点

1. **急性或亚急性硬膜下血肿**　CT检查显示脑表面新月形高密度、混杂密度或等密度影，多伴有脑挫裂伤及脑受压。

2. **慢性硬脑膜下血肿**　CT检查可见脑表面新月形或半月形低密度或者等密度影。

（四）治疗要点

急性和亚急性硬脑膜下血肿的治疗原则与硬脑膜外血肿类似。慢性硬脑膜下血肿如果已经形成包膜，且包膜完整，有明显症状的患者，可进行颅骨钻孔引流术，术后在孔内放置引流管继续引流，对脑组织膨出和消灭无效腔有利，必要时进行冲洗。

三、脑内血肿

脑内血肿比较少见，指出血积聚在脑实质内，在闭合性颅脑损伤中，发生率为0.5%～1.0%。

（一）病因及发病机制　常因枕部着力导致，同时存在额颞部对冲性脑挫裂伤。

1. **浅部血肿**　多由于挫裂的脑皮质血管破裂，常与硬脑膜下和硬膜外血肿并存，多伴有颅骨凹陷性骨折，部位好发于额叶、颞叶及其表面。

2. **深部血肿**　较少见，是脑深部血管破裂所致，脑表面无明显的挫裂伤。

（二）临床表现　以进行性加重的意识障碍为主，常与脑膜血肿同时存在，其临床表现与脑挫裂伤和急性硬脑膜下血肿的症状类似。

（三）实验室及其他检查　CT检查 表现为脑挫裂伤区附近或脑深部白质内类圆形或者不规则的高密度影，周围存在低密度影。

（四）治疗要点　与硬脑膜下血肿的处理相同，多采用骨瓣或骨窗开颅的方法。对少数脑深部类型的水肿，如颅内压增高显著，病情呈进行性加重的患者，也可考虑手术治疗。根据患者的具体情况采用开颅血肿清除或钻孔引流术。

（五）护理要点　颅内血肿作为继发性损伤的一种，首先应做好原发性脑损伤的相关护理措施，同时也要注意如下的护理。

1. **病情观察**　术前密切观察患者意识状态、生命体征、瞳孔、神经系统病症等变化，及时发现颅内血肿及颅内压增高的迹象，一旦发生，立即进行降低颅内压的处理。遵医嘱积极降低颅内压的同时做好术前准备。术后注意观察病情的变化情况，重点是观察血肿清除的效果。

2. **引流管的护理**　对于留置引流管的患者应加强引流管的护理：①患者采取平卧位或者头低足高患侧卧位，以利于渗出液充分引流；②保持引流的通畅，引流袋的位置应低于创腔30cm；③保持引流管的无菌性，防止引流管发生逆行性感染；④应注意观察引流液的颜色、量以及性状，如果出现异常情况，应及时进行处理；⑤尽早拔管，术后3日进行CT的检查，待血肿消失后方可拔管。

四、开放性脑损伤

开放性脑损伤主要是指：头颅损伤后脑组织与外界环境相通的损伤类型。根据致伤物的差异分为非火器性与火器性开放性脑损伤。两者均可发生头皮裂伤、颅骨骨折、硬脑膜破裂和脑脊液漏，最后导致失血性休克和颅内感染的发生。

（一）病因及发病机制

1. **非火器性开放性脑损伤**　根据致伤物可分为两类：①锐器：如刀、斧、钉、针等。因尖锐锋利，所形成的伤道较整齐，损伤的仅是局部，对周围的影响较小。②钝器：由石块、树枝等所致。石块集中于头部造成开放伤，树枝造成的损伤类似锐器伤。因致伤物的种类不同导致其致伤机制也有所差别。

2. **火器性开放性脑损伤** 此类型的损伤与致伤物的性状、速度、大小等密切相关。主要分为3大类：①非贯通伤：由颅骨或颜面部射入，停留在颅腔内。脑组织的损伤多较严重；②贯通伤：有入口和出口，致伤物贯通颅腔，伤道长，脑组织的重要结构和脑室常被累及，损伤多严重；③切线伤：致伤物与颅骨、脑呈切线性擦过，脑内无致伤物。

(二) 临床表现

1. **头部伤口** 非火器性导致的开放性脑损伤，伤口一般掺杂大量异物如头发、布片、泥沙和碎骨片等，患者表现有脑脊液和脑组织从伤口溢出，或者脑组织由硬脑膜和颅骨缺损处向外膨出。如果是火器性开放性脑损伤，可发现由弹片或弹头所形成的伤道。

2. **意识障碍** 患者伤后可出现意识障碍，意识障碍的程度与致伤原因相关。例如：锐器所致的非火器性开放性脑损伤及低速致伤物造成的火器性开放性脑损伤较局限，所以伤后较少发生意识障碍；钝器所致的非火器性开放性脑损伤以及高速致伤物导致的火器性开放性脑损伤，极易发生脑组织的弥漫性损害，因此，大多数患者伤后即可出现意识障碍。

3. **生命体征变化** 损伤若伤及脑干或下丘脑等组织，生命体征可发生明显改变，甚至迅速出现中枢性呼吸、循环衰竭。如果受伤后具有如下表现：呼吸深慢，脉缓有力，血压升高，则表明患者的颅内压增高，发生了颅内血肿或者严重的脑水肿。

4. **瞳孔及局灶症状的变化** 发生脑疝时可有瞳孔的异常表现；若伤及皮质功能区或其近邻部位，局部症状明显，如发生失语、瘫痪等。其中外伤性癫痫的发生率较高。

(三) 实验室及其他检查

1. **X线检查** 可以明确骨折的类型和范围，及颅内是否有骨碎片。

2. **CT检查** 确定脑损伤的部位和范围、是否继发颅内血肿、脑水肿或脑肿胀，对存留的骨折片或异物做出精确的定位。

(四) 治疗要点

1. **现场急救** 保证患者生命安全，采取保持呼吸道通畅，积极抗休克等措施，妥善保护伤口或者膨出的组织等。

2. **尽早清创** 开放性伤口应争取在6～8小时内行清创术，若无明显污染并在应用抗生素的前提下，清创的时限可延长至72小时。

3. **预防感染** 术后应用抗生素、TAT预防感染。

(五) 护理措施

1. **现场急救** 首先抢救心搏骤停、窒息、开放性气胸、大出血等危及患者生命的伤情。有明显大出血者应补充血容量，无外出血表现而有休克征象者，应查明有无头部以外部位损伤，如合并腹腔内脏破裂等。

2. **保持呼吸道通畅** 及时清除口、鼻、气管内的血液、呕吐物或分泌物，必要时行气管插管，以确保呼吸道通畅。禁用吗啡止痛，以防抑制呼吸。

3. **保护伤口** 有脑组织从伤口膨出时，外露的脑组织周围用消毒布卷保护，再用纱布架空包扎，避免脑组织受压。对插入颅腔的致伤物不可晃动或拔出，以免引起颅内大出血。遵医嘱使用抗生素和TAT。

4. **密切观察病情** 密切观察生命体征、意识状态以及瞳孔变化，及时发现和处理并发症。如患者意识障碍进行性加重，出现喷射性呕吐、瞳孔散大，应警惕脑疝的发生。

(六) 手术前后护理

1. **术前护理** ①止血及补充血容量：创伤部位出血过多易造成失血性休克，应迅速控制出血，补充血容量；②病情观察：严密观察患者意识状态、生命体征、瞳孔、神经系统病症等，其他临床表现评估包括颅内血肿或脑水肿的进展情况；③完善术前准备：除按闭合性脑挫裂伤患者护理外，还应做好紧急手术准备。

2. **术后护理** ①术后送ICU病房严密监护；②保持呼吸道通畅；③继续实施降低颅内压的措施；④做好创口和引流管的护理，注意有无内再出血和感染迹象；⑤加强基础护理。

(赵雅宁)

第10章 颅内压增高患者的护理

颅内压增高(increased intracranial pressure)是神经外科常见临床病理综合征,是颅脑损伤、脑肿瘤、脑出血、脑积水和颅内炎症等疾病引起颅腔内容物体积增加,或颅腔容积减少超过颅腔可代偿的容积,导致颅内压持续在 200mmH_2O (2.0kPa)以上,并出现头痛、呕吐、视神经盘水肿等相应的综合征,称为颅内压增高。如不能及时诊断和解除引起颅内压增高的病因,或采取相应的缓解措施,患者将因意识丧失、呼吸抑制等脑疝综合征而死亡。

第1节 颅内压增高

颅内压(intracranial pressure,ICP)指颅腔内容物对颅腔壁所产生的压力。通常以侧卧位时腰段脊髓蛛网膜下腔穿刺所测得的脑脊液压为代表。颅腔内容物的体积与颅腔容积相适应,使颅内保持稳定的压力。成人的正常颅内压为 70～200mmH_2O(0.7～2.0kPa),儿童的正常颅内压为 50～100mmH_2O(0.5～1.0kPa)。颅内压还可以通过采用颅内压监护装置,进行持续、动态观察。病理情况下,当压力超过 200mmH_2O(2.0kPa)时,即为颅内压增高。

一、病因及发病机制

颅腔是由颅骨形成的半封闭腔,成人颅腔的容积固定,为 1400～1 500mL。颅腔内容物主要为脑、血液和脑脊液三种成分。颅内压的调节主要通过脑脊液或脑血容量的增减来实现。当颅内压高于 70mmH_2O 时,脑脊液的分泌减少而吸收增多,使颅内脑脊液量保持在正常范围,以代偿增加的颅内压。当颅内压低于 70mmH_2O 时,脑脊液的分泌增加而吸收减少,使颅内脑脊液量增多,以维持正常颅内压不变。一般而言,颅内增加的临界容积约为 5%,当颅腔内容物体积增大或颅腔容量缩减超过颅腔容积的 8%～10%,则产生严重的颅内压增高。

1. **脑体积增加** 各种因素(物理性、化学性、生物性等)导致的脑水肿是形成颅内压增高的原因。临床上常将脑水肿分为血管源性脑水肿和细胞毒性脑水肿,其发生机制与血脑脊液屏障破坏和脑细胞代谢障碍有关。根据累及范围,脑水肿可分为局限性和弥漫性两型:前者常见于颅内肿瘤、局限性脑挫裂伤或炎症灶周围;后者则常因全身系统性疾病、中毒、缺氧等引起。

2. **颅内血容量增加** 呼吸道梗阻或呼吸中枢衰竭引起的二氧化碳蓄积和高碳酸血症,或脑干部位自主神经中枢和血管运动中枢遭受刺激,可引起脑血管扩张,脑血容量增加,导致颅内压增高。

3. **颅内脑脊液增多** 常见的原因:①脑脊液分泌过多,如脉络丛乳头状瘤。②脑脊液吸收障碍,如颅内静脉窦血栓形成等。③脑脊液循环障碍,如先天性导水管狭窄或闭锁。

4. **颅内占位病变** 为颅腔内额外增加的内容物,包括脑肿瘤、颅内血肿、脑脓肿等。病变本身使颅内空间相对变小,加之病变周围的脑水肿,或因阻塞脑脊液循环通路所致的脑积水,使颅内压进一步增高。

5. **其他** 先天性畸形,如颅底凹陷症、狭颅症;或大片凹陷性骨折,颅腔狭小也可引起颅内压增高。

二、病理生理

1. **颅内压调节**

(1) 脑脊液的调节:颅内病变早期,当颅内容物增加时,机体可通过减少脑脊液量来代偿。代偿方式:①颅内脑室和蛛网膜下腔的脑脊液被挤入椎管。②脑脊液的吸收加快。③由于脉络丛血管收缩,脑脊液的分泌减少。

(2) 脑血流量的调节:脑血流量(cerebral blood flow,CBF)指一定时间内一定重量的脑组织中所通过的血液量,通常以每 100g 脑组织每分钟通过的血液毫升数表示。正常成人每分钟约有 100mL 血液进入颅内,并能自行调节。脑血流量主要取决于脑血管阻力(CVR)和脑灌注压(CPP),其公式为脑血流量(CBF)=脑灌注压(CPP)/脑血管阻力(CVP)。其中脑灌注压=平均动脉压-颅内压。颅内压增高时,脑灌注压下降,脑血管可通过自身调节,使脑血流保持相对恒定。如果颅内压不断增高,脑灌注压低于40mmHg,脑血流量减少到正常的1/2或更少时,脑组织严重缺氧,脑血管的自动调节功能基本丧失,机体则通过自主神经系统的反射作用,使全身周围血管收缩,血压升高,心排血量增加,以提高脑灌注压。与此同时呼吸减慢加深,使肺泡内气体获得充分交换,提高血氧饱和度。这种以升高动脉压,并伴心率减慢、心排血量增加和呼吸深慢的三联反应,称为全身血管升压反应或Cushing反应。此反应多见于急性颅内压增高病例,慢性者则不明显。

2. **颅内压增高的后果**

(1) 颅内压持续增高,可引起一系列中枢神经系统功能紊乱和病理变化(图10-10-1)。

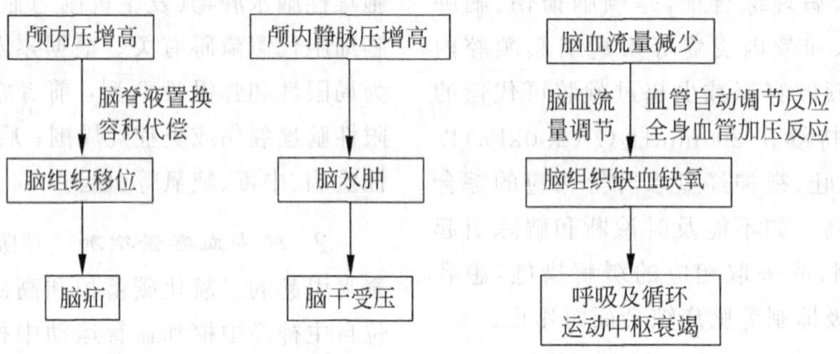

图10-10-1 颅内压增高的病理生理变化

主要病理改变是脑血流量减少和脑疝形成。脑血流量的减少造成脑组织缺血缺氧,加重脑水肿,使颅内压进一步增高。脑疝主要是脑组织移位,压迫脑干。两者均导致脑干衰竭(呼吸、循环衰竭)。随着颅内压不断上升,脑血流量减少,脑组织处于严重缺氧状态,为了维持必需的脑血流量,一方面脑血管扩张,另一方面机体通过自主神经系统调节,使全身周围血管收缩、血压升高、心率减慢、心搏出量增加,同时呼吸减慢加深,以提高血氧饱和度。动脉压升高伴心率减慢、心搏出量增加和呼吸深慢的三联反应,即为库欣(Cushing)反应,或称全身血管升压反应。

(2) 胃肠功能紊乱及消化道出血:与颅内压增高引起下丘脑自主神经中枢缺血而致功能紊乱有关。也可能由于颅内压增高时,消化道黏膜血管收缩造成缺血,导致胃十二指肠溃疡形成而发生出血或穿孔。

三、临床表现

头痛、呕吐、视神经水肿是颅内压增高的“三主征”。但出现时间并不一致,常以其中一项为首发症状。

1. **代偿期** 颅腔内容物尚未超过代偿容积,颅内压可保持正常,临床上不会出现颅压增高的症状,代偿期的长短取决于病变的性质、部位、发展速度等。

2. **早期** 病变继续发展,颅内容物增加超过颅腔代偿容积,逐渐出现颅压增高的表现,如头痛、呕吐等。此期脑血管自动调节功能良好,脑血流量相对稳定,如能及时解除病因,脑功能容易恢复,预后良好。

3. **高峰期** 病变迅速发展,脑组织有较严重的缺血缺氧,患者出现明显的颅内压增高“三主征”。

(1) 头痛:是颅压增高最常见的症状之一,以早晨或晚间较重,部位多位于额部及颞部,可从颈枕部向前方放射至眼眶,以头部胀痛和撕裂痛为多见,头痛程度随颅内压的增高而进行性加重。当用力、咳嗽、喷嚏、弯腰或低头活动时常常会使头痛加重。

(2) 呕吐:常在头痛剧烈时出现,常伴恶心、呕吐,呈喷射状,与进食无直接关系,但较易发生于饭后。呕吐后头痛可以减轻缓解。

(3) 视神经盘水肿:是颅内压增高的重要客观征象之一,因视神经受压、眼底静脉回流受阻引起。表现为视神经乳头充血,边缘模糊不清,中央凹陷消失,视盘隆起,视网膜静脉怒张、迂曲,动、静脉比例失调,搏动消失,严重者视盘周围可见火焰状出血。早期多不影响视力,若长期不缓解,则出现继发性视神经萎缩,表现为视神经乳头苍白,视力减退,视野向心性缩小,甚至失明。

(4) 意识障碍:急性颅内压增高时常有明显的进行性意识障碍,由嗜睡、淡漠逐渐发展成昏迷。慢性颅内压增高的患者可出现嗜睡,反应迟钝和呆滞等，症状时轻时重。病情急剧发展时，常出现血压上升、脉搏缓慢有力、呼吸深慢等生命体征改变。此期脑血管自动调节反应丧失，主要依靠全身血管升压反应。如不能及时采取有效治疗措施，往往迅速出现脑干衰竭。

4. **衰竭期** 病情危重，患者深昏迷，双侧瞳孔散大，对光反射消失、发生脑疝、去皮质强直。生命体征表现为血压下降，体温升高，脉搏徐缓，呼吸不规则甚至停止，终因呼吸衰竭而死亡。此时脑组织几乎无血液灌流，脑细胞活动停止，脑电图呈水平线，预后极差。

四、实验室及其他检查

1. **CT及MRI检查** 可见脑沟变浅，脑室、脑池缩小或脑结构变形等，对绝大多数病变可做出定位诊断，通常能显示病变的位置、大小和形态。头颅CT是诊断颅内占位性病变的首选检查，CT快速、精确、无创伤。MRI检查时较长，对颅骨骨质显像差。

2. **脑血管造影(cerebral angiography)或数字减影血管造影(DSA)** 主要用于诊断脑血管性疾病或血运丰富的颅脑肿瘤等疾病的检查。

3. **X线检查** 慢性颅内压增高时，可见脑回压迹增多、加深，蛛网膜颗粒压迹增大、加深，鞍背骨质稀疏及蝶鞍扩大，颅骨的局部破坏或增生等，小儿可见颅骨骨缝分离。X线片对于诊断颅骨骨折、垂体瘤所致蝶鞍扩大以及听神经瘤引起内耳道孔扩大等具有重要价值。

4. **腰椎穿刺** 可以直接测量颅内压力，同时可获取脑脊液做化验检查。但对颅内压明显增高的患者做腰椎穿刺有诱发枕骨大孔疝的危险，应尽量避免。

5. **颅内压监测** 是将导管或微型压力传感器，探头置于颅内，导管或传感器的另一端与颅内压监护仪连接，将颅内压力变化转为电信号，显示于示波屏或数字仪上，并用记录器连续描记，以随时了解颅内压的一种方法。根据颅内压高低和波形，可及时了解颅内压变化，判断病情，指导药物治疗和手术时机选择。

6. **眼科检查** 可通过眼底检查、光学相关断层扫描等观察视神经乳头的形状、大小、色泽，边缘是否清晰，视网膜动、静脉直径和比例等。

五、诊断要点

头痛的原因很多，大多并非颅内压增高所致。头痛伴有呕吐者，则应高度警惕颅内压增高的存在。出现头痛、呕吐、视神经盘水肿，颅内压增高的诊断即可成立。如果需要，且病情允许，可作上述实验室及其他检查，以利早期诊断。

六、治疗要点

颅内压增高的处理原则为积极治疗原发病，降低颅内压。

1. **病因治疗** 病因治疗是最根本和最有效的治疗方法，如切除颅内肿瘤、清除颅内血肿、穿刺引流或切除脑脓肿、控制颅内感染等。病因一旦解除，颅内压即可能恢复正常。

2. **对症治疗-降低颅内压**

(1) 脱水治疗：适用于颅内压增高原因不明，或虽已查明原因但仍需非手术治疗者，或作为手术前准备，使用高渗性脱水剂(如20%甘露醇)，使脑组织间的水分通过渗透作用进入血液循环再由肾脏排出，达到减轻脑水肿和降低颅内压的目的；若同时使用利尿性脱水剂如呋塞米，降低内压效果更好。具体方法：①限制液体入量：颅内压增高较明显者，摄入量应限制在每日1500～2000mL，输液速度不可过快。②渗透性脱水：静脉输入或口服高渗液体，使脑组织内的水分向血循环转移，从而使脑水肿减轻，脑体积缩小，降低颅内压。常用20%甘露醇溶液，125～250mL，静脉快速滴注，紧急情况下可升压推注，每6～12小时一次；甘油果糖，250mL，静脉滴注，每8～12小时一次。③利尿性脱水：常与渗透性脱水剂合用。氢氯噻嗪(双氢克尿塞)，25mg，每日3～4次，口服。呋塞米(速尿)，20～40mg，每8～12小时一次，静脉或肌内注射。

(2) 激素治疗：糖皮质激素能改善血脑脊液屏障通透性，减轻氧自由基介导的脂质过氧化反应，预防和缓解脑水肿，减少脑脊液生成。常用地塞米松5～10mg，静脉或肌内注射。在治疗中应注意防止并发高血糖、应激性溃疡和感染。

(3) 冬眠低温治疗：是应用药物和物理方法降低患者体温，以降低脑耗氧量和脑代谢率，减少脑血流量，改善细胞膜通透性，增加脑对缺血缺氧的耐受力，防止脑水肿的发生和发展，同时有一定降颅内压作用。临床上一般采用轻度低温(33～35℃)和中度低温(28～32℃)治疗。适应证：①中枢性高热、原发性脑干损伤或严重脑挫裂伤的患者。②脑血管疾病、脑缺氧及脑室内手术后高热及自主神经功能紊乱的患者。③各种原因引起的严重脑水肿导致颅内高压居高不降者。禁忌证:全身衰竭、休克、老年、幼儿及严重心血管功能不良者禁用此法。

(4) 亚低温冬眠疗法:降低脑的新陈代谢率,减少脑的氧耗量,防止脑水肿的发生与发展。

(5) 辅助过度换气:目的是使体内 CO_2 排出,增加血氧分压,减少脑血流量,使颅内压相应下降。

(5) 施行手术减压:手术去除病因是最根本和最有效的治疗方法。如手术切除内肿瘤、清除颅内血肿、处理大片凹陷性骨折等;侧脑室穿刺引流、颞肌下减压术和各种脑脊液分流术等。有脑积水者行脑脊液分流术,将脑室内的液体通过特殊导管通入蛛网膜下腔、腹腔或心房;脑水肿时采用减压术。

七、护理要点

1. **一般护理**

(1) 体位:保持病室安静、舒适;抬高床头15°~30°,以利于颅内静脉回流,减轻脑水肿。注意头颈不要过伸或过屈,以免影响颈静脉回流;昏迷患者取侧卧位,便于呼吸道分泌物排出。

(2) 吸氧:持续或间断吸氧,根据情况使用辅助过度通气,降低 $PaCO_2$,改善脑缺氧,使脑血管收缩,减少脑血流量,降低颅内压。过度换气有引起脑缺血的危险,使用期间监测脑血流和血气分析,维持患者 PaO_2 于 90~100mmHg(12~13.33kPa)、$PaCO_2$ 于 25~30mmHg(3.33~4.0kPa)水平为宜。过度换气持续时间不宜超过 24 小时,以免引起脑缺血。

(3) 适当限制液体出入量:补液量应以能维持出入量的平衡为度,成人每日静脉输液量 1 500~2 000mL,其中等渗盐水不超过 900mL,且保持尿量在 600mL 以上。应控制输液速度,防止短时间内输入大量液体,注意补充电解质并调节酸碱平衡,防止水电解质紊乱。

(4) 生活护理:做好口腔、皮肤的护理,注意饮食调整,神志清醒者给予普食,但要限制钠盐摄入量。保护患者防止受伤。

2. **病情观察** 密切观察患者的意识状态、生命体征、瞳孔、神经系统症状和体征等变化,持续监测颅内压及其波型变化,警惕脑疝的发生。

(1) 意识状态:意识反映大脑皮质和脑干的功能状态,是分析病情进展的重要指标。

传统分法:分为清醒、模糊、浅昏迷、昏迷、深昏迷(表 10-10-1)。

表 10-10-1 意识状态的分级

意识状态	语言刺激反应	痛刺激反应	生理反应	大小便自理	配合检查
清醒	灵敏	灵敏	正常	能	能
模糊	迟钝	不灵敏	正常	有时不能	尚能
浅昏迷	无	迟钝	正常	不能	不能
昏迷	无	无防御	减弱	不能	不能
深昏迷	无	无	无	不能	不能

格拉斯哥昏迷评分(Glasgow Come Scale, GCS):依据患者睁眼、语言及运动反应进行评分,三者得分相加表示意识障碍程度。最高 15 分,表示意识清醒,8 分以下为昏迷,最低 3 分,分数越低表明意识障碍越严重(表 10-10-2)。

表 10-10-2 格拉斯哥昏迷评分

睁眼反应	计分	语言反应	计分	运动反应	计分
自动睁眼	4	回答正确	5	按吩咐动作	6
呼唤睁眼	3	回答错误	4	刺痛能定位	5
刺痛睁眼	2	吐字不清	3	*刺痛时回缩	4
不能睁眼	1	有音无语	2	*刺痛时屈曲	3
		不能发音	1	*刺痛时过伸	2
				*无动作	1

*痛刺激时肢体运动反应。

(2) 生命体征：密切观察患者体温、脉搏，呼吸、血压的变化，急性颅内压增高早期患者的生命体征常有“二慢一高”现象，即呼吸、脉搏减慢，血压升高。

(3) 瞳孔：瞳孔的观察对判断病变部位具有重要的意义，要注意双侧瞳孔的直径是否等大等圆及对光反射是否正常。颅内压增高患者出现病侧瞳孔先小后大，对光反射迟钝或消失，应警惕小脑幕切迹疝的发生。

(4) 颅内压监护：将导管或微型压力传感器探头置于颅内，导管或传感器另一端与颅内压监护仪连接，动态监测并记录颅内压变化。监护过程中，患者平卧或头抬高0°～15°，保持呼吸道通畅；躁动患者适当使用镇静药，避免外来因素干扰监护；防止管道阻塞、扭曲、打折及传感器脱出，严格无菌操作，预防感染，监护时间不宜超过1周。

3. 防止颅内压骤然升高的护理

(1) 休息：保持病室安静，劝慰患者安心休养，避免情绪激动，清醒患者不要用力坐起或提重物，以免血压骤升而增加颅内压。

(2) 保持呼吸道通畅：胸腔内压力能直接逆行传导到颅内静脉，加重颅内压增高。应预防呕吐物吸入气道，及时清除呼吸道分泌物和呕吐物。舌根后坠者可托起下颌或放置口咽通气道。对意识不清的患者及排痰困难者，行气管切开术。

(3) 避免剧烈咳嗽和便秘：剧烈咳嗽和用力排便可加重颅内压增高。避免并及时治疗感冒、咳嗽。颅内压增高引起的头痛致自主神经功能紊乱，抑制规律性排便活动，恶心、呕吐及脱水药物的应用，导致患者不同程度的脱水，引起便秘。能进食者鼓励患者多吃蔬菜与水果以预防便秘，预防因限制水分入量及脱水治疗而出现大便干结、便秘。对已形成便秘者可用开塞露1～2支塞肛，或用少量高渗液(如500g/L甘油盐水50mL)行低位、低压灌肠，必要时用手指掏出粪块，禁止大量灌肠，以免颅内压骤然增高。

(4) 及时控制癫痫发作：癫痫发作可加重脑缺氧及脑水肿，遵医嘱定时定量给予患者抗癫痫药物，一旦发作应协助医生及时降颅压处理。

(5) 躁动的处理：躁动可使患者颅内压进一步增高，应及时妥善处理。对于躁动患者应寻找并解除引起躁动的原因，如颅内压增高、呼吸道不通畅，尿潴留、粪便干硬、冷、热、饥饿等，勿盲目使用镇静剂或强制性约束，以免患者剧烈挣扎而加重病情。适当加以保护以防外伤及意外。若躁动患者变为安静状态或由原来安静变躁动状态，常提示病情发生变化。

4. 用药护理　最常用高渗性脱水剂，如20%甘露醇250mL，在30分钟内快速静脉滴注完，每日2～4次，用后10～20分钟颅内压开始下降，维持4～6小时。若同时使用利尿药，降低颅内压效果更好，如呋塞米20～40mg，静脉注射每日1～2次，脱水治疗期间，应准确记录出入量，并注意纠正利尿药引起的电解质紊乱，使用高渗性液体后，血容量突然增加，可加重循环系统负担，有导致心力衰竭或肺水肿的危险，尤应注意儿童、老人及心功能不良者。为防止颅内压反跳现象，脱水药物应按医嘱定时、反复使用，停药前逐渐减量或延长给药间隔时间。应用糖皮质激素治疗时注意观察有无因应用激素诱发应激性溃疡出血、感染等不良反应。

5. 辅助过度换气的护理　根据病情按医嘱给予肌松剂后，调节呼吸机各项参数。过度换气的主要副作用是脑血流量减少，有时会加重脑缺氧，应及时进行血气分析，维持患者PaO_2 90～100mmHg，$PaCO_2$ 25～30mmHg水平为宜。过度换气持续时间不宜超过24小时，以免引起脑缺血。

6. 冬眠低温疗法护理

(1) 环境和物品准备：将患者安置于单人病房，室内光线宜暗，调节室温18～20℃，室内备氧气、吸引器、血压计、听诊器。水温计、冰袋或冰毯、导尿包、集尿袋、吸痰盘、冬眠药物、急救药物及器械、护理记录单等，由专人护理。

(2) 降温：先行药物降温。根据医嘱首先给予足量冬眠药物，如冬眠Ⅰ号合剂(包括氯丙嗪、异丙嗪及哌替啶)或冬眠Ⅱ号合剂(哌替啶、异丙嗪、双氯麦角碱)，待自主神经被充分阻滞，患者御寒反应消失，进入昏睡状态后，方可加用物理降温措施。否则，患者一旦出现寒战，可使机体代谢率升高、耗氧量增加、无氧代谢加剧及体温升高，反而升高颅内压。物理降温方法可采用头部S冰帽，在颈动脉、腋动脉、肱动脉、股动脉等主干动脉表浅部放置冰袋等，降温过程中应使患者体温稳定在治疗要求的范围内，避免大起大落。降温速度以每小时下降1℃为宜，体温降至肛温33～34℃，腋温31～33℃较为理想。体温过低易诱发心律失常、低血压、凝血障碍等并发症，且患者反应极为迟钝，影响观察；体温高于35℃，则疗效不佳。冬眠药物最好经静脉滴注，以便调节给药速度及药量，以控制冬眠深度。亚低温冬眠疗法一般为2～3日，停止治疗时，先停物理降温,再逐渐停用冬眠药物,同时为患者加盖被毯,任其自然复温。

(3) 严密观察病情:在治疗前应观察并记录生命体征、意识状态、瞳孔和神经系统症状,作为治疗后观察对比的基础。冬眠低温期间,若脉搏超过100次/分钟,收缩压低于90mmHg,呼吸次数减少或不规则时,应及时通知医师停止冬眠疗法或更换冬眠药物。

(4) 预防并发症:保持呼吸道通畅,预防肺部并发症;搬动患者或为其翻身时,动作要缓慢、轻稳,以防发生直立性低血压;防止冻伤。

(5) 缓慢复温:冬眠低温治疗时间一般为2~3天,可重复治疗。停用冬眠低温治疗时应先停物理降温,再逐步减少药物剂量或延长相同剂量的药物维持时间直至停用。为患者加盖被毯,让体温自然回升,必要时加用电热毯或热水袋复温,温度应适宜,严防烫伤;复温不可过快,以免出现颅内压"反跳"、体温过高或酸中毒等。

7. **脑室引流的护理** 脑室持续引流是经颅骨钻孔行脑室穿刺后或在开颅手术中,将带有数个侧孔的引流管前端置于脑室内,末端外接一无菌引流瓶,将脑脊液引出体外的一项技术。脑室引流术是神经外科常用的急救手段,尤其对于颅内压增高的危重患者,可以避免或减缓脑疝的发生,挽救生命。

(1) 密切观察引流是否通畅:①肉眼观察:在引流通畅状况下,脑室引流调节瓶内玻璃管中的液面可随患者的心跳与呼吸上下波动。波动不明显时,可采用按压双侧颈静脉方法,证明引流是否通畅。②仪器监测:脑室引流连接颅内压监测仪时,应定时观察监测仪上颅内压力的波形和参数。正常的波形是在一个心动周期内由3个脉搏波组成,波幅为3~5mmHg,并随心跳与呼吸上下波动,若波形近似直线,证明引流管腔已阻塞,应寻找原因并及时处理。

(2) 观察引流液的量、颜色:①引流液量:每24小时测量并记录一次,正常脑脊液的分泌量是每24小时分泌400~500mL。在颅内有继发性感染、出血及脑脊液吸收功能下降或循环受阻时,其分泌量将相对增加。②引流液颜色:正常脑脊液无色、清亮、透明。若脑室内出血或正常脑室手术后,脑室液可呈血性,但此颜色应逐渐变淡,直至清亮;若引流液的血性程度突然增高,且引流速度明显加快,可能为脑室内再出血,应尽早行头颅CT检查,以查清病因;密切观察脑脊液有无混浊、沉淀物,定时送常规检查。如患者出现体温升高、头痛、呕吐及脑膜刺激等颅内感染征象时,应做脑脊液细菌培养与药物敏感试验,给予抗生素治疗。

(3) 脑室引流速度的调控:①脑室引流瓶悬挂的高度应是引流管开口高于侧脑室平面10~15cm,以维持正常的颅内压。②根据患者颅内压监测数值随时调节引流瓶的高度,使颅内压逐渐下降到正常水平。术后第一日,应保持颅内压不低于原高颅压水平的30%~50%,以后使之逐渐降至7~11mmHg,若颅内压大于29mmHg者,引流瓶悬挂的高度应以保持颅内压在15~18mmHg为宜,防止因颅内压骤降而发生小脑幕切迹疝或颅内出血。③严格遵守无菌操作,更换引流瓶(袋)时,应先夹闭引流管以免管内脑脊液逆流入脑室,注意保持整个装置无菌。

(4) 脑持续引流中的故障及处理:①引流管曲折:引流管不可受压、扭曲、成角、折叠,若有曲折要及时予以纠正。适当限制患者头部活动范围,活动及翻身时避免牵拉引流管。②引流管放入脑室过深过长,在脑室内盘曲成角;可提请医师对照X线片,将引流管缓慢向外抽出至有脑脊液流出,然后重新固定。③管口吸附于脑室壁:可将引流管轻轻旋转,使管口离开脑室壁。④引流管阻塞:若引流管腔被血凝块或沉淀物阻塞,应用双手顺行捏挤引流管直至通畅,不可逆行捏挤,亦不能用生理盐水等液体行逆行冲洗,以免发生逆行性颅内感染。⑤引流管脱出:防止引流管脱出是保证脑室引流成功的关键,护理工作中应注意解释与指导,以取得患者主动合作;对意识障碍者,用布制约束带在其胸部或四肢适当加以约束;引流管穿刺头皮处要用缝线固定1~2针且松紧适宜,过紧会影响引流,过松则易脱出,局部覆盖的敷料也应以胶布牢靠固定;各连接管应稍长,以利患者头部的活动;切勿将引流管固定在床上,以免头部转动时将引流管拔出。一旦引流管脱出,切不可将其插回脑室内,应立即用无菌敷料覆盖创口并协助医师处理。若为连接管接头处脱开,应及时夹闭引流管上端,在无菌操作下迅速更换一套脑室引流装置。

(5) 术后并发症的监护:脑室引流管放置过程中易致颅内感染,如并发脑室内感染、脑膜炎等,严重者可危及生命。因此,应做好以下预防工作:①颅内感染的预防:保持穿刺部位的清洁与干燥,每日用碘酒、酒精消毒一次并更换敷料,如敷料被浸湿,应查明原因并及时更换;脑室引流管与引流瓶导管连接处用无菌纱布包裹,不可任意拆卸引流管或在引流管上进行穿刺,引流瓶及贮液瓶应每日换一次。搬动患者时，应暂时夹闭引流管，并注意保护引流瓶，严防破裂；保持病室内清洁，定时通风换气并用紫外线作空气消毒。②脑损伤、脑出血的预防：多由于反复脑室穿刺所致。如按常规操作穿刺不顺利时，应行 CT 检查，以重新确认脑室的位置、大小及形态后再谨慎穿刺。③急性硬脑膜下血肿：因脑脊液被突然大量引流排出体外，使颅内压突然降低，导致桥静脉破裂出血所致。因此，在临床中应注意引流液的排出不可过多过快，需维持一定的颅内压。④脑疝：引流瓶位置过低或因变换体位时脑室引流管接头脱落，均可使脑脊液流出过多过快，引起脑脊液动力学的巨大变化，小脑幕上的颅内压力会突然降低，使小脑上移而发生小脑幕切迹上疝。也可因引流不通畅，高颅压得不到纠正而发生枕骨大孔疝。应保持缓慢地放液速度，并密切观察意识、瞳孔及生命体征变化。

(6) 引流管的拔除：开颅术后脑室引流管一般放置 3～4 天。拔管指征：患者意识好转，自觉头痛感减轻；颅内压＜15mmHg；原血性脑脊液的颜色变淡，红细胞＜20 000×10⁶/L；或原脓性脑脊液的颜色已转为清亮，白细胞＜20×10⁶/L；脑脊液细菌培养证实无菌生长；置管时间超过第 7 天，如需继续引流则需重新更换部位。拔管前一天应试行抬高引流瓶（袋）或夹闭引流管 24 小时，以了解脑脊液循环是否通畅，有否颅内压再次升高的表现。若患者出现头痛、呕吐等颅内压增高症状，应立即放低引流瓶（袋）或开放夹闭的引流管，并告知医师。拔管时应先夹闭引流管，以免管内液体逆流入脑室引起感染。拔管后，切口处若有脑脊液漏出，也应告知医师妥为处理，以免引起颅内感染。

8. **脑脊液分流术后的护理**　严密观察病情，判断分流术效果。警惕有无分流管阻塞和感染等并发症。观察有无脑脊液漏，一旦发现，应及时通知医师并协助处理。

第2节　脑　疝

颅内病变所致的颅内压增高达到一定程度时，尤其是局部占位性病变使颅内各分腔之间的压力不平衡，脑组织从高压力区向低压力区移位，导致部分脑组织、血管及脑神经等重要结构受压或移位，被挤入小脑幕裂孔、枕骨大孔、大脑镰下间隙等生理性或病理性间隙或孔道中，从而出现一系列严重的临床症状，即为脑疝（brain herniation）。脑疝是颅内压增高的危象和引起死亡的主要原因，移位的脑组织压迫脑的重要结构或生命中枢，如不及时救治常危及患者生命，必须予以足够的重视。根据移位的脑组织及其通过的硬脑膜间隙和孔道，脑疝可分为小脑幕切迹疝（颞叶沟回疝）、枕骨大孔疝（小脑扁桃体疝）、大脑镰疝（扣带回疝）和小脑幕切迹上疝（小脑蚓疝）等。这几种脑疝可以单独发生，也可同时或相继出现。

一、小脑幕切迹疝

当幕上一侧占位病变不断增长引起颅内压增高时，脑干和患侧大脑半球向对侧移位。由于有大脑镰限制，半球上部移位较轻，而半球底部近中线结构如颞叶的沟回等则移位较明显，可疝入脚间池，形成小脑幕切迹疝（transtentorial herniation），挤压和牵拉动眼神经、脑干、后交通动脉及大脑后动脉。

（一）病因及发病机制

1. **动眼神经损害**　动眼神经受损的方式可能有四种：①颞叶沟回疝入脚间池内，直接压迫动眼神经及其营养血管。②沟回先压迫位于动眼神经上方的大脑后动脉，再使夹在大脑后动脉与小脑上动脉间的动眼神经间接受压。③脑干受压下移时，动眼神经遭受牵拉。④脑干受压，动眼神经核和邻近部位发生缺血、水肿或出血。

2. **脑干变化**　小脑幕切迹疝发生后，不仅中脑直接受压，同时由于脑干下移引起的供血障碍，还可向上累及 丘脑下部，向下影响脑桥乃至延髓。

(1) 脑干变形和移位：中脑受沟回疝挤压时，前后径变长，横径缩短，疝出的脑组织首先压迫同侧大脑脚；如继续发展则可累及整个中脑。脑干下移时使脑干纵行变形，严重时发生扭曲。

(2) 脑干缺血、水肿或出血：小脑幕切迹疝引起脑干缺血或出血的原因：①脑干受压，静脉回流不畅淤滞，以致破裂出血。②脑干下移远较基底动脉下移为甚，造成中脑和脑桥上部旁中区的动脉受牵拉引起血管痉挛或脑干内小动脉破裂出血，导致脑干缺血或出血，并继发水肿和软化。

3. **脑脊液循环障碍**　小脑幕切迹疝可使该脑池阻塞，导致脑脊液向幕上回流障碍。此外，脑干受压、变形扭曲时，可引起中脑导水管梗阻，使导水管以上的脑室系统扩大，形成脑积水，颅内压进一步升高。

4. **疝出脑组织的改变** 疝出的脑组织如不能及时还纳,可因血液回流障碍而发生充血、水肿以致嵌顿,更严重地压迫脑干。

5. **枕叶梗死** 后交通动脉或大脑后动脉直接受压、牵张,可引起枕叶梗死。

(二) 临床表现

1. **颅内压增高** 剧烈头痛,进行性加重,伴躁动不安,频繁呕吐。

2. **进行性意识障碍** 由于阻断了脑干内网状结构上行激活系统的通路,随脑疝的进展患者出现昏睡、浅昏迷,进而深昏迷。

3. **瞳孔改变** 脑疝初期患侧瞳孔变小,对光反射迟钝,随病情进展,出现患侧瞳孔逐渐散大,直接和间接对光反射均消失,并伴上睑下垂及眼球外斜,说明动眼神经背侧部的副交感神经纤维已受损。晚期,则出现双侧瞳孔散大,对光反射消失,患者多处于濒死状态(图 10-10-2)。

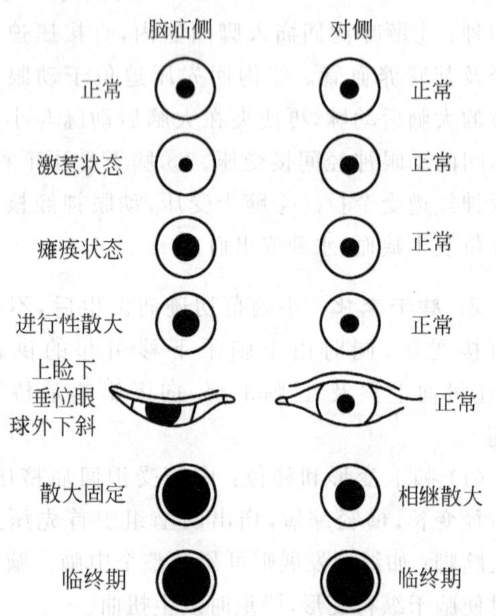

图 10-10-2 一侧小脑幕切迹疝引起的典型瞳孔变化

4. **运动障碍** 由于患侧大脑脚受压,出现对侧肢体的肌力减弱或瘫痪,肌张力增高,腱反射亢进,病理反射阳性。有时由于脑干被推向对侧,使对侧大脑脚与小脑幕游离缘相挤,造成脑疝同侧的锥体束征,需注意分析。脑疝进展时可致双侧肢体自主活动消失,严重时可出现去大脑强直发作,这是脑干严重受损的信号。

5. **生命体征紊乱** 由于脑干受压,生命中枢功能紊乱或衰竭,可出现生命体征异常。表现为血压升高,脉缓有力,呼吸深慢,体温上升。到晚期,生命中枢逐渐衰竭,出现潮式或叹息样呼吸,脉细弱,血压和体温下降;最后呼吸停止,继而心跳亦停止。

(三) 治疗要点 患者一旦出现典型的脑疝征象,应做紧急处理。

1. **保持呼吸道通畅**

2. **脱水治疗** 立即经静脉注射20%甘露醇溶液 250~500mL。

3. **手术治疗** 病变性质和部位明确者,立即手术切除病变;尚不明确者,快速检查确诊后手术或做姑息性减压术(颞肌下减压术,部分脑叶切除减压术)。

4. **侧脑室外引流术** 对有脑积水的患者,立即穿刺侧脑室作外引流,待病情缓解后再开颅切除病变或作脑室腹腔分流术。

经以上处理,疝出的脑组织多可自行还纳,表现为散大的瞳孔逐渐回缩,患者意识好转。但也有少数患者症状不改善,评估疝出的脑组织是否已嵌顿,术中可用脑压板将颞叶底面轻轻上抬或切开小脑幕,使嵌顿的脑组织得到缓解,并解除其对脑干的压迫。

二、枕骨大孔疝

颅内压增高时,小脑扁桃体经枕骨大孔疝出到颈椎管内,称为枕骨大孔疝或小脑扁桃体疝。多发生于颅后窝病变,也见于小脑幕切迹疝晚期。枕骨大孔疝分慢性和急性两种。慢性见于长期颅内压增高或颅后窝占位病变患者,症状较轻;急性多为突发,或在慢性疝出的基础上因某些诱因,如腰椎穿刺或排便用力,使疝出程度加重,延髓生命中枢遭受急性压迫而衰竭,患者常迅速死亡。

(一) 病理变化 颅后窝因容积小,其代偿缓冲容积也小,较小的占位病变即可使小脑扁桃体经枕骨大孔疝入颈椎管上端,病理变化如下:

1. **延髓受压** 慢性患者可无明显症状或症状轻微。急性延髓受压常很快引起生命中枢衰竭,危及生命。

2. **脑脊液循环障碍** 第四脑室中孔梗阻引起的脑积水和小脑延髓池阻塞所致的脑脊液循环障碍,使颅内压进一步升高,脑疝程度加重。

3. **疝出脑组织的改变** 疝出的小脑扁桃体

发生充血、水肿或出血，使延髓和颈髓上段受压加重。慢性疝出的扁桃体可与周围结构粘连。

（二）临床表现

1. **枕下疼痛**　颈项强直或强迫头位疝出组织压迫颈上部神经根，或因枕骨大孔区脑膜或血管壁的敏感神经末梢受牵拉，引起枕下疼痛。为避免延髓受压加重，机体发生保护性或反射性颈肌痉挛，患者头部宜维持在适当位置。

2. **颅内压增高**　表现为头痛剧烈，呕吐频繁，慢性脑疝患者多有视神经盘水肿。

3. **后组脑神经受累**　由于脑干下移，后组脑神经受牵拉，或因脑干受压，出现眩晕、听力减退等症状。

4. **生命体征改变**　慢性疝出者生命体征变化不明显，急性疝出者生命体征改变显著，迅速发生呼吸和循环障碍，先呼吸减慢，脉搏细速，血压下降，很快出现潮式呼吸和呼吸停止，如不采取措施，很快发生心搏骤停。与小脑幕切迹疝相比，枕骨大孔疝的特点是：生命体征变化出现较早，瞳孔改变和意识障碍出现较晚。

（三）诊断要点　宜尽早手术切除病变。症状明显且有脑积水者，应及时作脑室穿刺并给予脱水剂，然后手术处理病变。对呼吸骤停的患者，立即做气管插管辅助呼吸，同时行脑室穿刺引流，静脉内注射脱水剂，并紧急开颅清除原发病变。

（四）护理要点

1. **一般护理**

（1）体位：卧床休息，头部抬高 15°～30°，以保持颅内静脉回流通畅和良好的脑血液供应。运送和搬运患者时应尽量防止震动，检查患者时防止过猛地搬动患者头颈部。

（2）控制输液量：每天尿量应控制在 600～800mL 基础上，不超过 24 小时尿量加上 500mL，输液速度须慢，酌情限制钠盐，以 10%高渗糖为主。保持大、小便通畅。必要时，导尿并记录 24 小时出入量。

（3）保持呼吸道通畅：吸氧，保持呼吸道通畅，防止窒息及吸入性肺炎等加重缺氧，对呼吸功能障碍者，应行人工辅助通气。

2. **病情观察**　密切观察意识、瞳孔、生命体征的变化。

（1）神志观察：定时呼唤姓名和询问一些简单的问题，以判断对人物、地点、时间的定向力。也可刺激患者胸骨柄和眶上神经，以判断患者对疼痛刺激的反应。

（2）瞳孔监护：①双瞳一致性改变：双侧瞳孔扩大或缩小，对光反射正常无意义。②双侧瞳孔散大，对光反射消失多是临终前表现。③双侧瞳孔极度缩小（针尖样瞳孔），伴高热多是脑桥病变。④双瞳不等大：大小多变多是中脑病变；缩小侧伴眼睑下垂-交感神经麻痹所致，即 Horner 综合征；恒定既可是颞叶沟回疝的表现，亦可是视神经或动眼神经直接受损的结果，应注意鉴别（见表 10-10-3）。

表 10-10-3　瞳孔变化的鉴别

项　目	视神经损伤	动眼神经损伤	沟回疝
出现时间	伤后立即出现	伤后立即出现	伤后一段时间出现
意识障碍	不一定	不一定	昏迷
对光反射			
直接	（－）	（－）	（－）
间接	（＋）	（－）	（－）

（3）生命体征的变化：脑疝代偿期，轻度的脑缺氧对延髓中枢起兴奋作用（CO_2 浓度增高而刺激延髓中枢所致），表现为“二慢一高”症状，即呼吸慢而深，脉搏慢而有力，血压升高。如不及时抢救可进入失代偿期，表现血压下降、脉搏细速、呼吸不规则或浅慢，最后至呼吸、心跳停止。脑疝时可出现体温升高，主要由于位于下视丘的体温调节中枢受损害，交感神经麻痹，汗腺停止排汗，小血管麻痹等使体内热量不能散发，加之脑疝时肌肉痉挛和去皮质强直产热过多，体温升高。应做好体温监测及护理，如应用冰帽、酒精擦浴、降温毯等。

3. **降低颅内压**　快速静脉输入甘露醇、山梨醇，15～30 分钟内滴完，必要时静脉注射，同时予静脉滴注高渗脱水剂，以达到迅速降低颅压的目的。紧急做好术前特殊检查及术前准备，进行脑室穿刺，行脑室引流。

（唐启群）

第11章 神经系统常用诊疗技术与护理

一、腰椎穿刺术的护理

脑脊液(cerebrospinal,CSF)主要是由侧脑室脉络丛产生的一种无色透明液体,充满在各脑室、脊髓中央管内和蛛网膜下腔,对脑和脊髓具有保护、支持和营养作用。腰椎穿刺术(lumbar puncture)是一种自 $L_{3\sim4}$(L_2-S_1 间隙均可)的椎间隙进行穿刺进入蛛网膜下腔,以获取脑脊液协助中枢神经系统的诊断及鉴别诊断,或以注入药物、行内外引流术等治疗性穿刺为目的的技术。正常情况下,血液中各种化学成分只能选择性地进入 CSF 中,这种功能称为血-脑脊液屏障(blood-cerebrospinal fluid barrier,BCB)。当发生中枢神经系统病变时,BCB 破坏和其通透性增高可引起脑脊液的成分和压力的改变,而通过腰椎穿刺脑脊液检查可了解这些变化。诊断性穿刺目的:①检查脑脊液成分,了解脑脊液常规、生化(糖、氯化物及蛋白质)、细胞学、免疫学变化及病原学证据;②测定脑脊液压力;③了解椎管有无梗阻;治疗性穿刺目的主要为注入药物或放出炎性或血性脑脊液。

(一)适应证

1. 诊断性穿刺

(1)脑血管病:观察颅内压的高低,脑脊液是否为血性,以鉴别病变为缺血性或出血性,以帮助决定治疗方案。

(2)中枢神经系统炎症:各种脑膜炎、脑炎,如流行性脑膜炎、结核性脑膜炎、真菌性脑膜炎、乙型脑炎、病毒性脑炎等,可通过脑脊液检查加以确定并追踪治疗结果。

(3)脑肿瘤:脑脊液压力增高,细胞数目增加,蛋白含量增多有助于诊断,查找癌细胞有助于诊断转移性恶性肿瘤。

(4)脊髓病变:通过脑脊液的动力学改变及常规、生化等检查,可以了解脊髓病变的性质,鉴别炎症、出血或肿瘤。

(5)脑脊液循环障碍:如吸收障碍、脑脊液鼻漏等,可通过穿刺注入示踪剂,再行核医学检查来确定循环障碍的部位。

2. 治疗性穿刺

(1)缓解症状和促进恢复:对于颅内出血性疾病、炎症性病变及颅脑手术后患者,可通过腰椎穿刺引流出炎性或血性脑脊液。

(2)鞘内注射药物:如注入抗菌药物可控制颅内感染,注入地塞米松和 α-糜蛋白酶可减轻蛛网膜粘连等。

(二)禁忌证

1. 穿刺部位皮肤和软组织存在局灶性感染或有脊柱结核者,穿刺有可能将细菌带入脑内或蛛网膜下腔。

2. 颅内病变伴有明显高颅压或已有脑疝先兆,尤其疑有后颅凹占位性病变者,腰椎穿刺可促使或加重脑疝的形成,引起呼吸骤停或死亡。

3. 开放性颅脑损伤或有脑脊液漏者。

4. 脊髓压迫症的脊髓功能处于即将丧失的临界状态。

5. 有明显出血倾向或病情危重不宜搬动者。

(三)操作前护理

(1)评估患者的文化水平、合作程度、是否做过腰椎穿刺检查等;指导患者了解腰椎穿刺的目的、特殊体位、过程以及注意事项,消除患者紧张、恐惧的心理,征得患者及其家属的同意并签字。

(2)备好穿刺包、无菌手套、压力表包、所需药物及氧气等,选用普鲁卡因局麻时应先做好过敏试验。

(3)嘱患者排空大小便,床上静卧 15～30 分钟。

(4)备好急救药物以防发生意外。

(四)操作中护理

(1)指导并协助患者保持腰椎穿刺的正确体位。

(2)穿刺过程中应密切观察患者的意识状态、瞳孔、呼吸、脉搏、血压以及面色变化,询问是否有不适感。若穿刺过程中出现脑疝征象,应立即停止放液,并向椎管内注入生理盐水 10～20mL,或快速静脉滴注 20%甘露醇 250mL。若脑疝不能复位,或疑有颅后窝血肿时,可行脑室穿刺减压或采取急救措施。

(3) 协助患者摆放术中测压体位并协助医生测压。接紧测压管后,将患者双下肢缓慢伸直,并嘱其全身放松,伸直头自然侧卧。

(4) 协助医生留取所需脑脊液标本,并督促标本送检。

(五) 操作后护理

(1) 指导患者保持去枕平卧位4～6小时,24小时内勿下床活动,告知患者卧床期间不可抬高头部,但可适当转动身体。

(2) 观察患者有无头痛、腰背痛、脑疝及感染等其他穿刺后并发症。穿刺后头痛最为常见,也可出现头晕、恶心或呕吐症状,直立和行走后加重,多发生于术后1～7天,可能为脑脊液量放出较多或持续CSF外漏所导致的颅内压降低。应指导患者多饮水或饮料,延长卧床休息时间至24小时,遵医嘱静脉滴注葡萄糖注射液或生理盐水等。

(3) 颅内压高的患者不宜多饮水,应严格卧床,密切观察其意识状态、瞳孔及生命体征的变化。

(4) 保持穿刺部位纱布干燥,观察有无渗血渗液,24小时内不宜淋浴。

二、脑室穿刺和持续引流术

脑室穿刺术(ventriculocentesis)是经颅骨钻孔或锥孔穿刺侧脑室,放置引流管以引流脑脊液至体外,是对某些颅内压增高患者进行急救和诊断的措施之一。其目的包括:①对颅内占位性病变、颅内粘连或者中脑水管梗阻等导致的侧脑室扩大、严重颅内压增高征象或脑疝形成征象进行脑室减压以抢救生命;②检测颅内压,可以直观、及时、客观地反映颅内压的变化情况;③引流炎性或血性脑脊液以促进患者康复;④经引流管注入抗生素以控制感染。

(一) 适应证

(1) 肿瘤或其他颅内病变引起的脑积水。

(2) 自发性或外伤性脑室内出血,或脑内血肿破入脑室系统者。

(3) 后颅凹手术前为防止切开后颅凹硬脑膜后小脑急性膨出,造成脑组织裂伤和继发性脑损伤以及术后持续引流血性脑脊液,以避免脑室系统出现梗阻和调整颅内压。

(4) 开颅术中及术后的颅内压监测。

(二) 禁忌证

(1) 穿刺部位明显感染。

(2) 明显出血倾向者。

(3) 脑室狭小者。

(4) 脑水肿或弥漫性脑肿胀患者。

(三) 操作前护理

1. **患者准备** 评估患者的文化水平、合作程度及是否进行过脑室穿刺,指导患者及其家属了解脑室穿刺引流目的、方法及术中、术后可能会出现的意外和并发症,消除思想顾虑,征得其家属同意并签字确认;躁动患者遵医嘱应用镇静药。

2. **用物准备** 麻醉药、消毒剂、颅骨钻、脑室穿刺引流包、硅胶导管、无菌引流袋及抢救药品等,按需准备颅内压监测装置。

(四) 操作中及操作后护理

(1) 术中协助患者保持安静,减少头部活动,维持正确体位;对烦躁不安、有精神症状以及小儿患者应特别注意防止自行拔除引流管而发生意外,必要时用约束带加以固定。

(2) 严密观察患者瞳孔、神志及生命体征的变化,尤其注意其呼吸的改变。

(3) 术后接引流袋挂于床头,引流管应悬挂固定在高于侧脑室10～15cm的位置,用以维持正常的颅内压。

(4) 注意引流的速度。一般情况下应缓慢引流脑脊液,使脑内压力平缓降低,必要时可适当挂高引流袋以减慢引流速度,以避免放液过快导致脑室内出血、硬膜外或硬膜下血肿、瘤卒中(肿瘤内出血)或者诱发小脑幕上疝,但在抢救脑危象、脑疝的紧急情况下,可先快速放出脑脊液,再接引流管缓慢引流脑脊液。

(5) 注意观察引流液的量和性质。正常脑脊液呈无色透明,无沉淀,术后1～2天内可稍带血性,以后则转为橙色。24小时的引流量一般不超过500mL。若术后出现血性脑脊液或原有血性脑脊液颜色加深,则提示有脑室内继续出血,应及时报告医生行止血处理;若脑脊液混浊,呈毛玻璃状或有絮状物出现则提示发生感染,应降低引流袋位置(约低于侧脑室7cm)以引流感染脑脊液并送标本化验;引流脑脊液量过多时,应注意遵医嘱及时补充水和电解质。

(6) 保持穿刺部位敷料干燥。引流出的伤口敷料及引流袋应每日更换,污染时随时更换;保持引流系统的密封性,以防出现逆行感染。若出现引流管脱出应及时报告医生处理。

(7) 保持引流管的通畅,防止引流管受压、扭曲、折叠或阻塞,尤其搬运患者或帮助患者翻身时,应注意防止引流管牵拉、滑脱。

(8) 及时拔除引流管,一般脑室持续引流不超过7～10天。拔管前需夹闭引流管,观察24～48小时,密切观察患者有无头痛、呕吐等症状出现,以便于了解是否有颅内压再次升高的表现。

(9) 拔管后需升压包扎伤口处,指导患者卧床休息并减少头部活动,注意观察穿刺伤口有无渗血和脑脊液漏出,严密观察有无瞳孔和意识变化,失语或肢体抽搐、意识障碍加重等,发现异常应及时报告医生做相应处理。

三、数字减影血管造影

数字减影血管造影(digital subtraction angiography,DSA)是经肱动脉或者股动脉插管,在颈总动脉或椎动脉内注入含碘造影剂,分别在静脉期、毛细血管期和动脉期摄片,观察造影剂所显示的颅内血管的形态、分布和位置。DSA在判断血管的狭窄程度和范围,观察侧支循环情况,判断病变供应动脉来源、数量,引流静脉的去向等方面优于其他影像学检查,目前临床上仍视其为诊断脑血管病变的"金标准"。

(一) 适应证

1. **脑血管病** 颅内动脉瘤、动脉痉挛、动脉狭窄闭塞、动静脉畸形等。

2. **自发性颅内血肿或蛛网膜下腔出血病因待查。**

3. **颅内占位性病变的血供与邻近血管的关系以及某些肿瘤的定性。**

4. **了解头面部血管性肿瘤血供情况。**

(二) 禁忌证

(1) 有严重出血倾向或出血性疾病的患者。

(2) 对含碘造影剂过敏的患者。

(3) 严重心、肝、肾功能不全者或病情危重无法耐受手术者。

(4) 穿刺部位存在皮肤感染的患者。

(三) 操作前护理

(1) 评估患者的文化水平及对造影剂的知晓程度,指导患者及其家属了解脑血管造影的目的、注意事项及造影过程中可能发生的危险与并发症,消除其紧张、恐惧心理,征得家属同意并签字确认。儿童及烦躁不安者因遵医嘱使用镇静药或麻醉下进行。

(2) 完善各项检查 如患者的肝肾功能、出凝血时间、血小板计数等,遵医嘱为患者行碘过敏试验。

(3) 皮肤准备 按照外科手术前的要求在穿刺侧腹股沟部备皮。

(4) 用物准备 备好造影剂、肝素、麻醉药、生理盐水、无菌手套、股动脉穿刺包、沙袋,并备好抢救药物等。

(5) 术前4～6小时禁食禁水,术前30分钟排空大小便,必要时留置导尿管。

(6) 术前30分钟遵医嘱应用术前用药(静脉滴注法舒地尔或尼莫地平等)。

(四) 操作中及操作后护理

(1) 密切观察患者的瞳孔、意识及生命体征的变化,注意观察患者有无头痛、呕吐、抽搐、失语、打鼾、打哈欠及肢体活动障碍,若发现异常及时报告医生进行处理。术后注意有无因导管刺激导致的脑血管痉挛或脑出血表现。

(2) 术后采取平卧位,穿刺部位按压30分钟,沙袋(1kg)压迫6～8小时,穿刺侧肢体保持制动(取伸展位,不可屈曲)2～4小时。一般于穿刺后8小时左右可行侧卧位,24小时内卧床休息并限制活动,24小时后若无异常即可下床活动。

(3) 密切观察患者双侧足背动脉搏动及肢体远端的皮肤颜色、温度等,以防动脉栓塞;注意观察局部有无渗血、血肿,指导患者咳嗽或呕吐时按压穿刺部位,以避免因腹压增高而引起伤口出血。

(4) 卧床期间应协助生活护理。指导患者多饮水以促进造影剂的排泄。

四、脑血管内介入治疗

脑血管内介入治疗(cerebral intravascular interventional therapy)是指在X线下,经血管途径借助导引器械(如针、导管、导丝)递送特殊材料至中枢神经系统的血管病变部位,治疗各种颅内动脉瘤、颅内动-静脉畸形、颈动脉狭窄、颈动脉海绵窦瘘以及其他脑血管病。治疗技术可分为血管成形术(对狭窄的血管性球囊扩张术、支架置入)、血管栓塞术、血管内药物灌注术等。相对于常规的开颅手术,脑血管介入治疗具有创伤小、疗效好、恢复快的特点。

(一) 适应证

(1) 颅内动脉瘤。

(2) 脑动静脉畸形,如位于功能区或位于脑深部的动静脉畸形、血管畸形较大、手术切除困难或者风险大的患者。

(3) 动脉粥样硬化性脑血管疾病，如颈动脉狭窄>70%，患者有与狭窄相关的神经系统症状；双侧椎动脉开口狭窄>50%或一侧椎动脉开口狭窄>70%，另一侧发育不良或完全闭塞等。

(二) 禁忌证

(1) 凝血障碍或对肝素有不良反应的患者。

(2) 对含碘造影剂过敏的患者。

(3) 患者临床状况极差。

(4) 动脉粥样硬化性脑血管疾病患者显示其双侧颈动脉闭塞或双侧椎动脉闭塞、严重血管迂曲、狭窄部位伴有软血栓、严重神经功能障碍、3周内有严重的卒中发作史或合并严重全身器质性疾病等。

(三) 操作前护理

(1) 评估患者的文化水平、心理状态及对该项治疗操作的认识程度；指导患者及其家属了解治疗的目的、过程及可能出现的意外或并发症，征得家属理解和签字同意；为患者创造安静的修养环境，解除患者的心理压力。

(2) 做好各项化验检查，如患者的肝肾功能、血常规、血型、出凝血时间；遵医嘱行碘过敏试验。

(3) 用物准备：监护仪、注射泵、栓塞药物或药品(尿激酶、甘露醇)等。

(4) 建立可靠的静脉通路(使用套管针)，尽量减少穿刺以防出血或瘀斑。

(5) 遵医嘱沐浴、备皮、更衣。

(6) 遵医嘱禁食禁水：局部麻醉者4～6小时。全身麻醉者9～12小时。

(7) 特殊情况者遵医嘱术前用药、留置导尿管或行心电监护。

(四) 操作中护理

(1) 遵医嘱给药，并调节和记录给药的时间、剂量、速度和浓度。根据患者情况及时更换所需器械、导丝或导管。

(2) 密切观察患者意识及瞳孔的变化情况，如术中出现烦躁不安、意识障碍或意识障碍程度加重、一侧瞳孔散大等，常常提示患者脑部重要功能区的血管栓塞或血管病变破裂，必须立即配合抢救。

(3) 注意观察患者的全身情况，如有无语言沟通障碍，肢体运动或感觉障碍，有无寒战、高热等不良反应，有无皮肤受压等情况，发现异常及时报告医生进行处理。

(4) 遵医嘱给氧和心电监测。

(5) 保持各种管道的通畅。

(五) 操作后护理

(1) 严密观察患者的瞳孔、意识和生命体征的变化，每2小时检测1次，连续6次均正常后停止检测；密切观察患者语言状况和四肢活动状况，并与术前比较，若发现异常及时告知医生，以及早发现颅内高压、脑血栓形成、急性血管闭塞、颅内血管破裂出血等并发症。

(2) 术后取平卧位，穿刺部位按压30分钟，沙袋(1kg)压迫6～8小时，穿刺侧肢体保持制动(取伸展位，不可屈曲)2～4小时。一般于穿刺后8小时左右可行侧卧位，24小时内卧床休息并限制活动。

(3) 密切观察患者双侧足背动脉搏动及肢体远端的皮肤颜色、温度等，以防动脉栓塞；注意观察局部有无渗血、血肿，指导患者咳嗽或呕吐时按压穿刺部位，以避免因腹压增高而引起伤口出血。

(4) 使用肝素和华法林的患者应主要检测凝血功能，注意观察皮肤、黏膜、消化道有无出血或出血倾向，有无发热、皮疹、恶心、腹泻、哮喘等药物不良反应。

(5) 术后休息2～3天，卧床期间应协助生活护理。避免精神紧张、情绪激动和剧烈运动，以防球囊或钢圈脱落移位。应鼓励患者多饮水以促进造影剂的排泄。

五、高压氧舱治疗

高压氧舱治疗(hyperbaric oxygen therapy)是指让患者在密闭的升压装置内吸入高压力(2～3个大气压)、高浓度的氧，使其大量溶解于血液和组织中，从而提高血氧张力、增加血氧含量、收缩血管和加速侧支循环的形成；以利于降低颅内压，减轻脑水肿，纠正脑广泛缺血后所导致的乳酸中毒或脑代谢产物积聚，改善脑缺氧的状态，促进觉醒反应和神经功能的恢复。

(一) 适应证

(1) 一氧化碳中毒。

(2) 缺血性脑血管病。

(3) 脑炎、中毒性脑病。

(4) 神经性耳聋。

(5) 多发性硬化、脊髓或周围神经损伤、老年痴呆等。

(二) 禁忌证

(1) 恶性肿瘤，尤其已经发生转移的患者。

(2) 出血性疾病，如颅内血肿、椎管或者其他部位有活动性出血可能的患者。

(3) 颅内病变诊断不明的患者。

(4) 严重高血压(>160/95mmHg),心功能不全的患者。

(5) 不明原因的高热、急性上呼吸道感染、急慢性鼻窦炎、中耳炎、咽鼓管通气不良的患者。

(6) 肺气肿、肺部感染、活动性肺结核、肺空洞的患者。

(7) 妇女处于月经期或妊娠期。

(8) 有氧中毒和不能耐受高压氧的患者。

(三) 入舱前护理

(1) 详细了解患者病情及治疗方案,协助医师做好入舱前的各项检查和准备工作。

(2) 评估患者的文化水平、心理状态和多高压氧舱治疗的了解程度,详细介绍高压氧的治疗目的、过程和治疗环境,以及升压过程中的正常反应,以消除患者的恐惧心理和紧张情绪。

(3) 进舱前指导患者了解预防气压伤的基本知识,掌握调节中耳气压的具体方法和要领,如捏鼻鼓气法、吞咽法、咀嚼法等。

(4) 嘱患者进舱前勿饥饿、饱食或酗酒,不宜进食产气食物或饮料,一般于餐后1～2小时进舱治疗。

(5) 高压氧治疗是在密闭的舱室内进行的,且舱室内氧浓度较高,故应高度重视防火、防爆,确保安全。确定患者及陪舱人员未携带易燃易爆物品(如火柴、打火机、含酒精和挥发油制品、电动玩具等等);不将手表、钢笔、保温杯等带入舱内以防被损坏;进舱人员必须严格按照要求更换治疗室准备好的全棉服装入舱。

(6) 首次进舱治疗的患者及陪舱人员进舱前用1%麻黄碱液滴鼻;发热、严重疲劳、血压过高及月经期妇女应暂停治疗。

(7) 进舱前指导患者及陪舱人员排空大小便,特殊情况时可将大小便器放入舱内备用。生活不能自理者进舱前应做好皮肤和外阴部的清洁,以避免或减少不良气味带入舱内。

(四) 升压过程的护理

(1) 升压开始时应通知舱内人员做好相应准备,在高压氧治疗过程中,舱内、舱外必须随时联系以互通情况,密切配合。

(2) 控制升压速度,升压初期速度宜慢。边升压边询问患者是否有耳痛或其他不适,若患者耳痛明显,应减慢升压速度或暂停升压,督促患者做好调压动作,并向鼻内滴1%麻黄碱液,经处理疼痛消除后可继续升压。若经过各种努力,调压仍不成功,应减压出舱。

(3) 升压时应将各种引流管关闭,对于密闭式水封瓶等装置必须密切观察、调整,以防液体倒流入体腔。

(4) 调整好舱内温度。应根据患者的实感温度,开放空调系统,调节舱内温度夏季为24～28℃,冬季为18～22℃,舱内相对湿度不超过75%。

(5) 升压过程中观察患者血压、脉搏和呼吸的变化,危重患者应有医务人员陪护。若出现血压升高、心率和呼吸减慢,系正常的升压反应,不必作特殊处理,告知患者不要因此惊慌;若患者出现烦躁不安、颜面或口周肌肉抽搐、出冷汗,或突然出现干咳、气急,或患者自述头晕、眼花、恶心、四肢麻木、无力等症状时,可能为氧中毒,应立即报告医生,并摘除面罩、停止吸氧,改吸舱内空气;若出现抽搐,应防止外伤和咬伤。

(五) 稳压过程的护理

(1) 当舱压升到所需要的治疗压力并保持不变时称为稳压,也称高压下停留。在整个稳压期间,应使舱压保持恒定不变,舱内压力波动范围不应超过0.005MPa。

(2) 稳压时指导患者戴好面罩吸氧,并观察患者佩戴面罩和吸氧的方法是否正确,指导患者在安静和休息状态下吸氧,吸氧时不作深呼吸。

(3) 吸氧时随时观察患者有无氧中毒症状出现,若出现应立即摘除面罩停止吸氧,改为吸舱内空气,必要时医务人员应入舱处理或终止治疗减压出舱。

(4) 空气升压舱供氧压力一般为稳压压力+0.4MPa,供氧量一般为10～15L/min。注意通风换气,使舱内的氧浓度控制在25%以下,二氧化碳浓度低于1.5%。

(六) 减压过程的护理

(1) 减压过程中必须严格执行减压方案,不可随意缩短减压时间。

(2) 减压前应告知舱内人员做好准备后方可开始减压。

(3) 减压时应指导患者自主呼吸,不可屏气。因屏气时肺内膨胀的气体无法经呼吸道排出,当肺内压力超过外界压力10.67～13.33kPa时,肺组织可被撕裂造成严重的肺气压伤。

(4) 输液应采用开放式。因减压时墨菲式滴管内的气体发生膨胀,导致瓶内压力升高,气体可进入静脉,有空气栓塞的危险。

(5) 减压时各种引流管均应开放，如脑室引流管、胃管、胸腔引流管、腹腔引流管、导尿管等；气管插管的气囊在减压前应打开，以防在减压时因气囊膨胀压迫气管黏膜造成损伤。

(6) 减压过程中因气体膨胀吸热，舱内温度出现急剧下降，舱内可出现雾气，这是正常物理现象，适当通风并控制减压速度，可减少或避免此类现象的发生。应提醒患者注意保暖。

(7) 减压初期由于中耳室及鼻窦内的气体发生膨胀，耳部可出现胀感，当压力超过一定程度时气体即可排除，胀感很快缓解或消失。

(8) 减压时有些患者会出现便意、腹胀等现象，这是由于减压时胃肠道内气体膨胀、胃肠蠕动加快所致的。

(9) 减压出舱后，应询问患者有无皮肤瘙痒、关节疼痛等不适，以便及早发现减压病症状并及时处理。

（唐启群）

第12章 典型病例分析

第1节 脑梗死患者的护理

病例简介

谢某，男，63岁。因突发左侧肢体无力、意识模糊4小时主诉入院。

患者有“高血压”6年，未规律服药控制。主因4小时前无明显诱因，出现言语不清，左侧肢体无力，以左上肢为重，不能持物，站立不稳，伴有头痛、呕吐，被家人送至急诊，予以头颅CT进行检查，结果显示右侧基底节脑梗死，左侧腔隙性脑梗死，入院进行治疗。给予抗凝、降颅压、营养神经、预防感染等治疗。好转后出院。

×年7月8日

护理评估

查体：体温36.8℃，脉搏80次/分，呼吸23次/分，血压180/105mmHg。神志清楚，精神较差，言语不流利，饮水呛咳，双侧瞳孔等大正圆，对光反射灵敏，眼球活动灵活。伸舌居中，左侧鼻唇沟浅，左侧口角低，咽反射迟钝，左侧上肢肌力2级，左下肢肌力3级，肌张力低。头颅CT示右侧基底节脑梗死，左侧腔隙性脑梗死。

主要护理问题

1. **躯体活动障碍** 与运动中枢损害致肢体瘫痪有关。

2. **语言沟通障碍** 与语言中枢损害有关。

3. **吞咽障碍** 与意识障碍或延髓麻痹有关。

护理措施

1. 躯体活动障碍的护理

(1) 生活、安全及康复护理：生活护理：鼓励和帮助患者摄入充足的水分和均衡的饮食，养成定时排便的习惯，进行口腔护理每天2～3次；运动训练：训练患者独立完成全范围关节活动，在训练的过程中观察患者的生命体征、皮温及颜色等，注意局部的疼痛；安全护理：指导患者在宽敞、明亮的无障碍通道进行活动，呼叫器放在患者床头伸手可及处，

(2) 用药护理：脑梗死患者常联合应用溶栓、抗凝、血管扩张药及脑代谢活化剂等多种药物进行治疗，护士应掌握各类药物的药理作用，用药注意事项、不良反应及观察要点，遵医嘱正确给药，并密切观察不良反应。

(3) 心理护理：因肢体功能恢复速度慢、需时长，患者可能产生焦虑、抑郁等心理问题，护士应关心、尊重患者，鼓励患者表达自己的感受，多和患者进行沟通，并鼓励患者和家属参与治疗、护理活动。

2. 吞咽障碍的护理

(1) 病情评估：对患者的吞咽功能进行评估后分析患者所食用食物的类型。

(2) 饮食原则：给予高蛋白、低脂、低热量的清淡饮食。指导选择适当的饮食，鼓励患者进食，选择软饭、半流或糊状黏稠食物，避免粗糙、干硬、辛辣等刺激性食物，少量多餐。

(3) 进食与体位：进食后应保持坐位或半坐位30～60分钟，防止食物反流；注意防止误吸，如果患者呛咳、误吸或呕吐，应立即让患者取头侧位，及时清理口鼻分泌物和呕吐物，保持呼吸道通畅，预防窒息和吸入性肺炎。

3. 言语障碍的护理

(1) 心理护理：护士应耐心解释不能说话的原因，关心、体贴、尊重患者，鼓励家属、朋友多与患者进行交流。营造轻松、安静的语言交流环境。

(2) 沟通方法指导：与患者沟通时语速要慢，给予其足够的时间进行反应，借助表情、手势等调动患者的残存能力。

×年7月11日

护理评估

查体：体温36.1℃，脉搏80次/分，呼吸20次/分，

血压130/85mmHg。神志清楚，精神可，言语欠流利，饮水轻度呛咳，无尿便失禁。双侧瞳孔等大同圆，对光反射灵敏，眼球活动灵活。伸舌居中，左侧口角歪斜，咽反射迟钝，左侧上肢肌力3级，左下肢肌力4级，肌张力正常。

主要护理问题

1. **焦虑/抑郁**　与语言沟通障碍及担心疾病预后有关。

2. **知识缺乏**　缺乏疾病治疗、护理、康复和预防复发的相关知识。

3. **有失用综合征的危险**　与卧床有关。

护理措施

1. 焦虑、抑郁护理

鼓励患者表达自身感受，避免任何刺激性和伤害患者的言行。多与患者进行沟通和交流。同时耐心解答患者和家属的问题，解除患者的思想顾虑。

2. 疾病知识指导

告知疾病的基本病因和危险因素、早期症状和及时就诊的指征；同时指导患者遵医嘱正确服用降压的药物，定期复查。

3. 鼓励患者生活自理

鼓励患者从事力所能及的家务劳动，日常的生活不过度依赖他人；指导患者坚持锻炼，循序渐进，恢复需要经历一定的过程，不要急于求成。同时家属应给患者提供支持，增强战胜疾病的信心。

（赵雅宁）

第2节　脑出血患者的护理

病例简介

患者，赵先生，男，60岁，因突发倒地，意识不清12小时于2018年04月15日以脑出血收入院。入院后患者呈嗜睡状态。

×年04月15日

护理评估

查体：体温37.2℃，脉搏65次/分，呼吸16次/分，血压172/86mmHg。双眼球向左侧凝视，双瞳孔等大等圆2.5mm，对光反射存在，伸舌向左偏，颈部无抵抗，左侧肌张力增高，左上肢肌力1级，左下肢肌力2级，右侧肢体肌力正常，左侧深、浅感觉减退，角膜反射，咽反射正常，感觉性失语，左侧巴宾斯基征（Babinski）（+）。头颅CT示右侧基底节区出血。紧急建立静脉通道，给予降颅压、降血压等治疗。

主要护理问题

1. **有误吸的危险**　与恶心、呕吐有关。

2. **躯体活动障碍**　与梗死后肢体无力有关。

3. **潜在并发症**　脑疝。

4. **潜在并发症**　上消化道出血。

护理措施

1. 防止误吸

（1）体位：协助舒适体位，床头抬高15°～30°，头偏向一侧，防止呕吐物误吸。

（2）保持气道通畅：用吸引器清除气道和口腔分泌物和呕吐物；吸氧。

（3）心理护理：安慰患者，稳定紧张情绪，避免出现屏气窒息情况。

2. 防止脑疝

（1）严密病情观察，注意观察生命体征、瞳孔、意识等变化，发现问题及时报告医生。

（2）脱水降低颅内压：脱水剂快速输入，以达到脱水降颅压的作用。

（3）治疗过程中注意保持呼吸道通畅，有痰者应及时吸痰。

（4）呼吸不规则者不宜频繁更换体位，但要注意预防压疮发生。

3. 防止上消化道出血

（1）病情观察：观察呕吐物颜色、量，观察粪便的颜色，及时发现病情变化，及时反馈给医生。

（2）心理护理：告知患者和家属上消化道出血的原因，应安慰患者，消除其紧张情绪；创造安静舒适的环境，保证患者休息。

（3）饮食护理：暂禁食，或给予清淡、易消化、无刺激性、营养丰富的流质饮食，注意少量多餐和温度适宜，防止胃黏膜损伤。

（4）用药护理：遵医嘱给予保护胃黏膜和止血的药物，如雷尼替丁、吉胃乐凝胶、奥美拉唑等，并密切观察用药后反应。

×年4月20日

护理评估

查体：体温37.2℃，脉搏107次/分，呼吸28次/分，血压170/105mmHg。神志不清，呈浅昏迷状态，对光反射迟钝。行颅骨钻孔血肿穿刺引流术，术后安全返回病房休息。

主要护理问题

1. **意识障碍** 与患者昏迷有关。

2. **潜在并发症** 坠积性肺炎。

3. **潜在并发症** 上消化道出血。

4. **潜在并发症** 泌尿系统感染。

护理措施

1. 意识障碍的护理

(1) 休息和体位：绝对卧床休息，床头抬高15°～30°，变换体位时应尽量减少头部的摆动幅度。

(2) 配合抢救：保持呼吸道通畅，防止舌根后坠和窒息，及时清除呕吐物和口鼻分泌物，迅速给氧。继续执行医嘱，给予快速脱水、降颅压药物。备好气管切开包、脑室穿刺引流包、监护仪、呼吸机和抢救药物等。

(3) 病情监测：严密观察病情变化，定时测量生命体征、意识、瞳孔，并详细记录。使用脱水降颅压药物时注意监测尿量与水电解质的变化，防止低钾血症和肾功能受损。注意脑室引流管的护理。

2. 防止坠积性肺炎

(1) 体位：床头抬高15°～30°，头偏向一侧，防止呕吐物误吸。

(2) 保持气道通畅：及时清除口鼻分泌物，翻身、拍背，以促进痰痂的脱落排出。急性期应避免刺激咳嗽，必要时可给予负压吸痰、吸氧及定时雾化吸入。

(3) 生活护理：定时给患者翻身、叩背，由下向上，由外向内，并鼓励有效咳嗽。做好口腔护理。

(4) 病情观察：监测体温变化，观察感染的症状和体征。

3. 防止上消化道出血

(1) 病情观察：观察呕吐物颜色、量，观察大便的颜色，及时发现病情变化，及时反馈给医生。

(2) 饮食护理：给予流食，避免刺激性食物诱发出血。

(3) 用药护理：遵医嘱继续给予保护胃黏膜和止血的药物，如雷尼替丁、吉胃乐凝胶、奥美拉唑等，并密切观察用药后反应。

4. 防止泌尿系统感染

(1) 病情观察：监测体温变化，观察泌尿系感染的症状和体征。观察有无尿频、尿急、尿痛等泌尿系感染症状，检测尿常规。

(2) 留置尿管的护理：保持尿管低于膀胱，患者搬动时要夹管，以防止尿液反流造成感染。每日进行膀胱冲洗和导尿口消毒，定期更换尿管和尿袋。

×年4月25日

护理评估

查体：体温36.9℃，脉搏86次/分，呼吸24次/分，血压135/85mmHg。神志清，精神尚可，对光反射灵敏，饮水无呛咳、无尿失禁或尿潴留、构音不清，左侧上肢肌力2级，下肢肌力4级。

主要护理问题

1. **皮肤完整性受损的可能** 与肢体活动障碍有关。

2. **有受伤的危险** 与肢体活动障碍有关。

3. **构音障碍** 与出血部位导致语言困难有关。

护理措施

1. 皮肤护理

(1) 体位：定时变换体位，1～2小时翻身一次。

(2) 减压：骨骼隆突易受压处放置海绵垫、软枕、气圈等，以防受压；水肿、肥胖者不宜用气圈，以软垫更好，或置软枕于腿下，并抬高肢体，变换体位更为重要。

(3) 护理操作轻柔：更换体位及取放便盆时，动作要轻巧，防止损伤皮肤。

(4) 保持皮肤清洁干燥：如有大小便失禁、呕吐及出汗等情况，应及时擦洗干净，保持皮肤及床单位清洁。

2. 安全护理

(1) 约束：使用保护性约束如床挡，以防止患者受伤，同时又允许患者适当活动。

(2) 保证周围环境中无障碍物，将经常使用的物品放在患者伸手能拿到的地方。

(3) 专人陪护：患者坐起时一定要有人在床旁守护，以免因身体不平衡而造成摔伤或碰伤；偏瘫患者一定要定时翻身变换体位，以免长时间局部受压造成压疮；对一侧肢体活动少、有障碍者，禁止患者自行打开水或用热水瓶倒水，以免烫伤。下地活动时一定要有人陪伴、搀扶，以免发生外伤。

(4) 护士在给患者输液时尽量不要使用患侧手，以免因循环障碍而造成患手肿胀。

3. **促进语言恢复** 尽早对患者进行语言康复训练，指导患者进行唇、舌、齿、咽、喉等肌群的训练；遵循由易到难的训练原则，指导从患者唇音、唇齿音、舌音等单音节训练，反复练习，逐步增加单词、词汇等训练。并配合针刺哑门、通里、廉泉等穴，以促进语言功能的改善和恢复。

（赵雅宁）

第3节 癫痫患者的护理

病例简介

王某某，女，35岁，以"发作性四肢抽搐后头痛、头晕3天，2小时前出现全身抽搐伴意识不清"为主诉来诊。在急诊给予患者做脑电图、神经影像学检查及血液生化等检查后，以"癫痫"为诊断收入院。入院当天患者出现全身强直性抽搐3次。发作时四肢先屈曲、反张后猛烈伸直，口腔分泌物增多，并出现眼球上翻、牙关紧闭、尿失禁，每次发作持续时间为5～15分钟。醒后患者感到头痛、全身酸痛、嗜睡。入院后给予对症治疗、用抗癫痫药物控制发作并积极预防并发症。经过1周的积极治疗和精心的护理，患者未再出现抽搐发作，好转出院。

×年1月7日

一、护理评估

患者体温36.9℃，脉搏88次/分，呼吸22次/分，血压130/80mmHg。意识清楚，自述乏力、头晕、头痛，双瞳孔等大，对光反射阳性，四肢肌力、肌张力正常，双侧Babinski征(－)，脑膜刺激征(－)，感觉及共济功能检查正常。脑电图示双侧大脑皮层神经元异常放电，患者有癫痫病史，应用丙戊酸钠治疗。近期患者有绝望心理反应，未按医嘱用药，自行停药1周。头颅CT、MRI检查无异常，发作时脑电图检查有痫性放电。患者有活动性义齿一颗。

二、主要护理问题

1. **有窒息的危险** 与癫痫发作时意识丧失、喉痉挛、口腔及呼吸道分泌物增多有关。

2. **有受伤的危险** 与癫痫发作时意识突然丧失有关。

三、护理措施

1. **保持呼吸道通畅** 发作时置患者于头低侧卧或平卧位头偏向一侧；松开领带、衣扣和裤带；取下活动性义齿，及时清除口腔和鼻腔分泌物；立即放置压舌板，必要时用舌钳将舌拖出，防止舌后坠阻塞呼吸道，以利呼吸道通畅；备好吸引器、气管插管或气管切开等抢救物品。

2. **病情观察** 密切严密观察患者生命体征、意识状态及瞳孔的变化，注意发作过程有无心率增快、血压升高、呼吸减慢或暂停、瞳孔散大、牙关紧闭、大小便失禁等；记录发作的持续时间与频率；观察发作停止后患者意识完全恢复的时间，有无头痛、疲乏及行为异常。

3. **安全护理**

(1) 发作时安全护理：发作时护士或照顾者应立即将患者置于平卧位，以防自伤及碰伤；抽搐时勿用力按压身体，以免发生骨折、脱臼；用压舌板或筷子、纱布、手绢、小布卷等置于患者口腔一侧上下臼齿之间，防止舌、口唇和颊部咬伤；放置保护性床挡，必要时给予约束带适当约束。

(2) 发作间歇期安全护理：给患者创造安全、安静的休养环境，保持室内光线柔和、无刺激；做好安全防护护理，远离热水瓶、玻璃器皿、火炉、锐利器械等危险物品。

4. **癫痫持续状态的护理** 应从速控制发作，头偏向一侧，吸出口腔、鼻腔内分泌物，必要时放置口咽通气管或行气管插管，吸氧。遵医嘱静脉注射地西泮10～20mg，每分钟不超过2mg，注射时注意观察有无呼吸抑制和血压降低情况。

×年1月14日

一、护理评估

患者体温36.5℃，脉搏80次/分，呼吸20次/分，血压130/70mmHg。患者病情平稳，意识清楚，仍感觉周身无力。一周来患者无发作性抽搐，无头痛、头晕。查体无神经系统阳性体征,继续抗癫痫药物及对症治疗。患者有焦虑和恐惧感,担心抗癫痫药物的副作用及再次抽搐发作。

二、主要护理问题

疾病及健康知识缺乏,缺乏对疾病和正确用药的知识。

三、护理措施

1. **疾病及健康知识指导** 向患者和家属介绍疾病及治疗的相关知识和自我护理的方法。了解导致癫痫持续状态的诱发因素,如发热、感染、劳累、睡眠不足、情绪紧张,饮酒、妊娠与分娩、声光刺激等。禁止从事有危险性的工作,如高空作业、游泳、驾驶等。饮食方面注意进食清淡、无刺激饮食,戒除烟、酒、咖啡、辛辣食物,避免过饥过饱。养成良好的生活习惯,注意劳逸结合。患者应随身携带写有姓名、年龄、所患疾病、家庭住址、家属联系方式的信息卡片。

2. **心理护理** 护理人员应了解患者心理状态,关心、理解、尊重患者,向患者讲解癫痫疾病知识,鼓励患者表达自己的感受,指导患者面对现实,采取积极的应对方式,积极配合,以乐观心态接受治疗。

3. **用药护理** 向患者和家属讲解用药原则、所用药物的常见不良反应和需要注意的问题,避免在服药过程中突然停药、减药、漏服药和换药不当。指导患者遵医嘱坚持长期规律地应用抗癫痫药物,从而控制癫痫再次发作。用药期间监测血药浓度并定期检测血尿常规、肝肾功能,以及时发现药物不良反应。指导患者饭后服用抗癫痫药物,可减轻胃肠道反应。如果应用较大剂量的抗癫痫药应在睡前服用,以减少白天的镇静作用。一般完全发作停止后仍需坚持服药3～5年,然后逐渐减量至停止。

(刘丽娟)

第4节 颅内压增高患者的护理

病例简介

鲁先生,男,40岁。因反复头痛、呕吐、2个月余,伴视物模糊1个月入院。2个月无明显诱因出现头痛,偶尔有呕吐。1个月前自觉视力明显减退,注视上方物体稍困难,头痛、呕吐较之前严重,医院检查发现有颅内病变,眼科光学相关断层扫描(CT)显示双眼视神经盘、盘周视网膜水肿,神经轻度萎缩。行开颅手术进行切除病变,术后患者恢复良好。

×年9月19日

护理评估

查体:体温36.5℃,脉搏97次/分,呼吸23次/分,血压110/70mmHg。神志清楚,精神差、营养状况差,消瘦,头痛、呕吐、视物模糊,双侧瞳孔等大同圆,对光反射灵敏,眼底检查见双侧视盘水肿,双眼上视稍困难,四肢肌力、肌张力正常。

主要护理问题

1. **头痛** 与颅内压增高有关。

2. **有脑组织灌注无效的危险** 与颅内压增高有关。

3. **有体液不足的危险** 与颅内压增高引起剧烈呕吐及应用脱水剂有关。

4. **潜在并发症** 脑疝、心脏停搏。

护理措施

1. **颅内压增高的护理**

(1) 体位:抬高床头15°～30°,促进颅内静脉回流,减轻脑水肿。

(2) 维持正常体温和防治感染:高热使机体代谢率增高,加重脑缺氧,应及时给予高热患者有效的降温措施。应用抗菌药预防和控制感染。

(3) 保持呼吸道通畅:持续或间断吸氧,改善脑缺氧,使脑血管收缩,降低脑血流量;及时清除呼吸道分泌物和呕吐物。舌根后坠的患者,可托起下颌或放置口咽通气道;防止颈部过曲、过伸或扭曲。对意识不清的患者及咳痰困难者,应配合医师尽早行气管切开术。基础护理主要是定时为患者翻身叩背,以防肺部并发症。

(4) 控制液体的出入量:补液量以维持出入量平衡为度,一般成人每日补液量不超过200mL,保持每日尿量不少于600mL。注意酸碱平衡,防止电解质紊乱。

(5) 防止颅内压骤然升高:患者安静休息,保持呼吸道通畅,避免剧烈咳嗽和便秘。对于躁动患者应寻找并解除引起躁动的原因,适当加以保护以防外伤及意外。若躁动患者变安静或由原来安静变躁动，常提示病情发生变化。

(6) 用药的护理：在使用脱水药物时注意输液速度，观察脱水治疗的效果。应用激素治疗时应注意观察有无因应用激素诱发应激性溃疡并出血、感染等不良反应。

(7) 冬眠低温治疗：遵医嘱进行冬眠低温治疗，药物可给予冬眠Ⅰ号合剂(包括氯丙嗪、异丙嗪及哌替啶)或冬眠Ⅱ号合剂(哌替啶、异丙嗪、双氯麦角碱)。物理降温：可采用头部冰帽或在颈动脉、腋动脉、肱动脉、股动脉等主干动脉表浅部放置冰袋。降温速度以每小时下降1℃为宜，体温以降至肛温33～34℃、腋温31～33℃较为理想，治疗期间防止冻伤

(8) 严密观察病情：在治疗前应观察并记录生命体征、意识状态、瞳孔和神经系统病征，作为治疗后观察对比的基础。应警惕脑疝的发生。

2. 疼痛护理 护士应讲解疾病知识，告知患者头痛与颅内压增高有关，给予心理支持；可适当地使用止痛剂，但禁用吗啡等药物，以免抑制呼吸。遵医嘱应用降颅压药物。

3. 防止体液不足 维持液体出入量平衡。可根据患者意识状态、胃肠功能确定饮食的种类和量。鼻饲的患者，应观察患者有无胃潴留、腹胀、便秘、消化道出血等，防止反流和误吸。神志清醒者，可予普通饮食，但需适当限盐，注意保持水、电解质平衡。

4. 防止脑疝的发生

(1) 严密观察病情：注意观察患者的意识状态、生命体征及瞳孔，防止颅内高压危象的发生，有条件者可作颅内压监测。

(2) 有效降低颅内压：做好降低颅内压的相应护理，有效控制颅内压力。

×年9月23日

护理评估

开颅术后患者安全返回病房、查体：体温36.2℃，脉搏90次/分，呼吸20次/分，血压110/70mmHg。双侧瞳孔等大同圆，对光反射灵敏，四肢肌力、肌张力正常，病理征阴性，脑膜刺激征阴性。

主要护理问题

1. 脑组织灌注量改变 与术后创伤、脑室引流有关。

2. 有体液不足的危险 与患者术后禁食有关。

3. 焦虑/抑郁 与语言沟通障碍及担心疾病预后有关。

4. 知识缺乏 缺乏疾病治疗、护理、康复和预防复发的相关知识。

护理措施

1. 脑引流的护理

(1) 休息和体位：术后，患者平卧位至少12小时。

(2) 稳定颅内压：遵医嘱继续应用降颅压药物。观察病情变化，防止患者躁动的发生。保持呼吸道通畅，预防感染的发生。

(3) 脑室引流管的护理：患者回病室后，应在严格的无菌条件下连接引流瓶，妥善固定引流管及引流瓶，引流管开口需高于侧脑室平面10～15cm，以维持正常的颅内压。每日定时更换引流瓶时，应先夹闭引流管以免管内脑脊液逆流入脑室，注意保持整个装置无菌。更换引流瓶和调节引流瓶高度时，应避免其大幅度升降，以防引起颅内压的较大波动。术后早期应适当抬高引流瓶的位置，以减低流速，待颅内压力平衡后再降低引流瓶，引流量以不超过500mL为宜。保持引流通畅，引流管不可受压、扭曲、折叠。适当限制患者头部活动范围，活动及翻身时避免牵拉引流管。观察并记录脑脊液的颜色、量及性状。

2. 饮食护理

(1) 维持正常的体液容量，注意观察，遵医嘱进行有关电解质的检查。

(2) 术后暂禁食24～48小时，静脉补充水分、营养及电解质，注意水、电解质平衡。如无特殊情况，饮食应以清淡为宜。第三天可进流质饮食，再渐渐过渡到半流质及普食。

3. 焦虑、抑郁护理 鼓励患者表达自身感受，避免任何刺激性和伤害患者的言行。多与患者进行沟通和交流。同时耐心解答患者和家属的问题，解除患者的思想顾虑。

4. 疾病知识指导 告知疾病的基本病因和危险因素、早期症状和及时就诊的指征；同时指导患者遵医嘱正确服用降压的药物，定期复查。

(唐启群)

第11篇 传染性疾病患者的护理

第1章 概述

传染病(communicable diseases)是由病原体感染人体后引起的具有传染性的疾病。常见的病原体为病毒、细菌、放线菌、立克次体、螺旋体、原虫和蠕虫等。原虫和蠕虫感染人体后引起的疾病又称为寄生虫病。

传染病是对人类健康危害很大的一组疾病。在旧社会,由于广大劳动人民缺医少药,常造成传染病在人群中广泛流行,曾夺去了千百万人的生命。新中国成立后,在以“预防为主”的卫生方针指引下,开展了以除害灭病为中心的爱国卫生运动,推行免疫计划预防接种,传染病防治工作取得了巨大成就,许多传染病被控制或消灭。但是,有些传染病如病毒性肝炎、流行性出血热、感染性腹泻等仍在一定范围内存在;过去已消灭的传染病如梅毒、疟疾等有死灰复燃的迹象;近年来出现一些新的传染病,如艾滋病、传染性非典型肺炎、致病性禽流感等。因此,传染病的防治工作仍任重道远。

传染病学是研究传染病在人体内的发生、发展规律,诊断、治疗、预防和促使患者恢复健康,并控制传染病在人群中发生的一门临床学科。传染病护理除探讨传染病的一般规律外,重点是研究如何配合医生做好传染病的防治工作,促进传染病患者康复,是传染病防治工作中不可缺少的组成部分。由于传染病具有起病急、病情重、变化快、易播散等特点,护理人员不仅要有传染病的护理知识,还要有高度的责任感和敏锐的洞察力,及时发现疫情,履行疫情报告职责,积极参与抢救患者,同时要熟练掌握消毒隔离技术,防止疫情扩散,积极开展卫生宣教,使人们掌握传染病的防治知识,以求达到人类社会最终消灭传染病的目的。

学习传染病护理的目的在于利用已学过的基础理论知识,了解传染病的发生、发展、转归的基本规律,熟悉传染病的预防和诊疗方法,掌握传染病患者的护理技能,促进传染病患者的康复。

一、感染与免疫

1. **基本概念** 感染(infection)指病原体(pathogen)侵入机体后与人体互相作用、互相斗争的过程。由病原体侵入机体引起的疾病称为感染性疾病,但感染性疾病不一定具有传染性,其中有传染性的感染性疾病才称为传染病。病原体侵入机体后,可削弱机体防御功能并引起组织损伤,产生不同的临床表现,其发生、发展与转归的过程,称为感染过程。构成感染过程需要三个条件,即病原体的致病性、机体的反应性、外界环境的影响。

2. **感染过程的表现** 病原体侵入人体后,人体对之产生免疫应答。由于人体防御能力的强弱不同,入侵的病原体数量和毒力不同,因此人体与病原体斗争的表现也有所不同,一般有五种不同程度的表现:

(1) 病原体被清除:病原体侵入人体后,人体通过非特异性免疫或特异性免疫将病原体清除,人体不产生病理变化,也不引起任何临床表现。

(2) 病原携带状态(carrier state):病原体侵入机体后,存在于机体的一定部位,在人体内生长繁殖并不断排出体外,而人体不出现疾病的临床症状,称为病原携带状态。按病原体种类不同分为带菌者、带病毒者、带虫者。按照其发生在显性感染临床症状出现之前和之后,分为潜伏期病原携带者和恢复期病原携带者;若发生于隐性感染之后,则称为无症状病原携带者。携带病原体的持续时间短于3个月者称为急性病原携带者,长于3个月者称为慢性病原携带者。对乙型肝炎病毒感染,超过

6个月才算慢性病原携带者。无论处于何期的病原携带状态,均可由携带者向外排出病原体,成为具有传染性的重要传染源。

(3) 隐性感染(covert infection):也称亚临床感染(subclinical infection)。病原体侵袭机体后,仅引起机体发生特异性免疫应答,不引起或仅引起轻微的病理损害,而不出现临床症状、体征,只能通过免疫学检查方能发现这一感染过程,称隐性感染。大多数传染病以隐性感染最常见。隐性感染后可获得对该传染病的特异性免疫力,病原体被清除,少数转为病原携带状态,病原体持续存在体内,成为无症状病原携带者。如流行性乙型脑炎、脊髓灰质炎、乙型肝炎等常有隐性感染的存在。

(4) 潜伏性感染(latent infection):又称潜在性感染。病原侵入人体后,寄生在一定部位,不出现临床表现,病原体也不向外排出,当人体抵抗力降低时,病原体则增生繁殖引起发病,称为潜伏性感染。常见的潜伏性感染有水痘、结核病、疟疾等。潜伏性感染期间,病原体一般不排出体外,故不会成为传染源,这是与病原携带状态不同之处。

(5) 显性感染(overt infection):又称临床感染(clinical infection)。病原体侵入人体后,引起机体免疫功能的改变,致使病原体不断生长繁殖,并产生毒素,导致机体出现病理变化和特有的临床表现,称为显性感染。在大多数传染病中,显性感染只占全部受感染者的少部分,少数传染病(如麻疹、水痘)以显性感染多见。显性感染后的结局各异,多数感染者机体内的病原体可被完全清除,机体获得特异性免疫力,不易再受感染,如细菌性痢疾、阿米巴痢疾等;还有小部分感染者可成为慢性病原携带者。

以上感染的五种表现形式,在不同的传染病中有所不同。一般说来,隐性感染最常见,病原携带状态次之,显性感染出现比例最少,且一旦出现容易识别。上述的五种感染表现形式在一定条件下可相互转变。

3. **病原体的致病性** 感染过程中病原体起重要作用,病原体入侵机体后是否发病,取决于病原体的致病力和机体的免疫功能的综合作用。致病力是指病原体引起机体病变的能力,表现为以下四个方面:

(1) 侵袭力:侵袭力指病原体突破人体的防御屏障,侵入机体并在机体内扩散的能力。侵袭力表现为:①直接入侵:如钩端螺旋体、血吸虫尾蚴等。②破坏组织屏障:某些病原体借助分泌的酶(如阿米巴原虫的溶组织酶、链球菌的透明质酸酶)和产生的毒素(如霍乱毒素、葡萄球菌毒素)破坏组织屏障后侵入机体。③抑制吞噬作用:某些表面成分可抑制吞噬作用而促使病原体扩散。④定植作用:如引起腹泻的大肠埃希菌能表达受体和小肠细胞结合。

(2) 毒力:毒力是病原体在机体内生长、繁殖、蔓延和扩散的能力。毒力包括毒素和其他毒力因子。毒素有内毒素和外毒素,外毒素通过与靶细胞的受体结合,从而进入细胞内而起作用,内毒素通过激活单核-吞噬细胞释放细胞因子而起作用。毒力因子包括侵袭能力(痢疾杆菌)、溶组织能力(溶组织内阿米巴滋养体)等。

(3) 数量:病原体入侵的数量是重要的致病条件,一般与致病力成正比,但不同病原体引起机体出现显性感染的最少数量差别较大,如伤寒需10万个菌体,而痢疾仅10个菌体即可致病。侵入的病原体数量越多,引起的传染性越大,潜伏期可能越短,病情也就越严重。

(4) 变异:病原体在长期进化过程中,受各种环境因素和遗传因素的影响而产生结构形态、生理特性等方面的改变。病原体经变异后可使致病力减弱或增强,部分变异可使病原体逃避机体特异性免疫应答作用而继续引起疾病。

4. **感染过程中机体的免疫应答反应** 感染过程可引起机体的免疫应答反应,包括非特异性免疫与特异性免疫。免疫应答可以是保护机体免受病原体入侵、破坏的保护性免疫应答,也可以是促进病理生理过程及组织损伤的变态反应。

(1) 非特异性免疫(nonspecific immunity):是机体对进入异物的一种清除机制,通过遗传获得,无抗原特异性,不牵涉对抗原的识别和二次免疫应答的增强,又称为先天性免疫。包括:

1) 天然屏障:包括外部屏障和内部屏障。外部屏障如皮肤、黏膜及其分泌物等,皮肤、黏膜除通过机械阻挡病原体的入侵外,还可通过分泌的汗腺液、乳酸、脂肪酸以及不同部位黏膜分泌的溶菌酶、黏多糖、胃酸、蛋白酶等对病原体发挥杀灭作用。内部屏障如血-脑脊液屏障、胎盘屏障等。病原体由血液进入脑组织时,血脑脊液屏障可起阻挡与保护作用,婴幼儿血脑脊液屏障不健全,病原体可侵入脑组织。胎盘屏障可阻挡母体内病原体侵入胎儿,妊娠3个月内,胎盘屏障尚未健全,母体感染风疹病毒后,易引起胎儿感染。

2) 吞噬作用:单核-吞噬细胞系统包括肝、脾、骨髓、淋巴结、肺泡及血管内皮中固定的吞噬细胞和血液中游走的单核细胞以及各种粒细胞，它们都具有非特异性的吞噬功能，可清除机体中的病原体。

3）体液因子：指存在于体液中的补体、溶菌酶、白介素、干扰素等杀伤物质和各种细胞因子，如白细胞介素1～6、肿瘤坏死因子等，可直接或通过免疫调节作用清除病原体。

(2) 特异性免疫(specific immunity)：特异性免疫指通过对抗原识别后产生的针对该抗原的免疫应答。具有特异性，是通过后天获得的一种主动免疫，通常只针对一种传染病，不能遗传。特异性免疫分为细胞免疫与体液免疫两类。

1）细胞免疫：由T淋巴细胞介导。当T淋巴细胞受到抗原刺激后，转化为致敏淋巴细胞，与相应抗原再次相遇时，通过细胞毒性和淋巴因子来杀伤病原体。细胞免疫主要通过抗感染、免疫监视、移植排斥、参与迟发型变态反应起作用。辅助性T细胞与抑制性T细胞还参与体液免疫的调节。

2）体液免疫：由B淋巴细胞介导。B淋巴细胞在抗原刺激下转化为浆细胞，并产生特异性抗体，即免疫球蛋白(immunoglobulin, Ig)，包括IgG、IgM、IgA、IgE、IgD等五类。抗体有中和病毒颗粒和外毒素、促进吞噬细胞吞噬、参与溶解和杀伤被感染细胞的作用。

二、传染病的流行过程与影响因素

传染病在人群中的发生、发展和转归的过程，称为传染病的流行过程。其发生需要三个基本条件，即传染源、传播途径和人群易感性。三个条件相互联系、同时存在，才能构成传染病流行，缺少其中的任何一个条件，新的传染不会发生，不能形成流行。流行过程本身还受社会因素和自然因素的影响。

1. 流行过程的基本条件

(1) 传染源(source of infection)：是指体内带有病原体，并不断向体外排出病原体的人和动物。

1）患者：在大多数传染病中，患者是重要传染源，然而不同临床类型或病期不同的患者作为传染源在不同传染病中的流行病学意义各异。轻型患者数量多、症状不典型而不易被发现。慢性患者可长期排出病原体，成为长期的传染源。

2）隐性感染者：隐性感染者由于无症状、体征而不易被发现。在某些传染病，如脊髓灰质炎、流行性脑脊髓膜炎等，隐性感染者在病原体被清除前是重要传染源。

3）病原携带者：病原携带者因不断排出病原体而成为传染源，但因不表现出症状，不易被发现，对某些传染病(如伤寒、细菌性痢疾)具有重要流行病学意义。

4）受感染的动物：传播疾病的动物为动物传染源。动物作为传染源传播的疾病，称为动物性传染病，如狂犬病、布氏杆菌病等，可由动物体内排出病原体导致人类发生症状而不易被识别；野生动物为传染源的传染病，称为自然疫源性传染病，如流行性出血热、鼠疫等疾病。有些动物表现为病原携带状态，动物本身不发病，如流行性乙型脑炎、恙虫病、地方性斑疹伤寒等。

(2) 传播途径(route of transmission)：病原体离开传染源到达新的易感者所经过的途径，称为传播途径，同一种传染病可有多种传播途径。

1）消化道传播：病原体借粪便排出体外，污染水和食物，易感者通过食用污染的水和食物受染。见于经消化道传播的疾病，如菌痢、伤寒、霍乱、甲型病毒性肝炎等。

2）呼吸道传播：当患者咳嗽、打喷嚏、谈话时，从鼻咽部排出含有病原体的飞沫到空气中飘浮，或坠落地上的飞沫和痰液，外层干燥后形成蛋白膜，随尘埃飞扬于空气中，使易感者通过呼吸而感染，如猩红热、百日咳、流感、麻疹、禽流感等。

3）虫媒传播：分为生物性传播和机械性传播。前者通过吸血节肢动物(如蚊子、跳蚤、白蛉、恙虫等)在患病动物与人之间叮咬、吸吮血液传播疾病，如蚊传播乙脑、虱传播斑疹伤寒；后者指媒介昆虫通过机械携带病原体，污染水源、食物，使易感者感染，如苍蝇、蟑螂传播伤寒、痢疾等。

4）接触传播：又称为日常生活接触传播，传染源的分泌物或排泄物通过污染日常生活用具(如餐具、洗漱用具、玩具)等传播疾病，其可传播消化道传染病(如痢疾)和呼吸道传染病(如白喉)。某些传染病还可通过与疫水接触，病原体经皮肤或黏膜入侵人体导致感染，如钩端螺旋体病、血吸虫病。

接触传播有直接接触与间接接触两种传播方式，如皮肤炭疽、狂犬病等通过直接接触传播，而多种肠道传染病可通过污染的手传染，为间接接触传播。

5）血液、体液、血制品传播：病原体存在于患者或病原携带者的血液和体液中，通过性交或血制品等传播。如乙型和丙型病毒性肝炎、艾滋病等。

6）土壤传播：土壤可被病原体的芽孢(如破伤风、炭疽)、幼虫(如钩虫)、虫卵(如蛔虫)等污染，而土壤可作为上述传染病的传播途径。

(3) 人群易感性(susceptible of the crowd): 指人群对某种传染病病原体的易感程度或免疫水平。对某种传染病缺乏免疫力的人称为易感者(susceptible person)。易感者在某一特定人群中的比例决定人群的易感性。人群对某种传染病的易感性的高低将影响该传染病的发生和传播。易感者越多,人群易感性越高,传染病越容易发生流行。普遍推行人工自动免疫,可将人群易感性降低,不易引起传染病的流行或终止其流行。

2. **影响流行过程的因素**

(1) 自然因素: 包括地理、气候、生态等因素。大部分虫媒传染病和某些自然疫源性传染病有较严格的地区性和季节性。与水网地区、气候温和、雨量充沛、草木丛生适宜于贮存宿主啮齿动物、节肢动物的生存繁衍有关。寒冷季节易发生呼吸道传染病,夏秋季节易发生消化道传染病。

(2) 社会因素: 包括社会制度、经济、生活水平和文化水平、风俗习惯、宗教信仰等,其中社会制度起主导作用。新中国成立后,我国贯彻以预防为主的方针,全面开展卫生防疫工作,开展爱国卫生运动,推行计划免疫等,使许多传染病被消灭(如天花)或得到控制(如霍乱、血吸虫病等)。生活水平低下、工作与卫生条件差,可致机体抵抗力低下,增加机体感染机会,促使传染病传播流行。

三、传染病的基本特征与临床特点

1. **基本特征** 传染病具有区别于其他疾病的4个基本特征。

(1) 病原体(pathogen): 每种传染病都有其特异的病原体,包括病毒、立克次体、细菌、真菌、螺旋体、原虫等。如麻疹是由麻疹病毒引起,结核病是由结核分枝杆菌引起。

(2) 传染性(infectivity): 病原体从宿主体内排出,通过一定途径到达另一个宿主体内的特性称为传染性,是区别传染病与感染性疾病的主要特征。任何一种传染病都具有传染性,其传染强度与病原体种类、数量、毒力、易感者的免疫状态等有关。传染病患者具有传染性的时期称为传染期,可决定患者的隔离期限。

(3) 流行病学特征

1) 流行性(epidemic): 在一定条件下,传染病能在人群中广泛传播蔓延的特性称流行性,可表现出不同的强度和广度,如散发、流行、大流行、暴发。散发(sporadic occurrence)指某传染病在某地的常年发病情况处于常年一般发病率水平。流行(epidemic)指某地某种传染病的发病率超过了历年同期的发病水平。大流行(pandemic)指某种传染病在一个短时期内迅速传播、蔓延,超过了一般的流行强度,甚至超越国界或洲界。暴发(outbreak)指某一局部地区或单位,在短期内突然出现众多的同一种类传染病的患者。

2) 地方性: 有些传染病受自然因素和社会因素的影响,其流行局限在一个地区内,称为地方性传染病。如血吸虫病一般发生在长江以南有钉螺存在的地区。自然疫源性传染病指以野生动物为主要传染源的疾病,如鼠疫、布氏菌病等,也属于地方性传染病。

3) 季节性: 是指某些传染病在每年的一定季节发病率明显升高的现象。如呼吸道传染病多发于秋冬季节,而夏季是消化道传染病的高发季节。虫媒传染病的明显季节性主要与媒介节肢动物的活跃季节一致。

4) 外来性: 指在国内或地区内原来不存在,而从国外或外地通过外来人口或物品传入的传染病,如霍乱。

(4) 感染后免疫(immunity): 人体感染病原体后无论显性、隐性感染,均能产生针对该病原体及其产物的特异性免疫。感染后的免疫和疫苗接种一样属于主动免疫。通过抗体转移(如注射或从母体)而获得的免疫属于被动免疫。不同的传染病和不同的个体,病后获得的免疫状态不同,免疫持续时间和强弱亦不同。一般病毒性传染病感染后免疫持续时间最长,甚至保持终生,但流感例外。细菌、螺旋体、原虫等感染后免疫持续短暂,但伤寒感染后免疫往往可以保持终生。

2. **临床特点**

(1) 病程发展的阶段性: 按传染病的发生、发展及转归,通常可分为4期。

1) 潜伏期(incubation period): 指从病原体侵入人体起,至首发症状出现的一段时间。不同传染病其潜伏期长短不一,短至数小时,长至数月乃至数年。通常细菌潜伏期短于蠕虫病。细菌性食物中毒潜伏期短,短至数小时。狂犬病、获得性免疫缺陷综合征其潜伏期可达数年。而同一种传染病的潜伏期长短亦不相同,但有一相对固定的时间,相当于病原体在体内繁殖、转移、定位,引起组织损伤和功能改变,至临床症状出现的一段时间。推算潜伏期对传染病的诊断与检疫有重要意义。

2) 前驱期(prodromal period): 从潜伏期末至

出现明显临床症状为止的一段时间，一般1～3天，表现为非特异性全身反应，如乏力、头痛、发热、肌肉酸痛、食欲不振等表现。起病急骤的传染病前驱期短暂，甚至无此期表现。多数传染病本期可有较强传染性。

3）症状明显期(period of apparent manifestation)：指经历前驱期后病情逐渐发展，出现各传染病特有的症状和体征的一段时期。症状由轻而重，由少而多，逐渐或迅速达高峰，传染性强，易产生并发症。机体免疫力也随之产生、提高，并趋向恢复。大部分患者度过前驱期后可随即进入恢复期，临床称为顿挫型，仅少部分患者进入症状明显期。

4）恢复期(convalescent period)：病原体完全或基本消灭，免疫力提高，病变修复，临床症状陆续消失的一段时期。恢复期结束后，机体功能仍处于长期未能恢复正常者称为后遗症，多见于中枢神经系统传染病，如乙型脑炎、流行性脑脊髓膜炎等。

某些传染病患者在发病过程中已转入恢复期或接近痊愈，已稳定退热一段时间，而该病原体再度出现并繁殖，初发症状再度出现称为复发(relapse)；临床症状已缓解，但体温尚未正常而又复上升、症状略见加重者称再燃(recrudescence)。

（2）临床类型：传染病的临床类型有助于诊断、判断病情变化及传染病转归等。根据临床过程的长短分为急性、亚急性、慢性；根据病情轻重分为轻型、中型、重型、极重型；发病急骤而病情严重称为暴发型；还可根据临床特征分为典型、非典型。典型相当于中型或普通型，非典型则可轻可重。

（3）常见症状与体征：许多传染病都可引起发热，发热的同时可伴有皮疹和各种毒血症状，如全身不适、头痛、关节痛等中毒症状，严重者可有意识障碍、呼吸循环衰竭等表现，单核-吞噬细胞系统可出现充血、增生等反应，表现为肝、脾、淋巴结肿大。

四、传染病的诊疗

1. 传染病的诊断　早期正确诊断传染病，是防止疫情扩散和促进患者康复的基础。特别是鼠疫、霍乱等烈性传染病以及艾滋病，对首发病例的诊断具有重要意义。

（1）临床特点：包括详细询问病史及体格检查，对所搜集的资料加以综合分析，根据潜伏期长短、起病的缓急、发热特点、皮疹特点、中毒症状、特殊症状及体征可作出初步诊断。如猩红热的红斑疹、麻疹的口腔黏膜斑、百日咳的痉挛性咳嗽、白喉的假膜、流行性脑脊髓膜炎的皮肤瘀斑、伤寒的玫瑰疹、脊髓灰质炎的肢体弛缓性瘫痪等。

（2）流行病学资料：包括发病地区、发病季节、既往传染病流行情况、接触史、预防接种史。还包括年龄、籍贯、职业、流行地区旅居史等，结合临床资料的归纳分析，有助于临床诊断。

（3）实验室及其他检查

1）三大常规检查：①血常规：大部分细菌性传染病白细胞总数及中性粒细胞增多，但伤寒减少，布氏菌病升高不明显甚至减少；病毒、原虫感染时白细胞总数减少或者正常且淋巴细胞比例增高，但流行性出血热、流行性乙型脑炎白细胞总数增高。血中出现异型淋巴细胞，见于流行性出血热、传染性单核细胞增多症。原虫病白细胞总数偏低或正常。②尿常规：流行性出血热、钩端螺旋体病的患者尿中有蛋白、白细胞、红细胞，且前者尿内有膜状物。黄疸型肝炎尿胆红素阳性。③粪便常规：细菌性痢疾、肠阿米巴病，呈黏液脓血便或果酱样便；细菌性肠道感染多呈水样便、血水样便或混有脓及黏液；病毒性肠道感染多为水样便或混有黏液。

2）病原体检查：①直接检查：如脑膜炎双球菌、疟原虫、微丝蚴、溶组织阿米巴原虫及包囊、血吸虫卵、螺旋体等病原体可在镜下查到，及时确定诊断。②病原体分离：依不同疾病取血液、尿、粪、脑脊液、骨髓、鼻咽分泌物、渗出液、活检组织等进行培养与分离鉴定。细菌能在普通培养基或特殊培养基内生长，病毒及立克次体必须在活组织细胞内增殖，培养时根据不同的病原体，选择不同的组织、培养基或动物接种。最好在疾病早期及使用抗生素之前采集标本，注意取材新鲜，避免污染。同时注意标本的正确保存与运送，标本采集后尽快送检。

3）免疫学检查：是一种特异性的诊断方法，广泛用于临床，以确定诊断和进行流行病学调查。血清学检查可用已知抗原检查未知抗体，也可用已知抗体检查未知抗原。免疫学检查可以用于判断患者的免疫功能状态、调查流行病学情况和人群免疫水平。抗体检查抗原者称反向试验，抗原抗体直接结合者称直接反应，抗原和抗体利用载体相结合者称间接反应。测定血清中的特异性抗体需检查双份血清，恢复期抗体滴度需超过病初滴度4倍才有诊断意义。

免疫学检查包括：①特异抗体检测：如直接凝集试验、间接凝集试验、沉淀试验、补体结合试验、中和试验、免疫荧光检查、放射免疫测定、酶联免疫吸附试验等。②细胞免疫功能检查：常用的有皮肤试验、E玫瑰花形成试验、淋巴细胞转化试验、血液淋巴细胞计数、T淋巴细胞计数及用单克隆抗体检测

T细胞亚群，以了解各亚群T细胞数和比例。③分子生物学检测：即利用核素 ^{32}P 或生物素标记的分子探针可以检出特异性的病毒核酸，近年发展起来的聚合酶链反应技术(polymerase chain reaction, PCR)可以增强检测的特异性和灵敏性。④其他检查：如生物化学检查、X线检查、超声波检查、核素扫描检查、电子计算机体层扫描(CT)、内镜检查、纤维支气管镜、诊断性穿刺、乙状结肠镜检查、活体组织检查等。

2. 传染病的治疗

(1) 治疗原则

1) 正确治疗、精心护理与消毒隔离相结合。早发现、早隔离、早治疗是消灭病原体，控制传染病流行的关键。精心制订相应的护理措施是促进患者康复的重要环节。在做好治疗与护理的同时，还必须做好隔离、消毒、疫情报告、接触者的检疫与流行病学调查等工作。

2) 病原治疗与对症支持治疗相结合。针对病原消灭病原体、中和毒素是最根本、最有效的治疗措施。对症支持治疗是增强患者抗病能力、提高治愈率、促使患者早日康复的重要措施，也是实施病原治疗的基础。

3) 西医治疗与中医药治疗相结合。祖国医学对传染病的治疗积累了丰富的经验，中西医结合起着互为补充、提高疗效的作用。

(2) 治疗方法

1) 一般治疗与支持治疗：根据传染病的传染性、传播途径和传染期的不同，收住相应隔离病室。病室保持安静、清洁，空气流通，使患者保持良好的休息状态。同时要做好病室的消毒工作。注意饮食调节，根据不同的病情给予流质、半流质、软食等，对进食困难的患者需喂食、鼻饲或静脉补液，以维持水、电解质平衡，保证足够的热量，供给必要的营养及各种维生素。

2) 病原治疗：病原治疗有清除病原体，控制病情发展，消除症状和治愈患者的作用，是治疗传染病的关键措施。

常用的治疗：①抗生素疗法：在病原治疗中抗生素的应用最为广泛，对细菌、立克次体和螺旋体感染有较好的疗效。常用的抗生素有青霉素类、头孢菌素类、氨基糖苷类、氯霉素类、大环内酯类、多黏菌素类、林可霉素类等。选用抗生素的原则：严格掌握适应证，先用针对性强的抗生素；病毒感染性疾病抗生素无效，不宜选用；用抗生素前需要做病原培养，并根据药敏试验选药；多种抗生素治疗无效的未明原因发热患者，不宜继续使用抗生素；对疑似细菌感染又无培养结果的危重患者，或免疫力低下的传染病患者可试用抗生素；预防性应用抗生素必须目的明确。②免疫疗法：如抗毒素(antitoxin)用于治疗白喉、破伤风、肉毒杆菌中毒等外毒素引起的疾病，免疫调节剂(immunomodulator)临床多用左旋咪唑、胎盘肽等。③抗病毒疗法：如金刚烷胺、金刚烷乙胺可改变膜表面电荷，阻止病毒进入细胞，用于甲型流感预防；碘苷(疱疹净)、阿糖腺苷、利巴韦林(病毒唑)等可阻止病毒基因的复制，用于疱疹性脑炎、乙型脑炎、乙型肝炎、流行性出血热等疾病的治疗；干扰素、聚肌胞等药物通过抑制病毒基因起作用，用于乙型肝炎、流行性出血热等疾病的治疗。④化学药物疗法：常用磺胺药治疗流行性脑脊髓膜炎，氯喹、伯氨喹治疗疟疾，吡喹酮治疗血吸虫病和肺吸虫病，甲硝唑治疗阿米巴病，枸橼酸乙胺嗪治疗丝虫病。喹诺酮类药物对沙门菌、各种革兰阴性菌、厌氧菌、支原体、衣原体有较强的杀灭作用。

3) 对症治疗：降温，对高热患者可用冰袋、酒精擦浴、温水灌肠等物理疗法，亦可针刺合谷、曲池、大椎等穴位。超高热患者可用亚冬眠疗法，亦可间断使用糖皮质激素。纠正水、电解质及酸碱失衡。因高热、脑缺氧、脑水肿、脑疝等发生的惊厥或抽搐，应立即采用降温、镇静药、脱水剂等镇静止惊处理。

4) 中医中药治疗：传染病在祖国医学属温病范畴。卫、气、营、血分别代表传染病的病期、病程发展的不同阶段。依次采用解表宣肺、清气泻下、清营开窍及滋阴化瘀的治则施以治疗。常用的方剂有银翘散、桑菊饮、白虎汤、至宝丹、安宫牛黄丸、紫雪丹等。许多中草药具有抗菌、抗病毒、调节免疫功能的作用。中西医结合治疗流行性乙型脑炎、病毒性肝炎、流行性出血热、晚期血吸虫病等都取得了较好的效果。针灸疗法在传染病的治疗中应用范围广泛，对退热、止惊、止痛、肢体瘫痪及其他后遗症的治疗，均有不同程度的效果。

五、传染病的预防

传染病的预防是为了控制和消灭传染病，从而达到保护人民健康、保证社会安定、促进国家现代化建设的目的。临床医护人员往往是传染病患者的首先发现者，因此及时报告和隔离患者成为医护人员义不容辞的义务和责任。针对传染病流行过程的三个基本环节，认真贯彻预防为主的方针，采取综合性预防措施。

1. 管理传染源 根据《中华人民共和国传染病

防治法》和《突发公共卫生应急事件与传染病监测信息报告》，将法定传染病分为甲、乙、丙三类，共41种：

甲类：属于强制管理的烈性传染病，包括鼠疫、霍乱，共2种。

乙类：属于严格管理的传染病，共28种，包括传染性非典型肺炎、艾滋病、病毒性肝炎、脊髓灰质炎、人感染高致病性禽流感、麻疹、肾综合征出血热、狂犬病、流行性乙型脑炎、登革热、炭疽、细菌性和阿米巴性痢疾、肺结核、伤寒和副伤寒、流行性脑脊髓膜炎、百日咳、白喉、新生儿破伤风、猩红热、布鲁菌病、淋病、梅毒、钩端螺旋体病、血吸虫病、疟疾、人感染猪链球菌病、人感染 H_7N_9 禽流感、新型冠状病毒肺炎。

丙类：属于监测管理的传染病，共11种，包括流行性感冒(含甲型 H_1N_1 流感)、流行性腮腺炎、风疹、急性出血性结膜炎、麻风病、流行性和地方性斑疹伤寒、黑热病、棘球蚴病、丝虫病，除霍乱、细菌性和阿米巴性痢疾、伤寒和副伤寒以外的感染性腹泻病、手足口病。

(1) 实施传染病报告制度：为了早期发现传染病并控制其流行，应对患者和病原体携带者实施传染病报告制度。报告制度规定：甲类传染病为强制管理的烈性传染病，发现甲类传染病和乙类传染病中的肺炭疽、传染性非典型肺炎、脊髓灰质炎、人感染高致病性禽流感的患者或疑似患者时，或发现其他传染病和不明原因疾病暴发时，城镇要求在发现后2小时内通过传染病疫情监测信息系统上报，农村不超过6小时。未实行网络直报的责任报告单位应于2小时内以最快的通信方式(电话、传真)向当地县级疾病预防控制机构报告，并于2小时内寄送出传染病报告卡。乙类传染病为严格管理的传染病，城镇要求发现后6小时内网络直报，农村不超过12小时。丙类传染病为监测管理的传染病，要求发现后24小时内上报。

(2) 对患者的管理：做到五早，即早发现、早诊断、早报告、早隔离和早治疗。积极开展传染病卫生宣传教育，提高人群对传染病的识别能力。一旦发现患者或疑似患者应立即实施隔离治疗。

(3) 对接触者的管理：对传染病接触者进行医学观察、留观、集体检疫，必要时进行免疫疗法或药物预防、预防接种等措施称为检疫。检疫期是由最后接触之日起，至该病最长潜伏期的一段时间。医学观察主要诊断乙类传染病，指对接触者的日常活动不加限制，但每天进行必要的诊察，以了解有无早期发病的征象。留观，即隔离观察，指对与甲类传染病患者接触者的日常活动加以限制，并在指定场所进行医学观察，确定诊断后应立即进行隔离治疗。对集体单位的留观称为集体检疫。

(4) 对动物传染源的管理：有经济价值的野生动物及家畜，应隔离治疗，必要时宰杀，并加以消毒，无经济价值的危害大的动物予以捕杀、焚毁。

2. 切断传播途径　根据传染病的不同的传播途径，采取不同预防措施。肠道传染病做好床边隔离、吐泻物消毒、加强饮食卫生及个人卫生，做好水源及粪便管理。呼吸道传染病，室内应开窗通风，使空气流通，定时进行空气消毒，戴口罩，做好个人防护。虫媒传染病，应有防虫设备，并采用药物杀虫、防虫、驱虫。

3. 保护易感人群

(1) 增强非特异性免疫：非特异性免疫是机体对进入体内异物的一种清除机制。在病原体和毒素的作用下，非特异性免疫又是产生特异性免疫的基础。增强非特异性免疫的主要措施包括：加强体育锻炼，调节饮食，养成良好的卫生生活习惯，改善居住条件，协调人际关系，保持心情愉悦等。

(2) 增强特异性免疫：提高人群抵抗力，有重点、有计划地进行预防接种，提高人群特异性免疫力。人工主动免疫是有计划地对易感者进行疫苗、菌苗、类毒素的接种，接种后免疫力在1～4周内出现，持续数月至数年。人工被动免疫是紧急需要时，注射抗毒血清、丙种球蛋白、胎盘球蛋白、高效免疫球蛋白，注射后免疫力迅速出现，维持1～2个月即失去作用。儿童计划免疫对传染病预防起着关键性的作用。

(3) 药物预防：对某些尚无特异性免疫方法或免疫效果尚不理想的传染病，在流行期可以给易感者口服预防药物，对降低发病率和控制流行有一定作用。如口服磺胺药预防流行性脑脊髓膜炎，口服乙胺嘧啶预防疟疾等。

六、传染病护理工作特点

传染病具有传染性，在一定条件下可以造成传播，对人类健康危害极大，故做好传染病的护理工作有着重要意义。

1. 传染病护理人员应具备较强的专业能力

传染病发病急、变化快、病情重、并发症多、死亡率高，所以从事传染病护理工作的人员应有高度的责任感和敏锐的洞察力，准确、细致地观察病情，及时发现病情变化，配合医生争分抢秒地采取抢救措施，挽救患者生命。

2. 严格实行消毒、隔离制度是传染病护理工作的重点 传染病医院是传染病患者集中的场所,如不实行严格消毒、隔离制度,易造成传染病的传播和扩散。因此要求从事传染病护理工作的人员必须熟悉各种传染病病原体的特性及其流行的环节,掌握各种消毒、隔离操作技术。严格遵守各项管理制度,有效控制传染病的传播。

3. 要求执行传染病报告制度 从事传染病护理工作的人员也是传染病的责任报告人之一,应熟悉传染病报告制度,及时准确向有关部门报告疫情。

4. 传染病护理工作任务繁重 从事传染病护理工作的人员不仅要参加治疗、抢救和护理患者,还要做好患者及家属的思想工作,宣传预防传染病的有关知识,指导相关人员掌握消毒、隔离方法。因此要求护理人员要沉着冷静、思绪清晰、有条不紊地做好各项工作。

七、标准预防和传染病的消毒、隔离

1. 标准预防(standard precautions) 标准预防是基于患者的血液、体液、分泌物(不包括汗液)、非完整皮肤和黏膜均可能含有感染性因子的原则,针对医院所有患者和医务人员采取的一组预防感染措施。

(1) 标准预防的核心内容

1) 所有的患者均被视为具有潜在感染性的患者,即认为患者的血液、体液、分泌物、排泄物均具有传染性。在接触上述物质时,无论自身黏膜与皮肤是否完整,都必须采取相应的防护措施,包括手卫生,即必须根据预期可能的暴露选用手套、隔离衣、口罩、护目镜或防护面罩,安全注射,穿戴合适的防护用品处理患者环境中污染的物品与医疗器械。

2) 要防止经血传播性疾病的传播,也要防止非经血传播性疾病的传播。

3) 采取双向防护,既要预防疾病从患者传染给医务人员,也要预防疾病从医务人员传染给患者。

(2) 标准预防的措施

1) 洗手:洗手是预防感染传播最经济、最有效的措施。医疗护理活动前后,应按照正确的洗手法认真洗净双手。

2) 手套:当接触血液、体液、排泄物、分泌物及破损的皮肤、黏膜时,应戴手套。戴手套不能代替洗手。

3) 面罩、护目镜和口罩:可以减少患者的体液、血液、分泌物等液体的传染性物质飞溅至医护人员眼睛、口腔及鼻腔黏膜。

4) 隔离衣:用于避免被传染性的血液、分泌物、渗出物等污染。

5) 隔离室:将可能污染环境的患者安置在专用的病房,有助于维持适当的卫生或环境的限制。

6) 其他预防措施:可重复使用设备的清洁消毒;医院日常设施、环境的清洁标准和卫生处理程序的落实;医护人员的职业健康安全措施,如处理锐器时应当特别注意,防止被刺伤,用后的针头及尖锐物品应弃于锐器盒内。

2. 传染病的消毒

(1) 消毒的定义:消毒是用物理或化学方法消除或杀灭环境中停留在不同传播媒介物上的病原体,以切断传播途径,阻止和控制传染病的发生。

(2) 消毒种类

1) 预防性消毒:对可能受到病原体污染的人员、物品和场所实施的消毒措施,以预防传染病的发生。如对医护人员手臂的消毒、饮水消毒及被服、餐具等的消毒。

2) 疫源地消毒:指对存在或曾经存在传染源的地区进行消毒。其目的是消灭由传染源排泄到外界的病原体。分为随时消毒和终末消毒。随时消毒指对传染源的排泄物、分泌物及其所污染的物品及时消毒。终末消毒指传染源离开疫源区后进行的最后一次彻底消毒,如患者痊愈或死亡后,对患者的居住地及用物的消毒。

(3) 消毒方法:常用的消毒方法包括物理消毒法和化学消毒法。

1) 物理消毒法:①热力灭菌法,包括煮沸消毒、高压蒸汽灭菌、预真空型压力蒸汽灭菌和脉动真空压力蒸汽灭菌、巴氏消毒法和干热灭菌法,其中高压蒸汽灭菌是医院最常采用的消毒灭菌法。②非电离辐射和电离辐射,如紫外线、微波等。

2) 化学消毒法:常用的化学消毒剂包括含氯消毒剂、氧化消毒剂、醛类消毒剂、杂环类气体消毒剂、碘类消毒剂、醇类消毒剂等。

3. 传染病的隔离

(1) 隔离的定义:隔离是采用各种方法、技术,防止病原体从患者及病原携带者传播给他人的措施。

(2) 隔离的种类与方法

根据传播途径采取飞沫隔离、空气隔离和接触隔离,是预防医院感染的有效措施。

1) 飞沫隔离:适用于经飞沫传播的疾病,如百日咳、白喉、流行性感冒、流行性腮腺炎、流行性脑脊髓膜炎等，在标准预防的基础上，还应采用飞沫传播的隔离与预防。

患者的隔离措施：①在遵循隔离原则的基础上，应限制患者的活动范围，减少转运。必须转运时，医务人员应注意加强防护。②病情允许时，应戴外科口罩，并定期更换。③患者之间、患者与探视者之间相隔应在 1 米以上，探视者应戴外科口罩。④病房加强通风，或者进行空气消毒。

医务人员的防护措施：①严格按照区域流程，在不同区域穿戴不同的防护用品，离开时按要求摘脱，并正确处理使用后物品。②与患者近距离(1 米以内)接触，应戴帽子、医用防护口罩；进行可能产生喷溅的诊疗操作时，应戴护目镜或防护面罩，穿防护服；当接触患者及其血液、体液、分泌物、排泄物等物质时应戴手套。

2) 空气隔离：适用于经空气传播的疾病，如肺结核，水痘等，在标准预防的基础上，还应采用空气传播的隔离与预防。

患者的隔离措施：①无条件收治时，应尽快转送至有条件收治传染病的医疗机构，并注意转运过程中医务人员的防护；②当病情允许时，应戴外科口罩，定期更换，并限制其活动范围；③应严格进行空气消毒。

医务人员的防护措施：①严格按照区域流程，在不同区域穿戴不同的防护用品，离开时按要求摘脱，并正确处理使用后物品。②进入确诊或可疑传染病病房时，应戴帽子、医用防护口罩；进行可能产生喷溅的诊疗操作时，应戴防护目镜或防护面罩，穿防护服，当接触患者及其血液、体液、分泌物、排泄物等物质时应戴手套。

3) 接触隔离：适用于经直接或间接接触传播的疾病，如多重耐药菌感染、破伤风、皮肤感染等。在标准预防的基础上，还应采用接触传播的隔离与预防。

患者的隔离措施：①限制活动范围；②减少转运，如需转运，采取有效措施减少对其他患者、医务人员和环境表面的污染。

医务人员的防护措施：①接触隔离患者的血液、体液、分泌物、排泄物等物质时，应戴手套。离开隔离室前和接触污染物品后，应摘除手套、洗手和(或)手消毒。护理不同病种的患者时，须更换隔离衣及手套，并应清洁洗手。手上有伤口时应戴双层手套。②进入隔离室，从事可能污染工作服的操作时，应穿隔离衣；离开病室前，脱下隔离衣，按要求悬挂，每天更换、清洗与消毒；若使用一次性隔离衣，用后按医疗废物管理要求进行处置。接触甲类传染病应按要求穿脱防护服，离开病室前，脱去防护服，防护服按医疗废物管理要求处置。

八、传染病患者护理评估

1. 健康史

(1) 一般资料：询问患者的姓名、性别、年龄、婚姻状况、生育状况、受教育水平、职业等。不同年龄患者的发病率各不相同，如手足口病多发生在婴幼儿，尤以 3 岁以下的幼儿发病率最高，学龄期儿童少见，至学龄期以后感染则多无症状。注意发病季节，发病前有无类似患者、动物分泌物或疫水接触史，是否家庭或集体生活人群发病，有无疫区旅居史等。

(2) 既往史：患者既往所患传染病病史、各种疫苗接种史等。

(3) 过敏史：是否对某些食物或药物过敏，如海鲜、花粉、青霉素等。

(4) 生活史：了解患者的居住、生活、学习环境、工作性质等，如有无吸毒、性乱交等不良行为。询问患者饮食习惯，包括食欲、每天餐次、进食时间是否规律，有无摄入生食习惯，食物品种组成以及数量，有无特殊的食物喜好或禁忌。

(5) 心理-社会状况

1) 疾病知识：评估患者及其照顾者对疾病知识的掌握情况。患者是否了解所患传染病的发生、发展、预后及传染性，有无具备所患传染病诊断、检查、治疗和预防方面的知识，遵医行为如何。确定患者的学习能力，以及患者和家属对该病知识的需求。

2) 心理状况：评估患者发病后的心理反应，观察患者有无焦虑、抑郁、沮丧、悲伤、恐惧等不良情绪，是否出现退缩、敌对(如艾滋病患者可能出现敌对行为)、沉默、不合作等表现。出现焦虑、抑郁倾向者，须评估其程度。了解患者对住院及隔离治疗的认识，有无孤立无助、被约束、被抛弃感。评估患者有无因严重不良情绪导致食欲缺乏、睡眠障碍、过度换气、心动过速、头痛，甚至出现呼吸困难、心悸、窒息等表现。了解患病后患者工作、学习是否中断，日常生活能力是否下降，家庭生活是否受到影响，能否承担医疗费用。

3) 社会支持系统：评估家属成员对传染病患者的关怀程度，被隔离患者有无亲属或朋友探视，所在社区是否能提供医疗保健服务、设施是否完善，患者是否享有医疗保障。

2. **病史**

(1) 患病和治疗经过：了解患者发病的起始时间、发病特点、有无明显的诱因或接触史，主要症状、体征及其特点，症状加重有无诱发因素或缓解因素，有无伴随症状、并发症或后遗症及其特点。既往检查、治疗经过及治疗效果。是否遵从医嘱治疗。询问用药史，包括药物的种类、剂量和用法。有无特殊的饮食医嘱及患者是否遵从，如伤寒患者应摄入清淡、少渣饮食，以防肠出血或肠穿孔的发生。

(2) 目前状况与一般状况：患者目前的主要不适及病情变化。患病后患者饮食、睡眠、大小便、体重、精神等一般状况有无变化。

(3) 症状和体征：传染病患者常见症状有发热、皮疹、惊厥、意识障碍和腹泻。

1) 发热：感染性发热是传染病最常见、最突出的症状。发热对机体代谢及重要系统功能均可产生影响，如可使机体分解代谢增强，消耗增加，导致患者体重下降、免疫功能降低。发热引起呼吸加快、皮肤水分蒸发增多和消化液分泌减少，导致机体水、电解质及酸碱失衡，出现口干、食欲缺乏、恶心、呕吐，甚至休克。高热还可影响患者的神经系统，出现烦躁不安、谵妄，小儿高热易发生惊厥。因此对于发热患者，应重点观察发热时间、起病急缓、有无明显的原因或诱因、热型的特点、持续时间、伴随症状及热退经过。观察发热是否伴有皮疹、黄疸、腹泻、食欲不振、恶心、呕吐、头痛、肌肉酸痛，甚至谵妄、抽搐等，不同的伴随症状有助于诊断和鉴别诊断。

2) 皮疹：许多传染病在发热的同时伴有发疹，称为发疹性传染病。常见的发疹性传染病有水痘、猩红热、麻疹、伤寒、斑疹伤寒、流行性出血热、流行性脑脊髓膜炎等。发疹时可出现皮疹。护理皮疹的患者时，应仔细询问皮疹出现的时间、顺序、部位、形态、持续时间、进展情况，有无伴随发热、瘙痒、乏力、食欲不振、恶心、呕吐等不适症状，有无食物或药物过敏史。观察皮疹的形态、大小有无变化，有无融合或出现溃疡、合并感染等。询问出疹后的处理经过，应用药物名称、方法、效果、不良反应及出疹后患者的自觉症状变化情况，是否出现并发症。

3) 惊厥：惊厥指四肢、躯干与颜面骨骼肌非自主的强直与阵挛性抽搐。常为全身性、对称性，伴有意识丧失。常导致惊厥的传染病有流行性乙型脑炎、流行性脑脊髓膜炎、中毒性痢疾、脑型疟疾、脑囊尾蚴病等。惊厥可引起心率增快，血压增高，汗液、唾液及支气管分泌物增加，还可导致呼吸暂停、发绀，使脑缺血、缺氧，并发或加重脑水肿。对于惊厥的患者，护理人员应询问：惊厥发作次数、发作持续时间及间隔时间，发作前有无先兆及发作时的表现，伴随症状，如有无发热、头痛、呕吐、意识障碍和大、小便失禁等，惊厥发作的诱因、治疗、护理经过及效果。

4) 意识障碍：意识障碍指患者对自我的感知和客观环境的识别能力发生不同程度的丧失。引起意识障碍常见的传染病有流行性乙型脑炎、流行性脑脊髓膜炎、中毒性痢疾、伤寒、重型肝炎、脑型疟疾、脑囊尾蚴病等。意识障碍根据其程度不同可分为嗜睡、意识模糊、昏睡、昏迷。意识障碍导致各种反射减弱或消失，使患者机体抵抗力降低，易发生各种感染。患者不能自动改变体位，使局部组织受压产生压疮。深昏迷患者易发生窒息、坠床等意外。

5) 腹泻：腹泻指排便次数较正常增加、排泄量大、粪质稀薄，并含有异常成分，如黏液、脓血、未消化的食物及脱落的肠黏膜等。腹泻是消化道传染病的主要症状。

(4) 身体评估：对于发热和腹泻的患者，可重点检查患者的面容是否潮红，观察皮肤的颜色、弹性，评估是否有脱水的发生，有无皮疹、全身淋巴结、肝脾肿大及腹水、抽搐、惊厥的发生；对于皮疹患者，注意观察皮疹的性质、部位、形态、大小有无变化，有无融合或出现溃疡、合并感染，出疹的进展及消退情况；对于存在意识障碍或者惊厥的患者，可观察患者的瞳孔大小、形状、对光反射等，重点评估患者的意识状态、颈部软硬度及各种神经系统检查等。

(5) 实验室及其他检查：传染病患者进行血常规检查、粪便常规检查和病原学检查尤为重要。另外，结合病史还可以进行脑脊液、免疫学和血清学检查，必要时进行活体组织病理检查、X线检查、B超检查、CT、MRI检查等。

九、常见症状体征的护理要点

1. **发热的护理**

(1) 监测病情变化：严密监测患者生命体征，尤其是体温的变化。注意发热的过程、热型、持续时间、伴随症状。

(2) 采取降温措施：通常应用物理降温方法，如用冰帽、冰袋冷敷头部或大动脉走行处，可有效降低头部温度，适用于中枢神经系统传染性疾病；对高温、燥热的患者可用25%～50%的酒精擦浴；对高热伴寒战、四肢肢端厥冷的患者采用32～35℃的温水擦浴；冷(温)盐水灌肠适用于中毒性痢疾患者；高热惊厥患者可遵医嘱采用冬眠疗法或亚冬眠疗法。全身发疹或有出血倾向的患者禁忌酒精擦浴。

(3) 环境与休息：发热患者应注意休息，高热患者应绝对卧床休息，以减少耗氧量。保持病室适宜的温湿度，定期通风。

(4) 饮食护理：给予高热量、高蛋白、高维生素、易消化的流质或半流质饮食，保证 2 000mL/d 液体的摄入，以维水、电解质平衡。必要时遵医嘱静脉输液，以补充水分。

(5) 口腔护理：发热患者易口腔感染，应指导并协助患者在餐前、餐后、睡前漱口。病情严重或昏迷患者，给予特殊口腔护理。

(6) 皮肤护理：高热患者大量出汗后，应及时用温水擦拭，更换浸湿的衣裤、床单和被褥，保持皮肤清洁、干燥，防止皮肤继发感染。病情严重或昏迷的患者，应协助改变体位，防止发生压疮。

2. 皮疹的护理

(1) 观察皮疹的消长变化：皮疹出现的时间、分布、出疹的先后顺序、形态等对发疹性传染病的诊断和鉴别诊断有重要作用。如水痘、风疹的皮疹多出现于发病后第 1 天，猩红热多在第 2 天，麻疹第 3 天，斑疹伤寒第 5 天，伤寒第 6 天。注意皮疹的出现时间、进度和消退情况，皮疹消退后有无脱屑、脱皮、结痂、色素沉着等变化。

(2) 环境和休息：患者卧床休息。保持环境安静、整洁，每天定期通风，避免对流风直吹。

(3) 局部皮肤护理：保持局部皮肤清洁干燥，每天用温水清洗皮肤，禁用碱性清洁剂、酒精等擦洗。衣服、被褥保持清洁、平整、干燥、柔软，勤换洗。翻身时动作轻柔，避免拖、拉、扯、拽等动作，以免损伤皮肤。患者的指甲剪短，避免抓破皮肤。脱皮不完全时，可用消毒剪刀修剪，不可用手撕拉，以免加重损伤，导致出血、感染。局部皮肤瘙痒较重者，可用炉甘石洗剂、5%碘苷(疱疹净)涂擦患处。对出现大面积瘀斑、坏死的皮肤，局部用海绵垫、气垫圈加以保护，防止大小便浸渍，避免发生溃疡和继发感染。瘀斑破溃后，用无菌生理盐水清洗局部，辅以红外线灯照射，还可涂抗生素软膏，再覆盖无菌敷料。

(4) 口腔黏膜疹的护理：每天常规用温水漱口。进食后用清水漱口，以保持口腔清洁，黏膜湿润。出现溃疡者，用 3%过氧化氢溶液清洗溃疡面后，涂以冰硼散。

(刘　宇)

第2章 病毒感染性传染病患者的护理

第1节 病毒性肝炎

病毒性肝炎(viral hepatitis)是由多种肝炎病毒引起,以肝炎症及坏死病变为主的一组传染病。按病原学分类,目前确定的病毒性肝炎有甲型、乙型、丙型、丁型和戊型肝炎五种。各型病原不同,但临床表现相似,以乏力、食欲减退、厌油、肝大及肝功能异常为主,部分患者可有黄疸。其中甲型和戊型主要表现为急性肝炎,一般不转为慢性,而乙型、丙型和丁型肝炎多呈慢性,少数病例可发展为肝硬化或肝细胞癌。

一、病原学

目前已证实导致病毒性肝炎的肝炎病毒有甲、乙、丙、丁、戊五型。庚型肝炎病毒、输血传播病毒和Sen病毒是否引起肝炎尚无定论。

1. **甲型肝炎病毒(HAV)** HAV属于微小RNA病毒科中的嗜肝病毒属,感染后可在肝细胞内复制,随胆汁由粪便排出。感染人体的HAV仅有1个血清型,因此仅有1个抗原-抗体系统。HAV电镜下可见实心和空心两种颗粒,实心颗粒有完整的HAV,有传染性;空心颗粒不含RNA,有抗原性,但无传染性。HAV对外界抵抗力较强,耐酸碱,在贝壳类动物、污水、海水、淡水中能存活数月。采用紫外线照射1分钟,余氯(1.5~2.5mg/L)15分钟,或3%甲醛5分钟,80℃5分钟或100℃1分钟可将其灭活。

2. **乙型肝炎病毒(HBV)** HBV属嗜肝DNA病毒科正嗜肝病毒属。电镜下观察,HBV感染者血清中可见3种形式的颗粒,即大球形颗粒、小球形颗粒和丝状或核状颗粒。大球形颗粒(又名Dane颗粒)的包膜内含乙型肝炎表面抗原(HBsAg),核心部分内含环状双股DNA、DNA聚合酶(DNAP)、核心抗原(HBcAg),是病毒复制的主体,具有传染性。小球形颗粒和管状颗粒,由HBsAg组成,空心无核酸,无感染性。HBV在肝细胞内合成后释放入血及各种体液中。HBV抵抗力很强,对低温、干燥、紫外线及一般浓度的消毒剂均能耐受,但煮沸10分钟或高压蒸汽消毒可使之灭活;对0.2%苯扎溴铵(新洁尔灭)及0.5%过氧乙酸敏感。

3. **丙型肝炎病毒(HCV)** HCV属黄病毒科丙型肝炎病毒属的RNA病毒,易变异。在同一患者血液中的HCV相隔数月即可出现变异。目前可将HCV分为6个不同的基因型。我国以1型为主,基因分型有助于指导抗病毒治疗。对有机溶剂敏感,10%氯仿、甲醛(1∶1 000)6小时可杀灭HCV。煮沸、高压蒸汽和紫外线照射等均可使之灭活。

4. **丁型肝炎病毒(HDV)** HDV是一种缺陷RNA病毒,在血液中由HBsAg包被。因此,HDV必须与HBV共存才能复制、表达抗原及引起肝损害,大多数情况下是在HBV感染的基础上重叠感染,当HBV感染结束时,HDV感染亦随之结束。

5. **戊型肝炎病毒(HEV)** HEV是无包膜球形RNA病毒,主要在肝细胞内复制后经胆管随粪便排出,发病早期可在感染者的粪便和血液中存在。HEV在碱性环境下较稳定,对高热、氯仿、氯化铯敏感。

二、流行病学

我国是病毒性肝炎的高发区。我国HBsAg携带者约1亿左右,抗-HCV阳性率占1%~3%,丁型肝炎人群流行率约1%,戊型肝炎约20%。

甲型与戊型肝炎主要经感染者粪便排出病毒,无慢性感染和病毒携带者。乙、丙、丁型肝炎患者和病毒携带者通过血液和体液排出病原体。

1. **传染源** 传染源主要是患者和病毒携带者,尤其慢性患者和病毒携带者由于其数量多,又不易识别,是重要的传染源。急性期患者和隐性感染者是甲型和戊型肝炎的主要传染源,患者在发病前2周和起病后1周,从粪便中排出病毒数量最多;乙型、丙型、丁型肝炎的主要传染源是急、慢性患者和病毒携带者。

2．**传播途径**

（1）粪-口传播：甲型和戊型肝炎主要经粪-口途径传播。粪便污染水源、食物可引起甲型和戊型肝炎的暴发流行。日常生活接触多为散发性发病。

（2）母婴传播（垂直传播）：由母亲经胎盘、分娩（婴儿因破损的皮肤或黏膜接触母血、羊水或阴道分泌物而受染）、哺乳、喂养等方式传播给婴幼儿，是乙型、丙型肝炎的传播方式之一。随着乙肝疫苗联合乙肝肝炎免疫球蛋白的应用，母婴传播已大为减少。

（3）血液传播：是乙型、丙型、丁型肝炎的主要传播途径，含有肝炎病毒的微量血液可通过输血及血制品、注射、针刺、手术、拔牙、血液透析、器官移植等方式传播。随着一次性注射用品的普及，医源性传播有下降趋势。虽然目前对供血者进行严格筛检，但不能筛除 HBsAg 阴性的 HBV 携带者。

（4）性及生活密切接触传播：与 HBV、HCV 或 HDV 阳性者发生无防护的性接触，尤其是多性伴侣者，其感染的危险性增高。生活中的密切接触传播可能是由于微小创伤所致的一种特殊的经血液传播的形式。患者的唾液、汗液、精液和阴道分泌物中均可检出 HBsAg，但日常学习、工作或生活接触，如同一室内办公或居住、握手、拥抱、共同进餐、共用一个马桶等无血液暴露的接触，均不会传染。

3．**易感人群**　人类对各型肝炎普遍易感。不同类型的肝炎病后免疫力不同，各型间无交叉免疫，因而可发生重叠感染。

（1）甲型肝炎：抗 HAV 阴性者均易感。6 月龄以下的婴儿因有来自母体的抗体而不易感染，6 月龄以后，如未接种 HAV 疫苗，随着甲肝抗体逐渐消失而成为易感者。我国甲型肝炎以学龄前儿童发病率最高，青年次之。成年人多因早年隐性感染而产生 HAV 中和抗体，而获得持久免疫力。

（2）乙型肝炎：抗 HBs 阴性者均为易感人群。新生儿不具备来自母体的抗体，因而普遍易感。高危人群包括 HBsAg 阳性母亲的新生儿、HBsAg 阳性者的家属、反复输血及血制品者（如血友病患者）、血液透析患者、多个性伴侣者、静脉药物依赖者、接触血液的医务工作者等。感染后或疫苗接种后出现抗 HBs 者有免疫力。

（3）丙型肝炎：人类对 HCV 普遍易感。抗 HCV 无保护性，感染后对不同株无保护性免疫。

（4）丁型肝炎：HBsAg 阳性人群普遍易感，抗 HDV 不是保护性抗体。

（5）戊型肝炎：隐性感染多见，成年人多见显性感染。原有慢性 HBV 感染者或晚期孕妇感染 HEV 后病死率高。抗 HEV 出现后多在短期内消失，少数可持续 1 年以上。戊型肝炎主要流行于亚洲和非洲，可呈地方性流行。

4．**流行特点**　甲型肝炎秋、冬季节为发病高峰。戊型肝炎多在春、冬季或洪水过后高发。乙型、丙型、丁型肝炎则无明显季节性。

三、发病机制

各型病毒性肝炎的发病机制目前尚未完全明了。肝损伤多由免疫介导引起。

1．**甲型肝炎**　HAV 经口入肠道后入血，引起短暂的病毒血症，约 1 周后进入肝细胞，在肝细胞内增殖，病毒由胆管进入肠腔，最后由粪便排出。HAV 大量增殖，使肝细胞轻微破坏。HAV 抗原性较强，激活细胞免疫使肝细胞变性、坏死；感染后期体液免疫产生的抗体通过免疫复合物产生的细胞因子破坏肝细胞。

2．**乙型肝炎**　虽然国内外对乙型肝炎的发病机制进行了很多研究，但仍有许多问题有待阐明。HBV 侵入人体后，未被单核-吞噬细胞系统清除的病毒到达肝或肝外组织，如胰腺、胆管、脾、肾、淋巴结、骨髓等，引起肝及肝外相应组织的病理改变和免疫功能改变，多以肝病变最为突出。

目前认为，HBV 并不直接引起明显的肝细胞损伤，肝细胞损伤主要由于病毒诱发的免疫反应引起，即机体的免疫反应在清除 HBV 的过程中造成肝细胞损伤，而乙型肝炎的慢性化则可能与免疫耐受有关。此外，还可能与感染者年龄、遗传因素有关，如儿童期感染或某些 HLA 基因型易出现慢性肝炎。肝细胞病变主要取决于机体的免疫应答，尤其是细胞免疫应答。当机体处于免疫耐受状态，不发生免疫应答，多成为无症状携带者；当免疫功能正常时，免疫反应在清除 HBV 的过程中造成肝细胞损伤，多表现为急性肝炎，成年感染 HBV 者多属于此种情况，大部分患者可彻底清除病毒；当免疫功能低下（免疫抑制）、不完全免疫耐受、自身免疫反应产生、HBV 基因突变逃避免疫清除等情况下，可致慢性肝炎；当机体处于超敏反应，大量抗原-抗体复合物产生可导致大片肝细胞坏死，发生重型肝炎。

乙型肝炎的肝外损伤主要由免疫复合物沉积引起,沉积于血管壁可导致膜性肾小球肾炎伴发肾病综合征,沉积在血管壁和关节腔引起血清病样表现。

乙型肝炎慢性化除了与免疫耐受、免疫抑制有关外,还可能与遗传、感染 HBV 年龄有关,感染年龄越轻,慢性化的可能性越高,围生期和婴幼儿时期感染者,分别有 90% 和 25%～30% 发展为慢性感染。

慢性 HBV 感染的自然病程一般包括四个阶段(图 11-2-1):第一阶段免疫耐受期,此期 HBV 复制活跃,血清 HBsAg 和 HBeAg 阳性,每毫升 HBV DNA 滴度高于 10^5 拷贝,血清丙氨酸氨基转移酶(ALT)正常或轻度升高,肝组织学无明显异常或轻度异常。患者无症状,常见于围生期感染的患者,可持续数十年。第二阶段为免疫清除期,此期免疫功能活跃,HBV DNA 滴度下降,ALT 升高,肝组织学有坏死炎症等表现,此期可持续数月到数年。第三阶段为非活动或低(无)复制期,又名非活动性 HBsAg 携带状态。HBeAg 阴性,抗 HBe 阳性,HBV DNA 检测不到或低于检测下限,ALT/AST 正常,肝细胞坏死炎症缓解,此期可持续终生。第四阶段为再活跃期,继非活动性抗原携带状态后部分患者可出现自发的或免疫抑制导致的 HBV DNA 复制,使其滴度升高,ALT 升高。

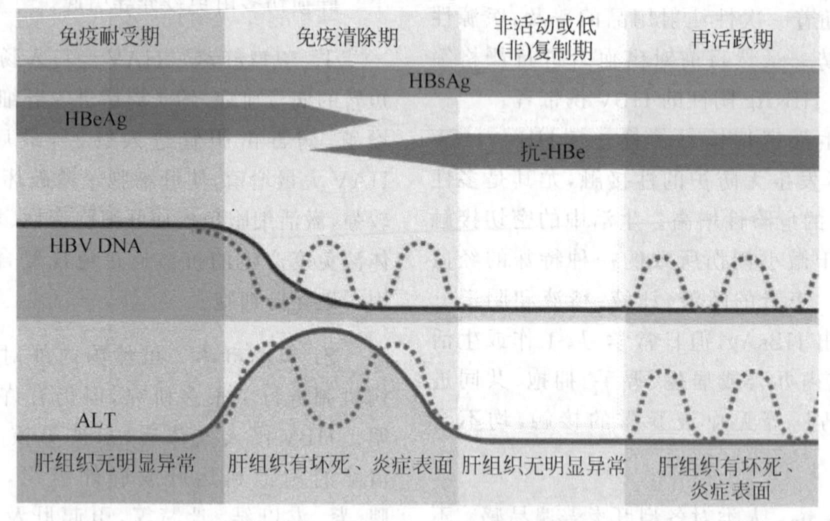

图 11-2-1 慢性乙型肝炎的自然病程

HBV 感染晚期在肝硬化基础上可发展为肝癌,其发生与 HBV 在肝细胞内与人体染色体整合和转化,原癌基因被激活、抑癌基因突变,家系遗传背景等因素有关。

3. **丙型肝炎** HCV 致肝细胞损伤的机制有:①HCV 在肝细胞内复制,干扰肝细胞内蛋白合成,HCV 表达产物对肝细胞有毒性;②宿主免疫在攻击 HCV 时也损伤了肝细胞;③HCV 感染者常伴有自身免疫改变,产生多种自身免疫抗体;④HCV 感染后肝细胞产生诱导细胞凋亡的膜蛋白分子。

HCV 感染后易慢性化,50%～80% 的患者转为慢性。慢性化的机制有:①HCV 易变异,从而逃避机体的免疫监视;②隐匿于肝外细胞的 HCV 反复感染肝细胞;③机体对血液中的低 HCV 滴度容易产生免疫耐受。

4. **丁型肝炎** HDV 的复制效率高,感染的肝细胞内含大量 HDV。目前认为 HDV 本身及其表达产物对肝细胞有直接作用,但缺乏确切证据。另外,免疫反应参与了肝细胞的损伤。有证据显示,HDV Ag 的抗原性较强,是特异性 CD^{8+} T 细胞攻击的靶抗原。

5. **戊型肝炎** HEV 经消化道侵入人体后,在肝复制,从潜伏期末开始随胆汁从粪便排出病毒,并持续至起病后 1 周左右。同时病毒进入血液导致病毒血症。细胞免疫是引起肝细胞损伤的主要原因。

四、病理变化

病毒性肝炎以肝损害为主,肝外器官可有一定损害。各型肝炎的基本病理改变表现为肝细胞变性、坏死,同时伴有不同程度的炎症细胞浸润、间质增生和肝细胞再生。

急性肝炎肝大,肝细胞气球样变和嗜酸性变,形成点、灶状坏死与肝细胞再生,汇管区炎性细胞浸润，网状支架和胆小管结构正常。慢性肝炎主要病变为肝细胞坏死，肝纤维组织增生。急性重型肝炎以肝缩小，2/3以上肝细胞坏死为特征。

病毒性肝炎时，由于肝细胞膜通透性增加及对胆红素摄取、结合、排泄功能障碍，可引起肝细胞性黄疸，多数病例有不同程度的肝内梗阻性黄疸。大量肝细胞坏死，肝解毒功能降低，使血氨及其他毒性物质积蓄引起肝性脑病。重型肝炎时肝细胞合成凝血因子减少，肝硬化、脾功能亢进致血小板减少可导致出血。重型肝炎和肝硬化时由于醛固酮分泌过多和利钠激素的减少导致钠潴留，形成腹水。血浆蛋白合成减少、门静脉高压、肝淋巴液生成增多是后期腹水的主要原因。重型肝炎或肝硬化时，由于内毒素血症、肾血管收缩、有效血容量下降等因素导致肾血流量减少，肾小球滤过率下降，引起急性肾功能不全。重型肝炎和肝硬化患者可出现肺水肿、间质性肺炎、肺不张、胸腔积液和低氧血症等改变，统称为肝肺综合征。肺内毛细血管扩张，出现动-静脉分流，严重影响气体交换功能是其产生的根本原因。

五、临床表现

不同类型病毒引起的肝炎潜伏期不同。甲型肝炎潜伏期为2～6周，平均4周；乙型肝炎为1～6个月，平均3个月；丙型肝炎2周～6个月，平均40天；丁型肝炎4～20周；戊型肝炎为2～9周，平均6周。

甲型和戊型肝炎不转为慢性，成年急性乙型肝炎约10%转为慢性，丙型超过50%，丁型约70%转为慢性。

根据黄疸的有无、病情的轻重和病程的长短，临床上可分为急性肝炎（包括急性黄疸型和急性无黄疸型肝炎）、慢性肝炎、重型肝炎（包括急性重型、亚急性重型、慢加急性重型和慢性重型肝炎）、淤胆型肝炎和肝炎肝硬化。

1．急性肝炎

（1）急性黄疸型肝炎：总病程2～4个月，典型者临床表现的阶段性较为明显，可分为3期：

1）黄疸前期：本期持续5～7天。表现为：①病毒血症：畏寒、发热、乏力及全身不适。甲、戊型肝炎起病较急，约80%患者有发热伴畏寒。乙、丙、丁型肝炎起病相对较缓，仅少数有发热。②消化道症状：食欲减退、厌油、恶心、呕吐、腹胀、肝区痛等。③其他症状：部分乙型肝炎病例可出现荨麻疹、斑丘疹、血管神经性水肿和关节痛等。本病期末出现尿黄。

2）黄疸期：本期持续2～6周。①前期症状好转，而黄疸逐渐加深，尿色深如浓茶，巩膜、皮肤黄染，1～3周内黄疸达高峰。②部分患者可有一过性粪色变浅、皮肤瘙痒、心动徐缓等梗阻性黄疸表现。③肝大、质软、边缘锐利，有压痛及叩痛。部分患者有轻度脾大。④肝功能检查ALT和胆红素升高，尿胆红素阳性。

3）恢复期：本期持续4周。①黄疸消退；②其他症状逐渐消失；③肝、脾回缩；④肝功能逐渐恢复正常。

（2）急性无黄疸型肝炎：本型较黄疸型肝炎更多见。除无黄疸外，其他临床表现与黄疸型相似。由于无黄疸，起病较缓慢，症状较轻，有些病例无明显症状而易被忽视。本型恢复较快，病程多在3个月内。

2．慢性肝炎　急性肝炎病程超过半年，或原有乙、丙、丁型肝炎急性发作再次出现肝炎症状、体征及肝功能异常者。

（1）轻度：病情较轻，反复出现乏力、头晕、食欲减退、厌油、尿黄、肝区不适、睡眠欠佳。肝稍大有轻触痛，可有轻度脾大。部分病例症状、体征缺如。肝功能指标仅1项或2项轻度异常。病程迁延，只有少数发展为中度慢性肝炎。

（2）中度：症状、体征、实验室检查居于轻度和重度之间。

（3）重度：有明显或持续的肝炎症状，如乏力、食欲缺乏、腹胀、尿黄、便溏等，伴肝病面容、肝掌、蜘蛛痣、脾大。ALT和AST反复或持续升高，白蛋白降低、丙种球蛋白明显升高。

3．重型肝炎（肝衰竭）　重型肝炎的诱因包括重叠感染、妊娠、过度疲劳、精神刺激、饮酒、应用肝损药物、合并细菌感染、有其他并发症（如甲状腺功能亢进症、糖尿病）等。表现为一系列肝衰竭症候群：极度乏力，严重消化道症状，神经、精神症状（嗜睡、性格改变、烦躁不安、昏迷等），有明显出血现象，凝血酶原时间显著延长及凝血酶原活动度<40%。黄疸进行性加深，胆红素每天上升超过17.1μmol/L或大于正常值的10倍。可出现中毒性鼓肠、肝臭、肝肾综合征等。可见扑翼样震颤及病理反射，肝浊音界进行性缩小。胆酶分离，血氨升高等。5型肝炎病毒感染均可导致重症肝炎，发病率占全部病例的0.2%～0.5%，但病死率高。根据病理组织学特征和病情发展速度，重型肝炎可分为以下4类：

（1）急性重型肝炎（急性肝衰竭）：亦称暴发型

肝炎(fulminant hepatitis),起病急,发病2周内出现以Ⅱ度以上肝性脑病为特征的肝衰竭症候群。本型病死率高,病程不超过3周。

(2) 亚急性重型肝炎(亚急性肝衰竭):亦称亚急性肝坏死。起病较急,发病15天至26周内出现肝衰竭症候群。首先出现Ⅱ度以上肝性脑病为特征的称为脑病型;首先出现腹水及相关症候者称为腹水型。晚期可有难治性并发症,如脑水肿、消化道大出血、严重感染、电解质紊乱及酸碱平衡失调。一旦出现肝肾综合征,预后极差。本型病程常超过3周至数月。容易转为慢性肝炎或肝硬化。

(3) 慢加急性重型肝炎(慢加急性肝衰竭):是在慢性肝病基础上出现的急性或亚急性肝功能失代偿。

(4) 慢性重型肝炎(慢性肝衰竭):是在肝硬化基础上,肝功能进行性减退导致的以腹水或门静脉高压、凝血功能障碍和肝性脑病等为主要表现的慢性肝功能失代偿。

4. 淤胆型肝炎 也称毛细胆管炎型肝炎。病程较长,可达2~4个月或更长时间。临床特点:①有梗阻性黄疸的临床表现,如皮肤瘙痒、粪便颜色变浅、肝大等。②肝功能示血清总胆红素明显升高,以直接胆红素为主,γ-GT、AKP、总胆汁酸、胆固醇等升高。③黄疸深,消化道症状较轻,ALT、AST轻度升高或接近正常,PT无明显延长,PTA>60%。

5. 肝炎肝硬化 根据肝炎症情况分为活动性和静止性两型。活动性肝硬化有慢性肝炎活动的表现,如乏力、消化道症状明显、黄疸、ALT升高、白蛋白下降。同时有门脉高压症的表现,如腹壁-食管静脉曲张、腹水、脾进行性增大、门静脉、脾静脉增宽等。静止性肝硬化无肝炎症活动的表现,症状轻或无特异性,可有上述体征。

六、实验室及其他检查

1. 血常规 急性肝炎初期白细胞总数正常或略高,黄疸期白细胞总数正常或稍低,淋巴细胞相对增多。重型肝炎时白细胞可升高,红细胞及血红蛋白可下降。肝炎肝硬化伴脾功能亢进者可有血小板、红细胞、白细胞均减少的"三少"现象。

2. 尿常规 肝细胞性黄疸时尿胆红素和尿胆原均阳性,溶血性黄疸以尿胆原为主,梗阻性黄疸以尿胆红素为主。

3. 肝功能检查

(1) 血清酶测定:①丙氨酸氨基转移酶(ALT):此酶在肝细胞质内含量最丰富,肝细胞损害时即释出细胞外,因此是反映肝细胞功能的最常用指标。ALT对肝病诊断的特异性高于天冬氨酸转氨酶。急性黄疸型肝炎明显升高;慢性肝炎可持续或反复升高;但重型肝炎时ALT快速下降,胆红素升高称为"胆酶分离"现象,提示肝细胞大量坏死。②天门冬氨酸氨基转移酶(AST):AST 80%存在于肝细胞线粒体中,仅20%在胞质内。肝病时AST升高,提示线粒体损伤,病情易持久且较严重,通常与肝病严重程度呈正相关。③碱性磷酸酶(ALP或AKP):ALP活性升高多见于胆汁排泄受阻时。④胆碱酯酶:由肝细胞合成,其活性越低提示病情越重。⑤乳酸脱氢酶(LDH)和γ-氨酰转肽酶:肝病时均可显著升高。

(2) 血白蛋白检测:包括白蛋白、α_1、α_2、β、γ-球蛋白的测定。除γ-球蛋白由浆细胞合成外,其余4种均由肝细胞合成。白蛋白半衰期约21天。因此,急性肝炎时,白蛋白可在正常范围内。慢性肝炎、肝硬化、重型肝炎时肝受损严重,白蛋白合成减少,而肝解毒功能下降,较多抗原入血刺激免疫系统,产生大量γ-球蛋白,使白/球(A/G)比例下降甚至倒置。

(3) 凝血酶原时间(PT)、凝血酶原活动度(PTA)测定:凝血酶原主要由肝合成,肝病时PT和PTA与肝损害程度成反比。PTA≤40%是重型肝炎或肝衰竭的重要依据,PTA越低,预后越差。

(4) 血清胆红素检测:胆红素含量与肝细胞损伤严重程度呈正相关。血清胆红素检查包括总胆红素、直接胆红素(间接胆红素入肝后与葡萄糖醛酸结合后成为可溶性直接胆红素)和间接胆红素检查。直接胆红素在总胆红素中的比例可反映淤胆的程度。急性或慢性黄疸型肝炎时血清胆红素升高,活动性肝硬化时亦可升高且消退缓慢,重型肝炎常超过171μmol/L,淤胆型肝炎则以直接胆红素升高为主。

4. 肝炎病毒标记物检测 各型肝炎病毒感染后的血清标志物出现时间和临床意义见表11-2-1。

表 11-2-1　各型肝炎病毒感染后的血清标志物出现时间及临床意义

类型	血清学标志	出现时间	临床意义
甲型肝炎	抗 HAV-IgM	发病后数天即可阳性，3～6个月转阴	是 HAV 近期感染的指标，是确诊甲型肝炎最简单可靠的标志物
	抗 HAV-IgG	出现稍晚，2～3个月达高峰，持续多年或终身	是保护性抗体，有免疫力的标志。见于既往感染过 HAV 或甲型肝炎疫苗接种后。如抗体滴度恢复期较急性期增高>4倍，亦是诊断 HAV 的依据
	HAV-RNA	急性期	血或粪便中检出率低，临床少用，多用于科研
乙型肝炎	HBsAg	HBV 感染 2～3 周后即可阳性	阳性提示 HBV 感染，阴性不能排除 HBV 感染
	抗-HBs	HBV 感染后 6～23 周开始出现	是保护性抗体，阳性提示对 HBV 有免疫力。多见于既往感染过 HBV 或乙型肝炎疫苗接种后
	HBeAg	出现晚于 HBsAg	表示病毒复制活跃且有较强传染性
	抗-HBe	HBeAg 消失，抗-HBe 产生称为血清转换	抗-HBe 阳转后，病毒复制多处于静止状态，传染性降低。但长期抗-HBe 阳性者有 20%～50%可检测到病毒复制，不排除其传染性，可能由于其基因变异导致不能形成 HBeAg
	HBcAg	HBcAg 存在于 Dane 颗粒中，游离的极少，常规方法不能检出	阳性表示 HBV 在复制，有传染性。与 HBV DNA 呈正相关
	抗-HBc	发病后 1 周即可出现，6 个月内消失	高滴度的抗 HBc-IgM 利于诊断急性乙型肝炎或慢性乙型肝炎急性发作。高滴度的抗 HBc-IgG 表示现症感染，常与 HBsAg 并存；低滴度的抗 HBc-IgG 表示过去感染，常与抗-HBs 并存
	HBV DNA	与 HBsAg 几乎同时出现于血液中	是病毒复制和传染性的直接标志。阳性提示 HBV 存在、复制、传染性强。HBV 定量检测有助于抗病毒治疗病例的选择及疗效判断
丙型肝炎	抗 HCV-IgM	发病后即可检出，持续 1～3 个月	是 HCV 现症感染的标志，非保护性抗体。指标稳定性不如抗 HCV-IgG
	抗 HCV-IgG	HCV 感染后，经较长"窗口期"后出现	阳性提示现症感染或既往感染，无保护性
	HCV RNA	病程早期即可出现	是病毒感染和复制的直接标志。定量测定可作为病情监测、抗病毒治疗和疗效评估的指标
丁型肝炎	HDVAg	病程早期即出现，持续时间平均 21 天	阳性是诊断急性 HDV 感染的直接证据
	抗 HDV-IgM	继 HDVAg 出现，持续时间较短	阳性是现症感染的标志
	抗 HDV-IgG	发病后 9～17 周，且可能出现短暂	非保护性抗体，高滴度提示感染持续存在，低滴度提示感染静止或终止
	HDV RNA	HDV 在肝细胞复制并释放入血时阳性	是诊断 HDV 感染最直接的依据
戊型肝炎	抗 HEV-IgM	发病初期产生，3 个月内转阴	是近期 HEV 感染的标志
	抗 HEV-IgG	急性期出现，持续 6～12 个月	急性期滴度较高，恢复期下降，也是感染的指标
	HEV RNA	感染早期出现	是 HEV 感染的标志

5. **肝组织病理检查** 肝组织病理检查对明确诊断、衡量炎症活动度、纤维化程度、疗效评估及预后判断有重要价值。

七、诊断要点

病前是否在甲肝或戊肝流行区,有无进食未煮熟海产品,尤其是贝类食物,或饮用受污染的水或食用不洁食物史,有助于甲、戊型肝炎的诊断。有不洁注射史、输血或血制品史、肝炎密切接触史、静脉吸毒、血液透析、多个性伴侣者、文身等,有助于乙、丙、丁型肝炎的诊断。结合食欲减退、恶心、呕吐、厌油腻等消化道症状,黄疸、肝脾大、肝功能受损者应考虑本病。各型病毒性肝炎的确诊主要依赖于肝炎病原学的测定,必要时可做肝穿刺病理检查。

八、治疗要点

病毒性肝炎目前尚缺乏特效治疗方法。各型肝炎的治疗原则是综合性治疗,均以足够的休息、合理饮食,辅以适当药物,避免饮酒、过劳和损害肝药物。但各临床类型肝炎的治疗应区别对待。

1. **急性肝炎** 一般为自限性,多可完全康复。以一般治疗及对症支持治疗为主,急性期应进行隔离。

(1) 一般及对症支持治疗

1) 适当休息:症状明显及有黄疸者应卧床休息,恢复期逐渐增加活动量,但要避免疲劳。密切观察病情,特别是老年、妊娠、手术后或免疫功能低下者。

2) 合理饮食:饮食宜清淡易消化,适当补充维生素(如口服维生素类或静脉用维生素 C),热量不足者可静脉补充葡萄糖。

3) 避免损肝因素:避免饮酒、过劳和应用损害肝的药物。

4) 常用护肝药物:葡醛内酯(肝泰乐)。

(2) 抗病毒治疗:一般不采用抗病毒治疗。但急性丙型肝炎例外,由于其容易转为慢性,应早期应用抗病毒药物,如干扰素、利巴韦林等。

(3) 中医中药治疗:对于黄疸肝炎可用清热利湿方药辨证施治。

2. **慢性肝炎** 除一般治疗及支持疗法外,根据患者具体情况采取改善和恢复肝功能、调节免疫、抗纤维化、抗病毒、心理治疗等。

(1) 一般治疗

1) 适当休息:强调卧床休息,以增加肝血流量。活动量以不感觉疲劳为度。

2) 合理饮食:适当的高蛋白、高热量、高维生素易消化食物。

3) 避免损肝因素:避免饮酒、过劳和应用损害肝的药物。

(2) 改善和恢复肝功能

1) 非特异性护肝药:维生素类(B 族、C 等)、还原型谷胱甘肽、葡醛内酯等。

2) 降酶类:五味子类、山豆根类、甘草提取物、垂盆草等。

3) 退黄药物:丹参、茵栀黄、门冬氨酸钾镁、前列腺素 E_1、山莨菪碱、低分子右旋糖酐等。

(3) 免疫调节

1) 胸腺素或胸腺素、转移因子、特异性免疫核糖核酸等。

2) 中药提取物,如猪苓多糖、香菇多糖、云芝多糖等。

(4) 抗肝纤维化:主要由丹参、冬虫夏草、核仁提取物、γ 干扰素等。

(5) 抗病毒治疗:抗病毒治疗的一般适应证包括:①每毫升 HBV DNA≥10^5 拷贝;②ALT 介于正常上限 2 倍到 10 倍之间;③若 ALT<2 倍正常值上限,有中度及以上炎症坏死或纤维化病变,除外由药物、酒精和其他因素所致的 ALT 升高;④丙型肝炎 HCV RNA 阳性。

1) 干扰素-α(IFN-α):用于慢性乙型肝炎和丙型肝炎。慢性乙肝成人长效干扰素(聚乙二醇化干扰素)每周 1 次,疗程 6~12 个月,抗病毒效果优于普通干扰素。普通 IFN -α 联合利巴韦林可提高治疗慢性丙肝的疗效。IFN-α 的不良反应包括类流感综合征、骨髓抑制、神经精神症状、诱发自身免疫性疾病等,视情况减量或停药。孕妇禁用,用药期间及治疗结束后至少应避孕 6 个月。

2) 核苷类似物:对 HBV DNA 复制有强力抑制作用,无明显不良反应,是目前乙型肝炎抗病毒治疗研究的热点之一。仅用于乙型肝炎的抗病毒治疗,它可以终止病毒聚合酶链的延长,从而抑制病毒的复制。常用药物有拉米夫定、恩替卡韦、替比夫定、阿德福韦酯等。疗程根据患者情况而定,对 HBeAg 阳性慢性乙型肝炎患者 HBeAg 血清转换后继续用药 1 年以上;HBeAg 阴性慢性乙型肝炎患者至少 2 年以上;肝硬化患者须长期应用。

使用抗病毒药物应做好用药前检查、治疗过程中的定期监测和治疗后的随访检测。如随访中有病情变化,应缩短检测间隔。

3. **重症肝炎(肝衰竭)** 重症肝炎因病情发

展快、病死率高(50%～70%)，应积极抢救。治疗原则：以支持、对症、抗病毒等内科综合治疗为基础，早期免疫控制，中、后期以预防并发症及免疫调节为主，辅以人工肝支持系统，争取肝移植。

(1) 支持和对症治疗：卧床休息，密切观察病情，防止院内感染；饮食以清淡、易消化的碳水化合物为主，减少脂肪和蛋白质的分解，减少肠道产氨；静脉输注白蛋白、免疫球蛋白或新鲜血浆以维持正氮平衡、血容量和胶体渗透压，减少脑水肿和腹水的发生；维持水、电解质酸碱平衡；补充足量维生素B、C及K；禁用对肝、肾有损害的药物。

(2) 促进肝细胞再生：可选用肝细胞生长因子、前列腺素E_1、肝细胞及肝干细胞或干细胞移植。

(3) 抗病毒治疗：乙型重型肝炎患者每毫升HBV DNA超过10^4拷贝，应尽早使用核苷类药物抗病毒治疗。抗病毒治疗对近期病情改善不明显，但对长期治疗及预后有重要意义。

(4) 调节免疫：重症肝炎早期多免疫亢进，后期免疫抑制，因此，早期适当使用激素，后期使用免疫增强剂。激素使用要慎重，必须严格掌握适应证。

(5) 防治并发症

1) 肝性脑病：①防治氨中毒：低蛋白饮食，保持大便通畅，口服诺氟沙星抑制肠道细菌产氨；口服乳果糖或弱酸性溶液保留灌肠，使肠内pH保持在5～6，减少氨的形成和吸收；应用微生态制剂，调节肠道菌群，减轻内毒素血症；静脉用醋谷胺、谷氨酸钠、精氨酸、门冬氨酸钾镁降血氨；静脉滴注左旋多巴以取代假性神经递质；用氨基酸制剂维持支链/芳香氨基酸平衡。②治疗脑水肿：20%甘露醇和呋塞米滴注，注意水电解质平衡。

2) 上消化道出血：①使用止血药物，如静脉滴注垂体后叶素、生长抑素，或口服凝血酶、云南白药；②给予新鲜血浆或凝血因子复合物补充凝血因子；③使用组胺H_2受体拮抗剂，如雷尼替丁、法莫替丁等防治消化道出血；④有消化道溃疡者可用奥美拉唑，补充维生素K、C；⑤必要时内镜下止血；⑥出现DIC时，根据情况补充凝血成分，慎用肝素。

3) 继发感染：重型肝炎极易合并感染，因此应严格消毒隔离。感染多发生于胆管、腹腔、呼吸道、泌尿道等。一旦出现，应及早根据细菌培养结果及临床经验选择抗生素。使用强效广谱抗生素时要警惕二重感染的发生。还可应用胸腺素等免疫调节剂，提高机体的防御功能，预防继发感染。

4) 肝肾综合征：避免应用损害肾的药物，避免引起血容量降低的各种因素。目前对肝肾综合征尚无有效治疗方法。多不适宜透析治疗。少尿时应用扩张血容量药物，可选用低分子右旋糖酐、血浆或白蛋白。使用扩张肾血管药物，如小剂量多巴胺，以增加肾血流量。应用利尿药如呋塞米等。难治性腹水应尽早争取肝移植。

(6) 人工肝：非生物型人工肝支持系统可清除患者血中毒性物质，补充生物活性物质，连续间断使用能阻止疾病发展。尤其是对早期重型肝炎有较好的疗效，也可为晚期重型肝炎患者肝细胞的再生或为肝移植争取时间。人工肝有三类：非生物型人工肝、生物型人工肝和混合型人工肝。目前临床上应用较为成熟的是非生物型人工肝，生物型人工肝、混合型人工肝尚处于研究阶段。人工肝适应证、相对禁忌证应注意把握，使用时也应注意观察其并发症。

(7) 肝移植：该技术基本成熟。适用于各种原因所致的中、晚期肝衰竭或终末期肝硬化者，经积极内科和人工肝治疗效果欠佳的患者。近年来采用核苷类似物、高效价抗乙肝免疫球蛋白进行移植前后抗病毒治疗，明显提高HBV感染所致肝衰竭患者肝移植的成功率。肝移植也是晚期丙肝的主要治疗手段，术后5年存活率可达30%～40%，但由于价格昂贵、供肝来源困难、排异反应、继发感染等阻碍其广泛应用。

九、预防

应采取以切断传播途径为重点的综合性预防措施，特别是加强粪便和饮水的消毒管理，切断病毒经口侵入的途径。同时，应严格各种侵入操作，杜绝病毒经血液、体液的传播。

1. 控制传染源　肝炎患者和病毒携带者是本病的传染源。急性患者应隔离治疗至病毒消失，慢性患者和携带者可根据病毒复制指标评估其传染性。符合抗病毒治疗的尽可能给予抗病毒治疗。凡现症感染者不能从事食品加工、饮食服务、托幼保育等工作。对献血员进行严格筛选，不合格者不得献血。

2. 切断传播途径

(1) 甲型和戊型肝炎：加强粪便、水源管理，做好食品卫生、餐具消毒等工作，防止病从口入。

(2) 乙型、丙型、丁型肝炎：重点在于防止通过血液和体液的传播。加强血液制品的管理，每个献血员和每一份血液都要经过HBsAg和抗-HCV的检测，有条件时应同时做HBV DNA和HCV RNA的检测；提倡使用一次性注射用具，各种医疗器械及用具实行一用一消毒措施，防止医源性传播；采用主动或被动免疫阻断母婴传播；理发、美容、洗浴等用具应按规定消毒处理。

3．**保护易感人群**

(1) 主动免疫：①甲型肝炎疫苗：主要用于血清抗-HAV IgG 阴性者。国内有甲肝纯化灭活疫苗和减毒活疫苗两种。前者价格低廉但稳定性稍弱；后者安全性和稳定性均高。②乙型肝炎疫苗：新生儿普种，乙肝高危人群是主要接种对象，易感者均可接种。接种后随着时间推移，抗 HBs 水平逐渐下降，如少于 10mIU/mL，宜加强一针。③戊型肝炎疫苗以肌内注射方式接种。

(2) 被动免疫：①人血丙种球蛋白主要用于近期与甲肝患者有密切接触的易感者。时间越早越好，免疫期为 2～3 个月。②乙型肝炎免疫球蛋白(HBIG)主要用于 HBV 感染母亲的新生儿及暴露于 HBV 的易感者。前者出生后立即注射 HBIG，3 天后接种乙肝疫苗，1 个月后重复注射一次，6 个月时再注射乙肝疫苗，保护率可达 95%以上。

目前对丙、丁型肝炎尚缺乏特异性免疫预防措施。

十、护理要点

1．**休息** 在目前无特效治疗药物的情况下，休息是治疗肝炎的主要措施。急性肝炎早期应卧床休息，避免劳累，以免加重肝损害。待症状好转、黄疸消退、肝功能改善后，可逐渐增加活动量，但以不感疲劳为度。肝功能正常 1～3 个月后可恢复日常活动及工作，避免过劳及重体力劳动。

2．**饮食护理** 根据饮食原则，结合病情，指导合理饮食。

(1) 肝炎急性期：患者宜进食清淡、易消化、富含维生素的流质饮食。如进食量太少，不能满足生理需要，可遵医嘱静脉补充葡萄糖、脂肪乳和维生素。

(2) 黄疸消退期：食欲好转后，可逐渐增加饮食，但应避免暴饮暴食。恢复期患者可逐渐过渡至普通饮食。

(3) 慢性期肝炎：适当增加蛋白质摄入，1.5～2.0g/(kg·d)。以优质蛋白为主，如牛奶、鸡蛋、瘦猪肉、鱼等；多选用植物油；多食水果、蔬菜等含维生素丰富的食物。

(4) 慢性肝炎合并肝硬化或肝衰竭：血氨偏高者，应限制或禁食蛋白质，每日蛋白质摄入量<0.5g/kg。合并腹水、少尿者，应低盐或无盐饮食，钠限制在每日 500mg，进水量每日不超过 1 000mL。

3．**抗病毒治疗的用药护理**

(1) 用药前宣教和检查：无论是干扰素还是核苷类似物，应用前向患者解释治疗的目的、意义和可能出现的不良反应及持续时间，使患者有心理准备，便于坚持治疗。治疗前检查生化学指标，如 ALT、AST、胆红素、白蛋白、肾功能等；病毒学标志，如 HBsAg、HBeAg、抗-HBe 和 HBV DNA 的基线水平；根据病情需要检测血常规、尿常规、甲状腺功能、B 超心电图等项目，排除自身免疫性疾病。

(2) 用药期间护理

1) IFN-α 的不良反应：①类流感综合征，通常在注射后 2～4 小时发生，解热镇痛对症处理，不必停药。②骨髓抑制，当中性粒细胞绝对值≤0.75×10^9/L 或血小板≤50×10^9/L 时应减量。当中性粒细胞绝对值≤0.5×10^9/L 或血小板≤30×10^9/L 时应减量停药。血常规恢复后重新恢复治疗，但须密切观察。③神经精神症状，如焦虑、兴奋、易怒，如出现抑郁及精神症状应停药。④脱发，有 1/3～1/2 的患者在疗程中、后期出现脱发，但停药后可恢复。⑤肝功能异常，极少数患者出现肝功能损害，ALT 升高，黄疸，酌情继续治疗或停药。⑥诱发自身免疫性疾病，如甲状腺炎、血小板减少性紫癜、溶血性贫血等应停药。⑦孕妇禁用，用药期间及治疗结束后至少应避孕 6 个月。

2) 核苷类似物不良反应：此类药物机体耐受性良好，仅少数患者出现头痛、疲劳、腹泻、皮疹、过敏反应等。此类药物容易发生基因耐药，因此用药时要定期密切监测，把握耐药治疗的最佳时机。

3) 治疗过程中监测和随访：见表 11-2-2。

表 11-2-2 抗病毒药物治疗过程中检查项目及频率

药物	血常规	生化学指标	病毒学标志	其他检查项目
干扰素	开始治疗后的第 1 个月，每 1～2 周查 1 次，连续 3 次，以后可每月查 1 次直至治疗结束	开始治疗后每月 1 次，连续 3 次，以后每 3 个月 1 次	治疗开始后每 3 个月测 1 次	甲状腺功能、血糖、尿常规每 3 个月 1 次，定期评估精神状态
核苷类似物	根据病情需要	同上	同上	根据病情需要检测血清磷酸肌酸激酶、肌酐

注：生化学指标：ALT、AST；病毒学标志：HBsAg、HBeAg、抗-HBe 和 HBV DNA

（3）治疗结束后检查：治疗结束后，干扰素停药6个月内每2个月检测1次，以后每3～6个月检测1次ALT、AST、病毒学标志和HBV DNA，至少随访12个月。如随访中病情有变化，应缩短检测间隔。核苷类似物停药后前3个月每月检测1次，以后同干扰素。

4. 心理护理　急性肝炎患者由于起病急、病情重，慢性肝炎患者因久治不愈，均易产生紧张、焦虑、悲观等不良情绪，使大脑皮层高度紧张，进一步加重乏力等不适，对肝恢复极为不利。故应多与患者沟通，告知患者所患肝炎的类型、传播途径、隔离期、隔离措施、消毒方法及家属如何进行预防等，指导患者保持豁达、乐观心情，增强战胜疾病的信心。

5. 并发症护理

（1）肝性脑病的护理：①避免各种诱发肝性脑病的诱因：如使用大剂量利尿剂、高蛋白饮食、使用镇静和安眠药物、大量放腹水、消化道出血、并发感染、过劳等。②密切观察病情，注意肝昏迷早期表现：患者若有严重的肝功能障碍，出现情绪异常、性格改变、烦躁或淡漠、思维混乱、语言失去逻辑性、行为反常、定向力障碍、计算力或记忆力减退、睡眠规律倒错等，应及时报告医生。③做好安全防范工作，防止患者出走、自伤、坠床，必要时加床栏、使用约束带。④配合医生抢救肝性脑病的患者。

（2）出血的护理：①观察出血的表现，如局部穿刺后出血难止，皮肤瘀点、瘀斑、牙龈出血、鼻出血、呕血、便血等；应密切观察生命体征，注意出血程度，做到早期发现，及时处理。②监测凝血酶原时间、血小板计数、血型、血红蛋白，必要时配血备用。③嘱患者注意避免碰撞、损伤，不要用手挖鼻、用牙签剔牙，不用硬毛牙刷刷牙，以免诱发出血。

（3）肝肾综合征的护理：①重症肝炎、肝衰竭患者应严格记录24小时尿量，监测尿常规、尿比重及尿钠、血尿素氮、肌酐及血清钾、钠等，发现异常应及时报告医生。②避免各种诱因，如消化道大出血、大量利尿、大量及多次放腹水等，注意防止合并感染，禁止使用肾毒性药物。③遵医嘱使用扩张血容量、扩张肾血管等药物，以防止急性肾功能不全，注意观察药物疗效。

6. 健康指导

（1）向患者及家属宣传病毒性肝炎的家庭护理和自我保健知识。强调急性肝炎彻底治愈的重要性，实施恰当的治疗计划，促进疾病早日康复。

（2）避免过度劳累、暴饮暴食、酗酒、不合理用药、感染、不良情绪等，防治慢性乙型肝炎和丙型肝炎反复发作。

（3）凡接受输血、大手术、应用血制品的患者，出院后应定期检测肝功能及肝炎病毒标记物，以便早期发现由血液和血制品为传播途径所致的各型肝炎。

（4）意外接触HBV感染者的血液和体液后，应立即检测HBsAg、抗-HBs、HBeAg、抗-HBc。如已接种过乙型肝炎疫苗，且抗-HBs≥10 IU/L者，可不进行特殊处理。如未接种过或虽然接种过，但抗-HBs<10 IU/L应立即注射HBIG，并同时在不同部位接种乙型肝炎疫苗，并在1个月和6个月后分别接种第2针和第3针。暴露后即刻、3个月和6个月除检测乙肝标记物外，还要检测HBV DNA和ALT、AST。

十一、预后

甲型和戊型肝炎一般不会发展为慢性肝炎，其余各型均可出现迁延，发展为慢性肝炎、肝硬化，甚至肝癌。孕妇或老年人感染戊型肝炎有重症的倾向。慢性淤胆型肝炎易转变为胆汁性肝硬化，预后较差。

（刘　玲）

第2节　艾滋病

艾滋病是获得性免疫缺陷综合征（acquired immune deficiency syndrome，AIDS）的简称，是由人类免疫缺陷病毒（human immunodeficiency virus，HIV）感染引起的慢性致命性传染病。本病主要通过性接触、血液及母婴传播。病毒主要侵犯并破坏$CD4^+$ T淋巴细胞，导致机体免疫细胞和（或）功能严重受损或缺陷，最终并发各种严重机会性感染和肿瘤。本病传播迅速，发病缓慢，病死率高。

一、病原学

人免疫缺陷病毒属反转录病毒科慢病毒属中的人类慢病毒组，包括HIV-1和HIV-2两型，均为单链RNA病毒，其中HIV-1是全球流行的主要毒株。HIV是直径100～120nm的球形颗粒，由核心和包膜两部分构成。核心包括病毒RNA、反转录酶、整合酶、蛋白酶等。病毒的最外层是类脂包膜，其中嵌有gp120（外膜糖蛋白）和gp41（跨膜糖蛋白），其中gp41与HIV感染进入宿主细胞密切相关。核心和包膜之间主要是核心蛋白P24、P6、P9、P17。

HIV 具有嗜淋巴细胞和嗜神经细胞特性，主要感染 $CD4^+$ T 淋巴细胞以及单核吞噬细胞、B 淋巴细胞、小神经胶质细胞和骨髓干细胞等。高度变异性是 HIV 的显著特征。导致变异的原因有反转录酶无校正功能、宿主的免疫选择压力、病毒之间及病毒与宿主之间的基因重组以及药物选择压力，其中不规则的抗病毒治疗是导致耐药变异的重要原因。HIV 侵入人体可产生抗体，但并非中和抗体，血清中同时存在病毒和抗体时具有传染性。

HIV 在外界环境中生存能力较弱，对物理和化学因素的抵抗力低。对热敏感，56℃ 30 分钟、100℃ 20 分钟，75％酒精、0.2％次氯酸钠、碘酊、过氧乙酸、戊二醛及含氯石灰均可将其灭活。但 0.1％甲醛、紫外线和 γ 射线均不能灭活 HIV。

二、流行病学

据联合国艾滋病规划署估计，截至 2017 年底，全球现存活 HIV/AIDS 患者 3690 万例，当年新增 HIV 感染者 180 万，有 2170 万例正在接受高效抗反转录病毒治疗（highly active antiretroviral therapy，HAART，俗称"鸡尾酒疗法"）。在继续推行综合、强化的干预措施基础上，提出"90-90-90 策略"，即存活的 HIV/AIDS 患者 90％被检测出，诊断的 HIV/AIDS 患者 90％接受规范的 HAART，治疗的 HIV/AIDS 患者 90％达到病毒被抑制，并规划到 2020 年，将新发感染人数控制在 50 万以下。截至 2017 年，我国报告的现存活 HIV/AIDS 患者有 75.8 万，当年新增约 13.4 万，其中 95％以上经由性途径感染。

1. **传染源** 艾滋病患者和无症状病毒携带者是本病的主要传染源，后者是有重要意义的传染源。HIV 主要存在于传染源的血液、精液、阴道分泌物、胸腹水、脑脊液、羊水等体液中。其他液体如唾液、眼泪和乳汁也含有 HIV。

2. **传播途径** 目前公认的传染途径有：①性接触传播是主要的传播途径。②血液传播，包括输入被 HIV 污染的血液或血制品，共用针具静脉吸毒，文身，介入性医疗操作，移植 HIV 感染者的组织器官等。③母婴传播，感染 HIV 的孕妇可以通过胎盘、产道及产后血性分泌物或哺乳等方式传给婴儿。④应用 HIV 感染者的器官或人工授精，被 HIV 污染的针头刺伤或破损皮肤意外受感染，生活中密切接触经破损的皮肤处感染。目前无证据表明可经食物、水、昆虫或生活接触传播。

3. **易感人群** 人群普遍易感。在存活的 HIV 感染者中 15～49 岁人群占 80％以上。男性同性恋者、静脉药物依赖者、多性伴人群、血友病及多次接受输血或血制品者、与 HIV/AIDS 患者有性接触者均为高风险人群。

三、发病机制

HIV 表面的 gp120 借助于易感细胞（$CD4^+$ T 淋巴细胞、单核-吞噬细胞、B 淋巴细胞）表面的 CD4 受体，通过 gp41 使病毒膜与受累细胞膜相融合，从而使细胞受染。病毒进入受染细胞后 HIV RNA 在反转录酶作用下转录成负链 DNA，在胞核内 DNA 聚合酶作用下复制成双链 DNA 整合于宿主染色体，成为前病毒。潜伏 2～10 年后，前病毒被激活，转录和翻译成新 HIV RNA 和病毒蛋白质，在细胞膜装配成新 HIV 后以芽生形式释出。

$CD4^+$ T 淋巴细胞数量减少和功能障碍的原因：①HIV 感染宿主免疫细胞后以每天 10^9～10^{10} 的速度繁殖，直接使 $CD4^+$ T 淋巴细胞溶解破坏。②病毒复制产生的中间产物及 gp120、vpr 等诱导细胞凋亡。③芽生释出的 HIV 可再感染并破坏其他细胞，gp120 与未感染 HIV 的 $CD4^+$ T 细胞结合后成为细胞毒攻击靶细胞造成免疫破坏，使 $CD4^+$ T 细胞数量减少。④HIV 可感染骨髓干细胞，使 $CD4^+$ T 细胞产生减少。

单核-吞噬细胞（MP）表面的 CD4 分子与 HIV 结合后，使 MP 抗感染能力减弱并产生一种防止细胞凋亡的结合因子，使 HIV 在 MP 中持续复制并成为病毒贮存场所，并可携带 HIV 透过血脑脊液屏障，引起中枢神经系统感染。

受 HIV 感染的 B 细胞功能异常，对新抗原反应性降低。

自然杀伤细胞（NK 细胞）是免疫监督、对抗感染和肿瘤的细胞。HIV 感染者早期即有 NK 细胞数量的减少。可因细胞因子产生障碍或 HIV 通过 gp41 直接抑制 NK 细胞的监视功能，使 HIV 感染者易出现肿瘤细胞。

HIV 进入人体后，24～48 小时到达局部淋巴结，5 天后可在外周血中检测到病毒成分，继而出现病毒血症，导致以 $CD4^+$ T 淋巴细胞数量短期内一过性迅速减少为特征的急性感染。大多数患者未经特殊治疗 $CD4^+$ T 淋巴细胞数自行恢复至正常或接近正常。但病毒未被完全清除，形成慢性感染。慢性感染包括无症状感染期和有症状感染期。无症状感染期持续时间从数月到数十年不等，平均 8

年左右，$CD4^+$ T淋巴细胞持续缓慢减少（800～350mm³之间）；进入有症状感染期后$CD4^+$ T淋巴细胞快速减少至350mm³以下。

抗病毒治疗将HIV引起的免疫异常恢复至正常或接近正常水平，包括$CD4^+$ T淋巴细胞数量和功能的恢复，即免疫功能重建。

四、病理变化

AIDS的病理特点是组织炎症反应少，病原体繁殖多，由于存在免疫缺陷，容易发生多系统机会性感染，形成累及全身多器官的复杂临床病理变化。病变主要在淋巴结和胸腺等免疫器官。淋巴结病变可以是反应性，如滤泡增生性淋巴结肿；也可以是肿瘤性病变，如卡波西肉瘤及非霍奇金淋巴瘤、伯基特淋巴瘤等。胸腺可发生萎缩性、退行性或炎性病变。中枢神经系统有神经胶质细胞灶性坏死、血管周围炎及脱髓鞘改变。

五、临床表现

本病潜伏期长，一般认为2～10年可发展为艾滋病。从初始感染到终末期，不同阶段表现多种多样。根据《2018版中国艾滋病诊疗指南》，将HIV感染过程分为3期。

1. **急性期**　HIV初次感染后2～4周。部分感染者出现HIV病毒血症和免疫系统急性损伤所致临床表现。多数患者症状轻微，表现以发热最为常见，可伴有咽痛、盗汗、恶心、呕吐、腹泻、皮疹、关节疼痛、淋巴结肿大及神经系统症状。持续1～3周后缓解。

血液中可检出HIV-RNA和p24抗原，感染后2周左右出现HIV抗体。$CD4^+$ T淋巴细胞数量一过性减少，$CD4^+/CD8^+$ T淋巴细胞比值可倒置。部分患者可有轻度白细胞和血小板减少或肝功能异常。

2. **无症状期**　可从急性期进入此期，或无明显的急性期症状而直接进入此期。此期一般持续6～8年。其时间长短与感染病毒的数量和性别、感染途径、机体免疫状况的个体差异、营养条件及生活习惯等因素有关。由于HIV在感染者体内不断复制，免疫系统受损，$CD4^+$ T淋巴细胞计数逐渐下降。可出现淋巴结肿大，但一般不易引起重视。

3. **艾滋病期**　为感染HIV后的最终阶段。患者$CD4^+$ T淋巴细胞计数多<200mm³，HIV血浆病毒载量明显升高。此期主要临床表现为艾滋病相关症状及体征、各种机会性感染和肿瘤。

（1）艾滋病相关症状及体征：表现为持续1个月以上的发热、盗汗、腹泻；体重减轻10%以上。部分患者有神经精神症状，如记忆力减退、精神淡漠、性格改变、头痛、癫痫及痴呆等。还可出现持续性全身淋巴结肿大，其特点为除腹股沟以外有2个或2个以上部位的淋巴结肿大，淋巴结直径≥1cm，无压痛，无粘连，持续3个月以上。

（2）各种机会性感染及肿瘤：①肺部：卡氏肺孢子菌所致的肺孢子菌肺炎是最常见的艾滋病合并感染。在未经预防用药和抗病毒治疗前，70%～80%的HIV感染者会发生这种机会性感染。本病起病缓慢，表现为慢性咳嗽、发热、呼吸短促，随后呼吸困难，血氧分压降低，胸片为间质性肺炎。肺部也是曲霉最容易侵犯的部位，常以侵袭性肺曲霉病和阻塞性支气管肺曲霉病为主要表现。巨细胞病毒、疱疹病毒、EB病毒、结核分枝杆菌等均可侵犯肺部引起感染。②中枢神经系统：隐球菌脑膜炎、真菌性脑膜炎、结核性脑膜炎、弓形虫脑病、各种病毒性脑膜炎。③消化系统：白色假丝酵母菌、念珠菌、巨细胞病毒、沙门菌、痢疾杆菌、空肠弯曲菌等引起口腔、食管、肠道的炎症或溃疡，表现为鹅口疮、舌毛状白斑、复发性口腔溃疡、牙龈炎、吞咽疼痛和胸骨后烧灼痛、腹泻、体重减轻等。④皮肤：带状疱疹、传染性软疣、尖锐湿疣、真菌性皮炎和甲癣。⑤眼部：巨细胞病毒视网膜脉络膜炎和弓形虫性视网膜炎，表现为眼底絮状白斑。卡波西肉瘤常侵犯眼部。⑥肿瘤：恶性淋巴瘤、卡波西肉瘤等。卡波西肉瘤侵犯下肢皮肤和口腔黏膜，进展期躯干出现对称性多发卵圆形皮损。在淋巴结、消化道和（或）肺脏，出现紫红色或深褐色浸润斑或结节，可融合，表面形成溃疡向四周扩散。艾滋病相关卡波西肉瘤可作为艾滋病的首发症状。中枢神经系统的淋巴瘤或转移性淋巴瘤、皮肤淋巴瘤、原发性浆膜腔性淋巴瘤也可发生于AIDS患者。

六、实验室及其他检查

1. **血常规检查**　白细胞、红细胞、血红蛋白以及血小板可有不同程度减少。

2. **免疫学检查**　HIV特异性侵犯$CD4^+$ T淋巴细胞，$CD4^+$ T淋巴细胞进行性减少，$CD4^+/CD8^+$比例倒置。$CD4^+$ T淋巴细胞绝对计数可了解机体的免疫状态和病程进展、确定疾病分期和治疗时机、判断治疗效果和临床并发症。

3. **特异性检查**　HIV-1/2抗体检测是HIV感染诊断的金标准；HIV核酸定量检测和$CD4^+$ T

淋巴细胞计数是判断疾病进展、指导临床用药、评估疗效和预后的两项重要指标；HIV 基因耐药检测可为艾滋病治疗方案的制订和调整提供重要参考。

(1) HIV-1/2 抗体检测：包括筛查试验(含 p24 和 gp120 抗体的初筛和复检)和确证试验。初筛试验阴性见于未感染 HIV 的个体和处于窗口期的新近感染者。若呈阳性需选用 2 种不同原理或厂家的试剂复检，若有一种或两种试剂呈阳性须进行确证试验。确证试验常用免疫印迹法(Western blot，WB)，结果需根据条带类型进行随访判断。

(2) HIV 抗原检查：可用酶联免疫吸附试验(ELISA)测定 p24 抗原，有助于抗体产生窗口期和新生儿早期感染的诊断。

(3) 病毒分离：可从血浆、单核细胞和脑脊液中分离出 HIV。但因操作复杂，仅用于科研。

(4) 病毒核酸测定：HIV 核酸定量检测为判断疾病进展、提供抗病毒治疗依据、评估疗效、指导治疗方案调整以及早期诊断提供依据。HIV 病毒载量检测结果低于检测下限，见于未感染 HIV 的个体、接受成功的抗病毒治疗或机体自身可有效抑制病毒复制的部分 HIV 感染者；结果高于检测下限，可作为诊断 HIV 感染的辅助指标，不能单独用于诊断。

(5) HIV 基因耐药检测：以下情况需进行此项检查：①抗病毒治疗病毒载量下降不理想或抗病毒治疗失败需要改变治疗方案时；②抗病毒治疗前，以便选择合适的抗病毒药物，取得最佳抗病毒效果。

七、诊断要点

需结合流行病学史(包括不安全性生活史、静脉注射毒品史、输入未经抗 HIV 抗体检测的血液或血液制品、HIV 抗体阳性者所生子女或职业暴露史等)、临床表现和实验室检查综合分析，慎重诊断。确诊有赖于 HIV 抗体阳性。

八、治疗要点

艾滋病是一种难治的传染病，目前尚无特别有效的治疗方法。当明确 HIV 感染和诊断艾滋病后，应从三个方面进行治疗：抗病毒治疗，抑制 HIV 复制；使用免疫增强药物，提高机体免疫力；治疗和预防机会性感染和治疗并发的肿瘤等。

1. 抗病毒治疗 抗反转录病毒治疗的目标是最大限度地抑制病毒复制，重建或维持免疫功能。降低病死率和 HIV 相关疾病的罹患率，提高患者生活质量；减少免疫重建炎症反应综合征；减少艾滋病的传播，预防母婴传播。目前国际上抗反转录病毒有 6 类 30 余种，分为核苷类反转录酶抑制剂(NRTIs)、非核苷类反转录酶抑制剂(NNRTIs)、蛋白酶抑制剂(PIs)、整合酶抑制剂、膜融合抑制剂(FIs)和 CCR5 抑制剂，国内目前有前 5 类。鉴于仅用一种抗病毒药物易诱发 HIV 变异，产生耐药，因而主张联合用药，即高效抗反转录病毒治疗(high active anti-retroviral therapy，HAART)。可以组成 2NRTIs 为骨架的联合 NNRTIs 或 PI 方案。一旦确诊 HIV 感染，均建议立即开始 HAART 治疗，并终身治疗。如患者存在严重的机会性感染和既往慢性病急性发作期，应控制病情稳定后立即开始。

(1) 核苷类反转录酶抑制剂(NRTIs)：此类药物能选择性抑制 HIV 反转录酶，掺入正在延长的 DNA 链中，抑制 HIV 复制。常用药物有叠氮胸苷(又称齐多夫定)、拉米夫定、司坦夫定、阿巴卡韦、替诺福韦酯、恩曲他滨、齐多拉米双夫定、阿巴卡韦双夫定。

(2) 非核苷类反转录酶抑制剂(NNRTIs)：此类药物作用于 HIV 反转录酶使其失去活性。常用药物有尼维拉平、依非韦伦、依曲韦林。

(3) 蛋白酶抑制剂(PI)：抑制蛋白酶即阻断 HIV 复制和成熟过程中必需的蛋白质合成。常用药物为利托那韦、茚地那韦、洛匹那韦/利托那韦、替拉那韦、地瑞那韦。

(4) 整合酶抑制剂：常用药物为拉替拉韦。

2. 免疫重建 通过抗病毒治疗及其他医疗手段使 HIV 感染者受损的免疫功能恢复或接近正常称为免疫重建，这是 HIV/AIDS 治疗的重要目标之一。在免疫重建的过程中，患者可能出现发热、潜伏感染或原有感染加重或恶化的一组临床综合征，称为免疫重建炎症反应综合征(IRSI)。多种潜伏或活动的机会性感染在抗病毒治疗后均可发生 IRSI。一旦发生应继续抗病毒治疗，有针对性的病原治疗，严重者可短期糖皮质激素治疗。

3. 机会性感染及肿瘤的治疗

(1) 肺孢子菌肺炎：首选复方磺胺甲噁唑(SMZ-TMP)，轻、中度患者可口服，重症者静脉用药。

(2) 真菌感染：口腔及食管真菌感染用克霉唑或酮康唑；病变部位可涂抹制霉菌素；肺部念珠菌病可用氟康唑或伊曲康唑；新型隐球菌脑膜炎可用两性霉素 B 或氟康唑治疗。

(3) 病毒感染：全身性巨细胞病毒、单纯疱疹病毒、EB 病毒感染及带状疱疹可用阿昔洛韦或更昔洛韦静脉滴注。

(4) 弓形虫感染：螺旋霉素或克林霉素，也可用 SMZ/TMP，或磺胺嘧啶。

(5) 卡波西肉瘤：齐多夫定与 α-干扰素联合治疗，也可用博来霉素、长春新碱和阿霉素联合化疗。

4. 对症支持　加强营养支持，有条件可辅以心理治疗。

5. 预防性治疗　HIV 感染而结核菌素阳性者服用异烟肼 4 周。CD4$^+$ T 淋巴细胞少于 0.2×10^9/L 者需预防肺孢子菌肺炎，可用喷他脒每月雾化吸入 1 次，或服 SMZ/TMP。医务人员或实验室人员被污染针头刺伤，宜尽早(2 小时内)实施预防性用药，如齐多夫定等，疗程 4～6 周。HIV 感染的孕妇产前 3 个月起服用齐多夫定，产前顿服尼维拉平 200mg，产后顿服尼维拉平 200mg，产后新生儿 72 小时内一次性口服尼维拉平 2mg/kg，可降低母婴传播概率。

九、预防

1. 管理传染源　①本病属乙类传染病，发现 HIV 感染者应尽快向当地疾病控制中心报告。②高危人群普查 HIV 有助于发现传染源。③应注意隔离并治疗患者，监控无症状病毒携带者。

2. 切断传播途径　①加强 AIDS 的宣传教育。②高危人群用避孕套，规范治疗性病。③严格血液及血制品的管理，严格检测献血、献精液和献器官者 HIV 抗体；推广使用一次性注射用品；加强静脉药物依赖者注射用具的管理；严格消毒患者使用过的医疗器械，防治医源性感染；严格取缔卖淫、嫖娼活动；对职业暴露采取及时预防性治疗干预。④对 HIV 感染的孕妇可采用产科干预(如终止妊娠、择期剖宫产等措施)结合抗病毒治疗以及人工喂养等措施。新生儿可采用一次性服用尼维拉平以降低 HIV 母婴传播。⑤不共用牙具、剃须刀等。

3. 保护易感人群　疫苗尚在研制中。

十、护理要点

1. 隔离　在执行血液、体液隔离的基础上实施保护性隔离。

2. 休息　为保证患者休息，病室应安静、舒适、空气新鲜。协助做好生活护理，症状减轻后可逐渐起床活动。

3. 饮食护理　给予高热量、高蛋白、高维生素、易消化食物。注意食物的色香味，设法促进患者食欲，少食多餐。若有腹泻，能进食者给予少渣、少纤维素、高蛋白、高热量、易消化的流质或半流质饮食。不能进食者给予静脉补充所需营养和水分。

4. 皮肤及口腔护理　注意保持皮肤清洁干燥，每天清洁口腔 3～4 次，预防发生感染。

5. 用药护理　高效抗反转录病毒治疗常见不良反应有头痛、恶心、呕吐、腹泻，毒副反应包括骨髓抑制、肝肾损害、糖脂肪代谢异常，应注意监测，避免严重后果，注意药物配伍禁忌和相互作用。

6. 心理护理　艾滋病预后不良，加之疾病的折磨、被他人歧视，患者易有焦虑、抑郁、孤独无助或恐惧等心理障碍，部分患者可出现报复、自杀等行为。护士应与患者进行有效沟通，了解患者的需要、困难，满足合理要求，给予关怀、温暖和同情，并保护患者的隐私。

7. 健康指导

(1) 广泛宣传艾滋病的预防知识。使群众了解其传播途径，以采取自我防护措施进行预防，尤其应加强性道德教育。防止医源性感染。

(2) 建立艾滋病监测网络，加强对高危人群的监测，对 HIV 感染者进行定期或不定期的访视及医学观察。出现症状、并发感染或恶性肿瘤者应住院治疗。

(3) 由于免疫功能低下，患者常死于机会性感染，应向患者及家属介绍预防或减少继发感染的措施，合并感染的症状及体征、常见的危急症状、必要时采取紧急措施和恰当的护理。

十一、预后

部分 HIV 感染者无症状期可长达 10 年以上。一旦进展为艾滋病期，平均存活期为 12～18 个月，同时合并卡波西肉瘤及肺孢子菌肺炎者病死率高。

(刘　玲)

第3节　狂犬病

狂犬病(rabies)，又名恐水症(hydrophobia)，是由狂犬病毒引起的一种侵犯中枢神经系统为主的急性人兽共患传染病。人狂犬病通常由病兽以咬伤方式传给人。临床表现为特有的恐水、怕风、恐惧不安、咽肌痉挛、进行性瘫痪等。一旦发病，病死率达 100%。

一、病原学

狂犬病毒属弹状病毒科(rhabdoviridae)狂犬病毒属(lyssavirus)弹状单股负链 RNA 病毒，病毒颗粒由囊膜和核衣壳两部分组成，囊膜上的纤突为病毒中和抗原及与宿主受体结合的部位。

从患者或患病动物体内分离得到的病毒称为野毒株，其致病力强，脑外途径接种后，易进入脑组织和唾液腺中繁殖，潜伏期较长。野毒株在动物脑内经 50 次传代后其毒力减弱，对人和犬均无致病力，但保持其免疫原性，可供制备疫苗，称为固定毒株。

狂犬病毒不耐高温，100℃ 2 分钟即失去感染力。病毒易被脂溶剂(如 1% 的肥皂水、氯仿、丙酮等)、乙醇、过氧化氢、高锰酸钾、碘制剂以及季胺类化合物(如苯扎溴铵)等灭活，但不易被来苏水溶液灭活。

二、流行病学

1. **传染源** 狂犬病属自然疫源性疾病，食肉目动物和翼手目动物，如狐、狼、豺、臭鼬、浣熊、蝙蝠等是狂犬病毒的贮存宿主，均可感染狂犬病毒成为传染源，进而感染猪、牛、马等家畜。犬科、猫科和翼手目动物是易感动物。我国病犬是引起人狂犬病的主要原因，而发达国家由于对流浪狗的控制及对家狗的强制免疫，蝙蝠、浣熊、臭鼬、旱獭、狼、狐狸等野生动物成为主要传染源。一般来说，患者唾液中的病毒含量少，不形成人与人之间的传染。一些貌似健康的犬或其他动物的唾液中也可带病毒，也能传播狂犬病。

2. **传播途径** 主要通过咬伤传播，也可由带病毒的唾液，经各种伤口和抓伤、舔伤的黏膜或皮肤侵入，少数可在宰杀病犬、剥皮等过程中被感染。蝙蝠群居洞穴中的含病毒气溶胶也可经呼吸道传播。器官移植也可传播狂犬病。

3. **易感人群** 人群普遍易感，兽医、动物饲养员、动物实验员和勘探者是本病的高危人群，尤其易感。人被病兽咬伤后的发病率为 15%～20%，是否发病与下列因素有关：①被咬伤部位的神经、血管丰富：头、面、颈、手指处被咬伤后发病机会多。②咬伤严重性：创口深而大者发病率高。③局部伤口处理：咬伤后迅速彻底清洗者发病机会会减少。④狂犬病疫苗使用情况：及时、全程、足量注射狂犬疫苗和免疫球蛋白者发病率低。⑤伤者免疫状况：被咬伤者免疫功能低下或免疫缺陷者，发病机会多。

三、发病机制

狂犬病毒自皮肤或黏膜破损处侵入人体后，对神经组织有强大的亲和力，其致病过程可分为三个阶段。

1. **组织内病毒少量增殖期** 病毒先在伤口附近的肌细胞少量增殖，局部停留 3 天或更久，然后侵入附近的末梢神经。

2. **侵入中枢神经期** 病毒以较快的速度沿神经的轴索向中枢神经作向心性扩展，至脊髓的背根神经节内大量繁殖，入侵脊髓并很快到达脑部。主要侵犯脑干、小脑等处的神经细胞。

3. **向各器官扩散期** 病毒从中枢神经向周围神经扩展，侵入各器官组织，尤以唾液腺、舌部味蕾、嗅神经上皮等处病毒量最多。由于迷走、舌咽及舌下脑神经受损，致吞咽肌及呼吸肌痉挛，出现恐水、吞咽和呼吸困难等症状。交感神经受累时出现唾液分泌和出汗增多。迷走神经节、交感神经节和心脏神经节受损时，可引起患者心血管功能紊乱或猝死。

四、病理变化

主要为急性弥漫性脑脊髓炎，以大脑基底海马回和脑干及小脑损害最为显著。肉眼见脑组织有充血、水肿、微小出血等。镜下脑实质有非特异性的神经细胞变性与炎性细胞浸润。其特征性的病变是嗜酸性包涵体，称内基小体(Negri body)，是狂犬病毒的集落，该小体位于海马及小脑浦肯野细胞中，呈圆形或椭圆形，直径 3～10μm，染色后呈樱桃红色，具有诊断意义。

五、临床表现

潜伏期长短不一，大多在 3 个月内发病，潜伏期可长达 10 年以上，潜伏期的长短与年龄、伤口部位、伤口深浅、入侵病毒数量和毒力等因素相关。临床表现分为典型和麻痹型。

1. **典型** 以急性或暴发性致死性脑炎为特征。典型临床经过分为 3 期。

(1) 前驱期：常有低热、倦怠、头痛(多在枕部)、恶心、周身不适等。继而恐惧不安，烦躁失眠，对声、光、风等刺激敏感而有喉头紧缩感。具有诊断意义的早期症状是已愈合的伤口及其神经支配区有痒、痛、麻及蚁行等感觉异常，发生于50%～80%的病例。本期持续2～4天。

(2) 兴奋期：①高度兴奋：恐惧不安、恐水、恐风。恐水是本病的特征性表现。典型患者虽渴极而不敢饮，见水、闻流水声、饮水或仅提及饮水时均可引起咽喉肌严重痉挛。外界风、光、声刺激也可引起咽肌痉挛。声带痉挛可致声嘶、说话吐字不清，严重时可出现全身肌肉阵发性抽搐。呼吸肌痉挛可致呼吸困难和发绀。②交感神经功能亢进：患者大汗、流涎、血压升高、心率加快、瞳孔扩大、体温升高达38～40℃或以上。③患者神志：大多清楚，少数可出现精神失常、幻视、幻听等症状。本期持续1～3天。

(3) 麻痹期：痉挛停止，转为全身弛缓性瘫痪，患者进入昏迷状态。最后因呼吸和循环衰竭而死亡。本期持续6～18小时。

2. **麻痹型**　以脊髓或延髓受损为主。该型患者无兴奋期和典型的恐水表现，常有高热、头痛、呕吐、腱反射消失、肢体软弱无力、共济失调、小便失禁，呈横断性脊髓炎或上行性麻痹等症状，最终因全身弛缓性瘫痪死亡。

本病两个临床类型中，80%为典型，20%为麻痹型，后者无兴奋期和典型的恐水表现，全程一般不超过6天，一旦出现症状，病情进展迅速，几乎100%短期内死亡。

六、实验室及其他检查

1. **血常规检查**　多数患者白细胞常增高，中性粒细胞占80%以上。

2. **脑脊液检查**　脑脊液压力稍增高，细胞数轻度增高，一般不超过200×10^6/L，以淋巴细胞为主，蛋白轻度增高，糖及氯化物正常。

3. **病原学检查**　可取患者的唾液、脑脊液、咬伤部位皮肤或脑组织进行细胞培养或用乳小白鼠接种法可分离病毒。或通过免疫荧光法或快速狂犬病酶联免疫吸附法检测抗原。也可取动物或死者的脑组织作切片染色，镜检找内基小体，阳性率为70%～80%。还可通过反转录-聚合酶链反应(RT-PCR)法测定狂犬病毒RNA。

4. **抗体检测**　国内采用酶联免疫吸附试验(ELISA)检测血清中特异性抗体，该抗体仅在疾病晚期出现。

七、诊断要点

曾有被狂犬或病兽咬伤或抓伤史；出现典型的恐水、怕风、咽喉肌痉挛、怕光、怕声、多汗、大量流涎和咬伤处出现麻木、感觉异常等即可诊断。确诊有赖于病毒抗原、病毒核酸或尸检脑组织中的内基小体。

八、治疗要点

目前尚无有效治疗手段，其病死率达100%。狂犬病发病后的治疗原则以对症支持等综合治疗为主。如隔离患者，防治唾液污染，尽量保持患者安静，减少光、风、声等刺激；对症治疗包括加强监护、解痉、镇静、吸氧，纠正酸中毒，补液，维持水、电解质平衡，纠正心律失常，稳定血压，脑水肿时给予脱水剂；抗病毒治疗，目前用α-干扰素、阿糖胞苷、大剂量人狂犬病免疫球蛋白治疗，均未获成功。

九、预防

1. **管理传染源**　以犬的管理为主。捕杀野犬，管理和免疫家犬，对进出口动物检疫，焚毁或深埋病死动物等措施。

2. **动物咬伤后的伤口处理**　咬伤后迅速彻底清洗伤口能降低狂犬病的发病率。①尽快用20%肥皂水或0.1%苯扎溴铵(新洁尔灭)反复彻底冲洗伤口至少30分钟，力求去除病犬唾液，挤出污血。季胺类与肥皂水不可合用。②彻底冲洗后用2%碘酊或75%乙醇反复涂擦伤口。③伤口一般不予缝合或包扎，以便排血引流。④如有抗狂犬病免疫球蛋白或免疫血清，应在伤口底部或周围做浸润注射。此外，尚需预防破伤风及细菌感染。

3. **预防接种**

(1) 疫苗接种：疫苗接种可用于暴露前预防，也可用于暴露后预防。暴露前预防主要用于高危人群，如兽医、山洞探险者、从事狂犬病毒的研究人员和动物管理人员。暴露后预防接种对象为被犬咬伤者，或被其他可疑动物咬伤、抓伤者，或医务人员的皮肤破损处被狂犬病患者唾液沾污者。

(2) 疫苗接种方法：①暴露前预防，接种3次，每次1mL，肌内注射，于第0、7、28天进行，1～3年加强注射1次。②暴露后预防，共接种5次，每次2mL，于第0、3、7、14和28天各肌内注射一次。如严重咬伤，可于当天至第6天每天一针，随后于10、14、30和90天各注射一次。③对下列情形之一者建议首剂加倍给予狂犬病疫苗：注射疫苗前1个月内注射过免疫球蛋白或抗血清者；先天性或获得性免疫缺陷者；接受免疫抑制剂治疗者；老年人及患慢性病者；暴露后48小时或更长时间后才注射狂犬病疫苗者。

(3) 免疫球蛋白注射：常用的有人狂犬病毒免疫球蛋白和抗狂犬病马血清两种，以前者为佳，后者使用前应做皮肤过敏试验。

十、护理要点

1. **隔离** 实行严密接触隔离。

2. **休息与环境** 将患者安置于安静、避光的单人房间，避免一切不必要的刺激，如水、光、声、风、触动等，尤其是与水有关的刺激。避免让患者闻及水声，病房内避免放置盛水容器，避免提及"水"字，适当遮蔽输液装置等。有计划地安排并简化医疗、护理操作，集中在使用镇静剂后进行，动作要轻快。患者应卧床休息。狂躁、恐怖、激动或幻视、幻听患者，应加床栏保护或适当约束，防止坠床或外伤。向家属解释兴奋、狂躁、恐水的原因，嘱其避免刺激患者。

3. **饮食护理** 患者因恐水及吞咽困难，应禁食禁水，可采用鼻饲高热量流质饮食，必要时静脉输液，维持水、电解质平衡。

4. **病情观察** 注意观察患者愈合伤口及其相应的神经支配区有无痒、痛、麻及蚁行等异样感觉。注意观察患者高度兴奋、恐水、怕风的表现，痉挛发作的部位、持续时间，发作时有无出现幻觉、精神异常等。重点观察呼吸频率、节律的改变，抽搐部位及发作次数。麻痹期应密切观察呼吸与循环衰竭的进展情况，记录出入液量。

5. **对症护理**

(1) 减少肌肉痉挛的措施：详见本节"护理要点2"。

(2) 保持呼吸道通畅：及时清除唾液及呼吸道分泌物，必要时做好气管切开使用呼吸机的准备工作。咽喉肌痉挛或呼吸肌频发痉挛时，给予氧气吸入和镇静止痉剂。

6. **心理护理** 大多数患者(除后期昏迷者外)神志清楚，但因恐水、怕风、担心病情而异常痛苦、恐惧不安，应给予患者关心与心理支持。

7. **健康指导**

(1) 严格犬的管理，捕杀狂犬、狂猫及其他狂兽，并应立即焚毁或深埋。对家犬进行登记与预防接种，进口动物必须检疫。

(2) 若被犬、猫(尤其是野犬、野猫)等动物咬伤或抓伤，应立即进行彻底的伤口处理，并进行全程预防接种。接种期间应戒酒，多休息。

(3) 高危人群如接触狂犬病的工作人员、兽医、山洞探险者、动物管理员，应做好暴露前的疫苗接种注射。

十一、预后

本病是所有传染病中最凶险的病毒性疾病，一旦发病，病死率达100%。

(刘 玲)

第4节 肾综合征出血热

肾综合征出血热(hemorrhagic fever with renal syndrome, HFRS)又称流行性出血热(epidemic hemorrhagic fever, EHF)，是由汉坦病毒属的各型病毒引起的，以鼠类为主要传染源的一种自然疫源性传染病。本病以全身小血管和毛细血管广泛性损害为主要病理变化，临床上以急性起病，发热、低血压休克、充血、出血和肾损害为主要表现。典型病程分为发热期、低血压休克期、少尿期、多尿期和恢复期5期。广泛流行于亚欧等国，我国为高发区。

一、病原学

汉坦病毒属于布尼亚病毒科负性单链RNA病毒，呈圆形或卵圆形，有双层包膜，外膜上有纤突。直径为78～210nm(平均120nm)。汉坦病毒的核衣壳蛋白有较强的免疫原性和稳定的抗原决定簇，宿主感染后核衣壳蛋白抗体出现较早，在病程第2～3天即可检出，有助于早期诊断。膜蛋白中含中和抗原和血凝抗原，前者可诱导宿主产生具有保护作用的中和抗体，后者对病毒吸附于受感染宿主的细胞表面及病毒脱衣壳进入胞质起重要作用。

由于抗原结构的不同，汉坦病毒至少有20个以上血清型，我国流行的主要是Ⅰ型和Ⅱ型。

汉坦病毒对乙醚、氯仿、甲醛、70%乙醇、0.5%碘、去氧胆酸盐和紫外线敏感。不耐酸和不耐热，37℃以上和pH低于5.0易被灭活。

二、流行病学

1. **传染源** 主要宿主动物是啮齿类，其他动物包括猫、猪、犬和兔等。我国以黑线姬鼠、褐家鼠为主要宿主动物和传染源。林区则以大林姬鼠为主。患者不是主要传染源。

2. 传播途径　本病可经5种传播途径传播。

(1) 呼吸道传播：携带病毒的鼠类排泄物，如尿、粪、唾液等污染尘埃后形成的气溶胶，通过呼吸道吸入而感染人体。

(2) 消化道传播：进食被鼠类携带病毒的排泄物所污染的食物，可经口腔或胃肠黏膜而感染人体。

(3) 接触传播：被鼠咬伤或破损伤口接触带病毒的鼠类排泄物或血液后可引起人体感染。

(4) 垂直传播：孕妇感染本病后，病毒可经胎盘感染胎儿。

(5) 虫媒传播：尽管我国从恙螨和革螨中分离到汉坦病毒，但其传播作用尚有待进一步证实。

3. 易感性和免疫力　人群普遍易感，本病隐性感染率为3.5%～4.3%。

4. 流行特征

(1) 地区性：主要分布于亚洲，其次为欧洲和非洲，我国疫情最重。除青海和新疆外，均有病例报告，老疫区病例逐渐减少，新疫区不断增加。

(2) 季节性和周期性：四季均可发病，但有明显高峰季节。姬鼠传播者以11月到次年1月为高峰，5—7月为小高峰；家鼠以3—5月为高峰；林区姬鼠以夏季为流行高峰。本病发病率有一定周期性波动，以姬鼠为主要传染源的疫区，通常相隔几年会有一次较大流行。

(3) 人群分布：以男性青壮年农民和工人发病较多，其他人群亦可发病。不同人群发病的多少与接触传染源的机会多少有关。

三、发病机制

HFRS的发病机制至今未完全阐明，汉坦病毒进入人体后随血液到达全身，通过位于血小板、内皮细胞和巨噬细胞表面的β_3整合素介导进入血管内皮细胞内以及骨髓、肝、脾、肺、肾和淋巴结等组织，进一步增殖后释放入血引起病毒血症。一方面病毒能直接破坏感染细胞功能和结构；另一方面病毒感染诱发人体的免疫应答和各种细胞因子的释放，导致机体组织损伤。由于汉坦病毒对人体呈泛嗜性感染，因而能引起多器官损害。

1. 病毒直接作用　HFRS患者临床上有病毒血症期，且有相应的中毒症状。不同血清型的病毒所引起的临床症状轻重不一。患者所有脏器组织中均能检出汉坦病毒抗原，有抗原分布的细胞往往发生病变。

2. 免疫损伤作用　免疫复合物是本病血管和肾脏损害的主要原因。Ⅰ、Ⅱ、Ⅲ、Ⅳ型变态反应在该病发病机制中的地位有待进一步研究。细胞毒T淋巴细胞在灭活病毒的同时，也大量损伤了感染汉坦病毒的靶细胞。汉坦病毒诱发机体释放的各种细胞因子和介质引起临床症状和组织损害。

四、病理变化

(1) 本病病理变化以小血管（包括小动脉、小静脉和毛细血管）内皮细胞肿胀、变性和坏死最为明显。管壁呈不规则收缩和扩张，最后呈纤维素样坏死和崩解，管腔内可有微血栓形成。

(2) 受累脏器以肾脏病变最明显，其次是心、肝、脑等脏器。肾脏肉眼可见肾皮质苍白，肾髓质极度充血并有出血和水肿。镜检肾小球充血，基底膜增厚，肾近曲小管变性和肾小管受压变窄或闭塞，肾间质炎性反应较轻，主要为淋巴细胞和单核细胞浸润。心脏内膜下大片状出血，心肌纤维不同程度变性、坏死、断裂。肝大，肝细胞变性、坏死或融合性肝细胞性坏死。脑垂体前叶充血、出血和凝固性坏死。脑实质水肿、出血，神经细胞变性，胶质细胞增生。

五、临床表现

潜伏期4～46天，一般为1～2周，以2周多见。典型病例临床经历发热、低血压休克、少尿、多尿和恢复5期，但非典型病例明显增加。重症病例则可出现发热、休克和少尿期的互相重叠。

1. 发热期　主要表现为发热、全身中毒症状、毛细血管损伤和肾损害。

(1) 发热：突起畏寒，高热，体温常在39～40℃，以弛张热多见，少数呈稽留热或不规则热，多持续3～7天，少数达10天以上。体温越高，热程越长，则病情越重。轻型病例热退后症状缓解，重症病例热退后病情反而加重。

(2) 全身中毒症状：①头痛、腰痛和眼眶痛（称为“三痛”），全身酸痛，是相应部位充血水肿所致。②多数患者出现胃肠中毒症状，如食欲减退、恶心、呕吐、腹痛、腹泻等。腹痛剧烈者，腹部有压痛、反跳痛，易误诊为急腹症。③部分患者可出现嗜睡、烦躁、谵妄或抽搐等神经精神症状，此类患者多发展为重型。

(3) 毛细血管损害征：主要表现为充血、出血和渗出水肿征。①充血：皮肤充血潮红主要见于颜面、颈和前胸等部位，称为“三红”，重者呈酒醉貌。黏膜充血见于眼结膜、软腭和咽部。②出血：皮肤出血多见于腋下及胸背部，常呈搔抓样、条索点状瘀点。黏膜出血见于软腭,呈针尖样出血点。眼结膜呈片状出血。少数患者有鼻出血、咯血、黑粪和血尿。如在病程4～6天,腰、臀部或注射部位出现大片瘀斑和腔道大出血可能为DIC所致,是重症表现。③渗出水肿征:表现为球结膜水肿,部分患者出现眼睑和脸部水肿,亦可出现腹水。一般渗出水肿越重,病情越重。

(4) 肾损害:主要表现为蛋白尿,镜检发现管型等。

2. **低血压休克期** 一般发生于病程的第4～6天,迟者8～9天。多数患者表现为发热末期或热退同时出现血压下降,少数于热退后发生。这与感染性休克不同,本期持续时间不一,短者数小时,长则可达6天以上,一般为1～3天。其持续时间长短与病情轻重、治疗是否及时和正确有关。一般血压开始下降时四肢尚温暖,当血容量继续下降则出现面色苍白、四肢厥冷、脉搏细弱或不能触及,尿量减少、烦躁、谵妄等。严重者出现发绀、DIC、脑水肿、ARDS和急性肾衰竭等。

3. **少尿期** 多发生于病程的第5～8天。持续时间短者1天,长者可达10余天。一般为2～5天。多于低血压休克期后出现,部分患者可由发热期直接进入少尿期。也有少尿期与低血压休克期重叠者。一般以24小时尿量少于400mL为少尿,少于50mL为无尿。主要表现是尿毒症、酸中毒和水、电解质紊乱,严重者可出现高血容量综合征和肺水肿。临床表现为厌食、恶心、呕吐、腹胀、腹泻等,常有顽固性呃逆,头晕、头痛、烦躁、嗜睡、谵妄等症状;酸中毒表现为呼吸增快或库氏(Kussmaul)深大呼吸;电解质紊乱表现为高血钾、低血钠和低血钙;高血容量综合征表现为体静脉充盈,收缩压增高,脉压增大使脉搏洪大,面部水肿和心率增快。

4. **多尿期** 此期为新生的肾小管重吸收功能尚未完善,尿素氮等潴留物引起高渗性利尿,使尿量明显增加。一般出现在病程的第9～14天,持续时间短者1天,长者可达数月。多数患者少尿期后进入此期,少数患者可由发热期或低血压休克期转入此期。尿量在400～2 000mL/d,BUN和肌酐等升高,症状加重称为移行期;尿量超过2 000mL/d,氮质血症未改善,症状仍重称为多尿早期;尿量超过3 000mL/d并逐日增多,氮质血症逐步下降,精神食欲逐日好转称为多尿后期,此期仍可发生继发性休克、低血钠、低血钾等症状。

5. **恢复期** 经多尿期后,尿量恢复为每日2 000mL以下,精神、食欲基本恢复,一般尚需1～3个月体力才能完全恢复。少数患者可遗留高血压、肾功能障碍、心肌劳损和垂体功能减退等症状。发热期、休克期和少尿期之间互相重叠。

根据发热高低、中毒症状轻重、出血、休克、肾功能损害严重程度的不同,临床上分为轻型、中型、重型、危重型和非典型五种类型。

6. **并发症**

(1) 腔内大出血:以呕血、便血最为常见。咯血、鼻出血、腹腔出血等均较常见。

(2) 中枢神经系统并发症:包括由汉坦病毒侵犯中枢神经引起的脑炎和脑膜炎,因休克、凝血机制异常、电解质紊乱和高血容量综合征等引起的脑水肿、高血压脑病和颅内出血等。

(3) 急性呼吸窘迫综合征(ARDS):由肺毛细血管损伤,通透性增高使肺间质大量渗液,此外肺内微小血管的血栓形成和肺泡表面活性物质生成减少均能促成ARDS。主要表现为呼吸急促、发绀。肺部X线表现为双侧斑点状或片状玻璃样阴影。

(4) 心源性肺水肿:可以由肺毛细血管受损,肺泡内大量渗液所致,亦可由高血容量或心肌受损引起。

(5) 其他:包括继发感染、自发性肾破裂、心肌损害和肝损害等。

六、实验室及其他检查

1. **血常规检查** 白细胞计数于1～3天内多正常,病后第3天逐渐升高,一般为(15～30)×10^9/L,少数患者可达(50～100)×10^9/L,早期中性粒细胞增多,有中毒颗粒,重症患者可见幼稚细胞呈类白血病反应。第4～5日后,淋巴细胞增多,并出现较多的异型淋巴细胞。血红蛋白和红细胞数可因血液浓缩明显升高。血小板从病第2日起开始减少,并可见异型血小板。

2. **尿常规检查** 病后第2天出现尿蛋白,第4～6天尿蛋白达(+++)～(++++),突然出现大量蛋白尿对诊断很有帮助。部分患者尿中可见尿蛋白与红细胞、脱落上皮细胞混合而成的膜状凝聚物。镜检可见红细胞、白细胞和管型,尿沉渣中有汉坦病毒抗原。

3. **血生化检查** 血尿素氮(BUN)和肌酐(Cr)在低血压休克期、少数患者在发热后期开始升高,移行期达高峰,多尿后期开始下降。发热期血气分析以呼吸性碱中毒多见,休克期和少尿期以代谢性酸中毒为主。血钠、氯、钙在本病各期中多降低，而磷、镁等多增高。肝功能检查可见转氨酶升高、胆红素升高。

4. **凝血功能检查**　发热期开始血小板减少，其黏附、凝聚和释放功能降低，若出现DIC，血小板常低于$50\times10^9/L$，DIC高凝期出现凝血时间缩短，消耗性低凝血期则纤维蛋白降低，凝血酶原时间及凝血酶时间延长，纤溶亢进期纤维蛋白降解产物升高。

5. **免疫学检查**　特异性抗体检查在第2日即可检出特异性IgM抗体，1∶20为阳性。IgG抗体1∶40为阳性，1周后滴度上升4倍或以上有诊断价值。特异性抗原检查常用免疫荧光或ELISA法，胶体金法则更为敏感。早期患者的血清及周围血中性粒细胞、单核细胞、淋巴细胞和(或)尿沉渣细胞均可检出汉坦病毒抗原。

6. **病原学检查**　将发热期患者的血清、血细胞和尿液等接种Vero-E6细胞或A549细胞中可分离出汉坦病毒。

七、诊断要点

主要依靠临床特征性症状和体征，结合实验室检查，参考流行病学资料进行诊断。

1. **流行病学资料**　在流行季节，病前2个月进入疫区并有与鼠类或其他宿主动物接触史。

2. **临床特征**　早期的三大主症和病程的五期经过，前者包括发热中毒症状、充血、出血外渗征和肾损害。

3. **实验室检查**　血液浓缩、血红蛋白和红细胞增高、白细胞计数增高、血小板减少。大量尿蛋白和尿中带膜状物有助于诊断。血清、血细胞和尿中检出肾综合征出血热病毒抗原和血清中检出特异性IgM抗体可以明确诊断。反转录-聚合酶链反应(RT-PCR)检测汉坦病毒的RNA有助于早期和非典型患者的诊断。

八、治疗要点

以综合治疗为主，早期应用抗病毒治疗，中晚期则针对病理生理进行对症治疗。“三早一就”仍是本病的治疗原则，即早期发现、早期休息、早期治疗，就近治疗。治疗中注意防治休克、肾功能衰竭和出血。

1. **发热期**　抗病毒，减轻外渗，改善中毒症状和预防DIC为治疗原则。①抗病毒治疗：利巴韦林1g/d加入10%葡萄糖液500mL中静滴，持续3～5天，能抑制病毒，减轻病情和缩短病程。②减轻外渗：芦丁、维生素C等可降低血管通透性，每天输注平衡盐溶液或葡萄糖盐水1 000mL左右。高热、大汗或呕吐、腹泻者可适当增加。③改善中毒症状：高热以物理降温为主，忌用强力发汗退热剂，以防大汗进一步丧失血容量；中毒症状用地塞米松5～10mg静滴，呕吐频繁者给予甲氧氯普胺10mg肌内注射。④预防DIC：适当应用低分子右旋糖酐或丹参注射液以降低血液黏滞性。高热、中毒症状和渗出征严重者，定期检查凝血时间。

2. **低血压休克期**　积极补充血容量、注意纠正酸中毒和改善微循环为治疗原则。①补充血容量：宜早期、快速和适量，争取4小时内稳定血压。液体应晶体、胶体结合，以平衡盐为主。胶体溶液常用低分子右旋糖酐、甘露醇、血浆和白蛋白。补充血容量期间应密切观察血压变化，血压正常后仍需输液24小时以上。②纠正酸中毒：5%碳酸氢钠溶液，根据CO_2CP结果分次补充。③改善微循环：可用血管活性药物如多巴胺、山莨菪碱、地塞米松等。

3. **少尿期**　稳定内环境、促进利尿、导泻和透析治疗为本期的治疗原则，即“稳、促、导、透”。①稳定内环境：通过尿比重、尿钠、尿尿素氮与血尿素氮之比鉴别少尿早期与休克所致肾前性少尿，从而决定输液量。②促进利尿：肾间质水肿压迫肾小管是少尿原因之一。常用药物有20%甘露醇、呋塞米，从小剂量开始，逐步加大剂量至每次100～300mg。也可应用酚妥拉明或山莨菪碱等血管扩张剂。③导泻和放血疗法：为预防高血容量综合征和高血钾，对无消化道出血者可进行导泻。常用甘露醇、50%硫酸镁、大黄等。④透析疗法：根据透析疗法的适应证应用血液透析或腹膜透析。透析过程中注意超滤总量与速度不宜过大过快，以免发生低血压。

4. **多尿期**　移行期和多尿早期的治疗原则同少尿期，多尿后期主要是维持水和电解质平衡，防治继发感染(呼吸道和泌尿系感染常见)。

5. **恢复期**　补充营养，逐步恢复工作。并定期复查肾功能、血压和垂体功能，如有异常及时治疗。

九、预防

1. **疫情监测**　由于新疫区不断扩大，因此应做好鼠密度、鼠带病毒率、易感人群等监测工作。

2. **防鼠灭鼠** 应用机械、药物等方法灭鼠。

3. **做好食品卫生和个人卫生** 防止鼠类排泄物污染食物,不用手接触鼠类及其排泄物,动物实验时要防止被实验鼠咬伤。

4. **疫苗注射** 我国Ⅰ型和Ⅱ型疫苗已在流行区使用,88%~94%能产生中和抗体,但持续3~6个月后明显下降,1年后需加强注射。

十、护理要点

1. **休息和活动** 早期应绝对卧床休息,切忌随意搬动患者,以免加重组织脏器的出血。恢复期患者仍要注意休息,逐渐增加活动量。

2. **病情观察** ①密切观察生命体征及意识状态的变化。②观察充血、渗出及出血的表现,如"三红""三痛"的表现,皮肤瘀斑的分布、范围等,有无呕血、便血、腹水及肺水肿等表现。③严格记录24小时出入量,注意尿量、颜色、性状及尿蛋白的变化。④观察氮质血症的表现,监测血尿素氮、肌酐的变化。⑤电解质及酸碱平衡的监测和凝血功能的检查等。

3. **饮食护理** 给予清淡可口、易消化、高热量、高维生素的流质或半流质饮食,少食多餐。有出血倾向者,给予无渣饮食,以免诱发消化道出血。不能进食者,静脉补充足够营养。

4. **高热护理** 降温以冰敷为主,但注意不能采用酒精擦浴,以免加重皮肤的充血。出汗禁用强力退热药,以免大量出汗诱发低血压休克。

5. **皮肤及黏膜的护理** 减少对皮肤的不良刺激,保持床铺清洁、干燥、平整;帮助患者保持舒适体位,用软垫适当衬垫,并及时更换体位;做好口腔护理,保持口腔黏膜的清洁,及时清除口腔分泌物及痰液;保持会阴部清洁,留置导尿管者应做好无菌操作,定时冲洗膀胱。

6. **心理护理** 由于本病病情重、疗程长、死亡率较高,往往使家属及清醒患者产生紧张、焦虑、恐惧等心理反应。护理过程中,必须帮助患者及家属建立良好的心理状态,树立战胜疾病的信心。

7. **健康指导**

(1) 开展预防肾综合征出血热的卫生宣教工作,尤以防鼠、灭鼠作为预防本病的关键,野外作业、疫区工作时应加强个人防护,不用手直接接触鼠类或鼠的排泄物,防治鼠类排泄物污染食物和水。动物实验时要防止被鼠咬伤。

(2) 对于重点人群,应指导其接种沙鼠肾细胞灭活疫苗和地鼠肾细胞灭活疫苗,每次1mL,经0、7天、28天或0、1月、2月,共注射3次,1年后加强注射1次。

(3) 肾功能恢复需较长时间,故患者出院后仍应休息1~3个月。生活要有规律,保证足够睡眠,安排力所能及的体力活动,以不感疲劳为度。

十一、预后

本病病死率与临床类型、治疗迟早及措施是否正确相关。近年来通过早期诊断和治疗措施的改进,目前病死率由10%下降为3%以下。

(刘 玲)

第5节 流行性乙型脑炎

流行性乙型脑炎(epidemic encephalitis B)简称乙脑,又称日本脑炎,是由乙型脑炎病毒引起的以脑实质炎症为主要病变的中枢神经系统急性传染病。本病经蚊传播,常流行于夏、秋季,主要分布在亚洲。临床特征为高热、意识障碍、抽搐、病理反射和脑膜刺激征。本病病死率高,部分病例可留有严重后遗症。

一、病原学

乙型脑炎病毒属虫媒病毒乙组的黄病毒科,呈球形,直径40~50nm,有包膜,为单股正链RNA病毒。病毒颗粒的核心是核衣壳蛋白包裹的RNA,包膜中镶嵌有E蛋白和M蛋白。其中E蛋白是病毒的主要抗原成分,具有血凝活性和中和活性。乙脑病毒为嗜神经病毒。人与动物感染乙脑病毒后,可产生补体结合抗体、中和抗体及血凝抑制抗体。检测这些特异性抗体有助于临床诊断和流行病学调查。

乙脑病毒易被常用消毒剂杀灭,不耐热,100℃ 2分钟或56℃ 30分钟即可杀灭,对低温和干燥抵抗力较强,用冰冻干燥法在4℃冰箱中可保存数年。在蚊体内繁殖的适宜温度为25~30℃。

二、流行病学

1. **传染源** 乙脑是人兽共患的自然疫源性疾病。人感染乙脑病毒后,出现短暂的病毒血症,但病毒数量少且持续时间短,所以人不是本病的主要传染源。动物中的家畜、家禽和鸟类均可感染乙脑病毒，特别是猪的感染率高（仔猪经过一个流行季节几乎100%受到感染），感染后血中病毒数量多，病毒血症期长，因此，猪是本病的主要传染源。病毒通常在蚊-猪-蚊等动物间循环。一般在人类乙脑流行前1～2个月，先在家禽中流行。因此检测猪的乙脑病毒感染率可预测当年人群中的流行趋势。

2. **传播途径**　乙脑主要通过蚊叮咬传播。库蚊、伊蚊和按蚊的某些种都能传播本病，三带喙库蚊是主要传播媒介。三带喙库蚊在我国分布广泛，是带病毒率最高的蚊种，在家禽的圈里最多。当三带喙库蚊叮咬感染乙脑病毒的动物尤其是猪后，病毒进入蚊体内迅速繁殖，然后移行至唾液腺，并在唾液中保持较高浓度，经叮咬将病毒传给人或动物。蚊可携带病毒越冬，并经卵传代，为乙脑病毒的长期贮存宿主。

3. **人群易感性**　人类普遍易感，感染后多呈隐性感染，显性与隐性感染之比为1∶(300～2000)。发病多见于10岁以下的儿童，以2～6岁儿童发病率最高。感染后可获得较持久的免疫力。近年来由于儿童和青少年广泛接种乙脑疫苗，故成人和老人发病相对增加。

4. **流行特征**　东南亚和西太平洋地区是乙脑的主要流行区，我国除东北、青海、新疆及西藏外均有本病流行，农村高于城市。乙脑在热带地区全年均可发病，在亚热带和温带地区有严格的季节性，80%～90%的病例集中在7、8、9三个月。乙脑集中暴发少，呈高度散发性，家庭成员中很少有多人同时发病。

三、发病机制

感染乙脑病毒的蚊虫叮咬人体后，病毒先在局部单核-吞噬细胞系统内繁殖，随后进入血液循环，形成病毒血症。当被感染者机体免疫力强时，只形成短暂的病毒血症，病毒很快被清除，临床上表现为隐性感染或轻型病例，并可获得终身免疫力。当被感染者免疫力弱，而感染的病毒数量大、毒力强，则病毒可通过血脑脊液屏障进入中枢神经系统，引起脑实质病变。高血压、脑血管病、脑外伤、癫痫等可使血-脑脊液屏障功能下降，使病毒更易于侵入中枢神经系统。

四、病理变化

乙脑脑组织的损伤机制与病毒对神经组织的直接侵袭和免疫损伤有关。前者致神经细胞坏死、胶质细胞增生及炎性细胞浸润；后者形成的抗原抗体结合物沉积在脑实质和血管壁上，导致血管壁破坏、附壁血栓形成，脑组织供血障碍和坏死。病变范围较广，以大脑皮层及基底核、视丘最为严重，脊髓病变最轻。肉眼可见软脑膜充血、水肿、出血，镜检基本病变为：①神经细胞变性坏死，细胞肿胀，尼氏小体消失，胞质内空泡形成，核偏位等；②软化灶形成，灶性神经细胞坏死、液化形成筛网状软化灶；③血管扩张充血，灶性炎症细胞浸润，多以变性坏死的神经元为中心，或围绕血管周围间隙形成血管套；④胶质细胞增生，聚集在小血管旁或坏死的神经细胞周围，形成小胶质细胞结节。

五、临床表现

潜伏期4～21天，一般为10～14天。典型临床表现分为4期。

1. **初期**　病初的1～3天，起病急，体温在1～2天内上升至39～40℃，同时伴有头痛、精神倦怠、食欲差、恶心、呕吐和嗜睡，易被误诊为上呼吸道感染。少数出现神志淡漠和颈项强直。

2. **极期**　病程的4～10天，除初期症状加重外，主要表现为脑实质受损的症状。

(1) 高热：体温常高达40℃，持续7～10天。发热越高，热程越长，病情越重。

(2) 意识障碍：表现为嗜睡、谵妄、昏迷、定向力障碍等。昏迷越深、持续时间越长，病情越严重、预后越差。常持续1周，重者可长达4周。

(3) 惊厥或抽搐：是病情严重的表现。先见于面部、眼肌、口唇的小抽搐，随后肢体（单肢、双肢或四肢）抽搐、强直性痉挛，重者出现全身强直性抽搐，历时数分钟至数十分钟不等，均伴有意识障碍。

(4) 呼吸衰竭：多见于重型患者，因脑实质炎症、缺氧、脑水肿等而出现中枢性呼吸衰竭，表现为呼吸节律不规则及幅度不均，如呼吸表浅、双吸气、叹息样呼吸、潮式呼吸、抽涕样呼吸等，最后呼吸停止。因脊髓病变导致呼吸肌瘫痪可发生周围性呼吸衰竭。它是乙脑致死的主要原因。

高热、抽搐和呼吸衰竭是乙脑极期的严重表现，三者互相影响。

体检浅反射（腹壁及提睾反射）减弱或消失，深反射先亢进后消失，病理征阳性。还可出现颅内压增高、脑膜刺激征、大小便失禁或尿潴留、肢体强直性瘫痪等。

3. **恢复期** 体温逐渐下降,神经系统症状和体征日趋好转,一般2周左右可完全恢复。但重症患者需1～6个月才能逐渐恢复。此阶段可有持续性低热、多汗、失眠、痴呆、失语、流涎、吞咽困难、颜面瘫痪、肢体强直性瘫痪、癫痫发作等。经积极治疗大多数症状可在半年内恢复。

4. **后遗症期** 5%～20%的重症患者半年后仍留有后遗症,主要有失语、肢体瘫痪、意识障碍、精神失常及痴呆等,多数患者经积极治疗可有不同程度的恢复。癫痫后遗症有时可持续终身。

5. **并发症**

(1) 支气管肺炎:最为常见,发生率约10%。

(2) 其他:肺不张、败血症、尿路感染、压疮等,重型患者应警惕应激性胃黏膜病变所致上消化道大出血的发生。

六、实验室及其他检查

1. **血常规检查** 白细胞总数增高,常在(10～20)×10^9/L,中性粒细胞在80%以上。

2. **脑脊液检查** 呈无色透明,压力增高,白细胞计数增高,多为(50～500)×10^6/L。早期以中性粒细胞为主,随后则淋巴细胞增多。蛋白轻度增高,糖正常或偏高,氯化物正常。

3. **病原学检查** 病程1周内死亡病例的脑组织中可分离到乙脑病毒。血及脑脊液中不易分离出病毒。在组织、血液或其他体液中通过直接免疫荧光或PCR可检测到乙脑病毒抗原或特异性核酸。

4. **血清学检查**

(1) 特异性IgM抗体测定:特异性IgM抗体在病后3～4天即可出现,脑脊液中第2天即可检测到,2周时达高峰,可作为早期诊断指标。

(2) 补体结合试验:发病2周出现,5～6周达高峰,抗体水平可维持1年左右,主要用于回顾性诊断或流行病学调查。

(3) 血凝抑制试验:该抗体病后4～5天出现,2周达高峰,可维持1年以上,可用于临床诊断及流行病学调查,但容易出现假阳性。

七、诊断要点

根据流行病学资料;临床特点(急起发热、头痛、呕吐、意识障碍、抽搐、病理反射及脑膜刺激征等);乙脑抗体和抗原检测,可确诊。

八、治疗要点

目前尚无特效的抗病毒药物,早期可试用利巴韦林、干扰素等。应采取积极的对症和支持治疗,维持体内水和电解质的平衡,密切观察病情变化,重点处理好高热、抽搐、控制脑水肿和呼吸衰竭等危重症状,降低病死率,减少后遗症的发生。

1. **一般治疗** 隔离患者于有防蚊和降温设施的病房。注意口腔和皮肤清洁,昏迷患者应定时翻身、拍背、吸痰,防治肺部感染和压疮的发生。意识不清者应设床栏以防坠床。重症患者应静脉补液,不宜过多,以免加重脑水肿。酌情补充钾盐,纠正酸中毒。

2. **对症治疗**

(1) 高热:以物理降温为主、药物降温为辅,同时降低室温,使肛温保持在38℃左右。持续性高热反复抽搐的患者,可采用亚冬眠疗法。

(2) 抽搐:因高热所致者,以降温为主;因脑水肿所致者,应加强脱水治疗;因脑实质病变引起者,可使用镇静剂如地西泮,水合氯醛鼻饲或保留灌肠,或亚冬眠疗法。

(3) 呼吸衰竭:①氧疗,增加吸入氧浓度;②因脑水肿所致者应加强脱水治疗;③因痰堵者,应通畅呼吸道;④中枢性呼吸衰竭,可使用呼吸中枢兴奋剂,如洛贝林、尼可刹米、哌甲酯(利他林)等;⑤改善微循环,减轻脑水肿。

(4) 颅内压增高:早期足量给予脱水治疗,常用20%甘露醇或25%山梨醇,快速静滴。还可用呋塞米、糖皮质激素。

3. **恢复期及后遗症治疗** 加强护理,防治压疮和继发感染的发生;康复治疗的重点在于智力、吞咽、语言和肢体功能的锻炼,可采用理疗、针灸、推拿、按摩、高压氧、中药等治疗手段,以促进康复。

九、预防

1. **控制传染源** 及时治疗和隔离患者至体温正常。搞好饲养家畜场所的卫生,尤其是猪,人畜居地应分开;流行季节前给幼猪进行疫苗接种,减少猪群的病毒血症,控制人群中乙脑的流行。

2. **切断传播途径** 采取有效的防蚊、灭蚊措施。消灭蚊滋生地,灭越冬蚊和早春蚊,重点做好牲畜棚等场所的灭蚊工作,减少人群感染机会,使用蚊帐、蚊香、涂擦驱蚊剂等措施防止被蚊叮咬。

3. **保护易感人群**　通过预防注射乙脑疫苗，提高人群的特异性免疫力。疫苗接种应在乙脑开始流行前一个月完成。接种时应注意不能与伤寒三联菌苗同时注射，以免引起过敏反应；有中枢神经系统疾病和慢性乙醇中毒者禁用。

十、护理要点

1. **高热护理**　见本篇第1章中"发热"的护理。患者应隔离至体温正常为止。

2. **意识障碍护理**

(1) 休息与环境：应卧床休息。病房应有防蚊设备和灭蚊措施。将患者置于安静、光线柔和的房间内，防止声音、强光刺激。有计划集中安排各种检查、治疗、护理操作，有利于休息并避免操作刺激诱发惊厥或抽搐。

(2) 病情观察：密切监测生命体征、意识状态、瞳孔大小、对光反射、血压变化、呼吸频率、节律、幅度的改变，以早期发现脑疝的临床表现。观察惊厥发作先兆、发作次数、每次发作持续时间、每次抽搐部位和方式，观察颅内压增高及脑疝的先兆，准确记录出入液量，有无并发症的表现等。

3. **控制惊厥或抽搐**　惊厥和抽搐一旦出现，应注意保持呼吸道通畅，患者取仰卧位，头偏向一侧，松解衣服和领口，如有义齿应取下，清除口咽分泌物；用缠有纱布的压舌板或开口器置于患者上下磨牙之间，防止咬伤舌头；注意患者的安全，防止坠床，必要时用床挡或约束带约束；遵医嘱使用镇静剂，如地西泮、苯巴比妥等。

4. **保持呼吸道通畅**　及时、彻底吸痰是解除呼吸道梗阻的有力措施，并加强翻身、拍背等以助痰液排出；痰液黏稠可雾化吸入，痰阻者吸痰。如舌后坠阻塞呼吸道，可用缠有纱布的舌钳拉出后坠舌体，并使用简易口咽通气管，必要时行气管切开。

5. **协助做好生活护理**　定时洗擦身体、更换衣服，勤翻身、拍背、皮肤按摩，防止压疮形成。及时清理大小便。做好眼、鼻、口腔的清洁护理。

6. **功能锻炼**　有肢体瘫痪者，应将肢体放于功能位，可进行中西医结合的综合治疗，尽早鼓励并指导患者进行功能锻炼，配合药物治疗，帮助患者尽快康复。

7. **健康指导**

(1) 宣传乙脑预防知识。应大力开展防蚊、灭蚊工作。对10岁以下儿童和从非流行区进入流行区的人员进行疫苗接种。加强对家畜管理，尤其是幼猪，可在流行季节前对猪进行疫苗接种，以降低发病率。

(2) 宣传流行性乙脑的有关知识。如致病原因、临床表现、诊治方法。在流行季节如发现有高热、头痛、意识障碍者，应立即送院诊治。

(3) 乙脑患者出院时，仍有瘫痪、失语、痴呆等精神神经症状者，应鼓励患者坚持康复训练和治疗，教会家属切实可行的护理措施及康复疗法，如针灸、按摩、语言训练等。坚持用药，定期复诊，促进患者康复。

（刘　玲）

第6节　传染性非典型肺炎

传染性非典型肺炎（infectious atypical pneumonia），又称严重急性呼吸综合征（severe acute respiratory syndrome，SARS），是由SARS冠状病毒(SARS-CoV)引起的急性呼吸道传染病。主要通过近距离空气飞沫和接触患者呼吸道分泌物及密切接触传播。临床主要特点为发热、头痛、肌肉酸痛、乏力、干咳少痰、腹泻等，严重者出现气促或呼吸窘迫。

本病是一种新的呼吸道传染病，其临床表现与其他非典型性肺炎相似，但传染性强，故将其命名为传染性非典型肺炎。我国2003年将其列入法定传染病范畴，2004年将其列为《中华人民共和国传染病防治法》乙类传染病，但鉴于其危害程度严重，其预防和控制措施按甲类传染病执行。

一、病原学

SARS冠状病毒(SARS-CoV)属冠状病毒科的单股正链RNA病毒，病毒颗粒直径80～140nm，周围有鼓槌状冠状突起，突起之间的间隙较宽，病毒外形呈日冕状。

SARS冠状病毒的抵抗力和稳定性强于其他人类冠状病毒。在干燥塑料表面最长可存活4天，尿液中至少1天，腹泻患者粪便中至少4天。在4℃培养中存活21天，−80℃保持稳定性佳。75℃ 30分钟可灭活。SARS-CoV对乙醚、氯仿、甲醛和紫外线等敏感。

二、流行病学

1. **传染源**

(1) 患者：急性期患者是最主要传染源。急性期患者体内病毒含量高，且症状明显，如打喷嚏、咳嗽，严重者需要气管插管、呼吸机辅助呼吸等，容易经呼吸道分泌物排出病毒。少数患者经腹泻排泄病毒。潜伏期患者传染性低或无传染性；康复患者无传染性；隐性感染者是否存在传染性迄今尚无足够的资料佐证。

(2) 动物：有研究表明从果子狸、狐狸、貉等动物体内可分离出与SARS-CoV基因序列高度同源的冠状病毒，提示这些动物可能是SARS-CoV的存宿主和本病的传染源，但有待证实。

2. **传播途径**

(1) 呼吸道传播：病毒存在于患者呼吸道黏液或纤毛上皮脱落细胞内，当患者咳嗽、打喷嚏或大声说话时，飞沫直接被易感者吸入而发生感染。飞沫在空气停留的时间短，移动的距离约2米，故仅造成近距离传播。气溶胶传播是另外一种方式，易感者吸入悬浮在空气中含有病毒的气溶胶而感染。

(2) 消化道传播：患者粪便中可检出病毒RNA，通过消化道传播可能是另一种传播途径。

(3) 接触传播：通过直接接触患者的呼吸道分泌物、粪便或者间接接触被污染的物品，亦可感染。实验室工作人员在处理或接触含病毒的标本时，应遵循严格的生物安全操作规程以防感染。

(4) 其他：患者粪便中的病毒污染了建筑物的污水排放系统和排气系统造成环境污染，可能造成局部流行。本病是否通过血液传播尚有争议。

3. **易感人群** 普遍易感，但以青壮年居多，儿童和老人少见。医务人员和患者家庭成员属高危人群。患者康复后获得一定程度的免疫力，尚无再次发病的报告。

4. **流行特征** 冬末春初发病，呈明显的家庭和医院聚集发病现象。社区发病以散发为主，偶见点状暴发流行。主要流行于人口密集的大城市，农村地区甚少发病。

三、发病机制

发病机制尚不清楚。SARS-CoV由呼吸道进入人体，在呼吸道黏膜上皮细胞内复制，释放入血引起短暂病毒血症。病毒再侵犯其他细胞，包括气管支气管上皮细胞、肺泡上皮细胞、血管内皮细胞、巨噬细胞、肠道上皮细胞、肾脏远端曲管上皮细胞和淋巴细胞等。SARS-CoV对肺组织细胞和淋巴细胞有直接的侵犯作用。另外，临床上应用肾上腺皮质激素可以改善肺部炎症反应，减轻临床症状，证明免疫损伤可能是本病发病的主要原因。

四、病理变化

SARS是一种全身多器官损伤性疾病。SARS-CoV具有较广泛的侵袭性和强烈的嗜血管性，血管内皮细胞很可能是其最特异的靶细胞之一。血管内皮细胞变性及连接结构破坏导致血管通透性增加，造成肺、脾、肝、心、脑等脏器间质水肿，肺和免疫器官是病毒攻击的主要靶器官。

肺部病理改变最为突出，双肺明显肿胀，镜下可见弥漫性肺泡病变，肺水肿及透明膜形成。病程3周后可见肺间质纤维化，造成肺泡纤维闭塞。显微镜下还可见小血管内微血栓和肺出血、散在的小叶性肺炎、肺泡上皮细胞脱落、增生等病理改变。肺门淋巴结多充血、出血及淋巴组织减少。

部分病例可见淋巴结肿大。镜检几乎所有淋巴结和淋巴滤泡均有不同程度的萎缩和消失，淋巴细胞稀疏，数量减少；血管和淋巴窦明显扩张充血，窦组织细胞明显增生。部分病例可见出血及坏死。

五、临床表现

潜伏期1～16天，3～5天常见。典型患者通常分为3期。

1. **早期** 一般为病初的1～7天。起病急，以发热为首发症状，体温常超过38℃，偶有畏寒，可伴有头痛、关节肌肉酸痛、乏力等中毒症状；部分患者出现干咳、胸痛、腹泻等症状；常无上呼吸道卡他症状。发病3～7天后出现下呼吸道症状，如干咳少痰，偶有血丝痰；可有胸闷。

2. **进展期** 病情于10～14天达高峰，发热、乏力等感染中毒症状加重，并出现频繁咳嗽、气促和呼吸困难，略有活动则气喘、心悸、胸闷，被迫卧床休息。此期已发生呼吸道继发性感染。少数患者出现急性呼吸窘迫综合征(ARDS)而危及生命。

3. **恢复期** 病程第2～3周后，发热减退，症状减轻乃至消失。

4. **体征** 早期肺部体征不明显，部分患者可闻及少许湿啰音，或有肺实变体征。进展期肺实变体征进一步加重。恢复期体征逐渐减轻、消失。但肺部炎症的吸收和恢复较缓慢，体温正常后仍需2周左右才能完全吸收恢复正常。

轻型患者临床症状轻，病程短。重型病情重，进展快，易出现ARDS。儿童病情较成人轻。妊娠早期易致流产，妊娠晚期孕妇病死率升高。老年人症状常不典型，例如不伴发热或同时合并细菌性肺炎等。少数患者不以发热为首发症状，尤其是有近期手术史或有基础疾病的患者。

5. **并发症** SARS的并发症一般发生在疾病最为严重的阶段之后。常见并发症包括以下几种。

(1) 继发感染：肺部继发感染是重要的并发症，一般在发病2～3周以后，可引起空洞及胸腔积液。据报道也有并发脑内感染的病例。

(2) 肺间质改变：少数患者在肺内炎症吸收后残存肺间质纤维化，表现为局部不规则的高密度斑片、索条状及蜂窝状影像。可引起牵拉性支气管扩张，严重的肺间质增生使肺体积缩小。

(3) 纵隔气肿、皮下气肿和气胸：纵隔气肿表现为纵隔间隙有气体影，呈条状或片状，位于食管、气管、大血管等结构周围。皮下气肿较为明显。气胸的量一般较少。部分病例的纵隔气肿、皮下气肿和气胸发生在使用呼吸机之后。

(4) 胸膜病变：肺内病变可引起邻近胸膜的局限性胸膜增厚，或轻度幕状粘连。胸膜改变可随肺内病变的吸收而消退。明显的胸腔积液较少见。

六、实验室及其他检查

1. **血常规检查** 病程初期到中期白细胞计数正常或降低，淋巴细胞计数绝对值常减少，部分病例血小板减少。

2. **血液生化学检查** 丙氨酸氨基转移酶(ALT)、乳酸脱氢酶(LDH)及其同工酶等具有不同程度升高。血气分析可发现血氧饱和度降低。

3. **血清学检查**

(1) SARS-CoV抗体的测定：ELISA法或免疫荧光法(IFA)检测血清中SARS-CoV抗体。IgG抗体起病后1周检出率低，但第2周末检出率达80%以上，且效价持续6个月以上保持高滴度。IgM抗体发病后1周出现，在急性期和恢复早期达高峰，3个月后消失。

(2) SARS-CoV特异性抗原的测定：单克隆抗体技术检测样本中的SARS-CoV特异性抗原，可用于早期诊断，特异性和灵敏性超过90%。

4. **T淋巴细胞亚群的测定** 应用流式细胞仪(flow cytometer, FCM)对相应荧光抗体的样本进行检测。大多数SARS患者外周血T淋巴细胞$CD3^+$、$CD4^+$、$CD8^+$亚群均减低，尤以$CD4^+$亚群减少明显。

5. **分子生物学检测** 以RT-PCR检测患者呼吸道分泌物、粪便等标本中的SARS-CoV的RNA。单份或者多份标本以上阳性者可明确诊断。阴性者不能排除本病。

6. **细胞培养分离病毒** 将患者呼吸道分泌物、血液等标本接种到Vero细胞中进行培养，分离到病毒后用RT-PCR或免疫荧光法进行鉴定。

7. **影像学检查**

(1) X线胸片：绝大多数患者早期即有异常，多呈斑片状或网状改变。初期呈单灶改变，短期内病灶增多，常累及双肺或单肺多叶。部分患者进展迅速，呈大片状阴影。

(2) CT检查：局灶性实变，毛玻璃样改变最多见。CT检查有助于早期轻微病变与心影及大血管影重合的病变。

SARS肺部阴影吸收、消散较慢，阴影改变程度范围与临床症状体征不平行。若检查结果阴性，1～2天后应予复查。

七、诊断要点

根据近2周内有与SARS患者接触史或疫区旅居史。结合早期临床表现和实验室检查相关项目结果，其中血清学检查特异性抗体可作为确诊依据，但检查结果阴性，不能作为排除本病诊断的依据。

八、治疗要点

该病目前尚无特异性治疗手段。目前以综合治理为主，强调纠正发生的病理生理异常，对症治疗，疾病早期适当的抗病毒治疗。治疗总原则为早期发现、早期隔离、早期治疗。所有患者集中隔离治疗，疑似病例与确诊病例分开收治。重型患者治疗中注意防治急性呼吸窘迫综合征和多器官功能障碍综合征。

1. **监测病情变化** 发病后14天内多数患者都可能属于进展期，必须密切观察病情变化，监测症状、体温、呼吸频率、SpO_2或动脉血气分析、血常规、胸片(早期复查间隔时间不超过2～3天)，心、肝、肾功能等。

2. **一般和对症治疗** 卧床休息，避免劳累。体温超过38.5℃者，可酌情使用冰敷、酒精擦浴等物理降温措施及解热镇痛药。儿童禁用阿司匹林，以免引起瑞氏(Reye)综合征。咳嗽、咳痰剧烈者可给予镇咳、祛痰药。出现气促或 PaO_2＜70mmHg 或 SpO_2＜93%给予持续鼻导管或面罩吸氧。加强营养支持,注意水电解质平衡。对原有基础疾病者在治疗 SARS 时要重视基础疾病的治疗,如有心、肝、肾功能损害,应作相应处理。

(1) 糖皮质激素的应用：有以下指征之一即可早期应用糖皮质激素：①有严重中毒症状,高热3日不退；②48 小时内肺部阴影进展超过 50%；③有急性肺损伤或出现 ARDS。应用糖皮质激素的目的在于抑制异常的免疫病理反应,减轻全身炎症反应状态,改善机体的一般状况,减轻肺内渗出和损伤,防止和减轻后期的肺纤维化。一般成人剂量可选用甲泼尼龙每日 80～320mg,必要时可适当加大剂量,大剂量应用时间不宜过长,待病情缓解或胸片阴影有所吸收后逐渐减量停用。一般隔 3～5 天减量 1/3,通常静脉给药 1～2 周后可改为口服泼尼松或泼尼松龙。一般不超过 4 周。本病的治疗中,激素没有绝对禁忌证,儿童慎用糖皮质激素；其他的相对禁忌证包括中度以上的糖尿病、重型高血压、活动性胃炎、十二指肠溃疡、精神病、癫痫以及处于妊娠期的患者。注意糖皮质激素的不良反应,可同时给予制酸剂与胃黏膜保护剂,应警惕继发感染。

(2) 防治继发细菌感染：主要用于治疗和控制继发细菌或真菌感染。可选用喹诺酮类等适当的抗感染药物。

(3) 早期抗病毒治疗：目前尚无针对 SARS-CoV 的特异性抗病毒药物。早期可试用蛋白酶类抑制剂如洛匹那韦及利托那韦等。利巴韦林的疗效仍不确切。

(4) 调节免疫的药物：重症患者可试用增强免疫的药物,如胸腺素、静脉用丙种球蛋白等。但是疗效尚未肯定,不推荐常规使用。恢复期患者血清的临床疗效和风险尚有待评估。

(5) 中医辅助治疗：本病属中医学瘟疫、热病的范畴,治则为温病,卫、气、营、血和三焦辨证论治。

3. 重症患者的处理

(1) 加强动态监护：包括生命体征、出入液量、心电图及血糖等。有条件,尽可能收入重症监护病房。

(2) 氧疗：重症病例持续鼻导管吸氧。有低氧血症者,通常需吸入较高流量的氧,使 SpO_2 维持在 93%或以上,必要时选用面罩吸氧。若在氧流量≥5L/min 条件下,SpO_2 仍低于 93%,或经充分氧疗后虽 SpO_2 能维持在 93%,但呼吸频率＞30 次/分或以上,应考虑行无创人工通气。

(3) 使用无创正压机械通气(NPPV)：应用指征为：①呼吸频率＞30 次/分；②吸氧 5L/min 条件下,SpO_2＜93%。禁忌证有：①有危及生命的情况,需要紧急气管插管；②意识障碍；③呕吐、上消化出血；④气道分泌物多和排痰障碍；⑤不能配合 NPPV 治疗；⑥血流动力学不稳定和有多器官功能损害。通常使用持续气道正压通气(CPAP),压力水平一般 4～10cmH_2O。NPPV 应持续应用(包括睡眠时间),暂停时间不宜超过 30 分钟,直到病情缓解。

(4) 及时有创正压机械通气：当患者不耐受 NPPV 或经 NPPV 治疗后氧饱和度改善不满意者,应及时进行有创正压通气治疗。使用呼吸机通气极易导致医务人员被病毒感染,务必注意医护人员的防护。谨慎处理呼吸机废气,吸痰、冲洗导管均应小心对待。

(5) 休克或 MODS 者的支持治疗：MODS 中,肺、肾衰竭、消化道出血和 DIC 发生率较高。脏器损害越多,死亡率越高,两个及两个以上脏器衰竭的病死率约为 69%。早期防治中断恶性循环,是提高治愈率的重要环节。

九、预防

1. 管理传染源

(1) 疫情报告：本病属乙类传染病,但采取甲类传染病的防控措施。因此发现或怀疑本病时应尽快向卫生防疫机构报告,做到早发现、早报告、早隔离、早治疗。

(2) 隔离治疗患者：对临床诊断病例和疑似病例应在指定医院呼吸道传染病房分别进行隔离观察和治疗。同时满足以下 3 个条件可考虑出院：①体温正常 7 天以上；②呼吸系统症状明显改善；③X 线胸片有明显吸收。

(3) 隔离观察密切接触者：对医学观察病例和密切接触者,如条件许可应在指定地点接受隔离观察,为期 14 天。在家中接受隔离观察时应注意通风,避免与家人密切接触。

2. 切断传播途径

(1) 严格隔离患者：医院应设有发热门诊,建立本病的专门通道。收治 SARS 的病区应设有无交叉的清洁区、半污染区和污染区；病房、办公室等均应通风良好。疑似患者与临床诊断患者应分开病房收治。住院患者应戴口罩,不得随意离开病房。患者不设陪护,不得探视。病区中病房、办公室等各种建筑空间、地面及物体表面、患者用过的物品、诊疗用品以及患者的排泄物、分泌物均须严格按照要求分别进行充分有效的消毒。医护人员及其他工作人员进入病区时，要切实做好个人防护。须戴12层面纱口罩或N95口罩，戴帽子和眼防护罩以及手套、鞋套等，穿好隔离衣，以期无体表暴露于空气中。接触过患者或无污染的物品后，应洗手。加强医务人员SARS防治知识的培训。

(2) 保持良好的个人卫生习惯：不随地吐痰，流行季节避免去人多或相对密闭的地方。有咳嗽、咽痛等呼吸道症状及时就诊，注意戴口罩；避免与人近距离接触。

(3) 加强健康指导：广泛开展SARS防治知识的宣传，流行期间减少大型集会或活动，保持公共场所通风换气、空气流通；注意空气、水源、下水道系统的消毒处理。

3. **保护易感人群**　尚无效果肯定的预防药物。灭活疫苗正在研制中，已进入临床试验阶段。医护人员及其他人员进入病区时，应注意做好个人防护工作。

十、护理要点

1. **严密隔离**　加强消毒隔离措施，设置隔离区域，隔离区域周边设置明确且能引起警戒的标志。区域内分别有隔离室和疑似病室，做到确诊患者和疑似患者分房收治。患者戴口罩，物品专用。保持隔离区域空气流通，打开门窗和换气设备。定时进行空气消毒，运送患者做检查或入院等专用轮椅或车床，使用后及时消毒处理。

2. **病情观察**　①密切观察体温变化，每4小时测量体温1次。同时注意脉搏、呼吸、血压等生命体征及神志的变化。高热患者按医嘱给予药物或物理降温。发现呼吸困难，及时向医生报告，并采取对症处理措施。②记录出入量，维持水、电解质和出入量的平衡。③观察患者头痛和全身肌肉、关节酸痛情况，了解疼痛的部位、性质、程度。向患者介绍缓解疼痛的方法。在不影响治疗的前提下，分散其注意力，指导患者做力所能及的局部按摩，以缓解局部酸痛等。

3. **人工气道的护理**　湿化气道，及时吸痰清除呼吸道内分泌物是重症患者护理的一项重要内容，随着密闭式吸痰管的开发和应用，可有效防止患者在吸痰过程中低氧血症的发生，同时也可防止因使用开放式吸痰管而导致的医护人员感染。

4. **严密监护**　除常规持续心电监护外，还应监测SARS患者的血氧饱和度、呼出二氧化碳浓度及机械通气气道压的变化。在后期做无创通气时，注意鼻罩固定的松紧度，防止漏气和对鼻梁的过分压迫。密切注意患者的感觉和气促改善状况，同时观察有无肺泡破裂、气胸、纵隔气肿、皮下气肿等并发症的发生。

5. **用药护理**　对于使用大量糖皮质激素的患者，需严密观察患者有无消化道出血、合并其他感染的征兆。对于使用芬太尼抑制呼吸以达到人机协调的患者，应严防呼吸机气道阻塞的发生，后期需观察患者有无呼吸机依赖。

6. **饮食护理**　饮食以清淡、易消化、足够的蛋白质、高热量和高维生素为主，如牛奶(或豆浆)、新鲜蔬菜和水果、猪肉(或鸡肉)、鱼和软饭、粥、面条等。可根据患者的喜好调整食物的种类及其色、香、味，以增进食欲和帮助消化。指导患者摄取足够的液体，除了饮水外，还可选择果汁，也可以用胡萝卜、玉米、瘦肉煲汤等。

7. **基础护理**　①患者卧床休息，减少不必要的活动，以减轻体力消耗。治疗和护理尽量集中进行，保持病房环境安静，确保患者能充分休息。②口腔护理：护士协助患者于进餐前后、早晨、睡前用温开水或生理盐水漱口，病情较重者则每天口腔护理2次；呕吐的患者在其呕吐后协助进行口腔清洁。③皮肤护理：为患者选择棉质、透气、吸水良好的内衣。每天定时协助患者进行擦浴，出汗后及时用温水擦拭局部皮肤并及时更换内衣、被褥。腹泻患者注意肛周皮肤清洁和护理。

8. **心理护理**　本病起病急骤、发展迅猛，医学界尚无特效的治疗方法，初诊患者及其家属均有不同程度的紧张、焦虑、无助、绝望和恐惧心理；同时，患者被安置在隔离室或疑似病房，使之容易产生孤独、寂寞和自卑感。护士在工作中对患者热情、关心和鼓励，使之树立和增强战胜疾病的信心，告之保持乐观、稳定的情绪和心态将有助于疾病的痊愈。

9. **健康指导**

(1) 对患者的指导：患者出院后应定期检查肺、心、肝、肾及关节等功能，若发现异常，应及时治疗。出院的SARS患者可患有抑郁症，应及时进行心理治疗，加速康复。病后初愈者体质虚弱，出院后应注意均衡饮食，补充足够的营养和维生素。康复期患者可练习太极拳等利于心肺功能康复的运动项目,循序渐进,避免过于疲劳。

(2) 预防疾病的指导:流行期间减少大型群众性集会或活动,避免去人多或相对密闭的场所;不随地吐痰,勤洗手;避免在人前打喷嚏、咳嗽;清洁鼻腔后应及时洗手;保持公共场所空气的清洁和流通;排除住宅建筑污水排放系统淤阻隐患;对患者用过的物品、住所及逗留过的公共场所应进行充分消毒;如有咳嗽、咽痛等呼吸道症状或必须到医院以及其他人多的场所时,应注意戴口罩;保持乐观稳定的心态,均衡饮食,注意保暖,充足睡眠,避免疲劳,提倡在空旷场所做适量运动等,均有助于提高人体对传染性非典型肺炎的抵抗能力。

十一、预后

大部分患者经综合治疗后痊愈。少数患者可进展至 ARDS 甚至死亡。WHO 数据显示,本病全球平均死亡率为 11%;我国卫生部数据显示为 6.55%。重型患者、合并其他严重基础疾病的患者病死率明显升高。少数重型病例出院后随访发现肺部有不同程度的纤维化。

(刘 玲)

第7节 人感染高致病性禽流感

人感染高致病性禽流感(highly pathogenic avian influenza)简称人禽流感(human avian influenza),是由甲型流感病毒某些感染禽类亚型中的一些毒株引起的人类急性呼吸道传染病。其中由 H5N1 亚型引起的高致病性禽流感病情严重,可出现毒血症、感染性休克、多脏器功能衰竭以及瑞氏综合征等并发症而致人死亡。

一、病原学

禽流感病毒属正黏病毒科甲型流感病毒属,根据其表面抗原及基因特性不同分为多个亚型,均为单链 RNA 病毒。本病毒一般为球形,直径为 80～120nm。病毒表面有 10～12nm 的密集钉状物或纤突覆盖,病毒囊膜内有螺旋核衣壳。两种不同形状的表面钉状物是 HA(棒状三聚体)和 NH(蘑菇形四聚体)。

根据禽流感病毒致病性的不同,分为高致病性禽流感病毒、低致病性禽流感病毒和无致病性禽流感病毒。高致病性禽流感病毒对人类的危害最大,通常由 H5N1、H7N9、H7N7、H9N2 病毒株引起。在各型中,以 H5N1、H7N9 型的传播力和致病性最强。H5N1 是一种人畜共患的病毒,可感染人、禽和其他哺乳类动物(如猪)。

病毒对低温抵抗力较强,在有甘油保护的环境下可保持活力达 1 年以上,但对热较敏感,65℃加热 30 分钟或煮沸 2 分钟以上可灭活。病毒在阳光直射下 40～48 小时即可灭活,紫外线直射可迅速破坏其活性。病毒对乙醚、氯仿、丙酮等有机溶剂均敏感。常用消毒剂如氧化剂、稀酸、卤素化合物(如漂白粉和碘剂)等容易将其灭活。

二、流行病学

1. **传染源** 患禽流感或携带禽流感病毒的鸡、鸭、鹅等禽类是主要传染源。其他禽类、野禽或猪也有可能成为传染源。患者是否为传染源尚有待进一步确定。

2. **传播途径** 主要通过呼吸道传播,也可通过密切接触感染的禽类及其分泌物、排泄物,病毒污染的水等被感染。目前缺乏人传人的确切证据。

3. **易感人群** 人群普遍易感。12 岁以下儿童发病率较高,病情较重。与不明原因病死家禽或感染、疑似感染禽流感家禽密切接触人员为高危人群。

4. **流行特征** 高致病性禽流感是一种禽类毁灭性传染性疾病,很容易造成大范围流行。流行形式以暴发为主,传播迅速,病死率高。禽流感一年四季均可发生,以冬、春季节为主。流行病学资料显示,人禽流感病毒与鸡的禽流感流行地区一致,通常呈散发性。

三、发病机制

人禽流感发病机制尚不清楚。禽流感病毒经呼吸道进入后,侵犯纤毛柱状上皮细胞,并在此复制繁殖,引起上呼吸道症状,同时亦可向下侵犯气管、支气管,直至肺泡。禽流感病毒感染人类目前有两种论点。一种是“病毒基因混合器”论,即禽流感病毒株与人类流感病毒株同时感染中间宿主猪,形成混合感染后重组为新的变异株再感染人类;另一种是“二次跨越”论,即在禽流感从禽类跨越种的界限,传给其他哺乳动物,如猪、马等,而后再跨越一次,成为侵犯人类的病毒。

四、病理变化

目前认为呼吸道上皮细胞是病毒的靶细胞,病毒在呼吸道复制，产生大量细胞因子造成肺、肝和肾小管坏死，淋巴细胞功能衰竭。

五、临床表现

1. **潜伏期**　潜伏期一般在1周以内，多数为2～4天。

2. **症状、体征**　感染H9N2亚型的患者通常仅有轻微的上呼吸道感染症状。感染H7N7亚型的患者常表现为结膜炎。重症患者一般均为H5N1亚型病毒感染。患者急性起病，早期酷似普通型流感，主要有毒血症状(发热39℃以上，热程持续1～7天，多为3～4天；头痛、肌肉酸痛、全身不适)与卡他症状(流涕、鼻塞、咳嗽、咽痛等)。常在发病后1～5天出现呼吸急促及明显的肺炎表现。重症患者病情进展迅速，发病1周出现呼吸窘迫，甚至呼吸衰竭、肺实变体征，随即出现呼吸衰竭，大多数病例即使接受辅助通气治疗，仍然死亡。还可出现胸腔积液、全血细胞减少、肾衰竭、败血症、感染性休克及瑞氏综合征等并发症。

六、实验室及其他检查

1. **血常规检查**　外周血白细胞计数一般正常或降低，重症患者多有白细胞总数及淋巴细胞下降。

2. **病毒抗原及基因检测**　取患者呼吸道样本，采用免疫荧光法或酶联免疫法检测甲型流感病毒核蛋白抗原及禽流感病毒H亚型抗原。还可采用RT-PCR法检测相应核酸。

3. **病毒分离**　从患者呼吸道标本(鼻咽分泌物、口腔含漱液、气管呼出物或呼吸道上皮细胞)中分离禽流感病毒。

4. **血清学检查**　采集发病初期和恢复期双份血清，采用血凝抑制试验、补体结合试验或酶联免疫吸附试验，检测禽流感病毒抗体，前后滴度上升大于4倍，可作为回顾性诊断的参考指标。

5. **影像学检查**　X线胸片可见斑片状、弥漫性或多灶性浸润，但缺乏特异性。重症患者肺内病变进展迅速，呈大片毛玻璃状或肺实变影像，少数伴胸腔积液。

七、诊断要点

在禽流感流行时，发病前1周内曾到过疫点，有明确的病、死禽及其分泌物、排泄物接触史，或与人禽流感患者有密切接触者，结合临床表现、实验室检查、病毒分离和血清学抗体检测易于诊断。从患者呼吸道分泌物中分离出特定病毒或采用RT-PCR检测到禽流感H亚型病毒基因，且双份血清抗禽流感病毒抗体滴度恢复期较发病初期有4倍或以上升高是本病确诊的重要依据。

八、治疗要点

1. **隔离与一般治疗**　对疑似病例、临床诊断病例和确诊病例均应进行隔离治疗。卧床休息，多饮水，注意营养。密切观察和监测并发症。高热者予解热镇痛药，必要时使用止咳祛痰药物。儿童忌服阿司匹林成分的药物，以免产生瑞氏综合征。

2. **抗病毒治疗**　应在发病48小时内使用抗流感病毒药物。①离子通道阻滞剂金刚烷胺(amantadine)可阻断病毒吸附于宿主细胞，抑制病毒复制。早期应用可减少病毒的排毒量和排毒期，缩短病程。但该药易产生耐药性。②神经氨酸酶抑制剂奥司他韦(oseltamivir)能特异性抑制病毒的神经氨酸酶，从而抑制病毒的释放，减少病毒传播。应及早服用。

3. **重症患者的治疗**　治疗要点：营养支持；加强血氧监测和呼吸支持；防治继发细菌感染；防治其他并发症，如短期给予肾上腺皮质激素改善毒血症状及呼吸窘迫。

九、预防

1. **监测及控制传染源**　加强禽类疾病的监测，一旦发现禽流感疫情，立即封锁疫区，将高致病性禽流感疫点周围半径3km范围划为疫区，捕杀疫区内全部家禽，并对5km范围内的易感禽类进行强制性疫苗紧急免疫接种。此外，应加强对密切接触禽类人员的检疫。

2. **切断传播途径**　发生禽流感疫情后，彻底消毒禽类养殖场、市售禽类摊档以及屠宰场，销毁或深埋死禽及禽类废弃物；彻底消毒患者排泄物、用于患者的医疗用品及诊室；医护人员做好个人防护。检测患者标本和禽流感病毒分离严格按照生物安全标准进行。保持室内空气清新流通；做好手卫生，杜绝院内感染。

3. **保护易感人群**　目前，尚无人用H5N1疫苗。对密切接触者使用抗流感病毒药物或按中医药辨证施治。

十、护理要点

1. **隔离** 确诊病例可置同一房间隔离，疑似病例应置单间隔离。限制患者只在室内活动，原则上禁止探视、不设陪护，与患者相关的诊疗活动尽量在病区内进行。密切监测禽流感密切接触者，对出现临床表现者，应进行流行病学调查，采集标本送指定实验室检测，以进一步明确病原，同时应采取相应的隔离和防治措施。

2. **休息** 急性期卧床休息，减少不必要的活动，以减轻体力消耗。治疗和护理尽量集中进行；保持病房环境安静确保患者能充分休息。

3. **饮食护理** 给予营养丰富、清淡、易消化的饮食，保证足够的水分，成人每天入量3 000mL，出汗多或入量不足者应给予静脉补液，记录出入量，维持水、电解质和出入量的平衡。

4. **病情观察** ①密切观察体温变化，每4小时测量体温1次。同时注意脉搏、呼吸、血压等生命体征及神志的变化。发现呼吸困难，及时向医生报告，并采取对症处理措施。②观察患者头痛和咽痛情况，了解疼痛的部位、性质、程度。向患者介绍缓解疼痛的方法。在不影响治疗的前提下，以分散其注意力，指导患者做力所能及的局部按摩以缓解局部酸痛等。③注意有无并发症的发生。

5. **基础护理** 做好口腔护理、皮肤护理，每天定时协助患者进行擦浴，出汗后及时用温水擦拭局部皮肤并及时更换内衣、被褥。腹泻患者注意肛周皮肤的清洁和护理。

6. **心理护理** 本病起病急骤、发展迅猛，死亡率高，医学界尚无特效的治疗方法，初诊患者及其家属均有不同程度的紧张、焦虑、无助、绝望和恐惧心理；同时，患者被安置在隔离室或疑似病房，容易产生孤独、寂寞和自卑感；护士在工作中对患者热情、关心和鼓励，使之树立和增强战胜疾病的信心。告之保持乐观、稳定的情绪和心态将有助于疾病的痊愈。

7. **健康指导**

(1) 加强疾病的监控：动物防疫部门一旦发现疑似禽流感疫情，应立即通报当地疾病预防控制机构，指导职业暴露人员做好防护工作。人禽流感实行专病报告管理，已发现人禽流感疑似或确诊病例的县(区)，须以县(区)为单位实行人禽流感疫情日报告和“零”报告制度。疫情日报告和“零”报告：指在人禽流感流行期间，根据卫生部要求，每天上午10时前将过去24小时的人禽流感确诊病例、疑似病例发病、转归等情况汇总，以电话或传真方式向当地疾病预防控制机构报告，包括“零”病例的报告。

(2) 预防疾病指导：根据禽流感职业暴露人员防护指导原则的规定，做好职业安全防护。加强检测标本和实验室禽流感病毒毒株的管理，进行禽流感病毒分离的实验室应达P3级标准，严格执行操作规范，防止实验室的感染及传播。对病、死禽密切接触者及现场处理疫情的工作人员，可预防性服用神经氨酸酶抑制剂类药物。公众应避免与禽、鸟类及其排泄物接触，尤其是与病、死禽类的接触。不吃未经煮熟的禽肉及蛋类食品。勤洗手，养成良好的个人卫生习惯。

十一、预后

感染H5N1者预后较差，病死率为30%～80%。患者年龄、是否有基础疾病、治疗是否及时以及是否出现并发症等影响本病预后。

(刘　玲)

第3章 恙虫病患者的护理

恙虫病(tsutsugamushi disease)又名丛林斑疹伤寒(scrub typhus),是由恙虫病东方体所致的急性自然疫源性传染病,鼠类为主要传染源,恙螨幼虫为传播媒介。其临床特点为起病急、发热、皮疹、叮咬部位出现焦痂或溃疡、淋巴结肿大、肝脾肿大及周围血液白细胞减少等。

一、病原学

恙虫病东方体呈球状或球杆状,大小不等,约(0.3～0.6)μm×(0.5～1.5)μm,专性细胞内寄生。用吉姆萨染色呈紫蓝色,在细胞质内靠近细胞核旁成堆排列。在发热期间,可从患者的血液、淋巴结、焦痂、骨髓等分离出病原体。病原体抵抗力弱,耐寒不耐热,低温可长期保存,−20℃能存活5周,加热56℃10分钟即被杀灭;对一般消毒剂极为敏感。寄生于细胞内的恙虫病东方体对氯霉素、四环素类和红霉素类均极敏感,但对青霉素类、头孢菌素类和氨基糖苷类有抵抗力。

二、流行病学

此病主要流行于亚洲太平洋地区。我国主要发生于浙江、福建、台湾、广东、云南、四川、贵州、江西、新疆、西藏等省、自治区,以沿海岛屿为多发。

1. **传染源** 鼠类是主要传染源和贮存宿主,国内以褐家鼠、黄毛鼠等为主。兔、家禽及某些鸟类也能感染本病。人患本病后,虽然血液中也有恙虫病东方体,但被恙螨幼虫叮咬的可能性极小,所以患者作为传染源的意义不大。

2. **传播途径** 恙螨幼虫是本病传播媒介,通过恙螨叮咬使恙螨东方体进入人体而传播。但能传播本病者主要为地里纤恙螨和红纤恙螨。其生活史包括卵、幼虫、稚虫、蛹和成虫。由于幼虫一生中仅叮咬动物或人一次,所以由感染鼠类获得东方体的恙螨幼虫,在当代无传播机会,经稚虫、蛹、发育为成虫产卵。东方体经卵传至下一代(第二代)幼虫,当第三代幼虫叮刺动物或人时,东方体随唾液传入新的宿主,故称为隔代传播。

3. **人群易感性** 人群对本病均易感,但从事野外工作者、青壮年等因暴露机会多而发病率较高。感染后免疫期仅持续数月,最长达10个月。且只能获得对同株病原体的免疫力,故可再次感染不同株而发病。

4. **流行特征** 由于鼠类及恙虫的滋生、繁殖受气候与地理因素影响较大,本病流行有明显季节性与地区性。北方以9—12月为高发季节,南方则以6—8月为流行高峰,11月明显减少、而台湾、海南、云南因气候温暖,全年均可发病。本病多为散发,偶见局部流行。

三、发病机制

受染的恙螨幼虫叮咬人体后,病原体通过叮咬处侵入人体,先在局部繁殖,然后直接或经淋巴系统入血,在小血管内皮细胞及其他单核-吞噬细胞系统内生长繁殖,不断释放东方体及毒素,引起恙虫病东方体血症。恙虫病东方体死亡后释放的毒素是致病的主要因素。

四、病理变化

本病的组织病理变化主要是全身小血管炎和血管周围炎及单核-吞噬细胞增生。被恙螨叮咬的局部皮肤先出现充血、水肿、形成小丘疹,继而变成水泡。然后水泡中央坏死和出血,形成圆形或椭圆形的黑色痂皮,称为焦痂。焦痂脱落后形成溃疡。焦痂或溃疡附近的淋巴结显著肿大,并可伴有全身淋巴结肿大。真皮内小血管炎、血管周围炎或伴有出血,引起皮疹的发生。肝脾因充血及单核-吞噬细胞增生而肿大,还可出现局灶性或弥漫性心肌炎、出血性肺炎、间质性肾炎及淋巴细胞性脑膜炎等。

五、临床表现

潜伏期4～21天,一般为10～14天。

1. **症状** 起病急骤,先有畏寒或寒战,继而发热,体温迅速上升,1～2天内可达39～41℃,呈弛张热型,也可呈持续热型或不规则热型。伴有寒战、剧烈头痛、全身酸痛、疲乏、嗜睡、食欲减退、颜面潮红、结膜充血。个别患者有眼眶后痛。严重者出现谵语、烦躁、肌颤、听力下降,脑膜刺激征,血压下降,还可并发肺炎。发热多持续1～3周。

2. **体征**

(1) 焦痂及溃疡:为本病特征,见于67.1%～98%的患者。发病初期被恙螨幼虫叮咬处出现红色丘疹,一般不痛不痒,不久形成水疱,破裂后呈新鲜红色小溃疡,边缘突起,周围红晕,1～2天后中央坏死,成为褐色或黑色焦痂,呈圆形或椭圆形,直径3～15mm。痂皮脱落后形成溃疡,其底面为淡红色肉芽组织,干燥或有血清样渗出物,偶有继发化脓感染。多数患者只有1个焦痂或溃疡,少数2～3个,个别多达10个以上,常见于腋窝、腹股沟、外阴、肛周、腰带压迫等处,也可见于颈、背、胸、足趾等部位。

(2) 淋巴结肿大:全身表浅淋巴结常肿大,近焦痂的局部淋巴结肿大尤为显著。一般大小如蚕豆至鸽蛋大,可移动,有疼痛及压痛,无化脓倾向,消散较慢,在恢复期仍可扪及。

(3) 皮疹:35.34%～100%的患者在发病后4～6日出现暗红色斑丘疹。无痒感,大小不一,直径为0.2～0.5cm,先见于躯干,后蔓延至四肢。轻症者无皮疹,重症者皮疹密集,融合或出血。皮疹持续3～7天后消退,无脱屑,可留有色素沉着。有时在第7～10日发现软硬腭及颊黏膜上有黏膜疹。

(4) 肝脾大:肝大占10%～30%,脾大占30%～50%。质软,表面平滑,可有轻微触痛。

六、实验室及其他检查

1. **血常规检查** 白细胞总数减少或正常,最低可达2×10^9/L,分类常有核左移。

2. **血清学检查**

(1) 外斐反应:患者单份血清对变形杆菌OX_k凝集效价在1:160以上或早晚期双份血清效价呈4倍增长者有诊断意义。最早第4天出现阳性,3～4周达高峰,5周后下降。

(2) 补体结合试验:应用当地代表株或多价抗原,特异性高,抗体持续时间长,可达5年左右。效价1:10为阳性。

(3) 间接免疫荧光试验:测定血清抗体,于起病第1周末出现抗体,第2周末达高峰,阳性率高于外斐反应,抗体可持续10年,对流行病学调查意义较大。

3. **病原体分离** 可采用动物实验、鸡胚卵黄囊接种等方法分离恙虫病东方体。

七、诊断要点

1. **流行病学** 夏秋季节,发病前3周内在流行地区有野外作业或在露天野营、路边草丛上坐、卧休息史等。

2. **临床特点** 急性起病、发热、焦痂、特异性溃疡、局部淋巴结肿大、皮疹及肝脾大。

3. **实验诊断** 外斐反应阳性,小白鼠接种分离病原体可明确本病诊断。

八、治疗要点

1. **一般治疗** 患者应卧床休息,多饮水,进流食或软食,注意口腔卫生,保持皮肤清洁。高热者可用解热镇痛剂,重症患者可予糖皮质激素以减轻毒血症状,有心力衰竭者应绝对卧床休息,用强心药、利尿剂控制心力衰竭。

2. **病原治疗** 多西环素、四环素、氯霉素对本病有特效。多西环素每日0.1～0.2g,单剂1次或分2次服用;四环素、氯霉素每日2g,分4次服用。退热后剂量减半,连续服用7～10天。若加甲氧苄啶(TMP)0.1g,每日2次,疗效更佳。由于恙虫病东方体的完全免疫在感染后2周发生,过早的抗生素治疗使机体无足够时间产生有效免疫应答,故不宜早期短疗程治疗,以免导致复发。有研究认为磺胺类药有促进恙虫病东方体繁殖作用,应予慎重。

九、预防

1. **控制传染源** 主要是灭鼠。应发动群众,采用各种灭鼠器与药物相结合的综合措施灭鼠。

2. **切断传播途径** 铲除杂草、改造环境、消灭恙螨滋生地是最根本措施。流行区野外作业时,应铲除或焚烧住地周围50m以内的杂草,然后喷洒1%～2%敌敌畏,亦可用40%乐果乳剂或5%马拉硫磷乳剂配成1‰溶液以20～25mL/m^2计算喷洒地面。

3. **保护易感人群** 避免在溪边草地上坐卧,在杂草灌木丛上晾晒衣服。在流行区野外军事训练、生产劳动、工作活动时,应扎紧袖口、领口及裤脚口,身体外露部位涂擦5%的邻苯二甲酸二甲酯(即避蚊剂)、邻苯二甲酸二苯酯、苯甲酸苄酯或硫化钾溶液,以防恙螨幼虫叮咬。回营区后及时沐浴、更衣，如发现恙螨幼虫叮咬，可立即用针挑去，涂以酒精或其他消毒剂。目前尚无可供使用的有效疫苗，进入重疫区的人员，可服多西环素 0.1～0.2g 或氯霉素 1g，隔日 1 次，连用 4 周。

十、护理要点

1．一般护理

(1) 执行传染病护理常规。

(2) 休息：患者应绝对卧床休息，减少机体消耗，防止并发症的发生。

(3) 饮食护理：给予易消化、丰富维生素、足够热量及蛋白质的流质或软食，少量多餐，结合患者的饮食习惯，注意色、香、味，以促进食欲，补充营养。嘱患者多饮水。昏迷患者鼻饲饮食。

(4) 皮肤护理：观察皮疹的性质形态、分布及消长情况。保持皮肤清洁、干燥，避免搔抓，防止继发感染是对焦痂、溃疡护理的关键。用 75%乙醇涂擦溃疡周围的皮肤，再用过氧化氢溶液、生理盐水涂擦溃疡面，然后用庆大霉素注射液湿敷创面，每日 3 次，直至溃疡痊愈。

2．病情观察　①密切监测生命体征，尤其是体温的变化，高热时以物理降温为主，如冰枕、冰帽、温水浴，慎用药物降温。避免酒精擦浴，以免影响观察皮疹和诱发皮下出血。②密切监测水、电解质及酸碱平衡情况。③对疑诊恙虫病的患者应仔细观察以协助诊断，注意观察焦痂或溃疡的大小、部位，是否合并邻近淋巴结肿大，亦可借助肿大的淋巴结寻找附近的焦痂。④观察患者有无出血倾向，特别是注射部位有明显瘀血时，常提示凝血机制差，要警惕发生重要脏器大出血，积极采取相应措施处理。

3．用药护理　遵医嘱使用氯霉素或其他敏感抗生素。用药剂量和方法必须严格按照医嘱执行。使用氯霉素时应注意观察血常规的变化。如发现粒细胞及血小板减少或出现皮肤紫癜，应提醒医生停药。四环素的常见副作用是恶心、呕吐、食欲减退等消化道症状，应注意观察。

4．心理护理　患者出现焦痂或溃疡时，可能会有恐惧心理。护士应该加强与患者的沟通，向患者主动讲解疾病的发病特点，消除恐惧心理，树立战胜疾病的信心。

5．健康指导　嘱患者注意休息和营养，以增强体质。做好恙虫病防治知识的宣教，认真搞好室内、外环境卫生，除杂草、灭鼠，消灭恙螨滋生地，喷洒灭虫剂杀灭恙螨。指导患者及家属做好个人防护，在流行季节避免在草地上坐卧、晒衣被，在流行区野外活动时，为防止恙螨叮咬，应束紧袖领及裤脚，可在外露的皮肤上涂抹 5%邻苯二甲酸二甲酯等。

（王　佩）

第4章 细菌感染患者的护理

第1节 伤 寒

伤寒（typhoid fever）是由伤寒沙门菌(Salmonella typhic)引起的急性肠道传染病。临床特征主要表现为持续发热、表情淡漠、相对缓脉、肝脾大、玫瑰疹及白细胞减少等。肠出血、肠穿孔为临床出现的严重并发症。主要病理改变为全身单核-吞噬细胞系统的增生性反应。

一、流行病学

1. **传染源** 主要是带菌者或患者。带菌者有以下几种情形：①潜伏期带菌者：伤寒患者在潜伏期末即可从粪便排菌；②暂时带菌者：患者在整个病程均有传染性，但起病后2～4周排菌量最多，传染性最强；③慢性带菌者：恢复期患者排菌超过3个月以上，多为胆石症或慢性胆囊炎的患者，少数可成为长期或终身带菌者。慢性带菌者是引起伤寒持续不断传播甚至流行的主要传染源，有重要的流行病学意义。

2. **传播途径** 主要为粪-口途径传播。病菌随患者或带菌者的粪便排出，通过直接或苍蝇、蟑螂等间接污染水源和食物，或日常生活接触而传播。食物被污染是传播伤寒的主要途径，食物和水源污染可造成暴发流行。日常生活接触是伤寒散发流行的传播途径。

3. **人群易感性** 个体普遍易感，患病后可获得较为稳固的免疫力，少有第二次患病者。伤寒和副伤寒之间没有交叉免疫。

4. **流行特点** 世界各地均有伤寒发生，以热带、亚热带地区多见，尤其是发展中国家卫生条件较差的地区仍然是常见的传染病。伤寒常年可发病，以夏秋季散发为主，发病以学龄期儿童和青年居多，无明显性别差异。部分地区偶见暴发流行。

二、病因及发病机制

伤寒沙门菌属于沙门菌属中D组。革兰染色阴性，呈短杆状，大小(0.6～1.0)μm×(2～3)μm之间。除鸡沙门菌和雏沙门菌(S. pullorum)等个别外，都有周身鞭毛，能活动，一般无荚膜，均无芽孢。伤寒沙门菌于普通培养基中即可生长，在普通琼脂平板上形成中等大小、无色半透明的S形菌落，但于含胆汁的培养基中生长更好。伤寒沙门菌不产生外毒素，其菌体裂解释放的内毒素，对本病的发展起着重要的作用。

伤寒沙门菌的菌体“O”抗原、鞭毛“H”抗原和表面“Vi”抗原可刺激机体产生特异性、非保护性抗体IgM和IgG。测定“O”及“H”抗体有助于临床诊断，“Vi”抗体的测定有助于伤寒慢性带菌者的筛查。

伤寒沙门菌在自然界中抵抗力较强，在水和食物中可存活2～3周，在粪便中可存活1～2个月；耐低温，在冰冻环境中可存活数月，但对热、干燥抵抗力较弱，加热至60℃15分钟或煮沸后即可杀灭，阳光直射数小时死亡。对一般化学消毒剂敏感，消毒饮用水余氯达0.2～0.4mg/L时迅速杀灭。

伤寒沙门菌进入人体后，是否发病取决于细菌的数量、毒力及人体的防御能力。伤寒沙门菌摄入量达10^5以上才能引起发病。伤寒沙门菌经胃进入小肠后，在肠腔内适宜的条件下繁殖，部分病菌被吞噬细胞吞噬并在其细胞内繁殖；部分病菌经淋巴管进入回肠集合淋巴结节、孤立淋巴滤泡及肠系膜淋巴结中繁殖，形成初发病灶，再由胸导管释放入血，引起第一次菌血症。此时临床上处于潜伏期。伤寒沙门菌随血流进入肝、脾和其他网状内皮系统继续大量繁殖，再次进入血流，引起第二次菌血症，并释放内毒素等细胞因子发挥作用，此时症状明显，临床上处于初期。病程第2～3周，伤寒沙门菌继续随血流播散至全身各脏器及皮肤等处，经肾、肠道随尿液、粪便排出，伤寒沙门菌经胆管进入肠道，部分再度侵入肠壁淋巴组织，在原已致敏的肠壁淋巴组织中产生严重的炎症反应。当病变波及血管时可引起出血，如溃疡深达浆膜层则致肠穿孔，临床上处于极期。随着人体免疫力增强，伤寒沙门菌逐渐从体内清除，组织修复而痊愈，病情缓解，进入恢复期。少数患者由于免疫功能不足等原因引起复发。

伤寒的主要病理特点是全身单核-吞噬细胞系统的增生性反应，以回肠末端集合淋巴结和孤立淋巴滤泡最为显著。此病变镜检的最显著特征是淋巴组织内大量巨噬细胞增生，胞质内含有吞噬的淋巴细胞、红细胞、伤寒沙门菌及坏死组织碎屑。除肠道病变外，肝、脾病变也非常显著。胆囊呈轻度炎症病变。心脏、肾等脏器也有轻重不一的中毒性病变。

三、临床表现

潜伏期3～60天，平均1～2周，其长短与感染细菌的量及机体的免疫力有关。

1. 典型伤寒　自然病程约4周，可分为4期。

(1) 初期：相当于病程第1周。大多起病缓慢，发热是最早出现的症状，病情逐渐加重，体温呈阶梯状上升，3～7天可达39～40℃或以上，伴有全身不适、疼痛、乏力、食欲不振、咳嗽等。部分患者出现便秘或腹泻。

(2) 极期：相当于病程第2～3周，常有伤寒典型表现，肠出血和肠穿孔也多发生于本周期。主要表现为：①高热：多呈稽留热型，少数呈弛张热及不规则热型，一般持续10～14天。②消化系统症状：腹胀、腹部不适，多有便秘，少数有腹泻，右下腹压痛等。③神经系统症状：表现为表情淡漠、反应迟钝、耳鸣、听力减退；重者可有谵妄、昏迷。这些症状多随体温下降而逐渐改善。④循环系统症状：常有相对缓脉，部分患者尚可出现重脉；并发中毒性心肌炎时，相对缓脉不明显。⑤肝脾肿大：半数以上患者于起病1周前后出现脾脏肿大，质软；部分患者肝亦肿大，并发中毒性肝炎时可见黄疸或肝功能异常。⑥皮疹：约半数患者在病程第一周末于胸、腹部出现淡红色丘疹，称为玫瑰疹(rose spots)，稍隆起，亦可见于背部及四肢，直径达2～4mm，压之褪色，散在分布，量少，一般仅数个至十几个，分批出现，多在2～4天内消退。

(3) 缓解期：相当于病程第4周。体温波动并开始下降，各种症状逐渐减轻，脾脏开始回缩。但本期内有发生肠出血及肠穿孔的危险，需特别警惕。

(4) 恢复期：相当于病程第5周。体温恢复正常，食欲好转，但体质虚弱，一般约需1个月方可完全康复。

由于多数患者能得到及时诊断和有效抗菌治疗，或在病初患者使用抗生素，所以目前具有典型表现的患者较少见。

2. 非典型伤寒　除上述典型伤寒外，临床可偶见轻型、暴发型、迁延型、逍遥型等其他临床类型的伤寒。

(1) 轻型：全身毒血症状轻，病程短，1～2周即可痊愈。多见于儿童，或发病前曾接受过伤寒菌苗注射者，或发病后早期接受抗菌药物治疗者。由于轻型患者的病情轻，症状不典型，临床上易漏诊或误诊。

(2) 暴发型：起病急，全身毒血症状重，患者可出现超高热或体温不升、中毒性脑病、休克、中毒性心肌炎、肠麻痹、DIC等。预后凶险。如能早期诊断，及时积极抢救，仍可治愈。

(3) 迁延型：起病与典型伤寒相似，但由于人体免疫功能低下，病程长，高热持续不退，热程可达5周以上，甚至数月之久(常见于合并慢性血吸虫病者)。

(4) 逍遥型：起病时毒血症状轻，患者可照常工作；部分患者因突发肠出血或肠穿孔就医时才被发现。

3. 伤寒的再燃与复发

(1) 再燃：部分患者于缓解期，体温波动下降，但尚未达到正常时，体温又再次升高，持续5～7天后退热，常无固定症状。血培养在这段时间可为阳性，可能与菌血症仍未完全控制有关。

(2) 复发：患者退热后1～3周，发热等临床表现重又出现，但较初发为轻，病程较短(1～3周)，多见于抗菌治疗不彻底的患者。

4. 并发症

(1) 肠穿孔：为最严重的并发症，发生率1%～4%。具有以下特征：①多见于病程第2～3周。②表现为突然右下腹剧痛，伴有恶心、呕吐、出冷汗、脉搏细数、体温暂时下降等，但不久体温又迅速上升，并出现腹膜炎征象，肝浊音界缩小或消失。③穿孔部位好发于回肠末段。④X线检查可见游离气体征。⑤白细胞计数升高。

(2) 肠出血：为最常见的严重并发症，发生率2%～15%。其特征为：①多见于病程第2～3周。②从粪便潜血阳性至大量血便，少量出血可无症状或仅有轻度头晕、脉快；大量出血时热度骤降，脉搏细速，体温与脉搏呈现交叉现象，并有头晕、烦躁、面色苍白、四肢厥冷、血压下降、尿量减少等休克表现。

(3) 其他并发症：中毒性心肌炎、中毒性肝炎、支气管肺炎、溶血性尿毒综合征、胆囊炎等。

四、实验室及其他检查

1. 血常规检查　白细胞数减少，大多为

$(3\sim5)\times10^9$/L,伴中性粒细胞减少和嗜酸性粒细胞减少或消失,其消长情况可作为判断病情与疗效指征之一。

2. **尿常规检查** 常出现轻度蛋白尿,偶见少量管型。

3. **粪常规检查** 在肠出血时有血便或潜血试验阳性。

4. **细菌学检查**

(1) 血培养:是确诊的依据,发病第1周血培养阳性率可达80%以上,以后阳性率下降。

(2) 骨髓培养:全病程均可获较高的阳性率,且较少受抗菌药物的影响。

(3) 粪培养:在第3～4周时阳性率较高。

(4) 其他:如尿培养、十二指肠引流胆汁培养、玫瑰疹刮取液培养等,由于操作不便且易受污染等原因,不作为常规检查。

5. **血清学检查** 伤寒杆菌血清凝集试验(Widal test,肥达试验),所用的抗原有伤寒沙门菌菌体(O)抗原,鞭毛(H)抗原,副伤寒甲、乙、丙沙门菌鞭毛抗原5种,目的是测定患者血清中各种抗体的凝集效价,以协助诊断伤寒、副伤寒;通常从病程第2周开始阳性率逐渐增加,至第4～5周可达80%,持续数月。评价肥达反应结果时应注意:①通常"O"抗体的凝集效价在1∶80以上,"H"抗体效价在1∶160以上;或"O"抗体效价有4倍以上的升高,才有诊断价值。②一般每周检查1次,观察效价动态改变,如凝集效价逐次递增,则其价值较大。

6. **免疫学检查** 乳胶凝集试验或矿泉凝集试验,检测尿中伤寒抗原或血中IgM特异性抗体,作为伤寒早期的诊断。近年正逐渐发展的一些新技术,特异性、敏感性、重复性还有待进一步评价。

五、诊断要点

在伤寒流行季节和地区有持续性高热(39～41℃)1～2周以上,并出现特殊中毒面容,相对缓脉、玫瑰疹、肝脾大,外周血白细胞计数低下,嗜酸性粒细胞减少或消失,骨髓象中有伤寒细胞,临床可诊断为伤寒。但确诊伤寒应以从患者血、骨髓、尿、粪便、玫瑰疹刮取物中,任一种标本分离到伤寒杆菌或血清特异性抗体阳性,肥达反应的"O"抗体凝集效价≥1∶80,"H"抗体凝集效价≥1∶160,以及恢复期效价增高4倍以上者均可作为确诊依据。

六、治疗要点

1. **病原治疗** 以第三代喹诺酮类药物为目前治疗首选药物,如左旋氧氟沙星、氧氟沙星、环丙沙星最为常用,但因其影响骨骼发育,孕妇、儿童、哺乳期妇女慎用。第三代头孢类抗生素可作为儿童和孕妇首选用药。

2. **对症治疗** 对有严重毒血症状者,可在应用抗生素治疗同时,加用糖皮质激素。高热者宜选用物理降温,不宜用发汗退热药以免虚脱。兴奋、躁狂者可用镇静剂。

3. **并发症治疗**

(1) 肠出血:严格卧床休息,严密观察血压、脉搏、神志变化及便血情况。暂禁食。根据出血情况酌量输血。注意维持水、电解质的平衡,并加用止血药。经积极治疗仍出血不止者,应考虑手术治疗。如患者烦躁不安,可给予镇静药。

(2) 肠穿孔:应早期诊断,及早处理。肠穿孔已局限者采取禁食、胃肠减压、加强支持疗法,积极抗感染治疗。如肠穿孔伴发腹膜炎应及早手术治疗,同时加用足量有效的抗生素。

4. **慢性带菌者的治疗** 根据药敏试验结果选择治疗药物,一般可选择氧氟沙星、左氧氟沙星或环丙沙星。

七、预防

1. **控制传染源** 及早隔离治疗患者至体温降至正常后15天,有条件者应每隔5天作粪便培养,如连续2次阴性,可解除隔离;患者的分泌物、排泄物及衣物、餐具等应彻底消毒;早期发现并处理带菌者。如发现饮食服务行业的从业人员带菌,应调离工作,并给予彻底治疗。对密切接触者应进行检疫。对持续高热不退者,应及早隔离观察。

2. **切断传播途径** 是预防和降低伤寒发病率的关键性措施。应深入开展爱国卫生运动,做好卫生宣传工作,搞好粪便、水源、饮食卫生管理和消灭苍蝇(即"三管一灭")等工作。养成良好卫生与饮食习惯,饭前与便后洗手,不吃不洁食物、不饮生水等。

3. **保护易感人群** 易感人群可进行伤寒和副伤寒甲、乙三联菌苗预防接种。近年来,有针对伤寒沙门菌Ty2la变异株制成的口服活菌苗。以上疫苗仅有部分免疫保护作用。因此,已经进行免疫预防的个体,仍然需要注意饮食卫生。

八、护理要点

1. **隔离与消毒**　细菌因从肠道及泌尿道排出体外，因此需按消化道隔离标准，对患者的粪便、尿液、呕吐物及呼吸道分泌物进行消毒，待患者症状消失后，连续两次粪培养阴性方可解除隔离。

2. **发热护理**　监测体温以观察发热程度、热型及体温的升降特点。注意体温下降后，由于并发症和再燃、复发，可导致体温的再次上升。临床中常用头部冰敷、温水或酒精擦浴等物理降温方法，擦浴时避免在腹部升压用力，以免引起肠出血或肠穿孔。高热出汗后应及时温水擦浴，更换衣裤。发热期间患者必须卧床休息至热退后1周，以减少热量和营养物质的消耗，同时减少肠蠕动，避免肠道并发症的发生。恢复期无并发症者可逐渐增加活动量。鼓励患者少量、多次饮水以利于伤寒杆菌内毒素的排出，从而减轻毒血症状。成人液体入量为每日2 000～3 000mL，儿童每日60～80mL/kg。

3. **饮食护理**　应给予患者营养丰富、清淡的流质饮食，少量多餐，避免进食过饱，避免生冷、过硬、刺激性强、产气、多渣的食物，以免诱发肠道并发症。有肠出血时应禁食，静脉补充营养。

4. **用药护理**　遵医嘱使用抗生素，观察用药后疗效及不良反应。如应用喹诺酮类抗生素要密切观察患者血常规变化及胃肠不适、失眠等不良反应的发生。氯霉素使用期间必须监测血常规变化，尤其是粒细胞减少症的发生，偶见再生障碍性贫血。

5. **病情观察**　密切监测患者生命体征，及早识别肠出血及肠穿孔的征象。如血压下降、脉搏增快、出冷汗、腹肌紧张等。

6. **便秘、腹泻、腹胀的护理**　便秘患者排便时切忌过分用力，必要时用开塞露或生理盐水低压灌肠，禁用泻药，以防肠道并发症。鼓励患者多饮水和果汁。患者进入恢复期后逐渐增加含纤维的食物，如新鲜水果和蔬菜。腹泻患者腹部血液充盈，可施行腹部冷敷，以减轻充血，但避免腹部施压。腹胀患者除调节饮食外，可用松节油腹部热敷、肛管排气或生理盐水低压灌肠。

7. **并发症的护理**　肠出血患者要绝对卧床休息，保持安静，必要时给予镇静剂，暂禁食；密切观察患者的面色、脉搏、血压变化及每次排便的量和颜色。肠穿孔患者在密切监测生命体征的同时，积极准备手术治疗，如开通静脉通路，维持水、电解质平衡与热量供应，禁食禁饮，经鼻胃肠减压等。

8. **健康指导**

(1) 对患者的指导：引导患者养成良好的卫生与饮食习惯，坚持饭前、便后洗手，不饮生水，不吃不洁食物等。伤寒的恢复过程很慢，痊愈后仍需检查其粪便，以防成为带菌者。若有发热等不适，应及时随诊，防止复发。若粪便或尿液培养呈阳性持续1年或以上者，不可从事饮食服务业，且仍须用抗生素治疗。对居家治疗的住所和临时隔离治疗点中被污染的厕所、地面、食具、衣物、用品等实施随时消毒，患者排泄的粪、尿等要严格消毒。

(2) 预防疾病的指导：除做好“三管一灭”外，对高危人群应定期普查、普治。与带菌者一起生活，或在进入伤寒流行区之前，可接受伤寒菌苗注射，或应急性预防服药，增加对伤寒的抵抗力。

（张　静）

第2节　细菌性痢疾

细菌性痢疾(bacillary dysentery)，简称菌痢，是由痢疾杆菌引起的肠道传染病。本病主要是直肠、乙状结肠的化脓性炎症，临床表现为腹痛、腹泻、里急后重和黏液脓血便，可伴有发热及全身毒血症状。该病易反复感染，大多呈急性，少数迁延为慢性。

一、流行病学

1. **传染源**　痢疾杆菌可随粪便排出体外，因而患者及带菌者成为传染源。急性菌痢早期，患者排菌量大，传染性强；病程后期排菌量明显减少，但易成为带菌者。因非典型患者、慢性患者及带菌者易被忽略，故流行病学的意义更大。

2. **传播途径**　经粪-口途径传播。病原菌污染食物、水、衣物、玩具、生活用品或手，经口使人感染。亦可通过苍蝇、蟑螂污染食物而传播。以污染的手为媒介的接触传播是散发病例的主要传播途径。流行季节集体食堂食物或水源被污染可引起食物型或水型的暴发流行。

3. **易感人群**　人群普遍易感，以学龄前儿童和青壮年为多。病后可获得一定的免疫力，但短暂而不稳定，且不同群、型之间无交叉免疫，故易复发和重复感染。

4. **流行特征**　菌痢在我国各地区全年均有发生，但夏秋季多发，多见于卫生条件较差地区。与天气炎热,气温高,苍蝇活动多,夏秋饮食习惯、人体抵抗力等因素有关。

二、发病机制

痢疾杆菌属肠杆菌科志贺菌属,为革兰染色阴性杆菌,菌体短小,无鞭毛,有菌毛,在普通培养基上可生长。

痢疾杆菌的抗原有菌体"O"抗原,表面"K"抗原和菌毛抗原。按其抗原结构和生化反应的不同,目前本菌可分为A群志贺菌、B群福氏菌、C群鲍氏菌及D群宋内志贺菌4群共47个血清型或亚型。我国以B群福氏菌最常见,易转为慢性。各血清型之间无交叉免疫性,而且均可产生内毒素,是引起全身毒血症的主要因素。

痢疾杆菌存在于患者及带菌者的粪便中,生存力较强。在阴暗处的粪便中一般能存活11天,潮湿土壤中生存34天,在瓜果,蔬菜及污染物上可生存10～20天。其生存的适宜温度为20～40℃,37℃时生长繁殖最快。据报道,一个人只要吃下带有10个以上痢疾杆菌的食物,就很可能感染致病。但对理化因素的抵抗力较低,日光直接照射30分钟,60℃ 10分钟,煮沸2分钟即被杀死。对各种化学消毒剂很敏感。

痢疾杆菌侵入机体后是否发病,取决于细菌数量、致病力和人体抵抗力。其致病作用主要是侵袭力和内毒素。痢疾杆菌进入消化道后,大部分被正常人的胃液迅速消灭,少量会侵入乙状结肠与直肠黏膜上皮细胞和固有层中繁殖,引起肠黏膜的炎症反应和固有层小血管循环障碍,从而造成上皮细胞的变性、坏死。坏死的上皮细胞脱落形成表浅溃疡,分泌黏液和脓性分泌物,引起腹痛、腹泻、黏液脓便或脓血便,粪便量少,便次多,直肠、肛门括约肌受刺激,里急后重显著。细菌很少侵入黏膜下层,故一般不侵入血流,很少引起菌血症或败血症。只有抵抗力低下的人群如儿童、老年人及HIV感染者,才会发生血行感染。

菌痢的肠道病变主要在大肠,以乙状结肠和直肠病变最显著,严重者可累及整个结肠和回肠下段。肠黏膜的基本病变,急性期是弥漫性纤维蛋白渗出性炎症,肠黏膜表面有大量黏液脓血性渗出物覆盖,形成灰白色假膜,脱落后可见黏膜溃疡。慢性期则有肠黏膜水肿及肠壁增厚,溃疡不断形成及修复,引起息肉样增生及瘢痕形成,并导致肠腔狭窄。中毒性菌痢肠道病变不显著,以大脑、脑干的弥散性充血水肿,神经细胞变性为主。

三、临床表现

潜伏期最短数小时,一般为1～4天,最长可达7天。不同菌群临床表现轻重有所不同。根据临床表现分为急性菌痢和慢性菌痢。

1. **急性菌痢** 主要出现全身中毒症状和肠道症状两方面。

(1) 普通型(典型):起病急,高热,伴畏寒、寒战,体温高达39℃,伴全身不适。早期有恶心、呕吐,继而出现阵发性腹痛、腹泻和里急后重。排便次数增多,每日几次至数十次,量少,故失水不多见。粪便性状开始为稀便,可迅速转变为黏液脓血便。体检有左下腹压痛及肠鸣音亢进。发热一般于2～3天后自退,腹泻常持续1～2周缓解或自愈。少数转为慢性。

(2) 轻型(非典型):一般无全身毒血症状,不发热或低热。肠道症状较轻,排便次数较少,每天3～5次,粪便糊状或稀便,含少量黏液。轻微腹痛,无明显里急后重。病程短,3～7天可痊愈,亦可转为慢性。

(3) 中毒性菌痢:多见于2～7岁体质较好的儿童。起病急骤,突然发热,体温高达40℃以上,有严重的全身毒血症状,精神萎靡、频发惊厥,迅速出现休克及呼吸衰竭,以严重毒血症、休克和(或)中毒性脑病为主要临床表现,而肠道症状轻,可无腹泻和脓血便。如生理盐水灌肠或直肠拭子取标本镜检,可发现大量脓细胞和红细胞。根据中毒症状的主要表现,可分以下三型。

1) 休克型(周围循环衰竭型):主要表现为感染性休克。早期全身微血管痉挛阶段,患者出现精神萎靡、面色苍白、四肢湿冷、脉搏细速、呼吸急促、血压偏低。后期微循环瘀血、缺氧阶段,患者出现发绀、皮肤花纹、血压明显降低、脉搏细弱、少尿或无尿及不同程度的意识障碍等。

2) 脑型(呼吸衰竭型):此型最严重,由于脑血管痉挛引起脑缺氧、脑水肿、颅内高压以致脑疝。表现为剧烈头痛、呕吐、血压偏高,反复惊厥并迅速进入昏迷,瞳孔大小不等或忽大忽小、对光反射迟钝或消失。呼吸节律不整、深浅不均、双吸气、叹息样呼吸及呼吸暂停等,最终因呼吸衰竭死亡,病死率高。

3) 混合型:最为凶险,病死率90%以上。常先出现惊厥,未能及时抢救则迅速发展为呼吸衰竭和循环衰竭。

2. **慢性菌痢** 病程超过2个月称为慢性菌

痢。病程迁延可能与下列因素有关：①急性期治疗不及时、不彻底；②患者抵抗力低下，如营养不良、原有胃肠道疾患或肠寄生虫病、肠道分泌型IgA减少等；③福氏菌或耐药菌株的感染。慢性菌痢可分为以下三型。

(1) 慢性迁延型：最多见。急性菌痢发作后，迁延不愈，有轻重不等的痢疾症状。粪便不成形或较稀，带黏液，偶有脓血便或便秘与腹泻交替出现。左下腹有压痛，乙状结肠增粗可扪及，因长期腹泻可致营养不良、贫血、乏力。

(2) 急性发作型：半年内有菌痢史，因受凉、进食生冷或劳累等诱因引起急性发作，有腹痛、腹泻和脓血便，而发热等毒血症状不明显。

(3) 慢性隐匿型：一年内有痢疾史，平时无症状，乙状结肠镜检见慢性菌痢改变，粪培养可阳性。

本病并发症不多见，但近年来报告有增多趋势，主要有痢疾杆菌败血症、溶血性尿毒综合征、类白血病反应及关节炎等。

四、实验室及其他检查

1. 血常规检查 急性期外周血白细胞总数轻至中度增高，多在(10～20)×10^9/L，中性粒细胞亦增高。慢性期可有贫血。

2. 粪便检查

(1) 一般检查：外观多为黏液脓血便，量少，无粪质，镜检可见白细胞(≥15个/高倍视野)、脓细胞及红细胞，如有巨噬细胞更有助于诊断。

(2) 粪便培养：确诊依据为粪便培养出痢疾杆菌。采样不当、标本搁置过久，或患者已经接受抗菌治疗，培养效果不理想。因此应早期、连续多次、抗菌治疗前、采新鲜粪便的脓血部分，并及时送检。采用适当培养基可提高培养阳性率。粪便培养的同时可做药物敏感试验，以指导临床合理选用抗菌药物治疗。

(3) 免疫学检查：具有早期快速诊断的优点，但由于粪便中抗原成分复杂，易出现假阳性反应，故目前临床上尚未广泛应用。

五、诊断要点

1. 流行病学资料 当地流行情况、季节、进食不洁食物史、接触史等。

2. 临床表现 典型病例急性期发热、腹痛、腹泻、黏液脓血便、里急后重等症状。中毒型菌痢以儿童多见，急起高热、惊厥、意识障碍及循环衰竭或呼吸衰竭，而胃肠道症状轻微。慢性菌痢患者则有急性菌痢史，病程超过2个月而病情未愈者。

3. 粪便检查 典型病例有黏液脓血便，镜检有大量脓细胞、白细胞以及红细胞即可诊断，确诊依赖于粪培养发现痢疾杆菌。

六、治疗要点

1. 急性菌痢

(1) 一般治疗：消化道隔离至临床症状消失，粪便培养2次阴性；注意休息和饮食，补充水分，维持水、电解质及酸碱平衡。

(2) 病原治疗：自抗生素广泛应用以来，痢疾杆菌耐药菌株不断增加，且呈多重耐药。近年来报道，对氯霉素、磺胺及呋喃唑酮等药物的耐药率为70%～90%，故用药时应注意参考当前菌株药物敏感情况，选择易被肠道吸收的口服药物，病重或口服吸收不良时用肌内注射或静脉滴注抗生素。原则上抗生素治疗疗程一般为3～5天。

1) 喹诺酮类：有强大的杀菌作用，对耐药菌株亦有较好的疗效，口服后可完全吸收，是目前最为理想的药物。常用诺氟沙星(氟哌酸)，成人每次0.2～0.4g，每日4次，疗程5～7天。环丙沙星、氧氟沙星因影响骨骼发育，故孕妇、儿童及哺乳期妇女慎用。

2) 其他WHO推荐的二线用药：匹美西林和头孢曲松可应用于任何年龄组，同时对多重耐药菌株有效。阿奇霉素(azithromycin)也可考虑用于成人治疗。

3) 小檗碱(黄连素)：因其有减少肠道分泌的作用，故在使用抗生素时可同时使用，每次0.1～0.3g，每天3次，7天为一个疗程。

4) 对症治疗：高热使用退热药及物理降温方法。毒血症状严重者，可酌情小剂量应用糖皮质激素；腹痛剧烈可行腹部热敷或使用解痉药，如阿托品、颠茄合剂。忌用显著抑制肠蠕动药物，尤其伴有高热、毒血症、黏液脓血便时避免使用。

2. 慢性菌痢

(1) 病原治疗：应积极做病原菌分离及细菌药敏试验，以合理选择有效的抗菌药物。可联合应用两种不同类型的抗菌药物，疗程延长到10～14天，重复1～3个疗程。也可应用药物保留灌肠疗法，有杀菌、刺激肉芽增生作用。灌肠液内加用小量糖皮质激素，以增加其渗透作用而提高疗效。

(2) 对症治疗：肠功能紊乱者可用镇静、解痉药物；出现肠道菌群失调，可用微生态制剂如乳酸杆菌或双歧杆菌制剂；慢性菌痢常并存其他慢性疾病，应积极给予相应的治疗。

3. **中毒性菌痢** 本病病势凶险，应早期诊断，及时采用综合措施抢救治疗。

(1) 病原治疗：应用有效的抗菌药物静脉滴注，如选用环丙沙星、洛美沙星(百德)静脉滴注，或氧氟沙星，或选用第三代头孢菌素如头孢噻肟。亦可两类药物联合应用。病情好转后改口服用药。

(2) 对症治疗：高热者给予退热药及物理降温。如高热伴躁动不安及反复惊厥者，可用亚冬眠疗法，争取短时间内使体温降至正常。反复惊厥者可给予镇静剂，如地西泮、水合氯醛等。

(3) 休克型：应积极抗休克治疗。①扩充血容量，纠正酸中毒和维持水、电解质平衡。可快速静脉滴入低分子右旋糖酐及葡萄糖盐水，给予碱性液纠正酸中毒。②在扩容的基础上，应用山莨菪碱解除微血管痉挛，及时、短程、足量使用，每次40mg，待面色红润、四肢转暖及血压回升后停用；如血压仍不回升，则可辅以升压药，增加心肌收缩力，降低周围血管阻力及改善重要脏器的血液灌注。③注意保护重要脏器功能。④短期应用糖皮质激素。

(4) 脑型：①脑水肿可用20%甘露醇脱水，使用血管扩张剂以改善脑血管痉挛，亦可应用糖皮质激素降低周围循环阻力，减轻中毒症状，加强心肌收缩力，减轻脑水肿。②防治呼吸衰竭，吸氧，保持呼吸道通畅。如出现呼吸衰竭可用呼吸兴奋剂，必要时气管切开及给予人工呼吸，以保证足够有效的氧交换。

七、预防

1. **控制传染源** 早期发现患者和带菌者，及时隔离和彻底治疗，是控制菌痢的重要措施。接触者医学观察7天。从事餐饮、保育工作和水厂的工作人员，应定期检查，如有感染，暂时调离工作岗位。

2. **切断传播途径** 广泛宣传细菌性痢疾的发生及传播方式，加强环境卫生和食品卫生的监督管理，做好饮食、水源、粪便的管理和餐具消毒。个人要养成良好的卫生习惯，饭前便后要用肥皂洗手，生吃瓜果要洗净、消毒或去皮，不喝生水。消灭苍蝇、蟑螂等媒介。

3. **增强人群抵抗力** 目前尚无获准生产的可有效预防志贺菌感染的疫苗。我国主要采用口服活菌苗，如F2a型依链株。活菌苗对同型志贺菌保护率约为80%，而对其他型别菌痢可能无保护作用。流行季节可服用大蒜、马齿苋、黄连、白头翁、金银花、桉叶、地锦、苦参等煎剂预防菌痢。茉莉花、苦瓜也有一定的防治作用。

八、护理要点

1. **隔离消毒措施** 执行消化道隔离。

(1) 隔离：按肠道传染病的隔离方法隔离患者至症状消失，隔日粪培养1次，连续2次阴性或症状消失后2周止。

(2) 严格消毒措施：吐泻物用20%漂白粉乳剂消毒，2小时后再倒入或排放入专用化粪池中做消毒处理。便具、餐具、衣被、地面、家具用次氯酸钠溶液消毒。枕芯、床垫日光曝晒6小时或用过氧乙酸熏蒸。

(3) 室内应有防蝇设备，护理患者后应彻底洗手。

2. **病情观察** 观察腹泻次数、颜色、性状和量，疼痛的性质、程度、伴随症状、持续时间，患者的生命体征，皮肤温度、色泽，末梢循环，神志、瞳孔等变化，记录出入液量。

3. **休息** 急性期患者腹泻频繁，体温过高，全身症状明显者应卧床休息。避免烦躁、紧张、焦虑等不良情绪，有利于减轻不适。频繁腹泻伴发热、疲乏无力、严重脱水者应协助患者床边排便，以免体力消耗增加。

4. **饮食护理** 严重腹泻伴呕吐者可暂禁食，静脉补充所需营养，使肠道得到充分休息。能进食者，以进食高热量、高蛋白、高维生素、少渣、少纤维素、易消化、清淡流质或半流质饮食为原则，避免香蕉、蜂蜜等生冷、多渣、油腻或刺激性食物。少量多餐，病情好转逐渐过渡至正常饮食。

5. **症状护理**

(1) 体温过高：护理措施见本篇第1章中"发热"的护理。

(2) 腹痛：腹部置热水袋，解除肠痉挛；禁食生、冷食物；遵医嘱使用阿托品、颠茄合剂或适量镇静剂止痛。

(3) 腹泻：保持水、电解质平衡，根据每日出入量情况及血液生化检查结果准确补充水及电解质，以免发生脱水及电解质紊乱，轻者可口服补液盐(ORS)，严重者静脉补液。

(4) 皮肤护理：每日沐浴或擦浴，以保持皮肤清洁。每次排便后清洗肛周，并涂以润滑剂，减少刺激。每日用温水或1∶5000高锰酸钾溶液坐浴，防止感染。伴明显里急后重者，嘱患者排便时不要过度用力，以免脱肛。排便后应彻底洗手，防止经手传播。

6. **用药护理** 遵医嘱用药，观察疗效及其副作用。

(1) 喹诺酮类：使用后可出现头晕、乏力、失眠、运动障碍以及上腹疼痛不适、恶心等症状，轻症者不必停药；有溃疡病史者慎用。肾功能不全、孕妇、哺乳妇女及生长发育期幼儿慎用。不宜与含钙、镁的抗酸药合用，以免阻碍吸收而降低药效。过敏者慎用此类药物。

(2) 复方磺胺甲噁唑：主要不良反应是在肾小管形成结晶而影响肾功能，服药期间患者要大量饮水。观察用药后有无尿量减少、尿色加深、尿痛、尿中带血或有结晶析出，并给予碳酸氢钠碱化尿液。注意有无胃肠道刺激症状，必要时与餐饮同服。

7. **心理护理** 护理人员要耐心向患者及家属讲解心理因素对疾病的影响。隔离期患者可产生孤独感；重症患者因起病急、症状重，对预后担心而产生焦虑。护理人员要主动关心患者，及时解决生活上的困难，介绍疾病的有关知识，使患者能安心接受治疗和护理。

8. **健康指导**

(1) 疾病知识指导。广泛宣传菌痢的传播方式，让群众了解切断传播途径为预防细菌性痢疾的主要措施。做好家庭隔离，加强粪便、水源和饮食的管理，食具、便具、卧具单独使用，疾病康复后彻底消毒。小儿玩具要定期清洗消毒，避免经玩具感染病原菌。房间要配置防蝇设备和洗手设备。

(2) 患者出院后仍应遵医嘱按时服药，避免过劳、受凉、暴饮暴食，尽量选择易消化、富有营养、少刺激性的食物，以防菌痢再次发作。

(3) 易感者可口服多价痢疾活菌苗，免疫期可维持6～12个月。流行期间，口服大蒜、马齿苋、地锦等，也有一定预防效果。

(4) 向慢性菌痢患者介绍急性发作的诱因，如生冷食物、暴饮暴食、紧张劳累、受凉、情绪波动等。并嘱患者加强体育锻炼，保持规律生活，增强体质。督促定期门诊复查，复发时应及时治疗。

（张 静）

第3节 霍 乱

霍乱(cholera)是由霍乱弧菌(Vibrio cholerae)引起的烈性肠道传染病，主要由霍乱弧菌产生霍乱肠毒素致病。主要经污染的水和食物等途径传播。因其传染性强、传播速度快、流行广、危害甚烈，被列为国际检疫传染病。在《中华人民共和国传染病防治法》中将其列为甲类传染病。

霍乱的临床表现轻重不一，典型病例发病急骤，有剧烈的腹泻、呕吐、脱水及肌肉痉挛、循环衰竭伴严重电解质紊乱与酸碱平衡失调、急性肾衰竭等。

一、流行病学

1. **传染源** 主要传染源是患者和带菌者。中、重型患者排菌量大，传染性强，是重要的传染源。轻型患者、隐性感染者、潜伏期患者、恢复期患者、健康带菌者不易被发现，得不到及时治疗，因而也是重要的传染源。

2. **传播途径** 通过消化道传播，患者及带菌者的粪便或排泄物污染水源或食物后引起传播，其中水的作用最为突出，经水传播是最重要的传播途径，可引起暴发流行。另外，日常的生活接触和苍蝇也起着重要作用。

3. **人群易感性** 人群普遍易感。病后可产生一定免疫力，能产生抗菌抗体和抗肠毒素抗体，但因维持时间短暂，有再次感染的可能。

4. **流行特征**

(1) 地方性及流行扩散：古典型和埃尔托型霍乱的地方性疫源地分别为印度的恒河三角洲和印度尼西亚的苏拉威西岛，并由此向东南亚传播，造成世界性流行。流行形式为暴发型和慢性迁延型两种形式并存。扩散有近程传播和远程传播，通过交通工具的传播为远程传播，通过污染水源的传播为近程传播。我国历次霍乱流行，都是由国外传入，造成极大危害。

(2) 季节性：在热带地区全年均可发病。我国以夏秋季为流行季节，以7—9月份为高峰期。

(3) O_{139} 血清型霍乱弧菌流行特征：多为成年人患病，疫情来势凶猛，传播快，散发为主，无家庭聚集现象；病菌主要经水和食物传播；与 O_1 群和非 O_1 群其他弧菌感染无交叉免疫力，地区分布先沿海，后内陆，与埃尔托型霍乱相一致。

二、病因及发病机制

霍乱弧菌属于弧菌科弧菌属，革兰染色阴性，菌体短小呈逗点状或弧形，有一根极端鞭毛，长度可达菌体4～5倍，运动极为活泼，暗视野悬滴镜检时可见穿梭状运动，粪便直接涂片染色弧菌呈“鱼群状”排列。O_{139} 群霍乱弧菌在菌体外还有荚膜。

WHO腹泻控制中心将霍乱弧菌分类为：①O_1 群霍乱弧菌：包括古典生物型和埃尔托生物型。②不典型 O_1 群霍乱弧菌：无致病性。③非 O_1 群霍乱弧菌：一般无致病性，但 O_{139} 血清型霍乱弧菌属于新型非 O_1 群霍乱弧菌，可引起流行性腹泻。

霍乱弧菌在普通培养基中生长良好，属兼性厌氧菌，耐碱不耐酸。在37℃、pH 8.4～8.6 的1%碱性蛋白胨水或碱性琼脂平板中，可以快速增菌，并抑制其他细菌生长。

霍乱弧菌能产生肠毒素、神经氨酸酶、血凝素，且菌体裂解后还可释放内毒素。霍乱肠毒素即霍乱毒素(cholera entero toxin,CT)，是霍乱发病的根本原因。肠毒素可以使小肠黏膜过度分泌，当分泌功能大于吸收功能时，就可引起患者上吐下泻，导致脱水、休克、循环衰竭、电解质紊乱、酸中毒而死亡。肠毒素不耐热，56℃30 分钟即可将其破坏。

霍乱弧菌对干燥、热和消毒剂(含氯制剂、碘制剂)均敏感，煮沸1～2分钟可杀死。氯化钠浓度＞4%或蔗糖浓度＞5%的食物、香料、醋、酒等均不利于弧菌的生存。在正常胃酸中霍乱弧菌存活5分钟，在外环境中如江、河中埃尔托型弧菌可生存1～3周，在鱼虾或贝壳生物中可生存1～2周。在冰箱内的牛奶、鲜肉和鱼虾水产品中存活时间分别为2～4周、1周和1～3周。

O_{139} 血清型霍乱弧菌在水中存活时间较 O_1 群霍乱弧菌更长。霍乱弧菌具有耐热的菌体(O)抗原和不耐热的鞭毛(H)抗原。各型霍乱弧菌的H抗原成分大多相同，而O抗原特异性很高，是霍乱弧菌分群和分型的基础。

霍乱弧菌侵入人体后是否发病取决于机体免疫力和霍乱弧菌致病力。霍乱弧菌经口进入胃内后，一般可被胃酸杀死，但当胃酸分泌减少、胃液稀释、感染弧菌数量很多时，未被杀死的弧菌进入小肠后通过鞭毛的活动、黏蛋白溶解酶、黏附素等作用，黏附于小肠上段黏膜上皮细胞的刷状缘上，但不侵入肠黏膜，在小肠碱性环境中大量繁殖，并产生外毒素即霍乱肠毒素(CT)。霍乱的剧烈腹泻即是由肠毒素所致。

霍乱肠毒素有A、B两个亚单位，A亚单位有毒素活性，B亚单位包围在A亚单位周围，无毒。首先B亚单位与肠黏膜上皮细胞膜表面受体-神经节苷脂结合，接着A亚单位与整个毒素脱离，并移行至细胞内侧，激活腺苷酸环化酶，从而促使三磷腺苷(ATP)转变为环磷酸腺苷(cAMP)。当黏膜细胞内cAMP浓度升高时，即发挥其第二信使作用，刺激隐窝细胞分泌氯化物、水及碳酸氢盐，同时抑制肠绒毛细胞对氯及钠的正常吸收，以致出现大量水分与电解质聚积在肠腔，超过了肠道正常吸收功能，形成了本病特征性的剧烈水样腹泻。

霍乱肠毒素还能促使肠黏膜杯状细胞分泌黏液增多，使腹泻的水样便中含有大量黏液，此外，剧烈吐泻导致胆汁分泌减少，因而腹泻排出的粪便呈白色“米泔水”样。由于水和电解质大量丢失，形成严重脱水、血容量骤减、血液浓缩而出现周围循环衰竭；钾、钠、钙及氯化物的丧失，可发生肌肉痉挛、低钠、低钾、低钙血症；由于循环衰竭造成肾缺血、低钾及毒素对肾脏的直接作用，可发生急性肾衰竭；因碳酸氢盐的大量丢失，组织缺氧时进行无氧代谢导致乳酸堆积，急性肾衰竭时酸性物质不能排出，均可导致代谢性酸中毒。

霍乱无明显的病理改变，主要病理特征是脱水现象。

三、临床表现

霍乱潜伏期短者数小时，长者可达7天，平均为1～3天。少数患者可有头昏、腹胀和轻度腹泻等前驱症状，多数患者突然起病。

1. 临床分期 典型霍乱临床经过分为3期。

(1) 泄吐期：腹泻往往是首发症状，突起剧烈腹泻，排便次数可从每日数次至数十次，甚至出现排便失禁；量多，每次可超过1 000mL；性质初为泥浆样或黄色稀水样，有粪质，迅速成为“米泔水”样，无粪臭，含大量片状黏液。少数重症患者偶有肠道出血，则粪便呈洗肉水样；出血多者可呈柏油样便。O_{139} 血清型霍乱的特征是发热、腹痛比较常见(40%～50%)，且可并发菌血症等肠外感染。呕吐多在腹泻后出现，呈喷射状，次数不多。呕吐物初为胃内容物，继而呈米泔水样。部分病例伴有恶心。一般无发热。此期持续数小时至1～2天。

(2) 脱水期：由于剧烈吐泻，使机体丧失大量水分和电解质，导致脱水、电解质紊乱和代谢性酸中毒，严重者出现循环衰竭。

1) 脱水：轻度脱水约失水1 000mL(儿童70～80mL/kg)，可见皮肤黏膜稍干燥，皮肤弹性略差。中度脱水失水3 000～3 500mL(儿童80～100mL/kg)，可见皮肤弹性差、眼窝凹陷、声音轻度嘶哑、血压下降及尿量减少。重度脱水失水4 000mL(儿童100～120mL/kg)，出现皮肤无弹性、声音嘶哑，并可见眼眶下陷、眼睑不能紧闭，指纹皱瘪，舟状腹，两颊深凹，神志淡漠或不清的“霍乱面容”，患者极度无力，血压下降、尿量减少，出现循环衰竭。

2）循环衰竭：大量失水导致低血容量性休克。患者表现为四肢厥冷、脉搏细速、血压下降甚至不可测出，进而可引起少尿或无尿、尿比重增高，血中尿素氮、肌酐增高，二氧化碳结合力下降。由于脑供血不足，脑缺氧而出现意识障碍，由烦躁不安，继而转为呆滞、嗜睡，甚至昏迷。

3）肌肉痉挛：严重吐泻，使大量钠盐丢失，严重低血钠导致腓肠肌和腹直肌痉挛，呈痉挛性疼痛，且肌肉呈强直状态。

4）低钾综合征：频繁腹泻使钾盐大量丢失，临床表现为肌张力减弱、腱反射消失、腹胀、心动过速、心律不齐等。

5）代谢性酸中毒：表现为呼吸增快，严重者可出现Kussmaul呼吸，可伴有意识障碍，甚至昏迷。

本期病程的长短主要取决于治疗是否及时、正确，若不及时抢救，数小时内即可死亡，病死率可达50%以上。如救治及时，可在数小时内明显好转。一般为数小时至2～3天。

(3) 恢复期或反应期：随着腹泻停止，脱水纠正后，患者症状逐渐消失，体温、脉搏、血压恢复正常，尿量增多，体力逐步恢复。由于大量输液使循环改善，残存的肠内毒素继续吸收，约1/3患者出现反应性发热，体温一般波动在38～39℃之间，持续1～3天后自行消退，尤以儿童多见。

2. 临床类型　霍乱病情轻重不一。受感染者可无任何症状，仅呈排菌状态，称接触带菌者或健康带菌者，排菌期5～10天。有症状者，临床上通常按脱水程度、血压、脉搏、尿量等分为轻、中、重三型。

除上述三型外，尚有暴发型霍乱或称中毒性霍乱（极为罕见），以休克为首发症状，病情急骤发展，未见腹泻已死于循环衰竭，故称“干性霍乱”。另外，小儿霍乱腹泻呕吐较少见，常表现为极度不安，面色青灰，皮肤、肌肉枯萎、高热、昏迷，病情重，病死率高。

3. 并发症

(1) 急性肾衰竭：是最常见的严重并发症，也是常见的死因。病初的剧烈呕吐、腹泻导致脱水，出现少尿，为肾前性少尿，及时补液后尿量能迅速增加而不发生肾衰竭。若补液不及时，脱水加重引起休克，肾供血不足，可引起肾小管缺血性坏死，出现少尿、无尿和氮质血症。

(2) 急性肺水肿：由于霍乱脱水严重，往往需要快速补液，若不注意同时纠正酸中毒，则容易发生肺水肿。

(3) 其他：如低钾综合征、心律失常等。

四、实验室及其他检查

1. 血液检查　由于血液浓缩，可见血浆比重和血细胞比容升高，白细胞可高达$(10\sim30)\times10^9$/L，中性粒细胞及大单核细胞增多。血清钾、钠、氯化物降低，HCO_3^-＜15mmol/L，血BUN增加。

2. 尿液检查　多数患者尿液呈酸性，可见蛋白、红细胞、白细胞和管型，比重在1.010～1.025范围内。

3. 粪便检查

(1) 粪常规：部分患者可见黏液，镜检可见少数红细胞和白细胞。

(2) 涂片染色：粪便直接涂片作革兰染色镜检，可见革兰阴性稍弯曲弧菌，呈鱼群状排列。

(3) 直接悬滴及制动试验：将新鲜粪便滴于玻片上，作暗视野镜检，可见运动活跃、呈穿梭状的弧菌。当滴入O_1群多价免疫血清后，若运动停止，可作为O_1群霍乱弧菌的初筛诊断；若不能制止运动，则换为O_{139}血清后可制动，这种阳性反应出现后，临床须按霍乱诊断及治疗。

(4) 粪培养：将粪便接种于pH 8.4的碱性蛋白胨水增菌，在36～37℃下培养6～8小时后再分离培养。增菌培养和分离培养为明确诊断提供依据，并可鉴定出其生物型和血清型。

(5) 免疫荧光菌球法与PCR法：亦可检出病原菌。

4. 血清免疫学试验　霍乱弧菌的感染者能产生抗菌抗体和抗毒抗体，前者一般在发病第5日出现，病程8～21天时达峰值，继而下降，10个月时恢复正常。慢性带菌者可持续高水平。

此检查主要用于流行病学的追溯诊断和粪培养阴性的可疑患者的诊断。若前者效价于病程2周达1∶100，后者效价达1∶32以上或双份血清抗体效价4倍以上增长，有诊断意义。

5. 分子生物学检查　采用PCR技术，从患者或已经初步增菌的标本中检出霍乱弧菌编码肠毒素的基因序列。本法快捷，敏感性与特异性均较高。

五、诊断要点

粪便或呕吐物中检出霍乱弧菌可作为最后确诊依据。

1. **诊断标准** 具有下列项目之一者:

(1) 凡有吐、泻症状,粪培养霍乱弧菌阳性。

(2) 霍乱流行期间的疫区内,凡有霍乱典型症状,粪便培养未发现霍乱弧菌阴性,但无其他原因可查者,做双份血清抗体效价测定,血清凝集试验呈4倍以上或杀弧菌抗体测定呈8倍以上者。

(3) 在流行病学调查中,首次粪便培养阳性的前后各5天内,有腹泻症状者及有接触史,可诊断为轻型患者。

2. **疑似病例** 符合下列各项症状之一者:

(1) 具有典型的临床症状:如剧烈腹泻,水样便(黄水样、清水样、米泔样或血水样),伴有呕吐,迅速出现严重脱水、循环衰竭及肌肉痉挛(特别是腓肠肌)的首发病例,在病原学检查尚未肯定前作疑似病例处理。

(2) 霍乱流行期间有明确接触史(如同餐、同住或护理者等),并发生泻吐症状,而无其他原因可查者。

凡疑似病例应填写疑似霍乱报告,作隔离、消毒处理。每日作粪便培养,如2次阴性,且血清学检查2次阴性可否定诊断并作更正报告。

六、治疗要点

治疗原则:严格隔离、及时补液、抗菌和对症治疗。

1. **严格隔离** 患者按甲类传染病进行严密的消化道隔离,及时上报疫情。待症状消失后,隔日粪便培养1次,连续2次阴性后方可解除隔离。确诊患者和疑似患者应分别隔离,患者排泄物应彻底消毒。

2. **及时补液** 及时补充液体和电解质是治疗霍乱的关键环节。

(1) 静脉补液

1) 原则:早期,快速,足量;先盐后糖,先快后慢;纠酸补钙,注意补钾;输液总量应包括纠正脱水量和维持量。

2) 种类:包括541液(每1000mL中含氯化钠5g、碳酸氢钠4g、氯化钾1g),另加50%葡萄糖注射液20mL(或0.9%氯化钠550mL,1.4%碳酸氢钠300mL,10%氯化钾10mL,加10%葡萄糖140mL)以及2:1液,即生理盐水2份,1.4%碳酸氢钠1份。

3) 输液量及速度:输液量应根据失水程度决定。①轻度失水:以口服补液为主,如呕吐严重不能口服补液者,静脉输液每日3000~4000mL;输液速度,成人最初1~2小时宜快速输入,一般为5~10mL/min。②中度失水:输液量每日4000~8000mL,成人最初1~2小时内快速输入2000~3000mL,待血压、脉搏恢复正常后,速度减为5~10mL/min。入院8~12小时内:入院前累计损失量+入院后继续损失量+每天生理需要量(成人每天约2000mL),以后即以排出多少补充多少为原则,给予口服补液。③重度失水:输液量每日8000~12000mL,建立两条静脉通道,先按40~80mL/min速度输液,半小时后按20~30mL/min速度继续输入,直至休克纠正后,减慢输入速度。补足入院前后累计损失量后,继之可按每天生理需要量加排出量为原则补液。④补钾与纠正酸中毒:凡泻吐者均应补充钾盐,同时注意纠正酸中毒。

(2) 口服补液:霍乱肠毒素能抑制肠黏膜对钠离子和氯离子的吸收,使肠道液体大量排出,但不抑制葡萄糖和相伴随的钠离子吸收,即吸收葡萄糖的同时可增进氯化钠及水的吸收,故WHO倡导在有霍乱流行的发展中国家使用口服补液盐(ORS),适用对象是轻度和中度的霍乱患者,以及经静脉补液休克纠正,情况改善的重症霍乱患者。

口服补液的配方有很多,皆大同小异。如口服补液盐:每1000mL中含3.5g氯化钠、2.5g碳酸氢钠、1.5g氯化钾、无水葡萄糖22g,或每1000mL中含4g氯化钠、3.5g碳酸氢钠、2.5g枸橼酸钾、无水葡萄糖20g。最初6小时,成人750mL/h,小儿250mL/h;以后每6小时口服量为前6小时泻吐量的1.5倍。

3. **抗菌治疗** 是液体治疗的重要辅助措施。抗菌药物能控制病原菌、减少腹泻量、缩短泻吐期及排菌期、缩短病程。常用药物:诺氟沙星、复方磺胺甲噁唑片、多西环素等。

4. **对症治疗** 重症患者经补液后,血压未上升,可加用糖皮质激素及血管活性药物,如多巴胺、间羟胺,直至血压恢复正常并维持稳定。急性肺水肿及心力衰竭应暂停输液,给予强心剂、利尿剂、镇静剂治疗。低钾血症,轻者口服氯化钾或枸橼酸钾,严重者静脉滴注氯化钾。有肌肉痉挛者,10%葡萄糖酸钙10~20mL静脉注射。急性肾衰竭者应纠正酸中毒及电解质紊乱,伴有高血容量、高血钾、严重酸中毒者,采用透析治疗。

七、预防

1. **控制传染源** 加强对传染源的管理是控制霍乱流行的重要环节。霍乱流行时,应开设肠道门诊,健全疫情报告制度。早期发现患者,立即隔离治疗,直至症状消失后,并隔日粪培养一次,连续2次阴性。密切接触者严格检疫5天,留取粪培养并预防性服药。可疑者隔离观察,以防止霍乱传播。

2. **切断传播途径** 对患者的用具和粪便严格管理。改善环境卫生,加强饮水消毒和食品管理。保证饮食卫生,尽量不外出就餐;不喝生水,饭前便后洗手;不生吃海产品、水产品、蔬菜或生冷不洁、腐烂变质的食物,瓜果要洗净;厨房生熟用具分开,是预防霍乱的根本措施。疾病流行时,要强调饮水、漱口水、洗食具时水必须煮沸;自来水厂要严格消毒措施。对污染衣物、用具等消毒处理,做好随时消毒和终末消毒,并严禁用新粪施肥。消灭苍蝇等传播媒介。对疫点、疫区需进行严密消毒、隔离,以防止霍乱的传播。加强对车辆、船舶、飞机上旅客的医学观察。

3. **加强免疫力** 霍乱流行时,采取有选择性的疫区人群使用霍乱菌苗,对控制疾病流行有一定作用。

八、护理要点

1. **消毒隔离措施** 采用消化道严密隔离措施,按肠道传染病的隔离方法隔离患者至症状消失,隔日粪培养1次,连续2次阴性止。严格消毒措施。吐泻物用20%漂白粉乳剂消毒,2小时后弃去,或排放入专用化粪池中做消毒处理。便具、餐具、衣被、地面、家具用次氯酸钠溶液消毒。枕芯、床垫日光曝晒6小时或用过氧乙酸熏蒸。室内应有防蝇设备。护理患者后应彻底洗手。

2. **病情监测** 密切观察生命体征和神志的变化,每0.5~1小时测量及记录1次。观察并记录呕吐物及排泄物的颜色、性质、量、次数。严格记录24小时出入量。根据皮肤黏膜弹性、尿量、血压、神志等的变化判断脱水程度。结合实验室检查如钠、钾、氯、钙、CO_2结合力、尿素氮等,评估水、电解质和酸碱平衡情况,为判断补液量和进一步治疗提供依据。

3. **饮食护理** 剧烈泻吐时应暂时禁食。临床症状逐渐好转,可给予少量多次饮水。病情控制后逐步过渡到温热、低脂流质饮食,如果汁、米汤、淡盐水等,尽量避免饮用牛奶、豆浆等不易消化又加重肠胀气的食物。

4. **液体治疗护理** 遵医嘱进行补液治疗,是治疗抢救霍乱患者的关键。

(1) 迅速建立至少两条静脉通道,有条件的医院可做中心静脉穿刺,输液的同时监测中心静脉压的变化,为判断病情和疗效提供依据。

(2) 根据病情轻重、脱水程度,确定输液量和速度,制订周密的输液计划。

(3) 大量或快速输入液体时应加温至37~38℃,以免因快速输入大量液体出现不良反应。

(4) 可应用输液泵以保证及时准确地输入液体。

(5) 观察输液效果及并发症:补液过程中应仔细观察患者症状和体征,如血压是否恢复。皮肤弹性是否好转、尿量是否正常等。快速补液期间,应注意患者有无输液反应,是否出现烦躁、胸闷、咳嗽、心悸、颈静脉充盈、肺部出现干湿性啰音等,提示发生急性肺水肿,应及时作出相应的处理。

5. **生活护理** 严格卧床休息,协助床边排便(注意遮挡),减少患者往返如厕的体力消耗。经常用漱口水或温生理盐水漱口,以保持口腔清洁湿润。加强臀部皮肤护理,卧床患者注意压疮的发生。呕吐时头偏向一侧,避免造成窒息或吸入性肺炎;呕吐后协助患者温水漱口。床边放置容器,便于患者拿取及对排泄物进行测量处理。及时采集泻吐物送检,并严格消毒处理。

6. **用药护理** 遵医嘱使用敏感抗菌药物,减少腹泻量和缩短泻吐期。大量钾、钠、钙及氯化物的丧失可导致肌肉痉挛,如腹直肌、腓肠肌痉挛,可予局部热敷、按摩等,或按医嘱给予药物治疗。

7. **心理护理** 霍乱患者往往突然起病,病情发展迅速;剧烈泻吐导致严重脱水、极度不适,机体状况可迅速恶化;本病属于烈性肠道传染病,必须实施严密消化道隔离,给患者带来极度恐惧,这些不良情绪可诱使病情加重。护士应对患者积极、主动、热情、不嫌弃,隔离期间帮助患者尽快熟悉和适应陌生的环境,缓解恐惧情绪,帮助患者树立治病信心和增强安全感。与患者进行有效沟通,向患者及家属解释本病的发生、发展过程,说明严密隔离的重要性及隔离期限。让患者充分表达自己的情感,以了解患者的顾虑、困难,满足合理需要。帮助患者及时清除排泄物,及时更换污染的床单,创造清洁舒适的环境。

8. **健康指导**

(1) 建立健全疫情报告制度,宣传霍乱的预防措施,并说明霍乱是烈性肠道传染病,起病急、传播快、重症者死亡率高。

(2) 大力开展"三管一灭"(管理好水源、饮食、粪便和消灭苍蝇)的群众性卫生运动,是预防霍乱的关键。

(3) 开展有关霍乱的基本知识教育,讲述霍乱的临床过程及护理治疗方法,使患者配合治疗,以尽快控制病情发展。

(张 静)

第4节 细菌感染性腹泻

细菌感染性腹泻(bacterial diarrhea)是指由细菌引起,以腹泻为主要表现的一组常见肠道传染病,一般为急性表现,也有病程超过14天的为迁延性腹泻。常伴有脱水和(或)电解质紊乱。本节是指除霍乱、菌痢、伤寒、副伤寒以外的细菌感染性腹泻。该病发病呈全球性,可暴发流行。临床表现以胃肠道症状为主,轻重不一,多为自限性,但少数可发生严重并发症,甚至导致死亡。

一、流行病学

1. **传染源** 主要为患者及病原携带者。

2. **传播途径** 感染性腹泻主要通过粪-口途径传播,即通常经水、食物、接触和苍蝇等媒介传播。食用了污染的食物、水会引起食源性细菌性腹泻;通过医务人员的手或污染公共物品可造成医院感染引起医院内腹泻传播。

3. **易感人群** 人群普遍易感,没有交叉免疫。儿童、老年人、使用免疫抑制剂、慢性疾病者为高危人群,而且容易发生严重并发症。此外,旅游者也容易发生细菌性腹泻,称为旅游者腹泻。患病后获得的免疫力持续时间较短。

4. **流行特点** 地区性广泛流行于世界各地,欧美国家细菌性腹泻主要病菌为非伤寒沙门菌,其次为弯曲菌和志贺菌属。季节性全年均可发病,好发于夏、秋季,部分细菌性腹泻如耶尔森菌肠炎好发于冬季。年龄分布可侵犯各年龄组,最易感染的是抵抗力弱的儿童、年老体衰者。可散发感染或暴发流行,一般为散发感染,也可发生暴发流行,危害非常大。

二、病因及发病机制

常见细菌有沙门菌属、志贺菌属、大肠埃希菌、弯曲菌、耶尔森菌、金黄色葡萄球菌、副溶血性弧菌等,本节介绍其他章节未涉及且近年来较受重视的病原菌。

1. **大肠埃希菌** 大肠埃希菌属于埃希菌属,肠杆菌科,短杆状革兰阴性菌,无芽孢,大多有鞭毛,运动活跃。在15~45℃均能生长,最适宜温度为37℃,在水中可存活数周至数月,在冰箱中可长期生存。对酸有较强抵抗力,对高温和化学消毒剂敏感,75℃以上1分钟死亡。该菌是国际公认的卫生监测指示菌,在现代遗传工程中也被用作主要的工程菌。

2. **耶尔森菌** 耶尔森菌为革兰阴性短小杆菌,无芽孢,兼性厌氧,在30~42℃均可生存。可产生热稳定性肠毒素,121℃经30分钟不被破坏,对酸、碱稳定。广泛存在于自然环境中,可从人类、动物、土壤、水及各种食品中分离出,煮沸、干燥及常规消毒剂可杀灭。

3. **变形杆菌** 属肠杆菌科,为革兰阴性菌,多形性,无芽孢和荚膜,有周鞭毛,运动活跃。最适温度为37℃,能产生肠毒素。该菌对外界适应力强,营养要求低,生长繁殖较迅速,存在于人及各种野生动物肠内,也存在于粪肥、土壤及水中,在鱼、蟹及肉类中变形杆菌污染率较高。

4. **类志贺邻单胞菌** 类志贺邻单胞菌为革兰阴性菌,单独或成双存在,可呈短链或长丝状,兼性厌氧,有动力,无芽孢和荚膜。与志贺菌有一些共同的生化反应和抗原结构,但毒力比志贺菌低。

5. **气单胞菌** 气单胞菌为革兰阴性杆菌,单鞭毛,无荚膜和芽孢。广泛存在于自然界,河水、海水、供水系统中均可检测到本菌。

侵袭性腹泻,又称之为渗出性腹泻,是由于病原体侵袭肠上皮细胞,引起炎性渗出、肠黏膜坏死、溃疡形成而导致的腹泻。分泌型腹泻是由于病原体刺激肠黏膜分泌过多的水到肠腔,引起肠液分泌增多和(或)吸收障碍而导致的腹泻。主要病理改变为小肠黏膜充血水肿。重症病例可有肠黏膜充血、糜烂、出血。部分有结肠炎症与出血,肺、肝、肾等重要脏器亦可有中毒性病变。

三、临床表现

潜伏期数小时至数天、数周。多急性起病,少数起病较缓慢。临床表现轻重不一,以胃肠道症状最突出,出现食欲缺乏、恶心、呕吐、腹胀、腹痛、腹泻,可伴里急后重,腹泻次数可多至十几、二十多次,甚至不计其数,粪便呈水样便、黏液便、脓血便,分泌性腹泻一般不出现腹痛,侵袭性腹泻多出现腹痛。常伴畏寒、发热、乏力、头晕等表现，病情严重者，因大量丢失水分引起脱水、电解质紊乱，甚至休克。病程为数天至12周，常为自限性，少数可复发。超过14天的腹泻，称为迁延性腹泻。

四、实验室及其他检查

1. **外周血常规检查** 一般白细胞总数升高或正常，中性粒细胞增多或伴核左移。

2. **粪便常规** 肉眼观察粪便的外形、量、稠度及有无食物残渣、黏液、脓血等。不同细菌感染后粪便可呈稀水样便、洗肉水样便、脓血便、血便、黏液便等性状。如怀疑霍乱弧菌、弯曲菌感染，应用粪便悬滴检查，霍乱弧菌可见特征性鱼群样运动，弯曲菌则可见突进性运动的螺旋形细菌。

3. **粪便培养** 粪便培养为确诊依据，一般培养阳性率低，提高阳性率的方法包括：①应用抗生素之前取材；②取新鲜粪便的黏液脓血部分；③标本保温及时送检；④连续多次培养；⑤结肠镜检时取材；⑥除采用双硫与血液琼脂培养基外，应根据可疑致病菌选用相应的培养基与培养条件。

4. **免疫学检查** 常用方法有乳胶凝集试验、酶联免疫吸附试验、被动血凝集试验、免疫荧光法、免疫磁球法、酶免疫荧光法等，用于粪便中细菌及毒素、血清中特异性抗原抗体的检测。

五、诊断要点

根据流行病学资料，包括发病季节、地区、年龄，有无不洁饮食史、集体发病史、动物接触史、疫水接触史及抗生素使用史、手术史，结合发病症状、体征、病程以及腹泻次数、性状等考虑可能的病原菌，确诊有赖于粪便病原菌的分离培养及特异性检查。

六、治疗要点

1. **一般治疗** 隔离、监护、休息、吸氧、营养支持等。

2. **对症治疗** 及时正确处理高热、头痛、惊厥、休克等。

3. **病原治疗** 早期、足量应用敏感的抗菌药物。

(1) 抗菌治疗：不同病原菌所使用抗菌药物不同，耶尔森菌感染的轻症患者多为自限性，不必应用抗菌药物治疗，重症或并发败血症者根据药物敏感试验选用，疗程2～3天，一般对氨基糖苷类、氯霉素、磺胺类和氟喹诺酮类等敏感。

(2) 一般治疗及对症治疗：尤其注意改善中毒症状，纠正水、电解质的平衡失调。

营养治疗：患者多有营养障碍，如病情允许，应进食适宜的食物。

4. **多发、暴发疫情的处理原则** 立即隔离及治疗患者；采样做病原学和(或)血清学检查，尽快查明病原体；尽快查明传染来源，采取相应措施，切断传播途径，阻断疫情发展。

七、预防

应以切断传播途径为主，同时加强对传染源的管理，采取综合性预防措施，对重点人群、集体单位及临时性大型工地应特别注意预防暴发和流行。

1. **管理传染源** 设置肠道专科门诊，早期发现患者，并对部分感染性腹泻患者进行隔离与治疗。对从事饮食业、保育员和给水人员定期体检，以检出慢性患者、带菌者；对吐泻物及饮食用具要严格消毒；受感染动物就地处理。对于多发或暴发疫情，要立即隔离、治疗患者，采样做病原学和(或)血清学检查，尽快查明病原菌，确定传染来源。

2. **切断传播途径** 切断传播途径是预防和控制腹泻的重要措施，包括养成良好的个人卫生习惯，加强饮食、饮水卫生管理，以及对媒介昆虫的控制。处理好污物、污水，对患者的粪便等排泄物加入含氯石灰或粪便量等量的10%含氯石灰乳剂，处理后倒入便池。对于重点人群、集体单位、临时大型工地，要积极采取综合性预防措施，预防暴发和流行。

3. **保护易感人群** 采用预防接种的方法能使急性细菌性腹泻的暴发和流行得到控制，有关疫苗正在研制中。

4. **其他预防措施** 对于医源性的细菌性腹泻的预防，应当隔离患者，严格执行消毒隔离措施，如医务人员严格洗手，接触患者时戴手套，使用一次性医疗器械，防止交叉感染。保持医院环境清洁，对内镜等反复使用的设备及易于被粪便污染的场所采用有效的消毒剂，充分消毒。

八、护理要点

1. **消毒隔离措施** 执行消化道隔离措施。对患者用过的餐具、便器、卧具等均应消毒，以避免疾病的传播和流行。

2. **病情观察** 严密监测患者的生命体征、神志、尿量的变化,有无口渴、口唇干燥、皮肤弹性下降、尿量减少、神志淡漠等脱水表现,有无肌肉无力、腹胀、肠鸣音减弱、心律失常等低钾血症的表现,监测血生化指标的变化、排便情况及伴随症状。

3. 饮食护理 总的原则是食用营养丰富、易消化、低油脂的食物。急性腹泻伴有呕吐的,如急性胃肠炎,应禁食一天;病情较轻者可以吃流质、半流质食物,如米汤、稀饭、面条,逐渐过渡到正常饮食。患者在治疗期间要多喝水,以淡盐水、果汁为佳,以防止患者由于腹泻出现脱水现象。

4. 腹泻的护理 患者要注意卧床休息,以减少体力消耗和肠蠕动次数。注意患者的腹部保暖,受凉会使病情加重。对腹泻频繁的患者要做好肛门护理,便后应先用吸水性强的软纸擦拭,再用热毛巾擦拭干净。如患者肛门发红,可涂少量软膏类抗生素。

5. 用药护理 腹泻治疗以病因治疗为主,应用解痉止痛剂如阿托品时,注意药物不良反应如口干、视力模糊,心动过速等。正确执行医嘱,全身症状显著者经静脉补充水分和电解质,注意输液速度的调节,老年患者尤应及时补液并注意输液速度,因老年人易因腹泻发生脱水,也易因输液速度过快引起循环衰竭。

6. 心理护理 慢性腹泻治疗效果不明显时,患者往往对预后感到担忧,应注意患者心理的评估和护理,鼓励患者配合检查和治疗,稳定患者情绪。

7. 健康指导

(1) 卫生宣教:加强以预防肠道传染病为重点的卫生宣传教育,搞好环境卫生,提倡喝开水,不吃生的或半生的食品。加强饮用水卫生,要加快城乡自来水建设及自来水卫生监督管理,在暂时达不到要求的地区,必须保护水源,改善饮用水卫生,实行饮用水消毒。抓好饮食卫生。

(2) 疾病相关知识:广泛开展肠道传染病防治知识的宣传教育,提高广大群众的防病意识,教育群众改变不良卫生习惯。

(3) 保护易感人群:目前除霍乱、痢疾和轮状病毒有疫苗外,绝大多数尚无有效的疫苗供使用,且现存疫苗由于价格昂贵很难推广应用。

(4) 监测:感染性腹泻由多种细菌引起,加强监测对控制流行、防止暴发具有重要的意义。①加强对重点人群的监测:对饮食服务行业人员等重点人群应定期进行体检和粪便检查,发现带菌者应暂调离。②水源监测:包括对井水、河水、塘水、其他饮用水源及污水的检测。③食品检测:包括对市售海(水)产品、肉类、肉类制品及其他各种食品的检测;在农村、家畜家禽饲养场,对家畜、家禽携带人畜共患病病原体(如肠致泻性大肠埃希菌、弯曲菌等)进行检测。

(张 静)

第5节 流行性脑脊髓膜炎

流行性脑脊髓膜炎简称流脑,是由脑膜炎奈瑟菌(又称脑膜炎球菌)引起的一种急性化脓性脑膜炎。其临床特征为突发高热,剧烈头痛,频繁呕吐,皮肤黏膜瘀点、瘀斑,脑膜刺激征,脑脊液呈化脓性改变,严重者可有败血症、休克和脑实质损害,常可危及生命。本病经空气传播,多见于冬春季节,儿童发病率较高。

一、流行病学

1. 传染源 带菌者和流脑患者是本病的传染源。患者在潜伏期末期和急性期均有传染性,传染期多不超过发病后10天,且治疗后细菌很快消失,故患者作为传染源的意义远不如带菌者重要。本病隐性感染率高,感染后细菌可存在于正常人鼻咽部,不引起症状而成为带菌者,且带菌者不易被发现,流行期间人群带菌率可达50%以上。

2. 传播途径 病原菌主要是通过咳嗽、喷嚏等经飞沫直接从空气中经呼吸道传播。因本菌在体外的生活力极弱,故通过日常用品间接传播的机会极少。但密切接触如同睡、怀抱、喂奶、接吻等,对2岁以下婴幼儿传播有重要意义。

3. 易感人群 普遍易感,新生儿有来自母体的IgG抗体,不易患本病;6个月至2岁婴儿的抗体水平最低,故发病率最高;人感染后产生持久免疫力;各群间有交叉免疫,但不持久。

4. 流行特点 本病有明显的季节性,多发生在11月至次年5月,3—4月为流行高峰,终年散发;中小城市及乡镇发病较多,大城市发病较少,山村及偏僻农村可多年无病例,可一旦有传染源进入,则引起暴发流行。人感染后可产生特异性免疫,但随着人群免疫力的下降及新易感者逐渐增加,使本病呈周期性流行,一般每3~5年小流行,7~10年大流行。本病隐性感染率高,据统计易感人群感染后,60%~70%为无症状带菌者,仅1%为典型流脑。

二、病因及发病机制

脑膜炎奈瑟菌(又称脑膜炎球菌)属,为革兰染色阴性,呈肾形或豆形,具有多糖荚膜,直径 0.6～0.8μm,多数凹面相对成双排列。该菌仅存在于人体。该细菌多见于中性粒细胞内,裂解可释放内毒素,为其致病的重要因素。本菌为专性需氧菌,营养要求较高,须在血液琼脂(巧克力)培养基上方能生长。在5%～10%二氧化碳、37℃和 pH 7.4～7.6的条件下较易生长。该菌对外界抵抗力很弱,对寒冷、干燥、热及一般消毒剂极为敏感。又因能产生自溶酶,在体外极易自溶,故采集标本应注意保暖并快速送检。

根据菌体表面特异性荚膜多糖抗原之不同,可将其分为 A、B、C、D、X、Y、Z、29E、W135、H、I、K、L 13个血清群,其中以 A、B、C 三群最常见,占 90%以上。我国目前流行的菌群仍以 A 群为主,B、C 群为散发菌株。

脑膜炎球菌自鼻咽部侵入人体后,病情的发展取决于人体的防御功能和细菌的毒力。如人体免疫力强,则侵入的病原菌迅速被消灭;如免疫力较弱,则病原菌在鼻咽部繁殖,成为无症状带菌状态,或表现为上呼吸道炎症,一般多可因获得免疫力而不治自愈;在少数情况下,当人体免疫力明显低下或侵入的病原菌数量多、毒力强时,病原菌从鼻咽部黏膜侵入血流而形成短暂的菌血症,仅少数发展为败血症。该菌可通过血-脑脊液屏障,继而侵犯脑脊髓膜,形成化脓性脑膜炎。

普通型流脑败血症期,细菌侵袭皮肤血管内皮细胞,细菌迅速繁殖释放内毒素,通过吞噬细胞释放的炎症因子作用于小血管和毛细血管,引起局部出血、坏死、细胞浸润和血栓形成栓塞,临床表现为皮肤黏膜瘀点、瘀斑。脑膜炎期间,脑膜和脊髓膜血管内皮细胞在炎症介质的作用下充血、水肿、出血、坏死,通透性很高,血管周围纤维蛋白、中性粒细胞和血浆外渗,引起脑脊髓膜化脓性炎症及颅内压升高。

暴发休克型流脑与脑膜炎球菌释放内毒素引起急性微循环障碍有关。大量内毒素引起全身小血管痉挛,导致有效循环血容量减少,引起感染性休克。由于广泛的血管内皮细胞损伤及内毒素作用,使血管通透性增加,血管活性物质释放,激活凝血系统而发生 DIC、继发纤溶亢进,加重微循环障碍和出血,严重者出现多器官衰竭。

暴发脑膜脑炎型则与内毒素引起脑部微循环障碍有关。细菌通过释放内毒素作用于各种炎症细胞,释放大量的炎症介质,引起脑血管微循环障碍,使得脑血管痉挛、通透性增加,引起脑组织充血、出血、水肿、坏死等严重损害,颅内压显著升高,严重者可导致脑疝,出现昏迷加深、瞳孔变化及呼吸衰竭,导致死亡。

败血症期的主要病变为血管内皮细胞损害,血管壁炎症、坏死和血栓形成,血管周围有出血灶,皮肤、黏膜亦可有局灶性出血。脑膜炎期主要病变部位在软脑膜和蛛网膜,表现为脑膜血管充血、渗出、炎症、水肿,引起颅内压升高。颅底部由于炎症、粘连,可有脑神经损害改变。暴发脑膜脑炎型病变主要损害脑实质,引起脑组织坏死、充血、水肿、颅内压显著升高,严重者发生脑疝。

三、临床表现

潜伏期一般为 1～2 天,最短 1 天,最长 7 天。流脑的病情复杂多变,轻重不一,按病情可分为普通型、暴发型、轻型及慢性型。

1. 普通型 最常见,约占发病者的 90%。按其发展过程分为 4 期。

(1) 前驱期:主要表现为咽痛、低热及鼻咽炎等上呼吸道感染症状。此期持续 1～2 天。

(2) 败血症期:主要为毒血症状,即突然出现畏寒、高热、头痛、食欲减退、呕吐、乏力、肌肉酸痛及神志淡漠等。婴幼儿发作多不典型,表现惊厥、腹泻及咳嗽,亦有高热、拒乳、烦躁及哭闹不安。70%以上的患者于发病后数小时出现皮肤、眼结膜紫红色瘀点或瘀斑,大小为 1～2mm 至 1～2cm,呈鲜红色,病情严重者瘀斑迅速扩大,中央呈紫黑色坏死或大疱,是本期特征性表现。约 10%的患者于病后 2 天左右,在唇周出现单纯疱疹或脾大。此期持续 1～2 天后进入脑膜炎期。

(3) 脑膜炎期:患者败血症期症状持续,同时有下列表现:①颅内高压表现:头痛欲裂、呕吐频繁、烦躁不安、视盘水肿。②脑膜刺激征:颈后疼痛,颈项强直,凯尔尼格征、布鲁津斯基征阳性等。③严重者出现谵妄、意识障碍及抽搐。婴儿脑膜刺激征可缺如,前囟未闭者多突出,但有时因频繁呕吐、脱水反而使前囟下陷。患者通常在 2～5 天内进入恢复期。

(4) 恢复期:经治疗后患者体温逐渐降至正常,皮肤黏膜瘀点、瘀斑停止发展,并大部分被吸收,症状逐渐好转,神经系统体征亦逐渐消失。此期持续 1～3 周痊愈。

2. **暴发型**　最凶险，多见于儿童，起病急骤，发展迅速，如不及时抢救，常于24小时内危及生命。按其临床特点分为以下类型：

(1) 休克型：主要表现为循环衰竭：面色苍白、四肢厥冷，口唇及指端发绀，脉搏细速甚至触不到，血压明显下降、脉压缩小，甚至血压降至零，少尿或无尿。可有呼吸急促，突起高热、头痛、呕吐，严重者体温不升，伴全身严重中毒症状，精神极度萎靡，轻重不等的意识障碍，惊厥，常于短时间内出现遍及全身的广泛瘀点、瘀斑，且迅速扩大融合成大片瘀斑伴皮下出血，或继以大片状坏死。脑膜刺激征及脑脊液改变可不明显。

(2) 脑膜脑炎型：主要表现为脑实质损害。患者除具有严重的中毒症状外，常迅速进入昏迷状态，反复惊厥，锥体束征阳性，两侧反射不对称等。血压升高而心率减慢，瞳孔一大一小或忽大忽小，眼底可见视盘水肿等脑水肿表现。严重者可发生脑疝，出现中枢性呼吸衰竭。

(3) 混合型：最严重。同时可有休克及脑膜脑炎两型临床表现，病死率极高。

3. **轻型**　主要表现为上呼吸道感染症状，如低热、咽痛及轻微头痛。脑脊液检查多无明显异常，咽拭子培养阳性。此型多见于流脑流行后期，病变轻微。

4. **慢性型**　此型极为少见，病程可迁延数周甚至数月。表现为间歇性寒战、发热、皮肤瘀点或皮疹。每次发作可持续1～6天。血培养可为阳性。

5. **并发症**　继发感染、败血症期播散至其他脏器而造成的化脓性病变，脑膜炎本身对脑及其周围组织造成的损害，如中耳炎、化脓性关节炎、心内膜炎、心包炎、肺炎及胸膜炎等。

四、实验室及其他检查

1. **血常规检查**　白细胞总数明显增高，一般在$(10\sim20)\times10^9$/L，中性粒细胞80%～90%。并发DIC者，血小板减少。

2. **脑脊液检查**　初期仅有脑脊液压力增高，外观正常。典型脑膜炎期，压力显著升高，外观混浊或呈脓样，白细胞数可高达$1\,000\times10^6$/L，以多核细胞为主，蛋白质明显增多，而糖含量及氯化物降低。

3. **细菌学检查**

(1) 涂片检查：①皮肤瘀点检查：针刺取少量瘀点内血液和组织液涂于载玻片上染色后镜检，阳性率60%～80%。②脑脊液沉淀涂片检查：阳性率为60%～80%，脑脊液不宜搁置太久，以免病原菌自溶。

(2) 细菌培养：取血液、皮肤瘀点刺出液或脑脊液培养，阳性率低，注意在应用抗菌药物前采血，并宜多次采血样送检。

4. **免疫学检查**　常用对流免疫电泳法、乳胶凝集试验、反向间接血凝试验、ELISA法等进行脑膜炎奈瑟菌抗原检测，主要用于早期诊断，阳性率在90%以上。

五、诊断要点

1. **流行病学资料**　本病在冬春季节流行，以2～6岁婴幼儿多见。

2. **临床表现**　突起高热、剧烈头痛、频繁呕吐，皮肤黏膜瘀点、瘀斑，脑膜刺激征阳性。严重患者出现感染性休克，意识障碍、惊厥和呼吸衰竭。

3. **实验室检查**　血中白细胞和中性粒细胞数量增加，脑脊液压力增高及化脓性改变。细菌培养阳性可确诊。

六、治疗要点

1. **普通型**

(1) 一般治疗：执行呼吸道隔离措施，维持足够液体量及电解质平衡。

(2) 对症治疗：高热时给予物理降温，头痛剧烈者可予镇痛或高渗葡萄糖、脱水剂脱水。

(3) 病原治疗

1) 青霉素G：高度敏感的杀菌药物，但不易透过血脑脊液屏障。青霉素在脑脊液中的浓度为血液浓度的10%～30%，大剂量注射使脑脊液达有效杀菌浓度。

2) 氯霉素：高度敏感杀菌药，可通过血脑脊液屏障。脑膜炎球菌对氯霉素很敏感，且其在脑脊液中的浓度为血液浓度的30%～50%。使用氯霉素应密切注意其副作用，尤其对骨髓的抑制，新生儿、老人慎用。

3) 头孢菌素：抗病菌活性强，易透过血脑脊液屏障，且毒副作用小。适用于不能使用青霉素或氯霉素的患者。常用的有头孢曲松、头孢噻肟等。

2. **暴发型**

(1) 休克型

1) 治疗原则：尽早应用有效抗生素，多采用青霉素、氯霉素及头孢菌素等抗生素。

2）迅速纠正休克：补充血容量，联合应用晶体和胶体溶液；纠正酸中毒，首选5%碳酸氢钠；如休克无明显好转，应选用血管活性药物，可应用山莨菪碱或多巴胺直至血压回升。短期应用糖皮质激素，可减轻毒血症，稳定细胞膜，亦可解痉、增强心肌收缩力及抑制血小板凝集，有利于纠正休克。如果皮肤瘀点、瘀斑不断增加，融合成片，且伴有血小板明显减少者，考虑已发生DIC，应及早应用肝素。DIC晚期应给予抗纤溶治疗。同时应输入新鲜全血、血浆及血小板，补充消耗的凝血因子。注意保护重要脏器功能，如心率明显增快时用强心剂。

(2) 脑膜脑炎型

1）病原治疗：尽早应用有效抗生素，同休克型选药。

2）减轻脑水肿：快速静脉滴注甘露醇加地塞米松，或与50%葡萄糖注射液交替使用。

3）积极防治呼吸衰竭：给予洛贝林、尼可刹米等呼吸兴奋药。必要时行气管插管或气管切开，实施间歇正压人工呼吸治疗。

4）加强对症治疗：高热可用物理降温及镇静剂，必要时用亚冬眠疗法。

(3) 混合型：此型患者病情复杂严重，应积极治疗休克，又要注重对脑水肿的治疗。因此在积极抗感染治疗的同时，针对具体病情，有所侧重，两者兼顾。

七、预防

1. 控制传染源 发现患者就地进行呼吸道隔离和治疗，及时报告疫情，加强疫情监视，密切接触者医学观察1周，以控制传染源。隔离至症状消失后3天，隔离期一般不小于7天，以防疫情扩散。

2. 切断传播途径 流行期间做好卫生宣传工作，搞好个人及环境卫生，应避免大型集会和大的集体活动，居室开窗通风。

3. 保护易感人群

(1) 菌苗预防注射：我国普遍采用A群荚膜多糖菌苗预防接种，副作用少，保护率达90%以上。近年来由C群脑膜炎球菌引起的病例时有发生，A群和C群流脑之间无交叉免疫，单纯接种A群流脑疫苗已不能有效控制该病流行，只有同时接种含有A群、C群流脑多糖疫苗才能有效预防流脑流行。

(2) 对流脑的密切接触者，可在医生的指导下口服抗菌药物预防。对磺胺敏感的菌株引起的流行，密切接触者可服磺胺甲噁唑，成人每日2g，儿童每日50～100mg/kg，连服3天。

八、护理要点

1. 消毒隔离措施 采用呼吸道隔离措施。

2. 病情观察 严密监测生命体征。询问头痛程度，重视患者主诉，观察瘀点、瘀斑的进展及呕吐情况。注意面色、表情、末梢循环情况，有无休克、惊厥、抽搐和脑疝的先兆表现。

3. 休息 创造舒适、安静的环境，集中治疗和护理操作，确保患者充分休息，以减少机体能量消耗，保证脑组织及重要脏器供氧。定时开窗通风，保持病室空气流畅，尽量减少人员流动。

4. 症状护理

(1) 高热：见本篇第1章中"发热"的护理。特别注意有循环不良或循环衰竭的患者，禁用冷敷和酒精擦浴，以免引起寒战和虚脱。体温>38.5℃时给予物理降温或药物降温。高热反复惊厥者遵医嘱给亚冬眠治疗。

(2) 头痛：向患者说明头痛原因，酌情止痛或脱水降颅压，以缓解头痛。

(3) 呕吐：呕吐频繁者给予镇静剂或脱水剂以去除呕吐原因，呕吐时患者取侧卧位，头偏向一侧，以免引起误吸，呕吐后及时清洗口腔，并更换脏污的衣服、被褥，创造清洁环境。

(4) 皮疹：大片瘀斑，甚至坏死者，应注意皮肤护理。①随时保持衣被、床单位、皮肤的清洁，内衣、被褥应宽松、柔软，避免汗液、尿液、粪便、碎屑等刺激，勤抹洗、勤更换。②翻身时注意动作轻、稳，避免拖、拉、拽，防止皮肤擦伤。③已发生破溃者，按换药的要求处理，防止继发感染。④病室应保持整洁，定时通风，定时空气消毒。

惊厥、意识障碍：见第2章第5节"护理要点"。

5. 用药护理

(1) 磺胺药：主要毒性反应为肾功能损害、药疹等。服药期间鼓励患者多喝水，每日至少饮水2 000mL，且保证尿量在1 000mL/d以上，或遵医嘱使用碱性药物以碱化尿液，避免出现肾损害。定期复查尿常规。

(2) 青霉素：须经皮试阴性方可使用。

(3) 氯霉素：毒性大，可引起白细胞减少等骨髓抑制现象。故使用本药期间要定期作血常规检查，一旦白细胞减少即停用。新生儿禁用。

(4) 脱水剂：定时给药、快速输入，严防药液渗漏至皮下引起组织坏死。记录尿量，明确脱水效果，注意观察有无水、电解质平衡紊乱表现及患者心功能状态不良表现。颅内高压者行腰椎穿刺前应先脱水治疗,以免诱发脑疝。

(5) 肝素:应注意用法、剂量、间隔时间,并注意观察过敏反应及有无自发性出血,如发现皮肤及黏膜出血、注射部位渗血、血尿及便血等应停止使用。

6. 心理护理 患者起病急、疾病进展快,加之暴发型、混合型流脑病情危重,死亡率高,所以患者和家属均难免产生紧张、焦虑及恐惧心理。护理人员要冷静、沉着,以严谨的工作作风、认真负责的工作态度向患者及家属讲解心理因素对疾病的影响,守候患者,尊重患者,主动关心、体贴、照顾患者,耐心解释、安慰、鼓励患者。以丰富的专业知识和娴熟的操作技术,解答患者提出的疑问,创造安静、安全、舒适的环境,满足患者安全和自尊的需要。加强护患之间的沟通,以增加患者对治疗的信心,主动配合治疗,提高抢救成功率。

7. 健康指导

(1) 讲解疾病知识:讲解有关流脑的病因、传播途径、临床特征、疾病过程、治疗药物、疗程、药物副作用和预后等。告知流脑的消毒、隔离知识、预防措施及并发症的发生时间、临床表现、皮肤自我护理方法及预后等。说明早诊早治的重要性,普通型流脑治疗及时预后良好,暴发型流脑预后较差,病死率10%左右,及时治疗仍有可能痊愈。

(2) 预防疾病指导:开展多种形式的卫生宣传教育。搞好环境卫生和个人卫生,不随地吐痰,注意室内通风换气,勤晒衣被和儿童玩具,可以达到预防疾病的目的。体质较弱者应做好自我保护,如外出戴口罩等。

(3) 保护易感人群:流行季节前对流行区6个月至15岁的易感人群应用流脑疫苗接种,可明显降低发病率。流脑流行单位的密切接触者及家庭内密切接触的儿童可用药预防,如复方磺胺类药物,成人每日2g,儿童每日50～100mg/(kg·d),连用3天,并医学观察7天。

(张　静)

第5章 原虫感染患者的护理

第1节 阿米巴病

阿米巴病(amebiasis)是由溶组织内阿米巴感染引起的一种寄生虫病,包括肠阿米巴病及继发性肠外阿米巴病,主要为阿米巴肝脓肿,肺、脑脓肿也可发生。

一、肠阿米巴病

肠阿米巴病,即阿米巴痢疾,是溶组织内阿米巴侵入结肠内引起的消化道传染病,临床特征为腹痛、腹泻、排暗红色带有腥臭味的粪便。感染者多数处于无症状的病原携带状态,约10%感染者出现临床症状.易复发或转为慢性,可引起肝脓肿等肠外并发症。

(一)病原学 病原体为溶组织内阿米巴。溶组织内阿米巴的生活周期有滋养体和包囊两种形态,并经历囊后滋养体、大滋养体、囊前滋养体和包囊4个阶段。滋养体是阿米巴在人体的生活史中主要阶段,寄生于结肠肠腔或肠壁。滋养体按其形态可分为小滋养体和大滋养体。小滋养体直径10~20μm,无吞噬红细胞能力,一般不致病,是溶组织内阿米巴生活于肠腔中的形态(共生型),有囊前和囊后滋养体;包囊形成前的小滋养体为囊前滋养体,包囊进入人体后脱囊形成囊后滋养体。大滋养体直径20~40μm,有吞噬红细胞、分泌多种溶组织酶、侵入机体组织的能力,是溶组织内阿米巴致病性形态(侵袭型)。滋养体对外界环境的抵抗力弱,易被胃液杀灭。包囊由结肠腔内囊前滋养体演变形成,能起传播作用。包囊呈无色透明的圆球形,直径5~20μm,对外界环境变化、自来水含氯浓度和胃酸都具有抵抗力,但不耐热,加热至50℃数分钟即死亡。成熟的包囊具有感染能力(感染型),随粪便排出体外。

(二)流行病学

1. **传染源** 人是溶组织内阿米巴的主要宿主和贮存宿主。凡是粪便中持续排出包囊的人群均为传染源,包括无症状包囊携带者、慢性和恢复期患者。

2. **传播途径** 本病主要经粪-口途径传播,通过进食被包囊污染的水和食物等造成传染。也可通过苍蝇、蟑螂等间接传播。

3. **易感人群** 人群普遍易感,婴儿和儿童发病机会少,10岁以下儿童很少出现有症状的阿米巴病。病后产生的抗体对机体无保护作用,可反复感染。

4. **流行特点** 本病遍及全球,以热带、亚热带多见,其次为温带地区。感染率高低与社会经济发展、卫生条件与生活习惯等因素有关。农村高于城市,男性高于女性,成人高于儿童。秋季发病多,其次为夏季,呈散发性。

(三)发病机制 阿米巴病的致病是阿米巴虫体和宿主相互作用,并受多种因素影响的复杂过程。溶组织内阿米巴的侵袭力主要表现在对宿主组织的溶解性破坏作用。包囊随被污染的食物和饮水进入胃。由于包囊对胃酸抵抗力强,因而未被杀死的包囊随食物到达小肠下段,在胰蛋白酶作用下小滋养体脱囊而出,随粪便移行到盲肠、结肠、直肠等部位寄生,以肠腔细菌及内容物为食。在适宜条件下(如肠腔受损、抵抗力下降、饮食不当等)转变为大滋养体,凭借其伪足的机械运动和所分泌酶的水解作用侵入肠壁,在较为疏松的肠黏膜下层繁殖、扩散,并释放各种水解酶,导致组织的进一步损害。肠组织内的滋养体可随血流进入肝、肺、脑等部位,引起相应脏器的液化和迁徙性脓肿。

(四)病理变化 肠阿米巴病常见病变部位在盲肠,其次为升结肠、直肠、乙状结肠和阑尾,横结肠和降结肠少见。本病典型的初期病变为散在的、细小的浅表糜烂,继而形成许多孤立而色泽较淡的小脓肿,破溃后形成口小底大的烧瓶样溃疡,基底为黏膜肌层,腔内充满棕黄色坏死物质,从中可排出黏液、脓血、阿米巴原虫等内容物,出现痢疾样症状。溃疡间的黏膜大多完整,和细菌性痢疾的病变不同。若继发细菌感染,黏膜可呈广泛急性炎症改变,大量中性粒细胞浸润,可出现严重的全身反应和肠道症状。严重者病变可累及肌层和浆膜层,导致血管破坏引起肠出血,穿透肠壁导致肠穿孔、腹腔脓肿或弥漫性腹膜炎。慢性期可见肠黏膜上皮增生,溃疡底部出现肉芽组织,溃疡周围有纤维组织增生,肠腔变狭窄,息肉样组织伸入肠腔或肠黏膜组织增生肥大,出现大块状肉芽肿(称为阿米巴瘤)。

(五)临床表现 患者虽早已受到溶组织内阿米巴包囊感染,但以共栖生存,当宿主抵抗力减弱以及肠道内感染等,临床上始出现症状。潜伏期约3周,短至4天,长达1年以上。

1. 急性阿米巴痢疾

(1)轻型:占90%以上,粪便检查时可查到溶组织内阿米巴滋养体和包囊,但无临床症状或临床症状较轻,间歇出现腹痛、腹泻。肠道病变轻微,有特异性抗体形成。

(2)普通型:起病大多缓慢,全身中毒症状较轻,多无发热或仅有低热。典型急性表现为暗红色果酱样的黏液脓血便,每日10余次,便量中等,粪质较多,有腥臭。有时仅表现为血便或单纯性腹泻,多无里急后重。腹痛和腹部压痛常限于右下腹。上述症状可持续数天至数周自行缓解。粪便检查通常能检查到滋养体,而无包囊。

(3)重型:此型少见。起病急骤,全身中毒症状重,极度衰竭,寒战、高热,先有较长时间的剧烈肠绞痛,随之排出黏液血性或血水样粪便,奇臭,含大量滋养体。频繁腹泻,排便次数迅速增多至每天15次以上,甚至失禁。同时伴恶心、呕吐、腹痛、里急后重、腹部压痛。患者可出现不同程度的脱水、电解质紊乱,甚至循环衰竭。易出现肠穿孔及肠出血等并发症。如治疗不及时,可在1~2周内死亡。本型多见于体质衰弱、重度营养不良、孕妇或免疫功能低下者。

2. 慢性阿米巴痢疾 急性阿米巴痢疾未经彻底治疗者常转为慢性。症状可持续存在或反复发作,腹泻与便秘交替出现。粪便呈黄色糊状,带少量黏液及血,腐臭,每天3~5次,可检出滋养体或包囊。间歇期间可无任何症状,常因疲劳、饮食不当、暴饮暴食、受凉等诱因而发作。病程持续数月至数年。患者常伴有脐部或下腹部钝痛,以及不同程度的贫血、消瘦、营养不良等。

3. 并发症

(1)肠内并发症

1)肠出血:肠黏膜溃疡侵袭肠壁血管引起不同程度肠出血。小量出血多由于浅表溃疡渗血所致,可有血便。大量出血因溃疡达黏膜下层,侵袭大血管,或肉芽肿破坏所致。大量出血虽少见,但一旦发生,病情危急,常因出血而致休克。

2)肠穿孔:急性肠穿孔多发生于严重的肠阿米巴病患者,是威胁生命最严重的并发症。穿孔使肠腔内容物进入腹腔,形成局限性或弥漫性腹膜炎。慢性穿孔先形成肠粘连,后常形成局部脓肿或穿入附近器官形成内瘘,患者一般无剧烈腹痛,表现为进行性腹胀、肠鸣音消失及局限性腹膜刺激征。

3)阑尾炎:因肠阿米巴病好发于盲肠部位,故累及阑尾的机会较多。

4)结肠病变:由增生性病变引起,包括结肠肉芽肿及纤维性狭窄。部分患者发生完全性肠梗阻或肠套叠。

5)直肠-肛周瘘管:溶组织内阿米巴滋养体自直肠侵入,形成直肠-肛周瘘管,也可形成直肠-阴道瘘管,管口常有粪臭味的脓液流出。

(2)肠外并发症:阿米巴肝脓肿最为常见。其他如肺、脑、泌尿生殖系阿米巴病等。

(六)实验室及其他检查

1. 血常规 周围血白细胞计数及分类均正常。当伴有细菌感染时,白细胞计数增高。

2. 粪便检查 镜检可见较多的红细胞和少量白细胞。阿米巴原虫阳性率约30%。若检到包囊或吞噬红细胞、有活动能力的滋养体可确诊。

3. 免疫学检查

(1)特异性抗原检查:应用ELISA、间接血凝试验(IHA)、间接荧光抗体试验(IFAT)等血清学方法检测粪便中滋养体抗原,阳性率高。若阳性可作为诊断依据。

(2)特异性抗体检查:应用血清学方法检测粪便中滋养体抗体IgM、IgG。IgM阳性提示近期感染;IgG持续时间长,阳性率高,若阴性可排除本病。

4. 结肠镜检查 可见大小不等的散在溃疡,表面覆有黄色脓液,溃疡间黏膜正常,溃疡边缘部分涂片及活检可发现滋养体,检出率达85%。

(七)诊断要点 患者有进食可疑被污染食物/水史,临床出现腹痛、腹泻、排暗红色果酱样的黏液脓血便，血清阿米巴 IgG 抗体阳性有助诊断；粪便或组织中找到溶组织内阿米巴滋养体或包囊可确诊。

（八）治疗要点

1. **一般治疗**　急性期必须卧床休息，必要时给予输液。根据病情给予流质或半流质饮食。慢性患者应加强营养，以增强体质。

2. **病原治疗**

（1）硝基咪唑类：甲硝唑，又称灭滴灵，为目前抗阿米巴病的首选药物；此药对阿米巴滋养体有较强的杀灭作用，且较安全，适用于肠内、肠外各型的阿米巴病；口服，每次 400～800mg，每天 3 次，连服 10 天；妊娠 3 个月以内及哺乳妇女忌用。其衍生物替硝唑剂量、疗程同甲硝唑，可用于治疗对甲硝唑无效者。重型患者应静脉给药。

（2）二氯尼特：又称糠酯酰胺，能直接杀死阿米巴原虫，对肠内、肠外阿米巴均有效。主要用于轻症及无症状带阿米巴包囊者，也是治疗无症状带阿米巴包囊者的首选药。口服每次 0.5g，每天 3 次，10 天为 1 个疗程。孕妇及 2 岁以下儿童不宜服用。

（3）巴龙霉素：此药口服后吸收率低，可用于清除肠腔内溶组织内阿米巴包囊。成人 0.5g，每天口服 2～3 次，7 天为 1 个疗程。

3. **抗菌药物**　作为辅助治疗，可通过抑制肠道共生细菌而影响阿米巴的生长繁殖，对肠阿米巴病伴发细菌感染时效果最好。可选用氟喹酮等药物。

4. **并发症的治疗**　暴发型患者有细菌混合感染，应加用抗生素。大量肠出血可止血、输血。肠穿孔、腹膜炎等必须手术治疗者，应在灭滴灵和广谱抗生素治疗下行手术治疗。

（九）预防

1. **控制传染源**　对人和动物中的包囊携带者和发病者进行定期检查和隔离，特别是饮食业人员和动物饲养员应更加重视。

2. **切断传播途径**　保持环境和饮水卫生，防止鼠类、蝇类及蟑螂等昆虫携带包囊污染物，对粪便做无害化处理。

3. **保护易感人群**　加强个人卫生和饮食卫生，防止病从口入。

（十）护理要点

1. **隔离**　执行消化道隔离。经系统治疗后症状消失，大便正常且连续 3 次未找到滋养体及包囊，方可解除隔离。

2. **休息与饮食**　急性期应卧床休息。进食应以少渣流质为主，尽量不食或少食粗纤维食物，防止并发肠出血或肠穿孔。

3. **病情观察**　观察患者排便次数、颜色、性状和量，是否伴有出血；注意有无肠穿孔的表现，如突然发生腹痛、腹肌紧张、腹部压痛等；重症患者由于频繁腹泻，可致水、电解质大量丢失，甚至并发休克，应密切观察血压及有无脱水表现。

4. **对症处理**　腹痛剧烈者，给予对症处理，遵医嘱应用解痉剂。体温高热者给予适当补液，并辅以物理降温，如冰枕或温水擦浴等。

5. **用药护理**　向患者讲解药物的使用方法、疗程及不良反应。甲硝唑服药期偶有恶心、腹痛、头昏、心慌，不需特殊处理。糠酯酰胺不良反应以腹胀最为常见，偶有恶心、呕吐、腹痛、持续性腹泻、皮肤瘙痒、荨麻疹等，治疗完成后可消失。注意服药前后不能饮酒。

6. **粪便标本采集**　由于滋养体在大便黏液脓血性部分易于发现，因而宜采取新鲜脓血便送检，并挑选黏液脓血部分，以提高阳性率。低温、尿液、消毒液可使滋养体失去活力而影响检查结果，并且阿米巴滋养体排出体外 2 小时即死亡，因此留取标本的容器应清洁，不应混入尿液及消毒液；留取标本后应注意保温，并立即送检，气温低时，便盆应先用温水冲洗，以防滋养体死亡。若服用油类、钡剂及铋剂者，应在停药 3 天后再留取粪便标本送检。

（十一）健康指导

1. 向患者解释阿米巴病的感染过程、临床表现，介绍药物治疗的方法，强调坚持用药。严格执行消化道隔离措施，告诉患者治疗期间禁止饮酒，合理饮食，避免受凉、劳累，以防止复发或并发症的出现。教育患者饮水须煮沸，不吃生菜，防止食物被污染。饭前便后洗手。出院后 3 个月内应每月复查粪便 1 次，以追踪有无复发。

2. 改善公共卫生条件，保护水源，加强粪便管理，防止苍蝇滋生，灭蝇，以切断传播途径。餐饮业工作人员定期体检，及时发现排包囊者及慢性患者并给予治疗，经治疗确诊痊愈后，方能恢复饮食业工作。

二、肝阿米巴病

肝阿米巴病又称阿米巴肝脓肿，是最常见的肠外阿米巴病,多继发于肠阿米巴病,也有患者并无肠阿米巴病的临床表现,而单独发生本病。

(一)病原学 溶组织内阿米巴。详见“肠阿米巴病”。

(二)流行病学 见“肠阿米巴病”。

(三)发病机制 当肠阿米巴病患者机体免疫力下降或有饮食不当、营养不良、肝外伤等诱因时,寄生在结肠中溶组织内阿米巴大滋养体经门静脉、淋巴管或直接蔓延侵入肝内。大多数原虫抵达肝后即被消灭,仅少数存活并繁殖,通过在肝门静脉内引起栓塞形成梗死灶、滋养体释放蛋白溶解酶以及原虫的分裂等作用破坏肝细胞,造成局部液化性坏死而形成脓肿。早期以多发性小脓肿较为常见,以后互相融合成单个大脓肿。也可因大滋养体分批侵入肝内,而形成多发脓肿。肝脓肿多数位于肝右叶。

(四)病理变化 本病的病理变化以组织溶解液化和脓肿形成为特征。脓液为液化的肝组织,呈巧克力酱样,有肝腥味,含有溶解和坏死的肝细胞、红细胞、白细胞、脂肪、夏科-莱登晶体等。滋养体常聚集在脓腔壁,仅1/3病例可在脓液中找到滋养体,未曾找到过包囊。继发细菌感染时,脓液转为黄色或黄绿色,含有大量脓细胞,有臭味,临床上可有明显全身中毒症状。脓腔可不断扩大及浅表化,向邻近体腔或脏器穿破而引起相应脏器的阿米巴病及各种并发症。

(五)临床表现 起病大多缓慢,临床表现复杂,与病程、脓肿大小、数量和部位、有无并发症等有关。

1. **发热** 发热为早期症状,多呈间歇型或弛张型,体温一般在39℃以下,有并发症时体温常达39℃以上,可伴有畏寒,盗汗、食欲缺乏、恶心、呕吐、腹胀及体重减轻等。

2. **肝区痛** 肝区痛为本病重要症状,呈持续性钝痛,伴叩击痛、压痛,深呼吸及体位变更时加剧,肝逐渐肿大。当病变向肝上部发展时.可刺激右侧膈肌引起右肩背痛,也可引起反应性胸膜炎和右侧胸腔积液而出现气急、咳嗽、肺部啰音、右侧胸痛;若病变靠近胸廓,则可见肋间饱满、局部水肿、充血、有明显压痛;左叶肝脓肿,可有中上腹或左上腹痛,并向左肩放射;若病变位于肝前下缘,常有右上腹痛、肌紧张等。

3. **黄疸** 少见且多轻微,多发性脓肿中黄疸的发生率较高。

4. **其他** 慢性病例呈衰竭状态,表现为消瘦、贫血、营养性水肿,发热反不明显。

(六)实验室及其他检查

1. **血常规** 急性期白细胞总数中度增高,中性粒细胞增多,有继发感染时更高。病程较长时白细胞计数大多接近正常或减少,贫血较明显。

2. **粪便检查** 阿米巴原虫检出阳性率低(约30%),主要以包囊为主。

3. **免疫学检查** 同肠阿米巴病,血清中抗阿米巴滋养体特异性IgG抗体阳性率可达90%以上,阴性者基本上可排除本病。

4. **肝穿刺液检查** 典型脓液为棕褐色或巧克力色,找到阿米巴滋养体或其可溶性抗原具有确诊意义。

5. **影像学检查** B超检查无创伤,准确方便,有较大诊断价值,也可作为穿刺或手术引流定位的指导。CT、肝动脉造影、放射性核素肝扫描、核磁共振均可显示肝内占位性病变,对肝阿米巴病和肝癌、肝囊肿的鉴别有一定帮助,有条件者可加选用。

(七)诊断要点 患者有腹泻和排便不规则史,临床表现为右上腹痛、发热,肝大伴叩击痛、压痛,影像学检查发现单个占位性病变,肝脓肿穿刺抽出典型脓液,或脓液中找到阿米巴滋养体,或对特异性抗阿米巴药物治疗有良好效果,可确诊为肝阿米巴病。

(八)治疗要点

1. **一般治疗** 休息,进食高营养、高维生素、易消化饮食。

2. **抗阿米巴治疗** 首选甲硝唑,成人每次0.4~0.8g,每天3次,10天为1个疗程,治愈率90%以上。无并发症者服药后72小时内肝痛、发热等临床情况明显改善。其衍生物替硝唑等疗效也较好,用药剂量同肠阿米巴病。少数患者对硝基咪唑类无效者应换为氯喹。磷酸氯喹,成人每次0.5g(基质0.3g),每天2次,连服2天后改为每次0.25g(基质0.15g),每天2次,2~3周为1个疗程。

3. **肝穿刺引流** B超显示肝大直径3cm以上、靠近体表者,可行肝穿刺引流,应于抗阿米巴药物治疗2~4天后进行。尤其是经抗阿米巴药物治疗后肝脓肿症状无改善或肝局部隆起，压痛加剧，预示有穿破可能时应立即肝穿刺。穿刺应在B超定位下进行。对脓液量超过200mL者，须间隔3～5天抽脓一次，直至脓腔缩小为止。若有细菌混合感染，可在抽脓后腔内注入抗生素。

4. **抗生素治疗**　对继发性细菌感染者应选对致病菌敏感的抗菌药物。

5. **外科治疗**　肝脓肿穿破、内科治疗无效、并发细菌感染应用抗生素治疗无效者，应采用手术治疗。

（九）预防　见“肠阿米巴病”。

（十）护理要点

1. **隔离**　执行消化道隔离措施，患者应坚持用药，在症状消失后连续3次粪检，滋养体或包囊阴性方可解除隔离。

2. **休息与饮食**　急性期应卧床休息，取舒适体位，避免剧烈运动，以免肝脓肿溃破。患者持续发热，食欲不振，体质消耗严重，应给予高营养、丰富维生素、低脂肪、易消化饮食，高热患者给予流质或半流质饮食。治疗期间禁饮酒，加强营养，防止暴饮暴食，避免受凉、劳累，以防止复发或阿米巴病并发症出现。

3. **病情观察**　观察生命体征，尤其注意体温变化，观察肝肿大的进展情况，肝区疼痛的部位、性质、持续时间，有无脓肿向周围组织穿破的表现，如咳嗽、气促、腹膜刺激征等。

4. **肝穿刺引流的护理**　配合医生进行肝穿刺抽脓，术前向患者解释肝穿刺抽脓的目的、方法与注意事项。肝穿刺时协助患者摆好体位，术中严格无菌操作，密切观察患者反应、生命体征，以及脓液的颜色、性质、量，并及时送检。术后嘱患者禁食2小时并卧床休息6小时，注意有无出血情况，发现异常及时报告医生。

5. **伤口和引流管护理**　如行肝穿刺持续引流，应密切观察穿刺伤口有无渗血、渗液，发现伤口敷料渗湿立即更换。经引流管抽吸脓液、冲洗脓腔及保留抗生素时，应严格无菌操作。引流管周围皮肤每天消毒，引流管以无菌纱布包裹。为防止患者活动、床上翻身时引流管脱出，可将引流管缝合固定在皮肤上，覆盖无菌纱布以加强固定。

保持引流管通畅、术后几天脓液较黏稠且碎屑坏死物较多，易堵塞引流管，可采用负压吸引方法；如不通畅，再用少量生理盐水推注，如仍未通，应用无菌导丝疏通。

6. **用药护理**　抗阿米巴药物的护理见“肠阿米巴病”。

（十一）健康指导　见“肠阿米巴病”。

（刘　宇）

第2节　疟　疾

疟疾（malaria）是由雌性按蚊叮咬人体时将其体内寄生的人类疟原虫传入人体而引起的寄生虫病。临床特点为间歇性、发作性寒战、高热，继之大汗后缓解，长期多次发作后，可引起脾大与贫血。

一、病原学

疟疾是由疟原虫引起的寄生虫病。导致人类感染的疟原虫有间日疟原虫、三日疟原虫、恶性疟原虫及卵形疟原虫4种。4种疟原虫的生活史相似。人和按蚊是疟原虫发育过程中的两个宿主，即疟原虫在人体内进行无性繁殖，在蚊体内进行有性生殖，人是中间宿主，蚊是终末宿主。

二、流行病学

1. **传染源**　现症患者及无症状带虫者是疟疾的传染源，且外周血中存在配子体时才具有流行病学意义。

2. **传播途径**　雌性按蚊是疟疾传播的主要媒介，经含有子孢子的蚊虫叮咬是主要传播途径。极少数患者经输入带疟原虫的血液或母婴传播后发病。

3. **易感人群**　人群普遍易感，机体感染后可产生一定的免疫力，但维持时间不长，有种与株的特异性；可反复感染。多次发作或感染后，再次感染症状较轻或无症状。

4. **流行特点**　疟疾发病以夏秋季较多，热带及亚热带地区常年都可以发病。在我国主要以间日疟流行为主，海南和云南两省为间日疟和恶性疟混合流行。

三、发病机制

疟原虫在人体内发育增殖分为寄生于肝细胞内的红细胞外期和寄生于红细胞内的红细胞内期。感染子孢子的雌性按蚊刺吸人血时，子孢子随唾液进入人体,经血液循环迅速进入肝,在肝细胞内发育成熟为裂殖体。肝细胞破裂时裂殖体释放出大量裂殖子再次进入血循环,侵犯红细胞,在红细胞内经过无性繁殖阶段发育为成熟裂殖体。成熟裂殖体内含有数个或十几个裂殖子,当红细胞破裂后,大量血红蛋白、裂殖子及其代谢产物释放入血,产生典型的临床疟疾发作。其中一部分裂殖子被吞噬细胞吞噬,一部分再次侵入正常红细胞,进行红细胞内无性增殖,形成了临床的周期性发作。间日疟和卵形疟发育周期为48小时,三日疟为72小时,恶性疟为36～48小时,且因发育先后不一,临床发作亦不规则。经过数代(3～6代)裂体增殖后,部分裂殖子在红细胞内逐渐发育成雌、雄配子体。配子体在人体内的存活时间为30～60天。

当雌性按蚊吸入疟疾患者的血液后,疟原虫开始了在蚊体内的有性繁殖阶段。雌、雄配子体在蚊体内分别发育为雌、雄配子,经过偶合子、囊合子阶段发育成熟为孢子囊,内含数千个具有感染性的子孢子,孢子囊破裂子孢子逸出,并进入唾液腺,待此按蚊叮人吸血时子孢子即随唾液进入人体,继续其无性繁殖周期。

疟原虫在肝细胞内与红细胞内增殖时并不引起症状。从疟疾症状发作与疟原虫红内期成熟时间一致情况看,认为是疟原虫在红细胞内产生代谢产物及疟色素,当裂殖体成熟后胀破红细胞,随同裂殖子一起进入血流,作用于体温调节中枢引起发热及其他有关症状。不同种的疟原虫裂体增殖时间不一致,因而临床发作周期也不一致。长期多次发作后,可因大量红细胞破坏而出现贫血。

四、病理变化

疟原虫在人体内增殖引起强烈的吞噬反应,导致全身单核-吞噬细胞系统增生,表现为肝、脾大。脾脏显微镜下可见大量含疟原虫的红细胞及疟色素;肝细胞混浊肿胀与变性,小叶中心区尤甚。

五、临床表现

人体感染疟原虫量、株的差异,以及人体免疫力的差异、感染方式的不同均可造成疟疾不同的潜伏期。一般间日疟、卵形疟潜伏期为13～15天,恶性疟为7～12天,三日疟为24～30天。

1. **典型发作** 4种疟疾典型的临床症状基本相似,可分为前驱期、寒战期、发热期、出汗期。

(1) 前驱期:部分患者出现前驱期症状,如头痛、全身酸痛、乏力、畏寒。

(2) 发冷期:突起发病,手脚发冷,继而寒战、发抖,面色苍白,口唇、指甲发绀。体温迅速上升,此期可持续10分钟至2小时。

(3) 发热期:寒战后全身发热,头痛,口渴,体温迅速升至39℃以上,有些患者可出现抽搐,此期可持续2～6小时。

(4) 出汗期:高热后大汗淋漓,体温迅速下降,此期可持续1～2小时,后进入无症状间歇期。

整个发作过程6～12小时,典型者间歇48小时又可重复上述过程。一般发作5～10次后因体内产生一定的免疫力而自然终止,但红细胞内仍有疟原虫存在,带疟原虫者可在2～3个月后再次发作,称为近期复发。数次发作以后患者常有肝脾肿大。

2. **凶险发作** 常由恶性疟引起,偶可因间日疟或三日疟发生。热型多不规则,每天或隔天发作,但常无明显的缓解间歇。常见有以下4型。

(1) 脑型:最常见且病死率高,90%为恶性疟原虫感染所致,与受感染红细胞堵塞脑微血管和低血糖有关。主要表现为急起高热或超高热,伴剧烈头痛、呕吐、烦躁不安或行为异常,2～5天后出现抽搐,可呈全身性、局部性或癫痫样大发作。还可出现不同程度的意识障碍,如谵妄、定向力障碍、嗜睡、昏睡、昏迷。查体可见贫血、脑膜刺激征及病理性神经反射;脑脊液检查压力稍高,白细胞数多正常或偏高,蛋白轻度增高,糖及氯化物正常;外周血中易找到恶性疟原虫,大多为小滋养体。

(2) 超高热型:起病急,体温迅速升至41℃以上并持续不退,患者皮肤灼热、呼吸急促、烦躁不安、谵妄,常发展为深度昏迷而导致死亡。

(3) 厥冷型:患者肛温在38～39℃以上,软弱无力,皮肤苍白或轻度发绀,体表湿冷,常有频繁呕吐或水样腹泻,继而血压下降、脉搏细弱,多死于循环衰竭。

(4) 胃肠型:除疟疾典型症状外,患者常有腹泻,粪便先为黏液水便,每天数十次,后可有血便、柏油便,伴下腹痛或全腹痛,无明显腹部压痛。重者死于休克和肾衰竭。

3. **特殊类型疟疾**

(1) 输血疟疾:常发生于输入含疟原虫血液后7～10天,临床表现同典型发作,因无肝内迟发型子孢子,故治疗后无复发。

(2) 婴幼儿疟疾:胃肠道症状明显,发热不规则,有弛张热或稽留热型,脾大显著,贫血,易发展为凶险型,预后差。

4. **再燃和复发**

(1) 再燃：4种类型的疟疾都有发生再燃的可能性。由于疟疾治疗不彻底，疟疾发作停止后在无再感染的情况下，残存于红细胞的疟原虫大量增殖而又引起疟疾发作，这一现象称为再燃。再燃一般于痊愈后1～4周出现，且可多次出现。

(2) 复发：经药物治疗或免疫作用，红内期的疟原虫全部被杀灭，疟疾发作停止，在无再感染的情况下，肝细胞内的迟发型子孢子休眠体复苏，经裂体增殖产生的裂殖子侵入红细胞发育，再次引起疟疾发作，这一现象称为复发。复发主要见于间日疟和三日疟，间日疟复发多在1年内；三日疟在2年内，个别达几十年还可复发。

5. **并发症**

(1) 黑尿热：常见于恶性疟引起的急性血管内溶血，表现为急起寒战、高热与腰痛、恶心、呕吐、肝脾迅速增大、进行性贫血、黄疸、尿量骤减、排酱油色尿，可导致急性肾衰竭。其原因可能是：①G-6-PD缺乏或者其他红细胞酶缺乏；②抗疟药的使用，特别是奎宁与伯氨喹；③疟原虫释放的毒素；④自身免疫反应。

(2) 疟疾性肾病：包括急性肾小球肾炎、肾病综合征和急性肾衰竭，多见于三日疟、间日疟和恶性疟。急性肾衰竭型多由恶性疟引起，与恶性疟感染后，在短时间内大量被感染的红细胞发生破坏，从而发生血红蛋白尿，导致肾损害有关。

六、实验室及其他检查

1. **血常规**　在疟疾多次发作后，红细胞与血红蛋白均可下降。恶性疟因可侵犯各期红细胞，其贫血尤为明显。白细胞总数在本病初发时可稍增，后正常或稍低，白细胞分类中单核细胞常增多。

2. **疟原虫检查**　疟原虫检查是确诊的依据。

(1) 外周血涂片(薄片或厚片)：厚片可增加阳性率，薄片可鉴定疟原虫的种类。

(2) 骨髓穿刺涂片：阳性率高于外周血涂片。

3. **血清学检查**　抗疟抗体在感染后3～4周才出现，4～8周达高峰，以后逐渐下降。

七、诊断要点

1. **流行病学资料**　有在疟疾流行地区居住史、旅行史，近年有疟疾发作史或近期有过输血史等流行病学资料。

2. **临床表现**　有典型的临床表现，如间歇、发作性寒战、高热、大汗。

3. **实验室检查**　外周血白细胞计数正常或减少。血涂片找到疟原虫可明确诊断。

4. **治疗性诊断**　临床表现很像疟疾，但经多次检查未找到疟原虫，可试用杀灭红内期原虫的药物(如氯喹)治疗，24～48小时后发热被控制者，可诊断本病。

八、治疗要点

1. **抗疟原虫治疗**　治疗目的是既要杀灭红内期的疟原虫以控制发作，又要杀灭红外期的疟原虫以防止复发，并要杀灭配子体以防止传播。应根据疟原虫种类、对抗疟药的敏感性与耐药性、宿主的免疫状态选择抗疟药。

(1) 对氯喹敏感的疟疾发作治疗

1) 氯喹：对红细胞内裂殖体有迅速杀灭作用，属控制发作的药物。该药口服吸收快且安全，排泄慢，作用持久，毒性较小，是目前控制发作的首选药。服药后24～48小时热退，48～72小时血中疟原虫消失。

2) 伯氨喹：伯氨喹能杀灭配子体和红外期的迟发型子孢子，有病因预防和防止复发的作用。磷酸伯氨喹39.6mg(基质22.5mg)常紧接控制发作药物后口服，每天1次，连服8天。主要用于间日疟及卵形疟控制复发。

(2) 耐氯喹疟疾发作的治疗

1) 青蒿素衍生物：该药作用于疟原虫膜系结构，损害疟原虫核膜、线粒体外膜，对红细胞内的裂殖体有强大的杀灭作用。药物有蒿甲醚、青蒿琥酯，代谢和排泄快、毒性低，属控制发作的药物；因排泄迅速，单独应用易复发。蒿甲醚针剂，首剂300mg肌注，第2、3天各肌注150mg。青蒿琥酯具有抗疟疗效显著，不良反应轻，耐药率低，且可用于孕妇的优点；成人第1天100mg，每天服1次，第2～5天50mg，每天服2次，总量为600mg。

2) 甲氟喹：有较强的杀灭红细胞内疟原虫的作用，主要是对血中的裂殖体有持久作用，早期使用对耐氯喹的恶性疟疗效较好，属控制发作的药物。本药是长效制剂，口服750mg/d，每天1次。

3) 磷酸咯萘啶：能有效杀灭红内期疟原虫。总剂量用1.2g(基质)。第1天0.4g，分2次口服；第2、3天各顿服0.4g。

4) 卤泛群：该药对多种耐药株的恶性疟原虫

均有效,但口服吸收较慢。剂量为每6小时500mg,共3次,口服或肌注。

(3) 凶险型疟疾发作的治疗:凶险发作的治疗原则是迅速杀灭疟原虫无性体,改善微循环,维持水、电解质平衡,对症治疗。

1) 青蒿琥酯:青蒿琥酯60mg加入5%碳酸氢钠0.6mL,摇动2分钟至完全溶解,再加5%葡萄糖水5.4mL,最终配成青蒿琥酯10mg/mL。按1.2mg/kg计算每次用量。首次注射后第4小时、24小时、48小时再各注射一次。病情如好转后可改口服。是国内目前较多应用的静脉注射剂型。

2) 氯喹:用于敏感株感染治疗。

3) 奎宁:能较迅速杀灭红内期原虫,用于耐氯喹株感染。二盐酸奎宁500mg置于等渗糖水中4小时内静滴,12小时后重复使用。不良反应有头昏、耳鸣、精神不振,对孕妇可引起流产。

2. 对症治疗

(1) 脑型疟疾:脑水肿者给予甘露醇脱水;高热者应用物理降温;抽搐者给予镇静剂如地西泮;应用低分子右旋糖酐可改善脑循环。

(2) 黑尿热:立即停用可能诱发溶血的抗疟药物(如奎宁及伯氨喹),如血中仍有疟原虫,可改用青蒿素、氯喹;继之加用肾上腺糖皮质激素,碱化尿液,利尿等,少尿或无尿者按肾衰竭处理;贫血严重者,可少量多次输新鲜全血。

九、预防

1. 控制传染源 及时报告疫情。对现症患者及时根治,凡两年内有疟疾史,血中查到疟原虫或脾大者应进行治疗。

2. 切断传播途径 主要是采取各种措施消灭按蚊及清除幼虫滋生场所。

3. 保护易感人群 使用蚊帐或驱蚊剂,防止蚊虫叮咬。对高疟区和流行区人群可预防性服药。

十、护理要点

1. 隔离 执行虫媒隔离措施。

2. 休息和饮食 发作期及退热后24小时应卧床休息。要注意水分的补给;能进食者给予高热量的流质或半流质饮食;有呕吐、不能进食者,静脉补充液体。发作间歇期,给予高热量、高蛋白、高维生素、含丰富铁质食物,以补充消耗、纠正贫血。

3. 病情观察 观察生命体征,定时记录体温的变化,尤其注意热型。观察面色,注意有无贫血的征象。凶险发作者应详细记录24小时出入量。若患者出现急起寒战、高热、头痛、呕吐、进行性贫血和黄疸、腰痛、尿量骤减、排酱油样尿等表现,提示黑尿热的发生,注意观察生命体征的变化,记录24小时出入量,监测血生化指标的变化,及时发现肾衰竭。监测血红细胞、血红蛋白,及时发现贫血。

4. 发热的护理 寒战期注意保暖,加盖棉被,给予热水袋、摄入热饮料。发热期由于高热可导致抽搐,故应给予积极的物理降温,持续高热而物理降温效果不明显时遵医嘱给予药物降温。体温控制在38℃以下较为合适。大汗应及时用干毛巾或温湿毛巾擦干,并随时更换汗湿的衣被,以免受凉。

5. 用药护理 遵医嘱使用抗疟药,观察药物疗效及不良反应。口服氯喹可引起头晕、食欲缺乏、恶心、呕吐、腹泻、皮肤瘙痒等,指导患者饭后服用,减少对胃肠道的刺激。二盐酸奎宁每日剂量不超过1g,以防出现头痛、恶心、呕吐、耳鸣等金鸡纳反应;此药对心脏有抑制作用,故心肌病患者禁用;另外,此药对子宫平滑肌有增加节律性收缩的作用,故孕妇禁用,经期慎用。由于氯喹和奎宁静脉用药可引起血压下降及心脏传导阻滞,严重者可出现心脏停搏,故使用时应控制静滴速度,以每分钟40~50滴为宜,并密切监测血压、脉搏。如有严重反应者应立即停止滴注,禁忌静脉推注。若进行肌内注射,则需将药液稀释4倍,混匀后行深部肌注。联合应用伯氨喹应注意有无头晕、恶心、呕吐、发绀等不良反应及有无急性血管内溶血表现,孕妇、1岁以下婴儿、有溶血史者禁用伯氨喹。一旦出现严重毒性反应,应立即报告医生停药。嘱患者多饮水,以促进药物排泄。

十一、健康指导

(1) 对患者进行疾病知识教育,指导患者坚持药物治疗,以彻底治愈疟疾。定期随访,及时发现复发。

(2) 加强防蚊、灭蚊措施。定期对环境进行防疫消毒,消灭蚊虫,降低传播媒介的数量,减少接触机会;夏、秋季发病率高,更应该加强保护措施,尽可能穿长袖衣和长裤、短袜和鞋,在黎明和黄昏时段蚊虫活动频繁,尽量减少室外活动,对暴露皮肤喷洒驱蚊药水,使用蚊帐,以有效减少被感染的机会。居住区周围应保持干净整洁,疏通积水,在下水道经常喷杀虫药等。

(刘　宇)

第6章 蠕虫患者的护理

第1节　日本血吸虫病

日本血吸虫病(schistosomiasis japonicum)是由日本血吸虫寄生在人体门静脉系统所引起的寄生虫病。因皮肤接触含尾蚴的疫水而感染,主要病变是虫卵引起的肝、肠肉芽肿。急性期临床表现特点为发热、肝大和压痛、腹泻或脓血便,血中嗜酸性粒细胞显著增多;慢性期表现为腹泻、肝脾肿大。晚期导致血吸虫性肝硬化,表现为门静脉高压、巨脾和腹水。

血吸虫病是一种严重危害人类健康的寄生虫病。目前全世界约有6亿人口遭受感染,是世界卫生组织重点防治的疾病之一。日本血吸虫病流行于中国、菲律宾与印度尼西亚。我国主要分布在长江流域及其以南的13个省、市、自治区。20世纪50年代全国约有1 000万人受感染。2015年中国血吸虫患者数为7.72万人,比2004年的84.25万人下降了90.84%。

一、病原学

日本血吸虫成虫雌雄异体,常雌雄合抱寄生于人或其他哺乳类动物的门静脉系统,主要在肠系膜下静脉。成虫可在人体内生存2～3年,长者可达30年。雌虫在肠壁黏膜下层末梢静脉交配产卵,一条雌虫每天可产卵1 000个左右。大部分虫卵滞留于宿主肝及肠壁内,部分虫卵从肠壁穿破血管,随粪便入水后,在25～30℃时,经12～24小时孵化成毛蚴。毛蚴在水中做直线运动,钻入中间宿主钉螺,在钉螺体内发育成长,经过母胞蚴和子胞蚴二代发育繁殖,经7～8周产生尾蚴。每日有数十条至百余条尾蚴不断从螺体逸出后漂浮于水面,当人、畜接触疫水时,尾蚴很快(约10秒钟)经皮肤或黏膜侵入体内,发育成童虫。童虫经微小血管或淋巴管入静脉,随血流经右心、肺、左心进入体循环,其中部分到达肠系膜静脉,随血流移至肝内门脉系统分支,发育为成虫后又逆血流移行至肠系膜静脉中产卵,重复其生活史。从尾蚴经皮肤侵入至成虫交配产卵一般需30天左右。血吸虫生活史见图11-6-1。

日本血吸虫生活史中,人是终末宿主,钉螺是必需的唯一中间宿主。除人外,日本血吸虫在自然界还有牛、猪、羊、狗、猫、鼠等41种动物可以作为其保虫宿主。

二、流行病学

1. **传染源**　在水网地区患者是主要传染源。在湖沼地区受感染的动物牛与猪也是重要传染源之一。自然界中有41种哺乳动物如羊、猪、狗、猫、鼠等被感染后也可传播本病。

2. **传播途径**　通过接触传播,造成传播必须具备三个环节,即虫卵随粪便入水,钉螺的滋生,以及人、畜接触疫水。

3. **人群易感性**　普遍易感,以男性青壮年农民和渔民等水上作业者为多,以10～20岁感染率最高。感染后可获部分免疫力,这是一种伴随免疫,针对再感染的童虫有一定杀伤作用,但原发感染的成虫不被破坏,这种原发感染继续存在而对再感染获得一定免疫力的现象称为“伴随免疫”。因此,血吸虫能逃避宿主的免疫效应,这种现象称免疫逃逸(immune evasion)。但这种免疫力不持久易导致血吸虫病。

4. **流行特征**

(1) 地理分布:血吸虫病的流行有严格的地区性,其地理分布和钉螺的地理分布相一致。在我国主要分布于长江流域及其以南13个省、市、自治区。根据地形、地貌、钉螺生态及流行特点,我国血吸虫病流行区可分为湖沼、水网和山丘三种类型。疫情以湖沼地区最为严重,有着大面积洲滩,钉螺呈片状分布,有螺面积最广;水网地区主要是苏、浙两省,钉螺随河沟呈网状分布;山丘型地区钉螺自上而下沿水系分布,患者较少而分散,呈点状分布,给防治工作造成困难。

(2) 发病季节:以夏、秋季多发。

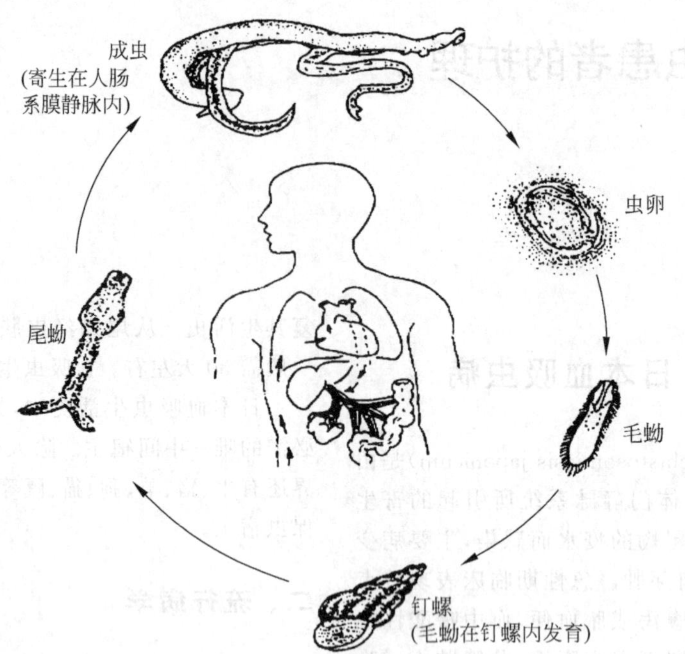

图 11-6-1 血吸虫生活史

三、发病机制

日本血吸虫血内发育的不同阶段如尾蚴、童虫、成虫、虫卵及代谢产物均可引起一系列免疫反应,但主要是由虫卵,尤其是成熟虫卵所引起肉芽肿反应是本病的基本病理改变。

四、病理变化

可多次重复感染。来自非流行区的无免疫力者如遭受大量尾蚴感染,易发生血吸虫病。

日本血吸虫主要寄生在肠系膜下静脉和直肠痔上静脉内,虫卵主要寄生于肝和结肠。

1. **结肠病变** 主要在直肠、乙状结肠及降结肠。急性期黏膜充血、水肿,黏膜下层有黄褐色颗粒的虫卵结节,破溃后形成浅表溃疡,排出脓血便。慢性期由于纤维组织增生,使肠壁增厚变硬,黏膜粗糙不平,可引起肠息肉和结肠狭窄。肠系膜增厚与缩短,淋巴结肿大与网膜缠结成团,可发生肠梗阻。虫卵沉积于阑尾,易诱发阑尾炎。

2. **肝病变** 早期肝充血肿大,表面可见黄褐色粟粒样虫卵结节。晚期肝内门静脉分支的虫卵结节形成纤维组织,使肝硬化、缩小,表面有大小不等的结节,形成血吸虫性肝硬化。继而引起门静脉高压、巨脾、脾功能亢进、食管下端静脉及胃底静脉曲张。

3. **异位损害** 虫卵和(或)成虫寄生在门静脉系统之外的器官引起病变。以肺部与脑部多见。肺部病变为间质性虫卵肉芽肿伴周围肺泡炎性浸润。脑部虫卵肉芽肿病变以顶叶与颞叶多见,多发生在感染后6个月至1年内。

五、临床表现

临床表现复杂多样,轻重不一。因感染程度、时间、虫卵沉积部位和病程的不同,我国现将血吸虫病分为急性、慢性、晚期和异位血吸虫病。

1. **急性血吸虫病** 发生于夏秋季,以7—9月份多见。男性青壮年与儿童为多。患者常有明确疫水接触史,如捕鱼、抓蟹、游泳等,常为初次重度感染。在接触疫水后数小时至2～3天内,多数患者在尾蚴入侵部位出现有瘙痒感的红色小丘疹(尾蚴性皮炎),2～3天内自行消退。从尾蚴侵入至出现临床症状的潜伏期长短不一,80%患者为30～60天,平均为40天。起病急骤,以发热等全身症状为主。

(1) 发热:患者均以发热为主要症状,热度高低、期限与感染程度成正比。体温在下午或晚上较高,可达39～40℃,以间歇热、弛张热多见,一般无明显毒血症状。发热期限大多数为2～3周,重症者也可长达数月以上,并伴有消瘦、贫血、营养不良性水肿、恶病质、听力减退、神志淡漠、谵妄、昏迷,甚至死亡。

(2) 过敏反应:以荨麻疹较常见,持续数天至1～2周,此外可出现血管神经性水肿、全身淋巴结肿大及压痛、出血性紫癜、支气管哮喘等。血嗜酸性粒细胞显著增多，具有重要诊断参考价值。

(3) 胃肠道症状：腹痛、腹泻多见，每日 3～5 次，初为稀水便，继而出现脓血、黏液。此时粪便易找到虫卵。

(4) 肝脾大：90%以上患者肝大，伴有不同程度的压痛，以肝左叶较显著。半数患者轻度脾大。

(5) 肺部症状：半数以上患者在感染后两周内出现咳嗽、气喘、胸痛。危重患者咳嗽较重、咳血痰，并有胸闷、气促等。另外重症患者可出现神志淡漠、心肌受损、重度贫血、消瘦及恶病质等，亦可迅速发展为肝硬化。

急性期一般不超过 6 个月，经杀虫治疗后，患者常迅速痊愈。如不治疗则进入慢性期。

2. **慢性血吸虫病**　流行区所见患者大多数属于此类。在急性症状消退而未经治疗或疫区反复轻度感染而获得部分免疫力者，病程经过半年以上，称慢性血吸虫病。病程可长达 10～20 年甚至更长。临床表现以隐匿型间质性肝炎或慢性血吸虫性结肠炎为主。

(1) 无症状型：轻度感染者大多无症状，仅在粪便普查或因其他疾病就诊时被发现有虫卵、肝大，B 超示肝呈网络样改变。

(2) 有症状型：主要表现为血吸虫性肉芽肿肝病和(或)结肠炎。最常见症状为慢性腹痛、腹泻、贫血、消瘦、体力下降等，每天排便多次，常带血性黏液，伴里急后重。重者可有内分泌紊乱、性欲减退、月经紊乱、不孕等。主要体征有肝脾大，肝大以左叶为著。

3. **晚期血吸虫病**　为慢性血吸虫病的继续和发展，主要表现为血吸虫性肝纤维化及门静脉高压。病程多在 5～15 年。临床上可分为以下 4 型，各种类型可单独或合并存在。

(1) 巨脾型：最为常见，约占 70%。脾脏明显肿大，可达脐下甚至盆腔，伴有脾功能亢进。

(2) 腹水型：是肝硬化肝功能失代偿的表现，约占 25%。可见腹部膨隆、腹壁静脉曲张、腹水进行性加剧、脐疝等，常伴有贫血、消瘦、下肢水肿。易并发出血、感染、肝性脑病而死亡。

(3) 结肠肉芽肿型：以结肠病变为主。病程 3 年以上，亦有达 10 年者。患者经常腹痛、腹泻、便秘或二者交替出现，左下腹可触及压痛及肿块，较易癌变。

(4) 侏儒型：少见。是由于幼年时期反复感染血吸虫后累及内分泌腺(如脑垂体、性腺)，使其内分泌功能减退，从而影响生长发育。患者身材矮小，面容苍老，男性睾丸细小，女性无月经，缺乏第二性征，但智力正常，俗称“小老人”。

4. **异位血吸虫病**　虫卵沉积在门脉系统以外的器官和组织所引起的损害，称为异位损害，或异位血吸虫病。以肺型和脑型多见。

(1) 肺型血吸虫病：多见于急性血吸虫病患者。为虫卵沉积引起的肺间质性病变。轻者可无呼吸道症状，重者有气急、哮喘、胸闷或咯血，肺内有少量干湿性啰音，痰中有嗜酸性粒细胞。X 线胸片检查大多数有明显的肺实质病变，可见弥漫云雾状、点片状及粟粒样浸润阴影，以中下部肺叶多见，经治疗后病变一般在 3～6 个月内逐渐消失。

(2) 脑型血吸虫病：临床上可分为急性与慢性两型，以青壮年多见。发病率为 1.7%～4.3%。为虫卵沉积脑部所致、急性型见于急性血吸虫病，表现为嗜睡、意识障碍、抽搐、脑膜刺激征及锥体束征阳性等急性脑膜脑炎症状，脑脊液嗜酸性粒细胞和蛋白质偏高。慢性型多在感染 3～6 个月后发生，以癫痫发作为主，尤以局限性癫痫多见，脑脊液检查一般无明显变化。颅脑 CT 可见单侧多发性高密度结节影，多见于顶叶，也可见于枕叶。

5. **并发症**

(1) 上消化道出血：为晚期肝硬化重要并发症，发生率约为 10%。主要是肝硬化导致食管下段和胃底静脉曲张而发生出血，出血量一般较大。

(2) 肠道并发症：以急性阑尾炎最常见。此外，常有结肠癌以及结肠狭窄引起不完全性肠梗阻。

(3) 肝性脑病：多见于腹水型晚期血吸虫病。多由于利尿、大量放腹水等诱发。

(4) 感染：因免疫功能减退、低蛋白血症极易引起感染。以急性阑尾炎最常见，其次如病毒性肝炎、伤寒、腹膜炎等。

六、实验室及其他检查

1. **血常规检查**　急性期以嗜酸性粒细胞显著增多为主要特点，白细胞计数(10～30)$\times10^9$/L，嗜酸性粒细胞常占 20%～40%，偶有高达 90%以上；慢性期嗜酸性粒细胞仍可轻、中度增高；晚期可因脾功能亢进，全血细胞减少，且伴有不同程度贫血。

2. **肝功能检查**　急性期患者血清中球蛋白显著增高，血清 ALT 也轻度增高；晚期由于肝硬化，白蛋白明显降低，A/G 比例下降或倒置。

3. **粪便检查**　每天送检粪便 1 次，连续 3 天，从粪便中查到虫卵或孵化出毛蚴即可确诊。急性期患者粪检阳性率高,晚期患者阳性率低。

4. **免疫学检查** 包括皮内试验、环卵沉淀试验(COPT)、间接血凝试验(IHA)、ELISA测定体内特异性抗体。但抗体存在时间长,不易区分现症感染和过去感染。单克隆抗体检测患者循环抗原的微量法对诊断及考核疗效有重要意义。

5. **直肠黏膜活组织检查** 乙状结肠镜检查可见肠黏膜充血水肿、黄斑、息肉、溃疡及瘢痕等病变。自病灶处(以距肛门8～10cm背侧黏膜处取材阳性率最高)取米粒大小黏膜压于两玻片之间检查有无血吸虫卵。检出活虫卵有确诊价值,其阳性率高于粪便检查虫卵。

6. **肝影像学检查** 肝B超及CT扫描可判断肝脾大小、肝硬化程度。

七、诊断要点

1. **流行病学资料** 去过流行区、有疫水接触史。

2. **临床表现** 急性期有发热、荨麻疹、腹痛、腹泻消化道症状及肝脾大、血中嗜酸性粒细胞显著增多等。凡去过流行区或接触过疫水的患者有长期不明原因的腹泻、腹痛或便血、肝脾大、门静脉高压者,均应考虑慢性血吸虫病的可能。发现有巨脾、腹腔积液、腹内肿块、肠梗阻、侏儒症等,均应考虑为晚期血吸虫病。

3. **实验室检查** 粪便中检出虫卵或沉孵法孵化出毛蚴即可确诊。免疫学检查敏感性与特异性高,有实用价值。

八、治疗要点

1. **病原治疗** 首选药物是吡喹酮,其具有高效、低毒、可口服、疗程短等优点,可用于各期各型血吸虫病患者。

(1) 急性血吸虫病:总剂量为120mg/kg,6天分次服完,其中50%必须前两天服完。超过60kg者按60kg计算。

(2) 慢性血吸虫病:成人总剂量为60mg/kg,2天内分4次服完。儿童体重≤30kg者,总剂量为70mg/kg,>30kg者与成人相同剂量。

(3) 晚期血吸虫病:肝功能尚好者,按慢性血吸虫病治疗;若肝功能差、年老体弱或有并发症者,适当减少总剂量或延长疗程,以免引起严重心律失常。

(4) 预防性服药:在接触疫水后15天口服蒿甲醚,按6mg/kg,以后每15天一次,连服4～10次;或者在接触疫水后7天口服青蒿琥酯,剂量为6mg/kg,顿服,以后每7天一次,连服8～15次。

2. **对症治疗** 急性血吸虫病应住院治疗,卧床休息,降温,补充营养,注意水、电解质平衡。晚期血吸虫病按肝硬化采取综合治疗措施。腹腔积液、上消化道出血、肝性脑病、巨脾应给予相应治疗。

九、预防

1. **控制传染源** 对血吸虫病患者与病畜进行大规模同步治疗。

2. **切断传播途径** 灭螺是切断传播途径的关键。应采用物理方法和化学药物反复进行灭螺。防止人畜粪便污染水源,保护水源,改善用水,严格做到饮用水、粪便无害化处理。

3. **保护易感人群** 严禁在疫水中游泳、戏水。接触疫水时应穿着防护衣裤和使用防尾蚴剂等。

十、护理要点

1. **一般护理**

(1) 执行传染病护理常规。

(2) 休息与活动:急性期及晚期有肝硬化伴有腹腔积液的患者均应卧床休息;慢性期患者适当活动,避免劳累。

(3) 饮食护理:①急性期患者给予高热量、高蛋白、高维生素、易消化饮食。避免煎炸、油腻、产气食物。②腹泻患者应注意保暖,给予营养丰富、易消化食物,少量多餐,避免进食粗、硬、过热、多纤维刺激性食物,减少脂肪摄入。③中毒症状严重者,注意供给足够水分,保持水、电解质平衡。④晚期有腹腔积液者,应给予低盐、适量蛋白、高热量饮食,有肝昏迷者应暂停蛋白质饮食。有贫血者给富含铁质食物。

(4) 皮肤护理:有皮疹者可遵医嘱给予抗组胺药口服,或局部涂止痒剂,防止抓破皮肤引起感染。

(5) 正确留取粪便标本:应留新鲜粪便及时送检。

2. **病情观察** ①生命体征,尤其是体温变化。②皮疹形态、部位。③腹痛、每日腹泻次数、性状、颜色、量,并做好记录。④观察肝硬化表现,定期测体重和腹围,观察下肢水肿表现、肝脾大小、肝功能变化、有无上消化道出血、肝性脑病及感染等并发症表现。

3. **用药护理**　指导患者遵医嘱按时、按量坚持服用吡喹酮。本药不良反应小，主要有头晕、头痛、乏力、恶心、呕吐、腹痛，少数可有过敏反应，于服药后0.5～1小时出现，一般无须处理，数小时内可消失。若服用剂量偏大或过量，可引起严重心律失常。护士应指导患者按时、按量坚持服药，并观察可能出现的不良反应。

4. **心理护理**　急性期因症状严重，患者担心预后，可出现恐惧、害怕心理。晚期患者因有腹腔积液、脾大可出现自我形象紊乱、自卑。由于疾病的迁延以及治疗的需要，患者会感觉到孤独、无助、甚至出现消极情绪、自杀倾向，所以护士应主动向患者介绍血吸虫病的发病特点、临床表现、治疗措施，鼓励患者积极治疗。

5. **健康指导**

(1) 开展预防血吸虫病的宣传教育工作。讲述血吸虫病的感染过程，对人体的危害及预防措施，宣传普查、普治及加强个人防护(如避免接触疫水，必须接触时皮肤涂擦防护剂)的意义，增加防病知识与自我保护能力。查灭钉螺，防止人粪与畜粪污染水源，提倡安全用水(用开水、自来水)。

(2) 讲解疾病的相关知识及预后。急性期患者应尽早就医，规范治疗，预后大多良好。慢性患者要注意饮食营养，戒烟禁酒，合理安排生活，按时工作与休息，保证充分睡眠，预防并发感染。对晚期血吸虫患者，应指导和帮助患者、家属掌握肝硬化的一般知识，提高自我护理能力，预防和减少肝硬化并发症的反复发作。

(3) 出院指导。注意休息，避免劳累，加强营养、合理饮食，定时复查。如出现发热、腹泻、恶心、呕吐等症状时应及时就医。

十一、预后

血吸虫病患者急性期若能及时治疗，多可痊愈。慢性早期患者经抗病原治疗后，绝大多数症状消失，体力改善，预后良好。如不经治疗，可在3～4年内迅速进展。晚期患者有肝硬化、高度顽固性腹水，可并发上消化道出血、肝性脑病等，预后差。

（王　佩）

第2节　钩虫病

钩虫病(ancylostomiasis)是由十二指肠钩口线虫和(或)美洲板口线虫寄生于人体小肠所引起的肠道寄生虫病。俗称“黄肿病”“懒黄病”。主要临床特征是贫血、营养不良、胃肠功能紊乱、劳动力下降。轻者可无症状，称钩虫感染。严重者可致发育障碍、心功能不全、儿童营养不良。

一、病原学

病原体有十二指肠钩口线虫(简称十二指肠钩虫，ancylostoma duodenale)和美洲板口线虫(简称美洲钩虫，necator Americanus)两种。十二指肠钩虫呈“C”形，美洲钩虫呈“S”形。钩虫生活史包括成虫、虫卵、幼虫(可分为杆状蚴和丝状蚴)三个阶段。

成虫长约1cm，大小如绣花针，呈灰白色，雌虫较粗长，雄虫细短，尾部有交合伞。雌虫成虫寄生于小肠的上段，以空肠为主。成熟的雌性十二指肠钩虫每日产卵10 000～30 000个；美洲钩虫5 000～10 000个。虫卵呈椭圆形，无色透明，卵壳薄，内含2～8个细胞。虫卵随粪便排出体外，在温暖(25～30℃)、潮湿(湿度70%)、疏松的土壤中经24～48小时发育为杆状蚴，杆状蚴在5～7天内经两次蜕皮发育为具有感染性的丝状蚴。丝状蚴对外界的抵抗力较强，可在土壤中生存数周。当接触人体皮肤或黏膜时，丝状蚴侵入人体，从局部微血管或淋巴管随血流经右心至肺，穿破肺微血管进入肺泡，沿支气管上行至咽部，随吞咽活动经食管、胃而进入小肠。在小肠内形成口囊，再经3～4周发育为成虫，附着于肠黏膜，寄生在小肠上段，交配产卵。从丝状蚴侵入皮肤至粪便中排出钩虫卵所需的时间为4～7周。但十二指肠钩虫幼虫可因体内发育受阻，可处于长达200～279天的休眠状态。大多数成虫在1～2年内排出体外，但亦有寿命可长达5～7年者。

二、流行病学

1. **传染源**　钩虫病患者和钩虫感染者。钩虫病患者粪便排出的虫卵数量多，故作为传染源的作用更大。

2. **传播途径**　主要感染方式是丝状蚴从皮肤或黏膜侵入人体。农田作业赤足下田是感染的重要来源。亦可因进食含有丝状蚴的蔬菜或饮用生水直接经口腔黏膜侵入(图11-6-2)。

3. **人群易感性**　普遍易感。但以青壮年农民感染率较高，而且是多次重复感染。

4. **流行特征**

(1) 分布范围：本病遍及全球，约有10亿人以上有钩虫感染，尤其是热带及亚热带地区多见。

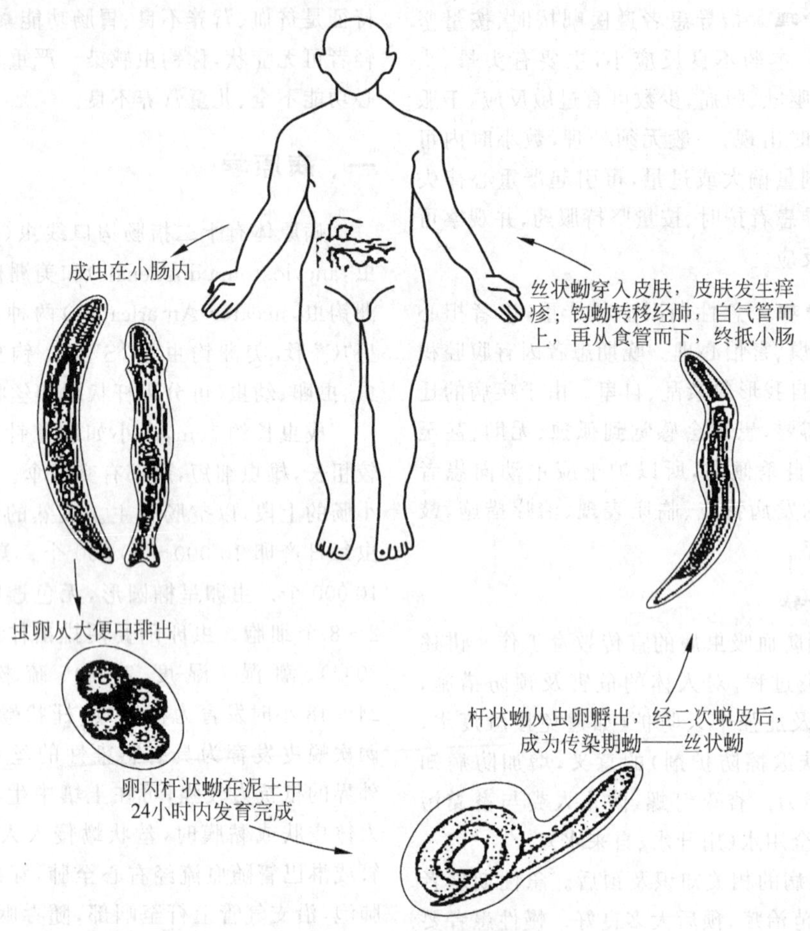

图 11-6-2 钩虫生活史

(2) 感染率：在我国，感染率约为17.6%。国内除青海、新疆、内蒙古、黑龙江、西藏等省、自治区外，其他地区均有不同程度流行，尤以四川、浙江、湖南、福建、广东、广西等较重。

(3) 地区性：农村感染率高于城市，可达30%～40%。本病的流行与自然条件及生产方式有关，南方气候温暖潮湿，感染季节长，北方寒冷干燥，感染季节短。流行区多是以种植花生、玉米等旱地作物为主的地区。

(4) 年龄与性别：以青壮年男性农民为多。

(5) 季节性：夏、秋季为感染高峰季节。

三、发病机制

1. **钩蚴性皮炎** 丝状蚴侵入皮肤后数分钟至1小时，局部皮肤出现红色小丘疹，1～2天出现皮肤水疱。病理改变为局部充血、水肿及中性与嗜酸性粒细胞浸润。

2. **肺部病变** 当蚴虫移行至肺部时，可引起肺部点状出血、炎症及过敏反应，表现为肺炎、支气管肺炎或支气管哮喘。

3. **小肠病变** 钩虫成虫借口囊咬附在小肠黏膜绒毛上，且每日更换吸附部位，以摄取黏膜上皮与血液为食，并分泌抗凝血物质，引起黏膜伤口不断渗血，渗血量多于钩虫吸血量，因此可见小肠黏膜有散在的点状或片状出血。严重者黏膜下层可出现大片出血性瘀斑，甚至引起消化道大出血。慢性失血是钩虫病贫血的主要原因。严重失血可引起低蛋白血症而导致水肿。长期严重贫血与缺氧可致心、肝、肾等重要脏器的脂肪变性和退行性改变。儿童期严重感染可因缺血缺氧、低蛋白血症导致生长发育和智力发育障碍。

四、临床表现

临床表现包括蚴虫和成虫两个阶段。大多数为轻度感染，无临床症状，但粪便中可检出钩虫卵。约10%感染较重者可出现轻重不一的临床表现。

1. **蚴虫引起的症状**

(1) 钩蚴皮炎：俗称"粪毒""粪疙瘩""地痒疹"。当丝状蚴侵入人体皮肤时，局部有烧灼或针刺感，继之出现红色点状疱丘疹，奇痒，通常发生在指趾间、手或臀部等，7～10天后皮损自行愈合。若皮肤抓破，易继发细菌感染，形成脓疱。

（2）钩蚴性肺炎：感染后1周左右由于大量钩蚴移行至肺部导致广泛炎性反应，可出现低热、咳嗽、咳痰，喉痒、声音嘶哑等症状。重者痰中带血，伴有阵发性哮喘，持续数天至1个月。X线检查可显示肺纹理增粗或点状浸润阴影。

2. **成虫引起的症状** 主要包括慢性失血所致的贫血症状和肠黏膜损伤引起的多种消化道症状。

（1）贫血症状：贫血是钩虫病的主要特征。表现为面色苍白、消瘦、精神不振、头昏、眼花、耳鸣、乏力、指甲扁平或反甲、表情淡漠。严重者出现心慌、气促、营养不良性水肿、贫血性心脏病和心力衰竭。一般而言，十二指肠钩虫的危害性大于美洲钩虫。

（2）消化系统症状：表现为胃肠功能紊乱。大多在感染后1～2个月逐渐出现，早期食欲多亢进，上腹隐痛不适、反酸等，后期出现食欲减退、消化不良、腹泻等。个别严重病例出现消化道大出血。儿童可有异嗜症，如食生米、泥土等。

（3）其他：婴儿钩虫病常有严重贫血，易并发明显水肿及感染，可因心力衰竭死亡。孕妇感染钩虫易并发妊娠高血压综合征，因缺铁性贫血易引起流产、早产或死胎，新生儿死亡率增高。

五、实验室及其他检查

1. **血常规检查** 常有不同程度贫血，属于小细胞低色素性贫血。血清铁浓度显著降低，一般在9μmol/L以下。红细胞数减少，网织红细胞正常或轻度增高。嗜酸性粒细胞轻度增多。

2. **骨髓象** 显示造血旺盛，但红细胞发育多停滞于幼红细胞的阶段，中幼红细胞显著增多。骨髓贮铁减少，游离含铁血黄素与铁粒细胞减少或消失。

3. **粪便检查** 采用直接涂片可查见钩虫卵，是确诊本病的直接依据。用钩蚴培养法可孵出丝状蚴，有诊断意义。

六、诊断要点

1. **流行病学资料** 在流行区有赤足下田劳动史。

2. **临床表现** 贫血、营养不良、胃肠功能紊乱等临床表现。

3. **实验室检查** 粪便检出虫卵或钩虫蚴虫培养阳性，即可确诊。

七、治疗要点

包括驱虫治疗和对症治疗。

1. **驱虫治疗** 目前常用苯咪唑类药物，其作用机制为选择性与不可逆性抑制虫体摄取葡萄糖，使其糖原耗竭，并抑制延胡索酸还原酶，阻碍三磷酸腺苷产生，从而杀死成虫和虫卵。常用药物：阿苯达唑400mg，每日1次，连服2～3天。甲苯达唑200mg，每天1次，连服3天。2岁以上儿童与成人剂量相同，1～2岁儿童剂量减半。复方甲苯达唑，成人每日2片，连服2天，4岁以下儿童的剂量减半，孕妇忌用，治后15天复查。复方阿苯达唑，成人和7岁以上儿童2片，顿服，治疗后2周复查。感染较重者需多次反复治疗。

2. **钩蚴性皮炎** 在感染后24小时内可用左旋咪唑涂肤剂或15%阿苯达唑软膏每日2～3次，重者连用2天。皮炎广泛者可口服阿苯达唑，每天10～15mg/kg，分2次服，连用3天，有止痒、消炎及杀死皮内钩虫幼虫的作用，也可阻止或预防呼吸道症状的发生。

3. **对症治疗** 补充铁剂、维生素C、维生素B_{12}、叶酸、白蛋白等。贫血一般在治疗2个月左右得以纠正，血常规恢复正常后，仍需坚持服药2～3个月，以彻底治疗贫血。严重贫血，尤其孕妇、婴儿，可少量输血，滴速要慢，以免发生心力衰竭与肺水肿。

八、预防

1. **控制传染源** 在钩虫感染率高的地区进行普查普治，如对中小学学生，用复方甲苯达唑或阿苯达唑每年进行驱虫，效果较好，有利于阻断钩虫病的传播。

2. **切断传播途径** 加强粪便管理是消灭钩虫病的关键，目的在于杀灭钩虫卵。可采用粪尿混合贮存、高温堆肥、三坑式沉淀密封粪池等，或用化学灭卵剂如生石灰、尿素、敌百虫等。加强个人防护，避免赤足下田劳动，应穿胶鞋或局部用左旋咪唑涂肤剂，防止钩蚴侵入皮肤。不生吃蔬菜，防止钩蚴经口感染。

3. **保护易感人群** 重点是在疫区向群众宣传钩虫病的感染过程及预防措施的知识，宣传普查、普治及加强粪便管理的重要性，并做好个人防护，提高对钩虫的认识，在钩虫感染率高的地区开展集体驱虫治疗,以预防钩虫病。

九、护理要点

1. 一般护理

(1) 休息与活动:贫血程度较重者,应卧床休息。严重贫血的患者易继发感染,应加强基础护理和生活护理。

(2) 饮食护理:给予高蛋白、高热量、高维生素、含铁丰富、易消化的食物,纠正贫血,以增强机体抵抗力。驱虫期间宜给予半流质饮食,忌食油腻及粗纤维食物。

(3) 皮肤护理:皮肤瘙痒者,可用涂肤剂止痒,告诉患者避免搔抓皮肤,预防继发感染。

2. 病情观察 ①皮疹和皮肤瘙痒情况。②有无呼吸系统症状。③消化系统症状:食欲和进食情况,有无消化不良、腹泻、消化道出血。④贫血所引起的症状、体征及治疗效果,儿童有无生长发育迟缓和智力发育障碍。严重贫血者应注意心功能变化,有无并发心力衰竭。

3. 用药护理 苯咪唑类药物驱虫作用缓慢,一般于治疗后3~4天才排出钩虫。但其杀虫效果好,不良反应轻微且短暂,仅少数患者出现头晕、恶心、腹痛、腹泻等。对严重贫血患者应先纠正贫血,再驱虫治疗,以免加重不良反应。在输液或输血时,每分钟滴速应控制在30滴以内,以免诱发心力衰竭。应用铁剂要嘱患者在饭后30~40分钟服用,以减少对消化道的刺激,加服维生素C利于吸收,同时禁饮茶、咖啡等。

4. 心理护理 早期因皮肤出现反复瘙痒,影响患者睡眠,易导致焦虑不安的心理。慢性贫血者常有乏力、劳动能力下降,易产生自卑心理。护士应及时向患者及家属讲解钩虫病病因、临床表现、治疗措施,以取得患者的积极配合,增强患者战胜疾病的信心。

5. 健康指导

(1) 对患者的指导:向患者及家属介绍钩虫病的症状、贫血原因、服用驱虫药的注意事项,嘱患者坚持服药。驱虫后1个月内复查粪便,如有钩虫卵,应重复驱虫1次。说明服用铁剂的方法和注意事项,贫血纠正后仍需按医嘱坚持服药2~3个月,以彻底治疗贫血。

(2) 预防疾病指导:注意个人卫生,革除不良习惯,不吃生肉。饭前便后洗手,以防误食虫卵。烹调时务必将肉煮熟。肉中的囊尾蚴在54℃经5分钟即可被杀死,切生熟肉的刀和砧板要分开。有赤足劳动、局部出现症状者,定期检查,以便及早发现,及时治疗。

十、预后

本病经积极治疗大多预后良好。婴儿严重感染预后较差。孕妇钩虫病易并发妊娠高血压综合征、缺铁性贫血,可引起流产、早产或死胎。

(王 佩)

第3节 肠绦虫病

肠绦虫病(intestinal cestodiasis)是由各种绦虫寄生于人体小肠所引起的一类肠道寄生虫病。我国以猪带绦虫病(taeniasis suis)和牛带绦虫病(taeniasis bovis)最为常见,人多因进食含有活囊尾蚴的猪肉或牛肉而感染。

一、病原学

寄生于人体的绦虫有4大类:带绦虫、膜壳绦虫、棘球绦虫和裂头绦虫。最常见为猪带绦虫和牛带绦虫。两种绦虫成虫生活史相同。肠绦虫为雌雄同体,呈乳白色,呈带状,由头节、颈节与体节3部分组成。人为各种绦虫的终末宿主。

成虫寄生于人体的小肠上部,其虫卵和充满虫卵的妊娠节片随粪便排出体外,被作为中间宿主的牛或猪吞食后,在十二指肠内经消化液作用24~72小时后孵出六钩蚴,六钩蚴钻破肠壁,随血液、淋巴播散至全身,最后主要在骨骼肌内经60~72天发育为囊尾蚴。人摄食未煮熟的含有活囊尾蚴的猪肉("米猪肉")或牛肉而感染,囊尾蚴可在小肠内伸出头节,吸附于肠壁,经10~12周发育为成虫。人体也可成为猪带绦虫的中间宿主,误食其虫卵后,可患囊尾蚴病(cysticercosis)。猪带绦虫在人体内可存活25年以上。牛带绦虫可达30年以上。绦虫的生活史见图11-6-3。

二、流行病学

1. 传染源 患者是猪带绦虫和牛带绦虫的唯一传染源。

2. 传播途径 人进食生的或未煮熟的含活囊尾蚴的猪肉或牛肉而感染,如喜吃半熟猪(牛)肉,生尝肉馅、生熟食炊具不分,也可因熟食被污染而使人感染。

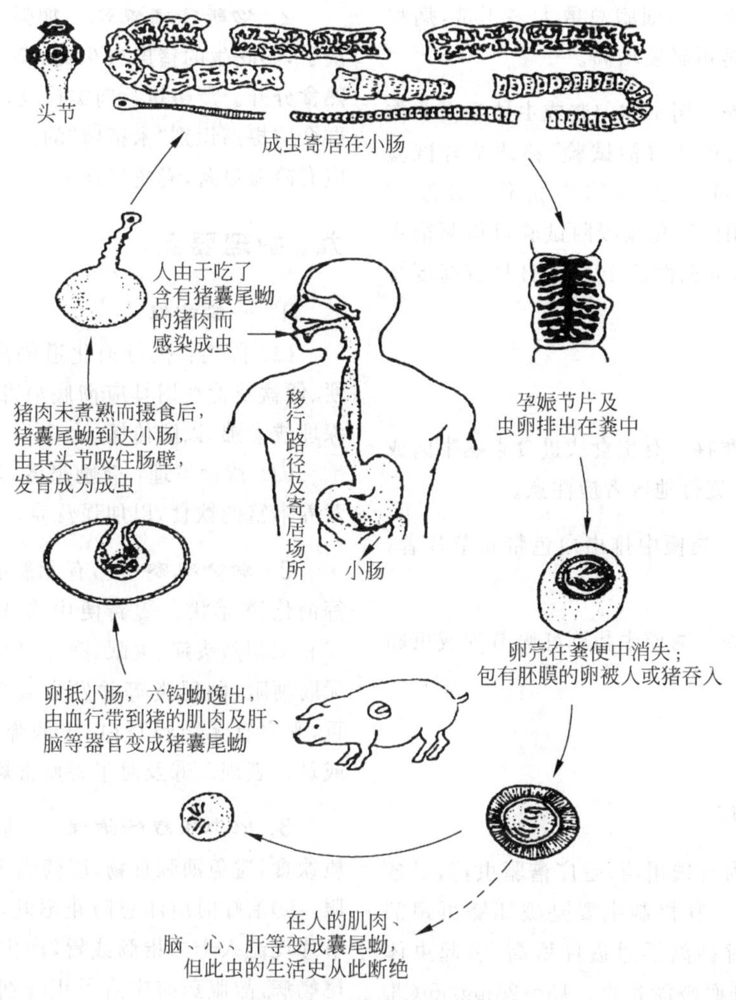

图 11-6-3 绦虫的生活史

3. **人群易感性** 普遍易感，以青壮年农民居多，男多于女。但人对牛肉绦虫具有自然免疫力。

4. **流行特征** 呈世界性分布，在我国分布较广，猪带绦虫病多见于东北、华北、河南、云南、上海等进食猪肉较多的地区，多为散发。牛带绦虫病主要见于西南各省及西藏、内蒙古、新疆及宁夏等少数民族地区，常呈地方性流行。少数民族地区绦虫病的流行与喜吃半熟猪（牛）肉有关，也与养猪和养牛的方式有关。某些地区因人畜厕不分，以猪圈为厕或野外随地排便，猪（牛）成群放牧，导致猪（牛）感染率高。短膜壳绦虫病以华北和东北地区多见。

三、发病机制

猪带绦虫与牛带绦虫以小钩和（或）吸盘吸附在小肠黏膜上，引起局部损伤和炎症，导致胃肠运动功能障碍，出现上腹隐痛等消化道症状。但因虫体较大，且可多条绦虫同时寄生，可引起胃肠运动功能障碍，出现上腹隐痛等消化道症状。多条绦虫寄生可因虫体结团导致不完全性肠梗阻。

四、临床表现

潜伏期一般2～3个月。牛带绦虫病可长达4～9个月。多数患者无自觉症状，粪便中发现白色带状节片或节片自肛门逸出常为最初的唯一症状。约半数患者在上腹部或脐周出现腹痛，常伴恶心、食欲减退或亢进、腹泻、肛门瘙痒等消化系统症状，偶有头痛、头晕、失眠、磨牙、神经过敏等神经系统症状。患者可因虫体扭转或多条绦虫感染而引起肠梗阻。虫体寄生可出现营养不良或贫血。猪带绦虫患者中有2.3%～25%因自身感染而并发囊尾蚴病，感染期越长危险性越大。

五、实验室及其他检查

1. **粪便检查** 粪便中找到绦虫卵或妊娠节片可确诊绦虫病，但不能鉴别虫种。粪镜检虫卵的阳性率低，直肠或肛门拭子与肛门胶纸粘贴法的阳性率较高。

2. **血常规检查** 白细胞总数大多正常,病程早期血嗜酸性粒细胞可轻度增高。

3. **免疫学检查** 用虫体匀浆或虫体蛋白质作抗原进行皮内试验、环状沉淀试验、补体结合试验或乳胶凝集试验可检测出体内抗体,阳性率73.7%~99.2%;用酶联免疫吸附试验可检测宿主粪便中特异性抗原,敏感性达100%,且具有高度特异性。

六、诊断要点

1. **流行病学资料** 有生食或进食未熟牛肉或猪肉史,特别是来自流行地区者应注意。

2. **临床表现** 粪便中排出白色带状节片者,即可诊断。

3. **实验室检查** 粪便中找到妊娠节片或虫卵可确诊。

七、治疗要点

主要是驱虫治疗。

1. **吡喹酮** 为首选用药,是广谱驱虫药,对各种绦虫病疗效均好。其机制主要是破坏绦虫颈部表皮,使其体表膜对钙离子通透性增高,引起虫体肌肉麻痹与痉挛,进而破溃死亡。15~20mg/kg(儿童以15mg/kg为宜),清晨空腹顿服,无须导泻。有效率达95%以上。

2. **苯咪唑类** 能抑制绦虫摄取葡萄糖,导致能量不足,虫体麻痹而随肠蠕动从粪便排出。甲苯达唑每次300mg,每日2次,疗程3天,疗效较好,不良反应少。阿苯达唑每日8mg/kg,疗程3天,不良反应轻。但动物实验表明该类药有致畸作用,故孕妇不宜使用。

3. **南瓜子与槟榔联合疗法** 成人口服南瓜子仁粉50~90g,2小时后服槟榔煎剂,30分钟后服50%硫酸镁50~60mL,一般3小时内可排出虫体。用药后可有恶心、呕吐、腹痛等不适。

八、预防

1. **控制传染源** 重点是在流行区开展普查普治,对绦虫病患者进行早期和彻底驱虫治疗,加强人粪管理,圈养猪牛,防止猪牛感染。在绦虫病地方性流行区,可对猪和牛采用氯硝柳胺(灭绦灵)进行预防性治疗。

2. **切断传播途径** 加强卫生宣传,饭前便后洗手,不吃生的猪肉或牛肉,菜刀和砧板应严格生、熟食分开。严格执行肉类检疫,防止“米猪肉”上市,群众应提高识别“米猪肉”的能力。有条件的屠宰场应有冷藏设备,囊尾蚴在-10℃时5天即可死亡。

九、护理要点

1. **一般护理**

(1) 隔离:执行消化道隔离护理常规,患者粪便、便盆及检查用具应彻底消毒,排出虫体应焚烧、深埋或煮沸,以防传播。

(2) 饮食护理:鼓励患者多进高热量、高蛋白、营养丰富的饮食,以加强营养。

2. **病情观察** ①有无恶心、呕吐、腹痛、腹泻等消化道症状。②粪便中有无节片自肛门排出。③有无剧烈头痛、失眠、磨牙等神经系统症状。④有无肠梗阻、阑尾炎等并发症表现。⑤测量身高、体重,观察有无结膜苍白、皮肤弹性下降等营养不良或贫血表现。⑥及时了解血常规、粪便检查等结果。

3. **驱虫治疗的护理** ①服药前一天晚餐进流质饮食,避免油腻食物,服药当天早晨禁食、空腹、顿服。②治疗时应注意防止呕吐,以免将虫卵和妊娠节片反流入十二指肠或胃,产生自身感染而导致囊尾蚴病,故服药前应给予止吐剂(如氯丙嗪)。③驱虫时应保持排便通畅,必要时可用导泻药,以利于虫体或虫卵及时排出。④天冷时便盆应加温水,以免绦虫遇冷回缩。若虫体部分排出时切忌拉断,可用温水灌肠,使虫体完全排出。⑤服药后观察药物的不良反应以及粪便中节片排出的情况。⑥驱虫后应留取24小时全部粪便,以便寻找绦虫虫体与头节。如未找到头节也不一定表示失败,因为头节当天不一定排出,或头节已被破坏不易辨认。若治疗后半年内无节片排出,虫卵转阴,则认为痊愈。否则应复治。⑦驱绦后及时更换内衣、内裤、被褥,并及时洗澡。

4. **用药护理** 吡喹酮不良反应轻,如恶心、呕吐、腹痛、头晕、乏力等,停药数日后可自行缓解。苯咪唑类有致畸作用,孕妇及幼儿禁用。

5. **心理护理** 患者因对疾病缺乏了解,易产生焦虑、恐惧心理。护士应向患者介绍疾病的知识,取得患者的配合。

6. **健康指导** 指导患者注意个人卫生,衣服(尤其内裤)、被褥、便盆等用具应加强消毒,防止虫卵污染水、食物及手而感染自体或他人。对驱虫后粪便中未找到头节者，应定期复查、复治。驱虫以后，患者仍应注意休息和加强营养，以逐渐改善贫血、消瘦、乏力等症状。

十、预后

本病预后大多良好。2.5%～25%的猪带绦虫患者可因自体感染而同时患囊尾蚴病。

（王 佩）

第4节 囊尾蚴病

囊尾蚴病（cysticercosis）又称囊虫病，是由猪带绦虫的囊尾蚴寄生于人体各组织器官所致的疾病，为较常见的人畜共患病。青壮年发病率高。囊尾蚴可侵入人体各器官引起病变，其临床症状常因寄生部位及感染程度不同而异，其中以脑囊尾蚴病最为严重，甚至危及生命，该病危害性极大。

一、病原学

人既是猪带绦虫的唯一终末宿主，又是其中间宿主。猪带绦虫的成虫可引起肠绦虫病，而猪肉绦虫的幼虫囊尾蚴可引起囊尾蚴病。人经口感染猪带绦虫虫卵后，虫卵在十二指肠内经消化液作用孵出六钩蚴，并穿过肠壁，随血液和淋巴播散至全身各组织器官。在组织内经3周可长出头节，再经9～10周可发育为有感染性的囊尾蚴。囊尾蚴可寄生在不同的部位出现不同的形态。在皮下和肌肉内，因受肌纤维挤压而呈梭形或椭圆形；在脑实质内呈圆形；在颅底脑室内或软脑膜处呈葡萄状。囊尾蚴寿命一般3～10年，少数长达20年或更久，虫体死后多发生纤维化和钙化。

二、流行病学

1. **传染源** 囊尾蚴病的唯一传染源是猪带绦虫患者。虫卵随粪便排出导致自体或他人感染。

2. **传播途径** 可通过2种途径获得感染：①异体感染：亦称外源性感染，是由于进食被猪带绦虫卵污染的蔬菜、瓜果、饮用水等食物而被感染，为主要传播途径。②自体感染：是因体内有猪带绦虫寄生而发生感染。可通过患者手指污染自身粪便中的虫卵而经口感染；亦可因呕吐致使虫卵反流入胃或十二指肠，在消化液作用下孵出六钩蚴而导致感染。

3. **易感人群** 普遍易感，以21～40岁青壮年多见，以农民居多。近年来儿童和城市居民患病率有所增加。男女之比为(2～5)∶1。

4. **流行特征** 本病呈世界性分布，特别是在有吃生猪肉习惯的地区或民族中流行。以中非、南非、拉丁美洲、东亚、南亚的发展中国家为甚，东欧与西欧次之。我国以东北、西北、华北和西南等地发病率较高，多呈散发流行，农村发病率高于城市。

三、发病机制

囊尾蚴寄生于人体，引起局部组织的炎症反应。表现为炎症细胞浸润、纤维结缔组织增生，囊尾蚴被纤维组织包裹而形成包囊，囊尾蚴死后逐渐钙化。其病理变化和临床表现因囊尾蚴寄生的部位、数目、囊虫的死活及局部组织的反应程度而不同。

寄生于皮下组织及肌肉者，引起皮下结节。寄生于眼部的囊尾蚴常在视网膜、玻璃体、眼肌、眼结膜下等处引起视力障碍等。寄生在脑部的囊虫，以大脑皮质最多，常引起占位性病变及颅内压增高，且常累及大脑皮质邻近运动区，表现为癫痫发作。经脉络膜丛进入脑室及蛛网膜下腔，可引起脑脊液循环阻塞产生脑积水。寄生于软脑膜引起蛛网膜炎。颅底的葡萄状虫体破裂可引起囊尾蚴性脑膜炎、脑积水或交通性脑积水。颅内大量囊尾蚴寄生或脑积水均可引起颅内高压，颅内压增高明显者可引起脑疝。活的囊尾蚴并不直接引起脑组织炎症改变，当虫体死亡时，释放出虫体抗原诱发局部组织炎症。脑组织中囊尾蚴数量越多，局部反应越重者，临床表现越明显。

四、临床表现

自虫卵进入人体至囊尾蚴成熟约需3个月，临床症状多在此后出现。潜伏期约3个月至数年，5年内居多。常因寄生部位不同产生不同的临床表现。

1. **脑囊尾蚴病（脑囊虫病）** 占囊尾蚴病总数的60%～90%，此型最为严重。按囊虫寄生部位的不同可分为5种类型。

(1) 脑实质型（癫痫型）：最常见，占80%以上，临床表现以癫痫最为常见，约半数患者表现为单纯大发作，且为唯一首发症状，其发作频率较低，多在3个月以上才发作1次，部分患者甚至若干年才发作1次。

(2) 脑室型(颅内压增高型)：囊尾蚴寄生在脑室孔附近，导致脑脊液循环梗阻、颅内压增高。表现为剧烈头痛、头晕、呕吐、复视、视盘水肿，严重者可突发脑疝。第四脑室内囊尾蚴病可出现活瓣综合征(又称布伦斯综合征，Bruns syndrome)，即囊尾蚴悬于脑室壁，呈活瓣状，当头位急速改变时，囊尾蚴突然阻塞脑脊液通道而致颅内压骤增，患者反复出现突发性体位性剧烈头痛、眩晕、呕吐，甚至因突然循环呼吸障碍而猝死。

(3) 软脑膜型(脑膜炎型)：以急性或亚急性脑膜刺激征为特点，常伴有发热、头痛、眩晕、呕吐、听力减退、耳鸣、面神经麻痹、共济失调等。脑脊液检查呈炎性改变，需与结核性脑膜炎、病毒性脑膜炎等相鉴别。

(4) 痴呆型：患者有进行性加剧的精神异常及痴呆，可能是囊尾蚴引起广泛脑组织破坏和脑皮质萎缩有关，不一定有颅内压增高，极少数患者可因幻觉、迫害妄想而自杀。

(5) 脊髓型：少见。因囊尾蚴侵入椎管压迫脊髓所致，出现截瘫、感觉障碍、大小便潴留等。

2. **皮下肌肉囊尾蚴病(皮肌型)** 约 2/3 患者有皮下囊尾蚴结节，直径 0.5～1.0cm，呈圆形或椭圆形，质韧，有弹性，与周围组织无粘连，可自由移动，无压痛。数目多少不一，从几个到成百上千个，以头颈和躯干较多，四肢较少，手足罕见。结节可陆续分批出现，亦可自行消失。感染囊虫数少时可无症状，或仅有局部酸胀感。大量囊虫寄生在肌肉，可出现假性肌肥大，但却软弱无力。

3. **眼囊尾蚴病** 最常寄生于玻璃体和视网膜下，多为单侧感染。可出现眼前黑影飘动，视力减退等表现，严重者可引起视网膜炎、脉络膜炎、化脓性全眼炎等。

五、实验室及其他检查

1. **脑脊液检查** 颅内压增高型脑脊液压力明显升高，脑膜炎型颅内压也有所升高，细胞数轻度增多，以淋巴细胞增多为主，蛋白含量增高，但糖和氯化物正常或略低。

2. **免疫学检查** 用间接血凝试验法或 ELISA 法检测患者血清或脑脊液中的特异性 IgG 抗体和抗原，对本病的早期诊断和疗效评估具有重要意义。但免疫学检查可有假阳性和假阴性。

3. **影像学检查**

(1) 颅脑 CT 及 MRI 检查：CT 阳性率高达 80%～90%。能显示直径<1cm 的多发性低密度影，对本病的诊断及疗效判断有重要意义。颅脑 MRI 对脑内囊尾蚴的数量、范围、囊内头节的检出率明显高于 CT，更易发现脑室及脑室孔处病灶。故临床上高度疑诊脑囊尾蚴病时，CT 表现不典型或未见异常者，应行颅脑 MRI 检查。MRI 还能区分囊尾蚴死活，对指导临床治疗和疗效参考有重要价值。

(2) X 线检查：可见颅内或肢体软组织内椭圆形囊虫钙化影。

4. **病原检查** 取皮下结节做常规活组织检查，或眼、脑手术病理组织检查，找到囊尾蚴可确诊。

六、诊断要点

1. **流行病学资料** 有无进食生的或未熟透猪肉史。是否有绦虫病史或有与猪肉绦虫患者密切接触史，以往是否在粪便中发现带状节片等。

2. **临床表现** 皮下组织和肌肉有结节或出现无其他原因可解释的癫痫发作、颅内压增高者应考虑本病的可能。

3. **实验室及其他检查** 颅脑 MRI 或 CT 见多发性低密度影及免疫学检查阳性，可临床诊断本病。皮下结节组织活检或脑手术病理组织检查找到囊尾蚴可明确诊断。用检眼镜、裂隙灯或 B 超检查可以发现眼囊尾蚴病。

七、治疗要点

1. **病原治疗**

(1) 阿苯达唑：对皮下组织和肌肉、脑囊尾蚴病均有良好疗效，目前已成为治疗重型脑囊尾蚴病的首选药物。剂量为每日 15～20mg/kg，分 2 次口服，10 天为 1 个疗程，每疗程间隔 14～21 天，一般需服 2～3 个疗程。

(2) 吡喹酮：可穿过囊尾蚴的囊壁，有强烈杀囊尾蚴作用，疗效较阿苯达唑强而迅速，但不良反应发生率高且严重。根据不同类型囊尾蚴病而采用不同治疗方案。治疗皮下肌肉型总剂量为 120mg/kg，每日分 3 次口服，连用 3～5 天为 1 个疗程。治疗脑型总剂量为 200mg/kg，每日分 3 次口服，连用 10 天为 1 个疗程。此药不良反应太大，因其杀虫作用迅速，虫体死亡后释放出各种物质引起不良反应，导致头痛、呕吐等颅内高压表现或发热等过敏性反应，甚至少数病例在治疗后因发生脑疝而死亡。对脑组织中囊尾蚴数量较多、病程较短的病例,病原治疗时更易发生严重的不良反应。因此,脑型患者在治疗过程中应注意颅内压的增高,在给药前应先测颅压,必要时先给降颅内压的药物,有人主张同时应用糖皮质激素。

2. **手术治疗** 对眼囊尾蚴病者或脑室囊尾蚴病者,应先行手术摘除囊尾蚴,再给予杀虫剂,以防止驱虫后局部炎症反应加重导致视力障碍,甚至失明,或是加重脑室孔堵塞。

3. **对症治疗** 对颅内压增高者,可先用20%甘露醇250mL,加地塞米松5~10mg,静脉滴注,每日1次,连用3天。必要时应行颅脑开窗减压术或脑室分流术降低颅内压,注意必须先降低颅内压,后进行病原治疗,疗程中可常规用地塞米松和甘露醇来降低颅内压。对癫痫发作频繁者,可酌情使用地西泮、苯妥英钠或异戊巴比妥钠等药物。发生过敏性休克时用0.1%肾上腺素1mg皮下注射,小儿酌减,同时用氢化可的松200~300mg加入葡萄糖液中静脉滴注。

八、预防

1. **控制传染源** 在流行区开展普查普治,彻底治疗猪带绦虫病患者和病猪。加强粪便管理。

2. **切断传播途径** 改变不良的饮食习惯,不吃生猪肉、生牛肉,烹饪时生熟食物、刀具、砧板要严格分开。建立猪圈和牛圈,发动群众管好厕所,加强粪便的无害化处理。卫生检疫部门加强肉类检疫,严禁"米猪肉"上市。

3. **提高人群免疫力** 囊尾蚴病疫苗可以使免疫动物获得很高的保护力,有望应用于人体,但目前疫苗仍处于研究阶段。

九、护理要点

1. **一般护理**

(1) 隔离:执行消化道隔离护理常规,患者粪便、便盆及检查用具应彻底消毒,排出虫体应焚烧、深埋或煮沸,以防传播。

(2) 休息:囊尾蚴病患者需住院治疗,服药期间应严格卧床休息。

(3) 饮食护理:一般患者给予普食,鼓励多吃山楂,病情较重者依病情给予饮食。

(4) 活动:一般患者可下床活动;脑囊尾蚴病有颅内压增高时应卧床休息,有癫痫发作、精神症状、失明等应加床栏。

2. **病情观察** ①对脑囊尾蚴病患者应注意有无癫痫先兆及癫痫发作表现。观察意识、瞳孔,有无精神异常,幻觉、幻视等表现。②及早发现颅内压增高表现:如出现剧烈头痛、频繁呕吐、视力减退、复视等征象,应配合医生及时进行脱水治疗,并观察脱水治疗效果。③皮下肌肉囊尾蚴病应观察皮下结节部位、数目及其局部表现,有无肌肉肿胀、麻木、疼痛、软弱无力等。④眼囊尾蚴病应观察视力的改变。

3. **用药护理**

(1) 用药前解释药物的用法、疗程及副作用。

(2) 脑型患者首选阿苯达唑,其不良反应轻微,在服药后2~7天可出现头痛、低热、皮疹、视力障碍、癫痫等,持续2~3天,个别患者可出现脑疝或过敏性休克等严重不良反应,需加强监护,并做好抢救准备。也有少数患者在第1疗程结束后7~10天才出现反应。第2疗程不良反应发生率明显减少且减轻。

(3) 吡喹酮:注意观察头痛、呕吐等颅内高压表现或发热等过敏性反应,重点监测脑疝的征兆,在给药前应先测颅内压,必要时先给降颅内压的药物。

4. **检查及手术治疗的护理** 在治疗前应先做脑脊液、眼底、X线、CT、MRI等,以明确囊虫部位、数目、有无颅内压增高及其严重程度。进行各种检查前,应向患者解释各种检查的目的、过程、注意事项,以取得患者的配合,减轻恐惧心理。

5. **心理护理** 由于癫痫反复发作、驱虫治疗时间长,给患者和家属带来巨大的心理压力,应向患者解释囊尾蚴病的相关知识及驱虫治疗的重要性。有针对性地进行咨询和疏导,解除心理上的困惑,以恢复患者的心理健康,促进疾病的早日康复。需手术治疗者应对其解释手术的目的,以减轻患者的焦虑和恐惧,取得患者的配合,使患者树立战胜疾病的信心。

6. **健康指导**

(1) 向患者及家属介绍囊尾蚴病的知识,尤其是颅内高压产生的原因。告知患者一旦有头痛、头晕、抽搐等表现,就应及时报告医护人员。

(2) 向患者讲解囊尾蚴病必须住院治疗,以驱虫治疗为主,应规则治疗,以求根治。驱虫治疗期间不得外出。

(3) 有癫痫发作者,应坚持服抗癫痫药物,控制症状后逐渐减量,维持1~2年才能停药。应避免高空作业,以免发生意外。

(4) 应向患者说明各项检查的目的、过程和注意事项,以取得患者的理解和配合。

十、预后

预后与囊尾蚴寄生的部位、数量、大小等有关。皮下肌肉型囊尾蚴病经治疗后预后较好。寄生的囊尾蚴数量多呈弥漫性分布,并伴有痴呆、幻觉和严重精神异常时预后较差。

(王 佩)

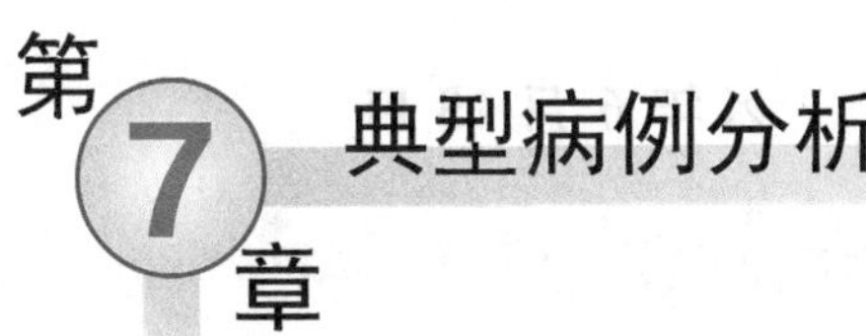

第7章 典型病例分析

第1节 病毒性肝炎患者的护理

病例简介

李某，男，45岁，某部门销售人员。以“全身乏力、食欲减退、恶心半年，加重3周”为主诉入院。患者10年前曾患乙型肝炎，住院3个月后肝功能正常而出院，期间有时出现肝区不适，偶测ALT稍增高，不规则服用保肝药和维生素。近半年常感全身乏力、食欲减退、恶心，3周前因出差劳累后上述症状加重，不思饮食，恶心、呕吐，食后即吐，腹胀明显，常有齿龈出血。尿呈浓茶色，体重较前减轻3kg。患病后一直出差，工作繁忙，无暇休息并经常饮酒。今天上午9时由家属陪送入院就诊。

×年6月7日

护理评估

查体：体温38.8℃，脉搏120次/分，呼吸23次/分，血压70/50mmHg。重病容，神志模糊，巩膜及皮肤黄染，皮肤可见瘀斑，未见肝掌及蜘蛛痣，心肺(－)，腹胀明显，腹水征(＋)，肝脾触诊不满意。

实验室检查：白细胞：23.5×10^9/L，中性粒细胞85%，淋巴细胞15%。肝功能：血胆红素331.5μmol/L，ALT 120U/L，PTA 35%。

免疫学检查：HBsAg(＋)，HBeAg(＋)。

主要护理问题

1. **有传播感染的危险性** 与病毒性肝炎的传播有关。

2. **体温过高** 与炎症反应有关。

3. **意识障碍** 与血氨升高致中枢神经系统损伤相关。

护理措施

1. **隔离** 阻断血-体液传播途径，阻断密切接触传播途径，阻断性传播途径。

2. **发热护理**

(1) 卧床休息：发热时嘱患者卧床休息，保持一定的室温和室内空气流动。

(2) 饮食护理：应给予高热量、高蛋白、高维生素、易消化的流质或半流质饮食，注意补充足够的液体；给予静脉输液，以维持水、电解质平衡。

(3) 病情观察：注意观察生命体征、意识、瞳孔的变化，记录每天出入量和体重，观察发热引起的身心反应的变化、治疗及护理效果等。

(4) 当体温超过38.5℃时，可采用物理降温。

(5) 一般护理：注意保持口腔卫生，协助患者饭后、睡前漱口，避免口腔感染。

3. **意识障碍的护理**

(1) 病情观察：密切观察生命体征、神志、瞳孔和神经系统体征的变化，注意心、肺体征的变化情况，准确记录出入量。

(2) 体位：取平卧位，头偏向一侧。

(3) 通畅呼吸道与吸氧。

(4) 维持水、电解质平衡及供给营养，遵医嘱静脉输液。

(5) 做好基础护理，防止并发症的发生。

×年6月9日

护理评估

患者服用呋塞米3天，出现神志恍惚，睡眠时间倒错，言语不清，不能完成简单计算，出现扑翼样震颤。予以口服新霉素1.0g，每日3次；口服左旋多巴2g，每日2次；谷氨酸钠100mL加入10%的葡萄糖溶液中静脉滴注。

主要护理问题

1. **感知异常** 与肝性脑病有关。

2. **潜在并发症** 出血。

护理措施

1. **感知异常的护理**

(1) 避免各种诱发肝性脑病的诱因：避免使用大剂量利尿剂、高蛋白饮食、使用镇静和安眠药物、大量放腹水、消化道出血、并发感染、过劳等。

(2) 密切观察病情：注意观察患者思维、认知的变化，以判断意识障碍的程度。加强生命体征的监测，定期抽血复查肝肾功能、电解质的变化。

(3) 心理护理：尊重同情患者，关爱患者，安慰患者，提供情感支持，切忌伤害患者的人格，更不能嘲笑患者的异常行为。护理人员不仅要有高度的责任感和同情心，还应有一颗关爱的心，从心理换位的角度去体谅患者，关爱患者。

(4) 安全护理：做好安全防范工作，防止性格行为异常引发意外。肝性脑病早期患者，因性格行为异常、定向障碍而出现伤害他人或自伤行为，故护士除加强巡视外，还应做到：①将患者转移到安全的病房，避开窗边，以免出现意外。②除去病房不必要的设备和危险品，如床头柜上的热水瓶、玻璃杯、刀、剪、皮带、绳子等，以免患者伤人或自伤。③及时与患者家属沟通，说明病情，让家属有心理准备，以防止摔伤，必要时应派护理人员专门守护，以免发生意外。④患者出现烦躁不安时，应注意安全，去除假牙、发夹，必要时可加防护栏，或使用约束带。⑤患者若狂躁，医护人员应态度和蔼，语气温和，耐心说服劝导，使其配合治疗，忌用训斥的口气和刺激性语言，以免激怒患者，切不可滥用镇静剂使其安静。

(5) 生活护理：初期症状出现睡眠倒错时，可给予声音刺激，促进患者清醒。因患者定向力、运算力障碍或减退，行为异常，给正常生活带来不便，故对患者起床、吃饭、休息、活动、排泄、对话等给予适当的协助。加强各种基础护理，如口腔护理、皮肤护理等，防止皮肤、呼吸道、泌尿系统及肠道感染。

2. **防止出血**

(1) 观察出血表现，如局部穿刺后出血难止、皮肤瘀点、瘀斑、牙龈出血、鼻出血、呕血、便血等。密切观察生命体征，注意出血程度，做到早期发现，及时处理。

(2) 监测凝血酶原时间、血小板计数、血型、血红蛋白，必要时配血备用。

(3) 嘱患者注意避免碰撞、损伤，不要用手挖鼻，用牙签剔牙，不用硬毛刷刷牙，以免诱发出血。

×年6月15日

护理评估

患者仍不思饮食，恶心、呕吐，体温 37.0℃，脉搏 110 次/分，呼吸 24 次/分，血压 90/60mmHg。腹胀明显，腹围 110cm，行腹腔穿刺术，放出腹水 2 000mL，放液完毕拔针后，盖无菌纱布，束多头腹带，静脉输注白蛋白 50mL 及能量合剂。

主要护理问题

1. **体液过多** 与肝硬化导致腹水有关。

2. **营养失调**：低于机体需要量 与食欲下降、呕吐、消化吸收障碍有关。

3. **有皮肤完整性受损的危险** 与胆盐沉着刺激皮肤神经末梢引起瘙痒有关。

护理措施

1. **腹腔积液的护理**

(1) 多卧床休息，尽量取平卧位，以增加肝、肾血流量，改善肝细胞的营养，提高肾小球滤过率。大量腹水时可取半卧位，肢体水肿者可抬高下肢，以利静脉回流。

(2) 避免咳嗽、打喷嚏、便秘等。

(3) 做好皮肤护理。衣着要宽松合适；每日温水擦身，保持皮肤清洁、干燥。

(4) 观察腹水消长情况，定期测腹围，记录液体出入量、体重改变。

(5) 注意观察用利尿药后的尿量变化及电解质情况，随时与医师取得联系。根据病情随时观察神志、表情、性格变化以及扑翼样震颤等肝性脑病表现。

(6) 腹腔穿刺术护理：①术前排尿，说明注意事项，测体重、腹围、血压，严密观察生命体征变化。术中观察反应(不适反应等)。②一次放液量不超过 2 000mL，术毕即缚腹带，逐渐收紧腹带以免腹压突然下降。③术后注意穿刺部位是否溢液，可用吸收性明胶海绵制止。观察有无电解质紊乱，以及蛋白质丢失及并发感染的征象，记录腹水的量、性质和颜色，标本应及时送检。

2. **饮食护理**

(1) 病情观察：观察患者的食欲及消化道症状，评估营养状况。正确记录 24 小时出入液量。

(2) 向患者及家属讲明肝性脑病的发病机制与

饮食的关系，根据饮食原则，结合病情，指导合理饮食。

(3) 嘱患者饮食以低脂、易消化、富含维生素的食物为主；限制动物蛋白的摄入，多食植物蛋白，因植物蛋白含较多支链氯基酸氮平衡。忌坚硬、辛辣刺激性食物，忌暴饮暴食，以少食多餐为原则，进餐时应细嚼慢咽。

(4) 限制水盐的摄入：伴有水肿和腹水的患者应限制水和盐的摄入(每日3～9g)；肝功能不全昏迷期或血氨升高时，限制蛋白在每日30g左右；禁烟，忌酒、咖啡等刺激性饮料及食物；必要时遵医嘱静脉补充营养；有肝性脑病倾向时，可口服支链氨基酸或以支链氨基酸为主的复方氨基酸。

3. **皮肤护理**

(1) 病室应保持清洁，保持空气流通，定时进行空气及被服消毒。

(2) 病情观察：观察生命体征、意识状态、皮肤瘀斑消长情况及治疗护理效果等。

(3) 皮肤护理：注意保持皮肤清洁，每天用温水轻擦皮肤，避免用肥皂水、酒精等刺激性溶液擦拭皮肤。衣着宜宽松，内衣裤应勤换洗。床褥应保持清洁、松软、平整、干燥。

×年6月20日

护理评估

患者病情稳定，神志清楚，巩膜及皮肤黄染逐渐消退，皮肤瘀斑消失，齿龈出血减轻，诉全身乏力，未见恶心、呕吐，每餐可进食稀饭或流食200mL。查体：体温36.8℃，脉搏100次/分，呼吸21次/分，血压95/60mmHg，心肺(－)，腹胀减轻，尿色黄淡，5天未排便。患者精神不佳，对疾病的治疗及预后持悲观态度。

主要护理问题

1. **活动无耐力** 与肝功能受损、能量代谢障碍有关。

2. **排便异常** 便秘。

3. **知识缺乏** 缺乏重型肝炎的相关知识。

护理措施

1. **提高患者活动耐力**

(1) 向患者解释导致乏力、易疲劳的原因，共同创造安静、舒适、整洁的病室环境，利于患者休息。

(2) 休息：保证患者的休息，避免劳累，协助做好生活护理，待症状减轻、黄疸消退、肝功能改善后可逐渐增加活动量，但以不感疲劳为度。

(3) 饮食护理：应给予高热量、高蛋白、高维生素、易消化食物。注意食物色、香、味，设法促进患者食欲。不能进食时给予静脉输液，注意维持水、电解质平衡。

(4) 加强皮肤、口腔护理：注意保持患者皮肤清洁干燥，每天清洁口腔3～4次，预防感染。

2. **促进排便的护理**

(1) 每日了解患者的排便情况，保持排便通畅，是预防肝性脑病发生的重要措施之一。

(2) 口服或鼻饲25%～33%硫酸镁20～30mL或乳果糖每次15mL，每日2～3次，维持稀软粪便。

(3) 用生理盐水或弱酸性液，如白醋20mL加生理盐水80mL，保留灌肠，以保持肠道酸性环境，阻止氨的吸收。禁用碱性液及肥皂水灌肠。亦可用中药大黄50g煎液100mL，保留灌肠，每日1次。

(4) 进行适当的运动如散步等，保持排便通畅。

3. **健康指导**

(1) 向患者及家属介绍肝性脑病的相关知识，指导患者自觉避免诱发因素，增强自我保健意识，防止或减少肝性脑病的发生，保持良好的心态。强调肝炎有效控制的重要性，实施恰当的治疗计划，促进疾病早日康复。

(2) 避免过度劳累、暴饮暴食、酗酒、感染、不良情绪等。

(3) 凡接受输血、大手术应用血制品的患者，出院后应定期检测肝功能及肝炎病毒标志物，以便早期发现由血液和血制品为传播途径所致的各型肝炎。

(4) 避免使用对肝有损害的药物，忌服含氮药物，慎用镇静剂及排钾利尿剂。指导患者及其照顾者观察肝性脑病早期征象，若发现异常应及时就诊。

(5) 做好心理护理：患者由于病情重，易产生紧张、焦虑、悲观等不良情绪，使大脑皮质高度紧张，进一步加重乏力等不适，对肝恢复极为不利，故应多与患者沟通，告知患者所患肝炎的类型、传播途径、隔离期、隔离措施、消毒方法及家属如何进行预防等，指导患者保持豁达、乐观心情，增强战胜疾病的信心。

(刘　玲)

第2节 伤寒患者的护理

病例简介

刘某,男,36岁。主诉"反复发热7天"入院。患者7天前出现发热,体温高达38.8℃,为持续性发热,畏寒。3天前列某诊所按"感冒"用头孢氨苄治疗,但是症状未见好转,体温升至39.5℃,遂来院就诊。患者头痛、四肢酸痛,腹胀。

体格检查:体温39.5℃,脉搏78次/分,呼吸20次/分,血压90/60mmHg,神志清醒,表情淡漠,皮肤巩膜无黄染,腹部可见几个淡红色斑疹,直径约3mm,压之褪色,无瘙痒。心肺未闻及异常,腹软,右下腹压痛,无腹膜刺激征。肝肋下2cm,质软,边钝,有轻压痛,肝区无叩击痛,脾肋下未触及,腹水征阴性,肠鸣音无亢进或减弱,双下肢不肿。

实验室及其他检查:血常规,白细胞计数4.5×10^9/L、中性粒细胞55%,淋巴细胞24.2%,嗜酸性粒细胞0.005×10^9/L;肝功能,ALT 210U/L,AST 115U/L。乙肝病毒标志物阴性。血培养显示伤寒沙门菌阳性。粪培养示伤寒沙门菌阳性。血培养及肥达反应均支持伤寒诊断。

入院后给予静脉注射左氧氟沙星抗感染治疗2周,并给予谷胱甘肽保肝治疗。患者入院后治疗6天体温降至正常,继续治疗2周后复查血培养3次均阴性,带药出院继续治疗1周。

×年1月31日

护理评估

1. **健康史** 是否有不洁饮食史,是否伴有畏寒、乏力、腹痛、腹泻等,是否为夏秋季节、有无与伤寒患者接触史等,患者的饮食、饮水、个人卫生及生活环境是否清洁安全等。

2. **身体状况** 评估患者的生命体征,是否高热、缓脉等,是否有表情淡漠等神志状态,是否有皮肤黏膜的改变。如玫瑰疹等。

3. **心理及社会因素** 需要隔离治疗和控制饮食等,是否会引起患者和家属心理、情绪及行为上的一些变化,是否有忧郁、焦虑、恐惧等心理反应。患病后对家庭、生活和工作等的影响。家人和单位对伤寒的了解及对患者的理解和支持等。

4. **实验室及其他检查** 血、尿、粪便常规检查,是否白细胞计数减少及嗜酸性粒细胞减少或消失。细菌培养及药敏试验是否找到伤寒杆菌及敏感抗生素等。

主要护理问题

1. **体温过高** 与伤寒杆菌感染、释放大量内源性致热原有关。

2. **营养失调** 低于机体需要量 与高热、食欲缺乏、腹胀、腹泻有关。

护理措施

1. **发热护理**

(1)病情监测:观察发热程度、热型及持续的时间等,每2~4小时测量一次体温,注意观察体温有无再度升高的情况。同时密切监测患者的脉搏、呼吸和血压的变化。

(2)物理降温:可采用头部冰敷、温水或酒精擦浴等降温措施,尽量避免应用发汗退热药,以防体温骤降,大汗虚脱。擦浴时避免在腹部升压用力,以免引起肠出血或肠穿孔。注意有皮疹时禁忌酒精擦浴。

(3)卧床休息:卧床休息至退热后一周,以减少热量和营养物质的消耗,同时减少胃肠蠕动,避免肠道并发症的发生。

(4)保证液体入量:充足的水分摄入不仅可补充由于发热而导致的体液过度丧失,还可使尿量增加,促进伤寒杆菌内毒素的排出,减轻毒血症状。因此,鼓励患者少量、多次饮水,每天液体摄入量不低于2 000~3 000mL,可采取口服和静脉互相补充的方法。

(5)用药护理:遵医嘱使用喹诺酮类抗生素,密切观察用药后血常规变化及胃肠不适、失眠等不良反应,同时观察用药与体温下降的关系。

(6)饮食护理:发热患者食欲减退,消化功能低下,口腔自洁作用降低,易发生口腔炎症、溃疡,故应协助患者饭后、睡前漱口,加强口腔护理。高热出汗后应及时温水擦拭,更换内衣,保持皮肤清洁和干燥。

(7)接触隔离:实施接触隔离,患者的排泄物和分泌物须经处理。隔离期间关注患者的心理反应,减轻其焦虑和孤独等情绪。鼓励家属探视,给予其心理支持。

2. **饮食护理**

(1)说明饮食控制的重要性:患者已持续发热1周,而且患者即将进入疾病的极期,容易出现肠出血、肠穿孔等并发症,尤其在发病的2~3周。避免进食生冷、过硬、刺激性强、多渣和产气的食物，避免进食过饱，容易诱发肠道并发症。应向患者和家属解释清楚，取得其理解，配合治疗。

(2) 饮食原则：目前处于病程的极期，应给予患者营养丰富、清淡的流质饮食，少量多餐，避免过饱，餐后注意观察胃肠道反应，是否有腹胀、腹痛等。

3. **病情观察**

(1) 除保证休息、注意饮食和合理用药外，还应注意避免便秘、腹泻和腹胀的发生，以免排便时过度用力而诱发肠穿孔。

(2) 密切监测生命体征，及早识别肠道并发症的发生，如血压下降、脉搏增快，出冷汗、便血、腹部压痛、腹肌紧张等。发现异常及时通知医生并配合处理。

×年2月4日

护理评估

患者应用喹诺酮类药物5天后体温仍波动在37.8～39℃范围，伴畏寒，无明显寒战；腹泻，每日4次，呈黄色水样便，无脓血便，无腹痛、恶心、呕吐，无里急后重。查体：体温38.7℃，脉搏89次/分，呼吸22次/分，血压100/75mmHg，神志清醒，表情淡漠，皮肤巩膜无黄染，腹部淡红色斑疹渐浅，背部出现新淡红色斑丘疹，直径约3mm，压之褪色，无瘙痒。心肺未闻及异常，腹软，无压痛及反跳痛，肝肋下0.5cm，脾肋下未触及，肝区无叩击痛，腹水征阴性，肠鸣音亢进，双下肢不肿。实验室检查：粪培养示伤寒沙门菌阳性。

主要护理问题

1. **体温过高**　与伤寒杆菌感染、释放大量内源性致热原有关。

2. **潜在并发症**　肠出血和肠穿孔。

护理措施

1. **发热的护理**　见本病例入院第一周“护理措施”。

2. **预防并发症的护理**

(1) 腹泻/便秘的护理：对于腹泻患者主要评估腹泻次数，粪便的性状、量、有无便血等，避免腹部施压。遵医嘱补液，监测水、电解质、酸碱平衡状况。注意处理好排泄物。对于便秘的患者嘱咐其排便时勿过分用力，必要时生理盐水低压灌肠，忌用泻药。减少或者停止产气食物的摄入，可采用松节油腹部热敷、肛管排气，但忌用新斯的明，因为该药可引起剧烈肠蠕动，诱发肠出血或肠穿孔。

(2) 饮食指导：患者已进入疾病的极期，易出现肠出血、肠穿孔等并发症。因此，指导患者避免过量饮食，避免饮食中含固体、纤维渣滓较多的食物，进易消化、高热量、高蛋白、高维生素的流质或半流质饮食。

×年2月8日

护理评估

患者目前为病程第4周，病情平稳，体温恢复正常，食欲逐渐好转，无腹泻、腹痛，无恶心、呕吐。查体：体温36.5℃，脉搏73次/分，呼吸16次/分，血压100/70mmHg，神志清醒，皮肤巩膜无黄染，淡红色斑疹消失。心肺未闻及异常，腹软，无压痛及反跳痛，肝脾肋下未触及，肝区无叩击痛，腹水征阴性，肠鸣音无亢进、无减弱，双下肢不肿。肝功能ALT 63.7U/L较前好转。连续3次粪培养阴性。

主要护理问题

潜在并发症：肠穿孔、肠出血。

护理措施

1. **严密监测体温**　患者体温虽已恢复正常，但此期(患者热退后1～3周)为少数抵抗力低下者复发的好发阶段。因此，严密监测患者体温预防并发症的发生。

2. **识别和避免增加腹压的诱因**　由于恢复期仍可能出现各种肠道并发症，应指导患者避免腹压增高的诱因，如排便时用力过度、饮食刺激、运动剧烈等。指导患者逐渐恢复正常饮食，密切观察进食后反应。逐渐增加活动量。

3. **出院指导**　嘱患者遵医嘱坚持用药，告知患者本病有复发的可能性，如若体温再次升高，应及时来院就诊。

（张　静）

第3节　流行性脑脊髓膜炎患者的护理

病例简介

赵某，男性，24岁，初中文化，市区某建筑工地工人。主诉因“发热、头痛 3 天”被送入急诊科。患者 3 天前在工地洗澡受凉后出现发热,体温高达 38.5℃,伴有寒战、咽痛、头痛、全身肌肉关节疼痛、腰痛,被送入当地医院就诊,就诊时血压 98/68mmHg,查血白细胞计数 1.6×10^9/L,中性粒细胞 85%,医生给予头孢类药物静脉滴注,高热不退。病后第三天发现身上有散在紫红色斑点,逐渐增多,部分范围扩大,压之不褪色,无痒感,随后被送入急诊前有过呕吐、乱语、烦躁不安、四肢抽搐、小便失禁。

体格检查:体温 39.5℃,脉搏 120 次/分,呼吸 22 次/分,平卧位血压 60/40mmHg。神志时有不清,皮肤巩膜无黄染,双下肢、下腹部可见大小不等的瘀点、瘀斑,颈抵抗,凯尔尼格征、布鲁津斯基征阳性,瞳孔左侧 4mm,右侧 3.5mm,对光反射迟钝。上腭可见出血点。心率 122 次/分,律齐。双下肺可闻及少许细湿性啰音。腹部平软,肝脾未触及,移动性浊音阴性。双下肢不肿,肌张力增加。

实验室及其他检查:血常规:白细胞计数 22×10^9/L,中性粒细胞 90%,Hb 89g/L,血小板计数 50×10^9/L,凝血酶原时间(PT)28 秒,尿蛋白+/HP,谷丙转氨酶 54U/L,HBsAg 阳性,血钾 3.1mmol/L。

×年 1 月 12 日

护理评估

1. **健康史** 该患者在工地洗澡受寒,因天气较冷,起病急,未能及时就诊。询问皮疹出现的时间、顺序、部位等情况,有无伴随症状,如发热、恶心、呕吐等。

2. **身体状况** 评估患者的生命体征、神志及全身情况,是否突发寒战、伴头痛、精神萎靡、皮肤黏膜瘀点瘀斑等。

3. **心理及社会因素** 隔离治疗等是否会给患者心理、情绪及行为带来一定影响,是否有焦虑、恐惧等心理反应。患病后对生活和工作等的影响。家人和单位对伤寒的了解及对患者的理解和支持等。

4. **实验室及其他检查** 血、尿、粪便常规检查,是否白细胞升高,以中性粒细胞升高为主等。

主要护理问题

1. **体温过高** 与脑膜炎双球菌感染导致败血症有关。

2. **有误吸的危险** 与流脑引起的喷射性呕吐有关。

护理措施

1. **发热护理**

(1) 严密观察病情变化:监测患者生命体征。重点观察体温变化,每 4 小时监测体温一次,观察热型及伴随症状。

(2) 采取有效的降温措施:体温超过 38.5℃时给予物理降温或药物降温、静脉补液,可给予冰袋冷敷头部,高热伴寒战可采用 32~35℃的温水擦浴,皮疹部位适当避开,观察降温过程中有无虚脱等表现。出汗后及时更换衣物,避免患者受凉。

(3) 皮肤护理:注意观察皮疹的进展和消退情况。每天用温水清洗皮肤。保护皮肤黏膜,防止受损。

(4) 口腔护理:每天常规用温水漱口,保持口腔清洁,黏膜湿润。

2. **安全护理**

(1) 体位:平卧位并将头偏向一侧,防止呕吐物误吸。

(2) 保持气道通畅:及时用吸引器清除气道和口腔内分泌物和呕吐物。适当吸氧。

(3) 心理护理:患者意识清醒时给予适当安慰,稳定紧张情绪,避免屏气而出现喉梗阻、窒息等情况。

×年 1 月 14 日

护理评估

入院后第 3 天,患者生命体征逐渐趋于平稳,神志清醒,身体评估发现皮肤散在紫红色斑点,逐渐增多,部分范围扩大,压之不褪色,无痒感。

主要护理问题

皮肤完整性受损 与内毒素损伤皮肤小血管有关。

护理措施

1. **介绍相关知识** 向患者及家属讲解皮疹、黏膜疹的有关知识,以取得配合。

2. **观察皮疹变化** 观察皮疹的进展和消退情况,退疹后有无脱屑、结痂等。

3. **局部皮肤护理** 保持皮肤清洁干燥,用温水清洗皮肤，禁用肥皂水、酒精；床单位保持平整，衣服保持清洁，避免局部受压、损伤；皮肤干燥者涂液状石蜡；瘙痒者可用炉甘石洗剂等局部涂擦；皮疹消退，脱皮不完全者，忌撕扯，防止出血、感染；皮肤破溃者，用无菌生理盐水清洗局部，必要时用无菌敷料包扎，避免继发感染。

4. 饮食护理 注意避免辛辣食物，多喝水。

×年1月15日

护理评估

入院第4天患者出现乱语、烦躁不安、四肢有轻微抽搐、小便失禁。体检：体温39.5℃，脉搏120次/分，呼吸22次/分，血压140/85mmHg。神志不清，颈抵抗，凯尔尼格征、布鲁津斯基征阳性，瞳孔左侧4mm，右侧3.5mm，对光反射迟钝。上腭可见出血点。双下肺可闻及少许细湿性啰音。

主要护理问题

1. 潜在并发症：惊厥、脑疝。

2. 皮肤完整性受损 与意识障碍、内毒素损伤皮肤小血管有关。

护理措施

1. 防止惊厥、脑疝

(1) 病情观察：密切监测生命体征、意识状态、观察瞳孔对光反射等情况，有无惊厥、颅内高压、脑疝等先兆。记录24小时出入量。

(2) 休息和体位：患者绝对卧床休息，集中医疗和护理操作，避免诱发惊厥等。呕吐时将患者头偏向一侧，防止误吸。昏迷时应注意有无尿潴留，及时给予排尿，以防患者躁动引起颅内压增高。烦躁不安者，应加床挡或进行适当的四肢约束，防止坠床。颅内高压的患者需抬高头部，腰椎穿刺后协助患者去枕平卧4～6小时。

(3) 减轻脑水肿：防止脑疝，每次20%甘露醇250mL，快速脱水，每日4～6次，同时用50%的高渗葡萄糖静脉注射。应用脱水剂时，应注意观察呼吸、心率、血压、瞳孔的变化。使用强心剂，严格掌握给药方法、用量、间隔时间，观察心率、心律的变化。

(4) 用药护理：若使用青霉素治疗，应注意观察有无过敏反应。应用磺胺类药物，应鼓励患者多饮水，每天至少饮水2 000mL，或遵医嘱使用碱性药物以碱化尿液，避免肾损害。定期复查尿常规。使用氯霉素治疗，应注意有无胃肠道反应、骨髓抑制等。应用肝素治疗时，注意用药剂量、用法等，观察有无过敏反应及出血情况。发生昏迷或吞咽困难，应尽早给予鼻饲，保证热量供给。

2. 皮肤护理

(1) 做好口腔护理：避免进食过冷或过热食物，最好使用吸管。进餐前后用温开水或复方硼砂溶液(朵贝尔液)漱口。如有溃疡者，局部用3%过氧化氢擦洗后涂以冰硼散。

(2) 眼部护理：保持眼部清洁，防止继发感染，可用4%硼酸水或生理盐水清洁眼痂，滴0.25%氯霉素眼药水或抗生素软膏，每日2～4次。

(3) 皮肤护理：保持皮肤清洁干燥，避免局部受压、损伤；防止出血、感染；皮肤干燥者涂液状石蜡油。

(张 静)

参考文献

[1] 杨绍基.传染病学[M].8版.北京：人民卫生出版社，2017.

[2] 尤黎明，吴瑛.内科护理学[M].6版.北京：人民卫生出版社，2017.

[3] 李兰娟，任红.传染病学[M].9版.北京：人民卫生出版社，2018.

[4] 李兰娟，王宇明.感染病学[M].3版.北京：人民卫生出版社，2015.

[5] 中华医学会感染学分会艾滋病学组.中国艾滋病诊疗指南(2018版)[J].协和医学杂志，2019，10(1)：41-46.

[6] 中国疾病预防控制中心.狂犬病预防控制技术指南(2016版)[DB/OL].http://www.chinacdc.cn/zxdt/201602/t20160201_125012.html.

[7] 李乐之，路潜.外科护理学[M].6版.北京：人民卫生出版社，2017.

[8] 陈孝平，汪建平，赵继宗.外科学[M].9版.北京：人民卫生出版社，2018.

[9] 贺西京，裴福兴，田伟.运动系统损伤与疾病[M].北京：人民卫生出版社，2018.

[10] 中国老年医学学会骨与关节分会创伤骨科学术工作委员会.老年髋部骨折诊疗专家共识[J].中华创伤骨科杂志，2017，19(11)：921-927.

[11] 中华医学会骨科学分会骨质疏松学组.骨质疏松性骨折诊疗指南[J].中华骨科杂志，2017，37(1)：1-10.

[12] 中华医学会骨科学分会.中国骨科大手术静脉血栓栓塞症预防指南[J/CD].中华关节外科杂志(电子版)，2009，3(3)：380-383.

[13] 中华医学会骨科学分会.中国骨科大手术静脉血栓栓塞症预防指南[J].中华骨科杂志，2016，36(2)：65-71.

[14] 王泠.2014版国际《压疮预防和治疗：临床实践指南》解读[J].中国护理管理，2016，16(5)：577-580.

[15] 邓欣，吕娟，陈佳丽，等.2016年最新压疮指南解读[J].华西医学，2016，31(9)：1496-1498.